HANDBUCH DER INNEREN MEDIZIN

BEGRÜNDET VON

L. MOHR UND **R. STAEHELIN**

VIERTE AUFLAGE

HERAUSGEGEBEN VON

G. v. BERGMANN
MÜNCHEN

W. FREY
BERN

H. SCHWIEGK
MARBURG/LAHN

SECHSTER BAND

KONSTITUTION · ALLERGISCHE KRANKHEITEN
KRANKHEITEN DER KNOCHEN, GELENKE UND
MUSKELN · KRANKHEITEN AUS ÄUSSEREN PHYSIKA-
LISCHEN URSACHEN · ERNÄHRUNGSKRANKHEITEN
VITAMINE UND VITAMINKRANKHEITEN

ZWEITER TEIL

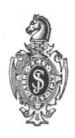

Springer-Verlag Berlin Heidelberg GmbH

KRANKHEITEN AUS ÄUSSEREN PHYSIKALISCHEN URSACHEN ERNÄHRUNGSKRANKHEITEN VITAMINE UND VITAMINKRANKHEITEN

BEARBEITET VON

W. H. ADOLPH · H. GLATZEL · F. GROSSE-BROCKHOFF
G. HÖHNE · A. v. MURALT · G. SCHUBERT · H. ZELLWEGER

MIT 77 ZUM TEIL FARBIGEN ABBILDUNGEN

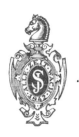

Springer-Verlag Berlin Heidelberg GmbH

ISBN 978-3-662-27052-3   ISBN 978-3-662-28531-2 (eBook)
DOI 10.1007/978-3-662-28531-2

Inhaltsverzeichnis.

Krankheiten
aus äußeren physikalischen Ursachen.

Allgemeine Schädigungen
durch äußere Hitzeeinwirkung.

Von

F. Grosse-Brockhoff.

Mit 11 Abbildungen.

I. Allgemeine Gesichtspunkte.

Zur *Konstanterhaltung* der Körpertemperatur müssen *Wärmeproduktion* und *Wärmeabgabe* sich die *Waage* halten.

Wärmeproduktion — Verdunstung $\pm$ Wärmeleitung $\pm$ Wärmestrahlung $= 0$ (s. Tabelle 1).

Das Ausmaß der Wärmeproduktion ist abhängig von der Höhe des Grundumsatzes bzw. Ruheumsatzes (im Durchschnitt etwa 50 Cal./m² Std) und der Größe des Leistungszuwachses. Die Größe des Leistungszuwachses wird bestimmt durch die Nahrungsaufnahme (besonders spezifisch-dynamische Wirkung), durch Muskelarbeit, durch Eingreifen endokriner hormonaler Steuerungsvorgänge, durch Änderungen der Umgebungstemperatur und unter krankhaften Bedingungen durch besondere stoffwechselsteigernde Faktoren (Fieber, toxische Einflüsse bei Infektionskrankheiten, eitrige Prozesse).

Tabelle 1. *Wärmebilanz für 24 Std bei mittelschwerer Arbeit.* (Nach W. SCHOEDEL.)

		Calorien	%	Bezeichnung der amerikanischen Literatur
Aktiva	Wärmebildung	3000	100,0	M (Metabolism)
Passiva	Strahlung	1800	60,0	R (Radiation)
	Leitung und Konvektion	420	14,0	C (Convection)
	Wasserverdunstung durch Haut und Lungen	710	24,3	E (Evaporation)
	Erwärmung der eingeatmeten Luft	50	1,6	—
	Stuhl und Urin	20	0,6	

Die *Anteile* der einzelnen *Organe* an der *Wärmeproduktion* betragen bei Körperruhe etwa: peripherer Muskel 20%, Respirations- und Kreislauftrakt 10%, Gehirn 20%, die übrigen 50% entfallen auf die Wärmeproduktion von Leber, Nieren, Darm und inkretorische Drüsen (s. BAZETT). Bei Beanspruchungen der Temperaturregulation durch *Kälte* wird die hierbei eintretende und bei hohen Kältegraden beträchtliche Mehrproduktion von Wärme praktisch ausschließlich durch die gesteigerte Muskelaktivität (Muskelzittern) hervorgerufen. Während der Warmblüter durch diesen Mechanismus des Muskelzitterns gegenüber Kälteeinflüssen über einen sehr wirksamen Schutzmechanismus verfügt, der beträchtliche Erniedrigungen der Umgebungstemperatur zuläßt, ohne daß es zu einem Absinken der Körperkerntemperatur kommt, ist er gegenüber Erhöhungen der Umgebungstemperatur jedenfalls in bezug auf Kompensationen von seiten der chemischen Wärmeregulation wesentlich schlechter gestellt. Es liegen zwar Hinweise dafür vor, daß bei Erhöhungen der Umgebungstemperatur eine gewisse, wenn auch sehr geringe Hemmung der Oxydationsvorgänge im Warmblüterorganismus einsetzt (Plaut und Wilbrand 1922, Gelineo 1936, Giaja 1938, Marshak und Dawidoff 1927, Thauer und Wezler 1943). Jedoch ist abgesehen davon, daß die Existenz einer solchen „*2. chemischen Wärmeregulation*" noch umstritten ist, an der Tatsache nicht vorbeizukommen, daß *Erhöhungen* der Außentemperaturen über den Behaglichkeitsbereich hinaus eine *Steigerung des Stoffwechsels* nach sich ziehen, die dem van't Hoffschen Gesetz weitgehend folgt, d. h. daß eine Steigerung der Temperatur um 10° C zu einer Beschleunigung der chemischen Reaktionsgeschwindigkeit um das Zwei- bis Dreifache führt. Eine Erhöhung der Körpertemperatur um 1° C führt zu einer Steigerung des Energieumsatzes von annähernd 20% (Abb. 1). Wezler und Thauer haben (1949) die Frage des Verhaltens der Stoffwechselgrößen im Bereich der Behaglichkeitszone an Hand der Untersuchungen ihres Institutes nochmals zur Diskusion gestellt (s. Abb. 2). So interessant und wichtig diese Fragen für die Physiologie der Temperaturregulation sind, so treten sie für die hier zur Diskussion stehenden Probleme der Hitzeschädigungen in den Hintergrund, da sie in pathologischer Hinsicht nur von untergeordneter Bedeutung sind.

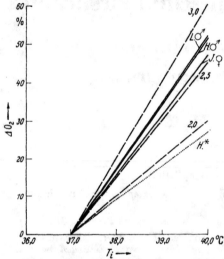

Abb. 1. Prozentuale Steigerung des O_2-Verbrauches in der hyperthermen Zone gegenüber dem Wert bei 37° C für die Versuchspersonen L., H. und J. (ausgezogene Linien) zum Vergleich mit den van't Hoffschen Temperaturkoeffizienten der RGT-Regel (gestrichelte Linien). Punktierte Linie: Prozentuale O_2-Steigerung von H. nach Abzug des auf die vermehrte Arbeit des Herzens, der Atmung und der Schweißdrüsen entfallenden Anteils.
[Aus Thauer und Wezler: Z. exper. Med. **112**, 95 (1943).]

Steigt die Umgebungstemperatur über den Behaglichkeitsbereich des Warmblüters hinaus, so ist dieser praktisch nur auf die *physikalische* Wärmeregulation angewiesen. Hier stehen ihm folgende Hilfen zur Verfügung:

1. Ist die Umgebungstemperatur nur mäßig erhöht, so kann der Organismus durch eine Mehrdurchblutung der Haut den *konvektiven* Anteil der Wärmeabgabe erhöhen. Es findet eine Verlagerung des wärmeren Blutes aus dem *Körperkern* in die kühlere *Körperschale* statt, die meist gleichzeitig mit einer Steigerung des Kreislaufminutenvolumens verbunden ist. Unter extrem warmen Umgebungstemperaturen können bis zu 50% des Kreislaufminutenvolumens durch dieses „*Kühlersystem*" der Körperschale fließen. Einer mittleren Kerntemperatur von 37° C steht eine mittlere Hauttemperatur von etwa 32° C gegenüber. Die physiologische Bedeutung der regulativen Beziehungen von Körperkern und Körperschale zueinander und ihre Entfaltungsmöglichkeit zur Aufrechterhaltung eines Temperaturgleichgewichtes ist gerade in den letzten Jahren reichlich bearbeitet worden. Es sei vor allem auf die Arbeiten von Burton (1934), Bazett, Hardy und du Bois (1934), Gagge, Winslow und Herrington (1937), Sheard (1947), König (1943), Ebbecke (1948), Aschoff (1948) u. a. verwiesen. Nach Burton und Murlin sowie Hardy und du Bois verhält sich die Größe der gedachten Anteile des Wärmeinhaltes von Kern:Schale etwa wie $^2/_3 : ^1/_3$. Unter extremen Temperaturverhältnissen kann der *Wärmeinhalt* der Körperschale starken Schwankungen unterlegen sein, ohne daß sich die Rectaltemperatur als Gradmesser der Körperkerntemperatur verändern müßte. Hierzu ein Beispiel, das F. H. König anführt. Hat jemand in starker Kälte eine durchschnittliche Hauttemperatur von 20° C und in großer Hitze eine solche von 37° C, so beträgt der Unterschied 17° C. Für einen Mann von 60 kg Körpergewicht würde das einen Unterschied im Wärmeinhalt von 20 × 0,83 (spezifische Wärme) × 17 = 282 Calorien bedeuten. Die Konstanterhaltung der Rectaltemperatur ist in solchen Fällen natürlich nur bis zu einem gewissen Zeitpunkt möglich, jedoch stellt dieser Regulationsmechanismus einen sehr wirksamen *Puffer* zwischen Wärmebildung einerseits und Wärmeabgabe andererseits dar. Dieser Regulationsmechanismus der Verlagerung warmer Blutmassen aus dem Körperkern in die Körperschale ist unter extrem warmen Bedingungen sehr begrenzt und wird bei Erreichen eines Gleichgewichtes zwischen Außentemperatur und Temperatur der Körperhaut unwirksam. Übersteigt die Umgebungstemperatur die Temperatur der Haut, so wird der früher vorhandene Vorteil der Mehrdurchblutung der Haut eher in einen Nachteil verwandelt (z. B. Hyperthermie).

2. Ein gewisser Ausgleich gegenüber der Gefahr einer Überwärmung kann durch Änderung der *Körperhaltung* eintreten. Einmal versucht der Organismus durch möglichste Entspannung der Muskeln einer Erhöhung des Leistungszuwachses zu begegnen. Aber auch die Größe der wärmeabgebenden Oberfläche kann durch Lageänderungen bzw. Halteänderungen nicht

unwesentlich verändert werden. BÜTTNER (1938) errechnete, daß ein völlig zur Kugel zusammengerollter Mensch nur noch knapp die Hälfte der wärmeabgebenden Oberfläche besäße. RUBNER (1902) stellte experimentell fest, daß ein Hund in ausgestreckter Lage 32,5% mehr Wärme abgibt, als bei der in der Kälte üblichen zusammengekauerten Stellung. Diese Änderungen der Wärmeabgabe durch Lageveränderungen werden ja vor allem im Tierreich ausgenutzt (Bau von Nestern, Zusammenlagern von Tieren usw.). Auf den Faktor der gegensätzlichen Veränderungen der Körperhaltung bei Kälteeinwirkung einerseits und Hitze andererseits weisen auch besonders HERRINGTON und WINSLOW (1949) hin. die den fortschreitenden Verlust der Haltung in der Hitze und die künstliche Tonussteigerung bis zur Verkrampfung in der Kälte als ein demonstratives Beispiel von Reflexkoordinierungen

zwischen dem Mechanismus der Körperstell- und Haltereflexe mit denen der Temperaturregulierung herausstellen.

3. Die Wärmeabgabe des Menschen durch die *Atmung* kann im Gegensatz zum behaarten, hechelnden Tier bei entsprechender Überwärmungsgefahr, wenn überhaupt, nur in geringem Umfang vermehrt werden.

Der Wärmeverlust durch die Atmung beträgt normalerweise etwa 12% (nach K. BÜTTNER 1938).

Der Wärmeverlust durch die Atmung infolge Leitung und Konvektion ist abhängig von der *Temperaturdifferenz*, der *Menge*, der *Dichte* und der *spezifischen Wärme* der *Aus-* und *Einatmungsluft* (PFLEIDERER 1934, BÜTTNER). Die Erwärmung der eingeatmeten Luft auf Körpertemperatur ist schon vor dem Eintritt in die Alveolen erreicht.

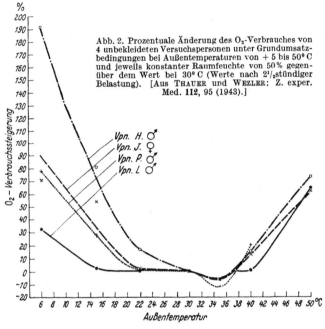

Abb. 2. Prozentuale Änderung des O_2-Verbrauches von 4 unbekleideten Versuchspersonen unter Grundumsatzbedingungen bei Außentemperaturen von + 5 bis 50° C und jeweils konstanter Raumfeuchte von 50% gegenüber dem Wert bei 30° C (Werte nach 2½stündiger Belastung). [Aus THAUER und WEZLER: Z. exper. Med. 112, 95 (1943).]

Daher ist die Lungenoberfläche für die Wärmeabgabe ohne Bedeutung. Bei der Ausatmung wird dem Körper die bei der Einatmung verlorengegangene Wärmemenge teilweise wieder zurückerstattet, doch bleibt unter normalen Bedingungen eine Temperaturdifferenz zwischen Ein- und Ausatmungsluft bestehen, die der sog. „*trockenen Wärmeabgabe*" durch die Atmung entspricht. Ein weiterer Wärmeverlust durch die Atmung tritt durch die Wasserdampfabgabe auf. Dieser Wärmeverlust läßt sich nach K. BÜTTNER aus dem Minutenvolumen der Atmung (M) und der Differenz zwischen dem Dampfdruck der Aus- und Einatmungsluft ($e_A - e_L$) berechnen:

$$V_L = \frac{580}{M\,1000} \cdot z\,(e_A - e_L)\ \text{cal/min.}$$

Da die Ausatmungsluft stets mit Wasserdampf gesättigt ist, ist e_A = dem Sättigungsdruck und daher nur von der Temperatur der Ausatmungsluft abhängig. Somit sind folgende Faktoren für den Wärmeverlust durch Abgabe von Wasserdampf beim Atmungsakt maßgeblich: 1. der Dampfdruck bzw. die absolute Feuchte der Einatmungsluft, 2. ihre Temperatur, 3. das Minutenvolumen der Atmung und 4. die Temperatur der Schleimhäute. Bei Erhöhung der Außentemperatur wird die Temperaturdifferenz zwischen der Ein- und Ausatmungsluft geringer und damit der auf die sog. „*trockene Wärmeabgabe*" entfallende Betrag. Weiterhin besteht bei hohen Umgebungstemperaturen vielfach auch ein hoher Grad von Luftfeuchtigkeit, so daß auch die durch Wasserdampfabgabe auftretende Wärmeabfuhr möglicherweise geringer wird. Als selbständiges Regulativ tritt die Wärmeabgabe durch die Atmung beim Menschen bei entsprechender Überwärmungsgefahr ganz in den Hintergrund. Überwärmungsversuche am Menschen von THAUER und WEZLER (1943) zeigen, daß die Höhe des Atemminutenvolumens auch bei Veränderungen der Umwelttemperaturen im wesentlichen durch den O_2-Bedarf eingestellt wird. (Anders liegen die Verhältnisse beim hechelnden Tier, bei dem das Atemminutenvolumen auf das 20—30fache ansteigen kann und außerdem eine erhebliche Wärmeabgabe durch die herausgestreckte Zunge möglich ist.)

4. Der wesentlichste Regulationsmechanismus gegenüber allgemeiner Hitzeeinwirkung besteht beim Menschen in der Möglichkeit der Wärmeabgabe durch *Wasserverdunstung* an der Körperoberfläche. Erreicht die Hauttemperatur bei äußerer Hitzeeinwirkung beim nackten Menschen etwa 32⁰ C, so kommt es zu einer mit steigender Temperatur zunehmenden Schweißsekretion, durch die die Hauttemperatur für lange Zeit auf Werten von 30—35⁰ C bei einer Körperkerntemperatur von 37—38⁰ C gehalten werden kann. (Näheres s. weiter unten.) Tabelle 2 gibt einen Überblick über die Wärmebilanz für 24 Std bei mittelschwerer Arbeit.

Tabelle 2. *Energieumsatz in 24 Std bei mittlerer Muskelarbeit.*
(Nach Sherman aus Winslow und Herrington: Temperature and Human Life.)

8 Std Schlaf	65 Cal/Std
6 Std Sitzen in Ruhe	100 Cal/Std
2 Std leichte Arbeit	170 Cal/Std
8 Std Schreinerarbeit	240 Cal/Std
	3380 Cal/Std

II. Die einzelnen Faktoren der Wärmezufuhr und Wärmeabgabe.

Durch die Fortschritte der Untersuchungsmethoden ist es möglich geworden, die einzelnen Komponenten der Wärmeein- und -ausfuhr auch quantitativ zu erfassen. Es sei hier besonders auf die zusammenfassenden Übersichten von Büttner (1938), Pfleiderer (1932/33), Thauer (1939), Murlin (1942), Hardy (1937, 1950), du Bois (1937), Gagge, Herrington, Winslow und Herrington (1937, 1949), Brobeck (1946), Field und Hall (1944), Lee (1948), Sheard (1947) u. a. verwiesen. Es sollen hier einige grundsätzliche Ergebnisse herausgestellt werden, die für das Verständnis der exogen bedingten Hitze- und Kälteschädigungen notwendig erscheinen.

Eine besondere praktische Bedeutung für das Studium der Wärmeregulation unter verschiedenen äußeren klimatischen Bedingungen hat die Methode der „*Partional Calorimetry*" erlangt, mit der es möglich ist, die Wärmeproduktion einerseits und die einzelnen Anteile der Wärmeabgabe durch *Konvektion* und *Leitung* sowie *Strahlung* und *Wasserverdunstung* andererseits getrennt voneinander zu messen. Vor allem sind mit dem Verfahren von Gagge, Herrington und Winslow (1936) Ergebnisse erzielt worden, die auch für die klinischen Fragestellungen von großer Bedeutung sind.

Prinzip der Methode.

Die den Wärmehaushalt beeinflussenden Bedingungen wie *Lufttemperatur, Luftbewegung, atmosphärische Feuchtigkeit* und *Strahlungstemperatur* werden einzeln gemessen und unabhängig voneinander variiert. Das für diese Untersuchungen verwendete Laboratorium ist folgendermaßen angeordnet:

Im Zentrum eines wärme- und luftisolierten Raumes ist der eigentliche Prüfraum aufgebaut. Sowohl in diesem wie auch in dem gsamten Laboratorium wird die Lufttemperatur und die Luftfeuchtigkeit durch eine Klimaanlage reguliert, die eine Variationsbreite von 5⁰—60⁰ C Temperatur und von 15—95% relativer Feuchtigkeit aufweist. Temperatur und Feuchtigkeit werden im Prüfstand mit einem Aspirationspsychrometer gemessen. Prinzip: Durch einen Ventilator wird die Luft an 2 Thermometern vorbeigesaugt, von denen eines eine feuchte Hülle trägt, die mit Wasser bei Raumtemperatur getränkt ist. Je trockener die Luft ist, um so schneller verdunstet das Wasser und kühlt dabei die Verdunstungskälte das Thermometer 1 ab („Naßtemperatur" oder „wet bulb temperature"). Das 2. Thermometer gibt die Raumtemperatur an („dry bulb temperature"). Durch den Unterschied zwischen Thermometer 1 und 2 kann die absolute Feuchtigkeit bestimmt werden, deren Wert aus einer empirisch geeichten Tabelle entnommen werden kann. Die dieser Tabelle zugrunde liegende Formel lautet:

absolute Feuchtigkeit = maximale Feuchtigkeit
(bei Raumtemperatur) — 0,64 × der Differenz
zwischen Thermometer 1 und Thermometer 2.

Die variable *Wärmestrahlungsintensität* wird mittels Infrarotstrahlen durch *Reflexion* an *Kupferplatten* zentrisch zum Untersuchungsstuhl reflektiert. Die neuneckige Untersuchungskammer ist innen mit Kupferplatten belegt, durch die die infrarote Wärmestrahlung zu 98% reflektiert wird. Wird die Kammer z. B. mit Infrarotstrahlern aufgeheizt, so empfindet die Versuchsperson scheinbar paradoxerweise kalt, wenn sie die Hand auf die Kupferplatten legt.

Die Intensitätsmessung der infraroten Wärmestrahlung erfolgt durch eine *Thermosäule*, die im *Brennpunkt* einer kupfernen Halbkugel angebracht ist. Die Messung des *Stoffwechsels* geschieht nach dem Verfahren von BENEDIKT-ROTH.

Die *Verdunstungsgröße* wird gravimetrisch an dem als Waage gebauten Untersuchungsstuhl gemessen.

Die Messung des Wärmeverlustes durch *Konvektion* erfolgt nach der Formel:

$$\text{Konvektionsverlust} = \text{Const.} \sqrt{\text{Luftgeschwindigkeit}} \times \varDelta T$$
$$(\varDelta T = \text{Differenz zwischen Haut- und Lufttemperatur}).$$

Die *Wärmestrahlungsbilanz* wird rechnerisch ähnlich wie die Wärmekonvektion aus der Differenz zwischen mittlerer Haut- und mittlerer Strahlungstemperatur berechnet.

Die variable *Luftgeschwindigkeit* (Luftstromrichtung von Decke-Boden) wird durch 3 Ventilatoren erzeugt und durch Aerometer geprüft.

Eine weitere Verfeinerung dieser Methode wurde durch BENZINGER erreicht. Unter Benutzung einer dünnen Isolationsschicht des Colorimeters, über die mehrere hundert Thermonadeln angeordnet sind, wird es mit dieser Methode möglich, Änderungen des Wärmehaushaltes in wenigen Sekunden quantitativ zu erfassen.

Besonderer Erwähnung bedarf noch der zuerst im amerikanischen Schrifttum vielfach übliche Begriff „*Effektivtemperatur*" (American Society of heating und ventilating engineers und U.S. Bureau of Miners). In Deutschland wurde dieser Begriff und seine Bedeutung für den Bergbau 1930 von FABER diskutiert, dessen Ausführungen über die „effektive Temperatur" im folgenden kurz referiert werden:

Die „amerikanische Schule" hat ihren Versuchen von vornherein nur das *Gefühl* der Versuchspersonen zugrunde gelegt und einen Maßstab in der Einführung des Begriffes der effektiven

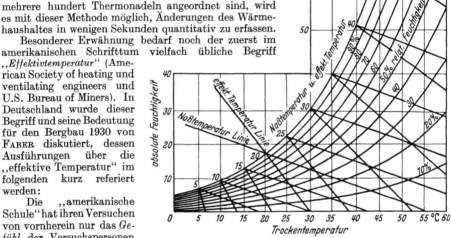

Abb. 3. Diagramm der „Effektivtemperaturen" bei ruhender Luft.
[Aus FABER: Bergbauliche Rdsch. 4, 185 (1930).]

Temperatur gewählt. Der Weg zur Bestimmung der letzteren war folgender: Es wurden 2 psychrometrische Kammern gebaut, die mit Vorrichtungen zur beliebigen Änderung von Temperatur und Feuchtigkeit ausgerüstet waren. Während in der einen Kammer hohe Trockentemperatur und niedrige relative Feuchtigkeit herrschte, wurde die Luft der 2. Kammer bei niedriger Trockentemperatur und hoher relativer Feuchtigkeit gehalten. Versuchspersonen, die von der 1. in die 2. Kammer gebracht wurden, hatten naturgemäß das Gefühl einer Abkühlung. Dann steigerte man in der 2. Kammer die Temperatur, bis die Versuchspersonen beim Übertritt von einer in die andere Kammer das Gefühl gleicher Temperatur hatten. Es zeigte sich, daß die Versuchspersonen schon ein Gefühl von wärmer oder kälter hatten, wenn der Unterschied der Trockentemperatur 0,3⁰ und derjenige der Naßtemperatur 0,5⁰ betrug.

Die Ergebnisse von 440 Versuchen wurden zunächst auf eine psychrometrische Karte eingetragen (Abb. 3). Die Trockentemperatur wird auf der Abszisse und der absolute Feuchtigkeitsgehalt der Luft auf der Ordinate aufgetragen, wodurch sich sowohl die Linien gleicher relativer Feuchtigkeit als auch diejenigen gleicher Naßtemperatur einzeichnen lassen. In die psychrometrische Karte wurden dann die Linien eingezeichnet, die die Punkte gleichen Wärmegefühls der Versuchspersonen miteinander verbinden. Letztere wurden dann „*Linien gleicher Behaglichkeit*" oder „*Linien der effektiven Temperatur*" genannt.

Die Linien der effektiven Temperatur sind einander nicht parallel. Bei 55,5⁰ Naßtemperatur und 100% Feuchtigkeit fällt die effektive Temperaturlinie mit der Naßtemperaturlinie zusammen, d. h. das Gefühl wird nur mehr durch die Naßtemperatur beeinflußt. (Es sei bemerkt, daß diese Feststellung durch Extrapolation gemacht wurde.) Bei 0⁰ fällt die effektive Temperaturlinie mit der Trockentemperaturlinie zusammen; das Gefühl ist also lediglich von der Trockentemperatur abhängig. Unterhalb von 0⁰ kehrt sich die Linie der effektiven Temperatur um, d. h. mit steigender Naßtemperatur nimmt die Kühlfähigkeit der Luft zu.

Um die einzelnen Linien der effektiven Temperatur bezeichnen zu können, erhielt jede Linie die Ziffer, die ihrem Schnittpunkt mit der Sättigungslinie entspricht. Also sind bei 100% Feuchtigkeit sowohl die Naßtemperatur und Trockentemperatur als auch die effektive Temperatur einander gleich.

Die bisher erläuterten Karten haben aber nur Gültigkeit für die Verhältnisse in ruhender Luft.

Um nun auch Karten für bewegte Luft herstellen zu können, wurden in den erwähnten klimatischen Kammern weitere 1000 Versuche in bewegter Luft bei verschiedenen Geschwindigkeiten durchgeführt.

An bemerkenswerten Ergebnissen sind folgende zu erwähnen: Jeder Luftgeschwindigkeit ist eine bestimmte Trockentemperatur zugeordnet, unterhalb derer die Einwirkung der Luftfeuchtigkeit auf das Gefühl aufhört. Beispiele zeigen folgende Zahlen:

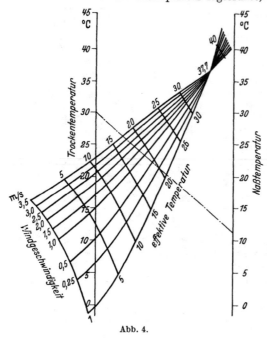

Abb. 4.

Tabelle 3.

Luft-geschwindigkeit in m/sec	Gefühl wird durch Feuchtigkeit nicht mehr beeinflußt unterhalb ⁰ C
0,75	4,5
1,5	7,3
2,5	9,5

Erreicht die Temperatur der Luft die Körpertemperatur des Menschen und beträgt der Feuchtigkeitsgehalt 100%, so hat die Bewegung der Luft keinen Einfluß mehr auf die Kühlfähigkeit. Auch unter anderen Bedingungen kann die Luftgeschwindigkeit ohne Einfluß sein. Bei solchen Punkten spricht man von „Neutral"-Bedingungen und nennt ihre Verbindungslinie „Neutrallinie".

Bei bewegter Luft ergeben sich naturgemäß andere Linien der effektiven Temperatur, die gegen diejenigen in ruhender Luft völlig ungleichmäßig verschoben sind. Es ist also nicht angängig, den Linien der effektiven Temperatur bei bewegter Luft ohne weiteres die gleiche Bezeichnung, d. h. Bezifferung zu geben, wie denjenigen in ruhender Luft.

Man kann für die *effektive Temperatur* folgende kurze Kennzeichnung geben:

Die effektive Temperatur ist diejenige Temperatur, die unter verschiedenen Bedingungen der Luft vom Menschen empfunden wird, ausgedrückt in Graden Celsius.

Um einen besseren Überblick über die Versuchsergebnisse zu haben, wurden Karten konstruiert, wie sie z. B. Abb. 4 und 5 zeigen.

Den Gebrauch einer solchen Karte mag ein Beispiel erläutern (s. Abb. 4 und 5):

Werden die Punkte der an einem Ort gemessenen Naß- und Trockentemperatur (z. B. 11,25⁰ und 30⁰) durch eine Linie miteinander verbunden, so ergibt der Schnittpunkt dieser Linie der gemessenen Geschwindigkeit (z. B. 0,25 m/sec) die effektive Temperatur (z. B. 20⁰ C).

Oder: Soll bei gegebenen Temperaturverhältnissen eine effektive Temperatur von z. B. 17,7⁰ erreicht werden, so muß eine Luftgeschwindigkeit von 3 m/sec erzeugt werden.

Oder: Ist die Luftgeschwindigkeit gegeben, z. B. 0,25 m/sec, und es soll eine effektive Temperatur von 20⁰ erreicht werden, so gibt eine durch den Schnittpunkt gelegte Linienschar die Möglichkeiten an, wie Trocken- und Naßtemperatur geändert werden können, um die gewünschten Verhältnisse herbeizuführen.

Während die *optimalen* Zahlen der *Effektiv*temperatur im Winter zwischen 17,2⁰ C und 21,7⁰ schwanken, liegen sie im Sommer zwischen 18,9⁰ C und 23,9⁰ C. Als Optimaltemperatur für alle Jahreszeiten wird eine Effektivtemperatur zwischen 18,9⁰ und 21,7⁰ C bei einer relativen Feuchtigkeit zwischen 30 und 70% angegeben (Winslow und Herrington, Angaben der American Society of Heating und Ventilating Engineers).

1. Konvektion und Leitung.

Was die Wärmeabgabe und -zufuhr durch Konvektion und Leitung der Haut anbelangt, so ist zunächst vorauszuschicken, daß an der Haut wie an jedem festen Körper eine Luftschicht haftet, die entsprechend der Luftbewegung und Dichte eine verschiedene Stärke besitzt. Bei Luftruhe wird diese Schicht auf 4—8 mm Dicke geschätzt, während sie bei einer Windgeschwindigkeit von 2 m/sec auf 1 mm zusammenschrumpft (BÜTTNER, PFLEIDERER 1933). Innerhalb dieser dünnen Grenzschicht geschieht der Wärmetransport ausschließlich durch Leitung, weiter nach außenhin aber durch Konvektion. Der Wärmetransport durch Konvektion ist wesentlich größer als der durch reine Wärmeleitung. Leitung und Konvektion werden praktischerweise meist zusammengeordnet. Der Wärmedurchgang durch die Grenzschicht (= Wärmeabgabe der Körperoberfläche durch Leitung und Konvektion) kann errechnet werden aus der Temperaturdifferenz zwischen Haut und Luft $(tH - tL)$, der Dicke der Grenzschicht (δ) und der Leitfähigkeit der Luft (λ).

$$L = \lambda \frac{(tH - tL)}{\delta} \; \text{cal/m}^2/\text{min.}$$

Diese Formel zeigt gleichzeitig, von welch erheblichem Einfluß die *Schichtdicke* für den Wärmedurchgang L ist. Es wurde oben schon dargelegt, daß die der Haut angrenzende Luftschicht bei Bewindung auf $^1/_4$—$^1/_8$ zusammenschrumpfen kann, was gleichbedeutend mit einer starken Zunahme von L ist.

Über die Wärmeabgabe durch Konvektion bei weitgehend ruhiger Umgebungsluft liegen folgende Angaben vor: Nach BÜTTNER etwa 2,12 Cal/m²/Std/⁰ C. Nach HARDY und DU BOIS schwanken die Werte von 0,8—1,4 Cal/m²/Std/⁰ C. Der von BÜTTNER gefundene höhere Wert kann möglicherweise darauf beruhen, daß sich 30—40% der Körperoberfläche in direktem Kontakt mit der Oberfläche des Untersuchungstisches der Versuchsperson befanden. Bei leichter Körperbewegung nahm in Versuchen von HARDY und DU BOIS (RUSELL-SAGE-Calorimeter) die Wärmeabgabe durch Konvektion bis zu einem Wert von 5,8 Cal/m²/Std/⁰ C zu.

Unter bestimmten Umständen kann auch die Leitung ohne Konvektion die Wärmezufuhr oder -abgabe wesentlich beeinflussen, wenn nämlich die Körperoberfläche oder Teile derselben in direktem Kontakt mit einem flüssigen oder festen Medium kommen. Sitzen auf einem Stein im Winter kann wesentlich kälter empfunden werden als Sitzen auf einer hölzernen Bank mit gleich niedriger absoluter Temperatur. Die Größe des Wärmeentzugs und der Kaltempfindung bzw. der Wärmezufuhr und der Warmempfindung hängt dabei von der Wärmeleitfähigkeit des betreffenden Materials ab (s. Tabelle 4).

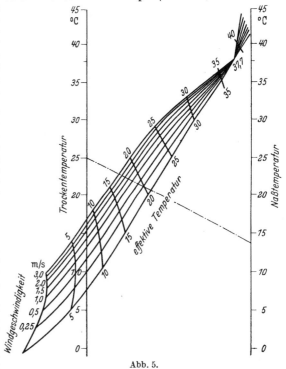

Abb. 5.

Abb. 4 u. 5. „Effektivtemperaturen" unter Berücksichtigung verschiedener Luftbewegungen.

Tabelle 4. *Wärmeleitfähigkeit verschiedener Stoffe.* (Nach HARDY, WINSLOW und HERRINGTON.)

	gm/Cal/cm²/cm/sec/⁰ C
Silber	0,99
Glas	0,0025
Mürbes Holz .	0,00009
Leder (gegerbt)	0,0004
Papier	0,003
Baumwolle . .	0,0004
Luft	0,000057

Das Verhältnis von Silber zu Luft beträgt 18000:1.

Ein besonders großer Einfluß kommt der Wärmeleitung bei der Unterkühlung bzw. Überheizung im *Wasserbad* zu (s. dort).

Bisher wurden die Bedingungen der Wärmeabgabe durch Konvektion und Leitung unter der Voraussetzung einer gleichen Hautdurchblutung besprochen. Doch ist zu berücksichtigen, daß die Wärmeabgabe durch Leitung und Konvektion ganz wesentlich von der *Hautdurchblutung* beeinflußt wird. Der *Wärmedurchgang* der Haut wird im wesentlichen von der *Hauttemperatur* und der *Leitfähigkeit* von *Haut* und *Unterhautgewebe* bestimmt. *Zur konduktiven Wärmeleitung des undurchbluteten Gewebes tritt die konvektive durch den Blutstrom* (die „*Ruhcleitfähigkeit*" wird zur „*Scheinleitfähigkeit*") (Pfleiderer, Büttner, Burton u. a., s. oben).

Der Organismus verfügt durch die Veränderung der Durchblutung der Haut über eine ausgezeichnete Maßnahme, Schwankungen der Außentemperatur dadurch abzufangen, daß bei *Kaltreizen* eine *Vasokonstriktion*, bei *Warmreizen* eine *Vasodilatation* der Hautgefäße einsetzt. Übersteigt die Außentemperatur 30° C, so kann damit gerechnet werden, daß je 4° Erhöhung der Operativtempertur die Hauttemperatur um 1° C ansteigt, während bei Erniedrigung der Umgebungstemperatur unterhalb 30° schon bei einem Abfall der Operativtemperatur von 2,9° C die Hauttemperatur um 1° absinkt (Winslow und Herrington). Es wurde von mehreren Autoren versucht, die Änderung des „*Wärmedurchganges*" durch die Haut unter verschiedenen thermischen Einflüssen zahlenmäßig zu erfassen (Kleiber, Burton und Murlin 1935, Bazett, Hardy, du Bois). Gagge, Winslow und Herrington haben diesen Faktor, den sie „*Conductance*" nennen, folgendermaßen definiert: Unter kühleren Umgebungsbedingungen ist der gesamte Wärmetransport vom Inneren des Körpers zu seiner Oberfläche gleich der Differenz zwischen der Wärmeproduktion und der Wärmebilanz. Dividiert man diese Differenz durch die Körperoberfläche mal der Differenz zwischen Rectal- und Hauttemperatur, so hat man ein Maß des Wärmetransports durch die Einheit der Haut:

$$\frac{M - \Delta H}{A\,(T_r - T_s)} = K \text{ cal/m}^2/^0 \text{ C.}$$

M = Wärmeproduktion, ΔH = Wärmebilanz, A = Körperoberfläche,
T_r = Rectaltemperatur, T_s = Hauttemperatur.

Der *Wärmedurchgang* der Haut (K) schwankt für nackte und bekleidete Versuchspersonen unterhalb einer Operativtemperatur von 28° zwischen 10 und 12. Dabei wächst der Temperaturgradient zwischen Rectal- und Hauttemperatur mit zunehmend kühleren Außentemperaturen von 4,5° C auf 9,5° C. Übersteigt die Operativtemperatur 30° C, so wird auch K entsprechend der Höhe dieser Steigerung wesentlich größer und beträgt bei einer Operativtemperatur von 38,9° C 23,8 für die nackte und 38,7 für die bekleidete Versuchsperson. Im letzteren Fall wird das Anwachsen von K von einer fortschreitenden Verringerung des Temperaturgradienten zwischen Rectal- und Hauttemperatur (von 4,5—1,5° C) begleitet. Die verhältnismäßige Konstanz von K bei Abkühlung besagt, daß der Kältereiz eine maximale Vasokonstriktion herbeiführt, wodurch der Wärmedurchgang durch die Haut sich schnell einem stationären Zustand nähert. Das verhältnismäßig starke Anwachsen von K in der Überwärmungszone zeigt an, daß hier ein fortschreitendes Anwachsen des Blutdurchflusses statt hat. Nach Gagge, Winslow und Herrington kommt es dabei zu einem Anwachsen des Blutvolumens in der Körperschale, die bei einer Operativtemperatur von 39° C ($K = 38,9$) etwa 21% des normalen Kreislaufminutenvolumens ausmachen kann.

2. Wärmeabgabe der Haut durch Strahlung.

Bei der Wärmeabgabe bzw. Wärmezufuhr durch *Strahlung* muß zwischen der *kurzwelligen Strahlung* vom Ultraviolett bis zum kurzwelligen Ultrarot und dem *langwelligen Ultrarot* unterschieden werden. Der Körper selbst hat nur die Möglichkeit der langwelligen Abstrahlung. Von der *Sonnen-* und *Himmelsstrahlung*, die den Körper der weißen Rasse trifft, wird etwa 30% des sichtbaren Lichtes von der Haut reflektiert. (Bei Negern beträgt die Reflexion der Sonnen- und Himmelsstrahlung nur etwa 20%.) Für Rot und Ultrarot ist die Oberfläche der Haut durchlässig. Diese Strahlen werden erst im Corium absorbiert. Ein geringer Teil gelangt bis in das subcutane Fettgewebe. Für das langwellige Ultrarot, *die Wärmestrahlen*, liegen die Verhältnisse so, daß das Kirchhoffsche bzw. Stephan Boltzmannsche Gesetz zur Anwendung kommt, d. h. daß alle *Wärmestrahlen* (Strahlen jenseits 3000 mμ), die auf die Haut fallen, eine maximale Absorption bzw. Emission besitzen[1]. Da die Haut jedoch keinen absolut „schwarzen" Körper für langwelliges Ultrarot darstellt, so ist auch das Verhältnis von Absorption und Emission nicht gleich 1. Der Unterschied gegenüber dem idealen schwarzen Körper beträgt 2—5%, eine Größe, die der Reflexion für diese Wellenlänge ent-

---

[1] Die abgestrahlte Energiemenge (*ESTR*) geht direkt proportional der Differenz der 4. Potenz der absoluten Oberflächentemperatur und der absoluten Umwelttemperatur (worunter nicht die Lufttemperatur, sondern in einem Raum etwa die der Wände zu verstehen ist), also $(T_0{}^4 - T_u{}^4)$ und schließlich direkt proportional der strahlenen Fläche F. ESTR = 0 $(T_0{}^4 - T_u{}^4) \cdot F \cdot$ konst. (0 ist ein Proportionalitätsfaktor der Größenordnung

$1,37 \cdot 10^{-12} \dfrac{\text{cal}}{\text{cm}^2 \cdot \text{sec} \cdot \text{Grad}^4}$; T_0 wäre Oberflächentemperatur in ^{0} C $+ 273$.)

spricht. Die Absorption bzw. Emission der *Wärmestrahlen* geht von den *obersten* Lamellen der Epidermis aus im Gegensatz zu den Verhältnissen bei den kurzwelligen Strahlen (HARDY, HARDY und MUSCHENHEIM 1934, CHRISTIANSEN 1936, PFLEIDERER 1937, BÜTTNER 1937). Ähnlich wie bei der Wärmeabgabe durch Leitung und Konvektion ist auch für die Größe der Strahlung die *Körperhaltung* mitverantwortlich.

Folgende Größen sind also für die Wärmeabgabe und -zufuhr entscheidend: *Intensität der Sonnen- und Himmelsstrahlung, Temperatur und Strahlungszahl der Haut* (es ist dies das Verhältnis der Abstrahlung einer Fläche zu der eines schwarzen Körpers), *Temperatur und Strahlungszahl der Gegenflächen* und die *Größe der wirksamen Oberfläche des Körpers*. Dabei sind nur die Hauttemperatur und die Oberfläche regulatorischer Beeinflussung zugänglich.

Die ersten Versuche einer experimentellen Bestimmung der Größen der Wärmeabstrahlung der Haut wurden von COBET und BRAMIGK in Deutschland (1924), von ALDRICH (1928) in Amerika und dann 1931 von BOHNENKAMP und ERNST in Deutschland durchgeführt, nachdem schon RUBNER (1896) die Bedeutung dieses Faktors klar erkannt und auch rechnerisch richtig bemessen hatte. Es liegen bereits eine große Reihe von experimentell bestimmten Strahlungsgrößen des menschlichen Organismus vor (COBET und BRAMIGK, BOHNENKAMP und ERNST, HARDY, DU BOIS, BURTON, GAGGE, WINSLOW und HERRINGTON). Über die Größe der Abstrahlung einzelner Anteile der Körperoberfläche unterrichtet Tabelle 5 (nach BOHNENKAMP und ERNST, modifiziert von SHEARD).

Die *wirksame* Größe der abstrahlenden Körperoberfläche ist stets kleiner als die geometrische Körperoberfläche, da durch die gegenseitige Berührung bzw. durch das Gegenüberliegen von Hautflächen bzw. Hautfalten die wärmeabstrahlende Oberfläche wesentlich verringert werden kann[1]. Nach Messungen von BOHNENKAMP beträgt die wirklich strahlende Fläche 85% der geometrischen Fläche des menschlichen Körpers für eine in gespreizter Haltung aufrecht

Tabelle 5.

	10^{-3}/Cal sec cm²	Stirn %
Stirn	1,18	100
Haar	0,282	24
Gesicht	1,02	87
Nacken	1,065	90
Thorax, oberhalb Sternum	0,841	71
Thorax, Brustdrüsen . .	0,773	65
Rücken	0,898	76
Abdomen	0,898	76
Oberschenkel, Außenseite	0,733	62
Oberschenkel, Innenseite	0,980	83
Unterschenkel	0,577	49
Dorsum pedis	0,409	34
Plantaris pedis	0,337	29
Oberarm, Außenseite . .	0,365	31
Oberarm, Innenseite . .	0,562	48
Unterarm, Außenseite . .	0,326 } 0,330	28
Unterarm, Innenseite . .	0,353	30
Vola manus	0,757 } 0,507	64
Dorsum manus	0,258	22

stehende Person. Nach HARDY und DU BOIS beträgt der Prozentsatz in „Mumienhaltung" 78%, nach GAGGE, HERRINGTON und WINSLOW für eine sitzende Versuchsperson 74%.

Die Größe der Wärmeabstrahlung bzw. Einstrahlung der menschlichen Haut ist gewissen individuellen Schwankungen unterworfen. So fanden WINSLOW und HERRINGTON bei 2 verschiedenen Versuchspersonen folgende Werte: bei der einen Versuchsperson betrug der Wärmeverlust durch Strahlung bei einer mittleren Strahlungstemperatur in der Klimakammer von 19° C: 39 Cal/m²/S d. Bei der gleichen Versuchsperson wurde durch Erhöhung der mittleren Strahlungstemperatur der Kammer auf 56° C ein Wärmegewinn durch erhöhte Einstrahlung von 89 Cal/m²/S d erreicht. Bei der anderen Versuchsperson trat bei einer mittleren Strahlungstemperatur der Kammer von 19° C ein Strahlungsverlust von 44 Cal/m²/S d ein, während der durch Erhöhung der mittleren Strahlungstemperatur der Kammer auf 59° C erzielte Wärmegewinn 91 Cal/m²/Std betrug. Nach H. M. WHYTE (1951) beträgt der Wärmeverlust durch die Lendenhaut je Grad Celsius Temperaturunterschied 17 Cal/m²/Std/° C.

Die menschliche Haut ist außerordentlich strahlungsempfindlich. HARDY und OPPEL (1937) fanden, daß ein Anstieg der Strahlungsintensität von 0,0014 Cal/cm²/sec an der Stirn des Menschen einen Anstieg der Hauttemperatur auf 0,003° C in 3 sec hervorrief und daß dabei eine deutliche Wärmeempfindung auftrat.

3. Wärmeabgabe durch Wasserverdunstung.

Die Verdunstungsgröße an der menschlichen Haut hängt im wesentlichen von 2 Faktoren ab: 1. von der Fähigkeit des Organismus, Flüssigkeit in ausreichendem Maße zur Verdunstung bereitzustellen, 2. von der Wasserdampfaufnahmefähigkeit der umgebenden Luft.

---

[1] Für die annäherungsweise zu bestimmende Größe der geometrischen Körperoberfläche dient die Formel nach DU BOIS:

$$O = 167,2 \cdot \sqrt{\text{Gewicht (kg)}} \cdot \sqrt{\text{Länge (cm)}} \cdot$$

Die Wärmeabgabe durch Wasserverdunstung an der Haut vollzieht sich über der der Haut anliegenden Grenzschicht, in der der Wasserdampftransport durch *Diffusion* erfolgt. Dabei sind Richtung und Größe der Diffusion in erster Linie vom Dampfdruckgefälle an der Hautoberfläche und der Luft abhängig. Weitere Faktoren sind die Dicke der Grenzschicht, die absolute Feuchtigkeit an beiden Enden der Grenzschicht, die Hauttemperatur, die Luftbewegung und der Luftdruck. K. Büttner hat dieses Gefälle innerhalb der Grenzschichten verschiedener Hautstellen auf Grund von Messungen der Lufttemperatur und der relativen Hautfeuchte errechnet. Sind Dicke der Grenzschicht (δ) und Dampfdruck bzw. absolute Feuchte an beiden Enden der Schicht (Haut-Außenluft) bekannt (f_1 und f_2), so ergibt sich für die die Grenzschicht passierende Wasserdampfmenge

$$V_H = K \frac{f_1 - f_2}{\delta} \cdot 10^{-6} \text{ g/cm}^2/\text{min (Büttner)}.$$

$$K = \text{Diffusionszahl.}$$

Aus dem Wasserverlust V_H errechnet sich — da *1 g Wasser* bei 27⁰ C *580 cal* zur Verdunstung braucht — die abgegebene Wärmemenge zu $580 \times V_H$ cal/cm²/min.

Wie oben bereits ausgeführt, wird die der Haut anlagernde Grenzschicht mit zunehmender Bewindung dünner. Daraus würde folgern (s. Formel), daß Wind stets zu einer Vergrößerung des Wasserverlustes führen muß, da δ kleiner wird. Da jedoch bei steigender Luftbewegung unter normalen Umweltbedingungen gleichzeitig die Hauttemperatur gesenkt wird, kann auch bei stärkerer Bewindung die Verdunstungsgröße gleich bleiben. Es wurde experimentell gefunden, daß die Hautwasserabgabe bei verschieden starker Bewindung unverändert bleiben kann, sofern die Außentemperatur einen bestimmten Grenzwert nicht übersteigen (Wolpert 1898, Benedict und Benedict 1927). Bei höheren Umgebungstemperaturen mit geringer relativer Feuchte tritt der Faktor einer stärkeren Bewindung wieder in Erscheinung, da hierdurch stetig Luftmassen an die Haut herangebracht werden, die nicht mit Wasserdampf gesättigt sind (s. weiter unten).

Die *Konstanz* der Wärmeabgabe durch Wasserdampf *(Perspiratio insensibilis)* wurde immer wieder bestätigt, sofern die Zone der Indifferenztemperatur nicht überschritten wird oder mit anderen Worten, solange noch keine Schweißsekretion eintritt. Newburgh sicherte in ausgedehnten Untersuchungen die Konstanz dieses Wertes und erhielt für die Perspiratio insensibilis einen Durchschnittswert von 24,4% mit einer Schwankungsbreite von $\pm$ 0,7% der gesamten Wärmeabgabe bei verschiedenen Versuchspersonen (Möglichkeit der Grundumsatzbestimmung durch Feststellung der Perspiratio insensibilis).

Inwieweit für die Perspiratio insensibilis Veränderungen des *Luftdruckes* eine Rolle spielen, kann noch nicht sicher beurteilt werden (Guillemard und Moog 1907, Löwy 1914, Eimer 1929, Schwenkenbecher, Pfleiderer, Büttner). Innerhalb der üblichen Luftdruckschwankungen dürfte diesem Faktor keine besondere Bedeutung zuzumessen sein.

Solange die Hauttemperatur 31⁰ C nicht überschreitet, kann man annehmen, daß praktisch die gesamte Wasserverdunstung an der Haut durch die Perspiratio insensibilis vor sich geht. Ihre Größe beträgt etwa 20—30 g/Std (List 1948). Da die Perspiratio insensibilis durch Eintauchen der Haut in Wasser geringer wird, durch Eintauchen in Salzlösungen dagegen gesteigert wird, wird angenommen, daß der Perspiratio insensibilis in erster Linie osmotische Vorgänge zugrunde liegen (Whitehouse, Hancock, Haldane 1939). Burch und Winsor stellten fest, daß der insensible Wasserverlust auf einer Diffusion durch die Hornhautschichten vor sich geht und daß die Größe für die lebende und tote Haut dieselbe ist.

Was die *Schweißsekretion* angeht, so müssen an der menschlichen Haut 3 verschiedene Systeme unterschieden werden. Die *ekrinen* Schweißdrüsen, die in der Hauptsache über dem Körpersystem, Gesicht und Streckseiten der Extremitäten verteilt sind, dienen in erster Linie der *Thermoregulation*. Die *apokrinen*, die im Bereich der behaarten Körperstellen lokalisiert sind, stehen neben thermoregulatorischer Funktion vor allem im Dienst der Hautpflege. Die an den *Hand-* und *Fußinnenflächen* lokalisierten Schweißdrüsen unterstehen in erster Linie *emotionellen* Reizen. Schweißdrüsenabsonderung der letzteren setzt vor allem bei Zustand von Angst, Gespanntsein, Freude usw. ein und ist ja bekanntlich bei der *Hyperthyreose* besonders stark gesteigert. Dagegen ist die Schweißabsonderung der Hand- und Fußinnenflächendrüsen bei thermischen Reizen nur gering (Kuno 1934, Silverman und Powell 1944, Richter, Woodruff und Eaton 1943, Ebbecke 1950).

Hier interessiert in erster Linie die Funktion der Schweißdrüsen bei *thermischen Reizen*. Die Schweißsekretion setzt bei nackten Versuchspersonen ein, wenn die Hauttemperatur etwa 33⁰ C beträgt. Die Angabe einer solchen Grenze ist nur mit großen Vorbehalten zu machen, da die individuelle Erregbarkeit gegenüber thermischen Reizen sehr verschieden ist. Schwitzen wird durch eine Kombination einer Reizung der *Thermoreceptoren* einerseits und einer Erhöhung der *Bluttemperatur* andererseits hervorgerufen. Inwieweit die Reizung der Thermoreceptoren durch Erhöhung der Hauttemperatur für das Ingangkommen der Schweißsekretion die größere Rolle spielt, läßt sich nur schwierig auseinanderhalten. Sicher ist, daß beide Faktoren eine bedeutende Rolle spielen.

Nach den Aktionsstromuntersuchungen von HENSEL und ZOTTERMANN (1951) am Nervus lingualis der Katze wird die Impulsfrequenz der Thermoreceptoren bei *konstanter* Temperatur ausschließlich von der Höhe der Temperatur bestimmt. Die Kaltreceptoren funktionieren wie ein Thermometer. Bei sehr kalten Temperaturen ist die Dauerfrequenz niedrig, bei höheren Temperaturen erreicht sie allmählich ein Maximum mit etwa 10 Impulsen je Sekunde und sinkt bei weiterer Temperaturerhöhung wieder bis zum Wert 0 ab. Bei *Temperaturänderungen* ist die Entladungsfrequenz der Kaltreceptoren außer von der Temperatur als solcher, vor allem auch von der *Geschwindigkeit* der Temperaturänderung abhängig (bei schnellen Abkühlungen Frequenzen der Einzelfaser bis zu 140/sec). Die Richtung der Temperaturgradienten spielt für die Temperaturempfindung keine Rolle. Es ist gleichgültig, ob eine Änderung der Hauttemperatur von der Oberfläche oder vom Blute her erfolgt.

Die Autoren schließen aus ihren Untersuchungen, daß sich im Receptor Vorgänge chemischer Art abspielen, die durch Temperaturen steuerbar sind, ohne daß ein äußerer Energieaustausch an der Haut erfolgt. Bei ruhenden Versuchspersonen kann eine starke Schweißsekretion auftreten, wenn die Hauttemperatur hoch ist, die Rectaltemperatur dagegen unter 37° liegt. Bei arbeitenden Versuchspersonen kann dagegen eine starke Schweißsekretion einsetzen, wenn die Rectaltemperatur erhöht ist, die Hauttemperatur aber infolge der höheren Wasserdampfverdunstung verhältnismäßig niedrig ist (GAGGE, HERRINGTON und WINSLOW). In anderen Experimenten wurde durch einen lokalen Wärmereiz eine milde Schweißsekretion hervorgerufen, ohne daß die Bluttemperatur erhöht war, während andererseits bei geringeren Erhöhungen der Rectaltemperatur um 0,2° C ein profuses Schwitzen mit Erhöhung der Wärmeabgabe durch Wasserdampf um das 10fache einsetzte (McARDLE, ALOLPH 1946). Das durch einen thermischen Reiz hervorgerufene Schwitzen ist im Beginn vor allem durch ein Anwachsen der Anzahl der aktivierten Schweißdrüsen bedingt, während das profuse Schwitzen in den späteren Stadien gleichzeitig mit einem starken Anwachsen der von jeder Schweißdrüse produzierten Flüssigkeitsmenge einhergeht.

Was die *Menge* der Schweißabgabe angeht, so liegen folgende Zahlen vor (zitiert nach K. F. LIST). EICHNA und Mitarbeiter (1945) stellten eine Schweißproduktion von 3 Liter je Stunde über kurze Zeiträume fest. McARDLE fand bei ruhenden Versuchspersonen Werte von 8 Liter innerhalb 4 Std bei Raumtemperaturen von 37,7° C (für bekleidete Versuchspersonen liegt die Grenze etwa um 5° C niedriger). Für kurze Zeitperioden können die Schweißdrüsen etwa 60—70 cm³/min produzieren. LADELL, WATERLOW und HUDSON (1944) fanden im arabischen trockenen Wüstenklima bei Versuchspersonen, die leichte körperliche Arbeit leisteten und kurze Hosen trugen, im Schatten eine Schweißproduktion von 500 cm³/Std. DILL und Mitarbeiter (1933) beobachteten in der Arizonawüste einen ähnlichen Schweißverlust bis zu 10 Liter. Moss stellte bei Bergleuten unter Tage einen Schweißverlust von 8¹/₂ Liter innerhalb einer 5 Std-Schicht fest. Solch hohe Schweißabsonderungen sind aber nur über kurze Zeiträume möglich. ROBINSON und GERKING (1946) fanden bei einer 6stündigen Hitzebelastung, daß die Schweißproduktion in den ersten 2 Std der Belastung 1,31 kg/Std, in der letzten aber nur 0,89 kg/Std betrug. Dieser Rückgang der Schweißproduktion bei hochgradiger Hitzebelastung tritt auch dann ein, wenn der Flüssigkeitsverlust vollkommen durch Wasserzufuhr ersetzt wird (JOHNSON, PITTS und CONSOLAZIO 1944, LADELL). Auf der anderen Seite hat eine mäßige Einschränkung der Wasserzufuhr keinen Einfluß auf die Größe der Schweißproduktion (EICHNA und Mitarbeiter 1945). Jedoch sistiert bei starker Wasserverarmung auch die Schweißsekretion. Zufuhr von Salzlösungen vermindert die Schweißsekretion, wenn die Salzaufnahme den Salzverlust durch den Schweiß überschreitet. LADELL (1945) fand, daß durch Trinken von 0,5% Salzlösung die Schweißsekretion um 14% absinkt.

Die *regionäre* Verteilung der Schweißproduktion ist sehr verschieden. Die im Dienste der Thermoregulation stehende Schweißproduktion ist am größten an der Stirn, am Stamm und Nacken und am Handrücken (KUNO 1934, SODEMAN und BURCH 1944, WEINER 1945). Annäherungsweise entfällt 50% der Schweißsekretion auf den Körperstamm, 25% auf die Beine und 25% auf Kopf und die oberen Extremitäten. Die Grenzen der Schweißsekretion für die einzelnen regionären Anteile können ungefähr folgendermaßen angegeben werden: für die Gesichtshaut bei Überschreiten der Hauttemperatur des Gesichtes von 35,5° C, für die Haut des Körperstammes bei Überschreiten der dortigen Hauttemperatur von 34,5° C, die unteren Extremitäten bei Überschreiten der Hauttemperatur von 33,5° C (WINSLOW und HERRINGTON).

Die *Zusammensetzung* des Schweißes ist großen Schwankungen unterworfen und wird von den verschiedenen Autoren verschieden beurteilt. DILL und Mitarbeiter (1933) fanden eine *Chloridkonzentration* von 0,088 g/100 cm³, LADELL, WATERLOW und HUDSON (1944) fanden Schwankungen der Chloridkonzentration von 0,1—0,6 g-%. Nach LOBITZ und OSTERBERG (1945) soll die Chloridkonzentration der Hand- und Fußinnenflächen höher sein (0,65—1,45 g-%). JOHNSON, PITTS und CONSOLAZIO (1944) fanden, daß der Schweiß isotonisch mit dem Blutplasma ist. Die Schwankungen der Konzentrationen sind teilweise durch die Methode der Untersucher und teilweise durch die Differenzen der Chloridkonzentration an verschiedenen Körperstellen bedingt, die nach Nickelsen und Keys (1943) an Armen und Körperstamm bis zu 100% betragen sollen. Je höher die Schweißproduktion, um so höher wird die Chloridkonzentration. Salzmangel ruft eine Herabsetzung der Chloridkonzentration hervor, während diese durch Salzzufuhr gesteigert wird (Ladell, Waterlow und Hudson).

Die *Rest-Stickstofffraktion* im Schweiß ist höher als im Blut. In 100 g Schweiß sind etwa 0,1 g Stickstoff enthalten (Talbert, Silvers und Johnson). Die p_H-Werte des Schweißes können beträchtlich schwanken (4,2—7,5).

Es wird häufiger die Frage erörtert, ob durch hochgradigen Schweißverlust ein Vitaminmangel entstehen kann, da wasserlösliche Vitamine im Schweiß nachgewiesen werden konnten (Johnson, Hamilton, Mitchell 1945, Spector und Mitarbeiter 1945). Nach den Untersuchungen von Kirch, Cornbleet und Bergeim (1943), Nichelsen und Keys sowie Sargent, Robinson und Johnson (1944) ist aber anzunehmen, daß der Verlust von wasserlöslichen Vitaminen durch den Schweiß auch für tropische klimatische Bedingungen weit unterhalb der Ausscheidung durch den Urin bleibt.

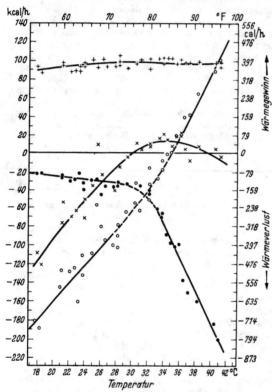

Abb. 6. Faktoren, die die Wärmebilanz zwischen einer unbekleideten Person und seiner Umgebungstemperatur bestimmen. + Gesamtumsatz, × Wärmebilanz, ——— Strahlung und Konvektion, • Wasserdampfabgabe. (Aus Winslow und Herrington: Temperature and Human Life.)

Bemerkenswert ist der hohe Gehalt von *Corticosteroiden* im Schweiß von Personen, die großer Hitze ausgesetzt waren oder große körperliche Anstrengungen vollführt hatten (nach Nichols und Miller 1948 durchschnittlich 57 γ in 100 cm³ Schweiß).

III. Erträglichkeitsgrenzen gegenüber höheren Umgebungstemperaturen.

Derjenige Bereich der Umgebungstemperatur, in dem es nicht zu Veränderungen des Verhältnisses der Wärmeproduktion und Wärmeabgabe kommt, wird als *Indifferenz-* oder *Komfortzone* bezeichnet. In dieser Zone besteht ein sog. Temperaturgleichgewicht oder mit anderen Worten eine *ausgeglichene Wärmebilanz*. Diese Indifferenzzone erstreckt sich nach Hardy und du Bois bei nackten Männern zwischen 29⁰ und 31⁰ C Umgebungstemperatur. Sie ist bei Frauen etwas breiter. Gagge, Winslow und Herrington fanden bei nackten Versuchspersonen ein Temperaturgleichgewicht zwischen 29⁰ und 32⁰ C, unter 29⁰ C trat eine negative Wärmebilanz, oberhalb 33⁰ C eine zunehmende Schweißsekretion ein. Bei bekleideten Versuchspersonen ist die Komfortzone bei vollkommener Ruhe entsprechend tiefer. Bei körperlicher Betätigung tritt bereits eine Schweißsekretion bei Umgebungstemperaturen von 19—21⁰ C auf. Bei Frauen ist die negative Wärmebilanz infolge ihres besseren Wärmeschutzes durch das subcutane Fettgewebe bei kälteren Umgebungstemperaturen etwa 10% geringer als bei Männern. Ihre Hauttemperaturen liegen in der „kalten Zone" etwa 1⁰ C niedriger, in der „warmen Zone" 1,7⁰ C höher als bei Männern. Bei Umgebungstemperaturen von 30—32⁰ C ist ihre Wärmeproduktion um etwa 14—20% niedriger als bei Männern. Von Hardy werden folgende zeitlichen Erträglichkeitsgrenzen angegeben:

Umgebungstemperatur . . .	82,2⁰ C	93,3⁰ C	104,4⁰ C	115,5⁰ C
Mittlere Erträglichkeitsdauer	49	33	26	23,5 min.

Eine längere Einwirkungsdauer solcher Temperaturen würde sehr bald zum bedrohlichen Bild der Hyperthermie (s. später) führen.

Abb. 6 zeigt das Verhalten der einzelnen Faktoren der Wärmeabgabe bzw. der Wärmezufuhr unter verschiedenen äußeren Umgebungstemperaturen. Es geht aus dieser Abbildung besonders eindeutig hervor, daß jede erhöhte *Wärmeeinstrahlung* nur durch eine entsprechende *Steigerung der Wasserdampfverdunstung* wettgemacht werden kann. Die Erträglichkeitsgrenze für hohe Umgebungstemperaturen wird daher von der Möglichkeit der Wasserdampfverdunstung bestimmt. Zwischen der Größe der Wasserdampfabgabe und der Höhe der Hauttemperatur bestehen sehr eindeutige Beziehungen. Wie die Abb. 6 und 7 zeigen, bleibt der Wärmeverlust durch Wasserdampfabgabe bis zu einer mittleren Hauttemperatur von 32⁰ C weitgehend konstant (etwa 20 Cal/m²/Std). Oberhalb dieser Temperatur nimmt die Kurve einen parabolischen Verlauf. Bei Hauttemperaturen von 35 ⁰ C beträgt die Wärmeabgabe durch Wasserdampf über 90 Cal/m²/Std. Durch diesen *Kühleffekt* der Haut steigt die Hauttemperatur im Verhältnis zur Umgebungstemperatur nur wenig an.

Der Ausgleich der Wärmebilanz durch Wasserdampfabgabe kann auf *zweierlei* Weise *begrenzt* sein: 1. die *Schweißproduktion* kann *erschöpft* sein; 2. die Wasserdampfabgabe kann durch einen hohen *Feuchtigkeitsgehalt* der Luft *erschwert* sein.

Zu 1. Im trockenen *Wüstenklima* ist die Dampfdruckdifferenz zwischen Haut und Luft so groß, daß die Wasserverdunstung an der Hautoberfläche noch ausreichend sein kann. Hier findet die Wärmeabgabe infolge Wasserverdunstung in erster Linie durch *Erschöpfung* der *Schweißdrüsenkapazität* ihre Grenze.

Zu 2. Ist die Luft vollkommen mit *Wasserdampf gesättigt*, so ist eine Wasserdampfabgabe nur noch möglich auf Grund der geringen Differenz zwischen der Wasserdampfspannung der Haut und der umgebenden Luft. Bei niedrigen Umgebungstemperaturen kann allerdings diese Druckdifferenz noch ausreichen, um die durch die insensible Perspiration stattfindende Wasserverdunstung in normalem Umfang aufrechtzuerhalten. Die Wasserdampfspannung an der Oberfläche der Haut beträgt bei 33⁰ C etwa 3,7 mm Hg, während sie in Luft bei einer relativen Feuchtigkeit von 80% bei 21⁰ C nur 1,47 mm Hg beträgt.

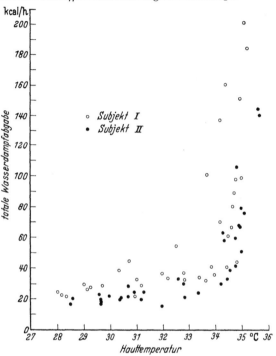

Abb. 7. Gesamtwärmeabgabe durch Wasserverdunstung des unbekleideten Menschen bei verschiedenen Hauttemperaturen unter Ruhebedingungen. (Aus WINSLOW und HERRINGTON: Temperature and Human Life.)

Dieser Gradient genügt zur Aufrechterhaltung der bei niedrigen Umgebungstemperaturen stattfindenden Wasserverdunstung (SHEARD). Anders liegen die Verhältnisse natürlich im *feuchtheißen* Klima. Hier ist vor allem noch die Bewindung von großer Bedeutung, da mit starker Bewindung das Dampfdruckgefälle zwischen Luft und Hautoberfläche erhalten bleibt. So fand LADELL z. B., daß voll ausgerüstete Soldaten bei körperlicher Betätigung und einer „Naß"-Temperatur von 29,4⁰ C 30% weniger Schweiß verdampften, wenn die Luftbewindung nur gering war. Die Schweißabsorption durch die Kleidung betrug 50% ihres Eigengewichtes. Wurde die Luftbewegung auf 10 Meilen in der Stunde gesteigert, so stieg die Wasserdampfabgabe um 45%. Übersteigt die Außentemperatur die Temperatur der Haut, so steht diesem die Wasserverdunstung fördernden Faktor der Luftbewegung aber die Heranbringung heißer Luft entgegen. Kranke mit *Herzinsuffizienz* sind im feucht-warmen Klima in ihrer Schweißabgabe besonders behindert. BURCH fand, daß 2 Herzkranke 27—47% weniger Schweißabgaben als normale Personen unter gleichen Bedingungen.

Es ist noch darauf hinzuweisen, daß für die *Wärmeabgabe* natürlich nur *diejenige Menge Schweiß, die verdunstet* werden kann, von Bedeutung ist. Der in dicken Tropfen von der Haut perlende Schweiß ist ohne Nutzung. Auf die Verdunstung von 1 Liter Schweiß kann eine Calorienmenge von 585 Cal in Ansatz gebracht werden.

Auf Grund einer Reihe von Untersuchungen (zit. nach WINSLOW und HERRINGTON) ist anzunehmen, daß bei *wasserdampfgesättigter Luft* eine Temperatur von 32,2⁰ C die *oberste*

Erträglichkeitsgrenze darstellt, bei deren Überschreiten ein Ansteigen der Rectaltemperatur auftritt. Diese Angaben stehen auch mit den von Cadman und Haldane erhobenen Befunden in guter Übereinstimmung. Wezler und Thauer (1948) haben die Frage der Erträglichkeitsgrenze in eigenen Klimakammerversuchen eingehend untersucht. Sie wählen als *Kriterium den Anstieg der Körpertemperatur*, weil er unter allen Umständen den Eintritt der Wärmestauung anzeigt und daher den anderen Kriterien, wie z. B. der Größe der Wasserdampfabgabe (Büttner), des Chlorverlustes (Lehmann und Szakall 1937), sowie der subjektiven Empfindung der „Schwüle" (Lancaster) gegenüber besser begrenzt ist. Sie unterscheiden dabei einen kontinuierlichen Anstieg der Körpertemperatur, der ein dauerndes Ungleichgewicht zwischen Körpertemperatur und Umgebungstemperatur anzeigt vor einem sich konstant einstellenden höheren Temperaturniveau, bei dem wenigstens über eine gewisse Zeit ein Gleichgewicht bestehen kann. Das Ergebnis ihrer Untersuchungen ist in Abb. 8

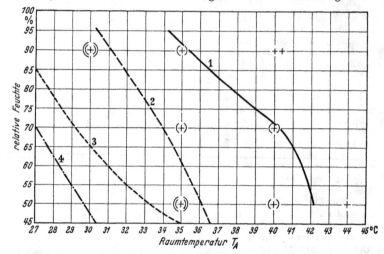

Abb. 8. Erträglichkeitsgrenze hinsichtlich Temperatur und relativer Feuchtigkeit. Zustände, bei denen die Körpertemperatur dauernd steigt. In 3 Std bis zu einem Endwert *über* 38° C; dauernd steigende Körpertemperatur Endwert *unter* 38° C; Körpertemperatur in 3 Std erhöht um mehr als 0,5° C, aber konstant bleibend — keine Steigerung der Körpertemperatur. Kurve 1 absolute Erträglichkeitsgrenze für den ruhenden und nackten Menschen („Kritische Schwelle"). Kurve 2 Grenze, oberhalb der die Körpertemperatur zwar deutlich ansteigt, aber ein neues Gleichgewicht sich einstellt. Kurve 3 Grenze, oberhalb deren eine erhebliche, etwa 40%ige Verminderung der körperlichen Arbeitsfähigkeit eintritt (nach Haldane, Ehrismann und Hasse). Kurve 4 Schwülgrenze (nach Büttner). [Aus Wezler und Thauer: Pflügers Arch. **250**, 192 (1948).]

dargestellt, woraus vor allem die Bedeutung der relativen Feuchtigkeit bei höheren Raumtemperaturen hervorgeht. In Ergänzung zu diesen Versuchen hat Friedrich die Erträglichkeitsgrenze für wechselnde Raumtemperatur und -feuchte bei Ruhe und leichter körperlicher Arbeit zu ermitteln versucht. Er fand, daß die Erträglichkeitsgrenze für eine ruhende Person im Bereich extremer relativer Feuchte (90%) im Bereich mittlerer Körpertemperatur liegt. Im Bereich mittlerer relativer Feuchte (50%) liegen die Erträglichkeitsgrenzen um knapp 10° C höher. Die Erträglichkeitsgrenzen sind bei mittelschwerer körperlicher Arbeit gegenüber völliger Körperruhe nur um etwa 2,5—3,0° C nach unten verschoben. Unterhalb dieser Erträglichkeitsgrenze bedeutet nach seinen Untersuchungen mittelschwere Körperarbeit nur eine geringe Belastung, oberhalb derselben aber eine sehr schwere Belastung.

Es wurde bereits darauf hingewiesen, daß bei der Wasserverdunstung an der Haut unter hoher und niedriger Luftfeuchtigkeit und bei verschiedenen Umgebungstemperaturen die *Bewindung* noch besonders zu berücksichtigen ist. Die Verhältnisse sollen an Hand der Abb. 9 erläutert werden (Winslow und Herrington). Bei einer Temperatur von 27° C kann die arbeitende Versuchsperson bei 100% relativer Feuchtigkeit ihren Wärmehaushalt noch ausbalancieren, während die Erträglichkeitsgrenze bei einer relativen Feuchtigkeit von 55% bei 32° C, bei einer relativen Feuchtigkeit von 20% bei 35° C und bei einer relativen Feuchtigkeit von 3% bei 43° C liegt. Im letzteren Falle ist die Kapazität der Schweißdrüsensekretion der begrenzende Faktor. Die Erträglichkeitsgrenzen können jedoch individuell sehr verschieden sein. Houghten und Mitarbeiter fanden ausnahmsweise Versuchspersonen, die bei 15% relativer Feuchtigkeit eine Umgebungstemperatur von 70° C für $^1/_2$ Std ertragen konnten, wobei es allerdings zu Pulsbeschleunigungen von 135 bzw. 150/min kam. Ebenso steigt unter diesen Bedingungen die Körpertemperatur schon deutlich an. Taylor fand, daß

Männer für die Dauer von 60 min eine Hitzebelastung von 63⁰ C bei 10% relativer Feuchtigkeit, bei einer relativen Feuchtigkeit von 90% aber nur eine Temperatur von 40⁰ C ertrugen. CAPLAN und LINDSAY (1946, zit. nach LEE) fanden, daß indische Kulis Arbeiten am Spinnrock für die Dauer von 3 Std bei einer „Trockentemperatur" von 39,4⁰ C und einer „Naßtemperatur" von 33,9⁰ C durchhielten, wobei die Arbeitsleistung auf 70% absank. Bei einer „Trockentemperatur" von 39,4⁰ C und einer „Naßtemperatur" von 34,9⁰ C waren sie noch in der Lage, 2 Std durchzuhalten, und zwar mit einer relativen Arbeitsleistung von 43% in der 1. und 30% in der 2. Std. Feststellungen der geistigen Konzentrationsfähigkeit wurden an Telegraphisten erhoben. Die geistige Leistungsfähigkeit verschlechterte sich bei Erhöhungen der Effektivtemperaturen von 28,3⁰ C auf 30,8⁰ C (MACKWORTH 1946, zit. nach LEE). In Übereinstimmung mit LEE fand MACKWORTH, daß bei ganz besonders geübten Telegra-

phisten die Konzentrationsfähigkeit bis zu Effektivtemperaturen von 33,3⁰ C in vollem Umfang aufrechterhalten werden konnte.

Es liegen noch eine Reihe von anderen Untersuchungen vor, in denen die Erträglichkeitsgrenze gegenüber extremer Hitze bei verschiedener Bewindung geprüft wurde (BELDING, RUSSELL und DARLING 1946, EICHNA, ASHE und NELSON 1945, ROBINSON und GERKING, TAYLOR und MARBARGER 1946). ROBINSON, RUSSELL und GERKING fanden z. B., daß arbeitende Personen, die mit kurzen Hosen bekleidet waren (Wärmeproduktion 188 Cal/m² je Std) in der Lage waren, bei einer Umgebungstemperatur von 34⁰ C, 91% relativer Feuchtigkeit und einer Luftbewegung von 55 m/min ihren Wärmehaushalt noch für die Dauer von 6 Std auszubalancieren. Durch Reduktion der relativen Feuchtigkeit von 21% war eine Erhöhung der Lufttemperatur um 16⁰C möglich.

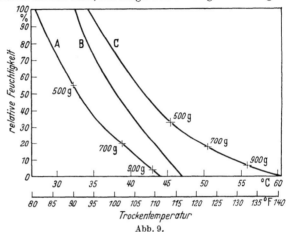

Abb. 9.
Obere Grenzen der Wärmeregulation durch Wasserverdunstung. Kurve A: Arbeitende Versuchsperson (nackt); Wärmeproduktion 425 Cal./Std, Luftbewegung 15 Fuß/min. Kurve B: Ruhende Versuchsperson (nackt); Wärmeproduktion 85 Cal./Std, Luftbewegung 15 Fuß/min. Kurve C: Ruhende Versuchsperson (nackt); Wärmeproduktion 85 Cal./Std, Luftbewegung 100 Fuß/min. Die Kreuze zeigen die oberen Grenzen an, welche durch Wasserdampfabgabe (in Gramm je Stunde) erreicht werden können. (Aus WINSLOW and HERRINGTON: Temperature und Human Life.)

In experimentellen Studien der *Society of Heating and Ventilating Engineers* wurde die Einwirkung hoher Außentemperaturen (Effektivtemperatur) auf die Rectaltemperatur und die Pulsfrequenz bei ruhenden und arbeitenden Personen ermittelt, die in Tabelle 6 zusammengestellt sind.

Auch wurden die subjektiven Empfindungen (Wohlbefinden, Unbehaglichkeitsgefühl, Schwülegefühl) an zahlreichen Versuchspersonen unter den verschiedensten Bedingungen abnorm hoher oder abnorm tiefer Umgebungstemperaturen registriert und in Form von schaubildartigen Charakteristiken aufgezeichnet.

Tabelle 6. *Einfluß verschieden hoher Effektivtemperaturen auf Rectaltemperatur und Pulsfrequenz bei ruhenden und arbeitenden Personen* (Aus WINSLOW und HERRINGTON.)

Effektivtemperatur ⁰ C	In Ruhe		Bei Arbeit 90000 Fuß/Std	
	Anstieg der Rectaltemperatur in 1 Std ⁰ C	Anstieg der Pulsfrequenz/min in 1 Std	Anstieg der Rectaltemperatur in 1 Std ⁰ C	Anstieg der Pulsfrequenz/min in 1 Std
29,4	0,06	1	0,33	17
32,2	0,17	4	0,66	31
35,0	0,51	15	1,3	61
38,8	1,2	40	2.2[1]	103
40,6	2,2	83	3,3[1]	158
43,3	3,3[1]	137	4,7[1]	237

[1] Errechnete Werte aus Belastungsversuchen, die kürzer als 1 Std waren.

Zu bemerken ist noch, daß die Zone der Wasserdampfabgabe bei *bekleideten* Personen infolge Vergrößerung der wasserdampfabgebenden Oberfläche breiter ist als bei nackten Personen und daß die Kleidung einen gewissen Schutz gegenüber erhöhter Wärmeeinstrahlung und gegen Zufuhr heißer Luftmassen bieten kann. Die Rolle, die die Kleidung hierbei spielt, ist je nach der Höhe der Umgebungstemperatur verschieden. Leicht bekleidete Versuchspersonen vertragen unter Umständen eine höhere relative Feuchtigkeit bei Temperaturen oberhalb 35° C, während unterhalb dieser Temperatur die Verhältnisse umgekehrt liegen. Ein Maximum der Wärmeabgabe durch Wasserverdunstung ist bei vollkommener Wasserdampfsättigung über der ganzen Körperoberfläche erreicht. Sie beträgt dann 30 Cal./m²/Std und cm Hg Wasserdampfdruckdifferenz zwischen Haut und Umgebung. Für den leicht Bekleideten werden diese Verhältnisse bei niedriger Wasserdampfsättigung erst bei 52° C Umgebungstemperatur erreicht. Bei bekleideten Personen spielt die Wärmeabgabe der Hände eine besonders große Rolle (Aschoff, s. Tabelle 7).

Große Bedeutung kommt der Feststellung der Erträglichkeitsgrenzen im *Bergwerk* am sog. „*heißen Ort*" zu. Im Bergbau der Vereinigten Staaten hat man 24° C Effektivtemperatur als die Grenze eingeführt, bei der noch volle Arbeit geleistet werden soll. Rein hat auf Grund theoretischer Überlegungen 24° C Effektivtemperatur als Höchstgrenze für 100% Arbeit bei normalen, untrainierten Versuchspersonen angegeben. Brüner kam auf Grund seiner Untersuchungen von Puls, Blutdruck und Temperatur an Bergleuten unter Tag zu folgenden Ergebnissen: Im Klimabereich bis zu 32° C Effektivtemperatur treten bei *hitzegewöhnten* Bergleuten innerhalb 5—6½ Std Arbeitszeit in der Regel keine Erscheinungen auf, die aus gesundheitlichen Gründen eine Herabsetzung der Arbeitszeit oder der Arbeitsnorm erfordern würden. Er nimmt als gesichert an, daß bis etwa 28° C Effektivtemperatur eine Leistung von 100% der „Norm" bei voller Arbeitszeit verlangt werden kann.

Tabelle 7. *Wärmeabgabe des Nackten und Bekleideten durch die Haut und der jeweilige Anteil der Hände bei gleichen Umgebungsbedingungen.* (Nach Aschoff.)

Wärmeabgabe	Durch die gesamte Oberfläche kcal/h	Durch die Hände allein	
		Absolutwert kcal/h	Gesamtanteil %
Nackter . .	89,0	5,0	5,6
Bekleideter	67,5	11,0	16,3

IV. Einwirkung hoher Umgebungstemperaturen auf den Kreislauf.

In erster Linie hängt das Versagen des Organismus unter der Einwirkung hoher Umgebungstemperaturen mit einem Zusammenbruch der nervösen Kreislaufregulation zusammen.

Daß es unter Wärmeeinfluß zur Erweiterung der Hautgefäße, vor allem der Arteriolen und Capillaren kommt, ist seit langem bekannt. Eingehendere experimentelle Studien über den Mechanismus dieser arteriellen und Capillardilatation wurden von Krogh, O'Connor, Goldschmidt und Light, Adolph, Lewis, Ebbecke, Landis, Pickering, Dontas und Parageorgiades, Tietze, Matthes u. a. angestellt. [Literatur s. Thauer, Erg. Physiol. 41, 607 (1939).]

Über die Bedeutung der arterio-venösen Anastomosen für die Temperaturregulation s. S. 77.

Die quantitativen Veränderungen der Blutdurchströmung der einzelnen Organsysteme des Organismus unter thermischen Reizen wurde vor allem von Rein (1929, 1931) mit seinem Verfahren der Thermostromuhr untersucht. Bei diesen Untersuchungen handelt es sich meistens um Fragen der Kreislaufregulation in einem Bereich, der noch als physiologisch anzusprechen ist. Aber auch für die Pathologie der Überwärmung ergeben sich aus den Arbeiten Reins sehr wichtige Hinweise. So konnte er das Versagen der Kreislaufregulation bei Überwärmung im wesentlichen darauf zurückführen, daß die wärmeregulatorischen Vorgänge in der Peripherie eine im Dienste der Blutdruckregulation notwendige Drosselung der peripheren Durchblutung nicht mehr in ausreichendem Maße zulassen. Auch konnte er den schädlichen Einfluß strahlender Wärme bei operierten Tieren zeigen, bei denen ein Teil der Kreislaufreserven schon durch die Operation beansprucht war. Weiterhin weist er auf Grund seiner Untersuchungen auf die unter Umständen katastrophalen Folgen eines Aderlasses bei Hitzeeinwirkung hin. In diesem Zusammenhang interessieren noch die Untersuchungen von Springorum (1937) über die Durchblutung der *A. auricularis* des Hundes bei Wärmeeinwirkung. Er fand bei *lokaler* Wärmezufuhr (Wasserbad von 45—48° C) eine Zunahme der Durchblutung bis zu 600%, wobei die Latenzzeit bis zum Eintritt der Mehrdurchblutung etwa 17 sec betrug. Inwieweit auf indirektem Wege durch die Berechnung der sog. „*Conductance*"

Rückschlüsse auf die Hautdurchblutung gezogen werden können, wurde bereits oben angeführt. Es liegen noch zahlreiche Untersuchungen über die Veränderungen der Kreislaufregulation unter der Einwirkung thermischer Reize vor, doch interessieren für die hier zur Diskussion stehenden Probleme in der Hauptsache vorwiegend die Arbeiten, die sich mit den Kreislaufregulationen unter pathologischen Bedingungen befaßt haben.

1. Veränderungen der Pulsfrequenz.

GROLLMANN (1930) fand, daß bei einem Wechsel der Umgebungstemperatur von 20⁰ C auf 30⁰ C die Pulsfrequenz um 6/min, bei einem Temperaturwechsel von 30⁰ C auf 40⁰ C um 9 Schläge und bei einem Temperaturwechsel von 40⁰ C auf 45⁰ C um 11 Schläge anstieg. Die

Änderungen der Pulsfrequenz bei steigender Körpertemperatur und verschiedenem Feuchtigkeitsgehalt der Luft bzw. der Raumtemperatur wurden von WEZLER und THAUER (1943) eingehend untersucht. Der von diesen Autoren gefundene höchste Wert der Pulsfrequenz lag bei 145/min. Die höchste Steilheit des Kurvenverlaufs (Pulsfrequenz: Körpertemperatur) lag zwischen 37⁰ C und 38⁰ C Körpertemperatur (s. auch Tabelle 6).

2. Blutdruck.

BAZETT (1927) fand, daß geringe Erhöhungen der Umgebungstemperatur über den Behaglichkeitsbereich hinaus ein leichtes Abfallen des Blutdrucks hervorrufen. Höhere Grade der Überwärmung führten eine Zeitlang zu einer Erhöhung des Blutdruckes mit gleichzeitiger Erhöhung des Kreislaufminutenvolumens. Dabei ist zu berücksichtigen, daß in den Anfangszeiten der Überwärmung ein Anstieg der zirkulierenden Blutmenge auftritt, die vor allem mit einer Vermehrung der Plasmamenge einhergeht (BARBOUR 1921). In den späteren Stadien der Überwärmung kommt es infolge des großen Wasserverlustes zu einer Abnahme der zirkulierenden Blutmenge. Allerdings tritt dieses Ereignis meist erst auf, wenn die Gefahr des Überwärmungskollapses besteht (ADOLPH).

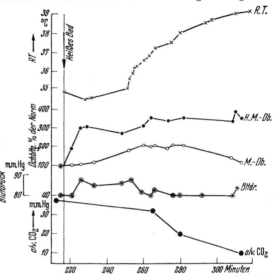

Abb. 10. Versuch vom 6. 4. 43. Tiergewicht 14,5 kg. Übersicht über das Verhalten von Rectaltemperatur, Blutdruck, Durchblutung in der Vena femoralis der hinteren Extremitäten und der alveolaren CO_2-Spannung bei Aufwärmung im heißen Bad. Dabei wurde das linke Bein enthäutet, im rechten Bein dagegen die Durchblutung von Haut und Muskel registriert. Während die Durchblutung des intakten Beines unmittelbar nach Applikation des heißen Bades ansteigt, kommt es im Muskel erst bei Erhöhung der Rectaltemperatur zu einer Durchblutungssteigerung, die aber bei einem Anstieg der Rectaltemperatur über 38⁰ bei gleichbleibendem Blutdruck wieder zurückgeht (Vasokonstriktion). Der Blutdruck bleibt trotz des starken Absinkens der alveolaren CO_2-Spannung konstant. *RT.* Rectaltemperatur; *H.M.Db.* Durchblutung des intakten Beines; *M.Db.* Durchblutung des enthäuteten Beines; *Alv.CO₂* alveolare CO_2-Spannung; *Bltdr.* arterieller Druck; *Alv.CO₂* alveolare CO_2-Spannung.
[Nach GROSSE-BROCKHOFF, MERCKER u. SCHOEDEL: Pflügers Arch. **247** (1943).]

PEMBERTON (1939) stellte fest, daß bei normalen Personen warme Bäder eine leichte Senkung des Blutdrucks verursachen, daß dagegen Badetemperaturen über 40⁰ C einen Blutdruckanstieg hervorrufen. ADOLPH und FULTON fanden einen Anstieg des systolischen Blutdruckwertes in heißer Umgebungsluft, der von einem deutlichen Abfall des diastolischen Blutdrucks begleitet wurde, wenn die Umgebungstemperatur sehr hoch war (siehe auch weiter unten: peripherer Widerstand). In Versuchen an Hunden, die im Wasserbad von 37—42⁰ C aufgewärmt wurden, fanden GROSSE-BROCKHOFF, MERCKER und SCHÖDEL (1943), daß trotz der peripheren Durchblutungssteigerung und starken Absinkens der arteriellen Kohlensäurespannung der arterielle Mitteldruck zunächst anstieg und für lange Zeit bis zu Körpertemperaturen über 39⁰ C konstant gehalten wurde. Durch gleichzeitige Messungen der Muskel- und Hautdurchblutung mit der REINschen Thermostromuhr stellten sie fest, daß die Hautdurchblutung sofort mit dem Beginn der Überwärmung eine starke Durchblutungssteigerung erfährt (s. Abb. 10), die unabhängig von der Rectaltemperatur und sicherlich reflektorischen Ursprungs ist. Die gleichzeitige Erhöhung des arteriellen Mitteldruckes wird wenigstens teilweise auf nervös-reflektorische Einflüsse aus der Körperperipherie zurückgeführt werden müssen. Mit dem Ansteigen der

Rectaltemperatur nimmt auch die Durchblutung des Muskels zu, wohl eine direkte Folge der Erhöhung des Stoffwechsels durch Steigerung der Gewebstemperatur. Wesentlich ist, daß die Muskeldurchblutung bei Überschreiten einer Körpertemperatur von 38⁰ C wieder absinkt (s. Abb. 10). In dieser Phase der Hyperthermie vermögen sich trotz des starken Absinkens der alveolaren Kohlensäurespannung constrictorische Wirkungen durchzusetzen, wodurch der Gefahr des Wärmekollapses vorgebeugt wird. Durch weitere Untersuchungen der Erregbarkeit von Atem- und Kreislaufzentrum wurde festgestellt, daß das Atem- und Vasomotorenzentrum sich bei Erhöhung der Bluttemperatur in einem erhöhten Erregungszustand befindet. So konnte wahrscheinlich gemacht werden, daß diese Erregungssteigerung der Regulationszentren mit nervös-reflektorischen Einflüssen aus der Körperperipherie (Thermoreceptoren) zusammenhängt. Dabei hat es den Anschein, daß das Zusammenspiel von Bluttemperatur und peripher-nervösen Einflüssen das Ausmaß der Tonisierung bestimmen. Allerdings sind dieser Deutung die Versuche von Brenning entgegenzuhalten, der die Tonisierung des Kreislaufs auch nach Decerebrierung der Tiere nachweisen konnte. Er fand, daß es für das Zustandekommen dieses Tonisierungseffektes lediglich notwendig war, daß die Brückengegend noch intakt war. Er nimmt an, daß die oben beschriebenen Kreislaufumstellungen über eine vermehrte Adrenalinausscheidung durch das Nebennierenmark zustande kommt. Gleichgültig, welche Deutung man als die richtige ansieht, so ist auf Grund der experimentellen Ergebnisse bei Mensch und Tier anzunehmen, daß die *Vasodilatation* in der *Haut* durch eine *Vasokonstriktion* der dem *Körperkern* zugehörigen *Gefäßgebiete* in gewissem Umfang aufgewogen werden kann. Zu ähnlichen Ergebnissen kommen auch Prec und Mitarbeiter auf Grund tierexperimenteller Untersuchungen (1949). Jedoch kommt es bei noch höheren Graden der Hyperthermie zu einem völligen Zusammenbruch der Kreislaufregulation unter schwersten Kollapserscheinungen (s. später). Die äußerst hohe Beanspruchung der Kreislaufregulation konnte in den Tierversuchen von Grosse-Brockhoff, Mercker und Schödel daran erkannt werden, daß sich constrictorische Einflüsse von den Carotissinusnerven aus (Abklemmung der Carotiden) nicht mehr oder nur schwer durchzusetzen vermochten. So wird die besonders hochgradige Neigung zu *orthostatischen Kollapsen* bei höheren Umgebungstemperaturen oder in heißen Bädern verständlich (J. L. Fischer 1933, Horvath und Bothélho 1949).

3. Kreislaufminutenvolumen.

Barcroft und Marshall (1923) fanden beim Übergang einer Versuchsperson aus einem Raum von 16⁰ C in einen anderen Raum von 40⁰ C einen Anstieg des Kreislaufminutenvolumens von 3 Liter auf 4,7 Liter, ohne daß sich dabei die Körperkerntemperatur änderte. In Versuchen von Grollmann (1930) (Acetylenmethode) stieg das Kreislaufminutenvolumen bei Erhöhung der Lufttemperatur auf 32⁰ C von 4,2 Liter auf 5,5 Liter (Steigerung der Pulsfrequenz von 58 auf 76/min). Ude stellte bei einer durch Heißluft- und Warmbäder erzeugten Überwärmung von etwa 0,5⁰ C durchschnittlich eine Steigerung des Minutenvolumens von 38% bei einer Erhöhung des O_2-Verbrauchs von 12% fest (Acetylenmethode). Thauer und Wezler sowie Wezler und Thauer (1943) haben mit der sphygmographischen Methode der Kreislaufminutenvolumenbestimmung nach Wezler und Böger ausgedehnte Untersuchungen über Veränderungen des Kreislaufminutenvolumens bei abfallender und steigender Umgebungstemperatur durchgeführt. Sie benutzten dabei eine Klimakammer, die es erlaubte, Raumtemperaturen von —6⁰ C bis +50⁰ C und relative Feuchtigkeiten von 3—100% bei jeder dieser Temperaturen einzustellen und automatisch aufrechtzuerhalten. Die Windgeschwindigkeit wurde in diesen Versuchen konstant gehalten. Sie betrug am Versuchsplatz 10—20 cm/sec. Die in diesen Versuchen festgestellten Beziehungen zwischen Körpertemperatur und Kreislaufminutenvolumen waren zwar für jede Versuchsperson in der Größe des Ausmaßes sehr verschieden, verliefen aber sonst in eindeutiger Richtung. Das Schlagvolumen strebte bei Überschreiten der Körpertemperatur von 38⁰ C asymptotisch einem Grenzwert von 140—150 cm³ zu. Dagegen erreichte das Kreislaufminutenvolumen seinen Grenzwert erst in einem höheren Bereich. Die Ankurbelung durch Steigerung des Kreislaufminutenvolumens ist am stärksten oberhalb einer Belastungstemperatur von 35⁰ C bei 50% relativer Feuchtigkeit. Was die verschiedenartige Reaktion der einzelnen Versuchspersonen anlangt, so ist zu bemerken, daß z. B. bei 2 Versuchspersonen unter einer gleichen Belastungstemperatur von 50⁰ C die eine Versuchsperson ein Minutenvolumen von 9,5 Liter, die andere von 17,5 Liter erreichte. Wezler und Thauer setzen die Erhöhung des Minutenvolumens bei Überwärmung in Beziehung zu dem gleichzeitig mitgemessenen O_2-Verbrauch und kommen zu dem Ergebnis, daß im Beginn der Hyperthermie etwa 70% der Gesamterhöhung des Kreislaufminutenvolumens zwecks Steigerung der Hautdurchblutung aufgebracht werden und daß bei höheren Graden der Überwärmung ein stetig größer werdender Anteil auf die passiv bedingte Erhöhung des Stoffwechsels in den Organen (entsprechend der van't ·Hoffschen Regel), auf die erhöhte Arbeit des Herzens, der Atemmuskulatur und der Schweißdrüsen entfällt.

Den von WEZLER und THAUER gefundenen, zum Teil außergewöhnlichen Erhöhungen des Kreislaufminutenvolumens bei Überwärmung stehen Tierversuche (an Hunden) aus jüngerer Zeit gegenüber, in denen das Kreislaufminutenvolumen mit Hilfe des FICKschen Prinzips bestimmt wurde. Trotz der starken Erhöhung der Körpertemperatur von 37° C auf 42° C wurde nur eine annähernde Verdoppelung des Kreislaufminutenvolumens festgestellt (DAILY und HARRISON 1947). Wurde die Rectaltemperatur noch stärker erhöht, so kam es in diesen Versuchen zu einem Abfall des Kreislaufminutenvolumens mit unmittelbarer Gefahr des Absterbens der Tiere. Abnahme des Schlagvolumens bei Hyperthermie wurde auch von PREC und Mitarbeitern an Hunden gefunden (1949). Experimentelle Untersuchungen über die Größe des Kreislaufminutenvolumens nach dem FICKschen Prinzip liegen bei Überwärmung am Menschen unseres Wissens bisher nicht vor. Es bleibt daher abzuwarten, inwieweit die bisherigen Untersuchungen über das Kreislaufminutenvolumen bei Überwärmung in quantitativer Hinsicht korrekturbedürftig sind.

4. Herzarbeit.

BAZETT hat auf die Schwierigkeiten einer exakten Berechnung der Herzarbeit besonders hingewiesen, die vor allem durch die Veränderungen der Strömungsgeschwindigkeit während der Systole gegeben sind. Unter Vernachlässigung dieser Änderungen und unter Annahme, daß der mittlere Widerstand für das Auswurfvolumen dem systolischen Blutdruck entspricht, wurde auf Grund der Untersuchungen von GROLLMANN die Arbeit des Herzens bei verschiedenen Raumtemperaturen berechnet (zit. nach COULTER). Die niedrigste Herzarbeit fand sich bei einer Raumtemperatur von 30° C mit niedriger relativer Feuchtigkeit. Bei einer Raumtemperatur von 20° C liegt die Herzarbeit mit 5%, bei 42° C mit 27% und bei 45° C mit 35% höher. WEZLER und THAUER errechneten aus ihren Versuchen eine erhebliche Erniedrigung des peripheren Strömungswiderstandes, der bei einer Versuchsperson von 4700 E bei 36° C Körpertemperatur auf annähernd 500 E bei 40° C Körpertemperatur absank. Während in ihren Versuchen der elastische Widerstand E' anfangs abnahm, stieg er im Bereich der höheren Körpertemperatur mit merklicher Steilheit an. Daraus erklärt sich nach WEZLER und THAUER auch der eigentümliche Verlauf des Blutdrucks, vor allem des diastolischen Blutdrucks mit den Änderungen der Körpertemperatur. In den Versuchen dieser Autoren sank der diastolische Druck mit steigender Körpertemperatur anfangs steil ab, aber bei weitem nicht so steil wie der periphere Gefäßwiderstand allein, weil gleichzeitig der Einwurf des Herzens in das arterielle System steil anstieg und der elastische Gesamtwiderstand E' ebenfalls absank. Im Bereich höherer Körpertemperaturen fiel der diastolische Druck dagegen merklich steiler als der Gesamtwiderstand W, eben weil der elastische Gesamtwiderstand zunahm. Eine Abnahme der Dehnbarkeit des elastischen Windkessels wird sich im Sinne einer Erniedrigung des diastolischen Blutdrucks auswirken müssen.

5. Lymphstrom.

DRINKER (1939) fand, daß bei Hitzeapplikation bis zu 42° C der Lymphstrom graduell zur Erhöhung der Temperatur ansteigt. McCARRELL maß den cervicalen Lymphstrom an Hunden quantitativ während einer Spülung des Nasopharyngealraumes mit isotonischer Kochsalzlösung, deren Temperatur zwischen 5° C und 55° C schwankte. Bis zu 45° C war ein Anstieg des Lymphstroms ohne prozentuale Änderung des Eiweißgehaltes zu verzeichnen und daher als Folge einer erhöhten Capillarfiltration zu deuten. Bei 50° C und höher beobachtete er irreversible Änderungen der Capillarpermeabilität mit starkem Anstieg des Lymphflusses, wobei der Eiweißgehalt der Lymphe erheblich anstieg und auch bei Rückkehr zu normalen Temperaturen hoch blieb. MACMASTER beobachtete die Lymphcapillaren durch Farbstoffinjektionen in die Haut. Auch diese Beobachtungen ergaben einen höheren Lymphstrom bei Hitzeapplikation.

LANGOHR, ROSENFELD, OWEN und COPE (1949) untersuchten den Einfluß eines kalten Wasserbades auf den Blut- und Lymphstrom sowie auf das Ausmaß des sich bildenden Ödems bei Verbrennungen an Hunden. Unter der Einwirkung eines kalten Wasserbades (10° C) auf die vorher durch Eintauchen in 70—100° C hitzegeschädigte Extremität kommt es zu einer erheblichen Verminderung des Lymphstromes während der ganzen Zeit der Kälteeinwirkung. Ebenso ist der Anstieg der Eiweißkonzentration der Lymphe vermindert. Die Ausbildung eines Ödems ist durch die Kälteeinwirkung wesentlich verzögert. Bei Herausnahme der Extremität aus dem kalten Wasserbad steigen Lymphstrom und Ödembildung deutlich an. Der Anstieg der Eiweißkonzentration der Lymphe kann dabei über die an einer nicht verbrannten Extremität festgestellten Normalwerte ansteigen. Bei Herausnahme der Extremität aus dem kalten Wasserbad kommt es zu einem erheblichen Anstieg der Durchblutungsgröße, für deren Zustandekommen ein lokal gesteuerter Reflex angenommen wird.

Roeborel und Mitarbeiter (1951) wiesen an Hühnchen und Kaninchen bei künstlicher Überhitzung eine leichte Zunahme der zirkulierenden Plasmamenge nach, bei Unterkühlung dagegen eine Abnahme um 30%. Nach Ansicht dieser Autoren sind diese Änderungen nicht, wie früher angenommen, auf ein Austreten von Flüssigkeit aus den extracellulären Räumen zurückzuführen. Es erscheint wahrscheinlicher, daß sie aus dem Eröffnen oder Schließen verschiedener Gefäßgebiete resultieren, die durch nervöse Regulationsmechanismen geöffnet oder verschlossen werden.

V. Klinische Krankheitsbilder.

Die Folgen der *exogen* bedingten *Überwärmung* sind unter den verschiedenartigsten Krankheitsbezeichnungen beschrieben worden. Aber die vielfältigen Klassifizierungen erscheinen dazu angetan, die Erscheinungsbilder der Überwärmungsfolgen zu verwirren. Auch kann die Erhöhung der Körpertemperatur nicht als sicheres Kriterium der Überwärmungskrankheiten gewertet werden. Treten z. B. unter starker Muskelarbeit auch unter erträglichen Umgebungstemperaturen Steigerungen der Körpertemperatur ohne pathologische Begleiterscheinungen auf, so kann es auf der anderen Seite zu schwersten Muskelkrämpfen oder auch zum Bilde der Hitzeerschöpfung durch exogene Überwärmung kommen, ohne daß die Rectaltemperatur deutlich ansteigt. Es gibt *3 akute* und fest umrissene Krankheitsbilder als Folge exogener Überwärmung: dle *Hitzekrämpfe*, die *Hitzeerschöpfung* und den *Hitzschlag*. Statt der für den Hitzschlag im Englischen gebräuchlichen Bezeichnung *Heat-Stroke* schlägt Talbott den Ausdruck „*Heat pyrexia*" vor, da hierdurch am besten die Überwärmung durch äußere Hitzeeinwirkung gekennzeichnet wird. Im Deutschen entspricht dieser Ausdruck am ehesten der „*exogenen Hyperthermie*". Von diesen *akuten* Krankheitsbildern müssen die *chronischen* Schädigungen durch langdauernden Aufenthalt in heißem Klima abgetrennt werden, deren Symptomatologie wesentlich weniger fest umrissen ist. Auch müssen solche Krankheiten, die sekundär durch Hitzeeinwirkung entstehen bzw. deren Auftreten durch hohe Temperaturen gefördert wird, von den eigentlichen Hitzeschädigungen abgesondert werden (z. B. bestimmte Infektionskrankheiten, Sommerdiarrhoen, Ernährungsstörungen des Säuglings, Hitzeüberempfindlichkeit).

1. Hitzekrämpfe.

Betroffen werden vor allem Personen, die *strahlender* Hitze ausgesetzt sind und dabei gleichzeitig schwerere körperliche Arbeit leisten müssen (Grubenarbeiter, Hochofenheizer, Schiffsheizer, Industriearbeiter, Feuerwehrmänner, Caissonarbeiter). Die relative Feuchtigkeit der Luft scheint für das Auftreten der Hitzekrämpfe von zweitrangiger Bedeutung zu sein. Das Auftreten von Muskelkrämpfen bei hohen Umgebungstemperaturen wurde zuerst von Schmidt und später von Madsen als *Heizerkrampf* beschrieben. Schon bei Überschreiten der Außentemperatur von 36° C können Hitzekrämpfe auftreten (Talbott). Meist ist eine stärkere körperliche Beanspruchung vorausgegangen. So werden in der Mehrzahl auch nur Personen betroffen, die auf Grund einer guten Konstitution zu erheblichen Belastungen geeignet sind. Vorschub wird dem Auftreten von Hitzekrämpfen durch chronischen Alkoholismus, Infektionen und gastrointestinale Erkrankungen geleistet.

Als *Vorboten* der Muskelkrämpfe können Symptome allgemeiner Mattigkeit, Kopfschmerzen, Brechneigung, Durchfall und Rückgang der Harnsekretion auftreten. Diese Symptome sind Folge der *Dehydration*. Die Krämpfe können auch ohne diese Vorboten plötzlich einsetzen.

Den eigentlichen Muskelkrämpfen geht ein *Muskelfibrillieren* voraus, das dem Fibrillieren des ermüdeten Muskels ähnlich ist, das jedoch wesentlich ausgesprochener in Erscheinung tritt. Die Krämpfe erstrecken sich meist auf mehrere Muskelbündel, können durch ihre *brettharte Konsistenz* vom Untersucher durch Palpation festgestellt werden und von der befallenen Person durch die *Schmerzhaftigkeit* in den betreffenden Muskeln sehr genau lokalisiert werden. Die Krampfzustände gehen mit entsprechenden Aktionsstromentladungen einher (DAWSON, zit. nach LADELL). Die Krämpfe befallen nicht den ganzen Muskel auf einmal, sondern wandern über den Muskel hinweg, indem die von den Krämpfen zuerst befallenen Muskelbündel wieder erschlaffen nnd dafür andere Bündel vom Krampf betroffen werden. Diejenigen Muskeln sind am stärksten ergriffen, die an der Arbeitsleistung in besonderem Maße beteiligt sind. Auch können an den Bauchmuskeln des öfteren Krämpfe beobachtet werden. Die Krämpfe setzen gewöhnlich nach einer willkürlichen Muskelkontraktion ein, können aber auch durch faradische Reizung ausgelöst werden (TALBOTT, LADELL).

Pathogenese. Daß der *NaCl-Verlust* die wesentliche Ursache für das Zustandekommen der Krämpfe bildet, wurde von TALBOTT (1935) eindeutig gezeigt. Entgegen den früheren Anschauungen (Moss 1927 und HALDANE 1923), die das Zustandekommen der Krämpfe auf eine zu reichliche und plötzliche Wasserzufuhr (Wasservergiftung) zurückführten, konnte er zeigen, daß Hitzekrämpfe auch dann auftreten, wenn im Verhältnis zum Flüssigkeitsverlust durch den Schweiß zu wenig oder sogar kein Wasser getrunken wird. TALBOTT erkennt neben dem NaCl-Verlust auch dem *hochgradigen Wasserverlust* eine besondere Bedeutung zu.

Die spezifische Rolle, die der NaCl-Verlust beim Zustandekommen der Hitzekrämpfe spielt, konnte von LADELL (1949) in einem einfachen Versuch sehr eindrucksvoll demonstriert werden. Die Versuchsperson arbeitete bei Hitzeeinwirkung (37,7° C Trockentemperatur) 2 Std lang. Sie verlor dabei 4726 cm³ Schweiß und 2084 g Chlor als NaCl. Während des Versuchs konnte die Versuchsperson nach Belieben trinken und glich damit den Wasserverlust bis auf 1276 cm³ aus. Dagegen wurde NaCl nicht ersetzt. Nach Ablauf von 2 Std klagte die Versuchsperson über Muskelkrämpfe in den Waden und Schenkeln. Anschließend wurde eine Blutdruckmanschette über dem rechten Knie angelegt und auf 250 mm Hg gestaut, die Arteria dorsalis pedis war nicht mehr tastbar. (Kontrolluntersuchungen hatten erwiesen, daß arterieller Gefäßverschluß bis zu 35 min keine Muskelkrämpfe erzeugt.) Die Stauung wurde 35 min aufrechterhalten. Nach 25 min arteriellen Gefäßverschlusses traten bei willkürlicher Muskelkontraktion Krämpfe auf. Nach weiteren 8 min — kurz vor der Lösung der Stauung — wurden Nadelstiche an die Zehen und am Fußrücken nicht mehr empfunden, dabei Parästhesien bis zur Grenze zwischen oberem und mittlerem Drittel des Unterschenkels festgestellt. Jetzt waren willkürliche Muskelkontraktionen nicht mehr durchführbar, aber durch elektrische Reizung des verkürzten Muskels konnte das Gefühl des Krampfes ausgelöst werden, ohne daß ein Krampf objektiv belegt werden konnte.

Nachdem die Staubinde 15 min gelegen hatte und Krämpfe in beiden Beinen bestanden, wurden 162 cm³ einer 15%igen Kochsalzlösung in 3½ min in die rechte Vena basilaris injiziert. Diese Kochsalzmenge erschien als genügend, um den geschätzten Kochsalzverlust zu ersetzen. Nach der Injektion wurde versucht, Krämpfe in beiden Beinen zu erzeugen. 2 min nach der Injektion konnten im linken Unterschenkel keine Krämpfe weder subjektiv noch objektiv nachgewiesen werden, während in dem abgebundenen Bein noch Krämpfe nachweisbar waren. Diese verschwanden im rechten Bein 3 min nach Lösung der Drosselung.

Während des Versuchs wurden Blutproben entnommen, und zwar vor der Hitzeeinwirkung und sofort danach sowie vor und nach der Kochsalzinjektion. Der Chloridgehalt des Gesamtblutes und des Plasmas wurden bestimmt, außerdem wurde die Flüssigkeitsverschiebung während des Versuches bestimmt. Die Resultate zeigen (Tabelle 8), daß die Krämpfe bereits aufhören, wenn in den Intercellulärräumen noch eine verstärkte Wassereinlagerung besteht.

Was die *Größe des NaCl-Verlustes* anlangt, bei deren Überschreiten Muskelkrämpfe auftreten, so werden folgende Zahlen angegeben: nach TALBOTT treten Krämpfe auf, wenn das Plasmachlorid unter 100 m. Ä./Liter abfällt. McCANCE fand bei seinen Versuchspersonen weniger als 90 m. Ä./Liter Chlorid im Plasma, während LADELL und Mitarbeiter bei ihren Versuchspersonen beim Auftreten der Krämpfe einen Durchschnittswert von *79 m. Ä./Liter* Chlorid im Plasma feststellten.

Tabelle 8.

Hitzeeinwirkung von 25—145 min. Injektion der 15%igen Kochsalzlösung bei 210 min.

| Zeit | Chlorgehalt des | | Errechnete Verschiebung im | | | |
| | Blutes | Plasmas | Kochsalz-gleichgewicht | Wasser-gleichgewicht | extracellulären Flüssigkeits-volumen | intracellulären Flüssigkeits-volumen |
min	%	%₀₀	g	Liter	Liter	Liter
0	78,9	99,0	0	0	0	0
25	—	—	0	0	0	0
145	—	—	—20,93	—1,276	—	—
160	74,4	92,1	--	—	—2,620	+1,344
205	72,9	90,0	—22,67	—0,72	—2,46	+1,74
220	90,9	111,2	+ 1,95	—0,57	—1,45	—0,88
am näch-sten Tag	85,5	98,7	—	—	—	—

Die gegensätzlichen Meinungen, ob ein Wasserverlust oder eine Wasservergiftung beim Zustandekommen der Muskelkrämpfe mitwirkt, hat durch neue Untersuchungen von LADELL und Mitarbeitern (1944 und 1949) eine weitere Aufklärung erfahren. LADELL, WATERLOW und HUDSON beobachten während ihrer Untersuchungen im Irak, daß eine zu diesem Zweck besonders geeignete Versuchsperson schon an Muskelkrämpfen litt, wenn sie 10 g NaCl verloren hatte. Dies war der minimalste beobachtete Wert. Die NaCl-Verluste schwankten sonst zwischen 11 und 34 g. Auf der anderen Seite zeigte sich, daß des öfteren ein relativ hoher NaCl-Verlust eintrat, ohne daß es zu Muskelkrämpfen kam. In einem Fall fühlte sich die Versuchsperson bei einer negativen NaCl-Bilanz von 18 g und ausgeglichener Wasserbilanz, in einem anderen Fall bei einer negativen NaCl-Bilanz von 29 g *und* einer negativen Wasserbilanz von 1470 g vollkommen wohl, ohne daß Anzeichen von Muskelkrämpfen zu beobachten waren. LADELL (1949) berechnete aus den vorgenommenen Bestimmungen der Chloridkonzentrationen im Blutplasma an Hand der von ELKINGTON und WINKLER (1944) angegebenen Formeln den *intra-* und *extracellulären Wasser-* und *Salzwechsel.* Dabei fand er mit Regelmäßigkeit, daß mit fortschreitendem NaCl-Verlust eine Wasserverschiebung aus den extracellulären in die intracellulären Räume stattfand und daß bei Ersatz des NaCl-Defizits der umgekehrte Vorgang vonstatten ging. Wenn die Versuchsperson trotz eines erheblichen NaCl-Verlustes *keine* Muskelkrämpfe bekam, so wurde sie gegen Ende des Wärmebelastungsversuches leicht ödematös. Dies wird von LADELL als ein Zeichen einer Flüssigkeitsbewegung von den intracellulären zu den extracellulären Räumen gedeutet. Seiner Ansicht nach treten *Muskelkrämpfe* immer dann auf, wenn es zu einer *intracellulären* Wassereinlagerung kommt, die auf das engste mit einem NaCl-Verlust aus dem Blut zusammenhängt. Damit erscheint die alte Anschauung, daß den Muskelkrämpfen bei der Überwärmung eine Wasservergiftung zugrunde liegt, in einem neuen Licht. Es würde sich damit nicht um eine Überladung des Organismus mit Wasser schlechthin handeln, sondern das Entscheidende wäre eine *Wasserverschiebung* in die *intracellulären Räume.* LADELL weist aber selbst darauf hin, daß der NaCl-Verlust der dominierende Faktor ist und daß die Muskelkrämpfe durch NaCl-Zufuhr schon zu einem Zeitpunkt aufgehoben sein können, wenn die Wasserverschiebungen zwischen intra- und intercellulärer Flüssigkeit noch nicht ganz wieder ausgeglichen sind. Auch Versuche mit *Desoxycorticosteronacetat* weisen auf die engen Beziehungen von intra- und intercellulärem Wasserwechsel zum NaCl-Haushalt hin (LADELL 1945). Unter dem Einfluß von DOCA bekommen auch die sonst zu Krämpfen neigenden Versuchspersonen trotz hoher Salzverluste keine Hitzekrämpfe (dabei ist berücksichtigt, daß durch DOCA die NaCl-Abgabe durch den Schweiß bis zu 25% vermindert wird). Bei Anwendung hoher intramuskulärer Dosen von DOCA tritt ebenfalls ein ödematöses Aussehen der Versuchspersonen auf (Flüssigkeitsansammlungen in den interstitiellen Räumen). Klinische Parallelen ergeben sich zu den Muskelkrämpfen des ADDISONkranken, die bei fortgeschrittenen Krankheitsfällen sehr heftig sein können und bei erfolgreicher Therapie verschwinden. LILING und GAUNT (1945) zeigten, daß Tiere durch Behandlung mit Nebennierenrindenhormon gegen eine Wasservergiftung geschützt werden können. Es ist seit langem bekannt, daß die Neigung zu Muskelkrämpfen durch Muskeltraining und durch Gewöhnung an Hitze verringert wird. Dies mag einmal daran liegen, daß die Muskelermüdung später eintritt und der ermüdete Muskel in besonderem Maße zu Krämpfen bei Überwärmung neigt. Zum anderen wird aber durch das Training erreicht, daß der Salzverlust durch den Schweiß geringer wird (LEHMANN und SZAKALL 1937, TALBOTT 1935, DILL, MICHELSEN und KEYS, LADELL, CONN und Mitarbeiter 1946). Die oben bereits beschriebene hemmende Wirkung des DOCA auf die NaCl-Abgabe durch den Schweiß legt die

Annahme nahe, daß bei diesen *Akklimatisationserscheinungen* an Hitze der *Nebennierenrinde* eine besondere Rolle zufällt, wobei man in erster Linie an eine gesteigerte Aktivität des Organs denkt. Was dem Muskelkrampf letzten Endes zugrunde liegt, ist noch fraglich. Hier sind in erster Linie Verschiebungen im Elektrolythaushalt mit relativer Kaliumvermehrung in Erwägung zu ziehen.

Zusammenfassend kann auf Grund der vorliegenden klinischen Erfahrungen und der experimentellen Untersuchungen angenommen werden, daß der *NaCl-Verlust* der *dominierende* Faktor für das Zustandekommen von *Muskelkrämpfen* ist. Damit geht in der Regel wahrscheinlich gleichzeitig eine *Wasserverschiebung* einher, und zwar derart, daß die *intracelluläre* Flüssigkeit im Verhältnis zur extracellulären Flüssigkeit *vermehrt* wird. Diese Auffassung steht auch mit tierexperimentellen Befunden von DANOWSKI und Mitarbeitern (1946) in Übereinstimmung. Diese Autoren beobachteten bei starker Wasserzufuhr an Hunden, deren Kochsalzspiegel vorher gesenkt war, das Auftreten starker Konvulsionen. Auch dabei hatte vor allem die intracelluläre Flüssigkeit zugenommen. Eine allgemeine Vermehrung des Wasserbestandes, besonders der extracellulären Flüssigkeit, führt dagegen wahrscheinlich nicht zum Auftreten von Krämpfen.

Therapie. Wesentlich ist das Verbringen der befallenen Personen an kühle Plätze. Dabei kann es schon unter Einhaltung absoluter körperlicher Ruhe ohne anderweitige Maßnahmen zum Verschwinden der Krämpfe kommen. Wird dagegen die körperliche Ruhe nicht lange genug eingehalten, so treten erneut Krämpfe auf, die meist noch stärker sind als die vorangegangenen. Das Mittel der Wahl ist die *Zufuhr von Kochsalz.* Die *orale* Zufuhr (0,1% NaCl) ist das einfachste Verfahren. Jedoch können dabei Magenverstimmungen auftreten oder andere gastrointestinale Erscheinungen Schwierigkeiten verursachen. Die sicherste und prompteste Wirkung tritt bei intravenöser Verabfolgung von physiologischer Kochsalzlösung ein (etwa 1500 cm³ physiologische NaCl, Wiederholung nach etwa 4 Std, je nach Stärke der Krämpfe oder Rezidivgefahr mehrfache Wiederholung). *Sedativa* sind *unwirksam.* Bei Patienten mit stärkeren Krämpfen ist Bettruhe von 1—2 Tagen und eine anschließende Erholung vor Wiederaufnahme der Arbeit notwendig.

Prophylaxe. Die Erfahrung, daß sich beim trainierten Hitzearbeiter Akklimatisationserscheinungen ausbilden, die vor allem durch eine geringere Kochsalzausscheidung im Schweiß und Urin gekennzeichnet sind (LEHMANN und SZAKALL, TALBOTT, LADELL usw.), hat teilweise zu der Annahme geführt, daß sich beim Trainierten eine vermehrte Zufuhr von NaCl erübrige (s. bei LUCKE). Dem ist aber entgegenzuhalten, daß trotz dieser Akklimatisationserscheinungen eine erhöhte NaCl-Zufuhr notwendig ist, da der NaCl-Verlust infolge des hochgradigen Schweißverlustes größer bleiben wird als normalerweise. Wenn auch die NaCl-Konzentration im Schweiß beim Trainierten geringer wird, so bleibt die Höhe der durch den Schweiß abgegebenen Flüssigkeitsmenge gleich, da durch letztere (Verdunstung) die Körpertemperatur auf normalen Werten gehalten wird. Alles in allem bleibt ein erhebliches NaCl-Defizit bestehen. Weiterhin ist zu berücksichtigen, daß die Akklimatisationserscheinungen sehr schnell wieder verschwunden sind, wenn der Aufenthalt bzw. die Arbeit unter heißen Bedingungen nur für kurze Zeit (mehrere Tage) unterbrochen wird. Dies gilt generell für die Gewöhnung an Hitze. Auch nach langdauerndem Aufenthalt im heißen Klima sind die Gewöhnungserscheinungen schnell verschwunden, wenn zwischendurch kühleres Wetter herrschte bzw. wenn die Person sich zwischenzeitlich in einem anderen Klima aufhielt. TALBOTT rät daher dringend, in den ersten Tagen einer Hitzewelle oder eines jeden neuerlichen Aufenthaltes in heißem Klima den Personen Salz in vermehrtem Maße zuzuführen. Weiterhin vertritt er den Standpunkt, daß bei den außergewöhnlichen Bedingungen, denen der Hitzearbeiter unterliegt, eine dauernde vermehrte Kochsalzzufuhr während der Arbeit notwendig ist. TALBOTT hat sich sehr eingehend mit dem Problem beschäftigt, in welcher Form die Durchführung einer vermehrten Kochsalzzufuhr am zweckmäßigsten geschieht. Verstärktes Salzen der Speisen ist unzweckmäßig, da die Salzzufuhr hierbei unkontrollierbar ist. Die Zufuhr von Salztabletten hat ihre Nachteile, da hierbei Erbrechen und Diarrhoen auftreten können. TALBOTT empfiehlt am meisten die Zufuhr in Form von 0,1%iger Salzlösung. Wenn eine solche Lösung kalt getrunken wird, so wird der Salzgeschmack kaum empfunden. Auch gewöhnen sich die Personen schnell daran. Wenn diese Lösungen in den Werkstätten ausgegeben werden, in denen sonst keine Möglichkeiten des Trinkens gegeben sind, ist gleichzeitig eine gute Kontrolle der Salzzufuhr möglich.

2. Hitzeerschöpfung.

Die Hitzeerschöpfung *(Hitzekollaps)* stellt jenen Zustand der Hitzebelastung des Organismus dar, in dem die *Kreislaufregulation versagt.* Die Bedingungen, unter denen es zum Kreislaufkollaps infolge Hitzebelastung kommt, wurden im allgemeinen Teil bereits beschrieben. Eine scharfe Trennung gegenüber dem Hitzschlag bzw. der exogenen Hyperthermie stößt insofern auf Schwierigkeiten, als auch bei der Hitzeerschöpfung die Körpertemperatur geringgradig bis mäßig gesteigert sein kann. Sie erreicht aber nie die bei Hyperthermie beobachteten Werte. Auch kann sich bei weiter andauernder Hitzebelastung aus der Hitzeerschöpfung unter Umständen das Bild der Hyperthermie entwickeln. Weiterhin ist zu berücksichtigen, daß als Begleitsymptome der Hitzeerschöpfung Muskelkrämpfe auftreten können, die eine Abgrenzung des Symptomenbildes der Hitzekrämpfe von den Begleitkrämpfen bei der Hitzeerschöpfung erschweren. Eine Reihe von Beobachtungen sind auch in der Literatur als Hitzschlag beschrieben worden, die in Wirklichkeit aber dem Bild der Hitzeerschöpfung entsprechen. Trotz der genannten differentialdiagnostischen Schwierigkeiten sind die Symptome der Hitzeerschöpfung eindeutig zu umreißen. Die *Hitzeerschöpfung* wird vielfach durch Symptome eingeleitet, die man als *Vorboten* bezeichnen kann. Diese sind gekennzeichnet durch die *anfängliche Leistungssteigerung der Thermoregulation.* Die Haut ist gerötet und mit Schweiß bedeckt. Die Schleimhäute sind trocken, es besteht quälender Durst. Kopfschmerzen, Schwindelgefühl und Sehstörungen in Form von Flimmerskotomen werden angegeben, Ohrensausen und Parästhesien können auftreten, Puls- und Atemfrequenz sind beschleunigt. Es besteht Herzklopfen mit Druckgefühl in der Herzgegend. Gelegentlich treten Extrasystolen auf. Die Harnmenge nimmt ab, für Stunden kann Anurie eintreten. Bei weiter anhaltender Belastung nimmt die allgemeine Schwäche zu, Schwindel, Übelkeit und Erbrechen setzen einer weiteren körperlichen Betätigung ein Ende. Der Puls wird klein und frequent (Pulsfrequenz etwa um 140), die Atmung stark beschleunigt, eventuell röchelnd, die Haut ist mit kaltem Schweiß bedeckt. Das klinische Zustandsbild entspricht einem *peripheren Gefäßkollaps* mit mangelhaftem venösem Rückfluß zum Herzen.

Die Frage, wann es zur Hitzeerschöpfung kommen kann, ist bereits durch die im allgemeinen Teil angegebenen Erträglichkeitsgrenzen beantwortet. Gerade bei den „*Grenzbedingungen*" wird es zu einer Hitzeerschöpfung kommen, wenn die klimatischen Bedingungen nicht derart abnorm sind, daß es schon innerhalb kurzer Zeiträume zur Hyperthermie kommt (s. weiter unten). Die Hitzeerschöpfung ist daher eine Erscheinung, die auch in unseren Breiten häufiger beobachtet wird.

Von anglo-amerikanischer Seite wurde die Einwirkung hoher Umgebungstemperaturen mit zum Teil hohem Feuchtigkeitsgehalt der Luft im letzten Krieg besonders eingehend in Mittelost studiert, wobei vor allem die Frage nach dem Mechanismus der *Hitzegewöhnung* im Vordergrund stand (Sams 1944, Morton 1944, Ladell, Waterlow und Hudson 1944). Ladell, Waterlow und Hudson fanden z. B., daß der NaCl-Gehalt im Schweiß, der nach einer vorübergehenden Steigerung im Beginn der Hitzebelastung späterhin als Folge der Hitzegewöhnung absinkt, gegen Ende der heißen Jahreszeit (Irak) wieder ansteigt, was die Autoren als erstes Anzeichen eines Versagens der Wärmeregulation deuten. Bemerkenswert ist die *Klassifizierung* der Patienten mit Hitzeerschöpfung in *zwei Gruppen*. Die *erste* Gruppe war charakterisiert durch eine *Wasserverarmung* infolge *NaCl-Mangels* und konnte durch NaCl-Zufuhr erfolgreich behandelt werden. Bei dieser Art der Hitzeerschöpfung, die im *Beginn* der heißen Jahreszeit beobachtet wurde, traten auch *Muskelkrämpfe* auf. Die *zweite* Gruppe war durch eine *Polyurie* bei *verminderter Schweißsekretion* gekennzeichnet. Dieser Zustand von Hitzeerschöpfung wurde in der *letzten* Periode der heißen Jahreszeit beobachtet und als ein allgemeines Versagen des Abwehrmechanismus gedeutet. Weitere Erfahrungsberichte über Hitzeerschöpfungen liegen von WALLACE (1943), CROOM (1944), SHEPHERD (1945), BORDEN, WADDILL und GRIER (1945) vor, die vor allem über die Veränderungen der Hitzeerträglichkeit unter den verschiedensten Bedingungen, denen die Truppen ausgesetzt waren, berichten und entsprechende Vorschriften zur möglichsten Vermeidung von Zwischenfällen enthalten.

Therapie. Im allgemeinen erholen sich die Patienten von einer Hitzeerschöpfung schnell, wenn sie an einen kühleren Ort gebracht werden. Bei ausgeprägteren Fällen ist der Gebrauch von kalten Kompressen, kalten Teilbädern oder kühlen Ganzbädern und die Aufstellung von Ventilatoren zu empfehlen. Intravenöse Zufuhr von physiologischer Kochsalzlösung dient gleichzeitig der Beseitigung des Kollapses und eines eventuell bestehenden NaCl-Mangelzustandes. Dringend zu *warnen* ist vor einem *Aderlaß*. 1—2 Tage Bettruhe sind bei ausgeprägten Fällen von Hitzeerschöpfung notwendig.

3a. Exogene Hyperthermie (Hitzschlag).

Die *exogene Hyperthermie* stellt die gefährlichste Form der Hitzeschädigung dar. *Verhinderung der Wärmeabgabe* bei großer *Wärmezufuhr von außen* sind die Voraussetzungen, die einzeln oder miteinander kombiniert eine pathologische Erhöhung der Körpertemperatur verursachen können. Steigerungen der Wärmeproduktion allein können zwar zu geringen bis mäßigen Steigerungen der Körpertemperatur führen, ohne daß aber jemals Temperatursteigerungen zustande kommen, wie sie beim Hitzschlag erreicht werden. Es muß stets eine *Behinderung der Wärmeabgabe* hinzukommen. Die Umgebungstemperatur liegt in der Regel höher als die Körpertemperatur, ein Zustand, bei dem die Wärmeabgabe nur noch durch Wasserverdunstung an der Körperoberfläche möglich ist. Neben der hohen Umgebungstemperatur spielen vor allem ein *hoher Feuchtigkeitsgehalt* der Luft, eine *geringe Luftbewegung* und *trübes Wetter* mit schlechten Abstrahlungsbedingungen eine große Rolle. Diese Voraussetzungen treffen in den Breiten der gemäßigten Zone seltener zusammen. Allerdings können solche Hitzeschädigungen im Bergwerk oder in gewerblichen Räumen zustande kommen, bei denen gleichzeitig auch noch körperliche Arbeit geleistet wird. *Prädisponierend* wirken Alkoholismus und hohes Alter, da durch diese Faktoren die Regulationsmechanismen der Wärmeabgabe schon von vornherein gestört sind.

Während des Bombenkrieges wurden Hyperthermien (auch ohne äußere Verbrennungen) häufiger beobachtet, wenn es infolge ausgedehnter Straßenbrände zu abnorm hoher Wärmeabstrahlung der Häuserwände kam und sich dazu womöglich noch der gefürchtete „Feuersturm" hinzugesellte. Bezüglich der Hitzegrade, welche bei solch großen Katastrophen auftreten, kann ein Anhalt im Vergleich mit bekannten Hitzegraden strahlender Körper gewonnen werden. K. BÜTTNER (1950) macht hierüber folgende Angaben: In der Dunkelheit sind Temperaturen bis zu 525° C nicht sichtbar, bei höherer Temperatur beginnt der betreffende Stoff zu strahlen, und zwar zunächst schwach rot, bei 700° C rot, bei 850° C weinrot, bei 950° C hellrot, bei 1100° C gelb, bei 1300° C weißlich, bei 1500° C hellweiß. Bei Brandbomben und bei glühenden Metallen werden Temperaturen bis zu 3000° C erreicht (Sonnentemperatur 6000° C). Meist liegt die Temperatur offener Feuer zwischen 500—1000° C, bei Waldbränden werden Temperaturen von etwa 600° C gemessen. In *Hiroshima* und *Nagasaki* wurden beim Atombombenabwurf mehr Menschen durch Hitzeeinwirkung getötet oder verletzt, als durch

Radioaktivität. Hierbei wurden durch *direkte Strahlung* (bei Menschen im Freien oder an Fenstern) auch *Verbrennungen* aller Grade mit scharfer Konturierung aller schattengebenden Gegenstände erzeugt. Die Strahlung erfolgte somit gradlinig und wurde durch die Atmosphäre nicht diffus (K. BÜTTNER). Hitzeschädigungen wurden noch in einem Umkreis von etwa 3 km beobachtet.

LAMBERT (1897) berichtet über eine *Hitzschlagepidemie*, die im Jahre 1896 in New York vorkam. Danach starben in der Woche vom 8.—15. August 1896 648 Menschen an Hitzschlag. Die Lufttemperaturen lagen tagsüber im Schatten zwischen 22⁰ und 36⁰ C (im Mittel 30,5⁰ C), in der Sonne zwischen 34,5⁰ und· 58⁰ C (im Mittel 48,5⁰ C). Die Windbewegung fehlte fast vollkommen. Die relative Feuchtigkeit der Luft hatte den hohen Durchschnittswert von 70%.

Über die Hitzeschädigungen der britischen Truppen in Mesopotamien während der Kriegsjahre 1916—1918 berichtet WILLCOX (1920). Er stellte dabei fest, daß in dem feuchten Klima von *Basra am Persischen Golf* die Erkrankungen an Hitzschlag häufiger waren als in *Bagdad*. Im Jahre 1917 sind unter den englischen Truppen 6242 Erkrankungen mit 6,4% Letalität, im Jahre 1918 574 Fälle mit 4,5% Letalität vorgekommen. In den gleichen Zeiträumen sind unter den indischen Truppen im Jahre 1917 nur 896 Fälle mit 8,1% Letalität beobachtet worden. Aus diesen Zahlen ergibt sich ganz eindeutig die erhöhte Morbidität bei den englischen Truppen. Die größere Letalität unter den indischen Truppen erklärt sich dadurch, daß die Inder in den meisten Fällen nur dann erkrankt sind, wenn bereits ein anderes Leiden die normale Widerstandsfähigkeit geschwächt hatte.

Die meisten Hitzeschäden treten dann auf, wenn die ungünstigen Umweltbedingungen für die Wärmeabgabe sich mit einer gesteigerten Wärmeproduktion durch körperliche Arbeit kombinieren. So sind es eine Reihe von Berufen, bei denen Hitzeschäden gehäuft auftreten. Dazu gehören *Schiffsheizer, Arbeiter in Bergwerken, Tunnels, Heizanlagen, Eisengießereien, Glasbläsereien, keramischen Industrien* und *Soldaten* auf dem Marsch. SEGERDAHL (1934) beschreibt einen Fall von Hitzschlag mit tödlichem Ausgang, bei dem durch *Atropin*medikation die Schweißsekretion aufgehoben war. Es handelte sich um einen Kranken mit *Paralysis agitans*, der eine Tagesdosis von 39 mg Atropin erhielt. Die Außentemperatur betrug 37,7⁰ C, die Körpertemperatur stieg auf 39,2⁰ C. Am folgenden Tag erhöhte sich die Temperatur auf 42,4⁰ C. Der Tod erfolgte im Kollaps.

Weitere klinische Berichte über Hyperthermien liegen von FERRIS, BLANKENHORN, ROBINSON und CULLEN (1938) sowie aus früherer Zeit von GAUSS und MEYER (1917) vor. Berichte über Hyperthermien aus dem letzten Krieg wurden von MALAMUD und Mitarbeiter (1946) sowie von SCHICKELE (1947) mitgeteilt. Bei den Truppen der USA. in Mesopotamien wurden 157 schwerste Fälle von Hitzschlag beobachtet. Über Hitzschlagvorkommen in der *Südwest-Pazifik-Armee* liegen keine Berichte vor, und es scheint auch, daß in *Australien* das Vorkommen von Hitzschlag sehr selten ist. CROOM (1944) beschreibt 71 Fälle von Hyperthermie bei Soldaten, die nach einem langen Transport ausgeschifft wurden. Die Männer waren nicht akklimatisiert, waren wegen Wassermangels wasserverarmt und mußten nach der Ausschiffung noch 4 Meilen marschieren, ohne daß sie Gelegenheit hatten, Flüssigkeit zu sich zu nehmen. Die Rectaltemperatur überstieg 42⁰ C. SHEPHERD (1945) machte ebenfalls die Beobachtung, daß Personen nach einem Schifffstransport ganz besonders empfindlich gegen Hitze waren. Ähnliche Beobachtungen wurden von BORDEN, WADDILL und GRIER (1945) mitgeteilt. Im allgemeinen wird die Mortalität beim Hitzschlag auf 50% geschätzt (TALBOTT). Es ist aber bei einem Teil der Berichte zu berücksichtigen, daß eine Reihe der als Hitzschlag diagnostizierten Krankheitsfälle wohl nur Fälle von Hitzeerschöpfung waren. Besonders gefährdet sind Personen, mit einer „Aplasic" der Schweißdrüsen oder stärkeren *Hautichthyosen*.

Symptomatologie. Das entscheidende *Kriterium* für die Hyperthermie ist die *starke* und *plötzliche Erhöhung* der Körpertemperatur, die Werte bis über 43⁰ bis 44⁰ C erreichen kann. Erhöhungen der Körpertemperatur über 41⁰ C sind bereits gefährlich. Dabei ist die *Geschwindigkeit des Anstiegs* der Körpertemperatur ein wesentlicher Faktor, während sich der Kollaps der Hitzeerschöpfung bei den klimatischen „Grenzbedingungen" entwickelt, die nicht oder nur zu einer geringen Steigerung der Körpertemperatur führen. Durch diesen schnellen Anstieg der Bluttemperatur wird der Kreislauf zunächst auf Hochtouren einreguliert, der Blutdruck durch die Erregbarkeitssteigerung des Vasomotorenzentrums auf

normalen oder sogar leicht erhöhten Werten gehalten (s. S. 17). Das Kollapsstadium der Hitzerschöpfung wird bei der exogenen Hyperthermie durch den
steilen Anstieg der Bluttemperatur zunächst sozusagen übersprungen, bis bei
Temperaturen über 42° C die Katastrophe eintritt.

Das *prämonitorische Stadium* geht mit Kopfschmerzen, Schwindel, Schwäche
und Ohnmachtsgefühl einher. Auch treten abdominelle Symptome mit Leibs-
schmerzen, Koliken und Erbrechen auf. In diesem Stadium ist eine scharfe
Abgrenzung gegenüber der Hitzerschöpfung, bei der ebenfalls alle Kreislaufreserven bis aufs äußerste angespannt sind, nicht möglich. Als ein besonders
prägnantes Charakteristikum der Hyperthermie kann die *Einschränkung* bzw.
das *Aufhören der Schweißsekretion* angesehen werden (FERRIS, BLANKENHORN,
ROBINSON und CULLEN, GAUSS und MEYER). Durch diese Einschränkung der
Schweißsekretion kommt erst die eigentliche Katastrophe zustande. Die Haut
ist unter Eröffnung aller arterio-venösen Anastomosen stark durchblutet. Da aber
die Schweißsekretion fehlt, wirkt sich diese hochgradige Durchblutung nur als
Nachteil aus, da jetzt dem Körperkern in hohem Maße wärmeres Blut zugeführt
wird, während normalerweise die Richtung des Wärmetransportes umgekehrt
ist. Ist es noch nicht zum vollkommenen Zusammenbruch der Kreislaufregulation
gekommen, so sieht die Haut rot aus, sie fühlt sich trocken an. Dieser Zustand
wird auch als das „rote Stadium" bezeichnet. Kommt es zum Zusammenbruch
der Kreislaufregulation (s. später), so nimmt die Haut einen grauen Farbton an.
Dieses „graue Stadium" entspricht dem Endzustand der Hyperthermie. Betroffen
werden fast alle Organe von den Folgen der Hyperthermie. Es kommt zu schweren
Veränderungen der Ganglienzellen des Gehirns, der Leberzellen, der Nieren usw.
(s. weiter unten). In der Haut treten durch Diapedese infolge capillarer Schädigung Blutungen auf, ebenso in der Dura, der Arachnoidea und den Meningen.
Die Nieren zeigen eine erhöhte Eiweißdurchlässigkeit. Es besteht Oligurie bzw.
Anurie. Die noch entleerten kleinen Urinmengen werden unter heftigen brennenden Schmerzen entleert. Die Kreislaufveränderungen, insbesondere die Veränderungen am Herzen werden bei der Besprechung der Pathogenese noch näher
erörtert. Das Zustandekommen eines Lungenödems als Folge einer Herzmuskelinsuffizienz wurde des öfteren beschrieben. Hervorstechend sind in der klinischen
Symptomatologie die *cerebralen* Symptome. Leichtere Bewußtseinsstörungen
können sich bei höheren Graden der Hyperthermie bis zu Dämmerzuständen
steigern. Die Patienten perzipieren nicht mehr, was in ihrer Umgebung vor sich
geht. An Stelle der Dämmerzustände können schwere delirante Symptome auftreten. Die Patienten halluzinieren und leiden an Verfolgungsideen. Gewalt-
tätigkeiten, Bedrohungen, Selbstmordversuche usw. werden beschrieben. Für
diese psychischen Störungen ist eine *retrograde Amnesie* charakteristisch. Kommt
es zu einem Anstieg der Körpertemperatur über 42° C, so werden die eben genannten psychischen Alterationen durch eine tiefe Bewußtlosigkeit abgelöst. Der
Kranke verfällt bei kleinem und fliegendem Puls in ein tiefes *Koma*, während die
Atmung in den Anfangsstadien beschleunigt ist, findet sich in den Spätstadien
CHEYNE-STOKES*scher Atemtyp* als Zeichen einer zentralen Atemstörung. Die
Respiration wird zunehmend unregelmäßig, setzt vorübergehend aus und fehlt
schließlich ganz. Die Reflexe sind meist gesteigert, auch können Reflexkrämpfe
auftreten. Klonische Zuckungen bis zu epileptiformen Krämpfen kommen vor.
Dabei besteht vielfach Opisthotonus und Trismus. Schlingkrämpfe, Zittern,
Tics, tetanieähnliche Bilder, Nystagmus und andere neurologische Syndrome
sind keine Seltenheit. Besonders ist noch auf die meningitischen Symptome hinzuweisen. Im Liquor finden sich dabei Eiweiß und Zellen vermehrt. Der Liquordruck ist gesteigert, meist ist der Liquor sanguinolent. Daß diese Steigerung der

Reflexerregbarkeit und das Auftreten der Krampfsymptome in den Spätstadien einem Lähmungsstadium weicht, braucht nicht besonders ausgeführt zu werden.

Das *Blut* weist während der Hyperthermie eine Reihe von Veränderungen auf. Die *Erythrocyten* sind vermehrt. Es läßt sich nur schwer entscheiden, ob die gefundenen Erhöhungen Ausdruck einer Knochenmarksreaktion oder Folge der Bluteindickung sind (Raab 1939, Bessemans und Meirhaeghe 1942, Biermann und Fischberg 1934, Krusen 1937, Traverso 1938, Wezler und Jungbluth 1946). Die *weißen* Blutkörperchen, vor allem die neutrophilen Formen, sind vermehrt (Linksverschiebung). Der *Chlorspiegel* im Blut ist in der Regel erniedrigt, da der eigentlichen Hyperthermiephase vielfach eine Phase mit Schweißsekretion vorangegangen ist. Der *Calciumspiegel* des Blutes wurde erhöht gefunden (Raab, Bessemans). Das *Calcium* soll während der Hyperthermie den Gewebszellen entzogen werden. Damit soll eine Steigerung der Permeabilitätsvorgänge einhergehen, wie sie in einer Lockerung der Blut-Liquorschranke zum Ausdruck kommt. Bei der exogenen Hyperthermie wurden die *Phosphorwerte* im Blut vermindert gefunden (Bischoff, Long und Hill 1931, Gall und Steinberg 1947). Die Angaben über die *Blutzucker*veränderungen sind schwankend, die *Stickstoffbilanz* ist während der Hyperthermie negativ, der Reststickstoff gesteigert, wahrscheinlich als Folge eines erhöhten Eiweißzerfalls (Hall und Wakefield 1927, Walinski 1928, Raab 1939). Graham und Poulten (1913) haben in Selbstversuchen den Stickstoffwechsel verschiedener Ernährungslage nach anschließendem Überwärmungsbad studiert. Sie kamen zu folgendem Ergebnis: Ein Anstieg der Körpertemperatur bis zu 40,2° C erhöht nicht den Eiweißstoffwechsel. Bei stickstoffarmer Kost kann stickstofffreie Substanz den Energiebedarf decken. Bei kohlenhydratfreier und stickstoffreicher Kost wird der Energiebedarf durch Fettverbrennung bestritten. Bei kohlenhydratfreier und calorienarmer Diät und demselben Stickstoffgehalt soll der Energiebedarf allein durch Fettverbrennung gedeckt werden. Der *Lipoid-* und *Fettsäuregehalt* des Blutes während der Hyperthermie wurde erhöht gefunden (Raab). Der *Cholesteringehalt* des Blutes dagegen ist verringert (Walinski, Ewert 1936).

Pathogenese. Zwei Fragen stehen bei der Erörterung der Pathogenese des Hitzschlags im Vordergrund: 1. Welche bedrohlichen Schädigungen sind durch das *Versagen des Kreislaufs* bedingt und durch welche Faktoren wird das Versagen des Kreislaufs seinerseits verursacht? 2. Welche Schädigungen kommen durch eine *direkte Hitzeeinwirkung auf das Zellprotoplasma* zustande?

1. Das Versagen des Kreislaufs. Das Kreislaufversagen tritt unter den Erscheinungen eines *schweren Kollapses* auf. Die bei Hitzschlag gemessenen Blutdruckwerte sind außerordentlich niedrig (Ferris und Mitarbeiter 1938) bzw. nicht mehr meßbar (Logue und Hanson). Für dieses Kreislaufversagen sind eine Reihe von Faktoren zu erörtern:

a) Der Kollaps könnte durch einen *Plasmaverlust* aus der Blutbahn ins Gewebe zustande kommen. In Tierexperimenten fanden Flinn und Scott (1923) eine Bluteindickung als Folge einer Abwanderung von Plasma aus der Blutbahn ins Gewebe. Kopp und Solomon (1937) stellten bei Hyperthermien (die an Patienten aus therapeutischen Gründen erzeugt wurden) eine Herabsetzung der Plasmamenge bis zu 32% fest. Talbott und Mitarbeiter sowie Ferris und Mitarbeiter fanden dagegen, daß die Bluteindickung bei Patienten mit Hyperthermie geringer war als bei Patienten, die an schweren Hitzekrämpfen litten. Der Plasmaverlust mag bei der Hyperthermie eine kollapsfördernde Rolle spielen, jedoch ist ihm keine entscheidende Bedeutung beizumessen.

b) Es besteht die Möglichkeit, daß Veränderungen des *Blutchemismus* für das Zustandekommen des Kollapses eine Rolle spielen. In diesem Punkt sind die vorliegenden Befunde widersprechend. Die tierexperimentellen Untersuchungen können hier nur bedingt verwertet werden, da z. B. beim Hund durch das Eintreten des Hechelns ein hochgradiger CO_2-Verlust zustande kommt. Immerhin ist bemerkenswert, daß nach den Untersuchungen von Hall und Vakefield (1927) zum mindesten in den Spätstadien der Hyperthermie ein deutliches Absinken der Alkalireserve mit Ansammlung von Milchsäure im Blut zustande kommt. Diesbezügliche Untersuchungen am Menschen liegen nur wenige vor. Bazett fand bei Männern, deren Körpertemperatur durch heiße Bäder auf 40° C gesteigert wurde, infolge der Atmungssteigerung ein geringes Absinken der CO_2-Spannung der Alveolarluft mit Neigung zu tetanischen Erscheinungen. Auch was die Elektrolyte des Blutserums anlangt, so wurden keine so wesentlichen Unterschiede gegenüber der Norm festgestellt, daß dadurch eine Erklärung der Schocksymptome möglich wäre (Ferris und Mitarbeiter).

c) Eine wesentliche Rolle für das Zustandekommen des Kollapses könnte ein *Versagen der Herzmuskelkraft* spielen. Folge eines solchen Herzversagens könnte das von Willcox beschriebene *Lungenödem* sein. Jedoch ist auch die Frage des Lungenödems bei der Hyperthermie noch umstritten. Ferris und Mitarbeiter z. B. fanden nur bei einem von 44 an Hitzschlag gestorbenen Patienten ein Lungenödem. Daß die von WILSON sowie von BORDEN und anderen beschriebenen subendokardialen Blutungen im linken Ventrikel bzw. im Septum interventriculare einen generellen und entscheidenden Faktor in der Pathogenese des Hitzschlages darstellen, erscheint zweifelhaft.

d) Es bleibt noch die Möglichkeit, daß der Kreislaufkollaps durch eine *allgemeine Vasodilatation* besonders im Gebiet der Arteriolen und Capillaren bedingt wird. Es wurde oben bereits auseinandergesetzt, daß die bei äußerer Wärmeeinwirkung eintretende Vasodilatation in der Haut durch eine Vasokonstriktion der dem Körperkern zugehörigen Gefäßgebiete in gewissem Umfang aufgewogen werden kann, die aber nur bis zu einer bestimmten Erhöhung der Körpertemperatur (40—41° C) anhält. Bei Erhöhungen der Körpertemperaturen darüber hinaus erfolgt eine generelle Vasodilatation mit finalem Kollapszustand (s. auch WRIGHT und Mitarbeiter). DAILY und HARRISON (1947) haben in einer sehr eingehenden tierexperimentellen Studie die angegebenen möglichen Faktoren nochmal einer gründlichen Bearbeitung unterzogen (Versuche an Hunden, Ratten und Mäusen). Die Autoren beschreiben, daß nach dem anfänglichen „roten" Stadium der Hyperthermie mit dem Einsetzen des Kollapses ein Wechsel der Hautfarbe zu einem dunkelroten bzw. grauweißlichen Farbton einsetzt. In Übereinstimmung mit SCHÖLMERICH (1948) finden die Autoren, daß die Abnahme des vorher stark gesteigerten Atemminutenvolumens die drohende Todesgefahr anzeigt. Der Blutdruck hält sich in dem ersten Stadium der Hyperthermie auf ziemlich normalen Werten, fällt später leicht ab, um beim Eintritt des „grauen" Stadiums rapid abzusinken. Das Kreislaufminutenvolumen steigt bei Erhöhung der Körpertemperatur von 37° auf 42° C annähernd auf das Doppelte an, fällt aber bei weiterer Steigerung der Körpertemperatur steil ab. Von Interesse ist hierbei besonders, daß sich der O_2-Verbrauch bis zu etwa 42,4° C entsprechend dem Temperaturanstieg erhöht. Steigt die Körpertemperatur weiter an, so sinkt der O_2-Verbrauch trotzdem ab. Dieses Verhalten wird von den Autoren unter Berücksichtigung des gleichsinnigen Verhaltens des Kreislaufminutenvolumens als Zeichen einer allgemeinen Gewebsanoxie angesehen, die im finalen Stadium der Hyperthermie eintritt (s. auch WEZLER). Dementsprechend ist in der letzten Phase der Hyperthermie die arterio-venöse Sauerstoffdifferenz sehr hoch, während sie in den ersten Stadien entsprechend niedriger ist. Dagegen sind die Sauerstoffwerte im Lebervenenblut in dem ersten Stadium der Dilatation der Hautgefäße hoch und werden während des Kollapsstadiums niedriger. Diesen letzteren Befund deuten DAILY und HARRISON sicher richtig, wenn sie annehmen, daß in der ersten Phase der Hyperthermie eine kompensatorische Vasokonstriktion der Gefäße des Körperkerns stattfindet, die im Kollapsstadium einer allgemeinen Gefäßerweiterung weicht (s. auch S. 18). SCHÖLMERICH nimmt auf Grund tierexperimenteller Untersuchungen (Erhöhungen der Körperkerntemperatur auf 44° C mittels strahlender Hitze) an, daß der Kollaps durch Ausschwemmung adenosinhaltiger Stoffe aus der Haut zustande kommt. MALMÉJAC und NEVENE (1950) schließen aus ihren tierexperimentellen Untersuchungen, daß der Gefäßkollaps durch Freisetzung von Histamin und anderen Gewebsprodukten ausgelöst wird. Was die Frage der Herzmuskelinsuffizienz angeht, so konnten DAILY und HARRISON in Übereinstimmung mit den tierexperimentellen Befunden von PREC und Mitarbeitern (1949) keine Anzeichen für ein Versagen des Herzmuskels finden. Der Druck im rechten Vorhof blieb in allen Stadien der Hyperthermie praktisch gleich. Nur wenn den Tieren während der Hyperthermie große Mengen von physiologischer Kochsalzlösung infundiert wurden (65 cm³ je Kilogramm Körpergewicht über einen Zeitraum von 1 min), zeigte sich bei den Tieren ein deutlicher Anstieg des Venendrucks bei gleichzeitigem Abfall des arteriellen Drucks. In solchen Fällen wurde nach dem Absterben der Tiere auch ein Lungenödem gefunden. Wenn demnach bei den nicht mit Kochsalzinfusion behandelten Tieren der Tod als Folge eines peripheren Gefäßkollapses ohne Zeichen einer Herzmuskelinsuffizienz eintrat, so zeigen auf der anderen Seite die Versuche mit großen Kochsalzinfusionen, daß die *Reservekraft* des Herzens bei der Hyperthermie sicherlich wesentlich *eingeschränkt* ist. Hieraus ergeben sich wichtige therapeutische Konsequenzen (s. unten). Aber darüber hinaus legen diese tierexperimentellen Versuche die Annahme nahe, daß beim Menschen unter Umständen eine Herzmuskelinsuffizienz bei der Hyperthermie eine größere Rolle spielen kann, zumal in der menschlichen Pathologie ja gerade ältere Personen besonders gefährdet sind, deren Reservekraft des Herzens ohnehin schon Einbußen erlitten hat.

Faßt man die Berichte aus der menschlichen Pathologie und die tierexperimentellen Ergebnisse zusammen, so kann festgestellt werden, daß der *allgemeine Gefäßkollaps* den *beherrschenden Gefahrenfaktor* darstellt, zu dem erschwerend ein Nachlassen der Herzmuskelkraft hinzukommen kann. Wollte man damit die Pathogenese der Hyperthermie für hinreichend erklärt halten, so hätte man sehr wesentliche Punkte übersehen. Einmal ist die wichtige Frage noch nicht beantwortet, warum die Patienten nicht mehr schwitzen können; zum anderen blieben die pathologisch-anatomischen Befunde bisher unerörtert. Es ist anzunehmen, daß für das Verschwinden bzw. für das Aufhören der Schweißabgabe nicht nur funktionelle, sondern auch morphologische Veränderungen im Gebiete der temperaturregulierenden Zentren des Zwischenhirns verantwortlich zu machen sind. Nicht weniger wahrscheinlich werden auch morphologische Veränderungen im Gebiet des Vasomotoren- und Atemzentrums für das Versagen der Atem- und Kreislaufregulation mitverantwortlich sein. Hierbei ergibt sich wieder die Frage, inwieweit die morphologischen Veränderungen primär durch eine direkte Hitzeeinwirkung auf das Zellprotoplasma verursacht sind oder inwieweit sie Folge einer ischämischen Hypoxie bzw. Anoxie sind. Die Erörterung hierüber soll erst nach der Schilderung der *pathologisch-anatomischen* Befunde erfolgen.

Im Vordergrund der *pathologisch-anatomischen* Befunde bei der Hyperthermie stehen die Veränderungen des *Zentralnervensystems*. Gehirnödem, kongestive Hyperämie und diapedetische Blutungen in die subarachnoidalen Räume und die Hirnsubstanz gehören zu den regelmäßigen Befunden. Schwab (1925) fand nach Hitzschlag in beiden vergrößerten Marklagern massenhafte flohstichartige Blutungen, wobei es sich vorwiegend um Ringblutungen handelte. Stern (1933) fand neben subarachnoidealen Blutungen ausgedehnte weiße und blutige Erweichungen in disseminierter Aussaat. Gewebsnekrosen waren nur in den Versorgungsgebieten entsprechend veränderter Arterien nachweisbar. Die exsudativen Vorgänge werden teilweise als „seröse Entzündung" gedeutet (Schürmann). Auch kommen größere Hämorrhagien in die Gehirnsubstanz vor. Encephalitische Herde mit Auflockerung des perivasculären Gewebes besonders um die Venen, mit Ansammlung körniger und scholliger Massen, roten Blutkörperchen und Pigment werden beschrieben. Auch proliferative Vorgänge gliöser Elemente um die Gefäßwand werden beobachtet, an den Ganglienzellen werden Schwellungen und Verwaschensein der *Tigroidsubstanz* beschrieben (Fleck und Hückel 1931, Gerbis 1932). Eitrige Meningitiden und Hirnabscesse werden als Sekundäreffekte aufgefaßt. Malamud und Mitarbeiter (1946) fanden ausgedehnte Nekrosen im Kleinhirn, in der Hirnrinde und im Thalamus mit sekundären gliösen Wucherungen, die sich nach Ansicht dieser Autoren in ihrem morphologischen Aussehen von den fleckigen Nekroseherden anoxisch bedingter Zellschäden unterscheiden.

Auf cerebellare Symptome weisen Freemann und Dumoff sowie Krainer (1949) hin, die einen ausgedehnten Ausfall von Purkinje-Zellen und Zellen der Körnerschicht sowie ischämisch veränderte Purkinje-Zellen fanden (zit. nach G. Peters 1951).

Solche Veränderungen erklären die langdauernden neurologischen Ausfallserscheinungen bzw. *Dauerschäden* nach Hyperthermie vollauf. Logue und Hanson berichten über *Veränderungen des Elektroencephalogramms*, die über 3 Monate nach einer Hyperthermie beobachtet wurden. Auch *Epilepsie* als Folge von Hitzschlag ist beschrieben. Als Dauerschäden seien weiter genannt: *Hydrocephalus* (Acantora 1940), *Linsenkernschaden, Encephalitis* (Tenner 1942), *Parkinsonismus* (Quensel 1941).

Neben den neurologischen Nachkrankheiten nehmen vor allen Dingen *psychische Störungen* einen weiten Raum ein. So treten Delirien und Halluzinationen nicht nur während des Hitzschlages, sondern auch nach Abklingen der akuten Erscheinungen auf. Manische, melancholische und schizoide Zustandsbilder sind neben psycho-pathologischen Reaktionen beschrieben worden. Hysterische Reaktionen kommen neben den funktionellen Störungen vor (Bittorf 1915).

An *anderen Organen* lassen sich nach Hyperthermie charakteristische Veränderungen nachweisen. Neben einer ödematösen Verquellung der Muskelfasern, des Zwischengewebes und der Blutgefäße konnte Schürmann im *Herzen* kleine Nekrosen nachweisen. In der *Leber* fand er eine Erweiterung und Ausfüllung DISSEscher Räume mit eiweißhaltiger Flüssigkeit, eine Schwellung und vacuoläre Degeneration der Zellen, gelegentlich auch Nekrosen. Über schwere Zellschädigung der Leber mit Gelbsucht und *verlängerter Prothrombinzeit* wird auch von angelsächsischer Seite berichtet (s. DAILY und HARRISON). WRIGHT, REPPERT und CUTTINO beschreiben Endothelschädigungen der Capillaren mit *Hämorrhagien* ins Gehirn, in die Haut, die Lunge, den Verdauungstrakt und das Endokard. HARTMAN und MAJOR (1935) sprechen auf Grund ihrer Sektionsbefunde von einer generalisierten Zellschädigung nach Hyperthermie. RIX (1949) hat in neuester Zeit die im Gefolge einer Hyperthermie aufgetretenen Zellschädigungen experimentell eingehend untersucht und findet im wesentlichen folgendes:

Im *Herzen*: eine eigenartige manschettenförmige Gefäßverquellung, kleine Nekroseherde, denen entzündliche Infiltrate, Granulome und fleckförmige Verkalkungen folgen.

In der *Leber*: trübe Schwellung, vakuolige Umwandlung der Zellen, Kolliquationsnekrosen mit sekundärer leucocytärer Infiltration.

An den *Nieren*: vacuolige Umwandlung, Nekrosen und Verkalkung der Epithelien, Eiweißausschwitzung in den Kapselraum, Kapselfurchung und Lappungen der Glomeruli.

In der *Skeletmuskulatur*: Colliquationsnekrosen.

Es bleibt die Frage zu erörtern, inwieweit die morphologischen Veränderungen als Folge einer durch den Kreislaufkollaps bedingten „oligämischen Hypoxydose" im Sinne BÜCHNERs und seiner Schule aufzufassen sind oder ob sie *unmittelbar* durch die Erhöhung der Körpertemperatur zustande gekommen sind. Es ist nicht zu verkennen, daß die beschriebenen Zellveränderungen in vieler Hinsicht den von BÜCHNER und seinen Schülern gefundenen Zellschädigungen bei O_2-Mangel gleichen. Man wird erwarten müssen, daß in der letzten Phase der Hyperthermie, in der das Kreislaufminutenvolumen und der Sauerstoffverbrauch absinken (s. oben), eine allgemeine Hypoxie schweren Grades vorliegt. Auf der anderen Seite wirkt aber sicherlich die Erhöhung der Körpertemperatur, insbesondere im Bereich des Zentralnervensystems, direkt schädigend auf das Zellprotoplasma ein. MALAMUD und Mitarbeiter weisen darauf hin, daß sich die Anordnung der nekrotischen Herde bei Hyperthermie von denjenigen bei Sauerstoffmangel unterscheidet (s. oben). Untersuchungen über Atmungsvorgänge von *Gehirnschnitten* bei verschieden hoher Temperatur zeigen überzeugend eine erhebliche Funktionsstörung der Zellen. HIMWICH und Mitarbeiter (1940) fanden an Gehirnschnitten von Ratten, daß die Atmungsvorgänge der Schnitte bei einer Temperaturerhöhung von 30⁰ auf 37⁰ C um 90% zunahmen. Bei einer Steigerung der Temperatur von 37⁰ auf 44⁰ C betrug die Zunahme der Atmungsvorgänge nur noch 66%. Diese verringerte Steigerung des O_2-Verbrauchs bei hohen Temperaturen wird deren schädigendem Einfluß zugeschrieben und damit erklärt, daß es zu einer *Störung der Enzymsysteme* kommt. Mit dem Temperaturanstieg beschleunigen diese Systeme zunächst alle Reaktionen und führen zu einer entsprechenden Steigerung des Energieverbrauches. Die Erhöhung der Temperatur auf kritische Werte aber kann *irreversible Veränderungen* der thermolabilen Bestandteile dieser Enzyme hervorrufen und in extremen Fällen deren Vernichtung bedingen. FIELD, FUHRMANN und MARTIN (1944) untersuchten den O_2-Verbrauch an Gehirnschnitten von Ratten bei Steigerung der Temperatur über 40⁰ C. Bei 40⁰ C war in ungefähr der Hälfte ihrer Messungen der O_2-Verbrauch über die Dauer von 1 Std oder noch länger konstant, in der anderen Hälfte nach 30 min ein leichtes Absinken des O_2-Verbrauches festzustellen. Bei Erhöhung der Temperatur über 40—47,5⁰ C trat eine immer steiler werdende Abnahme des O_2-Verbrauchs ein. Wird die Abnahme des O_2-Verbrauchs bei steigender Temperatur zur Einwirkungsdauer in Beziehung gesetzt, so zeigen die Kurven einen asymptotischen Verlauf zu einem Wert, der noch 10% der Sauerstoffaufnahme der Gehirnschnitte der Kontrolltiere (bei 37,5⁰ C) betrug. Die Autoren untersuchten auch die Erholungsfähigkeit der Gehirnschnitte. Wurden die Schnitte für die Dauer von 3 Std auf 40⁰ C gehalten, so trat nach Wiederherstellung der Temperatur von 37,5⁰ C vollkommene Erholung ein, d. h. der O_2-Verbrauch war bei 37,5⁰ C derselbe wie vor der Wärmeeinwirkung. Bei 40,8⁰ C dagegen trat die Erholung schon nach ¹/₂ Std unvollkommen ein. Bei noch höheren Temperaturen verminderte sich die Erholungsfähigkeit fortschreitend. Die Verminderung des O_2-Verbrauchs der Ganglienzellen wird von diesen Autoren in Analogie zur Herznekrose gesetzt und auf die analogen Experimente von BRACHET und BREMER (1941) hingewiesen. Untersuchungen an Gehirnschnitten von Seebarschen (FUHRMANN und FIELD 1943) ergänzen diese Befunde insofern, als bei Steigerung der Temperatur über den Normalwert neben dem Absinken des O_2-Verbrauchs ein Ansteigen der N-Produktion gefunden wurde, den die Autoren als Ausdruck eines *gesteigerten Stickstoffumsatzes* deuten.

Es kann somit keinem Zweifel unterliegen, daß auch *direkte*, durch die Überwärmung hervorgerufene *Protoplasmaschädigungen* eine wesentliche Rolle in der Pathogenese der Hyperthermie spielen. Es ist schwierig zu unterscheiden, ob man dem Faktor der hypoxischen Zellschädigung oder dem unmittelbar einwirkenden Wärmefaktor die größere Rolle für die letzte Todesursache zumessen soll. Wenn man jedoch die Frage stellt, welche Veränderungen die katastrophalen Folgen der exogenen Hyperthermie heraufbeschwören, so muß man der *unmittelbaren Wärmeeinwirkung* das größte Gewicht beilegen. Hier steht vor allem das *Aufhören der Schweißsekretion* an erster Stelle, das schon zu einer Zeit einsetzt, in der anoxisch bedingte Schädigungen der Gehirnzellen kaum ausgeprägt sein können. Dieses Aussetzen der Schweißsekretion wird man kaum anders deuten

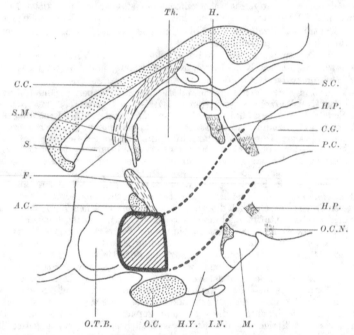

Abb. 11. Schematische Übersicht der wärmeregulierenden Zentralstellen des Katzenhirns.
[Nach Ranson und Magoun: Erg. Physiol. **41**, 56 (1939).]
A.C. Commissura anterior; *C.C.* Corpus callosum; *C.G.* zentrales Grau; *F.* Fornix; *H.* Habenula; *H.P.* Tractus habenulopedunculans; *H.Y.* Hypothalamus; *I.N.* Infundibulum; *M.* Mamillarkörper; *O.C.* Chiasma opticum; *O.C.N.* N. oculomotoriˑs; *O.T.B.* Tuberculum olfactorium; *P.C.* Commissura posterior; *S.* Septum; *S.C.* Colliculus superior; *S.M.* Stria medullaris; *T.H.* Thalamus.

können, als daß es durch die Überwärmung unmittelbar zu schweren Funktionsstörungen der für die Wärmeabgabe verantwortlichen Regulationsgebiete (*präoptische* und *supraoptische Region* zwischen *Commissura anterior* und *Chiasma optici*) (s. Abb. 11) kommt, denen später das Versagen der kreislauf- und atmungsregulierenden Regionen folgt.

Therapie. Zwei therapeutische Methoden sind zur Zeit noch Gegenstand lebhafter Diskussionen: bei der *ersten* stehen Maßnahmen im Vordergrund, die die *Wasserdampfabgabe* steigern. Dabei wird der Patient in ein feuchtes Leinentuch eingehüllt, sodann mehrere Ventilatoren angestellt und die Haut durch die stetig feucht zu haltenden Leinentücher hindurch massiert (Christian 1944, Meakins, Yater, Barr und Mitarbeiter 1945). Bei der *zweiten* Methode wird der Patient in ein *Eiswasserbad* gelegt und hierdurch eine möglichst rasche Erniedrigung der Körpertemperatur zu erreichen versucht (Ferris und Mitarbeiter, Talbott).

Ferris und Mitarbeiter behandelten 25 Hyperthermiepatienten mit *Eiswasserbädern*. Innerhalb von 9—40 min erreichten sie auf diese Weise eine Herabsetzung der Körpertemperatur auf etwa 39,5⁰ C. Nur bei einem Patienten kam es im Anschluß an die Abkühlung zu einem schweren Kollaps mit Exitus letalis. Sonst beobachteten FERRIS und Mitarbeiter bei keinem ihrer so behandelten Patienten einen Schock. Das von den Verfechtern des erstgenannten Behandlungsverfahrens gegen die Anwendung des Eiswasserbades ins Feld geführte Argument der akuten Gefahr eines Kollapses kann nach den vorliegenden weiteren Erfahrungsberichten nicht mehr aufrechterhalten werden. Hier scheint die Situation ähnlich zu liegen wie bei allgemeiner Unterkühlung, bei der in früherer Zeit aus theoretischen Gründen vor der schnellen Wiederaufwärmung sehr gewarnt wurde, bis die praktischen Erfahrungen zeigten, daß die schnelle Aufwärmung das Mittel der Wahl ist. Die plötzliche Einwirkung der Kälte auf die Haut bei der Hyperthermie entfaltet eher einen tonisierenden Effekt als einen kollapserzeugenden Effekt auf den Kreislauf. Die Anwendung kalter Duschen bzw. Waschungen nach heißen Bädern werden von den Patienten sehr wohltuend und erfrischend empfunden (LAMPERT). Atmungs- und Pulsfrequenz werden dabei auf reflektorischem Wege herabgesetzt. Gleiche Beobachtungen konnten bei Hyperthermieversuchen an Hunden gemacht werden, bei denen es schlagartig zu einem Aufhören des Hechelns und zu einem Abfallen der Pulsfrequenz kam, sobald die Tiere in kaltes Wasser gebracht wurden (GROSSE-BROCKHOFF, MERCKER und SCHÖDEL 1943). Die Anwendung von Eisbädern hat zudem den großen Vorteil einer wesentlich schnelleren Herabsetzung der Körpertemperatur, als man sie durch „evaporative" Maßnahmen erreichen kann (FERRIS und Mitarbeiter, DAILY und HARRISON). Man wird demnach bei schweren Hyperthermien das *Eiswasserbad* als das *Mittel der Wahl* ansehen müssen, denn es kommt alles darauf an, eine Herabsetzung der Körpertemperatur von der bedrohlichen Höhe in kürzester Zeit zu erreichen, um nach Möglichkeit Strukturveränderungen der Gehirnzellen zu vermeiden. Unterschreitet die Körpertemperatur (aus technischen Gründen wird die Mundtemperatur gemessen) 39,5⁰ C, so wird das Eiswasserbad unterbrochen und die Behandlung durch evaporative Maßnahmen weitergeführt.

Was die Anwendung von *Infusionen* physiologischer Kochsalzlösung anlangt, so muß nach den tierexperimentellen Untersuchungen von DAILY und HARRISON größte Zurückhaltung geübt werden, da hierdurch unter Umständen eine Überbelastung des Herzmuskels mit der Gefahr eines Lungenödems eintreten kann (s. oben). Doch wird im Stadium des „grauen Schocks" auf kleinere Infusionen nicht verzichtet werden können. *Plasmainfusionen* werden von PRUCE (1943) empfohlen. Bezüglich der Dosierung gilt hier das gleiche wie für die Kochsalzinfusion.

Nach den tierexperimentellen Ergebnissen von DAILY und HARRISON ist eine *Digitalisierung* nützlich und bei Anzeichen eines Lungenödems in jedem Falle indiziert. In solchen Fällen ist O_2-*Atmung* dringend anzuraten. O_2-Atmung hat auch bei Krankheitsfällen ohne Lungenödem eine günstige Wirkung. Wenn auch bei Hyperthermie der O_2-Gehalt und die arterio-venöse O_2-Differenz des Gehirnblutes nur wenig vermindert ist (LOONEY und BORKOVIC 1942), so kommt es durch die Hyperventilation bei abfallender CO_2-Spannung zu einer Richtungsverschiebung des Blut-p_H in alkalische Richtung, die gemäß den Veränderungen der O_2-Bindungskurve bei Veränderung der CO_2-Spannung einen Abfall der O_2-Spannung nach sich zieht. Dieser Effekt wird ungefähr einem Höhenaufstieg von 6000—6500 m entsprechen (CULLEN, WEIR und COOK 1942). Demgemäß beobachteten diese Autoren bei O_2-Atmung eine Besserung der im Gefolge der Hyperthermie eingetretenen Unruhe, Verwirrtheit und Tachykardie.

Neuerdings haben ÁVIADO und C. F. SCHMIDT (1952) die Einwirkung *heißer Dämpfe* auf das Respirationssystem an Hunden untersucht, vor allem im Hinblick auf die Entstehung des Lungenödems. Nach der Einatmung heißen Dampfes kommt es zu einem plötzlichen Atemstillstand, der nach etwa 1 min von einer Polypnoe ausgelöst wird. Die kurzdauernde Apnoe wird durch Reizung von Receptoren in der Lunge hervorgerufen, die durch den heißen Dampf zerstört werden. Die Apnoephase wird von einer reflektorischen Bradykardie begleitet. Es findet sich eine hochgradige Hämolyse. Bei allen Tieren wurde eine Blutüberfüllung der Lunge und ein Lungenödem festgestellt. Die sofort mit der Einatmung heißen Dampfes auftretende Blutüberfüllung der Lunge ist auf eine Konstriktion der Lungenvenen zurückzuführen. Der Lungendurchfluß ist vermindert, der Druck in der Arteria pulmonalis erhöht, der Druck im linken Vorhof bleibt normal. Die Entstehung des Lungenödems wird auf eine Störung der Permeabilität der Capillaren zurückgeführt, die die Blutüberfüllung begleitet. Bemerkenswert ist, daß die Blutüberfüllung durch Aderlässe nicht wirkungsvoll beeinflußt werden konnte. Der Aderlaß bewirkt eine Mobilisierung von Blut aus den Blutdepots, es kommt zu einer Blutverlagerung aus dem großen in den kleinen Kreislauf.

3 b. Sonnenstich.

Sowohl pathologisch-anatomisch als auch klinisch ist eine grundsätzliche Trennung zwischen exogener Hyperthermie und Sonnenstich nicht möglich. Wenn einige Autoren für die Entstehung eines Sonnenstiches eine direkte kurzwellige

Strahleneinwirkung mitverantwortlich machen oder sie für wahrscheinlich halten (Duus 1940, Leonhard 1939, Steindler 1926, Sturm 1941), so ist dieser Anschauung entgegenzuhalten, daß die kurzwelligen Strahlen ein nur sehr geringes Eindringvermögen in den Körper besitzen und hierin von den Wärmestrahlen weit übertroffen werden. Sowohl bei Hyperthermie als beim Sonnenstich ist es die *Wärme*, die durch ihren Einfluß auf die zentralen Regulationsstellen die gefährliche Lage schafft. Eine andere Deutung wird von Brobeck (1946) auf Grund der vorliegenden experimentellen Befunde als „*Aberglaube*" bezeichnet. Molnar, Towbin und Brown (1945) untersuchten den Einfluß der Sonnenstrahlung auf die Wärmebilanz des Menschen und fanden, daß eine positive Bilanz erst dann auftrat, wenn der Schweißverlust 125—150 g je Stunde betrug. Bei ihren Versuchen trat ein maximaler Wärmegewinn von 200 Cal. auf. Der Sonnenstich nimmt in der Pathogenese lediglich insofern eine Sonderstellung ein, als es hierbei zu einer besonders starken Wärmeeinstrahlung auf den *entblößten Schädel* kommt. Wenn man sich auch kaum vorstellen kann, daß die strahlende Wärme nur den entblößten Schädel treffen soll, ohne auch gleichzeitig den übrigen Körper zu erwärmen, so muß man aber andererseits doch bedenken, daß bei senkrechtem Sonnenstand in der Mittagszeit des Sommers gerade der Schädel den Wärmestrahlen in besonders starkem Maße ausgesetzt ist. Quantitative Angaben über den Einfluß strahlender Wärme auf die Kopfhaut können auf Grund der experimentellen Untersuchungen von Winslow und Herrington (1949) gemacht werden, die die Schutzwirkung verschiedenartiger Tropenhelme ausprobierten. Dabei stellten sie nicht nur die hervorragende Schutzwirkung des Tropenhelmes sicher, sondern konnten gleichzeitig zeigen, daß der Wirkungseffekt des Helmes dadurch wesentlich gesteigert werden konnte, daß er zweischalig mit Einlage einer Aluminiumfolie konstruiert wurde (s. Tabelle 9).

Tabelle 9. *Einfluß strahlender Wärme auf die Kopfhaut des Menschen bei Wärmeschutz durch verschiedene Tropenhelmarten.* (Nach Winslow und Herrington.)

	Temperatur der Kopfhaut	
	bei stehender Luft	bei bewegter Luft 200 cm/sec
Einschaliger Helm	58,7⁰ C	43,1⁰ C
Einschaliger Helm mit Metallfolie . .	53,9⁰ C	40,1⁰ C
Zweischaliger Helm	50,9⁰ C	39,4⁰ C
Zweischaliger Helm mit Metallfolie .	45,0⁰ C	39,2⁰ C

Dabei beträgt die Arbeitstemperatur 40⁰ C, relative Feuchtigkeit 25%.

Entsprechend den äußeren Bedingungen, unter denen es zum Sonnenstich kommt, können infolge der besonderen Wärmeempfindlichkeit des Gehirns bereits bedrohliche *cerebrale* Erscheinungen auftreten, bevor es zu einer so ausgeprägten Erhöhung der allgemeinen Körpertemperatur kommt, wie dies beim Hitzschlag der Fall ist. Charakteristisch ist die *Plötzlichkeit* des Auftretens. Oft sind *meningeale* Reizerscheinungen alleinige Folge der Insolation. Der Liquordruck ist erhöht, Eiweiß- und Zellzahl sind mäßig vermehrt. Weiterhin sind *Blutungen*, insbesondere in Form der *Pachymeningitis haemorrhagica* bzw. des *subduralen* oder *subarachnoidealen Hämatoms* oder *Purpura des Gehirns* und *Meningen* charakteristisch, die schnell tödlich verlaufen können. Vorübergehende *Stauungspapille* und *Neuritis optica* werden beobachtet (Rehder 1921). Als Nachkrankheiten und Dauerschädigungen sind *Diabetes insipidus* (Sturm 1941), *Tetanie* (Bücking 1930) und *Atrophie* des Gehirns (Schmidt 1940) beschrieben.

4. Chronische Hitzeschäden.

Chronische Hitzeeinwirkung bei Grubenarbeitern, Schiffsheizern, Hochöfenheizern und anderen Personen, die durch ihre berufliche Tätigkeit hohen Umgebungstemperaturen ausgesetzt sind, führen des öfteren zur *Epithelisierung* und *Verstopfung der Schweißdrüsengänge* mit erhöhter Gefahr der Überwärmung schon bei leichten Erhöhungen der Umgebungstemperatur infolge mangelhafter Schweißsekretion. Veränderungen der Schweißdrüsen und der Schweißdrüsengänge entwickeln sich vor allem bei langdauerndem Tropenaufenthalt und führen zum Bilde der *tropischen Dermatosen* bzw. *Hitzeblattern.* Bei chronischer Hitzeeinwirkung entwickelt sich häufig eine *Anämie,* deren Genese noch nicht klar ist. Die andauernde Erweiterung der Hautgefäße führt auf die Dauer zu einer *Hypotonie.* Erniedrigungen des Blutdrucks treten besonders bei Personen in Erscheinung, die vorher erhöhte Blutdruckwerte hatten. Die häufig zu beobachtende *Appetitlosigkeit* steht wahrscheinlich mit einem Chlormangel in ursächlichem Zusammenhang. Neben diesen somatischen Befunden treten vor allem *psychische* Veränderungen auf, die durch Gedächtnisschwäche, Vergeßlichkeit, mangelhaftes Konzentrationsvermögen und leichte psychische Erregbarkeit gekennzeichnet sind (SHEPHERD 1945). Trotz ausreichender Wasserzufuhr entwickelt sich ein Zustand chronischer Wasserverarmung, kenntlich am Gewichtsverlust und relativ hohen Reststickstoffwerten des Blutes (LADELL, WATERLOW und HUDSON 1944). Über das Zustandekommen dieser Erscheinungen herrschen noch große Unklarheiten. Man muß hierbei in erster Linie an *Störungen der hormonalen diencephalen Korrelationen* denken, ohne daß hierüber schon spezielle Angaben gemacht werden können. Besondere Aufmerksamkeit gilt der *Schilddrüse* und der *Nebennierenrinde.* Dabei ist zu berücksichtigen, daß trockene und feuchte Hitze in ihren Wirkungseffekten auf die hormonale Regulation verschieden sein können.

Diesbezüglich liegen tierexperimentelle Untersuchungen von KLIGLER, GUGGENHEIM und SCHWARTZ (1945) vor. Wurden Ratten, die an eine feuchtwarme Umgebungstemperatur gewöhnt waren, in eine trockene Umgebung gleicher Temperatur gesetzt, so tranken sie etwa 19% Wasser mehr und schieden eine geringere Urinmenge mit niedrigerem Chlorid- und Stickstoffgehalt aus. Waren die Tiere dagegen an trockene Luft gewöhnt und wurden in eine feuchte Atmosphäre versetzt, so traten die gegenteiligen Effekte auf. Bei thyreoidektomierten Tieren trat dieses unterschiedliche Verhalten nicht mehr in Erscheinung. In Ergänzung zu Untersuchungen von MANSFELD fanden BERDE, TAKACZ und FEKETE (1948) bei passiver Hyperthermie im Blutserum ein oxydationshemmendes Hormon *(Thermothyrin A = „Kühlhormon").* Wenn z. B. von einem Kaninchen unter den Bedingungen passiver Hyperthermie Blut entnommen wurde und auch nach Entfernung der Proteine und Lipoide einige Kubikzentimeter davon einer normalen weißen Ratte injiziert wurden, so kam es bei letzterer zu einer nachweisbaren Verminderung des O_2-Verbrauchs und der CO_2-Bildung. Wurde das Blut von schilddrüsenexstirpierten Versuchstieren entnommen, so blieb dieser Effekt aus. Bei Versuchstieren, bei denen durch einen Wärmestich eine Erhöhung der Körpertemperatur erzeugt wurde, ließ sich ein stoffwechseldämpfender Stoff im Blut nicht nachweisen. Inwieweit solche Veränderungen der Schilddrüsenfunktion bei der Gewöhnung an Hitze auch beim Menschen eine Rolle spielen, ist noch unbekannt. Nach MANSFELD stellt das *Thermothyrin A* den humoralen Wirkstoff der „zweiten chemischen Wärmeregulation" dar.

Daß die *Nebennierenrinde* für das Zustandekommen der *Akklimatisation* an Hitze Bedeutung hat, wurde bereits erwähnt. Welche Faktoren sonst bei der Ausbildung der Akklimatisationserscheinungen eine Rolle mitspielen, ist noch weitgehend unbekannt, trotzdem gerade in den letzten Jahren besondere Mühen zur Erforschung dieses Problems aufgewendet wurden (s. Akklimatisation). Besonders eindrucksvoll ist in den Befunden von SCHLEGEL, daß die Pulsfrequenz unter Hitzebelastung viel weniger ansteigt, wenn vorher Nebennierenrindenhormon verabfolgt wurde, trotzdem der Wasser- und NaCl-Verlust infolge stärkeren Schwitzens größer war. Bis zur Ausbildung einer vollen Akklimatisation an tropische Hitze vergehen einige Monate (LEE, MARSH) und es ist stets zu berücksichtigen, daß langdauernder Aufenthalt in heißem Klima unter physiologisch schlechten Bedingungen die Widerstandsfähigkeit zunehmend verringern kann. Personen, die einmal eine schwere Hitzeschädigung erlitten haben, sind gegenüber neuerlichen Hitzeexpositionen sogar in besonderem Maße empfindlich. Wie schwierig die Änderungen der hormonalen Steuerung beim Menschen unter wechselnder Außentemperatur faßbar sind, geht aus den Untersuchungen von Stein, Bader und Eliot hervor. Dabei wurden gesunde Versuchspersonen nach vorhergehendem 14tägigen Training 19mal für je $5^1/_4$ Std einer Hitzeeinwirkung bei einer Trockentemperatur von 41,6° C (Feuchttemperatur = 30,4° C) ausgesetzt. Dann wurden sie 14mal einer je 5stündigen Kälteeinwirkung von —5,5° C und 5mal einer erneuten Hitzebelastung unterworfen. Nach einem 5wöchigen Ruheintervall folgten nochmals 3 Hitzebelastungen in der oben geschilderten Form. Während der Belastungsprobe konnte eine Änderung der 17-Ketosteroid-Ausscheidung im Urin nicht festgestellt werden, ebenso fehlten richtunggebende Verschiebungen des Ruheumsatzes. Verfasser glauben, das Absinken der eosinophilen Leukocyten im Blut mit einer Ausschüttung des „Kohlenhydrat"-Hormons der Nebennierenrinde in Zusammenhang bringen zu dürfen. Sie vermuten eine Verminderung der Nebennierenfunktionsreserve nach Hitze- und Kältebelastung, auf die sie mittels Funktionsprüfungen mit adrenocorticotropem Hormon schließen.

VI. Örtliche Verbrennungen [1].

Für das Zustandekommen einer örtlichen Verbrennung spielt die Natur des einwirkenden und zur Verbrennung führenden Umweltkörpers eine wesentliche Rolle. Während trockene, heiße Luft von über 100° C noch ohne Schaden ertragen werden kann und auch therapeutisch verwendet wird, liegt die Erträglichkeitsgrenze bei festen und flüssigen Medien mit hoher Wärmeleitfähigkeit bei etwa 50° C. Berührung mit festen Gegenständen, die eine etwas höhere Temperatur als 50° C haben, sowie Eintauchen in Flüssigkeit von 52° C führt in kürzester Zeit zur Verbrennung bzw. Verbrühung. Schädigungen der Körperzellen treten schon bei Erwärmung auf 45° C auf, Erwärmung der Parenchymzellen auf 50° C bedeutet ihren Untergang.

Moritz und Henriques (1947) fanden bei Wassertemperaturen von 44° C eine irreversible Schädigung der Haut nach einer Einwirkung von 6 Std, bei Wassertemperaturen von 70° C traten schon nach 1 sec irreparable Schädigungen auf.

Büttner (1950) weist auf die große Bedeutung hoher Strahlungsintensitäten bei Verbrennungen hin (Flächenbrände, Brandbombenkatastrophen, Atombomben). Er macht darauf aufmerksam, daß bei Verbrennungen durch heiße Luft oder Kontakt mit heißen Gegenständen die Haare am wärmsten werden, während bei Einwirkung von Strahlungswärme die Haut selbst den wärmsten Teil bildet. Im Endeffekt kommt es bei beiden Arten der Verbrennungen darauf an, wie hoch die *Temperatur der Haut* ist. Neben der Höhe der Hauttemperatur ist für das Zustandekommen und Grad der Verbrennung noch der Faktor der *Einwirkungsdauer* zu berücksichtigen. In Selbstversuchen stellte er folgende Daten fest: bei einer Strahlungsintensität von etwa 10000 Cal/m²/Std auf schmale Hautbezirke (0,2 cm², Durchmesser 0,5 cm) entstand nach 20 sec eine milde Verbrennung 3. Grades, nach 40 bis 60 sec eine schwere Verbrennung 3. Grades. Die Hauttemperatur betrug über 50° C. Büttner stellte ferner interessante Beobachtungen über die Latenzzeit der Schmerzempfindung bei Verbrennungen fest. Der Schwellenwert der Schmerzempfindung liegt bei einer Hauttemperatur zwischen 40—46° C. Wird die erhitzte Hautstelle vorher aufgeheizt, so liegt die Schmerzschwelle beträchtlich höher bei etwa 51° C. Büttner weist vor allem auf den Einfluß des „Kühlfaktors" der Durchblutung hin. Die *Latenzzeit* der Schmerzempfindung ist zwar in gewissem Umfang von der Größe der betroffenen Hautstelle abhängig. Diese Abhängigkeit ist jedoch viel geringer als bei den Schwellenwerten für die Wärmeempfindung. Diese letzteren betragen (nach Hardy und Oppel 1937): für das ganze Gesicht 7,5 Cal/m²/Std, für einen Gesichtsbereich von 7,8 cm² 61 Cal/m²/Std und für einen Bereich von 0,2 cm² 700 Cal/m²/Std.

Die Möglichkeiten, die zur Verbrennung führen können, sind mannigfaltigster Art. Es seien nur kurz aufgeführt:

---

[1] *Nachtrag bei der Korrektur.* Die „Verbrennungskrankheit" bildete ein Hauptverhandlungsthema auf der 17. Jahrestagung der Gesellschaft für Unfallheilkunde, Versicherungs- und Versorgungsmedizin 1953 in Bad Neuenahr. Es sei auf die Referate von Zinck, Duesberg und Jaeger und andere Einzelvorträge hingewiesen, die in den Verhandlungsberichten der Gesellschaft erscheinen.

1. Verbrennungen durch reine Flammenwirkungen (Temperatur der Flamme etwa 2000—3000⁰ C).

2. Verbrennungen durch strahlende Wärme (Insolation, Lichtbogen und Ultraviolettbestrahlungen, offene Feuer, strahlende Hitze bei Großbränden, Atombombenexplosionen). Wied und Schmidt (1951) haben kürzlich die in der Literatur niedergelegten Erfahrungen über die Gesundheitsschäden nach ungesteuerten Kettenreaktionen von Atomkernspaltungen zusammengefaßt. Die nach Atombombenexplosionen auftretenden Verbrennungen sind meist direkte sog. *Blitzverbrennungen* durch plötzlich freiwerdende Strahlung von infrarotem, sichtbarem und ultraviolettem Licht. Die durch indirekte Flammenverbrennungen (brennende Kleider oder brennende Trümmer) auftretenden Schädigungen werden gegenüber den direkten Verbrennungen auf nur 5% geschätzt. Die einwirkende Strahlenenergie hat nur eine Dauer von Bruchteilen einer Sekunde. Wegen der gradlinigen Fortpflanzung der Strahlen gibt es scharfe Lichtschatten. Daher kommt es nur zu Profilverbrennungen, bei denen höchstens 50% der Körperoberfläche getroffen werden können. Blitzverbrennungen konnten bis auf eine Entfernung von 3200 m beobachtet werden. In einer Entfernung von 1000 m bietet die Kleidung schon einen gewissen Schutz gegen die Hitzestrahlung. Während helle und lockere Kleidungsstücke häufig ein ausreichender Schutz sind, treten bei dunklen, das Licht absorbierenden Kleidern viel leichter Hautverbrennungen auf. Kleider, die durch Schweißentwicklung am Körper haften, bieten ebenfalls keinen Schutz.

3. Verbrennungen durch heiße Flüssigkeiten und ausströmenden Wasserdampf.

4. Verbrennungen durch Spritzer heißgeschmolzener Metalle, durch Kohlen- und Schlackenspritzer.

5. Explosionsverbrennungen (Schußexplosionen, Bombenexplosionen und Grubenexplosionen durch schlagende Wetter) s. S. 150. Kombinierte Explosions- und Flammenwirkungen (z. B. beim verbrannten Flieger, bei dem durch die Schrumpfung der Muskulatur die „Fechterstellung" des Leichnams charakteristisch ist).

6. Bei Verätzungen durch Chemikalien kommt es häufig zu stärkerer Hitzeeinwirkung, so daß zu dem Verätzungsschaden ein Verbrennungsschaden hinzutritt (z. B. konzentrierte H_2SO_4).

7. Phosphorverbrennung mit der Gefahr der allgemeinen Phosphorvergiftung (häufiges Vorkommen während des Krieges durch Verwendung von Phosphorgeschossen).

8. Verbrennungen durch Röntgenstrahlen und elektrischen Strom (s. dort).

Die klassische Einteilung Dupuytrens (1832) über verschiedene Tiefengrade der Verbrennungen entspricht auch heute noch im wesentlichen den pathologischen, klinischen und therapeutischen Erfordernissen:

1. Das Erythem.

2. Oberflächliche Epidermisverbrennung mit Bildung rein seröser Brandblasen (weiße Blasen).

3. Brandschädigung der Haut samt Rete Malpighii und Papillenstock (rötliche, hämorrhagische Brandblasen, Hautnekrosen, Unversehrtheit der als Epidermisationszentren zurückbleibenden Schweiß- und Talgdrüsen und von Resten der epithelialen Papillenwurzelstöcke).

4. Brandnekrosen von Haut und Subcutis.

5. Verbrennung des Muskellagers.

6. Verbrennung bis auf und mit dem Knochen (Verkohlung).

Von entscheidender Bedeutung ist neben der Tiefe der Verbrennung ihre Ausdehnung, die nach folgendem Schema errechnet werden kann (nach Saegesser 1949):

Ganzer Kopf	6%	Ganzer Arm	9%
Behaarte Kopfhaut	3%	Oberarm	3,5%
Gesicht	3%	Unterarm	3,25%
Ganzer Rumpf	38%	Hand	2,25%
Vorderseite (mit Hals und Genitalien)	20%	Ganzes Bein	19%
Rückenseite	13%	Oberschenkel	9,5%
		Unterschenkel	6,5%
Gesäß	5%	Fuß	3%

Verallgemeinernd kann angenommen werden, daß bei *Brandnekrosen*, die mehr als 25% der Körperoberfläche einnehmen, Lebensgefahr besteht. Allerdings ist es sehr schwierig, eine genaue Prognose entsprechend der Ausdehnung der Verbrennung zu stellen. Bei totaler Verbrennung der Haut soll der Tod nach 7 Std, bei Verbrennung von über einem Viertel der Körperoberfläche nach 90 Std eintreten (Literatur s. Lucke). Solche Angaben können aber nur unter größten Vorbehalten gemacht werden. Kinder sind ganz besonders gefährdet und erliegen schon wesentlich geringeren Brandschäden als Erwachsene.

Das erste *Schockstadium*, das sich bis zu etwa 6—10 Std nach der Verbrennung erstreckt, wird als neuro-vegetativer *(weißer)* Frühschock bezeichnet. Der Patient hat das Aussehen einer Wachsleiche, der Puls ist klein, weich, nicht selten verlangsamt, die Atmung oberflächlich und unregelmäßig. Der Blutdruck ist meist erniedrigt, das Bewußtsein erhalten, die Reaktionsweise des Patienten träge. Dieser Zustand entspricht der sog. *Commotio neurovascularis* (Trommelfeuer des vegetativen Nervensystems), wie er auch sonst im Anschluß an schwere Traumen auftritt. Bei der Verbrennung liegen die Bedingungen für das Zustandekommen eines reflektorischen Schocks besonders günstig, da durch die starke Irritation der zahlreichen bloßgelegten sensiblen Nervenendigungen die zentralen Regulationsgebiete für Kreislauf und Atmung unter ein Trommelfeuer von Erregungen gesetzt werden, dem sie schließlich unterliegen. Auf dieses primäre Schockstadium folgt das *Kollaps-* und *Intoxikationsstadium*, das etwa 80% der Todesfälle einnimmt. Eine präzise Trennung zwischen kollaps- und intoxikationserzeugenden Faktoren ist auf Grund des klinischen Zustandsbildes nicht möglich. Während schwere Kollapszustände sich unmittelbar an das primäre Schockstadium anschließen, soll das Intoxikationsstadium erst etwa am 3. Tag beginnen. Der Patient hat einen kleinen, vor allem beschleunigten Puls bei stetig absinkendem Blutdruck, es besteht deutliche Atemnot mit Cyanose, die Haut ist kalt und welk, das Bewußtsein getrübt, wechselnd soporös, komatös und delirös. Es können tonisch-klonische Krämpfe auftreten. Der Erniedrigung der Hauttemperatur gegenüber (axillar etwa 34,5° C) kann die Körperkerntemperatur zeitweise erhöht sein, doch sinkt auch diese meist mit zunehmender Schwere des Krankheitsbildes ab. Gastro-intestinale Störungen mit Singultus, Erbrechen und Durchfällen gelten als prognostisch besonders ungünstig. Es kann zu Thromboembolie in das Gehirn, die Lungen und den Magen-Darmkanal kommen. Schließlich tritt nicht selten eine toxische *Myoglobinämie* mit *Myoglobinurie* auf, wie sie von Bingold bei anderen Intoxikationszuständen beschrieben wurde, ein Zustand, der nach der angelsächsischen Bezeichnung als „*Crush-Syndrom*" bezeichnet wird. Die im Gefolge des Muskelzerfalls auftretende Myoglobinämie bzw. Myoglobinurie führt zu schweren Leber- und Nierenschädigungen. Es entwickelt sich das Bild eines *hepato-renalen* Symptomenkomplexes mit *Oligurie* bzw. *Anurie*. Beim Auftreten dieses Syndroms ist die Prognose als sehr zweifelhaft anzusehen. Zu berücksichtigen sind noch Sonderkomplikationen, die durch die Lokalisation der Verbrennungen bedingt sind (Beispiele: Kehlkopfödem bei Halsverbrennung, Hydrokard bei Verbrennung im Bereich der Herzgegend, intrakranielle Blutungen bei Verbrennungen des Hirnschädels, Ileuszustände bei Bauchwandverbrennungen).

Das *Infektionsstadium* ist durch seine Komplikationen charakterisiert. Nach einer anfänglichen Sterilitätsphase folgt ein florides Wachstum von Staphylokokken, Colibacillen und hämolytischen Streptokokken. Tetanusbacillen und Pyocyaneus wachsen häufiger im brandgeschädigten Gewebe. Gasbrandbacillen dagegen werden nie gefunden. Tetanus und Erysipel, Wundscharlach und Phlegmonen sind häufiger Folgen einer Verbrennung.

Pathologische Anatomie und Pathogenese. Die pathologisch-anatomischen Veränderungen nach Verbrennungen sind in neuerer Zeit vor allem von Zinck (1940) sehr eingehend bearbeitet worden. (Auf die bei Zinck angegebene ausführliche ältere Literatur sei hingewiesen.) Die Veränderungen betreffen praktisch alle Organe, wobei durch die Entwicklung des toxischen Schadens die morphologisch nachweisbaren schweren Defekte des Herzens, des Gehirns, der Leber, der Gefäße und des Skeletmuskels im Vordergrund stehen. In der nachfolgenden Tabelle 10 sind die wesentlichen Organveränderungen zusammengestellt.

Tabelle 10. *Übersicht der hauptsächlichsten Gewebsbefunde nach Verbrennungen* (nach ZINCK).

Zeichenerklärung: b.a.V. = bei ausgedehnter Verbrennung; KK = Kleinkinder; K = größere Kinder; J = Jugendliche; E = Erwachsene.

Frühtodesfälle. (14½ Std bis 3 Tage, 7 Fälle.)	*Spättodesfälle.* (8—29 Tage, 5 Fälle.)
Eiweißreiches Ödem. Capillaratonie. Petechiale Blutungen	Entparenchymisierung. Sklerose.
Beginnende Parenchymveränderung	
Blut: Meist flüssig	Geronnen
Eindickung	„Toxische" Erythrorhexis
Erythrorrhexis	Endothel- und Knochenmarkriesenzellverschleppung
Fibrinkugeln und -schollen, seltener Fibrinthromben	Fibrinpräcipitate an Sternzellen und Endothelien
Jugendliche, Myeloische, teilweise Leuko	Jugendliche, Myeloische
Lipämie	SIEGMUND-SCHINDLERsche endotheliale Kugeln (SIEGMUND)
Knochenmark: Fehlen reifer Leukocyten	Linksverschiebung
Wenig myeloische Vorstufen	Myeloische Hyperplasie
Reticulumzellschwellung und -vermehrung	
Gesteigerte Erythropoese	Verminderte Erythropoese
RES.: Aktivierung	Degenerative Veränderungen bis Verlust
Teilweiser Zerfall und Verfettung	(z. B. Sternzellen)
Teilweise Verkalkung	
Monocytoide Umwandlung	
Erweitertes RES.: Aktivierung	Aktivierung mäßigen Grades
Bindegewebe: Verquellung	Verquellung
Selten fibrinoide Nekrose	Sklerose
Muskel quergestreift:	Gleich wie in Frühfällen
Glykogenschwund	
Schollige Degeneration	Bis zur Entleerung des Sarkolemmschlauches
Diskoidaler Zerfall	
Selten basophile Degeneration	
Augenmuskel: Grobkörnige Entmischung	Ebenso
Fibrilläre Auffaserung	
Muskel glatt: (Magen, Darm, Gefäße)	
ZENKERsche Degeneration	Ebenso
Hydrophische Degeneration	
Große Gefäße: Ödem, besonders um Vasa	Ebenso
vasorum	
Axiale Elasticadegeneration	Medionecrosis disseminata (J, E)
Beginn der cystischen Degeneration (beide b.a.V.)	Mucoid-cystische Degeneration
	Elastica interna-Vermehrung (J)
Kleine Gefäße: Ödem, Verquellung	Elasticadegeneration
Kontraktion neben Erschlaffung	Selten Panarteriitis
Häufig Palisadenstellung des Endothels	Ringförmige Endothelabhebung
Herzklappen: Ödem	Entsprechend, etwas geringer
Fibrineinpressung	
Mucoid-cystische Degeneration (E)	
Gallenblase: Meist Ödem	Kein oder geringes Ödem
Pleiochrome Galle	

Lymphatische Organe.

Lymphknoten: Sinuskatarrh	Geringer Sinuskatarrh
Blutungen	
Follikelnekrosen	Geringere Follikelnekrosen (J, E)
Fibrinaustritte	Sklerose und Capillarfibrose

Milz: Kontraktion   Partielle Kontraktion
  Blutüberfüllung (b.a.V.)
  Follikelnekrose mit Verfettung
  Follikelödem
  Peri- und intrafollikuläre Blutungen   Reticulumverdickung
  Fibrinaustritte   Siegmund-Schindlersche endotheliale
                               Kugelbildung
  Infarkte
  Pulpanekrosen
  Subendotheliale, histio-lymphocytäre
    Veneninfiltrate
  Fehlende oder geringe Hämosiderose   Fehlende oder geringe Hämosiderose
Thymus: Blutungen
  Retikuläre Zellverfettung   Akzidentelle Involution

Parenchymatöse Organe.

Frühtodesfälle.	*Spättodesfälle.*
Allgemein: Trübe Schwellung	Entparenchymisierung und Sklerose
Teilweise Eiweißspeicherung	(Abbau vorwiegend humoral)
Fehlende oder geringe Verfettung	
(s. auch RES. und erweitertes RES.)	
Herz: Tonogene Dilatation teilweise mit	Ebenso
Einflußstauung	
Glykogenschwund	
Quellung des differenzierten Plasmas,	Multiple Nekrosen (J, E) (schollige vacuoläre
Ausblasung und Homogenisierung	basophile Degeneration, keine Verkalkung)
(K, J, E)	
Axiale Vacuolisierung (KK)	
Selten schollige Degeneration und Infil-	
trate (J)	
(im ganzen Gewebsschädigung noch gering)	
Leber: Seröse Hepatitis	Fehlende oder abgeheilte oder höchstgradige
	seröse Hepatitis
Zentroazinäre Nekrosen (b.a.V., J, E)	
(teils mit, häufiger ohne Ikterus)	
Fischersche helle Zellen	Fischersche helle Zellen
Niere: Nephrose	und Sklerose
Hyalintropfige Degeneration	Glomerulusverödungen
Wabige Degeneration	Pseudohalbmonde
Nekrotische Nephrose (b.a.V.)	Quellung Bowmanscher Kapseln,
	Basalmembranen und Arteriolenelastica
Epitheliale und interstitielle Verkalkung	
(Hypochlorämie)	
Braune Zylinder	Selten Periglomerulitis
Glomerulonephrose	Selten Panarteriitis
Glomerulushistolysen	Beginnende Intimasklerose (J)
Synechien und Schlingenkollaps	
Papillenödem	
Magen-Darm: Blutungen im Duodenum und	Erosionen
oberen Dünndarm (b.a.V. mit Leber-	
schäden)	
Lunge: Ödem	Teilweise Ödem
Stase mit Blutungen	Mäßige Blutfüllung
Akutes Emphysem (KK, K)	Tuberkuloseaktivierung (Siegmund)

Nervensystem.

Gehirn: Hirnschwellung	Chronische Hirnschwellung
Kongestion	Leukocytenthromben
Blutungen und seröse Exsudate	
in Virchow-Räume	
Pigment und Fett in Endothel- und	Ebenso
Adventitialzellen	

Schwellung der Hortega-Zellen (Creutzfeldt)	Pseudoneuronophagie
Symplasmen	Ebenso
Metachromatische Fett-Eiweißgranula	Metachromatische Schollen, selten Verkalkung
Tigrolyse	
Fibrillolyse	
Ganglienzellschatten	Ganglienzellschrumpfung und -schwellung
Homogenisierende Zellerkrankung	
Verflüssigungen	
Akute Schwellung	
Eigenartige vakuoläre Degeneration (Rinde)	
Schwund des Funktionseisens	Ebenso

(Betroffen vor allem Pons, Nucleus dentatus, Purkinje-Zellen, aber auch Brücke und seltener Rinde. Akute Schwellung ubiquitär)

Sympathische Ganglien: Entsprechend	Ebenso
Markscheiden: Zentral: ballonierende Degeneration	Ebenso
	Peripher: teilweise Auflösung mit Metachromasie

Innersekretorische Organe.

Frühtodesfälle.   *Spättodesfälle.*

Nebenniere: Fehlende oder mäßige fleckförmige Entfettung	Teils gänzlicher Lipoidschwund (KK 13 Tage n. V.). Später Zusahme der Lipoide (J, E)
Mäßiges Ödem	
Schädigungsgrad: 0—II	I (J, E)
Chromaffine Substanz o. B.	Ebenso (J, E), starker Schwund (KK)
Selten geringe Kernausfälle	Hyperplasie der Glomerulosa
Selten kleine Blutungen	
Hypophyse: Verminderung der basophilen Substanz des Vorderlappens (ab 43 Std n. V.)	Fast gänzlicher Schwund der basophilen Substanz
Ödem der entleerten Basophilen	Ebenso
Gleichartige Veränderungen der Basophilen in Pars intermedia und Hinterlappen (E)	Ebenso
Anämische Infarkte	
Schilddrüse: Selten Epithelverkalkung	
Selten Oxalate im Kolloid	
Sonst o. B.	
Hoden: Sistieren der Zellteilung	
Ovar: Blutungen	Ebenso
Kleincystische Degeneration (n. V. ?)	Ebenso (J, n. V. ?)

(Andere innersekretorische Organe o. B.)

Tod: Kollaps und protrahierter Kollaps b.a.V.: Komplikation durch Leber- und Nierenzusammenbruch (Hepatoren-Insuffizienz oder Scheinurämie mit Hypochlorämie)	Durch anatomische Herz- und Gefäßschäden Komplikation durch Nieren- oder Leber-Nierenschäden
Störungen des Zentralnervensystems (Hirnschwellung)	Chronische Hirnschwellung bzw. Ödem.

Die von Zinck erhobenen Befunde wurden später von H. Blüthgen (1944) im wesentlichen bestätigt, der unter Heinlein im Ceelenschen Institut (Bonn) auch die pathologisch-anatomischen Organveränderungen bei tierexperimentellen Verbrennungen (Meerschweinchen) untersuchte. Die erhobenen Befunde werden in ihren wesentlichen Punkten folgendermaßen beschrieben: die Organveränderungen sind vor allem *degenerativer* Art. Es läßt sich eine Stufenfolge je nach der Schwere der Verbrennung erkennen. Der Weg der *Leber* geht von trüber Schwellung über hyalin-tropfige und vacuolige Entartung zur zentralen Läppchennekrose, in der *Niere* von trüber Schwellung mit vereinzelter Zylinderbildung in den Tubuli bis zur nekrotisierenden (Kalk-) Nephrose. Im *lymphatischen* System von Auflockerung der Reaktionszentren bis zur Nekrose mit Fibrinergüssen, im *Herzen* von herdförmiger, axialer Vacuolisierung bis zur disseminierten verkalkenden Herzmuskelnekrose. Die Veränderungen im *Gefäßbindegewebe* unterscheiden sich nicht von den durch chronisch parenterale Eiweißzufuhr gesetzten. Einen Anhalt für einen hochgradigen Eiweißaustritt aus der Gefäßbahn, wie ihn Zinck in den Vordergrund seiner Befunde rückt, konnte von Blüthgen nicht gefunden werden.

Es besteht die Frage, ob die gefundenen morphologischen Organveränderungen in ihrer pathogenetischen Entstehungsweise auf einen *gemeinsamen Nenner* gebracht werden können. In erster Linie sind 3 verschiedene pathogenetische Faktoren zu diskutieren:

1. Die Veränderungen können Ausdruck einer „*serösen Entzündung*" sein.

2. Sie können Folge eines *Kollapses* (Plasmaverlust aus der Blutbahn) sein.

3. Sie können durch eine *direkte* Schädigung infolge frei gewordener *Eiweißzerfallsprodukte* zustande kommen.

ad 1. Die Auffassung, daß das Wesen der thermischen Allgemeinschädigung in einer alle Gefäßgebiete betreffenden erhöhten Gefäßdurchlässigkeit, einer „serösen Entzündung" zu suchen sei, wird vor allem von Zinck vertreten. Er erblickt in dem Ödem und der dadurch gegebenen „Milieuveränderung" der Parenchymzellen zusammen mit mangelhaftem Abtransport auf dem Lymphwege das Primäre der Schädigungen des mesodermalen und epithelialen Parenchyms. Demnach würden die Befunde ein Analogon zur „serösen Entzündung" Eppingers und Rössles bzw. der *Dysurie* Schürmanns darstellen. Die Ursache des „Ödems" erblickt Zinck in einer am Endothel bzw. Reticuloendothel angreifenden Giftwirkung von Eiweißzerfallsstoffen und der auftretenden Überschwemmung des Kreislaufs mit proteo- und peptolytischen Fermenten bei herabgesetzter Abwehrfähigkeit im Sinne von Pfeiffer (1925). Weiterhin wird in der abwegigen Dynamik der Arteriolen eine Verstärkung der Endothelinsuffizienz gesehen. Dem durch den Plasmaverlust aus der Blutbahn zustande kommenden Kollaps weist Zinck ebenfalls eine wesentliche Rolle zu. Was die Beziehungen zwischen dem in die Interstitien ausgetretenen Bluteiweiß und der Parenchymschädigung angeht, so vertritt Zinck in Übereinstimmung mit den Auffassungen von Pfeiffer und Schürmann die Ansicht, daß es in erster Linie die fermentative Wirkung des Serums außerhalb der Blutbahn ist, die das Parenchym schädigt.

ad 2. Büchner (1933) und Meessen (1937, 1939) weisen dem *Kollapsfaktor* den ersten Rang in der Pathogenese des Verbrennungsschadens ein. Nach diesen Autoren ist es die durch den Kollaps eintretende *Hypoxie* mit Gefäßwandquellung, die zur parenchymatösen Schädigung der Organe führt. Nach Verbrennungen treten ähnliche Veränderungen auf, wie sie von diesen Autoren auch nach akuter *Hypoxämie* gefunden wurden. Vor allem ist es die nach Verbrennungen auftretende *vacuoläre Entartung* der Zellen, die den Veränderungen nach schwerem Sauerstoffmangel sehr ähnlich ist und die das Bild der von Fischer als Wasservergiftung beschriebenen „hellen" Zellen bietet (Bildung von fettfreien, kugeligen Hohlräumen im Zelleib, die den Kern eindellen). Staub sah das Auftreten solcher „hellen" Zellen nach oxydationshemmenden Giften. Pichotka beobachtete diese Veränderungen in der Leber schon nach einmaligem $^1/_4$stündlichen Aufschleusen von Meerschweinchen auf 13000 m Höhe. Diese „hellen" Zellen wurden auch von Blüthgen in seinen tierexperimentellen Verbrennungsstudien mit Regelmäßigkeit gefunden.

ad 3. Die These, daß es durch *Eiweißzerfallsprodukte* unmittelbar zu einer Parenchymschädigung kommt, wird vor allem in der bereits zitierten Arbeit von Blüthgen vertreten. Als Argument für diese Annahme wird besonders angeführt, daß sich bei den tierexperimentellen Verbrennungsstudien schwere Parenchymschädigungen besonders in der Leber nachweisen ließen, ohne daß irgendwelche morphologische Anzeichen einer als pathologisch zu bezeichnenden Eiweißansammlung in den Disseeschen Räumen nachweisbar waren. Nach diesen Befunden ist also eine „seröse Entzündung" nicht die notwendige Voraussetzung für eine Parenchymzellschädigung nach Verbrennung. Blüthgen, der in seiner Arbeit offenbar die Ansicht Heinleins vertritt, kommt zu der Schlußfolgerung, daß die Vorgänge bei der Verbrennung so komplexer Natur sind, daß es nicht angängig erscheint, sie nur unter einem Gesichtswinkel wie etwa dem der „serösen Entzündung" oder dem des Kollapses zu betrachten. Er erachtet vor allem eine *direkte toxische* Parenchymschädigung für sehr wesentlich.

Es ist noch die Frage zu erörtern, ob für die Annahme einer Intoxikation durch Eiweißspaltprodukte konkrete Befunde vorliegen. Zunächst ist festzustellen, daß das klinische Bild der Verbrennung zwischen dem 3. und 6. Tag dem einer *Peptonvergiftung* sehr ähnlich ist. So ordnete PFEIFFER die thermische Allgemeinschädigung in die große Gruppe der Eiweißzerfallstoxikosen ein und vertritt die Ansicht, daß der Tod nach Verbrennungen Folge einer „*Überproduktionsurämie*" ist, die mit der „*Retentionsurämie*" durch Niereninsuffizienz weitgehende Ähnlichkeit besitzt. Als stärkeres Argument für die Annahme einer Eiweißzerfallstoxikose werden die Parabioseversuche von HEYDE und VOGT angeführt. Wurden 2 Ratten durch eine Gewebsbrücke verbunden und der einen Ratte eine schwere Verbrennung zugefügt, so starb auch das zweite Tier unter den gleichen Erscheinungen wie das verbrannte, wenn diese Gewebsbrücke nicht innerhalb der ersten 24 Std gelöst wurde. Über die Natur dieser Stoffe wissen wir nichts Sicheres. Man denkt an das Auftreten von *biogenen Aminen*. Auch einer „*Cholin-Schwemme*" aus den Randgebieten der Verbrennung wird eine besondere Bedeutung zugeschrieben (HENSCHEN 1950). Das gelegentliche Auftreten nachweisbarer Mengen von Acetylcholin im Blut nach Verbrennungen sehen HOPPE-SEYLER und SCHÜMMELFELDER (1946) nicht als ursächliches Moment, sondern vielmehr als Folgeerscheinung der starken Änderung der Kreislaufverhältnisse bzw. der vegetativ-nervösen Regulationen an. Auf die analogen Veränderungen nach Verbrennungen und nach *Histaminvergiftungen* ist des öfteren vor allem von EPPINGER hingewiesen worden. Auch hat man versucht, die protoplasmatischen Veränderungen als Folge *anaphylaktischer* Vorgänge (ähnlich dem Peptonschock) zu deuten. Jedoch ist dieser Beweis auf experimentellem Wege bisher nicht gelungen (BERNHARD 1936). Auch ist es nicht angängig, aus der Ähnlichkeit der morphologischen Substratveränderungen der Verbrennungen einerseits und hyperergischen Gewebsreaktionen andererseits auf eine „allergische" Reaktion als Folge der Einwirkung von Eiweißzerfallsprodukten zu schließen. Nach RÖSSLE gibt es keine „spezifischen" Kennzeichen der anaphylaktischen Entzündung und HEINLEIN konnte zeigen, daß durch körpereigene Wirkstoffe (z. B. *Histamin*), die keine allergische Wirkung entfalten, ganz ähnliche Veränderungen erzeugt werden können, wie sie sonst bei hyperergischen Reaktionen gefunden werden. Die Frage, ob es spezifische Stoffe (z. B. biogene Amine) oder Eiweißzerfallsprodukte sind (Röstprodukte), die zu den destruierenden Organschädigungen führen, muß bis zu einer endgültigen experimentellen Klärung offenbleiben. In diesem Zusammenhang ist noch auf die Versuche von STRÖDER und STÜTTGEN (zit. nach STÜTTGEN) über die Vermehrung von Substanzen im Blut hinzuweisen, die im Wirkungscharakter dem *Histamin* gleichen oder ihm ähnlich sind. Nach GUGGENHEIM können die Histaminreste im Blut um das 10fache gesteigert sein.

Überblickt man die *klinischen* Aspekte, unter die die pathogenetischen Faktoren der Verbrennungsschäden am zwanglosesten eingeordnet werden können, so wird man der Sachlage am besten gerecht, wenn man sich von einer einseitigen Betrachtung freimacht. Gerade das wechselvolle klinische Bild zeigt, wie *komplex* die Vorgänge sein können, und daß wir sowohl die Faktoren des *Schocks*, des *Kollapses* und einer *Toxämie* in Rechnung stellen müssen. So erstrebenswert es auf der einen Seite ist, die Pathogenese eines Zustandsbildes auf einen Generalnenner zu bringen, so gefährlich kann sich unter Umständen gerade in therapeutischer Hinsicht eine überspitzte Deutung pathologisch-anatomischer Substratveränderungen auswirken. Daß in den ersten Stunden nach einer Verbrennung der reflektorische Schock das Zustandsbild beherrscht, wurde bereits hervorgehoben. Im Stadium des Kollapses kommt es infolge Plasmaverlustes zu den Erscheinungen einer Polycythämie (Hämoglobinzunahme bis zu 40% und mehr, Erythrocyten über 8000000) und einer Viscositätszunahme des Blutes. Trotz des Plasmaeiweißverlustes infolge „*Weinens der Wundflächen*" und generalisierter Capillarschädigung kann der prozentuale Eiweißgehalt des Blutes noch lange normal bleiben. Die Abnahme des Blutwassergehaltes kann bis zu 8—10% betragen. Ein normaler prozentualer Eiweißgehalt des Blutes darf nicht über die schweren Eiweißverluste hinwegtäuschen. Der Eiweißgehalt im serösen Exsudat beträgt in den ersten Tagen bis zu 5 g-%, d. h. daß bei einem Flüssigkeitsverlust aus der Blutbahn von 2—3 Litern am Tag etwa 150 g Eiweiß verlorengehen. Als besonders bedrohliche Komplikation ist das plötzliche Auftreten einer *Anurie* zu fürchten (s. S. 24).

In den *Eiweißrelationen* tritt eine Eiweißverschiebung zugunsten der Globuline ein. Der *Chlorspiegel* des Blutes sinkt ab, während *Calcium-* und *Kaliumspiegel*, *Kreatinin* und *Reststickstoff* sowie die Blutpolypeptide ansteigen. Die Symptome der Toxämie finden vor allem im Auftreten eines *hepato-renalen* Symptomenkomplexes (Oligurie, Anurie, Reststickstoffsteigerung, Steigerung des Aminostickstoffs), in *Ulcerationen* der Magen- und Darmschleimhaut und *cerebralen* Vergiftungserscheinungen (komatöses Bild) mit *Acidose* ihren Ausdruck. Im *Urin* kommt es zur Ausscheidung von *Albumosen, Methylguanidin* und *Pyridin* und zum Auftreten einer *Glucosurie*. Daß ein *Crush*-Syndrom mit Hämoglobinurie und nachfolgender Anurie zum plötzlichen Ende führen kann, wurde bereits erwähnt.

Es bleibt noch kurz zu erörtern, inwieweit durch den „*Stress*" der Verbrennung Veränderungen der Nebennierenrinde zustande kommen, die pathogenetisch von Bedeutung sind. So interessant die tierexperimentellen Befunde von Selye und Tonutti über Veränderungen der Morphologie und Funktion von Hypophyse und Nebenniere als Verbrennungsfolgen sind, so fraglich bleibt es aber, ob solchen Funktionsänderungen eine wesentliche Bedeutung für die Klinik der Verbrennung zukommt. Pathologisch-anatomisch scheint das Schwinden der basophilen Zellen des Hypophysenvorderlappens ein regelmäßiger Befund zu sein, während der Lipoidschwund der Nebennierenrinde erst spät auftritt (Zinck). Stüttgen (1952) konnte an 15 Sektionsbefunden keine regelmäßigen Beziehungen zwischen Veränderungen der Nebennierenrinde und Schwere oder Dauer des Verbrennungs- schadens feststellen. Aber auch unabhängig von diesen noch offenen Fragen, müssen wir das Schwergewicht der Verbrennungsfolgen auf den Schock, den hochgradigen Eiweißverlust, die Intoxikation und die Oligurie bzw. Anurie legen. (Über die Therapie mit Nebennierenrindenhormon s. auch unten.)

Therapie. Die Therapie der Verbrennungen soll nur in groben Zügen umrissen werden, da es sich hierbei um spezielle chirurgische Maßnahmen handelt.

Im *Schock*stadium steht die Behandlung der *Commotio neurovascularis* im Vordergrund (Morphium und seine Derivate). Die Frage der Wärmezufuhr wird verschieden beantwortet. Im allgemeinen wird die Verhütung der weiteren Abkühlung durch Anwendung von Heizbogen und heißen Getränken gefordert. Von amerikanischer Seite wird dagegen in letzter Zeit die Anwendung von Klimakammern bei solchen Krankheitsfällen befürwortet, bei denen durch die notwendigen Verbände die Gefahr einer Wärmestauung besteht. Temperatur der Klimakammer etwa 10° C (Brown und Delalla 1949).

Im *Kollapsstadium* steht der Ersatz des verlorengengangenen Blutplasmas im Vordergrund. Hier kann folgendes Schema als Richtlinie gelten (nach Sae- gesser):

$$500 \text{ cm}^3 \text{ Plasma für } 10\% \text{ verbrannte Oberfläche}$$
$$1000 \text{ cm}^3 \text{ Plasma für } 20\% \text{ verbrannte Oberfläche}$$
$$1500 \text{ cm}^3 \text{ Plasma für } 30\% \text{ verbrannte Oberfläche}$$
$$2000 \text{ cm}^3 \text{ Plasma für } 40\% \text{ verbrannte Oberfläche}.$$

Eine andere Berechnung der pro Tag zuzuführenden Plasmamenge erfolgt folgendermaßen:

$$\% \text{ verbrannte Körperoberfläche} \times \text{kg Körpergewicht}.$$

Zum Beispiel: $30 \times 70 = 2100 \text{ cm}^3.$

Die so errechnete Menge des Flüssigkeitsverlustes kann zu einem Teil durch 5%ige Glucose oder Ringerlösung ersetzt werden. Auch wird man der entgiften- den Wirkung des *Kollidons* (Schubert) bzw. *Peristons* (Stüttgen 1952) Beach- tung schenken müssen. Oberstes Gebot muß jedoch der Ersatz des verloren- gegangenen Bluteiweißes sein. Tritt nach einigen Tagen eine Anämie in Erschei- nung, so wird man Vollbluttransfusionen anwenden.

Was die *Lokalbehandlung* angeht, so ist die vor Jahren sehr propagierte *Tannin*behandlung in Mißkredit geraten, da nach experimentellen Unter- suchungen, vor allem von Cameron und seinen Mitarbeitern 1945 sowie von Barness und Rossiter 1942, Tannin zu *Lebernekrosen* führen kann. Die Frage des Für und Wider der Tanninbehandlung bei Verbrennungen ist von Ollinger 1947 auf Grund der vorliegenden Literatur eingehend erörtert worden (s. dort nähere Literaturangaben). Nach dem derzeitigen Stand der *Forschung* muß die Tanninbehandlung abgelehnt werden.

In seiner Eigenschaft als Sekretär der Britischen Medizinischen Forschungskommission für Kriegsverwundung und der Unterkommission für Verbrennungen schreibt F. H. K. Green in seinem 1945 erschienenen offiziellen Bericht (zit. nach Ollinger): „Es würde nicht einer gewissen Ironie entbehren, wollte man Betrachtungen darüber anstellen, daß der weitverbreitete Glaube an diese Form der Toxämie vor dem Krieg einer der Gründe war für die Popularität der Tanninbehandlung, von der man annahm, daß sie die endogenen Gifte fixiere; denn es ist jetzt bekannt, daß die Absorption von Tannin, wenn dasselbe bei ausgedehnten und tiefgehenden Brandwunden angewandt wird, seinerseits selbst zweifellos eine Toxämie verursacht, welche mit Leberveränderungen im Sinne von Nekrosen verbunden ist.“

Bezüglich der sonstigen *örtlichen* Behandlung muß auf das *chirurgische* Schrifttum verwiesen werden. Der Gefahr einer allgemeinen Infektion wird durch entsprechende Behandlung mit Antibiotica zu begegnen versucht. Auf die Notwendigkeit der Tetanusimmunisierung sei kurz hingewiesen.

Wesentlich ist die *eiweißreiche* Ernährung, sobald der Verletzte essen und trinken kann. Nach 2 Wochen sollte der Verletzte an Proteinen und Calorien täglich die in der Tabelle 11 angeführten Mengen zu sich nehmen.

Außerdem ist auf vitaminreiche Ernährung, besonders auf Vitamin C, Wert zu legen.

Tabelle 11.
(Nach Saegesser.)

Verbrannte Oberfläche %	Proteine g	Calorien
20	300—400	5000
10—19	200	3500
5—9	125	3000
1—4	90	2500

Fischer und Fröhlicher (1951) propagieren die Behandlung der elektrischen Verbrennungen mit hoher Bicarbonatzufuhr zur Vermeidung einer das „Crush“-Syndrom begleitenden Anurie (Bywaters) (s. elektrische Verbrennungen). Über diesen Maßnahmen darf nicht die Stärkung des geschädigten Herzens mit Strophanthin vergessen werden. Die Therapie mit Nebennierenrindenhormonen ist noch umstritten. Die mineralotropen Hormone (Desoxycorticosteron) haben die Erwartungen nicht erfüllt, die man an sie geknüpft hatte. Günstige Berichte liegen über die therapeutische Verwendung von *ACTH* vor (Literatur s. Stüttgen). Auch wird man im toxischen Stadium die Applikation von *Cortison* erwägen müssen[1]. Neuartige therapeutische Gesichtspunkte entstehen durch die Möglichkeit der Unterkühlung unter Anwendung von Substanzen, die die Thermoregulation blockieren (sog. künstlicher Winterschlaf s. S. 60).

Über *Spätschäden* nach Verbrennungen s. elektrische Verbrennungen.

VII. Wärmeüberempfindlichkeit.

Es liegen seltene, aber eindeutige Beobachtungen vor, daß schon auf relativ bescheidene Wärmereize bei bestimmten Personen Überempfindlichkeitsreaktionen eintreten. Sonnen- oder Bettwärme, Aufenthalt im warmen Bad oder in warmen Räumen, örtliche Wärmeeinwirkungen durch Eintauchen eines Gliedes in heißes Wasser oder Auflegen heißer Umschläge, selbst sehr warme Bekleidung sind als auslösende Ursachen beschrieben (Melczer und Wlassics 1937, Grant, Pearson und Comeau 1936, Lewis). Die Überempfindlichkeitsreaktionen manifestieren sich meist als *urticarielles* Exanthem. Die Quaddelbildung kann auf diejenigen Körpergebiete beschränkt sein, die der Wärmeeinwirkung unmittelbar ausgesetzt waren. In schweren Fällen treten die

---

[1] *Anmerkung bei der Korrektur:* Siehe Rehn, J., u. M. I. Whitelaw: Die Verbrennungsbehandlung mit ACTH und Cortison. Langenbecks Arch. u. Dtsch. Z. Chir. **274**, 175 (1953).

Efflorescenzen am ganzen Körper auf, im Gesicht mit leichten Schwellungen, am mit großen, unscharf begrenzten Flecken, die oft zusammenfließen und vielfach Körper in ihrer Mitte kleine Bläschen aufweisen. Die urticariellen Eruptionen sind häufig von einem profusen Schweißausbruch begleitet. Durch Eintauchen der Beine in heißes Wasser oder durch körperliche Anstrengungen, sowie durch Gemütserregungen wie Schreck, Scham oder Furcht kann ein solcher Ausbruch provoziert werden. Wird die Hautoberfläche durch Adrenalin oder Kompression blutleer gemacht, so bleibt die *allgemeine* allergische Reaktion auf einen lokalen Wärmereiz aus. Daß es sich hierbei um die Freisetzung von chemischen Stoffen handelt, die für das Auftreten des urticariellen Exanthems verantwortlich zu machen sind, ist anzunehmen. Durch Übertragung des Quaddelinhaltes oder des Serums eines Überempfindlichen kann bei Gesunden eine Überempfindlichkeitsreaktion ausgelöst werden. Durch wiederholte Wärmeeinwirkungen soll in einzelnen Fällen eine Desensibilisierung gelungen sein. Wahrscheinlich handelt es sich um eine Überempfindlichkeit gegen parasympathicomimetische körpereigene Wirkstoffe. Während die *Kälteurticaria* wahrscheinlich durch *Histamin* ausgelöst wird, kommt für die Auslösung der *Wärmeüberempfindlichkeits*reaktionen der Haut vor allem das *Acetylcholin* ursächlich in Frage. *Atropin* unterdrückt das Auftreten der Wärmeurticaria, während Pilocarpininjektionen eine Attacke provozieren. *Carbaminoylcholin* und *Eserin* rufen an der menschlichen Haut ebenfalls Quaddelbildung hervor (ALEXANDER, ELIOT und KIRCHNER 1940, THOMPSON 1947, FELDBERG). Zu den Überempfindlichkeitsreaktionen auf Wärme ist auch die *Erythralgie* (bzw. *Erythromelalgie*) zu zählen, die mit erhöhter Hauttemperatur und Hautrötung bei äußerster Schmerzhaftigkeit gegenüber Erhöhungen der Umgebungstemperatur einhergeht. Charakteristisch ist eine abnorme Dilatationsbereitschaft der peripheren Extremitätengefäße. Die Ursache ist unbekannt.

Kälteschäden.

Von
F. Grosse-Brockhoff.

Mit 6 Abbildungen.

A. Allgemeine Unterkühlung[1].

I. Der allgemeine Kälteschaden in Abhängigkeit von den äußeren Umweltfaktoren, Einteilung in den akuten und langdauernden Kälteschaden.

Während bei *örtlichen* Kälteschädigungen die Temperatur im Körperinnern weitgehend konstant bleiben kann, kommt es beim *allgemeinen* Kälteschaden zu einem *Absinken der normalen Körpertemperatur*. Der allgemeine Kälteschaden kann mit und ohne örtliche Erfrierungen auftreten. Ob es infolge äußerer Kälteeinwirkung eher zu einer allgemeinen Kälteschädigung als zur örtlichen Erfrierung kommt, hängt im wesentlichen davon ab, wie groß die Körperoberfläche ist, die einem erhöhten Wärmeentzug ausgesetzt ist. Das

---

[1] Die Bezeichnung „*Unterkühlung*" entspricht nicht der physikalischen Definition des Wortes, sondern ist in medizinischem Sinne zu verstehen. „*Unterkühlung*" bedeutet hier Absinken der normalen Körpertemperatur unter die Norm infolge äußerer Kälteeinwirkung. Man spricht auch von „*exogener Hypothermie*". Am zweckmäßigsten erscheint die Bezeichnung: „*Allgemeiner Kälteschaden*".

Absinken der Körpertemperatur ist im wesentlichen von *folgenden Größen* abhängig: Umgebungstemperatur, Wärmeleitfähigkeit des umgebenden Mediums, Wärmeleitung bzw. Konvektion, Möglichkeit der Muskelbetätigung, Ernährungszustand, Schlaf oder Wachsein. Da die Wärmeleitfähigkeit der Körperoberfläche im Wasser 27mal so groß ist wie in der Luft, kann es beim Aufenthalt im Wasser schon bei Wassertemperaturen von $+10^0$ C innerhalb einer oder weniger Stunden zu einem tödlich wirkenden Absinken der Rectaltemperatur auf 25^0 C und darunter kommen. Besonders die Erfahrungen während des Norwegenunternehmens und während des Einsatzes der Luftwaffe über dem Kanal im letzten Kriege haben gezeigt, daß es bei Wassertemperaturen von $+10^0$ bis $+12^0$ C bereits innerhalb weniger Stunden zu einem lebensbedrohlichen Zustandsbild bei den Besatzungen torpedierter Schiffe oder abgeschossener Flugzeuge kam, sofern diese nicht in der Lage waren, sich in Rettungsbooten über Wasser zu halten oder von Geleitfahrzeugen des Rettungsdienstes an Bord genommen zu werden.

Bei einem Schiffsuntergang vor der norwegischen Küste wurde beobachtet, daß die Schiffbrüchigen, die 15—20 min im Wasser von 2—5^0 C geschwommen hatten, kurz nach Aufnahme an Bord das Bewußtsein verloren und trotz der früher üblichen Behandlung durch Abtrocknen, Einhüllung in warme Decken, Verabfolgung warmer Getränke sowie Herz- und Kreislaufmittel starben. Bei einer anderen Gelegenheit wurden 65 Mann nach Aufenthalt von 40—50 min in Wasser von 2^0 C geborgen, 15,4% der Geborgenen starben an Versagen des Herzens und des Kreislaufes. Bei einem Schiffsverlust in der Barent-See wurden 28 Mann auf Rettungsflößen, 30 auf Rettungsbooten gerettet. Die Wassertemperatur betrug 0^0 C, die Lufttemperatur —12^0 C. Alle Geretteten waren zwischen 2 und 6 Std völlig durchnäßt worden. Von denjenigen, welche nach 3 Std geborgen wurden, starben 21,8%, die anderen erholten sich. Die Behandlung war die früher übliche (ZSCHUKKE 1942). TIDOW (1942) sah bei 13 aus eiskaltem Wasser Geborgenen während der Bergung schlagartig den Tod eintreten. Er glaubt, daß die Unterkühlung lebenswichtiger Zentren, insbesondere des Stammhirns, bei diesen Unglücksfällen wesentlich sei, da die Hals- und Nackengegend beim Schwimmenden am stärksten der Kälteeinwirkung ausgesetzt sei. WAYBURN (1947) berichtet über 6 Fälle von Hypothermie, die an Piloten, welche auf dem Rückflug infolge Absturz über der Nordsee der Einwirkung kalten Wassers für längere Zeit ausgesetzt waren, beobachtet wurden. Man kann aus den vorliegenden Berichten folgern, daß ein Aufenthalt im Wasser von 1^0 C etwa in 1 Std zum Tode führt, wobei die Rectaltemperatur etwa 25^0 C beträgt. Bei Wassertemperaturen von 20^0 C stellt sich für lange Zeit eine konstante Rectaltemperatur von 35^0 bis 36^0 C ein, wobei die Wärmeproduktion etwa 200 Cal/m²/Std beträgt (SPEALMAN 1946). Daß die Gefahr des Zustandekommens eines Kälteschadens bei niedrigen Lufttemperaturen viel geringer ist, mag folgendes Beispiel zeigen: beim ruhigen Aufenthalt im kalten Raum (Klimakammer) von —10^0 bis —15^0 C (ohne Bewindung) kommt es bei gewöhnlicher Bekleidung ohne Mantel oder anderen Wärmeschutz innerhalb 1 Std zu einem Absinken der Temperatur um etwa $^1/_2$—1^0 C (WEZLER und THAUER 1943, HÜLNHAGEN 1944, SCHÖDEL und GROSSE-BROCKHOFF, unveröffentlichte Selbstversuche 1942). Zunehmende *Luftfeuchtigkeit* und starke *Bewindung* vermehren den Grad des Wärmeverlustes erheblich. In unbekleidetem Zustand ist eine Lufttemperatur von $+1^0$ C längstens für die Dauer von 4 Std zu ertragen, wobei die Wärmeproduktion 4—5mal so hoch ist wie in der Norm. Dabei stellt sich nach etwa $^1/_2$—1 Std die Rectaltemperatur auf 35^0 C ein (ADOLPH und MOLNAR 1946).

Das Zustandekommen einer allgemeinen Unterkühlung auf dem Festland ist seltener. Über Einzelfälle ist immer wieder berichtet worden, vor allem bei Personen, die im Schnee eingeschlafen sind (s. LUCKE 1941). Die Beschreibungen von LARREY (1817) über das Vorkommen allgemeiner Unterkühlungen und örtlicher Erfrierungen aus dem napoleonischen Winterfeldzug in Rußland sind ganz besonders eindrucksvoll und stimmen mit den in neuerer Zeit gemachten Erfahrungen weitgehend überein. Wenngleich während des letzten Rußlandfeldzuges naturgemäß die Zahl der örtlichen Erfrierungen die der allgemeinen Unterkühlung bei weitem überwog, so wurden doch eindeutige Fälle von allgemeiner Unterkühlung beschrieben, die vor allem bei Schneestürmen auftraten, in denen die Mannschaften nicht durch eine entsprechende und vor allem wasserdichte Bekleidung genügend geschützt waren. Allgemeine Unterkühlung mit

letalem Ausgang traten unter der Zivilbevölkerung in gehäuftem Maße während
der Evakuierung der Ostgebiete auf. Hierbei trat vor allem die starke Schutz-
losigkeit von *Greisen* und *Säuglingen* gegenüber äußerer Kälteeinwirkung in
Erscheinung. In den meisten Fällen laufen die Berichte über die allgemeine
Unterkühlung im russischen Winterfeldzug und bei der Evakuierung der Ostgebiete darauf hinaus, daß neben die Kälteschädigung als weiterer Faktor die
allgemeine körperliche Erschöpfung hinzutritt. Diese Erfahrungen geben Veranlassung dazu, die kurzdauernde *akute* Unterkühlung, bei der die Kälteeinwirkung als die einzige bzw. ganz im Vordergrund stehende Noxe angesehen
werden muß, von der *langdauernden* Unterkühlung zu trennen, da bei letzterer
die *Erschöpfung* als wesentlicher Faktor zu dem Kälteeinfluß hinzukommt
und hierdurch die pathologisch-physiologische Fragestellung entscheidend betroffen wird. Auch gelten für die *Therapie* der akuten Unterkühlung andere
Gesichtspunkte wie für die langdauernde Unterkühlung. Wir können im allgemeinen dann von einer *akuten* Unterkühlung sprechen, wenn die Dauer der
Kälteeinwirkung 12 Std nicht überschreitet, während wir sonst eine langdauernde Unterkühlung annehmen. Solche Unterscheidungen nach der Stunden-
dauer der Kälteeinwirkung sind natürlich nur mit größerem Spielraum zu treffen.

II. Das Zustandsbild des allgemeinen Kälteschadens in Abhängigkeit vom Grad der Erniedrigung der Körpertemperatur.

1. Bei akuter Unterkühlung.

Je nach dem Grade der Erniedrigung der Temperatur ist das Zustandsbild
des allgemeinen Kälteschadens ein verschiedenes. Wir unterscheiden am zweckmäßigsten 3 Phasen der Unterkühlung (WINTERNITZ 1894). Es wird in der Praxis
oft schwierig sein, die einzelnen Phasen genau voneinander zu trennen. Doch
bietet uns eine solche schematische Einteilung auch die beste Grundlage für die
zu treffenden therapeutischen Maßnahmen. In der *1. Phase* (Rectaltemperatur
zwischen 37⁰ und 34⁰C) sind die Abwehrmaßnahmen des Körpers außerordentlich
stark. Sie treten unter starkem Muskelzittern (Kälteschauer) schon äußerlich
in Erscheinung. Es kommt zu einem allgemeinen *Schmerz*gefühl, besonders
in Füßen, Knien und Geschlechtsteil. Der *Energiestoffwechsel* ist um ein Mehrfaches gesteigert. Die Herzfrequenz ist anfänglich erhöht, vermindert sich aber
bei Unterschreiten der Temperatur unter 36⁰C trotz der noch bestehenden Stoffwechselsteigerung in Relation zum Absinken der Temperatur (Kühlwirkung
des Blutes auf den Sinusknoten). Der *Blutdruck* ist meist leicht erhöht, die
peripheren Gefäße sind verengt. Die Hautabkühlungsflächen sind weiß, das
Gesicht sieht häufig cyanotisch aus. Die *Reflexe* sind oft sehr lebhaft, das Bewußtsein klar, jedoch sind die Personen meist in einem psychischen Erregungszustand.

Die *2. Phase* (etwa zwischen 34⁰ und 27⁰C Rectaltemperatur) ist gekennzeichnet durch das Schwächerwerden bzw. Aufhören des Muskelzitterns, an
dessen Stelle die allgemeine *Muskelstarre* tritt. (Die Arme sind meist ange-
winkelt und an den Körper angepreßt.) Der vorher erhöhte Energiestoffwechsel
sinkt ab. Dementsprechend wird das Atemminutenvolumen unter Abnahme
von Atemfolge und Atemtiefe herabgesetzt. Durch die Muskelrigidität ist die
Atmung erschwert, vor allem in der Exspiration. Die Pulsfolge sinkt weiterhin
erheblich bis zu Werten von 30 und 40 Schlägen je Minute und weist dabei
oft Unregelmäßigkeiten auf, die sich elektrokardiographisch als *Arrhythmia
absoluta* infolge Vorhofflatterns oder -flimmerns oder als Arryhtmien infolge

heterotoper Reizbildung der sekundären und tertiären Zentren des Herzens erweisen. Die *Reflexe* zeigen eine Abschwächung, das Bewußtsein ist bis zur Unansprechbarkeit getrübt. Die *Schmerzempfindung* läßt nach bzw. hört ganz auf. Der *Blutzucker* weist meist ein geringes Absinken (etwa um 30 mg-%) auf, die *Alkalireserve* ist etwas erniedrigt (um etwa 5—10 Vol.-%).

Die *3. Phase* (etwa bis zu 22° C Rectaltemperatur), die eigentliche *Lähmungsphase*, ist dadurch gekennzeichnet, daß alle Erscheinungen des Lebens allmählich schwinden und es zu einem Zustand des *Scheintodes* kommt. Der *Energiestoffwechsel* sinkt unter den Ruhewert, die *Atmung* ist kaum mehr zu beobachten, der *Puls* kaum mehr zu fühlen und stark unregelmäßig, der *Blutdruck* abgesunken, die *Reflexerregbarkeit* erloschen. Schmerzreize werden überhaupt nicht mehr empfunden, der Kranke macht den Eindruck, als ob er sich in einer *tiefen Narkose* befände. Die Muskelrigidität ist geschwunden, was als ein besonders bedrohliches Zeichen gewertet werden kann. Das Blutbild weist eine Anämie auf, Blutzucker und Alkalireserve sind weiterhin etwas abgesunken. Die niedrigsten Körpertemperaturen, die bisher beim Menschen beobachtet wurden und bei denen eine Wiederbelebung gelang, betrugen etwa 18° C (s. S. 70).

2. Bei langsam entstehendem Kälteschaden.

Während die Symptome bei der schnellen Unterkühlung in gesetzmäßiger Weise erfolgen, wechseln diese bei der langdauernden Unterkühlung je nach dem Grad des Vorherrschens kalter Umgebungstemperaturen und der Einwirkung der eintretenden Erschöpfung. Diese Art der Unterkühlung wird bei Aufenthalt im Wasser seltener beobachtet. Sie war charakteristisch für die Krankheitsfälle bei Unterkühlung im russischen Winterfeldzug. Der Abfall der Körpertemperatur erfolgt langsam und dürfte meist 5—10° C nicht übersteigen. Solche Herabsetzungen der Körpertemperatur sind bei der langdauernden Unterkühlung bereits als äußerst bedrohlich anzusehen. Solange die Symptome der Erschöpfung noch nicht auftreten, unterscheiden sich die Veränderungen nicht wesentlich von der 1. Phase der akuten Unterkühlung. Oft gehen die Erschöpfungssymptome der Kältewirkung aber schon voraus. Die Lebensgefahr wird hierbei aber nicht so sehr durch den Abfall der Körpertemperatur als durch die eintretende *körperliche Erschöpfung* heraufbeschworen. Über klinische Zustandsbilder des kombinierten allgemeinen Kälte- und Erschöpfungsschadens berichtete vor allem REWERT (1948, 1949) auf Grund von Erfahrungen im russischen Feldzug des letzten Krieges. Mit der von diesem Autor geprägten Bezeichnung „*Unterkühlung ohne Unterkühlung*" soll zum Ausdruck gebracht werden, daß die Erniedrigung der Körpertemperatur in solchen Fällen nur relativ gering sein braucht und trotzdem schwere und unmittelbar lebensbedrohliche Symptome auftreten können. Bei einem Teil der von ihm beobachteten Patienten war bereits vor der Aufnahme ins Lazarett ein körperlicher Zusammenbruch unter schweren Kollapserscheinungen eingetreten. Mehrere Patienten wurden bewußtlos, mit extremer Bradykardie, ausgeprägtem Muskelrigor und Atemverlangsamung — zumeist CHEYNE-STOKES-*Typ* eingeliefert und starben schon bald nach der Einlieferung. Die *Gesichtszüge* beschreibt er als mimisch starr, gläsern, wie eingefroren, zum Teil verblödet. Sowie die Patienten bei Bewußtsein waren, waren sie psychisch und motorisch außerordentlich verlangsamt und gehemmt. Die *Sprache* wird als verwaschen, schleppend, lallend und unartikuliert beschrieben. *Stuhl* und *Urin* gingen oft spontan ab, der Stuhl war dünnflüssig oder breiig. Eine diffuse Bronchitis gehörte mit zum Krankheitsbild. In mehreren Fällen war das Sputum, das nicht ausgehustet werden konnte, sondern in großen „Bächen" aus dem Munde floß, schaumig-blutig. Auch wird stärkste *Salivation* beobachtet. Der Tod trat unter den Erscheinungen einer extremen Bradykardie, Hypotonie, Irregularität der Herz-schlagfolge, Muskelstarre, Abflachung und Verlangsamung der Atmung ein. Nach der Beschreibung von Rewert lagen verschiedene Patienten in diesem, in mancher Hinsicht an *Katalepsie* erinnernden Zustand, der sich oft jeder Therapie gegenüber resistent verhielt, 10—12 Std in absoluter „Stumpfheit",

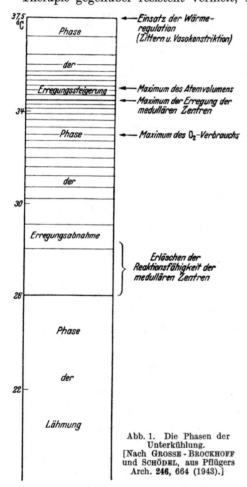

Abb. 1. Die Phasen der Unterkühlung.
[Nach Grosse-Brockhoff und Schödel, aus Pflügers Arch. **246**, 664 (1943).]

bis der Tod erfolgte. Bemerkenswert sind noch die Beobachtungen von Rewert, daß bei einigen Patienten, die zunächst durch entsprechende therapeutische Maßnahmen aus dem bedrohlichen Zustand gerettet werden konnten, plötzlich ein erneuter Zu-sammenbruch mit tödlichem Ausgang eintrat. Bei diesen Beobachtungen von Rewert steht offenbar die *körperliche Erschöpfung* im Vordergrund der Patho-genese, zu der dann der Kältefaktor erschwerend hinzutritt. Es ist außer-ordentlich schwierig, die Bedeutung des Faktors der Erschöpfung und der Unter-kühlung voneinander abzutrennen. Aber gerade diese Kombination beider Noxen ist für den langdauernden Kälteschaden charakteristisch.

III. Funktionsänderungen der einzelnen Organe und Organsysteme bei akuter Unterkühlung.

Die Einteilung in 3 Phasen der akuten Unterkühlung (s. Abb. 1) er-scheint auch heute noch berechtigt, sofern man bei einer solchen Phasen-einteilung berücksichtigt, daß es keine starren Gesetzmäßigkeiten zwischen der jeweiligen Körpertemperatur und dem jeweiligen Funktionszustand des Organismus gibt. Nicht die absolute Körpertemperatur allein, sondern auch die *Geschwindigkeit* der Abkühlung und Unterkühlung beeinflussen den jeweiligen Funktionszustand bzw. Funktionsausfall der Organsysteme (Weltz, Wendt und Ruppin 1942). Erfolgt die Unterkühlung sehr schnell, innerhalb von 1—2 Std (z. B. Reinfusion von körpereigenem Blut, das durch Kühlschlangen geleitet auf 3—4° C abgekühlt ist), so können bei Körpertemperaturen des Warmblüters unter 10° C noch Lebenszeichen registriert werden. Offenbar ist es wichtig, daß die Phase der starken Frierreaktion möglichst schnell durchlaufen wird, um extreme Erniedrigungen der Körpertemperatur zu erreichen. Mit Hilfe ganglien-blockierender Substanzen gelingt es, die Frierreaktionen weitgehend aus-zuschalten, was für die Ausnutzung des „*künstlichen Winterschlafes*" in der

Chirurgie von besonderer Bedeutung ist (s. S. 73). Die Phaseneinteilung der akuten Unterkühlung gründet sich auf tierexperimentelle Ergebnisse, die nach den vorliegenden kasuistischen Berichten auch den beim Menschen zur Beobachtung gelangten Unterkühlungsphasen entsprechen. Die tierexperimentellen Ergebnisse stimmen auch mit den Beobachtungen von SMITH und FAY (1940) sowie DILL und FORBES (1941) an Carcinomkranken überein, die aus therapeutischen Gründen zur Erzielung einer Rückbildung der Tumoren unterkühlt wurden.

Die meisten Tierexperimente bergen allerdings als Fehlermöglichkeit die Beeinflussung durch die angewendete Narkose in sich (THAUER 1942). Jedoch läßt sich dieser Fehler im Tierexperiment weitgehend kompensieren, wenn die Narkose so bemessen wird, daß die Untersuchungsergebnisse nicht durch Schmerzempfindungen der Versuchstiere beeinflußt werden, daß sie aber andererseits nicht zu tief ist. Es erwies sich dabei als günstig, nach Beendigung der Operation und bei Beginn des eigentlichen Versuchs die Narkose durch Cardiazolinjektionen abzuflachen und hierdurch sehr reaktionsfähige Versuchstiere zu erhalten. Die neueren Untersuchungen wurden zumeist mit kombinierter Morphin-Urethan- oder Morphin-Chloralose-Narkose durchgeführt. Soweit der durch die Narkose eintretende Versuchsfehler berücksichtigt wird, erscheint es berechtigt, aus den tierexperimentellen Untersuchungen an Warmblütern weitgehende Analogieschlüsse zu den Unterkühlungsformen beim Menschen zu ziehen, wobei die Verschiedenheit der Tierspecies zwar Unterschiede in der Kälteverträglichkeit und der Phaseneinteilung ergeben, die aber keine prinzipielle Bedeutung haben.

GAGGE und HERRINGTON (1947) haben an Hand des offiziellen Berichtes von Mayor LEO ALEXANDER an die alliierten Behörden über die während des Krieges in Dachau gemachten Unterkühlungsexperimente berichtet.

„The subjects of investigation in these discreditable experiments was the physiology of cold exposure. A full review of the credible portions of the work is warranted by reason of their intrinsic interest and the relative inaccessibility of the report."

Durch diese Versuche wurde kein neuer Gesichtspunkt zur Frage der pathologischen Physiologie und Therapie der Unterkühlung gewonnen. Die Befunde bestätigen — jedenfalls in den wesentlichen Punkten — die Erfahrungen aus der menschlichen Pathologie und dem Tierexperiment.

1. Kerntemperatur und Hauttemperatur während der Unterkühlung.

In den ersten 5 min nach Beginn der Unterkühlung beobachtet man ein Ansteigen der Körpertemperatur bis zu $1/_2{}^0$ C als Folge der sofort einsetzenden physikalischen Temperaturregulation. Durch die stark einsetzenden Zitterbewegungen des Tieres und die damit verbundene Steigerung des Energiestoffwechsels erfolgt sodann ein nur langsamer Abfall der Körpertemperatur, der auf der Höhe des Kältezitterns oft aufgehalten wird. In der 2. und 3. Phase der Unterkühlung sinkt die Körpertemperatur zunehmend schneller ab. Die Geschwindigkeit des Abfalls der Körpertemperatur ist abhängig von dem jeweiligen Ernährungszustand und von der jeweiligen Narkosetiefe, wie eben schon erwähnt wurde.

Bei solchen Arten der Unterkühlung, bei denen das Gesäß in besonderem Maße der Kälteeinwirkung ausgesetzt ist, kann die Rectaltemperatur unter der Kerntemperatur liegen, da hierbei kaltes Blut aus dem Beckenraum der rectalen Durchblutung beigemengt wird.

Es ist sehr schwierig, eine kritische Körpertemperatur anzugeben, bei der der Tod erfolgt, da hierfür die Dauer der Unterkühlung und die Wasserbadtemperatur von großer Bedeutung sind. Bei höheren Wasserbadtemperaturen und dadurch bedingten längeren Versuchszeiten tritt der Tod bei höheren Körpertemperaturen ein, als wenn die Unterkühlung bei niedrigeren Wasserbadtemperaturen erfolgte. Der erste Fall stellt bereits den Übergang zur lang dauernden Unterkühlung mit den Symptomen der Erschöpfung dar. Bei schneller Unterkühlung ist eine Körpertemperatur von 25—29° C als bedrohlich anzusehen. Bei sehr schnellen Unterkühlungen können aber noch beachtlich tiefere Körpertemperaturen erreicht werden (s. oben).

2. Der Energiestoffwechsel.

Die Tatsache, daß die Steigerung des Sauerstoffverbrauches sogleich mit Beginn der Unterkühlung einsetzt zu einer Zeit, in der die Körpertemperatur noch normal ist oder sogar einen leichten Anstieg zeigt, weist eindeutig darauf hin, daß die chemische Wärmeregulation nicht nur von der Bluttemperatur, sondern auch von den Thermoreceptoren in Gang gesetzt wird (GROSSE-BROCKHOFF und SCHÖDEL 1943). Hierbei ist unter chemischer Wärmeregulation das Zustandekommen der O_2-Verbrauchssteigerung infolge Kältezitterns zu verstehen.

Es ist zweifelhaft, ob an der Erhöhung des O_2-Verbrauchs noch irgendwelche anderen Faktoren beteiligt sind als das Kältezittern (HARDY und GOODELL 1947). Wie weit diese chemische Wärmeregulation an den Kältereiz der Thermoreceptoren gebunden ist, geht auch aus der schlagartigen Senkung des O_2-Verbrauches mit Sistieren des Kältezitterns hervor, wenn bei einem unterkühlten Tier in der Erregungsphase an Stelle des Kältereizes ein Wärmereiz auf die Haut einwirkt (GROSSE-BROCKHOFF und SCHÖDEL). Nur der *Rigor* der Muskulatur bleibt weiterhin bestehen (KRAMER und REICHEL 1944). Andererseits kann man beobachten, daß bei der Aufwärmung im warmen Wasserbad wieder eine starke Frierreaktion der Tiere einsetzt, wenn die Körpertemperatur die Schwelle der Lähmungsphase überschreitet. Die chemische Wärmeregulation kann demnach sowohl von den Thermoreceptoren wie auch von der

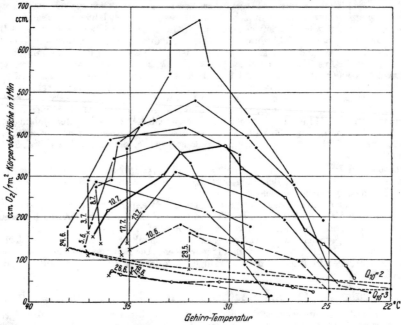

Abb. 2. Abhängigkeit des Sauerstoffverbrauches von der Körpertemperatur. Ordinate: Sauerstoffverbrauch in Kubikzentimetern je Quadratmeter Körperoberfläche je Minute. Abszisse: Gehirntemperatur. Die ausgezogenen Kurven stammen von Versuchstieren in flacher Narkose, die gestrichelten Kurven von Versuchstieren in tiefer Narkose. Je eine dieser Kurven ist als besonders charakteristisches Beispiel stärker gezeichnet. Die punktierten Kurven wurden für ein $Q_{10} = 2$ bzw. 3 berechnet.
[Aus GROSSE-BROCKHOFF und SCHÖDEL: Arch. exper. Path. u. Pharmakol. **201** (1943).]

Bluttemperatur allein in Gang gesetzt werden. Welcher Reiz die führende Rolle übernimmt, hängt von der Stärke des äußeren Kältereizes einerseits und von der Erniedrigung der Bluttemperatur andererseits ab. Muskelzittern und Steigerung des Energiestoffwechsels werden besonders stark, wenn die Bluttemperatur um etwa 4—5° C abgesunken ist. Die Ansicht BARBOURS (1912), daß der Temperaturabfall des Wärmezentrums den Reiz für die Auslösung einer gesteigerten Wärmebildung abgibt, besteht auch weiterhin zu Recht. Die jeweilige Stärke der Verbrennungssteigerung wird aber von den Thermoreceptoren aus modifiziert. KÖNIG (1943) vertritt die Ansicht, daß schon sehr geringe Änderungen der Kerntemperatur die Erregbarkeit des Wärmezentrums für Kältereize erniedrigen oder erhöhen können. Über die quantitativen Beziehungen dieser Koppelung der thermoregulatorischen Vorgänge durch die Einwirkung auf die Regulationszentren von seiten der Thermoreceptoren einerseits und der Bluttemperatur andererseits sind wir bisher noch nicht hinreichend orientiert. Unter der Einwirkung äußerer Kälte- und Wärmereize sind die Thermoreceptoren im Bereich des *Trigeminusgebietes* von besonderer Bedeutung. Sie stehen sowohl im Dienste des konvektiven Wärmeausgleichs der chemischen Wärmeregulation und der reflektorischen Beeinflussung von Atmung und Kreislauf (REIN 1931, 1943, WEBER 1944, KÖNIG 1943, GROSSE-BROCKHOFF und SCHÖDEL 1943, EBBECKE 1943, BRAUCH 1947).

Der Einfluß der Thermoreceptoren auf die chemische Wärmeregulation wird sich im Beginn der Erregungsphase am stärksten entfalten, während späterhin vorwiegend die Bluttemperatur führend ist. So zeigt im Verlauf der Unterkühlung die Stoffwechselsteigerung die strengste Beziehung zur Körpertemperatur, während Atmung, Pulsfrequenz und Vasomotorik in stärkerem Maße als der Stoffwechsel von Einwirkungen der Thermoreceptoren beeinflußt erscheinen. Oberflächlich narkotisierte Tiere zeigen Erhöhungen des O_2-Verbrauchs bis zu 700%. In der Phase des höchsten O_2-Verbrauchs ist auch stets das stärkste Kältezittern zu beobachten. Hierbei ist bemerkenswert, daß es während dieser Zeit oft zu Schwankungen des O_2-Verbrauchs kommt, die bis zu 200% betragen, und daß auf der Höhe einer solchen Stoffwechselwelle auch das Muskelzittern in viel stärkerem Maße in Erscheinung tritt. Der *Umkehrpunkt* des Energiestoffwechsels liegt meist bei flach narkotisierten Tieren zwischen 30° und 33° C. Der dann erfolgende steile Temperaturabfall ist darauf zurückzuführen, daß bei dieser kritischen Temperatur die Wärmeregulationszentren ihre Tätigkeit mehr und mehr einstellen, was äußerlich an dem allmählichen Sistieren des Kältezitterns kenntlich ist (s. Abb. 2). PERKINS (1945) zeigte durch Entnervungs-versuche an Tieren, daß der Beginn des Kältezitterns an die Unversehrtheit der afferenten Nervenfasern der Muskulatur gebunden ist. SPEALMAN (1945) fand, daß eine Rectaltemperatur von 36° C die kritische Tempe-ratur darstellt, bei der das Kältezittern beginnt. ADOLPH und MOLNAR (1946) stellten in ihren Experimen-ten eine maximale Wärme-produktion von 210 Cal/m² je Stunde für die Dauer von 2 Std fest. Oberhalb dieser Werte kam es zur Ermüdung der Muskulatur.

Bei Hirnreizversuchen an Katzen stellte W. R. HESS insgesamt 11 Reizpunkte fest, von denen aus ty-pisches Kältezittern durch elektrische Reizung nach einer Latenz von mehreren Sekunden ausgelöst wurde. Eine nähere Analyse (AKERT und KESSELRING 1951) er-gab, daß die Frequenz des Tremors stets bedeutend höher war als diejenige der

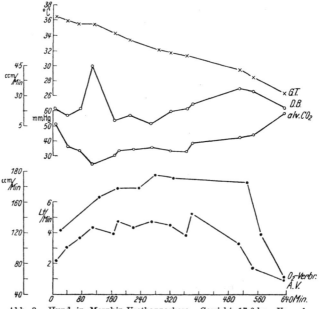

Abb. 3. Hund in Morphin-Urethannarkose. Gewicht 17,6 kg. Versuch vom 7. 10. 42. *G.T.* Gehirntemperatur; *D.B.* Durchblutung der linken Vena femoralis; *alv.CO₂* alveolare CO_2-Spannung in mm Hg.; *O₂-Verbr.* Sauerstoffverbrauch je Minute; *A.V.* Atemminutenvolumen. [Aus GROSSE-BROCKHOFF u. SCHÖDEL: Arch. exper. Path. u. Pharmakol. 201 (1943).]

Reizimpulse. Die histologische Kontrolle der Reizpunkte ergab, daß 10 in unmittelbarer Nachbarschaft in enger Beziehung zum Ventrikelsystem liegen, und zwar lokalisieren sich 6 ins Septum pellucidum, 2 in die mediale Randzone des Nucleus caudatus und je 1 Stelle ins Stria terminalis-Bett und in das Gebiet des vorderen Thalamuskerns in unmittelbarer Nachbarschaft zum Foramen interventriculare Monroi. Während des Experimentes trat die Funktionsspezifität dieser im Bereich des Ventrikelsystems liegenden Reizpunkte besonders hervor, während die Reizung weiter liegender Zonen keinen Erfolg zeigte. Auffallend ist die enge Beziehung zum Ventrikelsystem und damit zur Zirkulation der Cerebrospinal-flüssigkeit, die die Kontrolle der mittleren Temperatur begünstigt. Hyperthermieeffekte bei Störungen und Eingriffen im Bereich des Ventrikelsystems sind als *zentrale* Reiz-zustände aufzufassen.

3. Die Atmung.

Die *anfängliche*, sofort im Beginn der Unterkühlung einsetzende Atmungs-steigerung ist *reflektorischen* Ursprungs. Da die anfängliche Atmungssteigerung größer ist, als es der Stoffwechselsteigerung entspricht, sinkt die alveoläre Kohlen-säurespannung zunächst ab (etwa um 20 mm Hg). Im weiteren Verlauf ist bemerkenswert, daß eine Minderung des Atemvolumens schon einsetzt, während der O_2-Verbrauch noch ein weiteres Ansteigen zeigt (s. Abb. 3). In Tierversuchen am Hund ließ sich meist die Feststellung machen, daß zu Beginn des Abfalls des

O_2-Verbrauchs (Phase II) das Atemvolumen schon *unter die Norm* absinkt bei gleichzeitigem Anstieg der alveolären CO_2-Spannung über den Ausgangswert. Diese
Befunde weisen auf eine *Änderung der zentralen Erregbarkeit* des Atemzentrums
hin. Prüfungen der Erregbarkeitsänderungen des Atemzentrums mittels Beatmung der Versuchstiere mit Kohlensäure-Luftgemischen von verschiedener
CO_2-Konzentration unter gleichzeitiger Registrierung des Atemvolumens und
der Alveolarluft ergaben, daß die *Erregbarkeit* des Atemzentrums bei einer
Körpertemperatur von 34,5° C ein *Maximum* aufweist und bei weiterer Unterkühlung allmählich absinkt. Bei *26° C* kommt es zu einem *Erlöschen der Regulationsfähigkeit der medullären Zentren* (s. Abb. 4). Bei dieser Körpertemperatur tritt bei einer Erhöhung der CO_2-Spannung statt einer Atmungssteigerung

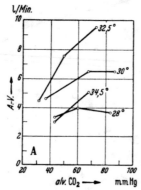

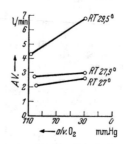

Abb. 4. Veränderungen der Erregbarkeit des Atemzentrums gegen Kohlensäure während der Unterkühlung. Versuchstier: Hund. Die Empfindlichkeit
ist bei 32,5° C gesteigert und sinkt bei 30° C Gehirntemperatur unter die Norm. Abszisse: alveolare
Kohlensäurespannung. Ordinate: Atemminutenvolumen.
[Nach GROSSE-BROCKHOFF und SCHÖDEL: Pflügers
Arch. 246 (1943).]

Abb. 5. Veränderungen der Erregbarkeit des Atemzentrums gegen O_2-Mangel während der Unterkühlung.
Abszisse: alveolare O_2-Spannung. Ordinate; Atemminutenvolumen. Dasselbe Versuchstier wie in Abb. 4.
Gegenüber Erniedrigungen der O_2-Spannung reagiert
das Versuchstier auch noch bei einer Kerntemperatur
von 27° C mit einer Steigerung des Atemminutenvolumens. [Aus GROSSE-BROCKHOFF und SCHÖDEL:
Arch. exper. Path. u. Pharmakol. 201 (1943).]

oft eine Atmungsminderung auf (*narkotische* CO_2-Wirkung). Bei der Prüfung
der Erregbarkeit der atmungssteuernden Zentren gegenüber O_2-*Mangel* ergab
sich, daß auch die Empfindlichkeit gegenüber O_2-Mangel stark reduziert ist,
daß aber dieser auf O_2-Mangel reagierende Mechanismus *resistenter* ist als der
durch die Kohlensäure betriebene. O_2-Mangel führte meist noch in den Stadien
der tiefen Unterkühlung zu einer deutlichen Atmungssteigerung, wenn auf
Erhöhung der CO_2-Spannung keine Atmungssteigerung oder sogar eine inverse
Reaktion beobachtet wurde (GROSSE-BROCKHOFF und SCHÖDEL 1943) (s. Abb. 5).

4. Der Kreislauf.

a) Störungen der Erregungsbildung und des Erregungsablaufes im Herzen.
Nach einer anfänglichen kurzdauernden Pulsfrequenzsteigerung sinkt die Pulsfrequenz fortlaufend ab. Da in den späteren Phasen der Unterkühlung Störungen der Erregungsbildung mit Rhythmusstörungen auftreten, zeigt das
Absinken der Pulsfrequenz gewisse Abweichungen von der R.G.T.-Regel. Das
Verhalten der Pulsfrequenz ist im Vergleich zum Energiestoffwechsel und zur
Atmung dadurch besonders gekennzeichnet, als das Absinken der Pulsfrequenz
schon deutlich in Erscheinung tritt, wenn Stoffwechsel und Atmung das Maximum noch nicht erreicht haben. Vagusausschaltung und Atropinisierung zeigen,
daß die Erniedrigung der Pulsfrequenz, die bei Körpertemperaturen von 24°

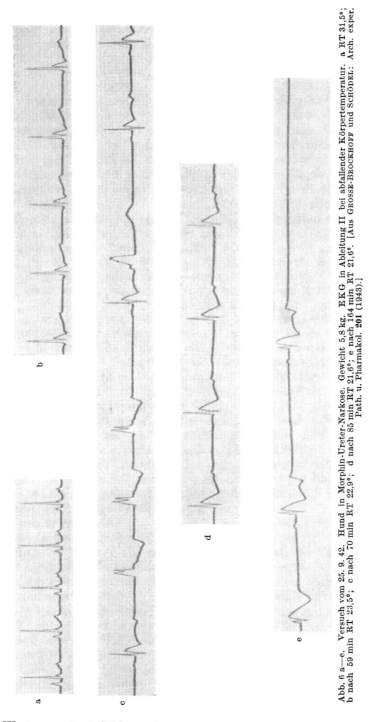

Abb. 6 a—e. Versuch vom 25. 9. 42. Hund in Morphin-Ureter-Narkose. Gewicht 5,8 kg. EKG in Ableitung II bei abfallender Körpertemperatur. a RT 31,5°; b nach 59 min RT 23,5°; c nach 70 min RT 22,9°; d nach 85 min RT 21,6°; e nach 164 min RT 21,6°. [Aus GROSSE-BROCKHOFF und SCHÖDEL: Arch. exper. Path. u. Pharmakol. **201** (1943).]

abwärts Werte von 5—6 Schlägen je Minute erreichen kann, nicht durch eine Steigerung des zentralen Vagustonus hervorgerufen wird, sondern die Folge einer *direkten Kühlwirkung* auf den Sinusknoten des Herzens ist.

Bis zu einem Absinken der Körpertemperatur auf 27—28⁰ C entwickelt sich eine zunehmende *Sinusbradykardie* mit regelmäßigem Rhythmus. Bei weiter abfallender Körpertemperatur wird der *Atrioventrikularknoten* meist für eine Zeitlang der *Schrittmacher* des Herzens. Unterschreitet die Körpertemperatur 24⁰ C, so treten meist wieder *supranodale* Vorhofserregungen in Erscheinung, wobei oft für eine Zeitlang eine getrennte Erregungsbildung von Vorhof und Atrioventrikularknoten besteht *(Interferenzdissoziation)*. Unter fortschreitender Verlangsamung der Erregungsbildung von Vorhof- und Atrioventrikularknoten kommt es zum Auftreten von *ventrikulären Extrasystolen*, die zum Teil kompensiert, zum Teil interpoliert sind. Diese Extrasystolen treten vereinzelt oder in Salven auf und sind vielfach *heterotopen* Ursprungs. Das Bild der Vorhofserregungen wechselt in dieser Phase (bis zu etwa 22⁰ C) öfter. Zuletzt geht die Erregungsbildung meist wieder auf den Sinusknoten über, bis schließlich jede Erregungsbildung aufhört (s. Abb. 6). Danach hat es den Anschein, als ob durch die Kältewirkung die spontane Erregungsfrequenz der sekundären und tertiären Zentren bei einer Körpertemperatur zwischen 25⁰ und 23⁰ höher wird als die des Sinusknotens, und daß bei weiterem Absinken dieser Wechsel der Erregungsfrequenz wieder rückläufig auf den Sinusknoten zurückgeht. Neben diesen elektrokardiographischen Veränderungen kann es besonders beim Menschen zur Ausbildung einer *perpetuellen Arrhythmie* infolge Vorhofflimmern oder Vorhofflattern kommen.

Die *Überleitungszeit* wird mit abfallender Körpertemperatur zunehmend länger, wobei es zeitweise zu *Blockierungs*erscheinungen zwischen Sinus- und Atrioventrikularknoten kommt. Die *elektrische Systolendauer* (Q-T) erfährt meist eine zunehmende beträchtliche Verlängerung. Der *QRS-Komplex* selbst zeigt nur geringgradige Veränderungen, die sich in einer geringen Verbreiterung und leichten Aufsplitterung manifestieren. Als besonders charakteristischer Befund schließt sich abwärts 26⁰ C Körpertemperatur an den aufsteigenden S-Schenkel eine deutliche Nachzacke an, die mit zunehmender Unterkühlung ausgeprägter und breiter wird. Hiernach folgt ein stark deformiertes, meist bogenförmiges ST-Stück. Die T-Zacke selbst wird vielfach negativ oder diphasisch oder ist überhaupt nicht abzugrenzen. Da die Dauer von QRS nur wenig verändert ist, kann man annehmen, daß die gefundenen Veränderungen nicht so sehr durch eine Verzögerung der Erregungsausbreitung im HISschen Bündel zustande kommen, sondern vor allem die Erregungsleitung im muskulären Teil des Herzens verändert ist. Jedoch ist die Deformierung der ST-Strecke nicht als eine Störung der coronaren Durchblutung zu deuten. Es ist sehr wahrscheinlich, daß die Deformierungen von ST und T durch unregelmäßige Veränderungen der Erregungsleitung, die der Herzmuskel durch die Abkühlung erfährt, zustande kommen. Diese tierexperimentellen elektrokardiographischen Befunde (GROSSE-BROCKHOFF und SCHÖDEL) wurden am Menschen von TOMASZEWSKI (1938) in ganz ähnlicher Weise in einem Fall von akuter Unterkühlung beobachtet (s. auch die Befunde von WAYBURN an unterkühlten Piloten 1947). Auch stimmen sie mit den tierexperimentellen Befunden von HAMILTON und Mitarbeitern (1937) überein. In unseren Versuchen am *vagotomierten* Tier waren die Veränderungen der Erregungsbildung und Erregungsausbreitung im Herzen unabhängig von einer zentral ausgelösten vagalen Innervation. Die kürzlich von PREC und Mitarbeitern (1949) mitgeteilten tierexperimentellen Untersuchungen an Hunden über Kreislaufveränderungen bei akuter Hypothermie stimmen im wesentlichen mit den geschilderten Befunden überein (s. auch Untersuchungen von ARIEL und Mitarbeitern an Ratten 1943 sowie CRISMON 1944 und GOSSELIN 1949). MAISON und HATERIUS (1947) beschreiben drei verschiedene Formen des Herzversagens bei der Hypothermie: 1. Kammer-flimmern bei Fortdauer der Atmung, 2. Herzstillstand bei vorausgegangenem Sinusrhythmus und 3. Vorhofstillstand mit ventrikulären Ersatzschlägen von 3—6 min und Aufhören der Atmung.

b) Störungen der Herzdynamik. Sofern die Unterkühlung innerhalb weniger Stunden (etwa 5—7 Std) bis zu tödlichen Körpertemperaturen erfolgt, sind Störungen der Dynamik des Herzens nicht sicher nachzuweisen. Durch die außerordentlich starke Verlangsamung der Pulsfrequenz wird das *Schlagvolumen* des Herzens trotz der starken Herabsetzung des Energieverbrauches nur wenig gesenkt. Allerdings liegen bisher keine exakten Messungen vor. Nach KRAMER und REICHEL (1944) beträgt *das Herzminutenvolumen*, berechnet aus O_2-Verbrauch und arterio-venöser Differenz bei Körpertemperaturen von 18—15⁰ C noch etwa 16—27% des Normalwertes. In dieser Phase ist der Venendruck nicht oder nur gering erhöht (GROSSE-BROCKHOFF und SCHÖDEL 1943, KRAMER und REICHEL 1944), das Herz bei der Sektion normal tonisiert. Geht dagegen die Unterkühlung langsamer vor sich und kommt es dabei zu einer langdauernden und starken Frierreaktion mit hochgradiger Umsatz-steigerung, so findet sich als Zeichen der dynamischen Insuffizienz des Herzens eine starke Zunahme des Venendrucks, eine starke Erweiterung des Herzens, verkleinerte Amplituden des Ventrikeldrucks und eine Verringerung des Schlagvolumens (KRAMER und REICHEL 1944). Diese Tiere starben auch schon bei höheren Körpertemperaturen, wobei eine echte Herzmuskelinsuffizienz als entscheidender Faktor mitspielt. Es handelt sich hierbei schon um einen Übergang der akuten in die langdauernde Unterkühlung.

c) Veränderungen des peripheren Kreislaufs. *α) Blutdruck.* Im Erregungsstadium findet sich meist eine geringgradige Blutdrucksteigerung, wobei sich folgende Beziehung zwischen Atmung und Kreislaufregulation zeigt: immer dann, wenn die Steigerung des Atem-minutenvolumens über das dem gesteigerten Stoffwechsel entsprechende Maß hinausgeht, tritt die Blutdrucksteigerung in um so geringerem Maße in Erscheinung, während sie in den Fällen besonders deutlich ist, in denen die Atmung nur wenig ansteigt. In dieser Relation von Blutdruckhöhe und Atemminutenvolumen kommt die Abhängigkeit des Blutdrucks von der CO_2-Spannung des Blutes besonders augenscheinlich zum Ausdruck. Im weiteren Verlauf der Unterkühlung sinkt der Blutdruck meist langsam ab. Manchmal beobachtet man bei 25⁰ C Körpertemperatur einen steileren Blutdruckabfall.

β) Durchblutung. Die sofort im Beginn der Unterkühlung einsetzende Vasokonstriktion bestätigt die Annahme von REIN (1931, 1943), daß die Veränderungen der Durchblutung, die im Dienste der physikalischen Wärmeregulation stehen, von peripheren Receptoren aus-gelöst werden. Bei weiterer Unterkühlung wird die Vasokonstriktion verstärkt, wozu wahr-scheinlich der Abfall der Temperatur im Bereich des Vasomotorenzentrums beiträgt. Die *Vasokonstriktion* betrifft vor allem die *Hautgefäße*, während durch das Kältezittern in der Muskulatur die Durchblutung sogar ansteigen kann. Diese Steigerungen der Muskeldurch-blutung treten in Wellen in Erscheinung, wobei eine weitgehende Parallelität zur Stärke des Muskelzitterns festgestellt werden kann. In den späteren Stadien der Unterkühlung tritt eine Verminderung der Durchblutung ein, die weitgehend druckpassiv bedingt ist. Dabei ist jedoch infolge des eintretenden Tonusverlustes die Durchblutungsminderung im allgemeinen kleiner, als es dem Abfall des Blutdruckes entspricht (GROSSE-BROCKHOFF und SCHÖDEL 1943).

γ) Veränderungen der elastischen Eigenschaften des Gefäßsystems. Im Verlauf der Unter-kühlung kommt es neben der stetig zunehmenden Verlängerung der Perioden- und Systolen-dauer zum Hochrücken der Incisur, die auch in der Pulskurve der Femoralis sichtbar wird. Die Pulswellengeschwindigkeit nimmt ab. Hieraus resultiert eine Abnahme des Volumelasti-zitätsmoduls des Gefäßsystems, berechnet nach der Formel von BROEMSER und RANKE,

$$E = \frac{\varrho \cdot c}{C \cdot A}$$ (KRAMER und REICHEL 1944). Da die nach der BROEMSER-RANKE-Formel be-rechneten Schlagvolumina unwahrscheinliche Werte liefern, nehmen die Autoren an, daß für diese extremen Bedingungen die Annahme BROEMSERs nicht zutrifft, daß sich die wirksame Windkessellänge gleich dem Produkt aus Pulswellengeschwindigkeit und Systolendauer errechnen läßt.

δ) Änderungen der Erregbarkeit des Vasomotorenzentrums. Analog den Änderungen der zentralen Erregbarkeit des Atemzentrums lassen sich solche Erregbarkeitsänderungen auch für das Vasomotorenzentrum nachweisen. Das Ver-hältnis von arteriellem Blutdruck zur peripheren Durchblutung ist ein Maß des peripheren Strömungswiderstandes. Setzt man diese Größe in Beziehung zur jeweiligen CO_2-Spannung der Alveolarluft, die, wie schon beschrieben, durch Beatmung mit verschiedenen CO_2-Atmungsgemischen variiert wird, so kann man aus der Steilheit des Kurvenverlaufes ein Maß für die Erregbarkeit des Kreislaufzentrums gegen Kohlensäure gewinnen. Es zeigt sich dabei, daß der *Strömungswiderstand* zunächst zunimmt, zwischen 30° und 31° ein Maximum erreicht und dann fortlaufend kleiner wird (Grosse-Brockhoff und Schödel 1943).

Die Prüfung der Kreislaufreaktion bei Abklemmung der Carotiden ergab, daß die *Carotissinusreflexe* in der Phase der abklingenden Erregung oft stärker werden. Auch hierbei spielt die jeweilige CO_2-Spannung eine große Rolle. Je niedriger die Kohlensäurespannung ist, um so geringer die Blutdrucksteigerung nach Abklemmung der Carotiden. Während der Zeit der starken Stoffwechselsteigerung tritt nur eine geringe Blutdrucksteigerung nach Abklemmung der Carotiden auf, da wahrscheinlich die Reflexauswirkung auf die Gefäßperipherie infolge der hohen Stoffwechsellage gemindert ist. In der Lähmungsphase fehlt trotz der Steigerung der CO_2-Spannung als Folge der starken Erregbarkeitsminderung des Vasomotorenzentrums die Blutdrucksteigerung bei Abklemmung der Carotiden völlig. Während normalerweise die Abklemmung bei intakten Vagi zu keiner Atmungsänderung oder zur Verminderung des Atemvolumens führt, kommt es am unterkühlten Tier im Stadium der Stoffwechselsteigerung bei Carotidenabklemmung zu einer hochgradigen Steigerung der Atmung. Es liegt die Annahme am nächsten, daß in diesen Fällen die durch die Abklemmung ausgelösten Erregungsimpulse auf ein besonders leicht erregbares Atemzentrum treffen, so daß der Ausfall der Reaktion als ein Zeichen gesteigerter Erregbarkeit der medullären Zentren zu werten ist (Grosse-Brockhoff und Schödel 1943).

5. Funktionsänderungen des Zentralnervensystems.

Neurologische Untersuchungen sind an unterkühlten Tieren häufiger angestellt worden (Winternitz, Hamilton). Fay und Smith haben an 47 Patienten, die wegen Carcinom aus therapeutischen Gründen unterkühlt wurden, Untersuchungen der Reflexerregbarkeit angestellt. Bei einer Körpertemperatur zwischen 36,5° und 37° C fanden sie eine Steigerung der Eigenreflexe. Abwärts 36,5° C werden die Sehnenreflexe, die Abdominal- und Rachenreflexe zunehmend schwächer. Die Pupillen bleiben lange Zeit gleich groß und von normaler Funktion. Die Lichtreaktion wird allerdings mit fallender Temperatur schwächer. Die Muskelrigidität wird als besonders groß beschrieben. Der Liquordruck ist erhöht. Bei 28° C Bluttemperatur sind die Patienten nicht mehr ansprechbar. Bei Patienten, die in erheblichem Maße unterkühlt wurden, fand sich eine *retrograde Amnesie*. Schmerz-, Hitze- und Kältereize wurden während der Unterkühlung noch verhältnismäßig lange perzipiert.

6. Veränderungen des intermediären Stoffwechsels.

Das starke Muskelzittern führt auch bei der akuten Unterkühlung zu einer *Abnahme* des *Glykogengehaltes* in der Muskulatur und in der Leber. Im Erregungsstadium ist ein geringes Ansteigen des Blutzuckers zu finden, dem im Stadium der abklingenden Erregung, besonders aber im Lähmungsstadium, ein Absinken des Blutzuckerwerte folgt. Hierbei ist festzustellen, daß die Abnahme der Blutzuckerwerte dann ausbleiben ·kann, wenn die Frierreaktion der Versuchstiere nur gering war. Demzufolge sind diese Veränderungen des Kohlenhydratstoffwechsels nicht eine obligatorische Folge der Unterkühlung selbst, sondern den Veränderungen des Glykogengehaltes der Muskulatur und des Blutzuckers bei körperlicher Belastung analog.

Bei Unterkühlungsgraden von 10—12° C unter die Norm finden sich *physiko-chemische Veränderungen des Muskelproteins* (Änderung der Proteinlöslichkeit) sowie eine Herabsetzung der *Phosphorylierungs*- und *Milchsäurebildungsfähigkeit* der quergestreiften Muskeln (Deuticke 1942). Die Veränderungen des *Milchsäurespiegels* im Blut sind von den verschiedenen Autoren nicht gleichmäßig beschrieben. Man darf mit Wahrscheinlichkeit annehmen, daß es während der Erregungsphase je nach der Stärke der Frierreaktion zu einem Anstieg der Milchsäurewerte des Blutes kommt, während im Stadium der abklingenden Erregung und der Lähmung die Milchsäurewerte im Blut absinken, um erst kurz vor dem Exitus erneut anzusteigen. Der Nachweis einer Parallelität zwischen einem Anstieg der Blutmilchsäure und einem Abfall der Alkalireserve ist im Experiment nicht gelungen. Gegenüber den von Burtscher und Lode 1919 gefundenen Herabsetzungen der Alkalireserve bei der Unterkühlung

sind die von Grosse-Brockhoff und Schödel (1943) beobachteten Senkungen der Alkalireserve geringer. Jedoch fanden auch diese Untersucher mit Regelmäßigkeit in der Lähmungsphase ein Absinken der Alkalireserve.

In Untersuchungen über die einzelnen *Fettfraktionen* des Blutes konnten keine systematischen Veränderungen gefunden werden (Cremer, Kramer und Reichel 1944). Die
Autoren schließen hieraus, daß trotz starker Fettmobilisierung bei der Unterkühlung das
Gleichgewicht von Antransport und Verbrauch des Fettes erhalten bleibt. Gesetzmäßigkeiten
im Verhalten der *Bluteiweißkörper* bei allgemeiner Unterkühlung ließen sich ebenfalls nicht
mit Regelmäßigkeit feststellen, wobei es jedoch auffiel, daß der Gesamteiweißgehalt zumeist
mit dem O_2-Verbrauch anstieg (Cremer, Kramer und Reichel). Da der *Natrium*gehalt
im Blutserum während der Unterkühlung in den ersten Phasen abfällt, wird von denselben
Autoren die Frage erörtert, ob es bei der Unterkühlung zu Vorgängen ähnlich denen bei
„seröser Entzündung", wie sie Schwiegk (1944) bei örtlicher Abkühlung beschrieben hat,
kommt. Die Autoren weisen aber selbst darauf hin, daß diese Frage noch ungeklärt bleibt,
zumal im Lähmungsstadium Eiweiß- und Natriumgehalt des Blutes wieder normale Werte
annehmen. Die *Erniedrigung* der *Chlor*werte soll möglicherweise mit der abnehmenden
O_2-Sättigung des Blutes zusammenhängen, wodurch es zu einer Einwanderung von Chlor in
die Erythrocyten kommt.

IV. Funktionsänderungen der einzelnen Organe und Organsysteme bei lang dauernder Unterkühlung.

Im Vordergrund steht hierbei die *lang dauernde Erhöhung des Stoffwechsels*
infolge der andauernden Frierreaktionen, wobei durch die körperliche Erschöpfung der *allgemeine Glykogenschwund* der Muskulatur und wahrscheinlich auch
der Leber zu einem körperlichen Zusammenbruch führt. Die notwendige *Mehrleistung des Herzens* wirkt sich dadurch besonders nachteilig aus, daß vor allem
die Glykogenreserven des Herzens selbst frühzeitig erschöpft werden. In Versuchen an Meerschweinchen wurde bei chronischer Einwirkung von Temperaturen um 0° C für die Dauer von Tagen oder Wochen eine *Abnahme des Herz-
glykogens* bis auf niedrigste Werte beobachtet (Staudinger und Immendörfer
1943). Dauert die Unterkühlung in Tierversuchen länger als 8—10 Std, so kann
man bei diesen Tieren, die bereits sterben, bevor sie in die eigentliche Lähmungsphase kommen, das Auftreten von *Insuffizienzsymptomen* des Herzens beobachten. Es finden sich dabei ein erhöhter Venendruck und bei der Sektion sehr
schlaffe und dilatierte Herzen (Kramer und Reichel 1944). Das Verhalten
der Pulsfrequenzwerte bei lang dauernden Unterkühlungen wird wesentlich
abhängig sein von dem Grad der Senkung der Körpertemperatur. Bei Senkungen der Körpertemperatur um mehr als 1—2° C treten beim Menschen
Herabsetzungen der Pulsfrequenz bis zu etwa 50 je Minute ein (Wezler und
Thauer 1942). Auch das Auftreten der Erschöpfungssymptome infolge des
Verbrauchs der Glykogen- und Fettreserven führt zu weiterer Pulsfrequenz-
verlangsamung. Es bestehen hierbei unmittelbare Beziehungen zu den Erscheinungen der *Inanition*, die ebenfalls zu einer *Bradykardie* führt.

Während die Veränderungen des *EKG* bei der akuten Unterkühlung weitgehend rück-
bildungsfähig sind, wenn eine erfolgreiche Therapie durchgeführt wird, liegen klinische
Beobachtungen vor, die dafür sprechen, daß Herzschädigungen infolge lang dauernder Unterkühlung bei gleichzeitiger Erschöpfung zu *Dauerschädigungen* führen, die sich in einer Dilatation des Herzens und elektrokardiographisch in einer Verbreiterung des QRS-Komplexes
und Senkung der ST-Strecke manifestieren (eigene Beobachtungen an Teilnehmern des
russischen Winterfeldzuges). Wesentliche Veränderungen der *Atmung* im Sinne der Atmungslähmung sind bei der chronischen Unterkühlung wahrscheinlich nur bei stärkerem Absinken der
Körpertemperatur zu erwarten, doch liegen eindeutige Befunde hierüber nicht vor. Bei
Untersuchungen an Studenten in der Klimakammer bei einer Raumtemperatur von +4° bis
+15° C fanden Wezler und Thauer (1943) eine starke Steigerung des wirksamen *peripheren
Gesamtwiderstandes* auf das 4—5fache der Norm. Die Herabsetzung der Pulsfrequenz soll
dabei reflektorisch über die Pressoreceptoren infolge der Erhöhung des diastolischen Druckes
zustande kommen. Die *Erhöhung des Blutdruckes* in den Capillaren führt zu Abpressungen von

Blutflüssigkeit in die Gewebe und durch die Nieren und damit zu einer Verringerung der Gesamtblutmenge im Sinne von Starling und Bazett. Sehr schwer sind die mit der Methode von Wezler und Böger gefundenen besonders kleinen Minutenvolumina des Herzens von weniger als 2 Liter/min zu deuten, zumal die O_2-Verbrauchssteigerung das Doppelte und Dreifache der Norm erreicht. Es fehlen zur Klärung dieser Frage noch die entsprechenden Vergleichsuntersuchungen mit der Fremdgasmethode bzw. der Herzkatheterisierung, da die physikalische Bestimmung des Minutenvolumens unter solchen abnormen Bedingungen problematisch ist.

Das Absinken des Blutdrucks bei vorgeschrittener Unterkühlung wird teilweise auf eine periphere Gefäßlähmung, zum Teil aber auf die Insuffizienz des Herzens zurückzuführen sein. Hierbei ist auch ein verstärkter *Vagustonus* mit in Erwägung zu ziehen.

Das *Absinken des Blutzuckers* darf als ein besonderes Charakteristikum der chronischen Unterkühlung gewertet werden und beruht auf dem starken Glykogenverlust. Je nach dem Grade der begleitenden Inanition ist eine *Acidose* mit *Acetonurie* zu erwarten.

Gegenüber der akuten Unterkühlung treten die *hormonalen Störungen* wesentlich stärker in den Vordergrund. So konnten im akuten Tierexperiment keine Veränderungen der Nebennierenrinde gefunden werden, während bei Unterkühlungstodesfällen, die nach tagelanger Kälteeinwirkung eintraten, in den meisten Fällen ein *starker Schwund der Rindenlipoide* der Nebennieren festgestellt werden konnte (s. später). Für die pathophysiologische Fragestellung ist eine von Büchner (1943) vertretene Hypothese von Bedeutung. Danach erfolgt keine Entspeicherung der Rindenlipoide, wenn im Abkühlungsexperiment die Wärmeregulation sofort zusammenbricht. Kann aber der Körper die Einwirkung der kalten Temperatur zunächst kompensieren und gerät er erst dann in das Stadium der Dekompensation, so kommt es zu einer Entspeicherung der Nebennierenrindenlipoide. Bleibt bei starker Unterkühlung die Dekompensation der Wärmeregulation aus, so wird die Nebennierenrinde kompensatorisch vergrößert und die Bildung der Rindenlipoide gesteigert (Untersuchungen von Pichotka im Büchnerschen Institut). Solche Veränderungen der Nebennierenrinde spielen in den bekannten Studien von Selye über die Alarmreaktionen und das *Adaptationssyndrom* eine besonders große Rolle. Das Interesse, das die Untersuchungen von Selye und Mitarbeitern erheischen, liegt mehr auf allgemein medizinischem Gebiet als auf der speziellen Pathologie der Unterkühlung, bei der es zu einem allgemeinen Zusammenbruch der Organfunktionen kommt. Bemerkenswert erscheint in diesem Zusammenhang noch die Feststellung, daß nebennierenrindenlose Tiere gegenüber Kälte ganz besonders empfindlich sind. Bei *hypophysektomierten* Tieren entwickelt sich die Nebennierenrindenhypertrophie nicht. Unter andauernder Kälteeinwirkung zeigt die *Hypophyse* eine *basophile* Hypertrophie und Hyperplasie im Vorderlappen, die als Zeichen einer gesteigerten *Corticotrophin*sekretion gedeutet werden. Hypophysektomierte Tiere sind äußerst kälteempfindlich, durch Vorderlappenextrakte kann eine bessere Kälteverträglichkeit dieser Tiere erzielt werden. (Nähere Literatur s. Berde 1951.)

Auch von der Schilddrüse ist nach den vorliegenden Untersuchungen (s. Büchner 1943 und Berde 1951) anzunehmen, daß sie im Dienste der erhöhten Wärmebildung aktiviert wird, wenn der Organismus für längere Zeit Erniedrigungen der Umwelttemperatur ausgesetzt ist.

Mansfeld (1940) schließt aus tierexperimentellen Versuchen auf die Anwesenheit von Schilddrüsenstoffen *Thermothyrin A* und *Thermothyrin B*, die antagonistisch zu Thyroxin den Stoffwechsel der Ratte um 30—40% herabsetzen und bei schilddrüsenlosen oder kühl gehaltenen Tieren nicht vorhanden sein sollen. Das Thermothyrin wird als identisch mit dem sog. „Kühlhormon" der Schilddrüse angesehen. Dem Thyroxin schreibt er eine zentrale Rolle bei der physikalischen Thermoregulation zu, da es durch Erregung des Vasomotorenzentrums einer gesteigerten Wärmeabgabe entgegenwirken kann.

Mansfeld 1940/42 nimmt darüber hinaus an, daß es unter Kälteeinwirkung zu einer Thyroxinausschüttung kommt, und daß das Thyroxin die Hypophyse zur Abgabe eines Stoffes „Heizhormon" veranlaßt, das ohne Latenz die Oxydation in der Muskulatur zu steigern imstande ist. Werden die Kaninchen vor dem Unterkühlungsversuch einige Wochen lang mit 0,1 g/kg Methylthiouracil gefüttert, so zeigt ihr „Kälteserum" keine stoffwechselsteigernde Wirkung. Mit einer Thyroxininjektion läßt sich aber der Heizhormoneffekt auch bei diesen Tieren auslösen (Takátz und Fekete 1948).

Es liegen noch zahlreiche tierexperimentelle Ergebnisse über Veränderungen der hormonalen Korrelationen bei Kälte- und Hitzeeinwirkung vor, die hier nicht referiert werden können, da sie für das Problem der Kälte- bzw. Hitzeschädigung keine unmittelbare Bedeutung besitzen. Über diese Untersuchungen, die von großem allgemein-biologischem und auch medizinischem Interesse sind, hat kürzlich Berde (1951) eingehend referiert.

Auf Funktionsänderungen des *Zentralnervensystems* wurde bereits bei der Beschreibung des Zustandsbildes der langdauernden Unterkühlung hingewiesen (Rewerts). Eine sichere Deutung dieser vielgestaltigen zentralen Symptome ist bisher nicht möglich. Eine *Erhöhung der Liquorproduktion* mit Anstieg des Liquordrucks sowie eine *Hyperämie* des Gehirns scheint bei der lang dauernden Unterkühlung sichergestellt zu sein. Auch kann es offenbar zu *Blutextravasaten* in die Hirnhäute bzw. zwischen die Hirnhäute kommen (Weiteres siehe Todesursache).

V. Das Problem der Todesursache bei akuter Unterkühlung.

Die Erfahrungen hatten von alters her gezeigt, daß es bei der Unterkühlung im Endstadium zum Bilde des *Scheintodes* kommt. In diesem Zustand sind die Funktionen der Atmung und des Kreislaufs so stark gemindert, daß sie durch äußerliche Inspektion und Palpation des Pulses kaum mehr wahrnehmbar sind. Die in der klassischen Physiologie niedergelegten Anschauungen über das Wesen der Unterkühlung wechseln mehr oder weniger nach der Forschungsrichtung der einzelnen Untersucher. Während die Vertreter der physiologisch-chemischen Forschungsrichtung den allgemeinen *Glykogenschwund* der Leber und der Muskulatur als den kardinalen Faktor in den Vordergrund stellten, nahm WINTERNITZ (1894) z. B. die Veränderungen der *zentralen Erregbarkeit* als das entscheidende Symptom der allgemeinen Unterkühlung an. Andere Forscher vertraten die Ansicht, daß der Kältetod in der Hauptsache durch ein *hormonales Versagen*, insbesondere des *adrenalen* Systems bedingt sei (ältere Literatur s. GROSSE-BROCKHOFF und SCHÖDEL[1]).

Nach allen vorliegenden Beobachtungen aus der Kasuistik der menschlichen Pathologie und aus den Arbeiten der tierexperimentellen Forschung war bei der Situation etwa im Jahre 1940/41 schon mit großer Wahrscheinlichkeit anzunehmen, daß eine *Hemmung der Funktionen des Zentralnervensystems*, insbesondere des *Vasomotorenzentrums* und des *Atemzentrums*, einen wichtigen Faktor für die Frage der Todesursache der Unterkühlung bildet. Jedoch ergab sich als weiteres Problem die Fragestellung, ob die Schädigung des Zentralnervensystems eine *primäre* Folgeerscheinung der Kältewirkung ist, oder ob sie vielleicht sekundär als Folge einer durch die Unterkühlung zustande gekommenen *Anoxie* oder *Acidose* bedingt ist. Auch blieb zu untersuchen, inwieweit es während der Unterkühlung zu einer *Herzschädigung* kommt, und welcher Art eine solche Schädigung ist. Es blieb zu prüfen, ob *hormonale* Veränderungen eine wesentliche Rolle spielen. Schließlich war zu entscheiden, inwieweit der *Glykogenschwund* oder andere Störungen des Stoffwechsels als Todesursache entscheidend mitwirken können.

Die häufig angeschuldigten Veränderungen des intermediären Kohlenhydratstoffwechsels können nicht die Todesursache sein. Zwar kommt es auch bei der akuten Unterkühlung in der 2. und 3. Phase zu einer Abnahme der Glykogenbestände in der Leber und der Muskulatur, aber da hierbei keine Hypoglykämie stärkeren Grades auftritt, müssen die vorhandenen Reserven noch ausreichend sein. Die Frage, ob der Tod durch ein Versagen der hormonalen Regulation eintritt, muß ebenfalls verneint werden. Ein Ausfall des adrenalen Systems kann nicht entscheidend ins Gewicht fallen. Es müßte sich sonst eine Adrenalininfusion (s. später) als günstiges Therapeuticum erweisen, was aber nicht der Fall ist. Den Ausfall eines anderen Hormons für den Tod (Nebenniere-Schilddrüse-Hypophyse) bei der akuten Unterkühlung verantwortlich zu machen, ist schon deswegen nicht angängig, als die Insuffizienzsymptome beim Ausfall dieser Drüsen sich langsamer entwickeln, als daß sie sich in den kurzen Versuchszeiten auswirken könnten. Die in der letzten Phase der Unterkühlung auftretende, relativ geringgradige Acidose ist sekundäre Folgeerscheinung der Lähmung der medullären Zentren und nicht primär für das Zustandekommen dieser Lähmungserscheinungen verantwortlich zu machen.

Von *pathologisch-anatomischer* Seite konnten morphologische Zellveränderungen, die für die Todesursache eine Rolle spielen könnten, nicht aufgefunden werden. In sehr eingehenden histologischen Untersuchungen (einschließlich innersekretorische Drüsen), die von MÜLLER,

---

[1] GROSSE-BROCKHOFF u. SCHÖDEL: Das Bild der akuten Unterkühlung im Tierexperiment. Arch. exper. Path. u. Pharmakol. **201**, 417 (1943).

Rotter, Carow und Kloos an Flugzeugbesatzungen vorgenommen wurden, die durch Absturz über dem Kanal an akuter Unterkühlung gestorben waren, konnten keine wesentlichen histologischen Veränderungen festgestellt werden. Hervorgehoben werden stärkere Ergüsse in den Brusthöhlen und eine auffallende Blässe der Milz. In einem Fall war eine Hyperämie der Nieren beobachtet, in einem Fall wurde eine stärkere Eiweißausscheidung in den Bowmannschen Kapselraum, in 2 Fällen wurden dort Spuren von Eiweiß nachgewiesen. Bemerkenswerterweise konnte in einem Fall mit der Bestschen *Carmin*färbung in der Leber Glykogen in relativ großen Mengen nachgewiesen werden. *Ein spezifisch pathologisch-anatomisches Substrat der akuten Unterkühlung gibt es demnach nicht.*

Es wird die Ansicht vertreten, daß die Todesursache bei der Unterkühlung nicht durch die Erniedrigung der Körpertemperatur schlechthin, sondern durch *Sauerstoffmangel* bedingt sei. Werz (1943) prägte die *Theorie der hypoxydotischen Genese des Kältetodes.* Danach soll es durch die Verschiebung der O_2-Dissoziationskurve infolge des Temperaturabfalles und die in der 1. und 2. Phase einsetzende O_2-Verbrauchssteigerung zu einer *Hypoxydose* kommen, die einen entscheidenden Faktor für die Todesursache bilden soll. Lutz vertritt auf Grund seiner Untersuchungen (1944) eine ähnliche Ansicht. Er fand bei seinen Unterkühlungsversuchen an Meerschweinchen, daß die Überlebenszeiten bei lebensbedrohlichen Abkühlungsgraden verlängert werden können, wenn die Tiere sich während des Versuchs in Sauerstoffüberdruck befanden.

Dabei erscheint es allerdings auffallend, daß ein Überdruck von 3 atü noch keine eindeutige lebensverlängernde Wirkung hervorrief und erst eine Überdruckatmung von 7,5 bis 12 atü eine deutliche lebensverlängernde Wirkung in Erscheinung treten ließ. Lutz geht in dieser Arbeit von der Annahme aus, daß die Sauerstoffversorgung erst gesichert sei, wenn die gesamte O_2-Kapazität des Blutes durch physikalisch gelösten Sauerstoff ersetzt sei, was bei 8 atü ungefähr der Fall ist. In Wirklichkeit müßte aber der durch eine Überdruckatmung von 3 atü physikalisch gelöste Sauerstoff genügen, um den O_2-Bedarf sicherzustellen, abgesehen davon, daß selbst bei der Annahme einer stärkeren Linksverschiebung der O_2-Dissoziationskurve auch noch eine beachtlich verwertbare Sauerstoffreserve aus dem Hämoglobin zur Verfügung steht. In einer jüngst erschienenen Arbeit nimmt auch Lutz selbst an, daß ein O_2-Überdruck von 3—4 atü genügen muß, um die O_2-Versorgung des Organismus sicherzustellen. Sowohl Lutz als auch v. Werz gehen bei ihren Berechnungen von Sauerstoffdissoziationskurven des Hämoglobins, nicht aber von Sauerstoffdissoziationskurven des Blutes aus. Letztere zeigen aber einen wesentlich günstigeren Verlauf. Die Änderungen der Dissoziationskurven des menschlichen Blutes bei verschiedenen Temperaturen wurden von Dill und Forbes (1940) eingehend untersucht, wobei gleichzeitig die Beeinflussung durch Änderungen des p_H und der CO_2-Spannung berücksichtigt wurden. Berechnet man an Hand dieser Kurven den noch möglichen Spannungsabfall vom arteriellen Blut zum Gewebe, so kommt man zu der Schlußfolgerung, daß die Sauerstoffversorgung der Körperzellen vom Blut aus in einzelnen Stadien der Unterkühlung noch ausreichend sein muß. Da die Möglichkeit bestand, daß die Versuchsresultate von Lutz vielleicht durch einen andersartigen Verlauf der O_2-Bindungskurve beim Meerschweinchen bedingt sei, wurden von Schödel (1944) Dissoziationskurven von Meerschweinchenblut in verschiedenen Temperaturbereichen untersucht, die in Analogie zu den O_2-Bindungskurven von Dill und Forbes zeigen, daß die O_2-Versorgung der Körperzellen vom Blut aus in den einzelnen Phasen der Unterkühlung gesichert sein muß. Es ist auch aus theoretischen Erwägungen nicht anzunehmen, daß durch die Verschiebungen der O_2-Dissoziationskurve des Blutes während der Unterkühlung O_2-Mangel auftritt, da in einem solchen Falle das Blut einen anderen Temperaturkoeffizienten haben müßte als die übrigen Funktionssysteme, eine Annahme, die von vornherein keine große Wahrscheinlichkeit für sich hat. Besonders eindrucksvoll sind die von Lutz mitgeteilten Befunde der *Wiederbelebung des bereits stillstehenden Herzens,* wenn die Tiere sich während des Versuchs in Sauerstoffüberdruck befunden haben. So konnten Herzen wieder zum Schlagen gebracht werden, nachdem sie über 60 min stillgestanden hatten. Diese interessanten und wichtigen Beobachtungen erscheinen in ihrer Deutung nicht sehr schwierig zu sein. Ein Herz, das durch die Unterkühlung zum Stillstand gebracht worden ist, wird nach um so längerer Zeit wiederbelebungsfähig sein, je größer der Sauerstoffvorrat ist, von dem seine Muskelzellen während der Zeit seines Stillstandes zehren können. Eine solche Erscheinung ist auch bei nichtunterkühlten Herzen zu erwarten, sie tritt aber beim unterkühlten Herzen viel auffälliger hervor, da der O_2-Verbrauch der Muskelzelle während der Periode des Herzstillstandes außerordentlich niedrig ist und der Sauerstoffvorrat daher für den primitivsten Stoffwechsel der Muskelzellen um so länger ausreichen wird. So lassen sich auch die Versuche von Giaja und Andjus interpretieren. Nach Zerstörung der bulbären Zentren hörten die freigelegten Ventrikel bei der Ratte ungefähr 8 min später auf zu schlagen. Wurde das Versuchstier vorher auf 15⁰ (rectale Messung) unterkühlt, trat der Ventrikelstillstand nach ungefähr $^3/_4$ Std auf. Bei einer Außentemperatur, die 15⁰ nicht überstieg, und bei ausreichender Sauerstoffversorgung der Lungen konnte eine bis zu mehreren Stunden andauernde Aktion des gesamten Herzens beobachtet werden. Lutz nimmt selbst an, daß der Kältetod beim Meerschweinchen von 15⁰ abwärts nicht durch Sauerstoffmangel allein bedingt ist, sondern daß ein zusätzlicher Kältefaktor hinzutritt, der in einem Stillstand der Reizbildung des Herzens seine Ursache habe, was von Grosse-Brockhoff und Schödel (1942) auf Grund ihrer elektrokardiographischen Untersuchungen bereits hervorgehoben wurde.

Neuerdings machte Lutz die Feststellung, daß die Wiederbelebung nach hochgradiger Unterkühlung genau so gut gelang, wenn die Tiere während der Wiederbelebungszeit künstlich (ohne O_2-Überdruck) beatmet wurden, zumal hierbei der störende Faktor einer O_2-Vergiftung, wie er bei O_2-Überdruckatmung auftritt, keine Rolle spielt. Bei Beginn der Wiederbelebung wurde das Herz künstlich gereizt (rhythmische Reizung mit Kondensatorentladung). Er erreichte mit dieser Methode (bei gleichzeitiger schneller Aufwärmung) sehr bemerkenswerte Erfolge der Wiederbelebung. Kältescheintote Tiere (Meerschweinchen), deren Herz bis zu 72 min lang stillgestanden und deren Kerntemperatur längere Zeit unter 2⁰ C betragen hatte, konnten wiederbelebt werden und in Einzelfällen ohne erkennbare Dauerschädigung am Leben erhalten werden. Diese für die Therapie der Unterkühlung wichtigen Befunde reihen sich in ihrer pathogenetischen Deutung zwanglos in die Ansicht ein, daß die *entscheidende Ursache des Kältetodes* in der *Einstellung der Erregungsbildung* lebenswichtiger Zentralstellen in der Medulla oblongata und der Erregungsbildung im Herzen begründet ist. Die vielfach gegenübergestellte Ansicht der Vertreter der Hypoxietheorie des Kältetodes (v. Werz und Lutz) und deren Gegner (Grosse-Brockhoff und W. Schödel, Jarisch, Kramer, Reichel und Schwiegk) enthält in Wirklichkeit gar keine so wesentlichen Gegensätze, wenn man die neuerdings vertretenen Anschauungen von Lutz näher betrachtet. Lutz spricht in einer seiner letzten Arbeiten selbst die Ansicht aus, daß bei der akuten Unterkühlung der ,,Sauerstoffmangel vom Atemstillstand herrührt, da er durch künstliche Atmung mit Luft allein zu beseitigen ist". Dies steht in voller Übereinstimmung mit der von den ,,Gegnern der Hypoxietheorie" schon immer gemachten Annahme. Zudem haben jüngst Penrod und Flynn (1951) sowie Rosenhain, Penrod und Flynn sehr interessante Versuche mitgeteilt, die eindeutig gegen die Annahme einer Hypoxie des Herzmuskels als Folge von Unterkühlung sprechen. Wenn auch in ihren Tierversuchen die O_2-Spannung des Coronarvenenblutes infolge der Verlagerung der O_2-Bindungskurve bei Temperaturen von 20⁰ C wesentlich niedriger lag als bei normaler Körpertemperatur (im Durchschnitt 7,6 mm Hg gegenüber einem Normalwert von 19 mm Hg), so blieb die coronare arterio-venöse O_2-Differenz gleich. (Im Durchschnitt 12,1 Vol.-% bei 20⁰ C und 12,3 Vol.-% bei Normaltemperatur.) Durch O_2-Atmung wurde die arterio-venöse O_2-Differenz nicht wesentlich beeinflußt. *Atemstillstand* oder *Herzstillstand* bilden die *unmittelbare* Todesursache. Wie die Erfahrungen aus der menschlichen Pathologie und den Tierexperimenten zeigen, kann einmal das Herz eher stillstehen als die Atmung, ein andermal die Atmung eher aussetzen als eine noch vorhandene äußerst langsame Herzschlagfolge. Daß daraus schließlich eine *finale Anoxie* folgert, ist selbstverständlich. Das Besondere liegt bei der Unterkühlung allerdings darin, daß wir hierbei unter Umständen die Chance haben, noch nach verhältnismäßig langen Zeiträumen des Atem- oder Herzstillstandes einen Wiederbelebungserfolg zu erzielen, eben weil der O_2-Verbrauch des unterkühlten Herzens und der Ganglienzellen durch die Erniedrigung der Temperatur so minimal geworden ist, daß die Zellen noch

nicht an den Folgen einer Anoxie zugrunde gegangen sind. Die Zellen des unterkühlten Organismus sind sozusagen „auf Eis gelegt". Werden sie wieder „auf-
getaut", so muß unter allen Umständen für eine ausreichende O_2-Zufuhr (künstliche Atmung) gesorgt werden, da jetzt auch der O_2-Verbrauch wieder ansteigt.
Eine Unterkühlung in diesem Ausmaß und bei einer Einwirkungsdauer von
etwa 1 Std ruft an den Zellen des Zentralnervensystems selbst offenbar noch
keine irreversiblen Schädigungen hervor. FUHRMANN und FIELD bestimmten
den O_2-Verbrauch und die Glykolyse an Gehirnschnitten von erwachsenen
weißen Ratten bei 37,7^0 C, bei Kühlung auf 0,2^0 C und nach Wiedererwärmung
auf 37,7^0 C. Dauerte die Kälteeinwirkung 1 Std an, so waren nach der Wiedererwärmung keinerlei Abweichungen der Atmungsvorgänge festzustellen. Erst
bei einer Einwirkungsdauer der Unterkühlung von 3, 5, 7 oder 24 Std zeigte
sich bei der Wiedererwärmung ein Absinken des O_2-Verbrauchs gegenüber der
Norm. Aus diesen Versuchen geht gleichzeitig die Bedeutung des Zeitfaktors
hervor. So wachsen auch die Aussichten auf eine erfolgreiche Wiederbelebung,
je eher mit der Aufwärmung begonnen werden kann. M. SCHNEIDER (1952)
konnte bei seinen Untersuchungen über den „Strukturumsatz" des Gehirns
durch Kälteeinwirkung das Gehirn in eine Art Winterschlaf versetzen, aus dem
es bei Wiedererhöhung der Temperatur wiederbelebbar ist. Er erreichte bei
Abkühlungen des Gehirns auf 29—31^0 C eine erhebliche Verkürzung der sog.
„Erholungslatenz" bei kompletter Ischämie. Die „Erholungslatenz" wurde
folgendermaßen bestimmt: Es wurde der völlig isolierte Katzenkopf von einem
Spendertier durch Carotisanastomose durchströmt, dann jeweils durch Abklemmung der Anastomose für bestimmte Zeiten „Überlebenszeit" und „Erholungslatenz" mit Hilfe des Elektroencephalogramms gemessen. Klemmt man z. B.
die Anastomose für 60 sec ab, dann verschwinden die Spontanschwankungen der
Großhirnrinde nach 17 sec und treten 19 sec nach Freigabe der Durchströmung
wieder auf. Nach weiteren 3 min ist das EEG wieder normalisiert. Drosselt man
den Blutstrom nicht völlig, sondern auf $^1/_5$ der Norm, so ist die Überlebenszeit
nur wenige Sekunden verlängert, die Erholungslatenz wird aber erheblich verkürzt,
z. B. von 19 auf 4 sec. Ähnliche Verkürzungen der Erholungslatenz konnten
durch Unterkühlung des Gehirns bei kompletter Ischämie erzielt werden.

DRUCKREY und Mitarbeiter stellten fest, daß Parotisgewebe (O_2-Verbrauchsmessungen in
der WARBURG-Apparatur) bis auf 0^0 C für eine Zeitlang ohne Schädigung gekühlt werden kann.
O_2-Mangel, der bis 37^0 C zum Gewebstod führt, blieb bei gleichzeitiger Kühlung des Gewebes
ohne nachweisbare Schädigung. Blieb der O_2-Mangel während der Wiederaufwärmung bestehen, so kam es zu einer schweren und irreversiblen Gewebsschädigung. BOEMKE und
GÄRTNER prüften die Einwirkung von Temperaturen zwischen +2 und —2^0 C auf Herz-
muskelfibroblasten, Skeletmuskelfibroblasten und Corneaepithel. Dabei fand sich bei nicht
zu langer Einwirkung der Kälte nach anfänglichem Sistieren des Wachstums, das als Folge
des Stillstandes der Stoffwechselvorgänge in der Kälte angesehen wird, nach erneuter Bebrü-
tung ein besonders gutes Wachstum. Bei länger dauernder Kälteeinwirkung dagegen kam es
zum Untergang der ausgewachsenen Zellen. KLINGE und Mitarbeiter weisen auf die außerordentliche Kälteresistenz bösartiger Geschwülste hin.

Anoxämie kann bei der akuten Unterkühlung ebenfalls nicht der entscheidende Faktor des Kältetodes sein. Soweit in der 3. Phase Herabsetzungen der
arteriellen O_2-Spannung beobachtet werden, sind sie als finale Hypoxämie zu
deuten und nicht mit der eigentlichen Todesursache zu identifizieren. Auch
die von DILL und FORBES am Menschen gefundenen Herabsetzungen der O_2-Sätti-
gung des arteriellen Blutes, die von diesen Autoren als Folge einer Pneumonose
aufgefaßt werden, sind relativ gering und bieten keinen Grund zur Annahme,
daß eine Anoxämie eine wesentliche Todesursache bildet. Ob und inwieweit
es in der finalen Phase zu einer anoxischen Zellschädigung auf histotoxischer
Grundlage kommt, wissen wir allerdings nicht sicher. Im allgemeinen folgen

die Sauerstoffverbrauchskurven in der 3. Phase der Unterkühlung der VAN'T HOFF-schen Regel. Jedoch kann einige Zeit vor dem Exitus des Tieres die Beobachtung gemacht werden, daß der Sauerstoffverbrauch unter die nach dem VAN'T HOFFschen Temperaturkoeffizienten errechneten Werte absinkt (s. Abb. 2). Als Grund hierfür ist vielleicht eine *Störung der fermentchemischen Prozesse* in der Zelle anzunehmen, wie sie DEUTICKE (1943) z. B. in *Änderungen der Proteinlöslichkeit* sowie in einer *Herabsetzung der Phosphorylierungs- und Milchsäurebildungsfähigkeit* des quergestreiften Muskels fand. Die Veränderungen der fermentativen Vorgänge in den erregungsbildenden nervösen Zellelementen des *Herzens* sind aus der stark *erhöhten Empfindlichkeit* des Herzens gegenüber *Acetylcholin* zu folgern, die auf eine *Abschwächung der Esterasewirkung* in der *Kälte* zurückgeführt werden kann (GROSSE-BROCKHOFF und SCHÖDEL 1943). Hiermit kommen wir gleichzeitig der Deutung der Blockierung der Erregungsbildung und Erregungsausbreitung im Herzen und in den lebenswichtigen Zentren der Medulla oblongata näher. Am Herzen können diese Vorgänge elektrokardiographisch besonders gut beobachtet werden. Die Verlängerung der Q-T-Dauer läßt an eine fermentativ bedingte Glykogenassimilationsstörung im Sinne HEGGLINs denken. Für die Erregungshemmung in der Medulla oblongata sind in Übereinstimmung mit den Befunden über die Herabsetzung der Erregbarkeit des Atem- und Vasomotorenzentrums gegenüber Änderungen der CO_2- und O_2-Spannung des Blutes, die *elektroencephalographischen* Beobachtungen von FAZEKAS, MEYROWSKI, CAMPBELL und HIMWICH (1940) besonders bedeutungsvoll, die die elektrischen Erscheinungen der Rinde, des hinteren Hypothalamus und der Medulla oblongata registrierten. Danach nimmt die Aktivität der Erregungsvorgänge entsprechend einem $Q_{10} = 2$—2,5 ab. Elektroencephalographische Untersuchungen von PALME (1943) zeigen, daß der Phase der Erregungsabnahme eine solche der Erregungssteigerung vorausgeht, was mit den Befunden über die Erregbarkeit der medullären Zentren in ausgezeichneter Übereinstimmung steht. Es hat dabei den Anschein, als ob die anfängliche Erregbarkeitssteigerung einer „*Enthemmung*" durch frühzeitigen Ausfall höherer Zentren entspräche. Veränderungen, wie sie elektroencephalographisch beim Sauerstoffmangel gefunden werden, wurden nicht beschrieben. Wenngleich die Abnahme der Erregungsbildung zunächst weitgehend der R.G.T.-Regel folgt, so muß doch ein besonderer Grund für das schließlich völlige Sistieren der Erregungsvorgänge vorliegen, den wir am ehesten in den bereits zitierten *Änderungen der fermentchemischen Zellvorgänge* suchen müssen, über deren Mechanismus wir im einzelnen aber noch im Ungewissen sind.

Es liegt sehr nahe, bei der Erörterung des Problems nach Analogien zu den Vorgängen bei *Winterschläfern* zu suchen. Auch hierbei finden wir die sehr starken Funktionsminderungen der nervösen Zellelemente der Medulla oblongata und der reizbildenden Zentren des Herzens sowie die hochgradige Herabsetzung des O_2-Verbrauchs. Aber es ist sehr wahrscheinlich, daß beim Winterschläfer durch einen *andersartigen strukturellen* Aufbau die Stoffwechselvorgänge der Zellen auch bei tieferen Temperaturen noch optimal ablaufen können. So nimmt TAIT (1922) an, daß die *Lipoide* der Winterschläfer eine besonders niedrige Schmelztemperatur haben, PRITZKER und JUNGKUNZ (1927) fanden eine besonders tiefe Löslichkeitstemperatur von Murmeltierfett.

VI. Die Todesursachen bei langdauernder Unterkühlung.

Bei der *langdauernden* Unterkühlung wird es meist gar nicht bis zur 3. Phase der Unterkühlung kommen, sondern bereits in der 1., besonders aber in der 2. Phase der Tod eintreten. Die Lähmung der medullären Zentren und die Blockierung der Erregungsbildung im Herzen treten somit als Faktoren für die Todesursache in den Hintergrund. An *erster* Stelle ist die *Erschöpfung der Glykogenreserven* als Todesursache verantwortlich zu machen, die sich vor allem am *Herzen* katastrophal äußert, so daß als Hauptfaktor der Todesursache eine *akute Herzmuskelinsuffizienz* mit ihren Folgeerscheinungen zu nennen ist. Bei der chronischen Unterkühlung sind die auftretenden Veränderungen im EKG Zeichen der echten Myokardschädigung. Zu diesen Erscheinungen der Insuffizienz des Herzens kommen als weitere wichtige Faktoren für die Ursache des Todes *hormonale* Ausfälle in Betracht, die je nach der Dauer des Zustandes durch einen *Schwund der Nebennierenrindenlipoide* und der damit verbundenen Ausfallsfunktionen sich besonders nachteilig auswirken können (s. auch oben). Zu diesen Erscheinungen addieren sich die Folgen der *Inanition*, die schließlich das Zustandsbild beherrschen. Während bei der akuten Unterkühlung wesentliche morphologische Zellveränderungen nicht nachweisbar sind, konnten bei Todesfällen infolge langdauernder Unterkühlungen *morphologische Substratveränderungen* der verschiedensten Art gefunden werden (Meixner 1932, Müller, Rotter, Carow und Kloos 1943).

Müller, Rotter, Carow und Kloos erheben bei Unterkühlungen von 1—2 Tagen Dauer im wesentlichen folgende Befunde: *Dilatation der Herzkammern* unter besonderer Bevorzugung der *rechten* Kammer, starke *venöse Hyperämie* der Lungen, des Splanchnicusgebietes, der Leber und der Nieren bei relativer Blutarmut der Milz und der Extremitäten. In 4 Fällen bestand ein *Lungenödem*. In 1 Fall sahen sie subpleurale und subendokardiale Blutungen, in 2 Fällen hämorrhagische Erosionen des Magens. Von den *histologischen* Befunden sind hervorzuheben: feintropfige diffuse Verfettung der Leber, Verfettung der Kupfferschen Sternzellen in einem Fall, beginnende feintropfige Verfettung der Harnkanälchen der Niere, in 1 Fall fleckförmige Verfettung des Herzmuskels, in 2 Fällen fleckförmige Verfettung der Skeletmuskulatur. Das Bild der *vacuoligen* Degeneration der *Leberzellen* wurde 5mal in geringem Umfang und 1mal in stärkerer Ausdehnung beobachtet. Gleichartige Vacuolen wurden im Herzen 2mal (1mal in Spuren) und in der Niere 1mal nachgewiesen. Im Protoplasma der Zellen des exkretorischen Anteils der *Bauchspeicheldrüse* waren fettfreie Vacuolen vereinzelt, in einem Fall reichlich zu beobachten, wobei diese Zellen in der Regel reichlich Granula enthielten. An der *Nebenniere* und *Schilddrüse* wurden keine krankhaften Befunde erhoben. Bei Todesfällen, bei denen die Unterkühlung 4—8$\frac{1}{2}$ Tage gedauert hatte, waren die eben beschriebenen Veränderungen noch wesentlich stärker ausgeprägt, vor allem die starke *venöse Hyperämie*, die auch in 8 Fällen die *weichen Hirnhäute* betraf, die diffuse feintropfige Verfettung der *Leberparenchymzellen* und der Kupfferschen Sternzellen sowie die vacuolige Degeneration der Leberzellen. Auch die Harnkanälchen der *Nierenrinde* erwiesen sich in 7 Fällen als schwerst verfettet. Am *Herzmuskel* wurde eine fleckförmige, feintropfige Verfettung nach Art der Tigerung gefunden, wobei die subendokardialen Schichten besonders bevorzugt waren. An der *Nebennierenrinde* wurde ein wechselnd starker, in der Mehrzahl der Fälle als hochgradig zu bezeichnender *Lipoidschwund* festgestellt, wobei auch eine Verkleinerung der einzelnen Lipoidtröpfchen gegenüber der Norm auffiel. Schilddrüse und Hypophyse boten keinen besonderen Befund. Auch konnten an den Gehirnzellen keine sicheren Befunde erhoben werden (Peters).

Überblickt man die Vielfalt der morphologischen Veränderungen, so erscheinen sie wie ein Spiegelbild der Vielfalt der klinischen Symptome. Es dürfte schwierig sein, einen Generalnenner zu finden, auf den diese mannigfachen morphologischen Veränderungen gebracht werden könnten. Die besondere Schwierigkeit liegt noch darin begründet, daß der *Temperaturfaktor* von den Faktoren der *Erschöpfung* nicht klar abzugrenzen ist. Man kann sogar sagen, je stärker und schneller die „Kälte" sich auswirkt, um so geringer werden die morphologischen Veränderungen und je langsamer die Unterkühlung vor sich geht, um so deutlicher treten die Substratveränderungen hervor. Jedoch wäre es sicher unrichtig, wollte man dem Kältefaktor eine Bedeutung für das Zustandekommen dieser Zellveränderungen absprechen. Einmal wird ja die Erschöpfung selbst wesentlich von deren extremen Umweltbedingungen beeinflußt bzw. durch diese verursacht. Zum anderen weisen die pathologisch-anatomischen Befunde Abweichungen von denjenigen der Inanition auf. Versuchen wir, die wesentlichen als Todesursache in Frage kommenden Faktoren zu eruiren, so stehen an *erster Stelle* die *Veränderungen des Herzens* mit Insuffizienzsymptomen. *Venöse Hyperämie* der Organe und *Lungenödem* sind Folge der Herzmuskelinsuffizienz. Auch die *cerebralen* Zustandsbilder mit *meningealen* Reizsymptomen und der mannigfaltigen klinischen Symptomatologie ähnlich einer *Encephalitis* (REWERTS) können wenigstens teilweise als Stauungsfolge erklärt werden (starke venöse Hyperämie der weichen Hirnhäute). Die durch die Herzmuskelinsuffizienz zustande kommende „*ischämische Hypoxie*" erklärt auch zum Teil die Zellveränderungen, die nach den Untersuchungen von BÜCHNER und seinen Schülern als Folge eines O_2-Mangels angesehen werden müssen (besonders die *vacuolige* Degeneration der Leberzellen). Bei der *langsamen* Unterkühlung spielt *ein O_2-Mangel* sicherlich auch pathogenetisch eine größere Rolle. Da die Rectaltemperatur hierbei oft nur relativ wenig erniedrigt ist, der Stoffwechsel aber stark gesteigert ist, bleibt der Blutbedarf der Organe hoch. Es ist allerdings fraglich, ob die mangelhafte Leistungsfähigkeit des Herzmuskels allein für die O_2-Mangel-bedingten Zellveränderungen verantwortlich ist. Man muß hierbei auch *Gefäßspasmen* in Erwägung ziehen, zumal die Art der bei Unterkühlung vorkommenden *Magenulcera* durch ihre keilförmige, *infarktähnliche* Anordnung eine solch spastische Gefäßkomponente sehr wahrscheinlich machen (MÜLLER, ROTTER, CAROW, KLOOS, ALTMANN und SCHUBOTHE). Inwieweit die Veränderungen der Leberzellen zu schweren Funktionsausfällen der Leber führen, läßt sich nicht sagen. Es liegt jedoch sehr nahe, den *komatösen Endzustand* des langsam Unterkühlten teilweise auf den Ausfall der Leberfunktion zu beziehen. Fraglich bleibt auch noch die Bedeutung der Nierenschädigung für die Todesursache. Ob die diapedetischen Blutungen in die serösen Häute und Meningen Ausdruck der venösen Rückstauung sind, oder ob dabei eine *Permeabilitätsänderung* der Gefäßwände eine Rolle mitspielt, muß dahingestellt bleiben. Analogieschlüsse zur „*serösen Entzündung*" bleiben hier im Hypothetischen stecken. Daß der *Ausfall der Nebennierenrindenfunktion* das Zustandsbild sehr erschwert, darf man besonders auf Grund der Untersuchungen von SELYE und Mitarbeitern annehmen. Auch die Störungen anderer Hormondrüsen, insbesondere von Hypophyse und Schilddrüse, sind bei dem Gesamtkomplex „Erschöpfung" mit in Rechnung zu stellen (s. auch S. 60).

VII. Therapie der akuten Unterkühlung.

1. Die schnelle Wiederaufwärmung.

Die früher fast ausschließlich vertretene Anschauung, daß bei der Unterkühlung nur eine allmähliche Wiedererwärmung angewendet werden dürfe, ist durch keinen einzigen experimentellen Beweis erhärtet. Schon durch die tierexperimentellen Untersuchungen von LAPTSCHINSKI im Jahre 1880 wurde der günstige Erfolg einer schnellen Wiederaufwärmung sichergestellt, doch sind diese Untersuchungen merkwürdigerweise in der späteren Zeit ohne Beachtung geblieben. Durch die tierexperimentellen Untersuchungen von BINHOLD (1942), WELTZ, WENDT und RUPPIN (1942), GROSSE-BROCKHOFF und SCHÖDEL (1942), LUTZ (1943), KRAMER und REICHEL (1944) wurden die Befunde von LAPTSCHINSKI erneut bestätigt. Gegenüber der früher vertretenen Vorstellung, daß durch die schnelle Erwärmung ein Kreislaufkollaps hervorgerufen würde, zeigten die Untersuchungen eine sofortige Verbesserung des Gefäßtonus. Die Kerntemperatur steigt unmittelbar nach Beginn des heißen Bades an, nach einiger Zeit beginnt die Muskulatur mit Zitterbewegungen, auf Einatmung von Kohlensäure und Luftgemischen kommt es wieder zu einer normalen Steigerung

des Atemvolumens, zur Steigerung des arteriellen Druckes, zur peripheren Vasokonstriktion. Die vom Carotissinus auslösbaren depressorischen Kreislaufreflexe werden wieder wirksam. Die hochgradigen Veränderungen des EKG
bilden sich bei rascher Wiederaufwärmung vollkommen zurück. Es ist darauf
hinzuweisen, daß man unmittelbar nach der Erwärmung häufig Atmungs- und
Kreislaufänderungen beobachtet, die nicht auf den beginnenden Anstieg der
Körpertemperatur zurückgeführt werden können, da sie ihm zeitlich vorausgehen. So tritt häufig gleich zu Beginn der Wiederaufwärmung im Wasserbad
von etwa 40° C eine Atemvolumsteigerung auf, die später trotz weiter ansteigendem Sauerstoffverbrauch wieder geringer wird. Es handelt sich hierbei um
Einflüsse, die von der Haut ausgehen und von den Schmerz- und Temperatur-
bahnen auf das Zentralnervensystem einwirken. Während wir in unseren Versuchen eine günstige Wirkung bei plötzlicher Aufwärmung mit Wassertemperaturen von 40° C beobachteten, weisen Kramer und Reichel (1944) auf ein
kurzdauerndes Absinken des Blutdrucks nach Benetzung mit 45° heißem Wasser
hin, das sie als eine reflektorische Hemmung der Herztätigkeit deuten. Bei
der Wiederaufwärmung am Menschen wird man schon aus Gründen der starken
Schmerzreaktion zunächst mit der Wiederaufwärmung bei Wasserbadtemperaturen von etwa 34—35° C beginnen und dann die Wasserbadtemperatur
innerhalb der nächsten 5—10 min auf etwa 40—43° steigern. Es ist aber zu
beachten, daß bei besonders fortgeschrittenen Unterkühlungen gerade die
Schmerzeffekte eine günstige Weckwirkung entfalten können. Jedenfalls ist
die möglichst schnelle Wiederaufwärmung oberstes Gebot der Therapie. Die
Berichte, die über die schnelle Aufwärmung bei Unterkühlten von den Sanitäts-
dienststellen des Seenotdienstes und von Truppenärzten aus dem russischen
Feldzug eingegangen sind, sprechen ebenfalls überzeugend für die entscheidende
Wirkung der schnellen Wiederaufwärmung. Eine langsame Wiederaufwärmung
ist nach Pfleiderer und Büttner gefährlich, da die kalte Haut unter dem
Einfluß der äußeren Erwärmung plötzlich stärker durchblutet wird und der
Körperkern auf diese Weise unter Umständen noch stärker abgekühlt wird.
Wezler und Thauer beobachteten ein weiteres Absinken der Körpertemperatur,
wenn die Raumtemperatur der Klimakammer innerhalb von 20 min von $+5°$ C
auf 40° C aufgeheizt wurde. Dem „Kühlkörper" Haut muß so viel Wärme zugeführt
werden, daß er in möglichst kurzer Zeit in einen „Heizkörper" verwandelt wird.
Selbstverständlich treffen diese Voraussetzungen der schnellen Aufwärmung bei
der örtlichen Erfrierung nicht zu. Die schnellste Wiederaufwärmung kommt im
Wasserbad zustande, das auch gegenüber allen anderen Wiederaufwärmungs-
methoden technisch am einfachsten ist und eventuell unter besonders primitiven
Verhältnissen durch heiße, nasse Tücher mit gleichzeitiger Umhüllung mittels
Wolldecken ersetzt werden kann.

Eine Wiederaufwärmung durch heiße Getränke, heiße Sondenspülungen
oder intravenöse Infusionen erreichen zu wollen, ist wenig zweckvoll, da die
zugeführten Wärmemengen zu gering sind. Selbstverständlich wird man sofort
heiße Getränke verabreichen, wenn der Patient wieder schlucken kann und das
Bedürfnis dazu hat. Auf die Notwendigkeit der künstlichen Beatmung (wenn
möglich mit Sauerstoff) und die Herzmassage wurde oben bereits hingewiesen
(s. Pathogenese).

2. Die medikamentöse Therapie.

Die medikamentöse Therapie spielt bei der akuten Unterkühlung eine gänzlich untergeordnete Rolle. *Adrenalin*infusionen erwiesen sich im Tierexperiment bei physiologischer
Dosierung als wirkungslos, bei hoher Dosierung kam es zur Senkung des arteriellen Drucks
und zur Gefäßdilatation. *Veritol* und *Sympatol* waren in normaler Dosierung ebenfalls

wirkungslos und zeigten bei höherer Dosierung den gleichen blutdrucksenkenden Effekt mit Abnahme des peripheren Gefäßtonus wie das Adrenalin. Diese von GROSSE-BROCKHOFF und SCHÖDEL (1942) sowie von JARISCH (1942) beobachtete Wirkungslosigkeit bzw. inverse Wirkung des Adrenalins wurde von BALKE (1944) an Kaninchen in der 3. Phase nicht gefunden. Durch *Atropin* konnte in der Lähmungsphase nur eine geringgradige Steigerung der Herzfrequenz erreicht werden, wodurch aber die in der Kälte auftretenden Reizbildungs- und Reizleitungsstörungen des Herzens nicht beseitigt wurden. Immerhin konnte durch Atropin ein gewisser günstiger therapeutischer Effekt erzielt werden, der einerseits in einer Abschwächung übermäßiger Vaguseinflüsse, gegen die das unterkühlte Herz besonders empfindlich ist, zum anderen in einer Steigerung des peripheren Gefäßtonus bestand. Die Verabfolgung von Atropin erscheint daher berechtigt.

Infusionen von *Traubenzucker*lösungen zeigten auch bei fehlender Hypoglykämie eine günstige Kreislaufwirkung, die sich als Steigerung des arteriellen Drucks und der Blutdruckamplitude bemerkbar machte. Traubenzuckerinfusionen sind daher auch bei der akuten Unterkühlung zu empfehlen, sofern sie nicht einen Zeitverlust bedingen, der die möglichst schnelle Wiederaufwärmung verzögern würde. Der Lähmungszustand der Versuchstiere war durch Weckmittel nicht günstig zu beeinflussen. In der Phase der abklingenden Erregung und in der Lähmungsphase gelang es mit *keinem* der geprüften Mittel *(Cardiazol, Coramin, Lobelin* und *Strychnin)*, einen therapeutischen Erfolg zu erzielen. Injektionen von *Coramin* und *Lobelin*, die am Versuchstier mit normaler Temperatur eine günstige Kreislauf- und Atmungswirkung verursachten, riefen am unterkühlten Tier zwar meist eine starke Atmungssteigerung, gleichzeitig aber eine sehr toxische Kreislaufwirkung hervor. *Cardiazol* verhielt sich grundsätzlich ebenso, nur erschien die therapeutische Breite größer. Durch Verringerungen der Dosierung ließ sich mit diesen Mitteln keine therapeutische Wirkung erzielen. Elektrokardiographische Untersuchungen ergaben, daß die toxische Wirkung durch *Blockierungen der Erregungsbildung* und der *Überleitung* vom Vorhof auf den Ventrikel zustande kommt, wie wir sie auch bei künstlicher Vaguswirkung beobachten. Durch *Vagotomie*, die das EKG des unterkühlten Tieres unbeeinflußt ließ, konnten die toxischen Wirkungen nach Lobelin, Coramin und Cardiazol aufgehoben werden. Da von Coramin und Cardiazol bekannt ist, daß sie in hoher Dosierung zu erhöhter Erregung des Vaguszentrums führen, erschien es zunächst wahrscheinlich, daß diese Tonisierung des Vaguszentrums in der Kälte verstärkt wäre, oder daß sie wegen des Ausfalls antagonistischer Wirkungen besonders zur Geltung käme. Die Wirkung von *Acetylcholin* auf das unterkühlte Herz zeigte aber, daß bei erniedrigter Temperatur gar keine verstärkten Vagusreize nötig sind, um zu solchen Blockierungserscheinungen am Herzen zu führen. Intravenöse Acetylcholininjektionen von 0,1 mg, die am normalen Tier zu einer kurzdauernden Beschleunigung der Pulsfrequenz führen, rufen am unterkühlten Tier starke Blockierungen in der Erregungsbildung und in der Erregungsleitung des Herzens hervor, die durch Atropin aufgehoben bzw. unterbunden werden können. Diese Befunde können auch als Hinweis dienen, daß die bei der Unterkühlung auftretenden Zeichen der gestörten Erregungsbildung und Erregungsleitung mit *Veränderungen des Überträgermechanismus* in einen direkten Zusammenhang gebracht werden können. Es liegt nahe, die beobachteten Erscheinungen auf ein *Versagen der Esterase* in der Kälte zu beziehen. Die gesteigerte Vaguswirkung nach Lobelin, Coramin und in geringerem Maße auch Cardiazol kann somit mit einer erhöhten Empfindlichkeit der erregungsbildenden Zentren im Herzen gegenüber Vagusreizung erklärt werden, ohne daß es zu einer stärkeren Erhöhung des zentralen Vagustonus, als sie auch am Tier mit normalen Temperaturen nach diesen Pharmaka auftritt, zu kommen braucht. In sehr hoher Dosierung tritt auch am vagotomierten Tier nach Lobelin ein acetylcholinartiger Effekt am Herzen auf, der durch Atropin wiederum aufgenommen werden kann. Möglicherweise sind diese von GROSSE-BROCKHOFF und SCHÖDEL (1943) am Hund beobachteten Reaktionen nach Weckmitteln bei dieser Tierart besonders stark ausgeprägt, doch ist anzunehmen, daß es sich hierbei um eine allgemeingültige Gesetzmäßigkeit handelt, zumal auch JARISCH (1942) diese Toxizitätssteigerung an Ratten, Mäusen und Kaninchen beobachten konnte, PFEIFFER, FOSTER und SLIGHT (1939) bei winterschlafenden Tieren eine besondere Empfindlichkeit gegen spinale Krampfgifte fanden und auch von TOURNADE, CHEVILLOT und CHARDON (1938) festgestellt wurde, daß die Dosis letalis für Acetylcholin am unterkühlten Tier stark erniedrigt ist. In diesem Zusammenhang ist auf die Erfahrung der Pharmakologen besonders hinzuweisen, daß selbst bei Fröschen die krampferzeugende *Strychnin*wirkung bei niedriger Temperatur verstärkt ist. Am unterkühlten Warmblüter kann durch Strychnin als Folge stärkeren Absinkens der CO_2-Spannung des Blutes durch eine besonders intensive Atmungssteigerung ein Blutdruckabfall hervorgerufen werden. Das Atemzentrum wird stärker „*geweckt*" als das Kreislaufzentrum. Ob es durch diesen Mechanismus aber zu stärkeren Schädigungen kommt, erscheint fraglich, da künstliche Hyperventilation mit der Atempumpe allein auch am unterkühlten Tier zu keinen bedrohlichen Erscheinungen führt. Man muß aber daran denken, daß durch das verschieden starke „*Wecken*" der einzelnen Regulationszentren Störungen des Gleichgewichts zwischen Sympathicus und Parasympathicus auftreten können, die beim Zustandekommen der ungünstigen Kreislaufreaktionen eine Rolle spielen können.

Nach *Pervitin* wurde von Kramer und Reichel (1944) in der Lähmungsphase eine deutliche Atmungssteigerung ohne sichere Kreislaufwirkung gefunden, während andere zentrale Weckmittel wirkungslos blieben.

VIII. Therapie der langdauernden Unterkühlung.

Oberstes Gebot ist hierbei die Wiederauffüllung der verbrauchten Reserven durch *Traubenzucker*infusionen, die zunächst intravenös oder als Klysma verabfolgt werden können. Sobald der Patient wieder trinken kann, wird Traubenzucker am zweckmäßigsten in Form heißer Getränke gegeben. Auch kommt die Übertragung von *Blutplasma* in Frage. Gegen Insuffizienzsymptome des Herzens ist sofort *Strophanthin* indiziert (noch vor den Infusionen). Daneben sind Nebennierenrindenhormone (*Desoxycorticosteron* und *Cortison*) zu verabfolgen.

Die *Wiederaufwärmung* muß auch in diesen Fällen mit im Vordergrund des therapeutischen Handelns stehen. Hierbei ist aber zu berücksichtigen, daß die Situation dadurch kritisch werden kann, daß die Glykogenreserven aufgebraucht sind, und daß die bei einer schnellen Wiederaufwärmung eintretende O_2-Verbrauchssteigerung unter Umständen erst recht zur Katastrophe führen kann. So wird man sich so lange zu einer protrahierten Wiederaufwärmung entschließen, bis man annehmen kann, daß die geschwundenen Glykogenreserven weitgehend ersetzt sind bzw. ausreichen, um den beim Wiederanstieg der Körpertemperatur jeweilig höheren O_2-Bedarf zu decken.

Der Versuch einer Wiederbelebung mit intensiver Wärmezufuhr ist in allen Unterkühlungsfällen unbedingt zu machen, wenn auch eine Körpertemperatur von 27° C bereits unterschritten ist. Wichtig ist die Beobachtung, ob noch Muskelstarre vorhanden ist. Der scheintodähnliche Zustand darf nicht zur Aufgabe der Wiederbelebungsversuche führen. Auch hierbei ist unter Umständen künstliche Beatmung notwendig.

Daß auch bei außerordentlich niedrigen Körpertemperaturen noch Wiederbelebungserfolge zu erzielen sind, zeigt ein jüngst veröffentlichter Fall:

H. Laufmann (1951) berichtet über eine 23jährige Negerin, die nach vorherigem erheblichem Alkoholgenuß auf dem Eis ausgerutscht und bewußtlos etwa 11 Std leicht bekleidet einer Temperatur ausgesetzt war, die zwischen —1° und —7° F (etwa —20° C) schwankte. Die relative Luftfeuchtigkeit betrug 58—70%.

Bei der Aufnahme befand sich die Patientin in tiefem Kältekoma. Die Rectaltemperatur betrug 18° C. Es wurden 3—5 Atemzüge/min beobachtet. Der äußerst unregelmäßige Spitzenstoß belief sich auf 12—20 /min, wobei Unterbrechungen bis zu 8 sec zu beobachten waren. Der Blutdruck war nicht zu messen.

Die Körperuntersuchung ergab eine Nackensteifigkeit. Die Extremitäten waren steif und fühlten sich wie Eis an, wobei die Hauttemperatur distalwärts abnahm. An den Fingern und Händen, an den Beinen und dem Gesäß, vor allem auf der rechten Seite, auf der die Patientin augenscheinlich gelegen hatte, bestanden fleckige, violette Verfärbungen der Haut. Pulsationen waren nicht tastbar. Nase und Ohren zeigten keine Anzeichen von Erfrierungen. Die Lider waren halb offen. Pupillar- und Cornea- bzw. Conjunctivalreflexe nicht auszulösen. Außer einer Ischämie der Fundi, die am nächsten Tag nicht mehr nachzuweisen war, bestanden keine krankhaften Veränderungen am Augenhintergrund.

Bei einer unregelmäßigen Bradykardie waren über dem Herzen keine Nebengeräusche zu auskultieren. Die Lungen waren ohne krankhaften Befund.

Wegen des außergewöhnlichen Grades und der langen Dauer der Unterkühlung entschied man sich für eine allmähliche Erwärmung bei einer Zimmertemperatur von 68° F. Zu Beginn der Behandlung wurden Coffein und Coramin injiziert und die Infusion von 1500 cm³ Plasma eingeleitet. Ebenso wurden 200 mg Cortison intramuskulär gegeben. Die Extremitäten wurden mit Vaseline bestrichenem Mull belegt und mit elastischen Binden gewickelt. Der übrige Körper wurde lediglich mit einem Laken bedeckt. Die Rectaltemperatur zeigte eine stündliche Zunahme um 1°. Der Puls, der weiterhin unregelmäßig blieb, stieg an. Trotz O_2-Verabreichung mußte eine Tracheotomie wegen erheblicher Dypnoe durchgeführt werden. Der Tubus konnte bereits nach 48 Std wieder entfernt werden.

9 Std nach der Aufnahme betrug die Rectaltemperatur bereits 27° C. *Die Patientin* hatte sich soweit wieder erholt, konnte Personen und Objekte wieder verfolgen. Die Pupillen reagierten träge auf Licht. Willkürliche Muskelbewegungen waren bis zu einem begrenzten Grade möglich. Sie reagierte auf Fragen durch Nicken oder Schütteln des Kopfes und verneinte Schmerzen. Bei der Blutuntersuchung zu Beginn der Behandlung waren die Acidität — wohl als Folge der verringerten Blutdurchströmung der Muskulatur und der dadurch verursachten Anhäufung von Milchsäure — und der extrem hohe Blutzuckerspiegel von Interesse, wahrscheinlich auf Grund einer verstärkten Adrenalinausschüttung infolge Kälteeinwirkung. Im Urin zeigten sich außer Eiweiß und Zuckerausscheidung im Sediment granulierte Zylinder, Erythrocyten, Leukocyten und Nierenepithelien.

Von gefäßerweiternden Maßnahmen wurde im Hinblick auf die lokale Ödembereitschaft und die Gangränbildung abgesehen und eine gerinnungshemmende Therapie mit Dicumarol und Heparin begonnen, sobald der Blutdruck meßbar war, da diese Maßnahmen eine Gangrän verhindern können, wenn diese Folge einer durch Erfrierung verursachten Thrombose ist.

Die Extremitäten, deren Endglieder die Patientin ohne Schmerzen bewegen konnte, wurden unter sterilen Bedingungen verbunden. Weiterhin wurden zur Verhütung einer Infektion Penicillin gegeben und Tetanus- sowie Gasbrandantitoxin verabreicht. Sämtliche Antibiotica mußten wegen eines generalisierten Arzneimittelexanthems nach 25 Tagen abgesetzt werden.

Bei den EKG-Aufnahmen zeigte sich mit der Rückkehr zur normalen Temperatur eine Sinustachykardie, die 12 Tage bestehen blieb. Nachdem sich anfänglich ein Kurvenablauf wie bei der akuten Perikarditis zeigte, wiesen die Kurven nach 13 Tagen Anzeichen der Wiederherstellung auf. Zu keiner Zeit waren krankhafte Lungenveränderungen festzustellen. Eine zunehmende Anämie, deren Ursache unbekannt blieb — die Untersuchung des Marks mußte im wesentlichen als normal angesehen werden, ebenso war die Erythrocytenresistenz normal — bedingte eine Transfusion von 500 cm³ Blut, ohne eine Besserung des Blutbildes zu bewirken. Außer langsamen Abläufen der Aktionspotentiale erbrachte das EKG keine größeren Abnormitäten.

Der Blutdruck, der nach 14 Std, als die Rectaltemperatur 33° C betrug, erstmalig gemessen wurde und 100/80 mm betrug, stieg weiterhin an. Es entwickelte sich eine Hypertonie, die Werte zwischen 170/100 und 200/120 mm Hg aufwies. Die Urinbefunde wiesen auf eine Nierenschädigung vorwiegend der glomerulären und tubulären Elemente hin. Daneben lag noch eine Vermehrung des Blutplasmas vor. Während der gleichen Zeit bestand eine Harnsäure- und Kreatininerhöhung, desgleichen lag eine relative Serumnatriumerhöhung vor, der Chlorgehalt glich mehr oder weniger dem Natriumanteil. Der NaCl-Gehalt im 24 Std-Urin war nur gering, was wiederum auf eine Retention hinwies, die in diesem Fall auf eine Nierenschädigung zurückzuführen sein mag. Es erscheint jedoch wahrscheinlich, daß eine gesteigerte Adrenalinausschüttung die Ursache war, besonders im Hinblick auf die Tatsache, daß die Kaliumausscheidung sehr hoch war. Gleichzeitig bestand eine mäßige Hyperphosphatämie und eine Abnahme der Phosphate im Urin. Es scheint ein Zusammenhang zu bestehen zwischen den Wirkungen des Gewebszerfalls und der anhaltenden Hypertonie, insofern als 5 Tage nach der Amputation der Beine eine Rückkehr zu normalen Werten erfolgte.

Trotz der gerinnungshemmenden Maßnahmen, mit denen 12 Std nach der Aufnahme begonnen wurde und die für 22 Tage fortgesetzt wurde, hatte diese Therapie keine bemerkenswerte Wirkung auf die Erhaltung von Gewebe. Es wurden beide Beine etwa 25 cm unterhalb des Knies glatt abgesetzt und später durch Lappenübertragung gedeckt. Einige Zeit später wurden die 4 Finger der linken Hand amputiert. Es verblieben nur die Phalangen und der linke Daumen, wobei es nicht zu erklären ist, daß dieser Daumen seine Heilfähigkeit erhielt, obwohl er offensichtlich denselben Grad an Unterkühlung erlitten hatte wie die anderen Finger. An der rechten Hand gingen sämtliche Finger einschließlich der Metacarpalköpfchen verloren. Die Wunden heilten gut und die Patientin lernte mit der linken Hand Stifte zu halten, zu schreiben und zu essen. Es konnte bald mit Bewegungsübungen begonnen werden und die Bewegungsfähigkeit beider Knie- und Handgelenke innerhalb kurzer Zeit erlangt werden. 6 Monate nach Aufnahme wurde die Patientin in ein Genesungsheim entlassen.

IX. Krankhafte Begleiterscheinungen und Spätschäden bei allgemeiner Unterkühlung.

Daß als Folge einer allgemeinen Unterkühlung *Erosionen der Magenschleimhaut* bzw. *Magenulcera* entstehen können, wurde bereits beschrieben. Auch wurde auf die Möglichkeit einer bleibenden *Myokardschädigung* bei langdauernder Kälteschädigung hingewiesen. Die sich im Verlauf eines Kälteschadens möglicherweise entwickelnde *Anämie* hat ihre Ursache in der Hauptsache im Auftreten einer Kältehämolyse (s. Überempfindlichkeit gegenüber

Kälte). Als Ausdruck einer Steigerung der *Nierendurchlässigkeit* findet man unter Umständen langdauernde Ausscheidungen von Eiweiß, Erythrocyten und Zylindern (und geringe Zuckermengen) im Urin. Daß sich im Anschluß an eine Unterkühlung eine *Nephritis* entwickeln kann, bedarf keiner besonderen Erwähnung (s. Erkältungskrankheiten). Die „*Kältediurese*" beruht auf einer verminderten Abscheidung von *Adiuretin*. Durch Verabfolgung von Hypophysenhinterlappenhormon kann die Kältediurese unterdrückt werden (Bader, Eliot und Bass). Im Anschluß an eine Unterkühlung kann es ohne Zeichen einer Infektion zu kurzdauernden Temperatursteigerungen kommen, die als Reizung der temperaturregulierenden Zentralstellen zu deuten sind.

Besondere Beachtung verdienen dauerhafte Schädigungen des *Zentralnervensystems*, zumal bei chronischen Kälteeinwirkungen schwere cerebrale Zustandsbilder zur Beobachtung kommen, die sich in erster Linie auf eine allgemeine psychomotorische Verlangsamung, Sprachstörungen, Agnosien, psychoseartige Zustandsbilder stupurös-katatonen Charakters bis zum voll ausgebildeten Kälteblödsinn erstrecken. Dabei können unwillkürliche Harn- und Kotentleerungen stattfinden. Auch tonisch-klonische Krämpfe, Hyperkinesen mit Myocloni und fratzenhafte Mimik werden beschrieben, daneben Hirnnervenlähmungen und Stammhirnsyndrome, Übergreifen des Hirnödems auf den N. opticus mit Blindheit (Rewerts).

Ist es schon sehr schwierig, bei den beschriebenen cerebralen Syndromen den Kältefaktor von anderen Krankheitsursachen, besonders der Erschöpfung abzugrenzen, so wird die Beurteilung der Frage der Dauerschäden nach Kälteeinwirkung noch problematischer. Immerhin sind in der Literatur irreversible zentrale Schädigungen beschrieben, deren kausaler Zusammenhang mit einer stattgefundenen Kälteeinwirkung nicht ohne weiteres von der Hand zu weisen ist. Veränderungen der *Gehirngefäße* nach Kälteeinwirkung im Sinn einer *Endangiitis obliterans* sind zu nennen. Moser (1942) berichtet auf Grund der Schilderungen von Larrey, daß schon bei Heimkehrern aus dem napoleonischen Rußlandfeldzug cerebrale Dauerschäden wie Epilepsie, Katalepsie, Hemianopsie sowie Störungen des Gehörs, des Geschmacks und der Sprache festgestellt wurden. v. Brandis spricht von apoplektiformen Lähmungen und irreparablem Kälteblödsinn. Rewerts (1949) beschreibt das Auftreten von epileptiformen Anfällen mit Symptomen einer epileptischen Wesensänderung bei einem 36jährigen Mann 5 Wochen nach einem schweren Kälteinsult. Der Patient fuhr als russischer Kriegsgefangener bei einer Außentemperatur von —40° bis —50° C einen Kraftwagen, mußte wegen Benzinmangels anhalten und wurde 12 Std später bewußtlos in einem totenstarreähnlichen Zustand aufgefunden. Der elektroencephalographische Befund (allgemeine Minderung des Potentials, auf Lichtreize keine Hemmung bzw. keine Aktivierung der Schwankungen, die erst nach beiderseitiger Halsgrenzstrangblockade in Erscheinung tritt), wird vor allem als Ausdruck von Gefäßstörungen gedeutet. Wenngleich bisher eindeutige Berichte über Kausalzusammenhänge zwischen Unterkühlung und Spätschäden des Gehirns nur spärlich vorliegen, so muß man solche Zusammenhänge schon aus den pathologisch-anatomischen Befunden bei langdauernder Unterkühlung als wahrscheinlich annehmen (s. Pathogenese der langdauernden Unterkühlung).

Besonderer Erwähnung bedarf noch die im Anschluß an eine Unterkühlung, z. B. nach längerem Stehen in kaltem Wasser oder Einbruch im Eis sich entwickelnde *Querschnittsmyelitis*, die auch als *Refrigerationsmyelitis* bezeichnet wird (Oppenheim) und die von Pette in die Gruppe der *Entmarkungsmyelitis* eingereiht wird. Bei dieser Form der Myelitis sollen im Initialstadium krankhafte Prozesse am Gefäßsystem vorherrschend sein, die unter dem besonderen Einfluß des vegetativen Nervensystems zustande kommen sollen, während das Entmarkungsstadium durch Zerfall der Markschichten charakterisiert ist. Ob und inwieweit hier verwandtschaftliche Beziehungen zu Gehirnveränderungen unter Kälteeinwirkung besonders bei Spätschäden bestehen, ist noch ungeklärt, da bei letzteren leider keine derartigen pathologischen Veränderungen nachgewiesen werden konnten.

X. Therapeutische Nutzanwendungen der Hypothermie.

Smith und Fay (1940) versuchten, die Hypothermie als Therapie gegen das *Carcinom* nutzbar zu machen. Sie gingen dabei von der Vorstellung aus, daß durch die Kälteeinwirkung eine Mitosehemmung eintritt, die das weitere Wachstum von bösartigen Tumoren verhindern würde. Patienten mit ausgedehnter Carcinose wurden einer Unterkühlung auf 27—24° C Kerntemperatur unterworfen. Als Erfolg dieser Therapie wird ein Rückgang bzw. ein langsameres Wachstum der Tumoren, besonders bei Hautcarcinomen gebucht. Doch hat diese Therapie keine weitere Anwendung gefunden, da sie nicht ungefährlich ist und keinen entscheidenden Erfolg gebracht hat. Auch zur Behandlung der

Schizophrenie wurde die Unterkühlung bereits versucht (TALBOTT, DILL und FORBES 1940, 1941).

Über die Anwendung örtlicher Kälteapplikation (sog. „*Refrigerations*"- Therapie) wird bei den örtlichen Kälteschädigungen berichtet (s. S. 85).

Neuerdings wird vor allem von französischer Seite (LABORIT und Mitarbeiter 1950—1952) über die Versuche berichtet, den sog. „*künstlichen Winterschlaf*" zur Unterstützung der Anästhesie in der Chirurgie nutzbar zu machen. Durch eine pharmako-dynamisch-medikamentös bewirkte *neuro-vegetative Blockade* soll sowohl eine Dämpfung der vegetativen Reflexerregbarkeit, als auch eine Senkung der Körpertemperatur erreicht werden. Als geeignetes Mittel zur Erzielung des künstlichen Winterschlafes wird besonders das salzsaure Salz des *Dimethylaminopropyl-N-chlorophenothiazins* empfohlen (s. nebenstehende Formel). Hierdurch wird eine Blockade der peripheren vegetativen Reflexbogengebiete bewirkt. Weiterhin greift die Substanz *diencephal* an und *blockiert* die *Thermoregulation*. Die eintretende Senkung der Körper- temperatur wird dabei als besonderer Vorteil gewertet, da durch die Senkung des O_2-Verbrauchs eine beachtliche Ver- minderung der Kreislaufarbeit eintritt. Wesentlich ist, daß durch die Blockade der Thermoregulation eine Frierreaktion auf äußere Kälteapplikation verhindert wird und auf diese Weise schnell eine Erniedrigung der Körpertemperatur mit entsprechendem Absinken des O_2-Verbrauchs erreicht wird.

Salzsaures Salz des N-(3'-Dimethylamino)- propyl-chloropheno- thiazins = Megaphen.

Es liegen bereits eine Reihe günstiger Berichte über die Anwendung des „*künstlichen Winterschlafes*" bei Opera- tionen vor. Hierdurch sollen Eingriffe an Patienten durch- führbar sein, bei denen ohne diese Maßnahmen infolge zu hoher Operationsgefährdung durch schlechte Kreislaufverhältnisse eine chir- urgische Intervention nicht mehr möglich erscheint. Es bleibt abzuwarten, welchen Platz diese Methode in der Chirurgie zukünftig einnehmen wird. Auch ist zur Zeit ein Indikationsgebiet dieser oder ähnlicher Substanzen im Bereich der inneren Medizin, der Psychiatrie oder anderer Fächer noch nicht ab- zugrenzen (s. auch unter Örtliche Verbrennungen). Andere Versuche zielen darauf ab, durch stärkere Unterkühlungen eine so erhebliche Reduzierung des Stoffwechsels zu erreichen, daß *intrakardiale* Operationen längerer Dauer durchführbar werden (BIGELOW). Trotz einer erheblichen Reduzierung aller Stoffwechselvorgänge der lebenswichtigen Organe, insbesondere des *Gehirns* durch die Unterkühlung, wird man wahrscheinlich während längerer operativer Eingriffe am *offenen* Herzen nicht auf die Unterhaltung eines künstlichen Kreislaufs verzichten können. Aus den tierexperimentellen Untersuchungen von JUVENELLE, LIND und WEGELIUS (1952) ist aber zu ersehen, daß die Unter- kühlung die Bedingungen für solche Operationen am offenen Herzen wesentlich günstiger gestaltet und den technischen Aufwand der Unterhaltung eines künst- lichen Kreislaufs stark reduziert[1].

B. Örtliche Kälteschäden.

Örtliche Kälteschäden werden meist als „*Erfrierung*" bezeichnet. Erfrierung ist nicht Gefrierung. Zu einer direkten Gefrierung des Gewebes durch Senken der Gewebstemperatur unter ihren Gefrierpunkt (etwa bei —6° C) kommt es

---

[1] *Anmerkung bei der Korrektur:* Über „neue Mittel zur Dämpfung von Stoffwechsel und Nervensystem" und „künstlichen Winterschlaf" siehe Verh. ber. der Dtsch. Ges. für Phar- makologie vom Oktober 1953, erscheint im Arch. exper. Path. u. Pharmakol.

im Rahmen der Kälteschädigungen beim Menschen nur in sehr seltenen Fällen (Momentanerfrierungen durch Kontakt mit Kohlensäureschnee, flüssiger Luft und durch Berührung von Metallen bei subarktischen bzw. arktischen Temperaturen). Die meisten Kälteschäden entstehen bei Außentemperaturen, die hoch über dem Gefrierpunkt des Blutes liegen. Am bekanntesten ist die Naß-erfrierung der Füße („immersion foot"), die vor allem im Schützengrabenkrieg bei Wassertemperaturen von $+6^0$ bis $+8^0$ C auftrat. Ähnliche örtliche Erfrierungen wurden bei Flugzeugbesatzungen beobachtet, die infolge Flugzeug-absturz z. B. über dem Kanal übermäßig lange (mehrere Tage) auf Rettungs-planken oder wasserüberfluteten Schlauchbooten umhergetrieben wurden. Hierbei traten schon Erfrierungen 2.—3. Grades bei Wasserbadtemperaturen von $+10^0$ bis $+15^0$ C auf. Neben der absoluten Temperatur ist bei dem Zustande-kommen einer örtlichen Erfrierung immer zu beachten: die *Dauer* der Kälte-einwirkung, die *Leitfähigkeit* der an die Haut angrenzenden Medien (Luft—Wasser—Metalle) und die *Windgeschwindigkeit*. Weiterhin ist der jeweilige Zustand des Gewebes, insbesondere dessen *Durchblutungszustand* bzw. die Funk-tion der entsprechenden Gefäßnerven, das Fettpolster, die Nachbarschaft zu Knochen und Knorpel, die als eine Art Kältespeicher fungieren, von besonderer Bedeutung. Schließlich ist auch die Krümmung der Oberfläche zu berück-sichtigen. Besonders gefährdet sind: Nase, Ohrrand und Läppchen der Ohren, 2.—5. Finger der Hände, Kniegegend, Knöchelgegend, Ferse und Zehen, hier vor allem die Großzehe. In der Vorgeschichte der Fußerfrierungen ist vielfach ein zu enges Schuhwerk festzustellen. Als *erste* noch physiologische Kälte-reaktion tritt durch Kontraktion der *Arrectores pilorum* „*Gänsehaut*" auf. Doch trifft dies nicht für alle Gefäßgebiete zu. Viele Personen zeigen z. B. bei äußerer Kälteeinwirkung zunächst eine Rötung des Gesichtes, ohne daß man schon von einer Kälteschädigung sprechen könnte. Bei stärkerer und länger anhal-tender Kälteeinwirkung setzt — vor allem an den Extremitäten — unter all-mählicher Entwicklung eines tauben Gefühls eine *Vasokonstriktion* ein. Dauert die Kälteeinwirkung längere Zeit, so ändert sich die Hautfarbe. Die vorher blasse Haut wird zunächst unter Eintritt heftiger Schmerzen rot und schließlich unter Zurückgehen der Schmerzempfindung bis zur Schmerzfreiheit *cyanotisch*. Diesem ersten Stadium des Kälteerythems *(Congelatio erythematosa)* folgt der *zweite* Grad der Erfrierung in Form von Blasenbildungen *(Congelatio bullosa)*, dem sich der *dritte* Grad der Erfrierung *(Congelatio gangraenosa)* anschließt. Hiervon ist die *Totalvereisung* abzugrenzen, die sich unter elfenbeinfarbener oder wachsartig blasser Haut entwickelt und bei deren „Auftauen" die Musku-latur breiig zerfällt und die cellulären Bestandteile einem „Osmoseschaden" (Einfluß des mineralsalzlosen Tauwassers) unterliegen. Ein ähnliches *wachs-artiges* Aussehen der Haut kann sich auch plötzlich aus der *Congelatio erythe-matosa* entwickeln und wird als „*wachsartige Anämie*" (Henschen) bezeichnet. Sie gilt als Meldezeichen einer Capillarlähmung *(Peristase)*. Hiermit sind nur die wichtigsten verschiedenen Zustandsformen der Kälteschädigungen in groben Umrissen aufgezeigt, wobei noch betont werden muß, daß es bei den einzelnen Stadien fließende Übergänge gibt. Die weitere Symptomatologie der Erfrierungs-schäden hat bezüglich einer statistischen Auswertung weitgehend ein spezielles chirurgisches Interesse, deren nähere Besprechung den Rahmen dieses Artikels überschreiten würde. Die örtliche Erfrierung drängt uns aber in *pathogenetischer* Hinsicht eine Reihe von Fragestellungen auf, die von *allgemeinbiologischer* und *medizinischer Bedeutung* sind. Den Erörterungen über die Pathogenese des örtlichen Kälteschadens sollen die wichtigsten morphologischen Befunde an den befallenen Organen vorangestellt werden.

I. Pathologisch-anatomische Befunde.

Wie schon Böttcher betonte, erwiesen sich in vielen Fällen seiner Abkühlungsexperimente am Rattenschwanz die tiefen Gewebsteile als wesentlich empfindlicher als die Haut, so daß Nekrosen der *Knochen* in Gebieten auftreten können, in denen die darüberliegende Haut und Unterhaut normal oder wenigstens nicht grob geschädigt waren. Siegmund (1942, 1943) beschreibt in Frühfällen peristatische Hyperämien mit Blutstockungen und Diapedesisblutungen im Knochenmark und Periost mit frühzeitigem Absterben des Knochengewebes, der Corticalis wie der Spongiosa. In Spätfällen findet er eine porotische Atrophie des Knochengewebes besonders in der Compacta, Erweiterung der Haversschen Kanäle, die geradezu zu einer Auflösung der Compacta führen kann und eine Neubildung von Knochen vom periostalen Gewebe aus. Besonders fielen Siegmund noch umschriebene Nekrosen von Schaltlamellensystemen im Bereich der Compacta auf, die er auf lange bestehende Kreislaufstörungen zurückführt, wie ja Staemmler (1944) in letzteren mit den Folgen einer *Anoxie* das entscheidende Moment für alle Schädlichkeiten an Knochen, Nerven und Muskeln sieht.

An *zweiter* Stelle der von Böttcher (1944) aufgestellten Empfindlichkeitsskala der Gewebe gegenüber lokaler Kälteeinwirkung mit konsekutiver Blutleere steht das *periphere Nervensystem.* Nach dem klinischen Schrifttum des ersten Weltkrieges (Literatur s. Siegmund und Staemmler) und des letzten Krieges finden sich bei echten schweren Erfrierungen sowohl in den Frühstadien wie nach Abheilung Nervenschädigungen, die sich vorwiegend in sensiblen Reiz- und Ausfallserscheinungen äußern, aber auch Paresen zur Folge haben können. Stranski beschreibt die sog. *Feldneuritis* mit ihren ebenfalls sensiblen Reiz- und Ausfallserscheinungen, die nicht als Komplikation einer groben Erfrierung zustande kommt, sondern von ihm auf eine Kombination von mechanischen Faktoren (Gamaschen) mit Abkühlung und Durchnässung zurückgeführt wird.

Als *anatomisches* Substrat dieser Nervenschädigungen fand Siegmund Blutungen und plasmatische Durchtränkungen von Nerven, die zu Quellung und schließlich zum *Untergang der Markscheiden* und *Achsenzylinder* führt. M. Staemmler hat ausführlicher die Nervenschädigungen bei schweren Erfrierungen untersucht und fand:

1. An Gliedmaßen mit Erfrierungen 3. Grades finden sich mit großer Regelmäßigkeit schwere Veränderungen der größeren und kleineren Nerven, die hoch über die Zone der eigentlichen Frostnekrose hinausreichen. Sie bestehen 1. in *Markscheidenzerfall,* oft mit Zugrundegehen der Achsenzylinder, und 2. in einer *Perineuritis* und *Endoneuritis.* Die neurolytischen und entzündlichen Prozesse sind voneinander unabhängig und gehen einander nicht parallel.

2. Die Nervenveränderungen sind nicht an das Vorhandensein organischer Gefäßveränderungen gebunden. Das gilt sowohl für die Beobachtungen am Menschen wie für den Tierversuch.

3. Die Erkrankung der Nerven geht mit sensiblen und gelegentlich auch mit motorischen Ausfallserscheinungen einher.

4. Die Schädigung der Nerven ist mit Wahrscheinlichkeit auf die Kreislaufstörungen zurückzuführen. Dafür spricht im besonderen die Beobachtung, daß die gleichen Veränderungen auch bei arteriosklerotischer und thrombotischer Gangrän gefunden werden und durch Absperrung der Zirkulation künstlich erzeugt werden können.

5. Über die Regenerationsfähigkeit der Nerven kann keine eindeutige Aussage gemacht werden. Es ist nach den Erfahrungen beim Menschen anzunehmen, daß die Regeneration häufig bald eintritt. Es gibt aber auch Beobachtungen, die zeigen, daß sie jahre- oder jahrzehntelang ausbleiben kann.

Wie die Nerven, so erweisen sich nach Staemmler auch die *Muskeln* als besonders empfindlich. Die Muskelfasern zeigen bei schwerer Beeinträchtigung der arteriellen Blutzufuhr *Nekrose*, bei leichteren Graden eine beträchtliche *Atrophie*, die oft sehr unregelmäßig verteilt ist und unabhängig von organischen Gefäß- und Nervenerkrankungen auftreten soll. Auch die *Haut*, das klassische Studienobjekt für Gewebsvereisung und Gefäßstudien nach lokaler Kälteapplikation erleidet ihre Veränderungen bei der normalen Erfrierung in der Regel nicht durch Vereisung, sondern durch *Hypoxämie* infolge funktioneller Kreislaufstörung. Die Untersuchung der *Haut* ergab trotz des Vermeidens von echter Gefrierung Veränderungen, die eine gewisse Ähnlichkeit mit denen bei gröberer Vereisung zeigten: *Vacuolenbildung* im Kern und Protoplasma der Epidermiszellen, *Karyorhexis, Karyolysis,* Schädigung der Gefäßwände, *Thrombose.* Staemmler wiederum beschreibt *Hyperpigmentierung, Atrophien* der Epidermis, *Hyper-* und *Parakeratosen,* Untergangserscheinungen der elastischen Fasern im *Corium,* Gefäß- und Nervenveränderungen, wie schon geschildert, und auch hier sollen hauptsächlich die Kreislaufstörungen wieder an den mannigfachen Veränderungen beteiligt sein. Er weist aber auch darauf hin, daß ein Teil der atrophischen Prozesse als Folgezustände der Störungen trophischer Funktionen der Nerven angesehen werden kann.

II. Pathogenese des örtlichen Kälteschadens[1].

1. Vasomotorische Reaktionen unter örtlicher Kältereaktion.

Die *bedeutendste* Rolle für das Zustandekommen des örtlichen Kälteschadens spielen die *vasomotorischen Reaktionen* in den von der Kälteeinwirkung betroffenen Partien. Die Kenntnis dieser vasomotorischen Reaktionen ist die notwendige Voraussetzung für das Verständnis der Pathogenese der örtlichen Erfrierung.

Ausgangspunkt für die Beurteilung der Hautvasomotorik bei Kälteeinwirkung bleibt der *klassische Versuch* von Lewis: ein Finger, dessen Hauttemperatur in Eiswasser zunächst auf 0° C abgesunken ist, zeigt nach 4—5 min Eintauchzeit eine spontane Erwärmung bis zu maximal 16° C, in der Regel bis zu 10° C. Dieses Maximum wird nach etwa 15 min erreicht. Nach ebenso langer Zeit fällt die Temperatur zum ursprünglichen Wert wieder ab. Dann beginnt der Cyclus von neuem und kann sich beliebig oft wiederholen, solange der Finger in Eiswasser bleibt. Da kurze Zeit vor dem Temperaturanstieg Schmerzen auftreten, könnte man daran denken, daß die Vasodilatation, die ja wohl dem Temperaturanstieg in etwa entspricht, zentral ausgelöst würde. Doch sind die Temperaturschwankungen auch nach frischen Nervendurchtrennungen zu beobachten, so daß für das Auftreten der Erwärmung schlechthin eine zentrale Leitung des Kältereizes nicht erforderlich ist. Lewis vermutet, daß durch die Kälte ein *gefäßerweiternder Stoff* freigesetzt wird, der dem *Histamin* ähnlich ist und einen *Axonreflex* auslöst. Die Kältedilatation tritt ein, wenn die dilatorisch wirksamen Stoffe eine Schwellenkonzentration überschreiten, mit der sie den bestehenden Constrictorentonus zu durchbrechen vermögen. Werden sie aus der Blutbahn ausgeschwemmt, kommt es wieder zur Konstriktion. Die Menge der angesammelten Stoffe soll vom Kältegrad abhängig sein. Bei weniger starker Abkühlung erreichen sie nicht die Schwellenkonzentration, weshalb sie auch nach Herausnahme der Hand den noch wirksamen constrictorischen Grundtonus nicht zu durchbrechen vermögen. In Eiswasser hingegen werden die Konzentrationen größer, so daß es mit Fortfall des Kaltreizes bei Herausnahme der Hand sofort zu einem starken Einschießen des Blutes in die weiten Gefäße kommt. Da die Durchblutung in diesem Fall in Luft sehr viel stärker anwachsen kann als in Eiswasser, in dem die Kältereize constrictorisch entgegenwirken, kommt es in der Nachperiode zu einer schnelleren Ausschwemmung der Stoffe. Der constrictorische Tonus setzt sich somit in der Luft schon nach 1—2 min wieder durch, während bei gleichzeitiger Kühlung im Eiswasser die dilatorische Phase 15 min und länger dauert. An Personen mit *alten* Nervenverletzungen, bei denen mit Sicherheit eine Degeneration der Axonreflexbahnen eingetreten war, ließen sich keine phasischen Gefäßreaktionen mehr nachweisen. Die Bedeutung dieses nach ihm benannten Reflexes sieht Lewis darin, daß die phasische Eröffnung der Gefäße dem Gewebe von Zeit zu Zeit genügend Wärme zuführt, um einen Kälteschaden zu verhindern. Lewis nimmt ferner an, daß in dem kälteempfindlichen Nervensystem ein Regulator für die normale Hauttemperatur zu erblicken ist.

Gewisse Parallelen zu den Ergebnissen von Lewis lassen Arbeiten von Jürgen Aschoff (1944) erkennen: bei Eintauchen einer normal durchbluteten Hand in Wasser von + 10° C bis + 13° C besteht die örtliche Gefäßreaktion in einer Vasokonstriktion mit maximaler Einschränkung der Wärmeabgabe für die Dauer des Kaltreizes (Wärmeverluste 45 Cal/qm/Std). Einfettung der Haut mit einer Vaselinschicht hatte eine Verringerung der Wärmeabgabe um etwa 20% zur Folge. Unterhalb 8—10° C Wassertemperatur wird die Vasokonstriktion in Abständen von 30 min durch starke Dilatationen unterbrochen, die die Wärmeabgabe auf das Doppelte ansteigen lassen können (Wärmeverluste in 4,4° C Wasser 120 bis 240 Cal/qm/Std). Es handelt sich um eine regelmäßig, wenn auch in wechselndem Ausmaß auslösbare Reaktion, deren Bedeutung Aschoff darin sieht, daß der Körper nicht unter allen Bedingungen die „*Schale*" zur Erhaltung der „*Kern*"-Temperatur preisgibt, sondern unter gewissen Umständen den Forderungen des Wärmehaushaltes *und* der Verhütung örtlicher Gewebsschäden gleichzeitig gerecht zu werden versucht. Ferner weist Aschoff darauf hin, daß auf die Dauer gesehen ein umschriebener Kaltreiz nicht unter allen Umständen zu einer konsensuellen Konstriktion der gesamten Oberfläche zu führen braucht. Es kann vielmehr durch die *örtliche* starke Vasokonstriktion — wenigstens bei Wassertemperaturen nicht unter 10° C — zu einer Verminderung der Wärmeabgabe an der Stelle des Kaltreizes und damit zur Wärmestauung kommen. Infolgedessen steigen die Temperaturen an den vom Kaltreiz nicht betroffenen Stellen an, nachdem eine kurze konsensuelle Vasokonstrik-

---

[1] Die Übersicht über die Literatur bis 1948 stützt sich zum Teil auf die Dissertationsarbeit von H. Moll: Die pathologisch-anatomischen und chemischen Veränderungen beim lokalen Kälteschaden. Bonn 1948.

tion vorausgegangen sein kann. Dasselbe wird erreicht, wenn man den gewählten umschriebenen Bezirk von der Blutzufuhr und damit von der Wärmeabgabe völlig ausschaltet. Die Wirkung kann nach ASCHOFFs Meinung nur deutlich sein, wenn solche Gebiete von dem Kaltreiz oder der Kreislaufausschaltung betroffen werden, die relativ stark an der Gesamtwärmeabgabe des Körpers beteiligt sind. Das sind beim Bekleideten die unbekleideten Flächen der Hände und des Gesichtes. An diesen Stellen wird sich demnach auch der „paradoxe" Anstieg der Hauttemperaturen besonders bemerkbar machen. Als weitere Ursache kann zur Wärmestauung der Blutdruckanstieg treten, der sowohl bei örtlichem Kaltreiz wie bei arterieller Kompression einer Extremität beobachtet wird. Beim Lösen der Kompression fällt der Blutdruck wie am Ende des Kaltreizes ab (im ersten Fall plötzlicher), wodurch pressoreceptorisch eine Vasokonstriktion der gesamten Körperoberfläche ausgelöst wird.

SPEALMAN (1946) untersuchte die Blutzirkulation in der Hand bei kalter, normaler und warmer Temperatur. Die niedrigsten Durchströmungswerte (0,9 cm³/100 cm³ Gewebe/min) wurden bei einer Wasserbadtemperatur von 15⁰ C gefunden. Bei 5⁰ C war die Durchblutungsgröße wieder wesentlich höher (4,5 cm³/100 cm³ Gewebe/min) und reichte an die Durchblutungsgröße bei 35⁰ C heran (5,9 cm³/100 cm³ Gewebe/min). Während mäßige Kälteapplikation zu starker Vasokonstriktion führt, kommt es bei extremen Kältereizen zur Dilatation. Man wird auch hier daran denken müssen, daß diese Dilatationen bei starken Kältereizen phasenartig verlaufen, wie es oben beschrieben wurde. FOSTER und Mitarbeiter fanden bei Temperaturen um 15⁰ C nur einen Durchströmungswert der Hand von 0,15 cm³/100 cm³ Gewebe/min. BARCROFT und EDHOLM fanden, daß der Blutdurchfluß durch den Unterarm bei einer Temperatur von 30⁰ C 1,6 cm³/100 cm³ Gewebe/min betrug, während dieser Wert bei 37⁰ C auf 5,9 cm³ anstieg. Diese Autoren stellten weiterhin fest, daß eine Wasserbadtemperatur von + 34⁰ C einer Lufttemperatur von + 18,5⁰ C für den bekleideten Unterarm äquivalent ist.

Es sei noch auf die Bedeutung der arterio-venösen Anastomosen für die Vasomotorik verschiedener Hautbezirke hingewiesen. In der Haut des Menschen sind arterio-venöse Anastomosen nur an den gipfelnden Stellen beschrieben. Die vorwiegend an den Spitzen der Finger einsetzende Eröffnung bedeutender Gefäßgebiete läßt auch ASCHOFF vermuten, daß die arterio-venösen Anastomosen — gemäß ihrer bevorzugten Anordnung am Nagelbett und an der Fingerkuppe — hervorragend an der Phase der „Kältedilatation" beteiligt sind. Die großen Blutmengen, die mittels dieser Nebenschlüsse unter Umgehung des Capillargebietes das Gewebe durchströmen können — CLARK (1938) berechnete, daß eine maximal eröffnete Anastomose mittlerer Größe (Durchmesser 40 μ) das 256fache Stromzeitvolumen einer gleich langen Capillare fördert — deuten darauf hin, daß hierbei von einer Ausnutzung für den Gaswechsel keine Rede sein kann, während den Veränderungen für die Wärmetransportverhältnisse und den peripheren Widerstand eine große Bedeutung beigemessen werden muß. Die Beschränkung der Anastomosen auf den Warmblüter und ihre Häufung an Stellen, die einmal der Kälte stark ausgesetzt, zum anderen bei Temperatursteigerungen zur Wärmeabgabe vorzüglich geeignet sind, sprechen ebenfalls für die temperaturregulierende Funktion dieser Gefäße. Die von ROTH gerade den Händen im Rahmen der physikalischen Temperaturregulation zugewiesene Sonderstellung — gezeigt am 10—100fach größeren Durchblutungswechsel der distalen gegenüber den proximalen Extremitätenanteilen — wird erst im Hinblick auf die Anastomosenverteilung recht verständlich. Nach GRANT-HOLLING (1938) verhalten sich bei steigender Körpertemperatur Finger-, Hand- und Armdurchblutung wie 40:30:10. Die vasomotorischen Änderungen der Hautdurchblutung, die zu den wichtigsten Grundlagen der physikalischen Temperaturregulation gehören, sind an den Acren wahrscheinlich wesentlich durch das Verhalten der arterio-venösen Anastomosen mitbedingt.

KILLIAN (1942, 1943) erwähnt eine weitere Besonderheit der peripheren Zirkulation im Hautgebiet, die eine gewisse Unabhängigkeit der beiden obersten Capillarplexus darstelle, von welchen die äußerste um die Papillen gelegene Schicht in spezifischer Weise der Wärmeregulation diene, während die zweite Zone die Schweißdrüsenkanäle umspüle und daher durch Wasserabgabe von der Hautoberfläche an der Calorienabgabe erheblich beteiligt sei. Diesen beiden Capillarschichten kommt unseren heutigen Kenntnissen nach das Vermögen zu, sich unabhängig vom Blutdruck und Zustand der Arterien erweitern zu können, eine Reaktion, welche aber nicht nervös, sondern eher chemisch durch lokales Auftreten von Aminen in der Umgebung der Capillaren selbst ausgelöst werden soll. Das Vorhandensein von histaminähnlichen Stoffen wurde seinerzeit von Loos in Erfrierungsblasen festgestellt am Darmpräparat geprüft. Auch LEWIS kam zu derselben Anschauung. Nach KILLIAN tritt bei einem Kältereiz als örtliche zweite Phase der Kältereaktion eine oberflächliche Erweiterung der Capillaren ein, die zu einer krebsroten Farbe der Haut mit brennendem Schmerzgefühl und schließlich Lähmung der Hautcapillaren führt. Dabei bleibt aber die Haut kalt. Aus welcher Richtung die dilatierten Capillaren gefüllt werden, scheint nicht ganz klar zu sein. Bei gut erhaltenem Gesamtkreislauf und hohem Blutdruck erfolgt nach Ansicht von

Killian wahrscheinlich die Füllung auf dem arteriellen Blutwege durch die nicht ganz ver-schlossenen Arteriolen. Bei schlechter Kreislauflage könne möglicherweise auch eine Füllung durch Rückfluß aus den Venen nach völligem arteriellem Verschluß eintreten. Killian glaubt, daß hiermit vielleicht die *Marmorierung* der kalten Haut oder die Entstehung größerer cyanotischer Flecken zusammenhängt. Die Dilatation der peripheren Gefäßschlingen bei gedrosseltem Zustrom hat eine erhebliche Stromverlangsamung zur Folge, sofern dieser überhaupt noch in Gang ist. Es kommt zur vermehrten Sauerstoffabgabe des Hämoglobins an die Gewebe. Daher nimmt, wie auch Lucke beschreibt, das Blut eine hochvenöse Farbe an und aus der zunächst hochroten kalten Haut wird ein *bläulicher kalter* Hautbezirk.

Kramer und Schulze (1948) konnten durch Messung des Blutgehaltes (photoelektrisch mit einer Ultrarotphotozelle), der Strömungsgeschwindigkeit, der Sauerstoffsättigung des Fingerblutes und der Hauttemperatur nachweisen, daß bei Einwirkung trockener Kälte nach der primär einsetzenden Vasokonstriktion *zwei* weitere Gefäßreaktionen nebeneinander herlaufen: die auf *direkten* Kälteeinfluß eintretende *Venenerweiterung* und die über die Ver-mittlung *sensibler* Nerven ausgelöste *Arteriolen-* und *arterio-venöse Anastomoseneröffnung*. Die Zunahme des Blutgehaltes der Haut geht dem Arteriolenreflex voraus, bedingt durch eine Kältedilatation der Venengeflechte. Im weiteren Verlauf der Kälteeinwirkung nehme die mittlere Füllung der Venennetze kontinuierlich zu. Verfasser stellen ferner fest, daß mit sinkender *Gewebstemperatur der Bedarf an Sauerstoff so gering* wird, daß trotz stark verminderter Blutströmung das Oxyhämoglobin des arteriellen Blutes nicht mehr ausgenutzt wird. Es fließt äußerst langsam arterielles Blut durch das gesamte Gefäßnetz. In der *Wieder-erwärmungsphase* steigt der Sauerstoffbedarf des Gewebes und die Sauerstoffsättigung sinkt unter die des normalen arteriellen Wertes (s. auch später).

Brecht und Pulfrich finden, daß Kältereize gelegentlich auch von einer Durchblu-tungszunahme, Wärmereize von einer Abnahme gefolgt sein können. Dieses Verhalten stehe mit bestimmten individuellen Umstellungs- und Gewöhnungsvorgängen in Zusammen-hang, und diese „*paradoxen*" Reaktionen waren in vermehrtem Ausmaße an *kältegeschä-digten* Zehen zu beobachten.

Auch Siegmund sieht zunächst eine verminderte Hautdurchblutung, wodurch infolge Verkleinerung der wärmeabgebenden Capillaroberfläche der Normbereich der Blut- und Körpertemperatur möglichst lange aufrechterhalten wird. Er fand in seinen capillarmikro-skopischen Untersuchungen eine vollständige Kontraktion der Capillarkörperstrombahn, der subpapillären Plexus und der Coriumplexus. Die Gefäßkontraktion greift — auch nach histologischen Befunden — auf die vorgeschalteten Arterien über, was sich durch das Ver-schwinden des Pulses der Arteria dorsalis pedis bei Kälteschäden der Füße auch oft klinisch nachweisen läßt. Killian und Strandell weisen ebenfalls darauf hin, daß der Spasmus der Gefäße nicht auf die kleinen Kaliber beschränkt bleibt. Nach Aussetzen der kurz-fristigen Kälteeinwirkung und Wiedererwärmung sieht Siegmund auf die durch Constric-torenreizung bedingte Blutleere eine Gefäßerweiterung und Hyperämie der terminalen Strombahn folgen. Die Durchströmung in den erweiterten terminalen Strombahngebieten ist zunächst vorübergehend verlangsamt und für das Zustandekommen der Gefäßerweite-rung spielt wahrscheinlich die Anhäufung von Stoffwechselprodukten eine wesentliche Rolle. Es soll sich oft jener Grad der *peristatischen Hyperämie* (Ricker) entwickeln, der mit Flüssigkeitsaustritt aus den Gefäßen *(Liquordiapedese)* einhergeht. Neben einer *cyanoti-schen blauroten Hyperämie* kommt es dadurch zu leichter *Ödembildung* und Anschwellung der betroffenen Körperstellen. Die vielfach beobachteten *Thromben* sind offenbar auch nur Folge der Peristase und wohl in der Regel keine Dauererscheinungen, sondern reine *Stasen* des Blutes, die sich unter günstigen Umständen wieder lösen können. Zur Zeit ihres Be-stehens werden sie natürlich beträchtlich dazu beitragen, die Zirkulation zu stören. Die Wiederherstellung geordneter Kreislaufverhältnisse erfolgt nach kurzfristiger Kälteein-wirkung meistens ziemlich rasch (15—30 min) nach Einsetzen der peristatischen Hyper-ämie. Mitunter aber bleiben längerdauernde örtliche Zirkulationsstörungen in Gestalt der *Frostbeulen* als Ausdruck einer fixierten peristatischen Hyperämie in erweiterter und ver-langsamter Strombahn zurück.

Staemmler hat das Verhalten der terminalen Strombahn nach dem Verfahren von Ricker am *Pankreas* und *Mesenterium* von Ratten und Kaninchen studiert und fand, daß alle Gefäße auf Kältereize ansprechen. Das Ergebnis aber war nicht immer eine Kon-traktion, nach einer *primären Dilatation* kam es zu einer *Kontraktion* und dann zu einer *zweiten Dilatation*, etwa der Stufenleiter von Ricker entsprechend. Diese drei Grade der Reaktion sah nun Staemmler nicht immer in zeitlicher Reihenfolge in Erscheinung treten, weil der Reiz für die eine Gefäßart zu schwach ist, um zur Endstufe der Dilatation II zu führen, für die andere zu stark, so daß die erste Stufe übersprungen wird und auf eine kurze Kontraktion gleich die Dilatation II folgt. Bei diesen Versuchen spielt außer der Ansprech-barkeit der einzelnen Gefäßarten auch noch ihre Lagerung eine gewisse Rolle, die zu einer wechselnd starken Einwirkung der Kälte führt. Bei der Rückkehr zu normalen Verhältnissen ergab sich oft die umgekehrte Stufenleiter: Dilatation II — Kontraktion — Dilatation I — normale Gefäßweite. Im Prinzip reagieren kleinere Gefäße empfindlicher als größere, Arterien leichter als Venen. Infolge dieser unterschiedlichen Ansprechbarkeit sah STAEMMLER die Capillaren auf ganz schwache Reize mit einer Kontraktion antworten, während mittlere und starke Reize zur Dilatation II führten, bei den kleineren Arterien überwog die Kontraktion. So entsteht schon auf schwache Kältereize hin im peripheren Kreislauf eine Verlangsamung der Strömung, die von den Capillaren auf die Präcapillaren übergreift. Stärkere Reize führen durch Kontraktion der vorgeschalteten Arterien und Dilatation der Capillaren eine Stagnation der Strömung herbei. Eine vollständige Unterbrechung der Strömung durch Arterienspasmus konnte der Untersuchende nicht feststellen, wenn es auch zu einer Verlangsamung der Zirkulation und schließlich zu einer Stase kam. STAEMMLER macht ferner für die Entstehung solcher Stasen auch die Veränderung der Blutzusammensetzung in den Gefäßen verantwortlich, eine „*Metataxie*" des Blutes, die stellenweise zur Trennung der flüssigen von den corpusculären Elementen führt. Diese soll teils mechanisch dadurch entstehen, daß umschriebene spindelige Sperrungen der kleinen Arterien und Arteriolen die Erythrocyten zurückhalten, während der Flüssigkeitsstrom sie durchströmt. Capillarwandzellen können ähnliche Sperrmechanismen liefern. Daneben kommt es zum Durchtritt von Flüssigkeit aus dem Gefäßrohr in das umgebende Gewebe, der teils durch die beschriebenen Strömungsstörungen, teils offenbar durch Gefäßwandschädigungen bedingt ist. Peristase und Stase, die in den späteren Versuchsstadien das Bild beherrschen, entstehen so durch Störungen der Vasomotorik und die „*Metataxie*" des Blutes.

Erfrierungsversuche am Rattenschwanz, die von BÖTTCHER durchgeführt wurden und besonders dem Studium der vasomotorischen Vorgänge in den frühen Stadien der Zirkulationsstörung dienten, zeigten, daß es zunächst zu einer weitgehenden Kontraktion der Gefäße kommt, die aber dann in eine Erweiterung, zum mindesten der terminalen Strombahn, übergeht, und zwar nicht erst, wenn die Kälteeinwirkung aufhört. Wird in diesem zweiten Stadium trotz der verlangsamten Strömung das Blut — nach Abschneiden des Rattenschwanzes — oft *hellrot* gefunden, so kann das nur daran liegen, daß es wenig Sauerstoff abgegeben hat. Einmal könnte es infolge einer Gefäßumschaltung den Weg aus den Arterien durch die arterio-venösen Anastomosen in die Venen genommen haben, zum anderen könnte mit der Kälteeinwirkung eine entsprechende Herabsetzung des gesamten Gewebsstoffwechsels im Rattenschwanz verbunden sein (s. später). Versuche, die Ergebnisse dieser groben Beobachtungen mikroskopisch zu verfolgen, fielen nicht zur Zufriedenheit der Untersuchenden aus: ja es besteht ein ausgesprochener Gegensatz zwischen den Ergebnissen der histologischen Untersuchung und denen der Lebendbeobachtung, ein Gegensatz, der Anlaß zu Bedenken gegenüber der üblichen histologischen Methodik für das Studium funktioneller Kreislaufstörungen gibt.

Zweifellos sind die Ergebnisse solcher Versuche am Mesenterium des Kaninchens und am Rattenschwanz nicht ohne weiteres auf die Verhältnisse bei einer Abkühlung der äußeren Haut des Menschen zu übertragen. Aber das Grundsätzliche der Gefäßreaktion dürfte das gleiche sein. Reizstärke, Reizdauer und die Tiefe des Wirkungsfeldes gestalten die Vorgänge am Schwanz der Ratte und an der Haut des Menschen sehr viel komplizierter. Die vasomotorische Reaktion der Haut- und Muskelgefäße wird auch auf Temperatureinwirkungen besser ansprechen, zumal die Kältereceptoren, von denen aus zentrale oder Axonreflexe ausgelöst werden, in der Haut sehr viel reichlicher enthalten sind, als im Körperinnern. Aber es bestehen nach M. STAEMMLER doch gewisse Übereinstimmungen zwischen den Ergebnissen der Mesenterialversuche und denen am Rattenschwanz. In beiden kommt es nach einem (nicht selten übersprungenen) Stadium der ersten Dilatation zu einer Kontraktion der Gefäße, die dann in das Stadium der Dilatation II übergeht. Und in der Abstufung der Reizantworten kontrahieren sich zunächst die Hautcapillaren zusammen mit den Arterien der Oberfläche, wie es auch SIEGMUND darstellt. In den oberflächlichen Gebieten geht aber nach einiger Zeit diese Kontraktion, vor allem im Bereich der Capillaren, in eine Dilatation über, während in der Tiefe die Kontraktion bestehenbleibt. Es entsteht dann das schon erwähnte Bild der *Peristase* bei vorgeschalteten eng kontrahierten Arterien.

Eine vollständige Sperre des arteriellen Blutes tritt bei der Abkühlung in den größeren Arterien wohl nie auf, wie auch aus BÖTTCHERS Versuchen hervorgeht. Während die *Unterbindung* der zuführenden Arterien den Rattenschwanz in der Regel nach *6 Std* in *Nekrose* übergehen läßt, sah BÖTTCHER in seinen Kälteversuchen, in denen die Abkühlung in schmelzendem Eis tagelang fortgesetzt wurde und nur täglich auf 2—3 Std zu Fütterungszwecken unterbrochen wurde, d. h. ohne Unterbrechung bis zu *22 Std* bestand, *niemals* nach den ersten *22 Std* eine *Nekrose* auftreten. Ferner war beim Abschneiden des Schwanzes innerhalb dieser Frist stets eine — wenn auch noch so geringe — Blutung nachzuweisen.

Fassen wir die Ergebnisse der bisher erwähnten Autoren zusammen, so läßt sich mit M. STAEMMLER sagen:

Im *Frühstadium* der Kälteeinwirkung besteht also die Kreislaufstörung in einer mehr oder weniger weitgehenden Drosselung des arteriellen Zuflusses mit Engstellung der Gefäßperipherie. Sie macht nach einiger Zeit einer Erweiterung in der terminalen Strombahn Platz, während die arterielle Drosselung bestehen bleibt. Dadurch entsteht eine peristatische Hyperämie mit starker Verlangsamung der Strömung. Gleichzeitig entwickelt sich eine Neigung zum Austritt von Blutflüssigkeit durch die Capillarwände in das Gewebe. Ob und inwieweit hierdurch eine Hypoxie des Gewebes zustande kommt, wird weiter unten erörtert.

Zu ähnlichen Ergebnissen mit einigen neuen Gesichtspunkten kommt auch S. TITTEL (1944), der die Gefäßreaktionen an einem *enthaarten Kaninchenohr* bei Applikation festgepreßten *Kohlensäureschnees* makro- und mikroskopisch untersuchte: *im unmittelbar erfrorenen* Bezirk kontrahieren sich die Arterien, Venen und Capillaren gleichermaßen. Kältereize sehr kurzer Dauer führen an den Arterien rhythmische Kontraktionen herbei, länger dauernde Reize lassen den „arteriellen Primärspasmus" entstehen. Nach Aufhebung der Kältewirkung erweitern sich alle Gefäße, auch die Arterien. Letztere sprechen aber nun mehr auf keinerlei Reize an und fungieren nur noch als physikalisch passive Röhren. In den Capillaren tritt Stase des aus dem benachbarten, nicht erfrorenen Capillargebiet zufließenden Blutes ein. Es kommt zu Exsudaten und Austritt von Erythrocyten ins Gewebe. Im benachbarten, *nicht unmittelbar kältegeschädigten* Gebiet sah TITTEL folgende Gefäßreaktionen: Erweiterung der Arterien während der Dauer der Kälteeinwirkung. An der Erfrierungsgrenze tritt nach Absetzen der Kälteapplikation der „*arterielle Sekundärspasmus*" auf, der sich von dort mehr oder minder weit in das gesunde Gewebe erstreckt. Dadurch wird der unmittelbar erfrorene Bezirk von der Durchblutung abgeschnitten. Nach einer bestimmten Zeit kommt es zur Lösung des Sekundärspasmus unter zunehmender Spontanmotilität der betreffenden Arterie. Arterielles Blut strömt nun in die paralytisch erweiterten Arterien des erfrorenen Teiles. Selbst nach völliger Lösung des Sekundärspasmus bleibt an dessen ursprünglicher Stelle eine gesteigerte Erregbarkeit und vermehrte Kontraktionsbereitschaft der Arterien bestehen. Dadurch könnte, so meint TITTEL, viel später ein erneuter Spasmus und damit mangelhafte Durchblutung der erfrorenen Partie zustande kommen.

M. SCHNEIDER konnte die Bedeutung des *Sekundärspasmus* nach Kälteeinwirkung am Kaninchenohr als *langdauernden Irritationsherd* für vasomotorische Reaktionen in einem eindrucksvollen Film demonstrieren.

Schon bei geringerer Abkühlung der äußeren Haut sieht man mit eintretender Blässe der Haut im *Capillarmikroskop* eine Kontraktion der Capillaren, kleinen Arterien und Venen. Bei Einwirkung tieferer Temperaturen geht die Kontraktion in eine Dilatation über, wobei die Strömung verlangsamt und körnig wird. Es ist offenbar eine zentrale Kontraktion mit peripherer Erweiterung verbunden. Die capillarmikroskopischen Untersuchungen SIEGMUNDs ließen bei stärkerem Kältetrauma eine allgemeine Kontraktion der Gefäße erkennen. MEINERS (1952) konnte die Ergebnisse TITTELS bestätigen und erweitern. Der lokale Schnürring und der Randspasmus an der Grenze zwischen gesundem und geschädigtem Gewebe am Rande eines Erfrierungsherdes stellt eine Reaktion der Gefäßmuskulatur dar, die abhängig von der Mitwirkung nervöser Elemente ist. Der „*ausgebreitete Spasmus*" ist dagegen nach den Untersuchungen dieses Autors durch eine Erregbarkeitssteigerung nervöser Elemente in der Arterienwand bedingt. Exstirpation des Halssympathicus einschließlich des Ganglion stellatum verhindert das Auftreten des „ausgebreiteten Spasmus" für die Dauer von 4—8 Wochen. Die Möglichkeit, den „ausgebreiteten Spasmus" auch reflektorisch, z. B. in der Hinterpfote, auszulösen, spricht für eine Regeneration des Sympathicus. MEINERS sieht die biologische Bedeutung des Angiospasmus nach Kälteeinwirkung darin, daß dieser die Schadensstelle von der gesunden Umgebung abschließt, wobei allerdings der „ausgebreitete Spasmus" zu einer Schädigung führen kann, die über seine ursprüngliche Bedeutung hinausgeht.

Die Veränderungen der Vasomotorik der Haut wurden mit Hilfe von *Fluorescininjektionen* an der Rattenhaut unter örtlicher Kälteapplikation untersucht (LANGE und BOYD 1945, LANGE, BOYD und LAEWER 1945). Die Untersuchungen bestätigen im wesentlichen die bereits beschriebenen Reaktionen. Im Anschluß an die Phase der Dilatation kam es zu Gefäßverschluß infolge Thrombose, die aber nicht auftrat, wenn die Tiere heparinisiert werden. An freiwilligen menschlichen Versuchspersonen wurden ähnliche Gefäßreaktionen beobachtet.

Alle bisher zitierten Autoren vertreten also die Meinung, daß die *ersten Veränderungen* bei Einwirkung mäßig starker Erniedrigung der Umgebungstemperatur (nicht bei Gewebsvereisung) *Veränderungen des lokalen Kreislaufs* sind, eine Ansicht, die seit langer Zeit vertreten wird. Der Fortschritt der Arbeiten während der letzten 10 Jahre besteht vor allem darin, näheren Einblick in die Einzelheiten dieser lokalen Kreislaufveränderungen, auch in quantitativer Hinsicht, gewonnen zu haben. Die noch zu beantwortende Frage lautet: *Wie wirken sich die funktionellen Kreislaufveränderungen auf die Zelle bzw. das Gewebe und seine weitere Lebensmöglichkeit aus?* *Direkte* Wirkung der Kälte auf den Fermentchemismus und Stoffwechsel der Zelle *oder* Einwirkung auf den Kreislauf mit *konsekutivem Erstickungsstoffwechsel* und Gewebstod, so stellt sich das Problem der lokalen Erfrierung dar. Sind beide „Wirkungsmechanismen" von gleicher oder unterschiedlicher Bedeutung und wie lassen sie sich zeitlich koordinieren? MOLL hat die in der Literatur zu diesen Fragen niedergelegten Befunde zusammengestellt, wobei im wesentlichen folgende Ansichten hervorzuheben sind:

2. Direkte Wirkung der Kälte auf die Zelle.

Für die Anschauung, daß bei direkter Gefrierung irreversible, unmittelbar kältebedingte Veränderungen an den Zellen auftreten können, scheinen zunächst einige experimentelle Ergebnisse zu sprechen.

NORD (1933) äußert die Hypothese, daß die *Veränderung der Oberflächenspannung* bzw. der *Viscosität* einer der Frostwirkung ausgesetzten lyophil-kolloidalen Lösung (als solche verhalten sich auch die Enzymlösungen) auf die *Disaggregation-Aggregation* ihrer Teilchen zurückzuführen sei. Mit Hilfe der *Kryolyse* — der systematischen Anwendung verschiedener Frosttemperaturen und Friergeschwindigkeiten auf lyophile Kolloide — und nachfolgender Messung der Oberflächenspannung, Tropfenzahl, Viscosität, elektrischen Leitfähigkeit, kataphoretischen Wanderungsgeschwindigkeit und Gasaufzehrung glaubt er den Nachweis erbracht zu haben, daß die lyophilen Kolloide der Versuchsreihe unter dem Einfluß des Frostes sowohl in Lösungen als auch bei Emulsionen eine *irreversible physikalische Veränderung* erleiden. Da Eiweiß nach dem derzeitigen Stand unserer Kenntnisse nicht nur als Substanz für kristallisierte Enzyme in Frage kommt, sondern auch für die Eigenschaften der sog. Trägersubstanzen verantwortlich ist, so sieht NORD seine Befunde als exakte Beweise an für die Abhängigkeit der Funktionen eines kolloidalen Systems von seinem physikalischen Zustand, z. B. dem *Dispersitätsgrad*. NORD wagt den Schluß, daß die Wirksamkeit des Enzymsystems um so größer bzw. geringer ist, je größer bzw. kleiner die verankernde Oberfläche des „unwirksamen" Teiles ist, und daß demgemäß der Grad der Leistungsfähigkeit des aktiven Bestandteiles des kolloidalen Enzymsystems von der Festigkeit der Bindung zum Trägersystem abhängt, die in umgekehrtem Verhältnis zum Dispersitätsgrad des letzteren steht.

LYNEN (1939) behandelte tierische Gewebsschnitte mit flüssiger Luft und fand, daß das *Fermentsystem* der *Brenztraubensäuredehydrierung*, das wahrscheinlich auch die *Dehydrierung* anderer α-*Ketosäuren* zustande bringt, *zerstört* wird. Die Frage nach dem eigentlichen Angriffsort läßt LYNEN vorerst noch offen, da es sich bei diesem System um das Zusammenspiel mehrerer Komponenten handelt.

BÉLEHRÁDEK (1935) führt in seinem Buch „Temperature and Living Matter" einige Befunde anderer Autoren an, die in diesem Zusammenhang interessieren dürften: DEXTER, TOTTINGHAM und GRABER finden, daß die Konzentration der Elektrolyte in einer aus Pflanzengewebe ausgepreßten Flüssigkeit zunimmt, wenn die Pflanze vorher eingefroren worden ist, das gleiche gilt für die elektrische Leitfähigkeit der Flüssigkeit und die des Gewebes. Diese Beobachtung wurde bestätigt durch IVANOW, der fand, daß die Konzentration von Elektrolyten eine merkliche Zunahme zeigt, sogar bevor irgendwelche morphologische Veränderung beobachtet werden kann. Dieses Phänomen ist zunächst reversibel, nimmt mit der Länge der Kälteeinwirkung schrittweise zu, bis der Tod eintritt. IVANOW nimmt an, daß sich unter der Einwirkung *niedriger Temperaturen* die *Elektrolyte* von den Proteinen trennen. Eine ganze Reihe von Beobachtungen zeigen aber, wie *kälteresistent* die Zellen und ihre Fermentsysteme gegenüber Kälteeinwirkung sind (s. auch die oben schon zitierten Arbeiten von FUHRMAN und FIELD, DRUCKREY und Mitarbeitern, BOEMKE und GÄRTNER). Die Zerstörung von Pflanzen durch Kälte hängt wesentlich von der Art der Kälteeinwirkung ab (ULLRICH 1944). Bei gewissen bedingt kälteresistenten Pflanzen tritt eine Kälteschädigung nicht auf, wenn die Kälteeinwirkung plötzlich vonstatten geht, bei allmählicher Kälteeinwirkung kommt es dagegen zur Schädigung. Ist die Kälteeinwirkung sehr plötzlich, so tritt keine Bildung von Eiskristallen auf, die für die Schädigung des Protoplasmas verantwortlich sind. Beim *Auftauen* ist die Gefahr der Schädigung groß, durch das Tauwasser kommt es zur Protoplasmaschwellung und zum Einreißen der Membranen. Weiterhin ist darauf hinzuweisen, daß es gelingt, *Bakterien, Pilze, Samenkörner* usw. trotz Unterkühlungen bis — 250⁰ lebens- und fortpflanzungsfähig zu erhalten. Auf annähernd gleiche Temperaturen können *Tumorzellen* abgekühlt werden, die nach vorsichtiger Wiedererwärmung weitergezüchtet werden können. *Fische* und *Frösche* können auf Temperaturen unter 0⁰ unterkühlt werden und nach Wiederauftauen lebend erhalten werden. Auch *Enzyme, Vitamine* und *Hormone* können unter Umständen der Einwirkung tiefer Temperaturen in erstaunlichem Maße widerstehen, (J. S. Hepburn 1915, F. F. Nord 1933). Ist es somit schon bei den Vereisungen schwierig, eindeutig die Frage zu beantworten, ob und in welcher Art die Kälte unmittelbar die Zelle schädigt, so wird die Beurteilung dieses Problemes bei den in der menschlichen Pathologie zumeist vorkommenden Kälteschädigungen erst recht kritisch.

Schade sieht in den *Kolloidveränderungen* bei der Kältewirkung die bei weitem wichtigste Art der Primärbeeinflussung durch die Kälte, wenn auch nicht die einzige. Er prägte den Begriff der „Gelose" für die unmittelbare Kälteschädigung des Gewebes und versteht darunter eine kolloidchemische Schädigung des Gewebes mit Annäherung der Kolloide an den Zustand der Gelbildung. Diese gröbere Dispersitätsphase, die bei längerer Dauer irreversibel ist und zum Gewebstod führt, habe ihr Pendant in der Veränderungen der Gewebsmasse, wie sie auch sonst manchen Gallerten (z. B. den Gelatine- und Agar-gallerten) bei eintretender Abkühlung eigentümlich ist. Nach Rückkehr auf normale Temperatur sollen die kolloidalen Entmischungsvorgänge nicht aufhören, wenn das Maß des Reversiblen einmal überschritten war.

Während Schade nun seine Untersuchungen in den Satz zusammenfaßt, daß jede Kolloidänderung eine Funktionsstörung zur Folge hat, schreibt Lucke: „Das Auftreten einer solchen Gelose dürfte erhebliche Abkühlungsgrade voraussetzen, und es ist schwer zu sagen, ob und in welchem Umfang diesem Vorgang bei den örtlichen Kälteschädigungen des Körpers tatsächlich eine Bedeutung zukommt."

Pyro (1936) sieht in der *Gelose* Schades und in dem Absinken der Oxydationsvorgänge nach der RGT-Regel nur *unterstützende* Faktoren der Folgen des Gefäßkrampfes und sieht das wichtigste Moment in der *schlechten Sauerstoffversorgung* des Gewebes.

Zur Deutung der Pathogenese des örtlichen Kälteschadens bzw. der Frostgangrän können die zitierten Befunde nicht herangezogen werden. Der örtliche Kälteschaden bzw. die Kältegangrän kann, wenn überhaupt, nur zu einem sehr kleinen Teil durch unmittelbare Kälteschädigung der betroffenen Zellen und Gewebe bedingt sein, zumal Vereisungen hierbei praktisch keine Rolle spielen.

3. Folgen der lokalen Kreislaufstörung für den Gewebsstoffwechsel.

Nach Siegmund ist das Schicksal einer der Kälteeinwirkung ausgesetzten Gewebspartie weniger von der Intensität der Kälte als von der *Dauer* ihrer Einwirkung und der durch sie bedingten Blutleere bestimmt.

„Durch Aufbrauch des Sauerstoffs und Anhäufung von Kohlensäure im Gewebe kommt es zur *Ausbildung eines Erstickungsstoffwechsels* mit Umstellung der Atmung auf zunächst aerobe, dann anaerobe Glykolyse und Gärung, Übersäuerung des Gewebes durch Milchsäurebildung, Störung der oxydativen Desamidierung der Aminosäuren unter *Bildung von Aminen* durch Decarboxylierung, wobei gefäßwirksame dilatatorische Stoffe vom Charakter der H-Stoffe gebildet werden. Nach Aufhören der anaeroben glykolytischen Spaltungsvorgänge ist das Gewebe zum Absterben verurteilt. Hand in Hand mit der einsetzenden Entmischung der Gewebskolloide kommt es unter dem Einfluß saurer Stoffwechselprodukte bei Sauerstoffmangel zu einer Erhöhung des osmotischen Druckes und damit zu einer Schwellung der Zellen, die auch physikalisch die erhöhte Membrandurchlässigkeit verständlich macht, die überall im ischämischen Gebiet besteht. Gleichzeitige Änderungen der Elektrolytzusammensetzung stehen im Zusammenhang mit dem Absinken des elektrischen Potentials an den Plasmaeiweißkörpern und Zellmembranen und schaffen so die Voraussetzungen zur Flockung und Agglutination der Blutzellen."

Die wirklichen *Zellschäden* werden in ihrem vollen Umfang nach Siegmund dann erst greifbar, wenn nach Beendigung der Kälteeinwirkung die *Durchblutung wiederkehrt.* Je nach dem Grade der „anoxybiotischen" Kälteschädigung stellt sich nach dem Einströmen arteriellen Blutes aus den verengten, aber nicht völlig verschlossenen größeren Arterien der normale Gewebsstoffwechsel wieder her oder nicht und so ergibt sich die Schwere des klinischen Erscheinungsbildes. Jedenfalls trifft das, wieder einschießende Blut auf „ein Gewebsgebiet, in dem durch den bestehenden Erstickungsstoffwechsel und die dadurch bedingte Gewebssäuerung und Freimachung vasoaktiver Aminbasen völlig abnorme Milieubedingungen bestehen, die das einfließende Blut auch innerhalb der Gefäßlichtungen im höchsten Maße beeinflussen". War die Abkühlung nur von kurzer Dauer (etwa bis zu $1/2$ Std), so ist sie ungefährlich, denn die in dieser Zeit anfallenden Stoffwechselschlacken können noch keine ernstliche Zellschädigung hervorrufen und nach Wiedereinschießen des Blutes rasch wieder ausgeschwemmt werden. Trifft das einströmende Blut auf ein nur wenig geschädigtes und leicht erholungsfähiges Gewebe, so stellt sich in der Regel nach der im vorigen Abschnitt geschilderten Phase der vorübergehenden peristatischen Hyperämie in der terminalen erweiterten Strombahn mit nur geringfügigem Plasma- und Eiweißaustritt ins Gewebe und raschem Abtransport des Exsudates durch die Lymphgefäße eine normale Gewebsdurchblutung wieder her. Dies dürfte den Kälteschäden *1. Grades* entsprechen. Bleibt die mit Liquordiapedese einhergehende peristatische Hyperämie längere Zeit bestehen und wird bei mangelhafter Abflußmöglichkeit der eiweißreichen Blutflüssigkeit das Epithel von seiner Unterlage abgehoben, so kommt es zu Blasenbildungen (Erfrierungen *2. Grades*). Der Inhalt solcher Erfrierungsblasen ist gewöhnlich mehr oder weniger serös, fibrinreich, so daß leicht Gerinnung eintritt. Im Zusammenhang mit der „Säuerung" der Gewebe und Quellungsvorgängen der Zellen steht offenbar die besondere *Durchlässigkeit* der *Zellwände*, der *Membranen*, darunter auch der *Gefäßwände* selbst, so daß es häufig zu *Blutaustritt* und *Hämolyse* kommt. Deshalb finden wir bei schweren Kälteschäden fast regelmäßig eine blutige Verfärbung des Blaseninhaltes neben ausgedehntem Gewebsödem. Loos hat in der Blasenflüssigkeit eine Steigerung der H-Substanzen um das 4fache der Norm nachgewiesen.

Geht die Stoffwechsel- und Gefäßschädigung noch weiter, so stellen sich auch nach Einströmen frischen Blutes nach Abkühlungsende normale Verhältnisse nicht wieder her.

Besondere Beachtung verdient der Begriff „*akute thrombotische Angiopathie*", den SIEGMUND in die Pathologie des lokalen Kälteschadens einführt. Die Geschehensabläufe, die dem neugeprägten Begriff zugrunde liegen, sollen *zwischen* den beiden Extremen — der baldigen Wiederherstellung eines geordneten Blutkreislaufes nach vorübergehender peristatischer Hyperämie mit völliger Erholung des Gewebes und der Sequestrierung durch rote Stase mit Plasmaaustritt in die Gewebe und Gefäßwände und mit Gerinnungsnekrose des Blutes und der Gewebselemente — einzuordnen sein. Sie sollen sich überall dort einstellen, wo nach Lösung der Blutsperre das einströmende Blut ein zwar erheblich geschädigtes, aber noch erholungsfähiges Gefäßwandgewebe antrifft, und die zugehörige terminale Strombahn zum Teil unter Mitwirkung von Kollateralen nicht in den Zustand kompletter Stase gerät oder in ihm verharrt, wo also eine, wenn auch schwache und verlangsamte Strömung möglich ist oder wieder in Gang kommt. SIEGMUND erörtert die dabei auftretenden morphologisch nachweisbaren Vorgänge hauptsächlich am Verhalten der Gefäßwände und des Gefäßinhaltes.

SIEGMUND schildert, wie die geschädigte Endothelmembran von plasmatischen Massen durchsetzt *(Dysonie)*, ihr Gefüge aufgelockert und desorganisiert, das Endothel in der Regel abgehoben wird. Aus dieser Durchtränkung entsteht nach ihm eine Auflockerung des subendothelialen Gewebes mit „mucoider" Hyperplasie der Grundsubstanz, Quellung vorhandener Strukturen und folgender Neubildung kollagenen und elastischen Gewebes.

Mit diesen Veränderungen der Gefäßwand sind nach Siegmund regelmäßig solche des *Inhalts* verbunden. Durch Einwirkung pathologischer Stoffwechselprodukte aus den geschädigten Gefäßwänden und Geweben entstehen in den Gefäßlichtungen eigenartige *Gerinnungs- und Agglutinationsthromben*, die bald die ganze Gefäßlichtung ausfüllen, bald mehr wandständig sind und mit den plasmatischen Gerinnungen innerhalb der mehr oder minder histologisch veränderten Gefäßwand in Verbindung stehen. Diese Thromben, die die ganze Gefäßlichtung einnehmen oder mehr zentral liegen, während dann die Peripherie der Gefäßlichtung einen Ring homogenen geronnenen Plasmas und Blutplättchen enthält, bestehen bald überwiegend aus roten Blutkörperchen, bald aus plasmatischen Massen mit vereinzelten Zellen oder größeren Mengen Leukocyten. Mantschoff (1943) ist auch der Ansicht, daß die Thrombusbildung im kältegeschädigten Gebiet weitgehend durch Überschwemmung des Kreislaufes mit gerinnungsfördernden, aus dem Erfrierungsgebiet stammenden Stoffwechselschlacken unterstützt wird. Siegmund schildert an Hand seiner mikroskopischen Präparate, wie in alle diese, auf dem Boden der *Stase* entstehenden Thromben und Exsudate Zellen aus der anliegenden aufgelockerten Gefäßwand aus einwachsen, und wie ihre freie Oberfläche von Endothelien überkleidet wird. Es kommt zu einer lebhaften Zellproliferation und Fibrillenneubildung innerhalb der aufgelockerten Gefäßwandschichten und der Gerinnsel selbst, die somit organisiert werden und sich schließlich in ein zellreiches oder locker faseriges Bindegewebe umwandeln. Dieses füllt das Gefäß bald vollständig aus, bald sitzt es ihm wandständig oder knopfförmig an, um so für das Blut durchgängige Restkanäle übrigzulassen.

Es gehen also auf das engste *Gefäßwandnekrosen* mit *intravasalen Gerinnungen* einher. Den ganzen Prozeß bezeichnet Siegmund mit Schürmann als *thrombotische Angiopathie*.

Schon Lake (1917) glaubt, daß bei der Einwirkung weniger intensiver Kältegrade die Gefäßveränderungen die Ursache der Gewebsschädigungen darstellen, aber *nicht* die primäre Arterien*verengerung*, denn während dieser Periode ist der Stoffwechsel der abgekühlten Gewebe stark herabgesetzt. Lake betrachtet die nach der Wiedererwärmung auftretende Arterien*erweiterung* als die Ursache der Gewebsschädigung, die nach Erfrierungen bei höheren Temperaturen als —6° C auftritt. Wenn durch die erweiterten Arterien plötzlich das Blut unter hohem Druck in die gelähmten Capillaren schießt, entsteht Ödem, und dieses Ödem soll das schädigende Moment für die Gewebe bilden (s. auch später).

Während bei Siegmund die anatomisch faßbaren Veränderungen der Gefäßwände und des Gefäßinhaltes stark im Vordergrund stehen, glaubt Böttcher den Hauptgrund für das Zustandekommen der Nekrosen gerade in den tieferen Gewebsteilen (Nerven, Knochen, Muskeln) in der durch die kreislaufbedingte *Hypoxie* zu sehen. Jedenfalls konnte er an den *Rattenschwänzen schwerste Nekrosen* herbeiführen, *ohne daß Gefäßveränderungen im Sinne der* Siegmund*schen thrombotischen Angiopathie nachweisbar waren.*

M. Staemmler geht vor allem der Frage nach: Was wird im Verlauf der Erfrierung und ihrer örtlichen Abgrenzung und Abheilung aus den Gefäßveränderungen? Wie häufig sind in einem genau durchsuchten Material im Bereich der Demarkation und der weiter zentral gelegenen Teile der Gefäßbahn *organische Wandveränderungen* nachzuweisen, von denen man mit einiger Berechtigung den Eintritt schwerer Kreislaufstörungen erwarten kann?

Von 28 Fällen amputierter Glieder, die Staemmlers Untersuchungen zugrunde lagen, bei denen aus allen Höhen in schmalen Stufen Arterien und Venen untersucht wurden, zeigten 18 im ganzen ein unverändertes Gefäßsystem. Zwar fanden sich immer hier und da, besonders in der Gegend der Demarkation, geringfügige Verdickungen der Intima, gelegentlich auch einmal frischere oder ältere Thrombenbildungen. Doch sah Staemmler diese Veränderungen als so geringfügig an, daß von ihnen eine Behinderung des Kreislaufes nicht zu erwarten war, was im besonderen für die nahe der Demarkation gefundenen Gefäßprozesse gilt, denen das eigentliche Versorgungsgebiet ja bereits weitgehend fehlte. 8 Fälle zeigten nun aber größere Gefäßveränderungen: „Im Bereich der Demarkation der frostgeschädigten Teile treten beträchtliche Gefäßveränderungen in Arterien und Venen auf. Diese entstehen einmal durch Übergreifen von chronischen Entzündungsprozessen von außen auf die Gefäßwand, führen über eine exsudative Durchtränkung, ein entzündliches Ödem der Intima zu proliferativer Gewebswucherung und dadurch zu einer *Endarteriitis obliterans*, wie wir sie auch an anderen Stellen chronischer Entzündung finden. Daneben sahen wir reine endangitische Wucherungen sich entwickeln, die auch *fern* vom Gebiet der entzündlichen Demarkation auftreten und offenbar mit vasomotorischen Zuständen in Zusammenhang stehen. Sie werden Folgezustände einer Saftstauung im intimalen Gewebe (infolge langdauernder Kontraktionszustände) sein und können ebenfalls über diese seröse Durchtränkung zur produktiven Endarteriitis mit Gefäßverschluß führen. Gerinnungsprozesse aller Art spielen bei diesen Veränderungen der Gefäße keine Rolle. In den Venen sind die entsprechenden endophlebitischen Vorgänge mit eigenartigen plasmatischen Gerinnungsprozessen verbunden, denen Lipoidablagerungen aus dem Plasma und deren Aufnahme in Phagocyten ein besonderes Gepräge geben. Das Ergebnis ist ein von großen Fettvacuolen durchsetztes Füllgewebe, das die Lichtung der Venen verschließt."

Versucht man, die im vorstehenden beschriebenen Folgen der *lokalen* Kreislaufstörung auf das Gewebe einem gemeinsamen Nenner unterzuordnen, so könnte man sagen: Durch *Kälteeinwirkung* kommt es zu einer *Stockung der Zirkulation* in dem betreffenden Gefäßgebiet mit konsekutivem *Erstickungsstoffwechsel*. Während ein Teil der Autoren alle Gewebsschäden durch die mangelhafte *Sauerstoffversorgung* erklären möchte (STAEMMLER), glaubt der andere Teil, daß die wichtigste Schädigung dadurch eintritt, daß in das *primär abgesperrte Gebiet sich der Blutstrom nachträglich ergießt, das Plasma die geschädigten Gefäßwände durchsetzt* und so im Sinne der *Dysionie* (SIEGMUND) *die Gewebe schädigt.*

Bei dieser Sachlage muß zunächst auf die Frage eingegangen werden, ob überhaupt Beweise für das Vorliegen eines Erstickungsstoffwechsels im kältegeschädigten Gebiet während der Dauer der Kälteeinwirkung vorliegen.

Zu der herkömmlichen Meinung, daß der Stoffwechsel bei der lokalen Erfrierung durch die Verminderung der Durchblutung zunächst eine Erstickung erleidet und das Auftreten saurer Stoffwechselprodukte Gefäß- und Gewebsschäden setze, nehmen LANG, SCHÖTTLER, SCHÜTTE, SCHWIEGK und WESTPHAL in einer Arbeit im Jahre 1943 Stellung. Verfasser haben das Venenblut aus den abgekühlten Hinterbeinen eines Hundes auf das Auftreten besonderer Stoffwechselprodukte untersucht und schreiben: „Die Durchblutung nimmt in der abgekühlten Extremität erwartungsgemäß stark ab. Der Sauerstoffverbrauch sinkt in ihr etwa in einem Maße ab, wie es nach der RGT-Regel entsprechend der erreichten Temperatur zu erwarten wäre. Der Milchsäuregehalt des aus der gekühlten Extremität abfließenden Venenblutes ist keineswegs höher als auf der anderen Seite, die abfließende Milchsäure ist entsprechend dem herabgesetzten Stoffwechsel kleiner. Die Senkung der Stoffwechselvorgänge kommt auch in der geringen Zuckerentnahme aus dem Blut zum Ausdruck. Die gesamte Energiebildung ist infolge der Herabsetzung der Gewebstemperatur so weit erniedrigt, daß trotz der Durchblutungsabnahme und der durch die Abkühlung verminderten Dissoziation des Oxyhämoglobins der Sauerstoffdruck noch so hoch ist, daß die aerobe Glykolyse in Erscheinung treten könnte. Die Untersuchungen über den Energie- und Kohlenhydratstoffwechsel bei der Erfrierung haben also ergeben, daß ein prinzipiell anderer Stoffwechseltyp *nicht* in Erscheinung tritt. *Das abgekühlte Gewebe bezieht nach wie vor seine Energie durch Oxydationsvorgänge, die aber entsprechend dem Absinken der Gewebstemperatur herabgesetzt sind.*" Die Verfasser stellen ferner fest, daß diese Verhältnisse sich sowohl während der Dauer der Abkühlung als auch bei der nachfolgenden Wiedererwärmung finden. Außer diesen tierexperimentellen Befunden sprechen die Erfahrungen mit der „*Refrigerationstherapie*" gegen das Vorliegen eines Erstickungsstoffwechsels im unterkühlten Gewebe. Diese vor allem in den angelsächsischen Ländern geübte Therapie dient folgenden Zwecken: 1. der örtlichen Analgesie und Anästhesie, 2. der Infektionsbekämpfung in der Wundbehandlung, 3. der Beruhigung bei bestimmten psychopathischen Zuständen, 4. der Bekämpfung des malignen Tumorwachstums. Die

*Refrigerations*therapie kann nach dem verfolgten Zweck als *Gesamtunterkühlung*
(s. Unterkühlung) oder als *örtliche* Unterkühlung angewendet werden. Es ist
hier nicht der Ort, um ein Werturteil über Erfolge oder Mißerfolge dieser Therapie
abzugeben. Was aber im Zusammenhang mit der Frage nach der Entstehung
des örtlichen Kälteschadens interessiert, ist die Tatsache, daß lokale Unterkühlungen (z. B. eines Gliedes) erstaunlich lange vertragen werden, ohne daß
hinterher irgendwelche Schädigungen des Gewebes nachweisbar sind. Als Ausgangspunkt dieser therapeutischen Ausnutzung der Kälte können die Tierversuche von Allen angesehen werden. Allen (1939) schnürte bei Ratten
eine Extremität bei verschiedenen Temperaturen ab und beobachtete die Folgen
der Abschnürung. Bei Temperaturen von 40^0 C trat nach 2 Std Abschnürung
eine Nekrose ein, bei 34^0 C kam es erst nach 7 Std, bei 15^0 C nach 36 Std und
bei 1^0 C nach 97 Std zur Nekrose. Broks und Duncan sowie Schwiegk und
Mitarbeiter kamen zu ähnlichen Ergebnissen. Auch blieben Schockerscheinungen (unter Umständen unter dem Bild eines *Crush-Syndroms*), die bei
Freigabe des Blutstromes nach vorheriger langer Drosselung bei hoher Temperatur auftraten, bei niedrigen Temperaturen aus. Shaar, Jones und Lehan
konnten am unterkühlten Rattenschwanz trotz lokaler Blutsperrung den
Schwanz 4 Tage lang erhalten, während bei alleiniger Absperrung ohne Unterkühlung bereits nach 4 Std Nekrosen eintraten (vgl. auch die Experimente
von Böttcher, S. 79). Allen und Crossman führten 1941 Refrigerations-
versuche durch, die später von zahlreichen anderen Untersuchern aufgegriffen
wurden. Im Eisbad oder mit Eisbeuteln bzw. Kältekapseln gelingt es, Haut-
und oberflächliche Gewebstemperaturen von etwa $+4^0$ C zu erzeugen und konstant zu erhalten. In Gewebstiefen von 5 cm schwanken die Gewebstemperaturen zwischen 6—16^0 C. Nach etwa $1^1/_2$—2 Std tritt eine völlige *Anästhesie*
der unterkühlten Glieder ein. Bei solchen *lokalen Unterkühlungen* einer Extremität von *mehreren Tagen* Dauer wurden *keinerlei Schäden* beobachtet. Ohne
gleichzeitige Esmarchsche Blutleere sollen diese lokalen Unterkühlungen sogar
bis *über einen Monat* ohne Schaden vertragen worden sein. Fay berichtet, daß
bei einem seiner Patienten eine konstante Temperatur von ·4,5^0 C *5 Monate*
lang lokal angewendet wurde, ohne daß hinterher im excidierten Gewebe irgendwelche morphologischen Gewebsveränderungen nachweisbar waren. Es lag
natürlich auf der Hand, die Methode auszunutzen, um bei schockgefährdeten
Patienten ohne jede andere Narkose unter gleichzeitiger Esmarchscher Blutleere in Kälteanästhesie große lokale chirurgische Eingriffe, vor allem *Amputationen* durchzuführen. Es wird berichtet, daß dabei die Esmarchsche *Blutleere* bis zu *90 Std* belassen wurde, ohne daß eine Nekrose eingetreten sei. Wird
nach einer solchen langdauernden Kälteanästhesie *sehr vorsichtig* und *ganz
allmählich wieder erwärmt*, so bleiben *keine Schäden* zurück. Angesichts dieser
Erfahrungen drängt sich die Frage auf, ob die in der menschlichen Pathologie
zur Beobachtung kommenden Kälteschäden überhaupt Kälteschäden im eigentlichen Sinne sind. Muß man auf Grund dieser Ergebnisse nicht vielmehr annehmen, daß während der Dauer der Kälteeinwirkung selbst der Sauerstoffverbrauch entsprechend dem Grade der Temperaturerniedrigung absinkt und
der Sauerstoffbedarf des Gewebes trotz der Drosselung der Durchblutung vollkommen gedeckt wird, und daß das *Mißverhältnis* zwischen *Sauerstoffbedarf* und
Sauerstoffversorgung erst in der *Wiederaufwärmungsphase* einsetzt? Weisen
doch schon Lake (1917) und Siegmund — allerdings unter anderen Gesichtspunkten — darauf hin, daß die morphologischen Veränderungen erst bei der
Wiederaufwärmung nachweisbar werden. Auch kann es keinem Zweifel unterliegen, daß die Gefahr des Eintretens einer Diskrepanz zwischen Sauerstoff-

bedarf und Sauerstoffzufuhr in der Wiederaufwärmungsphase besonders groß ist, da der *Spasmus* der Gefäße auch in dieser Phase noch *lange fortbestehen kann*. Ist die Kälte für solche Organe, die keine für die Aufrechterhaltung des Lebens notwendige Funktion der Erregungsbildung (wie etwa Medulla oblongata und Reizbildungszentren des Herzens) haben, vielleicht unschädlich, wenigstens insoweit, als es lediglich die Erhaltung der protoplasmatischen Substanz anlangt? Bei der *allgemeinen Unterkühlung* führt der Stillstand der Erregungsbildung im Herzen und den Zentralstellen in der Medulla oblongata zum Tode, bei der *lokalen* Erfrierung kommt es aber im wesentlichen darauf an, ob die Struktur des Gewebes erhalten bleibt. Die Refrigerationstherapie hat gezeigt, in welch erstaunlichem Ausmaß eine lokale Unterkühlung ohne Schaden ertragen werden kann. Wollte man aber für die Pathogenese des lokalen Kälteschadens die Annahme vertreten, daß alle Dauerschädigungen durch Kälteeinwirkung letzten Endes Wiedererwärmungsschäden sind, so würde man einige Tatsachen übersehen haben, die die Situation kompliziert gestalten. Man darf nicht außer acht lassen, daß es ein *wesentlicher Unterschied* ist, ob ein Organ unter vollkommenen *Ruhebedingungen* unterkühlt wird wie bei der Refrigerationstherapie oder ob die betreffende Person mit den unterkühlten Extremitäten noch *Leistungen*, wenn auch nur geringe, vollbringt. Im letzteren Fall kann das *Mißverhältnis* zwischen Sauerstoffverbrauch und Sauerstoffzufuhr schon *während der Unterkühlungsphase* selbst eintreten. Auch muß man berücksichtigen, daß durch geringen *äußeren* Druck (Druck der Schuhe, Gamaschen, Handschuhe) die Durchblutungsverhältnisse ganz besonders stark verschlechtert werden können. TEMPLE FAY weist eigens darauf hin, daß die zur Refrigerationstherapie verwendeten Instrumente so konstruiert sein müssen, daß sie keinen Druck ausüben, da sonst leicht *Drucknekrosen* auftreten. Schließlich ist auch der *Zeitfaktor* in Rechnung zu stellen, dem auch SCHWIEGK sowie SAFFORD, LISA und ALLEN (1950) auf Grund tierexperimenteller Ergebnisse eine besondere Bedeutung zumessen. Je länger der örtliche Kälteschaden dauert, um so ungünstiger werden auch die Durchblutungsverhältnisse besonders in der Wiedererwärmungsphase sein. Dabei ist noch die Möglichkeit zu berücksichtigen, daß sich an den besonders schlecht durchbluteten sog. „*bradytrophen*" Geweben (Gefäßen) bei *längerer* Kälteeinwirkung schon während der Unterkühlung die beginnenden Zeichen der *hyalinen* Entartung manifestieren können, ohne daß bereits mikroskopisch eine Schädigung nachweisbar zu sein braucht. Schon das „Kälteödem" bei längerer örtlicher Kälteeinwirkung weist auf die Permeabilitätsstörung der Gefäße hin, die ihrerseits wiederum eine Erschwerung für die O_2-Diffusion ins Gewebe bedeutet. Versucht man die sich für die Pathogenese des lokalen Kälteschadens aus den Erfahrungen der Refrigerationstherapie ergebenden Konsequenzen zusammenzufassen, so kann man sagen: Wird eine Extremität in vollkommener Ruhe unterkühlt (ohne zu gefrieren), so kann dieser Zustand auch bei einer Auswirkungsdauer über viele Stunden ohne bleibenden Schaden ertragen werden, wenn die Aufwärmung so vorsichtig und langsam erfolgt, daß Sauerstoffbedarf und Sauerstoffzufuhr miteinander Schritt halten. Es ist sehr wahrscheinlich, daß ein *Teil* der in der menschlichen Pathologie beobachteten „Kälteschäden" *Wiederaufwärmungsschäden* sind. *Kompliziert* wird die Beurteilung dieser Frage durch die Tatsache, daß beim Zustandekommen des lokalen Kälteschadens das betroffene Organ vielfach *einen Belastungsstoffwechsel* hat und ein *Erstickungsstoffwechsel* daher auch schon *während der Unterkühlungsphase* selbst vorliegen kann. Weiterhin ist damit zu rechnen, daß bei länger dauernder Kälteeinwirkung bereits während der Unterkühlungsphase eine Gefäßschädigung (Permeabilitätsstörung, beginnende Hyalinose) eintreten kann. Diese

Fragen können nur durch systematische tierexperimentelle Untersuchungen geklärt werden. Auch bleibt die Frage offen, ob die *thrombotische Angiopathie* Siegmunds erst im Wiedererwärmungsstadium als Folge des Mißverhältnisses zwischen Sauerstoffbedarf und Sauerstoffzufuhr eintritt, oder ob durch die vorherige Vasokonstriktion infolge Kälteeinwirkung ein „latenter" Gefäßschaden bei der *Wiedererwärmung* dadurch manifest wird, daß das Endothel der Gefäße durchlässiger und „rauher" geworden ist und hierdurch das Bild dieser *thrombotischen Angiopathie* entsteht. Auch hier bleibt eine experimentelle Klärung abzuwarten und die Bedeutung des *Zeitfaktors* zu eruieren.

III. Therapeutische Gesichtspunkte.

Die Einzelheiten der Therapie können hier nicht erörtert werden. Es seien nur einige grundsätzliche Richtlinien kurz genannt. Der alte Grundsatz, daß bei lokaler Kälteschädigung die *Wiedererwärmung langsam* vor sich gehen soll, ist durch die „*Refrigerationstherapie*" als richtig bestätigt worden. Die von alters her in aller Welt angewandte Therapie, erfrorene Glieder mit kaltem Schnee zu massieren, hat ihre theoretische Grundlage erhalten. Man muß unter allen Umständen versuchen, das erfrorene Glied noch längere Zeit auf niedrigen Temperaturen zu halten. Man wird hier am zweckmäßigsten zunächst die Vorschriften als Vorbild nehmen, die für die Wiederaufwärmung nach Anwendung der „*Refrigeration*"-Therapie gelten. So wird die Temperatur am ersten Tag nach der in Kälteanästhesie erfolgten Operation auf etwa 15° C gehalten und erst ganz allmählich über Tage oder Wochen auf Normaltemperaturen gebracht. Erst wenn diese Erfahrungen auch bei lokalen Kälteschädigungen erprobt sind, wird man genauere Vorschriften geben können. Es ist möglich, daß sich auf Grund der Ergebnisse einer solchen Therapie auch das Indikationsgebiet für die sonst gebräuchlichen Maßnahmen zur Bekämpfung der Kältegangrän *(Sympathicusausschaltung, Fiebertherapie, dilatatorische Substanzen)* verschieben wird. Aber die Sorge für eine *ausreichende Blutversorgung* wird immer an *erster* Stelle stehen müssen, zumal wir wissen, daß die Gefäßspasmen noch über lange Zeiten fortdauern können. Dabei wird man der Behandlung mit *gerinnungshemmenden Mitteln* weiterhin besondere Beachtung schenken müssen.

IV. Spätschäden nach lokalem Kälteschaden.

Es liegen im Schrifttum eine Reihe von Angaben vor, nach denen die funktionelle Kreislaufstörung, die am Anfang des Erfrierungsschadens steht, in einer kältegeschädigten Extremität, auch außerhalb des Gangrängebietes, in mehr oder weniger starkem Grade bestehen bleibt. Jung und Fell (1942) haben festgestellt, daß noch durch Monate hindurch nach der Erfrierung die Blutversorgung der Extremität äußerst mangelhaft bleibt. Sie erhielten nach *Thorotrastinjektionen* arteriographische Bilder von großer Deutlichkeit. Die Zeichnung der Arterien ist um vieles feiner gegenüber der nicht geschädigten Extremität, die Zahl der sichtbaren Gefäße ist auffallend vermindert, das Anastomosennetz ist weitmaschiger, oft lückenhaft und fehlt an stark geschädigten Stellen vollkommen. Mit dem *Oscillotonometer* von Recklinghausen läßt sich die verringerte Reaktionsbreite der Gefäße feststellen, was für ein Verharren im Zustand der Kontraktion spricht.

Gohrbrant (1943) spricht von mangelhafter Durchblutung der Haut, von Herabsetzung der Temperatur, Sensibilitätsstörungen und Hyperhidrosis nach Erfrierungen.

Pässler (1943) weist auf das subjektive Kältegefühl, die Herabsetzung der Hauttemperatur und die livide Verfärbung der Zehen lange nach Eintritt des Kälteschadens hin.

Wurst (1944) hat im Auftrage Staemmlers systematisch die Frostgeschädigten eines Breslauer Reservelazaretts 1944 auf Kreislaufstörungen untersuchen lassen. *Capillarmikroskopisch* fand Wurst in der Haut oberhalb des Nekrosengebietes, das bei den Kranken schon abgetragen und in Abheilung begriffen war, eine Erweiterung der Capillaren mit praller Füllung und scheinbar verlangsamter Strömung. Die Frage, ob es sich hierbei um einen *Lähmungszustand* oder eine *Dilatatorenreizung* handelt, also eine Gefäßparalyse nach Wieting oder eine Peristase im Sinne von Ricker, beantwortet Staemmler dahin, daß *keine* Lähmung vorliegen kann, da die Gefäße der bläulichrot verfärbten Hautpartie auf Applizierung eines Eisstückchens noch mit einer Verengerung ihrer Lichtung und Beschleunigung ihrer Strömung antworten. Wurst fand ferner stets eine beträchtliche Herabsetzung der Hauttemperatur der geschädigten Körperpartie, auch weit über das Gebiet des eigentlichen Frostschadens hinaus. Bei einseitigen Erfrierungen betrugen die Unterschiede bis zu 7^0. Eine Herabsetzung der Hautwärme war auch an solchen Unterschenkeln oder solchen Partien zu sehen, die ein normales Aussehen und ein unverändertes capillarmikroskopisches Bild zeigten, deren Hautcapillaren also nicht erweitert waren. Sie kann also nur auf verminderte arterielle Durchströmung zurückgeführt werden und deutet damit auf langdauernden Kontraktionszustand der vorgeschalteten Arterien hin. Dieser wird sich noch verstärkt auswirken, wenn die peripheren Capillaren erweitert sind. Ferner prüfte Wurst, wie rasch nach einem kurzdauernden Kältereiz die Haut mit einer Rötung reagiert. Es zeigte sich im erfrorenen Bein (außerhalb des eigentlichen Frostschadens) stets eine verlängerte Latenz gegenüber der gesunden Seite. Die feinen Gefäße reagieren also auch weitab vom Ort der sichtbaren Kälteschädigung langsamer auf neue Reize.

Auf die Tatsache, daß noch Monate nach der eigentlichen Erfrierung die arterielle Durchströmung im Gebiet der erfrorenen Extremität herabgesetzt ist, deuten auch die Befunde hin, die Remé (1943) aus seinen röntgenologischen Untersuchungen der Fußknochen nach Erfrierungen erhebt. Während bei leichten Erfrierungen sich schon nach wenigen Wochen Abbauvorgänge im Knochen nachweisen lassen (die Remé als Folge einer reaktiven Hyperämie ansieht), fehlen diese bei schweren Frostschäden. Remé führt das auf das Ausbleiben der reaktiven Hyperämie zurück und faßt den Vorgang als ein Zeichen einer langdauernden Schädigung des Gefäß-Nervenapparates auf.

Einen besonderen Streitpunkt bildet im Schrifttum noch die Frage, ob sich aus einer Erfrierung eine *Endangiitis obliterans* (Winiwarter-Bürger) entwickeln kann, die zu fortschreitender Ernährungsstörung in ihrem Versorgungsgebiet führt, zumal wenn es sich weniger um Gefäßprozesse handelt, die sich im Erfrierungsgebiet selbst und im Demarkationsgebiet abspielen, als um solche, die zentrale Teile der Gefäße ergreifen. (Nähere Ausführungen der älteren Literatur s. M. Schneider[1].)

Gruber (1930) und seine Schüler setzen sich stark für die Bedeutung des Frostschadens ein, ebenso Dürck (1930), Sailinger (1932), Wagner und Neuner (1939), Siegmund (1942), Killian (1942). Andere Autoren stehen einem solchen Zusammenhang skeptisch gegenüber, teils auf Grund von Beobachtungen am Menschen (Jäger 1932, Ratschow 1946, Bürger 1924), teils nach Tierversuchen (Ceelen und Redwitz 1931, 1932). Hasselbach (1939) hält eine Entstehung von Endarteriitis nach Frostschäden zwar für selten, erkennt den Zusammenhang aber grundsätzlich an. Staemmler führt einen Fall an, bei dem es nach Erfrierung und Amputation zweier Zehen zu schwerer Kreislaufstörung und Absetzung des Oberschenkels 25 cm oberhalb des Knies wegen einer Endarteriitis obliterans der A. femoralis kommt. In einem zweiten Fall muß 10 Wochen nach einer Erfrierung wegen Gangrän durch obliterierende Endarteriitis der A. tibialis post. die Amputation des Fußes vorgenommen werden. Ähnliche Beobachtungen werden von Siegmund angeführt und Staemmler fühlt sich berechtigt zu sagen, daß sich *fern vom Gebiet der eigentlichen Erfrierung*, ohne Zusammenhang mit den sich dort abspielenden Gefäßveränderungen, in den Arterien *endarteriitische Prozesse* entwickeln können, die denen bei Winiwarter-Bürgerscher Erkrankung weitgehend ähneln und durch den Verschluß großer zuführender Arterienstämme die Blutversorgung des erhaltengebliebenen Extremitätenstumpfes ernstlich gefährden. Die Prozesse können noch *nach Monaten* eine *Gangrän* nach sich ziehen, die unter Umständen zu einer hohen Amputation nötigt. Entwickelt sich der Gefäßprozeß erst nach Jahren, dann ist das Abhängigkeitsverhältnis natürlich viel schwerer zu beweisen, besonders wenn der Frostschaden sehr gering ist. Gewisse Brückenerscheinungen für die Zeit zwischen Erfrierung und der endgültigen Gangrän werden aber von verschiedenen Autoren angeführt und lassen darauf deuten, daß die Zirkulation nicht ganz in Ordnung war (Gruber, Pyro,

---

[1] Schneider, M.: Zur Pathogenese und Ätiologie der Endangiitis obliterans. Dissertationsarbeit Bonn (1949).

Sallinger). Sebert weist auf die Rolle wiederholter Kältetraumen hin. Im ersten Abschnitt wurden schon Jung und Fell erwähnt, die auf die schlechte Durchblutung der betreffenden Extremität noch Monate nach der Erfrierung hinwiesen. Für die *Fernwirkung* dieses Frostschadens, der diskontinuierlich, ohne örtlichen Zusammenhang, mit dem eigentlichen Erfrierungsgebiet zustande kommt, machen die meisten Autoren vasomotorische Vorgänge verantwortlich (Göcke, Siegmund, Block, Sunder-Plassmann).

Nach diesen Befunden muß man annehmen, daß dem Kältefaktor bei der Entstehung einer Endangiitis obliterans eine große Bedeutung zukommen kann. Jedoch darf man dabei nicht übersehen, daß Kälteeinwirkung wohl nur in *seltenen* Fällen *allein* zu solchen Spätschädigungen am Gefäßsystem führt. *Konstitutionelle* Faktoren (besonders Neigung zu Gefäßspasmen), *Nicotinabusus* und *Infekte* sind stets als fördernde Faktoren mit zu berücksichtigen und deren Bedeutung im Einzelfall abzuwägen. Die Zusammenstellung des Krankengutes der Medizinischen Universitätsklinik Bonn (Dissertationsarbeit M. Schneider) ergab, daß bei der Endangiitis obliterans eindeutige ätiologische Anhaltspunkte sehr schwer zu gewinnen waren, daß vielmehr in dem Zusammenwirken jeweils verschiedener Faktoren die Auslösung des Krankheitsbildes zu vermuten ist. In 2 von 19 Krankheitsfällen spielte die Kälte eine offensichtliche, in 2 weiteren Fällen eine wahrscheinlich wesentliche Teilursache. Dabei scheinen gerade *langanhaltende Kälteeinflüsse* geringeren Grades bedeutsam zu sein.

Ratschow sowie Knepper (1936) gelang es in ihren Versuchen, durch Kälteanwendung beim *sensibilisierten* Tier der obliterierenden Endangiitis entsprechende Veränderungen hervorzurufen, was darauf hindeutet, daß Kälteschäden besonders bei entsprechender Konstitution bzw. Disposition oder Sensibilisierung im Sinne einer endangitischen Entzündung wirksam werden können. Schon vor Veröffentlichung dieser Versuche wurde diese Vermutung neben v. Hasselbach von mehreren Autoren ausgesprochen (Röpke 1932, Stapf 1930, Brofeldt 1932 u. a.).

Wenn man auch der Frage des Kältefaktors als alleiniger krankheitsauslösender Ursache der Endangiitis skeptisch gegenüberstehen mag, so kann auf der anderen Seite aber nicht bezweifelt werden, daß *Kälte* als *krankheitsauslösende Mitursache* von wesentlicher Bedeutung sein kann. Inwieweit bei versicherungsrechtlichen Fragen dieser Kältefaktor in die Waagschale fällt, kann nur von Fall zu Fall entschieden werden.

Der Frage der Entstehung eines *Bluthochdrucks nach Kälteeinwirkung* wird man im allgemeinen zurückhaltend gegenüberstehen. Es sind jedoch Krankheitsfälle Jugendlicher bekannt geworden, bei denen sich nach langdauernder und wiederholter Kälteeinwirkung eine Endangiitis mit starker Neigung zu allgemeinen Gefäßspasmen und allgemeiner Blutdruckerhöhung entwickelte (eigene Erfahrung aus Begutachtertätigkeit). In solchen Fällen, in denen der Nachweis von Brückensymptomen zwischen chronischer Unterkühlung über endangitische Gefäßveränderungen bis zum Bluthochdruck eindeutig gelingt, und andere Faktoren (z. B. vorgeschrittenes Alter, familiäre Belastung) auszuschalten sind, wird man einen Kausalzusammenhang zwischen Kälteeinwirkung und Hochdruck zumindest im Sinne einer wesentlichen Teilursache anerkennen müssen.

Kurz erwähnt seien die Frostbeulen *(Perniones)*. Es handelt sich um rötlich bis bläulich gefärbte, meist an Händen und Füßen, manchmal auch im Gesicht lokalisierte Knotenbildungen, die schmerzen und vor allem stark jucken. Daß sie an Stellen entstehen, die dem Kälteeinfluß in besonderem Maße ausgesetzt sind, gibt diesen infiltrativen Hautveränderungen mit Recht den Namen Frostbeulen. Jedoch ist die Voraussetzung zu ihrer Entstehung keineswegs eine besonders starke Erniedrigung der Umgebungstemperatur. Als maßgebender Faktor für ihre Entstehung muß eine *örtliche Gewebsdisposition*, eine besondere *Empfindlichkeit gegen Kälteeinflüsse* angenommen werden. Charakteristisch ist die *Chronizität* und die Neigung zu Rezidiven. Schon ganz geringe Kälteeinwirkungen genügen, um ein Wiederauftreten oder eine Verschlimmerung einzuleiten. *Histologisch* sind die Knoten durch eine chronisch entzündliche Hautinfiltration mit Ödembildung gekennzeichnet. Die Gefäße sind erweitert, ihre Wandungen verdickt. Vielfach führen Druck- oder Kratzeffekte zu Blasenbildungen und hartnäckigen Frostgeschwüren (Näheres s. zusammenfassende Darstellung der Pathogenese der Kälteschäden der Haut von SCHNEIDER 1940). Nach WHEATLEY (1947) sind periphere Durchblutungsstörungen mit gesteigerter Capillarpermeabilität und verminderter Durchblutung meist die Voraussetzung für die Entstehung von Frostbeulen.

V. Kälteüberempfindlichkeit.

Schon beim Zustandekommen des örtlichen Kälteschadens spielt die *individuelle Disposition* eine nicht unbeachtliche Rolle. *Vasomotoriker*, Personen, die zu Hand- und Fußschweiß neigen, sind im besonderen Maße kältegefährdet. Abhängig von der individuellen Disposition ist auch das Zustandekommen von *Frostbeulen*, von denen oben schon die Rede war. Solche Frostbeulen entwickeln sich vielfach nach einer Kälteschädigung 1. Grades. Sie betreffen aber immer Personen, denen eine besondere lokale Disposition für die Entstehung solcher Frostbeulen anhaftet. Kältereize, die normalerweise nicht zu bleibenden Veränderungen führen, können bei diesen Personen zu den chronischen Hautveränderungen der *Perniones* führen. Die Krankheitsbilder der *Akrocyanose* und der *Akroparästhesie* gehören ebenfalls in die Gruppe der Kälteüberempfindlichkeitsreaktionen. Eine Kälteüberempfindlichkeit kann sich aber auch auswirken, ohne daß Abkühlungsgrade, die die normalen Schwankungsbreiten übertreffen, vorzuliegen brauchen. An erster Stelle ist hier das akut eintretende *Ödem* auf Abkühlungsreize, besonders bei Berührung mit kaltem Wasser, zu nennen. Das Ödem kann auf das vom Abkühlungsreiz betroffene Gebiet beschränkt bleiben, es kann aber auch über das betroffene Gebiet hinausgehen. Es imponiert wie das QUINCKEsche Ödem. Auch Schleimhäute können von diesem Ödem betroffen werden. Es liegen Beobachtungen über starke Schleimhautschwellungen des Rachens und der Speiseröhre mit erheblichen Schluckstörungen nach Genuß kalter Speisen vor (HORTON, BROWN und ROTH 1936). Schleimhautschwellungen und Hautödeme können kombiniert vorkommen, wobei eine *Conjunctivitis* noch als weiteres Begleitsymptom auftreten kann. Bei anderen kälteüberempfindlichen Personen tritt statt des Ödems eine akut einsetzende ausgedehnte *Urticaria* ein (STICKER 1916, GRASSE 1932, THANNHAUSER 1932, BERNSTEIN 1932, SKOUGE 1935, LEHNER 1929, RIHL und RISAK 1933 u. a.). Die Krankheitserscheinungen können sehr bedrohlichen Charakter annehmen, die Patienten mit Schwindel, Übelkeit und Erbrechen unter den Zeichen eines schweren Schocks zusammenbrechen. Diese plötzlich auftretende schwere Urticaria ist nicht selten die Ursache des akuten Badetodes. An der Entstehung der Urticaria ist das *Histamin* sicher ursächlich beteiligt. In einer Reihe von Fällen ist es gelungen, das Vorhandensein nicht unbeträchtlicher Histaminmengen im Blut auf der Höhe der Krankheitserscheinungen durch positiven Ausfall der bekannten biologischen Histaminreaktionen nachzuweisen (SKOUGE). Auch konnte festgestellt werden, daß sich das Auftreten der Allgemeinerscheinungen (Schocksymptome) durch Ausschaltung des unter der Kälteeinwirkung stehenden Gliedes aus der Zirkulation verhindern bzw. um die Zeit der Drosselung der Zirkulation verschieben läßt, während dabei die Dauer der örtlichen Hautphänomene um die Zeit der Drosselung der Zirkulation verlängert wird. Wenn auch die ersten Erscheinungen der Kälteurticaria stets an den diesen Kältereiz ausgesetzten Hautpartien (Hände, Gesicht) zuerst auftreten, so können im Anschluß daran auch die von der Kleidung bedeckten warmen Körperpartien befallen werden (Fernwirkung des Histamins auf dem Blutwege?). Von Interesse ist noch die Beobachtung, daß bei diesen Patienten die Magensalzsäure schon nach geringer Kälteeinwirkung ansteigt (vgl. mit der Wirkung der Histamininjektion auf die Magensalzsäure). Inwieweit die Hypothese, daß es sich bei dem Erscheinungsbild um eine *Störung des Antagonismus Histamin-Adrenalin* handelt (Klaus 1937, Skouge 1935), muß dahingestellt bleiben. Die Kälteurticaria ist in vielen Fällen durch *Antihistaminsubstanzen* zu beseitigen bzw. zu bessern. Auch kann durch entsprechende prophylaktische Verabreichung von Antihistaminsubstanzen das Auftreten der Urticaria in einer Reihe von Fällen verhindert werden.

Als weitere Kälteüberempfindlichkeitsreaktion ist die *Kältehämoglobinurie* zu besprechen (Harris, Lewis und Vaughan 1929). Die Krankheit tritt anfallsweise in Erscheinung. Aufenthalt in kalten Räumen, Durchnässungen u. dgl. lösen immer wieder solche Anfälle aus, wobei der Grad der Abkühlung außerordentlich gering sein kann. So wurden schon im Sommer bei Zugluft solche Anfälle beobachtet. Die subjektiven Erscheinungen können zwischen leichtem Unbehagen und Mattigkeitsgefühl bis zu stärkster Müdigkeit, Abgeschlagenheit und Übelkeit schwanken. Bei stärkeren Anfällen treten Schüttelfrost, Schweißausbruch, Erbrechen, gelegentlich Durchfälle auf, die Temperatur steigt bis zu 40° an. Das Zustandsbild ist das eines schweren Kollapses mit blasser Haut und kleinem Puls. An den der Kälte ausgesetzten Körperteilen ist die Haut vielfach blau-rot verfärbt. Auf der Höhe des Anfalles wird ein *braun-roter* Urin entleert, der reichlich Hämoglobin und hämoglobinhaltige Zylinder enthält, daneben weniger Erythrocytentrümmer. Im Anfall ist die Milz häufig vergrößert, die Leber druckschmerzhaft, ein deutlicher Ikterus tritt aber selten auf. Die Erscheinungen klingen meist nach einigen Stunden wieder ab. Die Hämoglobinurie ist Folge der Hämoglobinämie. Im Blutserum ist freies Hämoglobin nachweisbar. Oft sind *2 Phasen* des Anfalles zu erkennen. In der ersten sympathicotonischen Phase tritt eine Blutdrucksteigerung, Fieberanstieg, Leukocytose mit Absinken der Lymphocyten und Eosinophilen, acidotische Blutreaktion, Blutzuckersteigerung, Hämoglobinämie und Hämoglobinurie auf. In der zweiten parasympathicotonischen Phase kehren die beschriebenen Veränderungen wieder zur Norm zurück. Die durchschnittliche Verminderung der Erythrocyten in einem solchen Anfall beträgt etwa $1/2$ Million.

Donath und Landsteiner gelang der Nachweis eines *Autohämolysins*. Das Autohämolysin ist als *thermostabiler Amboceptor* im Blut vorhanden, der aber erst mit einem spezifischen *thermolabilen Komplement* in Verbindung treten muß, um die Hämolyse einzuleiten. Im Reagensglasversuch geht die Bindung von Amboceptor und Komplement während der Abkühlung vor sich, während die Hämolyse selbst bei Wiedererwärmung auf 37° C eintritt. Im Anfall kommt es zu einer *Cholesterinvermehrung* im Blut, die insofern von besonderem Interesse ist, als Zusatz von Cholesterin im Reagensglasversuch das Auftreten der Hämolyse hemmt (kompensatorische Cholesterinämie?). Bei fast allen Kranken mit Kältehämoglobinurie ist eine *positive Wa.R.* nachweisbar. Manche Autoren fassen die Erkrankung als luische Komplikation bzw. metaluischen Prozeß auf (Salén 1936). Bei einer Reihe von Paralytikern gelang auch der Nachweis des Kältehämolysins, bei einigen dieser Kranken trat auf Abkühlungsreize Hämoglobinurie auf (Donath und Landsteiner, Bürger). Der die Wa.R. gebende Serumkörper ist aber nicht mit dem hämolytischen Amboceptor identisch und läßt sich von diesem trennen. Es erscheint zweifelhaft, daß eine luische Infektion immer die Voraussetzung für das Auftreten einer Kältehämoglobinurie ist. Der Gehalt an Hämolysin bzw. Hämagglutininen kann bei der Kältehämoglobinurie in zeitlichem Zusammenhang mit dem Anfall wechseln. Lotze (1936) berichtet, daß bei einem Kranken mit paroxysmaler Kältehämoglobinurie nach reichlichen Cebiongaben das Kältehämolysin nicht mehr nachweisbar war und auch mit Eiswasser keine Hämoglobinurie mehr auslösbar war. Die Frage der Bedeutung des Donath-Landsteinerschen Kältehämolysins für die Bedeutung der Kältehämoglobinurie wird zur Zeit noch experimentell bearbeitet. Salén berichtet über einzelne Beobachtungen, aus denen sich die Möglichkeit ergibt, daß andere Kältehämolysine auftreten können. Er teilt einen Krankheitsfall von Akrocyanose und vorübergehender Hämoglobinurie ohne sonstige Allgemeinsymptome bei Abkühlung mit, bei dem ein Donath-Landsteinersches Hämolysin nicht nachgewiesen werden konnte. Dagegen enthielt das Serum eine agglutinierende und hämolysierende Funktion, wobei das Agglutinin den Panhämoagglutininen entsprach. Voraussetzung für das Auftreten der hämolysierenden Wirkung war die Senkung der Bluttemperatur auf wenigstens 30⁰ C. Die Frage der Bedeutung der Kälteagglutinine für das Zustandekommen anderer hämolytischer Anämien wird zur Zeit lebhaft diskutiert. Doch muß diesbezüglich auf die Spezialliteratur verwiesen werden (s. HEILMEYER: „Blutkrankheiten", Handbuch der inneren Medizin, Bd. II. 1951).

Die Kältehämoglobinurie kann zusammen mit einer Kälteurticaria auftreten (HARRIS, LEWIS und VAUGHAN). Es handelt sich hierbei um das Zusammentreffen von 2 nebeneinander hergehenden Kältestörungen. Es konnten im Blut 2 Körper nachgewiesen werden, ein *Dermolysin* und ein *Hämolysin*. In einem Krankheitsfall gelang es, die beiden Körper in Adsorptionsversuchen an Erythrocyten verschiedener Tierarten zu trennen. Zu den Überempfindlichkeitsreaktionen auf Kälte gehört noch die *Coryca spastica a frigore* (s. S. 98).

VI. Erkältungskrankheiten.

Von den Folgen bzw. den Spätschäden nach allgemeiner Unterkühlung oder örtlichen Kälteschädigungen sind die *„Erkältungskrankheiten"* abzugrenzen. Der Begriff der Erkältungskrankheit bzw. des „Kältekatarrhs" ist so alt wie die Medizin, aber auch ebenso umstritten. Beherrschte der Erkältungskatarrh in der vorbakteriologischen Ära ein weites Feld der Nosologie, so wurde die Bedeutung der Erkältung in den letzten Jahrzehnten von einigen Autoren weitgehend oder sogar ganz bestritten (historische Übersicht bei H. LUCKE 1941). Schon die Interpretation des Wortes Erkältung fällt nicht leicht. Das Wort wird meist dahingehend verstanden, daß Erkältung etwas mit Abkühlung zu tun hat. Die „Unterkühlung" im oben beschriebenen Sinn hat jedoch nur selten etwas mit den Erkältungskrankheiten zu tun. BÜRGERS (1948) weist darauf hin, daß im Französischen für das Wort Erkältung auch der Ausdruck *„je me suis echauffée"* gebraucht wird, womit eine vorherige Erhitzung als Bedingung gestellt wird. BRÜEL (1948) macht darauf aufmerksam, daß man im Rheinfränkischen sagt *„ich habe mich verkühlt"*, und daß damit besser ausgedrückt sei, was eigentlich gemeint ist. „Denn von den Kältegraden, auf die wir uns ja mit unserer Kleidung einzustellen pflegen, relativ unabhängige Schädlichkeiten sind es, die zum mindesten als Anlaß im Krankheitsgeschehen dadurch eine Rolle spielen, daß sie Durchblutungsstörungen hervorrufen können, die häufig zum Manifestwerden einer Infektion oder zur Verschlimmerung einer schon vorhandenen führen" (BRÜEL).

Als Erkältungskrankheiten gelten solche Erkrankungen, bei denen eine *allgemeine* oder eine *lokale* Abkühlung (unter Umständen nach vorheriger Erhitzung) eine krankheitsauslösende Ursache mitspielen kann. Die Worte „mitspielen" und „kann" unterstreichen den Sachverhalt, daß für das Auftreten solcher Erkrankungen die „Abkühlung" nicht immer als auslösender Faktor nachweisbar sein muß. Es wird später noch darauf einzugehen sein, ob und inwieweit die Abkühlung für die Entstehung dieser Erkrankungen die „conditio sine qua non" bildet. Eine *Abgrenzung* des Abkühlungsfaktors einerseits und der Infektion andererseits ist vielfach nicht möglich.

Man bezeichnet allgemein diejenigen Gesundheitsstörungen, denen erfahrungsgemäß mit gewisser Regelmäßigkeit eine Abkühlung vorausgegangen ist, als Erkältungskrankheiten. SCHADE (1926) hat in großen Statistiken die Parallelität der Katarrhe der oberen Luftwege mit dem Muskelrheumatismus und den Erfrierungsschäden erweisen können. Weiterhin besteht nach SCHADE eine weitgehende Parallelität zwischen der durchschnittlichen Jahreskurve der Erkältungskatarrhe und der Infektionskrankheiten. Man zog aus solchen statistischen Erhebungen den Schluß, daß die Erkältungskrankheiten der Schrittmacher der Infektionskrankheiten seien. Jedoch konnte DE RUDDER (1934) an Hand seiner Statistiken zeigen, daß dies für die Diphtherie z. B. nicht zutrifft. Weitere statistische Erhebungen, die eine weitgehende Übereinstimmung zwischen Erkältungskrankheiten und Pneumoniesterblichkeit aufweisen, wurden von van Loghem (1930) angestellt. Für die Influenza konnte dagegen eine solche Saisongebundenheit nicht sicher ermittelt werden (s. Bürgers). Wenn auch die Saisongebundenheit der Erkältungskrankheiten eine Jahrhunderte alte ärztliche Erfahrung ist, die auch statistisch belegt werden kann (s. auch H. Baur), so ist damit noch nicht gesagt, daß der Abkühlungsfaktor schlechthin der kausale Faktor ist. „Die mittlere Außentemperatur ist kein Maß für die Abkühlung des Körpers, der Vorgang der Erkältung ein komplexer, nicht eindeutig physikalisch definierbar oder berechenbar, wobei neben der Kälte selbst vor allem Nässe und Wind eine ganz entscheidende Rolle mitspielen" (Lucke). Klares und kaltes Wetter ist z. B. kein Erkältungswetter (s. Amelung 1940). Die Frage, welche klimatischen Faktoren außer den oben genannten für das Auftreten von Erkältungskrankheiten eine Rolle spielen, ist bei der tausendfältigen Verflochtenheit bioklimatischer Faktoren noch nicht zu beantworten. Die Arbeiten über den Einfluß des Frontendurchzugs, der herabfallenden Luftmassen, der Luftkörperwechsel oder der Änderungen der elektrischen Verhältnisse auf die meteorotropen Erkrankungen sind noch in vollem Fluß (Linke 1926, Dessauer 1931, Baur 1932, de Rudder 1934, Flach 1938, Berg 1947). Auch bleibt abzuwarten, ob dem vegetativen Nervensystem eine zur Zeit vielfach diskutierte spezifische Rolle bei der Entstehung der Erkältungskrankheiten zufällt (v. Neergard 1939, Speransky 1950), oder ob die Rolle des vegetativen Nervensystems sich nicht einfach zwanglos in die Reihe der Gesamtstörungen, denen der Organismus bei der Erkältung unterliegt, einordnet. Daß bei Kaninchen nach Zerstörung von Ganglienzellen am Boden des 4. Ventrikels je nach deren Ausmaß die verschiedenartigsten Abweichungen der Wärmeregulation und der benachbarten Hirnstammzentren auftreten und diese Tiere an Pneumonien und Pleuritiden bei gleichzeitig bestehendem Schnupfen zugrunde gehen (Schliephake 1948), unterstreicht die alte Erfahrung, daß eine normale Temperaturregulation zur Abwehr der vielfältigen schädlichen Einflüsse, vor allem von seiten der Bakterienwelt, denen ein Individuum dauernd ausgesetzt ist, notwendig ist. Ob mit solchen eingreifenden Experimenten aber das Wesentliche der Pathogenese der Erkältungskrankheiten getroffen wird, erscheint zweifelhaft. Bei der Entstehung der Erkältungskrankheiten des Menschen ist die *Disposition* des einzelnen Individuums ein nicht zu vernachlässigender Faktor, dessen Bedeutung vor allem von Sticker (1916) hervorgehoben wurde. Die verschiedenartige individuelle Disposition kommt z. B. darin besonders zum Ausdruck, daß derselbe Mensch auf eine Erkältung häufig wieder in derselben Weise, z. B. mit einem „Rheumatismus", einer Blasenreizung, einem Schnupfen, einer Pharyngitis oder einem Katarrh der Bronchien reagiert. Wenn auch die Disposition bei der Entstehung der Erkältungskrankheiten, besonders bei der Art der individuellen Reaktionsweise, eine Rolle spielt, so darf aber nicht vergessen werden, daß es kaum Menschen geben wird, die in ihrem Leben keine Erkältungskrankheit durchmachen. Auch der abgehärtete Mensch ist nicht davor gefeit, und wenn es schon sehr schwierig ist, über die Pathogenese der Erkältungskrankheiten konkrete Angaben zu machen, so treten die Schwierigkeiten bei der Deutung des Abhärtungsvorganges erst recht in Erscheinung (s. später).

Welche experimentellen Untersuchungen liegen nun vor, die uns näheren Einblick in die Pathogenese der Erkältungskrankheiten geben? Daß die experimentelle Ausbeute relativ gering ist, offenbart die Verflochtenheit der vielfältigen Faktoren, die zur Erkältung führen können; denn an experimentellen

Bemühungen hat es nicht gefehlt. Es sollen im folgenden nur die wesentlichen experimentellen Untersuchungen, besonders aus der neueren Zeit, kurz aufgeführt werden. Vorher sei auf folgende Punkte hingewiesen: eine Erkältungskrankheit kann nach einem größeren Wärmeentzug des Organismus (z. B. Unterkühlung) auftreten, die Abkühlung braucht aber — wie es meist der Fall ist — nur Teile des Körpers zu betreffen, wobei es nicht notwendig ist, daß der Wärmehaushalt dabei in Mitleidenschaft gezogen ist. Die Erkältungskrankheit kann an der Stelle der Abkühlungswirkung selbst oder entfernt von dieser an einer ganz anderen Körperstelle auftreten (z. B. Erkältungskrankheiten nach nassen, kalten Füßen). Vorherige Erhitzung hat oft schon bei sehr geringen absoluten Abkühlungsreizen (besonders Luftzug im warmen Sommer) eine Erkältung zur Folge. Die Stärke der Abkühlungsreize ist daher relativ zu werten. Auch weist LUCKE darauf hin, daß der in Ruhe befindliche Mensch weit mehr erkältungsgefährdet ist als der körperlich tätige. Allerdings ist letzterer besonders gefährdet, wenn er sich nach Aufhören der körperlichen Arbeit nicht vor Abkühlung schützt. Die experimentellen Befunde über die Erkältung sollen dementsprechend in 2 Gruppen eingeteilt werden: diejenigen, bei denen eine allgemeine Unterkühlung der Erkältung vorausging, und diejenigen, bei denen lediglich eine lokale Abkühlung vorlag.

Abkühlungsversuche am ganzen Tier wurden seit PASTEUR von einer Reihe von Untersuchern durchgeführt, um zu zeigen, daß dadurch einer *Infektion der Weg gebahnt wird.* Der Einfluß der Unterkühlung auf die Resistenz gegenüber Infektionskrankheiten wurde in neuerer Zeit von HARDY und Mitarbeitern tierexperimentell untersucht. Am eindrucksvollsten sind die Resultate bei den mit Pneumokokken intradermal geimpften Tieren. Bei Impfung mit hochvirulenten Pneumokokken war die Überlebenszeit der unterkühlten und nicht unterkühlten Tiere kurz, lediglich die Zeichen der Infektionsabwehr waren bei den unterkühlten Tieren geringer ausgeprägt. Impfung mit Pneumokokken, die in der verabfolgten Dosierung an Normaltieren gefahrlos blieben, rief bei den unterkühlten Tieren eine Bakteriämie mit letalem Ausgang hervor.

FRIEDRICH v. MÜLLER schaffte in seinen tierexperimentellen Studien über die Erkältungskrankheiten Bedingungen, die den Verhältnissen in der menschlichen Pathologie in etwa entsprachen. Da diese Untersuchungen zu den klassischen Experimenten in der Lehre von den Erkältungskrankheiten zählen, sei die Beschreibung kurz wiedergegeben: „Wir durchnäßten das Fell von Kaninchen und Meerschweinchen mit warmem Wasser und brachten dann die Tiere in kleinen Drahtkäfigen in den Spalt eines halb geöffneten Fensters. Durch Offenhalten der gegenüberstehenden Tür wurde ein kräftiger Luftzug erzeugt, welcher auf das durchnäßte Tier abkühlend wirkte. Bei längerer Dauer dieser Versuchsanordnung fühlten sich die Tiere unbehaglich und offenbar krank, sie wurden sehr matt, und es bedurfte einiger Stunden, bis sie sich wieder erholt hatten. Tötete man die Tiere auf der Höhe der Krankheitserscheinungen, so fanden sich die Lungen übermäßig saftreich, die Alveolen waren zum Teil mit ödematöser Flüssigkeit gefüllt, in den Bronchien war eine lebhafte Schleimproduktion zu erkennen. Auch fanden sich da und dort kleine Blutungen. Eine eigentliche Entzündung der Bronchialschleimhaut war dagegen nicht nachweisbar. Es ließen sich entweder keine oder nur vereinzelte Bakterien auffinden, und es handelte sich somit um einen nicht durch Bakterien bedingten, benignen, rasch wieder vorübergehenden Krankheitszustand der Respirationsorgane."

In den Versuchen FRIEDRICH v. MÜLLERs ist also der *Katarrh* der *Vorläufer der Infektion.* Durch den Katarrh der Schleimhäute werden die Bedingungen für die Ansiedlung, Entwicklung, Vermehrung, für das Eindringen in den Organismus und die Virulenz der Infektionserreger geschaffen. Die Versuchsbedingungen in diesen Experimenten sind aber noch verhältnismäßig massiv, und es bleiben noch jene Experimente zu besprechen, in denen auf einen *lokalen* Abkühlungsreiz hin katarrhalische Erscheinungen andernorts auftreten. Schon ROSSBACH hatte vor etwa 60 Jahren festgestellt, daß sich bei Abkühlung der Bauchhaut des Kaninchens eine Blässe des Gaumens und der Trachealschleimhaut einstellt, die nach Beseitigung des Kältereizes einer starken Rötung Platz macht. Seine Befunde wurden später des öfteren bestätigt (Literatur s. STAEHELIN).

HILL und MUECKE (1913) beobachteten mittels Nasenspeculum unmittelbar
die Nasenschleimhaut beim Wechsel der Umgebungstemperatur. Sie stellten
eine Schwellung und Rötung der Nasenschleimhaut mit anwachsender Sekretion
in feuchtwarmer Luft fest. Beim Wechsel von warmer zu kalter Luft wurde
die Schleimhaut blasser, blieb aber geschwollen. Sie nehmen an, daß hierdurch
der Abwehrmechanismus des Blutes, die immunisatorischen Kräfte des Plasmas,
die Funktion der Schleimhautcilien und die phagocytierende Fähigkeit der
weißen Blutkörperchen vermindert werden, während die Wachstumsbedingungen
der Bakterien in der anämischen, aber geschwollenen Schleimhaut verbessert
werden sollen. Warme und trockene Luft bewirkten eine geringere Schwellung
und Sekretion als feuchtwarme Luft. Diese Beobachtungen wurden von der
New York Commission of Ventilation (1923, zit. nach WINSLOW und HERRINGTON
1949) mit verbesserter Methodik grundsätzlich bestätigt und erweitert. Wenn
bei einer Versuchsperson in kalter Umgebungsluft ein scharfer Luftzug direkt
gegen das Gesicht gerichtet wurde, blaßte die Nasenschleimhaut ab, schwoll
aber deutlich an und sezernierte stärker. Diese Bedingungen sollen nach Ansicht
der Untersucher das Eindringen von Bakterien sehr begünstigen. Es wurde
festgestellt, daß ein großer Prozentsatz von Industriearbeitern, die unter extrem
hohen Außentemperaturen arbeiten mußten, an einer *Rhinitis atrophicans* litt.
Inwieweit diese Veränderungen der Nasenschleimhaut bei Temperaturwechsel
auf eine unmittelbare Beeinflussung der Schleimhaut durch die Temperatur-
reize oder reflektorisch von der Haut aus zustande kommen, muß dahingestellt
bleiben. Zu denken ist hierbei vor allem an die von EBBECKE (1943) beschriebenen *Trigeminusreflexe*. REIN (1931) fand nach Kältereiz der Nase (N. ethmo-
idalis ant. des Hundes) mit einer Latenzzeit von 1—2 sec Steigerung der Durchblutung der Carotis ohne nennenswerte Blutdruckänderung. Was die reflektorische Beeinflussung der Schleimhäute von der Haut anlangt, so sei besonders
an den HILL-*Reflex* erinnert, der von LEHMANN bestätigt wurde. Bestrahlung
einer beliebigen Hautstelle mit langwelligem Ultrarot bewirkt Capillarerweiterung in der Nasenschleimhaut, also Verengerung der Nase, Kühlung der Haut
oder Bestrahlung mit kurzwelligem Ultrarot, Erweiterung der Nase. AZZI (1921)
zeigte, daß Kühlung der Hand, der Schulter oder des Rückens durch Auflegen
von Eis oder einem kalten Luftstrom die Temperatur der Trachealschleimhaut
um 0,4—0,6° C senkt. MUDD und Mitarbeiter (1921) fanden, daß bei Abkühlungsreizen der Haut die Schleimhauttemperaturen stärker absanken als die Temperaturen der abgekühlten Hautpartien (z. B. bei Abfall der Hauttemperatur
von 32,5° C auf 30° C, Abfall der Pharynxtemperatur von 34° C auf 29° C).
Nach Beendigung der lokalen Hautkühlung lag die Schleimhauttemperatur
des Mundes noch nach 30 min um 2° C niedriger als vorher. Die Autoren sehen
in dieser Schleimhautanämie ebenfalls eine wesentliche Ursache für das Zustandekommen einer Infektion durch Verschlechterung der lokalen Infektionsabwehr.
WINSLOW und GREENBERG (1932) bestätigten die Ergebnisse von MUDD und
Mitarbeitern und fanden darüber hinaus, daß die Richtung der Temperaturänderungen der Schleimhäute wesentlich davon abhängt, an welchen Stellen
die Kühlung stattfindet. Sie stellten z. B. fest, daß ein auf den Kopf gerichteter
kalter Luftstrom einen Abfall der Nasenschleimhauttemperatur von 2—5° C
bewirkte, daß aber ein gegen die Füße gerichteter kalter Luftstrom einen Anstieg der Nasenschleimhauttemperatur von 1—2° C hervorrief. Nach den Untersuchungen von KERR (1950) ist bei allgemeiner Abkühlung eine nasale Schwellung zu beobachten, wobei zunächst eine Abnahme der intranasalen Temperatur
eintritt. SCHMIDT und KAIRIES (1932) bestätigten einmal die Möglichkeit einer
Fernwirkung von Abkühlungsreizen der Haut auf die Schleimhautdurchblutung

und -temperatur des weichen Gaumens. Während eine Kälteeinwirkung auf
die Füße in den meisten Fällen keine gleichsinnige Reaktion an der Gaumen-
schleimhaut auslöste, war dies bei Versuchspersonen, die sich erfahrungsgemäß
leicht erkälteten, in ausgesprochenem Maße der Fall. Auch nahm die Wiedererwärmung der Schleimhaut bei diesen Versuchspersonen besonders lange Zeit
in Anspruch. Bei einem Teil dieser Personen traten bereits während der Abkühlungsversuche oder unmittelbar danach Erkältungserscheinungen auf. Gerade
die Menschen mit verzögerter lokaler Wiedererwärmung sollen sich besonders
leicht erkälten, was auch SCHMIDT auf Grund von thermoelektrischen Messungen
an der Schleimhaut der oberen Luftwege annimmt. SPIESMANN (1936) ließ
auf Versuchspersonen, die $^1/_2$ Std an eine Raumtemperatur von 21—26° C
adaptiert waren, kalte Luft bzw. kalten Spray oder mit Eis gefüllte Aluminium-
becher oder kalte Bäder auf einzelne Hautstellen einwirken und beobachtete
durch thermoelektrische Messungen das Verhalten der Temperatur der Schleimhaut von Nase und Mund. Die Untersuchungen zeigen besonders die individuell
verschiedene Reaktionsweise der Versuchspersonen in Abhängigkeit von seelischen Reaktionen. Versuchspersonen, die oft an sog. ,,Cold-Viruskrankheit''
(s. weiter unten) litten, wiesen im Intervall verzögerte Reaktionen, oft um die
doppelte Zeit, auf. Bei all diesen Abkühlungsversuchen ist zu berücksichtigen,
daß der Mensch nicht über einen objektiven Temperaturmaßstab verfügt. Wenn
es auch nach den Untersuchungen von HENSEL und ZOTTERMANN erwiesen ist,
daß für die Thermoreceptoren besonders in extremen Bereichen die Absolut-
temperatur als Reiz wirkt, so liegen die Verhältnisse für die subjektive Temperaturempfindung anders. Eine Temperaturempfindung dauert so lange, als die
Änderungsgeschwindigkeit der Temperatur 0,2—0,3° C/min überschreitet (GERTZ).
Die Adaptation der Haut gegen Wasser ist bis zu 16° C vollkommen, unterhalb
dieser Grenze ist sie unvollkommen. Ein Raum von 18° C wird im Sommer
als kühl, im Winter als warm empfunden. Die Temperaturempfindung der
einzelnen Körperstellen ist je nach der Verteilung der Kaltpunkte verschieden.
Besonders dicht sind die Kaltpunkte an den Lippen, Nasenflügeln und Augen-
lidern. Stellt man alle diese Variationsmöglichkeiten der *Temperaturempfindung*
in Rechnung, so darf es nicht wundernehmen, daß die Ergebnisse der oben
zitierten Experimente nicht gleichartig ausfallen. Daß Personen, die unter einer
mangelhaften oder paradoxen Reaktionsweise auf Abkühlungsreize reagieren,
besonders leicht zu Erkältungskrankheiten neigen, erscheint auf Grund der
vorliegenden Experimente sehr wahrscheinlich. Die Annahme, daß die beschriebenen stärkeren Schleimhautveränderungen einen Übergang zum katarrhalischen Stadium ohne Infektion darstellen, auf die sich dann die Infektion auf-
pfropft, ist sehr naheliegend. Wie sich jedoch die Änderungen der Abwehrlage
des Organismus gegen Infektionserreger im einzelnen vollziehen, bleibt ungeklärt.
BÜRGERS weist darauf hin, daß die Frage, ob eine nur durch physikalische Reize
bedingte Entzündung ausreicht, um Bakterien und Viren den Durchtritt durch
die Schleimhaut zu gestatten, oder ob dazu die Einwirkung bestimmter Fermente,
Toxine oder Endotoxine notwendig ist, bisher ungeklärt ist. Daß sich eine
Erkältung auch auf die gesamte immunisatorische Abwehrlage ungünstig auswirken kann, darf auf Grund der ärztlichen Erfahrung angenommen werden
(z. B. Reaktivierung einer Tuberkulose nach Erkältung oder der Schnupfen als
Schrittmacher für die Influenza). Aber solche sekundär in Erscheinung tretenden
Krankheiten dürfen nicht zu den Erkältungskrankheiten gerechnet werden.

Man zählt im allgemeinen eine Reihe von Erkrankungen zu den Erkältungskrankheiten, bei welchen allgemeine oder periphere lokale Abkühlungen einen
auslösenden Reiz darstellen können (*Schnupfen, Nebenhöhlenkatarrhe, Katarrh*

der oberen Luftwege, lobäre Pneumonien, Muskelrheumatismus, Cystitiden usw.).
Man dürfte aber der Sachlage gerechter werden, wenn man zwischen den typischen Erkältungskrankheiten und solchen Erkrankungen, bei denen eine allgemeine bzw. lokale Abkühlung eine Rolle mitspielt, differenziert. Die *typische*
Erkältungskrankheit ist der *Katarrh der oberen Luftwege*, besonders der Nasenschleimhaut und der Nebenhöhlen. Diese „*Erkältungskrankheit*" darf nicht mit
der auf Kältereiz eintretenden vermehrten Sekretion der Nasenschleimhaut
verwechselt werden. Die „Kältesekretion" der Nasenschleimhaut ist praktisch
auf die Dauer des Aufenthaltes in der Kälte beschränkt. Es handelt sich um eine
noch als physiologisch anzusehende Reaktion der Nasenschleimhaut, meist auch
der Conjunctiven auf Kältereiz. Auch die *Coryza spastica a frigore* zählt nicht
zu den Erkältungskrankheiten, sondern ist als eine Überempfindlichkeitsreaktion
bestimmer Personen zu werten. Anhaltendes Niesen begleiten eine auf geringe
Kältereize hin plötzlich einsetzende starke Sekretion eines dünnen Nasensekrets.
Die Schleimhäute sind stark geschwollen, ein Quinckesches Ödem kann gleichzeitig vorliegen. Solche Personen reagieren vielfach auch auf andere Reize
mit ähnlichen Erscheinungen. Analogieschlüsse zum *Jodschnupfen* und *Heuschnupfen* liegen nahe. Ebenso müssen auftretende Reizerscheinungen der
oberen Luftwege auf Staub oder andere Fremdkörpereinwirkungen von der
„Erkältung" abgegrenzt werden.

Der *Erkältungskatarrh* der oberen Luftwege weist folgende *charakteristische
Symptome* auf: im Beginn besteht oft leichtes Frösteln, die Haut ist kalt und
blaß. Kopfschmerzen, besonders in der Gegend der Stirn- oder Kieferhöhlen,
gehen häufig dem katarrhalischen Stadium voraus. Zunächst hat man das
Gefühl, daß die Zugänge zur Nase verstopft sind; es besteht ein Kratzen und
Trockenheitsgefühl im Hals, daneben häufig ein leichter Reizhusten. Mit Einsetzen des katarrhalischen Stadiums wird das subjektive Befinden gewöhnlich
besser. Es wird jetzt im wesentlichen durch den starken Schnupfen, Tränenfluß und bronchitische Erscheinungen beeinträchtigt und unter Umständen
durch Entzündungsvorgänge der Nebenhöhlen kompliziert. In den ersten
Tagen bestehen vielfach subfebrile Temperaturen. Nach Kerr soll in den ersten
Tagen der Erkältung das spezifische Gewicht im Urin erniedrigt sein (Weiteres
s. H. Baur in Bd. I/1).

Bezüglich der *Ätiologie* der Erkrankung geht der Streit im wesentlichen
um die Frage, ob der *Abkühlungsfaktor* bzw. klimatische Faktoren oder die
Infektion das Wesen der Erkrankung ausmachen. Vor der Erörterung dieser
Fragen muß besonders darauf hingewiesen werden, daß in der Nosologie der
Erkältung die Struktur und Funktion der Nase und Nebenhöhlen als besonders
wichtig anzusehen sind. Die Nase hat vor allem die Aufgabe, Feuchtigkeit
und Temperatur der Atemluft zu regulieren. Die Nasenschleimhaut ist in ganz
besonderem Maße den klimatischen Veränderungen ausgesetzt. So spielen starke
Witterungsschwankungen beim Auftreten von „Erkältungskrankheiten" eine
große Rolle. Weiterhin sei auf die Bedeutung der Zentralheizung für die besondere Anfälligkeit zum Erkältungskatarrh hingewiesen.

Die Tatsache, daß zum gleichen Zeitpunkt so viele Erkältungskrankheiten
auf einmal auftreten, legte seit der bakteriologischen Aera den Gedanken eines
infektiösen Agens nahe. Positive Ergebnisse über die Erzeugung eines Schnupfens
mit filtriertem Nasensekret von an Schnupfen erkrankten Menschen auf gesunde
Personen wurden seit Kruse vielfach mitgeteilt (Literatur s. Bürgers). Dochez
(1928), Topping und Atlas (1947) sowie Andrewes (1949) und andere Autoren
haben ein oder mehrere *Viren* isoliert, welche bei Menschen und Affen „Erkältung" hervorriefen. Jedoch konnte der regelmäßige Nachweis dieser Viren

bei vorliegender Erkältungskrankheit nicht sicher geführt werden. TOPPING und ATLAS berichteten 1947 von erfolgreichen Impfinfektionen beim Menschen durch Nasenwaschungen mit Schnupfsekret. Auch nach Passage des Virus über bebrütete Hühnereier konnten Erkältungssymptome erzeugt werden. Jedoch ist einzuwenden, daß ANDREWES auch in Leerversuchen Erkältungssymptome verzeichnet. TOPPING und ATLAS teilen mit, daß die Infektiosität der Viren selbst bei Abkühlung bis auf —50° C erhalten bleibt. 1949 berichtete ANDREWES über die in England durchgeführten Versuche an über 1500 Versuchspersonen, bei denen Nasenwaschungen mit Sekret erkältungskranker Personen durchgeführt wurden. Die Kontrollversuche wurden mit Fleischbrühe bzw. Kochsalzlösungen durchgeführt. Die Menge des so inoculierten Sekrets betrug im allgemeinen das Mehrtausendfache der Menge, welche bei normaler Übertragung etwa in Frage kommt. Aber auch bei hundertfacher Verdünnung des instillierten Sekrets traten noch Erkältungsreaktionen in beachtlicher Zahl auf, während die Kontrolluntersuchungen negativ verliefen. Durch Versuche mit Kollodiummembranen wurde die *Größe* des *Virus* annähernd bestimmt. Es soll kleiner als das *Influenza*virus sein (zwischen 85—100 mμ) und sich bei —76° C über 4 Monate hinaus virulent erhalten. Bei +4° C soll es in 3 Tagen unwirksam sein. (Näheres s. H. BAUR in Bd. I/1.) Da das Virus im gewöhnlichen Leben die Nasenschleimhaut nicht wie bei den Instillationsversuchen erreicht, wurde weiterhin versucht, gesunde normale Versuchspersonen mit Schnupfenkranken zusammenzubringen, um auf diese Weise die Infektiosität des Schnupfens festzustellen. Dabei trat praktisch nie Schnupfen auf. Dagegen scheint eine unmittelbare Kontaktinfektion eine größere Rolle zu spielen. Von 8 Versuchspersonen, die mit schnupfenkranken Kindern in so engen Kontakt gebracht wurden, daß gegenseitiges Reiben der Nase und Ins-Gesicht-blasen stattfanden, erkrankten 4 der gesunden Versuchspersonen. Offenbar ist ein gewöhnliches gesellschaftliches Zusammentreffen mit Schnupfenkranken im Gegensatz zu direkter Kontaktübertragung auf die Schleimhäute weniger infektiös. Auch scheint die Verbreitung des Schnupfens durch Tröpfcheninfektion geringer zu sein, als bei direktem Eindringen des Virus in die Nasenschleimhaut. Wenn Nasenspülwasser von Schnupfenkranken gesunden Versuchspersonen nicht instilliert, sondern in Aerosolform zugeführt wurde, erkrankten nur 20% der Versuchspersonen statt 50% bei Instillation. Offenbar muß das Virus direkt auf die Nasenschleimhaut gelangen, während alleiniges Beschmieren der Nasenflügel mit virushaltiger Spülflüssigkeit nicht zum Schnupfen führt. Bemerkenswert ist noch, daß in ausgetrockneten schnupfensekrethaltigen Wattebäuschen und Taschentüchern kein infektionsfähiges Virus mehr nachweisbar ist (LOVELOCK, PORTERFIELD, RODEN, SOMMERVILLE und ANDREWES 1952).

Nach diesen Ergebnissen sieht es so aus, als ob die Infektion mit einem bestimmten Virus ganz im Vordergrund der Ätiologie stände. Doch darf man als wahrscheinlich ansehen, daß bei einer spontan auftretenden „Cold-Krankheit" die *Abkühlung* zumindest eine wesentliche ätiologische Rolle mitspielt. Darüber hinaus werden wahrscheinlich entsprechende *Begleiterreger* die notwendige Voraussetzung zum Zustandekommen der „Cold-Krankheit" bilden (s. H. BAUR in Bd. I/1). Hier ist der Hinweis von Bedeutung, daß bei spontanen Erkrankungen der Zivilbevölkerung die Reaktionen schwerer sind als bei künstlich infizierten Personen, und daß dabei auch eine starke Vermehrung von Bakterien der verschiedensten Art beobachtet wird. Auch seien die Beobachtungen von SPIESMAN nochmals erwähnt, daß bei Personen, die an *Cold-Virus*-Infektionen litten, keine oder verlangsamte Schleimhautreaktionen auf Kältereize festzustellen waren. Die Ursache dafür wird in einer toxischen Schädigung der Nervenendorgane vermutet.

Zu dem Fragenkomplex der *infektiösen* Genese der Erkältungskrankheit nimmt jüngst Kerr (1950) *kritisch* Stellung. Nach seinen eigenen Untersuchungen konnten weder durch Inoculation großer Mengen filtrierten Nasensekrets von erkälteten Personen noch durch direkten Kontakt mit Erkältungskranken Erkältungssymptome hervorgerufen werden. Kerr weist vor allem auf die *fehlende Immunität* hin, die sich sonst bei Viruserkrankungen regelmäßig entwickelt. Er vertritt die Ansicht, daß die *mangelhafte Reaktionsweise* des Organismus auf die *Abkühlung* den wesentlichen Krankheitsfaktor darstellt, spricht aber den infektiösen Faktoren eine sekundäre Bedeutung nicht ab.

Betreffs *Therapie* des Virusschnupfens s. H. Baur, Bd. I/1.

Wenn es schon bei dieser typischen Erkältungskrankheit solche Schwierigkeiten macht, die Faktoren der Abkühlung bzw. der klimatischen Umweltbedingungen einerseits und der Infektiosität andererseits voneinander zu trennen, so werden die Dinge bei den Erkrankungen, die auch häufiger in die Gruppe der Erkältungskrankheiten eingereiht werden, noch verwirrter. Es handelt sich hierbei um folgende Krankheiten: *akute Bronchitis, Pneumonie, rheumatische Erkrankungen*, einzelne Formen von *Gastritis* und *Enteritis*, bestimmte Formen von *Cystitis, Nephritis* und *Neuritis*.

Daß eine *akute Bronchitis* im Verlauf einer Cold-Virus-Infektion auftreten kann, darf angenommen werden. Ob sie aber durch das *Cold-Virus* selbst oder durch eine *sekundäre Mischinfektion* hervorgerufen wird, ist noch fraglich. Die *Pneumonie* wurde vielfach zu den Erkältungskrankheiten gerechnet, da in einem Teil der Erkrankungen das Auftreten nach einem Abkühlungsreiz unverkennbar ist und die tierexperimentellen Ergebnisse ebenfalls nahe Beziehungen zwischen Unterkühlung und Pneumonie aufweisen. Eine Pneumonie wird praktisch nie von Mensch zu Mensch übertragen, und es müssen bei der Entstehung der Erkrankung zweifellos andere exogene bzw. endogene Momente mit im Spiel sein. Aber von diesen Faktoren ist die Abkühlung oder Unterkühlung nur *eine* von vielen bisher noch unbekannten Möglichkeiten, die bei der Auslösung der Erkrankung eine Rolle spielen. Es ist sogar auffallend, daß nach schweren Durchnässungen oder gar Unterkühlungen (Rückzug der napoleonischen Armee aus Rußland, Untergang der Titanic, Erfahrungen des letzten Krieges) wenige oder gar keine Pneumonien zur Beobachtung kamen. Ob die *Bronchopneumonie* oder die *Viruspneumonie* sich bezüglich des ätiologischen Faktors der Erkältung anders verhalten als die lobäre Pneumonie, ist bisher nicht eindeutig zu eruieren. Die Eingruppierung *rheumatischer* Erkrankungen unter die Erkältungskrankheiten bzw. die Abtrennung bestimmter Formen des Rheumatismus von den Erkältungskrankheiten ist schon deswegen so ungemein schwierig, weil unter dem Sammelbegriff „*Rheumatismus*" die verschiedenartigsten klinischen Krankheitssyndrome zusammengefaßt werden. Schuler hat jüngst (1950) auf die außerordentlichen Schwierigkeiten einer Abgrenzung der pathogenetischen Faktoren des Rheumatismus hingewiesen. Es erscheint nicht angängig, die akute Polyarthritis oder die chronischen Formen der Polyarthritis unter die Erkältungskrankheiten einzureihen. Die Erfahrung zeigt, daß eine Reihe von Polyarthritikern vielfach auf Kälte mit Schmerzen und Schwellungen der Gelenke reagieren. Wenn eine lokale oder allgemeine Unterkühlung dem ersten Auftreten der Gelenkerscheinungen voranging, so kann dieser Kältereiz für die Manifestation der Erkrankung insofern eine Rolle gespielt haben, als in einem schon sensibilisierten Organismus der Kältereiz „auslösend" wirken kann, wie aus den experimentellen Untersuchungen von Klinge und Vaubel (1932) sehr eindrucksvoll hervorgeht (s. auch Endangiitis obliterans, S. 90). Jedoch ist es noch sehr fraglich, bei wie vielen oder wie wenigen Erkrankungsfällen überhaupt Brückensymptome zwischen einer Abkühlung und der Entstehung einer Polyarthritis auffindbar sind. Nach LUCKE wurde in der Anamnese von Kranken mit akuter Polyarthritis bei verschiedenen Statistiken nur in 3—14% eine vorausgegangene Unterkühlung sichergestellt. In einigen Fällen können fließende Übergänge zwischen Kälteurticaria und polyarthritischen Erscheinungsbildern beobachtet werden. Soweit es sich beim *Muskelrheumatismus* um gewebliche Veränderungen handelt, die in Analogie zum Gelenkrheumatismus als *hyperergische* Reaktionsformen zu gelten haben, gilt für das Problem „*Erkältung und Muskelrheumatismus*" dasselbe wie für den Gelenkrheumatismus. Handelt es sich um eine Form des Muskelrheumatismus im Sinne einer plötzlich eintretenden *Myalgie* mit hochgradiger Spannung der Muskulatur nach einer vorangegangenen Abkühlung, so spricht auch der Volksmund von einer „*Erkältung*". Das Beispiel des *steifen Nackens* nach einem Luftzug ist jedem geläufig.

Störungen der *Motilität des Magen-Darmkanals* mit Hyperperistaltik und Durchfällen kommen nach Genuß kalter Getränke häufiger vor. In *Amerika* wurde das gehäufte Auftreten von Magengeschwüren nach gewohnheitsmäßigem *Eisschlucken* beobachtet. Doch kann man diese krankhaften Erscheinungen nicht mit dem Begriff der Erkältungskrankheit identifizieren. Nach Kühlung der Magen- und Darmschleimhaut durch Genuß kalter Getränke oder Speisen entwickeln sich — vermutlich als Folge der Herabsetzung örtlicher Abwehrkräfte der Schleimhaut — häufig *infektiöse Darmkatarrhe* (Gastroenteritis, Ruhr).

Bei der *Cystitis* sind die Beziehungen zu lokaler Unterkühlung oft sehr eindeutig (z. B. Sitzen auf feucht-kaltem Boden oder auf kalten Steinen). (Häufiger Harndrang ist eine physiologische Kältewirkung, die einer Cystitis vielfach vorausgeht.) Reizerscheinungen von seiten der Blase nach Abkühlung bilden häufig den Ausgangspunkt für eine aszendierende, infektiöse Erkrankung der ableitenden Harnwege *(Cystopyelitis)*.

Schon die Beobachtungen im ersten Weltkrieg über das gehäufte Auftreten von schweren *Nierenentzündungen* mit extremer Ödemneigung bei Soldaten, die während der kalten Jahreszeit in nassen Schützengräben lagen, veranlaßten die Aufstellung des Krankheitsbegriffes der *Kriegsnephritis*. Die Annahme von *reflektorischen* Einflüssen von der naßkalten Haut auf die Nierendurchblutung im Sinne einer Ischämie liegt zwar nahe, doch sind die Ansichten über den ätiologischen Einfluß der Kälte bei der Entstehung der Kriegsnephritis durchaus nicht übereinstimmend. Jedenfalls kann man die Feldnephritis nicht als eine Erkältungskrankheit schlechthin auffassen. Sofern die Kälte hierbei ätiologisch mitwirkt, dürfte die Reaktionsform am ehesten den auch beim Rheumatismus beschriebenen *hyperergischen* Vorgängen, allerdings in einer andersartigen morphologischen Substratveränderung, entsprechen.

Neuralgien, Neuritiden und *periphere Lähmungen* können durch unmittelbare Kälteeinwirkung entstehen. Als geläufigstes Beispiel der Nervenlähmung sei die „*Erkältungsparese*" des *Nervus facialis* genannt. Die Zusammenhänge zwischen Kälteeinwirkung und *Ischias* oder *Trigeminusneuralgie* treten in vielen Fällen klar zutage.

Überblickt man die Ergebnisse der experimentellen Forschung über die Erkältungskrankheiten, so liegen die Verhältnisse bei dem typischen „Erkältungskatarrh der oberen Luftwege" noch am eindeutigsten. Aber selbst hierbei ist die Abgrenzung des „Abkühlungs"-Faktors von den „*infektiösen*" Faktoren sehr schwierig. Diese katarrhalischen Erscheinungen der oberen Luftwege sind von jeher als „Erkältung" bezeichnet worden. Die experimentellen Forschungen der neueren Zeit haben ebenfalls gezeigt, daß dem Abkühlungs- bzw. dem Klimafaktor sicherlich eine wesentliche Bedeutung zukommt. Für die anderen aufgeführten Erkrankungen dürfte die Frage, ob man sie in die Gruppe der Erkältungskrankheiten einreiht oder nicht, von untergeordneter Bedeutung sein, zumal sie nicht eindeutig zu beantworten ist. Der weiteren Erforschung der Bedeutung der Abkühlung bzw. der Kälte als krankheitsauslösender bzw. krankheitsfördernder Ursache würde es sicher nicht schaden, wenn man die ätiologische Blickrichtung auf diesen Krankheitsfaktor nicht nur in dem gezwungen erscheinenden Rahmen der „Erkältungskrankheiten", sondern darüber hinausgehen ließe. Die Frage nach der *Bedeutung* von Kälte als Krankheitsfaktor ist letzten Endes eine *graduelle,* d. h. *wann, wie oft* und in *welchem Ausmaß* kann *Kälte* oder *Abkühlung* für die *Entstehung* und den *Verlauf* von Krankheiten *ganz allgemein* von *Bedeutung* sein.

Akklimatisation und Schutzmaßnahmen gegen Kälte und Hitze.

Schutz gegen Kälte. „*Verwöhnung*" und „*Abhärtung*" spielen bei Befallenwerden von Erkältungskrankheiten bzw. deren Prophylaxe eine große Rolle, ohne daß wir in der Lage wären, diese Begriffe genauer zu analysieren bzw. zu objektivieren (s. E. Brüel 1948). Es ist eine gut gesicherte, praktische Erfahrung, daß ein rauheres und an stärkeren Tagesschwankungen reicheres Klima sich abhärtender und katarrhärmer auswirkt als milderes und womöglich feuchteres Klima. Auch erkältet sich derjenige, der bei Regen, Wind und Schnee viel draußen in der frischen Luft ist oder an Abhärtungen anderer Art (Schwimmen, Wechselbäder, Sauna usw.) gewöhnt ist, weniger leicht als der Stubenhocker. Natürlich hat auch das alles seine Grenzen, und der goldene Mittelweg hat sich allen Abhärtungsfanatikern zum Trotz als der richtige erwiesen. Daß durch die Abhärtung eine *ökonomischere Reaktionsweise des Gefäßsystems,* vor allem der *Schleimhäute,* erreicht wird, darf angenommen werden. Ob aber damit wirklich das Wesen der Abhärtung entscheidend betroffen wird, bleibt weiterhin problematisch, wenngleich ein solcher Analogieschluß naheliegt. Auch bei äußerer stärkerer Kälteeinwirkung bieten die bekannten Abhärtungsmaßnahmen eine gute Prophylaxe gegenüber dem Auftreten einer örtlichen Kälteschädigung. Das sog. *Kältetraining,* das auf morgendlichem und abendlichem Schneetreten, täglichen kalten Ganzwaschungen, Wechselbädern, Sauna und anderen Abhärtungsmaßnahmen beruht, hat sich allen Erfahrungen im letzten Kriege zufolge als sehr wirksam erwiesen.

Die beste Prophylaxe gegen *lokale Erfrierungen* bildet die Vermeidung einer allgemeinen Unterkühlung. Tierexperimentelle Untersuchungen von Kramer und Schwiegk (1944) haben gezeigt, daß die periphere Vasokonstriktion auf Kälte schwach ist oder sogar ausbleibt, wenn die Wärmebilanz positiv ist (s. auch die Versuche von Wyndham und Dickson 1951). Eine weitere wichtige Rolle spielt die „*Kältegewöhnung*". Mit diesem Problem haben sich vor allem Balke Cremer, Kramer und Reichel (1944) befaßt. Aus diesen Untersuchungen geht hervor, daß Veränderungen des Energiestoffwechsels (etwa im Sinne einer gesteigerten Wärmeproduktion bei Kälteapplikation) für die Ausbildung der Kälteakklimatisation keine wesentliche Rolle spielen. Dagegen fanden sie, daß bei kältegewöhnten Personen die Durchblutung der Extremitäten höher ist als vorher, und daß die Neigung zur Vasokonstriktion geringer wird. Da bei solchen Personen auch die Frierreaktion geringer ist, nehmen die Autoren eine Abnahme der Empfindlichkeit der temperaturregulierenden Zentralstellen an.

Glaser (1949) fand bei häufigem Wechsel von warmen (30—35⁰ C) und kalten (—1 bis +4⁰ C) Umgebungstemperaturen einen deutlichen Anstieg der Haut- und Rectaltemperatur.

ADOLPH und LAWROW (1951) schließen aus ihren Befunden an kältegewöhnten Goldhamstern auf eine größere Bereitschaft zu maximaler Wärmeerzeugung bei akklimatisierten Hamstern, die durch nervös-endokrine Einflüsse bedingt sein soll.

Die Wirkung des *Alkohols* bei Kälte muß nach 2 verschiedenen Gesichtspunkten betrachtet werden, und zwar dahingehend, ob die Gefahr eines allgemeinen oder eines örtlichen Kälteschadens besteht. Bei der *allgemeinen Unterkühlung* wirkt sich der Alkohol *ungünstig* aus, da durch seine dämpfende Wirkung auf die zentralen Regulationsstellen die Frierreaktionen schwächer ausfallen, bei bestehender Gefahr *örtlicher Kälteschädigung* verleiht Alkohol in mäßiger Menge der Peripherie einen gewissen *Kälteschutz*. Die primäre Vasokonstriktion auf Kältereiz bleibt aus, nach erfolgter Vasokonstriktion durch starken Kältereiz setzt bei Alkoholzufuhr prompt eine Vasodilation ein (LEWISsche Reaktion) ein (BALKE, KRAMER und SEEMANN 1944, KRAMER und SCHULTZE 1944). Bei *Hitze* wirkt Alkoholzufuhr in geringen bis mäßigen Mengen meist günstig, da mit der erhöhten Capillarisierung der Haut eine Erhöhung der Wasserdampfabgabe einsetzt. Daß *Nicotin* die Durchblutung in den Extremitäten drosselt, ist seit langem bekannt. W. SCHULTZE (1946) hat ein erhebliches Absinken der Fingertemperaturen (zum Teil um 5—12° C) nach Nicotingenuß beobachtet.

Über die Frage der günstigsten *Ernährungsbedingungen* bei *Kälte* und *Hitze* ist viel gearbeitet worden. Es sei auf die Referate besonders von GAGGE und HERRINGTON (1947) sowie BROBECK (1946) verwiesen. In Deutschland haben sich BALKE, CREMER sowie GRAB und LANG (1944) mit diesen Fragen eingehender beschäftigt. GRAB und LANG stellten in ihren Versuchen fest, daß eine Erhöhung der *Eiweißzufuhr* bis zu einer optimalen Grenze auf die Widerstandsfähigkeit gegen Kälte wirkt. Von den Vitaminen kommt vor allem dem *Vitamin B* Bedeutung zu. Auch ist nach diesen Untersuchungen eine ausreichende Zufuhr von *Vitamin A* notwendig, um eine optimale Kälteresistenz hervorzurufen. Durch *Vitamin C* soll nach tierexperimentellen Befunden eine gesteigerte Kälteresistenz erzielt werden. Durch große Gaben von Ascorbinsäure soll die auf Kältebelastung eintretende Nebennierenhypertrophie verhindert werden (DUGAL und THERIEN 1947).

Bezüglich der *Bekleidung* seien einige grundsätzliche Richtlinien genannt, ohne daß auf nähere Einzelheiten in praktischer Hinsicht eingegangen werden kann. *Kleinporig* oder *dünnschichtig unterteilte Luft ist der beste Wärmeisolator.* H. STRUGHOLD (1942) hat im Hinblick auf die Wichtigkeit des Luftgehaltes der Winterbekleidung Vergleiche zum *Haarkleid* der Tiere, insbesondere des Wildes, angestellt und kommt zu folgenden Schlußfolgerungen: „Beim *Haar* ganz allgemein befinden sich Lufträume einmal zwischen den Haaren, wie dies beim enggewellten Haar (Wollhaar) in typischer Weise der Fall ist, sodann kann Luft aber auch in den Haaren selbst vorhanden sein. Hier gibt es zwei Möglichkeiten, Luft befindet sich in den Kanälchen und Räumen zwischen den Zellen, also intercellulär, dies kann mehr oder weniger bei allen Haaren der Fall sein, oder aber sie sitzt in den Zellen selbst, also intracellulär. Derartige Luftzellen beobachten wir fast ausnahmslos bei den Tieren, die wegen ihrer Größe nicht in Höhlen, sondern im Freien übernachten und daher eines besonderen Kälteschutzes bedürfen. Es handelt sich vornehmlich um die Familie der *Cerviden* (Hirsch, Reh, Rentier, Elch) und der gemsartigen Horntiere. Das Haarmark von Reh und Hirsch besteht aus großblasigen, bienenwabenartig angeordneten Luftzellen, dagegen sind solche z. B. beim Hund nicht zu finden."

Was die Verwendung der *Tierfelle* als *Kälteschutz* anlangt, so hat PFLEIDERER (1942) darauf hingewiesen, daß Pelzwerk stark *kompressibel* ist, und daß die Isolation dadurch ungünstig beeinflußt werden kann. Mit *Filz*stiefeln sind z. B. bessere Erfahrungen gemacht worden als mit Pelzstiefeln. Pelzwerk nach außen getragen isoliert besser als Pelzfütterung. Besondere Beachtung ist bei der Winterbekleidung zwei weiteren Faktoren zu schenken: dem *Wind* und der *Kleiderdurchfeuchtung*. Nach BÜTTNER und PFLEIDERER kommt es dabei weniger auf den Winddurchgang durch den Stoff selbst als vielmehr auf den *Luftaustausch* durch die *Kleideröffnungen* an. Der *Anorak* erfüllt die Forderungen nach winddichtem Schnitt, winddichtem Stoff und leichtem Öffnen zur zwischenzeitlichen Abfuhr der feuchten Kleiderluft gut. Die Durchfeuchtung der Kleidung kann besonders bei gleichzeitiger Windeinwirkung außerordentlich gefährlich werden. Außer der Anwendung von Regenhäuten, Zeltbahnen, Kleppermänteln wird eine *Imprägnation* des Stoffes des Kleidungsstückes selbst von Nutzen sein. Einlagerung von *Paraffinkörperchen* in das Gewebe eines wollartigen Stoffes soll am zweckmäßigsten sein, da durch diese Art der Imprägnation die Benetzbarkeit und Saugfähigkeit des Stoffes ganz wesentlich herabgesetzt wird, ohne daß eine Behinderung der Perspiration zu befürchten ist (MECHEELS, zit. nach PFLEIDERER).

Es ist noch die Frage zu erörtern, inwieweit durch Verstärkung der *Kleiderdicke* die Erträglichkeit gegen Kälte gesteigert werden kann. Schon Gewicht und Starrheit der Kleider werden diesem Vorgehen recht bald Grenzen setzen. Darüber hinaus wurden von amerikanischer Seite (SHULMAN) Modellversuche angestellt, die zeigen, daß von *einer bestimmten Grenze an der Versuch einer stärkeren Wärmeisolation durch Zufügung neuer Kleiderschichten zwecklos wird, ja, daß unter Umständen sogar eine Verschlechterung der Isolation zustande kommt.*

Diese interessanten Modellversuche werden von Winslow und Herrington referiert und sollen kurz besprochen werden.

Zum Studium der wärmeerhaltenden Wirkung der Kleidung kann der Modellversuch mit einem einfachen, schwarzen Kupferzylinder und beiderseitigem kugeligen Abschluß herangezogen werden. Dabei beträgt der Radius des Zylinders 7,1 cm, Länge des Zylinders 17,8 cm.

Bedeckt man einen solchen Zylinder mit Stofflagen und mißt den Wärmeverlust (Eg-cal/m²/°C), so ergibt sich die erstaunliche Tatsache, daß bei der 5. und 6. Lage Stoff der Wärmeverlust nicht wie bei den ersten 4 Stofflagen weiter abnimmt, sondern wieder größer wird (s. Tabelle 1).

Tabelle 1.

Wärmeschutz	Wärmeverlust in Eg-cal/cm²/°C Unterschied Zylinder gegen Luft	Verminderung des Wärme-verlustes in %	Richtung der Wärme-schutzwirkung	Quotient: Kugeloberfläche / Zylinderoberfläche
Schwarzer Kupferzylinder mit Unterwäschestoff bezogen	4,98			0,75
Desgl. + 1. Lage Stoff . .	2,46	51	+	0,80
„ + 2. Lage Stoff . .	1,48	70	+	0,86
„ + 3. Lage Stoff . .	1,07	79	+	0,92
„ + 4. Lage Stoff . .	0,69	86	+	0,97
„ + 5. Lage Stoff . .	0,77	84	−	1,03
„ + 6. Lage Stoff . .	0,88	82	−	1,08

Die Erklärung für diesen paradoxen Effekt wird darin gegeben, daß durch die Stofflagen die Gesamtoberfläche vergrößert wird, von welcher der Körper Wärme an die Umgebung verliert.

Bei der Oberfläche des verwandten Kupferzylinders handelt es sich geometrisch um eine Zylindermanteloberfläche und die Oberflächen zweier Halbkugeln.

Die beiden Oberflächen der halbkugeligen Zylinderenden haben in bezug auf den Rauminhalt eine größere Oberfläche als die Zylindermantel. Infolgedessen ist auch ihre Wärmeabgabefähigkeit größer als die der Zylindermanteloberfläche.

Bei der Vergrößerung der Zylinderoberfläche durch die Auflage mehrerer Stoffschichten vergrößert sich der Oberflächenanteil der halbkugeligen Zylinderteile stärker als der des Zylindermantelanteiles. Deshalb wird beim Anwachsen der Schichthöhe der Stofflagen der die Wärmeabgabe behindernde Effekt bei einer gewissen Stofflagenzahl wieder kleiner. Nach den Untersuchungen von Peclet sind für Kugeln von 5—30 cm Durchmesser und Zylinder von 5—50 cm Länge die Wärmeverluste durch die Beziehungen: [1,778 + (0,13/r)] und [2,058 + (0,038/r)] gegeben, wobei r = Radius in Metern bedeutet. Der oben erwähnte Zylinder mit kugeligem beiderseitigem Abschluß hat (nach Berechnung mit diesen Formeln) bei einem Radius von 7,1 cm an der Kugelfläche einen Wärmeverlust von 52%, bei einem Radius von 10,6 cm, das ist bei 6 Lagen Stoff, an der Kugelfläche einen Wärmeverlust von 70%. Da für alle Werte von r zwischen 7,1 und 10,6 cm die obigen Formeln einen tatsächlich höheren Wärmeverlust für den kugeligen Anteil der Oberfläche errechnen lassen, erscheint es verständlich, daß bei dem Wert für r, bei dem der Kugelanteil den Zylinderanteil überwiegt, eine Zunahme des Wärmeverlustes eintritt.

Die Möglichkeit, bei hohen Kältegraden eine *Verminderung der Abstrahlung* durch Anwendung von *metallisch-blanken Kleideroberflächen* zu erreichen, wurde auch in Deutschland von Büttner und Pfleiderer diskutiert und hat in Amerika in Form der Imprägnation von Kleiderstoffen mit *Aluminiumpulver* Anwendung gefunden. (Über den Wert solcher Metallfolien beim Schutz gegen Wärmestrahlung s. weiter unten.)

Die Frage nach dem Wert der *elektrisch heizbaren Kombinationen* zur Verbesserung des Kälteschutzes erscheint noch nicht klar entschieden, da die Herstellung solcher betriebssicheren Kombinationen, die eine überall gleichmäßige Wärmewirkung entfalten, schwierig ist.

Winslow und Herrington setzen sich in ihrem Buch „Temperature and Human Life" eingehender mit den Vor- und Nachteilen von Stoffmaterial, Luftschichten zwischen den Kleidungsstücken, Porosität, künstlichem Wärmeschutz mittels elektrisch heizbaren Kombinationen usw. auseinander. Zur rein rechnerischen Vergleichbestimmung wird die „Clo"-(Clothing-)Einheit eingeführt, ein Begriff, der allerdings zahlenmäßig nicht faßbar ist. Als

„Clo"-Einheit wird die Kleidung definiert, die notwendig ist, um einer ruhenden Person bei einer Lufttemperatur von 70⁰ F (21,1⁰ C) mit einer relativen Luftfeuchtigkeit von weniger als 50% und einer Luftbewegung von 20 Fuß (= 10 cm/sec), das Gefühl der Behaglichkeit zu geben. Der bei diesen Bedingungen normale Grundumsatzwert beträgt 50 Cal/m²/Std. Eine Kleidung, welche etwa der normalen Winterbekleidung entspricht, hat eine Wärmeschutzwirkung von etwa *1,17 Clo.*

Auf *große Schwierigkeiten* stoßen die Schutzmaßnahmen, die bei *unmittelbarem Kontakt* der Haut mit *gut leitenden Massen* zu ergreifen sind. Beim Kontakt mit *Schnee* muß einerseits dessen starke Wärmeisolation infolge seines hohen Luftgehaltes, andererseits aber die hohe Schmelzwärme berücksichtigt werden. „*Schnee ist nur ein brauchbarer Baustoff, solange er nicht an die Schmelzgrenze kommt*" (BÜTTNER). (Wichtig für die Entstehung der lokalen Kälteschädigung bei einsetzendem Tauwetter!)

Ein ganz *extremer Wärmeentzug* findet sich beim Berühren *kalter Metallflächen* durch die bloße Haut. Bei —40⁰ C z. B. treten innerhalb von 10 sec intensive Schmerzen auf. Es kommt zur *Kristallisation* des etwa vorhandenen Schweißwassers und damit zum *Anfrieren der Haut* mit anschließendem Ablendern der Epidermis (BÜTTNER, FRANK). Weitere Untersuchungen dieser Autoren ergaben, daß dieses Anfrieren bei fast allen Metallen, ja noch bei Glas, nicht aber bei Isolatoren wie Holz und Plexiglas eintritt. Bei sauberen, blanken Metallen höchster Wärmeleitung, wie Kupfer, fehlt das Phänomen des Anfrierens. Das Anfrieren ist zu verhindern durch Einschalten eines schlechten Wärmeleiters zwischen die sich berührenden Oberflächen, der gleichzeitig die Eigenschaft besitzt, die Bildung von Mischkristallen an der Haut und Metalloberfläche zu verhindern. *Öle* und *Fette* mit niedriger Viscosität und tiefem Gefrierpunkt sind hierzu geeignet (FRANK 1942).

Bei *sehr tiefen* Außentemperaturen tritt auch durch die *Atmung* ein nicht zu vernachlässigender Wärmeverlust auf, der den Gedanken an eine teilweise *Rückgewinnung* der abgegebenen Wärme mittels vorgesetzten *Atemfiltern* mit Kupferdraht- bzw. Aluminiumblechspiralen nahelegt. CLAMANN (1942) erhielt mit solchen *Kälteschutzmasken* einen beträchtlichen Rückgewinn von Körperwärme, der bei —40⁰ C bis zu 9% der Gesamtwärmeabgabe des Körpers betrug. Seiner Ansicht nach eignen sich solche Filter vor allem für Teilnehmer an *Hochgebirgsexpeditionen*, da hierbei neben dem Wärmegewinn die Anfeuchtung der Atemluft (Kondensation des Wasserdampfes der Ausatmungsluft im Filter) erwünscht sei. (Extreme Austrocknung der Atemwege bei tagelangem Aufenthalt in der Höhe bis zur Heiserkeit.)

Im Zusammenhang mit der Frage nach der Verwendung und Konstruktion von Kälteschutzmasken muß auf die für die Kälteabwehrmaßnahmen wichtigen *reflektorischen Zonen* im Bereich des *Trigeminusgebietes* verwiesen werden, deren Bedeutung durch die Untersuchungen von REIN, EBBECKE, KÖNIG und BRAUCH in besonderem Maße erhärtet wurde. Daß es durch lokale, auf das Trigeminusgebiet beschränkte Wärmeeinwirkung bei sonst kalter Umgebungstemperatur zu *Fehlsteuerungen* der Temperaturregulation des Organismus kommen kann, geht auch aus Selbstversuchen von SCHÖDEL und GROSSE-BROCKHOFF hervor. In diesen Versuchen saß die Versuchsperson in der Kältekammer bei —12⁰ C in Uniform und Mantel ruhig auf einem Stuhl. Dabei wurde der Sauerstoffverbrauch mittels der Sackmethode gemessen und die Rectal- und Hauttemperatur mittels Widerstandthermometers bzw. Vergleichslötstelle fortlaufend aufgezeichnet. Wurde der Versuch so über 1 Std durchgeführt, so zeigte der Sauerstoffverbrauch eine zunehmende Steigerung, die in der 50.—60. min das 2—3fache des Ausgangswertes erreichte. Die Rectaltemperatur zeigte nach anfänglicher Steigerung einen allmählichen Abfall, der nach 1 Std etwa 0,5⁰ erreichte. Wurde nun zwischen der 20. und 40. min das Gesicht durch einen elektrischen Strahler so angestrahlt, daß die Versuchsperson eine angenehme Warmempfindung im Gesicht verspürte, so blieb die sonst zu dieser Zeit eingetretene Sauerstoffverbrauchssteigerung fast gänzlich aus oder fiel zum mindesten deutlich geringer aus als sonst zu dieser Zeit der Kälteeinwirkung. Der Abfall der Rectaltemperatur war dagegen steiler als im Kontrollversuch. Nach Fortnahme der Anstrahlung des Gesichtes kam es zu einer sehr starken Sauerstoffverbrauchssteigerung über den Kontrollwert hinaus. Die Rectaltemperatur fiel zunächst weiter steil ab, wies aber nach weiteren 10 min einen flachen Verlauf auf. Es kommt somit durch diese *lokale Anstrahlung* des Gesichtes zu einer *Fehlsteuerung* in der Temperaturregulation, da ein wichtiges Gebiet der peripheren Thermoreceptoren für die Regulation ausfällt.

Auch WINSLOW und HERRINGTON vertreten auf Grund der in Amerika durchgeführten Untersuchungen die Ansicht, daß bei Bedeckung des Gesichtes unter Kälteeinwirkung die Körpertemperatur rascher abfällt und Muskelzittern erst viel später einsetzt, als wenn das Gesicht dem Kältereiz ausgesetzt ist. Die völlige Bedeckung des Körpers einschließlich des Gesichtes ist daher unvorteilhaft.

Schutz gegen Hitze. Es ist eine alte Erfahrungstatsache, daß Einwohner *heißer Wüstengegenden* eine relativ *schwere* Kleidung tragen, während *Eingeborene* in den *Tropen* so *nackt* wie möglich gehen. Der *Beduine* in der Wüste trägt einen weißen Mantel gegen die einstrahlende Wärme und verschafft sich durch die Weite des Umhanges beim Laufen eine Luftbewegung. Außerdem trägt er ein wollenes Leibtuch zur verbesserten Abdunstung des Schweißes (Vergrößerung der wasserdampfabgebenden Oberfläche), das ihn im übrigen auch in kalten Nächten vor plötzlicher Abkühlung schützt. Dem Eingeborenen im Tropenwald würden diese Maßnahmen keine Erleichterung verschaffen. Gegen die strahlende Sonne ist er durch den Urwald geschützt. Bei der hohen Luftfeuchtigkeit würde ihm eine Vergrößerung der wasserdampfabgebenden Oberfläche keinen wesentlichen Nutzen bringen. Experimentelle Untersuchungen haben ergeben, daß die Erhöhung der Schweißabgabe durch leichte Bekleidung am wirksamsten ist, wenn die Temperatur hoch und die relative Feuchtigkeit niedrig ist (Winslow und Herrington). Mit steigender relativer Feuchtigkeit wirkt sich die Bekleidung dagegen ungünstig aus. Gosselin fand, daß bei Sonnenbestrahlung (Temperatur 37,7° C) und niedriger relativer Feuchtigkeit durch leichte Bekleidung die Hitzeeinstrahlung um 100—140 Cal./Std vermindert werden konnte. Ähnliche Effekte in etwas geringerem Ausmaß wurden von Molnar, Towbin und Brown (1945) festgestellt. Zu berücksichtigen ist noch, daß hitzegewöhnte Personen leichter schwitzen. Die Latenzzeit bis zum Beginn des Schwitzens ist verkürzt, die Schweißabsonderung beginnt bereits bei weniger hoher Körpertemperatur und die Schweißmenge nimmt stark zu.

Bei den Schutzmaßnahmen gegen Wärmeeinstrahlung ist zu berücksichtigen, daß nur die *absorbierte* Strahlung wirksam ist. Der *beste Schutz* ist die *Reflexion* der Wärmestrahlung. Nach Büttner absorbieren Haut und Kleider die Strahlung bis zu 2000° C fast vollständig, es wird kein Anteil des Spektrums der Flamme reflektiert, selbst dann nicht, wenn sie dem Auge als vollkommen weiß erscheint. Weiße Oberflächen sowie die Haut reflektieren das sichtbare Sonnenlicht, nicht aber die infrarote Wärmestrahlung. *Metalle* verhalten sich umgekehrt. (Etwa 90% der Wärmestrahlung der Flamme werden reflektiert. bei niedrigeren Temperaturen beträgt die Reflexion über 95%.) Büttner und Pfleiderer haben die Anwendung von *Metallfolien* für das Feuerwehrpersonal bei *Brandkatastrophen* bereits 1942 empfohlen. Inzwischen wurde die Frage des Schutzes gegen Hitzestrahlung durch Metallfolien von Büttner weiter bearbeitet. Danach wird eine Abschirmung gegen Strahlung am besten durch einen Metallüberzug erreicht. Die Oberfläche muß möglichst glatt sein, damit die Reflexion von jedem Punkt erfolgen kann. Am besten eignet sich *Aluminium*. Eine Aluminiumfolie von 0,009 mm Dicke auf Textil oder Papier erwies sich als äußerst wirksam und behielt selbst im zerknitterten Zustand eine Reflexionsfähigkeit von etwa 93%. Durch Oxydation kann die Reflexionsfähigkeit etwas vermindert werden. Durch gut sitzende Aluminiumkleidung kann der Strahlungsfaktor fast ganz ausgeschaltet werden, es tritt jetzt direkte Berührung mit Flammen oder heißen Körpern in den Vordergrund der Gefährdung. Als zweckmäßigste Lösung wird von Büttner ein *Glasfasergewebe mit Aluminiumüberzug* vorgeschlagen.

Schädigungen durch elektrische Energie.

Von

F. Grosse-Brockhoff.

Mit 5 Abbildungen.

Zustandekommen, Art und Schwere der elektrischen Verletzungen werden in erster Linie von der *Stromstärke*, der *Einwirkungsdauer* des Stromes, der *Stromart* und dem *Stromweg* bestimmt.

$$\text{Stromstärke} = \frac{\text{Spannung}}{\text{Widerstand}}.$$

Die *Spannung* ist meist leicht zu ermitteln. Besonders schwierig ist die Bestimmung des *Widerstandes*, der sich zusammensetzt aus dem Widerstand des zwischengeschalteten menschlichen Körpers bzw. von Teilen desselben und den Übergangswiderständen. Der Gesamtwiderstand läßt sich nur annähernd bestimmen, da der Körperwiderstand sehr großen Schwankungen unterlegen ist. Der Widerstand des menschlichen Körpers wird ganz vorherrschend vom Widerstand der Körperhaut bestimmt. Die *Hornhaut* stellt eine Art Isolierung des Körpers mit sehr hohem Widerstand dar, der bis zu einigen 1000 Ohm betragen kann. Die Unterschiede des Hautwiderstandes gegen Gleich- oder Wechselstrom sind für die Praxis unwesentlich. Die Hautwiderstände gegen Gleichstrom sind bei niedrigen Spannungen etwas größer als gegen Wechselstrom (GILDEMEISTER 1928, FREIBERGER 1934). Überschreitet die Spannung eine bestimmte Größe, so wird die Hautisolierung durchschlagen, der Widerstand sinkt von einigen 1000 Ohm auf einige 100 Ohm ab. So kann man z. B. annehmen, daß der Hautwiderstand bei der gebräuchlichen Wechselspannung von 220 V zwischen 800—2000 Ohm beträgt (s. Abb. 1), d. h. die Stromstärke würde zwischen 0,25 bis 0,11 A liegen. Es würden in einem solchen Falle Bedingungen vorliegen, die zum tödlichen *Herzkammerflimmern* führen können (s. später). Von großem Einfluß auf den Hautwiderstand ist der *Feuchtigkeitsgehalt* und die *Dicke* der Hornhautschicht. Hier bieten die tödlichen Verletzungen im Bad bei niedrigen Spannungen besonders eindrucksvolle Beispiele. Die Art der die Haut bedeckenden Bekleidung spielt ebenfalls eine große Rolle. SONNTAG (1951) machte in unserer Klinik die Beobachtung, daß er eine Zeitlang beim Berühren von Türklinken, Wasserhähnen usw. durch recht heftiges Elektrisieren erschreckt wurde. Die Angelegenheit fand dadurch besonders Beachtung, als auch bei der Untersuchung ambulanter Patienten plötzlich hörbare und sichtbare Funken von seiner Hand auf den unbekleideten Körper des Patienten übersprangen. Die Untersuchung zeigte, daß es sich dabei um ein einfaches reibungselektrisches Phänomen handelte. Beim Sitzen auf bestimmten Stühlen kommt es zu einem intensiven Andrücken der Wolle des Anzugstoffes an die Sitzfläche, wobei an

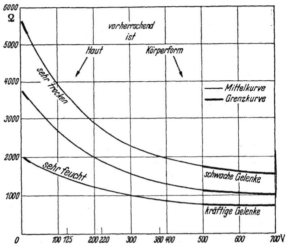

Abb. 1. Kurve zur Bestimmung des Widerstandes des Menschen gegenüber elektrischen Spannungen verschiedener Stärke. [Nach FREIBERGER, aus KOEPPEN: Erg. inn. Med. **60** (1941).]

den Grenzflächen beim Aufstehen Berührungsspannungen auftreten. Stühle, die mit Kunstharzen überzogen sind, eigneten sich besonders für die Demonstration dieses Phänomens. Entscheidend für das Zustandekommen der elektrischen Funkenbildungen war aber das Tragen einer dicken *Gummikreppsohle*, die einen ganz ausgezeichneten Isolator darstellt, so daß die beim Aufstehen vom Stuhl erfolgte Aufladung des Anzugs und damit der gesamten Körperoberfläche über viele Minuten erhalten bleibt. Die Messungen zeigten, daß hierbei Spannungen von 8000 V erreicht wurden, was bei der Entladung Funkenlängen bis zu etwa $2^1/_2$ mm entspricht. Trotz der angenommenen kurzen Entladungszeit des menschlichen Kondensators von nur etwa 4×10^{-6} sec kommt es am Finger zu einer elektrisierenden Empfindung und zu einem Zucken der Fingermuskulatur.

Für die *medizinisch-ärztlichen* Belange ist zunächst die Frage zu beantworten, bei welchen *minimalen* Stromstärken *lebensgefährliche* Verletzungen vorkommen. Da Verbrennungen oder Verletzungen bei niedrigen Spannungen bzw. Stromstärken nur eine untergeordnete Rolle spielen, ist diese Frage dahingehend zu stellen, bei welchen minimalen Stromstärken bereits mit *Herzschädigungen*, besonders *Kammerflimmern*, zu rechnen ist. Dabei kommt es darauf an, wie groß der über das *Herz* fließende *Stromanteil* ist. Nach den tierexperimentellen Befunden von GILDEMEISTER und DIEGLER (1922) fließen etwa 3% des dem Körper zugeleiteten Stromes über das Herz, wenn die Elektroden an den Vorderund Hinterbeinen angelegt werden. Nach FREIBERGER betragen die prozentualen Anteilsströme, die über das Herz fließen, zwischen 0,1—8,5% des Gesamtstromes. Man muß damit rechnen, daß schon 3 mA das Herz zum Flimmern bringen können (KOEPPEN 1936), vorausgesetzt, daß diese 3 mA unmittelbar auf das Herz einwirken. Die auf den Körper einwirkende Gesamtstromstärke würde unter solchen Umständen etwa 100 mA betragen. Solche Stromstärken können bei niedrigem Körperwiderstand schon bei relativ geringen Voltstärken erreicht werden (z. B. unter der Annahme eines Körperwiderstandes von 500 Ohm würden bereits 50 V tödlich wirken können, wenn der Stromanteil, der über das Herz fließt, sich entsprechend den obigen Angaben verhalten würde). Wieviel anteilsmäßig vom Gesamtstrom über das Herz geleitet wird, hängt wesentlich von der *Strombahn* ab. Am gefährlichsten sind Berührungen einer elektrischen Leitung mit beiden oberen Extremitäten, ungefährlich mit 2 Fingerkuppen einer Hand, ebenso ohne Einfluß auf das Herz eine Kopfdurchströmung oder eine Durchströmung von Bein zu Bein.

Die elektrischen Unfälle werden je nach der Stromstärke in *4 Gruppen* eingeteilt (Koeppen). Hierauf wird später noch näher einzugehen sein. Natürlich ist der Stromweg auch maßgebend für alle anderen elektrischen Verletzungen.

Einen weiteren wichtigen Faktor stellt die *Einwirkungsdauer* des Stromes dar. Koeppen zeigte, daß kurzfristige Stromeinwirkungen von 0,1—0,3 sec bei 100 mA noch nicht zum Kammerflimmern führen. Einwirkungen des Stromes unter $^1/_{10}$ sec Dauer führen auch unter ungünstigen Bedingungen in der Regel nicht zu ernsthaften Schädigungen, sofern man von Verbrennungen durch Flammenbogeneinwirkungen oder ähnlichen Ereignissen absieht.

Der Grad der elektrischen *Hitzeschädigung* wird bestimmt durch die *Joulesche Wärme*. Diese ist das Produkt aus dem Quadrat der Stromstärke, dem Widerstand und der Zeit:

$$W = c \times I^2 \times R \times t$$
$$c = 0{,}24 = \text{elektrocalorisches Äquivalent.}$$

Bei der Abhängigkeit der elektrischen Schäden von der Stromart ist zunächst zu unterscheiden zwischen *Gleich-* und *Wechselstrom*, sodann zwischen *Wechselstrom niedriger* und *hoher Frequenz*, zwischen *Niederspannung* und *Hochspannung*, zwischen *Flammenbogen* und *Blitzen*. Durch die technische Umstellung der Stromquellen auf Wechselstrom tritt der Gleichstrom als Gefahrenquelle immer mehr und mehr in den Hintergrund. Der gebräuchliche Wechselstrom (220 V bei 40—60 Perioden/sec) ist gegenüber Gleichstrom gleicher Stärke gefährlicher. Abgesehen von den beim Wechselstrom auftretenden Muskelzuckungen und den hierdurch erfolgenden Abrißverletzungen (s. später) besteht seine Hauptgefahr in der Erzeugung des *Kammerflimmerns*. Bei den *Hochfrequenzströmen* (z. B. Diathermie mit $^1/_2$ Mill. Hz oder Kurzwellen) treten Muskelkrämpfe nur bei sehr hohen Stromstärken auf, da die Schwellenwerte für die Reizbeantwortung auf elektrischen Reiz von Nerv und Muskel bei so kurzen Flußzeiten des Stromes außerordentlich hoch sind. Darauf beruht die Möglichkeit einer erheblichen Wärmezufuhr auf elektrischem Wege ohne Reizerscheinung. Natürlich können auch hierbei durch fehlerhaftes Handhaben elektrische Verletzungen, insbesondere Verbrennungen auftreten.

Bei Spannungen zwischen *100* und *1000* V spricht man allgemein von *Niederspannungen*, bei höheren von *Hochspannungen*. Bei *Niederspannungsunfällen* sind die *Herzschädigungen* das gefürchteste Ereignis, während diese beim *Hochspannungsunfall* gegenüber den schweren *Verbrennungen* in den Hintergrund treten (s. später).

Bei sehr hohen Spannungen zwischen 2 elektrischen Feldern kommt es zu *Funkenentladungen*. Das Überspringen von Funken von einem Körper auf den anderen ist abhängig von der Voltstärke und der Distanz der beiden Körper. (Bei 5000 V Funkenbildung bei Abstand von 1 mm, bei 20000 V von 6 mm, bei 40000 V von 13 mm und bei 100000 V von 35 mm, nach Alvensleben.) Die Temperatur des Flammenbogens beträgt bis zu 4000° C. Hierbei können Fingerringe, Uhren u. dgl. innerhalb von Sekunden schmelzen und dabei kleine Partikelchen des Metalls in die Epidermis eingebrannt werden (*Metallisation des Gewebes*). Bei Verletzungen durch Flammenbogen ist zu berücksichtigen, daß durch Zerstörung der Haut der Körperwiderstand zunächst absinkt, dann aber durch Austrocknung des Gewebes und Verkohlung wieder ansteigt. Hierdurch kann es zu einer gewissen örtlichen Begrenzung der Verletzungen kommen.

Blitzverletzungen sind denjenigen durch Flammenbogeneinwirkung zu vergleichen. Der Blitz besteht aus kurzdauernden gleichgerichteten Funkenentladungen. Dem Hauptblitz geht der Leitblitz voraus und bahnt ihm durch Ionisierung der Luft gewissermaßen den Weg. Auch treten neben dem Hauptblitz noch Nebenblitze auf.

Diese technischen physikalischen Vorbemerkungen sollen lediglich einen kurzen Überblick über die wesentlichen Grundbegriffe vermitteln, die zum Verständnis der medizinischen Probleme notwendig sind. Auf die vielen technischen

Einzelheiten und Variationsmöglichkeiten des Zustandekommens elektrischer Unfälle kann hier nicht näher eingegangen werden. Es sei auf die entsprechenden Handbücher der Unfallkunde verwiesen. In *medizinisch-ärztlicher* Hinsicht stehen im wesentlichen folgende *Fragestellungen* im Vordergrund:

1. Welche *spezifischen* und *unspezifischen* elektrischen Schäden gibt es?
2. Mit welchen Schädigungen *einzelner Organe* müssen wir rechnen? Welches sind die unmittelbaren *akuten* und welches sind die *chronischen* Folgen dieser Schäden? Wie sind diese Schäden *therapeutisch* zu beeinflussen?

I. Spezifische und unspezifische elektrische Schäden.

Jede Durchströmung des tierischen Organismus mit elektrischer Energie führt zu einer *Elektrolytverschiebung*, die im Bereich der Nerven und Muskeln bzw. der motorischen Ganglienzellen bei Überschreiten des „Schwellenreizes" von einer Tätigkeitsäußerung in Form von Muskelzuckungen gefolgt wird. Am *Herzen* kommt es zu einer Einwirkung auf die Erregungsbildung und Erregungsausbreitung mit zeitweise auftretendem Herzstillstand bzw. Arrhythmie oder Kammerflimmern (s. Herzschädigungen). Im Bereich des *Zentralnervensystems* (Kopfdurchströmung) tritt während einiger Sekunden ein an Narkose erinnerndes Zustandsbild auf, das in der Regel ohne dauernde Residuen bleibt. In anderen Fällen treten Krampfzustände auf (s. *Zentralnervensystem*). Die Zustände *spinalatrophischer Prozesse* nach elektrischen Verletzungen werden später noch dargestellt. Alle anderen Schäden sind Folgen solcher spezifischer elektrischer Wirkungen (z. B. Muskelabriß, Knochen- oder Sehnenrisse, Blutdrucksteigerungen als Folge von Muskelkrämpfen usw.), oder es handelt sich um elektrothermische Schäden. Die sog. *elektrodynamischen* Schäden sind in erster Linie Folgen der plötzlichen starken lokalen Erwärmung bei Einwirkung hochgespannter Starkströme (Stromstärke gewöhnlich über 30 A, s. JENNY 1945). Dabei kommt es zum Sieden der vorhandenen Gewebsflüssigkeit im Bereich größerer Gelenke, besonders wenn schon vorher ein Gelenkerguß bestanden hat. Der dabei entstehende Dampfdruck kann zu explosionsartigen Sprengungen führen, so daß hierdurch Gliedmaßen abgerissen oder verstümmelt werden können. In diesem Zusammenhang sind auch die sog. *Blitzfiguren* zu nennen. Es handelt sich dabei um feine besenreiserartig angeordnete rötliche Verfärbungen in der Haut nach Blitzschlag oder nach Einwirkung hochgespannter Ströme. Analoge Veränderungen finden sich auch an Steinen oder Leder (z. B. Schuhe). *Histologisch* findet man auch an der Haut stark gefüllte Hautcapillaren, manchmal auch feine Blutaustritte. Die Tatsache, daß die Blitzfiguren schon nach einigen Tagen abgeblaßt sind und keine bleibenden Hautveränderungen hinterlassen, spricht dagegen, daß es sich um rein thermische Schäden handelt. Welche biologischen Vorgänge diesen Veränderungen zugrunde liegen, erscheint noch ungeklärt.

II. Die einzelnen Organschädigungen, ihre akuten und chronischen Folgen und ihre therapeutische Beeinflußbarkeit.

Die *subjektiven* Empfindungen bei elektrischen Unfällen sind verschiedenartig. Bewußtlosigkeit oder Bewußtseinstrübung kann völlig fehlen. Bei niedrigen Stromstärken kommt es häufig zu einer sog. *unkomplizierten Bewußtlosigkeit*, die oft nur wenige Sekunden andauert. Dagegen sind die Verletzten nach Hochspannungsunfällen, vor allem wenn der Schädel betroffen wird, oft stundenlang tief bewußtlos. Am eindrucksvollsten ist für die Verletzten das

Gefühl der elektrischen Tetanisierung der Willkürmuskulatur. Sie haben häufig den Eindruck, förmlich am Kontakt zu „*kleben*". Funkensehen, Verdunklung im Gesichtsfeld oder auch Lichterscheinungen und Ohrensausen werden häufig berichtet. Vom Blitz Getroffene haben des öfteren das Gefühl, langsam und gleichsam schwebend zu fallen, andere hören einen sehr lauten Knall, wieder andere fühlen sich von einem Wind angehaucht oder in die Luft gehoben (siehe Critchley).

Über die Organschädigungen nach elektrischen Unfällen hat Jenny (1945) auf Grund eigener und der in der Literatur niedergelegten medizinischen Erfahrungen zusammenfassend berichtet und hierbei vor allem die versicherungsrechtlichen Probleme erörtert. Auf diese Monographie und die hierin verarbeitete Literatur sei besonders verwiesen, ebenso auf die 1953 erschienene Monographie von Koeppen.

1. Veränderungen der Haut.

Ob und in welcher Ausdehnung *Strommarken* in der Haut auftreten, ist abhängig vom jeweiligen Widerstand der Haut und der Größe der Kontaktflächen. Bei großen Kontaktflächen (relativ geringe Stromdichte je Flächeneinheit) können Strommarken völlig fehlen, ebenso bei stark durchfeuchteter Haut (niedriger Hautwiderstand und daher geringe Entwicklung Joulescher Wärme). Die Veränderungen der Haut im Bereich der Strommarke sind vielfach charakteristisch. *Makroskopisch* sieht man grauweiße, gelbliche oder schmutzig-graue, runde oder ovale, mehr oder weniger erhabene Stellen, die meist zentral eingedellt und hier bräunlich verfärbt sind (Pietrusky). Solange sich die geweblichen Veränderungen auf die Epidermis beschränken, sind sie schmerzlos und bleiben ohne entzündliche Sekundärerscheinungen. Bei Übergreifen auf das Corium treten Schmerz und entzündliche Erscheinungen auf. *Mikroskopische* Charakteristika sind Kernausziehung und Ausrichtung der Zellen im *Stratum Malpighi*. Es finden sich dabei Kernkonvolute, die an ausgerichtete Eisenpfeilspäne im elektrischen Feld erinnern. Es handelt sich hierbei jedoch nicht um spezifisch-elektrische Schäden im oben beschriebenen Sinne, sondern um spezifisch-thermische Schäden, die in gleicher Anordnung auch durch andere thermische Einflüsse hervorgerufen werden können. Daneben kommt es durch den infolge Joulescher Wärme entstehenden Dampfdruck aus der Gewebsflüssigkeit zur Bildung von *Hitzewaben* im Bereich der Strommarke. Bei Starkstromverletzungen entwickeln sich entsprechend der starken Wärme elektrische Verbrennungen, die zu großen flächenhaften und tiefgreifenden Zerstörungen führen. Sie verhalten sich analog den Verbrennungen 3. Grades und erheischen die gleiche therapeutische Behandlung (s. Verbrennungen und die folgenden Ausführungen über Muskelzerstörungen durch elektrischen Unfall). Ob und in welchem Ausmaß neben den thermisch bedingten Veränderungen auch noch Elektrolytverschiebungen mitwirken, läßt sich nicht bestimmen, da die thermischen Veränderungen die Vorgänge beherrschen.

2. Veränderungen der quergestreiften Muskulatur.

Hierbei muß unterschieden werden zwischen den Folgen *spezifisch-elektrischer* Einwirkungen (Muskelkrämpfe) und *elektrothermischer* Einflüsse. Infolge der gleichzeitigen abrupten Innervation von Agonisten und Antagonisten kann es zu Muskelrissen kommen. Sehnenrisse sind dagegen sehr selten. Jenny beobachtete unter 8 elektrisch Verletzten durch Muskelzug einmal einen Riß der rechten langen Bicepssehne im mittleren Drittel und nimmt an, daß in diesem Falle die Sehne schon vor dem Einreißen in ihrer Zugfestigkeit beeinträchtigt

war. Gelenkluxationen und Distorsionen sind häufiger die Folge solcher Muskelkrämpfe. Der Krampf der *Atemmuskulatur* kann zu vorübergehendem *Atemstillstand* führen (s. später). Die *elektrothermischen Muskelschädigungen* sind
durch Veränderungen im Fibrillengefüge, Aufquellung der Q-Substanz, sodann
durch Schwund der Fibrillisierung, diskusförmigem Zerfall der Fibrillenstruktur
und hyaline Entartung gekennzeichnet (s. Abb. 2). Das pathologisch-anatomische Substrat ist weitgehend identisch mit demjenigen der schweren Verbrennungen. Die sog. JELLINEKschen *Muskelspiralen* sind nicht als spezifische
elektrische Veränderungen aufzufassen. Nach WEGELIN (1935) stellen diese

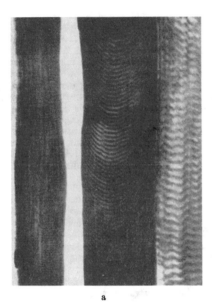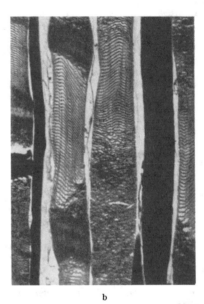

a   b

Abb. 2 a u. b. a Elektrothermische Muskelschädigung am Kaninchen. 6000 V, 1 sec. Muskulatur aus dem
zunächst betroffenen Gebiet. Längsschnitt. Abbildungsmaßstab etwa 700. Muskelfaser links zeigt außer einem
Kontraktionsbauch bereits gröbere Störungen im Fibrillengefüge. Mittlere Muskelfaser: örtlich ungleichmäßige
Aufquellung im Bereich der Q-Substanz; Schwund der Fibrillierung. Vorbereitung des diskusförmigen Zerfalls.
Rechte Muskelfaser: Quellung und Vacuolenbildung im Bereich der Q-Substanz, diskusförmiger Zerfall.
b Elektrothermische Muskelschädigung am Kaninchen. 6000 V, 1 sec. Muskulatur aus dem zu stärkst betroffenen
Gebiet. Längsschnitt. Abbildungsmaßstab etwa 400. Zonengliederung der Muskelfasern durch elektrisch be-
dingte Kontraktionsbäuche (besonders in der zweiten Muskelfaser von rechts). Bis auf eine schmale Muskelfaser
(2. von links) zeigen alle mehr oder weniger fortgeschrittenen diskusförmigen Zerfall der Struktur.
(Aus FISCHER und FRÖHLICHER: Fortschritte in der Behandlung schwerer und schwerster Hochspannungsunfälle.
Stuttgart: Georg Thieme 1951.)

Spiralen wahrscheinlich das Anfangsstadium der SCHMIDTschen hyalinen Bänder
dar. Die schwere Lebensgefahr bei solchen Muskelzerstörungen ist weniger durch
die örtlichen Verletzungen selbst, als durch die nachfolgende *Autointoxikation*
gekennzeichnet. Die *myoglobinurische Anurie (Crush-Syndrom)* stellt neben
den anderen Erscheinungen der Autointoxikation auch bei den elektrischen
Verbrennungen ein ganz besonderes Gefahrenmoment dar. Um die Pathogenese
und Therapie dieser Intoxikationszustände haben sich vor allem FISCHER und
FRÖHLICHER (1951) bemüht. Die Autoren haben die pathologisch-anatomischen
Nierenveränderungen mikroskopisch eindrucksvoll zeigen können. In den
Vordergrund der Therapie stellen FISCHER und FRÖHLICHER die Verabreichung
großer Mengen von *Bicarbonat*. Hierdurch soll der bei Starkstromunfällen stets
saure Urin (p_H 4,5—5,5) möglichst rasch alkalisch gemacht werden, ,,um dadurch zu verhindern, daß die Niere im sauren Milieu, von dem massenhaft aus
der zerstörten Muskulatur in die Blutbahn übertretenden Myoglobin (oft mehrere

Gramm in 24 Std) überflutet und dadurch insbesondere in ihrem tubulären Apparat schwer geschädigt wird". Nur das saure Myoglobin soll das Nierenepithel schädigen, während alkalisches Myoglobin für die Niere praktisch indifferent ist (Bywaters). Koeppen vertritt jedoch die Ansicht, daß die Alkalitherapie nicht die erwarteten Erfolge erzielt habe. Nach Snyder und Culbertson versagte die Therapie bei 21 Fällen ohne Ausnahme (zit. nach Koeppen). Es ist fraglich, ob die Veränderung des p_H im Urin bzw. die Myoglobinurie für die Entstehung der Anurie von ausschlaggebender Bedeutung sind.

Fischer und Fröhlicher geben folgende Richtlinien für die Behandlung Starkstromverletzter an:

a) *Alkalisierung des Urins.* Alkalizufuhr oral (auch vom Laien sofort durchführbar), als erste Hilfe 1 Teelöffel Natr. bicarbonicum in $^1/_3$ Liter Wasser, stündlich wiederholt. Durch den Arzt isotonische (1,3%) NaHCO$_3$ oder isotonische Na-Lactatlösung (1,87%), eventuell als intravenöse oder rectale Dauertropfinfusion. Viel Flüssigkeit trinken lassen, alkalische Wässer (Vichy Hôpital); Kochsalzzufuhr oral oder in Infusionen. Ein rascher Umschlag von saurem zu alkalischem Urin darf nicht erwartet werden, sofern nicht von Anfang an intravenöse Alkalizufuhr möglich ist, da der Urin meist sehr stark sauer entleert wird und die Alkalireserve erniedrigt ist. Außerdem geht der Ausgleich nur langsam vor sich, sobald die Niere geschädigt ist. Wenn innerhalb 24 Std unter Alkalitherapie keine alkalische Diurese eintritt (Nierengesunde brauchen in 24 Std 20—30,0 g NaHCO$_3$, um den Urin dauernd alkalisch zu halten), ist die Alkalizufuhr abzusetzen. Setzt die alkalische Diurese ein, ist die Alkalitherapie so lange durchzuführen, als Myoglobin, erkennbar an der dunklen, sich langsam aufhellenden Urinfarbe, zur Ausscheidung gelangt. Wenn immer möglich, soll die Alkalireserve des Blutes frühzeitig und bei längerer Alkalizufuhr wiederholt bestimmt werden.

Citrat darf für die Alkalisierung wegen der Bindung des Plasma- und Gewebscalciums auf keinen Fall verwendet werden. Natürlich auch keine Kaliumsalze, da wegen Kaliumaustritt aus dem geschädigten Muskel fast regelmäßig eine beträchtliche Hyperkaliämie, manchmal auch Zeichen von Kaliumvergiftung (allgemeine Muskelschwäche, Pulsverlangsamung) auftreten. Bei drohender Kaliumvergiftung Calcium intravenös als Calcium gluconicum oder Calcium Sandoz. Calcium ist wohl in vielen Fällen nützlich durch Herabsetzung der pathologisch erhöhten Membranpermeabilität und zur Regularisierung des oft schwer gestörten Ionengleichgewichts.

b) Ruhigstellung der verletzten Extremitäten. Verunfallte sofort hinlegen, nicht herumgehen lassen. Schwer Starkstromverletzte sollen immer getragen werden. Bei Aufregung Sedativa.

c) Plasmainfusion (300—500 cm^3 gruppengleiches Plasma) gleichgültig, ob der Plasmaverlust hauptsächlich durch Verbrennungen an der Körperoberfläche oder durch Plasmaeinstrom aus der Blutbahn in den elektrisch geschädigten Muskel bedingt ist. Wenn schon Anurie eingetreten ist, sollen Plasmainfusionen in der Regel, insbesondere aber Bluttransfusionen unterbleiben.

d) Intravenöse, oder wenn dies nicht möglich, subcutane Infusion von isotonischer Kochsalz- oder Glucoselösung, eventuell auch als rectaler Tropfeinlauf, um den renalen Blutstrom anzuregen, eventuell in Kombination mit Bicarbonat. Die Infusionen dienen gleichzeitig dem Ausgleich des Wasserverlustes und der Entgiftung.

e) Ist der Urin durch Muskel- (eventuell auch durch Blut-) Pigmente dunkel gefärbt: ausgiebiger Aderlaß (bis 600 cm^3) mit anschließender Auffüllung durch Plasma- und Salz/Glucoseinfusion. Eine Exsanguinotransfusion (Austauschtransfusion) dürfte bei so schwer Geschädigten und der Gefahr der akuten Nierenschädigung ausgesetzten Patienten nicht in Frage kommen.

f) Bei länger dauernder Anurie und ansteigendem Blut-Reststickstoff Peritonealdialyse oder intestinale Waschungen; Nierendekapsulation dürfte kaum in Frage kommen.

g) Sind die Muskelschädigungen sehr ausgedehnt und muß mit Anurie gerechnet werden oder ist diese schon eingetreten. besonders wenn die Bicarbonatprophylaxe der Niere zu spät e·nsetzte, muß, abgesehen von rein chirurgischen Gesichtspunkten, Amputation der schwerstgeschädigten Extremitätengebiete in einem verhältnismäßig frühen Zeitpunkt ins Auge gefaßt werden, d. h. sobald der primäre Schock überwunden ist.

h) Schwere elektrische Verbrennungen gehören in chirurgische Spitalbehandlung (Gefahr der Spätblutungen, der Infektion; eventuell Amputationen, Peritonealdialyse usw.). Nicht zuletzt auch wegen der ausgiebigen Infusionstherapie und Infektionsprophylaxe. Ganz besonders aber wegen der oft sehr komplizierten Wiederherstellungschirurgie (Transplantationen, Thierschchen Lappen usw.). Auch bedarf die richtige Wundversorgung und -behandlung besonderer Erfahrung.

i) Penicillinschirm eventuell kombiniert mit Streptomycin. Verkohlte Teile und trockene Wunden mit Penicillin- oder Borpuder, flächenhafte Hautverbrennungen mit Borvaseline und Vaseline behandeln, eventuell Alkoholbehandlung; kein Tannin, kein Merkurochrom! Eventuell Dauerbad. Die tiefen elektrothermischen Verletzungen bedürfen außer Penicillin der konservativen oder aktiven chirurgischen Behandlung, die von Fall zu Fall den jeweiligen Bedürfnissen der lokalen Schädigungen und des Allgemeinbefindens angepaßt werden muß.

k) Analeptica (Coramin, Coffein), Herzmittel und Analgetica nach Bedarf. Neuerdings auch Cortison und ACTH, was nach Erfahrungen bei ausgedehnten Verbrennungen indiziert erscheint.

3. Knochenveränderungen.

Zu nennen sind hier die als Folge der Muskelkrämpfe auftretenden *Frakturen*, die in verschiedener Lokalisation als Abrißfrakturen, Kompressions- und Impressionsfrakturen beschrieben werden (Literatur s. JENNY). Auf seltene *elektrodynamische* Unfallfolgen in Form von Gelenksprengungen wurde bereits hingewiesen.

Bei den elektrothermischen Knochenschädigungen nach Einwirkung hochgespannter Starkströme oder Flammenbogen kann es zur Verkohlung oder Schmelzung der Knochensubstanz kommen. Dabei treten sog. „*Knochenperlen*" (phosphorsaurer Kalk) auf. In der Nachbarschaft von Weichteilverbrennungen finden sich im Knochen Fissuren und Spalten (*Hitzesprünge* nach SCHRIDDE, *Knochenschisis* nach JELLINEK).

4. Herz- und Kreislaufstörungen.

Der infolge elektrischer Unfälle auftretende *akute Herztod* ist ein relativ häufiges Ereignis. JENNY berichtet über 264 elektrische Unfälle aus dem Jahre 1945, die bei der Schweizerischen Unfallversicherungsanstalt gemeldet waren. Darunter wurden 40 Unfälle mit spezifisch elektrischen Schäden des Herzens registriert. Unter diesen 40 Fällen waren 17 Todesfälle. Der Tod soll bei allen 17 Verstorbenen infolge *Herzkammerflimmerns* eingetreten sein[1]. KOEPPEN beschreibt die wichtigsten *makroskopisch-anatomischen* Befunde beim akuten Herztod infolge elektrischen Unfalls folgendermaßen: Am auffallendsten ist die starke *Blutüberfüllung* des gesamten *venösen* Systems. Die kleinen Venen der Peripherie bis zu den Halsvenen, die Abdominalvenen und die großen Hohlvenen, die Hirnleiter und die Piavenen sind prall mit flüssigem Blut gefüllt. Die Herzkranzgefäße treten wie bei einem Injektionspräparat hervor. Der rechte Vorhof ist besonders stark erweitert (Herzstillstand in der Diastole) und mit Blut angefüllt, während die Herzkammern leer oder nur wenig mit flüssigem Blut versehen sind. Die Blutüberfüllung des venösen Systems wird in Übereinstimmung mit der Auffassung von WEGELIN als Folge der mechanischen Blutdruckerhöhung bei gleichzeitigem Herzstillstand gedeutet. Die *Blutdruckerhöhung* ihrerseits wird als Folge des bei elektrischer Reizung auftretenden *Muskelkrampfes* angesehen. Die feststellbaren Blutungen im Peri-, Myo- und Endokard werden von KOEPPEN nicht als spezifische Wirkungen des elektrischen Stromes, sondern als Stauungsblutungen aufgefaßt. Die *mikroskopischen* Untersuchungen haben keine sicheren Befunde ergeben (WEGELIN, SCHRIDDE und KOEPPEN). Die beschriebenen Lockerungen und Zerreißungen sowie die Fragmentationen des Myokards (KAWAMURA, PIETRUSKY) werden als postmortale Veränderungen gedeutet (WEGELIN, KOEPPEN und Mitarbeiter).

KOEPPEN hat auf Grund ausgedehnter tierexperimenteller Untersuchungen eine Skala der verschiedenen Stromstärkenbereiche (I—IV) angegeben und diese zu den dabei auftretenden Erscheinungen am Herz- und Kreislaufsystem in Beziehung gesetzt.

---

[1] *Anmerkung bei der Korrektur:* Neuere Zahlen über elektrische Unfälle siehe SROKA, K. H.: Elektrische Schädigungen des Herzens. Zbl. Path. **89**, 114 (1952).

Der *Stromstärkenbereich I* umfaßt Stromstärken bis zu *25 mA* (Spannung etwa 110, 220, 380 V, hoher Übergangswiderstand). Direkte gefährliche Einwirkungen auf das Herz treten hierbei nicht auf. Im *Stromstärkenbereich II* liegen die Stromstärken zwischen *25* und *75 mA* (Spannung etwa 110, 220, 380 V, Übergangswiderstand niedriger als in I). Hierbei kann es zu starken *Blutdrucksteigerungen* (beim Hund etwa 200 mm Hg) kommen. Der *intraabdominelle Druck* kann bis zu 35 mm Hg ansteigen. Intrathorakaler Druck und intraabdominaler Druck werden im Verhältnis 1:5 erhöht, der Liquordruck steigt deutlich an. Da diese Drucksteigerungen bei curarisierten Tieren nicht auftreten, wird angenommen, daß diese Blutdrucksteigerungen nicht durch eine unmittelbare Reizung der Vasoconstrictoren oder der Gefäßwandmuskelzellen zustande kommen, sondern durch den intensiven Muskelkrampf bedingt sind. Durch diesen Muskelkrampf kann die Atmung längere Zeit hindurch in einem Krampfzustand verbleiben, so daß es zur *Erstickung* kommen kann (SCHLOMKA). KOEPPEN weist aber darauf hin, daß in der Praxis eine Erstickung durch Krampf der Atmungsmuskulatur sicher eine untergeordnete Rolle spielt, da die Zeit der Stromeinwirkung meist viel zu kurz ist, um eine Erstickung durch Atemstillstand hervorzurufen. Die Stromstärken des Stromstärkenbereichs II können zu einem *Herzstillstand* oder *Rhythmusstörungen* des Herzens führen. Ein Herzstillstand tritt auch nach operativer bzw. pharmakologischer Ausschaltung des sympathischen bzw. parasympathischen Nervensystems auf, so daß eine direkte Beeinflussung des Reizleitungssystems angenommen werden muß (KOEPPEN). Die auftretenden Rhythmusstörungen (SCHLOMKA und SCHRADER 1934, KOEPPEN) sind nicht mit dem im Stromstärkenbereich III auftretenden Herzkammerflimmern zu identifizieren. Sie werden als Folge von akuten Störungen der Coronardurchblutung gedeutet. Während SCHLOMKA und SCHRADER annehmen, daß die Kranzgefäße selbst durch den elektrischen Strom im Sinne einer Verengerung beeinflußt werden, hält KOEPPEN es für wahrscheinlich, daß diese Störungen im Coronarkreislauf die Folge der eintretenden Blutdrucksteigerung und der entstandenen Schädigung des Reizleitungssystems sind, wozu erschwerend die Hypoxämie infolge der Atmungsbehinderung hinzukommt.

Der *Stromstärkenbereich III* beginnt mit etwa *80 mA* und weist nach oben Stromstärken von etwa *3—8 A* auf (Spannung etwa 110, 220, 380 V, sehr niedriger Übergangswiderstand). Die Frage über Zustandekommen und Häufigkeit des Herzkammerflimmerns nach elektrischen Reizen ist in der Literatur vielfach sehr widersprechend erörtert worden (s. KOEPPEN). Nach den experimentellen Untersuchungen sind die Argumente, die von JELLINEK gegen die Bedeutung des Herzkammerflimmerns angeführt wurden, als nicht mehr stichhaltig anzusehen. KOEPPEN weist darauf hin, daß auch in diesem Stromstärkenbereich der *Zeitfaktor* für den letalen Ausgang entscheidend ist. Bei kurzfristigen Elektrisierungen tritt ein Herzstillstand mit nachfolgender rhythmischer Störung, nicht aber Kammerflimmern auf (s. auch weiter oben). FERRIS, SPENCE, KING und WILLIAMS (1936) haben in experimentellen Untersuchungen zeigen können, daß das Herz für mäßige elektrische Reize in der Systole nicht empfänglich ist und daß durch kurze elektrische Reize Kammerflimmern nur erzeugt werden kann, wenn die Reize in die *relative Refraktärphase* fallen. WEGRIA und WIGGERS (1939/40) konnten zeigen, daß bei *Gleichstrom* der das Flimmern auslösende Reiz nur bei der durch Ein- und Ausschaltung auftretenden Stromschwankung wirksam ist. Beim *Wechselstrom* treten dagegen stets eine Reihe rasch aufeinanderfolgender Stromschwankungen auf, die bei genügender Stromstärke (Stromstärkenbereich III) und einer Dauer von über 0,3 sec zu

Kammerflimmern führen. WIGGERS und WEGRIA haben weiterhin gezeigt, daß ein elektrischer Reiz auch eine oder mehrere Extrasystolen auslösen kann. Fällt nun ein 2. elektrischer Reiz in die relative Refraktärphase (*„vulnerable period"*), so kann dieser unter Umständen zu Kammerflimmern führen. Gerade beim Wechselstrom können die zeitlichen Verhältnisse der Stromeinwirkung so liegen, daß diese Voraussetzungen erfüllt sind.

Beim *Stromstärkenbereich IV* beträgt die Stromstärke über 4 A (Spannung von 2000—3000 V aufwärts). Hierbei tritt in der Regel kein Herzkammerflimmern auf. Unfälle in diesem Stromstärkenbereich sind daher meist nicht akut tödlich. FERRIS, KING, SPENCE und WILLIAMS haben einer Gruppe von 11 Schafen 5mal Stromstöße von 23 und 26 A und 0,03 sec Dauer zufließen lassen und Herzkammerflimmern auch in der relativen Refraktärphase nicht beobachtet. Beim Herabsetzen auf 4—5 A ist bei 5 der gleichen Schafe sofort Herzkammerflimmern eingetreten, dagegen hat ein Schaf 5 Schläge, ein weiteres 2 Schläge überlebt, während 3 Schafe beim 3. Schlag Herzkammerflimmern zeigten. Die experimentellen Untersuchungen von KOEPPEN stehen mit diesen Befunden in guter Übereinstimmung. Schwere und schwerste *Hitzeschädigungen* stehen hierbei ganz im Vordergrund. Von seiten des Herzens sind langanhaltende *Rhythmusstörungen* charakteristisch. Hält die elektrische Stromeinwirkung lange an, so kann allerdings ein über einige Sekunden anhaltender *Herzstillstand* in Flimmern übergehen. Muskelkrämpfe und Blutdrucksteigerung sind in diesem Stromstärkenbereich besonders hochgradig.

KOEPPEN war sich bei der Einteilung der 4 Stromstärkenbereiche durchaus darüber im klaren, daß eine solche Gliederung nicht zu schematisch auf die Klinik der Herzschäden bei elektrischen Unfällen angewendet werden darf. Die KOEPPENsche Gliederung hat aber auch für die klinische Betrachtung der elektrischen Unfälle sehr große Vorteile gebracht, da ihre Übertragung auf die unfallmedizinischen Betrachtungen eine wesentlich größere Klarheit erbrachte als in früherer Zeit. Voraussetzung für die Anerkennung einer elektrischen Herzschädigung ist die Feststellung, daß der Stromweg tatsächlich über das Herz geführt hat.

Bei einer Durchströmung vom Kopf zu den Füßen, vom linken Arm zu den Füßen oder vom rechten Arm zu den Füßen ist eine direkte elektrische Einwirkung auf das Herz wahrscheinlich. Die Berührung einer spannungsführenden Leitung mit 2 Fingerkuppen der gleichen Hand ist sicher für das Herz weit weniger gefährlich als eine Berührung mit der rechten und linken Hand. Ein Stromweg von der rechten Hand zum rechten Ellenbogen wird praktisch nicht zu einer Herzschädigung führen können. Eine isolierte Kopfdurchströmung hat keinen unmittelbaren Einfluß auf das Herz. Wie die Erfahrungen anläßlich elektrischer Unfälle, besonders aber der Elektroschockbehandlung gezeigt haben, können auch bei Kopfdurchströmungen Unregelmäßigkeiten der Herzschlagfolge, besonders Extrasystolen auftreten. Diese Erscheinungen sind aber wahrscheinlich nicht auf eine unmittelbare Beeinflussung des Herzens durch den elektrischen Strom zurückzuführen, da sie auch bei anderen Schockarten (Cardiazolschock, Insulinschock) beobachtet werden. Diese Arrhythmien sind offenbar zentral ausgelöst.

KOEPPEN unterscheidet folgende Gruppen von Herzschädigungen nach elektrischem Trauma: a) Die *funktionelle Angina pectoris electrica*, b) die *organisch* bedingte *Angina pectoris electrica*, c) die *Angina pectoris* bei älteren Menschen mit *Coronarsklerose*, die durch das Trauma ausgelöst sein kann, aber nicht primär unfallbedingt ist; d) Herzerkrankungen (Klappenfehler, Muskelerkrankungen), die wohl vom Laien als unfallbedingt, vom Arzt jedoch nicht als Folge der elektrischen Einwirkung angesehen werden können.

a) Unter den funktionellen „Herzangst"-Erkrankungen werden jene Krankheitsfälle zusammengefaßt, bei denen Herzbeschwerden während, unmittelbar oder eine angemessene Zeit (einige Tage) nach dem Unfall auftreten. Inwieweit es tatsächlich möglich ist, „funktionelle" von „organischen" Herzschädigungen zu trennen, muß dahingestellt bleiben. Für die Unfallbegutachtung hat sich diese Einteilung aber als durchaus brauchbar ergeben, insofern, als mit dem Wort funktionell eine bald vorübergehende Störung gekennzeichnet werden soll. Die Beschreibungen über Herzschädigungen nach elektrischen Unfällen sind zahlreich (Literatur und Kasuistik s. Panse, Koeppen und Jenny). Die *Herzbeschwerden* der Patienten sind charakteristisch: Während und unmittelbar nach der Elektrisierung wird häufig ein starkes, krampfartiges Zusammenziehen auf der Brust mit Atemnot verspürt. Zunächst Aussetzen des Herzens, dann

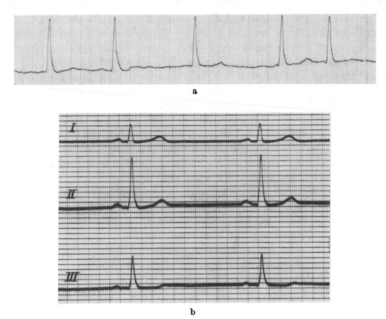

Abb. 3a u. b. a Arrhythmia absoluta nach Starkstromunfall mit Verbrennungen an beiden Händen (Abl. II).
b Normales EKG am nächsten Morgen.

Beschleunigung bzw. Unregelmäßigkeit des Herzschlages, Herzstechen, Herzklopfen, Angstgefühl, zum Teil Herzjagen, Angaben über ein wundes Gefühl am Herzen usw. In der Regel treten diese Beschwerden bereits unmittelbar nach dem Unfall auf, manchmal aber auch erst nach einigen Tagen, ganz selten nach einigen Wochen und später. Koeppen weist darauf hin, daß bei längeren Intervallen zwischen Unfall und Auftreten der Beschwerden größte Vorsicht bei der Anerkennung des Unfallzusammenhanges erforderlich ist, da die Eigenart des elektrischen Traumas eben die Atmungs- und Kreislaufstörung schon während des Anfalles sei. Baader beschreibt einen Fall mit vorübergehender *Herzdilatation* nach elektrischem Trauma. In der Regel wird aber die Herzfigur normal gefunden. Im EKG kann ein passageres *Vorhofflimmern* auftreten, das meist schon in wenigen Stunden abklingt (s. Abb. 3). Vorhofarrhythmien, Kammerextrasystolen oder paroxysmale Tachykardien können ebenfalls vorkommen. Dagegen werden pathologische Veränderungen im Ablauf des Ventrikelkomplexes, Verlängerungen der Systolendauer oder Verlängerungen der Überleitungszeit bei dieser Krankheitsgruppe nicht beobachtet. Die P-Zacke mag in einigen Fällen etwas breit, gespalten, auch negativ sein, was vielleicht mit der beschriebenen vorübergehenden Herzdilatation in Zusammenhang steht.

Das Belastungs-EKG kann geringe Veränderungen aufweisen, wenn man nach SCHELLONG annimmt, daß die ausbleibende Verkürzung der Überleitungszeit nach Belastung als pathologisch anzusehen ist (KOEPPEN). Die meisten Erkrankungen können in den *Stromstärkenbereich I* eingeordnet werden, bei dem die Spannungen zwischen 220 und 110 V liegen und deren Stromstärken nicht wesentlich höher als 25 mA sind. Die *Prognose* dieser Krankheitsgruppe ist *gut*. Frühzeitige Aufklärung des Patienten über die relative Harmlosigkeit des Unfalls ist notwendig. KOEPPEN hält es deshalb im Interesse der Patienten für unumgänglich, die Rentenfestsetzung nicht höher als 10% zu bemessen, um dem Kranken auch dadurch die Geringfügig-
keit des Unfalles vor Augen zu führen

b) Die *organisch* bedingte *Angina pectoris electrica* unterteilt KOEPPEN in *3 Gruppen:*

1. Erkrankungen im Sinne einer *Coronar-insuffizienz*,

2. Erkrankungen im Sinne von (bleibendem) *Vorhofflimmern* bzw. *-flattern*,

3. *Störungen im Reizablauf.*

Daß elektrische Unfälle zu bleibenden Herzstörungen führen können, ist sicher. Solche Schädigungen treten nach Einwirkungen elektrischer Ströme im Strombereich II und III, aber auch im Strombereich IV auf. Ein Teil dieser Patienten bietet das Bild der *hypoxämischen Coronarinsuffizienz* mit den bekannten subjektiven Angaben. Allerdings sind bisher sichere morphologische Veränderungen am Reizleitungssystem bzw. am Herzmuskel nicht gefunden worden. KOEPPEN ist der Auffassung, daß die kurzfristige elektrische Schädigung vielleicht keine anatomischen Läsionen im Herzmuskel setzt. Wie es im einzelnen zu dem Mißverhältnis zwischen Blutbedarf und Blutangebot des Herzmuskels

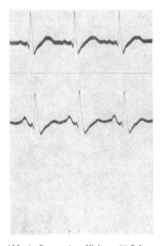

Abb. 4. Coronarinsuffizienz, 37 Jahre, Unfall 29. 3. 39. Spannung 10000 V. Verbrennungen am rechten Fuß und linken Oberarm. Beschwerden: Kopfschmerzen Schwindel, Herzklopfen, Ängstlichkeit. Befund: leises systolisches Geräusch an der Herzspitze. RR 170/110 mm Hg. [Aus KOEPPEN: Erg. inn. Med. **60** (1941).]

kommt, ist noch unklar. Zu berücksichtigen sind neben der unmittelbaren Einwirkung des elektrischen Stromes auf das Herz eine vorübergehende Atmungsbehinderung mit konsekutiver Hypoxämie, ein vorübergehender Herzstillstand und eine erhebliche Blutdrucksteigerung, Faktoren, die sich ebenfalls ungünstig auf die Coronarversorgung auswirken können. Die Annahme von SCHLOMKA und SCHRADER, daß die Herzkranzgefäße selbst durch den elektrischen Strom beeinflußt werden, ist bisher experimentell nicht gesichert. Im *EKG* treten die typischen Störungen der Coronarinsuffizienz auf: Die ST-Strecke ist erniedrigt (sie kann auch überhöht sein), T_1 und T_2 sind niedrig oder auch negativ, nach Belastung treten Verlängerungen der Überleitungszeit mit weitgehend abgeflachtem bzw. negativem T ein (s. Abb. 4). Diese Veränderungen treten nicht immer schon am 1. Tag nach dem Unfall deutlich in Erscheinung, sondern sind oft erst nach einigen Wochen einwandfrei zu sehen. Die *Prognose* ist im allgemeinen *günstig*. Die elektrokardiographischen Veränderungen verschwinden nach einigen Monaten in der Mehrzahl der Fälle, allerdings nicht immer. Besonders wichtig ist der Ausschluß anderer Noxen, die für die elektrokardiographischen Veränderungen unter Umständen verantwortlich zu machen sind (rheumatische Infektionen, Fokalherde usw.). Bei einer Reihe von Patienten bleibt das Vorhofflattern bzw. -flimmern über längere Zeit (Wochen oder Monate), manchmal sogar dauernd, bestehen. Auch das Auftreten eines *sinoauriculären Blockes* wurde für die Dauer einiger Monate beobachtet (Jenny). Es wurden eindeutige Erkrankungsfälle beobachtet, bei denen *Störungen des Erregungsablaufs* im Herzen (Verlängerung der Überleitungszeit, Aufsplitterungen, Knotungen und Verbreiterungen von QRS, Verlängerungen der elektrischen Systolendauer) beobachtet wurden, die unmittelbar auf einen elektrischen Unfall zurückzuführen sind (nähere Kasuistik s. Koeppen und Jenny). Auch diese Patienten klagen über pectangiöse Beschwerden mit Herzstichen und Herzklopfen. Im *QRS-Komplex* können stärkere Deformierungen auftreten (s. Abb. 5). In den

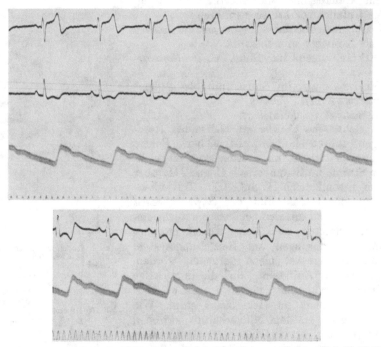

Abb. 5. Reizleitungsstörung nach elektrischem Unfall. [Aus Koeppen: Erg. inn. Med. **60** (1941).]

von Koeppen beobachteten Krankheitsfällen lagen die Spannungen 2mal bei 220 V, 1mal bei 600 V Wechselstrom, 3mal hat sich der Unfall an der Hochspannungsleitung (10 kV) abgespielt und zusätzlich zu Verbrennungen geführt. Möglichst baldige *intensive Behandlung* ist notwendig, wobei einer klinischen Behandlung unbedingt der Vorzug zu geben ist. Koeppen beginnt die Behandlung mit absoluter Bettruhe, verbunden mit Strophanthingaben von 0,25—0,5 mg, kombiniert mit Embran. Er empfiehlt besonders Bürstenmassagen, später Ganzmassagen oder sogar Über- und Unterwassermassagen. Allmählich steigernde Morgen- und Abendgymnastik. Die Erwerbsminderung nach Abschluß des Heilverfahrens wird von Koeppen in der Mehrzahl auf unter 10% geschätzt. In resistenteren Fällen wurde eine Unfallrente zwischen 20—40% gewährt. Diese Beurteilungen stimmen im wesentlichen mit denjenigen von Jenny überein.

c) Bei älteren Menschen mit schon beginnender Coronarsklerose ist die Beurteilung eines Angina pectoris-Syndroms im unfallrechtlichen Sinn oft außerordentlich schwierig. Treten sofort im Anschluß an den Unfall vermehrte Anfälle, womöglich mit deutlichen elektrokardiographischen Veränderungen auf, so wird man in der Regel den Unfallzusammenhang anerkennen müssen, vorausgesetzt, daß die Unfallbedingungen (Stromfluß über das Herz) entsprechend waren. Unter Umständen kann durch eine solche akute Verschlimmerung in wenigen Stunden der Tod eintreten. Dabei ist zu berücksichtigen, daß bei einer verschlechterten Coronardurchblutung die *Reizschwelle* für die *Entstehung von Kammerflimmern herabgesetzt* ist (WIGGERS, WEGRIA). *Ischämische* Herde haben die Bildung neuer *ektopischer Zentren* zur Folge, wodurch der Entstehung eines Kammerflimmerns Vorschub geleistet werden kann. JENNY nimmt daher an, daß es bei elektrischen Unfällen des Stromstärkenbereiches II oder sogar I zu Herzkammerflimmern kommen kann, wenn infolge einer bereits vorhandenen Myokardschädigung die Irritabilität des Herzmuskels gesteigert ist. Meist verschwinden aber diese gehäuften Anfälle in wenigen Tagen oder Wochen wieder. Tritt eine Zunahme oder Intensivierung der Anfälle erst Wochen oder Monate nach einem elektrischen Unfall auf, so ist eine traumatische Verschlimmerung sehr unwahrscheinlich.

d) *Herzklappenfehler* sind nicht auf eine direkte elektrische Schädigung zurückzuführen. Das gleiche gilt auch für Herzmuskelerkrankungen, wenn ihre entzündliche Ätiologie deutlich zutage tritt. Eine Verschlechterung eines Herzklappenfehlers oder einer entzündlich entstandenen Herzmuskelerkrankung ist nur dann anzunehmen, wenn die Verschlechterung sich unmittelbar an das elektrische Trauma, d. h. im Verlaufe weniger Stunden anschließt (KOEPPEN). Gerade bei der Beurteilung der Verschlimmerung eines schon bestehenden Klappenfehlers oder einer Myokarditis durch einen elektrischen Unfall ist große Zurückhaltung erforderlich.

Daß es im Verlaufe schwerer *elektrischer Verbrennungen* zu *toxischen Myokardschädigungen* mit schwerer Beeinflussung der Herzdynamik kommt, braucht nicht mehr gesondert abgehandelt werden (s. Verbrennungen).

5. Gefäßveränderungen.

Auf Grund der experimentellen Untersuchungen von LORENZ (1934) nimmt JENNY an, daß sich die Gefäße beim Stromdurchtritt nicht verengern. Jedoch ist nicht recht einzusehen, warum man im Tierexperiment mittels elektrischer Reizung der Vasoconstrictoren ausgiebige Vasokonstriktionen beobachten kann, daß solche Vasokonstriktionen aber bei elektrischen Unfällen nicht vorkommen sollen. So hebt PANSE (1930) vasomotorische Begleiterscheinungen in Haut und Gewebe im Bereich der Stromein- und -austrittstellen hervor. „Die betroffenen Körperteile sind blaß und kühl infolge Vasokonstriktion, hyperämisch infolge Vasoparalyse, oder es tritt schließlich das besonders kennzeichnende Ödem auf." Man wird somit nicht umhin können, die Möglichkeit des Zustandekommens von Durchblutungsdrosselungen in dem durchflossenen Körperteil als wahrscheinlich anzunehmen. Da solche Vasokonstriktionen, soweit sie vorkommen, kurzfristig sind, werden sie pathogenetisch — mit Ausnahme der Coronargefäße und der Gefäße des Zentralnervensystems — keine wesentliche Rolle spielen. Das ein „elektrisch" ausgelöster Coronarspasmus bisher nicht sicher bewiesen werden konnte, wurde bereits erörtert. Über die Frage des Vorkommens solcher Gefäßkonstriktionen im Bereich des Zentralnervensystems und ihre pathogenetische Bedeutung wird noch zu berichten sein (s. S. 121).

Zerreißungen der Gefäße zusammen mit Muskelabrissen, Gelenkfrakturen u. a. kommen häufiger vor. Auch werden Zerreißblutungen kleinster Gefäße beobachtet, die auch fernab von der Strombahn vorkommen sollen. Auf die Problematik des Zustandekommens kleinster Blutungen im Bereich des *Zentralnervensystems* ist noch zurückzukommen. Das sog. *elektrische Ödem* (Jellinek) dürfte auf eine vorübergehende lokale Capillarschädigung zurückzuführen sein, soweit es sich dabei nicht um toxische Ödeme infolge größerer Nekrosen handelt. Die häufigsten Gefäßschädigungen sind die Folge *elektrischer Verbrennungen*. Bei schweren Verbrennungen entwickelt sich durch thrombotischen Verschluß der Gefäße eine totale oder partielle Ernährungsstörung des betreffenden Versorgungsgebietes. Charakteristisch ist an den Extremitäten die eintretende Mumifikation des betroffenen Gliedes. Bei den elektrischen Verbrennungen sind außer den üblichen nekrotischen Veränderungen der Gefäßwand vor allem *spiralige Drehungen* der Zellkerne beschrieben, die ganz besonders in der *Media* der Arterien zu finden sind (Huber, Jellinek, Pietrusky). Diese spiralige Anordnung der Zellkerne dürfte im wesentlichen mit dem Aufbau der Gefäße zusammenhängen. Sie ist nicht als eine pathognomonische Erscheinung für die Einwirkung des elektrischen Stromes aufzufassen. Jenny macht darauf aufmerksam, daß sich die durch die Hitzewirkung geschaffenen mechanischen Verhältnisse (Druck und Zug) nicht in einer Ebene abspielen, was vielfach bei der histologischen Untersuchung vergessen wird. Bei der Hitzeeinwirkung auf die Gefäße kann die Media ausgedehnten Zerstörungen anheimfallen, während die Intima unter Umständen intakt bleibt. Hierdurch entsteht die erhöhte Gefahr einer *Spätblutung*, die nach den statistischen Angaben aber relativ selten ist (Jellinek, Pietrusky und Schrader, Jenny u. a.). Über das weitere Schicksal der geschädigten, aber nicht zerstörten Gefäße ist noch nichts Sicheres bekannt. Deswegen sei kurz bemerkt, daß in unserer Klinik vor kurzem ein Patient beobachtet wurde, bei dem sich nach einer schweren elektrischen Verbrennung (15000 V), die vor allem den linken Oberschenkel betraf, das ausgesprochene Bild einer traumatischen *Akrodystonie* entwickelt hatte. Inwieweit es sich bei diesen Störungen um einen Folgezustand der ausgedehnten Narben oder von Gefäßschädigungen handelt, läßt sich nicht entscheiden.

6. Nervensystem.

a) Zentralnervensystem. Jenny nimmt eine Gruppierung der elektrischen Schäden des Zentralnervensystems nach folgenden Gesichtspunkten vor:

1. Funktionelle Störungen des Gehirns: Elektronarkose und Elektrokrampf.

2. Neurologische Reiz- und Ausfallserscheinungen des Zentralnervensystems als Folgen von kleinen Blutungen oder von Ödemen.

3. Hitzeschäden des Gehirns und des Rückenmarks.

4. Toxische Schädigungen des zentralen Nervensystems nach fernab liegenden schweren elektrischen Verbrennungen.

5. Hitzeschäden an den Blutleitern des Zentralnervensystems.

ad 1. Bei elektrischen Unfällen kommen vorübergehende *narkoseähnliche* Zustände vor, die einen Vergleich mit der Galvanonarkose im Tierexperiment nahelegen. Vorübergehende Bewußtlosigkeit kann jedoch auch auftreten, ohne daß das Gehirn innerhalb der Strombahn lag. Eine solche kurze Bewußtlosigkeit, bei der das Gehirn außerhalb der Strombahn lag, ist kreislaufmäßig bedingt. Sie dauert oft nur wenige Sekunden, nur selten länger. Dagegen sind die Verletzten nach *Hochspannungsunfällen* bei Kontakt des Schädels mit spannungsführenden Teilen oft stundenlang bewußtlos. Hierbei treten Reizerscheinungen in Form *cerebraler Krampfanfälle*, *Zuckungen*, allgemeine *motorische Unruhe* auf. Es kann sich auch ein langdauerndes, *dämmerzustandsartiges* Bild entwickeln. Auch nach *Blitzschlag* kann es zu schwerer und durch cerebrale Reizerscheinungen komplizierter Bewußtlosigkeit kommen. Zustandsbilder, welche etwa den schweren *Kommotionspsychosen* gleichen, sind beschrieben. Bach (1950) teilt eine Beobachtung mit, bei welcher nach Blitzschlag ein „organisch-cerebrales Defektsyndrom" auftrat. Der Blitz trat an der linken Stirnseite in den Körper ein. Der 38jährige Mann war anschließend 2 Std bewußtlos und noch weitere 24 Std bewußtseinsverändert. Nach dem Erwachen aus der Bewußtlosigkeit war er am ganzen Körper „wie gelähmt", außerdem bestand ein Unvermögen, zu schlucken. Neben erschwertem Sprachverständnis lagen *aphasische Symptome* vor. Diese Erscheinungen klangen in den nächsten Tagen nach dem Unfall ab. Es bestanden noch längere Zeit *Parästhesien* im linken Arm und der linken Gesichtshälfte. Neurologisch bestanden 3 Monate später keine Ausfallserscheinungen. Das Encephalogramm ergab eine *symmetrische Erweiterung beider Seitenventrikel.* Im Vordergrund standen *psychische Veränderungen* (allgemeine Verlangsamung, Antriebsverarmung, Initiativeverlust, leichte und vorzeitige Ermüdbarkeit, Störungen der Merkfähigkeit und des Gedächtnisses, Erschwerung der Auffassung und des Denkens, gesteigerte Reizbarkeit, Interesselosigkeit). Verfasser vergleicht das gefundene Syndrom mit der nach Schädel- und Gehirntraumen auftretenden *Hirnleistungsschwäche.* Auch der encephalographische Befund deckt sich mit demjenigen, den man nach Contusio cerebri antreffen kann. Verfasser nimmt daher bezüglich der Pathogenese neben der reflektorischen Wirkung über das Gefäßsystem noch einen zusätzlichen pathogenetischen Faktor an, der mit dem „Wirkungsfaktor der mechanischen Hirnverletzung weitgehende Übereinstimmung zeigt oder sogar identisch ist".

Die Frage, ob und inwieweit die beschriebenen klinischen Erscheinungen Folge einer *thermischen* Schädigung des Gehirns sind, kann nicht eindeutig beantwortet werden.

Die Frage der *zentralen Atemlähmung* als Todesursache nach elektrischen Unfällen wird in der Literatur kaum angeschnitten. JENNY gibt die Möglichkeit einer solchen zentralen Atemlähmung zu. PEARL (1933) nennt bei der Besprechung der Todesursachen beim elektrischen Unfall an 2. Stelle (nach dem Kammerflimmern) die zentrale Atemlähmung. Klinisch soll bei vorhandener Herztätigkeit Bewußtlosigkeit, Atemstillstand, Blutdruckabfall und eine kalte cyanotische Haut charakteristisch sein. In entsprechenden Tierversuchen überdauerte die Herztätigkeit die Atmung um 5—8 min. Bei den beschriebenen Krankheitsfällen handelte es sich ausschließlich um Hochspannungsunfälle. Die Frage ist insofern von praktischer Bedeutung, als in solchen Umständen eine langdauernde künstliche Atmung notwendig wäre. Auch wird damit das Problem des „Scheintodes" erneut aufgerollt. Wenn es sich auch um ein seltenes Ereignis handeln wird, so wird man der Frage nach der zentralen Atmungslähmung bei Hochspannungsunfällen in Zukunft eine größere Bedeutung beimessen müssen als bisher.

Ein gewisses Analogon zu den elektrischen Verletzungen des Gehirns mit klonischtonischen Zuckungen und Bewußtseinsverlust bildet die *Elektroschocktherapie.* Im allgemeinen bleiben bei dieser Therapie schwerere Folgeerscheinungen aus, doch können hierbei in selteneren Fällen, besonders bei kumulierter Anwendung, Schädigungen auftreten. W. SCHOLZ (1951) berichtet über die in der Literatur mitgeteilten Krankheitsfälle von Schädigungen des Gehirns nach Elektroschockbehandlung, wie sie von DE CARO (1942), von EBAUGH, BARNACLE und NEUBURGER (1943), von ALPERS und HUGHES, von RIESE (1948) und von ZEMAN (1951) mitgeteilt wurden. Es handelt sich in diesen Fällen, ähnlich wie beim Cardiazolkrampf, im allgemeinen um leichtere Veränderungen in Form *disseminierter ischämischer Ganglienzellnekrose* bzw. *Neuronophagien* in der Großhirnrinde, im Ammonshorn, im Thalamus und in der Kleinhirnrinde. Die morphologischen Befunde weisen eindeutig auf ihre *vasomotorische* Entstehung hin. SCHOLZ erörtert die Frage, ob diese vasomotorischen Störungen mit den von ALEXANDER und LOWENBACH (1941) gefundenen experimentellen Beobachtungen zu identifizieren sind, die im Durchgangsgebiet des Stromes eine bis zu 30 min und länger anhaltende Capillar- bzw. Arteriolenanämie im Katzenhirn feststellten, die sich bei besonders hohen Stromstärken in eine vasoparalytische Stase umwandelte. Nach seinen eigenen Untersuchungen zusammen mit JÖTTEN erwies sich jedoch die Ausbreitung der vasomotorischen Reaktion im Katzenhirn unter solchen Umständen vom Orte des Stromdurchgangs in Stärke und Dauer als vollkommen unabhängig. Nach SCHOLZ lassen sich die beim Menschen beobachteten Hirnschädigungen nach Elektroschockbehandlung nicht als Folge eines unmittelbar vom elektrischen Reiz verursachten vasomotorischen Effektes verstehen. „Vielmehr spricht die im Grunde gleiche Form des Schadens wie bei Spontan- und anderen therapeutischen Krämpfen dafür, daß auch hier der Krampf mit den ihm eigenen ausgedehnten vasomotorischen Störungen selbst das Maßgebliche für Zustandekommen und Ausformung der Durchblutungsstörungen und der davon abhängigen Hirnveränderungen ist." Nach SCHOLZ deutet vieles darauf hin, daß wir besonders bei den tigrolytischen Veränderungsformen den morphologischen Ausdruck einer weitgehenden *Erschöpfung der Nervenzelle* vor uns sehen (CASPERSSON 1941, HYDEN 1943). Nach JENNY können im Anschluß an elektrisch bedingte Schäden des Gehirns gelegentlich *epileptische* bzw. *epileptoide* Anfälle auftreten, die sich aber zurückbilden. Nach PANSE wird nach Hirndurchströmungen der ursächliche Zusammenhang cerebraler Krampfanfälle mit dem Bild einer genuinen Epilepsie mit größter Vorsicht zu prüfen sein. Er gibt aber die Möglichkeit eines Kausalzusammenhanges zu, insbesondere dann, wenn sich cerebrale Herderscheinungen finden, die auf eine umschriebene Hirnschädigung hinweisen und andererseits bei der genuinen Epilepsie fehlen. Er empfiehlt in solchen Fällen die Durchführung von Liquoruntersuchungen und die Encephalographie. Auch andere Herderscheinungen wurden nach elektrischen Unfällen beobachtet. Besonders sollen die *Stammganglien* gegenüber elektrischen Insulten relativ anfällig sein (PANSE). Das gleichzeitige Auftreten von *Chorea* und *Athetose* nach elektrischen Unfällen wurde beschrieben (CROUZON, CHAVANY und MARTIN 1924, LOEWENSTEIN 1932). PANSE beschreibt 2 Fälle von *Parkinsonismus* nach elektrischer Durchströmung (höchstens 220 V), KARTAGENER (1936) ein parkinsonistisches Bild nach Durchströmung mit 550 V und BIANCHI ein solches bei einem 35jährigen Mann. In solchen Fällen muß das Bestehen einer genuinen Schüttellähmung bzw. einer voraufgegangenen Encephalitis epidemica ausgeschlossen werden. Bei den beschriebenen *Hemiplegien* nach elektrischen Stromeinwirkungen (SCHWARZ 1931, CRITCHLEY) wird man die Möglichkeit arteriosklerotischer oder sonstiger Gefäßveränderungen mit in Betracht ziehen müssen. Die *pathologisch-anatomischen Befunde* bei elektrischen Verletzungen des Gehirns, bei denen eine Verbrennung im Bereich des Kopfes nicht stattgefunden hat, sind bisher sehr unbefriedigend. Es werden kleine und kleinste Blutungen in der Rinde, in der Umgebung des 3. Ventrikels und des Aquäductus sowie am Boden des 4. Ventrikels beschrieben. KAWAMURA (1921) und POLLAK (1934) beschreiben Gefäßzerreißungen. Auch sollen Zellveränderungen wie Schwellung, Vacuolisation, Verlagerung und Schädigung des Kerns und Chromatolyse beobachtet werden. PETERS mahnt aber bei solchen Befunden zur Vorsicht, da die Beurteilung dieser Veränderungen sehr schwierig ist. Auch KOEPPEN konnte eine spezifische Einwirkung des elektrischen Stroms auf das Nervenparenchym des Gehirns aus eigenen pathologisch-anatomischen Befunden, die zum Teil von HALLERVORDEN nachuntersucht wurden, nicht herleiten.

ad 2. Es liegen eine Reihe von Beobachtungen über *spinalatrophische* Folgezustände nach elektrischen Unfällen, die vor allem von PANSE bearbeitet wurden, vor. Diese Veränderungen werden als spezifisch-elektrische Folgeerscheinungen gedeutet. Die beobachteten Spannungen lagen meist unter 1000 V. Unmittelbar nach der Stromeinwirkung verspürt der Patient an der Extremität, die mit dem Strom in Verbindung stand, Parästhesien und Schwäche. Nach einem Intervall von Tagen, aber auch bis zu mehreren Monaten, entwickelt sich eine schlaffe Lähmung mit Atrophien. Die Rückenmarksschädigungen sind vor allem in den Vorderhörnern sowie in der grauen Substanz in der Umgebung des Zentralkanals lokalisiert. Die Abhängigkeit der spinalen Schädigung vom Stromweg ist meist deutlich. Bei Durchströmung von *Arm* zu *Arm* treten die Atrophien im *Schultergürtel* auf, beim Stromweg durch *beide Beine* sind die Schädigungen am *Lendenmark* und dessen Nähe lokalisiert. Verbrennungen an den berührten Stellen sind den niedrigen Stromstärken entsprechend geringgradig, beschränken sich auf Strommarken oder fehlen ganz. Gelegentlich finden sich neben den *Muskelatrophien* vom *spinalen* Ausbreitungstyp *sensible* Begleitstörungen in *spinaler* Anordnung mit vasomotorischen und trophischen Störungen ähnlich der *Syringomyelie*. Leichteste Zustände dieser Art werden oft übersehen (PANSE). Es besteht eine deutliche Tendenz zur Rückbildung. Nach PANSE kommt es in seltenen Fällen zu progredienten Zuständen mit zunehmender Ausbreitung bis zum Bild der *amyotrophen Lateralsklerose*. Neben diesen atrophischen Lähmungen vom Vorderhorntypus wurden auch spinale Störungen mit vorwiegend

spastischen Erscheinungen beschrieben (PANSE, BODECHTEL 1939, PIETRUSKY).
LINCK (1939) beschreibt einen Krankheitsfall, bei dem sich einige Wochen nach
einem elektrischen Unfall zunehmend das Bild einer spastisch-ataktischen
Schwäche beider Beine entwickelte, von der später auch die oberen Extremitäten
betroffen wurden und zuletzt *bulbäre* Symptome auftraten. *Pathologisch-anatomisch* fanden sich *Markscheidenausfälle* in den Pyramidenbahnen, in der Brücke
und in der Medulla oblongata. Die Veränderungen waren denen einer *amyotrophischen Lateralsklerose* sehr ähnlich. Auch wurden Bilder beobachtet, die
in ihrer Symptomatologie einen Vergleich mit der *multiplen Sklerose* nahelegen
(kasuistische Literatur s. PANSE und JENNY). Es besteht die Frage, ob eine
multiple Sklerose durch ein elektrisches Trauma ausgelöst oder verschlimmert
wird. PANSE vertritt die Ansicht, daß ein ursächlicher Zusammenhang im Sinne
der Verschlimmerung nicht abgelehnt werden könne, wenn ein akuter Schub
der multiplen Sklerose in unmittelbarem Anschluß an eine eindeutige elektrische
Durchströmung mit nennenswerter Stromstärke auftritt. Er macht hierbei
vor allen Dingen geltend, daß die „multiple Sklerose-Herde" ebenfalls gefäß-
abhängig sind, also von Funktionsgliedern ausgehen, an denen auch die elektrische Stromwirkung zumindest einen ihrer Angriffspunkte hat. JENNY hält
den Zusammenhang zwischen „spezifisch-elektrischer Unfallfolge" und vor-
zeitiger Auslösung einer schicksalsmäßig verlaufenden Nervenerkrankung für
unwahrscheinlich, macht aber einzig für die *multiple Sklerose* und vielleicht
für die *amyotrophische Lateralsklerose* eine Ausnahme. Auch Phrenicusparesen
nach elektrischen Unfällen kommen vor. So wurde vor einigen Monaten ein
Patient in unserer Klinik beobachtet, bei dem nach einer Starkstromverletzung
ein Muskelausfall des rechten Deltoideusmuskels und eine rechtsseitige Phrenicus-
lähmung aufgetreten waren, die sich nach 3 Jahren nicht zurückgebildet hatte.
Die Anerkennung der Unfallfolge war bereits durch PANSE erfolgt (elektrische
Schädigung des Rückenmarks im Bereich von C IV—V).

Die *pathogenetischen* Zusammenhänge dieser „spezifisch-elektrischen" (nicht
Verbrennungen!) Folgeerscheinungen sind noch sehr unklar. PANSE erklärt die
spinalen Prozesse nicht durch eine unmittelbare Gewebsschädigung, sondern
durch mittelbare, auf dem Wege der Gefäßinnervation entstehende *vasomotorische* Störungen im Rückenmark. Nach ihm macht vor allem das häufige halb-
seitige Überwiegen der Störungen auf der Seite des Stromdurchtritts die vasomotorische Genese wahrscheinlich. Er selbst weist aber darauf hin, daß diese
Deutung noch nicht sicher sei, zumal systematische, histologische Serienschnitt-
untersuchungen an solchen Fällen noch fehlen. JENNY macht für diese Störungen kleine und kleinste *Blutungen* verantwortlich. Er hält diese kleinsten
perivasculären Blutungen für die Folge der starken Blutdrucksteigerungen
infolge des intensiven Muskelkrampfes. Seine Ansicht, „daß die größte Blutdrucksteigerung im Bereich der von elektrischer Energie durchströmten und
damit im Krampfzustand befindlichen Muskulatur und in deren engster Nachbarschaft festzustellen sei", ist in dieser Form mißverständlich. Die Blutdruckerhöhung im arteriellen Kreislauf ist stets eine allgemeine, zu lokalen Steigerungen kann es wohl im Capillargebiet durch Stauung (z. B. im Bereich der
Skeletmuskulatur) kommen. Auf diese Weise könnten kleinste diapedetische
Blutungen auftreten. Jedoch dürfte es fraglich sein, ob die Voraussetzungen
für das Zustandekommen solcher diapedetischer Blutungen innerhalb des Rückenmarks gegeben sind, da auch bei intensiven Muskelkrämpfen der Blutabfluß
aus dem Rückenmark selbst nicht mit Sicherheit gestört zu sein braucht. Es
taucht die Frage auf, ob nicht die den spinal-atrophischen bzw. spastischen
Symptomen zugrunde liegenden Veränderungen des Rückenmarks doch letzten

Endes thermischer Genese sind. Nach dem vorliegenden Schrifttum erscheint auch diese Erklärung nicht wahrscheinlich. Die Frage des Zustandekommens dieser Schädigungen bleibt damit vorerst noch ungeklärt.

Für die *Anerkennung* einer Erkrankung des Zentralnervensystems als „spezifisch-elektrische" Folge müssen nach JENNY folgende Vorbedingungen erfüllt sein:

1. Der elektrische Unfall muß erwiesen sein.

2. Eine andere Ätiologie (Sturz usw.) muß von vornherein ausgeschlossen sein.

3. Der menschliche Körper muß auf längerer Strecke vom elektrischen Strom durchflossen worden sein. Ein Stromweg von einem zum anderen Finger der gleichen Hand genügt jedenfalls nicht.

4. Die Stromstärke muß eine derartige Intensität erreichen, daß infolge des dabei auftretenden Muskelkrampfes eine erhebliche Blutdrucksteigerung zustande kommt. Schwachströme sind demnach nicht geeignet, eine Schädigung des Nervensystems zu verursachen.

5. Die neurologischen Störungen müssen bei einem vorher gesunden Menschen „in nahem zeitlichen Zusammenhang mit dem elektrischen Trauma" (PANSE) in Erscheinung treten. Eine mehrere Wochen oder gar nach freiem Intervall in Erscheinung tretende Nervenkrankheit kann selbstverständlich nicht als Unfallfolge anerkannt werden.

6. Der Krankheitsverlauf über Wochen und Monate darf sich nicht mit einer schicksalsmäßig verlaufenden, allmählich oder schubweise sich verschlimmernden Nervenerkrankung decken. Bei der „spezifisch-elektrischen", sehr oft nur einseitig lokalisierten Schädigung des Zentralnervensystems beobachten wir meist nach Wochen oder nach Monaten eine deutliche Besserung, wenn nicht gar eine Heilung. In den übrigen Fällen bleibt der Zustand zum mindesten stationär. Eine nachträgliche gleichmäßige, schubweise Verschlimmerung kennen wir dagegen nicht. Fortschreitende Erkrankungen, die sich allmählich unter ein bekanntes neurologisches Krankheitsbild einordnen lassen, sind keine Folgen elektrischer Unfälle.

Ob für die Anerkennung die Feststellung einer erheblichen Blutdrucksteigerung eine zwingende Voraussetzung ist, muß allerdings bei der zur Zeit noch ungeklärten Frage der Pathogenese der elektrischen Rückenmarksschädigung dahingestellt bleiben (s. oben).

ad 3. Bei den *thermischen* Schädigungen des Zentralnervensystems handelt es sich meist um Unfälle an *Hochspannungsleitungen*, insbesondere durch *Flammenbogen* oder durch *Blitzverletzungen*. Der Schädelknochen bietet dem Strom einen sehr hohen Widerstand, so daß es zu einer besonders starken Wärmeentwicklung im Bereich des Schädels kommt. Bei solchen Verbrennungen kann die Dura bzw. die Hirnsubstanz nach Zerstörung des Schädelknochens unmittelbar getroffen werden. Aber auch bei Erhaltung der Lamina interna kann es zu schweren Hitzeschäden der Dura oder des Gehirns kommen, die dann das Bild der *traumatischen Encephalopathie*, die häufig mit cerebralen Krampfanfällen vergesellschaftet ist, nach sich ziehen. Die *akute Gefahr* besteht in erster Linie in der Entwicklung eines *Hirnödems* bzw. in einer durch *vermehrte Liquorproduktion* eintretenden Drucksteigerung (bei *Hirnödem Osmotherapie*, bei gesteigerter *Liquorproduktion Lumbalpunktion*. Wegen der Möglichkeit eines gleichzeitig bestehenden Hirnödems Vorsicht bei der Entlastung!). PANSE schätzt die Komplikationen durch die Entwicklung eines *Hirnabscesses* nach Schädelverbrennungen auf 15%. Als *Spätschäden* sind vor allem *Narbenbildungen* mit traumatisch epileptischen Anfällen zu nennen. Thermische Schäden treten auch im *Rückenmark* auf, wo es zu Verwachsungen der Häute (*Arachnoiditis*) kommt (FOERSTER). Thermische Verletzungen des Rückenmarks sind aber selten.

ad 4. Siehe Verbrennungen.

ad 5. Bei erheblichen Verbrennungen im Bereich des Halses oder Kopfes können sich Intimaschädigungen der Gehirngefäße mit konsekutiver Thrombose entwickeln. Diese Schäden betreffen vor allem die *Carotiden* sowie die Venen und venösen *Sinus* des Gehirns.

b) Peripheres Nervensystem. Die Schädigungen des peripheren Nerven werden nach Jenny folgendermaßen eingeteilt:

1. Mechanisch verursachte Nervenschädigungen infolge Muskelkrampf.
2. Hitzeschädigungen mit Narbenbildung und sekundärer Druckschädigung des peripheren Nerven.
3. Toxische und infektiös-toxische Nervenschädigungen nach schweren Verbrennungen.

„Spezifische elektrische" Neuritiden, die in der älteren Literatur beschrieben sind, gibt es nicht (Koeppen, Jenny). Die „Blitzlähmungen" dürfen nicht als Ausdruck einer Schädigung der peripheren Nerven gedeutet werden (Jenny). Nach Panse handelt es sich hierbei wahrscheinlich um vasomotorisch bedingte Lähmungen. Die Lähmungen sind flüchtig, bilden sich meist nach Stunden wieder zurück. Die Getroffenen haben für die Dauer der Lähmung das Gefühl, die befallenen Glieder nicht mehr zu besitzen. Störungen des *vegetativen Systems* können als Folge von elektrischen Verbrennungen auftreten und das Bild mannigfaltiger neuro-vegetativer Fehlsteuerungen bieten. Nach Zolotov und Zynkin (zit. nach Jenny) sollen im Tierexperiment nach elektrischer Durchströmung Veränderungen an den vegetativen Ganglienzellen nachzuweisen sein.

c) Psychische Störungen. Sie treten nach elektrischen Unfällen in Form von *Schreckreaktionen* auf. Jenny beobachtete, daß bei insgesamt 264 elektrischen Unfällen bei 15 Versicherten solche Schreckreaktionen in 12 Fällen in der 2.—3. Woche, in 2 weiteren Fällen in der 4. Woche nach dem Unfall abklangen. Bei einem Patienten kam es nach dem Unfall zu einer Entgleisung in *hysterische* Reaktionen. Möglichst rasche Erledigung der Versicherungsansprüche ist erforderlich.

7. Andere Organe.

In den *Lungen* kann es zu kleinen perivasculären Blutungen in das Lungenparenchym kommen. Jenny beobachtete mehrfach, daß unmittelbar nach dem elektrischen Unfall ein blutig tingiertes Sputum expektoriert wurde. Röntgenologische Untersuchungen führten dabei aber zu keinerlei Ergebnis. Diesen kleinsten Blutungen ist aber kein besonderer Krankheitswert zuzumessen. Allerdings taucht manchmal die Frage auf, ob durch solche Schädigungen der Lunge eine *Aktivierung einer Lungentuberkulose* hervorgerufen wird. Man wird bei der Beurteilung dieser Frage sehr zurückhaltend sein müssen. Auf der anderen Seite kann der Zusammenhang zwischen einer Aktivierung einer Tuberkulose und einem elektrischen Unfall aber nicht generell abgelehnt werden. Es wird darauf ankommen, ob eine solche Aktivierung unmittelbar nach dem Unfall eingetreten ist, und ob das Trauma geeignet war, die Lunge anatomisch zu schädigen. Die Frage einer solchen Aktivierung einer Lungentuberkulose taucht auch im Anschluß an schwere elektrische Verbrennungen auf, bei denen die freiwerdenden Eiweißzerfallsprodukte unter Umständen eine derartige Verschlechterung der Abwehrlage herbeiführen können, daß es zum Aufflackern einer latenten Tuberkulose kommt. Bei solchen Verbrennungen ist auch die Möglichkeit der Entstehung eines *metastatischen Lungenabscesses* nicht ausgeschlossen (Jenny).

Auch im Bereich des *Magen-Darmtraktes* kann es zu kleinen und kleinsten perivasculären Blutungen kommen. Die *Entstehung* eines *Ulcus* auf Grund solcher Blutungen ist abzulehnen. Kommt es unmittelbar an den elektrischen Unfall zu einer *Blutung* aus einem schon vorhandenen Geschwür des Magens oder Zwölffingerdarms, so ist ein kausaler Zusammenhang zwischen der Blutung und dem Unfall wahrscheinlich. Die Ulcuskrankheit selbst kann aber nicht als durch den Unfall bedingt angesehen werden. Nach ausgedehnten *Verbrennungen* dagegen können sich *Gastritiden, Enteritiden, Ulcera ventriculi* und *duodeni* entwickeln. In solchen Fällen ist die Entstehung des Leidens als unfallbedingt anzuerkennen.

Leberschädigungen können sich nach schweren *elektrischen Verbrennungen* entwickeln (s. Verbrennungen). Ebenso kann es infolge elektrischer Verbrennungen zu *Nierenschädigungen* vom vorwiegend *nephrotischen* Typ kommen (s. S. 112).

Ein Zusammenhang zwischen der *Entstehung des Diabetes* und einer elektrisch bedingten Schädigung des Pankreas ist abzulehnen. Selbst wenn man annehmen würde, daß es zu kleinen multiplen, perivasculären Blutungen gekommen sei, könnte eine solche Schädigung höchstens den Krankheitsverlauf vorübergehend verschlimmern. Am schicksalsmäßigen Verlauf des Leidens wird dadurch nichts geändert (Koeppen, Jenny). Die *Verschlimmerung eines Diabetes* durch schwere *elektrische Verbrennungen* ist dagegen zuzugeben, wenn anzunehmen ist, daß die Verbrennungen so schwerwiegend waren, daß durch die Eiweißzerfallsprodukte bzw. die sekundär entzündlichen Prozesse der an sich schon minderwertige Inselapparat weiter geschädigt wurde. Auch könnte es dadurch zu einer vorzeitigen Manifestierung eines bis dahin latent gebliebenen Diabetes kommen. Nicht zu verwechseln mit einem *Diabetes mellitus* ist eine *extrainsulinare Reizglykosurie*. Eine solche vorübergehende Glykosurie kann als Folge einer Reizung diencephaler Regulationsgebiete nach elektrischen Unfällen auftreten, ist aber harmloser Natur. Koeppen hat unter 650 eigenen Beobachtungen elektrischer Unfälle nicht einen einzigen unfallbedingten Diabetes mellitus gesehen.

Die Entstehung eines *Diabetes insipidus* als Folge eines elektrischen Unfalls wird man bei entsprechenden Brückensymptomen und nachweisbaren organischen Hirnschädigungen in Erwägung ziehen müssen. Die Beurteilung der Entstehung einer *Thyreotoxikose* durch einen elektrischen Unfall ist nur von Fall zu Fall zu entscheiden. Jenny hält bei den von Behrendt und Tröll beschriebenen Fällen von Morbus Basedow nach elektrischen Unfällen einen Kausalzusammenhang für unwahrscheinlich, da in beiden Fällen zwischen Trauma und ersten klinischen Erscheinungen ein ungewöhnlich langes, freies Intervall von 6 Monaten bzw. mehr als 3 Jahren bestand und an Hand der Arbeit nicht zu entscheiden sei, ob das Unfallereignis wirklich als Schreckerlebnis gewertet werden dürfe oder nicht. Den von Veil und Sturm anerkannten Fall von *Thyreotoxikose* nach elektrischem Unfall hat Koeppen nachuntersucht und dabei festgestellt, daß die typischen klinischen Erscheinungen der Hyperthyreose bereits Jahre vor dem angeblichen elektrischen Trauma bestanden haben. Für die Anerkennung einer *Thyreotoxikose* als Folge eines elektrischen Unfalls muß gefordert werden, daß der Unfall erheblich, das *Schreckerlebnis* schwer war, und daß bei Ausschluß einer schon vor dem Unfall bestehenden Erkrankung die Symptome sich innerhalb einiger Wochen entwickeln. Bei den Schädigungen des *Auges* infolge elektrischer Unfälle ist zu unterscheiden zwischen den Reizungen durch intensive Lichteinwirkung (vor allem der Konjunktiven, der Cornea und des Sehnerven) und den Schädigungen durch die elektrischen Verletzungen. Eine häufige Folge der elektrischen Verletzungen des Schädels ist die *Katarakta electrica*. Diese Linsentrübungen können sich nach wenigen Tagen oder auch erst nach Monaten entwickeln. Die Starbildung kann einseitig bleiben, geht aber oft auf beide Linsen über. Bis zur Reifung des Stars können Jahre vergehen. Im Beginn ist die subkapsuläre Lage der Trübungen charakteristisch. Jenny zitiert über den Entstehungsmodus folgende Angaben Hegners: ,,Das pathologische Geschehen, das einer solchen Linsenschädigung zugrunde liegt, war Gegenstand eingehender Forschungen und vielfacher Experimente. Eine eindeutige Lösung des Problems liegt aber noch nicht vor. Eine gewisse Wahrscheinlichkeit hat die durch Experimente gestützte Annahme einer Schädigung des Linsenepithels oder des Ciliarkörpers, wodurch eine Ernährungsstörung im Bereich der Linse verursacht wird. Einzelne Forscher schreiben die Entstehung der Katarakta der Wärmebildung zu; andere glauben an die Wirkung der strahlenden Energie, und eine weitere Theorie sieht die Ursache in einem rein mechanischen Insult. Das Problem harrt noch der endgültigen Aufklärung.''

Nach schweren Kopfverbrennungen kann neben der Starbildung auch eine *Iritis* und *retrobulbäre Neuritis* auftreten (Hubin 1934). Kleinere oder auch größere *hämorrhagische Herde der Netzhaut* und vereinzelt *Netzhautablösungen* wurden beschrieben.

Nach intensiver Blendung (z. B. elektrischer Flammenbogen, Kurzschlußflamme, elektrischer Schmelzofen, Schweißapparate, Filmsonnen) wurden am Augenhintergrund ‚chorioretinale Herdchen mit nachfolgenden narbigen Veränderungen in der Netzhaut beobachtet. Wahrscheinlich handelt es sich hierbei in erster Linie um Wärmeschädigungen der Aderhaut, wobei die Netzhaut erst sekundär in Mitleidenschaft gezogen wird. Auch kann es in seltenen Fällen zu einer *Iritis* kommen (Knapp, Roy, Thies, zit. nach Jenny).

Schädigungen des *Gehörs* äußern sich vielfach dadurch, daß unmittelbar nach dem elektrischen Trauma Klagen über *Ohrensausen* und *Schwerhörigkeit* geäußert werden, die meist schnell wieder verschwinden. Bleibende Schwerhörigkeit wird von Pietrusky als große Ausnahme bezeichnet. Auch werden *Gleichgewichtsstörungen* selten beobachtet. Daß Hörstörungen auftreten, wenn das Gehörorgan selbst eine *Hitzeschädigung* erleidet, ist ohne weiteres verständlich. An solche Hitzeschädigungen können sich infolge nekrotisierender Prozesse eine *Mastoiditis*, eine *Sinusthrombose*, eine *Meningitis* oder auch ein *Hirnabsceß* entwickeln. Die Frage, ob Hörstörungen auch als Folge kleinster perivasculärer Blutungen im Bereich des Innenohres auftreten können, ist bisher ungeklärt.

Jenny weist darauf hin, daß es kein längeres freies Intervall zwischen elektrischem Unfall und Manifestwerden der Schädigung gibt, wenn ein Kausalzusammenhang wirklich angenommen werden darf. Für diejenigen Gehörstörungen, die als Folge eines elektrischen Traumas, welches das Ohr selbst nicht betroffen hat, im Sinne einer ,,*Fernschädigung*'' diskutiert werden, müssen nach Jenny die von Nager und Ruedi (1931) geforderten Voraussetzungen erfüllt sein:

1. Der geltend gemachte elektrische Unfall muß erwiesen sein. Die Abklärung sollte, wenn immer möglich, durch einen elektrotechnischen Ingenieur und nicht durch irgendeinen Inspektor durchgeführt werden.

2. Vor dem Unfallereignis muß das Hörvermögen normal gewesen sein.

3. Der erhobene Befund muß demjenigen einer Innenohrschwerhörigkeit entsprechen.

4. Entsprechend den oben gemachten Ausführungen verlangen wir außerdem, daß die klinischen Erscheinungen unmittelbar im Anschluß an das Trauma und ohne freies Intervall auftreten.

Schädigungen durch Erschütterungen und Vibrationen.

Von

F. Grosse-Brockhoff.

Mit 2 Abbildungen.

1. Preßluftwerkzeuge und ihre Verwendung.

Das Auftreten krankhafter Schäden des Organismus bzw. seiner Gliedmaßen durch Erschütterungen ist seit der Einführung der Preßluftwerkzeuge bekannt (geschichtliche Daten über die Entwicklung und Verbreitung der Preßluftwerkzeuge s. LAARMANN 1944 und HAGEN 1947). Man versteht unter Preßluftwerkzeugen alle tragbaren, mit Preßluft betriebenen Arbeitswerkzeuge, wobei die in der Preßluft aufgespeicherte Energie derart ausgenutzt wird, daß es zu einer geradlinigen Schlag- bzw. Druckwirkung oder zu einer infolge Drehbewegungen eintretenden Bohrwirkung des Werkzeuges kommt. Mit Preßluft werden außerdem Sandstrahlgebläse, Spritz- und Anstrichmaschinen usw. betrieben. Arbeitsmedizinisches und sozialhygienisches Interesse haben lediglich die Schlagwerkzeuge, da nur bei dieser Kategorie von Druckluftwerkzeugen nach längerem Gebrauch infolge der Erschütterungen ernsthaftere Gesundheitsstörungen auftreten können. Man unterscheidet hierbei in der Hauptsache: Abbau-, Bohr-, Meißel-, Stemm-, Spaten- und Stampfhämmer. Das Prinzip dieser Geräte beruht darauf, daß in einem Zylinder ein massiver Kolben dadurch geradlinig hin- und herbewegt wird, daß die auf etwa 4 atü verdichtete Preßluft infolge einer Steuervorrichtung abwechselnd auf die Ober- oder Unterfläche des Kolbens drückt. Der Kolben schlägt dabei auf einen Bolzen, der seinerseits die Schlagkraft des Kolbens auf das den Werkstoff bearbeitende Spitzeisen überträgt. Die Schlagkraft eines modernen Abbauhammers beträgt 0,75—1,2 PS. Dabei ist ein vom Arbeiter aufzubringender Andruck von etwa 24—30 kg notwendig. Während die anfangs gebauten Hämmer (Gewicht 2,5—6,0 kg) über einen kleinen Zylinderdurchmesser und kurzen Hub bei hohen Schlagzahlen (1500 bis 2800/min) verfügten, haben die modernen Abbauhämmer einen größeren Hub und sind schwerer (12—14 kg), während ihre Schlagzahlen geringer sind (500 bis 1200/min). (Technische Angaben nach LAARMANN, s. auch HAGEN.)

Die Anwendung der Preßluftwerkzeuge zu Abbau- und Aufbauarbeiten erstreckt sich auf folgende Industriezweige: Bergbau, Straßenbau, Tiefbau, Tunnel- und Stollenbau, Brückenbau, Hafenbau, Abbauunternehmungen, Wasserbau, Hüttenindustrie, chemische und verwandte Industrien. Das Schlagbohren wird vor allem bei der Gewinnung von Kohlen, Mineralien und anderen Gesteinsarten durchgeführt. Der Arbeitseffekt wird hierbei durch die abkeilende Wirkung des Bohrhammers erzielt. Nach jedem Schlag des Arbeitskolbens wird der Bohrmeißel mit der Bohrkrone bei Rückgang des Kolbens um einen bestimmten Winkel gedreht, damit beim folgenden Schlag neue Kerben geschlagen werden können. (Gewicht der Abbauhämmer zwischen 8 und 50 kg, Bohrhämmer von 15 kg haben eine Schlagzahl von 1000—1200/min. Notwendiger Anpressungsdruck etwa 15—40 kg. Angaben nach HAGEN.)

Beim Nieten unterscheidet man den Niethammer und den ebenfalls mit Druckluft betriebenen Nietgegenhalter. Im Schiffbau werden schlagende Gegenhalter beim Nieten verwendet. Der den Nietgegenhalter bedienende Arbeiter ist den Erschütterungen in gleichem Maße ausgesetzt wie der Nieter selbst. (Durchschnittliches Gewicht 8—12 kg, 700 bis 1200 Schläge/min, Hübe etwa 125—260 mm, Gewicht der beim Leichtmetallbau, z. B. Flugzeugbau verwendeten Niethämmer 1,7—3,8 kg, Schlagzahl 2000—4000/min.) Meißel- und Stemmhämmer werden bei der Ver- und Bearbeitung von Eisen, Stahl und Metalllegierungen gebraucht. Zum Gußspritzen in Gießereien sind besonders kräftige Hammerausführungen erforderlich (Gewicht 2—6 kg, 1000—8000 Schläge/min, Hübe von 12—100 mm; nach Angaben von HAGEN).

Stampfer werden vor allem bei Bauarbeiten, in Gießereien und in der chemischen Industrie benutzt und dienen dazu, einen höheren Festigkeitsgrad halbfeuchter Massen zu erreichen (Gewicht zwischen 4—15 kg, Schlagzahl 250—850/min, Hübe bis zu 350 mm; nach Hagen).

Neben der Verwendung der Preßluftwerkzeuge in der Steinbruchindustrie werden solche Geräte auch bei der Steinbearbeitung selbst, wie Keilarbeiten, Behämmern, Stocken, Bossieren, Scharieren, Bildhauerarbeiten verwendet, wobei vielfach besondere Spezialkonstruktionen notwendig waren (Näheres s. Hagen).

In die Gruppe der Schlagwerkzeuge sind nach der IV. Verordnung über Ausdehnung der Unfallversicherung auf Berufskrankheiten auch die Anklopfmaschinen der Schuhindustrie einbezogen, während vorher nur tragbare, nicht aber stationäre (ortsfeste) Schlagwerkzeuge darunter fielen. Die Anklopfmaschinen dienen der Anpassung des Leders auf die Form des Leistens. Metallrollen, die auf einer Rolle exzentrisch beweglich sind, werden bei einer Umdrehungszahl von 2000/min nach außen geschleudert und schlagen dabei gegen den Leisten. Zum Glätten der Fersenteile dient ein Hammer mit bis zu 9000 Schlägen in der Minute. Die mit dem Schuh überzogenen Leisten werden kräftig gegen die Maschinen gepreßt, so daß der Arbeiter mit seiner haltenden Hand die Erschütterungen der Schläge auffängt, wobei der Ellenbogen fest an die Seite gepreßt ist. Die durchschnittliche 8 Std-Leistung liegt zwischen 600—900 Paar Schuhen.

2. Preßlufterkrankung als Berufskrankheit.

Die Erkrankungen der Knochen, Gelenke und Muskeln durch Arbeiten mit Preßluftwerkzeugen wurden erstmalig durch Verordnung des Reichsarbeitsministers über Ausdehnung der Unfallversicherung auf Berufskrankheiten vom 11. 2. 29 unter Versicherungsschutz gestellt. Durch die IV. Verordnung über Ausdehnung der Unfallversicherung auf Berufskrankheiten vom 29. 1. 43 wurde die bisher bestehende Beschränkung der Entschädigungspflicht auf die Erkrankung der Knochen, Muskeln und Gelenke fallengelassen und der Versicherungsschutz auf die Erkrankungen sämtlicher Körpergewebe ausgedehnt. Die Erweiterung der Entschädigungspflicht erstreckt sich vor allem auf Schädigungen der Nerven, Muskeln, Sehnen und Gefäße, die bei begründetem Verdacht auch meldepflichtig sind. Inzwischen wurden die versicherungsrechtlichen Fragen in der V. Verordnung über Ausdehnung der Unfallversicherung auf Berufskrankheiten vom 28. 7. 52 neu festgelegt. Trotz der großen Verbreitung der Preßluftwerkzeuge sind die durch sie bedingten Gesundheitsschädigungen gering, auch wenn die Häufigkeit der Preßluftwerkzeugerkrankungen mit der Gesamtzahl der als entschädigungspflichtig bestätigten anderen Berufskrankheiten verglichen wird. In den Jahren 1929—1938 betrug der durchschnittlich prozentuale Anteil an Erkrankungen durch Preßluftwerkzeugarbeit 3,94% (nach J. Hagen (s. Tabelle 1).

Tabelle 1. *Erkrankungen der Muskeln, Knochen und Gelenke durch Arbeiten mit Preßluftwerkzeugen und Gesamtzahl aller versicherten Berufskrankheiten in den Jahren 1929—1938, die von den staatlichen Gewerbeärzten in Preußen bestätigt wurden.* (Nach Hagen.)

Jahr	Erkrankungen durch Preßluftwerkzeugarbeit		Gesamtzahl der bestätigten entschädigungspflichtigen Berufskrankheiten	Prozentualer Anteil der Erkrankungen der Preßluftwerkzeugarbeiter
	gemeldete	bestätigte		
1929	331	34	2130	1,59
1930	334	40	1560	2,56
1931	214	54	2620	2,06
1932	135	63	1615	3,89
1933	119	48	1734	2,76
1934	147	56	2000	2,80
1935	166	56	2111	2,65
1936	114	76	2418	3,14
1937 und 1938	1108	611	10150	6,01
Zusammen	2668	1038	26338	3,94

Rostock errechnete 1932, daß sich Preßlufterkrankungen nur bei 0,008% der Belegschaft des gesamten Ruhrkohlenbergbaues finden ließen. 1936 bezogen rund $1/_{10}$% der an der Ruhr beschäftigten Bergleute Rente wegen anerkannter Gesundheitsstörungen infolge Arbeitens mit Preßluftwerkzeugen (Bürkle de la Camp).

Aus der folgenden Tabelle 2 (nach Laarmann) gehen die bisher durch die Sektion II Bochum anerkannten Preßlufterkrankungen, die Belegschaftsstärke des Ruhrbergbaues in den einzelnen Jahren sowie die Prozentzahlen, die vom Verhältnis der anerkannten und gemeldeten Fälle und der anerkannten Fälle zur Belegschaftstärke des betreffenden Jahres hervor.

Tabelle 2. (Nach Laarmann.)

Jahr	Belegschaftsstärke des Ruhrbergbaues	Anzahl der Erkrankungsfälle		Prozentzahl der anerkannten Fälle	
		gemeldet	anerkannt	von den gemeldeten Fällen	von der Belegschaftsstärke
1929	384810	239	25	10,5	0,0068
1930	345241	280	60	21,4	0,017
1931	259888	160	76	47,5	0,021
1932	210607	101	60	59,4	0,028
1933	216649	92	55	59,8	0,024
1934	231982	119	75	63,0	0,032
1935	243148	138	69	50,0	0,028
1936	251840	234	94	40,1	0,038
1937	300694	329	178	54,1	0,059
1938	324367	697	356	51,1	0,11
1939	325805	894	502	56,2	0,15
1940	330082	1014	446	43,9	0,19
1941	340840	1553	599	38,6	0,17
Zusammen		5949	2595	43,6	

Es erhebt sich noch die Frage, ob von den Schlagwerkzeugen bestimmte Arten besonders leicht zur Schädigung führen. Diese Frage ist aber bisher nicht eindeutig zu beantworten, da vielfach verschiedene Preßluftgeräte nebeneinander benutzt werden und die Dauer, mit der die Werkzeuge während der Arbeitsschicht gebraucht werden, außerordentlich unterschiedlich ist. Hagen schließt aus den Erfahrungen der Praxis, daß jedes Preßluftwerkzeug aus der Gruppe der Schlagwerkzeuge heutiger Konstruktion, abgesehen vielleicht von den kleinen Hämmern für die Leichtmetallverarbeitung, nach genügend langer Beschäftigungsdauer und bei entsprechender Konstitution zu Schädigungen führen kann.

Was die Frage der Beteiligung der einzelnen Gelenke an den Schädigungen anlangt, so stehen die Veränderungen im Ellenbogengelenk ganz im Vordergrund (s. Tabelle 3).

Tabelle 3. (Nach Laarmann.)

	Überhaupt erkrankt (zum Teil neben anderen Gelenken)				Allein erkrankt			Gleichzeitig erkrankt
	rechts %	links %	doppelseitig %	zusammen %	einseitig %	doppelseitig %	zusammen %	
Ellenbogengelenk . .	44,1	10,2	35,1	89,4	45,5	27,7	76,2	Ellenbogen- und Schultergelenk 7,2%
Handgelenk	2,2	0,8	1,8	4,8	—	—	—	Ellenbogen und Handgelenk 3,4%
Handwurzelknochen .	4,7	2,6	2,2	9,5	—	—	—	Ellenbogen , Hand- und Schultergelenk 2,0%
Handgelenk, einschl. Handwurzelknochen .	6,9	3,4	4,0	14,3	6,2	1,4	7,6	Schulter- und Handgelenk 0,5%
Schultergelenk . . .	4,7	1,8	4,6	11,1	1,2	0,2	1,4	Sonstige Erkrankungen 1,2%
				114,8			85,2	

Auf die Frage, warum gerade das Ellenbogengelenk so bevorzugt befallen wird, ist noch zurückzukommen.

3. Die Rückstoßwirkung.

Es kann auf Grund der Erfahrungen und experimenteller Untersuchungen angenommen werden, daß vor allem der Rückstoß der Preßluftwerkzeuge als Ursache der auftretenden Gelenkschädigungen anzusehen ist (Bürkle de la Camp, Andreesen, Sommer, Laarmann, Hagen). Auf die Bedeutung konstitutioneller Faktoren wird später noch einzugehen sein. Der Rückschlag der Geräte beruht auf 2 Faktoren: Die erste Ursache ist durch die Prellschläge des durch den Handdruck nach jedem Kolbenschlag wieder vorgetriebenen und auf den Bund des Spitzeisens aufprallenden Hammers gegeben. Jedem Aufschlag des in das Werkzeug eingesetzten Werkstückes auf das zu bearbeitende Material entspricht ein Rückschlag, der um so kräftiger ist, je größer das Gewicht des Arbeitsgerätes und der Aufschlag des Arbeitskolbens auf das Werkstück und je härter die Festigkeit des bearbeiteten Materials ist. Die zweite Ursache des Rückschlages basiert darauf, daß beim Rückprall des Arbeitskolbens nach dem Aufschlagen auf das Werkstück zwischen Kolben und Handgriff des Werkzeuges ein Kompressionsdruck entsteht, der bei den heute üblichen Konstruktionen im Gegensatz zu den beim Vorwärtsschnellen des Kolbens vorhandenen Kompressionsdruck nirgends entweichen kann. Da dieser Verdichtungsdruck plötzlich ansteigt, wirkt er sich als nach rückwärts gerichteter Stoß aus, wodurch der Haltearm des Arbeiters ständig ruckartigen Erschütterungen im Rhythmus der Stoßzahl des Gerätes ausgesetzt ist.

Bei neueren Konstruktionen ist durch Einbau eines Rückstoßminderungsventils dafür Sorge getragen, daß dieser Überdruck ohne Beeinträchtigung der Arbeitsleistung des Werkzeuges weitgehend abgeleitet wird. J. Hagen veröffentlicht einige Zahlen und Kurvenbilder, die mit den so konstruierten Preßluftgeräten im Gegensatz zu den früher üblichen gewonnen wurden. Während bei einem Andruck des Gerätes von 25 kg der Rückstoß ohne Rückstoßdrosselung 4,4 kg beträgt, ist er mit Rückstoßminderungsventil nur 0,8 kg. Durch den Einbau einer geeigneten Vorrichtung zur Rückschlagdrosselung soll sich nach den Ergebnissen auf dem Prüfstand eine Herabsetzung der Rückstoßstärke um mehr als 80% erreichen lassen. Bei der Prüfung der Geräte am Prüfstand zeigt sich indes, daß neben der Konstruktion des Gerätes vor allem der Andruck des Gerätes von Bedeutung ist. Damit ist neben der Art des Gerätes die Art der Handhabung von Wichtigkeit. Schlobach und Meiners unterscheiden entsprechend der verschiedenen Stärke 4 Arten des Andruckes: 1. den Stillstandsandruck, 2. den Gleichlaufandruck, 3. den Überlagerungsandruck und 4. den Schwebeandruck. Beim Stillstandsandruck wurde der Hammer mit einer solchen Stärke angedrückt, daß keine Rückstoßbewegungen zustande kamen. Der hierzu notwendige Kräfteaufwand würde etwa 40 kg und mehr betragen und daher in kurzer Zeit zur Ermüdung führen. Nach den Erfahrungen soll sich der Arbeitsvorgang zwischen Gleichlauf und Schwebeandruck vollziehen, was einem Kräfteaufwand von etwa 15 kg entspricht. Gleichlaufandruck besteht, wenn jedem Kolbenhieb eine Rücklaufbewegung entspricht, während beim Schwebeandruck der Hammerkolben nicht mehr ganz in seine vordere Ruhelage zurückgleitet, sondern „schwebt“. Vom arbeitsphysiologischen Standpunkt aus wird man besser einen geringeren Andruck in Kauf nehmen, mit dem längere Zeit ohne Ermüdung gearbeitet wird. Tritt nämlich Ermüdung ein, so werden die Rückstöße bei absinkender Arbeitsleistung immer stärker, da dann auch ein mittlerer Andruck von etwa 15 kg nicht mehr aufrechterhalten werden kann. Der Einfluß der Ermüdung des Hauers auf den Andruck und die damit verbundene Verstärkung der Rückstöße mit hohen Überlagerungsschwingungen wurde von Steinhoff und Jähnischen kinematographisch festgehalten, wobei gleichzeitig (Zeitlupenaufnahme) veranschaulicht werden konnte, wie sich jedes Kolbenspiel auf die Armmuskulatur bis zu den Bauchmuskeln überträgt (Angaben zit. nach Hagen).

4. Knochen- und Gelenkveränderungen.

a) Ellenbogengelenk. Die Erschütterungen bei der Bedienung der Preßluftwerkzeuge teilen sich dem Ellenbogengelenk in ganz besonderem Maße mit.

Bei der Arbeit mit Preßluftwerkzeugen ist das Ellenbogengelenk in der Ausgangsstellung meist extrem flektiert und wird beim Vorwärtstreiben des Hammers sukzessiv gestreckt, wobei eine zeitweise Lockerung der Gelenkfixation eintritt. Außerdem muß der Bergmann durch drehende und kreisende Bewegungen bei gestrecktem Ellenbogengelenk die Kohle losbrechen, wobei es infolge der Pro- und Supination des Unterarmes zu einer besonderen Erschütterungsbeanspruchung des Radiusköpfchens kommt, die schon im Frühstadium zu einer Deformierung des Radiusköpfchens führt (vielfach pilzförmige Randwulstbildung am Radiusköpfchen). Im Ellenbogengelenk findet ein Umschlag der Kraft- und Gegenkraftwirkung statt. „Im Ellenbogengelenk werden die Erschütterungen erstmalig von einem Gelenk abgefangen und erheblich abgedämpft. Während bis zu diesem Punkt eine starre Weiterleitung erfolgt, findet in ihm ein elastisches Ausweigen statt, an dem Muskulatur, Bänder, Kapsel, Gelenksog und Knorpel sowie die anatomisch bedingte Begrenzung der „Gelenkigkeit" beteiligt sind. Nach unseren Beobachtungen ist es im allgemeinen weniger die *passive* Erschütterung,.die bei der Preßluft schädlich ist, als vielmehr das *aktive* Abfangen der Stöße und sonstigen Hammerwirkungen, wie dies besonders im Ellenbogengelenk durchgeführt wird. Die Gelenke werden aber beim Abfangen nur da aktiv gebraucht, wo eine Richtungsänderung des Kraftflusses erfolgt, und zwar dem Grade nach in der Reihenfolge vom Gerät aus gerechnet. In Gelenken mit kräftigem Muskelmantel kann die Kraft dieses Muskels die Inanspruchnahme der eigenen elastischen Teile natürlich in stärkerem Maße ersparen als denen mit schwächerer Muskulatur" (LAARMANN).

Gelenkmechanische Studien wurden vor allem vom Krankenhaus Bergmannsheil unternommen. Untersuchungen von ROSTOCK haben ergeben, daß die gesamte Gelenkfläche des Speichenköpfchens, der größte Teil der Gelenkfläche des Humerus und etwa $^2/_3$ der Ellenbogengelenkfläche bei den verschiedenen Bewegungsgraden des Ellenbogengelenks während der Preßluftarbeit den Erschütterungen ausgesetzt sein können. Aus röntgenologischen Studien schließt LAARMANN, daß die Elle in ihrem Schaftverlauf bei der Preßluftarbeit die Hauptlast der Hammerwirkung übernimmt, die an sich ursprünglich nur der Speichengelenkfläche im Handgelenk mitgeteilt wird. Im Ellenbogengelenk ist die Ellengelenkfläche Hauptträger dieser Einwirkungen. Elle und Speiche vollführen während der Arbeit mit dem Abbauhammer Verschiebungen gegeneinander, die abbremsend wirken (Einzelheiten s. LAARMANN: Der Preßluftschaden). Die knöchernen Veränderungen des Ellenbogengelenkes entsprechen einem deformierenden Gelenkleiden, bei dem für gewöhnlich die Neubildungs- und Anbauprozesse gegenüber den Abnutzungserscheinungen mehr im Vordergrund stehen. Dabei ist die Neigung zur Bildung freier Gelenkkörper, die meist durch Abbrechen oder allmähliche Herausentwicklung aus den gelenkbildenden Knochenenden heraus entstehen, besonders groß (LINDE, SOMMER, BÜRKLE DE LA CAMP, LAARMANN). Auch können sich die Corpora libera wie bei der Osteochondritis dissecans aus einer lokalen Knochenknorpelnekrose entwickeln, was aber selten ist. Schließlich kann es zur Bildung sog. Abscheidungskörper kommen, die auf Grund von Dauerreizungen der Synovia gebildet werden dürften. Nach LAARMANN können die Gelenkveränderungen des Ellenbogens zusammengefaßt folgendermaßen beschrieben werden: Vergrößerung und Verbreiterung des Kronenfortsatzes der Elle, überhängendes Speichenköpfchen mit Verbreiterung seiner Gelenkflächen, Ausfüllung der Fossa coronoidea und radialis an der Beugeseite und der Fossa olecrani an der Streckseite der Oberarmrolle, Randwülste an allen Gleitflächen des Gelenkes. Besonders kennzeichnend und am frühesten wahrnehmbar ist die Vergrößerung des Kronenfortsatzes der Elle und der seiner

Spitze am Oberarm entsprechenden Grube mit Knochenmassen, die schon bald die Ebene des Knorpels überragen und sich im Seitenbild als knospenartige Vorwölbungen erkennen lassen. In vorgeschrittenen Stadien ist die Gelenkinnenhaut derb und verdickt, der Knorpelbelag zerfressen, von rauher Oberfläche, gelegentlich von unregelmäßigen Herden mit gebüschähnlicher bis blumenkohlartiger Auflockerung besetzt (Operationsbefunde). Subchondrale Knochennekrosen gehen diesen Veränderungen voraus. Die Gelenkkapsel ist in diesen Stadien stark geschrumpft.

    Die Gelenkveränderungen sind nicht für einen Preßluftschaden spezifisch, sondern können auch in gleicher Weise bei anderen Abnutzungsschäden des Gelenks sowie bei primär und sekundär chronischen Arthritiden auftreten. Als besonderes Merkmal des Preßluftschadens des Ellenbogengelenks kann die vorzugsweise stattfindende Lokalisation der Knochenveränderungen an 4 Stellen angesehen werden: am Radiusköpfchen, an der Vorder- und Rückseite des Oberarmschaftes dicht oberhalb der Trochlea, am Processus coronoideus der Elle und am inneren Gelenkrand (Hagen). Bei fortgeschrittenen Fällen sind aber diese Lokalisationsformen der Preßluftschäden nicht mehr zu differenzieren. Bürkle de la Camp hat auf Grund seiner besonders großen Erfahrungen auf die differentialdiagnostischen Schwierigkeiten aufmerksam gemacht und gezeigt, daß gleiche Gelenkveränderungen nicht nur bei alten, sondern auch bei jungen Leuten vorkommen können, die nie mit Preßluftwerkzeugen gearbeitet haben oder nicht einmal schwere

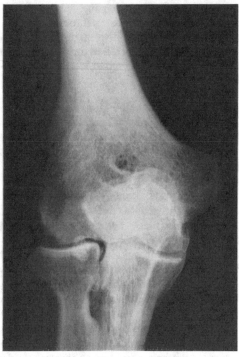

Abb. 1a.

körperliche Arbeit geleistet haben. Angesichts dieser Befunde ist des öfteren die Frage diskutiert worden, ob es dann überhaupt noch berechtigt sei, von einem Preßluftschaden des Gelenkes zu sprechen. Das wird man aber bei entsprechender Berufsanamnese und nach Ausschluß anderer Ursachen mit Fug und Recht tun. Nur muß man beim Zustandekommen dieser Schäden den konstitutionellen Faktor mitberücksichtigen. Die Gelenkveränderungen treten nicht einfach schlechthin nach langjähriger Arbeit mit Preßluftwerkzeugen auf. Die Betätigung von Preßluftwerkzeugen führt wie gewisse andere Schädigungen auch zu einer Abnutzungserkrankung von gewissen Geweben und der entsprechenden Reaktion des Körpers, sofern diese Gewebe konstitutionell in ihrer Widerstandskraft gegen die genannten schädigenden Reize geschwächt, d. h. gegenüber den gesunden Verhältnissen minderwertig sind (Bürkle de la Camp). Derselbe Autor vergleicht die Abnutzungserscheinungen an den Gelenken mit der Materialermüdung am toten Werkstoff bei Überschreiten der Elastizitätsgrenze, z. B. bei einer schlecht gelagerten Welle oder bei einer falsch eingespannten Feder. Während beim toten Material die zerstörende Wirkung nicht durch materialeigene, wiederaufbauende Gegenmaßnahmen aufgehalten oder gemindert wird, treten beim lebenden Gewebe sofort aufbauende, regenerative Vorgänge ein, sobald die degenerativen einsetzen. Konstitutionelle Faktoren spielen auch bei der Manifestation und dem Verlauf anderer Berufskrankheiten eine große Rolle. Das Recht der Anerkennung der Preßluftschädigung als Berufserkrankung wird von solchen Einschränkungen nicht betroffen, denn niemand wird bestreiten, daß die Belastung der Gelenke während der zur Anerkennung notwendigen Frist von 2 Jahren eine außergewöhnliche ist. Daß eine solche überphysiologische Beanspruchung der Gelenke zu einer Beeinflussung der Elastizität des Knorpels

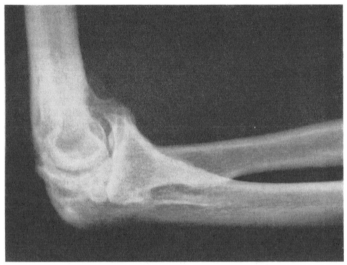

Abb. 1 b.

Abb. 1 a u. b. Veränderungen des Ellenbogengelenkes bei Preßlufthammerschaden. Osteochondrosis dissecans mit freien Gelenkkörpern in Höhe des Capitulum humeri. Fortgeschrittene Gelenkveränderungen wie bei Arthrosis deformans. (Med. Universitätsklinik Bonn.)

gegenüber mechanischen Insulten führt, ist sicher anzunehmen. Durch den Verlust der Elastizität des Knorpels leidet die Gleitfähigkeit der Gelenkenden, die Funktion des Knorpels, als Schutzpuffer mechanische Einwirkungen auf die Gelenkfläche abzufangen, entfällt mehr und mehr, und es entwickelt sich unter gleichzeitiger Einbuße des aktiven Abfangens der Rückstöße durch die Muskulatur, die Bänder und die Gelenkkapsel eine reaktive Wucherung der knöchernen Gelenkteile. (Bezüglich der Entwicklung arthrotischer Gelenkveränderungen sei auf die Literatur bei HAGEN und LAARMANN hingewiesen.) Klinisch steht die Behinderung der Beugung und Streckung im Ellenbogengelenk im Vordergrund, während Pro- und Supinationsbewegungen meist kaum beeinträchtigt sind. Die Höhe der Erwerbsminderung schwankt zwischen 10—45%. Zu bemerken ist noch, daß die Knochenveränderungen auch nach Aufhören der Arbeit mit Preßluftwerkzeugen voranschreiten können.

b) **Schultergelenk.** Das Schultergelenk fängt die Rückstoßbewegungen, vor allem solange sich der Führungsarm in Beugehaltung befindet, federnd und pendelnd ab und unterliegt daher den schädlichen Einflüssen wesentlich weniger als das Ellenbogengelenk. Immerhin wird es bei Arbeiten in Richtung nach schräg oben oder bei Arbeiten, die ein Andrücken des Preßluftgerätes mit der Schulter erforderlich machen, den Rückstößen in stärkerem Maße ausgesetzt. Dabei ist das Schultergelenk oft weniger befallen als das Acromioclaviculargelenk.

Bei Preßluftarbeiten bei flektiertem und leicht abduziertem Oberarm komm es im Schulter-blatt-Schlüsselbeingelenk zu „Sägebewegungen" (Siebs), die zu den Erscheinungen vor-zeitiger Abnutzung im Sinne einer Arthrosis deformans in diesem Gelenk führen. Da die Bedienung der Preßluftwerkzeuge oft abwechselnd mit beiden Armen erfolgt, kommen auch hier doppelseitige Schädigungen der Schulter und Schulterblatt-Schlüsselbeingelenke vor. Röntgenologisch werden sporn- und zackenartige Bildungen an den Enden der Gelenk-flächen, Wulstungen der Gelenkflächen, Verschmälerung des Gelenkspaltes usw. beschrieben. Abflachung des Gelenkkopfes des Schultergelenkes und Ausbildung von Verknöcherungen der Gelenkkapsel werden von Sommer als typisch bezeichnet. Bürkle de la Camp beschreibt das Auftreten einer ausgedehnten Nekrose des Oberarmkopfes, mahnt aber gleichzeitig bei der Beurteilung der Anerkennung zur Vorsicht, da die röntgenologischen Veränderungen an Kopf und Pfanne auch durch Wachstumsstörungen aus der Entwicklungszeit oder anderer entzündlicher oder nichtentzündlicher Prozesse spezifischen oder unspezifischen Charakters bedingt sein können.

Klinisch steht die Beschränkung der Abduktion und Rotation des Oberarms im Vorder-grund, während die Bewegung nach hinten vielfach nicht stärker eingeschränkt ist. Der Grad der Erwerbsminderung schwankt für gewöhnlich zwischen 10—30%.

c) **Handgelenk und Ellenspeichengelenk.** Das Handgelenk wird in der Regel ausschließlich zur Kraftübertragung von Arm zum Gerät bzw. umgekehrt benutzt. Die Kraftlinien gehen geradlinig über das Gelenk weg. Die Erschütterungen werden dabei passiv auf die Speiche übertragen. Elle und Speiche werden bei diesen Erschütterungen in Richtung ihrer Längs-achsen gegeneinander verschoben, so daß vielfach als erstes Zeichen der Schädigung Ab-nutzungserscheinungen an den Berührungsstellen dieser Knochen zwischen Ellenköpfchen und Speichenende auftreten. (Analog den schon beschriebenen Veränderungen zwischen Speichenköpfchen und oberstem Ellenende.) Daneben entwickeln sich meist auch arthro-tische Veränderungen leichteren bis mäßigen Grades im Handgelenk selbst, die vor allem an der Speichenseite, am Processus styloides radii in Erscheinung treten. Daß das Hand-gelenk wesentlich seltener von den Abnutzungsveränderungen befallen wird als das Ellen-bogengelenk, könnte außer den schon angeführten Gründen noch darin seine Ursache haben, daß das Handgelenk mit seiner allseitigen Bewegungsmöglichkeit gegenüber den Erschütte-rungen weniger empfindlich ist als das nur in einer Ebene bewegliche Ellenbogengelenk (Rostock). Außerdem bleibt das Handgelenk weitgehend fixiert, während das Ellenbogen-gelenk die Rückstoßerschütterungen in der Bewegung also zeitweise in gelockertem Zustand auffangen muß.

d) **Mondbein- und Kahnbeinnekrose.** Die *Mondbeinnekrose* (Kienböcksche Krankheit) stellt eine *aseptische, subchondrale Knochennekrose* dar, deren Ätiologie bzw. Pathogenese in der Literatur sehr umstritten ist. Hier kann auf die Pathogenese nur insoweit kurz ein-gegangen werden, als es sich bei der Mondbeinnekrose um die Folge einer Betätigung mit Preßluftgeräten handelt. Daß Mondbeinnekrosen die Folge kleinster Frakturschädigungen (etwa durch Erschütterungen) sein sollen, erscheint schon dadurch unwahrscheinlich, als Mondbeinfrakturen überhaupt ein außerordentlich seltenes Ereignis sind und von allen Brüchen der Handwurzelknochen die Mondbeinfraktur die seltenste ist (Bürkle de la Camp, Rostock, Wette).

Zwei Möglichkeiten sind für die Entstehung der *Mondbeinnekrose* nach Arbeit mit Preß-luftwerkzeugen speziell zu diskutieren: einmal könnte die Mondbeinnekrose Folge einer *Materialerschöpfung* infolge der dauernden Behämmerung sein, zum anderen können *Er-nährungsstörungen* verantwortlich sein. Was die Frage der mechanisch-dynamischen Über-beanspruchung anlangt, so ist vor allem auf die Arbeiten Köstlers hinzuweisen, der zeigte, daß sich bei ulnarer Abduktion und Hyperextension der Hand die weit in den Gelenkraum vorspringende dorsale Kapselfalte zwischen Os lunatum und Speiche einklemmt und so eine stoßdämpfende Wirkung bei Überstreckung der Hand gegenüber äußeren Gewalt-einwirkungen entfaltet. Damit könnte die Seltenheit der Mondbeinfraktur erklärt werden. Hagen weist nun darauf hin, daß die Verhältnisse bei Arbeiten mit Preßluftwerkzeugen anders liegen. Die Mehrzahl dieser Arbeitsgeräte wird mit Hand in Mittelstellung oder nur in geringer Hyperextension geführt. Die stoßdämpfende Pufferwirkung der dorsalen Kapsel-falte kommt hierbei nicht wie bei akuter Hyperextension zur Geltung, da sie außerhalb der Haupteinwirkungslinien des Kraftflusses liegt. „Der Gegenprall zwischen Mondbein und dem entsprechenden artikulierenden Teil der Speiche wird daher in Mittelhandstellung der Hand hart und unabgeschwächt sein, dies um so mehr, als der Arbeiter bei der anatomi-schen Form des Handgelenkes nicht in der Lage ist, durch Straffung seiner Muskulatur die rhythmischen Erschütterungen abzufangen und zu kompensieren. Die mit der Preßluft-werkzeugarbeit verbundenen mechanischen Dauerreize erscheinen daher durchaus geeignet, eine wesentliche Teilursache für eine Schädigung des Mondbeins abzugeben" (Hagen). Nicht weniger wichtig erscheinen die besonderen *Gefäßverhältnisse* des Os lunatum. Die von Köstler röntgenographisch dargestellte Anastomosierung der beuge- und streckwärts am Mondbein eintretenden Blutgefäße weist auf eine besondere Gefährdung der Blutversorgung des Mondbeins hin. Die feinen Seitenäste verlaufen quer zur Unterarmachse und können bei der Art der auftretenden Erschütterungen leicht abgedrückt werden. CORDES hat in anatomischen Untersuchungen festgestellt, daß die ernährenden Blutgefäße von der Beuge- und Streckseite des Mondbeins in den Knochen eintreten, da es nur an diesen Flächen einen periostalen Überzug besitzt, durch den allein Gefäße eintreten können. LAARMANN hat durch röntgenologische Untersuchungen und den Versuch der Darstellung der Gefäße der Handwurzelknochen zeigen können, daß die von der Kapsel zum Mondbein ziehenden Gefäße bei der für Preßluftarbeiten typischen Handstellung gedehnt und gedrosselt werden. Der Autor glaubt die Ergebnisse seiner Versuche als Bestätigung der Ansicht ansehen zu dürfen, daß das *Mondbein für die Dauer des Andrucks ohne Blutversorgung ist.*

Schließlich ist noch daran zu denken, daß durch die Vibrationen

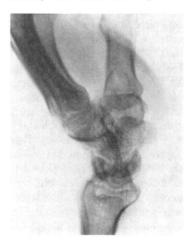

Abb. 2a und b. Inhomogene Verdichtung der Knochenstruktur im Os lunatum als Folge von Preßluftschädigung bei einem 44jährigen Bergmann. (Beobachtung von Prof. BÜRKLE DE LA CAMP, Bochum, „Bergmannsheil".)

Gefäßspasmen ausgelöst werden. Jedoch kann hierüber in Hinsicht auf die Lunatumnekrose keinerlei gesicherte Angabe gemacht werden (s. weiter unten).

Aus dem vielgestaltigen Erscheinungsbild der Lunatumnekrose können *2 Gruppen* herausdifferenziert werden. Bei der einen stehen ausgedehnte Aufhellungen mit Neigung zu Spontanfrakturen im Vordergrund, bei der zweiten besteht mehr eine Neigung zur Verdichtung der Innenstruktur mit Schrumpfung. Die zweite Form wird als prognostisch günstiger angesehen, da bei der geringen Ausdehnung der Prozeß eine bessere Fähigkeit zur Regneration bzw. Knochennarbenbildung beibehalten soll (SIEBS) (vgl. Abb. 2).

Versicherungsrechtlich ist noch von Bedeutung, daß BÜRKLE DE LA CAMP schon eine über 1 Jahr regelmäßig und unter ungünstigen Verhältnissen ausgeübte Beschäftigung mit Preßluftwerkzeugen (in seltenen Fällen bei noch kürzeren Zeiträumen) für die Anerkennung als ausreichend ansieht.

Die differentialdiagnostischen Schwierigkeiten sind mitunter groß (Näheres s. spezielles chirurgisches Schrifttum).

Bei der durch Arbeit mit Preßluftgeräten entstehenden *Kahnbeinschädigung* handelt es sich um die Folgen einer *Ermüdung* des Knochengewebes, ähnlich wie sie sich bei Schipperfrakturen oder Marschfrakturen einstellen. Das Kahnbein nimmt unter den Handwurzelknochen eine Vorzugsstellung in bezug auf Verletzungen jeder Art ein. Eine besonders gefährdete Stelle ist der Halsteil des Kahnbeins, an dem es sehr leicht zu Frakturen mit nachträglicher Pseudarthrosenbildung kommt. (Näheres über die Struktur und Mechanik der Kahnbeinbeanspruchung s. ANDREESEN, BLOCK, BÜRKLE DE LA CAMP, GÖCKE, HENSCHEN, REICH, ROSTOCK, WETTE u. a.)

Überbeanspruchung des Kahnbeins führt zur *Auflösung der Knochenstruktur* mit *Cystenbildung* oder zur *Ermüdungsfraktur.* „Das Kahnbein erleidet durchgehende Überlastungsbrüche, die wir als Falschgelenkbildung zu sehen bekommen, da sie so gut wie immer erst viel zu spät zur Untersuchung kommen. Das Mondbein wird hingegen zermürbt, es verdichtet sich zunächst, um dann später schollig zu zerfallen" (Bürkle de la Camp).

Die Frage der Anerkennung einer Kahnbeinschädigung als Berufserkrankung kann auf große Schwierigkeiten stoßen, da auch Schädigungen anderer Art, vor allem Entwicklungsanomalien, ähnliche Erscheinungen verursachen können.

e) Andere Handwurzelknochen und -gelenke. Auch von anderen Handwurzelknochen und -gelenken können Aufbrauchserscheinungen als Folge von Preßluftschäden auftreten. Doch bereitet die Frage der Anerkennung und die Abgrenzung von rheumatischen Erkrankungen gerade bei diesen Veränderungen besonders große Schwierigkeiten. Werden Preßluftschäden gelegentlich am *Os capitatum, multangulum minus* und *majus* beobachtet, so kommen solche am *Os triquetum* und *pisiforme* praktisch nicht vor, da diese außerhalb der Druck- und Stoßrichtung liegen.

5. Schädigung der Muskeln, Nerven und Sehnen.

Schädigungen der *Muskeln* und *Nerven* des animalischen Systems kommen als Folge von Arbeiten mit Preßluftwerkzeugen nur selten vor. Hagen fand unter 400 anerkannten Preßluftschädigungen nur 3 Muskelerkrankungen (= 0,75%). Soweit *Atrophien* vorkommen, erstrecken sie sich meist auf die Muskeln des *Daumenballens* und seiner nächsten Umgebung, die dem Druck des Preßluftgerätes am stärksten ausgesetzt werden. Dabei wird wahrscheinlich der Druck auf den Muskel selbst wie auf die ihn versorgenden Nervenäste ätiologisch verantwortlich zu machen sein. Jedoch sind diese Fragen bisher noch nicht eindeutig geklärt (Literatur s. Hagen und Laarmann). Atrophien im Gefolge von schweren Gelenkveränderungen sind sekundäre Inaktivitätsfolgen. Auch werden bei solchen „Druckatrophien" vielfach Überschneidungen mit konstitutionellen Faktoren vorkommen. Eine mindestens einjährige Dauer der Arbeit mit Preßluftschädigung ist für die Anerkennung zu fordern, und alle anderen ätiologischen Faktoren (rheumatische, toxische, infektiöse oder neurotische) müssen ausgeschlossen werden.

Besonders umstritten bezüglich der ursächlichen Zusammenhänge mit Preßluftarbeiten sind mitgeteilte Befunde über das Auftreten einer *spinalen Muskelatrophie* mit *atypischer Anordnung* bei Kohlenbergleuten (Beintker). Hagen vertritt die Ansicht, daß zwar die Preßluftwerkzeugarbeit von einem gewissen Einfluß auf die *Ausbildung* der Atrophie gewesen sein könne, daß aber ein Beweis für die berufliche Entstehung dieser partiellen Muskelatrophie nicht erbracht sei. Beintker selbst nimmt in diesen Fällen eine besondere Disposition an und deutet den Zusammenhang mit der Art der besonderen Beanspruchung durch Preßluftarbeiten im Sinne der Edingerschen Aufbrauchtheorie.

Myositis ossificans-artige Veränderungen werden in seltenen Fällen, z. B. am *Musculus brachialis internus*, beobachtet (nach Rostock 0,5%). An dem Zustandekommen sollen *fibrilläre Rupturen* mit anschließender Blutung und allmählicher Verknöcherung der Blutungsherde verantwortlich sein (Hagen).

Ob eine unmittelbare Schädigung des peripheren oder Zentralnervensystems als Folge der Bedienung von Preßluftwerkzeugen auftritt, ist nicht sicher geklärt. Baucher hat 2 durch Preßluftarbeit entstandene Fälle einer *Neuritis* mitgeteilt und Stender nimmt an, daß in seltenen Fällen bei vorhandener Disposition echte periphere Nervenschädigungen durch Preßluftarbeit vorkommen. Weitere Neuritiden, die mangels einer sonstigen nachweisbaren Krankheitsursache auf Preßluftschäden zurückgeführt wurden, teilte Silberkuhl mit.

Beobachtungen über eindeutige, durch Preßluftschäden verursachte *Sehnenerkrankungen* liegen nicht vor. Die Befunde über Sehnenverknöcherungen (s. auch oben), Sehnenzerreißungen, Sesambeine, schnellende Finger, sog. „knirschende Sehnenscheidenentzündung" *(Tendovaginitis crepitans)* sind nicht spezifische Folgen der Arbeit mit Preßluftgeräten, sondern meist durch die besonderen allgemeinen Arbeitsbedingungen verursacht. Eine gewisse Sonderstellung nimmt der „Olecranonsporn" ein, der nach den Untersuchungen des Krankenhauses Bergmannsheil bei 34% der untersuchten Personen (meist Bergleute) gefunden wurde. Hier spielt der mechanische Dauerreiz an der Ansatzstelle der Tricepssehne für die Spornbildung sicherlich eine ursächliche Rolle. In versicherungs-medizinischer Hinsicht ist der Olecranonsporn praktisch ohne wesentliche Bedeutung. Sehnenganglien können unter Umständen auch durch Bedienung von Preßluftwerkzeugen entstehen, spielen aber praktisch keine Rolle. Die Entstehung einer Dupuytrenschen *Kontraktur der Palmaraponeurose* ist nicht als Preßluftschaden anzusehen. Sie wird bei anderen Arbeiten genau so häufig beobachtet. HAGEN kommt auch aus anatomischen Gründen und auf Grund der mittels Abdrückversuchen dargestellten Lokalisationsstellen der Druck- und Stoßeinwirkung zu einer ablehnenden Stellungnahme. Diese aufgeführten Veränderungen der Sehnenscheiden, der Sehnen und Muskelansätze durch Überbeanspruchung finden in der V. Verordnung vom 26. Juli 1952 ihre entsprechende Berücksichtigung.

Eine *Bursitis praepatellaris* kann unter Umständen einen Preßluftschaden darstellen, wenn z. B. das Preßluftgerät mit der Kniescheibe angedrückt wird.

Ein Zusammenhang zwischen *Meniscusschädigung* und Preßluftwerkzeugarbeit ist im allgemeinen abzulehnen und nur diskutabel, wenn das Preßluftgerät infolge der besonderen Arbeitsumstände für lange Zeiten mit dem Knie angedrückt werden muß. Ansonsten werden solche Meniscusschäden bei bergmännischer Tätigkeit nach mindestens 3jähriger regelmäßiger Tätigkeit unter Tage nach Ziffer 26 der V. Verordnung anerkannt.

6. Gefäßschädigungen.

Im Gefolge von langdauernder Beschäftigung mit Preßluftwerkzeugen können *vasomotorische* Störungen an den Händen beobachtet werden, die meist anfallsartig auftreten und mit einer Ischämie des 2.—5. Fingers einhergehen. *Trophische* Störungen mit *Sklerodermie* und schließlich *gangränöse* Prozesse können als Sekundärfolgen in Erscheinung treten (TELEKY, KOELSCH, GERBIS, MEYER-BROCHNITZ und WOLLHEIM, HAMILTON, MOSCHINSKI, SEYRING, GROTJAHN, MIDDLETON). Es handelt sich bei diesem Krankheitssyndrom um die gleichen Erscheinungen wie bei der RAYNAUDschen Erkrankung, um eine *Angioneurose*, die bei längerem Bestehen in das Bild einer *Endangiitis obliterans* mit den entsprechenden anatomischen Gefäßveränderungen übergehen kann (JUNGHANNS, JAENSCH). Capillarmikroskopische Untersuchungen ergaben eine erhöhte Kontraktionsbereitschaft der Endcapillaren bei mechanischen und thermischen Reizeinwirkungen (MEYER-BROCHNITZ und WOLLHEIM, BLOCK). Aber auch die kleinen Digitalarterien sind intermittierend spastisch kontrahiert (MOSCHINSKI, GROTJAHN).

Es ist eine auffallende Feststellung, daß bei Bergarbeitern solche Gefäßstörungen praktisch nicht beobachtet werden (BÜRKLE DE LA CAMP), während Preßluftwerkzeugarbeiter aus der Eisen- und Stahlindustrie relativ häufig betroffen werden (SEYRING, MOSCHINSKI). Je härter das zu bearbeitende Material, um so häufiger und intensiver sind die Schädigungen. Die Gußhauer werden häufiger und frühzeitiger ergriffen als die Gußputzer. Die Gußhauer putzen im wesentlichen den harten Stahlguß, die Gußputzer den weichen Grauguß. Aus den krassen Unterschieden in der Häufigkeit von Gefäßstörungen durch Preßluftwerkzeugarbeit bei den Bergarbeitern einerseits und den Arbeitern der Eisen- und Stahlindustrie andererseits folgert HAGEN, daß für die Entwicklung der Gefäßstörungen die *hohe Schlagzahl* der Arbeitsgeräte eine Rolle spielt. Während die Abbau- und Bohrhämmer eine relativ niedrige Schlagzahl besitzen, ist diese bei in der Eisenindustrie verwandten Preßluftwerkzeugen, vor allem Meißel- und Niethämmern, meist wesentlich höher. Ebenso haben die Anklopfmaschinen in der Schuhindustrie, deren Bedienung häufig zu Angioneurosen führt (KOELSCH), eine sehr hohe Schlagzahl. Auch ist zu berücksichtigen, daß vor allem die das Werkzeug haltende Hand, die den feinen Vibrationen am stärksten ausgesetzt ist, meist zuerst geschädigt wird. Darüber, wie die spastische Reaktionsbereitschaft der Digitalgefäße letzten Endes zustande kommt, wissen wir bisher nichts Sicheres. Experimentelle Untersuchungen über die Wirkungsweise von Vibrationen auf den Kreislauf liegen erst spärlich vor (COERMANN s. weiter unten). Rückschlüsse auf die gewerblichen Angioneurosen können hieraus noch nicht gezogen werden.

(Über Hörschädigungen im Gefolge von Preßluftarbeiten s. unter Lärmschädigungen.)

7. Sonstige Folgen der Einwirkung von Erschütterungen und Vibrationen auf den menschlichen Organismus.

Es kommen auch außerhalb der ausgesprochen gefährdeten Berufsgruppen Schädigungen in der oben beschriebenen Form bei Personen vor, die nie mit Preßluftwerkzeugen zu tun hatten, dagegen in anderer Form langdauernden Erschütterungen ausgesetzt waren *(Terazzoarbeiter, Lokomotivheizer, Lastkraftwagenführer, Dampfwalzenführer)*. Hierbei wird es sich jedoch um Einzelfälle handeln. Die Bedeutung der *individuellen Disposition* für die Manifestation und die Art der Ausprägung der Schädigungen infolge Erschütterungen wurde bereits hervorgehoben. Immerhin finden die chronischen Erkrankungen der Sehnenscheiden, der Sehnen und Muskelansätze durch chronische Überbeanspruchung in der V. Verordnung (Ziffer 22) Berücksichtigung.

Was die außer den schon genannten Angioneurosen auftretenden Vibrationsfolgen anlangt, so handelt es sich hier um Störungen leichterer Art. Größere Erfahrungen über solche Vibrationswirkungen wurden vor allem in der Luftfahrtmedizin in der Zeit der Entwicklung des Flugzeugbaues gemacht. Die wesentliche Folge solcher Vibrationseinwirkung ist eine allgemeine geistige und körperliche Ermüdung. Die Ursache der körperlichen Ermüdung ist vor allem eine allgemein erhöhte Muskelspannung, die unter der Vibrationseinwirkung reflektorisch ausgelöst wird. Die *untere* Grenze der Vibrationsempfindung liegt bei etwa 18/sec, niedrigere Schwingungszahlen werden als Einzelstöße empfunden. Die *obere* Grenze der Vibrationsempfindung befindet sich bei etwa 1500 Schwingungen/sec, bei deren Überschreiten statt des Vibrationsgefühls ein mildes und gleichmäßiges Kontaktgefühl eintritt. Die niedrigste *Schwingungsamplitude*, bei der ein Körper als vibrierend empfunden wird, beträgt etwa 0,3 mm. Reizempfänger der Vibrationen sind die Tangoreceptoren der Haut.

Eingehende Untersuchungen über die physikalischen und physiologischen Grundlagen der Vibrationsempfindung wurden vor allem von Békésy (1939) sowie von Ernshausen und Mitarbeitern (1938—1945) angestellt, auf deren Arbeiten besonders verwiesen sei. Vor allem wurden in diesen Untersuchungen die verschiedenen Organsysteme auf ihre Empfindlichkeit gegenüber Vibrationen geprüft. Untersuchungen über die Einwirkung von Vibrationen auf den menschlichen Gesamtorganismus wurden während des letzten Krieges von Coermann in der Versuchsanstalt für Luftfahrt (Dr. Ruff) durchgeführt. Dabei wurden mittels einer elektrodynamisch gesteuerten Versuchsanlage (nach Art eines Unterwasserschallsenders) Schwingungen mit einer Frequenz und Amplitude erzeugt, wie sie durch moderne Verkehrsmittel, insbesondere Flugzeuge, entstehen. Die Frequenz konnte zwischen 15—1000 Perioden geändert werden. Die größte Amplitude betrug 2 mm bei 30 Hz. Die Schüttelplatte (Erlenholz), auf der die Versuchsperson saß, wurde so stark gedämpft, daß sie nicht in Einzelschwingungen geraten konnte. Die erzeugten Schwingungen konnten mit Hilfe entsprechender Meßgeräte quantitativ in bezug auf die Frequenz und die Amplitude registriert werden. Wird der menschliche Körper bei genügender Schwingungsamplitude einer Schwingungsfrequenz ausgesetzt, die unterhalb 10/sec liegt, so vibriert er als Ganzes. Die Tiefenwirkung der Vibrationen ist umgekehrt proportional der effektiven Vibrationsfrequenz. Bei Frequenzen über 15 Hz treten infolge der Körperdämpfung keine Resonanzerscheinungen im Körper auf. Übersteigt die Vibrationsfrequenz 140 Perioden/sec, so ist die Dämpfung des Körpers so groß, daß z. B. bei sitzender Versuchsperson auf der Schüttelplatte und bei vertikaler Vibrationseinwirkung am Schädel keine Vibrationen mehr verzeichnet werden können. Die Dämpfung des Körpers ist ungefähr proportional dem Quotienten aus Körpergröße und Körpergewicht. Für die subjektiv unangenehmen Empfindungen der Vibrationswirkung scheint die Größe der Beschleunigung von Bedeutung zu sein. So werden die unangenehmen Sensationen mit steigender Vibrationsfrequenz bei gleichbleibender Amplitude zunächst stärker. Übersteigt die Frequenz aber 50—100 Perioden, so gilt diese Abhängigkeit der subjektiven Empfindungen von der Frequenz nicht mehr, da sich die Dämpfung des Körpers mit steigender Frequenz immer stärker auswirkt.

Im wesentlichen wurden folgende Erscheinungen beobachtet: Beim *Einschalten* tritt sofort ein starkes *Reizgefühl* im ganzen Körper mit starkem Unbehagen auf, das bis zum Schmerzgefühl ansteigen kann. Man hat anfangs ein ähnliches Gefühl wie beim Kälteschauer, in der Magengegend das Empfinden, als wenn sich etwas zusammenziehe. Gleichzeitig tritt eine Anspannung der Muskulatur, besonders der Gesäßmuskulatur, auf, begleitet von einer Steigerung bzw. dem Bedürfnis nach Vertiefung der Atmung. Bereits nach 1 bis 2 min ist eine weitgehende Gewöhnung eingetreten, die unangenehmen Empfindungen haben stark nachgelassen. Schon nach etwa 5 min tritt eine übernormale *Muskelentspannung* ein, die zu einem Zusammensinken des ganzen Körpers führen kann. Die Extremitäten scheinen wesentlich schwerer geworden zu sein. In extremen Fällen kann es dabei sogar zu dem Gefühl einer gewissen Lähmung kommen, d. h. jede Bewegung erfordert eine übermäßige Anstrengung. Bei einzelnen Versuchspersonen trat nach etwa 15 min ein dumpfes Gefühl im Kopf ein, dem manchmal Kopfschmerzen folgten.

Besonders bei den höheren Frequenzen tritt eine *Wärmeempfindung* an der Sitzfläche auf, die in einem Fall an der Auflagestelle des Tischrandes zu einer Hautverbrennung führte, ohne daß die Versuchsperson an dieser Stelle einen besonderen Schmerz empfand. Oft zeigen sich dagegen Hautrötungen an der unteren Fläche des Oberschenkels. Diese Wärmewirkung ist die Folge der Dämpfungswärme, die in der Grenzfläche zwischen Tisch bzw. Bekleidung und Haut entsteht. Bei den niederen Frequenzen entsteht oft ein *Juckreiz* an den Innenflächen der Nasenflügel, der vielleicht durch Vibrieren der Härchen hervorgerufen wird und manchmal sehr unangenehm ist. Auch *Hustenreize* und starke *Rauheit de˙ Stimme* machen sich bemerkbar. Bei geringen mittleren Schwingungsstärken hat die Versuchsperson nach anfänglich unangenehmen Sensationen anschließend oft die subjektive Empfindung einer erhöhten Leistungsfähigkeit, während die Versuchsergebnisse eher einen Leistungsabfall anzeigen. 1 bzw. 1¹/₂ Std nach der Schwingungseinschaltung ist meistens nicht nur eine weitgehende Erholung eingetreten, sondern es ist sogar eine gewisse Angeregtheit und Vitalität zu verzeichnen.

Am eigenartigsten ist das Gefühl beim *Ausschalten* der Schwingungen. Man meint, der ganze Körper würde in sich zusammensinken und gleichzeitig um mehrere Zentimeter gesenkt werden. Außerdem tritt ein Gefühl des „Wegfließens" in Richtung Herz-Beine auf, das von kurzzeitigem erhöhtem Atembedürfnis begleitet ist. Diese ganze Erscheinung dauert nur wenige Sekunden. Nach dem Aufstehen vom Schütteltisch bleibt meist ein dumpfes Gefühl in den Beinen zurück, das aber nach wenigen Minuten vorüber ist. Sehr oft wird nach dem Versuch ein mehrere Stunden anhaltendes Ohrensausen beobachtet, das im Anfang von einem Nachhalten des Tones, der beim Schwingen auftrat, begleitet ist. Nach einem Dauerversuch ist dies besonders deutlich. Die Versuchsperson hörte sogar alle anderen Geräusche und Töne stark verzerrt. Nach den Schwingungen mit großen Amplituden trat in einigen Fällen 3—4 Std nachher ein Gefühl der körperlichen Müdigkeit und Zerschlagenheit, ähnlich wie ein Muskelkater, auf, das mehrere Stunden anhielt, sich nach dem Dauerversuch sogar noch bis zum nächsten Tage erstreckte. Später auftretende Kopfschmerzen wurden nur vereinzelt angegeben. Bleibende Wirkungen konnten nicht festgestellt werden.

Der *Kreislauf* weist nur bei Schwingungen mit großer Amplitude Veränderungen auf, und zwar tritt nach 1—2stündiger Schwingungseinwirkung eine Erhöhung der Pulsfrequenz und des Blutdrucks ein.

Der *Patellarreflex* kann durch mechanische Schwingungen bei sitzender Versuchsperson stark gemindert werden. Bei genügender Schwingungsstärke kann innerhalb weniger Sekunden ein völliger Ausfall des Reflexes eintreten. Eine wesentliche Beeinflussung anderer Reflexe wurde nicht beobachtet.

Bei der Anwendung von BOURDON-Test und KRÄPELIN-Rechentafeln zur Untersuchung der Konzentrationsfähigkeit zeigten sich keine eindeutigen Veränderungen. Der Leistungsabfall sofort nach Einschalten der Schwingungen dürfte auf die erhöhte Schwierigkeit zu schreiben zurückzuführen sein. Ein über 8 Std durchgeführter Dauerversuch mit sehr starken Schwingungen läßt eine unmittelbare Schädigung nicht erkennen, jedoch treten Leistungsminderungen auf, die den allgemein in der Arbeitstechnik gewonnenen Ermüdungsgesetzen ähnlich sind.

Von den untersuchten Sinnesempfindungen zeigte sich die *Sehschärfe* durch die Schwingungen beeinflußt. Diese Beeinflussung ist aber rein mechanischer Natur. Das Auge macht die Wechselbewegungen teilweise mit, wodurch eine periodische Verschiebung des Bildes auf der Netzhaut stattfindet, wenn der betrachtete Gegenstand feststeht.

Bei den Untersuchungen über die *Sehstörungen* zeigten sich jedoch ausgesprochene *Resonanzerscheinungen*, und zwar wurden meist 2, in einigen Fällen sogar 3 Resonanzpunkte in dem untersuchten Frequenzgebiet festgestellt. Die Lage dieser Resonanzpunkte ist bei den einzelnen Versuchspersonen verschieden, ebenso ist die Stärke der Sehstörung sehr unterschiedlich. Als Ursache dieser Resonanzerscheinungen wird eine Schwingungsfähigkeit des Bulbus in seiner Fettlagerung in der Augenhöhle als wahrscheinlich angenommen. Ein normaler Sitzfallschirm dämpft die mechanischen Schwingungen nur wenig ab, während die Schwingungen durch ein Autositzpolster nur schwach durchkommen.

Loeckle konnte die Feststellung Coermanns über den Ausfall des Patellarsehnen-reflexes unter Vibrationseinwirkung bestätigen und weiterhin zeigen, daß auch Achilles-sehnenreflex und Bicepsreflex ebenso beeinflußt werden. Grad und Geschwindigkeit der Reflexverminderung sind abhängig von Frequenz, Amplitude und Dauer der Vibration sowie von der Versuchsperson und ihrem jeweiligen Zustand. Bei Vibrationen von 30 Hz und 1 mm Amplitude wird der Patellarsehnenreflex innerhalb von 2—3 sec wesentlich schwächer. Die Verminderung des Reflexerfolges kann unter Umständen länger als 1 Std die Vibrationsperiode selbst überdauern. Daß diese Reflexhemmung nicht als ein Ermüdungs-effekt der Eigenreflexe gedeutet werden darf, zeigte Sommer, der in Übereinstimmung mit der von P. Hoffmann aufgestellten Lehre von der Unermüdbarkeit der Eigenreflexe fand, daß in Versuchen, bei denen bis zu 200000 Bicepseigenreflexe unmittelbar nacheinander hervorgerufen wurden, kein Nachlassen der Reflexe eintrat. Nachdem Loeckle andere Faktoren (Tonisierung der Reflexmuskulatur, Ischämie, Störung der Reflexreceptoren, Blockierung der Nervenleitfähigkeit) für das Zustandekommen der Reflexhemmung unter Vibrationswirkung ausschließen zu können glaubt, gelangt er zu der Schlußfolgerung, daß es sich bei dieser Hemmung um eine *Beeinflussung des animalischen Systems durch das vege-tative Nervensystem* handelt. Nach seiner Ansicht erfahren die modernen Anschauungen von der „Ubiquität der vegetativen Innervation" (Brücke) eine neue Bestätigung in der Tat-sache, daß auch der „animale" Sehnenreflex als sympathisches Erfolgsorgan funktioniert. Inzwischen konnte die Beeinflußbarkeit der Eigenreflexe mittels Überträgerstoffen des sympathischen bzw. parasympathischen Nervensystems durch die Untersuchungen von Wright, Bülbring und Burn experimentell erwiesen werden.

Mit diesen Versuchen über die Vibrationswirkung ist ein Gebiet einer experimentellen Bearbeitung unterzogen worden, das in mehrfacher Hinsicht medizinisches Interesse gewinnt. Einmal sei an die *Angioneurosen* der mit Preßluftwerkzeugen tätigen Personen erinnert. Aber auch die Möglichkeit der Entstehung eines *Ulcus pepticum* auf dieser Basis ist des öfteren ventiliert worden. Vibrationsfolgen auf Grund der *Ultraschall*behandlung (Knochen-atrophien, funktionelle Gefäßschädigungen) sind zur Zeit Gegenstand lebhafter Diskussionen. Doch erscheint es sehr zweifelhaft, daß bei den in der Ultraschalltherapie verwendeten hohen Frequenzbereichen im menschlichen Organismus Resonanzerscheinungen auftreten. Es sei besonders auf die grundlegenden experimentellen Untersuchungen von W. Schmitz und die Referate von Matthes verwiesen. Jedenfalls ist mit Vibrationsfolgen in dem oben be-schriebenen Sinn nach Ultraschallbehandlung am Menschen nicht zu rechnen.

Neuerdings berichten Heilmeyer, Keiderling und Wöhler (1953) über eine „*Variationsschwingbehandlung*" rheumatischer und asthmatischer Krankheits-zustände. Die Variationsschwingungen haben eine Frequenz von 100—150 Hz bei Wellenlängen von etwa 10 m (Wasser). Der Patient wird so gelagert, daß der Körper vom Schultergürtel bis zu den Oberschenkeln auf eine schwingende Platte zu liegen kommt, während Kopf und Unterschenkel schwingungsfrei bleiben und auf besonderen Tischchen an Kopf- und Fußende ruhen (Dauer der Einzelbehandlung 4—15 min).

Schädigungen durch Explosionen und Detonationen.

Von

F. Grosse-Brockhoff.

Mit 5 Abbildungen.

I. Physikalisches.

Bei der *Explosion* von Sprengstoffen bzw. anderen Katastrophen verschie-denen Ursprungs (z. B. schlagende Wetter, Explosion von Gasbehältern, Explo-sionen im Operationssaal usw.) oder beim Abschuß von Feuerwaffen entstehen *Knallwellen*, bei denen wir es nicht — wie sonst in der Akustik — mit Wellen-zügen aus einer größeren Anzahl von Bergen und Tälern zu tun haben, sondern bei denen eine *steile Wellenfront* entsteht, welche von einer viel langsameren, fast linearen Druckabnahme mit anschließender flacher Unterdruckperiode gefolgt wird (s. Abb. 1). Auch beim *Lawinensturz* sind die Verhältnisse den Explosionswirkungen sehr ähnlich. Auf die physikalischen Vorgänge bei der

Explosion und Detonation kann hier im einzelnen nicht eingegangen werden. Es sei vor allem auf die neueren Arbeiten von SCHARDIN (1938, 1950), BENZINGER (1941), DÖRING (1941), DESAGA (1943, 1944), RÜDI und FURRER (1949) sowie CLEMENDSON (1950) hingewiesen. Im folgenden sei nur kurz das Wesentliche des Explosionsvorganges skizziert.

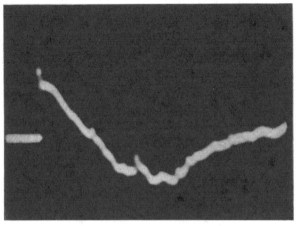

Abb. 1. Druckoszillogramm von frei detonierendem Trotyl (1 kg in 10 m Entfernung). (Aus RUEDI und FURRER: Das akustische Trauma. Basel: S. Karger 1947.)

Bei der *Explosion* kommt es zu einem Verdichtungsstoß, der sich in Form einer Knallwelle mit hoher Amplitude und Überschallgeschwindigkeit fortpflanzt. Die Detonation kann man als eine Reihe dicht aufeinanderfolgender Verdichtungsstöße auffassen, die sich dann ebenfalls nacheinander in Form von Knallwellen ausbreiten. Bei der Weiterausbreitung der Detonationsknallwellen entsteht infolge adiabatischer Gaskompression nach jeder einzelnen Knallwelle eine Wärmeerhöhung. Da mit zunehmender Wärmetönung die Knallwellen eine größere Geschwindigkeit bekommen, holen sich die von den einzelnen Verdichtungsstößen der Detonation herrührenden Knallwellen ein und bilden dann eine *einheitliche steile Wellenfront* mit *hoher Amplitude*.

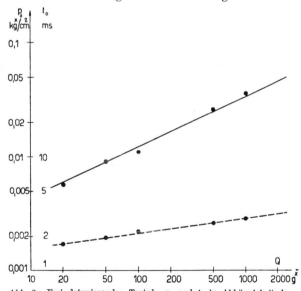

Abb. 2. Frei detonierendes Trotyl: p_0 und t_0 in Abhängigkeit des Sprengstoffgewichtes Q. ------ p_0; —— t_0. (Aus RUEDI und FURRER: Das akustische Trauma. Basel: S. Karger 1947.)

Maßgebend für die schädigende Wirkung einer Explosion ist die *Höhe* und *Dauer* des sprunghaften Druckanstieges und nicht, wie es manchmal heißt, die negative Sogwelle. *Höhe* (p_0) und *Dauer* (t_0) des Druckstoßes sind abhängig vom *Sprengstoffgewicht* (s. Abb. 2). p_0 und t_0 lassen sich als Funktion des Sprengstoffgewichtes Q analytisch ausdrücken (RUEDI und FURRER):

$$p_0 = a \cdot Q^{0,44}$$
$$t_0 = b \cdot Q^{0,12}.$$

Für den Sprengstoff *Trotyl* ergeben sich für die Konstanten a und b folgende Werte:

$$a = \frac{1}{r}\,0,34; \qquad b = 2,85.$$

r = Entfernung vom Sprengherd in m, p_0 in kg/cm², t_0 in msec, Q in kg.

Man unterscheidet zwischen der *freien Explosion* und dem *Mündungsknall* beim Abfeuern von Schußwaffen. Im Prinzip verlaufen die Druckoszillogramme beider Ereignisse gleich (Ruedi und Furrer). Die Unterschiede sind in erster Linie quantitativer Art, wobei neben dem Auftreten höherer Druckspitzen (p_0) infolge der meist großen Sprengstoffladung (z. B. Luftminen) besonders die Dauer der Druckspitzen (t_0) wesentlich länger ist. Der Mündungsknall einer Kanone mit 50 g Treibladung hat z. B. ein t_0 von 0,9 msec, eine Trotylexplosion von 50 g dagegen ein t_0 von 1,9 msec (Ruedi und Furrer). Nach diesen Autoren besteht der Unterschied zwischen Explosion und Mündungsknall darin, daß bei der Explosion die totale akustische Energie (= Integral der Druckwelle über der Zeit) bedeutend größer ist und im Bereich tieferer Frequenzen liegt, wenn auch die Druckspitze p_0 gleich ist. Unterhalb $t_0 = 1,5$—2 msec soll ein Knalltrauma und oberhalb eine Explosion vorliegen. Auf die Praxis bezogen bedeutet dies, daß größere Granatkaliber als 6—7,5 cm (Treibladungsgewicht 1 kg) Hörschäden wie bei Explosionen, kleinere Kaliber Hörschäden wie beim Knalltrauma zur Folge haben (s. unter Lärm). Der Mündungsknall spielt praktisch nur für das Auftreten von Hörschäden eine Rolle. (Der hierbei neben dem Schalldruck in nächster Nähe von der Mündung (unter 50 cm) auftretende Staudruck

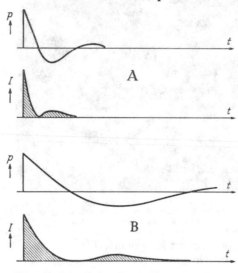

Abb. 3. Zeitlicher Verlauf des Schalldruckes p und der Schallintensität I. A Mündungsknall; B Explosion. (Aus Ruedi und Furrer: Das akustische Trauma. Basel: S. Karger 1947.)

kann für die medizinischen Gesichtspunkte vernachlässigt werden, da er keinen Einfluß auf Flächen hat, die parallel dazu angeordnet sind. Auch spielen die Bodenreflexionen keine nennenswerte Rolle.)

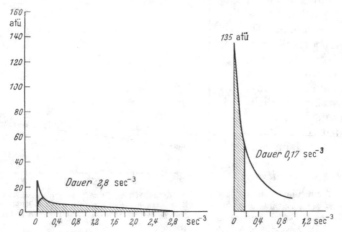

Abb. 4. Tödlich wirksamer Druckstoß: links in der Luft; rechts im Wasser. (Nach Schardin und Döring, aus Benzinger: German Aviation Medicine World War, Vc . !!

Der *Explosionsstoß* übt infolge des hohen Strahlungsdruckes nicht nur auf das besonders empfindliche Ohr, sondern auch auf den übrigen Körperteil, besonders den *Thorax*, einen starken Luftstoß aus. Diese Wirkungen sollen hier besprochen werden, während die Schädigungen der Hörfunktion durch den Mündungsknall und die Explosionen im Kapitel Lärmschädigungen behandelt werden.

Kurz zu erwähnen sind noch die anders gelagerten Bedingungen bei der *Unterwasserdetonation*. Die Wellenfront bei der Unterwasserdetonation ist im Verhältnis wesentlich höher, die Dauer des Druckstoßes geringer (s. Abb. 3). Entsprechend treten Schädigungen bei Unterwasserdetonation bei wesentlich kleineren Sprengstoffladungen auf als in der Luft (etwa im Verhältnis 1:10). Der Effekt ist dabei streng abhängig von der Eintauchtiefe des betroffenen Lebewesens (Bezinger) (s. auch Abb. 4).

II. Klinische Symptomatologie.

Eindeutige klinische Beobachtungen über Druckstoßschädigungen liegen bisher nur wenige vor. Nach den Angaben von Desaga wurde in der britischen Literatur über 43, in der deutschen Literatur über 23 Krankheitsfälle berichtet. Die im folgenden beschriebene klinische Symptomatologie stützt sich im wesentlichen auf die Darstellungen von Desaga.

Anamnestisch geben die Patienten vielfach an, daß sie etwas wie einen *Schlag* gefühlt haben, dann wurden sie bewußtlos (Dauer der Bewußtlosigkeit etwa 30—45 min). Nach der Druckstoßverletzung seufzen und stöhnen die Patienten anhaltend, sie klagen über einen starken Schmerz in der Brust, beim Atmen, manchmal auch am ganzen Rumpf oder auch in den Extremitäten. Einige Personen geben an, daß sie in der ersten halben Stunde wie gelähmt waren und unfähig waren, einen Finger zu bewegen. Kreislaufmäßig befinden sich die Patienten in einem *Schock*, dementsprechend ist der Puls klein, frequent, weich und vielfach exspiratorisch betont, der Thorax ist faßförmig. Eine stärkere *Cyanose* kann ausgeprägt sein. Die Patienten entleeren wechselnde Mengen *blutigen Schaumes* aus Nase und Mund, besonders während der ersten 5—6 Std. Stärkerer Husten besteht in der Regel nicht. Nach Wiedererlangung des Bewußtseins klagen die Patienten neben der allgemeinen Schmerzhaftigkeit beim Atmen noch besonders über *retrosternalen Schmerz*. Durch die Ansammlung stärkerer Blutmassen bzw. von Blutschaum in den Bronchien und der Trachea kann es zu Trachealrasseln kommen. Vielfach wird ein hochgradiger Schmerz im Epigastrium und Hypogastrium bei starker Abwehrspannung der Bauchdecken angegeben. Der *epigastrische Schmerz* ist vorwiegend auf die pleuralen Hämorrhagien im Bereich der Pleura diaphragmatica zu beziehen. Der *hypogastrische Schmerz* deutet auf peritonitische Veränderungen hin und ähnelt dem Schmerz nach Kapselriß der Niere oder bei Niereninfarkt. Auch Luftembolien in die Mesenterialgefäße können die Ursache sein. Die Differentialdiagnose ist sehr schwierig, aber wegen der Frage der eventuellen Notwendigkeit einer Laparotomie besonders wichtig. Desaga weist auf besonders hohe *Operationsmortalität* nach Laparotomien bei Luftstoßverletzten hin. Nach seiner Ansicht sollte ein operativer Eingriff nur dann gewagt werden, wenn eine exakte Diagnose einer ganz speziellen Organverletzung möglich ist (als solche kommen vor allem in Frage: Ruptur des Magens und des Darmes). Bei ungeklärter Situation soll eher eine Operation unterlassen werden, als daß ein operativer Eingriff zuviel gemacht wird.

Die *neurologischen Symptome* sind vielgestaltig. In erster Linie kommen *multiple Luftembolien* in Frage. Eine Spiegelung des Augenhintergrundes kann unter Umständen diese Diagnose sichern (Phänomen der Silberdrahtgefäße). Luftembolien können in manchen Fällen an einer keilförmigen Blässe im Bereich des Zungensaumes erkannt werden. Desaga weist darauf hin, daß die Unmöglichkeit, trotz vorhandenem Bewußtsein einzelne Glieder zu bewegen, mit multiplen Luftembolien in Zusammenhang stehen kann. Röntgenologisch finden sich infolge der Blutungen in das Lungengewebe häufig Verschattungen, die scharf abgegrenzt oder diffus über die Lunge verstreut sind. Die Verschattungen sind manchmal in völlig symmetrischer Anordnung ausgeprägt.

Luftembolien in die *Coronargefäße* enden meist sofort tödlich und sind daher klinisch nicht faßbar. Dagegen haben die intrapulmonalen Veränderungen eine Rückwirkung auf das Herz im Sinne der Entstehung eines „akuten Cor pulmonale". Entsprechend sind im EKG die Verbreiterung, die Erhöhung und die Einkerbung der P-Welle (P-pulmonale) die eindrucksvollsten Zeichen der beschriebenen Veränderungen. Gegenüber den Tierversuchen, in denen hochgradige Veränderungen des EKG festgestellt wurden (s. später), sind bisher EKG, die auf eine eindeutige Störung der coronaren Durchblutung schließen lassen, nicht beschrieben. Barrow und R. Loach (1944, zit. nach Clemendson) stellten am Menschen nach Luftstoßverletzungen elektrokardiographisch gespaltene QRS-Komplexe bei ausgeprägter Bradykardie fest. Die unmittelbar nach der Luftstoßverletzung auftretenden Arrhythmien werden nicht verzeichnet, da sie bereits vorüber sind, wenn eine entsprechende Untersuchung stattfinden kann. Bei den coronaren Luftembolien tritt der sofortige Tod ein.

III. Pathogenese und pathologisch-anatomische Befunde.

Der Entstehungsmechanismus der intrapulmonalen Veränderungen nach Druckstoß kommt grundsätzlich schon bei den Versuchen von Külbs (1910) zum Ausdruck. Külbs schlug an Hunden, die an den Vorderbeinen hochgehalten wurden, mit einem breitflächigen Holzhammer kräftig gegen die vordere Thoraxwand und fand bei kräftigen Schlägen außer den äußeren Verletzungen die oben bereits angedeuteten intrapulmonalen Veränderungen. Wurden die Schläge jedoch gegen die hintere Thoraxwand der Hunde ausgeführt, so kam es niemals zu diesen Veränderungen, da infolge des Drehmechanismus der Rippen hierbei keine Thoraxverkleinerung auftrat. Aus den Versuchen von Külbs geht auch hervor, daß für die Entstehung der intrapulmonalen Veränderungen die Lage des Körpers zu der Fortpflanzungsrichtung der Druckwelle von großer Bedeutung ist.

Der weiteren Erörterung über die Todesursachen der Detonationswirkung muß vorangestellt werden, daß eine primäre zentral-nervöse Ursache auszuschließen ist. Hunde, deren Kopf der Explosion ausgesetzt war, deren Thorax aber durch einen Panzer geschützt wurde, zeigten niemals pathologische Lungenbefunde (Krohn und Mitarbeiter, Benzinger und Mitarbeiter). Ebenso ist auszuschließen, daß die pathologischen Veränderungen der Lunge durch Fortleitung der Druckwelle im Bronchialraum zustande kommen. Inwieweit die plötzliche, akute, intrapulmonale Drucksteigerung durch einen reflektorischen Glottisschluß oder durch einen reflektorischen Bronchialspasmus vermehrt wird, wird bei den gegebenen Bedingungen kaum zu eruieren sein.

Bei der weiteren Erörterung über die Todesursache soll nur die neuere Literatur aus der Zeit des letzten Krieges berücksichtigt werden, da erst in dieser Zeit eine systematische Erforschung des Problems erfolgte. Die hochgradige Gefährdung großer Bevölkerungsgruppen durch den Bombenkrieg erforderte eine intensive Bearbeitung dieser Frage, die vor allem in England, Deutschland, Italien, USA. sowie in neuester Zeit in Schweden erfolgte.

Die **Todesursachen** der Detonationswirkung müssen nach *2 Gesichtspunkten* unterschieden werden: Die **akut** und die **später** eintretenden Todesursachen. Dabei schalten alle Ursachen aus, die durch eine Schleuderwirkung und die damit zusammenhängenden äußeren Verletzungen entstehen.

Der *akute* Tod tritt etwa 5—10 min nach dem erlittenen Trauma auf. Als Ursachen des sofortigen Todes kommen in erster Linie in Frage ein **Abriß** der großen Gefäße nahe dem Ursprung vom Herzen (relativ selten, s. später); die **Luftembolie,** insonderheit der Herzkranzgefäße (BENZINGER, RÖSSLE, DESAGA, AMANN, BOLZE und SCHÄFER).

Von 13 Versuchstieren, die sofort nach der Detonation starben, konnte bei 10 Tieren eine coronare Luftembolie festgestellt werden (BENZINGER und RÖSSLE). Ähnliche Ergebnisse wurden auch bei Unterwasserdetonationen gefunden. Ebenso stellten SCHÄFER und Mitarbeiter bei der überwiegenden Mehrzahl ihrer Versuchstiere Luftembolien in den Herzkranzgefäßen fest. Die Luftbläschen finden sich nie in den Venen, sondern nur in den Arterien, ein Zeichen, daß es sich nicht um einen der „Dekompression" analogen Vorgang handelt. Die *Luftembolien* sind als Folge der *Lungenzerreißungen* anzusehen. Es erhebt sich allerdings die Frage, ob auch eine Luftembolie ohne direkte Zerreißung des Lungengewebes durch die plötzliche Druckerhöhung zustande kommen kann. Nach einer brieflichen Mitteilung von SCHÜTZ ist nur „bei genügender Zeitdauer und Stärke des Explosionsdrucks der Durchtritt von Gasen in die Blutbahn in Größenordnungen, die zu Embolien führen, möglich, ohne daß mikroskopisch oder makroskopisch Gewebszerreißungen vorzuliegen brauchen". Diese Annahme wurde auf Grund der KROGHschen Diffusionsgesetze und experimenteller Ergebnisse berechnet. Außerdem kommt es zu Luftembolien in der Gehirngefäße oder andere Gefäßgebiete, z. B. Mesenterialgefäße. Die *Hirnembolien* sind aber seltener Ursache des sofort einsetzenden Todes, sondern führen meist zu *apoplektiformen* Zustandsbildern, es sei denn, daß ein lebenswichtiges Zentrum in der Medulla oblongata durch die Luftblase von der Blutzufuhr abgeschnitten wird. Elektrokardiographisch offenbaren sich Luftembolien der Coronargefäße unter dem Bild eines Herzinfarktes und Kammerflimmerns. (Am Menschen sind aber solche Veränderungen wegen des schnell eintretenden Todes nicht nachgewiesen [s. oben].)

Commotio bzw. Contusio cordis. Während SCHÄFER und Mitarbeiter auf Grund ihrer Tierversuche die von DESAGA postulierte *Commotio cordis* als Todesursache ablehnen, bejaht BENZINGER prinzipiell die Commotio cordis als unmittelbare Todesursache, nimmt aber an, daß es sich um ein sehr seltenes Ereignis handelt. An der Entstehung direkter Schädigungen des Myokards als Detonationsfolge ist nach den Tierexperimenten nicht zu zweifeln.

BENZINGER und RÖSSLE fanden bei 2 Versuchstieren unmittelbare traumatische Schädigungen des Herzmuskels (makroskopisch sichtbare Blutungen in das Myokard). Die Entstehungsweise der traumatischen Herzveränderungen (meist Epikardblutungen, seltener direkte Myokardblutungen) ist folgendermaßen zu deuten: Der Herzbeutel selbst ist gegen allseitige Kompression weitgehend unempfindlich, wie die Untersuchungen von EBBECKE gezeigt haben. Überdies sind alle nicht lufthaltigen Organe relativ unempfindlich gegenüber plötzlichen Druckveränderungen, sofern solche Druckstöße nicht begrenzte Partien des Organs betreffen und dann in Art eines plötzlichen Schlages wirken. Dies ist jedoch bei der Luftstoßwirkung auf das Herz der Fall. Die an das Herz angrenzenden Partien der lufthaltigen Lunge üben während des Ablaufs der Druckstoßwelle einen *plötzlichen Schlag* auf das Herz aus. RÖSSLE weist darauf hin, daß die Hämorrhagien auf die hintere Herzwand beschränkt sind, auf jenen Teil des Herzens, der an das Zwerchfell angrenzt und in dem die Druckwelle von dem gespannten und harten Teil des Zwerchfelles in den „weichen" Herzmuskel fortschreitet, wenn dieser sich in der Diastole befindet. Nach den Befunden von RÖSSLE treten Gewebsschäden nach Druckstoß immer dort auf, *wo harte und weiche Gewebe aneinandergrenzen* (s. Lungenveränderungen). Daß nach Druckstoß solche traumatischen Veränderungen des Herzens auftreten, ist für die Entstehung der Commotio cordis auch von allgemein-medizinischer Bedeutung (vgl. die Arbeiten von SCHLOMKA).

Schock als Todesursache. Die Frage nach der Ursache des sofortigen Todes ist eng verknüpft mit der Frage nach den Schockerscheinungen im Anschluß an eine Detonation. Unmittelbar nach der Detonation zeigt der Blutdruck im allgemeinen bei erheblicher, mehrere Sekunden andauernden *Bradykardie* eine starke Senkung, welche sich rasch zurückbildet zu normalen oder sogar etwas erhöhten Werten mit gleichzeitiger *Tachykardie.* Später setzt dann mit Versagen der Atmung ein terminaler Blutdruckabfall ein. (Tierexperimentelle Untersuchungen von BENZINGER, SCHÄFER und Mitarbeitern, CLEMENDSON.) Die Bradykardie wird als *reflektorisches* Phänomen aufgefaßt, das in die Gruppe der von JARISCH oder von SCHWIEGK analysierten Kreislaufreflexe hineingehört. Es kommt zum Bild der *vagalen Synkope*. Sofort nach der Explosion bestehen zahlreiche Extrasystolen aus dem unteren Reizleitungssystem bzw. aus der Kammer bei oft ausgesprochener Bradykardie, die manchmal als zeitweiser Herzstillstand bezeichnet wird. Bei Tieren mit durchschnittenen Vagi fanden sich eine geringere Bradykardie, Arrhythmie und weniger Extrasystolen, so daß nur ein Teil der Veränderungen als direkte Wirkung der Detonation auf das Reizbildungs- und Reizleitungssystem des Herzens bezogen wird (CLEMENDSON). Trotz der Erscheinungen des vorübergehenden Herzstillstandes mit Absinken des Blutdruckes und heterotoper Extrasystolen halten SCHÄFER und Mitarbeiter sowie BENZINGER das Zustandekommen eines Reflextodes nach der Detonation für sehr unwahrscheinlich. Selbst die Tatsache, daß 4 Versuchstiere unmittelbar nach der Detonation starben, ohne daß eine andere eindeutige Erklärung als Todesursache angegeben werden konnte, läßt die Autoren an der Bedeutung des reflektorisch bedingten Schocktodes nach Detonation zweifeln. Immerhin lassen sie die Möglichkeit offen, daß die Reflexanfälligkeit beim Menschen um ein Vielfaches höher ist und daß beim Menschen plötzlich auftretende sensible Erregungsimpulse aus der Lunge zu einem dem Lungeninfarkt analogen Kreislaufkollaps führen können. Wenn am Tier solche erheblichen Veränderungen der Herzschlagfolge mit Absinken des Blutdrucks auch nur für die Dauer von 1 min auftreten, so wird man die Möglichkeit eines reflektorischen Schocktodes in Einzelfällen in Erwägung ziehen müssen, die auch GRÄF bei seinen pathologisch-anatomischen Befunden diskutiert (siehe weiter unten).

Beim *langsam eintretenden Detonationstod* sind gemäß den schon zitierten experimentellen Untersuchungen 3 verschiedene Todesursachen in Erwägung zu ziehen:

1. Der relativ seltene **Entblutungstod** durch große Organrisse, vorwiegend in Lunge, Magen, Darm, Leber und Milz.

2. Die **Luftembolie in die Gehirngefäße,** die in etwa der Hälfte der Fälle auftrat. Dabei treten zentrale Herdsymptome mit apoplektiformen Lähmungen, mit epileptischen Krampfanfällen, Haltungsanomalien usw. auf. Als typisch wird vor allem die Somnolenz der Hunde bezeichnet, die bis zum tiefen Koma gesteigert sein kann.

Die 3. Todesursache besteht in einem **Lungenödem** mit hochgradiger Herabsetzung der arteriellen O_2-Sättigung des Blutes (vielfach unter 8 Vol.-%). Das Lungenödem selbst kann durch capillare Blutungen mit Zerreißung des Gefäßendothels oder durch ein Ödem im üblichen Sinne oder durch diapedetische Blutungen erzeugt sein.

Diese 3 aufgeführten Todesursachen treten aber meist nicht getrennt voneinander auf. Es wird daher von SCHÄFER und Mitarbeitern der Begriff der *konkurrierenden Todesursachen* aufgestellt, wobei es mehr oder weniger vom Zufall abhängt, welche der 3 Todesursachen in einem speziellen Fall tatsächlich endgültig zum Tode führt. So kann z. B. beim Vorliegen einer zentralen Luftembolie ein gleichzeitig bestehendes Lungenödem durch seine begleitende Anoxämie den Tod vorzeitig herbeiführen, während in einem anderen Fall die Anoxämie nicht tödlich ist und der Tod offenbar durch ein Versagen der zentralnervösen Funktionen bedingt ist. Diese Untersuchungen stimmen im wesentlichen mit den von englischer und schwedischer Seite (KROHN und Mitarbeiter, CLEMENDSON) erhobenen Befunden nach Druckstoßverletzung überein, in denen ebenfalls das *Lungenödem* und die *Asphyxie* im Vordergrund stehen. Als Ausdruck der Erhöhung der Drucke in der Lungenstrombahn steigt die Druckamplitude im rechten Ventrikel an (SCHÄFER und Mitarbeiter). Die Erhöhung der P-Zacke im EKG ist ebenfalls Folge der Überlastung des rechten Herzens.

GRÄFF, der nach den schweren Luftangriffen auf Hamburg im Jahre 1943 eine Reihe von Getöteten obduzierte, die äußerlich keine oder nur geringfügige Verletzungen aufwiesen, fand an den *Atmungsorganen* als Folge von Luftstoßwirkung zum Teil schwere Veränderungen.

Bei diesen Fällen stand auf Grund der Vorgeschichte und des örtlichen Befundes fest, daß die in Frage kommenden Getöteten unter der unmittelbaren Einwirkung des Luftdrucks einer 4—25 m entfernt explodierenden Minenbombe gestanden hatten. Soweit sich die getöteten Personen in Luftschutzgräben aufgehalten hatten, befand sich dieser Graben vor bzw. in einem beiderseits offenen, in der Luftstoßrichtung der Bombe liegenden Gang. Die Voraussetzungen für das Zustandekommen eines Detonationsschockes, daß die betroffenen Personen der unmittelbaren Einwirkung des Luftdrucks ausgesetzt sind, waren somit erfüllt.

Die von GRÄFF erhobenen Lungenbefunde sind im wesentlichen folgende:

Die einfachste Veränderung ist eine *Blähung* der gesamten Lunge. Die Alveolen sind durch gesteigerten Luftgehalt übermäßig aufgebläht und eben sichtbar. Die Lunge ist von blasser Farbe und weicher Konsistenz; sie bietet das Bild eines akuten Emphysems. Die Blähung kann nur einzelne Lappen befallen und innerhalb dieser auch nur einzelne Abschnitte, wenn der Druckausgleich in andere Lungenteile — durch Ventilwirkung z. B. — versperrt war.

In den meisten Fällen finden wir aber neben der Blähung Veränderungen traumatischer Art. Sie können sehr gering und nur mikroskopisch nachweisbar sein. Man findet dann Blutungen an umschriebener Stelle innerhalb des Lungengewebes mit Austritt eines serösen Exsudates und von roten Blutkörperchen in die Alveolen. Blutungsherde, die nahe benachbart sind, können konfluieren.

Stärkere Grade von Zerreißung von Lungengewebe können die Größe eines kleinen Apfels erreichen. Oft treten sie in mehreren Teilen der Lunge auf und bieten durch blutige Infiltrierung der umgebenden Gewebsteile äußerlich ein einheitliches Bild. Man kann derartige Zerreißungsherde meist leicht durch die Lunge hindurchtasten. Bei oberflächlicher Lage derselben oder auf der Schnittfläche einer derartig veränderten Lunge zeigt diese ein marmorartiges Bild durch den dunkleren Farbton des stärker bluthaltigen Gewebes. Gewebszerreißung und Blutung können einen ganzen Lappen einnehmen.

Die Umgebung von derartig zerrissenem Lungengewebe ist mehr oder weniger stark blutig infiltriert. Die Alveolarsäckchen, Bronchiolen und Bronchien laufen voll Blut, dieses wird bei fortbestehender Atmung in andere Lungenlappen verschleppt und kann den Erstickungstod herbeiführen, andererseits aber auch ausgehustet werden (BERNSMEIER).

Die bisher geschilderten Veränderungen — Blähung und Zerreißung — können isoliert vorkommen, treten aber meistens gemeinsam auf. Einzelne Teile der Lunge können gebläht sein, während gleichzeitig andere Partien blutige Zerreißungen aufweisen. Es ist dies abhängig davon, an welchem Punkt des Brustraumes die größte Druckdifferenz geherrscht hat, das Gewebe also der stärksten Belastung ausgesetzt war.

Ebenso wie das Lungengewebe kann auch die *Pleura pulmonalis* durch plötzliche Gewalteinwirkung verändert werden. Leichte Grade sind *subpleurale Blutungen* und blutige Infiltrierung, während bei schweren Stößen *Pleurarisse* bis zu 3 cm Länge beobachtet wurden. Aus einem derartigen Einriß kann die Lunge, zumal wenn sie gebläht ist, pfropfförmig hervorquellen.

Auch die Schleimhäute von *Bronchien* und *Trachea* können mehr oder weniger ausgedehnte Blutungen zeigen.

Glatte Einrisse im Lungengewebe sind mehrfach gefunden worden. Sie erreichen eine Länge von mehreren Zentimetern, dringen aber sehr tief in das Lungenparenchym ein (etwa 1 cm!). In der entstandenen Spalte kann sich manchmal ein feines Balkenwerk von zarten Gefäßen erhalten. Diese Lungenrisse finden sich vorwiegend in den Unterlappen und in Hilusnähe.

Ein Lungenriß hat — je nach Art und Größe — eine Blutung in die Brusthöhle zur Folge. Er kann zum *Verblutungstode* führen, zumal wenn größere Gefäße in Mitleidenschaft gezogen sind. In der Brusthöhle finden sich dann mehrere 100 cm³ blutiger Flüssigkeit, zum Teil koagulierte Massen.

Über den *Mechanismus der Lungenzerreißungen* wurden von RÖSSLE experimentelle Untersuchungen angestellt. Ödemflüssigkeit und Blut treten nicht nur in die Alveolen aus, sondern dringen auch in die Alveolarsepten und das interstitielle Bindegewebe des Lungenparenchyms ein. Das mikroskopische Bild zeigt, daß sich das Lungengewebe an einigen Stellen von den Blutgefäßen abgelöst hat, ohne daß es selbst Zerreißungen aufweist. Die Gewebsschäden entstehen dort zuerst, wo *harte* und *weiche* Gewebe aneinanderliegen. Der Druckwelle bietet die größere Festigkeit der *Knochen*, *Knorpel* und der *Blutgefäße* einen besonderen Angriffspunkt, so daß die davor gelagerten Gewebe stärker belastet werden. Die Blutungen der Pleura und der Schleimhäute sind vornehmlich dort lokalisiert, wo diese Gewebe an andere Gewebe von härterer Konsistenz anliegen: Die Pleura costalis zeigt also in erster Linie Blutungen an den Stellen, die den Rippen anliegen. Ringförmige Blutungen in der Trachea entsprechen der Lage der Knorpelspannung. (Über den Sitz der Epikardblutungen auf der Rückseite des Herzens s. Commotio cordis.)

Größere Gefäße können bei Lungenrissen mitzerreißen; es bleibt jedoch fraglich, ob allein durch Druckstoß eine Ruptur der großen, herznahen Gefäße, die sich durch größere Festigkeit und Elastizität auszeichnen, stattfinden kann. Sie sind ja auch mit einer Flüssigkeit, die praktisch imkompressibel ist, angefüllt und unterliegen somit anderen Bedingungen als das lufthaltige Lungengewebe. Endlich müßten dann auch Gefäßrisse in anderen Regionen des Körpers bei Druckstoß auftreten, und das ist nicht der Fall.

Gräff gibt einen Fall von einem *Aortenriß* von 2 cm Länge an; doch hat hier durch den Luftdruck eine starke Schleuderung stattgefunden, so daß die Ruptur auch dadurch möglich war.

In gleicher Weise wie auf der Lungenoberfläche können sich auch — in allerdings viel selteneren Fällen — innerhalb der Lunge luftgefüllte Spalten bilden. Es muß sich hier weniger um eine Zerreißung des Gewebes, als um eine Zusammenhangtrennung der einzelnen Alveolarsäckchen voneinander handeln, ohne daß dabei größere Gefäße zerrissen werden und demnach kein oder nur wenig Blut in die Luftblase einläuft. Schäfer gibt einen Versuchsfall an, bei dem sich eine walnußgroße Luftpustel im rechten Unterlappen fand. — Diese Cysten sind Hohlräume im Lungengewebe, in die aus zerrissenen Gefäßen Blut einsickert und die Blase ausfüllt. So kommt es zu einer Spiegelbildung, die unter dem Röntgenschirm wahrgenommen werden kann (Bernsmeier).

Eine Veränderung, die die explosionsgeschädigte Lunge einige Zeit nach dem Luftstoß erfährt, ist das langsam entstehende *Lungenödem*. Die Gewebsspalten und Alveolen werden von einem serösen Exsudat angefüllt. Der Luftgehalt der ödematösen Lunge ist vermindert, die Lunge fühlt sich verdichtet an. Auf Druck fließt von der Schnittfläche eine mit Blut vermischte Flüssigkeit ab.

Über die Todesursache der von ihm obduzierten Fälle nach Luftstoß gibt Gräff folgendes an:

Bei 6 Fällen war es zur Verblutung durch Anriß größerer Gefäße oder zu Blutaspiration mit Erstickung nach Lungeneinrissen gekommen. Bei 3 Fällen konnte Tod durch Erstickung infolge Aspiration von Mageninhalt angenommen werden. Gräff vermutet eine Schockwirkung als Folge einer Luftembolie der kleinen Gehirngefäße. Leider war infolge der äußeren Umstände die sachgemäße Prüfung des Gehirns auf Luftembolie nicht möglich. Bei den Restfällen legt er den Tod einer Luftembolie der Herzkranzgefäße oder kleinen Lungengefäße zur Last. Alle Fälle wurden von diesen Betrachtungen ausgeschlossen, bei denen eine Schluckwirkung als Ursache der beobachteten Veränderungen vorgelegen haben könnte.

Besondere Erwähnung verdient noch ein von Gräff mitgeteilter Fall, der auch ein größeres klinisches Interesse hat:

Ein 20 Jahre alter Mann kommt in den Luftstoß einer Sprengbombe bei 4 m Abstand vom Trichter, blutet sofort aus der Lunge. Die Lungenblutungen dauern 10—11 Wochen lang ununterbrochen an. Allmähliche Anämie bis 25% Hb. Zwei Tage vor dem Exitus werden klinisch Symptome einer Glomerulonephritis festgestellt. Die Sektion und histologische Untersuchung ergaben die Zeichen vielfacher und langdauernder Blutungen in das Lungengewebe, ohne daß Zerreißungen des Lungengewebes festgestellt werden konnten. Diese Veränderungen können aber der eindeutigen Vorgeschichte nach nur als Folge des Luftstoßes gedeutet werden. Gräff nimmt an, daß kleine, anatomisch nicht faßbare Gefäß- bzw. Parenchymeinrisse die Blutung im Sinne einer Sickerblutung bis zum Tode aufrechterhalten haben. Im Gegensatz zu den kurzen klinischen Erscheinungen der Glomerulonephritis spricht das anatomische Bild für deren Beginn vor mindestens einigen Wochen. Die Frage, ob die anatomischen Veränderungen an den Nieren etwa unmittelbare Folge der Luftstoßwirkung (Luftembolien?) seien, beantwortet Gräff dahingehend, daß bei der Einmaligkeit des Falles sich alle näheren Deutungsversuche erübrigen.

Die Frage der Dauerschäden nach überstandener Luftstoßeinwirkung hat auch versicherungsrechtliche Folgen. Luftstoßverletzungen der Lunge können bei nicht-tödlichem Ausgang zu chronischen Lungenveränderungen (Emphysem, Bronchitis-Bronchiolitis mit interstitiellen Indurationen) führen (eigene Beobachtung). Auch wird man auf Symptome einer traumatischen Herzschädigung achten müssen, da die Kompression des Thorax nicht allseitig gleichmäßig ist, sondern dabei eine Kontusions- und Schleuderwirkung eintritt, als deren Folge eine traumatische Herzschädigung auftreten kann (s. oben).

Die tödliche Grenze.

Unter *tödlicher Grenze* versteht man eine Zone um den Explosionsort, innerhalb derer ein Versuchstier unbedingt vom Druckstoß getötet wird. Am Rand dieser tödlichen Zone treten keine äußeren Verletzungen auf, während mit zunehmender Annäherung an den Explosionsort auch andere Wirkungen in Erscheinung treten, z. B. äußere Verletzungen, Hitzeeffekte oder CO-Vergiftungen. Die tödliche Grenze ist abhängig von der Art und Menge des Sprengstoffes. Bei einheitlichem Sprengstoff lassen sich die Werte von Sprengladung und Entfernung des Versuchstieres vom Explosionsort in ein Diagramm bringen (s. Abb. 5). Aus der Abbildung geht hervor, daß bei der Unterwasserdetonation die tödliche Grenze etwa

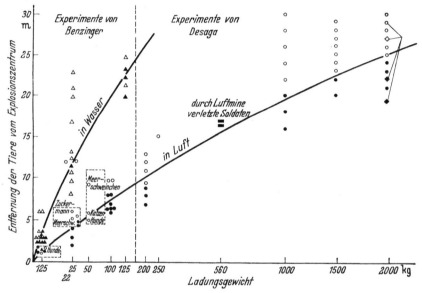

Abb. 5. Druckstoß im Wasser: ▲ getötete Tiere; △ überlebende Tiere. Druckstoß in der Luft: ● getötete Tiere; ○ überlebende Tiere. (Nach BENZINGER: German Aviation Medicine World War II.)

3mal weiter vom Explosionsort entfernt liegt als beim Luftstoß. Für den Menschen stimmt die tödliche Grenze in etwa mit derjenigen für Hunde überein. In diesem Zusammenhang ist die Feststellung von RÖSSLE von Interesse, daß die Festigkeit des menschlichen Lungengewebes ungefähr derjenigen des Hundes entspricht.

IV. Therapie.

Soweit der Tod nicht innerhalb der ersten Stunde auftritt, ist die Prognose verhältnismäßig günstig. *Absolute Ruhigstellung* ist oberstes Gebot. O_2-*Atmung* (wenn möglich O_2-Zelt) ist in allen Fällen notwendig, bei denen eine deutliche Cyanose vorliegt. Sind die Patienten unruhig, so wird man auf die Verabreichung von *Opiaten* in kleineren Mengen nicht verzichten dürfen. Wegen der bestehenden Belastung des rechten Herzens ist *Strophanthin* indiziert. *Coffein* wird von DESAGA als besonders wirkungsvoll empfohlen. Weiterhin rät er zur Bekämpfung der Hämorrhagien in der Lunge zu langsamen intravenösen *Alkoholinjektionen* (30 bis 40 cm³ 30%iger Alkohol), bei unstillbaren Lungenblutungen kann unter Umständen der Versuch eines *Pneumothorax* gewagt werden. DESAGA weist aber auf die Gefahren einer solchen Manipulation hin. *Penicillin* und *Sulfonamide* sind unter Umständen zur Bekämpfung von Sekundärinfektionen notwendig. *Blut-*

transfusionen oder *Infusionen* mit anderen Blutersatzmitteln sind auch auf Grund der Erfahrungen englischer Autoren (zit. nach Desaga) unbedingt zu *vermeiden*. Lediglich bei hochgradigen Anämien infolge Blutverlust ist der Kreislauf durch kleine Transfusionen so weit aufzufüllen, daß ein tödlicher Kollaps infolge Oligämie vermieden wird. Die Sickerblutungen in der Lunge werden durch Infusionen nur verstärkt. Wie bereits erwähnt, sind operative Eingriffe in den ersten 24 Std strikt zu vermeiden, sofern nicht eine ganz besondere augenblickliche vitale Indikation vorliegt.

V. Schlagwetter- und Staubexplosionen.

Eine besondere Art der Explosionen stellen die in den Bergwerken auftretenden *Schlagwetter* sowie die in Bergwerken und Mühlen vorkommenden *Staubexplosionen* dar.

Bei der Schlagwetterexplosion reagieren der Sauerstoff der Luft und das geruchlose Grubengas Methan nach folgender Formel miteinander:

$$1\,CH_4 + 2\,O_2 + 8\,N_2 = 1\,CO_2 + 8\,N_2 + 2\,H_2O.$$

Das günstigste Explosionsgemisch liegt bei $9^1/_2\%$ $CH_4 + 90\%$ Luft. Ist der Methangehalt des Gemisches größer oder kleiner als $9^1/_2\%$, so muß bei der Explosion entweder Grubengas oder die überschüssige atmosphärische Luft nutzlos miterwärmt werden. Die Explosion wird in diesen Fällen deshalb schwächer. Bei einem Methangehalt unter 5% und über 14% besteht keine Explosionsgefahr mehr. Aus diesem Grund wird in den Gruben auf ausreichende Bewetterung (Frischluftzuführung) großer Wert gelegt.

Bei der Explosion entstehen sehr hohe Temperaturen. Die Flammentemperatur bei der günstigsten Explosionsmischung beträgt 2650° C. Durch diese hohen Temperaturen erfolgt eine Ausdehnung der Gase, die von den betroffenen Personen als Schlag empfunden wird. Da sich die Explosionsgase sehr rasch mit der benachbarten kühlen Luft mischen und infolge der Abkühlung an den Wänden tritt sehr bald eine Zusammenziehung ein, die dann als Rückschlag registriert wird. Die *Entzündungstemperatur* liegt bei 650° C. Das explosible Gasgemisch muß jedoch eine gewisse Zeit (etwa 10 sec) auf dieser Temperatur gehalten werden.

Die Fortpflanzungsgeschwindigkeit der Explosion ist gering (0,2—0,6 m/sec), sie wächst bei Druckerhöhung innerhalb des Gasgemisches z. B. dann, wenn die Gase sich an einem Punkt stauen und dann von der nachfolgenden Flamme entzündet werden. In diesem Falle tritt auch ein heftiger Explosionsdruck auf. Sonst werden nur geringe Explosionsdrucke verzeichnet. Bei Explosionsversuchen in Bomben wurden höchstens $6^1/_2$ atü Überdruck erreicht.

Die *Explosionsschwaden* bestehen aus Rauch und Staub und sind besonders wegen ihres *CO-Gehaltes* gefährlich. Diese Nachschwaden erfordern mehr Opfer als die eigentliche Explosion. Für den Erstickungstod in den Nachschwaden kommen folgende Ursachen in Frage: *1. Durch O_2-Mangel, 2. durch Kohlensäure, 3. durch Kohlenoxyd, 4. durch mechanisches Verstopfen der Luftwege* mit Kohlenstaub, *5. durch Verbrennung der Luftwege.*

Bei der eigentlichen Explosion erfolgt der Tod durch Verbrennung und durch Geschleudertwerden. Die Dauer der Flammenwirkung ist außerordentlich kurz. So können Körperteile, die von dünnen, durchschwitzten Kleidungsstücken bedeckt sind, frei von Verbrennungen bleiben, während nackte Körperpartien schwerste Verbrennungen aufweisen. Die Schleuderwirkung hat entsprechende Verletzungen chirurgischer Art zur Folge. Daß es hierbei auch zu Lungenverletzungen analog dem Luftstoß bei Minenexplosionen kommt, ist bisher nicht bekannt und wegen der relativ niedrigen Drucke unwahrscheinlich.

1. Entstehungsursachen der Schlagwetterexplosionen im Zeitraum 1927—1935.

Gesamtzahl . . . . 55 Explosionen

Hiervon entstanden:
    durch Funkenreißen (Metall-, Gestein- und elektrische Funken) . . . . 20 Explosionen
    durch Gebrauch der Sicherheitslampe . . . . 12 Explosionen
    durch Schießarbeit . . . . 8 Explosionen
    durch unbekannte Vorgänge . . . . 8 Explosionen
    durch Grubenbrand . . . . 3 Explosionen
    durch Gebrauch der elektrischen Grubenlampe . . . . 2 Explosionen
    durch Feuerzeug . . . . 2 Explosionen
    durch Gebrauch offener Grubenlampen . . . . 1 Explosion

Bei der *Kohlenstaubexplosion* handelt es sich in der Hauptsache um eine Gasexplosion. Vorbedingung für ihr Zustandekommen sind erstens das Vorhandensein einer dichten Kohlenstaubwolke und zweitens das Auftreten einer in diese hineinschlagenden Flamme. Der Explosionsvorgang spielt sich so ab, daß die von der Flamme erfaßten Kohlenstaubteilchen unter Bildung von Wasserstoff und Methan entgasen. Die so entstehenden Gase mischen sich mit Luft und bilden ein explosibles Gas-Luftgemisch, das von der Flamme dann zur Explosion gebracht wird. Hierdurch erfolgt eine weitere Verbrennung und Entgasung von Kohlenstaubteilchen, die ihrerseits dann wieder eine erneute Explosion bedingen. Wegen dieses Explosionsmechanismus tritt eine Kohlenstaubexplosion deshalb meist nach einem Sprengschuß oder bei einer Schlagwetterexplosion auf, da diese Vorgänge mit einer Staubaufwirbelung mit kurz darauf folgender heißer Flamme verbunden sind.

Zum Zustandekommen der Explosion ist das Vorhandensein von etwa 70—80 g Kohlenstaub je Kubikmeter als Mindestmenge notwendig. Es wird angenommen, daß über 400 g Kohlenstaub im Kubikmeter Luft sich nicht mehr entzünden.

Tabelle 1. *Kohlenstaubexplosionen.*

	Explosions-zahl	Tote	Verletzte
1903—1910	25	46	38
1911—1918	19	54	36
1919—1926	14	383	226
1927—1939	1	32	67

Kohlenstaubexplosionen in reiner Form ereignen sich meist in *Braunkohlenbrikettfabriken.* Bei der *Mehlstaub*explosion in Mühlen liegt ein ähnlicher Mechanismus vor.

Die Todesursachen bei Staubexplosion sind denjenigen bei der Schlagwetterexplosion analog.

2. Der „Staubtod".

Während des letzten Krieges wurden Katastrophenfälle bekannt, bei denen auf Grund der Sektion ein *Staubtod* in Erwägung gezogen wurde. Desaga (1942) berichtet über solche Befunde, die von Teutschländer in Mannheim erhoben wurden. Weiter beschreibt er eine Katastrophe nach einem Luftangriff in Antwerpen 1943, über die Dautrebande nähere Angaben gemacht hat. Hierbei wurden 29 Kinder in einem Luftschutzraum einer Schule getötet, ohne daß bei ihnen äußere Verletzungen festzustellen waren. Der Raum, in dem die Kinder sich aufgehalten hatten, zeigte keine Sprünge in den Wänden oder den Decken, es waren auch sonst auf dem Fußboden keine Trümmer vorhanden. Bei der Autopsie von 6 Kindern fand sich reichlich Staub in der Kehle und im Oesophagus. Histologisch wurde feinster Staub bis in die Alveolen hinein gefunden (Größe der Staubpartikelchen 0,002 und 0,005 mm).

Auf Grund dieser und anderer Berichte unternahm Desaga eine Reihe tierexperimenteller Untersuchungen, um künstlich einen Staubtod zu erzeugen. Dazu wurden Staubkammern benutzt, in denen Staub in hohen Konzentrationen maschinell erzeugt werden konnte. Als Staubart wurde der sog. Klingenberg-Staub benutzt, der in seiner Zusammensetzung dem beim Häuser- bzw. Bunkerbau verwendeten Baumaterial im wesentlichen entspricht. 65% der Staubpartikel sind größer als 0,01 mm, 35% sind kleiner als 0,01 mm und können bis in die kleinsten Luftwege vordringen. Nach den Angaben von Findeisen (s. Desaga) können Staubteilchen nur dann bis in die tiefen Luftwege gelangen, wenn ihre Größe 0,01 mm bis 0,0005 mm im Durchmesser beträgt. Bei den tierexperimentellen Untersuchungen war eine Staubmenge von 80 g/m³ notwendig, um das Leben des Tieres durch Erstickung zu gefährden. Dabei waren sowohl die oberen als die kleinen Luftwege bis in die feinsten Bronchien mit einer Staubschicht bis zu 2 mm bedeckt. Solche Staubmengen sind als außerordentlich groß anzusehen. Als Vergleich mögen folgende Zahlen dienen (nach den Angaben von Desaga): dichtester Straßenstaub = 0,1—0,3 g/m³, dichtester Industriestaub, z. B. schlecht belüftete Zementwerke 0,5—1 g/m³. Es erscheint daher fraglich, ob überhaupt bei solchen Katastrophen Staubkonzentrationen auftreten können, die ausreichend sind, um zu einer mechanischen Verlegung der Luftwege und damit zu einer Erstickung zu führen. Desaga vertritt die Ansicht, daß solche plötzlichen Staubentwicklungen eintreten könen, wenn ein sog. „Abplatzeffekt" auftritt. Ein solcher „Abplatzeffekt" tritt auf, wenn bei einer Explosion oder Sprengung, die außerhalb eines Raumes auftritt, durch die Art der Reflexionen der Druckwelle die Wände des Raumes nicht zerstört werden, dafür aber kleinste Staubteilchen abgesplittert werden. Die Voraussetzung zum Auftreten dieses Effektes ist also die, daß die Struktur des Gebäudes selbst erhalten bleibt, daß aber die Druckenergie genügt, um einen solchen „Abplatzeffekt" in ausreichender Stärke zu erzeugen.

Desaga errechnete unter Berücksichtigung der Staubgröße, der Weite und der Zahl der Luftwege sowie des jeweiligen Atemminutenvolumens die Staubmengen, die notwendig sind, um eine unmittelbare Erstickungsgefahr heraufzubeschwören. Der Mittelwert beträgt 150 g/m³ bei einer Atemdauer von 14 min und einem Atemminutenvolumen von 60 Liter. Gräff ist gegenüber der Annahme einer Staubinhalation als Todesursache nach Minenexplosion sehr zurückhaltend. Er selbst beobachtete unter den von ihm obduzierten Opfern wohl, daß die Mundhöhle und oberen Luftwege bis in die Bronchien mit Sand gefüllt waren, was er aber damit erklärt, daß die Verunglückten im Augenblick des Hochschleuderns des Sandes den Mund offen hatten. Daß sich Sand auch in den Luftwegen selbst fand, dürfte seiner Ansicht nach durch nachträgliche tiefe Verlagerung des Sandes infolge Wasserzuflusses beim Löschen eines gleichzeitigen Brandes, beim Transport oder bei der Reinigung der Leiche zustande gekommen sein. Wichtig ist dabei die Feststellung, daß in diesen Fällen das Innere der Nase und die Nebenhöhlen völlig frei von fremdem Inhalt waren, was einen Staubtod ausschließt. Auch bei den von Teutschländer mitgeteilten Fällen von angeblichem Staubtod hält Gräff den Tatbestand nicht für ausreichend beweiskräftig. Die endgültige Entscheidung über die Möglichkeit des Zustandekommens eines Staubtodes erscheint zur Zeit noch nicht möglich. Die Frage ist um so wichtiger, als eine solche Todesursache auch unter Umständen bei Bergwerks- oder Mühlenexplosionen in Frage kommt.

Schädigungen durch Lärm.

Von

F. Grosse-Brockhoff.

Mit 5 Abbildungen.

Schädigungen der Hörfunktion durch *Lärm, Knall* und *Explosionen* werden unter dem Begriff des *akustischen Traumas* zusammengefaßt. Starke akute Schallreize (laute, schrille Töne, Detonation in unmittelbarer Ohrnähe usw.) können direkte Gewebsschädigungen am Trommelfell und Innenohr hervorrufen. Es handelt sich hierbei um Unfallschäden, während die in den sog. Lärmbetrieben auftretenden *Hörschädigungen* als *Berufserkrankungen* zu gelten haben. Die Anerkennung dieser Hörschäden als Berufserkrankung erstreckt sich auf die Betriebe der Metallbearbeitung und Metallverarbeitung, also auf *Walzwerke, Lokomotiv-* und *Waggonfabriken, Kesselschmieden, Gußputzereien, Nietereien, Drahtstiftfabriken, Bronzedampfwerke* u. dgl. In neuerer Zeit spielen solche Hörschädigungen auch bei *Flugzeugpiloten* infolge des Propellergeräusches eine Rolle (s. V. Verordnung über Ausdehnung der Unfallversicherung auf Berufskrankheiten vom 26. Juli 1952).

1. Lärmschädigungen.

a) Physikalisches. Maßgebend für das Zustandekommen von Lärmschädigungen des Ohres ist in erster Linie der *Schalldruck*, der der Lautstärke proportional ist. Die Lautstärke*empfindung* des Ohres ist aber abhängig von der Ton*frequenz*.

Bei Verwendung reiner Tonfrequenzen besteht eine charakteristische Beziehung zwischen Frequenz und Schwelle derart, daß ein Minimum der Schwelle um 2000 Hz liegt, während dieselbe für niedere und hohe Töne rasch ansteigt (s. Abb. 1). Die größte Empfindlichkeit des menschlichen Ohres liegt bei 2000—2300 Hz und beträgt dort größenordnungsmäßig 10^{-18} Watt. Im höchsten wie im tiefsten Bereich der hörbaren Tonfrequenzen liegt die Schwelle, in Druckamplituden gemessen, mehr als 10000mal höher.

Aus der Abb. 1 ist ebenfalls zu erkennen, daß es im gesamten Hörbereich eine Maximalreizstärke gibt, deren Überschreitung zur Schmerzempfindung führt. Die Hör- und Schmerzschwellen fallen im Gebiet tiefster und höchster Töne nahezu zusammen, so daß es unter Umständen vorkommen kann, daß der akustische Reiz überhaupt nur Schmerz im Ohr hervorruft.

Ein praktisch wichtiges Problem bildet somit die Frage nach der Lautstärkengleichheit zweier verschiedener Töne, die sich nur durch Ermittlung der Unterschiedsempfindlichkeit für Intensitäten in den verschiedenen Frequenzbereichen ermitteln läßt. Da das Ohr ein Meßinstrument mit „*logarithmisch geteilter Skala*" ist, ändert sich die Lautstärke annäherungsweise logarithmisch mit der Reizstärke. Auch ist zu beachten, daß sich die feinen Unterschiede in der Empfindungsqualität bei höheren Schallintensitäten zunehmend verwischen (s. Abb. 2).

Für die Beurteilung der „Lautstärke" durch das menschliche Ohr hat man eine „Lautstärkenskala" eingerichtet, welche sich einer willkürlich geschaffenen Meßeinheit, „Phon" genannt, bedient. Entsprechend der logarithmischen Unterschiedsempfindlichkeit des Ohres für Lautstärke müßte sie proportional dem Logarithmus des Amplitudenverhältnisses der zu vergleichenden Töne gewählt werden. Man ging so vor, daß man den Logarithmus des Quotienten aus der Druckamplitude der zu beurteilenden Schallwellen (Δp_0) zur Amplitude der Hörschwelle bei einer Frequenz von 1000 Hz (Δp_0 min[1]) mit 20 multiplizierte und die so erhaltene, dimensionslose Vergleichsgröße als „Phon"-Maß bezeichnete, also

$20 \times \log \dfrac{p_0}{(\Delta p_0 \text{min}^1)}$. Für die Schwellenintensität, bei der ja Δp_0 und (p_0 min[1]) praktisch gleich sein sollten, würde sich also der Wert „0 Phon" ergeben (H. REIN).

Über die Ergebnisse einiger Lautstärkenmessungen unterrichtet die folgende Tabelle:

0 Phon = Schwellenlautstärke,
10 Phon = leises Flüstern,
           Taschenuhrticken,
20 Phon = Flüstersprache,
40 Phon = gewöhnliche Unterhaltungssprache,
50 Phon = Lautsprecher auf Zimmerlautstärke,
60 Phon = Schreibmaschinen,
60—70 Phon = Grenze der Gehörschädigung,
80 Phon = stärkster Straßenlärm,
90—100 Phon = Motorrad, Autohupe in unmittelbarer Nähe,
100 Phon = Websaal, Lederstanzerei,
100 Phon = Kesselschmiede,
100—110 Phon = Preßlufthammer, Niethämmer,
110—120 Phon = Vollauf der Flugmotore in 6 m Abstand vor dem Propeller,
130 Phon = Schmerzschwelle.

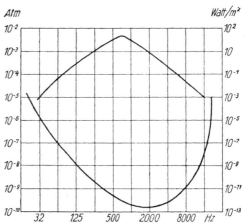

Abb. 1. Die Reizschwellen eines gesunden, menschlichen Ohres (Ordinate) in Druckamplituden (Atm) bzw. „Bestrahlungsstärken (Watt/m²). Die obere Kurve gibt die „Schmerzschwelle" für die verschiedenen Frequenzgebiete wieder. Zwischen den beiden Kurven eingeschlossen liegt das sog. „Hörfeld", dessen mittlerer Anteil etwa der Lautgebung beim normalen Sprechen entspricht. (Aus H. REIN: Einführung in die Physiologie des Menschen.)

Für die Prüfung der Hörfähigkeit ist vor allem die Kenntnis des *Schalldrucks* notwendig. Der Schalldruck ist für den physikalischen Reiz des Ohres maßgebend. Die Messung des Schalldrucks kann in *Mikro-Bar* (μb) erfolgen. 1 μb = 1 dyn/cm². 1 b entspricht annähernd dem Atmosphärendruck auf Meereshöhe (750,5 mm Hg). In der Praxis der Hörprüfungen benutzt man aber meist nicht die absolute Druckeinheit in μb, sondern eine Verhältniszahl. Dabei wird der logarithmisch geteilten Skalenanordnung des Ohres (WEBER-FECHNERsche Regel) Rechnung getragen, indem nicht die einfache Verhältniszahl selbst, sondern deren Logarithmus benutzt wird. Die Maßeinheit ist das *Dezibel* = db. Ein beliebiger Schalldruck p_x wird formelmäßig folgendermaßen ausgedrückt:

$$N = 20 \log \cdot \frac{p_x}{p_0} \quad \text{Dezibel (db)}.$$

Dabei ist der Bezugsschalldruck $p_0 = 2 \times 10^{-4}$ μb international festgelegt und entspricht ungefähr der Reizschwelle des Ohres bei 1000 Hz. Der logarithmische Maßstab hat den großen Vorteil, daß das für das Ohr wichtige, viele Zehnerpotenzen umfassende Schalldruckbereich auf handliche Zahlen von 0 bis etwa 130 db zusammengedrängt wird.

b) Symptomatologie. *Voraussetzung der Anerkennung* ist der Nachweis einer *mehrjährigen* Arbeit in einem Lärmbetrieb. Der Beginn der Schädigung ist durch das Auftreten einer sog. c^5-*Senke* bei normalem Sprachgehör und normalen Resultaten der Stimmgabelprüfung charakterisiert (RUEDI und FURRER u. a.). Bei Flugzeugbesatzungen stellte MEYER ZUM GOTTESBERGE c^5-Senken fest. Bei der c^5-*Senke* handelt es sich um einen *umschriebenen Hörverlust* im Bereich von *4000 Perioden/sec* (s. Abb. 3). Der musikalische Ton c^5 entspricht

---

[1] min = minimal.

4186 Perioden/sec. Wegen der individuellen Streuung wird als c⁵-Senke der Einbruch der Hörverlustkurve bezeichnet, dessen Maximum in einem Frequenzbereich liegt, das sich von 3500—4500 Perioden/sec erstrecken kann. Im fortgeschrittenen Stadium wird das Gehör für die Flüstersprache unter gleichzeitiger Verbreiterung der c⁵-Senke geringer und schließlich finden sich die typischen Symptome der *Perzeptionsschwerhörigkeit*. Letztere ist charakterisiert durch sehr schlechtes Gehör für Flüstersprache, mäßig vermindertes Gehör für Umgangssprache, herabgesetzte obere Tongrenze, verkürzte Kopf-Knochenleitung, audiometrischer Kurvenabfall im oberen Tonbereich mit noch angedeuteter c⁵-Senke.

c) **Pathogenese.** Es liegen eine Reihe *pathologisch-anatomischer* Befunde am Menschen über Veränderungen des CORTIschen Organs beim Lärmtrauma vor (Lit. s. RUEDI und FURRER).

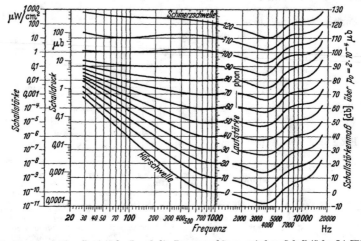

Abb. 2. Kurven gleicher Lautstärke L und die Zusammenhänge zwischen Schallstärke J (μW/cm²), Schalldruck p (μb), Schallstärkemaß oder Schallpegel S (db) und Lautstärke L (Phon).
(Nach FLETCHER und MUNSON, aus W. ZELLER: Technische Lärmabwehr 1950.)

Bei fortgeschrittenen Fällen handelt es sich im wesentlichen um *Atrophien* und *Degenerationen* des CORTIschen Organs, Schwund der Nervenfasern im Bereich der Lamina spiralis ossae, Verminderung und Atrophie der entsprechenden Ganglienzellen. In früheren Stadien mit ausgesprochener c⁵-Senke und Höreinbuße für die hohen Töne werden umschriebene Veränderungen im Abschnitt der Basalwindung beschrieben, welcher etwa 8—9 mm vom offenen Fenster entfernt liegt (Fehlen der äußeren Haarzellen). Den Untersuchungen WERNERS, RUEDI und FURRERS zufolge müssen aber histologische Befunde am menschlichen Leichenohr mit größter Vorsicht bewertet werden. Die Frage, ob der 8—9 mm von den offenen Fenstern entfernt liegende Abschnitt der Basalwindung für die c⁵-Wahrnehmung verantwortlich ist, kann daher auf Grund solcher histologischer Untersuchungen an menschlichen Leichen nicht mit genügender Sicherheit entschieden werden. RUEDI und FURRER haben zur Klärung dieser Frage Meerschweinchen mit synthetischem Lärm (etwa 100 Phon bei 1750—10000 Perioden je sec) über 1771—2347 Std belastet. Dabei war ein an eine c⁵-Senke erinnernder Reflexausfall (PREYERscher Ohrmuschelreflex) zu konstatieren. Pathologisch-anatomisch fand sich ein Ausfall der äußeren Haarzellen und häufig auch der DEITERSschen Stützzellen vom Ende der 1. bis zur Mitte der 2. Windung. In fortgeschrittenen Stadien verbreitet sich die Degenerationszone im CORTIschen Organ vor allem schneckenaufwärts, während im zentralen Bereich der 2. Windung die Schädigung zunehmend das ganze CORTI-Organ bis zum Schwund in Mitleidenschaft zieht. In Ergänzung zu früheren Versuchen anderer Autoren (Literatur s. RUEDI und FURRER) haben die genannten Untersucher Meerschweinchen auch mit reinen Tönen belastet. Im Gegensatz zum Lärmtrauma entstehen durch sehr laute, reine Töne Hörverluste, die sich unabhängig von der Frequenz des schädigenden Tones über den ganzen Hörbereich erstrecken. Hervorzuheben sind die unscharf begrenzten breiten Degenerationszonen im CORTIschen Organ, die die Autoren zu der schon von MARX (1909) vertretenen Auffassung veranlassen, daß diese Befunde nicht mit der „HELMHOLTZschen Einortstheorie" in Einklang zu bringen sind. Der reine Ton verursacht also im Gegensatz zum Lärm wenig differenzierte, über den ganzen Tonbereich verteilte Hörverluste und erzeugt histologisch in Ausmaß und Lokalisation stark schwankende, breite Degenerationszonen. Beim Menschen erzeugen reine, kurze Töne von etwa 135 Phon innerhalb einer breiten Vertäubungszone Erhöhung oder Erniedrigung der Tonhöheempfindung — je nachdem, ob der Ton höher oder tiefer als 4000 Hz

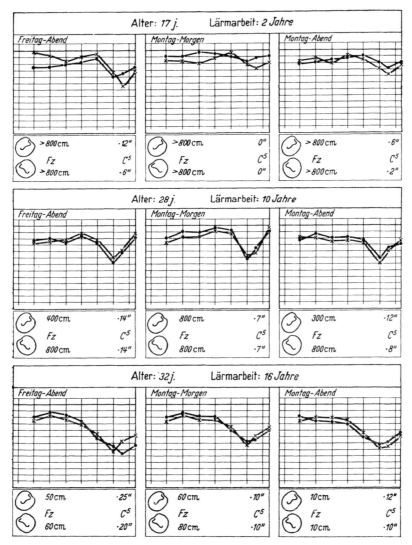

Abb. 3. Gehörsänderung der Weber nach 60stündiger Arbeitsunterbrechung und nach 8stündiger Wiederaufnahme der Arbeit. (Aus RUEDI und FURRER: Das akustische Trauma. Basel: S. Karger 1947.)

liegt. In Anlehnung an die experimentellen Untersuchungen von BÉKÉSY über die hydrodynamischen Vorgänge im Innenohr deuten RUEDI und FURRER ihre Versuchsergebnisse folgendermaßen:

Durch sehr *laute, reine* Töne kommt es zu einer so starken *Wirbelbildung*, daß durch die strömende Lymphflüssigkeit die Basilarmembran in ihrer Längsrichtung verschoben wird, die eine Änderung der Tonhöheempfindlichkeit mit sich bringt. Da diese Tonhöheänderung im Bereich von 4000 Hz ihre Richtung wechselt, wird vermutet, daß sich an dieser Stelle der Basilarmembran auch die Drehrichtung der Wirbel ändert. „Ein sehr lauter, reiner Ton erzeugt im Innenohr ein einzelnes, kräftiges Wirbelpaar, das ausgedehnte Lymphstörungen zur

Folge hat. Dieser Flüssigkeitstransport ist aber ein unphysiologischer Vorgang, der in einem ausgedehnten Bereich des Innenohres Schädigungen bewirkt. Es kann daher niemals gelingen,

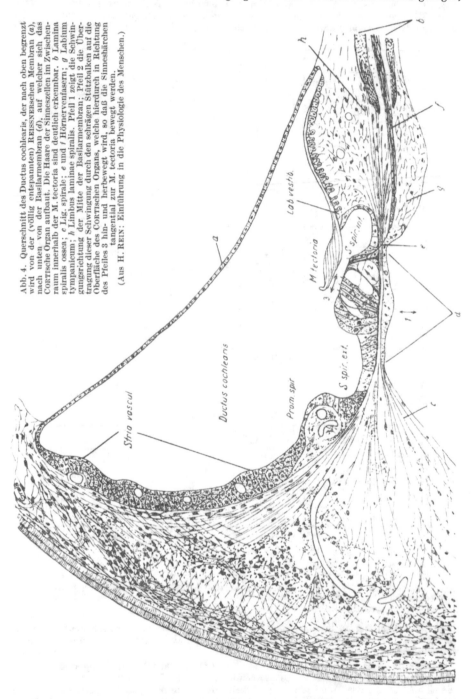

Abb. 4. Querschnitt des Ductus cochlearis, der nach oben begrenzt wird von der (völlig entspannten) Reissnerschen Membran (a), nach unten von der Basilarmembran (d), auf welcher sich das Cortische Organ aufbaut. Die Haare der Sinneszellen im Zwischenraum innerhalb der M. tectoria sind deutlich erkennbar. b Lamina spiralis ossea; c Lig. spirale; e und f Hörnervenfasern; g Labium tympanicum; h Limbus laminae spiralis. Pfeil 1 zeigt die Schwingungsrichtung der Mitte der Basilarmembran; Pfeil 2 die Übertragung dieser Schwingung durch den schrägen Stützbalken auf die Oberfläche des Cortischen Organs, welche hierdurch in Richtung des Pfeiles 3 hin- und herbewegt wird, so daß die Sinneshärchen tangential zur M. tectoria bewegt werden. (Aus H. Rein: Einführung in die Physiologie des Menschen.)

mit einzelnen reinen Tönen örtlich ,eng begrenzte Innenohrschädigungen zu erzeugen, um damit beispielsweise einen scharfen Nachweis für die Gültigkeit der Einortstheorie zu erbringen. Der Drehsinn des Wirbelpaares ist dabei so, daß die Basilarmembran *bei tiefen* Tönen gegen die Schneckenspitze, bei hohen Tönen gegen das Fenster hingezogen wird. Beim Umkehrpunkt in der Gegend von 4000 Hz treten dann wahrscheinlich gleichzeitig zwei entgegengesetzt drehende Wirbelpaare auf, die aber zusammen keinen Flüssigkeitstransport zur Folge haben; bei dieser Frequenz tritt dann auch keine „Pitsch"- (Tonhöheempfindung-) Änderung mehr auf. „Dagegen soll es bei den in der Natur praktisch allein vorkommenden Tongemischen (also auch bei Lärm) gleichzeitig oberhalb und unterhalb des kritischen Frequenzbereiches zum Auftreten zahlreicher entgegengesetzt drehender Wirbelpaare kommen, so daß nur noch an der Stelle des Wirbel-Drehrichtungswechsels die Basilarmembran eine besondere Beanspruchung erfährt. Eine hier auftretende Schädigung äußert sich in Form der c^5-*Senke* und stellt sich histologisch als regelmäßig *lokalisierter*, ganz *umschriebener Haarzellenausfall* im CORTISchen Organ dar.

Durch sehr starken Lärm kann auch die *Gleichgewichtsfunktion* des Ohres beeinflußt werden (sog. TULLIOsche Reaktion). Eine neue Arbeit von DICKSON und CHADWICK (1951) berichtet über das Auftreten solcher Gleichgewichtsstörungen bei modernen *Düsenflugzeugen*, bei denen durch die verwendeten Strahltriebwerke ein sehr starker Lärm erzeugt wird. Dabei sind nicht die Piloten, sondern das am Prüfstand und auf dem Flugfeld beschäftigte Bodenpersonal in erster Linie gefährdet. Von Bedeutung ist die Stelle des Menschen zum Strahltriebwerk: Eine Gleichgewichtsstörung, d. h. ein unbestimmtes Schwindel- und Schwankgefühl, trat vor allem dann auf, wenn der Mensch im Winkel von 30—35⁰ etwa 2 m vor der Lufteinlaßöffnung stand. Eigentlicher Drehschwindel oder Nystagmus wurde nicht beobachtet. Es wurden Lärmspektren an einem der neuesten Strahltriebwerke aufgenommen (dies etwa 2 m vor der Lufteinlaßöffnung bei den Drehzahlen 5000, 6000 und 7000): Im Frequenzbereich von 1600—4400 Hertz fand sich eine maximale Lärmintensität von *125—130 Decibel*, während im Ultraschallbereich die Intensität nicht über *80 Decibel* stieg. Bei der Entstehung von Gleichgewichtsstörungen ist der hörbare Schall wichtiger als der Ultraschall. Man darf also nicht von einer Ultraschallkrankheit (*„supersonic sickness"*) sprechen.

d) Prognose, Therapie und Prophylaxe. Bei den *Frühschäden* kann das Hörvermögen nach Aussetzen der Arbeit im Lärmbetrieb wieder deutlich zunehmen bzw. sich normalisieren. Oft bessert sich das Hörvermögen schon über das arbeitsfreie Wochenende. Die Behandlung erstreckt sich im wesentlichen auf prophylaktische Maßnahmen (Berufswechsel, Schutzgeräte; Näheres s. RUEDI und FURRER). Betreffs der technischen Lärmabwehr sei vor allem auf die eingehenden Darlegungen von W. ZELLER (1950) hingewiesen.

2. Knall- und Explosionstraumen des Ohres.

Gehörschädigungen durch den *Mündungsknall* von Schußwaffen bei *Jägern*, *Schützen* und *Artilleristen* sind seit langem bekannt. Die Hörschädigung ist einzig und allein die Folge der direkten Druckwelle (s. oben). Druckspitzen über 0,05—0,1 kg/cm² rufen dauernde Hörschädigungen hervor (RUEDI und FURRER). Der beim Mündungsknall neben dem Schalldruck in nächster Nähe von der Mündung (unter 50 cm) auftretende Staudruck kann für die medizinischen Gesichtspunkte vernachlässigt werden, da er keinen Einfluß auf Flächen hat, die parallel dazu angeordnet sind. Auch die beim Mündungsknall durch Verbrennung heißer Restgase außerhalb des Rohres entstehende Detonation (= Mündungsfeuer) ist zu vernachlässigen. Die entstehenden Schallreflexionen (Bodenreflexion) tragen wohl zur subjektiven Charakterisierung des Schalls bei, sind aber für die Traumatisierung des Ohres belanglos. Als Folge der Knalleinwirkung kommt es häufig zu *Trommelfellblutungen* oder *Einrissen* des Trommelfells, die aber meist komplikationslos und ohne wesentliche funktionelle Behinderung des Hörvermögens abheilen. Wesentlich ist, daß sich beim Knalltrauma die gleichen Symptome der Innenohrschwerhörigkeit entwickeln, wie sie beim Lärmtrauma auftreten. (Angedeutete oder ausgesprochene c^5-Senke, Einschränkung der Hörweite für Flüstersprache, meist normale obere Tongrenze und normale Knochenleitung.) Tierexperimentelle Untersuchungen ergaben, daß auch die histologischen Befunde im Anfangsstadium des Knalltraumas sich mit den entsprechenden Veränderungen beim Lärmtrauma decken (RUEDI und FURRER, s. Lärm). Von HYDÉN und HAMBERGER (1945, zit. nach MEESSEN) wurden weitgehende Aufhellungen des Cytoplasmas der Nervenzellen des Nucleus cochlearis nach akustischem Trauma

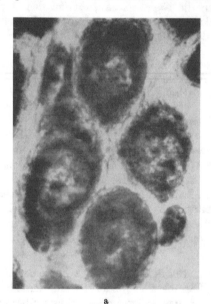 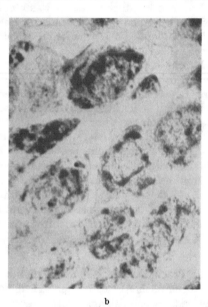

a   b

Abb. 5a u. b. a Gruppe normaler Nervenzellen aus dem Nucleus cochlearis. Dunkle schollige Massen im Cytoplasma. b Weitgehende Aufhellung des Cytoplasmas der Nervenzellen des Nucleus cochlearis 6 Tage nach akustischem Trauma. Ultraviolettphotographie bei einer Wellenlänge von 2570 Å. (Meerschweinchen.)
(Nach HAMBERGER und HYDÉN, aus H. MEESSEN: Experimentelle Pathologie.)

gefunden (s. Abb. 5). Zum Unterschied vom Lärm- und Knalltrauma tritt beim *Explosionstrauma* keine c^5-Senke auf, sondern der ganze Hörbereich wird unabhängig vom Zustand des Mittelohres betroffen. Dabei kommen auch Gleichgewichtsstörungen vor, die in einem von RUEDI und FURRER beobachteten Fall trotz beiderseits erhaltenem Trommelfell auftraten. (Rechtsseitige Ertaubung, links Hörverlust im oberen Tonbereich und schwere Störungen des Gleichgewichtsapparates mit Schwindel, Übelkeit und Nystagmus.)

ZANGENMEISTER konnte 78 Luftstoßbeschädigte im Bereich von Hamburg untersuchen und scheidet die Hörschädigungen in solche, die allein auf den Luftstoß zurückzuführen sind und diejenigen, bei denen gleichzeitig ein anderes Kopftrauma vorlag. In einigen Fällen lagen Innenohrsymptome ohne jeden anatomischen Ohrbefund vor. Meist finden sich ausgedehnte Mittelohrverletzungen mit Zerstörung des Trommelfells und Frakturen der Gehörknöchelchen, die nach Tierversuchen von WERNER am häufigsten in der Phase des Druckanstiegs entstehen. Im Innenohr finden sich (auch bei erhaltenem Trommelfell) Blutungen im perilymphatischen vestibulären Bindegewebe und Zerreißungen der REISSNERschen Membran, in seltenen Fällen Einreißen der Basilarmembran in der 1. Windung. In tierexperimentellen Untersuchungen wurden als Folge von Explosionen Einrisse des „*runden Fensters*“ und der REISSNERschen Membran, Quetschungen des CORTIschen Organs und Degenerationen der *Papilla spiralis* beobachtet.

Kinetosen.

Von

F. Grosse-Brockhoff.

Bei den als Kinetosen bezeichneten Verkehrsmittelkrankheiten handelt es sich um die *Eisenbahn-, Automobil-, See-* oder *Luftkrankheiten.* Die Symptome sind im wesentlichen die gleichen, die Stärke der Symptome kann aber in erheblichem Maße wechseln (Literatur betreffs Symptomatologie s. LUCKE und STÄHELIN).

I. Symptomatologie.

Die *Prodromalsymptome* beginnen mit einem Bleichwerden des Gesichts *(Wachsbleiche),* das oft mit Ausbruch von kaltem Schweiß gepaart ist. Der Schweißausbruch ist unabhängig von der Rectal- bzw. Außentemperatur. Es tritt ein allgemeines Unwohlsein auf, das von stärkerem Schwindel begleitet sein kann. Bald setzen stärkere Übelkeit, Speichelfluß und Singultus ein, schließlich folgt das Erbrechen, das nach den Erfahrungen offenbar vom Füllungszustand des Magens unabhängig ist. Das Erbrechen wiederholt sich in den meisten Fällen und kann stunden- oder tagelang mit mehr oder weniger großen Pausen anhalten. Anfangs bestehen vielfach leichtere Durchfälle, denen später wohl als Folge des starken Flüssigkeitsverlustes eine Obstipation folgt. Durch das hochgradige Erbrechen kommt es zu erheblichen *Chlorverlusten.* Da sich durch die Inanition eine Ketonkörperbildung entwickelt, wird das ausgeprägte Bild einer alkalotischen Magentetanie meist vermißt. Typisch für die Seekrankheit ist die *lokomotorische Insuffizienz,* vor allem die Unfähigkeit der Fortbewegung in aufrechter Körperhaltung. Viele Personen versuchen unter Aufbietung aller Willenskräfte der krankhaften Symptome Herr zu werden. Diese können dadurch wohl hinausgeschoben, nicht aber verhindert werden. Die psychischen Veränderungen können das Bild schwerster Depressionen bieten. Es kommt vielfach zu einem völligen Zusammenbruch der Persönlichkeit. Bei leichterer Ausprägung besteht eine ausgesprochene Müdigkeit, ein sich immer wiederholendes Gähnen, eine völlige Interesselosigkeit und Apathie. Am *Kreislauf* finden sich folgende charakteristischen Merkmale: Zu Beginn ist eine Bradykardie bei leichter Blutdruckerhöhung nicht selten. Nach Ausbildung stärkerer Magen-Darmsymptome entwickelt sich ein *kollapsartiger Zustand* mit kleinem und beschleunigtem Puls bei erniedrigten Blutdruckwerten. Die ganze Haut nimmt eine außerordentlich blasse Farbe an. Die Kranken klagen dabei über ein Kältegefühl. Herzrhythmusstörungen sind häufig, wahrscheinlich nur in selteneren Fällen durch anoxische Schädigung des Reizleitungssystems, sonst aber durch vegetative Einflüsse (Vagus) hervorgerufen. Die Prognose der Erkrankung ist absolut gut. Spätestens wenige Tage nach Verlassen des Schiffes verschwinden alle Erscheinungen, ohne schädliche Folgen zu hinterlassen. Gefährdet sind lediglich solche Personen, die eine andere organische Erkrankung haben, die durch die beschriebenen krankhaften Störungen schädlich beeinflußt werden. Bei Hypertonien oder anderen Gefäßerkrankungen soll es in seltenen Fällen zu Gehirnblutungen gekommen sein. Aborte bei jungen Schwangerschaften scheinen nicht ganz selten zu sein. Bei Vorliegen eines Magenulcus können stärkere Blutungen auftreten. Hämoptysen bei tuberkulösen Lungenkranken sind offenbar selten. Einklemmungen von Leisten- oder Schenkelbrüchen kommen des öfteren vor. Die *individuelle Disposition* ist verschieden. Gegenüber der Seekrankheit gibt es nur bei ganz wenigen Personen eine absolute Seefestigkeit. Bei entsprechend hoher See werden über 90% aller untrainierten

Personen seekrank (HILL 1937). Durch entsprechendes Training kann dieser Prozentsatz etwas herabgesetzt werden. Eine Gewöhnung an die Seekrankheit ist nur sehr bedingt möglich. Personen, die auf längeren Seefahrten eine gewisse Seefestigkeit erworben haben, verlieren diese wieder durch einen längeren Landaufenthalt. Eine Gewöhnung tritt meist nur an einen bestimmten Typ von Verkehrsmitteln ein. Selbst bei der Seekrankheit ist es so, daß die Gewöhnung nur für einen bestimmten Schiffstyp gilt. *Taubstumme* und Personen mit Zerstörung des Innenohrs sind gegen die Seekrankheit *immun*. Kinder unter 2 Jahren und ältere Personen zeigen eine geringere Empfindlichkeit als soche im jugendlichen Alter. Bei Personen über 40 Jahre soll die Empfänglichkeit für die Kinetosen wieder zunehmen. Bei Frauen beginnt die Seekrankheit durchschnittlich schon unter leichteren äußeren Bedingungen als bei Männern. Neurotische Personen sollen eher seekrank werden als psychisch stabile Personen. Jedoch wird diese Auffassung neuerdings sehr angezweifelt (TYLER und BARD 1949, siehe auch dort weitere Literatur). Die Frage, ob Vagotoniker besonders leicht zur Seekrankheit neigen, ist nicht ganz geklärt. Im allgemeinen kann man sagen, daß die Empfänglichkeit von konstitutionell bedingten Eigenschaften abhängt, auf bestimmte Arten vestibulärer Reizung zu antworten. Diese Reizantwort kann durch eine Reihe extralabyrinthärer Einflüsse modifiziert werden. Es liegen einige Untersuchungen über *blutchemische* Veränderungen bei der Seekrankheit vor. BEST, SELLERS und STEPHENSON (1942) stellten einen leichten Abfall des Kaliumgehaltes des Plasmas fest. Irgendwelche richtunggebenden Veränderungen im Acetylcholingehalt des Blutes bzw. im Esterasegehalt wurden nicht gefunden (BABKIN und Mitarbeiter 1946). Gelegentlich beobachtete leichtere Steigerungen des Blutzuckers stehen vielleicht im Zusammenhang mit einer erhöhten Adrenalinabsonderung.

II. Pathogenese.

Da die Seekrankheit bei ruhiger See nicht vorkommt, erkannte man schon sehr früh (HIPPOKRATES), daß es die bei unruhiger See auftretenden *Schiffsbewegungen* sind, welche zur Seekrankheit führen. Man unterscheidet im wesentlichen folgende Schiffsbewegungen:

1. Das *Rollen*. Es handelt sich dabei um Schiffsschwankungen um die *Längsachse*, wie sie bei seitlicher Welleneinwirkung zustande kommen. Eine quer zu Längsachse sitzende Person macht dabei Bewegungen nach Art einer Verbeugung. Solche Rollbeschleunigungen kommen auch bei *Flugzeugen* vor, wenn die *Vertikalböen* das Flugzeug nicht gleichmäßig von unten oder oben treffen, sondern auf den einen Flügel stärker wirken als auf den anderen. Die Rollbeschleunigungen sind beim Flugzeug jedoch nicht groß (RUFF und STRUGHOLD). Auch wirken die Rollbeschleunigungen des Schiffes *allein* nicht krankheitsauslösend (s. weiter unten).

2. Als „*Stampfen*" werden Bewegungen um die *Querachse* bei Einwirkung der Wellen von vorne bezeichnet. Sie entsprechen den Bewegungen einer Brettschaukel. Das Stampfen bildet sehr häufig den Anlaß zur Seekrankheit. Die Beschleunigungen werden sich am stärksten auswirken, je weiter die Person von der Querachse entfernt ist. Auch bei Flugzeugen können solche Bewegungen um die Querachse in starker Ausprägung vorkommen. Da die Querachse etwa im ersten Drittel der Flügel liegt, werden sich diese Bewegungen am stärksten bei den nach hinten im Rumpf gelegenen Plätzen bemerkbar machen.

3. Unter „*Dünung*" versteht man rein *vertikale* Bewegungen des Schiffes, wie sie z. B. durch die auf- und niedergehende Seen nach oberflächlich abgeflautem Sturm bedingt sind. Beim *Flugzeug* spricht man von *Vertikalböen*. Die Vertikalböen werden von den Insassen als sehr unangenehm empfunden.

4. Das „*Schlingern*" ist eine Kombination von Rollen und Stampfen. Diese Bewegung tritt auf, wo starke Wellenzüge schräg auf das Schiff auftreffen. Das Schlingern gilt für die Passagiere als die ungünstigste Form der Schiffsbewegung.

Als auslösende Ursachen der krankhaften Störungen sind zu diskutieren: 1. Reizung des Vestibularapparates und von dort ausgelöste vegetative Reflexe,

2. optische Eindrücke, 3. kinästhetische Impulse und 4. zentralnervöse Faktoren, 5. reflektorische Einflüsse vonseiten der Körperorgane, besonders der Baucheingeweide, 6. die jeweilige Körperverfassung, 7. psychische Einflüsse.

1. Reizung des Vestibularapparates und von dort ausgelöste vegetative Reflexe.

Bereits IRWIN und PALASNE DE CHAMPEAUX (1881) (zit. nach TYLOR und BARD) wiesen auf die Ähnlichkeit zwischen der Seekrankheit und der MENIÈREschen Erkrankung hin. In der Folgezeit haben sich eine große Reihe von Autoren mit dem Problem der Reizung des Vestibularapparates bei der Seekrankheit beschäftigt (s. LUCKE). Vor allem wurde die Frage diskutiert, ob die *Cristae der Bogengänge* oder die *Maculae der Otolithenorgane* oder beide als Reizempfänger dienen. Von allen Arbeiten der damaligen Zeit ist die eingehende klassische Experimentalstudie SJÖBERGs besonders zu nennen. Die Frage nach den ursächlichen Faktoren der Seekrankheit ist in neuerer Zeit vor allem von einer Reihe anglo-amerikanischer Autoren untersucht worden. Dabei wurden zur Erzeugung der Seekrankheit folgende experimentelle Methoden benutzt: 1. Künstliche Nachahmung der Schiffsbewegungen, 2. Personenaufzüge oder aufzugähnliche Maschinen, 3. Schaukeln, 4. Apparate, die gleichzeitig eine Rotation und Stoßbewegungen des Kopfes erzeugen.

Über die Ergebnisse dieser Arbeiten wurde von TYLER und BARD zusammenfassend berichtet. Da ein Teil der Literatur für uns nicht erreichbar war, fußen die folgenden Ausführungen im wesentlichen auf der ausführlichen Darstellung von TYLER und BARD.

Daß die Intaktheit des Labyrinthes eine Voraussetzung für das Zustandekommen der Seekrankheit ist, geht schon aus der Beobachtung hervor, daß Taubstumme oder Personen mit zerstörtem Vestibularapparat nicht seekrank werden. In Bestätigung zu den Befunden von KREIDL und SJÖBERG (1931) konnte durch neuere Versuche gezeigt werden, daß beidseitige Exstirpation des Labyrinthes beim Hund gegen Seekrankheit völlig resistent macht (McNALLY und Mitarbeiter 1942, BABKIN und BORNSTEIN 1943). Daß die Änderungen der Geschwindigkeit, d. h. Beschleunigungen der auslösende Faktor der Seekrankheit schlechthin sind, ist ebenfalls sichergestellt. Dabei kommt den *Linear*beschleunigungen in der Vertikalebene die größte Bedeutung zu. Die Vertikalbeschleunigungen überschreiten mit Sicherheit die Reizschwelle der Otolithen im *Utriculus*. Die Symptome der Seekrankheit können bei künstlichen reinen Vertikalbeschleunigungen mittels Aufzügen oder Schaukeln in vollkommen gleicher Weise erzeugt werden. Wenn auch durch *Winkelbeschleunigungen* mittels Rotation auf dem Drehstuhl einige Symptome der Seekrankheit, wie z. B. Schwindel, erzeugt werden können, so darf daraus nicht auf eine Identität zwischen Reizung der Bogengänge bei Drehungen auf dem Drehstuhl und den Schiffsbewegungen geschlossen werden. Abgesehen davon, daß die Symptomatologie der Erscheinungen der Seekrankheit durch Vertikalbewegungen in viel adäquaterer Weise künstlich erzeugt werden kann als bei Drehbewegungen, spricht noch ein anderes Argument gegen die Rolle der Bogengänge bei der Auslösung der Seekrankheit: Das *Fehlen des Nystagmus* bei den Kinetosen. Allerdings läßt sich aus dem Ausbleiben eines Nystagmus bei den Kinetosen noch nicht unbedingt schließen, daß die Bogengänge nicht gereizt werden. SJÖBERG (1931) ist der Ansicht, daß auch die Bogengangsapparate gereizt werden können, daß der Nystagmus aber nicht auftritt, da beide Labyrinthe in einer Weise gereizt werden, daß die Impulse von der einen Seite diejenigen von der anderen sozusagen auslöschen. Außerdem hält er es für möglich, daß entsprechend den Untersuchungen von Fleisch auch bei der Seekrankheit geringe reflektorische Augenbewegungen eintreten, die durch eine gewöhnliche Untersuchung mit bloßem Auge nicht zu beobachten sind. Maitland (1931) macht darauf aufmerksam, daß die zeitlichen Abstände der einzelnen Schiffsbewegungen zu kurz sind, um durch Reizung der Cristae der Bogengänge einen Nystagmus auszulösen. Er stellte fest, daß eine Phase der Schiffsbewegung selten 5 sec überschreitet, das ist ungefähr $^1/_3$ der Zeit, die bei Rotationen auf dem Drehstuhl benötigt werden, um einen Nystagmus auszulösen. Spiegel und Mitarbeiter (1950) vertreten die Ansicht, daß bei der Seekrankheit die Winkelbewegungen eine zu geringe Amplitude haben und sich gegenseitig aufheben können. Daß die Vertikalbeschleunigungen gegenüber den Winkelbeschleunigungen bei der Auslösung der Seekrankheit stark überwiegen, geht auch aus folgender Beobachtung hervor: Werden die Winkelbeschleunigungen durch eine freihängende Kabine ausgeschaltet, so daß die in dieser Kabine befindlichen Personen nur noch den Vertikalbewegungen ausgesetzt werden, so werden die Passagiere trotzdem in gleicher Weise und Stärke seekrank. Somit stehen die *Linearbeschleunigungen* in der Pathogenese der Seekrankheit absolut im Vordergrund. Doch bedeutet dies nicht, daß Winkelbeschleunigungen fehlen oder gänzlich unbedeutend sind. Es ist bekannt, daß das „Schlingern" (eine Kombination von Rollen und Stampfen) am ehesten und zu den stärksten Erscheinungen der Seekrankheit führt. Noble (1948) und McIntyre (1943, 1946) stellten in experimentellen Untersuchungen fest, daß die Komponente der Winkelbeschleunigung allein unwirksam ist, daß aber geringe Winkelbeschleunigungen zusammen mit Vertikalbeschleunigungen das Auftreten und die Stärke der Seekrankheit sehr stark steigert. Auch für die Luftkrankheit und andere Kinetosen gilt das gleiche. So können z. B. auch Rollbeschleunigungen im Flugzeug zusätzlich zu den Vertikalbeschleunigungen eine verstärkende Wirkung auf die Auslösung der Krankheitssymptome haben. Wesentlich für die Auslösung der Kinetosen ist einmal die *Stärke* der Beschleunigung, zum anderen die *Zeit*, die diese Beschleunigungen einwirkt. Die *Reizschwelle*, die zu einer Erregung der Maculae des Otolithenapparates erreicht werden muß, beträgt nach den Untersuchungen von Mach (1875) etwa 0,01 g, das entspricht ungefähr 10 cm/sec^{-2}. Eine Reizung der Bogengänge tritt ein, wenn die Winkelbeschleunigung 2—3^0/sec beträgt und etwa 15 sec andauert. In neueren Untersuchungen wurde der Frage nachgegangen, welche Bedeutung dem *periodischen Wechsel* der Geschwindigkeit zukommt. In Schaukelversuchen kann durch Veränderung des Kreisbogens, den die Schaukel durchmißt, die Beschleunigung variiert werden bzw. durch Verkürzung des Radius die Frequenz geändert werden. Man kann also entweder die Beschleunigung bei wechselnder Frequenz konstant halten oder umgekehrt. In diesen Versuchen zeigte sich, daß ein Ansteigen der Beschleunigung zunächst die Auslösung der Kinetosen bis zu einem bestimmten Punkt stark steigert, bei weiterem Überschreiten jedoch keine stärkere Wirkung mehr eintritt. Ebenso wirkt sich eine Erhöhung der Schaukelfrequenz aus (Fraser und Manning 1943).

Beispiel 1. Bei einer Maximalbeschleunigung von 0,25 g betrug die Rate der erkrankten Personen 22%, eine Steigerung auf 0,9 g verdoppelte die Erkrankungsrate, bei einer weiteren Erhöhung auf 1,7 g blieb die Ziffer der Erkrankten ungefähr gleich.

Beispiel 2. Bei einer konstanten Beschleunigung von 0,9 g rief eine Änderung der Schaukelfrequenz von 22 auf 17/min eine Erhöhung der Erkrankungsziffer von 4 auf 50% hervor, bei einer weiteren Verlangsamung der Frequenz auf 15/min stieg die Erkrankungsziffer nur auf 58%. Diese Versuche weisen schon darauf hin, daß solche Schiffsbewegungen besonders krankheitsauslösend wirken, die einen verhältnismäßig *langsamen Phasenwechsel* haben. Wendt und Mitarbeiter konnten durch ihre experimentellen Untersuchungen die alte Erfahrung physikalisch unterbauen, daß starke Beschleunigungen mit kurzen Bewegungsphasen selten Übelkeit verursachen, während gerade diejenigen Beschleunigungen, die den Schwellenreiz der Otolithenapparate überschreiten und in langsamem Phasenwechsel auftreten, Übelkeit und Erbrechen hervorrufen. Mit der von ihnen verwendeten Wellenmaschine fanden sie, daß die längste Wellendauer (13 Wellenzüge/min) die günstigsten Bedingungen für die Auslösung der Seekrankheit schafft, während z. B. bei einer Wellenfrequenz von 32 Wellenzügen/min keine deutlichen Erscheinungen auftraten. Bei einem Wellencyclus von 16 Wellen je Minute mit gleich hoher Amplitude, aber doppelter Dauer als bei einem Wellencyclus von 32 Wellen/min wurden etwa 6mal so viele Personen seekrank. ALEXANDER und Mitarbeiter prüften weiterhin die Frage, ob die *Gesamtdauer* der Welle oder das *Intervall* zwischen den Beschleunigungsperioden eine maßgebliche Rolle spielt. Wurde die Gesamtdauer der Welle konstant gehalten, so war die je Welle aufgewandte Gesamtenergie ein viel bedeutenderer Faktor als das Intervall zwischen den Beschleunigungen. Auch in den Versuchen dieser Autoren zeigte sich, daß Übelkeit und Erbrechen am leichtesten durch Wellenzüge mäßiger Frequenz und mäßiger Beschleunigung zu provozieren sind. Die Welle mit höchster Beschleunigung und höchster Periodenzahl (0,65 g bei 32 Wellen/min) riefen bei 13% Seekrankheit hervor, während bei einer Beschleunigung von 0,36 g und nur 22 Wellen/min die Erkrankungsziffer auf 53% anstieg. Noch niedrigere Beschleunigungen und Wellenperioden (0,25 g bei 16 Wellenzügen bzw. 0,2 g bei 13 Wellen/min) riefen eine etwas niedrigere Erkrankungsziffer von 43% bzw. 40% hervor.

Es bleibt noch zu erörtern, ob außer dem *Utriculus*, und, wie wir gesehen haben, in viel geringerem Maße den *Bogengängen*, auch dem *Sacculus* eine Rolle bei der Auslösung der Seekrankheit zukommt. Aber nach allen Experimenten, die bisher bekannt sind, kommen die Maculae des Sacculus für die Auslösung der Symptome der Seekrankheit nicht in Frage.

Die hervorragende Bedeutung des *Utriculus*apparates für die Auslösung der Kinetosen wird besonders durch die Besserungen der Symptome, die durch *Änderungen der Kopflage* herbeigeführt werden können, offenbar. Es ist eine alte Erfahrung, daß die Erkrankungssymptome sich in Horizontallage bessern. Neuerdings konnte gezeigt werden, daß diese Besserungen nur abhängig sind von der jeweiligen *Lage des Kopfes* und nicht von der Lage des Gesamtkörpers. Schon QUIX empfahl, daß Personen, die leicht zur Seekrankheit neigen, sich bei stärkerem Wellengang mit leicht zurückgelehntem Kopf hinlegen sollen, da in dieser Position sich die Otolithen des Utriculus „im blinden Flecken des statischen Organs" befinden. Ausgedehnte experimentelle Untersuchungen über die Bedeutung der Kopflage beim Auftreten der Seekrankheit wurden von McINTYRE (1943), MANNING und STEWART (1942, 1943, 1949), von HOWLETT, WARDILL und BRETT (1943), TYLER (1946) ausgeführt. Besonders aufschlußreich sind die Versuche von HOWLETT, WARDILL und BRETT, da sie auch eine eindeutige Aufklärung über die Frage des Wirkungsmechanismus erbrachten. Zieht man bei aufrechter und gerader Kopfhaltung eine Linie von den äußeren Gehörgängen zu den äußeren Augenwinkeln, so zeigen diese Linien die Richtung der Ebene der Otolithenmembranen im Utriculus an. Wurden die Versuchspersonen in sitzender Position mit aufrechter Kopfhaltung geschaukelt, so war die Ebene der Otolithenmembran parallel zur Basis der Schaukel und senkrecht zum Radius der Schaukel gerichtet. In diesem Fall betrug die Erkrankungsrate 61%. Wurde unter gleichen Versuchsbedingungen der Kopf rückwärts gebeugt, und zwar so, daß die Utriculusebene senkrecht zur Basis der Schaukel gerichtet war, so wurde niemand seekrank. Ebenso trat bei keiner der Versuchspersonen Seekrankheit ein, wenn die Versuchsperson aufrecht stand und das Hinterhaupt so gebeugt wurde, daß die Beziehungsebene wiederum senkrecht zur Basis und parallel zum Radius der Schaukel gerichtet war. HOWLETT und BRETT zogen aus diesen Untersuchungen unter Zugrundelegung der Vorstellungen von QUIX (1922) folgende Schlußfolgerung: Je nach *Lage* des Kopfes bzw. nach Lage der Utriculusebene wird eine Beschleunigung entweder auf die Macula des Utriculus *zentripetalwärts* oder in *umgekehrter Richtung* oder *parallel* zu ihr einwirken. Die Wirkung wird um so *größer* sein, wenn die Kraft die Otolithen zur Membran *hin*bewegt, sie wird am geringsten sein, wenn sie parallel zur Membran angreift, und sie wird mittelgradig sein, wenn sie die Otolithen von der Membran abhebt. In den Schaukelversuchen von Manning und Stewart (1949) war die Anfälligkeit am größten, wenn der vertikale Bogengang Beschleunigungen erhält und die Sicht behindert wird. Aufrechte Körperhaltung mit horizontal gestelltem vertikalem Bogengang bedingte die geringste Häufigkeit der Übelkeit.

2. Optische Eindrücke.

Es ist ein bekannter Trick der sog. „Hexenhäuser" in den Vergnügungsparks, daß in ihnen durch Bewegung der Zimmerwände Schwindel und Nausea erzeugt werden können. Hierbei tritt ein *optokinetischer Nystagmus* auf. Es ist schon früh die Frage diskutiert worden, ob nicht auch *visuelle* Faktoren wesentlich an der Entstehung der Seekrankheit beteiligt sind. Sjöberg fand in seinen tierexperimentellen Aufzugsversuchen, daß die Symptome der Seekrankheit etwas gemildert waren, wenn die Augen der Tiere verbunden waren. Andererseits ist aber bekannt, daß blinde Personen seekrank werden, und es liegen keine Hinweise dafür vor, daß bei diesen die Seekrankheit weniger leicht oder weniger stark auftrat. Vielmehr liegen eine Reihe gegenteiliger Beobachtungen vor, die zeigen, daß durch Einschränkung der freien Sicht die Symptome der Seekrankheit eher ausgelöst werden können. Es ist eine allgemein bekannte Beobachtung, daß Luftpiloten viel eher seekrank werden, wenn sie als Passagiere mitfliegen und nicht die freie Sicht haben wie auf dem Pilotensitz. Auch ist die Erkrankungsziffer bei den Navigateuren und den Funkern, die vielfach keine freie Sicht haben, größer als bei den Piloten. Weiterhin zeigten experimentelle Untersuchungen, daß die Schaukelkrankheit eher und stärker in Erscheinung tritt, wenn die Sicht beschränkt wird (Literatur s. Tyler und Bard). Spiegel und Mitarbeiter stellten bei ihren experimentellen Versuchen fest, daß das Auftreten der Erkrankungssymptome geringer war, wenn die betreffende Person ihren Blick auf *eine* Lampe fixierte, die bei allen Bewegungen des Kopfes wahrgenommen werden konnte, daß die Symptome dagegen stärker waren, wenn die Versuchsperson *drei* Lampen zu beobachten hatte, die um den Drehstuhl herum placiert waren. Aus diesen Versuchen kann geschlossen werden, daß die schnellen und komplexen Augenbewegungen, die bei der Bewachung von 3 Lampen während der Drehung auftreten, die bei der Fixation einer Lampe aber fehlen, ein fördernder Faktor für die Auslösung der Schwindelsymptome sind.

3. Kinästhetische Impulse und reflektorische Einflüsse.

Sjöberg fand in seinen tierexperimentellen Versuchen, daß durch Anlegen von Gipsverbänden bei den Versuchstieren das Auftreten der Krankheitssymptome etwas verzögert wurde. Aber irgendwelche überzeugende Erfahrungen oder experimentelle Befunde liegen nicht vor, die die Bedeutung kinästhetischer Faktoren beim Auftreten der Kinetosen beweisen würden. In früherer Zeit wurde des öfteren die Auffassung vertreten, daß die Bewegungen der Eingeweide und die hierdurch auftretenden Zerrungen der Nervenplexus wesentlich an der Entstehung der Seekrankheit beteiligt seien. Aber diese Anschauungen sind als überholt anzusehen, da sich gezeigt hat, daß die leichtere Entstehung der Seekrankheit bei aufrechter Haltung gegenüber der Horizontallage nicht durch eine Zerrung der Eingeweide zustande kommt, sondern durch die jeweilige Lage der Utriculusebene bei verschiedener Kopfhaltung (s. oben). Auch zeigte sich, daß Stoßbewegungen, z. B. beim Reiten, selbst in extremer Form keine Nausea oder Erbrechen hervorrufen, während sachte Bewegungen zur Erzeugung der Seekrankheit sehr geeignet sind. Viele Untersuchungen (Literatur s. Tyler und Bard) wurden zur Untersuchung der Frage unternommen, inwieweit Vagotoniker oder Sympathicotoniker mehr oder weniger leicht zu den Kinetosen neigen (Prüfung der Empfindlichkeit auf Acetylcholin, auf Prostigmin). Aber all diese Untersuchungen haben keinen signifikanten Unterschied erbracht. Die Feststellung, daß solche Bewegungen, die zur Auslösung von

Kinetosen führen, eine Herabsetzung des Tonus der Magenmuskulatur auslösen, haben die Frage aufgeworfen, ob nicht Personen mit Neigung zu *Magenatonien* in besonderem Maße zur Seekrankheit neigen (McDonough und Schneider 1944). Trotzdem diese Autoren bei solchen Personen, die seekrank wurden, in einer größeren Anzahl einen herabgesetzten Tonus der Magenmuskulatur fanden als bei denjenigen, die nicht krank wurden, glauben sie sich nicht zu der Schlußfolgerung berechtigt, auf Grund solcher Feststellungen vorauszusagen, welche Individuen wahrscheinlich seekrank werden und welche nicht.

4. Zentralnervöse Faktoren.

Das Auftreten der Krankheitssymptome ist im wesentlichen die Folge der *Summation von Nervenimpulsen,* die vorwiegend im *Utriculus* entstehen und entsprechende Funktionsareale im Zentralnervensystem bombardieren. Daß die *Summation* der Reize eine so große Rolle spielt, geht daraus hervor, daß es oft Stunden dauern kann, bis die Erkrankungssymptome in Erscheinung treten. Die Frage, welche zentralnervösen Faserareale bei Reizung der Sinneszellen für die auftretenden Symptome verantwortlich zu machen sind, wurde in neuerer Zeit vor allem von Bard und Mitarbeitern (1948) untersucht. Durch partielle Ausschaltung corticaler Zentren konnte gezeigt werden, daß die Hirnrinde für die Entstehung der Kinetosen keine wesentliche Rolle spielt. Wenn überhaupt die Hirnrinde an dem Auftreten von Kinetosen beteiligt ist, so müssen diese Anteile nach den tierexperimentellen Untersuchungen an Hunden außerhalb der Temporal-, Occipital-, Parietal- und Frontalwindungen liegen.

Babkin und Schacher (1943) stellten an einem Hund, bei dem beide Hemisphären nahezu ganz entfernt waren, fest, daß dieses Tier außer einer geringen Speichelsekretion in Schaukelversuchen keinerlei Krankheitssymptome mehr zeigte (mit einer Ausnahme), während es vor der Operation durchschnittlich 20 min nach Beginn des Schaukelversuches erbrach. Jedoch handelte es sich hierbei nur um *einen* Versuch. Bard und Mitarbeiter decerebrierten einem Hund durch Entfernung eines Gewebskeiles des kaudalen Diencephalons und des rostralen Mesencephalons, nachdem das Tectum und der Thalamus durch bilaterale Entfernung der occipitalen Cortex, des Hippocampus und der Corpora geniculata freigelegt waren. Eine wesentliche Minderung der Krankheitssymptome (Speichelfluß und Erbrechen) nach Schaukeln wurde hierdurch nicht erreicht.

Dagegen konnte bei Hunden durch *Entfernung des Klein*hirns das *Erbrechen beseitigt werden.* Ähnliche Resultate wurden durch Entfernung des *Nodulus,* der *Uvula* und der Pyramide des Kleinhirns erzielt. Durch weitere Untersuchungen von Bard und Mitarbeitern konnte festgestellt werden, daß der *Nodulus* und die *Uvula* die wesentlichen neuralen Elemente enthalten, die für die Entstehung der Kinetosen bei Hunden verantwortlich sind. Dabei ist noch beachtenswert, daß nach Entfernung des Kleinhirns die Empfindlichkeit gegenüber der Brechwirkung von *Apomorphin,* das unmittelbar auf das bulbäre Brechzentrum einwirkt, erhalten bleibt. Auch erbrachen diese Tiere gelegentlich nach den Mahlzeiten. Die Autoren schließen aus diesen Beobachtungen, daß das *bulbäre* Brechzentrum unterhalb derjenigen Areale gelegen ist, die für das Zustandekommen des Erbrechens bei der Seekrankheit im wesentlichen verantwortlich zu machen sind. Das medulläre Brechzentrum liegt nahe dem dorsalen Vaguskern.

Versuche, durch *Elektroencephalogramme* beim Menschen etwas Näheres über Änderung der Funktion der Ganglienzellen bei den Kinetosen zu erfahren, haben im wesentlichen zu folgenden Feststellungen geführt (Chinn, Noell und Smith 1950): Aktivierung des α-Rhythmus und Verlangsamung der dominanten Wellenfrequenz. Es besteht eine Ähnlichkeit mit den bei *Hyperventilation* auftretenden elektroencephalographischen Veränderungen. Die Autoren weisen darauf hin, daß die Aktivierung des Ruherhythmus infolge der Vorgänge in den tiefer gelegenen Faserarealen möglicherweise einen stärkeren Grad einer allgemeinen Entspannung (,,*Relaxation*") anzeigt. Jasper und Morton (1942) sowie Lindsley und Wendt konnten keinerlei Korrelationen zwischen den festgestellten Veränderungen des Elektroencephalogramms und der Neigung zu Kinetosen bei ihren Versuchspersonen feststellen.

III. Psychologische Faktoren.

Daß bei einem Symptomenbild, wie es die Kinetosen darstellen, auch psychische Faktoren in stärkerem Maße mit im Spiel sein können, liegt auf der Hand. Es gibt Personen, die, wenn sie einmal seekrank waren, schon in der Erinnerung an die Erkrankungssymptome „seekrank" werden. Auch muß man bedenken, daß das Zusehen beim Erbrechen anderer Personen beim Zuschauer einen Brechreiz auslösen kann, und daß ebenfalls die Geruchsempfindungen einen Brechreiz abgeben können. Die Frage der psychischen Faktoren ist von angelsächsischen Autoren in neuerer Zeit eingehend untersucht worden. Man wollte durch solche Versuche vor allem eruieren, ob auf diese Art irgendwelche Tests zu finden waren, die eine bestimmte Auslese von seeuntüchtigen Personen ermöglichen würden. Tyler und Bard haben über diese Versuche eingehend berichtet und die von den einzelnen Autoren erzielten und sich teilweise sehr widersprechenden Ergebnisse kritisch gegenübergestellt (Einzelheiten s. bei Tyler und Bard). Die Autoren kommen auf Grund eigener und der in der Literatur niedergelegten Erfahrungen zu der Schlußfolgerung, daß psychische oder psycho-pathologische Faktoren in der *Genese* der Kinetosen keine bedeutende Rolle spielen. Auslösend ist die Bewegung und die jeweilig hierdurch hervorgerufene spezifische Reizung der Sinneszellen im Utriculus, die in erster Linie durch Linearbeschleunigung hervorgerufen wird. Wohl ist anzunehmen, daß psychische Faktoren die Stärke und die Art und Weise der Erkrankungssymptome beeinflussen. Aber schließlich ist bei allen Erkrankungen ein psychischer Faktor mit in Rechnung zu stellen. Daß dieser bei einer so dramatischen Situation, wie sie bei den Kinetosen entsteht, besonders stark in die Erscheinung tritt, kann nicht wundernehmen.

IV. Medikamentöse Prophylaxe und Therapie.

Zur Prophylaxe der Kinetosen dienen seit langem die *Alkaloide der Belladonna*. An erster Stelle ist das *Hyoscin = Scopolamin* (l-Hyoscin) zu nennen. Ausgedehnte Untersuchungen, in denen etwa die Hälfte der Versuchspersonen nur mit Scheintabletten behandelt wurden, haben bewiesen, daß das *Scopolamin* ein sehr wirksames Prophylakticum gegen die Kinetosen ist (Holling, McArdle und Trotter 1942, 1944). In diesen Versuchen konnten durch Scopolamin zwischen 49—66% derjenigen Personen vor dem Auftreten der Erkrankungssymptome geschützt werden, die ohne Medikament oder unter entsprechender Scheinbehandlung seekrank wurden. Scopolamin ist sowohl gegen das Auftreten der See- als auch der Luftkrankheit wirksam (Lilienthal 1945). Die verwendeten Dosen betrugen etwa 0,6—0,8 mg *Hyoscin hydrobromid*. Auch in Schaukelversuchen konnte die Wirksamkeit des Scopolamins erwiesen werden. Bei Dosen von 0,5—0,75 mg trat bei 44 bzw. 59% eine Schutzwirkung auf.

Auch das *Hyoscyamin*, das in 2 Formen vorkommt (d- und l-Form) wurde in großen Versuchsreihen ausgetestet. Die Wirksamkeit des *l-Hyoscyamins* in Dosen von 0,96 mg bot in 39% der empfindlichen Versuchspersonen einen wirksamen Schutz (Holling, McArdle und Trotter). Andere Untersuchungen (s. Tyler und Bard) ergaben übereinstimmend, daß die Wirkung von l-Hyoscyamin etwas geringer ist als von Scopolamin. *d-Hyoscyamin* wurde bisher nur in geringem Umfang ausgetestet. Danach ist die Schutzwirkung deutlich geringer als beim l-Hyoscyamin. Das *Atropin* besteht aus gleichen Teilen der optischen Isomeren des Hyoscyamins. Seine Schutzwirkung entspricht etwa derjenigen von l-Hyoscyamin. Verabreichung von 1 mg bewirkten bei 40% empfindlichen Personen eine deutliche Schutzwirkung. Von anderen atropinähnlichen Substanzen wurden ausgetestet: Homatropin (12 mg), Benzoyltropin (50 mg) und Benzyloscin (50 mg). Die Schutzwirkung war nur mäßig (zit. nach Tyler und Bard).

Eine Kombination von Scopolamin und l-Hyoscyamin ist im „*Vasano*" enthalten. Bei einer Kombination von 0,8 mg l-Hyoscyaminhydrobromid und 0,3 mg Hyoscinhydrobromid wurden zwischen 35—64% empfindlicher Versuchspersonen vor dem Auftreten krankhafter Erscheinungen bewahrt. Gegenüber den Alkaloiden der Belladonna haben die *Barbiturate* offenbar eine wesentlich geringere Wirkung. Lediglich das *Thiobarbiturat* (Acetyl-β-methyl-allyl Acidum thiobarbituricum) ist nach den vorliegenden Untersuchungen vor allem von NOBLE (1946) als ein wirksames Mittel anzusehen. Dieses Mittel trägt in der angelsächsischen Literatur die Bezeichnung V/12. Während es sich in Versuchen an Hunden als außerordentlich wirksam erwies, ist seine Schutzwirkung beim Menschen geringer. Immerhin sind die prophylaktischen Erfolge sehr bemerkenswert. Die tägliche Dosis beträgt 325 mg, die auf den Morgen und Mittag verteilt werden. Kombinationen von Belladonna-Alkaloiden mit Barbituraten sind ebenfalls zur Anwendung gekommen. Von dem ,,National Research Council of Canada" wurde folgende Kombination empfohlen: *Hyoscin 0,1 mg, Hyoscyamin 0,3 mg* und *Thiobarbiturat 130 mg.* Nach den vorliegenden Erfahrungen soll diese Mischung die beste Wirksamkeit mit einer besonders guten Verträglichkeit vereinen. Was die *Nebenwirkungen der Belladonna-Alkaloide* angeht, so tragen diese bei den üblichen Dosierungen keinen gefahrvollen Charakter (Trockenheit des Mundes, herabgesetzter Speichelfluß, etwas geringere Sehkraft). Bei höheren Dosierungen kann gelegentlich eine Herabsetzung der Hörschärfe, aber auch eine Hyperakusis auftreten. Bei Scopolamindosen von 0,8—1,2 mg wurde außer Veränderungen der Herzschlagfolge, der Trockenheit im Mund und der Behinderung der Schweißabgabe eine allgemeine Benommenheit beobachtet.

Da das *Luminal* nur geringe schützende Wirkungen entfaltet, spielt es für die Therapie keine Rolle und die toxikologischen Effekte bedürfen daher keiner besonderen Erwähnung. Das *Thiobarbiturat* hat offenbar eine sehr große therapeutische Breite. Während mit toxischen Dosen am Tier Lebernekrosen und Agranulocytose beobachtet wurden, liegen beim Menschen keine derartigen Hinweise vor, sofern die übliche Dosis eingehalten wird. Bei Dosen von 315 mg täglich, die bis zu 30 Tagen genommen wurden, zeigten sich keinerlei Störungen der Leberfunktion. Bei Überdosierung tritt Schläfrigkeit auf, dagegen wurde über Trockenheit des Mundes nur von wenigen Personen geklagt.

Zu erwähnen sind noch die *Cer*-Verbindungen mit ihrer antiemetischen Wirkung, von denen das kolloidale Cer-Oxalat als *Peremesin* bekannt wurde (J. LANGE). Auch das *Chloreton* (Trichlorisobutylalkohol) wurde gegen die Kinetosen angewendet (z. B. *Nautisan,* das Chloreton und Coffein enthält). Chloreton wirkt sedativ auf Stammhirn und Brechzentrum. Neuerdings wird dem *Pyridoxin* (Vitamin B_6) eine therapeutische Wirkung bei den Kinetosen zugeschrieben (BENKENDORF 1953). Jedoch bleiben weitere Prüfungen abzuwarten.

Nachdem GAY und CARLINER (1949) über große Erfolge der Bekämpfung der Kinetosen durch das *Antihistaminicum Dramamine* berichteten, liegen inzwischen weitere Untersuchungen über die Therapie der Kinetosen durch Antihistaminstoffe vor (STRICKLAND und HAHN 1949 sowie CHINN und OBERST 1950). Neuerdings haben CHINN, NOELL und SMITH (1950) über eine große Versuchsserie berichtet, bei der Scopolamin einerseits und Antihistaminsubstanzen andererseits gegeneinander ausgetestet wurden. Auch in diesen Versuchen wurde die Hälfte der Versuchspersonen mit Scheintabletten (,,Placebos") behandelt. Es wurden in diesen Versuchen folgende Substanzen verabfolgt: *Scopolamin, Benadryl, Dramamin, Artan, Perazil, Thephorin* und *Neoantergan.* Die Dosierungen waren im Durchschnitt folgende: *Scopolamin 0,75 mg, Dramamin 100 mg, Benadryl 50 mg, Artan 2,5 mg* bzw. *15 mg, Neoantergan 50 mg, Thephorin 25 mg.* Die Substanzen befanden sich in Kapseln gleichen Aussehens, die 3mal am Tage verabfolgt wurden. Die Ergebnisse waren folgende: *Dramamin, Benadryl* und *Scopolamin* (in hoher Dosierung 2,25 mg je Tag) erwiesen sich als ausgesprochen *schutzwirkend.* Auch *Artan* und *Perazil* zeigten eine Schutzwirkung. *Thephorin* und *Neoantergan* erwiesen sich als *wirkungslos* oder waren in ihrer Wirkung *zu schwach.* Nach diesen Untersuchungen ist das *Benadryl*[1] bzw. das *Dramamin*[2] das *Mittel der Wahl* bei der Bekämpfung der Seekrankheit. Auch Scopolamin und Artan waren in höheren Dosierungen sehr wirksam, zeigten aber stärkere unerwünschte Nebenwirkungen (s. weiter oben). Es wird empfohlen, das *Perazil* weiter zu testen, da die bisherigen Resultate erfolgversprechend erscheinen. Die Wirksamkeit der gewünschten Substanzen beruht nicht auf ihrer Antihistamin-

---

[1] Benadryl = 2-Dimethylaminoäthylbenzhydryläther-hydrochlorid.
[2] Dramamine = Benadryl-8-chlorotheophyllinat.

wirkung. So hat z. B. *Neoantergan* eine starke Antihistaminwirkung, erwies
sich aber in diesen Versuchen als unwirksam. Ähnliches gilt für das *Thephorin*.
Die Autoren nehmen daher an, daß die *anticholinergische* Wirkung an den
cerebralen Synapsen einen wesentlichen Faktor des Erfolges darstellt.

So ausgezeichnet die prophylaktische Wirkung dieser Substanzen ist, so
zweifelhaft ist aber ihr therapeutischer Wert, wenn die Symptome der Seekrankheit bereits manifest geworden sind. Jedenfalls konnten CHINN, NOELL und
SMITH keine eindeutigen therapeutischen Erfolge mit den gewünschten Substanzen
erzielen. Als Nebenerscheinung tritt oft ein als unangenehm empfundenes
Schläfrigkeitsgefühl und teilweise auch Brennen im Hals auf. THÜER (1952)
empfiehlt das *Synopen* (GEIGY), das chemisch mit Dramamin verwandt ist und
die genannte Nebenwirkung der Schläfrigkeit nicht verursachen soll. Das dem
Dramamin entsprechende Präparat, das bei uns zulande hergestellt wird, trägt
den Namen *Novamin* (BREMER 1952). RUDAT (1952, zit. nach GOETHE und
KÖBKE) erwähnt gute Resultate mit *Vomex* (A), ebenso GOETHE (Vomex A =
Dimethylaminoäthylbenzhydryläther-1,3-dimethyl-8-chloroxanthin). Inzwischen
sind eine große Reihe von Arbeiten über die prophylaktische Wirksamkeit
von Stoffen aus der Gruppe der Antihistaminica gegen Kinetosen erschienen
(s. Literatur bei H. GOETHE und KÖBKE 1953). Unter den optimistischen Berichten finden sich auch sehr zurückhaltende Stimmen. So geben GLASER und
HERVEY (1951) dem *Hyoscin* in der Prophylaxe der Seekrankheit den Vorzug.

Zu den Kinetosen sind auch jene krankhaften Störungen zu rechnen, die als
Folge hoher *Beschleunigungen* auftreten. Hierbei handelt es sich um Probleme,
die speziell für die Luftfahrtmedizin von Interesse sind und deren Darstellung
den Rahmen dieses Referates überschreiten würde. Es sei daher auf die mono-
graphischen Darstellungen von SCHUBERT, RUFF und STRUGHOLD sowie ARM-
STRONG verwiesen.

Literatur.

Hitzeschädigungen.

Allgemeine Gesichtspunkte.

ADOLPH, E. F.: The initation of sweating in response to heat. Amer. J. Physiol. **145**,
710 (1946). — ADOLPH, E. F., and G. W. MOLNAR: Temperature gradients in men exposed
to cold. Federat. Proc. **5**, 14 (1946). — ALDRICH, L. B.: Study of body radiation. Smith-
sonian Misc. Coll. **81** (1928); **85** (1932). Zit. nach WINSLOW und HERRINGTON. — ASCHOFF, J.:
Hundert Jahre Homiothermie. Naturwiss. **1948**, 235.

BARBOUR, H. G.: The heat-regulating mechanism of the body. Physiologic. Rev. **1**
(1921). — BARCROFT, J., and E. K. MARSHALL: Note on the effect of external temperature
on the circulation in man. J. of Physiol. **5**°, 145 (1923/24). — BAZETT, H. C.: Physiological
responses to heat. Physiologic. Rev. **7** (1927). — General principles involved in use of heat
for diseases of circulatory system. Arch. Physic. Ther. **13**, 453 (1932). — Effect of heat on
blood volume and circulation. J. Amer. Med. Assoc. **111**, 1841 (1938). — Physiology of
human heat regulation, herausgeg. von L. H. NEWBURGH. Philadelphia: W. B. Saunders
Company 1950. — BELDING, H. S., H. D. RUSSEL and R. C. DARLING: Factors maintaining
heat balance of the clothed man at different grades of activity. Federation Proceedings,
Fed. Amer. Soc. Exper. Biol. **5**, 14 (1946). Zit. nach WINSLOW u. HERRINGTON. — BENE-
DICT, F. G., and C. G. BENEDICT: The nature of the insensible Perspiration. Proc. Nat.
Acad. Sci. U.S.A. **13**, 364 (1927). — BERDE, B.: Wärmeregulation und endokrines System.
Z. Vitamin-, Hormon- u. Fermentforsch. **4**, 338 (1951). — BERDE, B., L. TAKÁCS u. A.
FEKETE: Die Wärmetoleranz bei Alloxandiabetes. Z. Vitamin-, Hormon- u. Fermentforsch.
4, 248 (1951). — BOHNENKAMP, H., u. H. W. ERNST: Untersuchungen zu den Grundlagen des
Energie- und Stoffwechsels: II. Über die Strahlungsverluste des Menschen: Die Strahlungs-
messung im absoluten Energiemaß. Pflügers Arch. **228**, 63 (1931). — BOHNENKAMP, H.,
u. W. PASQUAY: Untersuchungen zu den Grundlagen des Energie- und Stoffwechsels.
III. Ein neuer Weg zur Bestimmung der für die Wärmestrahlung maßgebenden Oberfläche
des Menschen: Die „mittlere Strahlungstemperatur" des Menschen und seiner Kleiderober-

fläche. Pflügers Arch. **228**, 79 (1931). — BRAUCH: Über den Gleichstromwiderstand der Haut bei Schweißausbruch. Z. exper. Med. **109**, 585 (1941). — BRENNING: Diss. Uppsala 1938. Zit. nach GROSSE-BROCKHOFF, MERCKER u. SCHOEDEL. — BROBECK, J. R.: Physiology of heat and cold. Ann. Rev. Physiol. 8, 65 (1946). — BROWN, H. R., and V. DE LALLA: The use of a cold room in treatment of hyperpyrexia and burns. Arch. Physic. Med. **30**, 98 (1949). — BRÜNER, H.: Persönliche Mitteilungen. — Untertagearbeit unter erschwerenden Klimabedingungen. Erscheint in Arbeitsphysiologie. — BRUNT, D.: Quat. J. Roy. Metereol. Soc. **67**, 77 (1943). — Nature (Lond.) **155**, 559 (1945). — Proc. Physic. Soc. **59**, 713 (1947). Zit. nach WINS·OW u. HERRINGTON. — BÜTTNER, K.: Strahlungsmessungen im Flugzeug. Naturwiss. **17**, 877 (1929). — Die Wärmeübertragung durch Leitung und Konvektion. Verdunstung und Strahlung in Bioklimatologie und Meteorologie. Veröff. des Preuß. Meteorol. Instituts. 1934. — Über den Einfluß der Blutzirkulation auf die Wärmeverfrachtung in der Haut. Strahlenther. **55**, 333 (1936). — Physikalische Bioklimatologie. Leipzig: Akademische Verlagsgesellschaft 1938. — Physical heat balance in man. German Aviation Medicine, World War II, Bd. II, S. 766. Department of the Air Force. — BURCH, G. E., and T. WINSOR: Zit. nach LIST. Rate of insensible perspiration (diffusion of water) locally through living and through living and through dead human skin. Arch. Int. Med. **74**, 434 (1944). — BURTON, A. C.: The application of the theory of heat flow to the study of energy metabolism. J. Nutrit. **7**, 497 (1934). — Federation proceedings. Ful. Amer. Soc. Coper. Biol. **5**, 344. Zit. nach WINSLOW u. HERRINGTON. — BURTON, A. C., and MUSLIN: J. Nutrit **9**, 281 (1935). Zit. nach KÖNIG. — Pflügers Arch. **246**, 693 (1943).

CAPLAN, A., and J. K. LINDSAY: Bull. Inst. Mining Met. **1946**, No 480. Zit. nach LEE. — CHRISTIANSEN, S.: La constante de la radiation calorifique de la peau. C. r. Soc. Biol. Paris **121**, 1233 (1936). — COBET, R., u. F. BRAMIGK: Über Messung der Wärmestrahlung der menschlichen Haut. Dtsch. Arch. klin. Med. **144**, 45 (1924). — COULTER, J. S.: Heat and cold. Med. Physics 1947, 1043.

DAILY, W. M., and T. R. HARRISON: A study of the mechanism and treatment of experimental heat pyrexia. Amer. J. Med. Sci. **215**, 42 (1947). — DILL, D. B.: Life, heat and altitude. Cambridge: Hav. Univ. Press 1938. — DILL, D. B., B. F. JONES, H. T. EDWARDS and S. A. OBERG: Salt economy in extrem dry heat. J. of Biol. Chem. **100**, 755 (1933). — DRINKER, C. K.: Formation and movements of lymph. Amer. Heart J. **18**, 389 (1939). — DU BOIS, E. F.: The mechanism of heat loss and temperature regulation. London 1937.

EBBECKE, U.: Schüttelfrost in Fieber, Kälte und Affekt. Klin. Wschr. 1948, 609. — Arbeitsweise der Schweißdrüsen und sudomotorische Reflexe bei unmittelbarer Beobachtung mit Lupenvergrößerung. Pflügers Arch. **253**, 333 (1951). — EICHNA, L. W., W. F. ASHE, W. B. BEAN and N. R. NELSON: Performance in relation to enviromental temperature. Reactions of normal young men to hot, humid (simulated jungh) environment. Bull. Hopkins Hosp. **76**, 25 (1945). — EICHNA u. Mitarb.: Upper limits of environmental heat and humidity tolerated by acclimatized men working in hot environments. J. Industr. Hyg. a. Toxicol. **27**, 59 (1945). — EIMER, K.: Höhenklima und Wasserhaushalt. Z. exper. Med. **64**, 757 (1929).

FABER, O. M.: Die effektive Temperatur. Bergbauliche Rdsch. **4**, 185 (1930). — FERDERBER, M. B., and F. C. HOUGHTEN: Air conditioning and heating. Med. Physics 1947, 1. — FIELD, J., and V. E. HALL: Physiological effects of heat and cold. Ann. Rev. Physiol. **6**, 69 (1944). — FISHER, J. L.: Der Einfluß strahlender Wärme auf den menschlichen Kreislauf. Arb.physiol. **6**, 384 (1933). — FRANK, E., u. K. WEZLER: Physikalische Wärmeregulation gegen Kälte und Hitze. Pflügers Arch. **250**, 598 (1948). — FRIEDRICH, H.: Erträglichkeitsgrenze für wechselnde Raumtemperatur und -feuchte bei Ruhe und Arbeit. Pflügers Arch. **250**, 182 (1948).

GAGGE, HERRINGTON and WINSLOW: The relative influence of radiation and convection upon vasomotor temperature regulation. Amer. J. Physiol. **120**, 135 (1937). — GAGGE, WINSLOW and HERRINGTON: Amer. J. Physiol. **124**, 30 (1938). Zit. nach WINSLOW u. HERRINGTON. — GELINEO, S.: Sur la „seconde thermorégulation clinique". C. r. Soc. Biol. Paris **122**, 337 (1936). — GIAJA, A.: L'homéothermie. Paris: Hermann 1938. — GOLLWITZER-MEIER, KL.: Herz, Wärmehaushalt und Klima. Physiologie und pathologische Physiologie. Arch. physik. Ther. 1952, H. 3, 129. — GROLLMAN, A.: Physiological variations of cardiac content in man. Amer. J. Physiol. **95**, 263 (1930). — Schlagvolumen, Zeitvolumen. Dresden 1935. — GROSSE-BROCKHOFF, F., H. MERCKER u. W. SCHOEDEL: Zur Frage der Kreislauf- und Atmungsregulation bei exogener Hyperthermie. Pflügers Arch. **247**, 342 (1943). — GUILLEMARD, H., et R. MOOG: Recherches sur l'exhalation de vapeur d'eau. C. r. Soc. Biol. Paris **62**, 819 (1907).

HARDY, D. J.: Physiological responses to heat and cold. Ann. Rev. Physiol. **12**, 119 (1950). — Physiology of human heat regulation, herausgeg. von L. H. NEWBURG. Philadelphia: W. B. Saunders Company 1950. — HARDY, J. D., and E. F. DU BOIS: Regulation of heat loss from the human body. Proc. Nat. Acad. Sci. U.S.A. **23**, 624 (1937). — Hardy and Murdenheim: On the radiation of heat from the human body. IV. J. Clin. Invest. **13**, 817 (1934). — Hardy, J. D., and T. W. Oppel: Studies in temperature sensation. J. Clin. Invest. **16**, 533 (1937). — Hensch, H., u. Y. Zottermann: Quantitative Beziehungen zwischen der Entladung einzelner Kältefasern und der Temperatur. Acta physiol. scand. (Stockh.) **23**, 291 (1951). — Hildebrandt, G., u. P. Schölmerich: Über die Hautwasserabgabe und den Verlauf der Hauttemperaturen verschiedener Körperregionen im Zusammenhang mit der Wärmeregulation. Z. exper. Med. **115**, 570 (1950). — Horvath, St. M., and St. Y. Botelho: Orthostatic hypotension following hot or cold bath. J. Appl. Physiol. **1**, 586 (1949). — Houghten, F. C.: Air conditioning and heating. Med. Physics 1947, 1. — Hülnhagen, O.: Über Störungen der Wärmeregulation im akuten O_2-Mangel bei Kältebelastung. Luftfahrtmed. **9**, 16 (1944).

Johnson, B. C., T. S. Hamilton and H. H. Mitchell: Ascorbinsäure, Thiamin, Riboflavin und Nicotinsäure in ihrer Beziehung zur akuten Verbrennung des Menschen. J. of Biol. Chem. **159**, 425 (1945); **161**, 357 (1945). Siehe Pitts, Johnson u. Consolagio. — Jouck, K. Th.: Über Sauerstoffverbrauch und Wärmehaushalt im Sauerstoffmangel. Luftfahrtmed. **9**, 26 (1944).

Kirch, E. R., T. Combleet and O. Bergeim: Ascorbid acid in sweat. Proc. Soc. Exper. Biol. a. Med. **54**, 307 (1943). Zit. nach List. — König, F. H.: Bluttemperatur und Wärmeregulation. Pflügers Arch. **246**, 693 (1943). — Kuno, Y.: The physiology of human perspiration. London 1934.

Ladell, W. S. S.: Thermal sweating. Brit. Med. Bull. **3**, 735 (1945). — Ladell, W. S. S., J. C. Waterlow and M. F. Hudson: Desert climate. Physiological and clinical observations. Lancet 1944 II, 491, 527. — Heat cramps. Lancet 1944 II, 491, 527. Siehe Ladell 1949. — Lancaster, A.: Zit. nach Wezler u. Thauer. — Langohr, J. L., L. Rosenfeld, C. R. Owen and O. Cope: Effect of therapeutic cold on the circulation of blood and lymph in thermal burns. An experimental study. Arch. Surg. **59**, 1031 (1949). — Lee, O. H. K.: Heat and cold. Ann. Rev. Physiol. **10**, 365 (1948). — Lehmann, G., u. A. Szakall: Die Bedeutung des Flüssigkeits- und Chlorersatzes für die Leistungsfähigkeit des Hitzearbeiters. Arb.physiol. **9**, 678 (1937). — Lehmann, G., u. A. Szakall: Anpassungserscheinungen an Hitzearbeit. Arb.physiol. **9**, 678 (1937); **10**, 608 (1939); **11**, 73 (1940). — List, C. F.: Physiology of sweating. Ann. Rev. Physiol. **10**, 387 (1948). — Lobitz jr., W. C. and A. E. Osterberg: Chemistry of palmar sweat; preliminary report; apparatus and technics. J. Invest. Dermat. **6**, 63 (1945). Zit. nach List. — Loewy, A.: Untersuchungen über die physikalische Hautwasserabgabe. Biochem. Z. **67**, 243 (1914).

Mackworth, N. H.: Effects of heat on wireless telegraphy operators hearing and recording morse messages. Brit. J. Industr. Med. **3**, 143 (1946). — Marslak, M.: Die Blutverschiebungen beim Menschen bei hoher Umgebungstemperatur. Z. exper. Med. **65** (1929); **77**, 133 (1931). — Marslak u. Davidoff: Der Mechanismus der Wärmeregulation. Zit. nach Thauer: Erg. Physiol. **41**, 609 (1939). — McArdle, B.: Zit. nach List, siehe dort. — McCarrell, J. D.: Effect of warm and of cold nasopharyngeal irrigation on cervical lymph flow. Amer. J. Physiol. **128**, 349 (1940). — McMaster, P. D.: Changes in cutaneous lymphaties of human beings and in lymph flow under normal and pathological conditions. J. of Exper. Med. **65**, 347 (1937). — Mickelsen, U., u. A. Keys: The composition of sweat, with special reference to vitamins. J. of Biol. Chem. **149**, 479 (1943). — Moss, K. N.: Zit. nach List. — Muslin, J. R.: Skin temperature, its measurement and significance for energy metabolism. Bibliography (J. R. Murlin). Erg. Physiol. **42**, 154.

Newburgh, J. H., and M. W. Johnston: The exchange of energy between man and environment. Springfield, Ill. 1930. — Newburgh, L. H., M. W. Johnston, F. H. Lashunt and J. M. Sheldon: J. Nutrit. **13**, 203 (1937). Zit. nach Newburgh, Obesity. Arch. Int. Med. **70**, 1033 (1942). — Nichols, J., and A. T. Miller: Excretion of adrenal corticoids in the sweat. Proc. Soc. Exper. Biol. a. Med. **69**, 448 (1948). Zit. nach R. Abderhalden, Die Hormone. Berlin: Springer 1952.

Pemberton, R.: Principles and practice of physical therapy. In Handbook of physical therapy. 1939. — Pfleiderer u. Less: Die klimatischen Ansprüche an die Atemwege des menschlichen Körpers. Bioklimat. Beibl. **2**, 1 (1935). — Pfleiderer, H.: Meteorische Einflüsse auf die Temperatur der Exspirationsluft. Verh. dtsch. Ges. Naturforsch. **1934**, 158. — Das Grundgesetz des Energiewechsels in der Biologie. Klin. Wschr. **1932** I, 896. — Studien über den Wärmehaushalt des Menschen. Z. exper. Med. **90**, 245 (1933). — Pfleiderer, H., u. K. Büttner: Die physiologischen und physikalischen Grundlagen der Hautthermometrie. Leipzig: Johann Ambrosius Barth 1935. — Bioklimatologie. Berlin: Springer 1940. — Pitts, G. C., R. E. Johnson and F. C. Consolazio: Work in the heat as affected by intake of water, salt and glucose. Amer. J. Physiol. **142**, 253 (1944). — Plaut u. Wilbrand: Zur Physiologie des Schwitzens. Z. Biol. **74**, 191 (1922). — Prec, O., R. Rosemann, K. Braun,

R. Harris, S. Rodbord and L. N. Kratz: The circulatory responses to hyperthermia induced by radiant heat. J. Clin. Invest. 28, 301 (1949).

Ranson u. Magoun: Der Hypothalamus. Erg. Physiol. 41, 56 (1939). — Rein, H.: Über die Bedeutung der wichtigsten Gefäßgebiete für Blutdruck und Wärmeregulation und ihre gegenseitige Abhängigkeit. Amer. J. Physiol. 90, 491 (1929). — Vasomotorische Regulationen. Erg. Physiol. 32, 28 (1931). — Rein, H., u. R. Rössler: Die Abhängigkeit der vasomotorischen Blutdruckregulation bei akuten Blutverlusten von den thermoregulatorischen Blutverschiebungen im Gesamtkreislauf. Z. Biol. 89, 237 (1930). — Richter, C. P., B. G. Woodruff and B. C. Eaton: Hand and foot patterns of low electrical skin resistance: their anatomical and neurological significance. J. of Neurophysiol. 6, 417 (1943). — Robinson, S., and S. D. Gerking: Thermal balance of men working in severe heat. Amer. J. Physiol. 149, 476 (1947). — Robinson, S., E. S. Turrel and S. D. Gerking: Physiologically equivalent conditions of air temperature and humidity. Amer. J. Physiol. 143, 21 (1945). Zit. nach Winslow u. Herrington. — Roelborel, S., H. Saiki, A. Malin and C. Young: Significance of changes in plasma and extracellular volumes in induced hyperthermia and hypothermia. Amer. J. Physiol. 167, 485 (1951). — Rubner, M.: Zur Bilanz unserer Wärmeökonomie. Arch. f. Hyg. 27, 69 (1896). — Die Gesetze des Energieverbrauchs bei der Ernährung. Leipzig u. Wien 1902.

Sargent, F., P. Robinson and R. E. Johnson: Water-soluble vitamins in sweat. J. of Biol. Chem. 153, 285 (1944). Zit. nach List. — Schmitz, W., u. L. Kühn: Über ein gegensinniges Verhalten der Kaltblüternerven bei Temperaturschwankungen. Pflügers Arch. 252, 468 (1950). — Sheard, Ch.: Temperature of skin and thermal regulation of the body. Med. Physics 1947, 1523. — Silverman, J. J., and V. E. Powell: Studies on palmar sweating; palmar sweating in an army general hospital. Psychosomatic Med. 6, 243 (1944). Zit. nach List. — Sodeman, W. A., and G. E. Burch: Regional variations in water loss from the skin of diseased subjects living in a subjects living in a subtropical climate. J. Clin. Invest. 23, 37 (1944). — Spealman, C. R., W. Yamato, E. W. Bixty and M. Newton: Observations on energy metabolism and water balance of men subjected to warm and cold environment. Amer. J. Physiol. 152, 233 (1948). — Spealman, C. R.: Characteristic of human temperature regulation. Proc. Soc. Exper. Biol. a. Med. 60, 11 (1945). — Spector, H., H. H. Mitchell and T. S. Hamilton: Effect of environmental temperature and potassium iodide supplementation on excretion of iodine by normal human subjects. J. of Biol. Chem. 161, 137 (1945). — Springorum, W.: Die Hautdurchblutung bei lokaler thermischer Beeinflussung. Pflügers Arch. 238, 517 (1937). — Kreislaufregulation in thermisch beeinflußter Haut. Pflügers Arch. 238, 644 (1937). — Die Bedeutung der Hautgefäße für den Gesamtkreislauf. Klin. Wschr. 1938 I, 11.

Takács, L., u. A. Fekete: Chinin und hormonale Temperaturregulation. Acta physiol. (Budapest) 2, 49 (1951). — Talbert, G. A., S. Silvers u. W. Johnson: Zit. nach List. — Talbott, J. H.: Heat: Pathologic effects. Med. Physics 1947, 588. — Taylor, C. W., and J. P. Marberger: Federation proceedings. Fed. Amer. Soc. Exper. Biol. 5, 104 (1946). Zit. nach Winslow u. Herrington. — Thauer, R., u. K. Wezler: Wärmeregulatorische Umstellungen des Organismus bei wechselnden Klimabedingungen. Luftfahrtmed. 7, 237 (1942). — Der Stoffwechsel im Dienste der Wärmeregulation. (Erste und zweite chemische Wärmeregulation.) Z. exper. Med. 112, 95 (1943).

Ude, H.: Einfluß von Hitzeprozeduren auf das Minutenvolumen des Herzens. Z. exper. Med. 81, 321 (1938). Zit. nach Wezler u. Thauer.

Wakin, K. E.: The physiologic effects of heat. J. Amer. Med. Assoc. 138, 1051 (1948). — Weiner, S. J.: Regional Distribution of sweating. J. of Physiol. 104, 32 (1945). — Wezler, K., u. G. Neuroth: Die Koordinierung von physikalischer und chemischer Wärmeregulation. Z. exper. Med. 115, 127 (1949). — Wezler, K., u. R. Thauer: Kreislauf im Dienste der Wärmeregulation. Z. exper. Med. 112, 345 (1943). — Wärmeregulatorische Umstellungen des Organismus bei wechselnden Klimabedingungen (Temperatur, Feuchtigkeit, Windgeschwindigkeit). I. Mitt. Klimakammer zur Herstellung gewünschter Klimazustände. II. Mitt. Kreislauf und Gaswechsel des Menschen bei verschiedenen Außentemperaturen. Luftfahrtmed. 7 (1943). — Wärmeregulatorische Umstellungen des Organismus bei wechselnden Klimabedingungen. Luftfahrtmed. 7, 228, 237 (1943); 8, 224 (1944). — Erträglichkeitsgrenze für wechselnde Raumtemperatur und -feuchte. Pflügers Arch. 250, 192 (1948). — Whitehouse, A. G. R., W. Hancock and J. S. Haldane: J. S. Proc. Roy. Soc. (London) 111, 412 (1939). Zit. nach List. — Whyte, H. M.: Measurement of heat loss from skin. J. Appl. Physiol. 4, 263 (1951). — Winslow, C. E. A., and L. P. Herrington: Temperature and human life. Princeton University Press 1949. — Wolkin, J., J. I. Goodman and W. E. Kelley: Failure of the sweat mechanism in the desert. J. Amer. Med. Assoc. 124, 478 (1944). — Walpert, H.: Über den Einfluß der Luftbewegung auf die Wasserdampf- und Kohlensäureabgabe des Menschen. Arch. f. Hyg. 33, 206 (1898).

Hitzekrämpfe.

Conn, J. W., M. W. Johnston and L. H. Louis: Federat. Proc. **3**, 230 (1946). Zit. nach Ladell.

Danowski, T. S., A. W. Winkler and J. R. Elkington: Die Bedeutung des Volumens und der Konzentration der Körperflüssigkeiten im Schock durch Salzverlust. J. Clin. Invest. **26**, 1002 (1947). — Dill, D. B.: Life, heat and altitude. Cambridge: Havard University Press 1938.

Elkington, J. R., and A. W. Winkler: Transfers of intracellular potassium in experimental dehydration. J. Clin. Invest. **23**, 93 (1944). Zit. nach Ladell.

Haldane, J. S.: Brit. Med. J. **1923**, 286. Zit. nach Ladell.

Ladell, W. S. S.: Heat cramps. Lancet **1949 II**, 836. — Lehmann u. Szakáll: Die Bedeutung des Flüssigkeits- und Chlorersatzes für die Leistungsfähigkeit des Hitzearbeiters. Arb.physiol. **9**, 630 (1937). — Der Chlorstoffwechsel bei Hitzearbeit. Arb.physiol. **9**, 653 (1937). — Anpassungserscheinungen an Hitzearbeit. Arb.physiol. **9**, 678 (1937). — Liling, M., and R. Gaunt: Acquired resistance to water intoxication. Amer. J. Physiol. **144**, 571 (1945). — Lucke, H.: Erkrankungen aus äußeren physikalischen Ursachen. Im Handbuch der inneren Medizin, Bd. VI/1, S. 796. 1941.

Madsen: Heizerkrämpfe. Ein Beitrag zur Genese und Symptomatologie der kalorischen Krankheit. Zit. Kongreßzbl. inn. Med. **16**, 513 (1921). — Marsh, F.: Heat stroke and heat exhaustion. Brit. Encycl. M. Practice, London **6**, 396 (1937). — McCance, R. A.: Medical problems in mineralmetabolisme. III. Lancet **1936 I**, 823. — Experimental sodiumchloride defiency in man. Proc. Roy. Soc. Lond., Ser. B **119**, 245 (1936). — Mickelsen, O., and A. Keys: The composition of sweat, with special reference to vitamins. J. of Biol. Chem. **149**, 479 (1943). — Moss, K. N.: Siehe unter Allgemeine Gesichtspunkte. Proc. Roy. Soc. Lond., Ser. B **95**, 181 (1922). Zit. nach Wezler 1950.

Schmidt: Über Hitzschlag an Bord von Dampfern der Handelsflotte. Arch. Schiffsu. Tropenhyg. **5** (1901).

Talbott, J. H.: Heat cramps. Medicine **14**, 323 (1935). — Heat: Pathologic effects. Med. Physics **1947**, 588. — Talbott, J. H., O. B. Dill, H. T. Edwards, E. H. Stumme and W. V. Consolazio: Ill effects upon workman. J. Hyg. a. Toxicol. **19**, 258 (1937).

Hitzeerschöpfung.

Borden, D. L., J. F. Waddil and G. S. Grier: Statistical study of 265 cases of heat disease. J. Amer. Med. Assoc. **128**, 1200 (1945). — Brobeck, J. R.: Physiology of heat and cold. Ann. Rev. Physiol. **8**, 65 (1946).

Croom, J. H.: J. Army Med. Corps **83**, 288 (1944). Zit. nach Brobeck.

Ladell, W. S. S., J. C. Waterlow and M. F. Hudson: Desert climate. Physiological and clinical observations. Lancet **1944 II**, 491, 527.

Morton, T. C.: Trans. Roy. Soc. Trop. Med., Lond. **37**, 347 (1944). Zit. nach Brobeck.

Sams, C. F.: Ann. Int. Med. **21**, 215 (1944). Zit. nach Brobeck. — Shepherd, H. M. D.: J. Army Med. Corps **84**, 1 (1945). Zit. nach Brobeck.

Wallan, A. W.: Mil. Surgeon **93**, 140 (1943). Zit. nach Brobeck.

Exogene Hyperthermie.

Acantora, G.: Colpo di calore, meningite sierosa, idrocefale cronico. Riforma med. **1940**, 604. Ref. Kongreßzbl. inn. Med. **106**, 368 (1941). — Adolph, E. F., and W. B. Fulton: The effects of exposure to high temperature upon the circulation in man. Amer. J. Physiol. **67**, 573, 588. — Aviado, M. D., and C. F. Schmidt: Respiratory burns with special reference to pulmonaryedema and congestion. Circulations **6**, 666 (1952).

Barr, D. P., and J. H. Musser: Internal Medicine, 4. Aufl. Philadelphia 1945. — Bazett, H. C.: Amer. J. Physiol. **70**, 412 (1924). — J. Amer. Med. Assoc. **111**, 1841 (1938). Zit. nach Daily u. Harrison. — Bazett, H. C., F. W. Sundermann, J. Doupe and J. C. Scott: Climatic effects on volume and composition of blood in men. Amer. J. Physiol. **129**, 69 (1940). — Bessemans, A., et Meirlaege: Variations hematologiques et thermiques pendant la physicopyrexie chez l'homme. Rev. belge Sci. méd. **14**, 339 (1942). Ref. Kongreßzbl. inn. Med. **115**, 148 (1943). — Biermann, W., and E. Fischberg: Some physiological changes during hyperpyrexia induced by physical means. J. Amer. Med. Assoc. **103**, 1354 (1934). — Bischoff, F., M. L. Long and E. Hill: Studies in hyperthermia. J. of Biol. Chem. **90**, 321 (1931). — Bittorf: Über Folgezustände des Hitzschlags. Münch. med. Wschr. **1915 I**, 862. — Borden, D. L., J. F. Waddil and G. S. Grier: Statistical study of two hundred sixty-five cases of heat disease. J. Amer. Med. Assoc. **128**, 1200 (1945). — Brachet, J., and F. Bremer: Arch. internat. Physiol. **51**, 195 (1941). Zit. nach Field u. Hall. — Brobeck, J. R.: Physiology of heat and cold. Ann. Rev. Physiol. **8**, 65 (1946). — Büchner, F.:

Über experimentelle Höhenpathologie (vom Standpunkt des Pathologen). *Luftfahrtmed.* **5**, 1 (1941). — BÜCKING, B.: Manifeste Tetanie als Insolationsfolge. *Dtsch. med. Wschr.* **1930** II, 1212. — BÜTTNER, K.: Der Einfluß extremer Hitze auf den Menschen. *J. Amer. Med. Assoc.* **144**, 732 (1950).

CRISTIAN, A.: OSLER's Principles and practice of medicine. New York 1944. — CROOM, J. H.: *J. Rcy. Army Med. Corps* **83**, 288 (1944). Zit. nach BROBECK. — CULLEN, S. C., E. F. WEIR and E. COOK: The rationale of oxygen therapy during fever therapy. *Arch. Physic Ther.* **23**, 529 (1942). Zit. nach FIELD u. HALL, siehe Allgemeine Gesichtspunkte.

DAILY, W. M., and T. R. HARRISON: A study of the mechanism and treatment of experimental heat pyrexia. *Amer. J. Med. Sci.* **215**, 42 (1947). — DUUS, P.: Zur Frage des reinen Sonnenstichs ohne Überhitzung. *Münch. med. Wschr.* **1940** I, 639.

EWERT, B.: Über die Einwirkung von Hyperthermie auf den Gehalt des Blutplasmas und verschiedener Organe an freiem und Estercholesterin. Inaug.-Diss. Upsala 1935. Ref. *Kongreßzbl. inn. Med.* **83**, 169 (1936).

FERRIS, E., M. B. BLANKENHORN, H. W. ROBINSON and G. E. CULLEN: Hitzschlag. Klinische und chemische Beobachtungen an 44 Fällen. *Z. Clin. Invest.* **17**, 249 (1938). — FIELD, FUHRMAN and MARTIN: (Unveröffentlichte Versuche.) Physiological effects of heat and cold. *Ann. Rev. Physiol.* **1944**, 69. Zit. nach FIELD u. HALL, siehe Allgemeine Gesichtspunkte. — FISHER, J. L.: Der Einfluß strahlender Wärme auf den menschlichen Kreislauf. *Arb.physiol.* **6**, 384 (1933). — FLECK, U., u. R. HUCKEL: Zur Klinik und Pathologie des Hitzschlags. *Dtsch. Z. Nervenheilkd.* **1931**, 117. — FLINN, F. B., and E. L. SCOTT: Some effects of various environmental temperatures upon the blood of dogs. *Amer. J. Physiol.* **66**, 191 (1923). — FREEMANN u. DUMOFF: Zit. nach G. PETERS. — FUHRMAN, F. A., u. J. FIELD: Zit. nach FIELD u. HALL, siehe Allgemeine Gesichtspunkte.

GALL, A. E., and A. STEINBERG: Biochemical studies during malaria and arteficial fever. *J. Labor. a. Clin. Med.* **32**, 508 (1947). Ref. *Kongreßzbl. inn. Med.* **118**, 412 (1948). — GAUSS, H., and K. A. MEYER: Heat stroke. Report of one hundred and fifty-eight cases from Cool county Hospital, Chicago. *Amer. J. Med. Sci.* **154**, 554 (1917). — GERBIS: Tödlich diffuse Hirnblutungen nach Hitzearbeiten. *Arch. Gewerbepath.* **3**, 823 (1932). — GRÄFF, S.: Tod im Luftangriff. Hamburg: H. H. Nölke 1948. — GRAHAM, G., and E. P. POULTON: The influence of high temperature on protein metabolism with reference to fever. *Quat. J. Med.* **6**, 82 (1913). — GROSSE-BROCKHOFF, F., H. MERCKER u. W. SCHOEDEL: Zur Frage der Kreislauf- und Atmungsregulation bei exogener Hyperthermie. *Pflügers Arch.* **247**, 342 (1943).

HALL, W. W., and E. C. WAKEFIELD: A study of experimental heat-stroke. *J. Amer. Med. Assoc.* **89**, 3 (1927). Ref. *Kongreßzbl. inn. Med.* **48**, 307 (1928). — HARTMAN, F. W., and R. C. MAJOR: *Amer. J. Clin. Path.* **5**, 392 (1935). Zit. nach DAILY u. HARRISON. — HIMWICH, H. E., K. M. BOWMAN, J. F. FAZEKAS and W. GOLDFARB: Temperature and brain metabolism. *Amer. J. Med. Sci.* **200**, 347 (1940).

KOPP, J., and H. C. SOLOMON: Shock syndrome in therapeutic hyperpyrexia. *Arch. Int. Med.* **60**, 597 (1937). — KRAINER: *Arch. of Neur.* **61**, 441 (1949). Zit. nach PETERS. — KRUSEN, F. H.: The blood picture before and after fever therapy by physical means. *Amer. J. Med. Sci.* **193**, 470 (1937). Ref. *Kongreßzbl. inn. Med.* **95**, 482 (1938).

LAMBERT: Bericht über 805 Fälle von Hitzschlag in New York. *N. Y. Med. News* **71**, 97 (1897). — LAMPERT, H.: Überwärmung als Heilmittel. Stuttgart 1948. — LEONHARD, K.: Die Gefahr des reinen Sonnenstichs ohne Überhitzung im Hochgebirge. *Münch. med. Wschr.* **1939** I, 174. — LOGUE and HANSON: *Ann. Int. Med.* **24**, 123 (1946). Zit. nach DAILY u. HARRISON. — LOONEY, J. M., and E. BORKOVIC: *Amer. J. Physiol.* **136**, 177 (1942). Zit. nach FIELD u. HALL, siehe Allgemeine Gesichtspunkte.

MALAMRIEL, N., W. HAYMAKER and R. P. CUSTER: Heat stroke. A clinical-pathologic study of 125 cases. *Mil. Surgeon* **99**, 397 (1946). Zit. nach LEE, siehe Allgemeine Gesichtspunkte. — MALMEJAC, J., et G. NEVERRE: Hyperthermie cutane et déclanchement du collapsus vasculaire dans le coup de chaleur. *C. r. Soc. Biol. Paris* **144**, 1039 (1950). — MARSH, F.: Etiology of heat stroke and sun traumatism. *Trans. Roy. Soc. Trop. Med., Lond.* **24**, 257 (1930). — MEAKINS, J. C.: The practice of Medicine. St. Louis 1936. Zit. nach DAILY u. HARRISON. — MOLNAR, G. W., E. J. TOWBIN and A. H. BROWN: Environmental heat gain of man in hot humid climate. *Federat. Proc.* **4**, 52 (1945).

NEWZELLA, E.: Exogene Hyperthermie. Diss. Bonn 1949.

PETERS, G.: Spezielle Pathologie der Krankheiten des zentralen und peripheren Nervensystems. Stuttgart: Georg Thieme 1951. — PIZETTI, G.: Insolazione e funzioni endocrine. *Med. sper. Arch. ital.* **9**, 603 (1941). Ref. *Kongreßzbl. inn. Med.* **115**, 319 (1943). — PREC, O., R. ROSENMAN, K. BRAUN, R. HARRIS, S. RODBORD and L. N. KATZ: The circulatory responses to hyperthermia induced by radiant heat. *J. Clin. Invest.* **28**, 301 (1949).

QUENSCH, F.: Hitzschlag und Parkinsonismus. *Nervenarzt* **1941**, 529.

Raab, W.: Künstliche Fiebererzeugung mit Kurzwellen. Kurzwellenhyperthermie. Leipzig 1939. — Rehder: Behandlung des Sonnenstichs mit Lumbalpunktion. Med. Klin. 1921, 562. — Rix, E.: Experimentelle Untersuchungen zur Hyperthermie. Verh. dtsch. Ges. Path. 1950, 160.

Schickele, E.: Environment and fatal heat stroke. An analysis of 157 cases occuring in the army in the U.S. during World war II. Mil. Surgeon 100, 235 (1947). Zit. nach Lee, siehe Allgemeine Gesichtspunkte. — Schmidt, G.: Die Folgen des Sonnenstichs am Zentralnervensystem. Dtsch. Z. Nervenheilk. 1940, 146. — Schölmerich, P.: Zur pathologischen Physiologie der Überhitzung durch Strahlung. I. Mitt. Arch. exper. Path. u. Pharmakol. 205, 441 (1948). II. Mitt. Arch. exper. Path. u. Pharmakol. 205, 456 (1948). — Schwab: Schweiz. med. Wschr. 1925, 33. Zit. nach Peters. — Segudahl, E.: Ein Fall von Hitzschlag während Atropinbehandlung. Acta med. scand. (Stockh.) 85, 278 (1934). — Shepherd, H. M. D.: Effects of heat in Iraq. J. Army Med. Corps 84, 1 (1945). — Steindler: Beitrag zur Frage des Sonnenstichs. Med. Klin. 1926 I, 836. — Sturm, A.: Einfluß der Strahlentherapie auf die Hirnstammgebilde. Strahlenther. 70, 568 (1941).

Talbott, J. H.: Heat. Pathologic effects. Med. Physics 1947, 598. — Tenner, K.: Dauerschaden nach Hitzschlag. Münch. med. Wschr. 1942 II, 622. — Traverso, R.: Il comportamento del volume del sangue circulante durante la febre provocata. Clin. med. ital. 69, 61 (1938). Ref. Kongreßzbl. inn. Med. 95, 65 (1938).

Walinski, F.: Über den Eiweißstoffwechsel bei künstlicher Hyperthermie. Z. physik. u. diät. Ther. 35, 211 (1928). — Über physikalische Hyperthermie. Dtsch. med. Wschr. 1938 I, 369. — Wezler, K.: Physiological fundamentals of hyperthermia and pathological physiology of heat injury. German Aviation Medicine World War II. Department of the Air Force 1950. — Wied, G. L., u. G. Schmidt: Gesundheitsschäden nach ungesteuerten Kettenreaktionen von Atomspaltungen. Ärztl. Forsch. 1951 I, 455. — Willcox, W. H.: Natur, Prophylaxe und Behandlung des Hitzschlags. (Klinische Betrachtung.) Brit. Med. J. 1920, 392. — Wilson, G.: J. Amer. Med. Assoc. 114, 557 (1940). Zit. nach Daily u. Harrison. — Winslow, C. E. A., and L. P. Herrington: Temperature and human life. Princeton University Press 1949. — Wright, D. C., L. B. Reppert and J. T. Cuttino: Arch. Int. Med. 77, 27 (1946). Zit. nach Daily u. Harrison.

Yater, W. M.: Fundamentals of internal Medicine. New York 1944.

Chronische Hitzeschäden.

Berde, B., L. Takács u. A. Fekete: Über die hormonale Wärmeregulierung bei passiver und aktiver Hyperthermie. Experientia (Basel) 4, 446 (1948). — Böttner, H.: Das Verhalten des Menschen in heißer Umgebung. Klin. Wschr. 1941, 471. — Brobeck, J. R.: Physiology of heat and cold. Ann. Rev. Physiol. 8, 65 (1946).

Carmichael, E. A.: Acclimatisation to heat. Brit. Med. J. 1946 II, 471. — Christensen, W. R.: Long term acclimatisation to heat. Amer. J. Physiol. 148, 86 (1947).

Klingler, I. J., K. Guggenheim and I. Schwartz: Proc. Soc. Exper. Biol. a. Med. 58, 286 (1945). Zit. nach Brobeck.

Ladell, W. S. S., J. C. Waterlow and M. F. Hudson: Lancet 1944 II, 491, 527, siehe Ladell unter Hitzekrämpfe. — Lee, D. H. K.: Heat and cold. Ann. Rev. Physiol. 1948, 365.

Marsh, F.: Man in his relation to his environment. Brit. Med. J. 1946 II, 710.

Schlegel, B.: Experimentelle Untersuchungen zur Besserung der Hitzeverträglichkeit des Menschen. Klin. Wschr. 1941, 506. — Shepherd, H. M. D.: J. Army Med. Corps 84, 1 (1945). Zit. nach Brobeck.

Örtliche Verbrennungen.

Barness and Rossiter: Toxicity of ta'mic acid. Lancet 1942 II, 218. — Bennhold, H., and R. Schubert: Untersuchungen über die Möglichkeit einer Vehikelfunktion des Plasmaersatzstoffes Periston. J. of Exper. Med. 113, 722 (1944). — Bernhard: Dynamik des KH-Stoffwechsels (N. A. Fjodoroff u. A. M. Namjatyscheff). Z. exper. Med. 98, 276 (1936). — Blüthgen, H.: Beitrag zur Pathologie der Verbrennung. Frankf. Z. Path. 58, 85 (1944). — Börner-Patzelt: Zur Kenntnis der intravitalen Speicherung von Ferrum oxydatum saccharatum. Arch. mikrosk. Anat. 102, 184 (1924). — Brown, H. R., and V. de Lalla: The use of a cold room in treatment of hyperpyrexia and burns. (Die Verwendbarkeit eines Kaltluftraumes bei der Behandlung der Hyperpyrexie und bei Verbrennungen.) Arch. Physic. Med. 30, 98 (1949). — Büttner, K.: Effects of extreme heat on man. J. Amer. Med. Assoc. 14 J, 732 (1950). — Conflagration heat. German aviation medicine, World war II, Bd. II, S. 1167. Department of the Air Force.

Cameron, F. R. C. P.: Experimental pathology of burns. Brit. Med. Bull. 3, 689 (1945). — Cannon, W. B.: Traumatic shock. New York 1923.

Eppinger, H.: Die Permeabilitätspathologie. Wien 1949.

FALSAL, P.: Der derzeitige Stand des Verbrennungsproblems mit besonderer Berücksichtigung der Therapie. Klin. Wschr. 1937 I, 729. — FISCHER, H., u. R. FRÖHLICHER: Fortschritte in der Behandlung schwerer und schwerster Hochspannungsunfälle. Stuttgart: Georg Thieme 1951.

GREEN, F. H. K.: The local treatment of thermal burns. Brit. Med. Bull. 3, 690 (1945). — GUGGENHEIM: Die biogenen Amine. Basel: Karger 1951.

HARDY, J. D., and T. W. OPPEL: Studies in temperature sensation: sensitivity of body to heat and spatial summation of end organ response. J. Clin. Invest. 16, 533 (1937). — HENSCHEN, C.: Verbrennungen und Verätzungen. In Lehrbuch der Chirurgie, Bd. I. Basel: Benno Schwabe & Co. 1950. — HEYDE u. VOGT: Studien über die Wirkung des aseptischen chirurgischen Gewebszerfalles und Versuche über die Ursachen des Verbrennungstodes. Z. exper. Med. 1, 58 (1913). — HOPPE-SEYLER, F. A., u. N. SCHÜMMELFEDER: Das Vorkommen von Acetylcholin im Blut nach experimentellen Verbrennungen. Z. Naturforsch. 1, 696 (1946).

LANGOHR, J. L., L. ROSENFELD, C. R. OWEN and O. COPE: Effect of therapeutic cold on the circulation of blood and lymph in thermal burns. An experimental study. Arch. Surg. 59, 1031 (1949). — LUCKE, H.: Erkrankungen aus äußeren physikalischen Ursachen. In Handbuch der inneren Medizin, Bd. VI/1, S. 796. 1941.

MEESSEN, H.: Über Coronarinsuffizienz nach Histaminkollaps und nach orthostatischem Kollaps. Beitr. path. Anat. 99, 329 (1937). — Experimentelle Untersuchungen zum Kollapsproblem. Beitr. path. Anat. 102, 191 (1939). — MORITZ, A. R., and F. C. HENRIQUES: Studies of thermal injury: conduction of heat to and through skin and temperatures attained therein: theoretical and experimental investigation. Studies of thermal injury: relative importance of time and surface temperature in causation of cutaneous burns. Amer. J. Path. 23, 531, 695 (1947).

OLLINGER, P.: Ist die Tanninbehandlung bei Verbrennungen schädlich? Chirurg 1947, 629.

PFEIFFER, H.: Über den schützenden und heilenden Einfluß des Wärmekastens auf Eiweißzerfallsvergiftungen und verwandte Zustände. Z. exper. Med. 29, 46 (1922). — PIKOTKA: Experimentelle und morphologische Untersuchungen zur O₂-Vergiftung. Zbl. ges. inn. Med. 119, 376. Zit. nach BÜCHNER. — PISCIOTTA and M. MELLINKOFF: Cold hemagglutination in peripheral vascular disease. Zbl. inn. Med. 123, 123.

RÖSSLE: Ref. über Entzündung. Verh. dtsch. path. Ges. (12. Tagg) 1923, 18.

SAEGESSER, M.: Spezielle chirurgische Therapie. Bern: Huber 1949. — SCHACHTER, M.: Infantile Encephalopathien nach Verbrennungen. Aus Anlaß zweier Beobachtungen. Ann. paediatr. (Basel) 168, 105 (1947). — SCHUBERT, R.: Serumsanierung mit künstlichen Kolloiden. Dtsch. med. Wschr. 1949, Nr 49, 1409. — Änderung des Tropismus durch Fremdvehikel (Kollidon) als Wirkungsprinzip bei der Serum- und Gewebswäsche. Schweiz. med. Wschr. 1950, Nr 6, 140. — Neue Wege der Entgiftung durch Infusion niedermolekularer Kollidonfraktionen. Dtsch. med. Wschr. 1948, Nr 43/44, 551. — SCHÜRMANN, P.: Über die Entstehung der Infarktnekrose. Verh. dtsch. path. Ges. 29, 234 (1936). — STAUB: Zit. nach BLÜTHGEN. — STÜTTGEN: Zur Klinik der Verbrennungen. Die Medizinische 1952, 781.

WIED, G. L., u. G. SCHMIDT: Gesundheitsschäden nach ungesteuerten Kettenreaktionen von Atomkernspaltungen. Ärztl. Forsch. 1951 I, 455.

ZINCK, K. H.: Pathologische Anatomie der Verbrennung. Zugleich ein Beitrag zur Frage der Blutgewebsschranke und zur Morphologie der Eiweißzerfallsvergiftungen. Veröff. Kriegs- u. Konst.path. 10 (1940).

Wärmeüberempfindlichkeit.

ALEXANDER, H. L., R. ELLIOTT and E. KIRCHNER: Unresponsiveness of human skin to wheal formation. J. Invest. Dermat. 3, 207 (1940).

FELDBERG, W.: Briefliche Mitteilung.

GRANT, R. T., R. S. B. PEARSON and W. J. COMEAU: Beobachtungen über eine besondere Form von Urticaria, die durch Gemütserregungen, durch körperliche Anstrengungen und durch Wärmeapplikationen ausgelöst werden kann. Clin. Sci. 2, 253 (1936).

MELCZER u. WLASSIES: Über die Wärmeüberempfindlichkeit. Arch. f. Dermat. 176, 157 (1937).

THOMPSON, R. H. S.: Action of chemical vesicants on cholinesterase. J. of Physiol. 105, 370 (1947).

Kälteschäden.

Allgemeine Unterkühlung.

ADOLPH, E. F.: Responses to hypothermia in several species of infant mammals. Amer. J. Physiol. 166, 75 (1951). — Some differences in responses to low temperatures between warm-blooded and cold-blooded vertebrates. Amer. J. Physiol. 166, 92 (1951). — ADOLPH, E. H., and LAWROW: Acclimatization to cold air; hypothermia and heat production in the golden hamster. Amer. J. Physiol. 166, 62 (1951). — Adolph, E. H., and G. W. Molnar: Federat. Proc. 5, (1), 1 (1946). Zit. nach Gagge u. Herrington. — Akert, A., u. F. Kesselring: Kältezittern als zentraler Reizeffekt. Helvet. physiol. Acta 9, 290 (1951). — Altmann u. Schubothe: Über Leberveränderungen bei allgemeinem O_2-Mangel nach Unterdruckexperimenten an Katzen. Zbl. ges. inn. Med. 124, 327. — Arena jr., J. A., F. S. Gerbasi and A. Blain: Experimental frostbite: An inquiry into the effect of sympathetic block using tetra-ethyl ammonium chloride in the acute stage. Angiology 1, 492 (1950).

Balke, B.: Die Grenzen der chemischen Wärmeregulation. Klin. Wschr. 1944 I, 196. Zit. bei K. Kramer u. H. Reichel. — Barbaur: Die Wirkung unmittelbarer Erwärmung und Abkühlung der Wärmezentren auf die Körpertemperatur. Arch. exper. Path. u. Pharmakol. 70, 1 (1912). — Bazett, H. C.: Die Regulation der Bluttemperatur. Amer. J. Med. Sci. 218, 483 (1949). — Berde, B.: Wärmeregulation und endokrines System. Z. Vitamin-, Hormon- u. Fermentforsch. 4, 338 (1951). — Binhold, H.: Sollen Erfrierungen schnell oder langsam erwärmt werden? Dtsch. Mil.arzt 7, 491 (1942). — Bishop and Warren: Studies on the effect of hypothermia: Acute physical and physiological changes induced by the prolonged hypothermic state in the rabbit. Cancer Res. 3, 448 (1943). — Boemke u. Gärtner: Untersuchungen über Kälteeinwirkung auf explantiertes Gewebe. Virchows Arch. 315, 66 (1948). — Brauch, F.: Trigeminus-Herzreflex bei Kreislaufkrankheiten. Z. Kreislaufforsch. 39, 130 (1950). — Britton: The effects of lowering the temperature of homiothermic animals. Quart. J. Exper. Physiol. 13, 55 (1923). — Brobeck, J. R.: Physiology of heat and cold. Ann. Rev. Physiol. 8, 65 (1946). — Büchner, F.: Die Pathologie der Unterkühlung. Klin. Wschr. 1943, 89.

Capitolo: Tiroidectomia e assideramento. Glicemia, Variazoni idriche, cloremia. (Thyreodektomie und Erfrierung. Glykämie, Schwankungen des Wasserhaushaltes, Chlorämie.) Ref. Ber. Physiol. 117, 600 (1940). — Cremer, H. D., K. Kramer u. H. Reichel: Über die chemischen Veränderungen des Blutes während der allgemeinen Auskühlung. Klin. Wschr. 1944 I, 210. — Crisman, J. M.: Der Einfluß akuter Abkühlung auf Sauerstoffverbrauch und Glykogengehalt der Leber und auf den Blutzucker. Arch. Int. Med. 74, 235 (1944). — Amer. J. Physiol. 149, 552 (1947). Zit. nach Brobeck. — Crismon, J. M., and F. Fuhrman: Studies on gangrene following cold injury. J. Clin. Invest. 26, 468 (1947).

Deuticke, H. J.: Persönliche Mitteilungen. 1942. — Dill, D. B., and W. H. Forbes: Respiratory and metabolic effects of hypothermia. Amer. J. Physiol. 132, 685 (1941).

Ebbecke, U.: Synergismus und Antagonismus bei menschlichen Atem- und Schluckreflexen. Klin. Wschr. 1943, 373. — Pflügers Arch. 246, 621 (1943). — Schüttelfrost in Kälte, Fieber und Affekt. Klin. Wschr. 1948, 609. — Gefäßreaktionen. Erg. Physiol. 22, 401.

Fay, T.: Refrigeration therapy. Med. Physics 1947, 1224. — Fazékas, F., u. E. H. Himrich: Effects of hypothermia on cerebral metabolism. Proc. Soc. Exper. Biol. a. Med. 42, 537 (1937). — Field, J., Fuhrmann and Martin: Influence of temperature on the stimulation of oxygen consumption of isolated brain and kidney by 2—4 dinitrophenol. J. of Pharmacol. 75, 58 (1942). Zit. nach Field u. Hall, 1944. — Field, J., and V. E. Hall: Physiological effects of heat and cold. Ann. Rev. Physiol. 6, 69 (1944). — Friedman, N. B., and R. Kritzler: The pathology of high altitude frostbite. Amer. J. Path. 23, 173 (1947). — Fuhrmann, F. A., and J. Field: Influence of temperature on the stimulation of oxygen consumption of isolated brain and kidney by 2—4 dinitrophenol. J. of Pharmacol. 75, 58 (1942). — Amer. J. Physiol. 139, 193 (1943). Zit. nach Field u. Hall.

Gagge, A. P., and L. P. Herrington: Physiological effects of heat and cold. Ann. Rev. Physiol. 10, 409 (1947). — Giaja et S. Gelino: L'hypothermie et la thermogénèse. Arch. internat. Physiol. 32, 237 (1930). — Giaja, J., et R. Andjus: Le fonctionnement du coeur des mammifères refroidis. C. r. Acad. Sci. Paris 230, 1366 (1950). — Goldhahn, R.: Erfrierungen. Dtsch. med. Wschr. 1940 I, 58. — Gosselin, R. E.: Acute hypothermia in guinea pigs. Amer. J. Physiol. 157, 103 (1949). — Grant, R.: Emotional hypothermia in rabbits. Amer. J. Physiol. 160, 285 (1950). — Grant-Holling: Further observations on vascular responses of human limb to body warming; evidence for sympathetic vasodilator nerves in normal subject. Clin. Soc. 3, 273 (1938). — Grosse-Brockhoff, F.: Pathologic physiology and therapy of hypothermia. German Aviation Medicine, World War II, Bd. II, S. 828. Department of the Air Force. — Grosse-Brockhoff, F., u. W. Schoedel: Das Bild der akuten Unterkühlung im Tierexperiment. Arch. exper. Path. u. Pharmakol. 201, 417 (1943). — Tierexperimentelle Untersuchungen zur Frage der Therapie bei Unterkühlung. Arch. exper. Path. u. Pharmakol. 201, 457 (1943). — Zur Wirkung der Analeptica auf unterkühlte Tiere. Arch. exper. Path. u. Pharmakol. 202, 443 (1943). — Über die Veränderungen der Erregbarkeit von Atem- und Kreislaufzentrum bei rascher Unterkühlung. Pflügers Arch. 246, 664 (1943). — Unveröffentlichte Selbstversuche. 1943. — Gruber, G. B.: Zur Buergerschen Thromboangiitis obliterans. Verh. dtsch. path. Ges. 24, 290 (1929).

Hamilton, J. B., Dresbach and R. S. Hamilton: Cardiac changes during progressive hypothermia. Amer. J. Physiol. 118, 71 (1937). — Hardy, J. D., and H. Goodell: Federat.

Proc. **6**, 122 (1947). Zit. nach LEE. — HARTERIUS, H. O., and G. L. MAISON: Experimental hypothermia and rewarming in the dog: Recovery after severe reduction in body temperature. Amer. J. Physiol. **152**, 225 (1948). — HARTERIUS, MAISON, BIGELOW, LINDSAY and GREENWOOD. Hypothermia. Its possible role in cardiac surgery; an investigation of factors governing survival in dogs at low body temperatures. Ann. Surg. **132**, 849 (1950). — HEGGLIN: Zum Problem Myocardstoffwechsel und Elektrokardiogramm. Verh. dtsch. Ges. Kreislaufforsch. **1952**, 145. — HEGNAUER, A. H., H. D'AMATO and J. FLYNN: Influence of intraventricular catheters on course of immersion hypothermia in dog. Amer. J. Physiol. **167**, 63 (1951). — HEGNAUER, A. H., J. FLYNN and H. D'AMATO: Cardiac physiology in dog during rewarming from deep hypothermia. Amer. J. Physiol. **167**, 69 (1951). — HEGNAUER, A. H., and K. E. PENROD: Observations on the pathophysiology in the hypothermie dog. A. F. Technical Report Nr 5912. United States Air Force, Air Material Command. Whright Patterson, Air Force Base Dayton, Ohio. — HÜLNHAGEN: Über Störungen der Wärmeregulation im akuten O_2-Mangel bei Kältebelastung. Luftfahrtmed. **9**, 16 (1944).

JARISCH, A.: Medikamentöse Beeinflussung von Kälteschäden. Klin. Wschr. **1944**, 213. — Schriftliche Mitteilungen. 1943.

KENNETH, E.: Sauerstoffverbrauch und Auskühlungszeiten beim Hund bei Hypothermieversuchen. Amer. J. Physiol. **157**, 436 (1949). — KILLIAN: Über die pathologische Physiologie der Kälteschäden und die Begründung einer rationellen Behandlung. Zbl. Chir. **1942**, 1763. — KLAUS: Kälte-Anstrengungsallergie, eine sportbehindernde Erkrankung. Dtsch. med. Wschr. **1941 II**, 845. — KLEINSCHMIDT, O.: Repetitorium der kleinen Chirurgie: XI. Über Verbrennungen und Erfrierungen. Dtsch. med Wschr. **1931 II**, 1546. — KLINKE, J.: Überleben von bösartigen und normalen Geweben nach Erfrierung bis zu —253° C. Klin. Wschr. **1940 I**, 585. — KÖNIG, F. H.: Bluttemperatur und Wärmeregulation. II. Die chemische Wärmeregulation. Pflügers Arch. **247**, 497 (1944). — Physiologische Bemerkungen zur physikalischen Behandlung von Unterkühlten. Klin. Wschr. **1943**, 45. — KOHLER, O.: Erfahrungen über die Behandlung von Frostschäden. Zbl. Chir. **1942**, 1782. — KRAMER, K., u. H. REICHEL: Die Grenzen der chemischen Wärmeregulation. Klin. Wschr. **1944**, 192.

LAEWEN, A.: Untersuchungen über die Durchblutung des Fußes von Frontsoldaten im gesunden und kranken Zustand, namentlich bei Frostschäden. Dtsch. Mil.arzt **7**, 479 (1942). — LAKE: An investigation into the effects of cold upon the body. Lancet **1917 II**, 557. — LAMPERT: Theorie und Praxis der Kältebehandlung (Hydrotherapie). Hippokrates **6**, 841 (1935). — LANG u. W. GRAB: Kälteresistenz und Ernährung. Klin. Wschr. **1944**, 226. — LANGE, KIENER and BOYD: Frostbite physiology, pathology and therapy. New England J. Med. **237**, 383 (1947). — LANGE, K., D. WEINER and M. M. A. GOLD: Studies on the mechanism of cardiac injury in experimental hypothermia. Amer. Int. Med. **31**, 989 (1949). — LAPTSCHINSKI: Sollen Erfrierungen schnell oder langsam erwärmt werden? Dtsch. Mil.arzt **7**, 491 (1942). Zit. bei H. BINHOLD. — LARREY: Mémoires chir. mil. Paris 1817. — LAUFMAN, H.: Profound accidental hypothermia. J. Amer. Med. Assoc. **147**, 1201 (1951). — LEE, D. H. K.: Heat and cold. Ann. Rev. Physiol. **1948**, 365. — LINDEMANN, H.: Erkrankungen der Arterien durch Kälteeinwirkung. Dtsch. med. Wschr. **1943**, 155. — LODE: Über die Beeinflussung der individuellen Disposition zu Infektionskrankheiten durch Wärmeentziehung. Arch. f. Hyg. **28**, 344 (1897). — LOOS: Histamin als Gewebsgift bei Erfrierungen. Dermat. Wschr. **1939 II**, 1017. — LUCKE, H.: Krankheiten aus physikalischen Ursachen. In Handbuch der inneren Medizin, Bd. VI/I, S. 796. 1941. — LUFT, U.: Kälte und Kälteschutz im Hochgebirge. Die Erfahrungen der Himalaja-Expedition. Zbl. Chir. **1942**, 1775. — LUTZ, W.: Die experimentelle Verkaltblüterung des Warmblüters. Ein Beitrag zum Mechanismus des Kältetodes. Klin. Wschr. **1943**, 727. — Der anoxische Scheintod. Luftfahrtmed. **8**, 171 (1943). — Über Wesen und Ursache des Herzstillstandes bei Auskühlung. Z. Kreislaufforsch. **11/12**, 314 (1948). — Neue Wege bei der Wiederbelebung Erfrorener. Wien. med. Wschr. **1949**, 287. — Kältetod und Wiederbelebung. Arch. inn. Med. **1**, 470 (1950). — LUTZ, W. u. R. v. WERZ: Leben bei niedriger Körpertemperatur. Münch. med. Wschr. **1951**, 162. — LUYET, B. J., and P. M. GEHENIO: Life and death at low temperatures. Biodynamica **3**, 33 (1940).

MANSFELD, G.: Das wirksame Prinzip der oxydationshemmenden Schilddrüsentätigkeit. Arch. exper. Path. u. Pharmakol. **196**, 598 (1940). — Siehe auch BERDE. — MANSFELD, G., u. MESZÁROS: Wirkung des Thyroxins auf die physikalische Wärmeregulation. Arch. exper. Path. u. Pharmakol. **196**, 567 (1940). — MANTSCHOFF, Z.: Über Erfrierungen. Beitr. Klin. Chir. **174**, 337 (1943). — MEIXNER: Tod durch Erfrieren. Dtsch. Z. gerichtl. Med. **18**, 270 (1932). — MOSER, H.: Über Erfrierungen. Dtsch. med. Wschr. **1942**, 549. — MÜLLER, ROTTER, CAROW u. KLOOS: Über Untersuchungsergebnisse bei Todesfällen nach allgemeiner Unterkühlung des Menschen in Seenot. Beitr. path. Anat. **108**, 551 (1943).

PALME, F.: Briefliche Mitteilung. — PENROD, E. K., and J. FLYNN: Cardiac oxygenation during severe hypothermia in dog. Amer. J. Physiol. **164**, 79 (1951). — PERKINS jr., J. F.: Role of proprioceptors in shivering. Amer. J. Physiol. **145**, 264 (1945). — PFEIFFER, C.,

M. A. Foster and D. Slight: Effect of analeptic drugs on hibernation in 13-lined ground squirrel. J. of Pharmacol 67, 307 (1939). — Prec, O., R. Roseman, K. Braun, S. Rodbard and L. N. Kretz: The cardiovascular effects of acutely induced hypothermia. J. Clin. Invest. 28, 293 (1949).

Ranke, O. F.: Die Wärmeregulation bei Kälte. Klin. Wschr. 1943, 113. — Rein, H.: Physiologische Grundlagen zum Verständnis von Wärme- und Kälteschäden am menschlichen Organismus. Arch. f. Dermat. 184, 23 (1943). — Vasomotorische Reaktionen. Erg. Physiol. 32, 28 (1931). — Remé, H.: Beobachtungen über Kreislaufveränderungen an den Gliedmaßen nach Frostschäden. Klin. Wschr. 1943 I, 278. — Rewerts, D.: Zur Pathologie, Klinik und Therapie der allgemeinen Unterkühlung. Monographie, noch nicht veröffentlicht. — Über kältebedingte Schäden des Zentralnervensystems. Dtsch. med. Wschr. 1949, 1365. — Kältereiz und Hirnschaden. Klin. Wschr. 1948, 249. — Rösgen u. Mamier: Über einen Fall von Sklerodermie im Anschluß an Erfrierungen. Münch. med. Wschr. 1942, Nr 42, 889. — Rosenhain, Penrod and Flynn: Blood gas studies in the hypothermic dog. Amer. J. Physiol. 166, 55 (1951). — Roth: Relative roles of extremities in dissipation of heat from human body under various environmental temperatures and relative humidities. Amer. J. Physiol. 128, 782 (1940).

Safford jr., F. K., and M. B. Nathanson: Clinical observations on tissue temperature, pathologic and therapeutic effects. Arch. Surg. 49, 12 (1944). — Sato: Untersuchungen über die organischen Säuren im Harn. II. Mitt. Über den Einfluß von Kälte, Hitze und Fieber auf die organischen Säuren im Harn. Ref. Ber. Physiol. 115, 367 (1939). — Schade: Die physikalische Chemie in der inneren Medizin, 1920. Dresden u. Leipzig: Theodor Steinkopff 1921. — Körperschädigungen durch die Umweltkälte: lokale Erfrierung, Kältetod, Erkältungskrankheiten. In Handbuch der normalen und pathologischen Physiologie, Bd. 17, S. 417. 1926. — Schneider, M.: Diskussion zum Referat von E. Opitz über Energieumsatz des Gehirns. In Die Chemie und der Stoffwechsel des Nervengewebes. Berlin: Springer 1952. — Schoedel, W.: Briefliche Mitteilung, 1944. — Schürer, F. v.: Periarterielle Sympathektomie bei schwerer Erfrierung. Zbl. Chir. 1942, 1797. — Schwiegk: Kreislauf und Gewebsstoffwechsel bei der örtlichen Erfrierung. Klin. Wschr. 1944, 198. — Schock und Kollaps, funktionelle Pathologie und Therapie. Klin. Wschr. 1942. 741, 765. — Selye, H.: Das allgemeine Adaptationssyndrom als Grundlage für eine einheitliche Theorie der Medizin. Dtsch. med. Wschr. 1951, 965. Weitere Literatur s. dort. — Smith, L. W. A., and Temple Fay: Observations on human beings with cancer maintained at reduced temperatures of 75—80° F. Amer. J. Clin. Path. 10, 1 (1940). — Spealman, C. R.: Body cooling of rats, rabbits and dogs following immersion in water, with a few observations on man. Amer. J. Physiol. 146, 262 (1946). — Spealman, C. R., W. Yamato, E. W. Bixty and M. Newton: Observations on energy metabolism and water tolerance of men subjected to warm and cold environments. Amer. J. Physiol. 152, 233 (1948). — Staemmler: Die Funktion des Nebennierenmarks und ihr histologischer Ausdruck. Beitr. path. Anat. 91, 30 (1933). — Über die Folgen der Abkühlung für den Säugetierorganismus. Krkh.forsch. 8, 327 (1930). — Staemmler, M.: Die Erfrierung. Leipzig: Georg Thieme 1944. — Staudinger u. Immendörfer: Die Pathologie der Unterkühlung. Klin. Wschr. 1943 I, 89. — Stein, J.: Cold injuries. Arch. Physic. Med. 28, 348 (1947). — Stucke: Kälteschäden und Erfrierungen im Felde. Beitr. klin. Chir. 174, 1 (1942).

Tait, J.: The heart of hibernating animals. Ber. Physiol. 14, 103 (1922). — Takácz, L., u. A. Fekete: Zit. nach Berde. — Talbott, J. H.: Medical progress: The physiologic and therapeutic effects of hypothermia. New England J. Med. 224, 281 (1941). — Cold exposure. Pathologic effects in medical physics, S. 244. Herausgeg. von Otto Glasser, Chicago. The Year Book Publishers, Inc. 1944. — Talbott, J. H., V. Consolagio and L. J. Pecora: Hyperthermia. Report of a case in which the patient died during therapeutic reduction of body temperature, with metabolic and pathologic studies. Arch. Int. Med. 68, 1120 (1941). — Thauer, R.: Der Einfluß der Narkose auf die normale Wärmeregulation und das Fieber. Zugleich ein Beitrag zur Frage des zentralen Wärmeregulationsmechanismus. Pflügers Arch. 246, 372 (1942). — Der Mechanismus der Wärmeregulation. Erg. Physiol. 41, 607 (1939). — Thauer, R., and K. Wezler: Wärmeregulatorische Umstellungen des Organismus bei wechselnden Klimabedingungen (Temperatur, Feuchtigkeit, Windgeschwindigkeit), Kreislauf und Gaswechsel des Menschen bei verschiedenen Außentemperaturen. Luftfahrtmed. 7, 237 (1942). — Tidow: Klinische Beobachtungen an Abgekühlten der Kriegsmarine. Luftfahrtmed. 7, 70 (1942). — Tomaszewski, W.: Etudes électrocardiographiques sur les animaux sournis à la réfrigération. Arch. Mal Coeur 31, 730 (1938). — Tournade, A., Chevillot u. Chardon: Zit. nach Grosse-Brockhoff u. Schoedel 1943.

Ware, Hill and Schultz: The effect of interference with respiration on the control of body temperature in white rats and New Zealand rabbits. Amer. J. Physiol. 149, 657 (1947). — Wayburn, E.: Hypothermie infolge Unterkühlung durch Wasser. Arch. Int. Med. 79, 77 (1947). — Weber, H.: Versuch über das sensible Trigeminusgebiet als Ausgangsstelle von Kreislaufreflexen. Pflügers Arch. 248, 143 (1944). — WELTZ, G. A., H. J. WENDT u. H. RUPPIN: Erwärmung nach lebensbedrohender Abkühlung. Münch. med. Wschr. 1942 II, 1092. — WERZ, R. v.: Sauerstoffmangel als Ursache des Kältetodes. Arch. exper. Path. u. Pharmakol. 211, 561 (1943). — WINTERNITZ, R.: Vergleichende Versuche über Abkühlung und Firnissung. Arch. exper. Path. u. Pharmakol. 33, 286 (1894). — WOODRUFF, L. M.: Survival of hypothermia in the dog. Anesthesiology 2, 410 (1941). — WYNDHAM, C. H., and D. K. C. MACDONALD: Human immersion and survival in cold water Nature (Lond.) 167, 649 (1951).

ZENOW, Z. I.: Über Veränderungen im endokrinen System bei experimenteller örtlicher Erfrierung. Virchows Arch. 312, 486 (1944). — ZSCHUKKE: Bei der Kriegsmarine gemachte Beobachtungen über Unterkühlung. Luftfahrtmed. 7, 69 (1942).

Therapeutische Nutzanwendungen der Unterkühlung.

BIGELOW, W. G.: General hypothermia for experimental intracardiac surgery. Ann. Surg. 132, 531 (1950).

HUGUENARD, P.: Künstlicher Winterschlaf. Anesth. et Analg. 1952.

JAULMES, CH., H. LABORIT et A. BÉNITTE: Verhütung des hämorrhagischen Schocks durch Hypothermie kombiniert mit neuro-vegetativer Stabilisierung. C. r. Acad. Sci. Paris 254, 372 (1952). — JUVENELLE, A., J. LIND and C. WEGELIUS: Experimental hypothermia and cardiac surgery. Observations with an extracorporeal circulation at reduced body temperature. European Congress of Cardiology 1952. Abstracts of scientific communications. — Quelques possibilités offertes par l'hypothermie générale profonde provoquée. Une étude expérimentale chez le chien. Presse méd. 1952, 973.

LABORIT, H.: Der künstliche Winterschlaf. Acta anaesth. belg. 1951, 710. — L'anesthésie facilitée par les synergies medicamenteuses. Paris 1951. — De l'anesthésie potentialisée à l'hibernation artificielle. Méd. et Hyg. 218 (1952). — LABORIT, H., P. HUGUENARD et R. ALLUAUME: Un nouveau stabilisateur végétatif. (L E 4560 R.P.) Presse méd. 1952, 206.

SMITH, A. W. A., and TEMPLE FAY: Observations on human beings with canen maintained at reduced temperatures of 75—80° F. Amer. J. Clin. Path. 10, 1 (1940).

Örtliche Kälteschäden
(s. auch unter Literatur: Allgemeine Unterkühlung).

ADAMS-RAY, I.: Zur Behandlung der akuten Kälteschäden. Sv. Läkartidn. 1942, 899. — ADOLPH, E. F., and G. W. MOLNAR: Exchanges of heat and tolerances to cold in men exposed to outdoor weather. Amer. J. Physiol. 146, 507 (1946). — ALBRECHT: Über die Gelose. Wien. klin. Wschr. 1943, 61. — ALLEN, F. M.: Reduced temperatures in surgery; surgery of limbs. Amer. J. Surg. 108, 1088 (1938). — Physical and toxic factors in shock. Arch. Surg. 38, 155 (1939). — Refrigeration in general surgery of limbs. Amer. J. Surg. 68, 170 (1945). — ARJEW, T. J.: Kälteschäden, 2. Aufl. Moscow 1940. — ASCHOFF, J.: Die Vasodilatation einer Extremität der örtlichen Kälteeinwirkung. Pflügers Arch. 248, 178. — Über die Interferenz temperaturregulatorischer und kreislaufregulatorischer Vorgänge in den Extremitäten des Menschen. Pflügers Arch. 248, 197. — Über den Wärmedurchgang durch die Haut und seine Änderung bei Vasokonstriktion. Pflügers Arch. 249, 112. —

AULER, H., W. KOENIGER, SCHLOTTMANN, ST. BYLINA u. H. SCHMIDT: Über die Kälteresistenz bösartiger Zellen. Z. Krebsforsch. 47, 371 (1938).

BARCROFT and HAMILTON: On the return of sudomotor and vasomotor reflexes to the sympathektomised hand. J. of Physiol. 108, 16 (1949). — BARCROFT and MILLEN: The blood flow through muscle during sustained contraction. J. of Physiol. 97, 17 (1939). — BÉLEHRÁDEK, J.: Temperature and living matter. Protoplasmamonographien Nr 8. Berlin 1935. — BERING, F.: Über Frostschäden. Münch. med. Wschr. 1941 I, 123. — BLOCK, W.: Die Bedeutung des vegetativen Nervensystems beim Zustandekommen örtlicher Erfrierungen. Arch. klin. Chir. 204, 64 (1942). — BÖHMIG, R.: Ber. über 1. Arbeitstagg Ost, 1942. Zit. nach SIEGMUND 1950. — BOEMKE u. GAERTNER: Untersuchungen über Kälteeinwirkung auf explantiertes Gewebe. Virchows Arch. 315, 66 (1948). — BÖTTCHER, H.: Experimentelle Untersuchungen über örtliche Erfrierungen durch langdauernde Einwirkung geringer Kälte. Virchows Arch. 312, 464 (1944). — BRECHT u. PULFRICH: Über die Vasomotorik normaler und kältegeschädigter Haut (Zehen). Pflügers Arch. 250, 109 (1948). — BREITNER: Über Frostschäden. Dtsch. Z. Chir. 259, 273. — BROBECK, J. R.: Physiology of heat and cold. Ann. Rev. Physiol. 8, 65 (1946). — BROFELD, S. A.: Pathologisch-anatomische und klinische Studien über die Extremitätennekrose mit besonderer Berücksichtigung der Pathogenese und Ätiologien. Acta Soc. Medic. fenn. Duodecim, Ser. B 14, 1 (1932). Ref. Z.org. Chir. 60, 407 (1932). — BROOKS, B., and G. W. DUNCAN: Effects of temperature on survival of anemic tissue; experimental study. Ann. Surg. 112, 130 (1940). — BÜCHNER, F.:

Die Pathologie der Unterkühlung. Klin. Wschr. 1943 I, 89. — Buerger, L.: The circulatory disturbances of the extremities. Philadelphia 1924. — Büttner, K.: Das Anfrieren der Haut auf kalten Metallen. Dtsch. Mil.arzt 9, 1. — Burel, G. F. u. Mitarb.: Objective studies of some physiological responses in mild chronic trench foot. Bull. Hopkins Hosp. 80, 1 (1947).

Campbell, R.: Zur Behandlung der örtlichen Erfrierungen. Schweiz. med. Wschr. 1932, 1183. — Allgemeine Abkühlung — örtliche Erfrierung. Vjschr. schweiz. San.offiz. 20, 33 (1943). — Ceelen u. E. v. Redwitz: Beitrag zur Spontangangrän der Extremitäten. Dtsch. Z. Chir. 234, 613 (1931). — Clara: Arteriovenöse Nebenschlüsse. Verh. dtsch. Ges. Kreislaufforsch. 1938, 226 (11. Tagg). — Cremer, H. D.: Unveröffentliche Versuche, zit. nach Schwiegk 1950. — Crismon, J. M.: Frostbite and trench foot. Adv. Mil. Med. 1948. — Crossman, L. W., and F. M. Allen: Shock and refrigeration. J. Amer. Med. Assoc. 130, 185 (1946).

Deuticke: Unveröffentlichte Mitteilung, 1943. — Dexter, Tottingham and Graber: Plant Physiol. 5, 215. Zit. nach Bélehrádek. — Dietrich, A.: Ber. über 1. Arbeitstagg Ost, 1942. Zit. nach Siegmund 1950. — Druckrey, M., N. Brock u. H. Herth: Der Stoffwechsel des geschädigten Gewebes. Zbl. ges. inn. Med. 106, 155. — Dürck: Die sogenannte Thromboangiitis der infektiös-toxischen Gefäßentzündung. Verh. dtsch. path. Ges. 25, 272 (1930).

Ernst: Die Degeneration und die Nekrose. In Handbuch der normalen und pathologischen Physiologie, Bd. 5, S. 1301. 1928.

Fay, T.: Refrigeration therapy. Med. Physics 1947, 1224. — Foerster, O., O. Gagel and W. Mahoney: Vegetative Regulationen. Verh. dtsch. Ges. inn. Med. 1937, 165. — Frank, A.: Kälteschutz der Hände. Bericht der Erprobungsstelle Rechlin. 1942. — Franz, G.: Zur pathologischen Anatomie der Intoxikationsschäden bei lokalen Erfrierungen. Virchows Arch. 315, H. 5/6, 708. — Freeman, N. E.: Influence of temperature on development of gangrene in peripheral vascular disease. Arch. Surg. 40, 326 (1940). — Friedman, Lange and Weiner: The pathology of experimental frostbite. Amer. J. Med. Sci. 213, 61 (1947). — Fuhrmann, F. A., and J. Field: Physiological effects of heat and cold. Ann. Rev. Physiol. 6, 69 (1944). Zit. nach Field u. Hall.

Giaja, J.: L'influence du froid sur l'organisme. Nutrition 8, 147 (1938). — Goecke: Zur Entstehung der Endarteriitis obliterans. Arch. Path. Anat. 266, 609 (1927). — Gohrbrandt: Wiedereinsatz Frostgeschädigter. Zbl. Chir. 1943, 1533, 1584. — Grant-Holling: Further observations on vascular responses of human limb to body warming; evidence for sympathtic vasodilator nerves in normal subject. Clin. Soc. 3, 273 (1938). — Greenfield, A. D. M., G. A. Kernohan, R. J. Marshall, J. T. Shephard and R. F. Whelan: Heat loss from toes and fore-feet during immersion in cold water. J. Appl. Physiol. 4, 37 (1951). — Gruber: Endarteriitis obliterans und Kältebrand. Beitr. path. Anat. 84, 155 (1930).

Hasselbach, v.: Die Endangiitis obliterans. Schriftenreihe Arbeit und Gesundheit. Leipzig: Georg Thieme 1939. — Häusler, H.: Das Verhalten der reaktiven Hyperämie nach Erfrierungen. Münch. med. Wschr. 1943 I, 301. — Holmer jr., T. W.: Modern concepts in the treatment of frostbite. Alexander Blain Hosp. Bull. 7, 12 (1948).

Ivanow, S.: Zit. nach Bélehrádek.

Jäger, E.: Zur pathologischen Anatomie der Thromboangiitis obliterans bei juveniler Extremitätengangrän. Arch. Path. Anat. 284, 526 (1932). — Jamin, F.: Die Behandlung der Erfrierungen mit Kurzwellendurchflutungen. Zbl. Chir. 1943, 54. — Jenrich: Ein Beitrag zu dem Thema Erfrierung. Dtsch. med. Wschr. 1942, 1092. — Judmaier, F.: Alte Frostschäden und ihre Gefäßveränderungen. Schweiz. med. Wschr. 1950, 44. — Jung u. Fell: Arteriographie, Sympathicusinfiltration und Sympathektomie bei Erfrierungsschäden. Dtsch. Z. Chir. 255, 249 (1942).

Kanitz, A.: Temperatur und Lebensvorgänge. Berlin 1915. — Killian: Über die pathologische Physiologie der Kälteschäden und die Begründung einer rationellen Behandlung. Zbl. Chir. 1942, 1763. — Ber. über 1. Arbeitstagg Ost, 1942. Zit. nach Siegmund 1950. — Klinge, F.: Der Rheumatismus. Erg. Path. 27 (1933). — Klinke, J.: Überleben von bösartigen und normalen Geweben nach Erfrierung bis zu —253° C. Klin. Wschr. 1940, 585. — Knepper: Über die Lokalisierung der experimentellen allergischen Hyperergie. Arch. Path. Anat. 296, 364 (1936). — Kramer u. Schulze: Die lokale Abkühlung. Klin. Wschr. 1943, 201. — Die Kältedilatation der Hautgefäße. Pflügers Arch. 250, 141 (1948). — Kreyberg: Development of acute tissue damage due to cold. Physiologic. Rev. 29, 156 (1949).

Laewen, A.: Untersuchungen über Durchblutung des Fußes bei Frontsoldaten usw. Dtsch. Mil.arzt 7, 479 (1942). — Lang, Schöttler, Schütte, Schwiegk u. Westphal: Der Gewebsstoffwechsel bei örtlicher Erfrierung. Klin. Wschr. 1943, 444, 653. — Lang, K., u. W. Grab: Kälteresistenz und Ernährung. Klin. Wschr. 1944, 226. — Lange, Boyd and

LAEVOER: Physiology of heat and cold. Ann. Rev. Physiol. 8, 65 (1946). Zit. nach J. C. BRO-BECK. — LANGE, KIENER and BOYD: Frostbite physiology, pathology and therapy. New England J. Med. 237, 383 (1947). — LAUCHE: Ber. über 1. Arbeitstagg Ost, 1942. Zit. nach SIEGMUND 1950. — LEMPKE, SHUMACKER, LANGE and BOYD: Functional pathology of experimental frostbite. Surg. etc. 1946, 346. — LEMPKE, SHUMACKER and J. L. SOUTHWORTH: The role of sympathectomy in treatment of immersion foot and frostbite. New England J. Med. 233, 673 (1945). — LEMPKE, R. E., and H. B. SHUMACKER jr.: Studies in experimental frostbite. III. An evaluation of several methods for early treatment. Yale J. Biol. a. Med. 21, 321 (1949). — LEWIS: Die Blutgefäße der menschlichen Haut und ihr Verhalten gegen Reize. Berlin 1928. — Ergänzende Bemerkungen über die Gefäßreaktionen der menschlichen Haut auf Kälte. Heart 15, 351 (1931). — Gefäßstörungen der Gliedmaßen. Leipzig: Georg Thieme 1938. — LEWIS, HAYNAL, KERR, STERN and LANDIS: Beobachtungen über die Reaktionen der menschlichen Hautgefäße auf Kälte. Heart 16, 177 (1930). — LEWIS, R. B.: Pathogenesis of muscle necrosis due to experimental local cold injury. United States Air Force School of Aviation Medicin, Progr. Rep. No 21-23-006, Mai 1951. — LEWIS, R. B., and R. M. THOMPSON: Acute nephrosis following experimental local cold injury. United States Air Force School of Aviation Medicin, Progr. Rep. No 21-23-016, Nov. 1950. — LOOS: Histamin als Gewebsgift bei Erfrierungen. Dermat. Wschr. 1939 II, 1017. — Erkennung und Behandlung der Erfrierungen. Zbl. Chir. 68, 449 (1941). — Zur Klinik und Therapie örtlicher Erfrierungen. Münch. med. Wschr. 1943 I, 155. — LUYET, B. J. and P. M. GEHENIO: Life and death at low temperatures. Biodynamica 3, 33 (1940). — LYNEN, F.: Über die Atmung tierischer Gewebe nach dem Einfrieren in flüssiger Luft. Hoppe-Seylers Z. 264, 146. — Über den Stoffwechsel der Hefe nach dem Einfrieren in flüssiger Luft. Liebigs Ann. 539, 1 (1939).

MEINERS, S.: Über Erregbarkeitssteigerung der Arterien und das Auftreten von Angiospasmen nach lokaler Gewebsschädigung. Pflügers Arch. 254, 557 (1952). — MOLL, H.: Die pathologisch-anatomischen und chemischen Veränderungen beim lokalen Kälteschaden. Inaug.-Diss. Bonn 1948.

NÄGELSBACH: Thrombose und Spätgangrän nach Erfrierung. Münch. med. Wschr. 1919, 353. — Die Entstehung der Kältegangrän. Dtsch. Z. Chir. 160, 205 (1920). — NIELSEN, M.: Zit. nach SCHWIEGK 1950. — NORD, F. F.: Die Kryolyse und ihre Beziehung zum Mechanismus der Enzymwirkung. Erg. Enzymforsch 2 (1933). — NORD, F. F., u. M. BIER: Kolloidchemische Grundlagen der Lebensmittelfrischhaltung. In Handbuch der Kältetechnik, Bd. 9, S. 195.

PÄSSLER: Die Behandlung von Frostschäden. Zbl. Chir. 1943, 1596. — PYRO, R.: Zur Deutung verschiedener Gangrän herbeiführender Gliedmaßenschädigungen. Z. Kreislaufforsch. 28, 305 (1936).

RATSCHOW, M.: Experimentelle Studien über periphere Durchblutungsstörungen und ihre Beziehungen zur peripheren Gangrän. Klin. Wschr. 1933, 860. — Periphere Durchblutungsstörungen und Berufsschäden. Bedeutung von Kälte- und Nässeschäden für die Entstehung peripherer Durchblutungsstörungen. Verh. dtsch. Ges. Kreislaufforsch. 1936, 220, 311, 333. — Die peripheren Durchblutungsstörungen. Dresden u. Leipzig: Theodor Steinkopff 1946. — REIMERS: Symptome und Behandlung der örtlichen Erfrierungsschäden. Zbl. Chir. 44, 1573 (1943). — REIN, H.: Physiologische Grundlagen zum Verständnis von Wärme- und Kälteschäden am menschlichen Organismus. Kriegstagg Dtsch. Dermat. Ges. 1942. — RÖPKE, W.: Extremitätengangrän. Arch. klin. Chir. 173, 720 (1932). — ROSENFELD, J. L. LANGOHR, C. R. OWEN and O. COPE: Circulation of the blood and lymph in frostbite and influence of therapeutic cold and warmth. Arch. Surg. 59 1045 (1949). — ROTH: Relative roles of extremities in dissipation of heat usw. Amer. J. Physiol. 128, 782 (1940).

SAFFORD, F. K., J. R. LISA and F. M. ALLEN: Local and systemic effects of heat and cold in rats. Arch. Surg. 61, 499 (1950). — SCHADE: Elastometrie. Z. exper. Path. u. Ther. 2, 369 (1912). — Untersuchungen in der Erkältungsphase. Münch. med. Wschr. 1919 I, 1021. — SCHADE: Beitrag zur Umgrenzung und Klärung einer Lehre von der Erkältung. Z. exper. Med. 7, 275 (1919). — SCHNEIDER: Ätiologie und Pathogenese der Kälteschäden der Haut. Arch. Dermat. 186, 3 (1940). — Zur Ätiologie der Kälteschäden (Perniosis). Zbl. Hautkrkh. 66, 11 (1941). — SCHNEIDER, M.: Zur Pathogenese und Ätiologie der Endangiitis obliterans. Inaug.-Diss. Bonn 1949. — SCHULTZ, W.: Ber. über 2. Arbeitstagg Ost, 1943. Zit. nach SIEGMUND 1950. — SCHULZE, W.: Experimentelle Beiträge zum Erfrierungsproblem. Arch. f. Dermat. 184, 61 (1943). — SCHWIEGK: Pathogenesis and treatment of local cold injury. German Aviation Medicine, World War II, S. 843. Department of the Air Force. 1950. — SCHWIEGK, H., u. H. W. A. SCHÖTTLER: Kreislaufveränderungen nach ESMARCHscher Blutleere. Klin. Wschr. 1943, 477. — SEBERT, F.: Über intermittierendes Hinken mit Gangränfolge bei Jugendlichen. Münch. med. Wschr. 1928, 1551. — SHUMACKER, CRISMON, FUHRMANN, LANGE, BOYD and N. B. FRIEDMANN: The reactions of tissue to cold. Amer. J. Clin.

Path. **16**, 634 (1946). — Shumacker, White, Cardell, Wrenn and Sanford: Studies in experimental frostbite: The effect of heparin in preventing gangrene. Surgery **22**, 900 (1947). Shumacker jr., H. B. and D. Abramson: Sympathectomy in trench foot. Ann. Surg. **125**, 203 (1947). — Siegmund: Zur Pathogenese und Pathologie von örtlichen Kälteschädigungen. Münch. med. Wschr. **1942 II**, 827. — Pathologisch-anatomische Befunde bei örtlichen Kälteschädigungen mit Berücksichtigung der Spätschäden. Zbl. Chir. **1943**, 1558. — Siegmund, H.: Pathologie allgemeiner und örtlicher Kälteschäden. J.kurse ärztl. Fortbildg **34**, 9 (1943). — Pathological anatomy and histology of local cold injury. German Aviation Medicine, World War II, Bd. II, S. 858. Department of the Air Force. 1950. — Staehelin: Erkrankung durch thermische Einwirkungen. In Handbuch der inneren Medizin, 2. Aufl., Bd. IV/2. 1927. — Staemmler: Die Erfrierung. Leipzig: Georg Thieme 1944. — Über anatomische Folgeerscheinungen örtlicher Erfrierungen. Virchows Arch. **312**, 501 (1944). — Staemmler, M. J.: Örtliche Erfrierungen, ihre pathologische Anatomie und Pathogenese. Zbl. Chir. **1942**, 1757. — Die Entwicklung der Stase in der terminalen Strombahn bei Anwendung von Kältereizen. Virchows Arch. **312**, 437 (1944). — Staff, A.: Spontane Extremitätengangrän im jüngeren Lebensalter. Arch. klin. Chir. **158**, 297 (1930). — Starlinger, F.: Die Erfrierung. Dresden-Leipzig: Theodor Steinkopff 1944. — Sticker: Erkältungskrankheiten und Kälteschäden. Berlin: Springer 1916. — Strandell: Über Kälteschäden. Nord. Med. **1941**, 1077. Zit. nach Moll. — Sunder-Plassmann: Durchblutungsschäden und ihre Behandlung. Stuttgart: Ferdinand Enke 1943.

Theis, F. V., W. R. O'Connor and F. J. Wahl: Anticoagulants in acute frostbite. J. Amer. Med. Assoc. **146**, 992 (1951). — Tittel: Über die Reaktionsweise des Gefäßsystems bei lokaler Erfrierung. Z. exper. Med. **113**, 689 (1944).

Ullrich: Kältefragen aus der Pflanzenphysiologie. Klin. Wschr. **1944**, 189. — Ungley and Blackwood: Peripheral vasoneuropathy after chilling; immersion foot and immersion hand with note on morbid anatomy. Lancet **1942 II**, 447.

Wagner u. Neuner: Die Endarteriitis obliterans. Erg. Chir. **32**, 175 (1939). — Wheatley: Vitamin K bei Frostbeulen. Brit. Med. J. **1947**, 689. — Wietung: Gefäßparalytische Kältegangrän. Zbl. Chir. **40**, 593 (1913). — Winiwarter, F. v.: Über eine eigentümliche Form von Endarteriitis und Endophlebitis mit Gangrän des Fußes. Arch. klin. Chir. **23**, 202 (1879). — Wurst: Folgezustände örtlicher Erfrierungen. Diss. Breslau 1944. Zit. nach Staemmler.

Zoege, v. u. Manteuffel: Über die Wirkung der Kälte auf einige Körpergewebe. Zbl. Chir. **29**, 65 (1902).

Kälteüberempfindlichkeit.

Bernstein: Zur Frage des Badetodes. Münch. med. Wschr. **1932 II**, 1889. — Zum allergischen Charakter der Kälteurticaria. Dermat. Z. **64**, 242 (1932).

Grasse: Zur Frage des Badetodes. Münch. med. Wschr. **1932 II**, 1496.

Harris, Lewis and Vaughen: Hämoglobinuria and urticaria from cold occuring singly or in combination. Observations referring especially to the mechanism of urticaria with some remarks upon Raynaud's disease. Heart **14**, 305 (1929). — Horton, B. T., G. E. Brown and G. M. Roth: Überempfindlichkeit gegen Kälte. Mit lokalen und allgemeinen Kennzeichen histaminähnlicher Effekte. Behandlungsmöglichkeiten. J. Amer. Med. Assoc. **107**, 1263 (1936).

Lehner: Kälteurticaria. Klin. Wschr. **1929 I**, 306. — Lotze: Paroxysmale Kältehämoglobinurie und Vitamin C. Klin. Wschr. **1936 I**, 341.

Klaus: Untersuchungen zur Klärung eines plötzlichen Todesfalles beim Wettschwimmen. Dtsch. Arch. klin. Med. **181**, 275 (1934).

Perry, E. L., and B. T. Horton: Use of pyribenzamine in prevention of histamine—induced gastric acidity and headach and in treatment of hypersensitiveness to cold. Amer. J. Med. Sci. **214**, 553 (1947).

Riehl u. Risak: Zur Pathogenese zur Kälteurticaria und ihrer Zusammenhänge mit der paroxysmalen Hämoglobinurie. Z. klin. Med. **124**, 29 (1933).

Salén: Beitrag zur Kenntnis über Verlauf und Prognose der Kältehämoglobinurie. Acta med. scand (Stockh.) **75**, 612 (1931). — Thermostabiles, nicht komplexes Autohämolysin bei transitorischer Kältehämoglobinurie. Acta med. scand. (Stockh.) Suppl. **78**, 870 (1936). — Skouge: Zur Frage des plötzlichen Badetodes. Dtsch. Arch. klin. Med. **177**, 151 (1935). — Sticker: Erkältungskrankheiten und Kälteschäden. Berlin 1916.

Thannhauser: Zur Frage des Badetodes. Münch. med. Wschr. **1932 II**, 1890.

Erkältungskrankheiten.

Amelung, W.: Abhängigkeit der Erkältungskrankheiten von Klima und Wetter. Dtsch. med. Wschr. **1940 I**, 85. — *American Society of Heating and Ventilating Engineers ASHVE.* Guide 1948 (published annually). Zit. nach Winslow u. Herrington. — Andrewes, C. H.:

The natural history of the common cold. Lancet **1949 I**, 71. — Adventures among viruses. III. The puzzle of the common cold. New England J. Med. **242**, 235 (1950). — ANDREWES, C. H., J. E. LOVELOCK and T. SOMMERVILL: An experiment on the transmission of colds. Lancet **1951**, 25. — AZZI, A.: Riforma med. **37**, 509 (1921). Zit. nach WINSLOW u. HERRINGTON. BAUR, H.: Wetter und Krankheiten. Wien 1932. — Schnupfen. In Handbuch der inneren Medizin, Bd. I/1, S. 441. 1952. (Siehe dort auch weitere Literatur über Bakteriologie und Epidemiologie.) — BAZETT, H. C.: Physiology of human heat regulation, herausgeg. von L. H. NEWBURGH. Philadelphia: W. B. Saunders Company. (Im Druck.) — BELDING, H. S., R. C. DARLING, D. R. GRIFFIN, S. ROBINSON and TURRELL: E. S. 1945. C.A.M. Report No 390. National Research Council, 1. Febr. 1945. Zit. nach WINSLOW u. HERRINGTON. — BELDING, H. S., H. D. RUSSEL and R. C. DARLING: Federation Proceedings. Fed. Amer. Soc. Exper. Biol. **5**, 7 (1946). Zit. nach WINSLOW u. HERRINGTON. — BERG, H.: Einführung in die Bioklimatologie. Bonn: H. Bouvier & Co. 1947. — BLUM, H. F.: Physiological affects of sunlight on man. Physiologic. Rev. **25**, 483 (1945). — BRESINA, KÖLSCHAU, KREBS, KISSKALT u. STIGLER: Was ist Zugluft, welche krankheitsauslösenden Wirkungen kommen ihr zu und wie erklärt man ihr Zustandekommen? Münch. med. Wschr. **1937 I**, 491. — BRÜEL, E.: Die Begriffe der Erkältung, Disposition, Verwöhnung und Abhärtung im Licht neuer Forschungsergebnisse. HNO, Beih. z. Hals- usw. Heilk. **1**, 104 (1948). — BRUNT, D.: Climate and human comfort. Nature (Lond.) **155**, 559 (1945). — Quat. J. Roy. Meteorol. Soc. **69**, 77 (1943). Zit. nach WINSLOW u. HERRINGTON. — Proc. Roy. Physical Soc. **59**, 713 (1947). Zit. nach WINSLOW u. HERRINGTON 1949. — BÜRGERS, T. S.: Zum Problem der Entstehung der Erkältungskrankheiten. HNO, Beih. z. Hals- usw. Heilk. **1**, 97 (1948). — BURTON, A. C.: Assoc. Committee on Aviation Medicine, Research Report C-2753. 16. Nov. 1944. S. 159. Zit. nach WINSLOW u. HERRINGTON. — Symposium on physiological contributions to war problems; clothing and heat exchanges. Federation Proceedings. Fed. Amer. Soc. Exper. Biol. **5**, 344 (1946).

Council on Pharmacy and Chemistry: Status report on antihistaminic agents in the prophylaxis and treatment of the common „cold". J. Amer. Med. Assoc. **142**, 566 (1950).

DARLING, D., and C. F. BAUMEISTER: Thyrothricin in the treatment of the common cold. Arch. of Otolaryng. **46**, 395 (1947). — DESSAUER: 10 Jahre Forschung auf physikalisch-medizinischen Grenzgebieten. Leipzig 1931. — DILL, D. B.: Life, heat and altitude. Harvard University Press. — DUBOIS, E. F.: Basal metabolism in health and disease. Philadelphia: Lea a. Febiger 1936. — The mechanism of heat loss and temperature regulation. Lane medical lectures, Stanford University Med. Sci. **3**, No 4.

EBBECKE, U.: Über einen von der Gesichtshaut her ausgelösten Kreislaufreflex (Trigeminusreflex). Pflügers Arch. **247**, 240 (1943). — Der Gesichtsreflex des Trigeminus als Wärmeschutzreflex (Wind- und Wetterreflex) des Kopfes. Klin. Wschr. **1944**, 141. — EICHNA, L. W., W. F. ASHE, W. B. BEAN and W. B. SHELLY: J. Industr., Hyg. a. Toxicol. **27**, 59 (1945). Zit. nach WINSLOW u. HERRINGTON. — EICHNA, L. W., W. B. BEAN, W. F. ASHE and N. R. NELSON: Bull. Hopkins Hosp. **76**, 25 (1945). Zit. nach WINSLOW u. HERRINGTON. — FEINFELD, A., and M. F. COLLEN: Penicillin in the treatment of the common cold. Permanente Found. Med. Bull. **5**, 81 (1947). — FLACH: Atmosphärisches Geschehen und witterungsbedingter Rheumatismus. Leipzig 1938.

GAGGE, A. P.: New physiological variable associated with sensible and insensible perspiration. Amer. J. Physiol. **120**, 277 (1937). — Linearity criterion as applied to partitional calorimetry. Amer. J. Physiol. **116**, 656 (1936). — GAGGE, A. P., A. C. BURTON and H. C. BAZETT: Practical system of units for description of heat exchange of man with his environment. Science (Lancaster, Pa.) **94**, 428 (1941). — GAGGE, A. P., and L. P. HERRINGTON: Physiological effects of heat and cold. Ann. Rev. Physiol. **9**, 409 (1947). — GAGGE, A. P., L. P. HERRINGTON and C. E. A. WINSLOW: Thermal interchanges between human body and its atmospheric environment. Amer. J. Hyg. **26**, 84 (1937). — GAGGE, A. P., C.-E. WINSLOW and L. P. HERRINGTON: Influence of clothing on physiological reactions of human body to varying environmental temperatures. Amer. J. Physiol. **124**, 30 (1938). — GERTZ, E.: Z. Sinnesphysiol. **52**, 105 (1921). Zit. nach BÜRGERS. — GREENBERG, D.: Relation of meteorological conditions to the prevalence of pneumonia. J. Amer. Med. Assoc. **72**, 252 (1919).

HARDY, J. D.: Physiology of human heat regulation. Philadelphia: W. B. Saunders Company 1950. — HARDY, J. D., and E. F. DUBOIS: Basal metabolism, radiation, convection and vaporization at temperatures of 22 to 35° C. J. Nutrit. **15**, 477 (1938). — Proc. Nat. Acad. Sci. U.S.A. **26**, 389 (1940). — HARDY, J. D., A. T. MILHORAT and E. F. DUBOIS: Effect of forced air currents and clothing on radiation and convection. J. Nutrit. **15**, 583 (1938). — HENSEL u. ZOTTERMANN: The persisting cold sensation. Acta physiol. scand. (Stockh.) **22**, 106 (1951). — HERRINGTON, L. P., C. E. WINSLOW and A. P. GAGGE: Relative influence of radiation and convection upon vasomotor temperature regulation. Amer. J. Physiol. **120**, 133 (1937). — HILL: Siehe LEHMANN, Arb.physiol. **10**, 418 (1939). — HILL and MÜCKE: Lancet **1913 I**, 1291. Zit. nach WINSLOW u. HERRINGTON. — HORVATH, ST. M.: Reactions of men exposed to cold and wind. Amer. J. Physiol. 152, 242 (1948). — Houghten, F. C., W. W. Teague, W. E. Miller and W. P. Yant: Trans. A.S.H.V.E. 35, 245 (1929). Zit. nach Winslow u. Herrington.

Kerr, W. J.: Recent experimental studies on Raynaud's disease. Trans. Assoc. Amer. Physicians 45, 189 (1930). — The common cold and its implications. Ann. Int. Med. 33, 333 (1950). — Kerr, W. J., and J. B. Logen: The common cold. Oxford medicine, Bd. 4. New York: Oxford University Press 1938. — Kestner: Die physiologischen Wirkungen des Klimas. In Handbuch der normalen und pathologischen Physiologie, Bd. 17, S. 498. 1926. — Klinge, F.: Der Rheumatismus. Erg. Path. 27 (1933). — Kuh, Clifford and M. F. Collan: Mass penicillin prophylaxis, an experiment with negative results. J. Amer. Med. Assoc. 140, 1324 (1949).

Lehmann: Der Lehmann-Hillsche Nasenreflex und seine Bedeutung für die Kenntnis der thermoregulatorischen Hautreflexe. Arb.physiol. 10, 418 (1939). — Lewis, Thomas and W. J. Kerr: Experiments relating to the peripheral mechanism involved in spasmodic arrest of the circulation in the fingers, a variety of Raynaud's disease. Heart 15, 7 (1929). — Linke, F.: Die physikalischen Faktoren des Klimas. In Handbuch der normalen und pathologischen Physiologie, Bd. 17, S. 463. 1926. — Loghem, van: Die commensale Infektion. Z. Hyg. 111, 337 (1930). — Erkältung und Krankheit. Zbl. Hyg. 16, 94 (1928). — Lotze: Paroxysmale Kältehämoglobinurie und ihre Beziehung zu Erkältungskrankheiten. Erg. inn. Med. 52, 277 (1937). — Lovelock, J. E., J. S. Porterfield, A. T. Roden, T. Sommerville and C. H. Andrewes: Further studies on the natural transmission of the common cold. Lancet 1952, 657. — Lucke, H.: Erkrankungen aus äußeren physikalischen Ursachen. In Handbuch der inneren Medizin, Bd. VI/1, S. 796. 1941.

Matthes: Peripherer Kreislauf und Stoffwechsel beim Menschen. Verh. dtsch. Ges. Kreislaufforsch. 1941, 85. — McConnell, W. J., and F. C. Houghten: Trans. A.S.H.V.E. 29, 129 (1923). Zit. nach Winslow u. Herrington. — McConnell, W. J., F. C. Houghten and C. P. Yagloglou: Trans. A.S.H.V.E. 30, 167 (1924). Zit. nach Winslow u. Herrington. Mudd, S., A. Goldman and S. B. Grant: Reactions of the nasal cavity and postnasal space to chilling of the body surface. J. of Exper. Med. 34, 11 (1921). — Mudd, S., S. B. Grant and W. Goldman: Amer. J. Otol., Rhinol. a. Laryngol. 30, 1 (1921). Zit. nach Winslow u. Herrington. — Müller, F. v.: Bronchialerkrankungen. In Neue Deutsche Klinik, Bd. 2, S. 273. 1928. — Murlin, J. R.: Skin temperature, its measurement and significance for energy metabolism. Erg. Physiol. 42, 154 (1939).

Neergard, v.: Die Katarrhinfektion als chronische Allgemeinerkrankung. Dresden: Theodor Steinkopff 1939.

Realston, H. J., and W. J. Kerr: Vascular responses of the nasal mucosa to thermal stimuli with some observations on skin temperature. Amer. J. Physiol. 144, 305 (1945). — Rein, H.: Vasomotorische Regulationen. Erg. Physiol. 32, 28 (1931). — Robinson, S., E. S. Turrel and S. D. Gerking: Amer. J. Physiol. 143, 21. Zit. nach Winslow u. Herrington 1949. — Rudder, de: Die akuten Zivilisationsseuchen. Leipzig: Georg Thieme 1934. — Grundriß der Meteorobiologie des Menschen. Berlin: Springer 1952.

Schade: Wärme. a) Allgemeines über die Wirkungen der Umwelt — Wärme und Kälte — auf den tierischen, insbesondere menschlichen Organismus. b) Körperschädigungen durch Umweltwärme: lokale Verbrennung, Hitzschlag, Überwärmungsstörungen. c) Körperschädigungen durch die Umweltkälte: lokale Erfrierung, Kältetod, Erkältungskrankheiten. d) Wärme- und Kälteanwendungen in der Therapie einschließlich der Diathermiebehandlung. In Handbuch der normalen und pathologischen Physiologie, Bd. 17, S. 392. 1926. — Scheurer: Verschiedene Wetterlagen und Hauttemperatur. Erg. inn. Med. 59, 818 (1940). — Schliephake: Die Entstehung der „Erkältungskrankheiten". Dtsch. med. Wschr. 1948, 8. — Schmidt, P., u. A. Kairies: Über die Entstehung von Erkältungskatarrhen und eine Methode zur Bestimmung der Schleimhauttemperatur. Jena: Gustav Fischer 1932. — Schuler, B.: Studien zur Pathogenese der rheumatischen Erkrankungen. Z. klin. Med. 147, 1 (1951). — Selter: Zur Ätiologie der Influenza. Dtsch. med. Wschr. 1918, 932. — Shulman, L. E.: Biophysical factors involved in the protective influence of clothing. Diss. Yale University Library 1949. Zit. nach Winslow u. Herrington. — Speransky: Wirkungen des Gefrierens von Teilen der Hirnrinde bei Hunden. In Grundlagen der Theorie der Medizin, S. 9. 1950. — Spiesman, J. G.: Vasomotor responses of mucosa of upper respiratory tract to thermal stimuli. Amer. J. Physiol. 115, 181 (1936). — Exper. a. clin. study of the common cold. Ann. of Otol. 50, 1204 (1941). — Staehelin: Erkrankungen durch thermische Einwirkungen. In Handbuch der inneren Medizin, Bd. IV/2, S. 1397. 1927. — Sticker, G.: Erkältungskrankheiten und Kälteschäden. Berlin: Springer 1916.

Taylor, C. L.: Physical exertion in heat; some notes on its physiology and hygiene. J. Aviat. Med. 17, 137 (1946). — Topping, N. H., and L. T. Atlas: The common cold: A nod regarding isolation of an agent. Science (Lancaster, Pa.) **106**, 636 (1947). — TROESCHER-ELAM, E., G. R. ANCONA and W. J. KERR: Histamine-like substance present in nasal secretions of common cold and allergic rhinitis. Amer. J. Physiol. **144**, 711 (1945).

VAUBEL, E.: Die Eiweißüberempfindlichkeit (Gewebshyperergie) des Bindegewebes. Experimentelle Untersuchungen zur Erzeugung des rheumatischen Gewebeschadens im Herzen und in den Gelenken. Beitr. path. Anat. **89**, 374 (1932).

WILDFÜHR, G.: Über die Beeinflussung des Alexin- und Opsoningehaltes bei Erkältungsdisponierten durch Kältereize. Ref. Kongreßzbl. **130**, 296 (1951). — WINSLOW, C.-E. A. and A. P. GAGGE: Influence of physical work on physiological reactions to thermal environment. Amer. J. Physiol. **134**, 664 (1941). — WINSLOW, C.-E. A., A. P. GAGGE and L. P. HERRINGTON: Heat exchange and regulation in radiant environments above and below air temperatures. Amer. J. Physiol. **131**, 79 (1940). — WINSLOW, C.-E. A., and GREENBERG: Amer. J. Hyg. **15**, 1 (1932). Zit. nach WINSLOW u. HERRINGTON. — WINSLOW, C.-E. A., and L. P. HERRINGTON: Temperature and human life. Princeton University Press 1949. — WINSLOW, C.-E. A., L. P. HERRINGTON and A. P. GAGGE: Relative influence of radiation and convection upon temperature regulation of clothed body. Amer. J. Physiol. **124**, 51 (1938). — Reactions of clothed human body to variations in atmospheric humidity. Amer. J. Physiol. **124**, 692 (1938).

Akklimatisation und Schutzmaßnahmen gegen Kälte und Hitze.

ADOLPH, E. F., and J. W. LAWROW: Acclimatization to cold air; hypothermia and heat production in the golden hamster. Amer. J. Physiol. **166**, 62 (1951).

BALKE, B., H. D. CREMER, K. KRAMER u. H. REICHEL: Über die chemischen Veränderungen des Blutes während der allgemeinen Auskühlung. Klin. Wschr. **1944**, 210. — BALKE, B., K. KRAMER u. H. SEEMANN: Zit. nach SCHWIEGK. — BOLZE, I.: Das Anfrieren der Hand an kalten Metallen. Bericht Erprobungsstelle Rechlin. 1942. — BROBECK, J. R.: Physiology of heat and cold. Ann. Rev. Physiol. **1946**, 65. — BRÜEL, E.: Die Begriffe der Erkältung. Disposition, Verwöhnung und Abhärtung im Licht neuer Forschungsergebnisse. HNO, Beih. Z. Hals- usw. Heilk. **1**, 104 (1948). — BÜTTNER, K.: Physikalische Bioklimatologie. Leipzig: Akademische Verlagsgesellschaft 1938. — Physiologische Versuche über Kälteschutz durch Sonderkleidung. Bericht der Erprobungsstelle Rechlin. 1939. — Bekleidung im Stratosphärenflugzeug. Bericht der Erprobungsstelle Rechlin. 1940. — Strahlungsabweisende Schutzkleidung zur Abwehr des Feuertodes. Bericht der Erprobungsstelle Rechlin. 1943. — Schutz des Menschen gegen Brandhitze. Bericht der Erprobungsstelle Rechlin. 1943. — Protective clothing for heat and cold. German Aviation Medicine, World war II, Bd. II, S. 876. Department of the Air Force. 1950. — BÜTTNER, K., A. FRANK and I. BOLZE: Das Anfrieren der Haut auf kalten Metallen. Dtsch. Mil.arzt **9**, H. 1 (1943). — BÜTTNER K., u. F. H. KÖNIG: Versuche über Schutzkleidung für trockenheißes Wüstenklima. Bericht der Erprobungsstelle Rechlin. 1941. — Bekleidung im trockenheißen Wüstenklima. Bericht der Erprobungsstelle Rechlin. 1942. — BÜTTNER, K., u. PILZ: Messung des Wärmedurchganges von Textilien, insbesondere bei Nässe und Druck. Bericht der Erprobungsstelle Rechlin. 1944.

CLAMANN: Kälteschutzmasken. Luftfahrtmed. **7**, 43 (1942).

DUGAL and THERIEN: Ascorbid acid and acclimatization to cold environment. Canad. J. Res. **25**, 111 (1947).

EBBECKE, U.: Über einen von der Gesichtshaut her ausgelösten Kreislaufreflex (Trigeminusreflex). Pflügers Arch. **247**, 240 (1943).

FEARIS, W. H.: The problem of immunity against cold: a new approach to the solution. Medical Press. **1949**, 211. — FRANK, A.: Kälteschutz der Hände. Bericht der Erprobungsstelle Rechlin. 1942.

GAGGE, A. P., and L. P. HERRINGTON: Physiological effects of heat and cold. Ann. Rev. Physiol. **1947**. — GLASER: Über das Anpassungsvermögen an Wärme und Kälte. J. of Physiol. **110**, 330 (1949). — GLICKMAN, N., R. W. KEETON, H. H. MITCHELL and M. K. FAHNESTOCK: Tolerance of man to cold as affected by dietary modifications. high versus low intake of certain water-soluble vitamines. Amer. J. Physiol. **146**, 538 (1946). — GROSSE-BROCKHOF u. SCHOEDEL: Luftfahrtmed. **1942**.

KRAMER, K., u. W. SCHULZE: Die lokale Auskühlung. Klin. Wschr. **1944**, 201. — KRAMER u. SCHWIEGK: Zit. nach SCHWIEGK.

LANG, K., u. W. GRAB: Kälteresistenz und Ernährung. Klin. Wschr. **1944**, 226.

MOLNAR, G. W., E. J. TOWBIN and A. H. BROWN: Invironmental heat gain of men in hot humid climatic. Federat. Proc. **4**, 52 (1945).

PFLEIDERER, H.: Schutzmaßnahmen gegen Kälte und Feuchte. Luftfahrtmed. **1942**.

REIN, H.: Vasomotorische Regulationen. Erg. Physiol. **32**, 28 (1931).

SCHULZE, W.: Untersuchungen über den Einfluß des Alkohols auf die periphere Durchblutung bei lokaler Kälteeinwirkung. Klin. Wschr. **1946**, 646. — Über den Einfluß des

Rauchens auf die periphere Durchblutung bei lokaler Kälteeinwirkung. Klin. Wschr. **1946**, 738. — Schwiegk, H.: Pathogenesis and treatment of local cold injury. German Aviation Medicine, World War II, S. 843. — Shulman, L. E.: Biophysical factors involved in the protectiv influence of clothing. Diss. Yale University 1949. Zit. nach Winslow u. Herrington. — Stein, H. J., W. Eliot and A. Bader: Physiological reactions to cold and their effects on the retention of acclimatization to heat. J. Appl. Physiol. **1**, 575 (1949). — Strughold, H.: Die Kälteschutzfunktion des Haarkleides beim Wild. Luftfahrtmed. **7**, 43 (1942).

Winslow, C. E. A., and L. P. Herrington: Temperature and human life. Princeton University Press 1949. — Wyndham, C. H., and W. G. Wilson-Dickson: Physiological responses of hands and foot to cold in relation to body temperature. J. Appl. Physiol. **4**, 199, 207 (1951).

Schädigungen durch elektrische Energie.

Alexander, L.: Über eine chronische paranoisch-halluzinatorische Psychose mit post-encephalitisähnlichen neurologischen Erscheinungen, hervorgerufen durch Starkstrom-schädigungen des Gehirns. Zugleich ein Beitrag zur Symptomatologie der Aufmerksam-keitsstörungen. Mschr. Psychiatr. **83**, 144 (1932). — Alexander, L., and H. Lowenbach: Experimental studies on electric shock treatment. J. of Neuropath. **3**, 139 (1944). — Alvens-leben, K.: Die physiologischen Wirkungen elektrischer Starkströme bei Unfällen, sowie die heutigen Wiederbelebungsmethoden und ihre Aussicht auf Erfolg. Elektrotechn. Z. **1915**, 381. — Elektrische Unfälle und deren Folgen. Dtsch. med. Wschr. **1925 I**, 1009. — Über elektrische Unfälle. 8. Internat. Kongr. Unfallmed., S. 674. Leipzig: Georg Thieme 1938. — Stand der Forschung über die Wirkung industrieller Ströme auf lebenswichtige Organe. Elektrotechn. Z. **1941**, 706.

Baader: Herzschädigung nach elektrischem Unfall. Med. Klin. **1929 I**, 1133. — Bach, W.: Hirnorganische Dauerfolgen nach Verletzung durch Blitzschlag. Nervenarzt **21**, 16 (1950). — Bianchi, G.: Rapporti fra trauma e morbo di Parkinson. Ref. Dtsch. Z. gerichtl. Med. **19**, 123 (1932). Zit. nach Panse 1939. — Bingel, A.: Zur Klinik und Pathogenese neuro-logischer Krankheitsbilder nach Blitzschlagverletzungen. Dtsch. Z. Nervenheilk. **141**, 97 (1936). — Bini: La tecnica e le manifestationi dell' electroshock. Reggio-Emilia-Poligrafica Reggiana **12**, 64 (1940). Zit. nach Jenny 1945. — Blumberger, K.: Berufsschädigungen des Herzens. Med. Klin. **1939**, 1245, 1260. — Bock, K. A.: Erkrankungen der Lungen und des Rippenfells. Aus A. W. Fischer u. G. Molineus, Das ärztliche Gutachten im Versicherungswesen, Bd. II, S. 637. Leipzig: Johann Ambrosius Barth 1939. — Bodech-tel, G.: Die Krankheiten des Rückenmarks. In G. v. Bergmann u. R. Staehelins Hand-buch der inneren Medizin, Bd V/2, S. 799. Berlin: Springer 1939. — Boemke, F.: Vermeint-liche kleinste Blutungen im Zentralnervensystem bei elektrischen Unfällen. Verh. dtsch. Ges. Kreislaufforsch. **9**, 206 (1936). — Boruttau, H.: Todesfälle durch therapeutische Wech-selstromanwendung und deren Verhütung. Dtsch. med. Wschr. **1917**, 808. — Über Kammer-flimmern des überlebenden Warmblüterherzens und seine Beeinflussung. Z. exper. Path. u. Ther. **20**, 44 (1919). — Brandis, W.: Tod durch elektrischen Unfall mit Herzstörung? Med. Klin. **1930**, 634. — Brauch: Die elektrische Leitfähigkeit der menschlichen Haut. Z. klin. Med. **130**, 338 (1936). — Braunmühl, v.: Der Elektrokrampf in der Psychiatrie. Münch. med. Wschr. **1940 I**, 511.

Campbell, H., and L. Hill: Counter shock as a method of resuscitation following electro-cution. J. Industr. a. Toxicol. **6**, 267 (1924). Zit. nach Jenny 1945. — Campbell, R.: Über Blitzverletzungen. Helvet. med. Acta **11**, 529 (1944). — Caspersson: Studien über den Ei-weißumsatz der Zelle. Naturwiss. **29** (1941). Zit. nach Scholz. — Cramer, E.: Die Schädi-gungen des Auges durch Einwirkung von strahlender Energie und Elektrizität. In F. Schieck u. A. Brückner, Kurzes Handbuch der Ophthalmologie, Bd. IV, S. 543. Berlin: Springer 1931. Zit. nach Jenny 1945. — Critchley, M.: Neurological effects of lightning and of electricity. Ref. Z. gerichtl. Med. **24**, 223 (1935). Zit. nach Panse 1939. — Crouzon, Cha-vany u. Martin: Die Schädigungen des Nervensystems durch technische Elektrizität (mit Bemerkungen über den Tod durch Elektrizität). Berlin 1930. Zit. nach Panse.

Dannhorn, G.: Über Schädigungen des Nervensystems durch Blitzschlag. Veröff. Volksgesdh.dienst **48** (1937).

Ferris, L. P., B. G. King, P. W. Spence and H. B. Williams: Effect of electric shock on the heart. N. Y. Electr. Engng. **1936**, 498. Zit. nach Koeppen 1941. — Fischer, H., u. R. Fröhlicher: Fortschritte in der Behandlung schwerer und schwerster Hochspannungs-unfälle. Stuttgart: Georg Thieme 1951. — Fischer, H., u. P. H. Rossier: Starkstrom-unfälle mit schweren Muskelschädigungen und Myoglobinurie. Helvet. med. Acta **14**, 212 (1948). — Frank, P.: Experimentelle Untersuchungen über elektrische Schädigungen der Gefäßwand und Thrombenbildung. Klin. Wschr. **1933**, 1180. — Freiberger, H.: Der elektrische Widerstand des menschlichen Körpers gegen technische Gleich- und Wechselstrom. Elektrizitätswirtsch. **1933**, 373. — FRÖHLICHER, R.: Untersuchungen über die Wirkungen des Acetylcholins auf das elektrisch zum Flimmern gebrachte, isolierte Säugetierherz. Helvet. physiol. Acta **3**, 231 (1945).

GERSTNER: Der Einfluß elektrischer Ströme von 0—10000 Perioden pro Sekunde auf den intraabdominalen Druck. Arch. exper. Path. u. Pharmakol. **182**, 205 (1936). — Die Innendrucke der Körperhöhlen während des elektrisch erzeugten Allgemeintetanus. Arch. exper. Path. u. Pharmakol. **184**, 305 (1936). — GERSTNER, H.: Untersuchungen über „elektrische Strommarken" im Vergleich zu experimentell erzeugten Wärmeverletzungen der Haut. Virchows Arch. **295**, 679 (1935). — GILDEMEISTER, M.: Über elektrischen Widerstand, Kapazität und Polarisation der Haut. I. Versuche an der Froschhaut. Pflügers Arch. **176**, H. 1/2 (1919). — Über elektrischen Widerstand, Kapazität und Polarisation der Haut. II. Menschliche Haut. Pflügers Arch. **219**, 89 (1928). — GILDEMEISTER, M., u. R. ZIEGLER: Zur Lehre der primären Schädigung des Herzens durch Starkströme. Z. exper. Med. **1922**, 144. — GROEDEL: Klappenfehler als Folge eines elektrischen Traumas. Mschr. Unfallheilk. **40**, 593 (1933).

HANDMANN, W.: Zentrale Schädigung der Netzhaut beider Augen durch Strahlenwirkung eines Blitzes. Klin. Mbl. Augenheilk. **100**, 438 (1938). — HEGGLIN, R.: Über eine unter dem Bilde einer amyotrophischen Lateralsklerose verlaufende Rückenmarksschädigung nach elektrischem Trauma. Z. Unfallmed. **34**, 134 (1940). — HERTEL, E.: Verletzungen des Auges. In AXENFELD, Lehrbuch und Atlas der Augenheilkunde, S. 641 u. 680. Jena: Gustav Fischer 1935. — HICKL, W.: Über Vorhofflimmern nach Starkstromunfällen. Münch. med. Wschr. **1932**, 1277. — HOLTHAUS u. WICHMANN: Liquorveränderungen nach elektrischen Unfällen. Psychiatr.-neur. Wschr. **1933**, 182. — HUBER, P.: Starkstromverletzungen und Gefäßsystem. Wien klin. Wschr. **1936 I**, 771. — Die Bedeutung des Zirkulationssystems für den Verlauf von Starkstromunfällen. Mitt. Grenzgeb. Med. u. Chir. **44**, 234 (1936). — HÜBNER, A.: Parkinsonismus und elektrischer Unfall. Mschr. Unfallheilk. **51**, 133 (1944). — HÜCKEL, R.: Zur Frage der Beeinflussung der Blutgefäße durch den elektrischen Strom. Mschr. Unfallheilk. **44**, 488 (1937). — HÜLLSTRUNG, P.: Starkstromunfall als Ursache von Angina pectoris. Klin. Wschr. **1934**, 409. — HYDÉN, H.: Proteinmetabolism in the nervcell during growth and function. Acta physiol. scand. (Stockh.) **6**, 17 (1943). Zit. nach SCHOLZ.

JACKSCH, R., u. J. RIHL: Vorhofflimmern nach elektrischem Trauma. Z. exper. Med. **1926**, 110. — JELLINEK, ST.: Elektrische Verletzungen. Leipzig: Johann Ambrosius Barth 1932. — Klinik und Histopathologie der elektrischen Verletzungen. Med. Welt **1934**, 177. — Tod und Trauma durch Elektrizität. Beitr. gerichtl. Med. **13**, 13 (1935). — Pathologie und Therapie elektrischer Verletzungen. Wien. med. Wschr. **1936**, 567. — Elektrische Unfälle. Wien. klin. Wschr. **1937**, 1306. — Spezifisch elektrische Zellveränderungen in geometrischer Gestaltung. Virchows Arch. **301**, 28 (1938). — JELLINEK u. POLLAK: Über Veränderungen des Zentralvervensystems nach Starkstromverletzungen. Virchows Arch. **293**, H. 1 (1934). — JENNY, F.: Wesen und Verlauf des reaktiven Umbaues, der Dystrophie und Atrophie der Gliedmaßen. Z. Unfallmed. **36**, 46 (1943). — Der elektrische Unfall als pathologisch-anatomisches, klinisches und unfallmedizinisches Problem. Bern: Hans Huber 1945. (Dort weitere Literatur.) — Betrachtungen zu einer Statistik über elektrische Unfälle. Z. Unfallmed. u. Berufskrkh. (Zürich) **49 I**, 22 (1948). — JOERGENSEN, J. V.: Asthmaähnliche Lungenveränderungen beim elektrischen Tode. Dtsch. Z. gerichtl. Med. **28**, 408 (1937).

KARTAGENER: Spätschäden am Herzen nach elektrischen Unfällen. Schweiz. med. Wschr. **1936 I**, 13. Zit. nach PANSE 1939. — KAWAMURA: Klinische und experimentelle Elektropathologie. Z. exper. Med. **12**, 168 (1921). — KELLER, E.: SUDECKscher fleckförmiger Knochenumbau nach Blitzverletzungen. Zbl. Chir. **24** (1939). — KENNEDY, F.: A case of pyramidical sclerosis following electric burns. Arch. of Neur. **6**, 711 (1920). Zit. nach KOEPPEN 1941. — KOELSCH: Herzstörungen und Beruf. J.kurse ärztl. Fortbildg **25**, 9 (1934). — KOEPPEN, S.: Elektrizitätsschäden im Tierexperiment, mit besonderer Berücksichtigung des elektrischen Todes. Virchows Arch. **290**, 460 (1933). — Zur Frage der Todesursache beim elektrischen Unfall. Münch. med. Wschr. **1933 II**, 1815. — Systematische Untersuchungen über die Wirkung des elektrischen Stromes auf den Kreislauf. Z. Kreislaufforsch. **1935**, 27. — Untersuchungen über die Abhängigkeit der Elektrizitätswirkung von Einwirkungsdauer und Stromstärken von 1—100 mA. Arch. exper. Path. u. Pharmakol. **187**, 654 (1935). — Tritt bei akutem elektrischem Tod ein Lungenödem auf? Arch. f. Orthop. **37**, 117 (1936). — Herzerkrankungen nach elektrischen Unfällen. Verh. dtsch. Ges. Kreislaufforsch. **1936**, 210. — Die organische Angina pectoris electrica. Münch. med. Wschr. **1940**, 1289. — Herzklappenfehler — Folge eines elektrischen Unfalles. Klin. Wschr. **1940**, 1257. — Ein Beitrag zur Beurteilung der Einsatzfähigkeit Kreislaufkranker. Münch. med. Wschr. **1940**, 646. — Herzerkrankungen nach elektrischen Unfällen. Arch. klin. Med. **186**, 421 (1940). — Herzerkrankungen nach elektrischen Unfällen. Erg. inn. Med. **60**, 208 (1941) (s. dort weitere Literatur). — KOEPPEN u. GERSTNER: Untersuchungen über „elektrische Strommarken" im Vergleich zu experimentell erzeugten Wärmeverletzungen der Haut. I. u. II. Mitt. Virchows Arch. **295**, 679, 691 (1935). — KOEPPEN, S.: Erkrankungen der inneren Organe und des Nervensystems nach elektrischen Unfällen. Berlin: Springer 1953. (Siehe dort eingehende Literatur.)

LANGWORTHY, O. R.: Neurological abnormities produced by electricity. J. Nerv. Dis. **84**, 13 (1936). Zit. nach JENNY 1945. — LINCK, K.: Zur Frage der Schädigungen des Nervensystems durch technische Elektrizität. Beitr. path. Anat. **102**, 119 (1939). Zit. nach PETERS 1951. — LÖWENSTEIN, K., u. K. MENDEL: Hirnschädigung durch elektrische Einwirkung. Dtsch. Z. Nervenheilk. **125**, 211 (1932). — LÖWENSTEIN, S.: Isolierte Athetose eines Beins durch Starkstromverletzung. Nervenarzt **1932**, H. 2. — LORENZ: Beitrag zur Frage der Gehirnanämie bei künstlich erzeugter Epilepsie. Z. exper. Med. **96**, 18 (1934).

MEGGENDORFER, F.: Elektrokrampfbehandlung der Psychosen. Dtsch. med. Wschr. **1940**, 1155. — MEIXNER, K.: Zur Frage des Todes durch elektrischen Strom. Wien. klin. Wschr. **1922**, 619.

NAGER, F. R., u. L. RÜEDI: Zur Kenntnis des elektrischen Ohrunfalls. Schweiz. Z. Unfallmed. u. Berufskrkh. **1931**, H. 3. — NEERGARD, K. V.: Experimentelle Untersuchungen zur Elektronarkose. Arch. klin. Chir. **122**, 100 (1922). — NIPPE, M.: Zur Genese und Histologie von Blitzfiguren und elektrischen Strommarken. Virchows Arch. **285**, 1 (1932).

PANSE, F.: Über Schädigungen des Nervensystems durch Blitzschlag. Mschr. Psychiatr. **59**, 323 (1925). — Über Schädigungen des Nervensystems durch technische Elektrizität. (Mit Bemerkungen über den Tod durch Elektrizität.) Abh. Neur. usw. **59** (1930). — Die Schädigungen des Nervensystems durch technische Elektrizität. Berlin: S. Karger 1930. (Siehe dort weitere Literatur.) — Über Erkrankungen ∋s Nervensystems nach elektrischen Unfällen. Med. Welt **1931**, Nr 23. — Schäden durch Elektrizität. In A. W. FISCHER u. G. MOLINEUS, Das ärztliche Gutachten im Versicherungswesen, Bd. I, S. 486ff. Leipzig: Johann Ambrosius Barth 1939. (Siehe dort weitere Literatur.) — PARADE, G. W.: Arrhythmia absoluta nach elektrischem Unfall. Dtsch. med. Wschr. **1943**, 302. — PEARL, F. L.: Electric shock. Presentation of cases in the review of the literature. Arch. Surg. **21**, 227 (1933). — PETERS, G.: Spezielle Pathologie der Krankheiten des zentralen und peripheren Nervensystems. Stuttgart 1951. — PIETRUSKY, F.: Experimentelle Untersuchungen über die Wirkung mittel- und hochgespannter elektrischer Ströme auf den lebenden Körper. Z. gerichtl. Med. **1926**, 535. — Zur Begutachtung elektrischer Unfälle. Mschr. Unfallheilk. **34**, 121 (1927). — Über den tödlichen elektrischen Unfall. Med. Klin. **1930**, 335. — Zur Frage der Vasomotorenstörungen an den Extremitäten als Folge eines elektrischen Unfalls. Dtsch. Z. gerichtl. Med. **25**, 197 (1935). — Die nach Einwirkung technischer Elektrizität beobachteten pathologisch-anatomischen Veränderungen. Z. gerichtl. Med. **20**, 141 (1936). — Die nach Einwirkung technischer Elektrizität beobachteten pathologisch-anatomischen Veränderungen. Dtsch. Z. gerichtl. Med. **29**, 135 (1938). — Tod und Gesundheitsschädigung durch elektrische Energie. In Handwörterbuch der gerichtlichen Medizin von F. v. NEUREITER, F. PIETRUSKY u. E. SCHÜTT, S. 804. Berlin: Springer 1940. — PIETRUSKY, F., u. R. JANKER: Röntgenkinematographische Untersuchungen über die Wirkung auf Kreislauf und Atmung des Tieres während und kurz nach der Durchströmung. Z. gerichtl. Med. **28**, 347 (1937). — PIETRUSKY, F., u. SCHRADER: Der elektrische Unfall im Bergbau. Dtsch. Z. gerichtl. Med. **19**, 313 (1932). — POHL, R. W.: Einführung in die Elektrizitätslehre. Berlin: Springer 1935.

REISCHAUER, F.: Elektrizität und Unfall. Münch. med. Wschr. **1937**, 1232.

SAFAR, K.: Über Augenschädigung, hervorgerufen durch reine elektrodynamische Wirkung eines Blitzschlages. Z. Augenheilk. **72**, H. 1 (1930). Zit. nach JENNY 1945. — SCHLOMKA, G., u. G. SCHRADER: Elektrokardiographische Untersuchung zur Frage des elektrischen Todes. Dtsch. Z. gerichtl. Med. **20**, 351 (1933). — Experimentelle Untersuchungen über den Einfluß von niedergespanntem Gleich- und Wechselstrom auf Kreislauf und Atmung als Beitrag zur Frage des elektrischen Unfalles. Arch. Gewerbepath. **5**, 615 (1934). — SCHOLZ, W.: Die Krampfschädigungen des Gehirns. Monographien Neur. **1951**, H. 75. — SCHOLZ, W., u. J. JÖTTEN: Durchblutungsstörungen im Katzengehirn nach kurzen Elektrokrampfserien. Arch. f. Psychiatr. u. Z. Neur. **186**, 264 (1951). — SCHRADER, G.: Experimentelle Untersuchungen zur Histologie elektrischer Hautschädigungen durch niedergespannten Gleich- und Wechselstrom. Jena: Gustav Fischer 1932. — Die Mitwirkung des praktischen Arztes an der Aufklärung elektrischer Unfälle. Med. Welt **23** (1935). — Die Gefährdung durch elektrischen Strom. Med. Klin. **1935**, 574. — SCHRADER, G., u. G. SCHLOMKA: Elektrokardiographische Untersuchungen zur Frage des elektrischen Todes. Z. gerichtl. Med. **20**, 351 (1933). — SCHRIDDE, H.: Hautverbrennungen durch hohe Hitze. Pathologisch-anatomische Untersuchungen. Klin. Wschr. **1922**, 2663. — Die Stromeintrittsstelle beim elektrischen Stromtode. Dtsch. med. Wschr. **1926 II**, 1607. — Die Anatomie der elektrischen Verletzung. Dtsch. med. Wschr. **1928**, 2127. — Elektrische Verletzungen und Kreislauf. Verh. dtsch. Ges. Kreislaufforsch. **9**, 160 (1936). — SCHRIDDE, H., u. K. ALVENSLEBEN: Die elektrische Verletzung. In F. KÖNIG u. G. MAGNUS, Handbuch der gesamten Unfallheilkunde, Bd. I, S. 94 ff. Stuttgart: Ferdinand Enke 1932. — SCHRIDDE, H., u. BEEKMANN: Experimentelle Untersuchungen über die Einwirkung des elektrischen Stromes auf die menschliche Haut. Virchows Arch. **252**, 774 (1924). — SCHWARZ, H.: Gutachten über die Frage des ursächlichen Zusammenhanges von Hemiplegie und elektrischem Unfall. Nervenarzt **1931**, H. 3. — SJÖVALL, H.: Über Blitzverletzungen. Nord. Med. **1941**, 3052. Zit. nach JENNY 1945. — SONNTAG, K.: Elektrisches Ladungsphänomen bei Kreppschuhträgern. Dtsch. Med. Wschr. **1951**, 954. — STEFAN, H., u. G. TACKE: Meningitis serosa traumatica nach Starkstromverletzung des Gehirns. Ärztl. Sachverst.ztg **66**, 9 (1940). Zit. nach JENNY 1945. — STÖRRING, O. E.: Das Bild einer spastischen Spinalparalyse nach Starkstromverletzung. Arch. f. Psychiatr. **100**, H. 3 (1933). — STREIFF, E. B.: Cataracte électrique. Schweiz. med. Wschr. **1943**, 1557. Zit. nach JENNY 1945. — STUCKE: Über Herzschädigung durch elektrische Unfälle. Diss. Leipzig 1934. Zit. nach KOEPPEN 1941. — STURM, A.: Ein Beitrag zur Klinik des elektrischen Unfalls. Klin. Wschr. **1941**, 906.

VEIL, W., u. A. STURM: Die Pathologie des Stammhirns. Jena: Gustav Fischer 1942. — VOGT, B.: Rhythmusstörungen des Herzens und anginöse Zustände nach elektrischem Unfall. Klin. Wschr. **1937**, 1671.

WEGELIN, C.: Die pathologische Anatomie der elektrischen Unfälle. 7. Internat. Kongr. Unfallmed., S. 167. Brüssel: J. Vromans 1935. Zit. nach KOEPPEN 1941. — WEGRIA, R., and C. J. WIGGERS: Production of fibrillation by alternating current. Amer. J. Physiol. **129**, 491 (1940). — Factors determining the production of ventricular fibrillation by direct currents. Amer. J. Physiol. **131**, 104, 119 (1940/41). — WELZ, S.: Starkstromtod und Hirntod. Virchows Arch. **305**, 646 (1940). — WIGGERS, C. J., and R. WEGRIA: Ventricular fibrillation due to single, localized induction and condenser shocks applied during the vulnerable phase of ventricular systole. Amer. J. Physiol. **128**, 500 (1939). — WIGGERS, C. J., R. WEGRIA and B. PINERA: The effects of myocardial ischemia on the fibrillation thresholds—the mechanism of spontaneous ventricular fibrillation following coronary occlusion. Amer. J. Physiol. **131**, 309 (1940/41). — WOLTER, K. H.: Diagramme zur Elektropathologie. Zbl. Gewerbehyg. **21**, 69 (1934). Zit. nach JENNY 1945. — WUHRMANN, F.: Herzmuskelinfarkt durch Starkstromverletzung. Z. Unfallmed. **33**, 93 (1939).

ZEHRER, G.: Elektrisches Trauma und Thrombose. Mschr. Unfallheilk. **46**, 141 (1939).

Schädigungen durch Erschütterungen (Preßluftschäden).

ANDREESEN: Aseptische Nekrose des Os naviculare ulnare manus. Zbl. Chir. **1937**, 393. — Das ärztliche Gutachten im Versicherungswesen, S. 97. 1939. — Ermüdungserscheinungen (Nekrose und Pseudarthrose) des Kahnbeins durch chronisches Trauma (Preßluftwerkzeugarbeiten). Fortschr. Röntgenstr. **60**, 253 (1939). — Über Verschlimmerung vor „Preßluftschäden". Arch. f. Orthop. **42**, 121 (1942).

BAADER: Gewerbekrankheiten. In Neue Deutsche Klinik, Bd. I, S. 128. 1930. — Erkrankungen der Knochen, Muskeln und Gelenke durch Arbeit mit Preßluftwerkzeugen. In Gewerbekrankheiten, S. 94. Wien u. Leipzig: Urban & Schwarzenberg 1931. — BAUER, ENGEL, KOELSCH u. KROHN: Erkrankungen der Muskeln, Knochen und Gelenke durch Arbeiten mit Preßluftwerkzeugen. Arb. u. Gesdh. **12**, 222 (1929). — BAUER, ENGEL, KOELSCH, KROHN, LAUTERBACH: 3. Verordnung über Ausdehnung der Unfallversicherung auf Berufskrankheiten, 16. 12. 1936. Arb. u. Ges.dh. **29** (1937). — BEINTKER: Über Muskelatrophien durch Preßluftwerkzeuge. Arch. Gewerbepath. **1**, 376 (1930). — BLOCK: Traumatisch aseptische Metaphyseonekrose des Radius und ihre Beziehungen zu anderen gelenknahen Knochenerkrankungen. Arch. klin. Chir. **142**, 626 (1926). — BLUMENSAAT, C.: Gibt es Schädigungen der Fußgelenke durch Preßluftarbeit? Mh. Unfallheilk. **1951**, H. 7. — BRAEUCKER: Handwurzelnekrose und traumatische Arthritis. Zbl. Chir. **1934**, 2159. — BÜRKLE DE LA CAMP: Über die Erkrankungen der Muskeln, Knochen und Gelenke durch Arbeiten mit Preßluftwerkzeugen. Med. Welt **1937**, Nr 39, 1348. — Meniskusbeschädigungen des Kniegelenks. In Das ärztliche Gutachten im Versicherungswesen, S. 97. Leipzig: Fischer-Molineus 1939. — Allgemeine Knochen- und Gelenkschäden einschließlich Arthritis deformans. In Das ärztliche Gutachten im Versicherungswesen, S. 48. Leipzig: Fischer-Molineus 1939. — I. Berufskrankheit Nr. 16. Erkrankungen der Muskeln, Knochen und Gelenke durch Arbeiten mit Preßluftwerkzeugen. Z. ärztl. Fortbildg **1938**, Nr 17. — Über die Erkrankungen der Muskeln, Knochen und Gelenke durch Arbeiten mit Preßluftwerkzeugen. Dtsch. med. Wschr. **1937**, 1960. — BÜRKLE DE LA CAMP u. GROSS: Verletzungen und Erkrankungen durch Selbstschädigung auf chirurgischem Gebiet. In Handbuch der Artefakte, S. 237. Jena: Gustav Fischer 1937. — Neuere Erkenntnisse in der Beurteilung der Gewebsschädigungen durch Arbeiten mit Preßluftwerkzeugen. Arch. Orthop. **40**, 161 (1940).

CORDES: Über die Entstehung der subchondralen Osteonekrosen. A. Die Lunatumnekrose. B. Die PERTHESsche Erkrankung. Bruns' Beitr. **149**, 28, 248 (1930).

ELSTER: Zur Geschichte des Abbauhammers. Bergbaul. Rdsch. **2**, 27 (1928).

Gerbis: Amtlicher Jahresbericht der Gewerbemedizinalräte. 1936. Zit. nach Hagen. — Göcke: Das Verhalten spongiösen Knochens im Druck- und Schlagversuch. Z. orthop. Chir. (20. Kongr.) 47, 114 (1926). — Grotjahn: Untersuchungen bei Anklopfern in der Schuhindustrie. Arch. Gewerbepath. 1930, 687.

Hagen, Josef: Erkrankungen durch Preßluft-Werkzeugarbeit. Arbeitsmedizin, Abhandlungen über Berufskrankheiten und deren Verhütung, H. 22. 1947. (Siehe dort weitere Literatur.) — Hamilton: A vasomotor disturbance in the fingers of stonecutters. Arch. Gewerbepath. 1930, 348. — Henschen: Röntgenkrystallographische Untersuchungen am Knochen. Arch. klin. Chir. 186, 98 (1936). — Hoffmann, C.: Richtlinien für die Prüfung und Bewertung der Drucklufthämmer. Bergbau 49, 39 (1936). — Prüfergebnisse von Drucklufthämmern. Bergbau 49, 67, 76 (1936).

Junghans: Gefäßschädigungen durch Arbeit mit Preßluftwerkzeug. Arch. orthop. Chir. 1937, 421. — Blutgefäßschädigungen durch Dauererschütterungen infolge Arbeit mit Preßluftwerkzeugen als Berufskrankheit. Arch. klin. Chir. 188, 466 (1937).

Koelsch: Gewerbliche Angioneurosen. Med. Welt 1928, Nr 51, 1885. — Schallwellen-Erschütterungen. In Handbuch der Berufskrankheiten, Bd. I. Jena: Gustav Fischer 1935. — Gesundheitsschäden durch Lärm und Erschütterungen. Jkurse ärztl. Fortbildg 26, H. 19, 1, 23. — Koenig u. Magnus: Erkrankungen der Muskeln, Knochen und Gelenke durch Arbeit mit Preßluftwerkzeugen. In Handbuch der gesamten Unfallheilkunde, Bd. II, S. 89—111. 1932/33. — Köstler: Anatomische Beobachtungen zur Frage der Entstehung des Mondbeintodes. Arch. f. Orthop. 36, 34 (1935/36).

Laarmann, Alois: Der Preßluftschaden. Leipzig: Georg Thieme 1944. (Siehe dort weitere Literatur.)

Maassen u. Büttner: Halsmarkdegeneration mit sekundärer spinaler Muskelatrophie durch Arbeit am Preßlufthammer. Arch. Gewerbepath. 10, 19 (1941). — Magnus: Das chronische Trauma in der Unfallheilkunde. Med. Klin. 1938, Nr 16, 529. — Anlage und Abnutzung in ihrer Bedeutung für Unfall und Berufsschädigung. Ber. 8. Internat. Kongr. für Unfallmed. usw. Frankfurt 1938, S. 197. — Meyer-Brodnitz u. Wollheim: Kapillarfunktionsstörungen als Berufskrankheit durch Schuhanklopfmaschinen. Zbl. Gewerbehyg. 6, 270 (1929). — Moschinsky: Die Gefäßstörungen der Gußputzer. Arch. Gewerbepath. 1939, 689.

Orator: Schäden der Muskeln und Sehnen. In Das ärztliche Gutachten im Versicherungswesen, S. 124. Leipzig: Fischer-Molineus 1939.

Rostock: Ellbogenveränderungen durch Preßluftwerkzeuge. Arch. klin. Chir. 9, 69 (1930). — Tricepssehnenverknöcherungen am Ellenbogen. Arch. f. Orthop. 32, 415 (1933). — Osteochondritis dissecans des Ellenbogens und Preßluftwerkzeugarbeit. Arch. f. Orthop. 33, 449 (1933). — Formveränderungen des menschlichen Ellbogengelenks durch abnorm starke Arbeitsbeanspruchung. Röntgenprax. 8, 303 (1936). — Gelenkschädigungen durch Arbeit mit Preßluftwerkzeugen. Fortschr. Röntgenstr. (55. Kongr.h.) 30, 21 (1937).

Schlobach u. Meiners: Zit. nach Hagen. — Seyring: Erkrankungen durch Arbeit mit Preßluftwerkzeugen. Arch. Gewerbepath. 1930, 359. — Siebs: Die Preßlufterkrankungen im Bereich der Sektion I der Knappschafts-Berufsgenossenschaft Bonn von 1929 bis 1940. Arch. f. Orthop. 41, 137 (1941). — Sommer: Die habituelle Schulterluxation. Zbl. Chir. 61, 251 (1934). — Fragen zur Preßluftschädigung. Zbl. Chir. 68, 849 (1941). — Stender: Verletzung der peripheren Nerven durch Vibration (Arbeit mit Preßluftgeräten). Unfall u. Berufskrkh. 1938, 355.

Taeger: Die Klinik der entschädigungspflichtigen Berufskrankheiten. Berlin: Springer 1941. — Teleky: Industrielle Entwicklung und Gesundheit. Med. Welt 1931 I, 646.

Wette: Die röntgenologische Darstellung, die Ätiologie und die versicherungsrechtliche Bedeutung der Spaltbildungen im Kahnbein. Arch. f. Orthop. 33, 194 (1933). — Die Bedeutung der „Minusvariante" (Hultén) für die Ätiologie der Lunatumnekrose. Arch. f. Orthop. 1936, 41. — Begutachtungsfälle aus der Praxis. Dupuytrensche Kontraktur und Unfall. Mschr. Unfallheilk. 1937, 195. — Die Ruptur der langen Bicepssehne. Mschr. Unfallheilk. 45, 197 (1938).

Schädigungen durch Vibrationen.

Békésy, G. v.: Über die Vibrationsempfindung. Akust. Z. 4, 316 (1939). — Über die Empfindlichkeit des stehenden und sitzenden Menschen gegen sinusförmige Erschütterungen. Akust. Z. 4, 360 (1939). — Über die Stärke der Vibrationsempfindungen und ihre objektive Messung. Akust. Z. 5, 113 (1940). — Bergmann, L.: Die physikalischen Grundlagen der Ultraschalltherapie. Verh. dtsch. Ges. inn. Med. 1951, 389.

Coermann, R.: Untersuchungen über die Einwirkung von Schwingungen auf den menschlichen Organismus. Luftfahrtmed. 4, 73 (1940).

ERNSTHAUSEN, W.: Sound and vibration in aircraft. German Aviation Medicine, World War II, Bd. II, S. 651. 1950. — ERNSTHAUSEN, W., u. W. v. WITTERN: Measurement of sound and vibration with reference to physical and physiological problems in aviation. German Aviation Medicine, World War II, Bd. II, S. 686. 1950.

HEILMEYER, L., W. KEIDERLING u. F. WÖHLER: Über die Variationsschwingbehandlung rheumatischer und asthmatischer Krankheitszustände und experimentelle Untersuchungen zur Analyse ihres Wirkungsmechanismus.. Dtsch. med. Wschr. 1953, 181. — HOFFMANN, P.: Die physiologischen Eigenschaften der Eigenreflexe. Erg. Physiol. 36, 15 (1934).

LOECKLE, W. E.: Über die physiologische Beeinflußbarkeit der Sehnenreflexe und ihre Abhängigkeit vom vegetativen Nervensystem. Fortschr. Neur. 14, 317 (1942). — LOECKLE, W. E.: Über die Wirkung von Schwingungen auf das vegetative Nervensystem und die Sehnenreflexe. Bericht der D.L.V. 1940. — Luftfahrtmed. 5, 305 (1941). — Untersuchung über die Übertragbarkeit mechanischer Erschütterungen auf den menschlichen Organismus. Arb.physiol. 13, 79 (1944). — The physiological effects of mechanical vibration. German Aviation Medicine, World War II, Bd. II, S. 716. Department of the Air Force.

MATTHES, K.: Biologische Wirkung und therapeutische Anwendung des Ultraschalls. Verh. Dtsch. Ges. inn. Med. 1951, 398. — MEISTER, F. I.: Die physiologische Wertung von Erschütterungsmessungen. Akust. Z. 2, 1 (1937). — MÜLLER, E. A.: Die Wirkung sinusförmiger Vertikalschwingungen auf den sitzenden und stehenden Menschen. Arb.physiol. 10, 459 (1939).

SAMSON, W.: Applied physiology. Oxford Medical Publications. London 1947. — SCHMITZ, W.: Die Ultraschallforschung in ihrer Bedeutung für Biologie und Heilkunde. Strahlenther. 79, 34 (1949). — Ultraschall als biologisches Forschungsmittel. Strahlenther. 83, 654 (1950). — SOMMER: Zit. nach LOECKLE. — STRUGHOLD, H., u. M. v. FREY: Ist der Drucksinn einheitlich oder zwiespältig ? Z. Biol. 86, 181 (1927). — STRUGHOLD, H., M. v. FREY u. J. GRUNDIG: Zur Frage des tiefen Drucksinnes. Z. Biol. 86, 227 (1927).

Schädigungen durch Explosionen und Detonationen.

AMANN, A., J. BOLZE u. H. SCHÄFER: Kreislauf und Atmung beim Detonationstod. Schriften dtsch. Akad. Luftfahrtforsch. 1944.

BENZINGER, THEODOR: Physiological effects of the blast in air and water. German Aviation Medicine, World War II, Bd. II, S. 1225. 1950. Department of the Air Force. — BENZINGER, TH., H. DÖRING and W. HORNBERGER: Schriften dtsch. Akad. Luftfahrtforsch. 1940, No 43. — BERNSMEIER u. WILD: Verletzungen und Entzündungen der Lunge durch stumpfe Gewalt. Mschr. Unfallheilk. 8, 225 (1950).

CLEMENDSON, C. J.: An experimental study on air blast injuries. Acta physiol. skand. (Stockh.) 18, Suppl. 61 (1949). (Siehe dort weitere Literatur.)

DAUTREBANDE: Zit. nach DESAGA. — DEAN, D. M., A. R. THOMAS and R. S. ALLISON: Effects of high explosive blast on lungs. Lancet 1940 II, 224. — DESAGA, H.: Die Luftstoßverletzung durch Sprengstoff-Detonation. Klin. Wschr. 1944, 297. — Blast injuries. German Aviation Medicine, World War II, Bd. II, S. 1274. 1950. Department of the Air Force. — DÖRING, H., u. H. KÖNIG: Drucksturzapoplexie. Bericht der Erprobungsstelle Rechlin. 1942. — DÖRING, W., u. BURCKHARDT: Sitzgsber. dtsch. Akad. Luftfahrtforschg. 1941, Nr 1032/41.

EBBECKE, U.: Über die Wirkung hoher Drucke auf Herzschlag und Elektrokardiogramm. Pflügers Arch. 236, 416 (1935). — ECKLUND, A. M.: U.S. Nav. Med. Bull. 41, 19 (1943). Zit. nach DESAGA. — ERNSTHAUSEN, W., W. v. WITTERN, H. DESAGA, S. RUFF u. E. SCHÜTZ: Blutdruckregistrierung bei Detonationswelleneinfluß. Zit. nach ERNSTHAUSEN, siehe Vibrationen.

GRAEFF: Tod im Luftangriff. Hamburg: Nölke 1948.

HADFIELD, G., and R. V. CHRISTIE: Case of pulmonary concussion („blast") due to high explosive. Brit. Med. J. 1941 I, 77.

JARISCH, A.: Vom Herzen ausgehende Kreislaufreflexe. Arch. Kreislaufforsch. 7, 260 (1940). — JARISCH, A., H. RICHTER u. H. THOMA: Zentrogenes Lungenödem. Klin. Wschr. 1939 II, 1440.

KING, J. D., and G. M. CURTIS: Lung injury due to detonation of high explosive. Surg. etc. 74, 53 (1942). — KROHN, P. L., D. WHITTERIDGE and S. ZUCKERMAN: Physiological effects of blast. Lancet 1942 I, 252. — KÜLBS: Lunge und Trauma. Arch. exper. Path. u. Pharmakol. 62 (1910).

LOGAN, D. D.: Detonation of high explosive in shell and bomb and its effects. Brit. Med. J. 1939 II, 864.

REIN, H.: Photoelektrisches Transmissionsmanometer zur Blutdruckschreibung. Pflügers Arch. 243, 329 (1940). — RÖSSLE, R.: Schriften dtsch. Akad. Luftfahrtforsch. 1942 u. 1943. —

RÖSSLE, R.: Pathology of blast effects. German Aviation Medicine, World War II, Bd. II, S. 1260. 1950. Department of the Air Force. — RÖSSLE, R., u. TH. BENZINGER: Jb. dtsch. Akad. Luftfahrtforsch. 1942, 358. — RÜEDI, L., u. W. FURRER: Das akustische Trauma. Basel: Karger 1947. (Siehe dort weitere Literatur.)

SCHAEFER, H.: Über die Sensibilität von Herz- und Skeletmuskel und ihre klinische Bedeutung. Klin. Wschr. 1943, 553. — Schriften dtsch. Akad. Luftfahrtforsch. 1944, 123. — SCHARDIN, HUBERT: The physical principles of the effects of a detonation. German Aviation Medicine. World War II, Bd. 2, S. 1207, 1950. Department of the Air Force. — SCHLOMKA: Commotio cordis. Klin. Wschr. 1933, 1677. — SCHÜTZ: Briefliche Mitteilung. — SCHWIEGK, H.: Der Lungenentlastungsreflex. Pflügers Arch. 236, 206 (1935). — STEWART, O. W., C. K. RUSSEL and W. V. CONE: Injury to central nervous system by blast; observations on pheasant. Lancet 1941 I. 172.

TEUTSCHLÄNDER: Zit. nach DESAGA.

WERNER, C. F.: Z. Hals- usw. Heilk. 48, 503 (1943). Zit. nach RÜEDI u. FURRER. — WOLFF: Über die bei Explosionen in der Luft eingeleiteten Vorgänge. Ann. Physik 69, 329.

ZUCKERMAN, S.: Experimental study of blast injuries to lungs. Lancet 1940 II, 219.

Schädigungen durch Lärm.

BECK, K., u. F. HOLTZMANN: Lärmarbeit und Ohr. Berlin 1929. — BÉKÉSY, G. v.: Zur Theorie des Hörens bei der Schallaufnahme durch Knochenleitung. Ann. Physik 13, 111 (1932). — Über die nichtlineare Verzerrung des Ohres. Ann. Physik 20, 809 (1934). — Über die Hörschwelle und Fühlgrenze sinusförmiger Luftdruckschwankungen. Ann. Physik 26, 554 (1936). — Über die Schwingungen der Schneckentrennwand beim Präparat und Ohrmodell. Akust. Z. 7, 173 (1942). — Über akustische Reizung des Vestibularapparates. Pflügers Arch. 236, 59.

CAMPBELL, P. A.: Problem of aviation deafness; the airman, his history and his plane. Arch. of Otolaryng. 41, 5, 319 (1945). — COERMANN, R.: Die Wirkung von Erschütterungen und Lärm auf den menschlichen Organismus. Ringbuch Luftfahrttechn. 5, Nr 1 (1939).

DICKSON, E. D. D. and D. L. CHADWICK: Gleichgewichtsstörungen infolge Lärms von Stahltriebwerken. J. Laryng. a. Otol. 65, 154 (1951).

ERNSTHAUSEN, W.: Sound and vibration in aicraft. German Aviation Medicine, World War II, Bd. II, S. 651. 1950. Department of the Air Force.

KOELSCH: Lärmerkrankungen. Jkurse ärztl. Fortbildg 1935, H. 9, 1.

LÜBCKE, E.: Schallabwehr im Bau- und Maschinenwesen. Berlin: Springer 1940.

MARX, H.: Indirekte Verletzungen des Labyrinths. In Handbuch der Ohrenheilkunde, S. 775. Jena: Gustav Fischer 1938. — MEESSEN, H.: Experimentelle Histopathologie. Stuttgart: Georg Thieme 1952. — MEYER ZUM GOTTESBERGE, A.: Hörschädigungen beim Flugpersonal. Luftfahrtmed. 8, 256 (1943).

OERTEL, B.: Gehörorgan und obere Luftwege. In Handbuch der ärztlichen Erfahrungen im Weltkrieg 1914/18, Bd. IV. Leipzig: Johann Ambrosius Barth 1922.

PEYSER, A.: Zur Methodik einer otologischen Prophylaxis der industriellen Lärmschwerhörigkeit. Acta oto-laryng. (Stockh.) 28, 443 (1940).

RANKE, O. F.: Leistung und Schutz der Sinnesorgane im Krieg. Klin. Wschr. 1942, 1069. — REIN, H.: Einführung in die Physiologie des Menschen, 10. Aufl. Berlin: Springer 1949. — RÜEDI, L., u. W. FURRER: Das akustische Trauma. Basel: S. Karger 1947. (Siehe dort weitere Literatur.)

STEUDEL, U.: Über Empfindung und Messung der Lautstärke. Hochfrequenztechn. 42, 116 (1933).

UFFENORDE, W.: Die Prüfung des Hörnervenapparates mit der C⁵-Stimmgabel. Dtsch. med. Wschr. 1922, 120.

WAETZMANN, E.: Die Resonanztheorie des Hörens, ihre Entwicklung und ihr gegenwärtiger Stand. Naturwiss. 10, 544 (1922). — WAGNER, K. W.: Vorschlag zu einer praktischen Definition der Lautheit. Hochfrequenztechn. 50, 14 (1938). — WERNER, CL. F.: Das Labyrinth. Leipzig: Georg Thieme 1940.

ZANGE, J.: Beitrag zur Pathologie der professionellen Schwerhörigkeit. Arch. Ohrenheilk. 86, 167 (1911). — ZELLER, W.: Technische Lärmabwehr. Stuttgart 1950.

Kinetosen.

ABELS: Seekrankheit und Gleichgewichtssinn. Klin. Wschr. 1926 I, 489. — ALEXANDER, S. J., M. COTZIN, C. J. HILL jr., E. A. RICCIUTI and C. R. WENDT: J. of Psychol. 19, 49, 63 (1945); 20, 3 (1945). Zit. nach TYLER u. BARD. — ALEXANDER, S. J., J. S. HELMICK, C. J. HILL jr., and C. R. WENDT: Studies in motion sickness. Ser. C, Civilian Aeronautics

Administration, Division of Research, Rep. No 66, Aug. 1946. Zit. nach TYLER u. BARD. — ARMSTRONG, H. G.: Principles and practice of aviation medicine. Baltimore: Williams & Wilkins Company 1939.

BABKIN, B. P., and M. B. BORNSTEIN: Rev. canad. de Biol. **2**, 336 (1943). Zit. nach TYLER u. BARD. — BABKIN, B. P., S. DWORKIN and M. SCHACHTER: Rev. canad. de Biol. **5**, 72 (1946). Zit. nach TYLER u. BARD. — BABKIN, B. P., and M. SCHACHTER: Proceedings of the second meeting of the associate committee on medical research. National Research Council of Canada, Rep. No C 4059, 7. Okt. 1943. Zit. nach TYLER u. BARD. — BÁRÁNY: Die funktionellen Störungen des Vestibularorgans und ihre Folgen, insbesondere die Seekrankheit und deren Behandlung. Med. Klin. **1930** I, 452, 613. — BARD, PH.: Motion sickness. Adv. Mil. Med. **1**, 278 (1948). — BENKENDORF, L.: Über die Behandlung der Seekrankheit. Dtsch. med. Wschr. **1953**, 393. — BEST, C. H., E. A. SELLERS, J. PARKER and N. R. STEPHENSON: Proceedings of the conference on motion sickness. National Research Council of Canada, Rep. No C 739, 28. Aug. 1942. Zit. nach TYLER u. BARD. — BROWN, B. R., J. R. BRETT and J. G. HOWLETT: Proceedings of a conference on motion sickneess, coordinating committee for medical research. National Research Council of Canada, Rep. No C 2504, 16. Juni 1943. Zit. nach TYLER u. BARD. — BROWN, B. R., and J. G. HOWLETT: Proceedings of a conference on motion sickness, coordinating committee for medical research. National Research Council of Canada, Rep. No C 2505, 16. Juni 1943. Zit. nach TYLER u. BARD. — BRUNS u. HÖRNICKE: Die Behandlung der See-, Luft- und Eisenbahnkrankheit. Münch. med. Wschr. **1928** I, 167.

CHINN, M. H., W. K. NOELL and P. K. SMITH: Prophylaxis of motion sickness. Arch. Int. Med. **86**, 810 (1950). — CHINN, M. H., and F. W. OBERST: Effectiveness of various drugs in prevention of airsickness. Proc. Soc. Exper. Biol. a. Med. **73**, 218 (1950). — COLLEY, F. K.: Weitere experimentell-klinische Untersuchungen über die Entstehung der Seekrankheit. Z. klin. Med. **105**, 267 (1927).

FIELDS, W. S., and B. A. CAMPBELL: Proceedings of the sixth meeting of the sub-committee on seasickness. National Research Council of Canada, Rep. No C 4033, 24. März 1943. Zit. nach TYLER u. BARD. — FIELDS, W. S., J. M. PARKER and E. A. SELLERS: Proceedings of the sixth meeting of the sub-committee in seasickness. National Research Council of Canada, Appendix A., 24. März 1943. Zit. nach TYLER u. BARD. — Proceedings of a conference on motion sickness, co-ordinating committee for medical research. National Research Council of Canada, Appendices K, L. a. M, 16. Juni 1943. Zit. nach TYLER u. BARD. — FISCHER u. VEITS: Über optokinetisch ausgelöste Körperreflexe beim Menschen. Pflügers Arch. **219**, 579 (1928). — FRASER, A. M., and G. W. MANNING: Associate committee on aviation medical research. National Research Council, Canada, Rep. No C 2622, 9. Okt. 1943. Zit. nach TYLER u. BARD.

GAY, L. N., and P. E. CARLINER: The prevention and treatment of motion sickness: I. seasickness. Science (Lancaster, Pa.) **109**, 359 (1949). — Bull. Hopkins Hosp. **84**, 470 (1949); **86**, 254 (1950). — GLASER, E. M.: Entstehung und Behandlung der Seekrankheit. Dtsch. med. Wschr. **1953**, 392. — GOETHE, H., u. P. KÖBKE: Die Therapie der Seekrankheit. Dtsch. med. Wschr. **1953**. — GREUL: Erfahrungen mit Vasano. Dtsch. med. Wschr. **1929** II, 1259.

HILL, J.: Benzedrine in seasickness. Brit. Med. J. **1937**, 1109. — HIRSCH: Die Seekrankheit und ihre Bekämpfung. Dtsch. med. Wschr. **1931** I, 494. — HOLLING, H. E., B. MCARDLE and W. R. TROTTER: Military personnel research committee. Brit. Med. Research Council, Rep. No WA-269-12, 1942; Rep. No WA-269-13, 1942. Zit. nach TYLER u. BARD. — Prevention of seasickness by drugs. Lancet **1944** I, 127. — HOWLETT, J. G., T. E. WARDILL and J. R. BRETT: Proceedings of the conference on motion sickness, co-ordinating committee for medical research. National Research Council of Canada, Rep. No C 2507, 16. Juni 1943; Rep. No C 2508, 16. Juni 1943. Zit. nach TYLER u. BARD.

JASPER, H. H., and G. MORTON: Proceedings of the conference on motion sickness. National Research Council of Canada, Rep. No C 745, 28. Aug. 1942. Zit. nach TYLER u. BARD.

LANGE: Peremesin, ein giftfreies Mittel gegen Erbrechen. (Besonders Schwangerschaftserbrechen, See-, Luft-, Eisenbahnkrankheiten usw.). Münch. med. Wschr. **1933** II, 1327. — LENGGEN-HAGER: Die Genese der Luft-, See- und Eisenbahnkrankheit in neuem Lichte. Schweiz. med. Wschr. **1936** I, 354. — LILIENTHAL, J. L.: The effect of hyoscine on airsickness. J. Aviation Med. **16**, 59 (1945). — LINDSAY, J. R., M. J. OPPENHEIMER, H. T. WYCIS and E. A. SPIEGEL: Arch. f. Otolaryng. **42**, 247 (1945). Zit. nach TYLER u. BARD. — LUCKE, H.: Erkrankungen aus äußeren physikalischen Ursachen. In Handbuch der inneren Medizin, Bd. 6, S. 920. 1941.

MAITLAND, T. G.: General observations on seasickness and labyrinthine theory. Brit. Med. J. **1931**, 171. — MANNING, G. W., and W. G. STEWART: Effect of body position on incidence of motion sickness. J. Appl. Physiol. 1, 619 (1949). — McDONOUGH, F. E., and M. SCHNEIDER: Gastroenterology 2, 32 (1944). Zit. nach TYLER u. BARD. — McEACHERN, D., G. MORTON and P. LEHMAN: Seasickness and other forms of motion sickness. War Med. 2, 410 (1942). (Siehe dort weitere Literatur.) — McINTYRE, A. K.: Royal Australian Air Force Flying Personnel Research Committee, Rep. No 73, 1943; Rep. No 86, 1943. Zit. nach TYLER u. BARD. — McNALLY, W. J., and E. A. STUART: Physiology of the labyrinth reviewed in relation to seasickness and other forms of motion sickness. War Med. 2, 683 (1942). — METZLER: Über Erfahrungen mit dem Seekrankheitsmittel Vasano. Münch. med. Wschr. 1929 II, 1463.

NOBLE, R. L.: Treatment of experimental motion sickness in humans. Canad. J. Res. 24, 10 (1946). — Motion sickness, with special reference to air sickness. Practitioner 160, 453, 458 (1948). — Effects of barbiturates and other substances on motion sickness in dogs. Canad. J. Res., Sect. E 26, 283 (1948). — NOBLE, R. L., E. A. SELLERS and C. H. BEST: Canad. Med. Assoc. J. 56, 417 (1947). Zit. nach TYLER u. BARD.

PARKER, J. M., W. S. FIELDS, E. A. SELLERS and C. H. BEST: Proceedings of the second meeting associate committee naval medical research. National Research Council of Canada, Rep. No C 4053, 7. Okt. 1943. Zit. nach TYLER u. BARD.

RUFF, S., u. H. STRUGHOLD: Grundriß der Luftfahrtmedizin. Leipzig 1944.

SCHUBERT, G.: Physiologie des Menschen im Flugzeug. Springer 1935. — SEEL: Die Seekrankheit, ihre Ursache und ihre Behandlung. (Erfahrungen mit Vasano.) Med. Klin. 1930 I, 514. — SJÖBERG, ARNE AXSON: Experimentelle Studien über den Auslösungsmechanismus der Seekrankheit. Acta oto-laryng. (Stockh.) 13, 343 (1929) u. Suppl. 14 (1931). — SMITH, P. K.: The effectiveness of some motion sickness remedies in preventing air sickness in air force navigation students. J. Aviation Med. 17, 343 (1946). — SPIEGEL, E. A.: Respiratory reactions upon vertical movements. Amer. J. Physiol. 117, 349 (1936). — Evaluation of spontaneous vertical nystagmus. Eye, Ear, Nose a. Throat Mthl. 25, 198 (1946). — SPIEGEL, E. A., G. C. HENNY and H. T. WYCIS: Changes of cerebral circulation induced by labyrinthine stimulation. Amer. J. Physiol. 142, 589 (1944). — SPIEGEL, E. A., and A. SOKALCHUK: Motion sickness. Medical Physics, Bd. II, herausgeg. von O. GLASSER. Chicago: Year Book Publishers 1950. — STAEHELIN: Die Seekrankheit und verwandte Zustände. In Handbuch der inneren Medizin, 2. Aufl., Bd. IV/2, S. 1483. Berlin: Springer 1927. — STARKENSTEIN: Die Seekrankheit. In Neue Deutsche Klinik, Bd. IX, S. 656ff. Berlin u. Wien: Urban & Schwarzenberg 1932. — STRICKLAND, B. A., and G. L. HAHN: The effectiveness of dramamine in the prevention of airsickness. Science (Lancaster, Pa.) 109, 359 (1949).

THÜER, W.: Reisekrankheit. Erfahrungen mit Synopen (GEIGY) bei Seekrankheit. Schweiz. med. Wschr. 1952, 312. — TYLER, D. B.: The influence of a placebo, body position and medication on motion sickness. Amer. J. Physiol. 146, 458 (1946). — TYLER, D. B., and P. BARD: Motion sickness. Physiologic. Rev. 29, 311 (1949). (Siehe dort weitere Literatur.)

WENDT, G. R.: Committee on Aviation Medicine, Final Rep., National Research Council, 1945. Zit. nach TYLER u. BARD.

Strahlenschädigungen.

Von

Gerhard Schubert und **Günter Höhne**.

Einleitung: Die verschiedenen Strahlungen.

In die große Gruppe der Strahlenschäden gehören alle Krankheitserscheinungen, die durch *elektromagnetische Wellenstrahlungen* oder *Materiestrahlungen* verschiedenster Art bedingt sind,

Die *elektromagnetischen Strahlungen* unterscheiden sich in ihrer Wellenlänge bzw. in ihrer Schwingungsfrequenz und demzufolge auch in der Energie der einzelnen Elementarquanten. Wie die Tabelle 1 zeigt, reicht der unserer Erfahrung zugängliche Teil des elektromagnetischen Spektrums von den elektrischen Wellen mit Wellenlängen von einigen tausend Kilometern bis zu dem Komplex der kosmischen Ultrastrahlung mit extrem kurzer Wellenlänge. An das Gebiet der für die drahtlose Telegraphie, den Rundfunk und Kurzwellenfunk sowie für die Fernsehtechnik so bedeutsamen elektrischen Wellen schließt sich der optische Spektralbereich an. Das dem Auge wahrnehmbare, also „sichtbare" Licht umfaßt jedoch nur einen kleinen Ausschnitt des Gesamtspektrums mit Wellenlängen von etwa 350—760 mμ. Die Lichtquanten innerhalb dieses Gebietes haben eine Energie von wenigen Elektronvolt (eV). Das langwelligere Gebiet, das sich an das rote Ende des sichtbaren Spektrums anschließt, bezeichnet man als das Infrarot. Es überdeckt sich in seinem langwelligsten Ende mit den kürzesten auf elektrischem Wege erzeugten Wellen. Auf das am kurzwelligen Ende des optischen Spektrums liegende ultraviolette Licht folgt dann die Röntgenstrahlung. Je nach der Größe der Quantenenergie unterscheidet man im allgemeinen zwischen weichen, mittelharten, harten und ultraharten Röntgenstrahlen. Die Härte einer Strahlung ist für deren Durchdringungsfähigkeit von maßgeblicher Bedeutung. Bei Röntgenstrahlen liegen Wellenlänge, Schwingungsfrequenz und Quantenenergie in einem Bereich von ganz anderer Größenordnung als bei dem sichtbaren Licht. Bereits bei den sehr weichen Röntgenstrahlen oder Grenzstrahlen ist die Energie der einzelnen Quanten etwa 1000mal so groß wie die der Quanten des ultravioletten Lichts. Ihre Eindringtiefe in biologisches Gewebe ist jedoch gering. Wesentlich größer ist die Durchdringungsfähigkeit der harten Röntgenstrahlen, wie sie in der Tiefentherapie zur Anwendung kommen; ihre gebräuchlichsten Wellenlängen liegen zwischen 0,05 und 0,1 Å. Die neuen Hilfsmittel der physikalischen Technik (Betatron, Synchrotron) gestatten die Anwendung von Röntgenstrahlungen, deren Quantenenergien selbst die bei der sog. Hochvolttherapie gebräuchlichen Energien (1000 kV) bei weitem übersteigen. Die entsprechenden Wellenlängen betragen hier weniger als $^1/_{1000}$ Å. Die ultraharten Strahlungen aus physikalischen Apparaturen werden an Strahlungsenergie nur noch von der kosmischen Ultrastrahlung oder Höhenstrahlung übertroffen, deren Energie in der Größenordnung von einigen Milliarden Elektronvolt liegt. In dem Energiebereich der harten und ultraharten Röntgenstrahlen liegen auch die von

Tabelle 1. *Elektromagnetische Strahlungen.*

Strahlenart		Wellenlänge	Frequenz (Schwingungen/sec)	Quantenenergie
Technischer Wechselstrom . .		6000 km	50	—
Rundfunkwellen		2000...50 m	$1,5 \cdot 10^5...6 \cdot 10^5$	unter 0,02 meV
Therapeutische Kurzwellen . .		6 m	$5 \cdot 10^7$	0,2 meV
Optische Strahlen	Infrarot	50...0,8 μ	$6 \cdot 10^{12}...4 \cdot 10^{14}$	0,025...1,5 eV
	Sichtbares Licht, rot-violett . . .	760...400 mμ	$4 \cdot 10^{14}...7,5 \cdot 10^{14}$	1,6...3 eV
	Ultraviolett . . .	400...100 mμ	$7,5 \cdot 10^{14}...3 \cdot 10^{15}$	3...12 eV
Röntgen- strahlen	Grenzstrahlen . .	2...1 ÅE	$1,5 \cdot 10^{18}...3 \cdot 10^{18}$	6...12 keV
	Röntgenstrahlen der Tiefentherapie	0,06 ÅE	$5 \cdot 10^{19}$	200 keV
	Röntgenstrahlen d. Hochvolttherapie	0,012 ÅE = 12 XE	$2,5 \cdot 10^{20}$	1000 keV
	Ultraharte Röntgenstrahlen .	4...0,1 XE	$7,5 \cdot 10^{20}...3 \cdot 10^{22}$	3...100 MeV
Radium-γ-Strahlung		∼ 6 XE	$5 \cdot 10^{20}$	bis 2,2 MeV
Kosmische Ultrastrahlung . .		∼ 0,05 XE	$3 \cdot 10^{23}$	> 10000 MeV

$$\mu = 10^{-3} \text{ mm}$$
$$m\mu = 10^{-6} \text{ mm}$$
$$\text{ÅE} = \text{Ångström-Einheit} = 10^{-7} \text{ mm}$$
$$\text{XE} = \text{X-Einheit} \qquad = 10^{-10} \text{ mm}$$

$$\text{meV} = 10^{-3} \text{ Elektronvolt}$$
$$\text{keV} = 10^3 \text{ Elektronvolt}$$
$$\text{MeV} = 10^6 \text{ Elektronvolt}$$

radioaktiven Elementen emittierten Wellenstrahlungen, die sog. γ-Strahlen. Röntgenstrahlen aller Wellenlängen einschließlich der wesensgleichen γ-Strahlen sind dadurch besonders charakterisiert, daß ihre Absorption in Materie im wesentlichen auf Ionisationsvorgängen beruht. Mit den anschließend zu besprechenden Materiestrahlungen bilden sie die große Gruppe der biologisch außerordentlich wirksamen *ionisierenden* Strahlungen.

Eine weitere Quelle für Strahlenschädigungen sind die aus elektrisch geladenen oder elektrisch neutralen Teilchen bestehenden *Materiestrahlungen,* die beim radioaktiven Zerfall entstehen oder z. B. im Betatron oder Cyclotron erzeugt werden können. Besondere Bedeutung hierbei besitzen schnell bewegte Elektronen, Positronen, Protonen, Deuteronen, Neutronen und α-Teilchen. Beschleunigte *Elektronen,* die leichtesten Elementarteilchen mit negativer elektrischer Ladung, bezeichnet man auch als Kathodenstrahlen oder — wenn sie von radioaktiven Elementen emittiert werden — als β-Strahlen. *Positronen* haben die gleichen Eigenschaften wie Elektronen mit Ausnahme des Vorzeichens ihrer elektrischen Ladung, die bei den Elektronen negativ, bei den Positronen positiv ist, in beiden Fällen aber eine Elementarladung beträgt. *Protonen* sind Wasserstoffkerne mit einer positiven Ladungseinheit. *Deuteronen* sind die Atomkerne des schweren Wasserstoffisotops, sie haben daher die gleiche Ladung wie Protonen, sind aber doppelt so schwer. Die α-*Teilchen* der radioaktiven Stoffe sind Heliumkerne mit 2 positiven Elementarladungen. Bei den *Neutronen,* die als Baustein in den Atomkernen vorkommen, handelt es sich schließlich um ungeladene Teilchen. Schnellbewegte Neutronen können daher nicht selbst ionisieren; vielmehr vollzieht sich ihre biologische Wirksamkeit erst auf dem Wege über die bei ihrer Absorption in Materie ausgelösten Protonen. Die Energie der genannten Teilchen kann unter Umständen viele Millionen Elektronvolt (MeV) betragen.

Im folgenden wird über die Schädigungen berichtet, die durch die Einwirkung von Strahlungen des *optischen* Spektralbereichs und von *ionisierenden* Strahlungen zustande kommen. Teils gehören diese Strahlenqualitäten zu den biologisch wirksamen Komponenten des natürlichen Strahlungsklimas unserer

Erde, teils entstehen sie bei dem Zerfall radioaktiver Elemente, teils werden sie künstlich erzeugt. Der größte Teil dieser Strahlungen findet in Medizin und Technik ausgiebige Verwendung. Außer Betracht bleiben im Rahmen dieser Darstellung die elektrischen Wellen.

A. Schädigungen durch optische Strahlen.

1. Optisches Spektrum und Wirkungsmechanismus optischer Strahlen.

Das *optische* Spektralgebiet umfaßt die in ihren physikalischen Eigenschaften weitgehend übereinstimmenden *infraroten, sichtbaren und ultravioletten* Strahlen. Es erstreckt sich im elektromagnetischen Wellenlängenband von etwa $50\,\mu$ bis zu $100\,\text{m}\mu$. Im Sonnenlicht ist das gesamte optische Spektrum enthalten, mit Ausnahme des langwelligsten Infrarots, das als Sekundärstrahlung der durch die Sonne erwärmten Körper zu betrachten ist. Lediglich das „sichtbare" Licht mit einer Wellenlänge von etwa 760 bis $350\,\text{m}\mu$ zeichnet sich durch eine spezifische Wirkung auf das Sehorgan aus. Da das optische Spektrum entstehungsmäßig ein einheitlicher Strahlenkomplex ist, der dem Sehorgan aber nur zu einem Teil zugänglich wird, bezeichnet man als *Lichtwirkung* alle jene Einflüsse, die durch Infrarot, sichtbares Licht und Ultraviolett zustande kommen. Der überwiegende Teil der von der *Sonne* ausgesandten optischen Strahlung nimmt im Wellenlängenspektrum insofern eine Sonderstellung ein, als seine Bestrahlungsstärke an der Erdoberfläche diejenige der übrigen natürlichen Strahlenkomplexe (elektrische Wellen und ionisierende Strahlungen) um etwa das 10^{12}-fache übersteigt (SCHULZE). Von allen Komponenten des terrestrischen Strahlungsklimas läßt dementsprechend *nur die optische* Strahlung eine *intensive* biologische und pathologische Wirkung erwarten.

Die verschiedene Wirksamkeit des Sonnenlichts wird sowohl durch die Ausdehnung der jeweiligen Spektralbezirke, als auch durch das Mengenverhältnis der einzelnen Strahlenqualitäten untereinander bestimmt. Wesentliche Unterschiede hinsichtlich der Intensität und der Ausdehnung des Sonnenspektrums sind auf die Qualität der durchdrungenen Luftschichten und auf den Stand der Sonne zurückzuführen. Durch den Sauerstoff sowie durch den Ozon- und Wasserdampfgehalt der Lufthülle wird die Strahlung oberhalb $1,5\,\mu$ und unterhalb $290\,\text{m}\mu$ praktisch vollständig absorbiert, so daß für die Sonnenstrahlung an der Erdoberfläche ein kontinuierliches Spektrum resultiert, das von etwa $1\,\mu$ bis zu $290\,\text{m}\mu$ reicht (MEYER und SEITZ). Mit der Absorption verschiedener Spektralbereiche ist ferner ein beträchtliches Absinken der Gesamtenergie des Spektrums und eine Änderung in der Energieverteilung verknüpft. Bei mittlerer Sonnenhöhe findet man im terrestrischen Spektrum etwa 59% der Energie im Infrarot, 40% im Gebiet des sichtbaren Lichtes und lediglich 1% im Ultraviolett. Die erheblichen Unterschiede in der Lichtwirkung zu den verschiedenen Tages- und Jahreszeiten und auch die verschiedenen Lichtklimata in Tiefland und Hochgebirge beruhen auf der Abhängigkeit des optischen Spektrums vom jeweiligen Sonnenstand und auf den durch Streuung in der Erdatmosphäre, durch Bewölkungsgrad, Höhenlage des Beobachtungsortes und andere Einflüsse bedingten Änderungen der Sonnenstrahlung (DORNO).

Bei den *künstlichen* Lichtquellen (Quecksilberquarzlampe, Bogenlampe, Glühlampe, Leuchtstofflampe) beruht die spezielle Wirksamkeit wie beim natürlichen Licht auf Lage, Ausdehnung und Intensität des ausgestrahlten Spektralbereiches. In der Kombination künstlicher optischer Strahlenquellen und in der zweckmäßigsten spektralen Energieverteilung wird meistens eine Sonnenähnlichkeit angestrebt. Jedoch liegt bei sämtlichen Lampentypen im Gegensatz zur

Sonne ein erheblicher Anteil der Strahlung im langwelligen Infrarot. Entscheidend für die Wirkung der therapeutischen Lampen ist ihr Gehalt an biologisch wirksamem Ultraviolett. Bogen- und Glühlampen unterscheiden sich hinsichtlich dieses Spektralgebietes nicht wesentlich von der Sonne. Die Quecksilberquarzlampe dagegen zeichnet sich durch einen Ultraviolettgehalt aus, der in dem erythemerzeugenden Ultraviolettgebiet UV-B den der Sonnenstrahlung um ein Mehrfaches übertrifft. Auch das UV-C mit dem erythemerzeugenden Maximum bei etwa 254 mμ ist nicht in der Sonnenstrahlung, wohl aber bei den meisten Hg-Lampen vorhanden (Vahle, Meyer und Seitz).

Die *Wirkung* der optischen Strahlen beruht auf ihrer *Absorption*. Es ist bekannt, daß das Licht infolge seiner quantenhaften Struktur nur in diskreten Energiebeträgen (Photonen) absorbiert wird, wobei ein Atom oder Molekül die gesamte Energie eines Photons aufnimmt. Infolge selektiver Absorption bestimmter Wellenlängen besitzen verschiedene Molekülarten oder Atomgruppen ein recht unterschiedliches Absorptionsvermögen. Die absorbierte Energie führt zu diskreten angeregten Atom- oder Molekülzuständen. Die Quanten des infraroten und in der Regel auch die des sichtbaren Lichtes bewirken eine Anregung der Molekülrotation und Kernschwingungen; sie werden also wohl überwiegend in Wärme umgesetzt. Die Strahlenquanten des Ultravioletts dagegen überschreiten meist die zur Einleitung einer photochemischen Reaktion nötige Mindestenergie je Atom oder Molekül, so daß die dadurch bewirkten Anregungen oder die selteneren Ionisationen zu Änderungen im Molekülaufbau und zu Atomen oder Molekülen mit besonderer Reaktionsfähigkeit führen können. Entscheidend für die biologische Wirksamkeit der optischen Strahlen ist also ihre ausgezeichnete Lage im Energieband des Spektrums, indem der Wellenlängenbereich von 1—0,1 μ mit den Quantenenergien von etwa 1—10 eV in das *energetische Resonanzgebiet der chemischen Bindungen* fällt. Die Photonen dieses optischen Bereiches werden bei ihrer Absorption die biologische Substanz wesentlich beeinflussen können, und zwar entweder im Sinne eines photochemischen Aufbaues oder durch Dissoziation molekularer Bindungen. Der zweite Prozeß, bei dem die Substanz eines lebenden Organismus durch den Strahleneinfluß zerstört wird, ist weitaus häufiger.

Abgesehen von der spezifischen Wirkung des sichtbaren Lichtes auf das Sehorgan wird die Energie der langwelligen optischen Strahlen vorwiegend in Wärme umgesetzt; die energiereicheren Strahlenquanten des Ultravioletts üben dagegen einen spezifischen Einfluß auf die biologische Materie aus. Von besonderer Bedeutung ist der Einfluß optischer Strahlen auf photodynamisch wirksame Substanzen in der Haut. In der *Pathologie der Lichtwirkungen* hat man daher mit *Wärmeschädigungen*, mit den speziellen *Schädigungen durch das Ultraviolett* und mit der Auslösung *photodynamischer Reaktionen* zu rechnen.

2. Wärmeschädigungen.

Entscheidend für die normale und pathologische Lichtwirkung ist die *Eindringtiefe* der Strahlen und der *Ort* ihrer Absorption. Allen optischen Wellenlängen ist ihre geringe Reichweite im biologischen Gewebe gemeinsam; für die einzelnen Wellenlängen bestehen jedoch wesentliche Unterschiede. Die Absorptionsgrenze der Haut wird zum Langwelligen durch die Absorption des Wassers, zum Kurzwelligen durch die Absorption des Oxyhämoglobins bestimmt (Henschke).

Durch die Untersuchungen von Hasselbalch und Bachem sowie von Loewy und Dorno ist bekannt, daß die Penetrationsfähigkeit mit abnehmender Wellenlänge erheblich geringer wird, besonders unterhalb 334 mμ. Die ultravioletten Strahlen dringen kaum über die Papillarschicht hinaus, ihre Eindringtiefe in der Haut beträgt also etwa 0,5 mm. Parallel mit der steigenden Absorption geht die Erythemwirksamkeit des Ultravioletts, die bei etwa 297 und 254 mμ Maxima erreicht. Die energieärmeren Quanten des sichtbaren Lichtes und nahen Infrarots können tief in das Corium und in das subcutane Gewebe eindringen, besonders die Strahlungen mit Wellenlängen von 700 bis 1300 mμ (HENSCHKE, HOFMANN); darauf beruht die auffallende Wärmewirkung des Rotlichtes. In größeren Tiefen (Magen, Uterus) lassen sich keine Temperaturerhöhungen erzielen. Das langwellige Infrarot hat wiederum ein sehr geringes Eindringvermögen; die sich ergebende Temperaturverteilung ist praktisch die gleiche wie bei Behandlung mit Kontaktwärme.

Die völlige Indifferenz des sichtbaren Lichts an der Haut beruht einmal darauf, daß nur etwa 25% der auffallenden Strahlung von der Epidermis absorbiert werden; ferner reicht die Quantenenergie zur Auslösung photochemischer Reaktionen im allgemeinen nicht mehr aus. Während und unmittelbar nach einer intensiven Sonneneinwirkung entsteht jedoch durch das Infrarot und den roten Anteil des sichtbaren Lichts örtlich, wenn auch nicht scharf mit der betroffenen Hautpartie abschneidend, ein Erythem. Es handelt sich um ein echtes *Wärmeerythem*, verursacht durch Änderungen in der örtlichen Gefäßreaktion unter dem Einfluß der Wärme. Das Wärmeerythem tritt wenige Minuten nach Beginn der Bestrahlung auf; charakteristisch ist ferner das schnelle Abklingen desselben nach der Bestrahlung sowie in der Regel das Fehlen einer Pigmentierung. Kommt es trotzdem bei chronischer Wärmeeinwirkung — entweder durch Wärmestrahlung oder auch Wärmeleitung — zur Pigmentierung, so tritt diese besonders längs der oberflächlichen Hautvenen unter dem Bild der *Cutis marmorata pigmentosa* auf.

Die Wärmewirkung der von der Sonne oder von leuchtenden Körpern ausgehenden Strahlen erstreckt sich hauptsächlich auf das subcutane Gewebe. Die Gewebe erwärmen sich deutlich über die Bluttemperatur hinaus. Um die nötige Wärmeabgabe zu vollziehen, mobilisiert der Organismus sein gesamtes Temperaturregelungsvermögen. Durch Wärmeabstrahlung, -leitung und Wasserverdunstung gelingt es in der Regel, eine Überhitzung des Körpers zu vermeiden. Andererseits hängt das Eintreten einer solchen wesentlich von der Strahlungsintensität, von der Ausdehnung der bestrahlten Fläche und von der ausreichenden Wärmeabgabe durch die Haut ab. Prinzipiell ist die Möglichkeit eines *Hitzschlags*, eines Versagens der physikalischen Wärmeregulation infolge Erschöpfung der Wärmeregulationszentren durch Überhitzung, und eines *Sonnenstichs*, d.h. einer vom Hitzschlag sich nicht grundsätzlich unterscheidenden Schädigung infolge isolierter und direkter Sonneneinwirkung auf den unbedeckten Kopf ohne eigentliche Überhitzung (Wärmestauung), gegeben (DUUS, LIPPELT). Erfahrungsgemäß genügt jedoch die Sonnenenergie in unseren Breiten nicht, um beim gesunden und ruhenden Menschen zur Überhitzung auf gefährliche Temperaturen zu führen. Selbst nach ausgedehnten Sonnenbädern finden sich Temperatursteigerungen um nur Bruchteile eines Grades. Gefährdet sind dagegen auch unter Ruhebedingungen Menschen mit labiler Körpertemperatur, wie Kranke, Rekonvaleszenten und Säuglinge.

Bei chronischer oder übermäßiger Einwirkung von infraroten Strahlen mit Wellenlängen zwischen etwa 1000 bis 1500 mμ treten ausgesprochene Schädigungen am Auge auf, da die Strahlung in den Augenmedien stark absorbiert wird. Die Veränderungen können sich in Depigmentation der Iris, in einer Trübung des Kammerwassers und Beeinträchtigung der Akkommodationsfähigkeit äußern. Am häufigsten aber ist die Bildung einer *Katarakt*. Die Linsentrübungen entstehen nach VOGT infolge einer direkten Linsenschädigung durch das penetrierende kurzwellige Infrarot. Sie beginnen am hinteren Linsenpol, breiten sich entlang der hinteren Horizontalnaht aus und führen dann zum Rinden- und Totalstar. Die Starbildung bei Feuerarbeitern (Schweißer, Glasbläser) beruht nach den Untersuchungen MEESMANNs sicher auf der Wirkung infraroter Strahlen. Demgegenüber dürften weder die bereits in den oberflächlichen Hornhautschichten absorbierten ultravioletten Strahlen, noch die in der pigmentierten Iris aufgespeicherte Wärme als schädigende Faktoren bei der Kataraktentstehung eine Rolle spielen.

3. Ultraviolettschädigungen.

a) **Erythema solare (Sonnenbrand).** Die Hautwirkung des Sonnenlichts und der künstlichen Ultraviolettstrahler ist das Ergebnis des Zusammenwirkens von Strahlungen verschiedener Spektralbereiche. Abgesehen von den Gradunterschieden der Wirkung mit der Höhenlage und den Absorptionsverhältnissen in der Atmosphäre beim Sonnenlicht, ergeben sich entsprechend der Ausdehnung und Intensität der wirksamen Spektralanteile durchaus Unterschiede im Charakter der Wirkung.

Nach akuter Einwirkung des Sonnenlichts oder nach Bestrahlung mit künstlichem Ultraviolett kommt es auf dem Wege photochemischer Reaktionen zu einer *Lichtentzündung* der Haut. Die Strahlendermatitis präsentiert sich zumeist als *Erythem* (Erythema solare), das vollkommen einer Verbrennung 1. Grades mit den subjektiven Symptomen wie Brennen und Schmerzen bei Berührung entspricht. Gegenüber dem kräftig hochroten Sonnenerythem hat ein durch künstliche Ultraviolettstrahler hervorgerufenes Erythem einen mehr bläulichen Farbton. Intensive Bestrahlung führt über ein Stadium schmerzhafter Ödembildung zu einer ausgesprochenen Strahlenschädigung, einem „*Sonnenbrand*", wobei es zur Blasenbildung und unter Krusten- und Schuppenbildung zu völliger Abstoßung der Epidermis, gelegentlich auch zu späteren Pigmentstörungen kommt. Beim Sonnenbrand im Hochgebirge oder an der See stellt sich häufig noch ein Herpes der Lippen ein. Werden größere Körperpartien längere Zeit der Ultraviolettstrahlung ausgesetzt, so treten vermutlich infolge einer Störung der Wärmeregulation im Bereich des Erythems und durch Resorption toxischer Stoffe aus der entzündeten Haut vielfach Fieber und Durchfälle, sowie Allgemeinstörungen wie Mattigkeit, Appetitlosigkeit, Unruhe und Schlaflosigkeit auf. Nach ausgedehnten Sonnenbädern hat man ferner ein Absinken der Hämoglobinwerte und Magenbeschwerden auf der Basis von Aciditätsstörungen beobachtet (KRAMER).

Verbrennungen 2. oder 3. Grades durch zu intensive Höhensonnenbestrahlung sind hin und wieder beobachtet worden. Bei geeigneter Behandlung (Ruhe, milde Salbenbehandlung) klingen derartige Schädigungen im allgemeinen schnell ab, so daß ihre Prognose günstig ist (GROEDEL und LOSSEN). Über eine außergewöhnlich schwere Verbrennung der Gesichtshaut, in deren Folge es durch Eiterungs- und Nekrotisierungsprozesse zu Narbenbildung, erheblicher Hautatrophie und fleckiger Pigmentierung kam, hat kürzlich SEELENTAG berichtet. Solche Spätfolgen einer Ultraviolettverbrennung sind jedoch sehr selten.

Im Hinblick auf die zunehmende Verwendung von sog. Fluorescenzstrahlern (Leuchtstofflampen) als Lichtquelle sei darauf hingewiesen, daß diese unter Umständen als Ursache einer Ultraviolettverbrennung in Frage kommen können (BRESLER, JAMES). Normalerweise ist die aus den Leuchtröhren nach außen gelangende Ultraviolettintensität aber so gering, daß sie hinsichtlich biologischer Wirkungen vernachlässigt werden kann (HORNBERGER).

Das Erythem beginnt nach einer Latenzzeit, die im Mittel einige Stunden beträgt. Die Rötung und ödematöse Durchtränkung der Haut nimmt allmählich zu und pflegt nach 18—24 Std abzuklingen. Allgemein scheint es 4 typische

Rötungsabläufe zu geben (SCHALL und ALIUS). Der Übergang in die Pigmentierung erfolgt nach etwa 48 Std und tritt bei der Lichtentzündung — im Gegensatz zum Wärmeerythem — regelmäßig ein. Zur Erythemauslösung ist trotz großer individueller Unterschiede in der Erythemempfindlichkeit der Haut eine gewisse Mindestdosis an Ultraviolett erforderlich. Bei wiederholter Bestrahlung von Hautstellen, die sich bereits im Stadium der Pigmentierung befinden, macht sich eine *Gewöhnung* oder Anpassung an das Ultraviolettlicht bemerkbar. Für eine Erythembildung ist dann meist ein Vielfaches der ursprünglich wirksamen Dosis nötig. Die Gewöhnung erreicht schließlich einen solchen Grad, daß z. B. stundenlange Besonnung ohne Reizerscheinungen vertragen wird. Die Gewöhnung an das Quarzlampenlicht ist geringer und von kürzerer Dauer als die Gewöhnung an das Sonnenlicht.

Das *histologische* Bild der Lichtentzündung ist vor allem von KELLER untersucht worden. Neben einer vermehrten Füllung der oberflächlichen Gefäße und Capillarschlingen mit Zeichen der Prästase beobachtet man Degenerationserscheinungen besonders im Stratum spinosum. Ferner kommt es zu Leukocyteninfiltrationen in der Epidermis. Bei stärkerer Lichteinwirkung treten außerdem Degenerationen in der Basalzellschicht mit allen Zeichen der schweren Schädigung und hämorrhagische Hautödeme auf. Nach der Abstoßung nekrotischer Zellschichten erfolgt unter kräftiger Bindegewebswucherung die Regeneration der Epidermis. Im ultraviolettbestrahlten Hautgebiet fanden HAMPERL, HENSCHKE und SCHULZE eine Nichtfärbbarkeit der Chromatinsubstanz, die anscheinend auf einen Abbau von Nucleinsäure zurückzuführen ist.

Die *Ätiologie* der Lichtentzündung ist von FINSEN, der als erster die ursächliche Rolle des Sonnenultravioletts erkannte, später besonders durch W. HAUSSER und VAHLE aufgeklärt worden. Nach Ausweis der Erythemwirksamkeitskurve besitzt das langwellige Ultraviolett eine sehr geringe, erst bei sehr hohen Dosen erkennbare Erythemwirkung. Entzündungserregend ist praktisch allein das *kurzwellige Ultraviolett* unterhalb 320 mμ, das 2 ausgeprägte Wirkungsmaxima bei 297 und 254 mμ aufweist.

Die im Sonnenbrand sich äußernde Strahlenwirkung ist komplexer Natur. Aus der Latenz, mit der die Erythembildung erfolgt, scheint hervorzugehen, daß die Capillarerweiterung eine sekundäre Strahlenreaktion darstellt. Die Klärung der biologischen Vorgänge ist durch die von LEWIS, EBBECKE und TRENDELENBURG aufgedeckte Analogie zwischen dem Erythema solare mit seiner flächenhaften Rötung bzw. ödematösen Schwellung und Blasenbildung einerseits, sowie andererseits den klinischen Erscheinungen, wie sie nach Intracutaninjektion von Histamin auftreten, stark gefördert worden. Die Vermutung, daß die Hautreaktion vor allem eine Histaminwirkung sei, erscheint experimentell gut gestützt. Nach ELLINGER und HOLTZ führt das Ultraviolett unterhalb 280 mμ, das im wesentlichen schon im Stratum corneum absorbiert wird, zu einer photochemischen Umwandlung des Histidins, eines Keratinbausteins, in das vasodilatatorisch wirksame und permeabilitätssteigernde Capillargift *Histamin*, das wahrscheinlich durch Diffusion an die Capillaren gelangt. Da der Histidingehalt der Haut sehr begrenzt ist, entsteht ein mäßiges und schnell abklingendes Erythem. Das tiefer in die Epidermis eindringende und zur photochemischen Histaminbildung nicht fähige längerwellige Ultraviolett um 300 mμ bewirkt nach HAMPERL, HENSCHKE und SCHULZE als Primärprozeß eine Zellkernzerstrahlung, besonders einen Abbau der Thymonucleinsäure. Bei Berücksichtigung der Ultraviolettdurchlässigkeit der Hornschicht ergibt sich für die Absorptionskurve der Nucleinsäure ein Verlauf, der weitgehend mit der Erythemwirksamkeitskurve übereinstimmt. Da bei dieser unmittelbaren Zellkernalteration sicherlich größere

Mengen histaminähnlicher Körper (Nucleotide und Nucleoside) freigesetzt werden, kann es zu einer länger dauernden und stärkeren Hautreaktion kommen. Die längere Latenzzeit erklärt sich dann durch die Dauer der Substanzbildung, die erst über den Abbau von Nucleinsäuren erfolgt.

Während die lebenden Zellen des menschlichen Körpers durch das natürliche Ultraviolettfilter des Stratum corneum strahlengeschützt sind, fehlt an den Bindehäuten des Auges eine solche Schutzschicht. Schon mäßige Ultraviolettbestrahlung des Auges führt daher leicht zu Augenbindehautentzündungen. Die ersten Augenbeschwerden treten bereits nach Applikation eines Zehntel der zur Erythembildung nötigen Dosis auf (ROOKS u. a.). Entzündungserregend ist ebenfalls das Ultraviolett unterhalb 320 mμ (FISCHER). Die 5—10 Std nach der Bestrahlung auftretende Conjunctivitis ist sehr schmerzhaft und infolge eines unangenehmen Fremdkörpergefühls hinderlich. Nach stärkerer Besonnung kann es auch zu Lidödemen und Lidkrämpfen, ja sogar zu leichten Hornhauterosionen — wie beim *Gletscherbrand* — kommen (BERENS, SCOBEE). Nach 1—2 Tagen pflegen die entzündlichen Erscheinungen ohne weitere Folgen abzuklingen.

Anhang. **Lichtpigmentierung.** Die menschliche Haut kann auf Ultraviolettbestrahlung je nach dem wirksamen Spektralbereich mit einem Erythem und *nachfolgender* Pigmentierung oder auch mit einer *direkten* Pigmentierung antworten. Die Mehrzahl der Menschen zeigt — etwa nach Einwirkung der Sonnenstrahlung — beide Erscheinungen. Von SCHULZE konnte die Ursache für das Fehlen der Entzündungserscheinungen bei der zweiten Reaktionsform in einer auffallend starken Hornschicht, einem natürlichen Strahlenfilter für das kurzwellige Ultraviolett, gefunden werden. Grundsätzlich liegen aber der Lichtpigmentierung zwei verschiedene Vorgänge zugrunde.

Mit dem Abklingen eines Lichterythems kommt es gewöhnlich nach einer Latenzzeit von wenigen Tagen zu einer langsam ansteigenden fahlbraunen oder braungelben Pigmentierung des bestrahlten Hautgebietes. Intensität und Dauer dieser Hautbräunung sind wesentlich durch die Stärke des vorausgegangenen Erythems bedingt. Die Pigmentierung bleibt in der Regel wenige Wochen, nur selten längere Zeit bestehen. Dann blassen die Pigmentkörperchen ab, und mit der Schälung oder Abschuppung der Haut verschwindet das Pigment vollständig. Nach HAMPERL, HENSCHKE und SCHULZE ist für die *posterythematöse* Pigmentierung die Pigmentneubildung und die Pigmentwanderung in das Stratum corneum charakteristisch. Die Bildung des Lichtpigments erfolgt unter dem Reiz einer Bestrahlung mit dem erythemerzeugenden, kurzwelligen Ultraviolett in den Basalzellen der Epidermis auf fermentativem Wege. Nach BLOCH und MIESCHER werden aus Dioxyphenylalanin vermittels der Dopaoxydase schwarzbraune Farbstoffe, Melanine, gebildet. Unter dem Einfluß der Lichtentzündung gelangen die Pigmentkörperchen in oberflächliche Zellschichten, mit welchen sie später abgestoßen werden.

Eingehende Untersuchungen von I. HAUSSER, HENSCHKE und SCHULZE haben in dem langwelligen Ultraviolett oberhalb 320 mμ (UV-A) ein bislang wenig beachtetes Gebiet mit spezifischer Wirkung auf die menschliche Haut aufgedeckt; das Wirkungsmaximum liegt bei 340 mμ. In der Mehrzahl der Fälle kommt es während und unmittelbar nach der Bestrahlung *ohne* vorausgegangenes Erythem zu einer rötlich-braunen und vergleichsweise sehr beständigen Pigmentierung. Als charakteristische Unterschiede gegenüber der Wirkung des kurzwelligen Ultravioletts wurden ein sehr flaches Ansteigen der Pigmentierungskurve und ein Ausbleiben der Hautbräunung bei Anämisierung der Haut beobachtet. Die individuelle Pigmentierungsempfindlichkeit ist sehr unterschiedlich. Eine Pigmentneubildung unter Beteiligung der Dopaoxydase findet bei der primären, *direkten* Pigmentierung nicht statt. Es weiterhin Entzündung und Pigmentwanderung fehlen, handelt es sich um einen Melanisierungsprozeß besonderer Art, der nach HENSCHKE, MIESCHER und MINDER auf einer Dunkelung des bereits in der Haut vorhandenen sauerstoffarmen und daher hellen Pigments infolge einer strahlenbedingten reversiblen Melaninoxydation beruht. Einige Wochen nach der Bestrahlung beginnt auf Grund der Reduktionswirkung der Chromatophoren eine allmähliche Rückführung des Pigments in die helle Form. Eine Schälung oder Schuppung der Haut tritt dabei nicht ein.

Daß die Pigmentierung der Haut nicht unbedingt eine spezifische Reaktion des ultravioletten Lichts darstellt, folgt aus ihrem Auftreten nach Röntgenbestrahlung, intensiver Wärmeeinwirkung und nach mechanischen Reizen. Hinsichtlich Anordnung, Ausdehnung, Farbe und Dauer dieser Pigmentierungen bestehen jedoch Unterschiede. Andererseits hängt die Pigmentbildung wesentlich von inneren Bedingungen ab. So haben Stoffwechselkrankheiten, wie die Alkaptonurie und die Porphyrinurie oft auffällige Lichtpigmentierungen zur Folge. Eine Beeinflussung der Pigmentbildung auf innersekretorischem Wege führt zu der bronzefarbenen Haut bei der ADDISONschen Krankheit.

In der Lichtpigmentierung der Haut hat man zunächst einen *Strahlenschutz* gegen das biologisch stark wirksame Ultraviolett gesehen. Infolge ihrer hohen Absorptionsfähigkeit kann den Pigmenten — wenn sie gleichmäßig über alle Hautschichten bis in das Stratum corneum hinein verbreitet sind, wie etwa bei der Negerhaut (MIESCHER) — durchaus eine Schutzfunktion zukommen. Da aber in unseren Breiten auch nach Bestrahlung lediglich die basalen Zellschichten pigmentreich sind, während die erythemerzeugenden Strahlen vorwiegend in der darüber gelegenen Epidermis absorbiert werden, kann auch eine sehr starke Pigmentierung keinen ausreichenden Lichtschutz verleihen. Andererseits kann es auch eine Strahlenimmunität ohne Pigmentierung geben, beispielsweise bei angeborenem Pigmentmangel (PERTHES) oder in vitiliginösen Hautpartien. Es wird also sehr von der räumlichen Lagerung des Pigments in der Haut abhängen, ob ihm eine Schutzwirkung zukommt. Der natürliche Lichtschutz der Haut ist nach den Untersuchungen MIESCHERS im wesentlichen durch die Dicke der Hornschicht bedingt. Es konnte gezeigt werden, daß die Gewöhnung und fortschreitende Unterempfindlichkeit der Haut gegen Licht mit einer Verdickung der Hornschicht parallel geht und daß auch die unterschiedliche Lichtempfindlichkeit verschiedener Hautpartien sich durch die unterschiedliche Dicke des Stratum corneum erklären läßt.

b) Lichttumoren. Eine Reihe klinischer Beobachtungen (siehe z. B. bei UNNA, LAWRENCE, MAGNUSSON, ROFFO, HALL, KÖRBLER u. a.) wie etwa die Lokalisation von Hauttumoren vorwiegend an belichteten Körperpartien, die Häufigkeit derselben bei Hellhäutigen, die charakteristischen Lichtveränderungen der „Landmanns"- und „Seemanns"-Haut oder der „Krebs" der Landleute, Seefahrer und Afrikaner deuten darauf hin, daß dem Licht als ätiologischem Faktor bei der Entstehung der Hautkrebse des Menschen eine gewisse Rolle zukommt. Experimentelle Untersuchungen haben eindeutig die cancerogene Wirksamkeit der *ultravioletten* Strahlen erwiesen.

Als erste haben PUTSCHAR und HOLTZ durch monatelange, täglich mehrstündige Intensivbestrahlung mit der Quarzlampe bei Ratten und Mäusen an den nicht behaarten lichtempfindlichen Körperstellen (Ohren, Bindehaut, Augenlider und Nase) bösartige Hauttumoren (verhornende Plattenepithelkrebse, Basalzellenkrebse) erzeugen können. HULDSCHINSKY, ROFFO und REICHLING beobachteten nach Höhensonnenbestrahlung undifferenzierte, spindelzellige oder polymorphe, oft von der Cornea ausgehende *Sarkome*. HERLITZ, JUNDELL und WAHLGREN sowie BEARD, BOGGES und HAAMS und BÜNGELER erzielten bei Verwendung von künstlichem Ultraviolett die gleichen Resultate; ROFFO konnte diese dahin erweitern, daß auch Sonnenlicht bei ausgedehnter Anwendung Carcinome und Sarkome hervorruft, während Tiere, die allein mit sichtbarem Licht bestrahlt werden, keine Tumorbildung zeigen. Die einem Lichtkrebs vorangehenden Hauterscheinungen hat HOLTZ in ihrem zeitlichen Ablauf analysiert. Er fand nach der Bestrahlung in der 1. und 2. Woche Entzündungen, in der 6.—10. Woche allgemeine gleichmäßige Wucherungen der Haut mit starker Verdickung der Hornschicht, um die 20. Woche herdförmige Wucherungen (Papillome) und von der 28. Woche ab malignes Wachstum.

Untersuchungen von FUNDING, HENRIQUES und REKLING zur Festlegung des cancerogenen Spektralbereichs ergaben, daß nur das *kurzwellige* Ultraviolett (UV-B) imstande ist, bösartige Geschwülste hervorzurufen. Nach RUSH, KLINE und BAUMANN liegt das wirksame Wellenlängengebiet zwischen 280 und 304 mμ. Die von FRIEDRICH begonnene Ermittlung des Wirkungsspektrums mit streng monochromatischem Licht führte bislang zu dem Ergebnis, daß Strahlen der Wellenlänge 297 mμ imstande sind, bei Mäusen starke Erytheme mit nachfolgenden erheblichen Proliferationen und Regenerationsprozessen auszulösen, die schließlich zum Krebs führen. Die zur Krebsausbildung notwendige Minimaldosis beträgt 2×10^7 erg · cm^{-2}. Mit den Wellenlängen 253 und 113 mμ konnten nur oberflächliche Erytheme und Regenerationsprozesse ohne Krebsbildung beobachtet werden. Die kürzlich von Heller mitgeteilten Beobachtungen lassen jedoch auch eine krebsauslösende Wirkung des UV-C erkennen.

Diese experimentellen Ergebnisse sind nicht ohne weiteres auf den Menschen übertragbar (Büngeler, Miescher, Blum); denn die künstliche Krebserzeugung gelingt nur dann, wenn mit anfänglichen Ultraviolettdosen bestrahlt wird, die weit über der Erythemschwellendosis liegen, und wenn ferner die Dosierung erheblich über den Rahmen der Gewöhnung hinaus gesteigert wird. Die Strahlenempfindlichkeit der menschlichen Haut ist weiterhin wesentlich geringer als die der untersuchten Dunkeltiere, die im allgemeinen keine Lichtgewöhnung zeigen. Auch erfordert die Applikation einer cancerogenen Dosis eine tägliche Ultraviolettbestrahlung über 15—40 Jahre. Die gewöhnliche Exposition dem Sonnenlicht gegenüber genügt infolge der schnellen Ausbildung eines natürlichen Lichtschutzes sowie anderer Anpassungsreaktionen anscheinend nicht zur Krebsbildung an der menschlichen Haut; daher kann beim Menschen von einer Gefährlichkeit der Ultraviolett- oder Sonnenbestrahlungen im Sinne der Krebsauslösung nicht gesprochen werden. Roffo warnt aber dringend vor übertriebenen Sonnenbädern und Höhensonnenbestrahlungen, die zumindest eine Krebsdisposition schaffen sollen.

Bei dem Auftreten von Präcancerosen und Hautkrebsen an lichtexponierten Hautpartien (Gesicht, Handrücken, Kopf, Fuß) bei Menschen von überwiegend heller Hautfarbe, die jahrzehntelang der Sonne besonders stark ausgesetzt sind, dürfte jedoch die natürliche Ultraviolettbestrahlung eine sehr wesentliche Rolle spielen. Die *senilen Keratosen* und *Keratosen der Landleute*, die *Carcinome der Seeleute* und das auf vererbbarer Disposition beruhende *Xeroderma pigmentosum* sind typische Beispiele. Für die Pathogenese dieser Läsionen (Juon) ist kennzeichnend, daß sie sich langsam entwickeln und daß die Entstehung von akuten Erythemen nicht unerläßlich ist. Der Beginn wird durch eine Hautatrophie charakterisiert. Über eine anfangs umschriebene, dann diffuse Pigmentierung kommt es zur Bildung epithelialer Hyperplasien, zu Hyperkeratosen. Diese ausgesprochen präcancerösen Erscheinungen führen unbedingt zur Verkrebsung, meist in Form eines ulcerösen Prozesses.

Über die Genese von Lichttumoren, die Schinz als *Photonenkrebse* den durch ionisierende Strahlungen hervorgerufenen Elektronenkrebsen gegenüberstellt, ist wenig bekannt. Die Frage, wieweit die Lichtcancerisierung in das Gebiet der Krebserzeugung durch fortgesetzte Reizung fällt, muß offenbleiben. Die Tumorentstehung wäre dann so zu verstehen, daß die Regeneration durch die chronische Lichtreizung immer wieder aktiviert wird, bis sie schließlich durch Verlust der der normalen Regenerationsfähigkeit atypisch wird. Vielleicht aber beruht die cancerogene Wirksamkeit des Ultravioletts auf seiner photochemischen Aktivität. Nach Roffo soll das Cholesterin der Haut, das vornehmlich in belichteten Hautpartien angereichert wird, durch die Ultraviolettwirkung in eine cancerogene Verbindung vom Typ des Benzpyrens übergehen. Eine photochemische Umwandlung von Cholesterin (auch von Steroidhormonen und Gallensäuren) führte jedoch nicht zu krebserregenden, aromatischen Produkten (siehe z. B. bei Lettré). Trotzdem kann nach neueren Untersuchungen Teutschländers an einer ursächlichen Wirkung cyclischer Kohlenwasserstoffe auch beim reinen Lichtkrebs kein Zweifel sein. Bei der Erzeugung der Teerkrebse spielt das Ultraviolett wahrscheinlich keine Rolle. Von Büngeler, Körbler und Heller wird jedoch *photosensibilisierenden* Substanzen in der Haut (Porphyrine, Teer, Anthracen) eine ursächliche Bedeutung für das Zustandekommen der Licht- und Teerkrebse beigemessen.

Untersuchungen über die Auslösung von Gen- und Chromosomenmutationen durch Bestrahlung mit ultraviolettem Licht an der Taufliege Drosophila (REUSS, SELL-BELEITES) und an Gasteria trigona (STRAUB) haben gezeigt, daß der für die Mutationswirkung in Frage kommende Wellenlängenbereich teilweise identisch ist mit dem carcinogenen Ultraviolettgebiet. Außerdem entspricht das mutationsauslösende Wellenlängenspektrum weitgehend dem Absorptionsspektrum der Thymonucleinsäure im Chromatinapparat des Zellkerns (KNAPP). Ob die krebsinduzierende Fähigkeit der ultravioletten Strahlen aber im Sinne K. H. BAUERs auf einer Auslösung somatischer Mutationen beruht, muß dahingestellt bleiben. Hinsichtlich neuerer Untersuchungen zur Frage des Mechanismus der Krebsentstehung durch Ultraviolett sei auf die Arbeit von BLUM verwiesen.

c) **Lichtüberempfindlichkeit (Lichtkrankheiten).** Die *Lichtempfindlichkeit*, die sich am sinnfälligsten in der Erythembereitschaft der Haut äußert, ist schon natürlicherweise weitgehenden Schwankungen unterworfen. Fast gesetzmäßig wird sie beeinflußt durch das Lebensalter, das Geschlecht sowie durch den Wechsel der Jahreszeiten. Bekannt ist die höhere Lichtempfindlichkeit bei blonden und rotblonden Menschen und die geringe bei Neugeborenen. Die jahreszeitlichen Schwankungen sind wohl im wesentlichen der Ausdruck der Entwöhnung im Winter und der Gewöhnung im Sommer. Innersekretorische Einflüsse (z. B. von seiten der Schilddrüse oder der Geschlechtsdrüsen) dürften eine entscheidende Rolle bei der Regulation der Lichtempfindlichkeit spielen (s. z. B. bei ELLINGER, MANSTEIN). Regionäre Empfindlichkeitsunterschiede sind vorwiegend durch die Dicke der Hornzellenschicht und durch den Capillarreichtum der entsprechenden Hautpartien bedingt. Die verschiedene Lichtempfindlichkeit der einzelnen Rassen dürfte auf konstitutionelle Momente zurückzuführen sein.

Bedeutungsvoll für die Therapie ist die Kenntnis der Lichtempfindlichkeit bei gewissen physiologischen Zuständen und bei Krankheiten. Die Empfindlichkeitssteigerung während der Menstruation und Schwangerschaft hängt sicher mit veränderten innersekretorischen Verhältnissen zusammen. Außerordentlich strahlensensibel ist der Konstitutionstyp der vegetativ Stigmatisierten. Eine *erhöhte* Lichtempfindlichkeit besteht vor allem bei flächenhaften Ekzemen, oft bei Lues I, bei Thyreotoxikose, florider Rachitis und aktiver Tuberkulose. In diesen Fällen ist der Stoffwechsel durch die Krankheit so stark belastet, daß der durch Sonnen- oder Ultraviolettbestrahlungen gesetzte Reiz mit seiner zusätzlichen Stoffwechselsteigerung vermieden werden muß.

Die ausgesprochene *Lichtüberempfindlichkeit* kann bei normalerweise reaktionslos vertragener Lichteinwirkung zu krankhaften Reaktionen der Haut, ausnahmsweise auch zu schweren Krankheitszuständen allgemeiner Art führen. Solche Lichtschädigungen oder Lichtkrankheiten beruhen auf einer Steigerung der Empfindlichkeit gegenüber ultraviolettem *oder* sichtbarem Licht. Die Ursache der häufig *erblich* bedingten quantitativen oder qualitativen Empfindlichkeitsänderungen (HOEDE) dürfte vor allem in einer *Sensibilisierung* durch photodynamische Katalysatoren bestehen, wobei es durch den Sensibilisator auf dem Wege selektiver Absorption und photochemischer Energietransformation zu einer Verstärkung der Lichtempfindlichkeit oder zum Wirksamwerden sichtbarer Spektralbereiche kommt. Die biologische Photosensibilisierung wird im allgemeinen durch fluorescierende Farbstoffe bewirkt, die als Stoffwechselprodukte selbst im Körper entstehen oder aber exogener Herkunft sind (v. TAPPEINER). Die Erscheinungsformen der als *Lichtdermatosen* bezeichneten Krankheiten sind morphologisch genau differenziert und unter feststehenden Krankheitsbezeichnungen in die Nosologie eingeordnet worden.

Allgemein unterteilt man die Lichtdermatosen in:

A. Lichtdermatosen im engeren Sinne. Hierzu zählen die bereits erwähnte Lichtdermatitis (Erythema solare), die photodynamischen Lichtdermatosen (phototoxische und photoallergische nach EPSTEIN und BURCKHARDT), die idiopathischen Lichtdermatosen mit: Hydroa aestivale und Untergruppen (Hydroa aestivale bei Porphyria congenita = Hydroa vacciniformia, Hydroa aestivale bei Porphyrinuria chronica, Hydroa aestivale ohne Porphyrinurie), chronisch polymorphe Lichtausschläge (Eczema solare, Summer prurigo), Lichturticaria, Frühlingslichtdermatose der Kinder, Sonnencheilitis, Lichtdermatose bei Lymphogranuloma inguinale.

B. Lichtdermatosen im weiteren Sinne (sie können durch Lichteinwirkung verschlimmert oder auch gelegentlich hervorgerufen werden). Hierzu zählen: Erythematodes, Pellagra, gewisse Viruskrankheiten (z. B. Herpes solaris), durch Lichteinwirkung provozierbare Ekzeme, Psoriasis, RIELsche Melanose, DARRIERsche Krankheit und einige Arzneiexantheme.

Zusammenfassende Darstellungen dieses Gebiets stammen von HAUSMANN und HAXTHAUSEN, BLUM, KIMMIG sowie WULF, auf die hinsichtlich von Einzelheiten verwiesen werden muß.

Lichtschädigungen oft schwerster Art werden nach Verabfolgung photodynamisch wirksamer Stoffe beobachtet. Besonders eine Reihe organischer, wasserlöslicher, fluorescierender Substanzen wie Acridin, Trypaflavin, Eosin, Erythrosin, Chinin und Chlorophyll führen, sowohl innerlich als auch äußerlich gegeben, zu mannigfachen Überempfindlichkeitsreaktionen an den belichteten Körperpartien (BLUM, HAUSMANN und HAXTHAUSEN, JAUSION). Beispielsweise bewirkt eine ausgedehnte Eosinzufuhr trophische Störungen an Gesicht und Händen und ein Abfallen der Nägel. An der mit Teerpräparaten (Tumenol, Carboneolsalbe) sensibilisierten Haut läßt sich bereits mit langwelligem Ultraviolett eine Lichtentzündung erzeugen (PEUKERT und KÖHLER). Auf bestimmte Teer- und Mineralölderivate dürfte auch die oft erhöhte Lichtempfindlichkeit bei den Arbeitern der Teerindustrie zurückzuführen sein. Lichtbedingte Exantheme findet man weiter bei äußerlicher Anwendung von Chinin. Eine Sensibilisierung durch die Sulfonamide Uliron, Sulfathiazol und Sulfanilamid (BURCKHARDT, CLARK, HADLEY, GRAVE, PARK, PFEIFFER, VOHWINKEL, WATKINSON und HILLIS) sowie durch das Virus des Lymphogranuloma inguinale (SONCK) kommt nicht so selten vor und führt zu multiformen Hautausschlägen in den bestrahlten Hautpartien. Als ausgesprochen exogene Sensibilisatoren haben auch gewisse pflanzliche Produkte [Fucocumarine (KUSKE)] zu gelten. Insbesondere das Bergamottöl führt nach Anwendung von Kölnischem Wasser häufig bei nachfolgender Sonnenbestrahlung zur sog. Berloque-Dermatitis.

Im Gegensatz zu einigen tierischen Lichtdermatosen, wie dem Fagopyrismus, dem Hyperizismus und der Trifoliose, wo es durch Aufnahme pflanzlicher Farbstoffe (Chlorophylle, Oxyflavone, Anthocyanine) aus dem Futter zu einer exogenen Sensibilisierung kommt (BROCKMANN), sind beim Menschen alimentär bedingte Lichtkrankheiten nicht bekannt. Die eigentlichen *Lichtkrankheiten* entstehen vielmehr *endogen* und nicht selten auf der Basis einer Stoffwechselanomalie, oft der *Porphyrie.* Auf die Bedeutung der Porphyrine für die Lichtpathologie haben zuerst HAUSMANN, MEYER-BETZ und KÄMMERER hingewiesen. Den von KIMMIG entdeckten „Lichtbandstoffen" im Urin, für die WULF photodynamische Wirksamkeit nachwies, kommt neuerdings besonderes Interesse zu.

Im Organismus können sowohl infolge kongenitaler Leberschädigung als auch im Gefolge von Blei-, Sulfonal- oder Anilinvergiftungen verschiedene Porphyrine entstehen, die alle — besonders aber das Hämatoporphyrin — für gewisse sichtbare und ultraviolette Wellenlängen sensibilisierend wirken. Das schwerste Krankheitsbild bei einer Porphyrie ist die zuerst von GÜNTHER beschriebene *Hydroa vacciniformia*, bei der es im Gesicht, besonders an Nase und Ohren und an den Händen zur Bildung eines vacciniformen Exanthems und zu trophischen Störungen mit schweren Nekrosen und Verstümmelungen der Acren kommt. Die Lichtreaktion ist als Folge einer ausgesprochenen Capillarwirkung der Porphyrine aufzufassen (SCHREUS). Da bei der akuten Krankheit oft eine Lichtunterempfindlichkeit besteht, kommt nach GOTTRON und ELLINGER als auslösender Faktor nicht das Ultraviolett allein, sondern ein Zusammenwirken von Lichtreiz und Trauma in Frage. Auch durch enterogene Porphyrinbildung infolge Dysbakterie des Darmes und Hepatopathie können nach URBACH schwerste Lichtdermatosen ausgelöst werden.

Zu den typischen Lichtkrankheiten zählt auch der von HUTCHINSON beschriebene *Sommerprurigo* (Prurigo aestivalis) oder die Dermatopathia photogenica. Man hat das an Gesicht, Vorderarmen und Händen lokalisierte, juckende papulöse Exanthem, das überwiegend bei Frauen, besonders rotblonden, zu finden ist, als eine abgeschwächte Hydroaform auffassen wollen. Die Ursache der gesteigerten Ultraviolettempfindlichkeit — lediglich das Gebiet um 300 mμ ruft die papulopruriginösen Erscheinungen beim Disponierten hervor (EPSTEIN, SCHAUMANN) — ist aber unbekannt. Möglicherweise kann auch der langwellige Anteil des Sonnenspektrums prurigo-ähnliche Hautreaktionen bewirken (URBACH und KONRAD). Bei gewissen *chronischen polymorphen Lichtausschlägen* (wie etwa dem Lichtekzem, dem bullösen Lichtekzem, dem polymorphen Lichterythem und der Dermatitis dyshidrosiformis bei Akrocyanose) findet man gelegentlich eine erbliche Veranlagung. Sie pflegen in urticarieller, papulöser, bullöser oder ekzematöser Form zu verlaufen. Vielleicht sind sie auch Abarten einer Hydroa (OHMORIX). Über einige Fälle von heftiger Dermatitis solaris acuta als besondere Erscheinungsform einer hochgradigen Lichtüberempfindlichkeit haben kürzlich ZENNER und BEUTNAGEL berichtet. Photosensibilisierende Stoffe konnten jedoch dabei nicht nachgewiesen werden.

Ob man das *Xeroderma pigmentosum* zu den eigentlichen Lichtkrankheiten rechnen darf, ist umstritten (ROTHMANN). Es beginnt nach intensiver Besonnung mit einer Rötung und ekzemähnlichen Entzündung der Haut und erfährt unter Lichteinwirkung eine deutliche Verschlimmerung. Langsam auftretende Hyperkeratosen, die histologisch bereits präcancerös sind (JUON), führen dann meist zu einem multiplen Krebs. Die Ursache der anscheinend recessiv vererbbaren krankhaften Disposition ist unbekannt. Vermutlich spielen lichtsensibilisierende Stoffe eine Rolle. Nach MARTENSTEIN und ZOON soll bei den Kranken eine erhöhte Ultraviolettempfindlichkeit vorkommen, sie wird aber durchaus nicht immer gefunden.

Zu den Krankheiten, bei denen das Licht *verschlimmernd* wirkt, gehören vor allem bestimmte Formen akuter Ekzeme, die Psoriasis und wohl auch die Acne vulgaris. Beim Erythematodes (BRAIN) und bei den exanthematösen Veränderungen der menschlichen Pellagra, einer B-Avitaminose, werden nach Sonnenbestrahlung deutliche Exacerbationen beobachtet. Das Fehlen des Nicotinsäureamids dürfte die Ursache der Lichtsensibilisierung bei der Pellagra und bei pellagroiden Zuständen sein.

Schließlich sei darauf hingewiesen, daß vereinzelte kasuistische Mitteilungen auf einen Zusammenhang von Sonnenbrand und Duodenalgeschwür hinweisen (LANDOLFI). Auch ein Zusammenhang zwischen Spasmophilie (spasmophilen Konvulsionen) und dem Ultraviolettgehalt des Tageslichts wird von SARTORI und

BOLLETTI für sehr wahrscheinlich gehalten. Sie vermuten, daß das Ultraviolettlicht über die Bildung von Vitamin D zu einer Abnahme des ionisierten Calciums
und damit zu den Krämpfen führt.

4. Lichtschutz.

Abgesehen von den indirekten Einflüssen, die das Ultraviolett auf Organe
und Organfunktionen, auf Blut, Stoffwechselvorgänge sowie Immunisierungs-
erscheinungen hat (siehe z. B. bei SCHNEIDER und DIEZEL, MEYER und SEITZ u. a.)
und die vermutlich über seine Hautwirkung zustande kommen, bleibt die unmittelbare biologische und pathologische Wirkung meist auf das Gebiet der Haut
beschränkt. Die *Therapie* der Lichtschädigungen und Lichtkrankheiten gehört
somit in erster Linie in den Bereich der Dermatologie. Im allgemeinen genügt
eine symptomatische Behandlung der Hauterscheinungen mit Puder, feuchten
Verbänden und Kühlsalben. Eine sicher wirkende kausale Therapie ist bislang
nicht bekannt. Für die *Prophylaxe*, aber auch für die Behandlung gewisser
Lichterkrankungen, spielt allein die künstliche Minderung der Lichtwirkung
eine Rolle. Sie kommt sowohl bei normaler als auch bei gesteigerter Strahlensensibilität in Frage; sie wird — wenn man von der „Gewöhnung" infolge natürlicher Dickenzunahme der Hornschicht absieht — am besten durch eine Absorption der Ultraviolettstrahlen durch Fette und spezielle chemische Substanzen,
aber auch z. B. durch eine Änderung im Capillarverhalten und Herabsetzung der
Gefäßempfindlichkeit erreicht.

Als Lichtschutzmittel werden gewöhnlich geeignete organische und anorganische Substanzen verwendet, die auch bei geringer Konzentration und
Schichtdicke ein starkes Absorptionsvermögen aufweisen. Sie kommen als
Salben, Cremes, Öle oder Hautwässer in den Handel. Bei den Salben führt
nicht nur die Absorption, sondern auch die vermehrte Reflexion und die Streuung
in der Salbenschicht zu einer Strahlenschwächung. Je nach der beabsichtigten
Wirkung kann man verschiedene Spektralanteile des Lichtes ausschalten. Wichtig
sind vor allem Schutzmaßnahmen gegen die kurzwellige ultraviolette Strahlung
unter 320 mμ zur Verhütung des Lichterythems (Sonnenbrandes) und der
Conjunctivitis bei starker Sonnenbestrahlung. Eine entzündungsverhütende
Wirkung kommt sehr vielen chemischen Substanzen zu, beispielsweise dem
Salol, Äsculin- und Cumarinderivaten, Gerbsäuren, gewissen Sulfonamiden,
aromatischen Aminocarbonsäuren, besonders Derivaten der p-Aminobenzoesäure
(EDER und FREUND, HENSCHKE, HOPF, KIMMIG und DÜKER, KIMMIG und
RÖMKE, RUSSEL und ANDERSON, ZENNER). Der stärkste Lichtschutz, insbesondere
gegen das längerwellige Ultraviolett über 320 mμ und sogar gegen einen Teil des
sichtbaren Lichts ist zur Verhütung der eigentlichen Lichtkrankheiten erforderlich.
Anscheinend weisen aber nur wenige Lichtschutzmittel eine ausreichende Absorption in diesen Spektralbereichen auf.

Allgemein wird man also von einem guten Lichtschutzmittel verlangen, daß
es vor allem gegen das entzündungserregende Ultraviolett schützt bei weitgehender Durchlässigkeit für längerwelliges Licht, um dessen therapeutische und
pigmentierende Wirkung auszunutzen. In Sonderfällen, etwa zur Verhütung von
Epheliden und zur Behandlung der Lichtkrankheiten, wird man Präparate verwenden, die gegen ultraviolettes und sichtbares Licht zu schützen vermögen.
Von der großen Zahl der im Handel befindlichen Mittel gewähren nicht alle
einen ausreichenden Lichtschutz (HENSCHKE). Als brauchbar zur Minderung der
Ultraviolettschäden erwiesen sich z. B. Delial-, Ultrazeozon- oder Nivea-Ultra-
Präparate.

Eine gewisse Schutzwirkung gegen die Ultraviolettstrahlen oder eine Beein-flussung von Lichtdermatosen und lichtbeeinflußbaren Krankheiten läßt sich auch durch die neuen Antihistaminsubstanzen (GRYNBAUM, SALVA MIQUEL, SIMON) und durch Folsäure, Nicotinsäureamid und Pantothensäure (BRETT) erreichen. Das Problem der internen Behandlung der Lichtdermatosen ist aber bis heute nicht befriedigend gelöst worden.

B. Schädigungen durch ionisierende Strahlungen.

I. Allgemeines.

1. Die Grundvorgänge der biologischen Strahlenwirkung.

Nach heutigen Anschauungen besteht der Primärvorgang der biologischen Strahlenwirkung darin, daß die Strukturelemente des biologischen Gewebes — Zellen oder Zellverbände — von den einzelnen Energieeinheiten der Strahlung oder deren Folgeprodukten *getroffen* werden. Wenn genügend energiereiche Quanten einer elektromagnetischen Strahlung oder Teilchen einer Materiestrahlung auf biologische Materie auftreffen, dann übertragen sie ihre Energie auf Elektronen, die von den getroffenen Atomen oder Molekülen abgelöst werden. Bei einem solchen Vorgang werden die ursprünglich elektrisch neutralen Atome oder Moleküle in elektrisch geladene Atome bzw. Moleküle umgewandelt; man spricht dann nicht mehr von Atomen, sondern von Ionen. Der Vorgang selbst wird als *Ionisation* bezeichnet. Das herausgeschlagene Elektron kann nun seinerseits, je nach der seiner Energie entsprechenden Reichweite, weitere Atome längs seiner Bahn ionisieren. Nach der sog. *Treffertheorie* der biologischen Strahlenwirkung (siehe z. B. bei BLAU und ALTENBURGER, DESSAUER, GLOCKER, JORDAN, LEA, RAJEWSKY, SOMMERMEYER, TIMOFÉEFF-RESSOVSKY und ZIMMER) sind eine oder mehrere Ionisationen als primäres physikalisches Ereignis, als „Treffer", an-zusehen. Nicht jede Ionisation führt nun auch zu einem mikroskopisch oder makroskopisch beobachtbaren Ergebnis. Ein Teil der atomaren Vorgänge wird sofort wieder rückgängig gemacht und bleibt dann praktisch ohne jede Wirkung. In anderen Fällen werden als Folge des wirksamen Elektronendurchgangs durch einen strahlenempfindlichen Bereich weitere physiko-chemische Verände-rungen in dem getroffenen Gewebe in Gang gesetzt. Diese sind für das Auf-treten biologischer Strahlenwirkungen verantwortlich. Ein anderer Vorgang, der bei der Bestrahlung von biologischer Materie verursacht wird, ist die *Anregung* von Atomen oder Molekülen. Auch auf diesem Wege können Atomumlagerungen hervorgerufen oder gewisse Bindungen innerhalb einzelner Moleküle gelöst werden, doch ist nur wenig über ihre Bedeutung im Rahmen der Strahlenbiologie bekannt.

Der wesentliche physikalische Primärvorgang bei der Einwirkung einer energie-reichen Wellen- oder Korpuskularstrahlung dürfte also die Ionisation durch Elektronenstoß sein. Aus der Gleichheit der Primärvorgänge und der un-spezifischen Wirkung der einzelnen Ionisationen läßt sich folgern, daß keine prinzipiellen Unterschiede in der biologischen Wirkung der verschiedenen ionisierenden Strahlenarten bestehen können. Diese vielfach erhärtete Tatsache schließt aber keineswegs aus, daß Art und Umfang der biologischen Wirkung dann entscheidend beeinflußt werden können, wenn sich die einzelnen Strahlen-arten oder Strahlenhärten wesentlich in der räumlichen und zeitlichen Verteilung ihrer Ionisation unterscheiden. Im Gebiet unserer therapeutischen Röntgen-strahlen sind diese Unterschiede allerdings so gering, daß sie in praktischer Hinsicht keine Rolle spielen.

2. Die Kennzeichen der Strahlenwirkung.

Durch eine Bestrahlung mit energiereichen Strahlungen können die verschiedensten biologischen Wirkungen hervorgerufen werden. Sie treten oft als mikroskopisch erkennbare Veränderungen von Zellen oder Zellverbänden in Erscheinung. Dabei ist allerdings zu berücksichtigen, daß die feststellbaren strahleninduzierten Zellveränderungen nur das Endstadium einer Reihe von zellphysiologischen Vorgängen und mehr oder weniger komplexen Reaktionsprozessen darstellen, die aber im einzelnen schwer analysierbar sind. Abgesehen von diesen Vorgängen bietet es vielfach überhaupt Schwierigkeiten, Zellveränderungen funktioneller Natur nachzuweisen, besonders in jenen Fällen, in denen die morphologische Struktur und Lebensfähigkeit der Zelle gar keine oder eine kaum feststellbare Einbuße erleiden. Auch kann eine strahleninduzierte Veränderung nur vorübergehend (reversibel) sein. Eine Wiederholung der Bestrahlung kann dann allerdings zu irreversiblen Veränderungen, also zu einer Strahlenschädigung führen (Kumulationswirkung). Für die meisten Strahlenreaktionen ist es daher charakteristisch, daß sie nicht sofort während oder kurz nach der Bestrahlung in Erscheinung treten, sondern erst nach Ablauf einer verschieden langen Latenzzeit manifest werden. Die Dauer des symptomfreien Intervalls ist im wesentlichen von der Höhe der Strahlendosis und von der Strahlenempfindlichkeit des bestrahlten Gewebes abhängig. Im allgemeinen ist die Latenzzeit um so kürzer, je höher die Dosis und je empfindlicher die betroffenen Zellen sind.

Die morphologischen Veränderungen der bestrahlten Zelle äußern sich in erster Linie am *Zellkern*. Die Auswirkungen der Kernschädigung findet man sowohl in Zellen, die sich während der Bestrahlung in mitotischer Teilung befinden (Primäreffekt), als auch in Zellen mit Kernen in Teilungsruhe (Sekundäreffekt). Der Primäreffekt ist hauptsächlich ein physiologischer Effekt (LEA), bzw. eine unspezifische physiologische Störung; der Sekundäreffekt, d. h. die vor Beginn einer Mitose gesetzte Schädigung, ist als sog. Ruhekerngiftstörung aufzufassen (MARQUARDT).

Im *Primäreffekt* wird zuerst der Ablauf von Kern- und Zellteilung verlangsamt oder sogar unterbrochen, was sich in einem Absinken der Mitosehäufigkeit und einer Zunahme der Prophasen und Abnahme der Metaphasen äußert. Wir finden weiter Änderungen in der Oberflächenbeschaffenheit der Chromosomen, die zu Verklebungen und Verklumpungen der Kernelemente führen. Eine andere Gruppe von Kernstörungen umfaßt Anomalien des höchst sensiblen Spindelmechanismus. Auch strukturelle Veränderungen an den Chromosomen können eventuell schon im Primäreffekt auftreten. Das weitere Schicksal der stärker geschädigten Zellen besteht gewöhnlich in der Degeneration des Zellkerns und damit in der Nekrobiose und Nekrose der Zelle. Beim *Sekundäreffekt* wird der ruhende Zellkern von der Bestrahlung betroffen; jedoch ist an ihm morphologisch keine Reaktion festzustellen. Die Folgeerscheinungen bestehen hauptsächlich in Strukturveränderungen der Chromosomensubstanz, die in der früher oder später einsetzenden ersten Mitose sichtbar werden. Am häufigsten sind chromosomale Brüche (Fragmentationen); die einzelnen Bruchstücke können später auf verschiedene Weise wieder vereinigt werden. Außer diesen Kernvorgängen treten nach einer Bestrahlung auch Veränderungen des *Protoplasmas* und der *Zellmembran* in Erscheinung. Man beobachtet Aufhellungen oder Verdichtungen, hyaline, vacuolige und andere Entartungserscheinungen des Protoplasmas, die im allgemeinen als Folge einer Kernstörung aufzufassen sind. Falls sie isoliert nachweisbar sind, spricht dieser Befund nicht gegen eine eingetretene Kernschädigung, weil sich der Kern bereits erholt haben kann. Außer diesen hinreichend gut erfaßbaren Auswirkungen von Bestrahlungen darf die Bedeutung der bislang wenig erforschten Störungen aller übrigen Zellfunktionen — z. B. des Stoffwechsels, der Osmose oder Zellpermeabilität, der bioelektrischen oder anderen Vorgänge — nicht unterschätzt werden.

3. Unterschiede der Strahlenempfindlichkeit. Kombinationsschäden.

Jedem Kliniker ist die Tatsache geläufig, daß verschiedene Gewebe, Zellen oder Zellverbände bezüglich der Strahlenwirkung auffallende und variable Empfindlichkeitsunterschiede aufweisen. Diese vielfach bestätigte Erfahrung ist von einschneidender praktischer Bedeutung, einmal deswegen, weil Erfolg oder Mißerfolg der Strahlenbehandlung, z. B. einer bösartigen Geschwulst, in vielen Fällen einzig und allein davon abhängig ist, ob die Geschwulstzellen strahlenempfindlicher sind als das normale Gewebe, dessen Erhaltung Grundbedingung für jede Behandlung ist. Zum anderen läßt sich daraus ableiten, daß es eine einheitliche, für sämtliche biologischen Objekte gültige Zellschädigungsdosis gar nicht geben kann. Wenn eine bestimmte Zellart geschädigt oder zerstört werden soll, ist eine nur ihr eigentümliche *Wirkungsdosis* notwendig. Diese ist von Faktoren biologischer und physikalischer Art abhängig.

Aus prinzipiellen Gründen fällt es schwer, dem Wesen der „Strahlenempfindlichkeit" einen eindeutigen biologischen Inhalt zu geben. Das würde voraussetzen, daß alle Strahlenreaktionen und deren Ablauf im einzelnen genau bekannt sind. Das ist aber nur selten der Fall. Man wird sich daher zweckmäßig auf die Feststellung des *Zelltodes* als Ausgangspunkt für eine Beurteilung der verschiedenen Strahlenempfindlichkeit biologischer Objekte beschränken müssen und sogar darauf verzichten, zwischen einem „verzögerten" und einem „sofortigen" Zelltod zu unterscheiden (LANGENDORFF). Dadurch sind aber exakte Vergleiche der Strahlenempfindlichkeit zweier verschiedener Reaktionssysteme nicht möglich.

Tabelle 2. *Strahlenempfindlichkeit von gesunden Körpergeweben, geordnet nach abnehmender Empfindlichkeit.* (Nach DU MESNIL DE ROCHEMONT.)

Lymphgewebe, Knochenmark, Thymus	Lunge
Ovarien, Hoden	Abdominaldrüsen
Schleimhäute	Thyreoidea
Speicheldrüsen	Muskelgewebe
Haarpapille	Bindegewebe und Gefäße
Schweiß- und Talgdrüsen	Knorpel- und Knochengewebe
Epidermis	Ganglienzellen und Nerven.
Seröse Häute	

Bei den *verschiedenen biologischen Objekten* schwankt die Abtötungsdosis innerhalb weiter Grenzen. Die Lymphocyten der Milz werden bereits durch eine Bestrahlung mit wenigen Röntgeneinheiten (r)[1] letal geschädigt. Für 3 Std alte Drosophilaeier beträgt die Strahlendosis, durch die 50% aller bestrahlten Individuen abgetötet werden (Halbwertdosis), rund 200 r; bei Drosophilalarven sind dagegen 1300 r, bei den ausgewachsenen Taufliegen sogar rund 100000 r notwendig. Die meisten Bakterien und vor allem Sporen, z. B. des Milzbrands, sind noch erheblich strahlenresistenter. Auch die *einzelnen* normalen *Körper-*

---

[1] Das Röntgen ist die Menge von Röntgen- oder γ-Strahlung, die in je 1,293 mg Luft (1,293 mg ist die Masse von 1 cm³ trockener atmosphärischer Luft bei 0° C und einem Druck von 76,0 cm Quecksilbersäule) so viel Ionen erzeugt, daß die insgesamt von ihnen weggeführte Elektrizitätsmenge eine elektrostatische Einheit beträgt. Das entspricht bei einer Elementarladung von $4,8 \cdot 10^{-10}$ ESE etwa $2,1 \cdot 10^9$ Ionen je Kubikzentimeter Luft.

gewebe, die sich in ihrer Herkunft, Art und Struktur unterscheiden, weisen eine verschiedene Strahlenempfindlichkeit auf. Die Tabelle 2 gibt eine Übersicht über die Strahlensensibilität verschiedener Gewebe, geordnet nach abnehmender Strahlenempfindlichkeit. Danach wird verständlich, daß Geschwülste, die von den verschiedenen Geweben ausgehen, ebenfalls eine verschiedene Ansprechbarkeit auf Strahleninsulte besitzen können.

Zahlreiche Beispiele lassen sich für die differente Strahlenempfindlichkeit der *einzelnen Entwicklungsstufen von Zellen gleichen Ursprungs* erbringen. So ist z. B. bekannt, daß die Spermatogonien eines Hodens auf einen Strahleninsult stärker reagieren als alle übrigen Elemente der spermatogenen Reihe. Ebenso gibt es innerhalb der Geschwülste, selbst wenn sie gleichen Ursprungs sind oder sogar den gleichen Zelltyp aufweisen, deutliche Unterschiede.

Die *einzelnen Strukturelemente* der Zelle reagieren ebenfalls keineswegs einheitlich. Gewisse Beobachtungen sprechen nämlich dafür, daß das Protoplasma bei weitem weniger empfindlich ist als der Zellkern. Hier sind es in erster Linie das Chromatin bzw. die Chromosomen, deren besondere Strahlensensibilität letzten Endes die Beeinflußbarkeit der gesamten Zelle bestimmt. Auch innerhalb eines Chromosoms treten die strahleninduzierten Veränderungen nicht mit gleicher Häufigkeit auf. Das gleiche gilt für die Reaktionen der elementarsten Struktureinheiten der Zelle, der Gene. Wir wissen heute aus der Tier- und Pflanzengenetik, daß es Gene gibt, die nach einer Bestrahlung besonders leicht mutieren, während bei anderen die Mutationshäufigkeit sehr gering ist.

Über die Strahlenempfindlichkeit eines biologischen Objekts entscheidet häufig der *physiologische Zustand* der bestrahlten Strukturen. Besonders nachhaltig ändert sich die Strahlenempfindlichkeit von Zellen beim Eintritt in die *Mitose*. Daraus läßt sich folgern, daß die Strahlensensibilität eines Gewebes im allgemeinen um so mehr zunimmt, je lebhafter die Fortpflanzungsvorgänge der Zelle sind und je stärker gerade diese betroffen werden. Mit anderen Worten: die Widerstandsfähigkeit gegen Strahleneinflüsse wächst gewöhnlich mit dem „Alter" der Zellen, d. h. mit der Überschreitung eines bestimmten Differenzierungsgrades. Damit stimmt auch die strahlentherapeutische Erfahrung überein, daß die Strahlenempfindlichkeit der Haut bei Kindern wesentlich größer ist als bei Erwachsenen. Alte Menschen scheinen noch weniger empfindlich zu sein.

Vielfach wird die Strahlenempfindlichkeit eines biologischen Objekts durch gewisse Faktoren *physikalischer, physiko-chemischer* oder *chemischer* Art beeinflußt. Außer temperaturbedingten Änderungen der Strahlensensibilität sind es vor allem Veränderungen im Wasserhaushalt der Organismen, die zu Änderungen im Quellungszustand der Zellkolloide führen und dadurch Unterschiede im strahlenbiologischen Verhalten der betroffenen Strukturen hervorrufen können. In ähnlicher Weise können chemische Substanzen bzw. Medikamente die Strahlenempfindlichkeit erhöhen, und zwar sowohl bei äußerer wie auch bei innerer Anwendung. Zu diesen chemischen Stoffen gehören insbesondere Brom-, Jod-Gold-, Silber- und Kupferpräparate, ferner Kalium- und Ammoniumsalze sowie Salvarsan, Chinin und Insulin. Es ist durchaus denkbar, daß einige Salze auf dem Wege über eine vermehrte Strahlenabsorption die Röntgenempfindlichkeit zu verstärken vermögen. Aus diesem Grunde wurde auch immer wieder versucht, eine physikalische Sensibilisierung des Gewebes mit chemischen Mitteln durchzuführen. Praktische Bedeutung hat diese Methode der Gewebssensibilisierung indes nicht erlangt. Dagegen besitzt die Anämisierung der Haut mittels Adrenalin einen gewissen praktischen Wert. Die verminderte Durchblutung der Haut bedeutet eine Abnahme der Strahlenempfindlichkeit, wie man sie z. B. auch bei der Milz nach Unterbindung der zuführenden Blutgefäße findet. Eine Zunahme der Strahlenempfindlichkeit des Thymus von Meerschweinchen läßt sich nach intraperitonealer Injektion von Trimethylammoniumchlorid, ebenso nach Verabreichung von Cholinchlorid feststellen (LANGENDORFF). Auch mit Porphyrinen ist eine Empfindlichkeitssteigerung gegen Röntgenstrahlen zu erzielen. TROSTLER beobachtete eine erhöhte Strahlensensibilität bei Porphyrinämie und Porphyrinurie, die durch Verabreichung von Barbitursäurepräparaten hervorgerufen waren.

Die Strahlenempfindlichkeit der *hyperämisierten* Gewebe ist eine allen Strahlentherapeuten bekannte Tatsache. Ein heißes Vollbad genügt bereits, um die Strahlensensibilität gegen Röntgenstrahlen erheblich zu steigern. Das gleiche gilt für die Vorbehandlung mit Ultrakurzwellen oder mit Diathermie. In allen diesen Fällen handelt es sich um *exogene* Einflüsse, welche Veränderungen der biologischen Reaktionen in der Zelle hervorrufen und diese in einen dem Strahleninsult gegenüber labileren Zustand versetzen (HOLTHUSEN). Man bezeichnet solche Strahlenschäden, bei denen die erhöhte Sensibilisierung der Gewebe durch Hinzutreten einer exogenen Schädigung chemischer oder physikalischer Art zustande kommt, als *Kombinationsschäden* (WINTZ, LOSSEN).

Vielfach liegt die Ursache einer erhöhten Strahlenempfindlichkeit in *endogenen*, aus dem Krankheitsgeschehen selbst stammenden Faktoren. Am eindrucksvollsten und leichtesten verständlich sind diejenigen Fälle von Strahlenempfindlichkeit, wie sie bei den verschiedensten Hautaffektionen, selbst einige Zeit nach Abklingen des Hauptprozesses beobachtet werden können. Daraus ergibt sich eine Parallele zu dem Verhalten der Haut bei wiederholten Bestrahlungen, die ebenfalls eine Steigerung der Empfindlichkeit bedingen. Man hat in diesen Fällen von *Kumulationsschäden* gesprochen. Aber auch bei andersartigen, den Gesamtorganismus stark in Mitleidenschaft ziehenden Erkrankungen wird eine erhöhte Strahlensensibilität beschrieben. Beispiele dieser Art sind die BASEDOWsche und die ADDISONsche Krankheit, Diabetes, Nephritis, infektiöse Erkrankungen und septische Zustände. Schwieriger liegt die Situation bei dem Versuch, konstitutionelle Momente in Beziehung zur Strahlenempfindlichkeit zu bringen. Gesetzmäßige Verhältnisse lassen sich in dieser Richtung jedenfalls nicht feststellen.

Die Schwankungen in der Strahlenempfindlichkeit von Zellen und Zellverbänden haben ihre Ursache offensichtlich in komplexen Vorgängen, die möglicherweise bei den einzelnen biologischen Strahlenreaktionen verschieden sind. In vielen Fällen finden sie durch das Vorliegen äußerer oder innerer Ursachen ihre Erklärung. Von wesentlicher Bedeutung für das Ausmaß der Strahlenwirkung ist zweifellos die Art der Strahlenverabreichung. Dabei ist vor allem die Bestrahlungsdauer (kurzzeitig oder protrahiert) und die Fraktionierung der Dosis ebenso wie die Wellenlänge der benutzten Strahlung von entscheidendem Einfluß auf die Größe des strahlenbiologischen Effekts. Alle genannten Ursachen reichen aber andererseits nicht aus, um die erstaunlich großen individuellen Unterschiede in der Reaktionsfähigkeit biologischer Objekte, insbesondere solcher gleicher Herkunft und gleicher Art, auf ein und denselben Strahlenreiz zu erklären. Hier bieten jedoch die Vorstellungen der Treffertheorie eine Erklärungsmöglichkeit. Die Treffertheorie fordert für das Zustandekommen eines strahlenbiologischen Effekts das Vorhandensein eines strahlenempfindlichen Bereichs in der Zelle und die Erzeugung einer oder mehrerer Ionisationen in diesem Bereich als primär wirksames physikalisches Ereignis. Es ist naheliegend, anzunehmen, daß Größe und Struktur des Treffbereiches durch die verschiedensten Faktoren exogener und endogener Art verändert und dadurch Unterschiede der sich später manifestierenden Strahlenreaktion hervorgerufen werden können. Aus der Bedeutung des physikalischen und biologischen Zeitfaktors läßt sich schließen, daß auch die Zahl und die Wirkungswahrscheinlichkeit der Treffer sowie deren zeitliche Aufeinanderfolge einen entscheidenden Einfluß auf das Ausmaß der strahlenbiologischen Wirkungen auszuüben vermögen (LANGENDORFF).

Praktisch ergibt sich für den Strahlentherapeuten hieraus die Forderung, vor Einleitung der Behandlung sich darüber klar zu werden, ob und in welchem Umfange nach dem Gesundheitszustand des Patienten mit einer veränderten Strahlenempfindlichkeit zu rechnen ist. Während der Behandlung sind alle Faktoren exogener und endogener Art weitgehend auszuschalten, sofern sie für eine Verminderung der Toleranz des gesunden Gewebes in Betracht kommen. In manchen Fällen wird es sich nicht vermeiden lassen, daß unerwünschte Nebenwirkungen auftreten. Diese werden dann in Kauf genommen werden müssen, wenn ihr Ausmaß in einem richtigen Verhältnis zu der Schwere des zu behandelnden Grundleidens steht.

4. Allgemeinbiologische und genetische Strahlenschäden.

Zu den grundsätzlichen Erkenntnissen über die schädigende Wirkung ionisierender Strahlungen gehört die gesicherte Tatsache, daß hinsichtlich der Schädigungsart zwei gänzlich voneinander verschiedene Effekte beobachtet werden können, nämlich: 1. die allgemeinbiologischen Strahlenschädigungen, die durch direkte Beeinflussung der physikalischen und chemischen Vorgänge in den lebenden Zellen zustande kommen, und 2. die genetischen Strahlenschäden, die das Kernchromatin der Geschlechtszellen betreffen und auf dem Wege über die Mutationsauslösung in den Chromosomen zu Änderungen des Erbgutes führen.

In die Gruppe der *allgemeinbiologischen* Strahlenschäden gehören alle Strahleneinwirkungen, deren Folgereaktionen in den Zellen oder Organen eines Organismus bei Verabreichung kleiner Dosen nicht immer erkennbar sind, bei größeren Dosen im Sinne eines therapeutischen Effekts und bei sehr großen Dosen toxisch wirken. Bei vielen allgemeinbiologischen Strahlenwirkungen ist zu berücksichtigen, daß der Grad der biologischen Folgereaktionen einer bestimmten Dosis je nach der Art der Verabreichung verschieden sein kann, weil lebendes Gewebe in gewissen Grenzen die Fähigkeit besitzt, Schädigungen seines inneren Aufbaues durch Gegenreaktionen wieder auszugleichen. Viele dieser Strahlenreaktionen besitzen daher einen *Schwellenwert*, unterhalb dessen die Reaktion auf den primären Strahleninsult durch Erholungsvorgänge stark abgeschwächt, ja sogar vollkommen überwunden werden kann.

Bei der Mannigfaltigkeit der allgemeinbiologischen Schäden unterscheidet man zweckmäßig zwischen lokalen und Allgemeinschäden. Unter *lokalen* Schäden verstehen wir strahlenbedingte Veränderungen z. B. der Haut und ihrer Anhangsgebilde, der Verdauungsorgane, der blutbildenden Organe, der Geschlechtsorgane usw. Sie können unmittelbar nach dem Insult, mitunter auch erst nach Ablauf vieler Tage, Monate oder Jahre in Erscheinung treten. Die chronischen lokalen Schädigungen entarten mitunter zu bösartigem Wachstum, wie insbesondere die „Berufskrebse" der Radiologen eindrucksvoll gezeigt haben. Auch die als lokale Erscheinung zu wertende Lungeninduration, die z. B. als Folge von Radiumvergiftungen in Radiumbergwerken beobachtet wird und klinisch unter dem Bilde einer Lungenfibrose verläuft, führt zuweilen zur Entstehung von Lungenkrebs. Es ist jedenfalls als sicher anzusehen, daß alle ionisierenden Strahlungen unmittelbar oder auf Kombinationsreize hin maligne Neubildungen hervorrufen können. Dabei können alle Arten von Strahlungen — α-Strahlen, β-Strahlen, γ-Strahlen, Positronen-, Neutronen-, harte und weiche Röntgenstrahlen — durch einen ganz massiven, aber unspezifischen Reiz im Sinne der Krebserzeugung wirksam sein. Da allen diesen Effekten, deren Entstehung vom getroffenen

Substrat abhängig ist, der gleiche Mechanismus, nämlich die Bildung von Ionen durch Sekundärelektronen, zugrunde liegt, werden diese Krebsbildungen häufig als *Elektronenkrebse* (SCHINZ) bezeichnet.

Die *Allgemeinschäden* bestehen in einer Schädigung der gesamten Körperverfassung. Man beobachtet alle Stadien einer Körpervergiftung (Intoxikation), die man in ihrer akuten Form als „Röntgenkater" bezeichnet, angefangen vom leichten Kopfschmerz und einer Beeinträchtigung des Allgemeinzustandes mit Übelsein, Erbrechen, Schwindel und Schwächegefühl bis zum fortschreitenden Siechtum. Objektiv sind häufig mehr oder weniger schwere Schädigungen des Blutes und des blutbildenden Systems, Gewichtsabnahme, niedriger Blutdruck, Stoffwechselstörungen oder andere Schädigungen nachzuweisen. In den meisten Fällen handelt es sich dabei um Veränderungen, die eine länger dauernde, manchmal sich über viele Jahre erstreckende Einwirkung durch ionisierende Strahlungen zur Voraussetzung haben.

Strenggenommen gehören zu den allgemeinbiologischen Schäden auch die sog. *Fruchtschädigungen.* Gewisse Beobachtungen beim Menschen und Experimente an höheren Tieren deuten darauf hin, daß die reifende Frucht in allen Stadien der embryonalen Entwicklung geschädigt werden kann. Die Schädigung manifestiert sich bei dem heranwachsenden Embryo in dem Auftreten von Wachstumsstörungen oder Mißbildungen. Diese Entwicklungsstörungen machen sich gewöhnlich aber erst nach einer Reihe von Zellteilungen bemerkbar.

Grundsätzlich anders als bei den allgemeinbiologischen Strahlenwirkungen liegen die Verhältnisse bei den *genetischen* Strahlenschäden. Wir wissen heute, daß z. B. nach Röntgenbestrahlung der Keimzellen gehäuft erbliche Veränderungen der Gene und der Chromosomen — *Mutationen* — als unmittelbare und direkte Strahlenfolge auftreten können, wobei der Prozentsatz der hervorgerufenen Erbänderungen bei den Genmutationen der verabreichten Dosis proportional ist (MULLER, TIMOFÉEFF-RESSOVSKY). Diese können zu qualitativen und quantitativen Veränderungen der verschiedensten Organe und Organsysteme oder funktionellen Leistungen eines Organismus führen. In der Mehrzahl der Fälle handelt es sich um *pathologische* Merkmalsformen, d. h. um Krankheiten oder Anomalien im medizinischen Sinne. Nur selten führt eine Mutation auch einmal zu einer Merkmalsform mit positivem Selektionswert. Im allgemeinen beeinträchtigen die Mutationen jedoch irgendwie die Lebenstüchtigkeit des Organismus und verringern somit den biologischen Wert ihrer Träger. Fast jede Erbänderung ist also gleichbedeutend mit einer Erbschädigung. Da die meisten durch ionisierende Strahlungen hervorgerufenen Mutationen recessiv sind, werden die erblichen Veränderungen niemals am bestrahlten Individuum selbst, in der Regel auch nicht bei den unmittelbaren Nachkommen des Betroffenen nachweisbar sein. Nach den Vererbungsgesetzen werden sie vielfach erst in späteren Generationen in Erscheinung treten, falls 2 Träger einer entsprechenden Mutation sich miteinander paaren. Die Wahrscheinlichkeit für das Auftreten eines derartigen Ereignisses ist unter *normalen* Bedingungen verhältnismäßig sehr gering. Dagegen fällt der Einfluß der ionisierenden Strahlen auf die Mutationsrate innerhalb einer Durchschnittspopulation schwerer ins Gewicht. Aus den Gesetzmäßigkeiten, denen die strahleninduzierte Mutabilität folgt, läßt sich ableiten, daß es keine unterschwellige Dosis oder untere Grenzintensität gibt, bei der Mutationen nicht mehr erzielt werden können. Auch kleinste und verdünnteste, anscheinend unschädliche Dosen sind wirksam, sofern sie ihren Wirkungsort erreichen. Im Gegensatz zu den wenigstens in gewissen Grenzen restituierbaren allgemeinbiologischen Strahlenwirkungen vollzieht sich der genetische Effekt jeder Art kurzwelliger Strahlen auf der Grundlage von direkten, normalerweise nicht reversiblen Veränderungen der Kernstrukturen, die aus einem stabilen Zustand in einen anderen, ebenfalls stabilen Zustand überführt werden. Diese veränderten, in der Regel absolut endgültigen Formen werden nach den Vererbungsgesetzen von Generation zu Generation weitergegeben. Es gibt keinen Erholungsfaktor für die veränderte Gen- oder Chromosomenstruktur. Bei wiederholter Anwendung addiert sich auch die Wirkung der einzelnen Strahlendosen, und zwar summieren sich die einzelnen Mutationen nicht nur im Laufe der Individualentwicklung, sondern auch innerhalb aller folgenden Generationen.

Außer den rein genetischen Schädigungen wird man auch mit morphologischen und funktionellen Störungen des Organismus rechnen müssen, die zwar gleichfalls als Folge von Keimzellveränderungen anzusehen sind, jedoch *ohne* Beteiligung der Erbsubstanz zustande kommen. In diesen Fällen wird — vielfach zu Unrecht — von Erbschädigungen gesprochen, obgleich es sich dabei nicht um erbliche Veränderungen, sondern lediglich um eine Schädigung gewisser Keimzellsubstanzen und deren Übertragung auf die nächste Generation handelt. Diese modifikatorisch bedingten oder „parakinetischen" Störungen kann man unter dem Begriff der *Keimschädigungen* zusammenfassen. In vielen Fällen wird fraglos die Entscheidung, ob eine Schädigung der Erbmasse oder anderer in der Zelle gelegener Stoffe vorliegt, schwer sein, zumal wir annehmen müssen, daß Vererbungssubstrat und Protoplasma zueinander in komplizierter Wechselbeziehung stehen, über die wir uns heute noch keinen rechten Begriff machen können. Möglicherweise wird eine Anzahl von primären Amenorrhoen, Fertilitätsstörungen, Sterilitäten oder auch das Auftreten von Fehlgeburten nach Bestrahlung der Beckenorgane mit derartigen Keimschädigungen in ursächlichen Zusammenhang zu bringen sein.

II. Schädigungen durch Röntgenstrahlen.

1. Allgemeinwirkungen.

Außer den mannigfachen Veränderungen, die an einzelnen Organen und Geweben unter dem Einfluß der Röntgenstrahlen entstehen, pflegt nach Durchstrahlung eines größeren Körperbezirkes, nach Verabfolgung hoher Strahlendosen und insbesondere nach einer Ganzkörperbestrahlung (s. Kapitel IV) ein eigentümlicher Symptomenkomplex allgemeiner Krankheitserscheinungen aufzutreten, der als *Röntgenkater* (GAUSS) oder als *Allgemeinintoxikation* (HOLTHUSEN) bezeichnet wird. Für das Auftreten, die Intensität und die Dauer der Krankheitserscheinungen ergibt sich eine gewisse Abhängigkeit von der verabreichten Volumdosis; in sehr hohem Grade ist diese allgemeine Strahlenreaktion jedoch auch von der Reaktionsbereitschaft des Organismus abhängig.

Die Störungen des Allgemeinbefindens zeigen sich zunächst in *subjektiven* Beschwerden. Schon während oder bald nach der Bestrahlung treten Kopfschmerzen, Schwindel, Müdigkeit, Appetitlosigkeit und Hinfälligkeit auf. Bei stärkerer Allgemeinstörung gleicht das Krankheitsbild durchaus einer Seekrankheit. Es kommt zu heftiger Nausea mit Erbrechen, das bei großer Empfindlichkeit des Kranken über Tage andauern kann. Häufig finden sich Störungen von seiten des Verdauungskanals, wie Durchfälle und Tenesmen; seltener treten Fieber und Schüttelfrost auf. Kardiovasculäre Erscheinungen wie Tachykardie, Arrhythmie, Atemnot oder Blutdruckabfall, ja selbst schock- und kollapsartige Zustände können gelegentlich das Krankheitsbild beherrschen. Die individuellen Schwankungen in der Stärke der Reaktion sind außerordentlich verschieden; während

ein Teil der Kranken schon nach schwacher Bestrahlung ein schweres Zustandsbild zeigt, bleibt ein anderer selbst bei Verabfolgung hoher Dosen symptomfrei.
Auch der zeitliche Ablauf der Allgemeinreaktion und ihrer einzelnen Symptome
ist von Fall zu Fall äußerst wechselnd. Besonders starke Erscheinungen treten
nach Bestrahlung der Bauchorgane, besonders der Oberbauchgegend, oder sehr
strahlenempfindlicher Gewebe (lymphatischer Apparat, große Sarkome, leukämische Gewebe) auf. Die Dauer eines Röntgenkaters schwankt daher je nach
der wirksamen Dosis und der Empfindlichkeit des Betroffenen zwischen einigen
Stunden und mehreren Tagen oder Wochen. Bei einer Fraktionierung der Dosis
werden die Allgemeinerscheinungen schnell geringer, so daß bei geeigneter Dosisverteilung sehr hohe Dosen ohne stärkere Allgemeinreaktion vertragen werden.

Gleichzeitig mit den subjektiven Beschwerden findet man mehr oder
weniger einheitliche, in ihrer Stärke sehr schwankende Veränderungen der
humoralen und cellulären Zusammensetzung der Körperflüssigkeit, insbesondere
des *Blutes*. So treten nach einer Bestrahlung Verschiebungen im Wasser- und
Albumin-Globulingehalt des Blutes auf (HÖHNE und KÜNKEL). Ferner kommt
es vielfach zu einer nach kurzem hypoglykämischem Intervall auftretenden
Hyperglykämie, zu Veränderungen im Lipoid-, besonders im Cholesterinhaushalt
(HUBERT), weiter zu Ionenverschiebungen, bei welchen meist einem Na-, Ca-,
Cl- und P-Verlust eine Zunahme von K gegenübersteht (ADLER, JUGENBURG,
KROETZ). Das Säure-Basengleichgewicht ist ebenfalls verändert; einer initialen
Acidose folgt nach einigen Tagen eine Alkalose (DUSTIN). Trotz zahlreicher Unter-
suchungen ist man aber bislang zu keiner genauen Kenntnis der nach einer
Bestrahlung im Organismus sich abspielenden physiko-chemischen Veränderungen
gelangt (SOBERMANN). Die Formelemente des Blutes erfahren infolge direkter
und indirekter Strahlenwirkungen vielfache Veränderungen. Der konstanteste
Befund ist eine initiale Abnahme der Leukocyten, der innerhalb weniger Stunden
eine Leukocytose folgt. In einer späteren 3. Phase erfolgt ein längere Zeit
anhaltendes Absinken der Leukocytenzahl, das auf eine direkte Schädigung der
blutbildenden Gewebe zurückzuführen ist. Während auch bei den strahlenresi-
stenteren Erythrocyten mehrphasige Schwankungen beobachtet worden sind,
zeigt die Thrombocytenzahl keine eindeutigen Veränderungen. Sehr wechselnd
ist das Verhalten der Blutkörperchensenkungsgeschwindigkeit. Beschleunigungen
oder Verlangsamungen derselben kommen regellos vor. Nach größeren Strahlendosen ist die Blutgerinnung verzögert (SEITZ und WINTZ); Schwachbestrahlung
kann dagegen den Gerinnungsvorgang beschleunigen. Eine Reihe der genannten
Veränderungen, insbesondere die Ionenverschiebungen, lassen sich als Folge einer
Änderung der Reaktionslage des vegetativen Nervensystems deuten, wobei
vagische und sympathische Erregbarkeitsänderungen nebeneinander herlaufen.
Am meisten entspricht jedoch das klinische Bild der Allgemeinreaktion nach
Röntgenbestrahlung einer Steigerung der *vagischen* Erregbarkeit (DIETEL und HUG).

Während man früher die Ursache der Allgemeinreaktion in den in Röntgenbetrieben vorkommenden Nitrosegasen oder auch in elektrostatischen Aufladungen
gefunden zu haben glaubte, dürfte es sich nach neueren Anschauungen zweifelsfrei
um ein *toxisches* Zustandsbild als Folge der Strahlenabsorption handeln. Im
einzelnen hat man die Ursache der Katererscheinungen wohl in denjenigen
stofflichen Veränderungen zu suchen, die sich als Ausdruck einer allgemeinen
Zellschädigung unter dem Einfluß der Röntgenstrahlen entwickeln. Nach
HOLZKNECHT soll es infolge des Auftretens von hochmolekularen Eiweißabbauprodukten zu einer Eiweißtoxikose kommen. Am ehesten dürfte die Allgemeinintoxikation auf das Freiwerden von Zerfallsprodukten der Zellsubstanz während
der Bestrahlung, insbesondere auf *Histamin* und histaminähnliche Körper aus der

Reihe der Nucleotide und Nucleoside (sog. H-Substanzen) zurückführbar sein (ANZILOTTI, ELLINGER). Jedenfalls deuten die veränderte pharmakologische Wirksamkeit von bestrahltem Blut (ZIPF, BEUTEL), die Verschiebungen in seiner physiko-chemischen und morphologischen Zusammensetzung ebenso wie verschiedene klinische Symptome auf das Vorliegen einer Proteinkörper- bzw. Histaminwirkung hin. Nach WEICHERT führen die toxischen Zellzerfallsprodukte zu einer relativen Nebenniereninsuffizienz, wodurch gewisse addisonähnliche Symptome des Krankheitsbildes verständlich werden. Erwähnt sei besonders die weitgehende Übereinstimmung der Bestrahlungseffekte mit den Befunden und Symptomen, die SELYE unter der Bezeichnung „general adaption syndrome" zusammengefaßt hat. Jede Bestrahlung entfaltet nicht nur lokale Wirkungen, sondern ist auch im Sinne SELYEs als unspezifischer Reiz aufzufassen. Die „alarm reaction" als Antwort des Körpers auf eine Belastung, der er weder qualitativ noch quantitativ angepaßt ist, ist ein Ausdruck der Nebennierenrindenfunktion. Eine besondere Auffassung vom Wesen des Röntgenkaters vertritt STURM, der in den allgemeinen Krankheitserscheinungen den Ausdruck einer cerebralen Anaphylaxie infolge endogener Allergisierung im Sinne akuter Hirnstammreaktionen sieht, etwa analog den akuten Erscheinungen des Hitzschlages, des Sonnenstichs und Verbrennungsschocks. Mehrfach ist auf die Möglichkeit einer bakteriell-toxischen Entstehung der allgemeinen Röntgenreaktion infolge strahlenbedingter Darmfloraveränderungen und erhöhter Penetrierbarkeit der Darmwand hingewiesen worden (JUGENBURG, KISSILEW), doch dürfte die Deutung des Krankheitsbildes als Autointoxikation (MANZINI) nur bei direkter Strahlenschädigung des Magen-Darmsystems in Betracht zu ziehen sein. Eine Übersicht über die Pathogenese der „Strahlenkrankheit" gibt CRONKITE.

Da insbesondere bei einzeitiger Durchstrahlung eines größeren Körpergebietes mit einer hohen Dosis eine ausgeprägte Allgemeinreaktion auftritt, kann man eine weitgehende Milderung des Röntgenkaters dadurch erreichen, daß man unnötig große Volumdosen und eine Mitbestrahlung der empfindlichen Oberbauchgegend vermeidet und fraktionierte, auf möglichst kleinem Raum konzentrierte Bestrahlungen verabfolgt. Entsprechend der Mannigfaltigkeit der Allgemeinveränderungen sind die zu ihrer Behebung empfohlenen Mittel recht zahlreich. Eine ätiologische Therapie des Röntgenkaters gibt es nicht. Neben den bekannten Mitteln gegen Seekrankheit, wie Peremesin (STINGL, KUHN) oder Nautisan sind zur Bekämpfung der vegetativen, insbesondere der vagischen Störungen vor allem Sympatol (MÜLLER), Cardiazol-Ephedrin, Pervitin (DIETER) oder Calcium empfohlen worden. Weiter werden Kochsalzinfusionen zur Behebung mineralischer Störungen, das Cholesterinpräparat Colsil (HUMMEL) zur Hebung des Cholesterinspiegels und Leberextrakte (DIETEL) oder Insulin zur Steigerung des Entgiftungsvermögens der Leber und Beruhigungsmittel wie Pernocton (SCHRÖDER) oder Brom- und Baldrianpräparate mit mehr oder weniger Erfolg angewendet, ohne daß mit diesen Mitteln eine allen Fällen gerecht werdende Behandlung gewährleistet wäre. Ein brauchbares Therapeuticum scheint das von WEICHERT empfohlene Nebennierenrindenhormon Desoxycorticosteron zu sein, mit dem eine sehr schnelle Beseitigung des Katers möglich ist. Ein kausal wirkendes Mittel ist nach KEPP das Nicotinsäureamid, wobei diesem B-Vitamin bei der Entgiftung der durch den Eiweißzerfall entstehenden toxischen Substanzen in der Leber eine maßgebliche Rolle zukommen soll. Anscheinend kann durch den gesamten Vitamin B-Komplex ein besonders günstiger Einfluß auf die Entgiftungsfunktion des Körpers erzielt werden (STADTMÜLLER). Wieweit die synthetischen Antihistaminsubstanzen einen wesentlichen Fortschritt in der Therapie des Röntgenkaters bedeuten (FETZER und WERLE), bleibt abzuwarten.

Der *Röntgenkater* stellt in der Regel eine vorübergehende Allgemeinreaktion dar, die unbedingt zu den *reversiblen* Röntgenschädigungen gehört. Trotzdem verdienen die Allgemeinerscheinungen eine aufmerksame Beachtung, da sie in stärkeren Graden die Widerstandskraft des Körpers herabmindern und Heilungsvorgänge erheblich beeinträchtigen können. In seltenen Fällen, bei schwächlichen oder durch die Grundkrankheit geschwächten Patienten, können sie einen sehr schweren Charakter annehmen und in einen Zustand chronischen Siechtums, in die *Röntgenkachexie* übergehen (MARTIN und ROGERS). Die Kranken weisen dann auch schwerste irreparable Schädigungen auf; unter dem Zeichen eines allgemeinen Marasmus, darniederliegender Organfunktionen und schwerer aplastischer Anämie endet das Leiden meist tödlich. Besonders gefährdet sind anämische Kranke, welche die durch die Strahlen zusätzlich hervorgerufenen Blutschädigungen nicht überwinden können.

2. Haut.

Naturgemäß sind Haut und Deckgewebe des Körpers in erster Linie einer Schädigung durch Röntgenstrahlen ausgesetzt. Zahlenmäßig stehen deshalb die Strahlenschäden der Haut an erster Stelle; sie sind auch klinisch und experimentell am besten erforscht. Während die Strahlenempfindlichkeit der echten Mausergewebe (Blutbildungsapparat und Hoden) so groß ist, daß das Parenchym elektiv, ohne Beeinflussung des Stromas zerstört werden kann, ist die Strahlensensibilität der Haut in bezug auf seinen mausergewebigen, epithelialen Anteil geringer, so daß sich die zu dessen Alteration nötigen Dosen bereits am Bindegewebe des Coriums und der Subcutis und an den Gefäßen auswirken. Der Reaktionsablauf an der Haut stellt aus diesem Grunde eine komplexe Wirkung aus den Reaktionen der einzelnen Hautelemente dar, wobei es infolge Überlagerung dieser Reaktionen oft schwierig ist, primäre und sekundäre Strahlenwirkungen zu unterscheiden.

Die sichtbare Strahlenreaktion an der Haut ist durch das Vorherrschen *entzündlicher* Prozesse gekennzeichnet, deren schwächste Grade als *Erythem*, deren stärkere dagegen als regelrechte *Strahlendermatitis* in Erscheinung treten; sie haben in jedem Fall eine Pigmentierung im Gefolge. Diese Reaktionsform ist im wesentlichen nur für die Haut charakteristisch und selbst bei den Schleimhäuten viel geringer ausgeprägt; an den inneren Organen manifestiert sich die Strahlenwirkung vorwiegend in Form degenerativer Prozesse.

Die unkomplizierte Röntgenreaktion der Haut pflegt trotz großer individueller und regionärer Schwankungen (BORAK) in einzelnen Phasen abzulaufen. Grob betrachtet findet man, daß kurz nach der Bestrahlung eine flüchtige erythematöse *Frühreaktion* eintritt, die nach einer dosisabhängigen Latenzzeit von einer, in ihrer Dauer ebenfalls dosisbedingten beständigeren erythematösen *Hauptreaktion* gefolgt ist, deren Rötung dann kontinuierlich in ein Pigmentstadium übergeht. Wie zuerst MIESCHER gezeigt hat, stellt die Röntgenreaktion jedoch ein viel ausgeprägteres *rhythmisches* Phänomen dar. Das Erythem pflegt periodisch in einzelnen Wellen zu verlaufen. Der Normaltypus der Rötungskurve besteht aus 3 Rötungswellen, welche in Abständen von einer bis mehreren Wochen aufeinanderfolgen. Die erste Welle setzt zwischen dem 1. und 4. Tag, die zweite zwischen dem 8. und 22. Tag, die dritte zwischen dem 34. und 51. Tag ein (MIESCHER; GLOCKER, HAYER und JÜNGLING). Die dritte Welle, die Hauptwelle, ist am stärksten ausgeprägt. Dieser typische Rötungsablauf findet sich sowohl bei schwachen als auch bei stärkeren Reaktionen; doch können bei schwacher Reaktion — häufig ohne Einfluß auf die Latenzzeit der übrigen Wellen — ein oder zwei Wellen (meistens die zweite) ausfallen oder bei intensiver Strahlenreaktion mehrere Wellen zusammenfließen, wobei jedoch nur selten die periodische Gliederung der Reaktion verlorengeht. Das zeitliche Einsetzen der Erythemwellen, das Verhältnis ihrer Stärke und der Grad der Rötung sind individuell sehr unterschiedlich und unterliegen daher starken Schwankungen (GLOCKER, HAYER und JÜNGLING). Weiter kommen ausgeprägte Tagesschwankungen der Rötung mit einem Minimum am Morgen, einem Anstieg am Spätnachmittag und einem Abfall gegen Mitternacht vor.

Die Röntgenstrahlen haben ebenso wie das Licht einen ausgesprochenen Einfluß auf die *Pigmentfunktion* der Haut. Schon sehr geringe Strahlenmengen vermögen die Pigmentbildung anzuregen und zu einer Hautbräunung zu führen. Die Pigmentierung kann selbständig auftreten, ohne daß klinisch ein Erythem vorausgegangen ist; selten scheint eine Rötung ohne anschließende Pigmentierung aufzutreten, wobei es sich dann meist um pigmentarme Integumente handelt. Die Stärke der Pigmentierung ist abhängig von der Dosis, so daß die Bräunung nach schwachen Dosen oft übersehen wird. Die Pigmentierungskurve zeigt in ihrem zeitlichen Verlauf und in ihrer Intensität eine weitgehende Anlehnung an die Rötungskurve (MIESCHER), so daß jeder Rötungswelle eine Pigmentwelle nachfolgen kann. Da jedoch meist nur 1, seltener 2 oder 3 Reaktionsphasen zur Pigmentierung führen, kann das zeitliche Auftreten derselben in weiten Grenzen schwanken. Eine ausgeprägte Pigmentierung pflegt vorwiegend der *letzten* Erythemwelle zu folgen. Die Pigmentierung hält im allgemeinen sehr lange an; schon schwache Dosen können eine monatelange Hautbräunung bewirken. Die im Anschluß an intensive Bestrahlungen auftretende Pigmentierung ist sehr beständig und bleibt vielfach jahrelang bestehen, wobei die pigmentierte Haut gegenüber Reizen verschiedenster Art eine erhöhte Empfindlichkeit besitzt.

Die Strahlenreaktion der Haut ist also vor allem eine *Gefäßreaktion* in Form eines rhythmisch in mehreren Wellen ablaufenden und streng lokalisierten entzündlichen Erythems, neben der eine ebenfalls rhythmisch ablaufende Pigmentierung einhergeht. Eine direkte Zerstörung durch die Strahlung betrifft vor allem die Epidermis. Man findet in ihr je nach der verabfolgten Dosis degenerative Veränderungen, die in Austrocknung, Abschilferung, Epilation oder in einer Zerstörung des Epithels (Epitheliolyse) bestehen. In der Cutis breiten sich nach Verabreichung hoher Dosen ulcerativ-nekrotische oder fibrös-schwielige Prozesse infolge schwerer degenerativer Gefäßveränderungen aus. Das *histologische* Bild der Röntgendermatitis, das besonders eingehend von MIESCHER untersucht worden ist, zeigt im Erythemstadium alle Zeichen einer hyperämischen Haut mit kräftiger Füllung der Plexus und Capillaren, besonders subpapillär. Während der Frühreaktion treten die ersten Zellveränderungen an der Keimschicht des Epithels und an den Haarfollikeln als Kernschwellung, Kernpyknose und Verwaschenheit der Zellgrenzen in Erscheinung; weiter entstehen perivasculäre Rundzelleninfiltrate und Leukocyteninfiltrationen in den Schweißdrüseninterstitien. Vielkernigkeit und Kernpolymorphie kennzeichnen die zweite Erythemwelle. Bei der dritten Welle finden sich regenerative Prozesse, besonders in der Cutis, neben ausgedehnteren, fleckförmigen Degenerationen. Die bindegewebigen Elemente regenerieren langsamer und weniger vollständig als die Epidermis. Schädigungen der Bindegewebszellen sind noch monate- und jahrelang nachweisbar.

Die dem Röntgenerythem zugrunde liegende Capillarerweiterung, die infolge vorwiegender Beteiligung subpapillärer Capillaren eine *düsterrote Farbe* bedingt, dürfte wie beim Ultravioletterythem eine sekundäre Strahlenreaktion darstellen; sie wird wahrscheinlich durch das Freiwerden von *Histamin* und *histamin*ähnlichen Stoffen (H-Substanzen) hervorgerufen (ELLINGER). Allerdings könnte die bald nach der Bestrahlung einsetzende Frühreaktion auf einen direkten Angriffspunkt der Strahlen an den Gefäßen selbst hinweisen (BORAK). Alle Erytheme sind jedoch von regressiven Zellveränderungen begleitet, deren Intensität dem Ablauf der Rötung entspricht. Auch der verschiedene zeitliche Ablauf des Röntgenerythems an Haut und Schleimhaut deutet darauf hin, daß die biologischen Eigenschaften des Epithels maßgebend für die Strahlenreaktion sind. Der wellenförmige Charakter der Hautreaktion kann durch einen zeitlich unterschiedlichen Reaktionsablauf in den verschiedenen Etagen der Haut erklärt werden. Wieweit eine direkte Strahlenwirkung auf die Endothelzellen oder auf die Nervenendigungen des vegetativen Nervensystems für die Erythembildung von Bedeutung ist (RICKER, GLAUNER), muß dahingestellt bleiben.

Die zur Erzielung einer typischen Erythemreaktion nötige Oberflächendosis beträgt bei Intensitäten zwischen 15 und 50 r/min und einmaliger Bestrahlung etwa 800 r. Die Erythemdosis hängt jedoch wesentlich von der zeitlichen Dosisverteilung und von der Strahlenqualität ab. Sie nimmt wahrscheinlich mit steigender Strahlenhärte zu, besonders im Gebiet der ultraharten Strahlen; dagegen scheint innerhalb des Strahlenbereichs von 80—180 kV ein Einfluß der Qualität auf die Erythemreaktion nicht vorhanden zu sein (HOLTHUSEN, GLOCKER). Aber auch Dosen unterhalb der Erythemgrenze dürfen nicht beliebig oft wiederholt werden, selbst wenn Monate oder Jahre zwischen den Bestrahlungen liegen. Die für die normale Haut erträgliche Gesamtdosis, die *Toleranzdosis*, beträgt nach den bisherigen Erfahrungen bei genügend starker Fraktionierung und größeren Feldern etwa 6000 r, bei der Kleinvolumenbestrahlung etwa 15000—20000 r, gemessen als Oberflächendosis.

Die Gewebsreaktion der Haut ist nach Bestrahlung mit Dosen, die unterhalb der Epitheliolysegrenze liegen, ein *reversibler* Prozeß, der gewöhnlich zur Restitutio ad integrum führt, also keine organischen oder funktionellen Dauerveränderungen hinterläßt. Nach voller Belastung der Haut können jedoch eine dauerhafte Pigmentierung, Pigmentverschiebungen und Teleangiektasien als sichtbare Symptome der Strahlenwirkung zurückbleiben. Selbst wenn diese nach Jahren verschwinden, bleibt zumeist eine gewisse funktionelle Minderwertigkeit der bestrahlten Haut gegenüber aktinischen, thermischen, chemischen oder anderen Reizen bestehen. Die *irreversiblen* Veränderungen der Haut, die eigentlichen *Röntgenschädigungen*, treten nach Überschreitung der Toleranzdosis auf. Die Strahlenwirkung nimmt dann einen gänzlich anderen Charakter an: die Reaktionsgrade verändern sich erheblich und der Rhythmus der einzelnen Reaktionsphasen wird atypisch. Eine vollständige Restitution der gesetzten Veränderungen ist meist nicht möglich. Es handelt sich um Krankheitsbilder, die allein durch die Strahlenwirkung bedingt sind und die keinerlei Zusammenhang mit den Grundkrankheiten aufweisen, welche die Indikation zur Bestrahlung abgaben.

Klinisch unterscheidet man *akute* und *chronische* Röntgenschädigungen der Haut. Die akuten Schäden, die sog. Röntgenverbrennungen, findet man nach einmaliger Überdosierung oder auch nach Verabfolgung größerer Strahlenmengen in kurzer Zeit. Die chronischen Hautschäden. die klinisch und anatomisch ein wesentlich anderes Bild bieten, entstehen als Folge monate- und jahrelanger Einwirkung sehr kleiner Strahlendosen. Sie sind überwiegend Berufskrankheiten, die durch Arbeiten in Röntgenbetrieben ohne ausreichenden Strahlenschutz erworben werden.

a) **Akute Schädigungen.** Die *akute Röntgendermatitis* wird nach HOLZKNECHT in 4 Grade eingeteilt, wobei die Übergänge fließend sind:

1. Die *Reaktion 1. Grades* äußert sich in einem Früherythem in den ersten Tagen nach der Bestrahlung. Nach 2—3 Wochen kommt es zu Haarausfall, Desquamation der Epidermis und leichter Pigmentierung. Nach verhältnismäßig kurzer Zeit erfolgt die glatte Abheilung.

2. Die *Reaktion 2. Grades*, die Dermatitis hyperaemica oder erythematosa, trägt den Charakter einer akuten Hautentzündung, die sich nach einigen Wochen entwickelt. Das entzündliche Erythem kann wochenlang bestehenbleiben. Die stark gerötete und ödematös geschwollene Haut erzeugt ein unangenehmes Hitze- und Spannungsgefühl. Neben der Schmerzhaftigkeit wird vor allem über Hautjucken und -brennen geklagt. Beim Übergang des Erythems in die ausgeprägte Pigmentierung kommt es oft zu einer follikulären Reaktion (Follikelschwellung). Ein temporärer Haarausfall erfolgt stets. An eine Abschuppung der oberflächlichen Hautschichten schließt sich meist eine völlige Wiederherstellung der Epidermis an.

3. Die *Reaktion 3. Grades*, die Dermatitis bullosa, entwickelt sich schon etwa eine Woche nach der Bestrahlung in der Form eines kräftig blauroten Erythems; unter heftigen Entzündungserscheinungen kommt es im Verlauf einiger Wochen unter Abhebung der Epidermis zu Bläschen- oder Blasenbildungen, zu Exsudation, Excoriation und Haarausfall. Auch die Haarpapillen, die Schweiß- und Talgdrüsen werden partiell zerstört. Die Dauer der akuten Entzündung beträgt etwa 6—12 Wochen. Auf der Höhe der Reaktion bestehen heftige Schmerzen. Die Abheilung erfolgt im Verlauf von Monaten unter Bildung einer atrophischen, haarlosen, trockenen und unelastischen Haut. Oft bleiben Narben zurück.

4. Die *Reaktion 4. Grades*, die Dermatitis gangraenosa, ähnelt einer thermischen Verbrennung 3. Grades. Sie stellt die heftigste der akuten Röntgenschädigungen dar. Nach einer Latenz von 2—8 Tagen entsteht ein anfangs juckendes, dann bald schmerzhaftes, düster-blaurotes Erythem. Unter fleckiger Verfärbung der Haut, Blasenbildung und Excoriation erfolgt schließlich eine Nekrose der Epidermis und größerer Abschnitte der Cutis. Die Hautdefekte erweitern sich häufig zu schmerzhaften, tiefgreifenden, torpiden Geschwüren mit scharfem Rand.

Für das Auftreten der *akuten Geschwürsbildung* läßt sich ebensowenig wie für die rein entzündlichen Hautschäden ein genauer Zeitpunkt angeben. Die Röntgenulcera entwickeln sich durchschnittlich 6—8 oder mehr Wochen nach der Bestrahlung. Die Ränder der Ulcerationen sind scharf begrenzt, stellenweise wie ausgestanzt, der Geschwürsboden ist bald trocken, bald sezernierend und mit dickem Schorf bedeckt. In der Regel bleibt der Prozeß monate- oder jahrelang stationär und trotzt jeder Behandlung. Meistens pflegt ein langsamer Vernarbungsvorgang einzutreten, der sich über Jahre hinzieht. Die zurückbleibenden strahligen Narben sind von einer papierdünnen pigmentlosen Haut überzogen. An den Rändern finden sich Teleangiektasien und eine fleckige Pigmentierung. Die Gefahr eines erneuten geschwürigen Zerfalls der Narben oder der Schädigung durch sekundäre Traumen ist groß.

Mit einem mehr oder weniger vollständigen Abklingen der akut-entzündlichen Erscheinungen sind die Folgewirkungen einer intensiven Bestrahlung keineswegs abgeschlossen. Allmählich, meist im Verlauf von mehreren Jahren, entstehen innerhalb der strahlengeschädigten Hautpartien chronisch-dystrophische Veränderungen progredienten Charakters, auf deren Boden sich dann neue Ulcerationen oder — weitaus seltener — maligne Wucherungen bilden können. Diese *Spätfolgen* einer Strahlenschädigung werden sowohl nach einmaliger Überdosierung als auch nach zu häufiger Bestrahlung mit kleineren Dosen beobachtet.

Die Spätveränderungen an der Haut präsentieren sich als *atrophische* und *hypertrophische* Prozesse der Epidermis. Während die Keimschicht verschmälert ist, kann die Hornschicht stark verdickt sein. Durch den Schwund der tieferen Epidermisschichten sieht die Haut weißlich und dünn aus. Die Oberfläche ist infolge des Unterganges der Talg- und Schweißdrüsen sehr trocken und rissig. Eine unregelmäßige Pigmentierung (Leukomelanodermie) gibt der Haut ein scheckiges Aussehen, besonders dann, wenn sich reichlich *Teleangiektasien* entwickeln. In der Cutis findet man in der Regel Quellungen und Strukturveränderungen der Bindegewebsfasern und degenerative Veränderungen an den Zellen und an den elastischen Fasern. Die atrophische haarlose Haut ist unelastisch und liegt meist unter dem übrigen Hautniveau. Die oft sehr spät und reichlich auftretenden Teleangiektasien sind ein Beweis für die schwere trophische Schädigung des intensiv bestrahlten Gewebes. In Hautpartien, die durch ein reichliches subcutanes Fettpolster ausgezeichnet sind, besonders am Kinn, bilden sich schon in den ersten Monaten nach der Bestrahlung *chronische ödematöse Schwellungen* des Coriums und des Subcutangewebes aus, die sich meist im Verlauf von 1—2 Jahren zurückbilden. Häufiger sind ödematös-schwielige Veränderungen des Unterhaut- und

Fettgewebes, die an eine Sklerodermie erinnern. Sie kommen bei Fettleibigen vor allem an der Bauchhaut vor und werden als *chronisch-induriertes Hautödem* (JÜNGLING, MÜHLMANN) oder als *Induration* (WINTZ) bezeichnet. Es sind blasse, derbe, schmerzlose Schwellungen, die im wesentlichen durch eine Schädigung der Lymphbahnen und des Fettgewebes zustande kommen. Die oft lange Zeit bestehenden Veränderungen können im Laufe eines oder mehrerer Jahre zur regelrechten Verschwielung des Gewebes, zu Ernährungsstörungen und auch zu sekundärer Geschwürsbildung führen.

Als sog. ,,*Spätschädigungen*" können sich innerhalb der chronisch-atrophischen Haut ebenfalls *Ulcerationen* ausbilden, und zwar vornehmlich in Hautfalten oder unmittelbar von Knochen benachbarten Hautpartien (ISELIN, KELEN, FLASKAMP). Die Schädigung des Bindegewebs- und Gefäßapparates und die damit verknüpften trophischen Störungen bilden die Voraussetzung für ihre Entstehung. Die Haut ist dann gegen alle Reize überempfindlich. Schon durch kleinste Verletzungen kommt es unter Schwellung und Entzündung zu umschriebenen Nekrosen, aus denen torpide Geschwüre mit geringer Heilungstendenz hervorgehen können. Diese *Spätulcera* mit ihrem charakteristischen graugelben, trockenen oder eitrigen Grund und den sklerotisch verdickten, steilen Rändern sind überaus schmerzhaft und oft progressiv. Sie rezidivieren leicht und können über Jahre bestehenbleiben. In seltenen Fällen entarten die Geschwüre maligne. Diese Spätschädigungen der Haut treten in keinem zeitlichen Zusammenhang mit der Bestrahlung auf. In der Mehrzahl aller Fälle dürften sie als *Kombinationsschäden* (WINTZ) aufzufassen sein.

b) Chronische Schäden. Gegenüber den akuten Röntgenschädigungen bieten die chronischen Schäden, die durch fortgesetzte Wirkung kleiner, an sich unbedeutender Dosen durch Kumulierung über Monate und Jahre zustande kommen, ein wesentlich anderes Bild. Das beinahe ausschließliche Vorkommen der chronischen Hautschäden bei Röntgenärzten, -technikern und -arbeitern zeigt, daß es sich vornehmlich um Berufsschädigungen handelt.

Die bevorzugte Lokalisation der als *chronische Röntgendermatitis* bezeichneten Schädigungen ist die Hand (besonders Hand- und Fingerrücken), die beruflich am meisten den Strahlen ausgesetzt ist; andere Körperpartien werden nur selten betroffen. Die charakteristischen Veränderungen entwickeln sich allmählich, ohne daß es vorher zu akut-entzündlichen Erscheinungen an der Haut kommt (KÖHLER, DOHAN und KIENBÖCK, UNNA). Die Haut verliert langsam ihre Elastizität, sie wird trocken, spröde und rissig. Die Epidermis verdickt sich, die Haare fallen aus, die Funktion der Schweiß- und Talgdrüsen ist gestört. Die Nägel werden brüchig und rissig. Die atrophische Haut ist außerordentlich empfindlich gegen Reize aller Art. Im weiteren Verlauf nimmt die Atrophie zu, wodurch die Beweglichkeit der Gelenke eingeschränkt und ein unangenehmes Spannungsgefühl erzeugt wird. Schließlich bilden sich Teleangiektasien, Hyper- und Depigmentationen sowie schmerzhafte Rhagaden. Charakteristisch ist das Auftreten zahlreicher Hyperkeratosen, die sich in Form diffuser Verhornung oder umschriebener Warzen präsentieren. In den Spätstadien der Erkrankung bilden sich Geschwüre, die klinisch den Röntgengeschwüren nach akuter Dermatitis gleichen. Die chronische ,,Röntgenhaut", die bis in Einzelheiten an ein Xeroderma pigmentosum erinnert und weitgehend einer ,,Landmannshaut" entspricht, entwickelt sich langsam im Laufe von 10—15 Jahren. Sie ist therapeutisch unbeeinflußbar und bildet in ihrer hyperkeratotischen oder ulcerösen Form den Boden für eine maligne Entartung (*Röntgenpräcancerose*).

Es ist eine tragische Tatsache, daß sich auf dem Boden einer röntgengeschädigten Haut bisweilen bösartige Geschwülste entwickeln können. Die gefürchtetste aller Spätschädigungen ist daher mit Recht der *Röntgenkrebs*. Das erste Röntgen-carcinom bei einem jungen Techniker, der 4 Jahre hindurch seine Hände als Test benutzt hatte, teilte FRIEBEN bereits 1902 mit. Seitdem sind im in- und auslän-dischen Schrifttum eine Anzahl weiterer Fälle bekannt geworden (siehe z. B. bei HESSE, HALBERSTAEDTER, KRAUSE, HOLTHUSEN und ENGLMANN, GRÜTZMACHER, POHL, WITWER und LEUCUTIA). Die Zahl der Röntgenkrebse ist aber sicherlich größer, als es den Statistiken nach erscheint, sowohl bei den beruflich erworbenen als auch bei den nach therapeutischen Bestrahlungen beobachteten Geschwülsten.

Der Röntgen*beruf*skrebs ist, wie die vielen tragischen Fälle der Röntgen-pioniere beweisen, meist ein primär multipler Hautkrebs und findet sich über-wiegend an Händen und Vorderarmen. Die Cancerisierung findet nie in gesunder Haut, sondern stets in dem Bereich einer chronischen Röntgendermatitis mit ihren charakteristischen präcancerösen Veränderungen statt. Voraussetzung für die röntgeninduzierte Geschwulstbildung ist eine erhebliche Strahlenschädigung. Das Röntgencarcinom ist somit keine primäre Reaktion auf eine Röntgenbestrah-lung, sondern vielmehr das Endstadium einer chronischen Röntgenschädigung, die durch jahrelanges berufliches Arbeiten in einem Röntgenmilieu erworben wurde. Zusätzliche Hautschädigungen (etwa durch Desinfektion mit Jod oder Sublimat, durch Arsenmedikation, durch Psoriasis u. a.) dürften nicht selten für eine frühzeitige Krebsentstehung oder einen schnelleren Krankheitsverlauf prädisponierend sein. Aber trotz individueller Momente, die bei dieser Krebs-entstehung eine Rolle spielen mögen, dürfte es Strahlendosen geben, die wohl bei jedem und in jedem Alter eine Geschwulst entstehen lassen.

Vom Röntgenberufskrebs ist der Strahlenkrebs nach *therapeutischer* Anwen-dung der Röntgenstrahlen zu unterscheiden. Meist handelt es sich dabei um solitäre Hautcarcinome, die sich im Bereich der röntgenbestrahlten Haut langsam entwickeln. Auch in diesen Fällen ist eine erhebliche Strahlenschädigung, die sich entweder in Form narbiger oder atrophischer Veränderungen mit Pigment-verschiebung und Teleangiektasien oder als chronisches Röntgenulcus äußert, Voraussetzung für die Krebsentstehung. Die Zahl der bis 1942 bekannt gewor-denen Röntgenkrebse infolge therapeutischer Strahleneinwirkung hat GRÜTZ-MACHER mit 148 angegeben; doch dürfte diese in Wirklichkeit größer sein. Trotz-dem ist der Röntgenkrebs nach Strahlenbehandlung eine sehr seltene Erkrankung, worauf schon frühzeitig HOLTHUSEN hingewiesen hat. Die Mehrzahl der beob-achteten Fälle ist auf langdauernde intensive oder unsachgemäße Bestrahlungen gutartiger Erkrankungen zurückzuführen (LÜDIN, MÜLLER, POHL, KRUCHEN, GRÜTZMACHER u. a.). Nur ausnahmsweise sind Röntgenkrebse nach einmaliger Bestrahlung mitgeteilt worden (POHL). Bei den Lupuscarcinomen ist es vielfach strittig, ob sie spontan aufgetreten oder durch strahlentherapeutische Maßnahmen ausgelöst worden sind. In vereinzelten Fällen ist ferner die Entstehung von *Sarkomen* in röntgengeschädigten hautnahen Gewebspartien beobachtet worden (DEUTICKE, AUERBACH und Mitarbeiter). Röntgensarkome (vgl. S. 228) gehen jedoch sehr häufig von den gelenknahen Knochen aus und entstehen überwie-gend nach Bestrahlung eines tuberkulösen Grundleidens (ALIUS, KÜTTNER, HELLNER).

Der Röntgenkrebs der Haut ist seinem histologischen Aufbau nach ein ver-hornendes Plattenepithelcarcinom. Wie bei jeder Krebsentstehung aus bekannter Ursache, so ist auch für diesen eine lange Latenzzeit die Regel, die je nach Alter, Hautzustand und Dosierung zwischen einigen Jahren (siehe z. B. bei HELLNER) und 2—3 Jahrzehnten schwanken kann. Die strahlentherapeutisch induzierten Geschwülste entwickeln sich anscheinend schneller als die Berufskrebse, was vermutlich auf die verschiedene Intensität der Straleneinwirkung zurückzuführen ist (LACASSAGNE). Von GRÜTZMACHER wird für erstere ein Durchschnitt von 17 Jahren angegeben. Die Frage, ob eine Geschwulstbildung durch Strahleneinwirkung ausgelöst worden ist, ist infolge der langen Latenzzeit nur dann eindeutig beantwortbar, wenn die Bestrahlung zu nachgewiesenen Hautschädigungen und deren Folgeerscheinungen (Brückensymptome) geführt hat. Den Hautcarcinomen entsprechend zeigt der fast immer ulcerierende Röntgenkrebs eine geringe Neigung zur Metastasierung. Eine Ausbreitung über den Primärherd hinaus erfolgt anfangs vorwiegend in den Nervenscheiden; tritt schließlich doch eine Metastasierung in die Lymphknoten ein, so breitet sich die Carcinose schnell auch in den inneren Organen aus. Alle Röntgenkrebse sind durch ihre schlechte therapeutische Beeinflußbarkeit ausgezeichnet.

Die zahlreichen Beobachtungen aus der menschlichen Pathologie ebenso wie die tierexperimentellen Untersuchungen über die cancerogene Wirkung der Röntgenstrahlen (siehe z. B. bei K. H. BAUER) lassen es heute als gesichert erscheinen, daß diese — wie ionisierende Strahlungen überhaupt — grundsätzlich bösartige Geschwülste zu erzeugen vermögen (siehe die zusammenfassende Darstellung von BRUES). Auf die Frage, in welcher Weise die Röntgenstrahlung auf eine normale Körperzelle oder einen Zellkomplex wirkt, so daß die Umwandlung in Geschwulstzellen erfolgt, läßt sich jedoch bis heute keine befriedigende Antwort geben. Es muß dahingestellt bleiben, inwieweit die Krebszellenentstehung rein somatisch-mutativ auf der Trefferwirkung der Strahlung beruht (K. H. BAUER). Kennzeichnend für die Geschwulstentstehung nach Röntgenbestrahlung ist aber das Vorhandensein einer nachweisbaren Gewebsschädigung durch die Strahlenanwendung und eine mehr- bis vieljährige Latenzzeit zwischen Bestrahlung und Krebsbildung. Es liegt daher durchaus nahe, die strahleninduzierte Geschwulstentstehung als regeneratorische Fehldifferenzierung nach langjähriger, durch die Bestrahlung ausgelöster Regeneration im Sinne FISCHER-WASELS zu betrachten. Sehr häufig wird bei der Strahlenkrebsentstehung ein Zusammenwirken *mehrerer* cancerogener Noxen — eine Syncarcinogenese — anzunehmen sein.

Die Wirkung der Röntgenstrahlen auf die *Anhangsgebilde* der Haut ist bereits in anderem Zusammenhang erwähnt worden. Die Haarfollikel zeichnen sich durch ihre große Strahlensensibilität aus; das zeigen besonders die ausgeprägten und früh auftretenden Degenerationserscheinungen. Nach Dosen von 300—500 r werden die Follikel so stark geschädigt, daß nach etwa 3 Wochen die Haare ausfallen (PENDERGRASS und MAHONEY). Diese Epilation ist allerdings reversibel; im Laufe von etwa 2 Monaten beginnen junge Haare zu wachsen. Höhere Dosen führen zu schwereren Störungen des Follikelwachstums und bewirken einen dauernden Haarverlust. Die Schweiß- und Talgdrüsen sind etwas weniger empfindlich, doch werden sie durch einmalige oder wiederholte, in der Nähe der Hauttoleranz liegende Dosen fast immer zur Degeneration gebracht. Bei therapeutischer Anwendung der Röntgenstrahlen zur temporären Epilation oder Hemmung der Drüsenfunktion ist somit Vorsicht geboten, um Dauerschädigungen zu vermeiden.

Die *Prognose* aller schwereren Röntgenschädigungen ist im Hinblick auf die erhöhte Empfindlichkeit der geschädigten Gewebe für jegliche anderen Reize und die damit verbundene Gefahr von Kombinationsschäden noch Jahre nach Abklingen der akuten Röntgenreaktion stets mit Vorsicht zu stellen. Fast immer hat man mit einem sehr langen Krankheitsverlauf zu rechnen.

Die *Therapie* kann im wesentlichen nur eine symptomatische sein. Allen Hautschädigungen — mit Ausnahme der leichten, nach kurzer Zeit spontan abklingenden — ist gemeinsam, daß sie eine schlechte Heilungstendenz aufweisen und sich gegenüber therapeutischen Maßnahmen recht refraktär verhalten. Auf die zahlreichen Behandlungsmethoden kann hier nicht eingegangen werden. Spezialliteratur siehe bei FLASKAMP, WOLFRAM u. a. Bei leichten Erythemen genügt die Anwendung von Talkum oder Puder; bei den mäßigen Schädigungsgraden hat sich eine milde Salbenbehandlung unter Vermeidung aller Adstringentien am besten bewährt (Radermasalbe, Nivea-Creme, Lanolin, Borsalbe). Beim Röntgen- carcinom und auch bei hartnäckigen chronischen Ulcerationen bietet nur die radikale operative Entfernung durch frühzeitige Excision weit im Gesunden eine Aussicht auf Erfolg. In Anbetracht der therapeutischen Schwierigkeiten ist besonderer Wert auf eine ausreichende Prophylaxe zu legen.

3. Muskulatur.

Die Strahlenempfindlichkeit der *quergestreiften* und *glatten* Muskulatur ist gering. Sehr empfindlich ist das Muskelgewebe jedoch gegenüber Schädigungen seines nutritiven Apparates, so daß die praktische Strahlenempfindlichkeit des Muskels derjenigen des Gefäß-Bindegewebsapparates entspricht. BADE fand nach Verabreichung verschieden hoher, unterhalb der Toleranzdosis der Haut liegender Strahlendosen weder morphologisch-histologisch nachweisbare Schädigungen der quergestreiften Muskulatur, noch Veränderungen im Kreatin-Kreatininhaushalt, die auf strahlenbedingte Muskel-Stoffwechselstörungen hingewiesen hätten. Dennoch dürften akute und langsam abklingende Muskelentzündungen, die sich als derbes und schmerzhaftes Infiltrat darstellen und im Anschluß an die Haut- reaktion auftreten, als Bestrahlungsfolge vorkommen (FRANK). Größere Strahlen- insulte führen nach Untersuchungen von ENGLMANN und anderen Autoren (s. bei BADE) zu charakteristischen degenerativen Veränderungen, die an der glatten Muskulatur offenbar am ausgeprägtesten in Erscheinung treten. Die Strahlen- wirkung äußert sich vor allem in Zellkernveränderungen (Quellung, Pyknose), in Vacuolisierung des Plasmas und schließlich in einer Zerstörung der contractilen Substanz, die bei der quergestreiften Muskelfaser den Verlust der Querstreifung nach sich zieht und die zur Atrophie der Muskelfaser oder sogar zu vollständiger Nekrose führt. Auch durch alleinige Strahlenschädigung des Gefäß-Bindegewebs- apparates kann es zu derartigen degenerativen Muskelveränderungen kommen.

In seltenen Fällen können Röntgenbestrahlungen von Mediastinaltumoren zu Parenchymschädigungen am *Herzmuskel* und zu Veränderungen seines interstitiellen Bindegewebes führen (SCHWETZER, FLASKAMP, WERTHEMANN). Bei beträchtlicher Strahleneinwirkung findet man zuweilen das Bild einer schweren, nicht-entzündlichen diffusen Myokarddegeneration, autoptisch eine braune Atrophie des Herzmuskels (FAUST, ENGELMANN). Dauerschäden kommen auch durch interstitielle Fibrose oder hyaline bzw. fettige Degeneration der Muskelfasern mit Nekrosebildung zustande (THIBAUDEAU und MATTICK). Klinisch können sich diese Strahlenschädigungen des Herzmuskels in einem Absinken des Blutdrucks auf subnormale Werte, in erhöhter Frequenz, in Blässe und Cyanose und in fast völligem Schwinden der Ausschläge im Elektrokardiogramm äußern.

4. Knorpel und Knochen.

Infolge ihrer Gefäßlosigkeit und ihres fehlenden Regenerationsvermögens besitzt die *Knorpel*substanz im allgemeinen eine geringe Strahlenempfindlichkeit. Immerhin können die Wachstumszonen des Knorpels schon nach Bestrahlung mit kleinen, noch nicht erythemerzeugenden Dosen in ihrer Entwicklung be- einträchtigt werden. Beim reifen Knorpel manifestiert sich ein Strahlenschaden vorwiegend im Perichondrium in Form einer primären Röntgenperichondritis oder in der Verstärkung einer bereits bestehenden Tumorperichondritis (ZÖLLNER); erst indirekt, auf nutritivem Wege und meist unter Mitwirkung traumatischer oder infektiöser Prozesse entstehen als Spätschädigung Knorpelnekrosen, wie man sie etwa nach Kehlkopfbestrahlungen besonders an den Aryknorpeln sieht (JÜNGLING, WESSELY, ZÖLLNER, NELSON). Nicht die Knorpelsubstanz selbst, sondern das ernährende Gefäß-Bindegewebssystem mit seiner gegenüber Knorpelgewebe weitaus geringeren Toleranzdosis stellt den wesentlichen Angriffspunkt der Strahlen dar.

Wie jedes wachsende Gewebe kann auch der jugendliche *Knochen* durch Röntgenbestrahlung in seinem Wachstum geschädigt werden. Vor allem sind es die Wachstumszonen des Knochens, deren Entwicklung eine starke Hemmung erfährt. Kleine Strahlendosen bewirken nur ein verspätetes Auftreten der Knochenkerne. Ausgedehnte Versuche an jungen Säugetieren (PERTHES, FÖRSTERLING, KRUKENBERG) beweisen, daß mit großen Dosen hochgradige und meist zu bleibenden Knochenverkürzungen führende Entwicklungsstörungen des wachsenden Skeletsystems hervorgerufen werden können. BAUNACH fand histologisch bei Wachstumsschädigungen eine mangelhafte Ausbildung der Verknöcherungszonen und der Markräume. Die Atrophie der bestrahlten Knochen hat meist grobe Struktur- und Funktionsänderungen im Skeletsystem zur Folge.

Das Auftreten von definitiven Wachstumsstörungen bei Kindern nach therapeutischen Extremitäten- oder Thoraxbestrahlungen ist lange bekannt. Die Störungen äußern sich im Zurückbleiben des Gliedmaßenwachstums oder in einer Unterentwicklung der bestrahlten Thoraxhälfte (BECK, JÜNGLING, HALBERSTÄDTER, HAENISCH, FRANTZ, MONTAG). Die Veränderungen pflegen um so stärker zu sein, je näher der bestrahlte Herd an den Knochenepiphysen liegt.

Das Skelet des Erwachsenen weist eine beträchtliche Strahlenindifferenz auf. Entscheidend für eine Schädigung des Knochens ist jedoch die Toleranz des zum Knochen gehörenden Bindegewebes. Über eine Gefäßverödung und eine fibröse Degeneration des Knochenmarks, die bereits nach mehrmaliger Verabreichung therapeutischer Dosen auftreten können, erfolgt die Bildung herdförmiger Knochennekrosen. Die Nekrotisierung ist also im wesentlichen durch eine Ernährungsstörung der Knochensubstanz infolge einer mit entzündlichen Vorgängen einhergehenden Strahlenschädigung des Endosts und Periosts bedingt; doch können auch die spezifischen Bauelemente des Knochens direkt geschädigt und damit das Gleichgewicht zwischen Knochenanbau und -abbau gestört werden, wie es die im Anschluß an die Röntgenbestrahlung auftretende Osteoporose und das Schwinden der Osteoblasten und Osteoclasten beweisen (ZÖLLNER, IMMENKAMP). In vielen Fällen dürften die Nekrosen als Kombinationsschaden aufzufassen sein, da das Hinzutreten von Infektionen oder Traumen in dem resistenzlos gewordenen Bestrahlungsgebiet ihre Entstehung außerordentlich begünstigt. Charakteristisch ist die langsame Entwicklung der Osteoradionekrosen. Wenn keine Anforderungen an den Knochen gestellt werden, bleiben sie über Monate oder Jahre reaktionslos liegen und treten erst bei der langsam erfolgenden Sequestrierung als „Spätschaden" in Erscheinung.

Neben Osteoradionekrosen und Spontanfrakturen der Rippen nach Bestrahlung von Mammacarcinomen (EGGS, STELLER, STEINGRÄBER, FRIEDMANN) sind vor allem schwere Kieferschädigungen im Anschluß an die Strahlenbehandlung intraoraler Krebse beobachtet worden (PERTHES, WATSON, ZWERG, ESSER, SALMAN, RYFFEL). Die Resistenzlosigkeit des strahlengeschädigten Knochens macht sich besonders im Kieferbereich geltend, wo ein Zusammentreffen mit infektiösen Schädigungen (Schleimhautulcera, cariöse Zähne) leicht gegeben ist. Auch die nicht selten beobachteten Spontanfrakturen des Schenkelhalses, die durchschnittlich etwa ein Jahr nach Bestrahlung z. B. eines Uteruscarcinoms auftraten (BAENSCH, HIGHT, PHILIPP, DALBY, MacDOUGALL, SCHIFFBÄUMER, OKRAINETZ, BAKER, TRUELSEN, KIRCHHOFF und IMHOLZ), sind auf eine Strahlenschädigung des Femur zurückzuführen. Im frakturierten Knochengebiet findet man histologisch nekrotische Herde, Obliteration und Sklerosierung der Gefäße, Schwund des Knochenmarks und Verschmälerung der Trabekel. Diese Spontanfrakturen kommen wegen Sekundärinfektionen und besonders wegen mangelhafter Callusbildung selten zur Heilung.

Als nicht ganz seltene und äußerst schwerwiegende Spätfolge einer intensiven Röntgenbestrahlung des Knochens haben die im Anschluß an therapeutische Bestrahlungen beobachteten *osteogenen Sarkome* zu gelten (siehe bei CAHAN und Mitarbeitern, SPITZ und HIGINBOTHAM). Wie auf S. 224 bereits erwähnt wurde, sind die gelenknahen Sarkome meist nach Bestrahlung tuberkulöser Prozesse gesehen worden, so daß hier die wirkliche Ursache der Sarkomentstehung nicht immer klar erkannt werden kann.

Die *Zähne* sind in voll ausgebildetem Zustand sehr strahlenresistent, im Gegensatz zum wachsenden Zahngewebe, das eine erhebliche Strahlenempfindlichkeit aufweist. Bereits intrauterine Strahlenschädigungen vermögen Wachstumshemmungen auszulösen. Ein Strahleninsult an jugendlichen Zähnen führt durch Schädigung der Odontoblasten zu Wachstumsstörungen, wobei besonders das Wurzelwachstum betroffen ist. Bei den Zahnerkrankungen, die nach Röntgenbestrahlung der Mund- und Rachengegend in mehr oder minder starkem Grade auftreten (LEIST, DEL REGATO), dürfte es sich um direkte und indirekte Strahlenschädigungen handeln. Eine nach Monaten oder Jahren auftretende typische Bestrahlungsfolge an fertigen Zähnen ist (neben Schmelzdefekten und Dentinverfärbung) vor allem eine Randcaries, die oberflächlich am Zahnhals beginnt, sich flächenhaft ausbreitet und häufig mit Amputation endet. LÜDIN und MÜLLER fanden ferner nach Verabreichung hoher Dosen einen eigentümlichen Zerfall der Zahnkrone und eine bindegewebige Degeneration der Pulpa, weiterhin einen ausgeprägten Odontoblastenschwund. Eine Strahlenschädigung des Periodontiums kann zu Zahnausfall und zu Kiefernekrose führen.

5. Respirationsorgane.

Am *Kehlkopf* wirkt sich ein Strahlenschaden besonders ernst aus. Zwar gleichen die Strahlenreaktionen der Schleimhaut weitgehend denen, die auch an Haut und Unterhaut auftreten, doch birgt die gewebliche Besonderheit des Kehlkopfes stets die Gefahr eines Glottisödems und einer Perichondritis mit allen ihren Folgen in sich. Die rasch abklingende Frühreaktion (nach 24—48 Std) verläuft unter dem Bilde einer Laryngitis sicca und äußert sich in Heiserkeit und Trockenheit des Halses; ausnahmsweise findet man Kehlkopfödeme. Bei der nach einer Latenz von 3 Wochen folgenden Hauptreaktion entstehen je nach der Dosierung reversible oder irreversible Schädigungen. An der Schleimhaut treten leichte oder schwere Entzündungen mit oft starkem Ödem, fibrinösen Belägen und Schwellungen der regionären Lymphknoten auf. Eine Überdosierung hat tiefgreifende Schleimhautzerstörungen, Gefäßschädigungen und die Bildung echter Röntgenulcera zur Folge. Am verhängnisvollsten sind die Spätschädigungen am Kehlkopf, die *Knorpelnekrosen*, die bereits im vorangehenden Abschnitt genannt wurden. Lange nach dem Abklingen der akuten Bestrahlungsbeschwerden flackern erneut entzündliche Prozesse mit Ödemen und hartnäckigen Ulcerationen auf, wobei es zur Abstoßung kleiner Knorpelsequester kommt. Die größte Gefahr bei der Sequestrierung ist das Auftreten einer Aspirationspneumonie. Nicht selten führen solche Spätschädigungen unter einem septischen Bild oder infolge Marasmus zum Tode. Nach Abstoßung der Knorpelnekrosen kann es auch allmählich zur Heilung kommen. Charakteristisch ist der sich über mehrere Jahre erstreckende langsame Heilungsverlauf.

Bei der Bestrahlung von intrathorakalen Tumoren oder Mammacarcinomen ist eine Mitbestrahlung des nur wenig strahlenempfindlichen *Lungen*gewebes meist unvermeidlich. Wieweit dadurch akute Schädigungen des Lungenparenchyms bewirkt werden, ist nicht bekannt; doch dürften — in Analogie zu experimentellen Befunden — schnell vorübergehende und umschriebene pneumonische Infiltrationen, die sich klinisch nur in katarrhalischen Symptomen äußern, nicht selten sein (ENGELSTAD). In Tierversuchen (so z. B. von LÜDIN und WERTHEMANN) wurden bereits bei mäßigen Dosen auffallende und schwere Lungenveränderungen beobachtet. Über anfängliche Hyperämie und Ödem, über Desquamation und seröse Exsudation entwickelten sich im bestrahlten Gewebe umschriebene oder konfluierende bronchopneumonische Prozesse und eitrige Bronchitiden oder — bei höheren Dosen — auch lobärpneumonische Bilder (KARLIN und MOGILNITZKY). Die pneumonischen Infiltrationen klangen entweder schnell ab oder erwiesen sich als sehr beständig und pflegten dann in eine chronisch-indurierende Pneumonie überzugehen. LÜDIN hat ferner an Bronchialepithelien nach Bestrahlung Wucherungserscheinungen und autonomes Wachstum beobachtet.

Als typische Spätfolge einer Lungenbestrahlung mit hohen Dosen wurde von WINTZ ein auffälliges Krankheitsbild, die *Lungeninduration*, beschrieben, anscheinend ein Analogon zu dem chronisch-indurierten Hautödem und den Schwielenbildungen im subcutanen Gewebe. ENGELSTAD hat den zur Lungenverschwielung führenden Reaktionsablauf histologisch analysiert. Die Gewebsveränderungen bestehen vor allem in einer diffusen Alveolarfibrose ohne Zeichen einer Pneumonie und in einem fibrösen Ödem des Stützgewebes, ferner in Gefäß- und Alveolarwandveränderungen hyaliner Art (WARREN, BAUER, VOEGT). Klinisch kommen bei einer solchen Verschwielung, die schon einige Monate nach der Bestrahlung auftreten kann, Reizhusten, Atemnot, veränderter Klopfschall und verschärftes Atmen im indurierten Gewebsgebiet zur Beobachtung. Oft finden sich katarrhalische Geräusche. Das Röntgenbild zeigt diffuse oder herdförmige, fleckige Verschattungen wie bei einer karnifizierenden Pneumonie. Auf den Hilus beschränkte Indurationen stellen sich röntgenologisch nach Art einer Tumorlunge oder ähnlich einer zentralen Pneumonie dar (HENKEL). Nach Monaten kommt es zur Rückbildung des Prozesses; oft aber bleibt eine ausgesprochene Lungenfibrose bestehen, die zu Schrumpfungsvorgängen mit Mediastinalverziehungen, Pleuraadhärenz und Dyspnoe führen kann.

An der *Pleura* (wie auch am Perikard und Peritoneum) kann nach überstarker Bestrahlung ebenfalls eine Schwielenbildung als Folge fibrinöser Entzündungen auftreten (FAUST, FLASKAMP).

6. Verdauungsorgane.

Der Ablauf einer Strahlenreaktion an der Schleimhaut von *Mund, Zunge* und *Oesophagus* erfolgt erheblich schneller und stürmischer als an der äußeren Haut, obwohl in den Erscheinungsformen der Entzündung kein Unterschied besteht. Die Schleimhautreaktion ist in der Regel abgeklungen, wenn die Hauptreaktion an der Haut ihren Höhepunkt erreicht hat. Die Strahlenmucositis ist normalerweise nicht schmerzhaft und verursacht geringe subjektive Beschwerden. Nach

einer erythematösen Frühreaktion erfolgt eine Nekrobiose sämtlicher Epithel-
schichten (v. Oettingen). Die Epitheliolyse äußert sich in der Ausbildung einer
entzündlichen weißen Pseudomembran, die sich bei heftiger Reaktion wie ein
diphtherischer Belag abheben kann. Die Schleimhautregeneration ist auch nach
stärkeren Schädigungsgraden vollständig. Nicht selten wird dabei das Auftreten
von radiogenen Hyperkeratosen beobachtet (Borak), die unter dem Bild einer
Leukoplakie auftreten, besonders im Lippenrot. Schleimhautulcerationen und
-nekrosen kommen dagegen selbst nach starker Überdosierung nur selten vor.
Die strahlenempfindlichen Speicheldrüsen reagieren meist mit einer Sekretionshemmung, so daß es zu einer unangenehmen Mundtrockenheit kommen kann.
Die Spätveränderungen an der Schleimhaut ähneln denen der Haut. Es finden
sich Atrophien, Leukoplakien und Teleangiektasien. Die ausgesprochene Xero-
stomie, die durch ein völliges Versiegen der Speichelsekretion nach stärkerer
Bestrahlung bedingt ist, begünstigt entzündliche Schleimhautprozesse und bereitet
den Boden für eine Zahncaries.

Klinische Beobachtungen lehren, daß Bestrahlungsschäden am *Magen* sehr
selten vorkommen. Abgesehen von Änderungen in der Säuresekretion der Magen-
schleimhaut (Desjardins), auf die keine anatomischen Veränderungen hinweisen,
ist lediglich die Bildung von Magengeschwüren beobachtet worden (Elliot).
Tierexperimentell hat Engelstad nachgewiesen, daß bei Applikation höherer
Dosen örtliche Schleimhautveränderungen gesetzt werden, auf deren Boden bei
Hinzukommen sekundärer Reize (etwa durch die Ingesta) echte peptische
Ulcerationen entstehen können.

Der *Darm* ist infolge unvermeidlicher Mitbestrahlungen besonders strahlengefährdet; außerdem stellt die Darmschleimhaut den strahlenempfindlichsten
Teil des Intestinaltraktes dar. Der Dünndarm erweist sich erfahrungsgemäß
immer als wesentlich strahlenempfindlicher als der Dickdarm. Darmschädi-
gungen sind daher vorwiegend in der ersten Zeit der Tiefentherapie nicht selten
gesehen worden (ausführliche Kasuistik und Literatur bei Flaskamp und bei
Strauss). Als unmittelbare Folgeerscheinung einer Darmbestrahlung beobachtet
man leichte Verdauungsstörungen, Neigung zu Durchfällen und vorübergehende
Tenesmen. Nach Durchstrahlung des Bauches mit höheren Dosen treten —
zeitlich mit der Hauptreaktion an der Haut zusammenfallend — heftige Entzündungen der Schleimhaut auf, die sich in Koliken, Meteorismus, Erbrechen
und Durchfällen äußern. Weiter können ausgedehnte Mucosadegenerationen
und geschwürige Prozesse und Nekrosen zu ruhrähnlichen Zustandsbildern mit
blutigen Durchfällen, ja zu Darmperforationen und Peritonitis führen. An den
besonders radiosensiblen lymphatischen Apparaten des Darmes bilden sich vorwiegend isolierte Ulcerationen aus. Spätkomplikationen sieht man in Form von
chronischen Geschwürsbildungen, Teleangiektasien, Fibrosen, Narbenstenosen
und peritonealen Verwachsungen (siehe z. B. bei Meves, Corscaden, Buhtz,
Aune und White, Ceelen, Heyde und Mitarbeiter, Frank und Pohle).

Am Rectum können schon durch therapeutische Bestrahlungen katarrhalische
Erscheinungen, schwerste Tenesmen, Ulcerationen ohne und mit periproktiti-
schen Infiltrationen (Todd) sowie unangenehme Spätfolgen wie Narbenver-
ziehungen und Darmfisteln hervorgerufen werden.

Die *Leber* ist ein recht strahlenresistentes Organ, das auch nur selten einer
größeren Strahleneinwirkung ausgesetzt ist. Trotzdem können mit einer erythemerzeugenden Dosis in den Leberparenchymzellen Mitochondrienverände-
rungen und eine Verminderung der Glykogenspeicherungsfähigkeit der Leber,
eine Beschleunigung der Blutgerinnung sowie andere Funktionsstörungen hervorgerufen werden (Domagk, Pohle und Bunting, Lüdin, Abderhalden).

Nach intensiver Strahleneinwirkung beobachtet man schwere Leberschädigungen infolge einer Zerstörung der Gallengangsepithelien und Gefäßendothelien sowie das Auftreten herdförmiger Nekrosen im Leberparenchym, die später hyalin oder bindegewebig-narbig umgewandelt werden können (DOMAGK).

Beim Menschen bewirkt schon eine längere Durchleuchtung vorübergehend eine vermehrte Urobilinogenausscheidung als Zeichen einer reversiblen Leberschädigung (BEUTEL). Möglicherweise spielen gewisse, nach einer Bestrahlung auftretende Leberfunktionsstörungen eine Rolle beim Zustandekommen des Röntgenkaters.

7. Uropoetisches System.

Bei der therapeutischen Verabfolgung von Röntgenstrahlen sind bislang nur selten *Nieren*schädigungen festgestellt worden. Auch in verschiedenen Tierversuchen traten bei hoher Dosierung keine nennenswerten Strahlenschäden auf. Der naheliegende Schluß auf eine geringe Strahlenempfindlichkeit des Nierenparenchyms dürfte dagegen auf Grund anderer experimenteller Ergebnisse nicht gerechtfertigt sein. DOMAGK erzielte bei Kaninchen bereits mit therapeutischen Dosen Degenerationserscheinungen an den Harnkanälchen, besonders am Epithel der Hauptstücke und der HENLESchen Schleifen. Über einen allmählichen Untergang der Harnkanälchen mit kräftiger Bindegewebswucherung entwickelte sich nach Monaten eine nephrotische Schrumpfniere ohne grobe funktionelle Ausfälle.

KUNKLER, FARR und LUXTON berichteten kürzlich über Nierenschädigungen nach Abdominalbestrahlung bei Hodentumoren. Bei 30 bestrahlten Patienten trat nach einer Latenzzeit von 6—12 Monaten ein charakteristisches Syndrom auf, das auf eine Strahlenschädigung der Nieren zurückzuführen ist. Klinisch fand man immer Kopfschmerzen, Dyspnoe und Ödeme verschiedenster Lokalisation. In allen Fällen bestand eine ausgeprägte Hypertonie, Albuminurie, N-Retention und Anämie. Vereinzelt wurden auch die für eine maligne Hypertonie typischen Netzhautveränderungen gefunden. Einige Patienten starben wenige Monate nach Auftreten der Symptome an chronischer Urämie, Herzinsuffizienz oder Gehirnblutung. Das histologische Bild der strahlengeschädigten Niere war durch eine diffuse interstitielle hyaline Fibrose gekennzeichnet und entsprach am ehesten einer malignen Nephrosklerose. Aus den zahlreichen Beobachtungen und Berechnungen des Verfassers folgt, daß in allen Fällen mit Nierenschädigung beide Nieren innerhalb von 5 Wochen homogen mit einer Dosis von 2300 r durchstrahlt worden sind.

Über mögliche strahlenbedingte Funktionsstörungen der menschlichen Niere ist nichts bekannt. Die nach Bestrahlung der Nierengegend gelegentlich auftretenden Albuminurien oder Hämaturien werden wahrscheinlich durch toxische, beim Gewebszerfall freiwerdende Substanzen verursacht.

Die *Harnblase* ist ausgesprochen strahlengefährdet. Bei Bestrahlung der Unterbauchgegend oder besonders der Genitalorgane lassen sich leichte, schnell abklingende Blasenreizungen, die mit Harndrang und Pollakisurie einhergehen, oder mehr oder weniger hochgradige, nur selten hämorrhagische Cystitiden, vornehmlich des Blasenbodens nicht immer vermeiden. Selten kommt es bei den Frühschäden der Blase zu einer Geschwürsbildung. Beim Überschreiten der Toleranzdosis des Blasenbindegewebes entstehen als Spätschädigungen noch nach Monaten oder Jahren Röntgengeschwüre; sie kommen auf dem Wege über eine Gefäßverödung und Atrophie der Mucosa als Folge zirkulatorischtrophischer Störungen zustande und äußern sich klinisch in starken Tenesmen, Hämaturie und Abgang gangränöser Gewebsfetzen. Die Spätgeschwüre sind meistens inkrustiert. Eine Abheilung unter Schwielenbildung ist selten, häufiger erfolgt eine Geschwürsperforation mit Ausbildung von schwer zu heilenden Blasen-Scheiden- und Blasen-Mastdarmfisteln (Kulitzy, Hubert).

Strahlenschädigungen an der *Prostata* sind beim Menschen anscheinend nicht beobachtet worden.

8. Nervensystem.

Das Nervengewebe eines *Erwachsenen* zeigt eine weitgehende Strahlenresistenz unabhängig davon, ob es dem zentralen oder peripheren Nervensystem angehört. Vor allem weisen die Ganglienzellen eine sehr geringe Empfindlichkeit auf. Die Neuroglia mit ihrem Gefäßsystem dürfte vermutlich jedoch die viel höhere Strahlenempfindlichkeit des Bindegewebes besitzen.

Nach klinischer Erfahrung werden am *Gehirn* eines Erwachsenen erst Dosen wirksam, die bereits den Gefäßbindegewebsapparat alterieren (Flaskamp). Nach Verabreichung von 500 oder 600 r konnten keine Hirnschädigungen festgestellt werden. Als Spätschädigung nach intensiver Röntgenbestrahlung kommen ausgedehnte Nekrosen der Hirnsubstanz hin und wieder vor (Markiewicz, Kalbfleisch), die zu den verschiedenartigen Ausfallserscheinungen Anlaß geben.

Bei strahlenbedingter entzündlicher Schwellung der das Gehirn umgebenden serösen Häute können leicht erhebliche Liquordrucksteigerungen entstehen. Die Plexus chorioidei sollen dagegen auf Bestrahlung mit Sekretionshemmung reagieren (Tatsumi).

In der *Fetalperiode* ist das nervöse Parenchym hingegen ausgesprochen strahlensensibel. Die schon bei vergleichsweise sehr niedrigen Dosen einsetzende Degeneration und akute Nekrose erstreckt sich besonders auf die Bildungszellen der nervösen Substanz [Gehirn, Retina, Rückenmark (Hicks)] und kann zu Fruchtschädigungen führen, die später als schwere Mißbildungen des Zentralnervensystems manifest werden. Tierexperimentell hat man in der *Postfetalzeit* ein Zurückbleiben des Hirnwachstums, cystisch-degenerative Prozesse, entzündliche Vorgänge, Opticusatrophie, Hirnblutungen und Krämpfe und Lähmungen als Folge einer Strahleneinwirkung beobachtet (Brunner, Dehmel, Försterling, Scholz).

Nach Bestrahlung des kindlichen Schädels kann es gelegentlich nach einer Latenz von mehreren Jahren neben ausgedehnten Wachstumsschädigungen und Atrophie der Kopfhaut und der Schädeldecke auch zu Veränderungen an den Meningen und zu örtlichen Gefäßschäden innerhalb des Gehirns kommen. Als Folge dieser Strahlenschädigungen können pachymeningitische Prozesse und Gehirnatrophie resultieren, die sich in epileptiformen Anfällen, gekreuzten Wachstumsstörungen der Glieder, Paresen und Plegien, Amaurose, Hirndruckerscheinungen oder Schlafsucht äußern (Druckmann, Schaltenbrand, Lorey und Schaltenbrand, Hornberger).

Strahlenschädigungen des *Rückenmarks* sind klinisch noch nicht festgestellt worden.

Die *peripheren* Nerven und ebenso die Ganglienzellen und Nervenfasern des *vegetativen* Systems sind äußerst strahlenresistent. Wieweit es sich bei den in chronisch-strahlengeschädigten Hautpartien auftretenden degenerativen und entzündlichen Veränderungen an Nerven und Nervenendigungen um unmittelbare Strahlenwirkungen handelt, ist nicht bekannt.

9. Augen.

Während das embryonale Auge außerordentlich strahlensensibel ist (Engelking), gehört das Auge des Erwachsenen zu den weniger empfindlichen Organen. Die Empfindlichkeit der einzelnen Gewebe ist allerdings unterschiedlich;

gefährdet sind besonders die Anhangsgebilde: Bindehaut, Augenlider, Wimpern und Cilien. Bestrahlung mit niedriger Dosis führt zu einer Rötung der Conjunctiva und zu einem Verlust von Wimpern und Cilien. Nach intensiver Strahleneinwirkung zeigt sich an der Bindehaut eine Frühreaktion in Form einer Conjunctivitis. An sie schließt sich — zeitlich mit dem Hauterythem zusammenfallend — die Hauptreaktion mit Blepharitis, Keratitis, Conjunctivitis und Iritis an (BIRCH-HIRSCHFELD u. a.). Die vielfach anästhetische Hornhaut weist nach einigen Wochen gröbere oder feinere Erosionen oder Ulcerationen auf. Noch Monate nach der Bestrahlung findet man Degenerationserscheinungen am Hornhautepithel und an der Netzhaut (HOFFMANN), während die Linse zu dieser Zeit keine Veränderungen zeigt.

Histologisch fand BELLUCCI im Anschluß an eine Direktbestrahlung des Auges mit einer therapeutischen Dosis Hornhautdesquamationen, Teleangiektasien und perivasculäre Blutungen in der Retina und morphologische Veränderungen der Ganglienzellen. Glaukombildung ist nach Intensivbestrahlungen von Augen- oder Lidtumoren beobachtet worden.

Als charakteristische Spätschädigung am Auge gilt die *Röntgenkatarakt*, die frühestens 1—2 Jahre nach der Bestrahlung auftritt (KLAUBER, LEINFELDER, HUNT). Durch die Strahleneinwirkung kommt es nach ROHRSCHNEIDER, GRZEDZIELSKI, GOLDMANN und LIECHTI auf dem Wege über die direkte Schädigung des germinativen Linsenepithels zur Bildung krankhafter Linsenfasern, die anfangs zu Nahttrübungen und später zur totalen Linsentrübung im Gebiet der hinteren Kapsel führt. Bei einer Röntgenkatarakt, die durch ausgiebige Bestrahlung eines Hypophysentumors verursacht worden war, fand KRÜCKMANN histologisch eine Zerfallschicht in der hinteren subcapsulären Zone und vor allem eine Quellung der Linsenfasern und die Bildung von Blasenzellen am Linsenäquator. ROHRSCHNEIDER und GLAUNER konnten am Kaninchenauge zeigen, daß eine deutliche Kumulation zeitlich verteilter kleiner Strahlendosen an der Linse stattfindet. Wenn auch der Grad der Linsenschädigung (von leichter Nahttrübung bis zur Totalkatarakt) in hohem Maße von der Bestrahlungsart abhängig ist, so sind trotzdem fraktioniert-protrahierte Bestrahlungen mit Dosen, die unterhalb der Kataraktdosis liegen, keineswegs gefahrlos. Auch neuere experimentelle Untersuchungen über die röntgeninduzierte Kataraktbildung sprechen dafür, daß die Linse der strahlenempfindlichste Teil des Auges ist (COGAN und DONALDSON).

Linsentrübungen können auch als gewerbliche Schädigung bei chronischer Strahleneinwirkung z. B. in Röntgenbetrieben vorkommen.

10. Blut und blutbildende Organe.

Da die Blutbildungsstätten als Mausergewebe ein sehr strahlenempfindliches Gewebssystem darstellen und der Prozeß der Blutmauserung in morphologischer und funktioneller Hinsicht äußerst kompliziert ist, wird es verständlich, daß sowohl in den hämatopoetischen Geweben als auch im strömenden Blut mannigfache Veränderungen als Folge einer Strahlenwirkung auftreten können. In leichteren Graden sind diese Veränderungen reversibel. Sie können jedoch auch den Charakter ernster, ja lebensgefährlicher Störungen annehmen.

Die Strahlenempfindlichkeit des *lymphatischen* Gewebes der Milz, des Darmes, der Tonsillen und der Lymphknoten ist so groß, daß jede in der Röntgentherapie gegebene Dosis ausreicht, um schwere Zerstörungen hervorzurufen. In der *Milz* beginnt ein stürmischer pyknotischer Kernzerfall wenige Stunden nach der Bestrahlung zuerst an den Lymphzellen der Keimzentren, dann in den Randzonen; neugebildete Reticuloendothelialzellen phagocytieren die schollrigen und chromatinhaltigen Zelltrümmer und wandern dann aus dem Organ aus. In kürzester Zeit erfolgt so je nach der Dosis ein mehr oder weniger vollständiger Untergang des Lymphgewebes (HEINEKE, LACASSAGNE und LAVEDAN, LANGENDORFF und SAURBORN u. a.). Ähnlich verhält sich das Gewebe des übrigen lymphatischen Apparates einschließlich des Knochenmarks. Die Regeneration beginnt gewöhnlich schon in den ersten Tagen nach der Bestrahlung; sie zieht sich dann über weitere Tage hin. Der rasche Eintritt des Kernzerfalls beim Lymphgewebe ist Ausdruck einer besonders starken Labilität, die auch anderen Zellgiften gegenüber beobachtet wird. POHLE und BUNTING fanden an den Lymphocyten der Rattenmilz bereits nach einer Dosis von 5 r mikroskopisch feststellbare Veränderungen.

Die Empfindlichkeit des *Knochenmarks* ist geringer als die des lymphatischen Gewebes. Am *leukopoetischen* Apparat tritt nach Bestrahlung ein Zerstörungsprozeß ein, der insgesamt langsamer abläuft als der des lymphatischen Systems. Der Kernzerfall, der wenige Stunden nach der Bestrahlung beginnt, ist nach 5—6 Tagen abgeschlossen. Als erste zerfallen die Lymphocyten des Knochenmarks und die Myelocyten, dann die Mononucleären, dann die Eosinophilen und Mastzellen und zuletzt die Neutrophilen. Die Regeneration, die auch nach hohen Einzeldosen nach etwa 2 Wochen beginnt, ist nach 4—6 Wochen beendet. Eine irreversible Schädigung der Leukopoese wird nach ENGLMANN erst nach einer protrahiert-fraktionierten Bestrahlung mit kleinen Einzeldosen von 4500 r Gesamtdosis an erreicht. Größere und gehäuft verabreichte Dosen führen vorwiegend zu einer schwieligen Markdegeneration. Die *Erythropoese* des roten Knochenmarks erleidet ebenfalls eine Beeinträchtigung in Form eines kurzdauernden Zellschwundes, dem eine rasche, manchmal überschießende Neubildung folgt. Nach BAUER kann das rote Zellsystem strahlenempfindlicher als das weiße sein. Die Hemmung der Knochenmarksfunktion durch kleine Dosen ist nur vorübergehend; im übrigen erfolgt die Regeneration mehr oder weniger schnell. Sie geht von erhaltengebliebenen Zellresten aus. Ein Erlöschen der Erythropoese mit Ausbildung eines fibrösen Marks wird nur nach mehrmaliger Verabreichung sehr großer Dosen beobachtet.

Die große Strahlenempfindlichkeit der Blutbildungszellen, besonders der lymphatischen und myeloischen Stammzellen, ist typisch für die Röntgenwirkung auf die Gewebe. Eine direkte Schädigung der im Blut befindlichen reifen Zellen kommt als Ursache für eine Abnahme ihrer Gesamtzahl kaum in Betracht (DUCUING, BUGNARD und MILETZKY), vielmehr ist der Einfluß der Bestrahlung auf das periphere Blutbild nur die Folge einer komplizierten Verbindung von direkter Wirkung auf die blutbildenden Gewebe und indirekten nervösen Einflüssen auf die Blutverteilung. Im Hinblick auf die Verschiedenheit von Applikationsart, Dosis, Zustand des hämotopoetischen Systems und Reaktionsfähigkeit des Organismus können sehr verschiedene Blutbildveränderungen auftreten.

Am konstantesten ist wohl eine Veränderung des *weißen* Blutbildes nach Durchstrahlung eines größeren Körpervolumens zu beobachten: nach einem schnell vorübergehenden Leukocytensturz tritt in den ersten Stunden eine Leukocytose auf; diese ist durch einen Anstieg der Neutrophilen bedingt, während Lymphocyten und Eosinophile absinken. Der Leukocytose folgt eine länger anhaltende Leukopenie mit einer relativen Lymphocytose (AUBERTIN und BEAUJARD, HOLZKNECHT u. a.). Die ersten Phasen dieser Blutbildveränderung sind anscheinend vegetativ-nervös bedingt und auf eine Änderung in der Blutverteilung zurückzuführen. Die 3. Phase, die Verminderung der Gesamtleukocytenzahl, wird als typische Strahlenreaktion aufgefaßt und beruht auf einer Schädigung der blutbildenden Organe. Geschwindigkeit und Grad dieses Reaktionsablaufes sind ebenso wie die Regenerationsfähigkeit von der Art und der Ausdehnung der bestrahlten Blutbildungsstätten abhängig. HAYER konnte experimentell zeigen, daß z. B. die Reaktion nach Oberschenkelbestrahlung wesentlich geringfügiger ist und schneller verläuft als nach Milzbestrahlung; hier besteht eine ausgeprägte Leukopenie über mehrere Wochen. Die stärkste Wirkung hat selbstverständlich eine Totalbestrahlung. Die zahlreiche Literatur über strahlenbedingten Blutbildveränderungen (s. z. B. bei HALBERSTAEDTER und SIMONS, HAYER, JACOBSON und Mitarb., ZIMMER) zeigt, daß das leukopoetische Zellsystem sehr verschiedenartig reagieren kann, so daß oft keine gesetzmäßigen Beziehungen im Ablauf einer Strahlenreaktion zu erkennen sind.

Die durch Bestrahlung ausgelöste Leukocytenzerstörung und Zellbildungshemmung ist nach mäßiger Strahleneinwirkung völlig reversibel. Die Dauer der zum normalen weißen Blutbild führenden Regeneration beträgt bei nicht zu hohen Dosen 6—8 Wochen. Nach intensiver Strahleneinwirkung nimmt sie Monate in Anspruch; falls die Bestrahlung ein bereits geschädigtes Blutsystem betrifft, kann eine Erholung unmöglich sein. Eine Abschwächung der Bestrahlungsleukopenie kann durch Verabreichung von Vitamin C oder Granocytan vor der Bestrahlung erzielt werden (CARRIÉ, PFEIFFER). Neben den quantitativen Veränderungen im weißen Blutbild hat PIECHL nach Applikation hoher Röntgendosen auch qualitative Zellveränderungen wie segmentkernige Myelocyten und Segmentanomalien an den reifen Granulocyten beobachten können.

Im Vergleich zu der mehr oder weniger deutlichen Wirkung der Röntgenstrahlen auf das weiße Blutbild kann man von einer einheitlichen Strahlenreaktion bei den *Erythrocyten* des peripheren Blutes überhaupt nicht sprechen. Die anscheinend mehrphasigen Veränderungen sind äußerst geringfügig und schwanken zwischen schwacher Abnahme selbst bei mehrfach gegebenen hohen Dosen und leichter Erythrocytose bei kleinen Dosen (HEINEKE, PERTHES, KRÖMEKE). Auch in neueren Untersuchungen (MONTAG) konnte nur bei 6% der Patienten eine Erhöhung oder Verminderung der Erythrocyten und des Hämoglobingehaltes nach therapeutischer Bestrahlung gefunden werden. Auch morphologische Veränderungen wie Poikilocytose und Anisocytose oder das Auftreten von Erythroblasten fehlten immer, wenn man von Fällen mit sekundärer Anämie absieht. Bei fraktionierter Bestrahlung von Patienten mit gutem Allgemeinzustand zeigten sich keine Veränderungen des roten Blutbildes, ebensowenig nach Langzeitbestrahlung (GLOOR und ZUPPINGER). Ein deutliches Absinken der Erythrocyten erfolgt erst nach Applikation sehr großer Dosen, besonders, wenn viel blutbildendes Mark getroffen wurde, oder bei Eintritt einer Strahlenkachexie. Nach MARDERSTEIG genügen mehr oder weniger geringfügige Veränderungen in der Zahl der Blutzellen nicht, um eine Röntgenschädigung zu diagnostizieren, obwohl ohne Zweifel ein direkter Zusammenhang zwischen Strahlenschädigung und Anämie bestehen kann. Erst wenn Blutbildveränderungen quantitativer Art (Absinken der Erythrocyten, vermehrtes Auftreten von Reticulocyten und Thrombopenie) und qualitativer Art (Anisocytose, Poikilocytose, Polychromasie) nachweisbar sind, ist ein Röntgenschaden anzuerkennen.

Zur Auslösung hämolytischer Wirkungen an den Erythrocyten sind sehr hohe Dosen, mindestens 6000 r, erforderlich (LIECHTI und WILBRANDT).

Das Verhalten der vitalgranulierten Blutzellen nach Bestrahlung ist vor allem ein Ausdruck regenerativer Knochenmarksprozesse. Die *Reticulocyten* sinken im Tierversuch nach Totalbestrahlung mit großen Dosen stark ab. Die anschließende, schnell ablaufende Regeneration führt dann unter Schwankungen wieder zu einem normalen Reticulocytenwert. Kleine Dosen üben einen Knochenmarksreiz aus, der zum Ansteigen der vitalgranulierten Zellen führt (MARDERSTEIG). MONTAG fand an bestrahlten Patienten, daß die Schwankungen der Reticulocytenzahlen

5⁰/₀₀ nicht übersteigen. Im allgemeinen gilt aber das Verhalten der Reticulocyten im Blut als brauchbarer Indicator für eine strahlenbedingte Knochenmarksschädigung (BAUER, LANGENDORFF, MARDERSTEIG).

Die *Thrombocyten* sind anscheinend sehr strahlenresistent. Eindeutige Veränderungen der Blutplättchenzahl wurden im Anschluß an therapeutische Bestrahlungen nicht beobachtet. Ein Absinken ihrer Zahl unter 80000 je mm³ ist jedoch ein alarmierendes Symptom, das auf einen ausgeprägten Knochenmarksschaden hinweist.

Die wenig einheitlichen strahlenbedingten Veränderungen in der Zusammensetzung der *Blutflüssigkeit* sind bereits bei den Allgemeinerscheinungen, die im Anschluß an eine Röntgenbestrahlung auftreten, erwähnt worden.

Bei der durch eine chronische Strahleneinwirkung zustande kommenden Berufsschädigung der in Röntgenbetrieben arbeitenden Personen ist eine früh auftretende Blutveränderung vor allem durch eine Leukopenie (Neutropenie) mit relativer Lymphocytose gekennzeichnet (AUBERTIN, v. JAGIĆ, PFAHLER, HOLTHUSEN); also gewissermaßen durch eine Umkehrung des normalen Verhältnisses von Lymphocyten und Granulocyten. Verschiedentlich findet man eine Monocytenvermehrung und eine Vermehrung oder Verminderung der Eosinophilen. Verglichen mit der ausgeprägten Strahlenwirkung auf das weiße Blutbild, zeigt das rote kein einheitliches Verhalten. Oft ist es normal, manchmal weist es jugendliche Formen oder Anisocytose, Poikilocytose und Polychromasie auf. Ein Absinken der Thrombocytenzahl und eine Verlängerung der Blutgerinnungszeit werden hin und wieder beobachtet. Da jedoch gewisse Schwankungen im weißen Blutbild infolge vegetativ-nervöser, endokriner, konstitutioneller oder anderer Einflüsse vorkommen, ist die Annahme einer Röntgenschädigung nach MARDERSTEIG erst dann berechtigt, wenn die Leukocytenzahl unter 3500 absinkt und die Lymphocytose über 60% beträgt; die Röntgenschädigung kann als gesichert gelten, wenn zusätzlich Linksverschiebung sowie Anisocytose, Poikilocytose und Vermehrung der vitalgranulierten Erythrocyten hinzukommen.

Wie wichtig jedoch die oftmals geringfügigen Befunde als Alarmsignal für das Auftreten eines schweren Strahlenschadens sind, zeigt das früher nicht so seltene Auftreten von ernsten Blutkrankheiten als Folge beruflicher chronischer Röntgen- oder γ-Strahlenschädigung des Knochenmarks. Bei diesen „Radiologenanämien" handelte es sich fast immer um aplastische Anämien und Panmyelophthisen auf der Grundlage schwerer aplastischer Knochenmarkserkrankungen, die nach meist mehr als 10jähriger Tätigkeit im Strahlenmilieu auftraten (COSTA, DEN HOED u. Mitarb., ÉMILE-WEIL, FABER, FIESSINGER u. Mitarb., GAVAZZENI und MINELLI, GROEDEL und LOSSEN, HEGLER, MOTTRAM, SCHRETZENMAYR, SCHULTE, WEGELIN). Neben reinen Markphthisen mit starker Reduktion der Erythropoese und Schädigung des leukocytären Gewebes fand man auch eine Reifungshemmung des zellreichen Markes.

Nach MARDERSTEIG sind seit 1914 16 tödlich verlaufende Fälle von aplastischer Anämie bei Radiologen beschrieben worden; sie hatten alle ohne ausreichenden Strahlenschutz gearbeitet. Auch MARIE CURIE, die Mitentdeckerin des Radiums, ist 1934 einer schweren Strahlenanämie erlegen. Für einen ätiologischen Zusammenhang zwischen Strahlennoxe und Berufsschaden spricht ferner, daß häufig gleichzeitig weitere Zeichen einer Strahlenschädigung (Hautveränderungen, Hodenatrophie) gefunden wurden. Die progressiv verlaufende Krankheit kann nur durch rechtzeitige Entfernung der Kranken aus dem Strahlenmilieu aufgehalten werden. Bei Innehaltung der heute geltenden Strahlenschutzvorschriften brauchen jedoch derartige Schädigungen im allgemeinen nicht mehr befürchtet zu werden.

Noch ungeklärt ist die Frage, ob die bei röntgenologisch oder radiologisch tätigen Personen mehrfach beobachteten Leukämien als Folge der chronischen Strahleneinwirkung aufzufassen sind (AUBERTIN, DUNLAP, ÉMILE-WEIL, EVANS, LAUBRY, MAINGOT, NIELSEN, WEITZ, LYNCH). Nur in wenigen Fällen dürfte ein eindeutiger Zusammenhang zwischen Bestrahlung und Leukämie erwiesen sein. Auffällig ist jedoch die statistisch gesicherte Häufung von Leukämien als Todesursache unter den Ärzten, speziell unter den Radiologen, im Vergleich zur männlichen Durchschnittsbevölkerung (DUBLIN und SPIEGELMAN, HENSHAW und HAWKINS, MARCH, ULRICH). Obwohl die tierexperimentell gewonnenen Ergebnisse (BRUES, FURTH, LORENZ) über strahleninduzierte Leukämien nicht ganz einheitlich sind, sprechen sie andererseits doch sehr dafür, daß den kurzwelligen Strahlungen eine ätiologische Bedeutung für die Leukämieentstehung zukommt.

11. Drüsen mit äußerer Sekretion.

Das epitheliale Drüsengewebe weist im allgemeinen eine recht unterschiedliche Strahlenempfindlichkeit auf; nur wenn es im anatomisch-physiologischen Sinne ein Dauergewebe ist, hat es als wenig strahlensensibel zu gelten. Da die drüsigen Organe jedoch aus Parenchym und Stroma aufgebaut sind, wird die Toleranzgrenze durch die Strahlenempfindlichkeit des Bindegewebes bestimmt; deshalb kann es selbst bei einer großen Strahlenresistenz des Drüsengewebes auf dem Wege über eine Alteration des Gefäß-Bindegewebsapparates zu nutritiven Organstörungen oder -schädigungen kommen.

Alle Drüsen werden durch die Strahleneinwirkung in ihrer Funktion wohl überwiegend im Sinne einer Hemmung beeinflußt, gleichgültig, ob es sich um solche mit äußerer oder innerer Sekretion handelt. Auffallend ist oft die Diskrepanz zwischen der geringen morphologisch nachweisbaren Strahlenwirkung und der sehr deutlichen funktionellen Beeinflussung.

a) **Speicheldrüsen.** Die Speicheldrüsen werden schon von erythemwirksamen Strahlendosen erheblich in ihrer Funktion geschädigt. Sie reagieren vor allem mit einer Sekretionshemmung. Der Reaktionsablauf ist dabei wellenförmig und erfolgt analog der Hautreaktion. Nach einer initalen Drüsenanschwellung und Sekretionsverminderung kann es über eine zweite Periode verminderter Sekretion, die zeitlich mit der Hauptreaktion an der Haut zusammenfällt, nach etwa 6 Wochen zu einer völligen und meist irreversiblen Sekretionshemmung kommen (HOLFELDER, JÜNGLING). Histologisch finden sich in späteren Stadien entzündlich-degenerative Veränderungen des Drüsenepithels (v. SALIS), bei der irreparablen Spätschädigung dagegen eine fibröse und schwielige Degeneration des Bindegewebes mit völligem Parenchymschwund (SCHMIDT).

Die fehlende Speichelsekretion führt meistens zu schweren sekundären Störungen. Abgesehen von der Mundtrockenheit und der erschwerten Nahrungsaufnahme werden vor allem Zahnkrankheiten durch die fehlende Selbstreinigung der Zähne begünstigt. Massive und progressiv verlaufende Fälle von Zahncaries sind nach Strahlenschädigung der Speicheldrüse mehrfach beobachtet worden (GOTTHARDT, JÜNGLING)..

b) **Brustdrüsen.** Die Strahlenempfindlichkeit der Mamma ist weitgehend von ihrem physiologischen Zustand abhängig. Eine Zunahme der Radiosensibilität ist vor allem während der Entwicklung der Drüsen zu beobachten, also während der Pubertät, während der Gravidität und in der Stillperiode (WINTZ und FLASKAMP). Dabei scheint der Einfluß der Wachstumsvorgänge auf die Strahlenempfindlichkeit größer zu sein als der der gesteigerten Funktion.

Eine Bestrahlung der Mamma vor der Pubertät läßt so gut wie keine Gewebsreaktionen erkennen, doch bleibt die bestrahlte Brust während der Evolution in ihrem Wachstum erheblich zurück (HARMS, MÜHLMANN). Die latente Schädigung des ruhenden Drüsengewebes wird also erst mit dem Eintritt der Entwicklung und damit der gesteigerten funktionellen Beanspruchung manifest. Die lactierende Mamma stellt nach Bestrahlung mit Dosen, die noch weit unter der Hauttoleranzdosis liegen, die Sekretion ein (WINTZ). Die im Ruhezustand befindliche Brust kann nur indirekt, auf nutritivem Wege durch hohe Strahlendosen geschädigt werden; die Schädigung führt zur Schrumpfung des gesamten bindegewebigen Gerüstes der Mamma.

Wieweit eine berufliche, chronische Strahleneinwirkung auch einen Berufskrebs in Form eines Mammacarcinoms hervorzurufen vermag (DEPENTHAL, VIGDORTSCHICK), muß dahingestellt bleiben.

c) **Bauchspeicheldrüse.** Über Strahlenwirkungen am exkretorischen Apparat des Pankreas ist sehr wenig bekannt. Eine Röntgenschädigung der Bauchspeicheldrüse dürfte nur sehr selten vorkommen. Die Applikation hoher Dosen soll zu verminderter Speichelabsonderung führen.

Im Tierexperiment fand man nach Verabreichung von Dosen zwischen 480 und 1200 r eine schwere Degeneration des sezernierenden Parenchyms (CAPOCACCIA). Eine starke Überdosierung hat fibröse Narbenbildung und Atrophie des Drüsengewebes zur Folge.

12. Drüsen mit innerer Sekretion.

a) **Hypophyse.** Die Hypophyse ist ein äußerst strahlenrefraktäres Organ. Dosen von 500—600 r werden ohne nachweisbare Schädigungen vertragen (WINTZ). In Tierversuchen gelang es auch selbst mit Dosen von 3000—12000 r nicht, morphologische Veränderungen hervorzurufen. LACASSAGNE erreichte eine partielle oder totale Zerstörung des Vorderlappens mit weitgehender Auswirkung auf die Geschlechtsdrüsen nur durch direkte Applikation von Radon. Jugendliche und pathologisch veränderte Gehirnanhangsdrüsen (Adenome) scheinen dagegen weit strahlenempfindlicher zu sein. Röntgenschädigungen der Hypophyse als Folge von Tumorbestrahlungen sind anscheinend nicht beobachtet worden.

b) **Schilddrüse und Epithelkörperchen.** Die ruhende, nicht thyreotoxische und nicht vergrößerte kolloidführende Schilddrüse und athyreotische Strumen zeigen nach therapeutischen Bestrahlungen keine morphologischen Veränderungen. VIETHEN konnte weder bei wachsenden noch bei ausgewachsenen Ratten irgendwelche Strahlenwirkungen auf normales Schilddrüsengewebe nachweisen. Eine Überschreitung der Toleranzdosis des Bindegewebes bewirkt allerdings neben einem Schwund des Drüsenparenchyms vor allem indurative und sklerosierende Bindegewebsprozesse. Die an der Drüsenkapsel auftretenden Verdickungen und Verwachsungen können bei einer später notwendig werdenden Operation sehr hinderlich sein.

Die hyperthyreotische Schilddrüse reagiert funktionell sehr ausgesprochen bereits auf kleine Dosen. Durch intensive Strahlenwirkung kann das thyreotoxische Krankheitsbild in ein Myxödem umschlagen. Der Angriffspunkt der Strahlen bei Strumen und Basedow ist nach SUNDER-PLASSMANN im sympathischen Nervengewebe der Drüse zu suchen.

Über Röntgenschädigungen der Epithelkörperchen ist klinisch wenig bekannt. Eine latente Tetanie nach Strahlenbehandlung eines Basedow ist jedoch von SCHIFF-WERTHEIMER beobachtet worden. Einige Monate nach der Bestrahlung entstand außerdem neben den typischen Veränderungen der Alkalireserve, des Blutcalcium- und Chronaxiewertes eine doppelseitige Katarakt.

c) **Nebennieren, Inselapparat des Pankreas und Thymus.** Die Strahlenempfindlichkeit der Nebennieren wird recht verschieden beurteilt. Als minimal wirksame Dosen gelten 200—500 r. Nach therapeutischer Bestrahlung sind im Tierversuch degenerative Zellveränderungen in der Rindensubstanz, vorwiegend in der Zona fasciculata festgestellt worden; das Nebennierenmark blieb unverändert. HOLFELDER und PEIPER weisen in diesem Zusammenhang auf die Ähnlichkeit gewisser Röntgenkatersymptome mit Symptomen einer ADDISONschen Krankheit hin. ENGELSTAD erzielte mit Strahlendosen, die innerhalb der Hauttoleranz lagen, keine eindeutigen Zellschädigungen. Erst nach sehr hohen Dosen zeigten sich schwere Degenerationserscheinungen, die nach mehreren Wochen ihren Höhepunkt erreichten und zu fibrös-schwieliger Umwandlung der Rindensubstanz führten.

Die Möglichkeit einer Strahlenschädigung der Nebennierenrinde und ihrer Funktion steht außer Zweifel; eine direkte Strahlenwirkung auf die Marksubstanz, die zu einer Abnahme des Adrenalingehalts und zur Blutdrucksenkung führen soll, ist dagegen umstritten. Möglicherweise handelt es sich hierbei um einen indirekten Einfluß, der durch die in der Haut freiwerdenden histaminartigen Substanzen zustande kommt (ELLINGER).

Über strahlenbedingte Funktions- und Organveränderungen des Inselapparates ist klinisch wenig bekannt geworden. Bei therapeutischen Magenbestrahlungen hat man weder Störungen in der Insulinproduktion noch eine Degeneration des Inselgewebes beobachten können (SCHULTZE-BERGE, FLASKAMP). Tierexperimentelle Untersuchungen haben ebenfalls keine eindeutige Strahlenwirkung auf den innersekretorischen Pankreasanteil erkennen lassen (CAPOCACCIA, HEINLEIN und TERBRÜGGEN).

Die Thymusdrüse ist recht strahlenempfindlich. Sowohl bei der persistierenden Thymus der Erwachsenen als auch bei der kindlichen Thymus geht das gesamte lymphadenoide Gewebe — mit Ausnahme der HASSALschen Körperchen — nach Einwirkung kleiner Dosen zugrunde. Da im Tierversuch bei jungendlichen Individuen auffällige Wachstumsstörungen nach Thymusbestrahlung gesehen wurden, ist größte Vorsicht notwendig, wenn Kinder vor Eintritt der Thymusinvolution im Bereich der Thymusgegend bestrahlt werden sollen.

13. Geschlechtsorgane.

a) **Hoden.** Das Keimepithel des Hodens ist ein echtes Mausergewebe; die Spermien werden aus der Matrix der Spermatogonien in kontinuierlicher Folge produziert. Da die Strahlenempfindlichkeit der Zellen im Stadium der Mitose, besonders in der prämitotischen Phase, deutlich erhöht ist und die Spermiogenese wellenförmig über das ganze Organ hinwegzulaufen pflegt, resultiert für das Mausergewebe der Keimdrüse eine große, über den gesamten Hoden jedoch zeitlich ungleichmäßig verteilte Empfindlichkeit.

Die Strahlenempfindlichkeit der Samenzellen ist weitgehend von ihrem Reifungsgrad abhängig. Während die Spermatogonien als die undifferenziertesten Elemente des Wandbelags der Hodenkanälchen außerordentlich radiosensibel sind und schon auf sehr kleine Dosen mit Degenerationserscheinungen, Atrophie und Zerstörung reagieren, nimmt die Empfindlichkeit mit fortschreitender Differenzierung ab, so daß sich reife Spermien als weitgehend strahlenresistent erweisen (BERGONIÉ und TRIBONDEAU). Dementsprechend manifestiert sich die Schädigung nach Bestrahlung eines funktionsfähigen Hodens vor allem an den Stammzellen der Spermienreihe. Genau wie an der Haut treten auch am Hoden reversible und irreversible Prozesse in strenger Abhängigkeit von der verabreichten Dosis auf (HERXHEIMER, SCHINZ und SLOTOPOLSKY, v. WATTENWYL, und JOËL).

Die Strahlenschädigung der Spermatogonien beginnt bereits bei einer Dosis von 60 r; dabei zerfallen die Spermatogonien schon nach wenigen Stunden, während die übrigen Reifungsstadien ihre Entwicklung vollenden. Durch den Zerfall der Matrix fällt jedoch der Nachschub neuer Spermiengenerationen aus, so daß es zu einem schnellen Schwund des Wandbelags der Hodenkanälchen kommt. Eine vollständige Depopulation des Hodens wird nach Dosen von 200—300 r in einem Zeitraum von 3—4 Wochen erreicht (SCHINZ, WINTZ). Die durch derartige Dosen gesetzten Veränderungen führen in der Regel zu einem vorübergehenden Schwinden der Fertilität infolge Azoospermie, also zu einer *temporären Sterilität* (ALBERS-SCHÖNBERG u. a.). Dagegen ist die innersekretorische Funktion des Hodens nicht verändert; Libido und Potentia coeundi bleiben erhalten. Eine bald einsetzende Regeneration, die anscheinend nicht nur von ungeschädigten Spermatogonien, sondern nach v. WATTENWYL und JOËL auch von SERTOLIschen Zellen ausgehen kann, führt zu einem neuen Wandbelag und damit zur vollkommenen Wiederherstellung der Spermiogenese.

Eine *irreversible* Schädigung des Hodens wird nach Verabfolgung von Dosen, die mindestens 500—600 r betragen, beobachtet. Neben einer totalen Schädigung der Spermiogenese erfolgt dann vor allem eine Degeneration der in ihrer Gesamtheit als innersekretorischer Apparat funktionierenden und recht strahlenresistenten interstitiellen Zellelemente, wodurch es zu einer dauernden Involution des Hodens, zur *Strahlenkastration*, kommt. Die sich anschließenden Ausfallserscheinungen sind dieselben wie nach einer operativen Kastration.

Nekrospermie und Azoospermie nach chronischer Strahleneinwirkung wurde schon frühzeitig als Berufskrankheit bei Arbeitern der Röntgen- und Radiumindustrie und bei Röntgenärzten (BROWN und OSGOOD, PHILIPP) häufig festgestellt, doch sind verschiedentlich selbst nach jahrelang bestehender Sterilität ein Wiedereinsetzen der Spermiogenese und die Produktion befruchtungsfähiger Spermien beobachtet worden (HOFFMANN).

b) Ovarien. Das Keimepithel des Ovariums gehört nicht zu den echten Mausergeweben. Die weibliche Keimdrüse enthält vielmehr nur eine bestimmte Zahl von Eianlagen, die nach Eintritt der Pubertät in monatlichen Abständen sukzessive heranreifen. Im Ovarium einer geschlechtsreifen Frau findet man daher alle Reifungsstadien vom Primordialfollikel bis zum ausgereiften GRAAFschen Follikel.

Die grundlegenden Untersuchungen von HALBERSTÄDTER, REIFFERSCHEID, LACASSAGNE, WINTZ, MARTIUS u. a. über die Röntgenstrahlenwirkung auf weibliche Keimdrüsen haben gezeigt, daß auch am Ovar ein scharf ausgeprägter Zusammenhang zwischen der eingestrahlten Dosis und dem Grad der Schädigungswirkung besteht. Die Strahlenempfindlichkeit der Ovarien bedingt, daß eine Dosis von 170—230 r Degenerationen an den wachsenden Eifollikeln hervorrufen und zu einer *temporären Sterilität* führen kann. Im Anschluß an die Bestrahlung treten die Regelblutungen gewöhnlich noch ein- oder zweimal auf, dann tritt eine Strahlenamenorrhoe für die Dauer von etwa 1—2 Jahren ein, wonach wieder unregelmäßige, und meist auch reguläre Menstruationsblutungen einsetzen. Während der temporären Sterilität pflegen Beschwerden wie Kopfschmerzen und Schwindel aufzutreten; da jedoch die innersekretorische Funktion auf Grund der relativen Strahlenresistenz des hormonbildenden Drüsengewebes erhalten bleibt, sind die Ausfallserscheinungen weitaus milder als nach operativer Kastration. Die Libido bleibt in der Regel bestehen.

Die temporäre Sterilität kommt durch die unterschiedliche Strahlenempfindlichkeit der einzelnen Follikelentwicklungsstadien zustande (WINTZ). Allgemein gilt, daß die Sensibilität mit zunehmender Follikelreifung ansteigt. In Analogie zu dem Verhalten der reifen Spermien ist das ausgebildete Ei jedoch weniger strahlensensibel als seine Vorstadien. Das vom Follikel losgelöste Ei verträgt in der Tube noch Dosen von 200 r. Das Einsetzen einer Schwangerschaft nach Bestrahlung der Ovarien erklärt sich demnach durch das Überleben fertiger Eier und die ungestörte Weiterentwicklung einzelner Follikel, besonders der Primärfollikel. Die Reversibilität der Strahlenwirkung am Ovar hängt jedoch nicht allein von der verabreichten Dosis, sondern auch vom Lebensalter und vom Allgemeinzustand des bestrahlten Individuums ab (FLASKAMP, GAUSS). Da die Zahl der Primärfollikel mit zunehmendem Alter abnimmt, kann bereits eine Dosis von 170 r bei Frauen kurz vor dem Klimakterium sowie bei Kachektischen eine irreversible Schädigung hinterlassen.

Die degenerativen Veränderungen lassen sich je nach der wirksamen Dosis gelegentlich schon wenige Stunden nach der Bestrahlung nachweisen. Sie beginnen an den Ovocyten mit Kernpyknose, Chromatinzerfall und mit anschließender Phagocytose durch das Follikelepithel. Nach Auflösung der Ovocyten fällt das Follikelepithel der Degeneration anheim. Am strahlenempfindlichsten ist das Epithel der völlig ausgereiften Follikel; in einem Zeitraum von 2—3 Wochen können selbst die größten Follikel verschwunden sein (REGAUD und LACASSAGNE).

Auch für die *irreversiblen* Strahlenschädigungen des Ovars sind — wie beim Hoden — vergleichsweise geringe Dosen nötig. Je nach ihrer Höhe tritt entweder eine Daueramenorrhoe ein, d. h. eine Degeneration fast aller Eierstocksfollikel bei teilweisem Erhaltenbleiben des innersekretorischen Apparates, oder eine *Röntgenvollkastration*, bei der neben der Follikelzerstörung auch die hormonale Funktion der Eierstöcke zum Erliegen kommt.

Die zur Cyclusausschaltung erforderliche Dosis, in der Strahlentherapie als „Ovarialdosis" bezeichnet, beträgt nach MARTIUS 290—320 r am Ovar. Sie führt zu einer völligen Hemmung der Follikelreifung und damit zu einer permanenten Strahlenamenorrhoe, zu einer künstlichen Menopause. Die ovariellen Ausfallserscheinungen sind gewöhnlich nicht schwer und bestehen vorwiegend in vasomotorischen Symptomen wie Blutdrucksteigerung, Schwindel und Kopfschmerzen. Für die vollkommene Ausschaltung der generativen und vegetativen Ovarialfunktionen genügt eine Dosis von 360 r. Die klinischen Erscheinungen entsprechen hierbei den vasomotorischen, somatischen und psychischen Ausfallserscheinungen, wie sie nach einer operativen Kastration auftreten.

14. Genetische Strahlenschäden.

Die theoretischen und experimentellen Ergebnisse der modernen Genetik haben zu der in ihren Folgerungen wichtigen Erkenntnis geführt, daß mit der Möglichkeit einer Strahlenschädigung des menschlichen Erbgutes überall da zu rechnen ist, wo Röntgen- und Radiumstrahlungen in Diagnostik und Therapie im Bereich der Fortpflanzungsorgane angewendet werden oder diese Organe in technischen oder medizinischen Betrieben ungeschützt der Strahlung ausgesetzt sind (vgl. auch S. 214).

Bereits seit dem Jahre 1921 haben einzelne Forscher, von gynäkologischer Seite besonders v. FRANQUÉ und MARTIUS, immer wieder eine Einschränkung der strahlentherapeutischen Behandlungsmethoden gynäkologischer Erkrankungen gefordert, um die Gefahren ungünstiger Rückwirkungen auf die Nachkommenschaft herabzusetzen. Ihre Ansichten blieben nicht unwidersprochen

(NÜRNBERGER, BOLAFFIO, BORELL, DYROFF, KAPLAN, CHANTRAINE u. a.). Weiter berichtete WINTZ im Handbuch der Gynäkologie (1933) über das Schicksal von 1127 Kindern, deren Mütter *vor* der Zeugung mit Röntgenstrahlen behandelt wurden (s. auch bei FLASKAMP, MURPHY, LOEFFLER, NAUJOKS, WERNER, SCHMIDT). Es wurden 18 schwere Entwicklungsdefekte beobachtet, das entspricht einer Häufigkeit von 1,6% gegenüber 1% Mißbildungen, die auch unter normalen Bedingungen auftreten. Auf Grund dieser Beobachtungen kommt WINTZ zu dem Schluß, daß das Vorkommen von Röntgen„keim"schädigungen nicht erwiesen sei. Die Ergebnisse vermögen allerdings bestenfalls die „keim"schädigende Wirkung der Strahlenbehandlung zu klären. Für die Beurteilung der *Erb*schädigungsgefahr sind sie ohne Belang, da genbedingte Schädigungen im wesentlichen recessiv sind und erst die späteren Generationen ein einwandfreies Beobachtungsgut liefern.

Das Problem der Schädigung der Nachkommenschaft trat in ein neues Stadium, als der Amerikaner MULLER 1927 in umfassenden Versuchen das gehäufte Auftreten von Genmutationen bei der Taufliege Drosophila melanogaster nach Röntgenbestrahlung nachwies. Seine Ergebnisse fanden ihren Niederschlag in den Göttinger Entschließungen (1934), in denen namhafte Vererbungsforscher und Kliniker (E. FISCHER, LENZ, LUXEMBURGER, HERTWIG, TIMOFÉEFF-RESSOVSKY, MARTIUS u. a.) dafür eintraten, alle therapeutischen Röntgen- und Radiumbestrahlungen der Keimdrüsen zu vermeiden, sofern bei den Patienten noch mit Nachwuchs gerechnet werden mußte. Durch die monographische Darstellung von G. SCHUBERT (1938) erfuhr das Problem der Erbschädigung eine abschließende Klärung.

Die strahlengenetischen Grundlagen der Erbschädigungsgefahren wurden bei Organismen mit schnellen Geschlechterfolgen, im wesentlichen bei der Taufliege Drosophila, gewonnen und bei anderen genau untersuchten tierischen und pflanzlichen Objekten bestätigt. Aus den zahlreichen Untersuchungen an Drosophila über die Dosisabhängigkeit der Genmutationsrate kann extrapolatorisch geschlossen werden, daß auch im Gebiet kleiner Dosen eine lineare Dosisproportionalität gilt, somit auch kleinste Dosen entsprechend ihrer r-Zahl mutagen wirken. Weiterhin kann aus diesen Versuchen als wahrscheinlich angenommen werden, daß der Zeitfaktor bei der Genmutationsauslösung keine Rolle spielt. In speziellen neueren Untersuchungen hat sich dann auch zeigen lassen, daß die induzierte Mutationsrate tatsächlich nur von der Gesamtdosis abhängt und es gleichgültig ist, ob diese protrahiert oder konzentriert, fraktioniert oder kontinuierlich verabreicht wird. Aus diesen Befunden ergibt sich die medizinisch schwerwiegende Konsequenz, daß es eine Dosis, die ein Individuum innerhalb einer bestimmten Zeit appliziert erhalten könnte, *ohne genetisch* geschädigt zu werden, *grundsätzlich nicht gibt*, und daß sich auch kleinste Dosen in ihrer genetischen Wirkung voll summieren. Zwangsläufig ergibt sich dabei die Frage, inwieweit eine Übertragung der experimentellen Forschungen auf die Verhältnisse beim Menschen möglich sei. Dazu sei festgestellt, daß es eindeutig gelungen ist, bei den dem Menschen phylogenetisch näherstehenden Säugetieren (Maus, Ratte, Meerschweinchen und Kaninchen) Röntgenmutationen auszulösen (BAGG und LITTLE, BRENNECKE, MARTIUS und FRANKEN, P. HERTWIG, LACASSAGNE und COUTARD, MARTIUS und KRÖNING, SCHUGT, CHARLES, SNELL u. a.). Neben einer hohen Abortziffer und einer Abnahme der Fertilität wurden sichere Mutationen beobachtet, die sich z. B. bei Mäusen in der Form von Gliedmaßendefekten, Hypo- und Polydaktylien, als Mißbildungen an Augen, Nieren und Füßen oder als Schwanzvariationen äußerten. Bei Meerschweinchen wurden erbliche Augendefekte und Überzehen festgestellt. Sicherlich vermögen einige Versuche hinsichtlich der

Mutationsauslösung einer Kritik nicht standzuhalten, vereinzelt konnten auch die Versuchsergebnisse nicht bestätigt werden, so z. B. von NÜRNBERGER, DYROFF u. a. Das ändert aber nichts an der Feststellung, daß uns die vielfach bewiesene Allgemeingültigkeit der genetischen Strahlenwirkung und die Parallelität der cellulären Vorgänge ein Recht geben, die *qualitativen* Ergebnisse der Mutationsforschung unter Beachtung gewisser Einschränkungen, die durch biologische Unterschiede zwischen den Reproduktionsorganen verschiedener Species bedingt sind, auch auf den Menschen anzuwenden. Ein sicherer Beweis für das Vorkommen von genetischen Strahlenschäden beim Menschen kann selbstverständlich nur durch die Untersuchung der Nachkommen strahlenbehandelter Frauen entschieden werden, was heute wegen der Kürze der Zeit, die seit der Einführung der Strahlentherapie vergangen ist, noch gar nicht möglich ist.

Ob die im Experiment gewonnenen Erfahrungen auch in *quantitativer* Hinsicht für den Menschen Gültigkeit besitzen, ist äußerst schwer zu entscheiden. Dabei müßte zunächst berücksichtigt werden, ob bestrahlte unreife Keimzellen (ruhende Primärfollikel) oder schon in der Entwicklung begriffene bzw. reife Eifollikel, die gleiche oder eine unterschiedliche Mutationsneigung besitzen. Im allgemeinen wird heute die Möglichkeit einer Erbschädigung röntgenbestrahlter *wachsender* oder *reifer* Keimzellen von der Mehrzahl der Gynäkologen zugegeben. Von vielen Autoren wird jedoch bezweifelt, daß erbliche Änderungen der Gene in bestrahlten *ruhenden* Follikeln eine nennenswerte Rolle spielen. Nach heutigen Auffassungen der Genetiker bestehen zwar keine grundsätzlichen Unterschiede in der Mutationsneigung verschieden aktiver Zellen, doch läßt sich nicht bestreiten, daß gewisse quantitative Verschiedenheiten der ausgelösten Mutationsraten vorhanden sein können. Nach der Bestrahlung reifer Keimzellen kommen meist mehr Mutationen zur Beobachtung als nach der Bestrahlung unreifer Gameten (HANSON, HARRIS, ŠAPIRO und NEUHAUS, TIMOFÉEFF-RESSOVSKY, v. BRANDT, HÖHNE und SCHUBERT); die Ergebnisse wurden in Säugetierversuchen von P. HERTWIG bestätigt. Danach scheint also die Mutationsneigung der Keimzellen um so höher zu sein, je weiter das Entwicklungsstadium fortgeschritten ist. Allerdings können die Unterschiede in den Mutationsraten — wenigstens in gewissem Umfange — auch andere Ursachen haben. Denn die Tatsache, daß z. B. im Stadium der Reifeteilung eines Organismus doppelt soviel Mutationen auftreten wie in einem früheren Entwicklungsstadium, läßt immer noch die Möglichkeit offen, daß die Keimzellen dieses frühen Stadiums der *germinalen Selektion* unterliegen (TIMOFÉEFF-RESSOVSKY). So wäre es durchaus denkbar, daß geschädigte Primärfollikel bereits vor der Befruchtung vollkommen ausgemerzt oder wenigstens in ihrer Weiterentwicklung gehemmt werden. Sollte man aber trotzdem eine verschieden hohe Mutabilität der Gene in den einzelnen Zellstadien annehmen müssen, dann wäre die Gefahr der Erbschädigung röntgenbestrahlter unreifer Keimzellen, die erst später befruchtet werden, beim Menschen in gewissen Grenzen zwar vermindert, niemals jedoch vollkommen aufgehoben.

Die bisherigen quantitativen Vergleichsuntersuchungen über die allgemeine Mutabilität verschiedener Organismen haben teils auffallende Übereinstimmungen, teils aber auch deutliche Mutabilitätsunterschiede ergeben (KELLER und LÜERS, STADLER, STUBBE, PLOUGH). P. HERTWIG hat durch ihre Mäuseversuche einen aufschlußreichen Beitrag zu der Frage der qualitativen und quantitativen Mutabilität bei Säugetieren geliefert. Abgesehen von dem erstmalig gesicherten Nachweis *recessiver* Röntgenmutationen bei Säugetieren ließ sich durch eine Röntgenbestrahlung mit durchschnittlich 1000 r eine Rate von 4% recessiver und phänotypisch deutlich erkennbarer Mutationen feststellen. Das entspricht etwa der strahlenbedingten Rate morphologisch besonders auffallender Mutationen bei der Taufliege. Mit einer gewissen Wahrscheinlichkeit sind daher *grobe* Verschiedenheiten (außerhalb eines Verhältnisses 1:10) der spontanen und strahlenbedingten Gesamtmutabilität verschiedener Organismengruppen wohl *nicht* zu erwarten. Charles bestrahlte Mäuse wiederholt mit kleinen Röntgendosen und fand, daß durch 100 r etwa in 1% der Spermien Mutationen erzeugt werden.

Trotzdem wird immer wieder bezweifelt, daß es berechtigt sei, von den tierexperimentell gewonnenen Resultaten auf den Menschen zu schließen, und durch Berechnung wird nachzuweisen versucht, daß die Gefahr einer Erbschädigung für den einzelnen, erst recht aber für die Bevölkerung als Ganzes, keinesfalls so groß sei wie angenommen wird (Chantraine, siehe auch Jaeger). Evans hat kürzlich die an Drosophila erhobenen Befunde extrapolierend auf den Menschen übertragen. Vergleichsweise zeigt sich, daß die annähernd bekannten Mutationsraten für Hämophilie, Epiloia und Thalassämie in die Größenordnung der Drosophilawerte fallen. Unter der Annahme einer mittleren spontanen Mutationsrate von 10^{-5} bis 10^{-6} je Gen und Generation und einer röntgeninduzierten Rate von 3×10^{-8} je Gen und Dosiseinheit (r) ergibt sich, daß die Gefährdung des Erbgutes durch recessive Mutationen bei normal „geschützten" Röntgenarbeitern klein bleibt. Mit einer über 10 Jahre verteilten Gesamtdosis von 200—300 r errechnet sich für ihre Kinder nur eine um 1,5% höhere Wahrscheinlichkeit für die Manifestierung recessiver Mutationen gegenüber den Kindern eines unbestrahlten Elters. Von anderer Seite, insbesondere von H. J. Muller, wird dagegen erneut und eindringlich auf die Erbschädigungsgefahr durch ionisierende Strahlungen hingewiesen.

Selbstverständlich ist der Wert von Aussagen über die Größe der strahlenbedingten Mutabilität *beim Menschen* relativ begrenzt und die Festlegung einer Strahlendosis, die den menschlichen Keimdrüsen ohne Gefahr einer erheblichen Schädigung der Erbmasse noch zugemutet werden kann, immer unsicher. Andererseits erscheint es aus praktischen Gründen durchaus zweckmäßig, sich auf eine künstlich festgelegte Maximaldosis zu einigen, weil eine unterschwellige, für die Erbmasse unschädliche Strahlendosis grundsätzlich nicht zu erwarten ist, sondern — das sei nochmals hervorgehoben — auch kleinste Dosen sich unter allen Umständen zur vollen Wirksamkeit summieren. Timoféeff-Ressovsky und G. Schubert haben als obere Toleranzgrenze eine Gesamtdosis von 30—40 r vorgeschlagen, die auch bei mehrfachen Röntgenuntersuchungen der Fortpflanzungsorgane vor und im zeugungsfähigen Alter nicht überschritten werden darf; das ist die Strahlenmenge, welche die spontane Mutationsrate bei Drosophila verdoppelt. Die Berufsgenossenschaft für Gesundheitspflege und Wohlfahrtsdienst hat sich diesem Vorschlag angeschlossen und als Höchstdosis für das Personal in medizinischen und technischen Röntgenbetrieben 0,025 r je Tag im Bereich des Bauches (Keimdrüsen) als genetische Indifferenzdosis angegeben. Unter Zugrundelegung dieser Schutzdosis würde eine mit Strahlungen arbeitende Person erst im Laufe von etwa 6—8 Jahren (das Jahr mit rund 200 Arbeitstagen berechnet) eine Gesamtdosis von 30—40 r erhalten.

In der *Röntgendiagnostik* werden im Einzelfall stets die medizinische Notwendigkeit einer Röntgenaufnahme oder -durchleuchtung und die schwerwiegende Forderung nach einem hinreichenden Schutz des Erbgutes gegeneinander abzuwägen sein. Das gilt insbesondere für die Vornahme von Salpingographien. Hier sollte die Röntgendiagnostik nicht serienweise, sondern nur in wohlindizierten Einzelfällen durchgeführt werden (Martius), schon um eine Ansammlung von krankhaften Erbanlagen innerhalb der Gesamtpopulation zu vermeiden.

Der Kernpunkt des Problems liegt zweifellos in der Erbschädigungsgefahr bei der *therapeutischen* Bestrahlung im unmittelbaren Bereich der Generationsorgane. Hier gilt als oberster Grundsatz, alle therapeutischen Röntgen- und Radiumbestrahlungen der Keimdrüsen zu vermeiden, sofern bei den Patientinnen noch mit Nachwuchs gerechnet werden muß. *Die Reizbestrahlung insuffizienter Eierstöcke* ist nach MARTIUS *unter allen Umständen abzulehnen.* Die temporäre Röntgensterilisierung ist wohl allgemein und endgültig aufgegeben worden, ebenso wie die Ovarialbestrahlung bei juvenilen Blutungen. Die Entzündungsbestrahlungen nach HEIDENHAIN und FRIED bei doppelseitigen gonorrhoischen oder unspezifischen Salpingo-Oophoritiden verdienen sehr begrenzte Anwendung, zumal ihr Wert bei intraperitonealen Veränderungen sehr umstritten erscheint. Bei anderen gynäkologischen Erkrankungen noch nicht klimakterischer Frauen, z. B. Vulvitis, Acne oder Furunkulose der Vulva, Pruritus vulvae oder spitzen Kondylomen unterbleibt die Strahlentherapie am besten zugunsten anderer bewährter Behandlungsmethoden. Die Radiumbestrahlung bei der Endometritis cervicis, die neuerdings von GEDIX empfohlen wird, ist aus dem gleichen Grunde abzulehnen. Uneingeschränkte Berechtigung dürfte allein die Röntgentherapie der malignen Geschwülste und der Genitaltuberkulose besitzen; in diesen Fällen wird mit der Erhaltung der Fortpflanzungsfähigkeit meistens ja praktisch nicht mehr zu rechnen sein.

15. Fruchtschädigungen.

Außer den genetischen Strahlenschäden und den modifikatorisch (parakinetisch) bedingten Störungen gewisser Keimzellsubstrate, die man unter dem Begriff der *Keimschädigungen* zusammenfaßt, können auch direkte Strahlenschädigungen der Leibesfrucht, *Fruchtschädigungen*, auftreten. Neuere tierexperimentelle Untersuchungen (etwa die von KAVEN, HICKS, RUSSEL, zit. bei PLOUGH) zeigen ebenso wie die zahlreichen früheren Ergebnisse (siehe z. B. bei FLASKAMP), daß eine direkte Bestrahlung der Embryonen schon mit geringen Dosen eine Steigerung der pränatalen Sterblichkeit, spätere Sterilität und Entwicklungsstörungen z. B. am Skeletsystem, an Gehirn und Rückenmark bewirkt. Allerdings sind Beobachtungen beim Menschen relativ selten, einmal, weil Frauen, die wegen eines ernsten Leidens intensiv bestrahlt werden, selten befruchtet werden, zum anderen, weil Schwangerschaften, falls dennoch eine Konzeption erfolgte, zumeist nicht ausgetragen werden. Gewöhnlich kommt es schon in den Frühstadien der Gravidität zum Abort. Man muß annehmen, daß das embryonale Gewebe unter dem Einfluß der Strahlen unmittelbar zugrunde geht und die abgestorbene Frucht ausgestoßen wird. Bei den abgestorbenen Feten sind oft schwerste Störungen und Mißbildungen feststellbar, z. B. wurden ausgedehnte Knochendefekte (GOECKE, KAPLAN, BIRO, FELDWEG), Lippenspalten, Mikromelien und ähnliche Defekte, sehr häufig Anomalien an den Sinnesorganen, besonders an den Augen (z. B. Opticusatrophie, Linsentrübungen), sowie Veränderungen im Zentralnervensystem beobachtet. Es handelt sich dabei wohl um die Hemmung von Differenzierungen, die gerade während der Bestrahlung im Gange gewesen sein dürften. Aber selbst bei Anwendung verhältnismäßig hoher Strahlendosen muß es keineswegs gesetzmäßig zur Fruchtschädigung kommen (GITMAN, ERF und TINE, v. ZSEBÖK). Im allgemeinen ist die Gefahr einer Keimschädigung um so größer, je früher und je stärker die Frucht bestrahlt wird. Eine Röntgendosis von 60 r im ersten Monat der Schwangerschaft kann genügen, um schwerste Fruchtschäden hervorzurufen (HENSCHKE). Daher sind röntgendiagnostische Maßnahmen oder Bestrahlungen innerhalb der ersten Hälfte der Schwangerschaft selbst mit kleinen Dosen unbedingt zu vermeiden. Erst im letzten Drittel der Schwangerschaft ist die Belastung der Frucht mit geringen Röntgendosen bis zu einem gewissen Grade unbedenklich. Sollte infolge eines diagnostischen Irrtums eine intensive Fruchtbestrahlung (über 250 r) vorgenommen worden sein, dann ist die Schwangerschaftsunterbrechung zu erwägen. Bemerkenswert ist die Feststellung, daß schwere Fruchtschäden nicht nur nach unmittelbarer Einwirkung der Strahlen auf den schwangeren Uterus, sondern auch indirekt nach intensiver Bestrahlung anderer Körperregionen und nach sorgfältiger Abdeckung der Genitalregion beobachtet worden sind (kasuistische Mitteilungen und ausführliche ältere Literatur bei FLASKAMP).

III. Schädigungen durch radioaktive Substanzen.

Wie bereits mehrfach erwähnt, bestehen keine prinzipiellen Unterschiede in der biologischen Wirkung von Röntgenstrahlen einerseits und von α-, β- oder γ-Strahlen andererseits. Die durch Radium und andere natürliche und künstliche Zerfallsstrahler gesetzten Schädigungen sind den durch Röntgenbestrahlung hervorgerufenen hinsichtlich ihrer anatomischen Beschaffenheit und Symptomatologie im wesentlichen gleichzusetzen. Rein zahlenmäßig stehen die Schädigungen durch radioaktive Substanzen hinter den Röntgenschädigungen weit zurück. Das erklärt sich vor allem durch die Seltenheit größerer Mengen der natürlich vorkommenden radioaktiven Elemente. Das vielfach geringere Ausmaß der beobachteten Strahlenschäden beruht sicherlich darauf, daß die verwendeten Präparate in der Regel nur geringe Elementmengen enthalten und die in der Zeiteinheit abgegebene Strahlenmenge dementsprechend klein ist. Die Möglichkeit einer Überdosierung erscheint trotz der großen Tiefenwirkung der γ-Strahlen geringer als bei einer Röntgenstrahlenbehandlung. Infolge der enormen Entwicklung der Atomindustrie stehen heute jedoch — zumindest im Ausland — außerordentlich große Mengen künstlich radioaktiver Substanzen zur Verfügung. Durch die zunehmende Verwendung derselben in Chemie, Technik und Medizin, insbesondere durch die Möglichkeit einer Inkorporation in den menschlichen Körper, sei es aus diagnostischen oder therapeutischen Gründen, sind neue große Gefahrenquellen aufgetaucht.

1. Schädigungen durch Radium und andere natürliche radioaktive Substanzen.

Auf die Schädigungen an der Haut oder an inneren Organen, wie sie gelegentlich nach therapeutischer Verwendung von Radium, Mesothorium oder Radiumemanation auftreten oder in den radioaktive Substanzen verarbeitenden Betrieben vorkommen, braucht im einzelnen nicht eingegangen zu werden; sie ähneln weitgehend den röntgeninduzierten Effekten. Im einzelnen sind reparable und irreparable Hautschädigungen bis zur Ausbildung von Ulcerationen und Radiumkrebsen (HAAGENSEN, DROSCHL) beobachtet worden. Die Schädigungen der übrigen Organe oder Gewebe entsprechen ebenfalls völlig den analogen Röntgenschädigungen. Eine vielseitige ältere Kasuistik findet man in den zusammenfassenden Arbeiten von DAUTWITZ, EXNER und HOLZKNECHT, LAZARUS, ELLINGER und FLASKAMP. Lediglich die Strahlenschädigungen durch *inkorporierte* radioaktive Substanzen bedürfen einer besonderen Erörterung, um auf praktisch wichtige Besonderheiten hinzuweisen, die sich im Zuge der medizinischen und technischen Verwendung der Radioaktivität ergeben haben.

Alle radioaktiven Substanzen — sowohl die natürlichen als auch die künstlich erzeugten — sind äußerst gefährliche Substanzen, wenn sie dem menschlichen

Körper einverleibt werden. Für eine Giftwirkung im eigentlichen Sinne sind die zur Wirkung gelangenden Substanzmengen meist viel zu klein; Schädigungen entstehen allein durch die emittierte Strahlung. Die Wirksamkeit des inkorporierten Radiums sowie anderer natürlicher Radioelemente ist im wesentlichen durch die α-Strahlung bedingt, deren Ionisationsfähigkeit rund 100mal stärker als die der β-Strahlung und rund 10000mal stärker als die der γ-Strahlung ist. Neben der Menge des in den Körper gelangten radioaktiven Stoffes ist auch die Inkorporationsart (per os, parenteral, per inhalationem) für Art und Ausmaß der Schädigungen bedeutungsvoll. Der Verlauf der oft tödlichen Vergiftungen ist mehr oder minder schnell; meist erstreckt er sich über Jahre. Die Feststellung einer erheblichen schädigenden Wirkung selbst durch sehr geringe Mengen inkorporierter radioaktiver Substanzen ist insofern zunächst überraschend, als der Körper bei der äußeren Strahlenapplikation in der Röntgen- und Radiumtherapie wesentlich größere Strahlenmengen vertragen kann. Die erhöhte biologische Wirksamkeit dürfte vor allem in der unmittelbaren Wirkung der dicht ionisierenden Strahlungen ihre Erklärung finden, wobei die totale Absorption und eine vollständige Kumulation eine bedeutende Rolle spielen.

Der menschliche Körper weist im mittleren Alter normalerweise einen Gehalt an radioaktiver Substanz auf, der etwa $0,3 \times 10^{-8}$ g Radium äquivalent ist (KREBS). Substanzmengen, die diesen Betrag überschreiten, müssen nach RAJEWSKY als Überdosierung betrachtet werden, wobei es gleichgültig ist, ob sie absichtlich — als therapeutische Maßnahme —, oder ungewollt, etwa infolge von gewerblichen Unglücksfällen, inkorporiert werden. Die Ablagerung des radioaktiven Materials erfolgt in den verschiedenen Körpergeweben jedoch nicht gleichmäßig. Die Speicherung ist von den chemischen Eigenschaften des radioaktiven Elements und von der Inkorporationsart abhängig (RAJEWSKY, WOLF und BORN, SCHUBERT). Ein bevorzugter Speicherungsort des Radiums ist das Knochensystem; wesentlich kleinere Mengen werden in Blut, Lunge, Leber und Milz abgelagert.

Bei der therapeutischen Anwendung der *Radiumemanation* handelt es sich um die Einbringung von Radon in den Körper mittels Bade-, Trink- und Inhalationskuren. Im allgemeinen werden Emanationsmengen in homöopathischer Dosierung benutzt. Die durch die Lungen aufgenommene Emanation wird schnell und vollkommen wieder exhaliert, so daß keine wesentliche Anreicherung im Blut stattfindet. Auch von der im Badewasser gelösten Emanation tritt nur ein geringer Prozentsatz durch die Haut oder die Einatmungsluft in den Körper ein (JANITZKY). Jedenfalls sind die vom Körper aufgenommenen Emanationsmengen sehr klein und ungefährlich (STRASBURGER). Selbst bei jahrelanger Anwendung von Emanationsbädern kann eine Retention gefährlicher Mengen der Emanationsfolgeprodukte wohl kaum erreicht werden (FEES). Die sog. „Bäderreaktion", die gewöhnlich frühzeitig einsetzt und ein Anzeichen für die Reaktion des Organismus ist, stellt kein Vergiftungssymptom, sondern den Ausdruck einer unspezifischen Reizung dar. Es ist jedoch bekannt, daß auch mit geringen Emanationskonzentrationen bei sehr *langer* Einwirkungsdauer irreparable Schädigungen oder maligne Wucherungen am Lungengewebe hervorgerufen werden können (RAJEWSKY u. a.).

Das Trinken von *Radium-*, *Radiothor-* oder *Thorium X-Wässern* ist infolge einer leicht möglichen Überdosierung nicht ganz ungefährlich, wenn auch eine schädliche Nebenwirkung durch langlebige Folgeprodukte des Thorium X auszuschließen ist (WOLF und BORN). Akut und chronisch verlaufende tödliche Vergiftungen sind mehrfach beobachtet worden (FLINN, GETTLER und NORRIS, HAMPERL, LESCHKE, ROEMHELD). Die chronischen Erkrankungen, die infolge einer früher für unbedenklich gehaltenen hohen Dosierung zustande kamen, verliefen klinisch unter dem Bild schwerer aplastischer Anämien, die mit septischen Erscheinungen, allgemeinem Siechtum und ausgedehnten Knochennekrosen, vor allem des Kiefers einhergingen. Bei den akut-tödlichen Vergiftungen wurden vor allem schwere hämorrhagisch-nekrotische Enterocolitiden, Ikterus, schwere Kachexie und ein fast völliges Schwinden der Leukocyten als Zeichen schwerster Knochenmarksschädigung beobachtet.

Erhöhte Bedeutung haben in den letzten Jahrzehnten die *gewerblichen Radiumvergiftungen* erlangt. Sie sind vor allem in den Jahren 1924—1931 von amerikanischer Seite beobachtet worden (EVANS, MARTLAND, CONLON und KNEF, MARTLAND und HUMPHRIES, HOFFMANN, REITTER und MARTLAND, SCHLUNDT, BARKER und FLINN). Eine sehr ausführliche und vollständige Darstellung aller Vergiftungsfälle und eine eingehende Beschreibung der Spätschädigungen ist kürzlich von AUB, EVANS, HEMPELMANN und MARTLAND gegeben worden. Die überwiegende Zahl der Vergiftungen betraf Arbeiter der Leuchtfarbenindustrie, die radium- und mesothorhaltige Leuchtmassen auf Zifferblätter aufzutragen hatten und dabei die Pinsel mit dem Mund anfeuchteten. Auf diesem Wege gelangte die radioaktive Substanz spurenweise in den Gastrointestinaltrakt und damit zur Resorption.

Das charakteristische Merkmal dieser auf *oralem* Wege erfolgten Intoxikationen war der langsame Verlauf. Ihre Latenzzeit betrug etwa 10—20 und mehr Jahre. Der Beginn der Erkrankung war schleichend, so daß die ersten Symptome oft unbemerkt blieben. Die allgemeinen Vergiftungserscheinungen bestanden in Gewichtsabnahme, niedrigem Blutdruck, schneller Ermüdung und zunehmender Schwäche. Die an verschiedenen Vergiftungsfällen erhobenen Befunde ähnelten einander weitgehend. Häufig waren die meist nach langer Latenzzeit auftretenden Knochenveränderungen destruktiver und reaktiver Art. Dabei handelte es sich vorwiegend um die von MARTLAND beschriebene „Strahlenostitis", um schwere Knochennekrosen, besonders des Kiefers, um Osteomyelitiden und spontane Knochenbrüche, denen eine röntgenologisch nachweisbare Verdünnung der Knochensubstanz vorausging, und nicht selten um das Auftreten von Sarkomen des Knochens und knochennaher Gewebe. Das Knochenmark wies neben fibrösen Veränderungen auch auffällige Hyperplasien auf. Die gefundenen Blutveränderungen hatten aplastischen, oft auch perniziösen Charakter; das weiße Blutbild war leukopenisch. Ein Teil der Vergifteten — und zwar solche, die mehr als 1 μg Radium gespeichert hatten — ging an *Knochensarkomen* zugrunde; in anderen Fällen erfolgte der Tod unter dem Bilde einer schweren aplastischen Anämie mit fortschreitender Kachexie. Die gleichen Krankheitsbilder, wie sie bei den Leuchtziffermalern als gewerbliche Vergiftung beobachtet wurden, ließen sich experimentell beim Kaninchen erzeugen (ROSENTHAL und GRAZE). Derartig schwere Radiumintoxikationen wie die oben beschriebenen werden heute in der Leuchtfarbenindustrie infolge der Verbesserung der technischen und hygienischen Bedingungen wohl nicht mehr beobachtet (siehe z. B. bei BROWNING). RÖHRING hat kürzlich über eine Radiumvergiftung bei einer Leuchtfarbenarbeiterin berichtet, in deren Symptomenbild eine ungewöhnliche Schlafsucht im Vordergrund stand.

Die Vergiftungen, die durch *Inhalation* der radioaktiven Substanz in Form von aktivem Staub oder aktiven Dämpfen zustande kommen, bieten offenbar ein anderes Krankheitsbild. Anscheinend liegt die toxische Radiummenge bei dieser Form der Radiumvergiftung niedriger als bei peroraler Aufnahme. Bei tödlichen Vergiftungen (DOENECKE und BELT, TÖNGES und KALBFLEISCH, JANITZKY, KREBS und RAJEWSKY) fand man fibröse oder hyperplastische Knochenmarksveränderungen. Das Blutbild zeigte lediglich eine geringe Leukocytose auf. Der eindrucksvollste Befund bestand gewöhnlich in einer ausgedehnten Fibrose der Lungen, die zu starker Organschrumpfung geführt hatte. Der Tod erfolgte meist unter den Zeichen einer respiratorischen Insuffizienz.

Diese Beobachtungen über Lungenschädigungen durch Einatmung radioaktiver Substanzen leiten über zu einem klinisch schon lange bekannten, in seiner Ursache jedoch bis heute noch nicht voll geklärten Krankheitsbild: dem *Schneeberger Lungenkrebs*, einem wahrscheinlich beruflich erworbenen Strahlenkrebs. Bereits seit dem 17. Jahrhundert kennt man eine eigentümliche „Bergkrankheit", welche die Bergleute des sächsischen Kobalt- und Silbergrubenreviers um Schneeberg nach verhältnismäßig kurzer, etwa 6—15jähriger Arbeitszeit im Berg befällt und die nach einem Siechtum von einigen Jahren zum Tode führt. Die statistischen Ermittlungen ergaben, daß 60—80% der Bergleute von dieser Krankheit betroffen werden. ROSTOCKI, SAUPE und SCHMORL fanden bei Sektionen der verstorbenen Bergleute bei 60—70% der Gesamttodesfälle *primäre Lungenkrebse* (meist von den Bronchialdrüsen ausgehende Endothelcarcinome). In der übrigen Bevölkerung wurden Lungentumoren dagegen nur selten beobachtet. LÖWY, BEUTEL und WOLDRICH stellten eine auffällige Häufung der gleichen Krankheit auch bei den Radiumarbeitern des St. Joachimsthaler Reviers fest. Eingehende Untersuchungen von PIRCHAN und ŠIKL sowie BÉHOUNEK und FOŘT ergaben dort in etwa der Hälfte der Todesfälle einen Lungenkrebs. Im Gegensatz zum Schneeberger Revier war die Anzahl der Pneumokoniosen bei den Joachimsthaler Bergleuten relativ niedrig. Außer einem recht seltenen Auftreten von Knochenmetastasen und einer oft gefundenen primären Duplizität der Geschwülste konnten keine Unterschiede im makro- und mikroanatomischen Verhalten des Lungencarcinoms der Bergleute gegenüber dem Lungenkrebs anderer Menschen festgestellt werden (HUECK).

Auf der Suche nach den Ursachen dieses beruflich erworbenen Lungenkrebses ergab sich, daß er offensichtlich nicht auf der Grundlage einer Anthrakosilikose entsteht, da Steinstaublungen in Schneeberg zwar häufig, bei den Joachimsthaler Bergleuten jedoch relativ selten sind. In den Schneeberger Fällen war auch nicht immer eine Kombination von Anthrakosilikose und Lungenkrebs festzustellen. Das als Krebsnoxe bekannte Arsen scheidet sicherlich ebenfalls als primäre Ursache aus. Hautveränderungen, wie sie für Arsenwirkungen typisch sind, findet man bei den Bergleuten selten, andererseits ist in reinen Arsengruben nie eine Häufung des Lungenkrebses beobachtet worden. Als wahrscheinlichste Ursache kommt nach den zahlreichen Untersuchungen des letzten Jahrzehnts die *radioaktive* Komponente des Grubenmilieus in Betracht, die sowohl in Joachimsthal als auch in Schneeberg durch das gehäufte Vorkommen relativ hoch aktiver Uranerze (Uranpechblende) bedingt ist. Dabei kann sowohl der durch Radiumelement verseuchte Staub, als besonders auch die mit Emanation (Radon) angereicherte Atemluft als wirksame Komponente in Frage kommen. Umfassende systematische Untersuchungen von RAJEWSKY und Mitarbeitern und von BÉHOUNEK und FOŘT zum Problem des Schneeberger Lungenkrebses zeigten, daß der Emanationsgehalt der Grubenluft und der Tropfwässer teilweise sehr hoch ist und maximal bis zu 150 Mache-Einheiten (ME[1]) betragen kann, während normalerweise der Gehalt der Bodenluft sich auf etwa 0,01 ME beläuft. Falls in einer Grube außerdem schlechte Bewetterungsverhältnisse vorhanden sind, dann erreicht die Emanationskonzentration fast immer toxisch wirkende

---

[1] Die Mache-Einheit ist ein Maß der Emanationskonzentration. 1 ME liegt vor, wenn durch Zerfall von Emanation je Liter ein Sättigungsstrom von $^1/_{1000}$ ESE unterhalten wird. 1 ME = 3,64 · 10⁻¹⁰ Curie/Liter.

Werte, besonders in der Nähe von Erzadern. Weiterhin konnte bei einem Teil der in Schneeberg beobachteten Lungencarcinomfälle tatsächlich eine die Norm weit übersteigende Radioaktivität im Lungengewebe nachgewiesen werden. Experimentelle Untersuchungen von HUECK über die Cancerogenität des Grubenklimas ergaben, daß Tiere, die etwa 2 Jahre lang unter fast gleichen Bedingungen wie die Bergleute in der Grube gehalten wurden, ein gehäuftes Auftreten von Geschwülsten der verschiedensten Organe zeigten, wobei die Lunge weitaus am stärksten beteiligt war. RAJEWSKY, SCHRAUB und KAHLAU erbrachten den experimentellen Beweis für eine Geschwulsterzeugung durch chronische Einwirkung von Radiumemanation. Mit geringen, nicht unmittelbar toxisch wirkenden Emanationskonzentrationen konnten bei sonst unter normalen Verhältnissen lebenden Versuchstieren eindeutige Geschwulstbildungen bei etwa 60% der Individuen erzeugt werden.

Thoriumhaltige Kontrastmittel (Thorotrast, Umbrathor) haben für die röntgenologische Darstellung von Leber, Milz, Gefäßen und Schleimhäuten eine gewisse Bedeutung erlangt. Allerdings erfolgt die Eliminierung des verwendeten Thoriumdioxyds aus dem Körper nur langsam und unvollständig; ein beträchtlicher Teil wird im reticuloendothelialen System, besonders in Leber und Milz, aber auch im Knochenmark und in den Lymphknoten gespeichert und stellt infolge der über Jahre währenden Dauerbestrahlung insbesondere durch die dicht ionisierenden α-Strahlen eine durchaus nicht zu vernachlässigende Strahlenschädigungsquelle dar (RUF und PHILIPP). Verschiedentlich sind immunbiologische Störungen durch Blockade des reticuloendothelialen Systems, nicht-entzündliche bindegewebigsklerotische Degenerationen und Cirrhosen des Lebergewebes, Gewebsnekrosen in Leber, Milz und Knochenmark sowie Schädigungen des hämatopoetischen Apparates als Spätschädigungen nach Kontrastmittelgabe beobachtet worden (ANDERS, K. H. BAUER, BÜNGELER, FONIO, GROSSKOPF, KARCHER, LIVERANI). Auch Sterilität und andere Störungen der Keimdrüsenfunktion können durchaus durch eine Kontrastmittelspeicherung in den Keimdrüsen hervorgerufen werden (BIRKNER). Ebenso kann die Kontrastfüllung des Nierenbeckens und der Kieferhöhlen, wenn das Mittel nicht eliminiert wird, Anlaß zu Nekrosen, Narbenprozessen und schweren chronischen Entzündungen geben (FONIO, LUTZ, THEISSING, TOBECK).

Von theoretischer und praktischer Bedeutung ist die Frage, wieweit das inkorporierte Thoriumdioxyd durch die chronische Bestrahlung des Gewebes zu dessen maligner Entartung führen kann. Bei den gar nicht selten beobachteten schwielig-fibrösen Granulationstumoren, die sich aus paravasalen Thorotrastherden entwickeln, handelt es sich nicht um maligne Neubildungen, doch tragen die hervorgerufenen Gewebsveränderungen vielfach die Kennzeichen einer Präsarkomatose (siehe z. B. bei BÄTZNER, BAUER, SCHUMANN). Die Aktivität solcher Thorotrastherde ist keineswegs gering. Aktivitätsmessungen an einem paravasalen Depot haben ergeben, daß dessen Umgebung einer Dauerbestrahlung ausgesetzt sein kann, welche in „r" umgerechnet die zulässige Schutzdosis um das mehrfache übersteigt (WACHSMUTH).

Tierexperimentell sind mehrfach maligne Wucherungen durch Thorotrastinjektionen erzeugt worden (ROUSSY u. Mitarb., MIYAMOTO, DAELS, BAUER). In der Umgebung der granulomartigen Thoriumherde kam es zu einer Sarkomentstehung, zum Teil sogar zu Metastasenbildung; nach intraperitonealer Verabfolgung traten diffuse Sarkomatosen des Peritoneums auf. Überwiegend waren es Sarkome vom spindelzelligen Typ. Der Prozentsatz der tumorbehafteten Tiere betrug bis zu 58%. Die Tumorrate war ebenso wie die Latenzzeit der Tumorentstehung von der Konzentration der injizierten Lösung abhängig (vgl. die zusammenfassende Übersicht bei K. H. BAUER).

Den ersten Fall eines Thorotrastsarkoms beim Menschen haben kürzlich MacMahon, Murphy und Bates mitgeteilt. 12 Jahre nach mehrmaliger Injektion von insgesamt 75 cm³ Thorotrast zur Diagnose eines Lebergummas wurde ein Retothelsarkom der Leber mit ausgedehnten Metastasen in Leber und Milz gefunden; der Tumor hatte durch Arrosion der Pfortaderäste zu einer tödlichen inneren Blutung geführt. Kein Teil der Leber war frei von Thorotrastablagerungen; stellenweise war die Leberstruktur völlig zugrunde gegangen. Der Tumor fand sich an der Stelle der stärksten Thoriumkonzentration. An weiteren Schädigungen waren eine verminderte Zellzahl in der Milz und in den Lymphknoten und eine Verminderung des blutbildenden Knochenmarksgewebes vorhanden. Weiterhin bestand eine hochgradige Osteoporose.

Der geschwulsterzeugende Effekt der über längere Zeit im Körper wirkenden thoriumhaltigen Kontrastmittel steht auf Grund dieser Beobachtungen außer Frage. Das bislang seltene Vorkommen von Thorotrastgeschwülsten beim Menschen dürfte auf die erwartungsgemäß lange Latenzzeit zurückzuführen sein. K. H. Bauer hat auf Grund von Tierversuchen die Latenzzeit beim Menschen auf 12—18 Jahre veranschlagt. Infolge der zahlreich beobachteten Spätschäden und besonders im Hinblick auf eine mögliche Entstehung bösartiger Geschwülste muß auf eine Verwendung thoriumhaltiger Kontrastmittel unbedingt verzichtet werden.

2. Schädigungen durch künstlich radioaktive Isotope.

Das Arbeiten mit natürlichen und künstlich radioaktiven Substanzen birgt stets gewisse Gefahren in sich, die heute besonders durch die Entwicklung des Uranmeilers (Uran-pile) noch um ein Vielfaches vermehrt worden sind. Man kann jetzt radioaktive Isotope in praktisch beliebiger Menge und mit hoher spezifischer Aktivität erhalten, daher ist auch die Isotopenforschung in eine äußerst gefährliche Entwicklungsphase eingetreten. Die radioaktiven Substanzen können mittels ihrer durchdringungsfähigen Strahlenkomponenten von außenher wirksam sein; zum anderen können sie dem Organismus entweder mit der Atemluft als Emanation oder als radioaktiver Staub zugeführt werden; auch können feste radioaktive Stoffe oder radioaktive Lösungen (z. B. beim Pipettieren) verschluckt werden. Eine weitere Schädigungsmöglichkeit des Organismus besteht dann, wenn radioaktive Isotope therapeutisch auf parenteralem Wege angewandt oder wenn unvernünftig hohe Dosen als Indicatorsubstanzen für physiologische Untersuchungen am Menschen benutzt werden.

Ein radioaktives Isotop kann α-, β- oder γ-Strahlen aussenden; die meisten radioaktiven Isotope sind β- und γ-Strahler. Obgleich ausreichende Erfahrungen über die Schädigungswirkungen radioaktiver Isotope insbesondere im Hinblick auf die Spätschäden noch nicht vorliegen bzw. noch nicht der Öffentlichkeit zugänglich sind, gestattet doch ein Vergleich der bisherigen Ergebnisse mit den Wirkungen der natürlichen radioaktiven Substanzen gewisse Rückschlüsse auf die Art und das Ausmaß der zu erwartenden strahleninduzierten Effekte. Diese bestehen hauptsächlich in pathologischen Veränderungen der Haut und des Blutes, in genetischen Effekten, in Störungen der Fertilität und im Auftreten von Neoplasmen. Ein radioaktives Isotop kann alle diese Wirkungen hervorrufen, sofern es in genügend hohen Dosen und genügend langer Zeit wirksam ist. Eine Übersicht über einige bislang zur Beobachtung gekommene Isotopenschädigungen findet man bei Leucutia; eine ausführliche Darstellung der histopathologischen Veränderungen nach äußerer und innerer Bestrahlung stammt von Bloom, auf die in diesem Zusammenhang nur verwiesen werden kann.

Unter den *Hautreaktionen* ist die mehr oder minder rhythmisch ablaufende Erythembildung, die Blasenbildung, Desquamation und Epilation an den Händen von Personen, die mit radioaktiven Stoffen arbeiten, eine relativ harmlose Strahlenschädigung. KNOWLTON und Mitarbeiter haben 4 typische Fälle von Hautverbrennung nach intensiver β-Strahleneinwirkung beim Umgang mit Isotopen mitgeteilt. Viel ernster sind Strahlennekrosen und Ulcerationen der Haut zu bewerten, die erst nach einer gewissen Latenzzeit auftreten, sehr schmerzhaft sind und gewöhnlich auch schlecht heilen (HOWARTH). Solche Schädigungen können auch durch extravasal gespritztes aktives Material etwa in der Ellenbeuge hervorgerufen werden (PATTON und MILLER). Eine Menge von z. B. 5 Millicurie Radiophosphor (P^{32}) reicht bei längerer Einwirkung völlig aus, um eine Isotopenverbrennung der Haut zu verursachen. An der Rattenhaut wurden nach Applikation von etwa 4000 rep einer P^{32}-Strahlenquelle nach etwa einer Woche Epitheliolyse, Haarausfall und Ulcerationen beobachtet. Eine Dosis von 4000—6000 rep bewirkte nach etwa 10—19 Monaten recht häufig Haut- und Bindegewebstumoren (HENSHAW u. Mitarb.). Auch RAPER beobachtete im Tierexperiment das Auftreten subcutaner Sarkome nach Einwirkung von P^{32}.

Die durch radioaktives Material hervorgerufenen Schädigungen des hämatopoetischen Systems unterscheiden sich nicht grundsätzlich von jenen anderer Strahlenquellen. Der Nachweis einer einzigen Ganzkörperbestrahlung mit mehr als 25 r innerhalb einiger Stunden ist durch Blutuntersuchungen leicht zu führen. Von Allgemeinsymptomen abgesehen, beobachtet man ziemlich prompt ein erhebliches Absinken der Lymphocyten innerhalb der ersten 24—36 Std. Andere Blutbildveränderungen sind meist seltener (CRONKITE). Schädigungen des Knochenmarks mit schweren, gewöhnlich irreparablen Leukopenien, Thrombocytopenien und Anämien sind bei der Radiophosphorbehandlung von Leukämien mehrfach aufgetreten. Möglicherweise ist auch das von HALL beschriebene Vorkommen von Leukämien im Anschluß an eine Radiophosphorbehandlung der Polycythämie auf eine Strahlenschädigung zurückzuführen. Auch tierexperimentelle Befunde zeigen, wie sehr gerade das hämopoetische System bei Inkorporation von Radioisotopen alteriert wird (GRAFF, EVANS und QUIMBY). Da Strahlenschäden des Blutbildungsapparates meist nicht voll reparabel sind, darf eine Isotopeninkorporation nur mit äußerster Vorsicht vorgenommen werden. Frühschäden lassen sich mit Hilfe von Blutbilduntersuchungen jedoch nur schwer feststellen (CRONKITE, LORENZ u. Mitarb.).

Fertilitätsstörungen wurden bei Patienten nach Behandlung mit Radiophosphor (P^{32}) beobachtet (PLATT). Obgleich nur Dosen von 0,1—0,25 Millicurie 2—3mal wöchentlich bis zu Gesamtdosen von 3—70 mC in einigen Wochen bis zu 3 Jahren verabreicht wurden, konnten schwere pathologische Veränderungen an Hoden und Ovarien festgestellt werden. Im Hodengewebe waren die Hodenkanälchen verdickt, das Zwischengewebe fibrös; Spermatocyten fehlten in einigen Tubulis völlig, die anderen zeigten die verschiedensten Formen des Kernzerfalls. Die auffälligsten Veränderungen an den Ovarien bestanden in dem Fehlen der Primär- und GRAAFschen Follikel. Die noch vorhandenen Eier waren degeneriert, die Corpora lutea schwer geschädigt. Es ist zur Zeit aber noch unbekannt, ob derartige Störungen reversibel sind; nach neueren Untersuchungen bei Mäusen ist das zwar bei Hoden, nicht aber bei Ovarien der Fall.

Die Frage der *genetischen Strahlenschädigungen* ist sowohl im Hinblick auf die interne Verabreichung radioaktiver Isotope als auch in Verbindung mit den Berufsschäden des klinischen und Laboratoriumpersonals (VOEGTLIN) diskutiert worden. Die Mehrzahl der Autoren ist sich heute darüber einig, daß Isotopenschädigungen der Erbmasse mit allen Folgen für die kommende Generation auftreten können (siehe z. B. bei SCHUBERT, SPEAR, MULLER, HENSHAW).

Die bei den natürlichen radioaktiven Substanzen gemachten Erfahrungen hinsichtlich der besonders schädigenden Wirkung inkorporierter Strahler dürften auch für die künstlich radioaktiven Isotope zutreffen. Besonders gefährlich sind diejenigen Isotope, die in bestimmten Organen oder Geweben selektiv gespeichert werden und eine lange Halbwertszeit haben. Sie kommen vor allem als *cancerogene* Noxen in Frage. BRUES und KOLETSKY konnten im Tierversuch nachweisen, daß Radiostrontium (Sr^{89}) und Radiophosphor (P^{32}) vorwiegend im Knochen gespeichert werden und Knochentumoren hervorrufen. Das radioaktive Cer-Isotop (Ce^{144}) verursacht Lungenschädigungen und bewirkt recht häufig Bronchialcarcinome (LISCO und FINKEL). Radioyttrium (Y^{91}) wird vom Darm nicht resorbiert, hinterläßt dort aber schwere Darmstörungen und verursacht in einem hohen Prozentsatz die Bildung von Coloncarcinomen (LISCO u. Mitarb.). Die Spaltprodukte des Urans erzeugen ebenfalls Knochentumoren, falls sie im Knochengewebe spezifisch absorbiert werden (HAMILTON, LISCO u. Mitarb.). Einige der selteneren Isotope, wie z. B. Plutonium, rufen Fibrosarkome der Haut hervor. Bei Tieren genügt bereits die Injektion von 1 μg Plutonium (Pu^{239}), um diese Veränderungen auszulösen (LISCO, FINKEL und BRUES). Das Auftreten bösartiger Neubildungen als Folge interner Bestrahlung mit Radioisotopen ist offenbar häufiger, als man auf Grund der Erfahrungen mit anderen Strahlenquellen erwarten kann. Ein wichtiger Unterschied besteht auch darin, daß die Tumoren sich nicht immer auf der Basis einer vorausgehenden strahleninduzierten Gewebsschädigung entwickeln, wie das bei den Radiumarbeitern beobachtet wurde. Die Tabelle 3 gibt eine Übersicht über die tierexperimentell beobachtete cancerogene Wirksamkeit einiger Isotope. Weitere Einzelheiten finden sich in einer zusammenfassenden Übersicht von BRUES.

Tabelle 3. *Cancerogene künstlich radioaktive Isotope.*

Isotop	Strahlung	Applikationsweise	Maus	Ratte
Phosphor (P^{32}) ..	β	percutan Injektion	subcutane Sarkome Osteosarkome Lymphome	subcutane Sarkome Osteosarkome
Strontium (Sr^{89}) .	β	Injektion	Osteosarkome	Osteosarkome
Yttrium (Y^{91}) ..	β	oral Injektion	Coloncarcinome Fibrosarkome	Coloncarcinome Osteosarkome
Cerium (Ce^{144}) ..	β (γ)	Inhalation		Bronchialcarcinome
Plutonium (P^{238}) .	α	Inhalation Injektion	Fibro-Osteosarkome	Lungensarkome Osteosarkome

Aus allen Befunden geht hervor, daß die Benutzung radioaktiver Isotope verhängnisvolle Folgen haben kann. Dringendes Erfordernis für jeden mit radioaktiven Stoffen arbeitenden Forscher ist daher

1. die genaue Kenntnis der physikalischen Eigenschaften des benutzten Isotops, seiner Halbwertszeit, seiner Strahlung und seiner emittierten Energie und

2. ausreichende Erfahrungen über die in Betracht kommenden Strahlendosen und die Art der Dosisverteilung im Körper, ferner über die Speicherungs- und Ausscheidungsverhältnisse des betreffenden radioaktiven Isotops.

Therapeutisch sollten künstlich radioaktive Stoffe dann nicht angewandt werden, wenn die betreffenden Patienten noch fortpflanzungsfähig sind oder noch über eine längere Lebenserwartung verfügen.

IV. Schädigungen durch Hilfsmittel der Atomphysik.

1. Schäden bei Arbeiten in atomphysikalischen Forschungsbetrieben.

Beim Betrieb von atomphysikalischen Hochleistungsanlagen, z. B. einer Hochvoltanlage, einem Cyclotron, einem Betatron oder einem Uranpile (Kern-reaktor), sind Schädigungsmöglichkeiten hauptsächlich durch Streustrahlungen gegeben. Nur in seltenen Fällen kommt auch eine unfallsmäßige direkte Be-strahlung mit dem aus der Anlage austretenden Strahlenbündel in Frage. In Verbindung mit einigen Kriegsorganisationen (Plutonium- und Manhattanprojekt) sind allerdings neue Gefahrenquellen aufgetaucht. Sie werfen eine Reihe neuer Strahlenschädigungsprobleme auf. Das bisher vorliegende Schrifttum ist von H. M. PARKER in Band I der "Advances in Biological and Medical Physics", herausgegeben von J. H. LAWRENCE und J. G. HAMILTON (University of Cali-fornia, Berkeley), dargestellt worden.

Als biologisch schädigende Strahlenarten kommen vor allem schnelle und langsame Neutronen, Röntgen- und γ-Strahlen in Betracht. *Schnelle Neutronen* können infolge ihrer hohen Durchdringungsfähigkeit und der dichten Ioni-sierung der biologischen Materie stark schädigend wirken. Durch Abbremsung der schnellen Neutronen entstehen die *langsamen* Neutronen. Dabei kann der Bremsvorgang entweder durch Bremssubstanzen, wie z. B. Paraffin, in der direkten Umgebung der Strahlenquelle oder in der die Anlage umgebenden Schutz-wand hervorgerufen werden. Vielfach wird eine biologische Wirksamkeit der langsamen Neutronen geleugnet, weil sie nur thermische Energien besitzen. Es ist jedoch zu berücksichtigen, daß jedes langsame Neutron, welches im Gewebe absorbiert wird, mindestens ein γ-Quant mit einer Energie von einigen MeV erzeugt. Die *Röntgenstrahlung* spielt beim Cyclotron keine Rolle; dagegen ent-steht sie — abgesehen von der an der Kathode selbst erzeugten Strahlung — durch rückläufige Sekundärelektronen in Hochspannungsionenröhren. Große Bedeutung kommt der γ-*Strahlung* zu, die zunächst in der Anlage selbst primär bei Kernumwandlungen auftritt, aber auch sekundär in der Schutzwand, und zwar bei der Vernichtung der Neutronen, erzeugt werden kann. Als Anhaltspunkt für die Intensität der γ-Strahlen ergibt sich, daß die Zahl der primär entstehenden γ-Quanten die Anzahl der durch die Anlage erzeugten Neutronen erreichen kann. Das wären nach den Berechnungen BOTHES für ein mittleres Cyclotron 2×10^{12} γ-Quanten in der Sekunde, die einer γ-Strahlung von etwa 54 g Radium ent-sprechen. 54 g Radium liefern noch in 8 m Entfernung rechnerisch eine Äquivalent-dosisleistung von rund 1 r je Stunde, während die Neutronendosis etwa die Hälfte beträgt. Das bedeutet, daß innerhalb eines 6stündigen Arbeitstages die allgemein-biologische Toleranzdosis für γ-Strahlen (0,25 r/Tag) um das 25fache über-schritten wird. Auch die zulässige Höchstdosis für Neutronen wird um mehr als das 10fache übertroffen. Die erforderliche Arbeitsentfernung von der Strahlen-quelle ohne Schutz würde etwa 100 m betragen.

Die durch die neuen Energiequellen hervorgerufenen lokalen Schädigungen unterscheiden sich nicht grundsätzlich von denen der Röntgen- und Radium-strahlung; daher erübrigt sich eine eingehende Besprechung. Hervorzuheben ist jedoch, daß *Ganzkörperbestrahlungen* mit schnellen Neutronen und γ-Strahlen als Unfallfolge bei Arbeitern am Kernreaktor beobachtet wurden, die in ihrer Art — wenn man von den Atombombeneinwirkungen absieht — einmalig sind. HEMPELMANN, LISCO und HOFFMANN haben eine ausführliche klinische, patho-logische und physikalische Darstellung solcher Fälle akuter Strahlenschädigung des Gesamtkörpers gegeben, auf die hinsichtlich der Einzelheiten der beobach-teten Allgemein- und Lokalschädigungen verwiesen werden muß.

Eine besondere Erwähnung verdient jedoch die Neutronenstrahlung. Infolge der großen räumlichen Ionisationsdichte der von den schnellen Neutronen ausgelösten und für die biologische Wirksamkeit verantwortlichen Rückstoßprotonen unterscheidet sich die Wirkung einer Neutronenstrahlung auf lebendes Gewebe durchaus von der einer Röntgenstrahlung gleicher Dosis. Bei den meisten geprüften strahlenbiologischen Reaktionen ist die energiereiche Neutronenstrahlung je Dosiseinheit wirksamer als die Röntgenstrahlung (HENSHAW u. Mitarb., MARSHAK, SPEAR und TANSLEY, ZIRKLE und LAMPE). Der Einfluß schneller Neutronen auf den Blutbildungsapparat entspricht demjenigen der Röntgenstrahlen; quantitativ ist der Effekt jedoch stärker, besonders hinsichtlich der induzierten Leukopenie (CATSCH, ZIMMER und PETER, LAWRENCE und LAWRENCE). Andere Untersuchungen erbrachten den Nachweis, daß mit Neutronen genetische Schädigungen und Fertilitätsstörungen bis zur völligen Sterilität hervorgerufen werden können (TIMOFÉEFF-RESSOVSKY und ZIMMER, SNELL und AEBERSOLD). Letalwirkungen ließen sich bei Mäusen bereits mit einem Viertel der bei Röntgenstrahlen notwendigen Dosis erzielen (LAWRENCE und TENNANT). Bei der strahlentherapeutischen Verwendung schneller Neutronen aus dem 8 bzw. 16 MeV-Cyclotron von Berkeley (Kalifornien) haben STONE und Mitarbeiter festgestellt, daß die Wirksamkeit der Strahlung, verglichen mit Röntgenstrahlen, hinsichtlich der Späteffekte wesentlich größer ist als bei den akuten Strahlenreaktionen. Auffallend war auch bei niedrigen, etwa 500 r entsprechenden Dosen das schnelle Auftreten oft heftiger Hautreaktionen mit Desquamation und Epidermolyse. Nach mehreren Jahren wurden dann bei der Mehrzahl der bestrahlten Patienten schwere Spätschädigungen in Form von Hautatrophie, Indurationen, Teleangiektasienbildung sowie schlecht heilenden Ulcerationen beobachtet, die in unerwartetem Gegensatz zu den von gleichen Röntgenstrahlendosen bewirkten Späteffekten standen. Auch Schädigungen tieferliegender Gewebe (Knochen und Darmtrakt) konnten festgestellt werden. Die Neutronentherapie bösartiger Tumoren ist heute sehr in den Hintergrund getreten. Hingewiesen sei noch auf das Auftreten von Strahlenkatarakten bei den am Cyclotron arbeitenden Physikern. Wahrscheinlich ist die chronische Einwirkung der Neutronenstrahlung die Ursache der Starbildung (ABELSON und KRUGER, OAKES und LUSHBAUGH).

Bei einer *Elektronenschleuder* treten die Elektronen zwar in einem gebündelten Strahl aus der Anlage aus und werden zum größten Teil an einer Strahlenschutzwand oder innerhalb des Bestrahlungsfeldes des Patienten absorbiert. Es läßt sich jedoch nicht vermeiden, daß ein kleiner Prozentsatz der Elektronen infolge Streuung den Bestrahlungsraum erfüllt. Ein gewisser Teil der Elektronenenergie wird außerhalb der Elektronenschleuder in ultraharte Röntgenstrahlung umgesetzt. Durch Untersuchungen von PAUL, GOLLER und SCHRECK am Göttinger Betatron (6 MeV) hat sich gezeigt, daß ein Patient, der im Bereich des Kopfes mit einer Elektronendosis von 2000 r bestrahlt wird, während der ganzen Dauer der Bestrahlung im Bereich der Generationsorgane weniger als 100 mr als Strahlungsleistung erhält. Das ist etwa $1/5$ der Dosis, die bei einer Kreuzbein-Wirbelsäulenaufnahme in 10 cm Tiefe wirksam ist. Eine am Schalttisch arbeitende Person erhielt während eines ganzen Bestrahlungstages, an dem etwa 135000 r bei Bestrahlungsfällen oder biologischen Versuchsobjekten appliziert wurden, 90 mr, gemessen mit einer Kondensatorkammer in der Hosentasche. Bei physikalischen Versuchen wurde vor der Schleuder eine Dosis von 128 mr/min gemessen. Eine Versuchsperson würde dort also ohne Schutzvorrichtung innerhalb von 2 min die gewöhnliche Toleranzdosis erhalten. Eine am Schalttisch arbeitende Person erhält 1,5 mr/min, das entspricht einer Gesamtdosis von 90 mr je Strahlungsstunde oder etwa ein Drittel der Toleranzdosis. Die gemessenen Dosisleistungen bedeuten trotz des angewandten Strahlenschutzes zweifellos eine gewisse Gefahr, weniger für die Patienten, die sich jeweils nur wenige Minuten im Bestrahlungsraum aufhalten, als vielmehr für die dort dauernd tätigen Personen. Die Gefahr ist allerdings gering, wenn man sich ihrer nur bewußt ist.

Über Schädigungen durch energiereiche Elektronen- oder Kathodenstrahlen ist wenig bekannt. Verschiedene Untersuchungen haben jedoch ergeben, daß die Hautwirkung der Elektronen von derjenigen der Röntgenstrahlen nicht wesentlich verschieden ist (BRASCH und LANGE, BODE, JACOBSEN, KEPP, TRUMP, WILHELMY). Gewisse Unterschiede wie der biphasische Ablauf der Erythemreaktion, die vergleichweise stärkere Rötung und Exsudation sowie der schnellere Rückgang derselben sind sicherlich auf die höhere Gewebsdosis und auf die begrenzte Eindringtiefe der Elektronen im Gewebe zurückzuführen. Expositionen im Primärstrahl einer Kathodenstrahlröhre oder einer Elektronenschleuder und unter Umständen auch intensive Streustrahleinwirkung führen zu ausgeprägten oberflächlichen Hautverbrennungen und Späteffekten, wie Hautatrophie, -pigmentierung und Teleangiektasienbildung sowie zu Bindehautentzündungen und Hornhautläsionen (CRAWFORD, ROBBINS u. Mitarb.).

Einer kurzen Besprechung bedürfen Schädigungsmöglichkeiten durch unmittelbare *Einwirkung von Ionenstrahlen* (beschleunigte Protonen, Deuteronen oder α-Teilchen). Erfahrungen beim Betrieb des Cyclotrons haben gelehrt, daß die Gefahr einer unfallsmäßigen Berührung mit dem austretenden Strahl energiereicher Teilchen trotz aller Vorsichtsmaßregeln nicht völlig auszuschließen ist. LARKIN berichtet über die Exposition einer Hand in eine 32 MeV-α-Strahlung für 1 sec. Die verabfolgte Dosis wurde auf 70000 r geschätzt. Es entstand sofort ein Hitzegefühl. Obwohl die Reichweite dieser α-Teilchen im Gewebe nur 1 mm betrug, trat nach 4 Std ein kräftiges Erythem an der bestrahlten Handfläche auf und am 10. Tag setzte eine oberflächliche Epitheliolyse ein. 4 Monate später war die Haut deutlich verdickt. Die ersten bisher durchgeführten tierexperimentellen Untersuchungen über lokale Hautschädigungen durch Deuteroneneinwirkung (SCHUBERT und RIEZLER) hatten ein auffallendes Ergebnis. Wenn man normale Meerschweinchenhaut etwa 1 min lang mit 3,6 MeV-Deuteronen aus einem Cyclotron bestrahlt, so treten Gewebsveränderungen auf, die makroskopisch durch ein Erythem, Strahlenschorfbildung, spätere Hautatrophie und verhältnismäßig rasche Regeneration des Gewebes gekennzeichnet sind. Nur in seltenen Fällen kommt es durch exsudative Vorgänge sekundärer Art (Bläschenbildung) zur Geschwürsentwicklung. Feingeweblich findet sich eine starke Homogenisierung des Oberflächenepithels und des darunter gelegenen Bindegewebes in einer Schichtdicke, die der Reichweite der Deuteronen entspricht; später beobachtet man atrophische Erscheinungen und Narbenbildungen. Sehr charakteristisch ist der völlige Verlust der Färbbarkeit von elastischen Fasern. Bei den enorm hohen Bestrahlungsdosen, die in der Größenordnung von 100 Millionen bis 1 Milliarde r liegen, ist überraschend, daß der feingewebliche Zusammenhang gewahrt bleibt und sich das Gewebe rasch und nahezu vollständig wieder erholt. Die Ergebnisse dieser noch erweiterungsbedürftigen Untersuchungen sprechen für eine günstige Heilungstendenz von Verletzungen bei unfallsmäßiger Berührung mit dem Deuteronenstrahl.

2. Schädigungen durch Atomexplosionen.

In den ersten Augusttagen des Jahres 1945 wurden 2 Atombomben von amerikanischen Streitkräften über den japanischen Städten Hiroshima und Nagasaki abgeworfen. Einige Monate später explodierten Versuchsbomben ähnlicher Art im Bikini-Atoll. Ihre Einwirkung auf biologische Objekte ist zwar noch nicht bis in alle Einzelheiten zu überblicken, vor allem deshalb, weil objektive Daten über die Bombenwirkung auf menschliche Lebewesen während der ersten Woche nach der Explosion fehlen; die bisher vorliegenden Berichte bieten jedoch bereits genügend Anhaltspunkte dafür, welche klinischen und pathologischen Wirkungen nach Ganzbestrahlungen des Körpers infolge Atomexplosionen auftreten[1].

Ein wesentlicher Teil der durch die Atomexplosion verursachten Verletzungen verdankt seine Entstehung den *Strahlungen*, deren Spektralbereich von den langwelligsten Strahlenarten über das infrarote, sichtbare und ultraviolette Licht bis zu den extrem kurzen Wellenlängen der γ-Strahlen reicht. Die ausgestrahlte *Wärmeenergie* verursacht hitzeschockähnliche Wirkungen, denen vor allem dunkelhaarige und dunkelgekleidete Personen ausgesetzt sind. Wie bei jeder anderen starken Explosion beobachtet man weiter Verletzungen, die als unmittelbare Folge des mit heftigen *mechanischen Wirkungen* einhergehenden Explosionsdruckes auftreten. Sie unterscheiden sich von anderen Explosionswirkungen lediglich durch das Ausmaß der Schädigungen. Völlig neuartige Effekte treten jedoch in Verbindung mit den Auswirkungen von Bestrahlungen mit *ionisierenden Strahlenarten* auf. Dabei dürften die bei der Atomspaltung auftretenden energiereichen γ-Strahlungen und Neutronen als die hauptsächlichste Gefahrenquelle für menschliche und tierische Lebewesen anzusehen sein. Es handelt sich dabei um Strahlungen, deren Gesamtenergie einigen Tonnen Radium äquivalent ist. Sie besitzen ein enormes Durchdringungsvermögen und sind selbst in einer Entfernung von einigen Kilometern noch wirksam (LARKIN). Demgegenüber hat sich gezeigt, daß die Wirkungen radioaktiver Substanzen, die von den Neutronen bei ihrem Aufprall auf Materie erzeugt werden, vergleichsweise geringer einzuschätzen sind. Auch die radioaktiven Spaltprodukte des Kernspaltungsmaterials scheinen ohne erhebliche Bedeutung gewesen zu sein. Das ist sicherlich darauf zurückzuführen, daß die über Hiroshima und Nagasaki abgeworfenen Bomben in großen Höhen explodierten, die radioaktiven Teilchen und Gase also vermutlich sehr gestreut wurden. Jedenfalls waren gesundheitliche Schädigungen bei Arbeitern, die *nach* der Explosion im Zielzentrum tätig waren, nicht zu beobachten. Allerdings ließen sich radioaktive Substanzen noch 3 Monate nach dem Bombenwurf innerhalb des betroffenen Gebietes nachweisen. Im Bikini-Experiment, bei welchem eine der Bomben unterhalb der Wasseroberfläche explodierte, war das Seewasser sehr stark mit Spaltungsprodukten durchsetzt. Unter ärztlichen Gesichtspunkten dürfte also selbst ein verhältnismäßig kurzer Aufenthalt in einer durch Radioaktivität verseuchten Zone zumindest bedenklich sein.

Die biologischen Wirkungen von Atomexplosionen auf menschliche Lebewesen bestehen also hauptsächlich in *mechanischen Verletzungen*, in *Verbrennungen* verschiedener Art und in *Strahlenschäden* durch γ-Strahlen und Neutronen. — Die prozentual sehr häufigen mechanischen Verletzungen erklären sich unschwer als Folge der direkten Gewalteinwirkung der Bombe; sie können unmittelbar durch den Explosionsdruck, aber auch indirekt durch Trümmereinwirkung in den Baulichkeiten der betroffenen Städte verursacht werden. Im allgemeinen ähneln sie denjenigen bei gewöhnlichen Bombardierungen. Es hat sich jedoch

---

[1] Das Material entstammt vorwiegend folgenden Berichten: Report of the British Mission to Japan: The effects of the atomic bombs at Hiroshima and Nagasaki. London 1946. — BOWERS, J. Z.: Atomic Energy in Medicine. Amer. J. Psych. **32**, 1 (1948). — LE ROY, G. V.: The medical sequelae of atomic bomb explosion. J. Amer. Med. Assoc. **134**, 1143 (1947). — TULLIS, J. L., and SH. WARREN: Gross autopsy observations in animals exposed at Bikini. J. Amer. Med. Assoc. **134**, 1155 (1947).

gezeigt, daß Trommelfellrupturen, Lungenrisse, Eviscerationen und traumatische Amputationen anscheinend seltenere Ereignisse sind. — Die Verbrennungen sind zumeist Folgen der Hitzewelle, die sich vom Explosionszentrum aus entwickelt und innerhalb des Bruchteils einer Sekunde wirksam ist. Alle Personen, die sich im Augenblick der Detonation im Freien befanden, erlitten Verbrennungen an den ungeschützten, dem Explosionsherd zugewandten Körperstellen, und zwar noch in Entfernungen bis 4500 m. Nur ein geringer Teil der Verbrennungsschäden (etwa 5%) ist indirekt durch Brandwirkungen in den brennenden Gebäuden bedingt. Der Wärmeeffekt wird noch erhöht durch das *grelle* Licht, welches die Explosion begleitet. Ungefähr 90% der Verbrennungen waren solche 2. Grades. Sie unterscheiden sich von gewöhnlichen Brandwunden nur durch eine etwas dunklere Farbe. Zusammenfassende Darstellungen der nach Atomexplosionen beobachteten mechanischen und thermischen Schädigungen stammen von Pearse und Payne, von Parsons und Block und Tsuzuki. — Die Wirkungen der ionisierenden Strahlungen kommen als Folge von *Ganzbestrahlungen* des Organismus zustande; sie sind in ihrer Art einmalig und im Tierversuch nur bei starken Überdosierungen von Radium- und Röntgenstrahlen zu beobachten (Cronkite, Howland und Warren, Le Roy). Hier entwickeln sich die ersten Symptome (Abgeschlagenheit, Blutdrucksenkung) nach einer Bestrahlung mit Letaldosen etwa nach einer Latenzzeit von 1—2 Std. Einige Zeit später stellen sich Speichelfluß, Durchfälle, Nasenbluten und Erbrechen ein. Im peripheren Blut beobachtet man einen Anstieg der polymorphkernigen Leukocyten (um 20—30%), verbunden mit einem starken Abfall der Lymphocyten bis auf $^1/_{10}$ normaler Werte. Am 2. Tage nach der Bestrahlung sind diese Symptome noch verstärkt. Dieser Zustand hält dann etwa bis zum 10. Tage an, worauf bei Tieren ein abrupter Temperaturanstieg erfolgt. Gleichzeitig treten Blutstühle, Hämorrhagien in der Haut, in der Darmmucosa und in anderen Organen auf. Unter septischen Erscheinungen erfolgt dann meist zwischen dem 10. und 20. Tage nach der Bestrahlung der Tod. Die pathologischen Veränderungen bei den bestrahlten Tieren betreffen ebenso wie beim Menschen besonders stark die strahlenempfindlichen Gewebe. Dementsprechend werden das lymphatische System, Knochenmark, Magen-Darmkanal und die Gonaden am meisten geschädigt, Pankreas, Nieren, Lungen, Herz, Nebennieren, Zentralnervensystem, Haut und Muskeln dagegen nur wenig.

Das klinische Bild strahlengeschädigter Personen ("Syndrome of acute whole body radiation injury") ist außerordentlich variabel. In der Tabelle 4 sind die *Krankheitssymptome* der durch γ-Strahlen geschädigten Personen und ihr zeitliches Auftreten je nach der Schwere der Strahlenschädigungen verzeichnet, doch differieren die Angaben der einzelnen Autoren (Le Roy, Howland und Warren, Warren und Bowers, Cronkite, Dunham u. Mitarb., Liebow und Mitarb.) aus verständlichen Gründen recht beträchtlich. Die *Allgemeinwirkungen* bestehen meist in mehr oder weniger starken Störungen des Wohlbefindens, Schwindel, Kopfschmerzen, Brechreiz, Erbrechen, Durstgefühl und Appetitlosigkeit; sie treten bei allen Verlaufsformen spätestens wenige Stunden nach der Bombardierung auf. Man geht sicherlich nicht fehl in der Annahme, daß es sich bei diesen Strahlenschäden um Erscheinungen einer *Allgemeinintoxikation* des Organismus handelt; diese ist das Ergebnis einer ganzen Reihe von Störungen, für die in erster Linie das Auftreten wirksamer hochmolekularer Proteinkörper aus Zerfallsprodukten verantwortlich zu machen ist. Ferner sind Veränderungen in der Zusammensetzung der Körperflüssigkeiten, in den Formelementen des Blutes und in der Reaktionslage des vegetativen Nervensystems für die Auslösung von Allgemeinerscheinungen im Organismus in Betracht zu ziehen.

Tabelle 4. *Symptome und Beginn verschieden schwerer Schädigungen durch γ-Strahlen nach Atombombenexplosionen.*

Vermutliche Dosis der Gesamtkörperexposition	600 r und mehr	Etwa 400 r	200—300 r
Allgemeinreaktionen . . Schwindel, Kopf- schmerzen,Erbrechen, Nasenbluten	sehr schwer 1—2 Std	mittelschwer einige Stunden	weniger schwer wenige Stunden
Latenzzeit	1—4 Tage	2—11 Tage	2—18 Tage
Fieber	—	18—28 Tage	—
Diarrhoe	—	10—21 Tage	14—35 Tage
Leukopenie.	4—9 Tage	7—28 Tage	7—28 Tage
Purpura haemorrhagica .	—	14—28 Tage	—
Epilation	—	10—28 Tage	19—60 Tage
Ulceration der Schleim- häute	—	14—28 Tage	14—28 Tage
Anämie	7—10 Tage	7—28 Tage	10—35 Tage
Tod	4—10 Tage (100%)	10—30 Tage (50%)	30—90 Tage

Der weitere *Verlauf der Strahlenschädigungen* ist, abgesehen von der individuellen Reaktionsbereitschaft der betroffenen Personen, im wesentlichen von der Schwere der Schädigung bzw. der Höhe der empfangenen Strahlendosis abhängig Die Letaldosis bei Ganzkörperbestrahlung des Menschen wird für die akute Strahleneinwirkung mit 600 r, für eine chronische Einwirkung über 30 Tage mit 800 r angegeben (siehe z. B. bei NEWELL). Bei den *schwersten* Erkrankungsformen (Tabelle 4) wird das klinische Symptomenbild von einem rapiden *Leukocytensturz* beherrscht, an dem zunächst die Lymphocyten, nach einigen Tagen auch die Segmentkernigen beteiligt sind. Gegen Ende der ersten Woche stellt sich auch eine stärkere Verminderung der roten Blutzellen ein. Bereits am Tage nach der Bombenexplosion sind *Fieber* und schwere *intestinale Störungen* mit Durchfällen zu beobachten. Ein sehr häufiger Befund ist das akute Auftreten von Blutstühlen, die durch multiple Geschwüre, insbesondere im Dickdarm, bedingt sind. Die Ulcerationen sind gewöhnlich unregelmäßig längsgestellt und reichen selten tiefer als in die Submucosa. Innerhalb der Nekrosen lassen sich Mengen von Lymphocyten, aber keine Leukocyteninfiltrate feststellen. 3—7 Tage später manifestieren sich die Veränderungen der Gefäßwände und der physikalisch-chemischen Beschaffenheit des Blutes in Erscheinungen einer *hämorrhagischen Diathese* mit Verzögerung der Blutgerinnung und Absinken der Blutplättchen. Dabei finden sich häufig ausgedehnte petechiale Blutungen und Erosionen in der Mucosa des Darmtraktes sowie Hämorrhagien in der Haut, in der Herzmuskulatur, in dem Nierenparenchym und in den weichen Hirnhäuten (LE ROY). In der Mehrzahl der betroffenen Fälle führt das schwere Krankheitsbild unter raschem Verfall der Körperkräfte zumeist gegen Ende der ersten Woche nach der Strahleneinwirkung zum Tode. Allen verschiedenen schweren Krankheitsformen gemeinsam ist der direkte Einfluß der Strahlungen auf die hochempfindlichen *Blutbildungsstätten* und dadurch auch auf die im Blut suspendierten Zellen, wobei indirekte nervöse Einflüsse auf die Blutverteilung zweifellos eine Rolle spielen dürften. Wie bei den typischen Röntgenschädigungen sind die Milz und die lymphatischen Organe (Lymphknoten, Tonsillen, Thymus, Darmfollikel) gewöhnlich schon am 3. Tage nach der Atomexplosion verkleinert, eine Erscheinung, die durch den stürmischen Zerfall von Lymphocyten und Markzellen bedingt ist. Bei Versuchstieren gelangten allerdings auch Schwellungen der lymphatischen Organe infolge von

Blutungen ins Gewebe zur Beobachtung. Schon in den ersten Krankheitstagen bewirkt die Zellverarmung des Lymphgewebes, daß nur noch die Maschen des Reticulums mit Kerntrümmern erhalten bleiben. Ebenso empfindlich reagiert das Knochenmark mit einem raschen Kernzerfall der Knochenmarkzellen und einem Schwund der Stammzellen der myeloischen und der Erythrocytenreihe. Gelegentlich wurden jedoch auch Hyperplasien des Knochenmarks trotz vorhandener Leukopenie im peripheren Blut beobachtet. Die Regeneration des lymphatischen Apparates beginnt gewöhnlich nach einigen Wochen, falls nicht irreparable Zerstörungen bestehen. Das Wiederaufleben der Gewebefunktionen ist durch das Auftreten lebhafter Mitosen und durch die Proliferation des Reticulums gekennzeichnet. Dagegen regeneriert das Knochenmark bereits innerhalb von 7—10 Tagen. In einigen Fällen sind eingewanderte Makrophagen, Plasmazellen und Lymphocyten nachweisbar, in anderen Fällen überwiegt die Neubildung von myeloiden Zellen und Stammformen der Erythrocytenreihe.

Ein konstanter Befund bei allen Krankheitsformen ist die mehr oder weniger stark ausgeprägte *Leukopenie*. Bei mittelschwer geschädigten Patienten sinkt die Leukocytenzahl unter 1500, bei schwereren Fällen sogar bis auf 100 je mm³ ab. Sinkt die Leukocytenzahl unter 600 mm³, dann sind Heilungen selten. Entsprechend den Störungen des blutbildenden Markes und seiner verzögerten oder fehlenden Regeneration nimmt ständig auch die Zahl der roten Blutkörperchen ab. Die *Anämie* ist am stärksten ausgeprägt, wenn sich die Leukocytenzahl auf dem Tiefpunkt befindet; sie geht häufig in den Zustand einer aplastischen Anämie mit letalem Ausgang über. Auch die Thrombocytenzahlen gehen gewöhnlich denen der Leukocyten parallel.

Es ist wichtig, festzustellen, daß einige Symptome — mitunter sogar die ersten — bei der Mehrzahl der strahlenengeschädigten Personen erst nach vielen Tagen oder Wochen in Erscheinung treten. Zwischen dem 7. und 28. Tage nach der Explosion stellen sich bei den *mittelschweren* Fällen neben den Blutbildveränderungen noch gastrointestinale Störungen ein, deren Hauptsymptom meist eine therapieresistente Diarrhoe ist, ferner Erscheinungen einer hämorrhagischen Diathese und — als besonders charakteristisches Symptom — eine Degeneration der Haarfollikel. Diese Epilation betrifft vorwiegend die Haarfollikel der Kopfhaut; sie ist in der Mehrzahl der Fälle insofern unvollständig, als 2—3 Monate später wieder Haare zu wachsen beginnen.

Die primären Folgen der Strahlenschädigung, die in weniger ausgeprägter Form auch bei den leichteren Fällen vorhanden sind, werden von allen möglichen *Komplikationen* begleitet. Häufig sind Entzündungen der Mundschleimhaut, des Zahnfleisches, des Rachens, der Luft- und Speiseröhre. Bei diesen Krankheitsprozessen kommt es häufig zu Geschwürsbildungen. Als Folgeerscheinungen der hämorrhagischen Diathese gelangen fast regelmäßig Nasenbluten sowie Darm-, Urogenital- und Gebärmutterblutungen zur Beobachtung; sie verschlechtern die Anämie und dadurch die Prognose der Erkrankung erheblich. Der Schwund der weißen Blutzellen und das Vorliegen ulceröser Processe führen häufig zu massiven Infektionen und zur Septicämie, denen die anämischen und geschwächten Kranken gewöhnlich 3 Wochen nach der Bombeneinwirkung erliegen. In anderen Fällen sind Pneumonien als hauptsächliche Todesursache anzusehen. Die Mortalität der mittelschwer Strahlengeschädigten dürfte auf 50—75% zu schätzen sein. Die Prognose ist um vieles schlechter, wenn außer der Strahlenschädigung noch andere Komplikationen, die von Verbrennungen oder Wunden ausgehen, das klinische Bild beherrschen. Im allgemeinen ist die Prognose von der Höhe der empfangenen Dosis, d. h. also von der Entfernung der geschädigten Personen vom Zielmittelpunkt und von der Art des Strahlenschutzes abhängig. Je frühzeitiger und je zahlreicher die genannten Symptome auftreten, desto geringer sind die Überlebenschancen.

Als weitere Folge der Strahleneinwirkung sind Störungen in der Sexualfunktion der betreffenden Menschen anzusehen. Nach der Bombenexplosion litten mehr als die Hälfte der beobachteten *Frauen* an Störungen der Regelblutungen; abgesehen von diesen Menstruationsanomalien, hauptsächlich Amenorrhoen, die allerdings in Japan auch sonst recht häufig sind, traten Schwangerschaftsunterbrechungen in allen Stadien der Gravidität auf. Während der ersten beiden Monate nach dem Bombenwurf lag die Fehl- und Frühgeburtenhäufigkeit in den betroffenen Städten 5mal so hoch wie in normalen Zeiten. Ihre Gesamtzahl macht insgesamt $^1/_4$ aller beobachteten Erkrankungsfälle aus. Ein Jahr später waren die Regelstörungen zumeist behoben, die Schwangerschaften verliefen normal. Bei den *Männern* ergaben die Untersuchungen des Spermas zum Zeitpunkt der akuten Strahlenschädigung erhebliche Störungen in der Motilität der Spermien. Noch mehrere Monate nach dem Bombenwurf war $^1/_3$ von 124 untersuchten Männern steril. Dabei erstreckte sich die Wirkung der Atombombe sogar auf Personen, die bis zu 4 und 5 km vom Zielmittelpunkt entfernt waren. Pathologisch-anatomisch sind die Hodenveränderungen durch einen teilweisen oder vollständigen Schwund der germinalen Elemente gekennzeichnet. 5—6 Wochen nach der Strahleneinwirkung wurde eine Verdickung der Basalmembran und der Tubuli mit leichter Hyperplasie des interstitiellen Gewebes beobachtet. Weniger ausgesprochen waren die Veränderungen in den Ovarien; nur gelegentlich wurden atretische Primärfollikel festgestellt, gewöhnlich in Verbindung mit einer Abnahme der entwicklungsfähigen Follikel. Unbekannt ist bisher das Ausmaß der *genetischen Strahlenschäden*. Mit ihrem Vorhandensein ist mit absoluter Sicherheit zu rechnen, doch dürfte der Nachweis aller Veränderungen des Keim- und Erbgutes der betroffenen Menschen schwierig sein. Die schwerwiegenden Folgen für die kommenden Generationen liegen auf der Hand.

Ein Jahr *nach* der Atomexplosion hatten sich die Opfer der Bombenwirkung relativ gut erholt (vgl. auch bei WARREN). Als auffallendste Spätreaktionen waren Hyperpigmentierungen und Narbenkeloide bei fast einem Drittel der Personen mit Verbrennungen nachweisbar, Narbenkontrakturen waren indes nicht häufiger als bei anderen Verletzungen. Im peripheren Blut kamen Spätschädigungen des hämatopoetischen Systems bislang nicht zur Beobachtung. Als weitere Spätfolge sind strahleninduzierte, meist doppelseitige Katarakte bei Überlebenden, die nicht mehr als 1000 m vom Explosionszentrum entfernt waren, gar nicht so selten beobachtet worden (COGAN und Mitarbeiter, FILMORE). Klinisch und histologisch entsprechen diese durch γ-Strahlen oder Neutronen hervorgerufenen Linsenschädigungen weitgehend den röntgeninduzierten (KIMURA und IKUI).

Die therapeutischen Maßnahmen zur Bekämpfung der Folgen einer Atombombenexplosion können nur angedeutet werden (siehe z. B. bei DUNHAM, CRONKITE, LE ROY und WARREN). Hinsichtlich der Therapie von Störungen, die durch Bestrahlungen mit γ-Strahlen und energiereichen Teilchen verursacht werden, muß man sich darüber im klaren sein, daß es sich dabei 1. um eine Allgemeinreaktion auf einen einmal gesetzten Insult handelt, die als solche nicht zu beheben, sondern nur auf dem Wege der Unterstützung der natürlichen Abwehrkräfte des Organismus zu beeinflussen ist und daß 2. die Allgemeinreaktion des Organismus aus sehr komplexen Vorgängen zusammengesetzt ist, eine Therapie daher unter mehrfachen Gesichtspunkten zu erfolgen hat (SCHUBERT). Es wird zunächst also darauf ankommen, die Störungen der Flüssigkeitsbilanz und des Säure-Basengleichgewichts im Organismus zu beheben und die akuten

Vergiftungserscheinungen etwa durch intravenöse Injektion hypertonischer Kochsalzlösungen und Traubenzuckerinjektionen unter Zusatz geeigneter Medikamente, insbesondere von Kreislaufmitteln, zu beseitigen. Des weiteren ist dafür zu sorgen, daß die Patienten nicht in einen Zustand chronischen Siechtums, in die Strahlenkachexie, hineingeraten. Da für deren Entstehen die Unfähigkeit des Organismus, die strahlenbedingten Blutschädigungen zu überwinden, eine maßgebliche Rolle spielt, ist auf die Frage des Blutersatzes — gleichzeitig zur Bekämpfung der Anämie — frühzeitig ein besonderes Augenmerk zu richten. Die Behandlung der gastrointestinalen Störungen hat vorwiegend diätetisch und nach den Regeln der inneren Medizin zu erfolgen. Infektiöse Prozesse sind rechtzeitig durch geeignete Behandlungsmaßnahmen (Verabreichung von Sulfonamiden, Antibioticis u. a.) anzugehen. Aber selbst bei einer Therapie, die allen modernen Anforderungen gerecht wird, ist schwer vorauszusagen, wieweit sie bei schweren Strahlenschädigungen zum Erfolg führen wird. Eine spezifische Therapie des nach Ganzbestrahlung auftretenden Symptomkomplexes gibt es nicht. Zur symptomatischen Behandlung hat man ferner Folsäure, Leberextrakte, Pyridoxin, Pentanucleotide sowie Rutin, Protamin und Toluidinblau mit mehr oder weniger Erfolg verwendet. Zur Bekämpfung des Strahlenkaters eignen sich Nebennierenrindenpräparate am besten.

V. Strahlenschutz.

Die schnelle Entwicklung der Röntgendiagnostik und der Strahlentherapie sowie insbesondere der atomphysikalischen Forschung mit ihren Anwendungsmöglichkeiten auf den verschiedensten Arbeitsgebieten (Technik, Medizin, Biologie, Chemie u. a.) und die damit verbundene Strahlengefährdung der Patienten und radiologisch Berufstätigen zwingt dazu, den Schädigungsmöglichkeiten besondere Aufmerksamkeit zu schenken. Das ist vor allem in den angelsächsischen Ländern in Verbindung mit den Arbeiten des Manhattan- und Plutoniumprojektes geschehen. Dort hat sich geradezu ein neuer Forschungszweig entwickelt, die sog. „Physik des Strahlenschutzes" (health-physics). Die bisherigen Erfahrungen sind, soweit sie der Öffentlichkeit zugänglich wurden, von R. D. Evans und H. M. Parker in den „Advances in Biological and Medical Physics", Band I (herausgegeben von J. H. Lawrence and J. G. Hamilton, New York: Academic Press Inc. 1948) zusammengestellt worden, auf die in diesem Zusammenhang nur verwiesen werden kann.

Hinsichtlich der Schädigungsart unterscheidet man zweckmäßig zwischen den allgemeinbiologischen und den genetischen Strahlenschäden (s. S. 214). Wegen der Verschiedenartigkeit ihres Zustandekommens ist die Entscheidung der biologisch-medizinischen Frage von Bedeutung, bis zu welcher Grenze die ionisierenden Strahlungen *keine* Schädigungen allgemeinbiologischer oder genetischer Art bei den radiologisch berufstätigen Personen hervorrufen. Es ist dann Aufgabe der Physik, selbst kleinste Strahlenmengen als Orts- oder Personendosis zu messen und gemeinsam mit der Technik geeignete Maßnahmen zu treffen, die wirksamen Strahlenmengen auf ein tragbares Maß herabzusetzen.

Als *Toleranzdosis* (Indifferenz- oder Verträglichkeitsdosis) bezeichnet man daher die willkürlich festgelegte „zulässige" Grenzdosis, die eine gesunde Person innerhalb eines bestimmten Zeitraumes ohne Gefahr einer Schädigung erhalten kann (Mutscheller). Dabei muß man sich darüber im klaren sein, daß eine für alle Fälle gültige Toleranzdosis *nicht existiert*, denn eine solche hätte die vollständige Kenntnis *aller* Wirkungen, die durch ionisierende Strahlungen hervorgerufen werden können, zur Voraussetzung, was aber bei dem heutigen Stand unseres Wissens nicht möglich ist. Außerdem reagieren die einzelnen Menschen und auch die einzelnen Organe oder Organsysteme auf eine gegebene Strahlendosis durchaus verschieden. Die Feststellung fehlender strahlenbiologischer Veränderungen bedeutet also nicht, daß sie nicht vorhanden sind. Alle Angaben über Toleranzdosen gelten daher sinngemäß nur als Anhaltspunkt für die technischen Sicherheitsmaßnahmen in Betrieben, in welchen mit den betreffenden Strahlungen gearbeitet wird.

Seit der Einführung der internationalen Röntgeneinheit (r-Einheit) gilt dieses physikalische Maß auch als Einheit für die Bestimmung der Toleranzdosis. In Deutschland wurde auf Grund früherer Erfahrungen eine Dosisleistung von 10^{-5} r/sec oder *0,25 r je 7stündigen Arbeitstag* als Maximalwert im Sinne einer prophylaktischen Richtzahl für die *allgemeinbiologische* Wirkung von Röntgen- oder γ-Strahlen festgelegt (ERNST, GRAF, siehe auch BINKS, FAILLA, STONE).

Viel schwieriger liegen die Verhältnisse bei der Festlegung der *genetischen Toleranzdosis* oder *Erbschädigungsdosis*. Bei unserer Kenntnis des Mutationsmechanismus ist ohne weiteres verständlich, daß es eine Toleranzdosis im eigentlichen Sinne für die genetischen Strahlenschäden gar nicht geben kann. Auch kleinste Dosen sind wirksam und summieren sich unter allen Umständen zur vollen Wirksamkeit. Andererseits erscheint es aus praktischen Gründen durchaus zweckmäßig, sich auf eine Maximaldosis zu einigen, die den menschlichen Keimdrüsen ohne ernste Gefahr einer Schädigung der Erbmasse noch zugemutet werden kann. Unter Zugrundelegung der gesicherten Ergebnisse der experimentellen Strahlenforschung haben TIMOFÉEFF-RESSOVSKY, SCHUBERT und PICKHAN eine Strahlendosis von 30—40 r je Lebenscyclus als genetische Indifferenzdosis angesehen, die vor und im zeugungsfähigen Alter nicht überschritten werden darf; das entspricht etwa derjenigen Strahlenmenge, welche bei der Taufliege Drosophila die unvermeidliche spontane Mutationsrate verdoppelt. Verteilt man diese Strahlenmenge auf 8—10 Jahre mit je etwa 200 7stündigen Arbeitstagen, dann kommt man zu einem Wert von rund 0,025 r/Tag. Dieser Wert, entsprechend rund 10^{-6} r/sec, dürfte für praktische Zwecke als genetische Indifferenzdosis durchaus brauchbar zu sein. Nach den deutschen Strahlenschutzvorschriften wurde daher gefordert, daß eine Strahlenmenge von 0,025 r je 7stündigen Arbeitstag, also $^1/_{10}$ der somatischen Toleranzdosis, als Höchstdosis zum Schutz der Fortpflanzungsorgane angesehen werden muß.

Leider weichen die Strahlenschutzvorschriften der verschiedenen Länder gerade hinsichtlich der Toleranzdosis bislang zum Teil noch wesentlich voneinander ab. Auch ist in vielen Ländern eine Unterscheidung zwischen somatischer und genetischer Indifferenzdosis nicht getroffen worden. So kennen z. B. die britischen Strahlenschutzvorschriften nur eine einzige Toleranzdosis von 0,1 r/Tag. Um eine Angleichung der verschiedenen nationalen Strahlenschutzvorschriften herbeizuführen, wurde von der Internationalen Strahlenschutzkommission unter Berücksichtigung der neuesten Erfahrungen beim Manhattan- und Plutoniumprojekt eine *internationale Toleranzdosis* vorgeschlagen (International Recommendations on Radiological Protection, Londoner Empfehlungen 1950), welche eine wesentliche Verschärfung der Strahlenschutzvorschriften darstellt. Danach wird die allgemeine Einführung einer einzigen (sowohl somatischen wie auch genetischen) Toleranzdosis von 0,3 r/Arbeitswoche bzw. von 0,05 r/Tag empfohlen, was bei 8stündiger Einwirkung täglich einer Dosisleistung von etwa $1,7 \times 10^{-6}$ r/sec, bei 24stündiger Einwirkung jedoch nur von rund $5,79 \times 10^{-7}$ r/sec entspricht. Bei Berücksichtigung der verschiedenen biologischen Wirksamkeit der verschiedenen ionisierenden Strahlenarten ergeben sich die in Tabelle 5 aufgeführten maximal zulässigen Dosen (siehe ferner bei SCHUBERT und HÖHNE).

Tabelle 5. *Die maximal zulässigen Dosen verschiedener ionisierender Strahlungen.*

Strahlenqualität	Toleranzdosis (,,maximum permissible exposure")
Röntgen- und γ-Strahlen	
1. Bei Totalbestrahlung des Körpers von innen oder außen .	0,3 r/Woche
2. Bei Bestrahlung der Hände und Unterarme	1,5 r/Woche
β-Strahlen	
1. Bei Bestrahlung von außen	1,5 rep */Woche
2. Bei Bestrahlung von innen	0,3 rep/Woche
α-Strahlen	
Bei Inkorporation	0,015 rep/Woche
Schnelle Neutronen	
Bei äußerer Einwirkung	0,03 rep/Woche

* Das rep (roentgen-equivalent-physical) ist eine modifizierte Röntgeneinheit (s. Anmerkung S. 211), mit der darauf hingewiesen wird, daß die Ionisation im Absorber durch eine andere Strahlung als durch Photonen hervorgerufen wird.

Die Meßmethoden für den Strahlenschutz gründen sich auf ionometrische, photographische und Leuchtschirmverfahren (DORNEICH und SCHÄFER, SCHÄFER, HASCHÉ). Allen diesen Methoden haften im einzelnen gewisse Vor- und Nachteile an, so daß man von vornherein nicht ein bestimmtes Verfahren als besonders geeignet bezeichnen kann. In der Praxis kann z. B. für die Messung das GEIGER-MÜLLER-Zählrohr benutzt werden, wenn zuvor eine Eichung für die betreffende Strahlenart vorgenommen wurde. Besser bewährt hat sich die laufende Überwachung der Strahleneinwirkung mit den sog. Kondensatorkammern, die z. B. während der Arbeit von einer Röntgenassistentin in der Kitteltasche getragen werden können (JAEGER und STUBBE). Sie gestatten eine bequeme und genaue, allerdings erst nachträgliche Auswertung der erhaltenen Tagesdosen. Die photographische Methode ist nur unter Berücksichtigung aller damit verbundenen Fehlerquellen anwendbar, sie leistet aber Gutes bei der Bestimmung der Orts- und Personendosis. Die Leuchtschirmmethode ermöglicht zwar eine schnelle Orientierung über das Vorhandensein von Strahlung im Raume, gibt aber keine Zahlenwerte. In letzter Zeit sind von der Industrie handliche transportable Dosismeßgeräte entwickelt worden, welche mit Ionisationskammern aus ziemlich wellenlängenunabhängigem Wandmaterial ausgestattet sind und mit Batteriebetrieb arbeiten. Diese als sog. ,,Strahlenschutzpistolen" in den Handel gekommenen Geräte arbeiten sehr zuverlässig, zeigen allerdings meist eine starke Richtungsabhängigkeit.

Für die *Schwächung* der Primärstrahlung einer Strahlenquelle eignen sich Schutzstoffe aus Elementen mit höherer Ordnungszahl, sofern es sich um Röntgen- oder γ-Strahlung handelt. Als Standardmaterial gilt das Blei in Form von Bleiblech, Bleiglas oder Bleigummi. Falls andere Stoffe (Barytstein, Beton, Ziegelstein) für den Strahlenschutz gewählt werden, so wird ihre Schutzwirkung durch den ,,Bleigleichwert" angegeben, d. h. durch diejenige Dicke Blei, welche die Strahlung ebenso stark schwächt wie die gegebene Dicke des benutzten Schutzstoffes (BERTHOLD, DORNEICH, HEIDENREICH, JAEGER, KAYE, SINGER, STONE, TAYLOR, ZIMMER). Erhebliche Materialersparnisse können dadurch erreicht werden, daß man z. B. den Schalttisch einer Röntgenanlage in möglichst großer Entfernung vom Gerät aufstellt. Besonderer Beachtung bedarf die Abschirmung der Streustrahlung, die von dem Körper des Patienten oder von den Zimmerwänden reflektiert wird. So beträgt z. B. die Intensität der Streustrahlung bei einer üblichen Therapieanlage (200 kV) in 1 m Abstand vom Patienten quer zur Richtung der Primärstrahlung etwa 1 % der auftreffenden Strahlenintensität. Für die praktische Durchführung des Strahlenschutzes liegen Bestimmungen und Verordnungen vor, die DORNEICH und JAEGER sowie GRAF nach dem neuesten Stand zusammengestellt haben.

Der *Radiumschutz* ist am besten gewährleistet durch Einhaltung großer Abstände. Während für ein 100 mg-Ra-Präparat in 20 cm Abstand 10 cm Blei zur Einhaltung der Toleranzdosis nötig sind, genügt in 50 cm Entfernung schon die Hälfte davon. Man kann derartige Angaben den sog. FAILLA-Diagrammen für Ra-γ-Strahlung entnehmen. DORNEICH und JAEGER haben ein solches Diagramm entworfen; darin sind für jede Bleidicke die notwendigen Toleranzabstände angegeben, welche die genetische Indifferenzdosis gewährleisten.

Der Strahlenschutz gegen *schnelle Neutronen*, gegen *langsame Neutronen* und gegen die von ihnen *sekundär* ausgelöste γ-Strahlung gewinnt beim Arbeiten mit den modernen atomphysikalischen Anlagen wie dem Cyclotron oder dem Uranpile zunehmende Bedeutung. Das Prinzip des Schutzes gegen schnelle Neutronen beruht darauf, die Neutronen zunächst auf thermische Geschwindigkeiten abzubremsen und dann zu absorbieren. Das geschieht am besten durch wasserstoffhaltige Substanzen, z. B. Wasser oder Paraffinschichten. Als Schutz gegen starke Neutronenquellen benutzt man daher einfach und billig herstellbare Wassertanks von etwa 50 cm Dicke, welche die Strahlenquelle allseitig umgeben. Aus bautechnischen und betriebsmäßigen Gründen sind mitunter Schutzwände aus wasserhaltigem Beton oder Gips oder ähnlich zusammengesetzten Stoffen etwa gleicher oder unwesentlich dickerer Wandstärke vorzuziehen (MUTH). Durch diese wird die Anfangsenergie der Neutronen bis auf wenige Millionstel verringert und auch ein Teil der γ-Strahlen abgeschirmt. Die weiter notwendige Schwächung der γ-Strahlen, welche teils von der Neutronenquelle herrühren und teils sekundär in der Schutzwand selbst entstehen, läßt sich dadurch erreichen, daß man z. B. hinter einer Wasserwand noch eine Schutzwand aus Blei oder Beton anbringt. Es kann zweckmäßig sein, dem Wasser Bor (in Form von Borax oder Borsäure) zuzugeben, da das Bor einen hohen Einfangquerschnitt für langsame Neutronen besitzt und bei diesen Einfangprozessen die entstehende sekundäre γ-Strahlung (eine sog. Kern-γ-Strahlung) nicht sehr erheblich ins Gewicht fällt. Den gleichen Zweck erfüllen Zwischenschichten aus Cadmiumblech für die Absorption thermischer Neutronen bestimmter Energieniveaus. Schaltanlagen sind in möglichst weiter Entfernung von der Strahlenquelle anzubringen und gegebenenfalls gesondert durch Wassertanks zu schützen.

Der Strahlenschutz gegen *schnelle Elektronen* einer Elektronenschleuder oder aus β-strahlenden radioaktiven Präparaten ist verhältnismäßig einfach (SCHUBERT). Da die Absorption der Kathodenstrahlung im wesentlichen nur von der Dichte des Absorptionsmaterials abhängt, ist die Art des gewählten Schutzmaterials ohne Bedeutung. Da jedoch Materialien aus Stoffen höherer Ordnungszahl die Entstehung sekundärer Röntgenstrahlen begünstigen, empfiehlt sich die Verwendung von Schutzstoffen mit niedriger Ordnungszahl, etwa von Holz oder Aluminium. Zum Beispiel sind Aluminiumschichten von 15 mm Dicke für die Abschirmung von 6 MeV-Elektronen völlig ausreichend. Die weiche Komponente einer häufig vorhandenen sekundären Röntgenstrahlung wird am besten dadurch unwirksam gemacht, daß man die Aluminiumschicht mit etwa 4 mm Blei hinterlegt. Für die zuverlässige Abschirmung der harten und ultraharten Röntgenstrahlen sind allerdings wesentlich dickere Bleischichten notwendig. Das gilt besonders für Elektronenschleudern, die auf die Erzeugung ultraharter Röntgenstrahlen eingestellt sind. Hier sind jeweils die erzeugten Maximalenergien für die technischen Maßnahmen zum Strahlenschutz maßgebend.

Eine dringende Forderung ist die gesundheitliche Überwachung des an Strahlenanlagen beschäftigten Personals (Physiker, Techniker u. a.) durch Ärzte, die sowohl mit den Anlagen selbst, als auch mit den Schädigungsmöglichkeiten vertraut sind (vgl. G. SCHUBERT: Kernphysik und Medizin).

Die *Einverleibung (Inkorporation) radioaktiver Substanzen* erfordert besondere Schutzmaßnahmen, doch stehen entsprechende Schutzvorschriften trotz der vorbereitenden biologischen Arbeiten von RAJEWSKY, JANITZKY, KREBS und SCHRAUB noch aus. Die radioaktiven Stoffe können dem Organismus entweder mit der Einatmungsluft, (Emanation, radioaktiver Staub), parenteral oder auf dem Ingestionswege z. B. durch Schlucken radioaktiver Lösungen zugeführt werden. Auch normalerweise weist der menschliche Organismus einen gewissen Radiumgehalt auf, der im allgemeinen aber nicht den Gesamtbetrag von 0,015 Mikrogramm (μg) übersteigt (KREBS). Die radioaktiven Substanzen werden in einzelnen Organen bevorzugt abgelagert. RAJEWSKY fordert nach dem heutigen Stand der Forschung, daß bereits eine Ablagerung von 1 μg Radium im Organismus, also rund $1,4 \times 10^{-11}$ g Radiumäquivalent je Gramm Gewebe vermieden werden muß. Das heißt, daß dem menschlichen Körper auf oralem Wege höchstens 100 μg, bei intravenöser Zufuhr 20 μg und durch Inhalation etwa 1 μg Radium zugeführt werden dürfen. Für die Dauerinhalation von Radon darf die Emanationskonzentration in der Luft 3—5 Mache-Einheiten nicht überschreiten. Als toxische Dosis ergibt sich eine Emanationskonzentration von 270 Mache-Einheiten, das sind etwa 10^{-10} g Radiumäquivalent je Gramm Gewebe. Die von RAJEWSKY aus allgemeinen Überlegungen abgeleitete Toleranzdosis für radioaktive Inkorporation entspricht einer Dosisleistung von etwa 10^{-7} r/sec. Diese stimmt größenordnungsgemäß mit der Grenzdosis überein, die aus der Bewertung der in radioaktiven Gruben vorliegenden Verhältnisse und auf experimentellem Wege ermittelt wurde (RAJEWSKY und SCHRAUB).

Die Anwendung *künstlich radioaktiver Isotope* beim Menschen bedeutet eine nicht hoch genug einzuschätzende Gefahr. Es ist ärztliche Pflicht, diese Gefahren zu kennen und ihre Quellen von vornherein wirksam zu verschließen. Aus diesem Grunde erscheint es grundsätzlich notwendig, eine Dosisbegrenzung herbeizuführen. Die Festlegung einer Grenzdosis, die sich auf die Aktivität der radioaktiven Präparate in Curie-Einheiten bezieht, ist für biologische Zwecke ohne praktischen Wert, weil die entsprechenden Angaben nicht dem Umstand gerecht werden, daß von den einzelnen radioaktiven Stoffen sehr verschieden hohe Energiebeträge an den Organismus abgegeben werden, die dann auch unterschiedliche biologische Wirkungen hervorrufen können. Vielmehr dürfte es zweckmäßig sein, die zur Wirkung kommende Strahlung einer radioaktiven Substanz als Gewebeionisation in r-Einheiten anzugeben und danach die schädigende Strahlenmenge — zumindest in Annäherung — abzuschätzen (EVANS, MARINELLI, HINE und QUIMBY, MEYER-SCHÜTZMEISTER, SCHUBERT und HÖHNE). Eine Faustformel zur überschlagsmäßigen Berechnung einer Strahlendosis wurde von SCHUBERT angegeben. Danach ist die beim vollständigen Zerfall von 1 Millicurie (mC) einer β-strahlenden Substanz in 1 kg Gewebe absorbierte Strahlung bei homogener Verteilung einer Röntgenstrahlung von $D = 1,1 \times E_{max} \times t_h$ [r-Einheit] äquivalent, wobei D die Dosis in r, E_{max} die Maximalenergie des β-Strahlers in MeV und t_h die Halbwertszeit in Stunden bedeuten. Dieser Wert enthält jedoch nicht den Beitrag einer eventuell emittierten γ-Strahlung. Die maximale Dosisleistung wird unmittelbar nach der Verabreichung des radioaktiven Isotops erzielt.

Bei Verabreichung von 1,15 Mikrocurie (μC) Radiophosphor (P^{32}) je Kilogramm Gewebe erhält der Organismus z. B. eine maximale Dosisleistung von 0,05 r/Tag, also gerade die neue internationale Toleranzdosis. Die gleiche Strahlendosis wird beim Radiojod (J^{131}) erst durch eine Konzentration von 2,3 μC je Kilogramm Gewebe erreicht und beim Radiokupfer (Cu^{64}) sogar erst bei einer Konzentration von 7,6 μC je Kilogramm Gewebe. Bei diesen Angaben wird natürlich eine homogene und stabile Verteilung vorausgesetzt, also eine Anreicherung in bestimmten Organen ebenso wie eine Ausscheidung vernachlässigt. Eine allgemein gültige Toleranzdosis für inkorporierte radioaktive Isotope existiert heute noch nicht. Die diesbezüglichen amerikanischen Angaben schwanken zwischen 0,01 und 0,1 r/Tag. Vorerst sollte die für Röntgen- und γ-Strahlen bis zu 3 MeV festgelegte höchstzulässige Dosis von 0,3 r/Woche einer Berechnung der Toleranzaktivität eines Isotops zugrunde gelegt werden. Auf keinen Fall soll die zu verabreichende Aktivität diesen Dosiswert überschreiten, insbesondere bei Menschen, die noch im fortpflanzungsfähigen Alter stehen oder bei denen noch mit einer Lebenserwartung von 5 Jahren und mehr zu rechnen ist. Besondere Vorsicht ist bei den langlebigen Isotopen geboten.

Literatur.

A. Schädigungen durch optische Strahlen.

ARZT, L., u. W. HAUSMANN: Zur Kenntnis der Hydroa. Strahlenther. 11, 444 (1920) BACHEM, A.: Die Lichtdurchdringung der menschlichen Haut. Strahlenther. 39, 30 (1931). — BALBI, E.: Ricerche intorno ai rapporti tra pellagra e luce. Giorn. ital. Dermat. 80, 47 (1939). — BAUER, K. H.: Das Krebsproblem. Berlin: Springer 1949. — BEARD, H. H., T. S. BOGGESS and E. v. HAAM: Experimental production of malignant tumors in the albino rat by means of ultraviolet rays. Amer. J. Canc. 27, 257 (1936). — BELLRINGER, H. E.: Phyto-Photo-Dermatitis. Brit. Med. J. 1949, 984. — BERENS, C., and P. T. McALPINE: Solar kerato-conjunctivitis associated with amblyopia. Amer. J. Ophthalm. 27, 227 (1944). — BERGAMASCO, A.: Le fotodermatosi. Atti Soc. ital. derm.-sifilogr. 5, 390 (1942). — BERING, F., u. J. BARNEWITZ: Aktinische Dermatosen. In Handbuch der Haut- und Geschlechtskrankheiten, Bd. 4. Berlin: Springer 1929. — BETZ, X.: Untersuchungen über die biologische (photodynamische) Wirkung des Haematoporphyrins und anderer Derivate des Blut- und Gallenfarbstoffes. Dtsch. Arch. klin. Med. 112, 476 (1913). — BIRCH-HIRSCHFELD: Die Wirkung der UV-Strahlen auf das gesunde und kranke Auge. Ber. 3. Internat. Kongr. Lichtforsch., Wiesbaden 1936, S. 257. — BLOCH, B., u. F. SCHAAF: Pigmentstudien. Biochem. Z. 162, 181 (1925). — BLUM, H. F.: Photodynamic action and diseases caused by light. New York: Reinhold Publ. Corp. 1941. — Mechanism of cancer induction by ultraviolet irradiation. J. Nat. Canc. Inst. 11, 463 (1950). — BLUM, H. F., and E. WEST: Studies of an urticarial response to blue and violet light in man. J. Clin. Invest. 16, 261 (1937). — BRAIN, R. T.: Lupus erythematosus replacing the lesions of erythema solare. Proc. Roy. Soc. Med. 26, 748 (1933). — BRESLER, R. R.: Cutaneous burns due to fluorescent light. J. Amer. Med. Assoc. 140, 1334 (1949). — BRETT, R.: Beitrag zur internen Therapie der Lichtdermatosen und lichtbeeinflußbaren Krankheiten. Dtsch. med. Wschr. 1950, 800. — BROCKMANN, H.: Lichtkrankheiten durch fluoreszierende Pflanzenfarbstoffe. Forschgn u. Fortschr. 19, 229 (1943). — BÜNGELER, W.: Über die Entstehung von Hautkarzinomen und Hautsarkomen nach Sonnenbestrahlung und Photosensibilisierung. Klin. Wschr. 1937, 1012. — BÜNGELER, W., u. O. A. FIALHO: Sonnenstrahlung und Lichtempfindlichkeit bei der Entstehung der Karzinome und Sarkome der Haut. Arch. Dermat. S. Paulo 1, 127 (1937). — BURCKHARDT, W.: Photoallergic eczema due to sulfanilamide ointment. Dermatologica (Basel) 96, 280 (1948).

CLARK, T. W.: Dermatitis with unusual distribution on cutaneous areas exposed to sunlight following use of sulfathiazole. J. Amer. Med. Assoc. 123, 958 (1943).

DORNO, C.: Physik der Sonnen -und Himmelsstrahlung. Strahlenther. 9, 467 (1919). — Physik der Sonnen- und Himmelsstrahlung. In Lehrbuch der Strahlentherapie, Bd. 1. Berlin u. Wien: Urban & Schwarzenberg 1925. — Beiträge zur Kenntnis des Sonnen- und Quarzlichterythems und -pigments. Strahlenther. 22, 70 (1926). — DUKE, M.: Urticaria caused by light. J. Amer. Med. Assoc. 80, 1835 (1923). — DUUS, P.: Zur Frage des reinen Sonnenstichs ohne Überhitzung. Münch. med. Wschr. 1940, 639.

EDER, J. M., u. L. FREUND: Untersuchung von Lichtschutzsalben und damit zusammenhängende prinzipielle Fragen. Strahlenther. 55, 560 (1936). — ELLINGER, F.: Über die Entstehung eines den Blutdruck senkenden und den Darm erregenden Stoffes aus Histidin durch Ultraviolettbestrahlung. Arch. exper. Path. u. Pharmakol. 136, 129 (1928). — Weitere Untersuchungen über die Entstehung des Lichterythems. Arch. exper. Path. u. Pharmakol. 149, 343 (1930). — Weitere Untersuchungen über die Entstehung eines histaminähnlichen Körpers aus Histidin unter Ultraviolettbestrahlung. Arch. exper. Path. u. Pharmakol. 153, 120 (1930). Die Ätiologie des Lichterythems vom Standpunkt des Latenzstadiums aus betrachtet. Strahlenther. 40, 760 (1931). — Die Bedeutung der Hautkapillaren für die Lichtempfindlichkeit. Klin. Wschr. 1934, 443. — Die biologischen Grundlagen der Strahlenbehandlung. Sonderbd. XX zur Strahlentherapie. Berlin u. Wien: Urban & Schwarzenberg 1935. — Ultraviolettlicht und Krebs. Fundamenta radiol. 4, 181 (1939). — Endocrine influence on radiosensitivity of skin and thyroid to sunlight. Arch. of Dermat. 51, 198 (1945). — Die Histamin-Hypothese der biologischen Strahlenwirkungen. Schweiz. med. Wschr. 1951, 55. — EPSTEIN, S.: Abnormal human sensitivity to light; photoallergic concept of prurigo aestivalis. J. Invest. Dermat. 5 289 (1942). — EVANS, A.: The treatment of ultraviolet burns including sunburn. Arch. Physic. Ther. 11, 331 (1930).

FREI, W.: Lokale urtikarielle Hautreaktion auf Sonnenlicht. Arch. f. Dermat. 149, 124 (1935). — FRIEDRICH, W.: Licht als kanzerogenes Agens. Med. Klin. 1948, 496. — FUNDING, G., O. M. HENRIQUES u. E. REKLING: Über Lichtcancer. Verh. 3. internat. Kongr. Lichtforsch., Wiesbaden 1936, S. 166.

GASSER, E.: Lichtsensibilisierung der Haut durch Sulfonamide. Wien. med. Wschr. 1942, 602. — GOTTRON, H., u. F. ELLINGER: Beitrag zur Klinik der Porphyrie. Arch. f. Dermat. 164, 12 (1931). — GRAVE, G.: Lichtüberempfindlichkeit durch Uliron. Med. Klin. 1939, 1078. — GROEDEL, F. M., u. H. LOSSEN: Schäden aus Anwendung elektrophysikalischer Heilverfahren (Höhensonne, Solluxlampe, Diathermie, Radium). Strahlenther. 41, 372 (1931). — GRYNBAUM, B. B., W. BIERMANN and A. KURTIN: Prevention of ultraviolet erythema by topical application of pyribenzamine. Arch. Physic. Med. 31, 587 (1950). — GÜNTHER, H.: Die Haematoporphyrie. Dtsch. Arch. klin. Med. 105, 89 (1911). — Die klinischen Symptome der Lichtempfindlichkeit. Dermat. Wschr. 68, 177, 203, 213, 230 (1919).

HADLEY, H. G.: Photosensitization by sulfanilamide. Acta dermato-vener. (Stockh.) 22, 199 (1941). — HALL, A. F.: Relationship of sunlight and heridity to skin carcinogenesis. Arch. of Dermat. 61, 589 (1950). — HAMPERL, H., U. HENSCHKE u. R. SCHULZE: Über den Primärvorgang bei der Erythemerzeugung durch ultraviolette Strahlung. Naturwiss. 27, 486 (1939). — Vergleich der Hautreaktion beim Bestrahlungserythem und bei der direkten Pigmentierung. Virchows Arch. 304, 19 (1939). — HASSELBALCH, K. H.: Quantitative Untersuchungen über die Absorption der Haut von ultravioletten Strahlen. Skand. Arch. Physiol. (Berl. u. Lpz.) 25, 55 (1911). — HAUSMANN, W.: Über die sensibilisierende Wirkung der Porphyrine. Biochem. Z. 67, 309 (1914). — Zur sensibilisierenden Wirkung der natürlichen Porphyrine. Biochem. Z. 77, 268 (1916). — Grundzüge der Lichtbiologie und Lichtpathologie. Sonderbd. VIII zur Strahlentherapie. Berlin u. Wien: Urban & Schwarzenberg 1923. — Allgemeine Lichtbiologie und Lichtpathologie. In Lehrbuch der Strahlentherapie, Bd. 1. Berlin u. Wien: Urban & Schwarzenberg 1925. — Über photobiologische Sensibilisation und Desensibilisation im Ultraviolett und ihre Beziehung zu den Lichterkrankungen. Wien. klin. Wschr. 1933 II, 1257. — HAUSMANN, W., u. H. HAXTHAUSEN: Die Lichterkrankungen der Haut. Sonderbd. XI zur Strahlentherapie. Berlin u. Wien: Urban & Schwarzenberg 1929. — HAUSMANN, W., u. C. SONNE: Über die sensibilisierende Wirkung des Haematoporphyrins im Ultraviolett. Strahlenther. 25, 174 (1927). — HAUSSER, I.: Über spezifische Wirkungen des langwelligen UV-Lichtes auf die menschliche Haut. Strahlenther. 62, 315 (1938). — Über Einzel- und Kombinationswirkungen des kurzwelligen und langwelligen Ultravioletts bei Bestrahlung der menschlichen Haut. Naturwiss. 27, 563 (1939). — HAUSSER, K. W.: Strahlung und Lichterythem. Ostwalds Klassiker Nr 239. Leipzig: Akademische Verlagsgesellschaft 1934. — Über spezifische Wirkungen des Ultraviolettlichtes auf die menschliche Haut. Strahlenther. 62, 315 (1938). — HAUSSER, K. W., u. W. VAHLE: Die Abhängigkeit des Lichterythems und der Pigmentbildung von der Schwingungszahl (Wellenlänge) der erregenden Strahlung. Strahlenther. 13, 41 (1921). — HELLER, W.: Experimentelle Untersuchungen über den Lichtkrebs. I. Einfluß der Wellenlänge des Lichts auf die Entstehung des Lichtkrebses. Strahlenther. 81, 387 (1950). — Experimentelle Untersuchungen über den Lichtkrebs. II. Lichtkrebserzeugung durch Photosensibilisierung. Strahlenther. 81, 529 (1950). — HENSCHKE, G.: Über den photochemischen Primärvorgang und das Zustandekommen der Wirkungskurve bei der direkten Pigmentierung durch langwelliges Ultraviolett. Strahlenther. 71, 174 (1942). — HENSCHKE, U.: Biologische und physikalische Grundlagen der Rot- und Ultrarotstrahlentherapie. Strahlenther. 66, 646 (1939). — Untersuchungen an Lichtschutzmitteln. Strahlenther. 67, 639 (1940). — Sonnenschutzmittel. Mil.arzt 7, 581 (1942). — HENSCHKE, U., u. R. SCHULZE: Untersuchungen zum Problem der Ultraviolett-Dosimetrie. III. Mitt. Über Pigmentierung durch langwelliges Ultraviolett. Strahlenther. 64, 14 (1939). — Untersuchungen zum Problem der Ultraviolett-Dosimetrie. IV. Mitt. Die Wirkung der Sonnenstrahlung auf die Haut. Strahlenther. 64, 43 (1939). — Untersuchungen zum Problem der Ultraviolett-Dosimetrie. VII. Mitt. Physikalische und biologische Untersuchungen an künstlichen Ultraviolettstrahlern. Strahlenther. **72**, 93 (1943). — HERLITZ, C. W., J. JUNDELL u. F. WAHLGREN: Durch Ultraviolettbestrahlung erzeugte maligne Neubildungen bei weißen Mäusen. Acta paediatr. (Stockh.) **10**, 321 (1931). — HOEDE, K.: Erblichkeit der Lichtkrankheiten. Strahlenther. **61**, 633 (1938). — HOFMANN, G.: Untersuchungen über die Gewebsdurchlässigkeit roter und infraroter Strahlen. Strahlenther. **65**, 477 (1939). — HOLTZ, F.: Das Licht in seiner Bedeutung für die experimentelle Krebsforschung. Strahlenther. **66**, 712 (1939). — HOLTZ, P.: Die Entstehung von Histamin aus Histidin durch Bestrahlung. Arch. exper. Path. u. Pharmakol. **175**, 97 (1934). — HOPF, G.: Sensibilisierende Mittel und Schutzmittel gegen die Einwirkung von Lichtstrahlen auf die Haut. Med. Klin. **1942**, 529. — HORNBERGER, W.: Schädigungen durch neuere Lichtquellen. Dtsch. med. Wschr. **1950**, 1441. HULDSCHINSKY, K.: Augensarkome bei Ratten durch abnorm lange Ultravioletteinwirkung. Dtsch. med. Wschr. **59**, 530 (1933).

JAMES, A. P. R.: Sensitivity of the skin to fluorescent light. Arch. of Dermat. **44**, 256 (1941). — JAUSION, H.: Die Rolle der biologischen Katalysatoren bei den Lichtkrankheiten. Strahlenther. **63**, 15 (1938). — Die wichtigsten Gesetze und die neuesten Ergebnisse der Photopathologie. Strahlenther. **65**, 569 (1938). — JAUSION, H., et F. PAGÉES: Les maladies de lumière et leur traitement. Paris: Masson & Cie. 1933. — JODLBAUER, A.: Die Sensibilisierung der fluoreszierenden Stoffe (photodynamische Erscheinung). Strahlenther. **2**, 71 (1913). — Die physiologischen Wirkungen des Lichtes. In Handbuch der normalen und pathologischen Physiologie, Bd. 17. Berlin: Springer 1926. — JODLBAUER, A., u. H. v. TAPPEINER: Die Beziehung zwischen der photodynamischen Wirkung der fluoreszierenden Stoffe und ihrer Fluoreszenz. Strahlenther. **2**, 84 (1913). — JUON, M.: La lumière et les états precancereux de la peau. Rev. méd. Suisse rom. **62**, 511 (1942).

KÄMMERER, H.: Über die klinische Bedeutung der Porphyrine. Klin. Wschr. **1930**, 1658. KELLER, P.: Über die Wirkungen des ultravioletten Lichtes auf die Haut unter besonderer Berücksichtigung der Dosierung. III. Mitt. Zur Histologie der Lichtentzündung. Strahlenther. **16**, 537 (1924). — KIMMIG, J.: J. Fortschr. prakt. Dermat. Berlin: Springer 1952. — KIMMIG, J., u. R. DÜKER: Das UV-Erythem und seine Verhütung. Strahlenther. **65**, 315 (1939). — KIMMIG, J., u. K. RÖMBKE: Untersuchungen über die Verwendbarkeit von Derivaten der aromatischen Aminokarbonsäuren als Lichtschutzmittel. Strahlenther. **75**, 131 (1944). — KITTEL, T., u. R. STAHL: Die Beeinflussung der Höhensonnenerythem- und -pigmentbildung durch diätetische Maßnahmen und durch Applikation verschiedenartiger Salben. Strahlenther. **48**, 283 (1933). — KNAPP, E., A. REUSS, O. RISSE u. H. SCHREIBER: Quantitative Analyse der mutationsauslösenden Wirkung monochromatischen UV-Lichtes. Naturwiss. **27**, 304 (1939). — KÖRBLER, J.: Das Sonnenlicht in der Ätiologie der Hautkarzinome. Strahlenther. **52**, 353 (1935). — KÖTSCHAU, K.: Zur Sonnenwirkung auf den Menschen. Hippokrates **13**, 697 (1942). — KRAMER, Über die Schädlichkeit zu lang ausgedehnter Sonnenbäder. Hippokrates **12**, 889 (1941) — KUSKE, H.: Dermatologica (Basel) **82**, 273 (1940).

LANDOLFI, M.: Relation between duodenal ulcers and sunburn. Policlinico **55**, 911 (1948). — LAWRENCE, H.: Med. J. Austral. **1928**, 403. — LETTRÉ, H.: Biochemie der Tumoren. Fiat Review, Bd. Biochemie II. Wiesbaden: Dieterich 1948. — LEWIS, T.: Die Blutgefäße der menschlichen Haut. Berlin 1928. — LICKINT, F.: Gefahren der Ultraviolett-Therapie und ihre Verhütung. Med. Welt **1932**, 1237. — LIECHTI, A., E. FEISTMANN u. L. GUGGENHEIM: Über die biologische Wirkung von Sensibilatoren im langwelligen sichtbaren Licht. Strahlenther. **64**, 353 (1939). — LIPPELT, H.: Sonnenbrand, Hitzschlag und Sonnenstich. Z. ärztl. Fortbildg **34**, 399 (1937). — LOEWY, A., u. C. DORNO: Über Haut- und Körpertemperaturen und ihre Beeinflussung durch physikalische Reize. Strahlenther. **20**, 411 (1925).

MAGNUSSON, A. H. W.: Skin Cancer. Acta radiol. (Stockh.) Suppl. **22** (1935). — MALOWAN, C.: Über die Wirksamkeit der Lichtschutzsalbe. Z. physik. Ther. **45**, 206 (1933). — MANSTEIN, B.: Die Abhängigkeit der Lichtempfindlichkeit von der Tätigkeit des Ovars. Z. Geburtsh. **131**, 159 (1949). — MARTENSTEIN, H.: Experimentelle Untersuchungen bei Hydroa vacciniforme. Arch. f. Dermat. **140**, 300 (1922). — Über Strahlenempfindlichkeit bei Xeroderma pigmentosum. Klin. Wschr. **1924**, 1196. — MEESMANN, A.: Über die Beziehungen zwischen experimentell erzeugter „Ultrarot"-Katarakt und dem Feuerstar des Menschen. Arch. Augenheilk. **105**, 368 (1932). — MEYER, A. E. H., u. E. O. SEITZ: Ultraviolette Strahlen. Ihre Erzeugung, Messung und Anwendung in Medizin, Biologie und Technik, 2. Aufl. Berlin: W. de Gruyter & Co. 1949. — MIESCHER, G.: Das Problem des Lichtschutzes und der Lichtgewöhnung. Strahlenther. **35**, 403 (1930). — Die Schutzfunktion der Haut gegenüber Lichtstrahlen. Strahlenther. **39**, 601 (1931). — Untersuchungen über die Bedeutung des Pigments für den Lichtschutz der Haut. Strahlenther. **45**, 201 (1932). — Über die biologische Wirksamkeit langwelligen UV's. C. r. IIᵉ Congres Internat. de la Lumière, Kopenhagen 1932, S. 649. — Sind Ultraviolett- und Sonnenbestrahlungen gefährlich? Strahlenther. **60**, 134 (1937). — Strahlenphysiologie der Haut. Strahlenther. **66**, 615 (1939). — Arch. f. Dermat. **180**, 238 (1940). — Lichtgewöhnung und Lichtkrebs bei der weißen Maus. Z.

Krebsforsch. **49**, 399 (1940). — Experimentelle Untersuchung über Krebserzeugung durch Photosensibilisierung. Schweiz. med. Wschr. **1942**, 1082. — MIESCHER, G., u. H. MINDER: Untersuchungen über die durch langwelliges Ultraviolett hervorgerufene Pigmentdunkelung. Strahlenther. **66**, 6 (1939).
OHMORIX, S.: Ein Beitrag zur Kenntnis der chronischen polymorphen Lichtausschläge. Jap. J. Dermat. **45**, 81 (1939).
PARK, R. G., and W. M. PLATTS: Sulfonamide sunlight eruptions. Brit. Med. J. **1942**, 308. — PERTHES, G.: Über Strahlenimmunität. Münch. med. Wschr. **1924**, 1301. — PEUKERT, L., u. H. KÖHLER: Untersuchungen der sensibilisierenden Wirkungen von Teerpräparaten auf die Haut bei Bestrahlung mit ultraviolettem Licht. Strahlenther. **67**, 266 (1940). — PFEIFFER, H.: Sensibilisierung der Haut durch Sulfonamide. Dtsch. med. Wschr. **1942**, 1074. PIERS, F.: Sunlight and skin cancer in Kenya. Brit. J. Dermat. **60**, 319 (1948). — PUTSCHAR, W., u. F. HOLTZ: Erzeugung von Hautkrebsen bei Ratten durch langdauernde Ultraviolettbestrahlung. Z. Krebsforsch. **33**, 219 (1930). — Erzeugung von Karzinomen und Sarkomen durch UV-Bestrahlung. Verh. 3. Internat. Kongr. Lichtforsch., Wiesbaden 1936, S. 169.

REICHLING, W.: Pathologische Veränderungen an den Augen höhensonnenbestrahlter Ratten. Ber. dtsch. ophthalm. Ges. **1938**, 482. — REUSS, A.: Über die Wellenlängengrenze der mutationsauslösenden Wirkung des Ultraviolettlichtes (nach Versuchen an Drosophila melanogaster). Strahlenther. **61**, 631 (1935). — ROFFO, A. H.: Krebs und Sonne. Erzeugung von Krebsen und Sarkomen durch intensive Sonnenbestrahlung. Inst. Med. exper. Cánc. Bol. Buenos Aires **11**, 353 (1934). — Krebs und Sarkom durch Ultraviolett- und Sonnenstrahlen. Z. Krebsforsch. **41**, 448 (1935). — Über die physikalisch-chemische Ätiologie der Krebskrankheit. Strahlenther. **66**, 328 (1939). — ROOKS, R.: Bactericidal lamp conjunctivitis. J. Iowa Med. Soc. **35**, 140 (1945). — ROTHMANN, ST.: Untersuchungen über Xeroderma pigmentosum. Arch. f. Dermat. **144**, 440 (1923). — RUSH, H. P., B. E. KLINE and C. A. BAUMANN: Carcinogenesis by ultraviolet rays with reference to wavelength and energy. Arch. of Path. **31**, 135 (1941). — RUSSEL, B., and D. ANDERSON: Protection of skin from sunburn; comparison of absorption spectra of screening agents and their efficiency in eczema solare. Lancet **1950**, 247.

SALTNER: Die Lichtdermatosen. Dtsch. med. Wschr. **1942**, 864. — SALVA MIQUEL, J. A.: Erythema solare and insect bites; new indication for antihistaminic therapy. Med. Clin. (Barc.) **13**, 414 (1949). — SARTORI, E., u. M. BOLLETTI: Statistical investigations on the relation between the ultra-violet rays of the sun and spasmophilic convulsions. Experientia (Basel) **4**, 279 (1948). — SCHALL, L.: Untersuchungen über den Ablauf des Lichterythems. Strahlenther. **28**, 164 (1928). — SCHALL, L., u. H. J. ALIUS: Zur Biologie des Ultraviolettlichtes. Beitr. klin. Chir. **143**, 721 (1928). — SCHAUMANN, J., et F. LINDHOLM: Études cliniques actinobiologiques sur le summer-prurigo d'HUTCHINSON. Ann. de l'Inst. Actionol Paris **6**, 93 (1932). — SCHAUMANN, S., u. F. LINDHOLM: Fortgesetzte aktinobiologische Untersuchungen über HUTCHINSONS Sommerprurigo. Strahlenther. **61**, 646 (1938). — SCHINZ, H. R.: Neues zur Ätiologie und Biologie des Krebses. Strahlenther. **72**, 441 (1943). — SCHLÄPFER, H.: Klinische und experimentelle Beobachtungen über Strahlenstare. Dtsch. med. Wschr. **1934** II, 1101. — SCHNEIDER, W., u. P. DIEZEL: Allgemeineinwirkungen des UV-Lichtes auf den Organismus. Dtsch. med. Wschr. **1946**, 315. — SCHREUS, H.: Porphyrie und Krankheitssymptome durch Porphyrine (Porphyrinopathie). Strahlenther. **61**, 649 (1938). — SCHULTZE, W., u. ST. ROTHMANN: Über die Absorption des entzündungserregenden ultravioletten Lichtes in der menschlichen Haut. Strahlenther. **22**, 736 (1926). — SCHULZE, R.: Zur Wirkung des Sonnenultravioletts auf die menschliche Haut. Naturwiss. **33**, 373 (1946). — Die biologisch wirksamen Komponenten des Strahlungsklimas. Naturwiss. **34**, 238 (1947). — Über die Wirkung der Sonnenstrahlung auf die menschliche Haut. Ann. Meteorol. **1948**, 12. — SCOBEE, R. G., and E. W. GRIFFEY: Actinic keratoconjunctivitis. Amer. J. Ophthalm. **27**, 632, (1944). — SEELENTAG, W.: Ein Fall von UV-Verbrennung und seine Folgen. Strahlenther. **83**, 560 (1950). — SELL-BELEITES, I., u. A. CATSCH: Mutationsauslösung durch UV-Licht bei Drosophila. Z. Abstammgs.lehre **80**, 551 (1942). — SIMON, N., u. J. PASTINSZKY: Schutzwirkung der Antihistaminsubstanzen gegen UV-Erythem. Wien. klin. Wschr. **1950**, 48. — SONCK, C. E.: Über die Photosensibilität bei Lymphogranuloma inguinale. Acta dermatovener. (Stockh.) **22**, Suppl. VI (1941). — STRAUB, I.: Chromosomenmutationen nach UV-Bestrahlung. Naturwiss. **29**, 13 (1941).

TAPPEINER, H. v.: Die photodynamische Erscheinung. (Sensibilisierung durch fluoreszierende Stoffe.) Erg. Physiol. **8**, 698 (1909). — TEUTSCHLÄNDER, O.: Bedarf der Teer zur Hautkrebserzeugung ultravioletter Strahlen? Klin. Wschr. **1937**, 1284. — Licht und Hautkrebs. Z. Krebsforsch. **50**, 81 (1940). — TREIBS, A.: Über die Konstitution einiger in der Natur vorkommender sensibilisierender Farbstoffe. Strahlenther. **61**, 658 (1938).

UNNA, G. P.: Histopathologie der Hautkrankheiten. Berlin 1894. — URBACH, E.: Schwerste Lichtdermatosen auf Grundlage von isolierter pathologischer Porphyrinbildung im Darm infolge Dysbakterie und Hepatopathie. Klin. Wschr. **1938**, 304. — URBACH, E.,

u. J. Konrad: Über eine durch den langwelligen Anteil des Sonnenspektrums erzeugte Lichtdermatose vom Typus der Prurigo aestivalis Hutchinson. Strahlenther. **32**, 193 (1929). — Vahle, W.: Optische Grundlagen der Lichttherapie und die in der Lichtbehandlung gebräuchlichen Lichtquellen. In Lehrbuch der Strahlentherapie, Bd. 1. Berlin: Urban & Schwarzenberg 1925. — Vogt, A.: Augenschädigungen durch die strahlende Energie. Klin. Mbl. Augenheilk. **85**, 321 (1930). — Eine neuartige experimentelle Starform: Isolierter hinterer polarer Rindenstar des albinotischen Kaninchens, erzeugt mittels kurzwelligem Ultrarot. Klin. Mbl. Augenheilk. **86**, 289 (1931). — Beteiligt sich das Ultraviolett an der Starbildung des Glasmachers? Klin. Mbl. Augenheilk. **86**, 295 (1931). — Vohwinkel, K. H.: Sonnenstrahlen als begünstigendes Moment von Sulfonamidschäden. Dermat. Wschr. **1942 I**, 311.

Watkinson, G., and B. R. Hillis: Photosensitivity to sunlight from the use of prophylactic sulfonamides. Brit. Med. J. **1947**, 609. — Wulf, K.: Habil.-Schr. Hamburg 1952.

Zenner, B.: Sulfonamide als Lichtschutzmittel. Klin. Wschr. **1942**, 227. — Zenner, B., u. J. Beutnagel: Dermatitis solaris acuta als besondere Erscheinungsform hochgradiger Lichtüberempfindlichkeit. Strahlenther. **81**, 617 (1950). — Zoon, J.: Untersuchungen über die Empfindlichkeit der Haut für ultraviolette Strahlen bei zwei Patienten mit Xeroderma pigmentosum. Strahlenther. **61**, 486 (1938).

B. Schädigungen durch ionisierende Strahlungen.

I. Allgemeines.

Blau, M., u. K. Altenburger: Über einige Wirkungen von Strahlen. II. Z. Physik **12**, 315 (1922). — Braun, R., u. H. Holthusen: Einfluß der Quantengröße auf die biologische Wirkung verschiedener Röntgenstrahlenqualitäten. Strahlenther. **34**, 707 (1922).

Dessauer, F.: Über einige Wirkungen von Strahlen. I. Z. Physik **12**, 38 (1922).

Glocker, R.: Die Wirkung der Röntgenstrahlen auf die Zelle als physikalisches Problem. Strahlenther. **33**, 199 (1929). — Quantenphysik der biologischen Röntgenstrahlwirkung. Z. Physik **77**, 653 (1932). — Die physikalischen Grundlagen der Strahlenbiologie. Strahlenther. **48**, 1 (1933). — Glocker, R., u. A. Reuss: Über die Wirkung von Röntgenstrahlen verschiedener Wellenlänge auf biologische Objekte. Strahlenther. **46**, 137 (1933); **47**, 28 (1933); **49**, 251 (1934). — Glocker, R., A. Reuss u. H. Langendorff: Über die Wirkung von Röntgenstrahlen verschiedener Wellenlänge auf biologische Objekte. Strahlenther. **46**, 517 (1933).

Holweck, F., S. Luria et E. Wollman: Recherches sur le mode d'action des radiations sur les bacteriophages. C. r. Acad. Sci. Paris **210**, 639 (1940).

Jordan, P.: Über die Rolle atomphysikalischer Einzelprozesse im biologischen Geschehen. Radiologica **1**, 21 (1937). — Zur Quantenbiologie. Biol. Zbl. **59**, 1 (1939). — Die Physik und das Geheimnis des organischen Lebens. Braunschweig: F. Vieweg & Sohn 1945. — Jüngling, O.: Allgemeine Strahlentherapie. Stuttgart: Ferdinand Enke 1949.

Langendorff, H.: Über das Wesen der Strahlenempfindlichkeit. Strahlenther. **78**, 13 (1948). — Lea, D. E.: Actions of radiations on living cells. Cambridge: University Press 1946. — Lea, D. E., R. B. Haines and E. Bretscher: The bactericidal action of X-rays, neutrons and radioactive radiations. J. of Hyg. **41**, 1 (1941). — Lea, D. E., and M. H. Salaman: The inactivation of vaccinia virus by radiations. Brit. J. Exper. Path. **23**, 27 (1942).

Marquardt, H.: Die Schädigung des Zellkerns durch Röntgenbestrahlung. Experientia (Basel) **5**, 1, 31 (1949). — Muller, H. J.: The production of mutations by X-rays. Proc. Nat. Acad. Sci. USA. **14**, 714 (1928).

Rajewsky, B., u. H. Dänzer: Über einige Wirkungen von Strahlen. Z. Physik **89**, 412 (1934). — Riehl, N., N. W. Timoféeff-Ressovsky u. K. G. Zimmer: Mechanismus der Wirkung ionisierender Strahlen auf biologische Elementareinheiten. Naturwiss. **29**, 625 (1941).

Sommermeyer, K.: Quantenvorgänge bei der biologischen Strahlenwirkung. Z. Physik **109**, 332 (1938). — Zur statistischen Analyse der Wirkung harter Strahlen auf biologische Objekte. Strahlenther. **68**, 645 (1940); **69**, 715 (1941); **70**, 184, 522 (1941). — Über den Primärvorgang bei der Wirkung harter Strahlen auf biologische Objekte im Unterschied zur Wirkung von UV-Strahlen. Strahlenther. **77**, 63 (1948).

Timoféeff-Ressovsky, N. W.: Strahlengenetik. Strahlenther. **66**, 684 (1939). — Timoféeff-Ressovsky, N. W., u. K. G. Zimmer: Biophysik. I. Das Trefferprinzip in der Biologie. Leipzig: S. Hirzel 1947.

II. Schädigungen durch Röntgenstrahlen.

Abderhalden, R.: Beitrag zum Problem der biologischen Strahlenwirkungen. Strahlenther. **68**, 17 (1940). — Adler, K.: Weitere Untersuchungen über den Mineralstoffwechsel bei Röntgenbestrahlung. Strahlenther. **45**, 563 (1932). — Die Säurevergiftung des Organismus durch Röntgenstrahlen. Klin. Wschr. **1933**, 300. — ADLER, K. u. M.: Kalzium- und Kaliumstoffwechsel unter dem Einfluß der Röntgenstrahlen bei Kaninchen. Strahlenther. **44**, 481 (1932). — ADLER, K., u. O. WIEDERHOLT: Kalzium- und Kaliumstoffwechsel unter dem Einfluß der Röntgenstrahlen bei Kaninchen. Strahlenther. **44**, 383 (1932). — ALBERS-SCHÖNBERG, H. E.: Über eine bisher unbekannte Wirkung der Röntgenstrahlen auf den Organismus der Tiere. Münch. med. Wschr. **1903**, 1859. — ALIUS, H. J.: Röntgensarkom. Beitr. klin. Chir. **143**, 567 (1928). — ALTSCHUL, W., u. V. SCHILLER: Verhütung des Röntgenkaters durch Insulin. Med. Klin. **1933**, 1458. — ANZILOTTI, A.: Clinica del male da raggi. Radiol. med. **25**, 641 (1938). — AUBERTIN, C.: Le sang des radiologists. J. belge Radiol. **21**, 148 (1932). — Leukaemia and the radiologist. Brit. J. Radiol. **5**, 385 (1932). — AUBERTIN, C., et E. BEAUJARD: Action des rayons X sur le sang et les organes hématopoïétiques. C. r. Soc. Biol. Paris **58**, 217 (1905). — Action des rayons X sur le sang et la moelle osseuse. Fol. haemat. (Lpz.) **6**, 31 (1908). — AUERBACH, O. u. Mitarb.: Extraskeletal osteogenic sarcoma arising in irradiated tissues. Cancer (N. Y.) **4**, 1095 (1951). — AUNE, E. F., and B. V. WHITE: Gastrointestinal complications of irradiation for carcinoma of uterine cervix. J. Amer. Med. Assoc. **147**, 831 (1951).

BADE, H.: Läßt sich ein Einfluß von Röntgenbestrahlungen, die die Toleranzgrenze der Haut nicht überschreiten, auf die quergestreifte Muskulatur nachweisen? Strahlenther. **65**, 455 (1939). — BAENSCH, W.: Über Spontanfrakturen des Schenkelhalses nach Röntgenbestrahlung. Röntgenprax. **4**, 716 (1932). — BAGG, H. J.: The absence of one kidney associated with hereditary abnormalities in the descendants of X-rayed mice. Proc. Soc. Exper. Biol. a. Med. **21**, 145 (1923). — BAGG, H. J., and A. LITTLE: Hereditary structural defects in the descendants of mice exposed to Roentgen-ray irraditation. Amer. J. Anat. **33**, 119 (1924). — BAKER, L.: Spontaneous fracture of the femoral neck following irradiation. J. Bone Surg. **23**, 354 (1941). — BAUER, K. H.: Das Krebsproblem. Berlin-Göttingen-Heidelberg: Springer 1949. — BAUER, R.: Untersuchungen über die Einwirkung unterschiedlich verabfolgter Röntgenstrahlung auf das Knochenmark und seine Zellelemente, zugleich ein Beitrag zum Zeitfaktorproblem. Strahlenther. **67**, 424 (1940). — BAUMANN, H.: Sarkomentwicklung nach Röntgenbestrahlung wegen Gelenktuberkulose. Strahlenther. **25**, 373 (1927). — BAUNACH, A.: Über den Einfluß von Dosis und Rhythmus auf den Grad der Wachstumsschädigung des Knochenwachstums bei Röntgenstrahlungen. Strahlenther. **54**, 52 (1935). — BECK, A.: Schädigung des Knochenwachstums durch Röntgenbestrahlung. Zbl. Chir. **1928**, 2849. — Über Wachstumsschädigungen nach therapeutischer Röntgenbestrahlung. Strahlenther. **32**, 517 (1929). — BÉCLÈRE, A.: Über den Strahlenkrebs bei Radiologen. Strahlenther. **60**, 9 (1937). — BELLUCCI, B. e C.: Lesioni precocissime da raggi X nell'occino umano. Lett. oftalm. **16**, 173 (1939). — BERGONIÉ, J., et L. TRIBONDEAU: Action des rayons X sur le testicule du rat blanc. C. r. Soc. Biol. Paris **57**, 400, 591 (1904); **58**, 154, 678, 1029 (1905). — Action des rayons X sur les spermatozoides de l'homme. C. r. Soc. Biol. Paris **58**, 595 (1905). — BEUTEL, A.: Zur Beeinflussung der Leberfunktion durch Röntgenstrahlen. Strahlenther. **45**, 344 (1932). — Über den Nachweis von kapillarpermeabilitätssteigernden Stoffen im Blut nach Röntgenbestrahlung. Z. klin. Med. **123**, 104 (1933). — BIRCH-HIRSCHFELD, A.: Zur Wirkung der Röntgenstrahlen auf das menschliche Auge. Klin. Mbl. Augenheilk. **46** (1908). — Zur Frage der Schädigung des Auges durch Röntgenstrahlen. Strahlenther. **12**, 565 (1921). — Zur Schädigung des menschlichen Auges durch Röntgenstrahlen. Z. Augenheilk. **50**, 135 (1923). — Nochmals zur Schädigung des Auges durch Röntgenstrahlen. Z. Augenheilk. **50**, 135 (1923). — BIRÓ, ST.: Ein Fall von Fruchtschädigung durch Röntgenstrahlen. Strahlenther. **45**, 549 (1932). — BOLAFFIO, M.: Ungeschädigte Fruchtentwicklung bei Konzeption in der Latenzzeit nach Kastrationsbestrahlung. Strahlenther. **23**, 288 (1926). — BORAK, J.: Über radiogene Hyperkeratosen der Schleimhaut. Virchows Arch. **294**, 304 (1934). — Fortschr. Röntgenstr. **51**, 303 (1935). — Über regionäre Hautreaktionsunterschiede. Strahlenther. **52**, 74 (1935). — Radiation effects on the blood vessels. Part I, Erythema; edema. Radiology **38**, 481 (1942). — BORELL, F.: Zur Frage der temporären Röntgensterilisierung und ihre Indikationsumgrenzung. Arch. Gynäk. **125**, 604 (1929). — BOSCH, E.: Zur Frage der Blutschädigung beim Röntgenpersonal. Radiol. Rdsch. **4**, 154 (1935). — BRENNECKE, K.: Strahlenschädigung von Mäuse- und Rattensperma, beobachtet an der Frühentwicklung der Eier. Strahlenther. **60**, 214 (1937). — BRINNITZER, H. N.: Blutkrankheiten als Strahlenfolge. Strahlenther. **52**, 669 (1935). — BROWN, F. T. and A. T. OSGOOD: X-rays and sterility. Amer. J. Surg. **1905**, 179. — BRUES, A. M.: Carcinogenic effects of radiation. Adv. Biol. a. Med. Physics **2** (1951). — BRUNNER und SCHWARZ: Einfluß der Röntgenstrahlen auf das reifende Gehirn. Wien. klin. Wschr. **1918** I. — BUHTZ, H.: Über Schädigung des Darmes bei Röntgenbestrahlung. Strahlenther. **64**, 291 (1939).

CAHAN, W. G. u. Mitarb.: Sarcoma arising in irradiated bone. Cancer (N. Y.) **1**, 3 (1948). — CAPOCACCIA, M., e A. VALLEBONA: Alterazioni istologiche del pancreas negli animali trattati coi raggi Roentgen. Arch. di Biol. **6**, 13 (1929). — CARRIÉ, C.: Zur Therapie der Röntgenstrahlleukopenie. Strahlenther. **63**, 183 (1938). — CEELEN, W.: Über Röntgenschäden des Darmes. Strahlenther. **82**, 13 (1950). — CHANTRAINE, H.: Über Röntgenschwachbestrahlung bei Sterilität. Fortschr. Röntgenstr. **72**, 497 (1950). — CHARLES, D. R.: Radiation-induced mutations in mammals. Radiology **55**, 579 (1950). — CLEMENTE, G.: Richerche sperimentale sulla irradia zone roentgen della regione dorso-lombare. Radiol. med. **18**, 1570 (1931). — COGAN, D. G., and D. D. DONALDSON: Experimental radiation cataracts. I. Arch. of Ophthalm. **45**, 508 (1951). — CORSCADEN, J. A.: Intestinal injuries after radium and roentgen treatment of carcinoms of the cervix. Amer. J. Roentgenol. **39**, 871 (1938). — COSTA, A.: Über eine tödlich verlaufende Anämie bei einer mit Röntgenstrahlen behandelten schweren Dermatose nach Art des BOECKschen Sarkoids. Fol. haemat. (Lpz.) **50**, 30 (1933). — CRONKITE, E. P.: Radiation illness. Its pathogenesis and therapy. In: Atomic Medicine. New York: Nelson & Sons 1949.

DAHL, B.: Wie entwickelt sich das nekrotische Röntgengeschwür? Strahlenther. **59**, 552 (1937). — DALBY, R. G., H. W. JACOX and N. F. MILLER: Fracture of the femoral neck following irradiation. Amer. J. Obstetr. **32**, 50 (1936). — DEHMEL, R.: Tierversuche mit Röntgenbestrahlung des Cerebrum. Strahlenther. **22**, 333 (1926). — DEL REGATO, J. A.: Dental lesions observed after roentgen therapy in cancer of the buccal cavity, pharynx and larynx. Amer. J. Roentgenol. **42**, 404 (1939). — DEN HOED, D., B. LEVIE u. M. STRAUB: Serious injury of blood in consequence of teleroentgentherapy of the whole body. Acta radiol. (Stockh.) **19**, 151 (1938). — DEPENTHAL: Doppelseitiges Mammacarcinom (Röntgencarcinom). Münch. med. Wschr. **1919**, 354. — DESJARDINS, A. U.: Action of roentgen rays and radium on the gastrointestinal tract. Amer. J. Roentgenol. **26**, 145 (1931). — DESJARDINS, M.: Bösartige, durch Radiotherapie geheilte Knochentumoren. Strahlenther. **56**, 583 (1936). — DEUTICKE, P.: Über Röntgensarkome. Beitr. klin. Chir. **169**, 214 (1939). — DIETEL, F. G.: Leberextrakt gegen Röntgenkater. Strahlenther. **48**, 110 (1933). — DIETEL, F. G., u. V. PROBST: Zur Entstehungsweise und Behandlung des Strahlenkaters. Strahlenther. **52**, 270 (1935). — DIETER, W.: Beitrag zur Therapie des Röntgenkaters. Strahlenther. **65**, 668 (1939). — DIETHELM, L.: Ein weiterer Fall von doppelseitiger Spontanfraktur des Schenkelhalses nach Röntgenbestrahlung wegen Uterus-Ca. Strahlenther. **77**, 107 (1948). — DOHAN u. KIENBÖCK: Die Schädigung der Haut durch Berufs- und gewerbliche Arbeit. Beih. Dermat. Wschr. **1922**. — DOMAGK, G.: Röntgenstrahlenschädigungen der Niere beim Menschen. Med. Klin. **1927 I**, 345. — Gewebsschädigungen nach Röntgenstrahlen. Erg. inn. Med. **33**, 1 (1928). — DOWNS, E. E.: Lung changes subsequent to irradiation in cancer of the breast. Amer. J. Roentgenol. **36**, 61 (1936). — DRIESSEN, M.: Wordt het kind in Utero door Röntgenbestraling doer Moeder geschaad? Nederl. Mschr. Geneesk. **12**, 6 (1924). — DRUCKMANN, P.: Schlafsucht als Folge der Röntgenbestrahlung. Strahlenther. **33**, 382 (1929). — DUBLIN, L. J., and F. SPIEGELMAN: Mortality of medical specialists 1938—1942. J. Amer. Med. Assoc. **137**, 1519 (1948). — DUCUING, J., L. BUGNARD et O. MILETZKY: Action des rayons X sur le sang circulant extériorisé. Act. Union internat. contre canc. Paris **4**, 825 (1939). — DUNLAP, C. E.: Effects of radiation on the blood and the hemopoietic tissues, including the spleen, the thymus and the lymph nodes. Arch. of Path. **34**, 749 (1942). — DUSTIN, A. P., R. PITON et P. ROCMANS: Étude comparative des alterations histologiques et des variations du p_H sanguin après irradiation. C. r. Soc. Biol. Paris **107**, 1562 (1931). — DYROFF, R.: Experimentelle Beiträge zur Frage der Nachkommenschädigung durch Röntgenstrahlen. Strahlenther. **24**, 288 (1926).

EGGS, E.: Osteoradionekrose der Rippen nach Röntgenbestrahlung des Mammakarzinoms. Strahlenther. **70**, 315 (1941). — ELLINGER, F.: Die Histamin-Hypothese der biologischen Strahlenwirkungen. Schweiz. med. Wschr. **1951**, 55. — Sonderbd. 20 der Strahlentherapie. Berlin-Wien: Urban & Schwarzenberg 1935. — ELLIOT, A. R., and E. L. JENKINSON: Ulcerations of the stomach and small intestine following roentgen therapy. Radiology **23**, 149 (1934). — ÉMILE-WEIL, P., et J. BOUSSER: Leucémie et traumatism. Ann. Méd. **40**, 220 (1936). — ÉMILE-WEIL, P., et A. LACASSAGNE: Anémie pernicieuse et leucémie myeloide mortelle provoquées par la manipulation de substances radioactives. Bull. Acad. Méd. Paris **93**, 237 (1925). — ENGELKING, E.: Augenärztlich wichtige Röntgenschädigungen der Frucht nach Bestrahlung Schwangerer. Klin. Mbl. Augenheilk. **94**, 151 (1935). ENGELMANN, G.: Klinik und Pathologie der Röntgenschädigung des Herzens. Verh. dtsch. Röntgen-Ges. **27**, 40 (1934). — ENGELSTAD, R. B.: Die Strahlenreaktion in den Lungen beim Menschen. Acta radiol. (Stockh.) **18**, 32 (1937). — Über die Reaktion der Lungen auf Röntgenbestrahlung. Strahlenther. **52**, 299 (1935). — Pulmonary lesions after roentgen and radium irradiation. Amer. J. Roentgenol. **43**, 676 (1940). — Magengeschwüre nach Röntgenbestrahlung. Strahlenther. **53**, 139 (1935). — Histologische Veränderungen in den Nebennieren nach Röntgenbestrahlung. Experimentelle Untersuchungen an Kaninchen. Strahlenther. **56**, 58 (1936). — ENGLMANN, K.: Röntgentiefentherapie, herausgeg. von H. Holfelder. Leipzig: Georg Thieme 1938. — Die morphologischen Veränderungen an der Tumorzelle und an den gesunden Geweben, insonderheit am quergestreiften Skeletmuskel unter dem Einfluß der Röntgenlangzeitbestrahlung. Fortschr. Röntgenstr. **48**, 88 (1933). — Röntgentiefentherapie, herausgeg. von

H. HOLFELDER. Leipzig: Georg Thieme 1938. — ESSER, I. F. S.: Serious case of Roentgen necrosis of the face and mandible. Rev. Chir. Struct. 8, 1 (1938). — EVANS, R. D.: Quantitative inferences concerning the genetic effects of radiation on human beings. Science (Lancaster, Pa.) 109, 299 (1949). — EVANS, W. H., and R. E. ROBERTS: Splenomedullary leukemia in X-ray worker. Lancet 1928 II, 748. — EWING, I.: Strahlungsostitis. Acta radiol. (Stockh.) 6, 399 (1926).

FABER, A.: Röntgenstrahlenwirkung auf die Sexualorgane von Tier und Mensch. Fortschr. Röntgenstr. 16, 365 (1935). — FABER, K.: Aplastische perniziöse Anämie mit tödlichem Ausgang bei einem Röntgenspezialisten. Acta radiol. 2, 110 (1923). — FAERBER, E.: Beitrag zur Frage der Röntgenschädigung des Fetus. Jb. Kinderheilk. 139, 33 (1933). — FAUST, H.: Nachgewiesene schwere Schädigung des Perikards nach Röntgentiefenbestrahlung der Präkordialgegend. Strahlenther. 43, 749 (1932). — FELDWEG, P.: Ein ungewöhnlicher Fall von Fruchtschädigung durch Röntgenstrahlen. Strahlenther. 26, 799 (1927). — FETZER, H., u. E. WERLE: Die Behandlung des Röntgenkaters mit Antistin. Strahlenther. 78, 619 (1949). FIESSINGER, N., M. GAULTIER et C. M. LAUR: Anémie purpuriqué tardive avec hypoleucie d'origine radiologique. Sang 11, 313 (1937). — FISCHER, E.: Strahlenbehandlung und Nachkommenschaft. Dtsch. med. Wschr. 1929, 89. — FLASKAMP, W.: Zur Frage der Schädigung der Nachkommenschaft durch Röntgenstrahlen. Strahlenther. 24, 282 (1927). — Über Röntgenschäden und Schäden durch radioaktive Substanzen. Sonderbd. XII zur Strahlentherapie. Berlin u. Wien: Urban & Schwarzenberg 1930. — FÖRSTERLING: Über allgemeine und partielle Wachstumsstörungen nach kurzdauernder Röntgenbestrahlung bei Säugetieren. Arch. klin. Chir. 81, 505 (1906). — Wachstumsstörungen infolge von Röntgenisierung. Verh. dtsch. Röntgen-Ges. 3, 126 (1907). — FORFOTA, E.: Über die biologische Allgemeinwirkung der Röntgenstrahlen vom Gesichtspunkt einer durch Histamin oder ähnlich wirkende Substanzen verursachten Schockwirkung. Strahlenther. 59, 643 (1937). — FORFOTA, E., u. ST. KARÁDY: Über die biologische Allgemeinwirkung der Röntgenstrahlen vom Gesichtspunkte einer durch Histamin oder ähnlich wirkende Substanzen verursachten Schockwirkung. Strahlenther. 59, 258 (1937). — FRANK, A.: Über akute Röntgenmyositis. Fortschr. Röntgenstr. 48, 718 (1933). — FRANK, R. C., and E. A. POHLE: Late radiation effects in the small intestine manifest eight years after therapy. Ann. Surg. 133, 1 (1951). — FRANTZ, C. H.: Extreme retardation of epiphyseal growth from roentgen irradiation. Radiology 55, 720 (1950). — FRIEDMANN, A. B.: Spontaneous rib fractures following irradiation for cancer of the breast. Amer. J. Roentgenol. 50, 797 (1943). — FURTH, J.: Recent experimental studies on leukemia. Physiologic. Rev. 26, 47 (1946).

GASSMANN: Zur Histologie der Röntgenulcera. Fortschr. Röntgenstr. 2, 199 (1899). — GAUSS, H.: Kann man planmäßig eine temporäre Röntgenmenorrhöe erzielen? Z. Geburtsh. 87, 453 (1924). — GAUSS, H., u. H. LEMBKE: Röntgentiefentherapie. Sonderbd. I zur Strahlentherapie. Wien u. Berlin: Urban & Schwarzenberg 1912. — GAVAZZENI, S., u. S. MINELLI: Die Autopsie eines Röntgenologen. Strahlenther. 5, 309 (1914). — GISSEL, H.: Zur Therapie des Röntgenkaters. Chirurg 5, 936 (1933). — GITMAN, E.: Röntgenkinder. Diss. Lausanne 1938. — GLAUNER, R.: Vegetatives Nervensystem und Röntgenstrahlen. Strahlenther. 62, 1 (1938). — GLOCKER, R., E. HAYER u. O. JÜNGLING: Über die biologische Wirkung verschiedener Röntgenstrahlenqualitäten bei Dosierung in R-Einheiten. Strahlenther. 32, 1 (1929). — GLOOR, W., u. A. ZUPPINGER: Blutuntersuchungen bei protrahiert-fraktionierter Bestrahlung. Strahlenther. 40, 438 (1931). — GOECKE, H.: Fruchtschädigung mit besonders ausgedehnten Veränderungen am Skelettsystem infolge Röntgenbestrahlung. Zbl. Gynäk. 61, 2010 (1937). — GOLDMANN, H., u. A. LIECHTI: Experimentelle Untersuchungen über die Genese des Röntgenstars. Arch. Augenheilk. 138, 722 (1938). — GOTTHARDT: Das Röntgengengeschwür und seine Behandlung. Fortschr. Röntgenstr. 29, 746 (1922). — Über Zahnschädigungen nach Röntgenbestrahlungen. Fortschr. Röntgenstr. 30, 312 (1922). — GRASHEY, R.: Neben- und Nachwirkungen der Röntgenstrahlen, Berufsschädigungen. Strahlenther. 41, 39 (1931). — GROEDEL, F., u. H. LOSSEN: Kumulations- und Kombinationsröntgenschäden. Röntgenprax. 1, 32 (1929). — Zur Frage der Röntgentotalbestrahlung. Strahlenther. 42, 532 (1931). — GRÜTZMACHER, K.: Beitrag zur Frage des Röntgenkarzinoms. Strahlenther. 72, 330 (1943). — GRZEDZIELSKI, J.: Zur Histologie der Röntgenkatarakt. Klin. Mbl. Augenheilk. 95, 360 (1935). — GUMBRECHT, P., F. KELLER u. A. LOESER: Die Wirkung der Röntgenstrahlen auf Struktur und Funktion des Hypophysenvorderlappens. Klin. Wschr. 1938, 801.

HAENISCH, G. F.: Über die Wachstumsschädigung des Knochens und die Entwicklungshemmung der weiblichen Brustdrüse nach Röntgenbestrahlung im kindlichen und jugendlichen Alter. Fortschr. Röntgenstr. 50, 78 (1934). — HALBERSTAEDTER, L.: Die Einwirkung der Röntgenstrahlen auf Ovarien. Berl. klin. Wschr. 1905, 64. — Röntgencarcinom. Z. Krebsforsch. 19, 105 (1923). — HALBERSTAEDTER, L., u. A. SIMONS: Strahlenwirkung. In Handbuch der allgemeinen Hämatologie, Bd. 1/2. Berlin u. Wien: Urban & Schwarzenberg 1932. — HANSON, F. B., and F. HEYS: Radiation and lethal mutations in Drosophila. Amer. Naturalist 66 (1932). — HARMS, F.: Entwicklungshemmung der weiblichen Brustdrüse durch Röntgenbestrahlung. Strahlenther. **19**, 586 (1925). — HARRIS, B. B.: The effects of aging of X-rayed males upon mutation frequency in Drosophila. J. Hered. **20** (1929). — HAYER, E.: Blutbildbeobachtungen bei Röntgenbestrahlungen. Strahlenther. **44**, 687 (1932). Ergebnisse von experimentellem Studium am peripheren weißen Blutbild nach Röntgenbestrahlung. Strahlenther. **50**, 193 (1934). — HEGLER, C., u. W. GRIESBACH: Fall von Röntgenaleukie, geheilt durch Milzexstirpation. Röntgenprax. **3**, 75 (1931). — HEINEKE, H.: Experimentelle Untersuchungen über die Einwirkung der Röntgenstrahlen auf das Knochenmark. Dtsch. Z. Chir. **78**, 196 (1905). — Wie verhalten sich die blutbildenden Organe bei der modernen Tiefenbestrahlung? Münch. med. Wschr. **1913**, 2657. — HEINEKE, H., u. O. PERTHES: Die biologische Wirkung von Röntgen- und Radiumstrahlen. In Lehrbuch der Strahlentherapie, Bd. I. Berlin u. Wien: Urban & Schwarzenberg 1925. — HELLNER, H.: Über Strahlengeschwülste. Münch. med. Wschr. **1937**, 980. — HENKEL, K.: Das Röntgenbild der Bestrahlungsinduration der Lunge. Fortschr. Röntgenstr. **65**, 201 (1942). — HENSCHKE, U.: Die Bewertung der Schädigungsmöglichkeiten der Nachkommenschaft durch Röntgen- und Radiumstrahlen. Strahlenther. **74**, 30 (1944). — HENSHAW, P. S., and J. W. HAWKINS: Incidence of leukemia in physicians. J. Nat. Canc. Inst. **4**, 339 (1944). — HERMANN, H.-H.: Zu den Röntgenschädigungen der Parotis. Strahlenther. **58**, 220 (1937). — HERTWIG, P.: Partielle Keimschädigungen durch Radium- und Röntgenstrahlen. In Handbuch der Vererbungswissenschaft, Bd. 3. Berlin 1927. — Über Sterilitätserscheinungen bei röntgenbestrahlten Mäusen und deren Nachkommenschaft. Z. Abstammgslehre **70** (1935); **72** (1937). — Zwei subletale recessive Mutationen in der Nachkommenschaft von röntgenbestrahlten Mäusen. Erbarzt **6**, 41 (1939). — HERXHEIMER, H., u. K. F. HOFFMANN: Über die anatomischen Wirkungen der Röntgenstrahlen auf den Hoden. Dtsch. med. Wschr. **1908**, 36. — HEYDE, W., u. E. LAAS: Strahlenfrühreaktionen höhergelegener Darmabschnitte während der Behandlung des Kollumkarzinoms. Geburtsh. u. Frauenheilk. **12**, 588 (1952). — HEYDE, W., u. H. J. SCHMERMUND: Zur Vermeidung von Darmschäden bei der intravaginalen Bestrahlung des Kollumkarzinoms. Geburtsh. u. Frauenheilk. **13**, 392 (1953). — HESSE, O.: Das Röntgencarcinom. Fortschr. Röntgenstr. **17**, 82 (1911). — HICKS, S. P.: Acute necrosis and malformation of developing mammalian brain caused by X-rays. Proc. Soc. Exper. Biol. a. Med. **75**, 485 (1950). — HIGHT, D.: Spontaneous fracture of the femoral neck following Roentgen-ray therapy over pelvis. J. Bone Surg. **23**, 676 (1941). — HILDEBRAND, H.: Beitrag zur Strahlenschädigung des Knochens. Fortschr. Röntgenstr. **72**, 107 (1949). — HINTZE, A.: Die Einwirkung von Röntgenstrahlen auf den Knorpel des Erwachsenen. Strahlenther. **17**, 175 (1924). — HIRVENSALO, M.: Über röntgenogene fetale Mikrocephalie. Acta paediatr. (Stockh.) **21**, 188 (1937). — HOFFMANN, K. F.: Über den Einfluß der Röntgenstrahlen auf den Hoden. Fortschr. Röntgenstr. **8**, 114 (1904). — HOFFMANN, W.: Die Wirkung der Röntgenstrahlen auf die Netzhaut. Z. Augenheilk. **73**, 214 (1931). — HOLFELDER, H.: Örtliche Neben- und Nachwirkungen der Röntgenstrahlen. Strahlenther. **41**, 27 (1931). — Röntgentiefentherapie. Leipzig: Georg Thieme 1938. — HOLFELDER, H., u. H. PEIPER: Die Strahlenempfindlichkeit der Nebenniere und Wege zur Verhütung der Nebennierenschädigung in der Röntgentherapie. Strahlenther. **15**, 1 (1923). — HOLTHUSEN, H.: Theoretische Grundlagen der Strahlentherapie mit besonderer Berücksichtigung der Allgemeinwirkung. In Lehrbuch der Strahlentherapie, Bd. 1, S. 803. Berlin u. Wien: Urban & Schwarzenberg 1925. — Krankheiten des Blutes und der blutbildenden Organe. In Lehrbuch der Strahlentherapie, Bd. 3. Berlin u. Wien: Urban & Schwarzenberg 1926. — Erfahrungen über die Verträglichkeitsgrenze für Röntgenstrahlen und deren Nutzanwendung zur Verhütung von Schäden. Strahlenther. **57**, 254 (1936). — HOLTHUSEN, H., u. K. ENGLMANN: Die Gefahr des Röntgencarcinoms als Folge der Strahlenbehandlung. Strahlenther. **42**, 514 (1931). — HOLZKNECHT, G.: Vom Wesen der Röntgenwirkung. Strahlenther. **24**, 247 (1927). — Die ernsteren Röntgenschädigungen der Röntgenologie und ihre Therapie. Fortschr. Röntgenstr. **44**, 78 (1931). — HORNBERGER, W.: Jackson-Epilepsie nach hochdosierter Chaoul-Nahbestrahlung eines Schläfenmelanoms. Strahlenther. **85**, 459 (1951). — HSIEH, C. K., and H. T. TIMM: Changes in the lungs and pleura following irradiation of extrathoracic tumors. Amer. J. Roentgenol. **37**, 802 (1937). — HUBERT, R.: Über den Cholesteringehalt des Blutserums nach Röntgenbestrahlung. Klin. Wschr. **1928**, 208. — HUBERT, W.: Über Strahlenspätreaktionen an Blase und Mastdarm und ihre Behandlung. Strahlenther. **79**, 113 (1949). — HUECK, H., u. W. SPIESS: Zur Frage der Wachstumsstörungen bei röntgenbestrahlten Knochen- und Gelenktuberkulosen. Strahlenther. **32**, 322 (1929). — HUG, W.: Der Röntgenkater und seine Bekämpfung mit Cardiazol-Ephedrin. Strahlenther. **47**, 708 (1933). — HUHMER, M.: Sterility and the X-rays. J. Amer. Med. Assoc. **104**, 1808 (1934). — HUMMEL, R.: Über Beziehungen zwischen Cholesterinstoffwechsel und Röntgenkater. Strahlenther. **38**, 308 (1930). — HUNT, H. B.: Cancer of the eyelid treated by radiation, with consideration of irradiation cataract. Amer. J. Roentgenol. **57**, 160 (1947).

IMLER, A. E., and H. WAMMOCK: Vitamin B_1 in irradiation sickness. Amer. J. Roentgenol. **43**, 243 (1940). — IMMENKAMP, A.: Über Kieferspätnekrosen nach Radiumbestrahlungen

tumoröser und lupöser Prozesse in der Mundhöhle. Dtsch. zahnärztl. Wschr. 1935, 549. —
ISELIN, H.: Schädigung der Haut durch Röntgenlicht nach Tiefenbestrahlung. Kumulierende
Wirkung. Münch. med. Wschr. 1912, 2660. — Über Wachstumsschädigungen junger Tiere
durch Röntgenstrahlen. Fortschr. Röntgenstr. 19, 473 (1913).
      JACOBSON, L. O., E. K. MARKS and E. LORENZ: The hematologic effects of ionizing radia-
tions. Radiology 52, 371 (1949). — JAEGER, R.: Strahlenschutz. Strahlenther. 82, 515 (1950). —
JAGIĆ, V., SCHWARZ u. v. SIEBENROCK: Blutbefunde bei Röntgenologen. Berl. klin. Wschr.
1911 II, 1220. — JOËL, C. A., u. H. v. WATTENWYL: Veränderungen in der Hypophyse
nach Röntgenbestrahlung des Hodens. Strahlenther. 71, 139 (1942). — JÜNGLING, O.:
Chronisch induriertes Hautödem als Folge intensiver Bestrahlung mit harten Röntgenstrahlen.
Strahlenther. 10, 404 (1919). — Über Röntgenspätschädigungen des Kehlkopfes und Vor-
schläge zu deren Verhütung. Strahlenther. 15, 18 (1923). — Röntgenbehandlung chirurgischer
Krankheiten. Leipzig: S. Hirzel 1924. — JUGENBURG, A.: Über die Einwirkung der Röntgenbestrahlung auf den Stickstoff- und Chlornatriumstoffwechsel. Strahlenther. 25, 288 (1927). —
JUGENBURG, A., L. H. PERETZ u. R. S. MOSTAWA: Pathogenese, Prophylaxe und Therapie
des Röntgenkaters. Fortschr. Röntgenstr. 51, 280 (1935).
      KALBFLEISCH, H. H.: Spätveränderungen im menschlichen Gehirn nach intensiver Röntgen-
bestrahlung des Kopfes. Strahlenther. 76, 584 (1947). — KAPLAN, A. L.: Zur Frage: Ovarialbestrahlung und Nachkommenschaft. Fortschr. Röntgenstr. 38, 565 (1928). — KARLIN, M. J., u.
B. N. MOGILNITZKY: Zur Frage nach der Wirkung von Röntgenstrahlen auf die Lungen und
das Herz der Tiere. Frankf. Z. Path. 43, 434 (1932). — KAVEN, A.: Das Auftreten von Gehirn-
mißbildungen nach Röntgenbestrahlung von Mäuseembryonen. Z. menschl. Vererbgs- u. Kon-
stit.lehre 22, 238 (1939).—KELEN, B.: Über Spätröntgengeschwüre. Strahlenther. 36, 116 (1930).
KELLER, C., u. H. LÜERS: Röntgenstrahlendosis und Mutationsrate bei Drosophila funebris.
Biol. Zbl. 57, 288 (1937). — KEPP, R. K.: Die Behandlung des Röntgenkaters mit Nikotin-
säureamid. Med. Klin. 1942, 1070. — KIRCHHOFF, H., u. G. IMHOLZ: Spontanfrakturen des
Schenkelhalses nach Röntgenbestrahlung wegen Genitalkarzinom. Strahlenther. 90, 199
(1953). — KISSILEW, P. N.: Die allgemeine frühe Röntgenreaktion (Röntgenkater) im Lichte
der Angaben über die Penetrierbarkeit der Magen-Darmwand. Vestn. Rentgenol. 24, 3
(1940). — KLAUBER, E.: Röntgenkatarakt. Klin. Mbl. Augenheilk. 97, 522 (1936). — KÖHLER,
A.: Die subjektiven Allgemeinbeschwerden des Röntgenologen, der mindestens 25 Jahre
lang den Röntgenstrahlen ausgesetzt war. Fortschr. Röntgenstr. 53, 490 (1936).—Chronische
Berufsröntgenschädigung der Zehen, Fußrücken und Vorderseite der Unterschenkel. Strahlenther. 57, 49 (1936). — KRAUSE, P.: Ein Beitrag zur Kenntnis des Röntgencarcinoms als
Berufskrankheit. Strahlenther. 35, 210 (1930). — KRÖMEKE, F.: Über die Einwirkung
der Röntgenstrahlen auf die roten Blutkörperchen. Strahlenther. 22, 608 (1926). — KROETZ:
Zur Biochemie der Strahlenwirkungen. I. Der Einfluß ultravioletter und Röntgenstrahlen
auf die akutelle Blutreaktion und auf die Erregbarkeit des Atemzentrums. Biochem. Z. 151, 146
(1924). — Zur Biochemie der Strahlenwirkungen. II. Der Einfluß der ultravioletten und
Röntgenstrahlung auf den Wasser-, Salz- und Eiweißbestand des Serums. Biochem. Z. 151,
449 (1924). — KRUCHEN, C.: Strahlenther. 60, 466 (1937). — KRÜCKMANN, I.: Über den histologischen Befund einer Röntgenkatarakt. Klin. Mbl. Augenheilk. 104, 621 (1940). —
KRUKENBERG, H.: Wachstumsstörungen durch Röntgenbestrahlung. Zbl. Chir. 56, 387
(1929). — KÜTTNER, H.: Zur Frage der Geschwulstentstehung nach Röntgenbestrahlung von
Gelenk- und Knochentuberkulosen. Arch. klin. Chir. 164, 5 (1931). — KUHN, H.: Peremesin
zur Vermeidung von Röntgenkater. Röntgenprax. 6, 615 (1934). — KULITZY, G.: Die Strahlenschädigung der Blase. Z. urol. Chir. u. Gynäk. 46, 125 (1941). — KUNKLER, P. B. u. Mitarb.:
The limit of renal tolerance to X-rays. Brit. J. Radiol. 25, 190 (1952).
      LACASSAGNE, A.: Les résultats expérimentaux de l'irridation des ovaries. Ann. Gynéc.
1913, 449. — Über den Einfluß von Hypophysenbestrahlungen (mit Radonspickung oder
Röntgenstrahlen) auf das Ovarium. Strahlenther. 54, 287 (1935). — Les cancers produits par
les rayonnements electromagnétiques. Actualités scientifiques et industrielles. Paris 1945. —
LACASSAGNE, A., et H. COUTARD: De l'influence de l'irridation des ovocytes sur les fécondations
et les gestations ultérieures. Gynéc. et Obstétr. 7, 1 (1923). — LACASSAGNE, A., et J. LAVEDAN:
Les modifications histologiques du sang consécutives aux irradiations expérimentales.
Paris méd. 51, 97 (1924). — LANGENDORFF, H.: Das Verhalten der Retikulocyten der weißen
Maus nach Röntgenbestrahlung. Strahlenther. 55, 307 (1936); 59, 652 (1937). — LANGEN-
DORFF, H., u. G. SAURBORN: Biologische Reaktionen nach wiederholter Verabreichung kleiner
Röntgenstrahlendosen. II. Beobachtungen am Milzgewebe der weißen Maus. Strahlenther.
73, 91 (1943). — LAUBRY, C., et G. MARCHAL: Sur un cas de leucémie chez un radiologiste.
Sang 6, 780 (1932). — LAVEDAN, J., et A. LACASSAGNE: Note sur les modifications sanguines
observées chez le personnel travaillant dans les services de l'Institut du Radium de Paris.
J. Radiol. et Électrol. 11, 196 (1927). — LEINFELDER, P. I., and H. I. KERR: Roentgenray
cataract. Amer. J. Ophthalm. 19, 739 (1936). — LEIST, M.: Über die Einwirkung der
Röntgenstrahlen und des Radiums auf die Zähne und Kiefer. Strahlenther. 24, 268 (1927). —

LENZ, F.: Rassenhygiene (Eugenik). In Handbuch der Vererbungswissenschaft. Berlin 1932. — LIECHTI, A., u. W. WILBRANDT: Untersuchungen über die Strahlenhämolyse. Strahlenther. **70**, 541 (1941). — LOEFFLER, L.: Röntgenschädigungen der männlichen Keimzelle und Nachkommenschaft. Ergebnisse einer Umfrage bei Röntgenärzten und -technikern. Strahlenther. **34**, 735 (1929). — LORENZ, E.: Some biological effects of long continued irradiation. Amer. J. Roentgenol. **63**, 176 (1950). — LOREY, A., u. G. SCHALTENBRAND: Pachymeningitis nach Röntgenbestrahlung? Strahlenther. **44**, 747 (1932). — LOSSEN, H.: Schwere Kehlkopfschäden 8 bzw. 11 Jahre nach Abschluß einer Röntgenstrahlenbehandlung wegen tuberkulöser Lymphome. Strahlenther. **56**, 121 (1936). — LÜDIN, M.: Röntgenstrahlenkrebs geheilt durch Nahbestrahlung. Schweiz. med. Wschr. **1943**, 1091. — LÜDIN, M., u. O. MÜLLER: Zahnveränderungen nach protahiert-fraktionierter Röntgenbestrahlung. Strahlenther. **56**, 644 (1936). — LÜDIN, M., u. A. WERTEMANN: Lungenveränderungen nach experimenteller Röntgenbestrahlung. Strahlenther. **38**, 684 (1930). — LUNDT, V.: Traumatische Strahlenkombinationsschäden. Strahlenther. **66**, 162 (1939). — LYNCH, F. W.: Leucemia as a possible complication of radiodermatitis. Arch. of Dermat. **63**, 503 (1951).

MACDOUGAL, J. T. u. Mitarb.: Irradiation necrosis of the head of the femur. Arch. Surg. **61**, 325 (1950). — MAINGOT, G. L., et J. BOUSSER: Poussèes leucocytaires transitoires suivies de leucocytose durable et de leucémie myélogène chez un radiologiste. Sang **12**, 569 (1938). — MANZINI, C., e G. F. GARDINI: Su di una interpretazione patogenetica de male da raggi. Il male da raggi è un auto-intossicazione istaminica? Radiol. e Fisica med. N. s. **3**, 272 (1936). — MARCH, H. C.: Leukemia in radiologists. Radiology **43**, 275 (1944). — Leukemia in radiologists in a 20 years period. Amer. J. Med. Sci. **220**, 282 (1950). — MARDERSTEIG, K.: Über die Wirkung der Röntgenstrahlen auf die Erythropoese. Strahlenther. **59**, 609 (1937); **61**, 107, 279 (1938). — Röntgenschädigung und Blutbild. Strahlenther. **64**, 311 (1939). — MARKIEWICZ, T.: Über Spätschädigungen des menschlichen Gehirns durch Röntgenstrahlen. Z. Neur. **152**, 548 (1935). — MARTIN, C. L., and F. T. ROGERS: Roentgen ray cachexia. Amer. J. Roentgenol. **11**, 280 (1924). — MARTIUS, H.: Zur Frage der sog. temporären Kastration mit Röntgenstrahlen. Klin. Wschr. **1929**, 2383. — Röntgenstrahlen und Keimschädigung. Strahlenther. **37**, 164 (1930). — Keimschädigung durch Röntgenstrahlen. Strahlenther. **41**, 47 (1931). — Erbschädigungen durch Röntgen- und Radiumstrahlen. In Neue Deutsche Klinik, Erg.-Bd. II, S. 764. 1934. — Gibt es eine eugenische Röntgenstrahlentoleranz für die Eierstöcke? Zbl. Gynäk. **61**, 2166 (1937). — MARTIUS, H., u. H. FRANKEN: Geschädigte Nachkommen bei keimbestrahlten Muttertieren. Zbl. Gynäk. **50**, 1 (1926). — MARTIUS, H., u. F. KRÖNING: Meerschweinchenversuche zur Frage der Röntgenstrahlenwirkung auf die Keimdrüsen. Dtsch. med. Wschr. **1936**, 1049. — MCINTOSH, H. C., and S. SPITZ: A study of radiation pneumonitis. Amer. J. Roentgenol. **41**, 605 (1939). — MEVES, F.: Röntgengeschwüre des Dünndarms. Röntgenprax. **12**, 48 (1940). — MIESCHER, G.: Das Röntgenerythem. Strahlenther. **16**, 333 (1924). — Die Histologie der akuten Röntgendermatitis (Röntgenerythem), mit besonderer Berücksichtigung der Teilungsvorgänge. Arch. f. Dermat. **148**, 540 (1925). — MONTAG, C.: Über die Wirkung fraktioniert verabreichter hoher Strahlenmengen auf das Blutbild. Strahlenther. **76**, 152 (1946). — Über Schädigungen des wachsenden Knochens bei der Röntgenbestrahlung und ihre Vermeidung. Strahlenther. **84**, 314 (1951). — MOTTRAM, W.: The leucocytic blood-content of those handling radium for therapeutic purposes. Arch. of Radiol. **24**, 11, 345 (1920). — MÜHLMANN, E.: Zur Kasuistik der Röntgenschädigung von Brustdrüse und Lunge. Strahlenther. **18**, 451 (1924). — Zur Frage des „chronisch indurierten Hautödems" und der Hartstrahlenschädigung. Fortschr. Röntgenstr. **27**, 405 (1919/21). — MÜHLMANN, E., u. O. MEYER: Beiträge zur Röntgenschädigung tiefgelegener Gewebe. Strahlenther. **15**, 48 (1923). — MÜLLER, H.: Zur Allgemeinbehandlung röntgen- und radiumbestrahlter Patienten. Strahlenther. **69**, 175 (1941). — MULLER, H. J.: Radiation damage to genetic material. Amer. Scientist **38**, 33 (1950). — The production of mutations by X-rays. Proc. Nat. Acad. Sci. U.S.A. **14** (1928). Radiation and genetics. Ber. 4. Internat. Radiologen-Kongr. **2** (1934). — MURPHY, D. P.: The outcome of 625 pregnancies in women subjected to pelvic radium or roentgen irradiation. Amer. J. Obstetr. **18**, 179 (1929).

NAUJOKS, H.: Fertilität und Nachkommenschaft früherer Röntgenassistentinnen. Strahlenther. **32**, 613 (1929). — Die Entwicklung der Kinder, die nach temporärer Strahlensterilität der Mutter geboren wurden. Strahlenther. **37**, 572 (1930). — NELSON, P. A., and E. F. HIRSCH: Roentgen radiation necrosis of larynx and other structures of the neck. J. Amer. Med. Assoc. **104**, 1576 (1935). — NIELSEN, I.: Chronic occupational X-ray poisoning; a discussion based on a case of leucemia in a radium worker. Acta radiol. (Stockh.) **13**, 385 (1932). — NÜRNBERGER, L.: Ovarienbestrahlung und Nachkommenschaft. Strahlenther. **24**, 125 (1927). — Die tierexperimentellen Grundlagen zur Frage der Spätschädigung nach Röntgenstrahlen. Strahlenther. **37**, 432 (1930).

OCHSEN, H.: Über Röntgenstrahlenschädigungen der an der Bildung der Mundhöhle beteiligten Hartsubstanzen. Z. Stomat. **32**, 145 (1934). — OETTINGEN, E. N. v.: Schleim-

hautveränderungen nach Röntgenbestrahlungen. Ber. physik.-med. Ges. Würzburg, N. F.
62, 57 (1939). — OKRAINETZ, C. L., and S. B. BILLER: Fracture of the neck of the femur
complicating roentgen therapy of ovarian cancer. Amer. J. Roentgenol. 42, 883 (1939).
PALEOTTI: La radioanofilassi. Radiol. e Fisica med., N. s. 4, 55 (1937). — PENDERGRASS,
E. P., and J. F. MAHONEY: A consideration of the roentgen therapy in producing temporary
depilation for tinea capitis. Radiology 50, 468 (1948). — PERTHES, G.: Die biologischen
Wirkungen der Röntgenstrahlen. Strahlenther. 14, 738 (1922). — Über Visierlappenplastik und
über Spätnekrose des Knochengewebes infolge von Röntgenbestrahlung. Arch. klin. Chir. 1923
(Festschrift für W. KÖRTE). — PETER, G.: Glaukom nach Röntgenbestrahlung. Strahlenther. 17, 189 (1924). — PETERSEN, O. H., u. I. HELLMANN: Über Röntgenspätschädigungen
der Haut und ihre Ursachen. Strahlenther. 11, 474 (1920). — PFAHLER, G. E.: The effects
of the X-rays and radium on the blood and general health of radiologists. Amer. J. Roentgenol.
9, 647 (1922). — PFEIFFER, H.: Behandlung der Bestrahlungsleukopenie mit Granozytan.
Klin. Wschr. 1942, 606. — PHILIPP, E.: Knochenerkrankungen bei wegen Uteruscarcinoms
mit Röntgenstrahlen bestrahlten Frauen. Strahlenther. 44, 363 (1932). — PHILIPP, K.:
Die Röntgenbestrahlung der Hoden des Mannes. Fortschr. Röntgenstr. 8, 114 (1904). —
PIECHL, N.: Einfluß der Röntgenstrahlen auf den Reifungsprozeß der Granulocyten. Fol.
haemat. (Lpz.) 66, 41 (1942). — PLOUGH, H. H.: Radiation tolerances and genetic effects.
Nucleonics 10, 8, 16 (1952). — POHL, W.: Über die Möglichkeit der Krebsentstehung in
Narben, Fisteln und nach Röntgenbestrahlung. Beitr. klin. Chir. 171, 195 (1940). — Hippokrates 12, 455 (1941). — POHLE, E. A., u. C. H. BUNTING: Studies of the effect of roentgen
rays on liver. liver. Acta radiol. (Stockh.) 13, 117 (1932). — Histologische Untersuchungen an
der Rattenmilz nach abgestuften Röntgenstrahlendosen. Strahlenther. 57, 121 (1936).
RAHM: Über Röntgenspätschädigungen. Strahlenther. 20, 213 (1926). — REGAUD, CL.,
et A. LACASSAGNE: Sur la radiosensibilité (aux rayons X) des cellules épithéliales des folli-
cules ovariens chez la lapine. C. r. Soc. Biol. Paris 74, 1308 (1913). — REIFFERSCHEID, K.:
Die Einwirkung der Röntgenstrahlen auf tierische und menschliche Eierstöcke. Strahlenther.
5, 407 (1915). — Zur Frage der biologischen Wirkung der Röntgenstrahlen auf die Ovarien.
Strahlenther. 14, 628 (1923). — Zur Frage der temporären Röntgenkastration. Strahlenther.
21, 266 (1926). — RICHARDS, G. E., and M. V. PETERS: Nembutal in the treatment of radiation
sickness. Amer. J. Roentgenol. 35, 522 (1936). — RICKER: Mesothorium und Gefäßnerven-
system nach Beobachtungen am Kaninchenohr. Strahlenther. 5, 679 (1915). — RIECKHOFF,
W.: Günstige Beeinflussung des Röntgenkaters durch)Vitamin C. Zbl. Gynäk. 63, 1529 (1939).
ROCKMANN, L.: Zur Therapie des chronischen Strahlenulcus. Strahlenther. 77, 315 (1948). —
ROHRSCHNEIDER, W.: Schädigung der Augen bei der Röntgenstrahlentherapie extraokularer
Erkrankungen. Dtsch. med. Wschr. 1932, 1126. — Untersuchungen über die Morphologie
und Entstehung der Röntgenstrahlenkatarakt beim Menschen. Arch. Augenheilk. 106, 221
(1932). — ROHRSCHNEIDER, W., u. R. GLAUNER: Experimentelle Untersuchungen über die
Wirkung der fraktionierten und der protrahiert-fraktionierten Röntgenbestrahlung auf die
Linse des Kaninchenauges. Arch. f. Ophthalm. 140, 700 (1939). — RYFFEL, W.: Unterkiefer-
nekrose als Röntgenschädigung, mit besonderer Berücksichtigung der Prophylaxe und Therapie. Schweiz. med. Wschr. 1933 I, 351.
SALMAN, I., and W. KAUFMANN: Necrosis of the mandible associated with radiation
therapy. Internat. J. Orthodont. etc. 23, 94 (1937). — ŠAPIRO, N. J., u. M. NEUHAUS: Comparative analysis of the mutation rates in females and males of drosophila melanogaster.
Biol. Ž. 2 (1933). — SARASIN, R.: Haut- und Schleimhautreaktionen bei protrahiert-fraktionierter Röntgenbestrahlung. Strahlenther. 52, 61 (1935). — SCHAIRER, E., und E. KROMBACH:
Röntgenstrahlenschädigung der Lunge mit tödlichem Ausgang. Strahlenther. 64, 267 (1939).
SCHALTENBRAND. G.: Epilepsie nach Röntgenbestrahlung des Kopfes im Kindesalter. Nerven-
arzt 8, 62 (1935). — Mschr. Kinderheilk. 68, 166 (1937). — SCHIFFBÄUMER, A.: Beitrag zur
Frage der Knochenerkrankungen nach Strahlenbehandlung wegen Uteruscarcinom. Zbl.
Gynäk. 1933, 2004. — SCHIFF-WERTHEIMER, F., G. BOURGUIGNON, L. JUSTIN et P. BARBIER:
Cataracte révélatrice d'une tétanie latente. (Tétanie par radiothérapie de la région thyro-
parathyroidienne.) Ann. d'Endocrin. 1, 296 (1939). — SCHINZ, H. R., u. B. SLOTOPOLSKY:
Der Röntgenhoden. Erg. med. Strahlenforsch. 1, 445 (1925). — SCHMIDT, W.: Neue Be-
obachtungen zur Frage der Nachkommenschädigung nach Ovarialbestrahlung. Strahlenther.
30, 24 (1929). — SCHOLZ, W.: Experimentelle Untersuchungen über die Einwirkung von
Röntgenstrahlen auf das reife Gehirn. Z. Neur. 150, 765 (1934). — SCHRETZENMAYR, A.:
Über Panmyelophthise. Med. Klin. 1935 I, 417. — SCHRÖDER, F.: Zur Behandlung des
Röntgenkaters mit Pernokton. Röntgenprax. 8, 469 (1936). — SCHUBERT, G.: Erbschädigungen durch Strahlen. Z. ärztl. Fortbildg 37, 492 (1940). — Die praktische Bedeutung der
strahlenbedingten Erbschäden in der Frauenheilkunde. Geburtsh. u. Frauenheilk. 3, 508
(1941). — Über die genetische und allgemeinbiologische Strahlenwirkung als Grundlage
unserer Anschauungen über die Erbschädigungen. Röntgenprax. 13, 1 (1941). — Zur
Verhütung strahlenbedingter Erbschäden. Hippokrates 1942, 515. — SCHUBERT, G., u.

A. PICKHAN: Erbschädigungen. Probleme der theoretischen und angewandten Genetik. Leipzig: Georg Thieme 1938. — SCHÜRCH, H.: Studien über Präcancerosen mit besonderer Berücksichtigung des experimentellen Röntgencarcinoms. Z. Krebsforsch. 32, 449 (1930); 33, 1 (1930); 33, 35 (1930). — SCHUGT, P.: Experimentelle Untersuchungen über Schädigung der Nachkommen durch Röntgenstrahlen. Strahlenther. 28, 456 (1928). — SCHULTEN, H.: Münch. med. Wschr. 1925 I, 168. — Über die aplastische Anämie. Verh. dtsch. Ges. inn. Med. 52, 271 (1940). — SCHULTZE-BERGE, A.: Über Heilung von Magengeschwüren und verwandten Erkrankungen durch Röntgentiefenbestrahlung. Strahlenther. 14, 650 (1923). — SCHWEIZER, E.: Über spezifische Schädigungen des Herzmuskels. Strahlenther. 18, 812 (1924). — SELYE, H.: General adaptation syndrome and diseases of adaptation. J. Allergy 17, 231 (1946). — SNELL, G. D.: Induction by X-rays of hereditary changes in mice. Genetics 20, 545 (1935). — SOBERMANN, R. J., R. P. KEATING and R. D. MAXWELL: Effect of acute whole-body X-irradiation upon water and electrolyte balance. Amer. J. Physiol. 164, 450 (1951). — SOBOLEW, W. J.: L'influence des rayons X sur le tissu pulmonaire au cours du traitement du cancer de la glande mammaire. Vestn. Rentgenol. 21, 324 (1938). — SPITZ, S., and L. HIGINBOTHAM: Osteogenic sarcoma following prophylactic roentgen-ray therapy. Cancer (N. Y.) 4, 1107 (1951). — STADLER, L. I.: Some genetic effects of X-rays in plants. J. Hered. 21 (1930). — STADTMÜLLER, A.: Die Behandlung des Strahlenkaters mit B-Vitamin-Komplex. Dtsch. med. Wschr. 1949, 1202. — STEINGRÄBER, M.: Über Strahlenschäden an den Rippen bei Vorbestrahlung des Brustkrebses. Zbl. Chir. 76, 1305 (1951). — STELLER, K.: Ein Fall von Osteoradionekrose mehrerer Rippen bei Strahlenschädigung der Haut. Strahlenther. 71, 694 (1942). — STERNBERG, H.: Malformazioni multiple delle estremità da irradiazione Roentgen durante la gravidanza. Chir. Org. Movim. 24, 231 (1939). — STINGL, A.: Peremesin zur Behandlung des Schwangerschaftserbrechens und Röntgenkaters. Med. Klin. 1941, 792. — STRAUSS, O.: Schädigungen durch Röntgen- und Radiumstrahlen. In Lehrbuch der Strahlentherapie, Bd. 1. Berlin u. Wien: Urban & Schwarzenberg 1925. — STUBBE, H.: Radium- und Röntgenstrahlen als mutationsauslösender Faktor. Strahlenther. 37, 124 (1930). — Die Bedeutung der Mutationen für die theoretische und angewandte Genetik. Naturwiss. 22, 781 (1934). — Spontane und strahleninduzierte Mutabilität. In Ergebnisse und Probleme der theoretischen und angewandten Genetik. Leipzig: Georg Thieme 1937. — STURM, A.: Einfluß der Strahlenenergie auf Hirnstammgebiete. Strahlenther. 70, 568 (1941). SUNDER-PLASSMANN, P.: Wie wirkt die Röntgenbestrahlung auf die erkrankte menschliche Schilddrüse? Bruns' Beitr. 160, 138 (1934).

TAKAYAMA, H.: Über die Veränderungen des Ovariums nach Röntgen-Schwachbestrahlung der Schilddrüse von normalen Kaninchen. Fukuoka Acta med. 30, Nr 4. — TAKITA, S.: Influence of X-rays irradiation upon uropoietic system. Jap. J. Obstetr. 16, 476 (1933). — TATSUMI, M.: Über den Einfluß der Röntgenbestrahlung des Schädels auf die Blut-Liquorschranke bei Versuchstieren. Klin. Wschr. 1933, 1325. — TERBRÜGGEN, A., u. H. HEINLEIN: Hypoglykämie nach experimenteller Röntgenbestrahlung des Pankreas. Klin. Wschr. 1932, 1139. — TESAURO, G.: Schwangerschaftsverlauf nach Röntgenbestrahlungen der Mütter nebst Beobachtungen über die Kinder. Z. Geburtsh. 102, 522 (1932). — THIBAUDEAU, A. A., and W. L. MATTICK: Histological findings in hearts which have been exposed to radiation in the course of treatment of adjacent organs. J. Canc. Res. 13, 251 (1929). — TIMOFÉEFF-RESSOVSKY, N. W.: Experimentelle Mutationsforschung in der Vererbungslehre. Beeinflussung der Erbanlagen durch Strahlung und andere Faktoren. Dresden: Theodor Steinkopff 1937. — Mutationsraten in reifen und unreifen Spermien von Drosophila melanogaster. Biol. Zbl. 57, 309 (1937). — TIMOFÉEFF-RESSOVSKY, N. W., u. K. G. ZIMMER: Wellenlängenunabhängigkeit der mutationsauslösenden Wirkung der Röntgen- und Gammastrahlen bei Drosophila melanogaster. Strahlenther. 54, 265 (1935). — TODD, T. F.: Rectal ulceration following irradiation treatment of the cervix uteri. Pseudocarcinoma of the rectum. Surg. etc. 67, 617 (1939). — TRUELSEN, F.: Injury of bones by Roentgen treatment of the uterine cervix. Acta radiol. (Stockh.) 23, 581 (1942).

ULRICH, H.: The incidence of leukemia in radiologists. New England J. Med. 234, 45 (1946). — UNNA, P. G.: Die chronische Röntgendermatitis der Radiologen. Fortschr. Röntgenstr. 8, 67 (1905).

VIETHEN, A.: Einwirkung der Röntgenstrahlen auf die Schilddrüse des wachsenden Organismus. Z. Kinderheilk. 56, 400 (1934). — VIGDORTSCHICK, N. A.: In welchen Fällen sind Carcinome bei Herstellern und Verbrauchern von Röntgenröhren als Röntgenstrahlencarcinome anzusehen? Zbl. Gewerbehyg., N. F. 9, 221 (1932). — VOEGT, H.: Röntgenschädigung der Lunge beim Menschen. Virchows Arch. 302, 468 (1938).

WARREN, S., and I. SPENCER: Radiation reaction in the lung. Amer. J. Roentgenol. 43, 682 (1940). — WATSON, W. L., and I. E. SCARBOROUGH: Osteoradionecrosis in intraoral cancer. Amer. J. Roentgenol. 40, 524 (1938). — WATTENWYL, H. v., u. C. A. JOËL: Die Wirkung der Röntgenstrahlen auf den Rattenhoden. Strahlenther. 70, 160, 499, 588 (1941); 72, 62 (1942); 75, 295 (1944). — WEGELIN, C.: Zur pathologischen Anatomie der Röntgenanämie. Beitr. path. Anat. 84, 229 (1930). — Weichert, U.: Die Behandlung des sog. Strahlenkaters mit Desoxycorticosteron. Strahlenther. 71, 127 (1942). — Weitz, W.: Über einen von Anfang an beobachteten Fall von myeloischer Leukämie bei einer Röntgenlaborantin. Klin. Wschr. 1938, 1579. — Werner, P.: Weitere Beobachtungen an „Röntgenkindern". Arch. Gynäk. 129, 157 (1927). — Werthemann, A.: Experimentelle Röntgenschädigungen des Herzmuskels. Strahlenther. 38, 702 (1930). — Wessely, E.: Röntgenperichondritis. Halsusw. Arzt 32, 202 (1941). — Weysser, G.: Ist eine Keimschädigung bei der Frau durch Radium- und Röntgenstrahlen möglich? Strahlenther. 58, 470 (1937). — Willms, E.: Röntgenkater und Cholesterinspiegel im Blutserum. Colsil und Röntgenkater. Strahlenther. 42, 171 (1931). — Wintz, H.: Erfahrungen mit der Beeinflussung innersekretorischer Drüsen durch Röntgenstrahlen. Strahlenther. 24, 412 (1927). — Die temporäre Röntgenstrahlenamenorrhöe. Dtsch. med. Wschr. 1928, 1667. — Strahlenschäden an Hoden, Eierstock und Frucht. Mschr. Geburtsh. 78, 428 (1928). — Röntgenschädigungen in der Tiefentherapie (Kombinationsschäden). Fortschr. Röntgenstr. 30, 133 (1922). — Wolfram, St.: Strahlenschäden der Haut und ihre Behandlung. Strahlenther. 75, 486 (1944). Zimmer, E. A.: Veränderungen der Formelemente des Blutes nach Röntgenbestrahlung. Strahlenther. 81, 495, 599 (1951); 82, 129, 261 (1952). — Zipf, K.: Über die physiologische und pharmakologische Bedeutung kreislaufwirksamer intermediärer Stoffwechselprodukte. Klin. Wschr. 1931, 1521. — Zöllner, F.: Osteoporose und Spontanfrakturen nach Röntgenbestrahlung durch elektive Schädigung der Osteoblasten. Strahlenther. 70, 537 (1941). — Die Komplikationen der Röntgenbestrahlung von Kehlkopfcarcinomen durch Tumorperichondritis und Bestrahlungsperichondritis und über die Frage der Strahlenschädigung von Knochengewebe. Strahlenther. 70, 193 (1941). — Zsebök, v.: Ein Röntgenkind. Zbl. Gynäk. 33, 1325 (1942). — Zwerg, H. G., u. W. Hetzar: Über das Zustandekommen von Radionekrosen am Knochen. Arch. klin. Chir. 185, 387 (1936).

III. Schädigungen durch radioaktive Substanzen.

Anders, A. E., u. Z. Leitner: Klin. Wschr. 1932, 1097. — Aub, J. C., R. D. Evans, L. H. Hempelmann and H. S. Martland: The late effects of internally deposited radioactive materials in man. Medicine (Baltimore) 31, 221 (1952). Bätzner, K.: Gewebsschädigungen durch Thorotrast bei der Arteriographie. Med. Rdsch. 1, 1 (1947). — Bauer, K. H.: Thorotrast und Krebsgefahr. Chirurg 15, 204 (1943). — Über Thorotrastschäden und Thorotrastsarkomgefahr. Chirurg 19, 387 (1948). — Béhounek, F., u. M. Foŕt: Joachimsthaler Bergkrankheit. Strahlenther. 70, 487 (1941). — Birkner, R.: Die Spätschäden des Thorotrasts, beurteilt nach dem ältesten, bisher bekannten Thorotrastschadensfall. Strahlenther. 78, 587 (1948). — Bloom, W.: Histopathology of radiation from external and internal sources. National Nuclear Energy Series, Div. IV. — Plutonium Project Record, Bd. 22/1. New York: McGraw-Hill 1948. — Browning, E.: Blood changes in luminizers using radioactive material. Brit. Med. J. 1949, No 4601, 428. — Brues, A. M.: Carcinogenic effects of radiation. Adv. Biol. a. Med. Physics 2, 171 (1951). — Brues, A. M., G. Sacher, M. Finkel and H. Lisco: Comparative carcinogenic effects by X-radiation and P³². Cancer Res. 9, 545 (1949). — Büchner, W.: Zur Kontrastuntersuchung von Milz und Leber mit Thoriumdioxyd. Klin. Wschr. 1932, 1058. — Büngeler, W., u. J. Krautwig: Ist die Hepato-Lienographie mit Thorotrast eine unschädliche diagnostische Methode? Klin. Wschr. 1932, 142. Castle, W. B., R. K. and C. K. Drucker: Necrosis of jaw in workers employed in applying a luminous paint containing radium. J. Ind. Hyg. 7, 371 (1925). — Chamberlain, W. E., R. R. Newell, L. Taylor and H. Wyckhoff: Radiation hygiene of physicians, patients, nurses and others from use of radioactive isotopes. J. Amer. Med. Assoc. 136, 818 (1948). — Cronkite, E. P.: Ionizing radiation injury. Its diagnosis by physical examination and clinical laboratory procedures. J. Amer. Med. Assoc. 139, 366 (1949). Dautwitz, W.: Die Schädigungen der Haut durch Beruf und gewerbliche Arbeit. Leipzig: Voß 1922. — Doenecke, F., und C. Belt: Über tödliche Lungenfibrose bei gewerblicher Radiumschädigung. Frankf. Z. Path. 42, 161 (1931). — Dreblow, W.: Messung des Gehaltes und der Verteilung radioaktiver Substanzen im Körper. Fiat Rev., Biophysik I 21 (1948). — Dreblow, W., u. A. Krebs: Radiumvergiftung und ihre physikalische Diagnostik. Fiat Rev., Biophysik I 21 (1948). — Droschl, H.: Ein Fall von mehrfachen Radiumkrebsen. Z. Krebsforsch. 31, 274 (1933). Ellinger, F.: Die biologischen Grundlagen der Strahlenbehandlung. Berlin u. Wien: Urban & Schwarzenberg 1935. — Evans, R. D.: Radium poisoning. Amer. J. Roentgenol. 37, 368 (1937). — Evans, T. C., and E. H. Quimby: Studies of the effects of radioactive sodium and roentgen rays in normal and leukemic mice. Amer. J. Roentgenol. 55, 55 (1946). — Exner u. Holzknecht: Die Pathologie der Radiumdermatitis. Nachr. Akad. Wiss. Wien, Math.-naturwiss. Kl. 112 (1903).

FEES, B.: Untersuchungen über die Aufnahme und Ausscheidung von Radiumsalzen, angestellt mit der Heidelberger Radiumsole. Balneologe 2, 51 (1935). — FLASKAMP, W.: Über Lokal- und Allgemeinschädigungen des menschlichen Körpers durch Röntgenstrahlen und radioaktive Substanzen. Ber. Gynäk. 6, 1, 417; 8, 365 (1925). — Röntgenschäden usw. Berlin u. Wien: Urban & Schwarzenberg 1930. — FLINN, F. B.: Radioactive material an industrial hazard? J. Amer. Med. Assoc. 87, 2078 (1926). — Elimination of radiumsalts from the human body. J. Amer. Med. Assoc. 96, 1763 (1931). — FONIO, A.: Über Schädigungen des Thorotrasts als Kontrastmittel. Helvet. chir. Acta 14, 3 (1947).

GETTLER, A. O., and C. NORRIS: Poisoning from drinking radium water. J. Amer. Med. Assoc. 100, 400 (1933). — GRAFF, W. S., K. G. SCOTT and J. H. LAWRENCE: Histologic effects of radiophosphorus on normal and lymphomatous mice. Amer. J. Roentgenol. 55, 44 (1946). — GROSSKOPF, K. W., F. BOLCK u. H. J. BÜLL: Thorotrastschädigungen. Fortschr. Röntgenstr. 75, 34 (1951).

HAAGENSEN, C. D.: Occupational neoplastic disease. Amer. J. Canc. 15, 641 (1931). — HALL, B. E.: Therapeutic use of radiophosphorus in polycythemia. In: The use of isotopes in biology and medicin. University Wisconsin Press 1949. — HAMILTON, J. G.: Plutonium project; metabolism of fission products and heaviest elements. Radiology 49, 325 (1947). — HAMPERL, H.: Akute und chronische tödliche Strahlenschädigung beim Menschen. Virchows Arch. 298, 376 (1936). — HENSHAW, P. S., R. S. SNIDER and E. F. RILEY: Aberrant tissue developments in rats exposed to β-rays. The late effect of P³² β-rays. Radiology 52, 401 (1948). — HOFFMANN, F. L.: Radium (mesothorium) necrosis. J. Amer. Med. Assoc. 85, 961 (1925). — HOWARTH, F.: Isotopes and radiation hazards. Lancet 1948, 51. — HUECK, W.: Kurzer Bericht über Ergebnisse anatomischer Untersuchungen in Schneeberg. Z. Krebsforsch. 49, 312 (1940). — INOUYE, K., u. A. KREBS: Untersuchungen zum Problem der Radiumvergiftung. III. Über die Ansammlung langlebiger Folgeprodukte bei Radoneinführung in den Organismus. Strahlenther. 61, 269 (1938).

JANITZKY, A.: Zur Frage der Durchlässigkeit der menschlichen Haut für Radiumemanation. Balneologe 2, 117 (1935). — JANITZKY, A., A. KREBS u. B. RAJEWSKY: Untersuchungen zum Problem der Radiumvergiftung. II. Experimentelle Bestimmung der Radiumablagerungen im menschlichen Körper. Strahlenther. 61, 254 (1938).

KAHLAU, G., u. A. SCHRAUB: Krebserzeugung durch Strahlung, insbesondere Schneeberger Lungenkrebs. Fiat Rev., Biophysik I 21 (1948). — KARCHER, H.: Über Thorotrastschäden. Langenbecks Arch. u. Dtsch. Z. Chir. 261, 459 (1949). — KOLETSKY, S., F. J. BONTE, and H. L. FRIEDELL: Production of malignant tumors in rats with radioactive phosphorus. Cancer Res. 10, 129 (1950). — KNOWLTON, N. P., u. Mitarb.: Beta ray burns of human skin. J. Amer. Med. Assoc. 141, 239 (1949). — KREBS, A.: Neuere Untersuchungen zum Problem der Radiumvergiftung. Forschg u. Fortschr. 16, 98 (1940). — Untersuchungen zum Problem der Radiumvergiftung. IV. Der Gesamtradiumgehalt des menschlichen Organismus. Strahlenther. 72, 164 (1942).

LABORDE. S.: Sur les dangers des substances radioactives intraduites dans l'organisme. Presse méd. 1936 I, 1915. — LAZARUS, P.: Handbuch der gesamten Strahlenheilkunde, Bd. I u. II. München: J. F. Bergmann 1928/31. — LESCHKE, E.: Tödliche Radiumvergiftung durch Trinkkur mit Radiumwasser. Münch. med. Wschr. 1932, 819. — LEUCUTIA, T.: Late sequelae following internal isotope irradiation. Amer. J. Roentgenol. 60, 679 (1948). — LISCO, H., A. M. BRUES, M. P. FINKEL and W. GRUNDHAUSER: Carcinoma of colon in rats following feeding of radioactive yttrium. Cancer Res. 7, 721 (1947). — LISCO, H., M. P. FINKEL and A. M. BRUES: Carcinogenic properties of radioactive fission products and of plutonium. Radiology 49, 361 (1947). — LIVERANI, L.: Ricerche sperimentali di istopatologia sull'uso del thorotrast. Policlinico Sez. med. 39, 373 (1932). — LÖWY, A. BEUTEL u. A. WOLDRICH: Klinische und röntgenologische Beobachtungen über die Entwicklung des Joachimsthaler Bronchialcarcinoms. Z. Krebsforsch. 34, 109 (1931). — LORENZ, E., W. E. HESTON, A. B. ASCHENBRENNER and M. K. DERINGER: Plutonium project; biological studies in tolerance range. Radiology 49, 274 (1947). — LUTZ, H.: Ein Beitrag zur Frage der chronischen Thorotrastschäden. Chirurg 22, 365 (1951).

MACMAHON, H. E., A. S. MURPHY and M. J. BATES: Endothelial-cell sarcoma of liver following thorotrast injections. Amer. J. Path. 23, 585 (1947). — MARTLAND, H. S.: Microscopic changes of certain anemias due to radioactivity. Arch. Path. a. Labor Med. 2, 465 (1926). — Occupational poisoning in manufacture of luminous watch dials; general review of hazard caused by ingestion of luminous paint, with special reference to the New Jersey cases. J. Amer. Med. Assoc. 92, 466, 552 (1929). — The occurence of malignancy in radioactive persons. A general review of data gathered in the study of the radium dial painters, with special reference to the occurence of osteogenic sarcoma and the interrelationship of certain blood diseases. Amer. J. Canc. 15, 2435 (1931). — MARTLAND, H. S., P. CONLON and J. P. KNEF: Some unrecognized dangers in the use and handling of radioactive substances with special reference to the storage of insoluble products of radium and mesothorium in the reticuloendothelial system. J. Amer. Med. Assoc. **85**, 1769 (1925). — MARTLAND, H. S., and R. E. HUMPHRIES: Osteogenic sarcoma in dial painters using luminous paint. Arch. of Path. **7**, 406 (1929). — MOORE, F. D.: Use of isotopes in surgical research. Surg. etc. **86**, 129 (1948). — MULLER, H. J.: Radiation damage usw. Amer. Scientist **38**, 33 (1950). — MYIA-MOTO, S.: Experimentelle Sarkomerzeugung durch Thorotrast. Strahlenther. **64**, 683 (1939). PATTON, H. S., and R. G. MILLER: Accidental skin ulcerations from radioisotopes. J. Amer. Med. Assoc. **143**, 554 (1950). — PIRCHAN, A., and H. SIKL: Cancer of lung in miners of Joachimsthal. Amer. J. Canc. **16**, 681 (1932). — PLATT, W. R.: Effects of radioactive phosphorus (P^{32}) on normal tissues. Arch. of Path. **43**, 1 (1947).

RAJEWSKY, B.: Untersuchungen zu dem Problem der Radiumvergiftungen. I. Toxische Mengen des in den menschlichen Körper eingeführten Radiums. Strahlenther. **56**, 703 (1936). Researches in the problem of radium poisoning and the tolerance dose of radium. Radiology **32**, 57 (1939). — Bericht über die Schneeberger Untersuchungen. Z. Krebsforsch. **49**, 315 (1939). — RAJEWSKY, B., u. A. und E. SCHRAUB: Über die toxische Dosis bei Einatmung von Radiumemanation. Naturwiss. **30**, 489 (1942). — RAJEWSKY, B., A. SCHRAUB u. G. KAHLAU: Experimentelle Krebserzeugung durch Einatmung von Radiumemanation. Naturwiss. **31**, 170 (1943). — RAPER, J. R.: Plutonium project; effects of total surface beta irradiation. Radiology **49**, 314 (1947). — RAPER, J. R., P. S. HENSHAW and R. S. SNIDER: U.S. Atomic Energy Commission Documents MDDC-578 und 580. 1946. — REITTER, G. S., and H. S. MARTLAND: Leucopenia anemia of the regenerative type due to exposure to radium and mesothorium. Amer. J. Roentgenol. **16**, 161 (1926). — RÖHRING, P.: Über eine ungewöhnliche Form der Radiumvergiftung in der Leuchtfarbenindustrie. Arch. Gewerbepath. **11**, 395 (1942). — ROEMHELD, L.: Akute Vergiftung mit Thorium X. Dtsch. med. Wschr. **1937**, 675. ROOJEN, J. VAN: Biological implications of radioactive warfare. S. Afric. Med. J. **20**, 772 (1946). — ROSENTHAL, M., and E. J. GRACE: Experimental radium poisoning. I. Bone marrow and lymph node changes in rabbits, produced by oral administration of radium sulphate. Amer. J. Med. Sci. **191**, 607 (1936). — ROSTOCKI, SAUPE u. SCHMORL: Bergkrankheit der Erzbergleute in Schneeberg. Z. Krebsforsch. **23**, 360 (1926). — ROUSSY, G., et M. GUÉRIN: Le cancer expérimental provoqué par le dioxyde de thorium. Presse méd. **49**, 761 (1941). — ROUSSY, G., CH. OBERLING u. M. GUÉRIN: Über Sarkomerzeugung durch kollidales Thoriumdioxyd bei der weißen Ratte. Strahlenther. **56**, 160 (1936). — RUF, F., u. K. PHILIPP: Zur Radioaktivität des Thorotrasts, ein Beitrag zur Frage eventueller Spätschädigungen bei seiner Verwendung als Kontrastmittel. Langenbecks Arch. u. Dtsch. Z. Chir. **263**, 573 (1950). — RULAND, L.: Tierexperimentelle Untersuchungen zur Frage der Geschwulstentstehung durch intravenöse Thorotrastinjektionen. Chirurg **17**, 540 (1947).

SCHLUNDT, H., H. H. BARKER and T. B. FLINN: Detection and estimation of radium and mesothorium in living persons. Amer. J. Roentgenol. **21**, 345 (1929). — SCHMIDT, W., A. SCHULTE and H. LAPP: Klinischer und pathologisch-anatomischer Beitrag zur Frage der Schädigung durch Thorotrast (Panmyelopathie nach Thorotrastinjektion vor 10 Jahren). Strahlenther. **81**, 93 (1950). — SCHUBERT, G.: Kernphysik und Medizin. 2. Aufl. Göttingen: Musterschmidt 1948. — SCHUMANN, H. D.: Chirurg **15**, 199 (1943). — SPEAR, F. G.: Biological effects of penetrating radiations. Brit. Med. Bull. **4**, 2 (1946). — STRASBURGER, J.: Über Behandlung mit Radiumemanation. Strahlenther. **13**, 3 (1922).

THEISSING, G.: Ein Beitrag zur Frage der Schädigungen der Kontrastfüllung der Kieferhöhle. Arch. Ohr- usw. Heilk. **151**, 356 (1942). — TOBECK, A.: Über Schädigungen nach Kieferhöhlenkontrastfüllung. Arch. Ohr- usw. Heilk. **147**, 154 (1940). — TÖNGES, E., u. H. H. KALBFLEISCH: Ein zweiter Fall von tödlicher Lungenfibrose infolge gewerblicher Radiumeinwirkung. Frankf. Z. Path. **50**, 320 (1936).

VOEGTLIN, C.: Possibilities of improved therapy for cancer patients. J. Amer. Med. Assoc. **116**, 1491 (1941).

WOLF, P. M., u. H.-J. BORN: Über die Verteilung natürlich radioaktiver Substanzen im Organismus nach parentaler Zufuhr. Strahlenther. **70**, 342 (1941). — WOLF, P. M., H. J. BORN u. A. CATSCH: Über die Verteilung natürlich radioaktiver Substanzen im Organismus nach parenteraler Zufuhr. II. Versuche mit Thorium X und Thorium B an Ratten. Strahlenther. **73**, 509 (1943). — WACHSMUTH, W.: Untersuchungen über die gewebeschädigende Wirkung des Thorotrasts. Chirurg **19**, 370 (1948).

IV. Schädigungen durch Hilfsmittel der Atomphysik.

ABELSON, P. H., and P. G. KRUGER: Cyclotron-induced radiation cataracts. Science (Lancaster, Pa.) **110**, 655 (1949). — AFTERMATH, P.: Pictorial summary of medical and other effects of atomic bombing of Japan. M. Radiogr. a. Photogr. **24**, 34 (1948).

BLOCK, M. A., and M. TSUZUKI: Observations of burn scars sustained by atomic bomb survivors. Amer. J. Surg. **75**, 417 (1948). — BODE, H. G., W. PAUL u. G. SCHUBERT: Elektronentherapie menschlicher Hautkarzinome mit einem Betatron von 6 MeV. Strahlenther. **81**, 251 (1950). — BOWERS, J. Z.: Atomic energy in medicine. Amer. J. Psych. **105**, 321 (1948).

BRASCH, A., u. F. LAMGE: Aussichten und Möglichkeiten einer Therapie mit Kathoden-strahlen hoher Intensität. Strahlenther. 51, 119 (1934).

CATSCH, A., K. G. ZIMMER u. O. PETER: Strahlenbiologische Untersuchungen mit schnellen Neutronen. Z. Naturforsch. 2 b, 1 (1947). — COGAN, D. G. u. Mitarb.: Atom bomb cataracts. Science (Lancaster, Pa.) 110, 654 (1949). — CRAWFORD, S.: Lenard or cathode „ray" derma-titis. Arch. of Dermat. 27, 579 (1933). — CRONKITE, E. P.: The hemorrhagic syndrome of acute ionizing radiation illness produced in goats and swine by exposure to the atomic bomb at Bikini 1946. Blood 5, 32 (1950). — Diagnosis of radiation injury as produced by atomic bombs. Med. Ann. Distr. Columbia 20, 248 (1951). — CRONKITE, E. P. u. Mit-arb.: The hemorrhagic phase of the acute radiation syndrome due to exposure of the whole body to penetrating ionizing radiation. Amer. J. Roentgenol. 67, 796 (1952).

DUNHAM, C. L., E. P. CRONKITE, G. V. LE ROY and S. WARREN: Atomic bomb injury; radiation. J. Amer. Med. Assoc. 147, 50 (1951).

FILMORE, P. G.: The medical examination of Hiroshima patients with radiation cataracts. Science (Lancaster, Pa.) 116, 322 (1952).

HEMPELMANN, L. H., H. LISCO and J. G. HOFFMANN: The acute radiation syndrome. Ann. Int. Med. 36, 279 (1952). — HENSHAW, P. S., E. R. RILEY and G. E. STAPLETON: The biologic effects of pile radiations. Radiology 49, 349 (1947). — HOWLAND, J. W., and ST. L. WARREN: The effects of the atomic bomb irradiation on the Japanese. Adv. Biol. a. Med. Physics 1, 387 (1948).

JACOBSEN, V. C.: Effects of high-voltage cathode rays on skin of rat. Arch. of Path. 5, 195 (1928).

KEPP, R. K.: Die Wirkung der Bestrahlung mit schnellen Elektronen auf die menschliche Haut. Strahlenther. 81, 251 (1950). — KIMURA, S. J., and H. IKUI: Atomic bomb radiation cataract. Amer. J. Ophthalm. 34, 811 (1951).

LARKIN, J. C.: Erythematous skin reaction produced by alpha-particle beam. Amer. J. Roentgenol. 45, 109 (1941). — Distribution of the radiation in the atomic bombing of Nagasaki. Amer. J. Roentgenol. 55, 525 (1946). — LAWRENCE, J. H., and E. O. LAWRENCE: The biological action of neutron rays. Proc. Nat. Acad. Sci. U.S.A. 22, 124 (1936). — LAW-RENCE, J. H., and R. TENNANT: The comparative effects of neutrons and X-rays on the whole body. J. of Exper. Med. 66, 667 (1937). — LEUCUTIA, T.: Radiant energy injuries. Amer. J. Roentgenol. 59, 890 (1948). — LIEBOW, A. A., S. WARREN and E. DE COURSEY: Pathology of atomic bomb casualties. Amer. J. Path. 25, 853 (1949).

MARSHAK, A.: Effects of X-rays and neutrons on mouse lymphoma chromosomes in different stages of the nuclear cycle. Radiology 39, 621 (1942). — Relative effects of X-rays and neutrons on chromosomes in different parts of the resting stage. Proc. Nat. Acad. Sci. U.S.A. 28, 29 (1942).

NEWELL, R. R.: Human tolerance for large amounts of radiation. Radiology 54, 598 (1950).

PARSONS, R. P.: Trauma resulting from atomic explosions. Amer. J. Surg. 76, 559 (1948). — PEARSE, H. E., and J. TH. PAINE: Mechanical and thermal injury from the atomic bomb. New England J. Med. 241, 647 (1949).

ROBBINS, L.: Dangers inherent in scattered cathode rays. Science (Lancaster, Pa.) 102, 623 (1945). — ROBBINS, L. u. Mitarb.: Superficial burns of skin and eyes from scattered cathode rays. Radiology 46, 1 (1946). — ROY, G. V. LE: The medical sequelae of atomic bomb explosion. J. Amer. Med. Assoc. 134, 1143 (1947). — Hematology of atomic bomb casualties. Arch. Int. Med. 86, 691 (1950).

SCHUBERT, G., u. W. RIEZLER: Lokale Hautschädigungen durch Einwirkung von Deute-ronen. Naturwiss. 33, 285 (1946). — SCHUBERT, G., W. RIEZLER u. V. DUBRAUSZKY: Zur Frage der Strahlenbeeinflussung der Haut durch Deuteroneneinwirkung. Strahlenther. 76, 417 (1947). — SNELL, G. D., and P. C. AEBERSOLD: The production of sterility in male mice by irradiation with neutrons. Proc. Nat. Acad. Sci. U.S.A. 23, 374 (1937). — SPEAR, F. G., and K. TANSLEY: The action of neutrons on the developing rat retina. Brit. J. Radiol. 17, 374 (1944). — STONE, R. S.: Neutron therapy and specific ionization. Amer. J. Roentgenol. 59, 771 (1948). — STONE, R. S., and J. C. LARKIN: Treatment of cancer with fast neutrons. Radiology 39, 608 (1942).

TIMOFÉEFF-RESSOVSKY, N. W., u. K. G. ZIMMER: Neutronenbestrahlungsversuche zur Mutationsauslösung an Drosophila. Naturwiss. 26, 362 (1938). — TRUMP, I. G., R. VAN DE GRAFF and CLOUD: Cathode rays for radiation therapy. Amer. J. Roentgenol. 43, 728 (1940). — TULLIS, J. L., and SH. WARREN: Gross autopsy observations in the animals exposed at Bikini. J. Amer. Med. Assoc. 134, 1155 (1947).

WARREN, SH.: The Nagasaki survivors as seen in 1947. Mil. Surgeon 102, 98 (1948). — WARREN, SH., and J. Z. BOWERS: The acute radiation syndrome in man. Ann. Int. Med. 32, 207 (1950). — WILHELMY, E.: Hautreaktionen durch langwellige Röntgen- und Kathoden-strahlen. Strahlenther. 55, 498 (1936).

ZIRKLE, R. E., and J. LAMPE: Differences in the relative action of neutrons and roentgen rays on closely related tissues. Amer. J. Roentgenol. **39**, 613 (1938).

V. Strahlenschutz.

BERTHOLD, R., u. R. GLOCKER: Über die Strahlenschutzwirkung von Baustoffen. Strahlenther. **16**, 507 (1924). — BINKS, W.: Protective methods in radiology. Brit. Med. Bull. **4**, 58 (1946).

DORNEICH, M., u. R. JAEGER: Stand und Entwicklung des Strahlenschutzes. Strahlenther. **78**, 21 (1947). — DORNEICH, M., R. JAEGER u. H. SCHAEFER: Strahlenschutz bei Röntgen- und Radiumstrahlung. Fiat Rev., Biophysik I **21** (1948). — DORNEICH, M., u. H. SCHAEFER: Über die Strahlenschutzmessung in „r" nach der photographischen Methode. Physik. Z. **43**, 390 (1942).

ERNST, H. W.: Die neuen Unfallverhütungsvorschriften für Anwendung von Röntgenstrahlen in medizinischen Betrieben. Leipzig: Georg Thieme 1940. — Unfallverhütungsvorschriften für nichtmedizinische Röntgenbetriebe. Fortschr. Röntgenstr. **65**, 101 (1942). — Die praktische Durchführung der Strahlenschutzmessungen im medizinischen Röntgenbetrieb. Wärme **65**, 41 (1943). — EVANS, R. D.: Radium poisoning. Amer. J. Roentgenol. **37**, 368 (1937). — Tissue dosage in radio-isotope therapy. Amer. J. Roentgenol. **58**, 754 (1947).

FAILLA, G.: X-ray protection. National Bureau of Standards, Handbook 20. 1938. — Radium protection. National Bureau of Standards, Handbook 23. 1938.

GRAF, H.: Neufassung der Regeln für den Strahlenschutz DIN Röntg. 2. Strahlenther. **65**, 674 (1939). — Heutiger Stand der Strahlenschutz-Vorschriften und -Normen. Strahlenther. **77**, 317 (1948).

HASCHÉ, E.: Über die Messung des Strahlenschutzes auf photographischem Wege in Röntgeneinheiten. Fortschr. Röntgenstr. **60**, 74 (1939). — HEIDENREICH, FR., u. R. JAEGER: Beton als Schutzstoff gegen harte Röntgenstrahlen. Physik. Z. **39**, 541 (1938).

International Recommendations on Radiological Protection. Revised by the International Commission on Radiological Protection at the 6th International Congress of Radiology, London 1950. Radiology **56**, 431 (1951).

JAEGER, R.: Strahlenschwächung bei radiumähnlicher Röntgenstrahlung. Z. techn. Physik **21**, 405 (1940). — Röntgenstrahlenschutzwerte von Blei, Baryt, Beton und Stahl bei Röhrenspannungen zwischen 400 und 1000 kV. Elektrotechn. Z. **61**, 1025 (1940). — Strahlenschutz ohne Blei. Strahlenther. **75**, 446 (1944). — JAEGER, R., u. A. TROST: Über die Bleiäquivalenz von Beton und Kämpe-Lorey-Platten bei harten und überharten Strahlen. Fortschr. Röntgenstr. **61**, 356 (1940). — JAEGER, R., u. K. G. ZIMMER: Über Strahlenschutz und Strahlenschutzmessungen. Physik. Z. **42**, 25 (1941).

KAYE, G. W. C., W. BICKS and G. E. BELL: The X-ray and gamma-ray protective values of building materials. Brit. J. Radiol. **11**, 676 (1938). — KREBS, A.: Über die normale und anormale Radioaktivität menschlichen und tierischen Gewebes. Fundamenta radiol. **5**, 89 (1939). — Neuere Untersuchungen zum Problem der Radiumvergiftungen. Forsch. u. Fortschr. **16**, 98 (1940).

MARINELLI, L. D., G. J. HINE and E. H. QUIMBY: Dosage determination with radioactive isotopes. II. Practical considerations in therapy and protection. Amer. J. Roentgenol. **59**, 260 (1948). — MEYER-SCHÜTZMEISTER, L.: Die physikalischen Voraussetzungen für das Arbeiten mit künstlich radioaktiven Substanzen. Naturwiss. **37**, 551 (1950). — MUTH, H.: Neutronenschutz. Fiat Rev., Biophysik I **21** (1948). — MUTSCHELLER, A.: Physical standards of protection against roentgen-ray dangers. Amer. J. Roentgenol. **13**, 65 (1924).

RAJEWSKY, B.: Untersuchungen zum Problem der Radiumvergiftung. Strahlenther. **56**, 703 (1936). — Researches of the problem of radium poisoning and the tolerance dose of radium. Radiology **32**, 57 (1939). — Physikalische Diagnostik der Radiumvergiftungen. (Einrichtung einer Untersuchungsstelle.) Strahlenther. **69**, 438 (1941). — RAJEWSKY, B., A. u. E. SCHRAUB: Über die toxische Dosis bei Einatmung von Ra-Emanation. Naturwiss. **30**, 489 (1942).

SCHAEFER, H.: Nachweis und Messung kleinster Alpha-Aktivitäten in biologischen Substanzen durch Bahnspurauszählung in der Photoemulsion. Strahlenther. **77**, 613 (1948). — SCHUBERT, G.: Kernphysik und Medizin, 2. Aufl. Göttingen: Musterschmidt 1948. — SCHUBERT, G., u. G. HÖHNE: Toleranzdosen. In: Künstliche radioaktive Isotope in Physiologie usw. Berlin: Springer 1953. — SINGER, G. L., L. S. TAYLOR and A. L. CHARLTON: Concrete as a protective material against high voltage X-rays. Radiology **33**, 68 (1939). — STONE, R. S.: Protection against x-rays and gammarays. Radiology **46**, 59 (1946). — The concept of a maximum permissible exposure. Radiology **58**, 639 (1952).

TAYLOR, L. S.: X-ray protection. J. Amer. Med. Assoc. **116**, 136 (1941).

ZIMMER, K. G.: Strahlenschutzstoffe für den Bau radiumtherapeutischer Geräte. Strahlenther. **72**, 527 (1943).

Krankheiten durch verminderten Luftdruck und Sauerstoffmangel.

Von

A. v. Muralt.

Mit 10 Abbildungen.

I. Erkrankungen durch verminderten Luftdruck.

1. Die Druckfallkrankheit bei Unterdruck.

Fällt bei einem „Aufstieg" der äußere Luftdruck mit erheblicher Geschwindigkeit in einem genügend großen Druckbereich ab, dann entsteht eine Störung
des Druckausgleichs zwischen den im Blut und in den Geweben gelösten Gasen
und der sich ständig ändernden äußeren Drucklage. Man bezeichnet das Gesamtbild der Störungen, die sich daran anschließen, als *Druckfallkrankheit*
(BENZINGER und HORNBERGER 1941). Das Druckgefälle kann auf verschiedene
Weise entstehen: durch Aufstieg mit rasch steigenden, nicht mit Druckkabine
ausgerüsteten Flugzeugen, durch rasches Auspumpen einer Unterdruckkammer
oder durch die Rückkehr von Tauchern oder Caisson-(Senkkasten-)Arbeitern aus
Überdruckgebieten zum normalen Druck. HORNBERGER (1950) hat den Vorschlag gemacht, den Begriff Druckfallkrankheit nur für die bei Luftverdünnung
(ohne Sauerstoffmangel) auftretenden Erscheinungen zu brauchen und ihn von
dem Begriff der Caissonkrankheit, die bei rascher Abnahme des Überdruckes
entsteht, abzusondern. Für diese Trennung der Krankheitsbilder nach ätiologischen Gesichtspunkten lassen sich allerlei Gründe angeben, die aber meines
Erachtens nicht ausreichend sind. Sowohl bei Unterdruck wie bei der Rückkehr
aus Überdruck ist die Krankheitsursache dieselbe: das Unvermögen des Körpers,
die durch die Druckabnahme aus den gelösten Gasen freiwerdenden Gasvolumina aus den Geweben und dem Blut rasch genug nach außen abgeben zu können.
Es kommt zu lokalen Stauungen und Gasblasenbildungen, die heftige Schmerzen
verursachen und im Blut zu Embolien führen. Beim Höhenflieger oder der
Versuchsperson in der Unterdruckkammer kann die äußere Störung sehr rasch
und wirksam durch Rückkehr zu den unschädlichen Druckwerten (entsprechend
Höhen zwischen 0 und 8000 m) aufgehoben werden. Beim Taucher oder Caissonarbeiter aber ist es eben gerade der normale Luftdruck, der nach einem Aufenthalt im Überdruck die Gasstauung der unter hohem Druck in Lösung über-
getretenen Gase und die Gasbildung herbeigeführt hat. In der Regel werden
die Patienten mit Caissonkrankheit nicht wieder in die Überdruckzone verbracht, was zu einer Beseitigung der primären Störungen führen würde, sondern
aus praktischen Gründen muß der Ausgleich mit der Umgebung abgewartet
werden, wodurch diese Patienten der Noxe sehr viel länger ausgesetzt bleiben.
Die Caissonkrankheit ist daher schwerer und gefährlicher als die entsprechenden
Erscheinungen bei Unterdruck. Ein prinzipieller Unterschied besteht aber nicht,
und es sei daher für beide Erscheinungen der Ausdruck *Druckfallkrankheit*
gebraucht.

Ätiologie. Die Gasexpansion, die durch den Druckfall die verschiedenen im Körper gelösten Gase befällt, führt zu einer Veränderung der Löslichkeitsbedingungen, so daß je ein entsprechendes Gasvolumen von jedem der Gase frei wird. Bezeichnet man mit K die Löslichkeit eines *bestimmten* Gases in der Körperflüssigkeit bei Körpertemperatur und wurde dieses Gas bei einem Gesamtdruck P mit dem entsprechenden Partialdruck p gelöst, so ist das freiwerdende Gasvolumen V beim Übergang zum kleineren Gesamtdruck P_x, wenn der Partialdruck des betrachteten Gases p_x ist:

$$V = K\,(p - p_x) \cdot \frac{P}{P_x}.$$

Drei Gase müssen gesondert betrachtet werden: der Sauerstoff, die Kohlensäure und der „Stickstoff" (darunter seien Stickstoff und Edelgase gesamthaft zu verstehen).

Der Sauerstoff wird von den Geweben ständig verbraucht, so daß ein durch Expansion aus Lösung freiwerdendes Volumen V_{O_2} entweder im Entstehen sofort veratmet wird, oder dann aber durch Bindung an das Hämoglobin im venösen Blut, ohne zu lokaler Blasenbildung zu führen, abtransportiert werden kann. Die unbekleideten Taucher mit Sauerstoffatmung, die schwimmend verhältnismäßig große Tiefen erreichen, haben fast keine Beschwerden beim Auftauchen aus zwei Gründen: 1. durch die Sauerstoffatmung wird ein großer Teil des gelösten Stickstoffes verdrängt; 2. durch das Schwimmen im relativ kalten Wasser entsteht eine so starke Stoffwechselsteigerung und Erhöhung des Minutenvolumens, daß der bei Expansion anfallende Sauerstoff fortlaufend veratmet wird, ohne daß es zu einer Stauung kommt.

Die Kohlensäure ist ebenfalls ungefährlich, da sie vom venösen Blut selektiv gebunden werden kann und bei Expansion abtransportiert und in der Lunge durch den mit der Arterialisierung des Blutes gekoppelten spezifischen Entbindungsvorgang sofort abgeraucht wird. Für die Kohlensäure ist die Zirkulation des Blutes Voraussetzung für die Beseitigung, beim Sauerstoff genügt meist schon der lokale Stoffwechsel, so daß das Herzminutenvolumen bei der Kohlensäure wichtiger ist als beim Sauerstoff.

Ganz anders sind die Verhältnisse beim „Stickstoff" (Stickstoff + Edelgase). Schon ROBERT BOYLE (1672), dann MUSCHENBROCK (1775) und PAUL BERT (1878) haben die Gasblasenbildung als Ursache der Druckfallkrankheit richtig erkannt und HALDANE (1935) hat die besondere Rolle des „Stickstoffs" für die Gasblasenbildung durch Versuche eindeutig bewiesen. Für den „Stickstoff" besteht kein Bedarf in den Geweben und keine spezifische Bindung im Blut. Die bei einer Expansion freiwerdenden Volumina können daher nur sehr langsam abtransportiert werden. Im Blut entsteht bei Expansion zuerst eine Übersättigung mit „Stickstoff", die dann zu Gasblasenbildung und Embolie führt, wenn sie einen bestimmten Betrag überschreitet. Die Frage, wann und wie die Gasblasen entstehen, ist von der Anwesenheit von Gaskernen, von der Geschwindigkeit der Übersättigung und vielen anderen Faktoren abhängig. HORNBERGER (1950) hat eine Zusammenstellung der in der Literatur vorliegenden Angaben veröffentlicht, die K. SCHÄFER besorgt hat und die in Tabelle 1 wiedergegeben ist.

Aus dieser Zusammenstellung geht hervor, daß die Bildung der Gasblasen im Blut und in den Geweben stark von den anwesenden Elektrolyten und den Eiweißen beeinflußt wird, daß aber entsprechende Versuche physiologischer Art offenbar noch nicht durchgeführt worden sind. Vor allem wird die Frage interessant sein, welches die Orte der Bevorzugung für die Gasblasenbildung sind. Die Körperfette, die Lipoide des Nervensystems und die Synovialflüssigkeit

Tabelle 1.

Jahr	Autor	Art der Untersuchung und Ergebnis
1806	OERSTEDT	Gasblasenbildung durch Fremdkörper in der Flüssigkeit. Spitzen und scharfe Kanten sind besonders wirksam.
1834	CAIGNARD-LATOUR	Wirkung mechanischer und akustischer Schwingungen auf die Bildung von Gasblasen.
1837	SCHÖNBEIN	a) Bedeutung von Gaskernen für die Gasblasenbildung. b) Bedeutung chemischer Reaktionen. c) Bedeutung der Temperatur.
1850	BERTHELOT	Wirkung der Expansion und des negativen Druckes auf eingeschlossene Flüssigkeiten.
1861	QUINCKE	Elektrische Ladung der Gasblasen. Wanderung zur Anode.
1866, 1875	GERNEZ	a) Begriff der übersättigten Gaslösung. b) Einführung von Gaskernen in Flüssigkeiten durch adhärierende Luftschichten an festen Körpern; aktive und inaktive Stoffe; Maße für die Inaktivierung. c) Erzeugung von negativen Drucken in Flüssigkeiten durch Reibung und Vibration.
1869	SCHRÖDER	a) Aktivität und Benetzbarkeit. b) Mechanische Vibration, Reibung an der Gefäßwand und ihre Wirkung auf Blasenbildung.
1872	HENRICI	Fähigkeit der Anheftung der Gasblasen an den Oberflächen; Capillarkräfte.
1908	FINDLAY	Wirkung von Kolloiden auf die Absorption von Gasen.
1910	THE SVEDBERG	Löslichkeit der Gase in kolloidalen Lösungen.
1914	COEHN und MOZER	Negative Ladung der Gasblasen. Ladungsumkehr durch Zusatz von Elektrolyten. Bedeutung des Elektrolytgehaltes und des p_H für das Wachsen der Gasblasen in Flüssigkeiten.
1922	TAGGART	Umladung der Gasblasen durch Änderung der Größe. Einfluß der Elektrolytkonzentration.
1925	FRICKE	Wachstum von Gasblasen in übersättigten Lösungen. Wirkung der Blasenbewegung, des Stromes und der Wirbel.
1924	KOHLSCHÜTTER	Molekulare Vorgänge bei elektrolytisch erzeugten Gasblasen.
1925	FARNCOMB	Gasblasenbildung und Benetzbarkeit.
1929	GETSCHEK	Gasblasenbildung in Gelatinegelen.
1929	SCHNURMANN	a) Gasblasenbildung und Viscosität der Flüssigkeit. b) Elektrische Ladung bei Elektrolytzusatz.
1939	BERGMANN	Ultraschall und Gasblasenbildung in Flüssigkeiten.
1939	VOLMER	Kinetik der Phasenbildung. Zusammenstellung der Literatur. Grundlegende Behandlung der für die Gasblasenbildung maßgebenden Einflüsse.

besitzen eine höhere Löslichkeit für Stickstoff und sind daher besonders gefährdet. Die allgemein angegebene Grenze der Gasexpansion, die notwendig ist, um zu den Störungen zu führen, ist allerdings, je nachdem ob es sich um Über- oder Unterdruck handelt, etwas verschieden. Bei Unterdruck ist eine Druckverminderung entsprechend einer Höhe von 8000 m die untere Grenze, bei Überdruck liegt die Grenze zwischen 13 und 14,7 m Wassersäule. Eine Dekompression von 2,47 auf 1 Atmosphäre ist aber physikalisch nur mit einem Aufstieg vom Meeresspiegel bis auf 7000 m vergleichbar (PFLEIDERER 1944).

Tabelle 2 orientiert über diese Verhältnisse und gibt gleichzeitig einen Überblick über äquivalente Tauchtiefen und Höhenaufstiege. Beim Aufstieg in die Höhe ist die auf 1000 m Höhenunterschied entfallende Gasexpansion zuerst klein und wird allmählich größer. Bei der Rückkehr aus dem Überdruck ist sie zuerst groß und wird dann kleiner. Dieser Umstand allein könnte der Grund sein, warum die untere Grenze der Druckfallkrankheit bei Überdruck und der Druckfallkrankheit bei Unterdruck um einen Gasexpansionsfaktor von 0,5 auseinanderliegen. Es kommen aber dann noch die ganz anderen äußeren Bedingungen hinzu. Die Dauer des Aufenthaltes, die Arbeitsleistung, die Temperatur, die Feuchtigkeit usw. sind im Caisson, beim Tauchen und im Höhenflugzeug so verschieden, daß es fraglich ist, ob dieser Unterschied wirklich reell auf Über- bzw. Unterdruck zu beziehen ist und nicht mit den sehr verschiedenen übrigen Bedingungen zusammenhängt. Auf die Bedeutung des hämostatischen Druckes wird noch besonders hingewiesen.

PFLEIDERER (1944) zweifelt daran, ob der Expansionsfaktor überhaupt eine befriedigende Grundlage für die Deutung der Erscheinungen sei. Die Übersättigungsgrenze der Gase bis zur Bildung von Blasen im Gewebe und die Frage der Gültigkeit des Gesetzes von HENRY-DALTON für die Lösung von Gasen in Körpersäften müßte noch sehr viel genauer untersucht werden.

SCHUBERT und GRÜNER (1939) haben die Frage, ob die Bildung von Stickstoffblasen als Ursache der Druckfallkrankheit angesehen werden könne, erneut überprüft. Sie

Tabelle 2. *Äquivalente Höhen und Tauchtiefen.*
Die Äquivalenz ist auf gleiche Gasexpansion $\dfrac{P_1}{P_2}$ bezogen, die beim Aufstieg zur angegebenen Höhe vom Meeresspiegel und bei der Rückkehr zum Normaldruck aus der Tauchtiefe auftritt.
(Nach PFLEIDERER 1944.)

Aufstiegshöhe m	Gasexpansion $\dfrac{P_1}{P_2}$	Tauchtiefe m
1000	1,13	1,3
2000	1,27	2,7
3000	1,44	4,4
4000	1,64	6,4
5000	1,88	8,8
6000	2,15	11,5
6500	2,30	13,0[1]
7000	2,47	14,7
8000[2]	2,86	18,6
9000	3,30	23,0
10000	3,84	28,4
11000	4,49	34,9
12000	5,25	42,5
13000	6,15	51,5
14000	7,20	62,0
15000	8,44	74,4

[1] Untere Grenze der Caissonkrankheit.
[2] Untere Grenze der Druckfallkrankheit.

fanden im Tierexperiment bei Dekompression bis auf 60 mm Hg (entsprechend 17700 m) auch nach Beseitigung des Stickstoffes durch die Atmung von reinem Sauerstoff Gasblasenbildung. Die Dekompression war aber in diesen Versuchen so groß, daß ganz andere Verhältnisse als in den Höhen zwischen 8000—12000 m vorliegen und bereits eine Annäherung an den Siedepunkt des Blutes (37° C bei 47 mm Hg) und ein Übergang zu den steilen Anteilen der Sauerstoff- und Kohlensäuredissoziationskurven des Blutes stattfindet. HORNBERGER (1950) ist daher der Ansicht, daß die Versuche von SCHUBERT und GRÜNER für die zwischen 8000—12000 m auftretende Druckfallkrankheit nicht schlüssig sind und daß nach wie vor das Auftreten von „Stickstoffblasen" die hauptsächliche Noxe sei, wobei nachträglich Sauerstoff und Kohlensäure entsprechend ihrem Partialdruck bis zum Druckausgleich in die Blasen eindiffundieren können.

Das Blut enthält 0,9 cm³ Stickstoff auf 100 cm³. Die entsprechenden Zahlen für Kohlensäure sind 50 cm³ und Sauerstoff 21 cm³, wobei aber zu beachten ist, daß diese beiden Gase durch spezifische Bindungen im Blut gehalten werden.

Beim Menschen rechnet man 75 cm³ Blut je Kilogramm als zirkulierende Blutmenge, so daß ein Mensch von 60 kg 4,5 Liter Blut in Zirkulation hat, die 40 cm³ Stickstoff enthalten. Im ganzen Körper sind etwa 800 cm³ Stickstoff gelöst, wovon 360 cm³ auf die fettfreien Gewebe, 400 cm³ auf Körperfett, Nervensystem und Knochenmark und 40 cm³ auf das Blut entfallen.

Symptomatologie. Charakteristisch für die Symptome der Druckfallkrankheit ist die Latenzzeit, mit der sie auftreten. Sie hängt von der Größe des Druckfalles ab und wird um so kürzer, je steiler der Druckfall ist. Bei Wiederholung des Druckfalles verschwindet die Latenz und die Symptome treten sofort auf.

Das Hauptsymptom der Druckfallkrankheit sind die stechenden Gelenkschmerzen („bends" der englischen Literatur). Sie treten vor allem in den großen Gelenken auf (Knie-Ellbogen-Schulter-Hüfte) und werden nicht mit strenger Lokalisation empfunden. Das Gelenk, die Epiphysenzone und auch die Diaphysen schmerzen, und beim Schulter- und Kniegelenk wird meist die ganze Region als schmerzend angegeben. SCHUBERT (1943) hat auf die Lokalisation der Gelenkschmerzen in den Extremitäten hingewiesen und BECKER-FREYSENG (1950) fand bei der Verarbeitung von 2101 Unterdruckkammerversuchen (110 Fälle von deutlichen Gelenkschmerzen), daß 93% der Schmerzen auf die oberen Extremitäten entfallen, mit einer Bevorzugung der rechten Seite. Der rechte Arm wurde allerdings für Schreibteste und andere Manipulationen von den Versuchspersonen gebraucht, während sie sich sonst im 10 min dauernden Versuch ruhig verhielten. PFLEIDERER (1944) hat auf die Bedeutung der hämostatischen Verhältnisse hingewiesen. Im Unterdruck genügt es, die Versuchspersonen mit hochgestellten Beinen zu lagern, um die Schmerzen im Kniegelenk auftreten zu lassen. Berechnet man lediglich die hydrostatische Druckdifferenz zwischen Kopf und Füßen, so entspricht das in großen Höhen mehreren tausend Metern Höhendifferenz. Aber auch noch andere Faktoren spielen eine Rolle. Je plötzlicher die Bewegungen sind, die von den Versuchspersonen im Unterdruck ausgeführt werden, desto eher sind die beanspruchten Gelenke von stechenden Schmerzen befallen, so daß auch plötzliche Zugkräfte gemeinsam mit der äußeren Unterdrucksituation zur Gasblasenbildung führen können.

Auf die Ähnlichkeit der Gelenkschmerzen mit den Narbenschmerzen bei Wetterumschlägen hat PFLEIDERER (1944) aufmerksam gemacht. Narbenschmerzen können im Unterdruck ebenfalls erscheinen, meist aber schon bei niedrigeren Unterdruckwerten. Sie nehmen im Gegensatz zu den typischen Gelenkschmerzen mit der Höhe nicht zu, sondern bleiben gleich oder verschwinden sogar bei höherem Unterdruck und sind somit leicht zu unterscheiden.

Bei Caissonarbeitern sind als Spätsymptome subchondrale, aseptische Knochennekrosen an den Stellen, die besonders von ausgebreiteten Gelenkschmerzen befallen worden sind, beschrieben worden. In sehr schweren Fällen kann es zum Kollaps der Gelenkkapsel kommen (sog. Eierschalenbruch).

In der Häufigkeit des Anfalles folgen auf die Gelenkschmerzen die Stichschmerzen in der Haut. Sie treten vor allem am Rumpf und an den großen Flächen der unteren Extremitäten auf. Oft findet man an der gleichen Stelle Erytheme oder ischämische Bezirke mit nachfolgender Hyperämie. Ekchymosen und subcutane Hämorrhagien werden hin und wieder beobachtet.

Neuralgesien treten vor allem im Gebiet des Trigeminus, des Occipitalis und der Intercostalnerven auf. Im Gebiet der Hautnerven werden „Ameisenlaufen-Einschlafen und Heiß-Kaltempfindungen" angegeben. Ein totaler Sensibilitätsverlust ist nie beobachtet worden.

Trophische Störungen mit Decubitus und Blasen- und Rectumlähmungen sind nur bei Caissonarbeitern, nie aber bei Druckfall im Unterdruck beobachtet worden.

Die Beurteilung der neurologischen Symptome ist durch die stechenden Gelenkschmerzen sehr erschwert. Sie können so stark sein, daß die Betroffenen sich zusammenkrümmen. (Daher der englische Ausdruck „bends", zuerst bei Tauchern beschrieben.) Es muß daher genau zwischen den durch die Schmerzen verursachten Pseudoparesen und Pseudoparalysen („Défense musculaire") und akuten Paralysen unterschieden werden. Subjektiv bleibt in milder Form ein Schwächegefühl und eine allgemeine Labilität längere Zeit bestehen.

Monoplegie einzelner Glieder wurde beobachtet, ebenso Paraplegie der Beine, eine vollständige Hemiplegie kam meines Wissens nie zur Beobachtung.

Gehirn und Rückenmark sind wegen ihres Reichtums an Lipoiden und der hämostatischen Drucklage gefährdet. Sauerstoffmangel verursacht ein dramatisches Ansteigen des Liquordruckes, aber auch Druckfall ohne Sauerstoffmangel erhöht den Liquordruck, wenn auch nicht so stark. So nahm z. B. im Tierversuch der Liquordruck in folgender Weise zu:

$$
\begin{array}{ll}
6000\ \text{m} & 5\ \text{mm}\ H_2O \\
8000\ \text{m} & 8\ \text{mm}\ H_2O \\
10000\ \text{m} & 18\ \text{mm}\ H_2O \\
12000\ \text{m} & 22\ \text{mm}\ H_2O
\end{array}
$$

Tritt dann noch Hypoxie dazu, dann kann eine sehr gefährliche Erhöhung mit Gefährdung des Zentralnervensystems resultieren.

Die Kopfschmerzen, die bei Unterdruck auftreten (je nach Höhenresistenz) bleiben in der Regel auch nach dem Abstieg noch einige Stunden bestehen.

Auch das Flimmerskotom, das häufig beobachtet wird, verstärkt sich nachträglich und kann 30 min bis 2 Std nach Rückkehr zum Normaldruck noch vorhanden sein.

Unilaterale und bilaterale Hörstörungen sind nur bei Caissonarbeitern beschrieben, ebenso das Auftreten von Menière-Syndrom.

Unter den Lungensymptomen sind die sog. „Chokes", brennende, substernale Schmerzen mit Hustenreiz berüchtigt. — Sie machen Tiefatmung unmöglich und führen, besonders im Zusammenhang mit dem Tragen der Sauerstoffmaske, zu sehr unangenehmen Angstgefühlen.

Für den Kollaps bei Druckfall, der selten beobachtet wird, sind die primären Ursachen vor allem die Gelenkschmerzen, der Meteorismus in den Eingeweiden und dann als nicht zu unterschätzender Faktor psychischer Art die Angst vor der Höhe.

Die Häufigkeit der Symptome folgt etwa folgender Reihenfolge:

Gelenkschmerzen	65%
„Stiche"	17%
Parästhesien	7%
Pseudoparalysen	5%
Flimmerskotom	4%
Verspätete Kopfschmerzen	2%
Lungensymptome	2%
Kollaps	2%
Akute Paralyse	1%

Bestimmende Faktoren. Übereinstimmend wird eine Höhe von 8000 m als die Grenze bezeichnet, bei der die Symptome auftreten. Wird aber vorher durch Sauerstoffatmung ein großer Teil des gelösten Stickstoffes verdrängt (Denitrogenation) so kann die Grenze und der Zeitpunkt des Auftretens der Symptome ganz wesentlich verschoben werden. Zwischen der Steilheit des äußeren Druckfalles und der Geschwindigkeit der Blutzirkulation besteht ebenfalls ein Zusammenhang. Je kürzer die Umlaufzeit des Blutes ist (erhöhtes Minutenvolumen bei erniedrigtem peripherem Widerstand), desto eher können die anfallenden

Gasmengen beseitigt werden. Gleichzeitig ist ein erhöhter Blutdruck wegen der hämostatischen Verhältnisse günstig zur Verhinderung der Gasblasenbildung. Warmhaltung der Extremitäten und Beimengung von Kohlensäure zum Sauerstoff schaffen daher günstige Bedingungen für die Verhinderung der Druckfallkrankheit. Körperliche Arbeit dagegen scheint, wegen der Beanspruchung der Gelenke, die Anfälligkeit für Gelenkschmerzen zu erhöhen. Starke Vibration und große Schallintensitäten sind begünstigende Faktoren für die Blasenbildung in übersättigten Flüssigkeiten. Wie weit die Intensitäten in Flugzeugen ausreichen, um eine Rolle zu spielen, scheint noch nicht exakt untersucht worden zu sein.

Bei den Tauchern und Caissonarbeitern spielt das Alter eine entscheidende Rolle und das 40. Lebensjahr wird als obere Grenze für den Eintritt in diesen Beruf angesehen. BECKER-FREYSENG (1950) hat den Einfluß des Alters bei der Druckfallkrankheit im Unterdruck untersucht und kommt zum Ergebnis, daß unter 30 Jahren die Anfälligkeit für Gelenkschmerzen ungefähr gleichmäßig ist, über 30 Jahren nimmt sie mit dem Alter zu.

Da das Fettgewebe eine ungefähr 5mal höhere Kapazität für Stickstoff hat als Blut (QUINCKE 1910), ist bei Fettleibigen, bei denen außerdem der lokale Stoffwechsel erniedrigt und der Kreislauf oft ungenügend ist, die Gefährdung besonders groß. Kleine Tiere, bei denen das Verhältnis von Sauerstoffverbrauch zu Körpergewicht groß ist, haben eine sehr viel größere Toleranz gegen Druckfall als große Tiere.

Pathogenese. Die Beseitigung der bei Dekompression anfallenden Stickstoffmengen ist abhängig vom lokalen Kreislauf. Die Zahl der offenen Capillaren je Fläche und die Strömungsgeschwindigkeit des Blutes bestimmen die je Zeiteinheit abtransportierten Gasvolumina. Bei Stase kommt es zu einer Übersättigung des Gewebes und des langsam fließenden Capillarblutes und zur Bildung von Gasblasen *(Gasblasenbildung im Gewebe)*. In den großen Hohlvenen, wo der Blutdruck sogar negative Werte annehmen kann, ist der zweite Gefahrenherd und es entstehen im venösen Blut aus der Übersättigung Gasblasen *(Gasembolie)*. Im arteriellen Blut ist die Bildung von Gasblasen wegen dem hohen Blutdruck unwahrscheinlich. Die Untersuchung von Caissonarbeitern und Tauchern (HELLER, MAGER und v. SCHRÖTTER 1900, HORNBERGER 1950) hat aber gezeigt, daß auch auf der arteriellen Seite Gasblasen entstehen können, die entweder über den kleinen Kreislauf herübergelangt oder aber spontan auf der arteriellen Seite entstanden sind. (Erhöhung der Blutgeschwindigkeit und Wirbel können bei bestehender Übersättigung zur Blasenbildung Anlaß geben.) Die extravasale Gasblasenbildung im Gewebe steht aber im Vordergrund des ganzen Geschehens und es scheinen vor allem die Intercellularräume zu sein, in denen sich die Blasen bilden.

Die Gelenkschmerzen haben eine lokale Pathogenese und sind nicht neurologische Symptome, die in die Peripherie projiziert werden. Die Tatsache, daß die Schmerzen bei Wiederaufstieg ohne Latenz eintreten, scheint darauf hinzudeuten, daß es vor allem extravasculäre Gasblasen sind, die die Schmerzen verursachen, wobei angenommen werden darf, daß vom vorhergehenden Aufstieg einige Gasblasen als „Kerne" übriggeblieben sind, die beim zweiten Aufstieg die sofortige Bildung von neuen Gasblasen katalysieren. Die Gasblasen stören die Blutzirkulation und beeinträchtigen in den Intercellularräumen den normalen Gewebestoffwechsel. Außerdem können sie in den Canaliculi eine Kompression der Capillaren und eine sekundäre vasculäre Reaktion auslösen. Die Schmerzen sind also wohl vor allem vasculären Ursprungs und teilweise auch die Folge der Ischämie (REIN 1950), die zu einer Verschiebung im p_H, den Ionen und des K/Ca-Gleichgewichtes im Gewebe führt. Es ist aber auch möglich, daß Schmerznerven im Bindegewebe, in den Sehnen und im Periost durch Gasblasenbildung im Gewebe gereizt werden.

Die in der Haut auftretenden „Stiche" sind vor allem auf lokale vasculäre Reaktionen zurückzuführen, die dann Anlaß zu Vasomotorenreflexen geben (Erythem, ischämische Bezirke) und von der intra- und extravasculären Gasblasenbildung herrühren.

Die Markscheide der peripheren Nerven besitzt eine hohe Löslichkeit für Stickstoff und könnte leicht der Sitz von Gasblasen sein, mit entsprechendem Unterbruch der nervösen Leitung. BOOTH, v. MURALT und STÄMPFLI (1951) haben durch Ultraviolettbestrahlung lokale Gasblasen in der Markscheide einzelner Nervenfasern erzeugen können und den Leitungsblock gemessen. Die Parästhesien bei Druckfall könnten auf diesem Wege entstehen, ein direkter Beweis wurde aber nicht geliefert. Dagegen hat HALDANE (1935) gezeigt, daß disseminierte Degenerationen in der weißen Substanz des Rückenmarkes häufig sind und die auf- und absteigenden Bahnen befallen. Auch hier handelt es sich um Gasblasenbildung im Mark und nicht um Embolien, denn das für Embolien charakteristische Bild der keilförmigen Degeneration wird sehr selten beobachtet.

Im Gehirn steht die Gasblasenbildung im Gewebe im Vordergrund (GERBIS und KÖNIG 1939). Das Flimmerskotom und die nachfolgenden Kopfschmerzen zeigen aber, daß auch Vasomotorenstörungen (initiale Vasokonstriktion mit nachfolgender Hyperämie) eine Rolle spielen, wahrscheinlich ausgelöst von lokalen Gasblasen. Es kann ganz allgemein gesagt werden, daß die zentralen Störungen im Gebiet der Sinnesorgane vorherrschen und daß die Hemianopsie, die Hörstörungen, der Schwindel und die Gleichgewichtsstörungen vorwiegend zentralen Ursprungs sind (GERBIS und KÖNIG 1939).

Bei den Lungensymptomen ist die Gasembolie dagegen der auslösende Faktor und kann über den von SCHWIEGK (1938) beschriebenen Lungenentlastungsreflex zum Kreislaufkollaps führen.

Therapie. Die einfachste und sicherste Behandlung der Druckfallkrankheit im Unterdruck ist die Rückkehr zum normalen Druck. Schon die Unterschreitung der 8000 m-Grenze beseitigt meistens die Erscheinungen, mit Ausnahme des Flimmerskotoms, der Kopfschmerzen und der allgemeinen „Abgeschlagenheit", die mit den üblichen therapeutischen Hilfsmitteln. erleichtert oder beseitigt werden können.

Die Technik hat in den letzten Jahren so große Fortschritte gemacht und die Verwendung von Druckkabinen ist im Personentransportverkehr beinahe zu einer Selbstverständlichkeit geworden, so daß heute das Problem der Druckfallkrankheit im Unterdruck beinahe nur noch ein theoretisches Interesse beanspruchen kann. Der explosive Druckfall, wie er bei einem Versagen der Druckkabine auftreten kann, beschäftigt die Experten der Luftfahrtmedizin (vgl. BENZINGER 1950) und die Techniker, gehört aber meines Erachtens nicht in den Rahmen dieses Handbuches.

Prophylaxe. Sauerstoffatmung während 30 min im Tiefland gibt bis zu 12000 m einen vollständigen Schutz vor Druckfallkrankheit.

2. Unterdruckwirkungen auf abgeschlossene Gasräume im Körper.

Völlig abgeschlossene Gasräume (wie z. B. die Schwimmblase bei den Fischen) kommen im menschlichen Körper nicht vor. Die Paukenhöhle ist aber ein relativ abgeschlossener Raum, weil der Druckausgleich durch die Tube nicht ohne weiteres gesichert ist und es bei Druckanstieg zu einem ventilartigen Verschluß kommt. Subjektiv ist der Druckausgleich zwischen Paukenhöhle und Außenluft durch die Tube in einem zischenden Entlastungsgeräusch bei Druckfall bemerkbar. Bei Druckanstieg kommt der Ausgleich nur beim Kauen oder Schlucken oder durch Pressen bei geschlossenem Mund und verschlossener Nase zustande. Entzündung der Schleimhaut, der Tuben und ihrer Ostien kann den Druckausgleich sehr verschlechtern, so daß es zum Trommelfellriß bei starkem Druckanstieg kommen kann. Außerdem besteht die Gefahr der Mittelohrinfektion von den Tuben her oder bei Trommelfellriß aus dem äußeren Gehörgang. Die Volumenänderung der eingeschlossenen Luft wird durch die relative und nicht durch die absolute Druckänderung bestimmt. Die unangenehmen Erscheinungen bei erschwertem Druckausgleich sind somit größer bei hohem als bei niedrigem Luftdruck, weil bei gleicher Größe der Volumenänderung bei höherem Druck der auf dem Trommelfell lastende Überdruck viel größer ist.

Für die Nasennebenhöhlen ist der Druckausgleich normalerweise automatisch gesichert, bei Infektion und Schwellung dagegen den gleichen Gefahren unterworfen wie die Paukenhöhle. Sehr heftige Kopfschmerzen sind die Folge des Druckes der eingesperrten Gase auf die entzündeten Schleimhäute.

Die im Colon und in den Falten des Darmlumens eingeschlossenen Gase verursachen bei äußerem Druckfall Blähungen, die subjektiv sich schon bei 3000 m Höhe bemerkbar machen und objektiv zu einer Verminderung der Vitalkapazität, Zwerchfellhochstand und Zunahme des Leibesumfanges führen. Die Erscheinungen sind besonders beim Aufstieg unangenehm. In der Höhe findet starker Abgang von Gasen statt und bei der Rückkehr zum normalen Druck kann es zu einer Kompression des Darmes kommen, die ebenfalls schmerzhaft empfunden wird. Durch zweckmäßige Ernährung, eventuell durch Gebrauch von Tierkohle, können die Erscheinungen auf einem erträglichen Maß gehalten werden.

Auch hier ist die praktische Bedeutung gering, da durch die Verwendung von Druckkabinen extreme Belastungen im modernen Personenflugverkehr vermieden werden.

II. Die Wirkungen des erniedrigten Sauerstoffpartialdruckes auf den menschlichen Körper.

1. Einleitung.

Sauerstoffmangel ist eine der primitivsten Gefahren, denen das Leben ausgesetzt ist. Es darf daher schon aus allgemein biologischen Überlegungen heraus angenommen werden, daß der lebende Organismus gegen diese Gefahren besonders geschützt ist und über entsprechende Gegenmaßnahmen verfügen kann. W. CANNON (1932) hat als erster in eindrücklicher Weise auf die bei allen Lebewesen bestehenden Abwehrmechanismen hingewiesen, Mechanismen, die immer bei Gefahr zur Wirkung kommen und durch Mobilisierung besonderer Kräfte das Individuum im Kampf ums Dasein am Leben erhalten. Er nannte die Abwehr „Notfallsreaktion" (Emergency reaction) und hat auf die führende Rolle des sympathico-adrenalen Systems für das Zustandekommen der Reaktion hingewiesen. W. R. HESS (1948) hat diese Gedanken aufgenommen und insofern erweitert, als er auch für das normale, nicht durch eine Gefahrsituation belastete Funktionsspiel die Bedeutung der vegetativen Komponenten herausstellte. Er hat sich von dem mehr morphologisch gesehenen Antagonismus Ortho- und Parasympathicus gelöst und an seiner Stelle das *Funktionsziel* als den wesentlichen Faktor zur Charakterisierung betont. Ergotrop nannte er diejenigen

Wirkungen, die zu einer Steigerung der Leistungsfähigkeit des Organismus und zur Mobilisierung der Reserven führen. Sie sind in der Regel, aber nicht immer, mit einer Verstärkung der orthosympathischen Innervations- und der adrenergischen Hormonkomponenten verbunden. Histiotrop sind die Wirkungen, die die Schonung und Entlastung des Organismus sichern und den Aufbau stiller Reserven begünstigen. Sie sind in der Regel, aber auch nicht immer, mit einer Verstärkung der parasympathischen Innervations- und der cholinergischen Hormonkomponenten (einschließlich Insulin) verbunden. Die beiden Prinzipien sind in ihrer Wirkung am Organ scheinbar antagonistisch, im Zusammenspiel im ganzen aber synergistisch, da sie die Erhaltung des Lebens in der Auseinandersetzung im Kampf mit der Umwelt sichern. Ebenso wie Tätigkeit und Schlaf im abgewogenen Gleichgewicht zu ihrem Recht kommen müssen, ist das Gleichgewicht zwischen ergotroper und histiotroper Wirkung für die Erhaltung des Lebens notwendig. Bei Gefahrsituationen ist es das Vorwiegen der ergotropen Reaktion, das dem Individuum die ungewöhnlichen Fähigkeiten im Kampf mit einem Gegner oder bei der Flucht oder zur Bewältigung großer Marsch- oder Flugleistungen im Fall von Dürre oder Nahrungsmangel verleiht. Durch das Umkippen des Gleichgewichtes nach der histiotropen Seite wird die Erholung und Schonung des Organismus nach erfolgter Überwindung der Gefahr gesichert und das ursprüngliche Gleichgewicht wieder hergestellt. W. Cannon hat für diese dynamische Stabilisierung der Funktionen in einem scheinbar fest eingestellten Gleichgewicht den Begriff „Homöostase" geprägt und darauf aufmerksam gemacht, daß gerade durch diese ausgleichenden vegetativen Steuerungen eine sehr beachtliche Toleranz des Organismus für Belastungen und eine besondere Fähigkeit zur Leistungssteigerung gegeben ist, die dem Organismus Reaktionsfähigkeit und Stabilität zugleich verleiht. Cannons Begriff der Homöostase ist die moderne Weiterentwicklung der Gedanken von Claude Bernard, der die „Konstanz des inneren Milieus" als eine Grundbedingung für die freie Entwicklung des Lebens in einer Umwelt erkannte, gegen deren Schwankungen das Individuum gefeit sein muß. Selye (1950) hat diese Gedanken noch stärker erweitert, indem er neben die Reaktion des sympathico-adrenalen Systems bei Gefahr die besondere Reaktion des cortico-adrenalen Apparates auf unspezifische Schädigungen stellte, die er unter dem Begriff „Stress" zusammenfaßte (Trauma, Blutverlust, Verbrennung, Hitze und Kälte, Anoxie usw.). Die Hypophyse wurde als unentbehrliches Zwischenglied zwischen der Reaktion des cortico-adrenalen Apparates und dem „Stress" erkannt und heute erscheint es sehr wahrscheinlich, daß das sympathico-adrenale System ebenfalls als Zwischenglied zwischen dem äußeren Reiz und der Reaktion der Hypophyse eingeschaltet ist. Während die Physiologen sich vor allem mit der erstaunlichen Fähigkeit der normalen Adaptation des Organismus an veränderte Umweltbedingungen beschäftigen (Sauerstoffmangel, Kälte, Wassermangel, Nahrungsmangel usw.), hat Selye die Bedeutung der überschießenden Reaktionsweise des Organismus auf „Stress" hervorgehoben, die einerseits zu Schäden führt (Magenulcus, Hypothermie, Hypoglykämie, Hypotension usw.) und andererseits auch wieder Abwehrmechanismen mobilisiert (Fieber, Hyperglykämie, Hypertension, lymphatische Reaktion usw.) und ist so zur Formulierung der Adaptationskrankheit gelangt.

Die Untersuchungen der schweizerischen Arbeitsgemeinschaft für Klimaphysiologie in den Jahren 1943—1947 (vgl. v. Muralt 1944, Fleisch und v. Muralt 1948, Verzár 1945, 1948, 1952) haben experimentelle Befunde geliefert, die eine neue Betrachtungsweise notwendig machen. Den Klinikern ist es ja schon lange bekannt, daß die einfachen Antagonismen Sympathicotonie und Vagotonie für die Beschreibung der Erscheinungen nicht ausreichend sind und auf der physiologischen Seite wurde es klar, daß man nicht nur von einer Verschiebung der Tonuslage nach der orthosympathischen oder parasympathischen Seite sprechen kann, oder im Sinne von HESS von einer vorwiegend ergotropen oder histiotropen Reaktionsweise. Die Beobachtungen an den Versuchspersonen, die dem „Höhenreiz" auf dem Jungfraujoch ausgesetzt wurden (3500 m ü. M.), haben gezeigt, daß es auch eine *gleichzeitige* Erhöhung der Tonuslage des orthosympathischen und des parasympathischen Funktionssystems gibt und daß diese Reaktion vor allem durch leichten Sauerstoffmangel ausgelöst wird. FLEISCH und v. MURALT (1948) haben dafür den Begriff *Amphotonie* vorgeschlagen. Die Versuche zeigen, daß die amphotone Reaktion im allgemeinen mit einem leichten Überwiegen der ergotropen Komponente einhergeht (vgl. Abb. 8a—c). Auf dem Jungfraujoch reagiert eine Versuchsperson auf den Höhenreiz mit erhöhter Pulszahl, erhöhtem Blutdruck, Hautblässe, Muskelzittern, aber gleichzeitig auch mit Speichelfluß, Appetit und Schlafbedürfnis. Besonders eindrücklich dokumentiert sich die amphotone Reaktion an doppelt vegetativ innervierten Organen, wie z. B. an der Pupille. Normalerweise ist bei konstanter Beleuchtung die Größe der Pupille der unmittelbare Ausdruck der Gleichgewichtslage zwischen parasympathischem und orthosympathischem Tonus. Dieses Gleichgewicht ist aber nicht fix eingestellt, sondern schwankt und die Pupille zeigt kurzzeitige und tageszeitliche Oscillationen. Sie ist durch zwei „lockere Zügel" (ortho- und parasympathische Innervation) im oscillierenden Gleichgewicht gehalten. Beim Übergang aus dem Tiefland auf die Höhe des Jungfraujoches werden sowohl die kurzzeitigen Schwankungen wie auch der Tagesrhythmus sehr gering und es kommt zu einer deutlich meßbaren „Versteifung" der Pupille. Sie ist die Folge der Tonuserhöhung der ortho- und parasympathischen Innervation, oder um das Bild der Zügel zu gebrauchen, die Folge eines „Aufnehmens" beider Zügel *(Amphotonie)*. Bei längerem Aufenthalt in der Höhe verschwindet die Amphotonie. Gleichzeitig nimmt die ergotrope Komponente, die zuerst das Übergewicht hatte, ab, und zwar im gleichen Maß, wie die Akklimatisation zunimmt.

Eine vegetative „Umstimmung" bei leichtem Sauerstoffmangel kann nach 3 Richtungen erfolgen: 1. Zunahme des ergotropen Tonus; 2. Dämpfung des histiotropen Tonus; 3. amphotone Zunahme des ergotropen und histiotropen Tonus. Wahrscheinlich gilt das gleiche auch für die histiotrop dominierte Reaktionsweise, obgleich dort die amphotonische Reaktion noch nicht beschrieben wurde.

2. Wirkungen des leichten Sauerstoffmangels.

Jede Klimaveränderung, und das gilt ganz besonders für den Übergang vom Tiefland zum Höhenklima, führt zu einer *Umstellung* (Akkommodation) und nach einiger Zeit zu einer *Anpassung* (Akklimatisation). Für die Höhenwirkung ist in erster Linie die Abnahme des Sauerstoffpartialdruckes in der Luft maßgebend, in zweiter Linie wirken aber auch noch andere Faktoren mit, unter denen die Abnahme der Luftfeuchtigkeit, die Zunahme der Bestrahlung, besonders im Ultraviolettgebiet, die Abnahme der Kondensationskerne in der Luft und die Abnahme der Temperatur genannt seien. Leichter Sauerstoffmangel tritt von 2500 m an bis 5000 m auf, schwerer Sauerstoffmangel von 5000 m an. Die Akklimatisation kann bei genügend langsamer Anpassung bis zu 8000 m die Wirkung des Sauerstoffmangels kompensieren. Die Akkommodation kann bei sehr raschem Aufstieg noch bis 3500 m wirksam sein, reicht dann aber nicht mehr aus, und es entsteht das Bild der Bergkrankheit — immer ein

Zeichen ungenügender Kompensation. Passive Beförderung in die Höhe verschiebt diese Grenzen nach unten, aktiver Aufstieg begünstigt die Akklimatisation und verschiebt die Grenzen nach oben. Auf dem Jungfraujoch (3500 m) spürt ein Bergsteiger, der aktiv die Höhe erreicht hat, überhaupt keine Beschwerden, der Tourist hingegen, der mit der Bahn herauffährt, kann je nach individueller Veranlagung Symptome bis zur akuten Bergkrankheit aufweisen. Im Himalaja ist beim langsamen Aufstieg am Berg die Akklimatisation bis über 8000 m gesichert, ein Flieger, der auch bei Gewöhnung, ohne Sauerstoffmaske auf 8000 m aufsteigt, setzt sich größten Gefahren aus.

Maßgebend für den menschlichen Körper in der Höhe ist die *Sauerstoffspannung* in den Alveolen und der entsprechende Wert der Kohlensäure. Bevor die Verhältnisse bei schwerem Sauerstoffmangel diskutiert werden, soll über die zahlreichen Versuche berichtet werden, die neuerdings bei leichtem Sauerstoffmangel auf dem Jungfraujoch von der schweizerischen Arbeitsgemeinschaft durchgeführt wurden. Der mittlere Barometerdruck auf Jungfraujoch ist 500 mm Hg, also $^2/_3$ des Normaldruckes. Der Sauerstoffpartialdruck der Außenluft ist

$$p = \frac{20,8}{100} \cdot 500 = 104 \text{ mm Hg}$$

gegenüber 158 mm Hg bei Normaldruck von 760 mm Hg. (Die Sauerstoffkonzentration der Luft ist in der Troposphäre höhenunabhängig 20,8%.) Maßgebend für den Körper ist aber die *alveoläre* Sauerstoffspannung, die durch die Befeuchtung der Luft und den toten Raum in den Atmungswegen niedriger wird als der Sauerstoffpartialdruck in der Außenluft.

Die Atmungsgröße bestimmt die Verhältnisse in der Alveole. Im Tiefland ist die Kohlensäure der Regulator der Atmung, aber bei herabgesetztem Sauer-

Tabelle 3. *Berechnung der Kohlensäurespannung (P_{CO_2} alv.) in der Alveole, aus dem respiratorischen Quotienten (zu 0,83 angenommen) und der alveolären Sauerstoffspannung.* Vergleich der berechneten Werte mit den bestimmten Werten der alveolären Kohlensäurespannung bei verschiedenen Barometerdrucken. (Nach WILBRANDT und SOMMER 1944.)

	Millimeter Barometerdruck	P_{O_2} alveolär	P_{CO_2} alveolär	
			bestimmt	berechnet
I. Werte verschiedener Expeditionen, nach der Zusammenstellung von BARCROFT (1927)	750	100,0	40,0	38,2
	700	92,0	37,7	36,6
	650	84,3	35,4	34,6
	600	76,2	33,1	32,6
	550	68,4	30,8	31,7
	500	60,5	28,5	38,6
	450	52,6	26,5	25,9
II. Werte von FITZGERALD (1912)	760	100,0	40,0	40,2
	680	86,0	38,0	38,7
	600	73,0	36,0	35,3
	520	61,0	32,0	31,0
	440	51,0	26,0	25,5
III. Werte der Internationalen Chile-Expedition 1935 (DILL, CHRISTENSEN und EDWARDS 1936)	429	46,9	28,0	27,1
	401	42,3	25,6	26,0
	356	37,7	21,4	22,0

Sämtliche Werte sind Mittelwerte. Bei I. und II. wurde die Mittelung so vorgenommen, daß der Berechnung nicht die Meßpunkte, sondern die Punkte der gemittelten Kurve zugrunde gelegt wurde. Die Werte von III. sind die Mittelwerte aus 9—13 Bestimmungen auf derselben Höhe.

stoffpartialdruck gewinnt der Sauerstoff bzw. der Sauerstoffmangel *langsam* Einfluß auf die Atmungsregulation. Die Forschungsstation Jungfraujoch liegt gerade an der Grenze, an der sich diese Umstellung in der Atmungsregulation vollzieht und bietet daher ausgezeichnete Möglichkeiten für das Studium der Verhältnisse.

Über die Größe der Sauerstoffspannung in der Alveolarluft und der Kohlensäurespannung bei verschiedenen Barometerdrucken orientiert Tabelle 3, nach WILBRANDT und SOMMER (1944).

Auf dem Jungfraujoch betrug der Mittelwert für die alveoläre Sauerstoffspannung 64 mm Hg und die alveoläre Kohlensäurespannung 29,5 mm Hg. Dabei war die Atmung um 20–30 %, je nach individueller Veranlagung *gesteigert*. Wie ist es möglich, daß die Atmung bei erniedrigter Kohlensäurespannung gesteigert ist? Im Atemzentrum erfolgt eine Umstellung und Anpassung, die durch den leichten Sauerstoffmangel ausgelöst wird und sogar bei der Rückkehr ins Tiefland bestehen bleibt. BECKER-FREYSENG, LOESCHCKE, LUFT und OPITZ (1943) fanden bei der Rückkehr vom Jungfraujoch nach Berlin noch nach Wochen erniedrigte Werte für die alveoläre Kohlensäurespannung und im akuten Hypoxieversuch eine gesteigerte Erregbarkeit des Atemzentrums. (Fortdauernde Akklimatisation, sie wurde von VERZÁR (1952) als „retained adaptation" bezeichnet.) Der

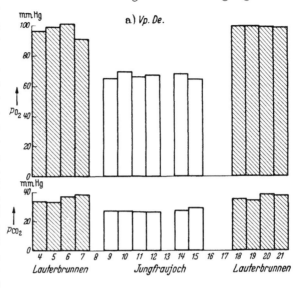

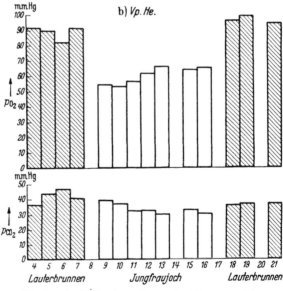

Abb. 1 a u. b. Zwei extreme Typen der Atmungsumstellung auf Jungfraujoch. a (Versuchsperson De.): sofortige Umstellung; b (Versuchsperson He.): allmähliche Umstellung.

Sauerstoffmangel führt primär zu einer solchen Steigerung der Erregbarkeit des Atemzentrums, daß Kohlensäure abgeraucht wird und sich die alveoläre Kohlensäurespannung auf einen um 20 % niedrigeren Wert einstellt, der der Atmungssteigerung um 20—30 % entspricht. Als Regulator der Atmung ist bei dieser Umstellung der Sauerstoffmangel an die Seite der Blutkohlensäure getreten.

Tabelle 4. *Schematische Darstellung der Wirkungen des leichten Sauerstoffmangels und der Höhe, nach den Messungen auf dem Jungfraujoch, 3500 m ü. M.*

		Umstellung	Anpassung	Nachperiode
Blut	Gesamtblutmenge (zirkulierend)	erhöht	erhöht	erhöht
	Plasmamenge (zirkulierend)	erhöht	normal	erhöht
	Erythrocyten	erhöht	erhöht	erhöht
	osmotische Resistenz der Erythrocyten	erhöht und erniedrigt [1]	erhöht	wenig erhöht
	Leukocyten	erhöht	erhöht	normal
	Eosinophile [2]	erniedrigt	erniedrigt	normal
	Thrombocyten [2]	erhöht	erhöht	normal
	Gerinnungszeit	normal	verlängert	normal
	Alkalireserve	abfallend	erniedrigt	ansteigend
	Blut-p_H	erhöht	abfallend	erniedrigt
	Prothrombinspiegel	normal	erniedrigt	normal
	Fibrinogen	erhöht	wenig erhöht	normal
	Blut-Milchsäure	erniedrigt	normal	normal
	Blutzucker	wenig erhöht	normal	normal
	Glucosetoleranz	erhöht	erhöht	normal
	Blutbilirubin	erhöht	erhöht	erhöht
Atmung	alveoläre Kohlensäure	erniedrigt	erniedrigt	normal
	alveolärer Sauerstoff	erniedrigt	erniedrigt	normal
	Atemfrequenz	wenig erhöht	normal	normal
	Atemtiefe	wenig erhöht	normal	normal
	Ventilation	erhöht	wenig erhöht	normal
	Empfindlichkeit des Atemzentrums gegen CO_2	erhöht	erhöht	normal [3]
	Fähigkeit, den Atem anzuhalten	normal	normal	normal
	Rhythmische Atmung (Cheyne-Stokes-Typus	im Schlaf vorhanden	fehlt	fehlt
	Thoraxvolumen [4]	erhöht	erhöht	normal
	Vitalkapazität	erniedrigt	normal	normal
Kreislauf	Herzfrequenz	erhöht	erhöht	normal
	Schlagvolumen [5]	—	—	—
	Minutenvolumen [5]	—	—	—
	Coronardurchblutung [5]	—	—	—
	Elektrokardiogramm [5]	—	—	—
	Blutdruck	normal	normal	normal
	Pulswellengeschwindigkeit	erhöht	normal	normal
Stoffwechsel	Grundumsatz	normal	wenig erhöht	normal
Magen	Sekretion	vermindert	normal	normal
	freie Salzsäure	vermindert	normal	normal
Ausscheidung	Harnmenge	vermehrt	normal	normal
	Gesamtsäure	vermindert	normal	erhöht
	Ammoniak	vermindert	normal	erhöht
	Bicarbonat	erhöht	normal	normal
	p_H	erhöht	normal	vermindert
	Urobilinogen	erhöht	erhöht	erhöht

[1] Es sind zwei Populationen von Erythrocyten zu unterscheiden, eine mit erhöhter, die andere mit erniedrigter Resistenz; vgl. Wilbrandt und Herrmann (1944).
[2] Die Reaktion ist gleich, wie nach Injektion von ACTH; vgl. Koller (1953).
[3] Bei längerem Aufenthalt auf dem Jungfraujoch bleibt eine erhöhte Empfindlichkeit bestehen; vgl. Becker-Freyseng, Loeschcke, Luft und Opitz (1942).
[4] Sog. 3. Form der Atmungsregulation nach Verzár (1952).
[5] Wurde nicht untersucht. Das Minutenvolumen ist aber sicher erhöht.

Tabelle 4. (Fortsetzung.)

		Umstellung	Anpassung	Nachperiode
Sinnesorgane:	Akkommodation	—	—	—
Auge	Gesichtsfeld	normal	normal	normal
	Reizschwelle der Retina	vermindert	vermindert	normal
	Dunkeladaptation	normal [1]	normal	normal
	Ophthalmotonus	normal	erniedrigt	normal
	Arterieller Netzhautdruck	erhöht	erhöht	normal
	Bulbuslage in der Orbita	leichter Exophthalmus [2]	—	normal
	Pupillenweite	Höhenmioma [3]	—	—
	Pupillenreflex	gesteigert	gesteigert	normal
Ohr	Hörschwellen	—	—	—
Geschmack	Geschmacksschwelle für			
	bitter	erniedrigt	erniedrigt	normal
	sauer	erniedrigt	erniedrigt	normal
	salzig	erniedrigt	erniedrigt	normal
	süß	erniedrigt	erniedrigt	normal
Tastsinn	Schwelle	erniedrigt	erniedrigt	normal
Drucksinn	Schwelle	erniedrigt	erniedrigt	normal
Muskeltonus		leicht erhöht	erniedrigt	erhöht
Chronaxie und Rheobase	motorische Nerven	normal	normal	normal
	sensible Nerven		{ Chronaxie erhöht, Rheobase erniedrigt }	normal
Patellarreflex	Ruheschwelle	erniedrigt	erniedrigt	normal
	Arbeitsschwelle [4]	erniedrigt	erniedrigt	normal
Haltungsreflexe	Gleichgewichtsbewegungen	vermindert	vermindert	normal
Reaktionszeit		verkürzt	verkürzt	normal

[1] Eine statistisch gesicherte Verminderung der Schwelle des Endwertes wurde gefunden, die auf die erniedrigte Reizschwelle der Retina zurückgeführt wird; vgl. POSTERNAK (1948).

[2] Vor allem ist die Dämpfung der rhythmischen Schwankungen der Bulbuslage auffallend; vgl. WIESINGER (1948).

[3] Die erhöhte Empfindlichkeit der Retina bedingt das Höhenmioma bei standardisierter Beleuchtung der Pupille. Auffallend ist die Dämpfung der rhythmischen Schwankungen in der Höhe; vgl. WIESINGER und WERNER (1948).

[4] Die Arbeitsschwelle ist niedriger und in der Höhe zusätzlich erniedrigt.

Um ein Bild zu vermitteln, wie die Umstellung individuell verschieden sein kann, sei in Abb. 1a und b die Messung von WILBRANDT und SOMMER (1944) an zwei verschiedenen Typen der Atmungsumstellung auf dem Jungfraujoch wiedergegeben.

Bei rascher Umstellung in der Höhe ist die Nachwirkung klein, bei langsamer Umstellung ist sie groß, so daß man auf eine Art individueller Zeitkonstante, die die Umstellungsgeschwindigkeit des Atemzentrums beeinflußt, schließen darf.

Die Abnahme des Sauerstoffpartialdruckes auf 64 mm Hg hat eine Abnahme der Sauerstoffsättigung des arteriellen Blutes zur Folge. Je nach Individuum schwankt diese um den Wert von 80%. Sie wird durch die Reduktion der alveolären Kohlensäurespannung von 40 auf 30 mm Hg günstig beeinflußt, da die Sauerstoffdissoziationskurve bei abnehmender Kohlensäurespannung nach „links" (d. h. im Sinne höherer Sauerstoffsättigung bei niedrigerer Sauerstoffspannung) verschoben wird.

Die Verminderung der Sauerstoffspannung im Blut hat beim Menschen eine Reihe von Umstellungsreaktionen, Anpassungsreaktionen und fortdauernden

Reaktionen zur Folge, die hier nicht im einzelnen besprochen werden können. In Tabelle 4 ist der Versuch gemacht, die Ergebnisse von FLEISCH, GRANDJEAN, v. MURALT, VERZÁR und ihren Mitarbeitern in einer ganz knappen Übersicht zusammenzufassen. Eine solche Übersicht ist für den Kliniker vielleicht nützlich. Wie alle Schematisierungen entspricht sie den tatsächlichen Beobachtungen nur ganz mangelhaft und der interessierte Leser muß daher auf die 5 „Klimahefte" (1944, 1945, 1948a und b, 1952) verwiesen werden.

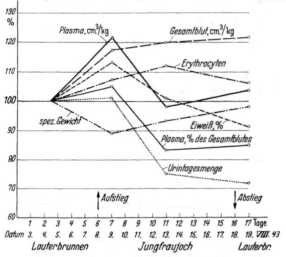

Abb. 2. Prozentuale Änderung der verschiedenen Blutwerte sowie der Tagesmenge und des spezifischen Gewichtes des Urins. Erster Talwert = 100%.
↑ = Aufstieg, ↓ = Abstieg. (Nach WIESINGER 1944.)

In der Kolonne „Umstellung" sind die Reaktionen verzeichnet, die beim Übergang in das Höhenklima des Jungfraujoches in den ersten 3 Tagen beobachtet werden (Periode der Umstellung). In der Kolonne „Anpassung", ist die Reaktionsweise vermerkt, die sich in 5—10 Tagen als Akklimatisation ausbildet und meist bei längerem Höhenaufenthalt bestehen bleibt. Unter „Nachperiode" sind die Reaktionen bzw. fortdauernden Anpassungen nach Rückkehr ins Tiefland verzeichnet.

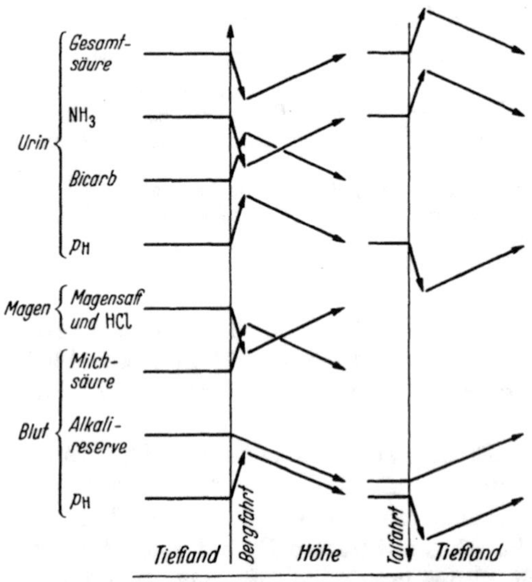

Tabelle 4 gibt eine Übersicht und kann dem Uneingeweihten auf den ersten Blick nicht zeigen, welche, immerhin bemerkenswerten *neuen* Befunde bei leichtem Sauerstoffmangel auf dem Jungfraujoch erhoben wurden. Um diese Besonderheiten hervorzuheben, sollen die wichtigsten Ergebnisse in einigen Abbildungen noch einmal gezeigt werden, weil darin ganz besonders auch der Zeitverlauf deutlich wird.

Abb. 2 zeigt den Verlauf der Veränderungen im Blut, wobei die im Tiefland gefundenen Mittelwerte (Lauterbrunnen, in der Abbildung abgekürzt „L.") mit 100% eingesetzt sind. Beim Übergang auf die Höhe des Jungfraujoches (in der Abbildung

Abb. 3. Schematische Darstellung der Alkalose-Symptome nach der Bergfahrt und der Acidose-Symptome nach der Talfahrt. [Nach GRANDJEAN, E.: J. Physiol. **40**, 58 (1948).]

abgekürzt „J.") ist die sofortige Erhöhung der zirkulierenden Blutmenge auf 118% und die mit längerem Höhenaufenthalt noch weiter erfolgende Zunahme bis auf 120% auffallend. Das Blutplasma allein betrachtet zeigt ein scharfes Maximum von etwas mehr als 120% am Anfang, fällt dann aber auf die Norm zurück, während die Erythrocyten ständig in der Höhe bis auf etwa 112 % ansteigen. Die anfängliche Erhöhung des Eiweißgehaltes des Blutplasmas und die Abnahme des spezifischen Gewichtes des Harns erklären die rasche Erythrocytenzunahme als Folge der „Eindickung" des erhöhten zirkulierenden Blutvolumens.

Interessant ist die Verschiebung bei Rückkehr ins Tal („L."), wo die Gesamtblutmenge ungefähr gleich bleibt, der Eiweißgehalt des Blutplasmas sinkt und die Urinmenge nur noch 70 % beträgt.

Abb. 3 gibt eine Übersicht über den Verlauf der Änderungen im Urin, bei der Magensekretion und im Blutchemismus. Die Abbildung ist im Gedanken an die durch die leichte Hyperventilation entstandene respiratorische Alkalose (Akapnie) zu betrachten. Das Blut-p_H nimmt wegen der Erniedrigung der Kohlensäurespannung anfänglich zu und die Magensekretion wird in der Menge und auch in bezug auf Salzsäure kompensatorisch eingeschränkt. Durch Ausscheidung eines relativ alkalischen Harns mit erhöhtem Bicarbonatgehalt, verminderter Gesamtsäure- und Ammoniakausscheidung kommt es zu einer beinahe vollständigen Kompensation: das Blut-p_H wird fast normal, die Alkalireserve im Blut sinkt und nach erreichter Akklimatisation wird auch die Ausscheidung normal. Erst bei der Rückkehr ins Tiefland kommt es zu erneuter Störung des Gleichgewichtes, wobei alle Reaktionen gegenläufig zur Höhenumstellung erfolgen.

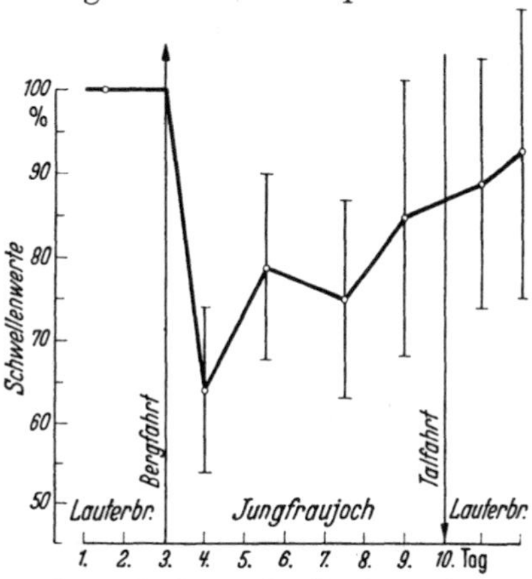

Abb. 4 zeigt den sehr bemerkenswerten Befund, daß die Schwellen für den Drucksinn bei leichtem Sauerstoffmangel *erniedrigt* und *nicht*, wie man bisher stillschweigend annahm, leicht erhöht sind. Damit hat es sich gezeigt, daß nicht nur die Empfindlichkeit des Atemzentrums gegenüber Kohlensäure bei leichtem Sauerstoffmangel erhöht ist, sondern daß es sich um eine ganz allgemein feststellbare

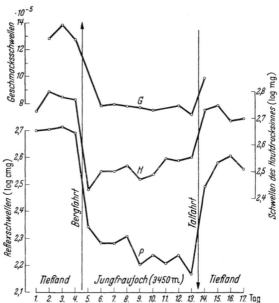

Abb. 4. Mittelwerte der Druckschwellen von allen 12 Versuchspersonen einer Expedition. Der Ausgangswert in Lauterbrunnen wird als 100 % angenommen und die auf Jungfraujoch gefundenen Werte in Prozent dazu berechnet. Die vertikalen Linien geben den mittleren Fehler ε des Mittelwertes an. (Nach Grandjean 1944.)

Abb. 5. Reizschwellen des Geschmacksinnes G (Mittel von 8 Versuchspersonen), des Hautdrucksinnes H (Mittel von 32 Versuchspersonen) und des Patellarsehnenreflexes P (Mittel von 26 Versuchspersonen). (Nach Grandjean 1944.)

Tatsache handelt, die erstmals von Fleisch, Grandjean und ihren Mitarbeitern (1944, 1948) in ihrer allgemeinen Bedeutung gemessen und gewürdigt worden ist. Abb. 5 zeigt das Verhalten des Geschmacksinnes, des Hautdrucksinnes und

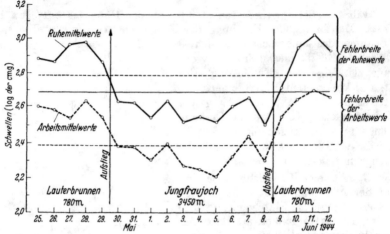

Abb. 6. Mittelwerte der Reizstärke zur Auslösung des Patellarsehnenreflexes bei Ruhe und bei körperlicher Arbeit (6 Versuchspersonen).

des Patellarsehnenreflexes und auch hier ist diese neu entdeckte *Zunahme* der Erregbarkeit sehr deutlich. Abb. 6 zeigt die Einzelheiten für den Patellar-

sehnenreflex bei Ruhe und bei Arbeit, wobei die durch den leichten Sauerstoffmangel verursachte Erhöhung der Erregbarkeit in beiden Fällen gleich groß ist. Abb. 7 zeigt das Verhalten der 4 Geschmacksqualitäten gesondert.

Abb. 8a gibt Aufschluß über die besonderen Verhältnisse an der Pupille, die mit anderen Beobachtungen auf dem Gebiete der Herzsteuerung zu der Feststellung geführt haben, daß bei leichtem Sauerstoffmangel eine *Amphotonie*, d. h. ungefähr gleichmäßige Steigerung der ergotropen *und* histiotropen Tonuskomponenten entsteht. Die Fläche der standardisiert belichteten Pupille nimmt in der Höhe von 14 mm² auf 12 mm² ab *(Höhenmioma)*, wofür in erster Linie die Erhöhung der Empfindlichkeit der Retina verantwortlich zu machen ist. Die Abnahme der Oscillationen der Tagesrhythmen (Abb. 8b) und der kurzzeitigen

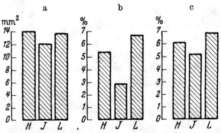

Abb. 7. Mittlere Schwellenkonzentrationen der 4 Geschmacksqualitäten bei einer Expedition. (Nach GRANDJEAN 1948.)

Abb. 8a—c. a Pupillenweite im Mittelwert von 10 Versuchspersonen in Hofwil (*H*), Jungfraujoch (*J*) und Lauterbrunnen (*L*). b Tagesrhythmen im Mittelwert von 10 Versuchspersonen in Hofwil (*H*), Jungfraujoch (*J*) und Lauterbrunnen (*L*). c Oscillationen im Mittelwert von 10 Versuchspersonen in Hofwil (*H*), Jungfraujoch (*J*) und Lauterbrunnen (*L*). (Nach WERNER und WIESINGER 1948.)

Oscillationen (Abb. 8 c) zeigt aber die „Versteifung" der vegetativen Steuerung, d. h. die Tonuserhöhung in der ortho- und parasympathischen Innervation.

Zusammenfassend kann gesagt werden, daß der leichte Sauerstoffmangel als Gefahr vom menschlichen Körper mit einer *Erhöhung* der Leistungsfähigkeit, ganz besonders auf zentralnervösem Gebiet beantwortet wird. Er stellt eine Notfallssituation im Sinne von W. CANNON dar und kann, wenn er nicht zu stark wird, im Körper Umstellungs- und Anpassungsmechanismen auslösen, die die Belastung vollständig kompensieren. Charakteristisch ist die Tonuserhöhung auf beiden Seiten (Ortho- und Parasympathicus), mit einem Vorwiegen der ergotropen Reaktionsweise im Zeitpunkt der Höhenumstellung.

III. Erkrankungen durch ungenügenden Sauerstoffpartialdruck der eingeatmeten Luft.

Ätiologie. MACFARLAND (1937) hat als Grenze einer vollständigen und dauernden Höhenanpassung 5300 m angegeben. Bis zu dieser Höhe kann der Mensch dauernd in Siedlungen leben. In den Anden von Südamerika und in Indien ist das auch der Fall. Kurzzeitig haben Bergsteiger die 8000 m-Grenze überschritten und in Hochlagern auf 6000 und 7000 m gelebt. Hier handelt es sich aber um sportliche Sonderleistungen besonders ausgesuchter Leute, mit einer Leistungsdauer von mehreren Wochen, aber nicht länger. Von einer Höhe von 5000 m an tritt ein merklicher Sauerstoffmangel auf und gleichzeitig eine stärkere Abnahme der Kohlensäurespannung im Blut. Abb. 9 (nach LUFT 1941) orientiert über den Abfall der Sauerstoff- spannung und Kohlensäurespannung in den Alveolen. Bei 5000 m beträgt die Sauerstoffspannung 43 mm Hg und die Kohlensäurespannung 27 mm Hg und damit entsteht im Blut ein merkbarer Sättigungs- verlust.

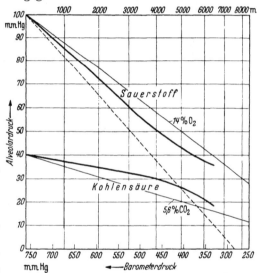

Abb. 9. Sauerstoff- und Kohlensäuredruck in den Alveolen beim Höhenaufenthalt [nach Meßwerten der Literatur und eigenen Beobachtungen (———)]. Verhalten bei gleich- bleibender Lungenventilation (37° feucht). Verhalten bei Steigerung der Lungenventilation, so daß das reduzierte Atemvolumen (0° trocken 760 mm Hg) gleichgehalten wird (———, 14% O₂ und 5,6% Co₂). (Nach LUFT 1941.)

In der Abbildung ist außerdem zur Orientierung eingezeichnet, wie die be- trachteten Größen abnehmen, wenn die Lungenventilation keine Steigerung erführe und unter der Annahme, daß das reduzierte Atemvolumen konstant bleibe, als Folge einer (nur theoretisch denkbaren) kompensatorischen Atmungs- steigerung. Man sieht, daß die tatsächlich beobachteten Werte zwischen den beiden Grenzlinien liegen.

Je nach der Geschwindigkeit, mit der ein Mensch dem verminderten Sauer- stoffpartialdruck ausgesetzt wird, unterscheidet man mit OPITZ (1941):

1. Chronische Hypoxie, wie sie beim Höhenaufenthalt entsteht.

2. Schnell eintretende Hypoxie, wie sie beim Flugzeugaufstieg oder beim Unter- druckkammerversuch oder beim Versagen von Sauerstoffrettungsgeräten entsteht.

3. Akute Hypoxie, wie sie beim Ausfall eines Sauerstoffgerätes in großer Höhe oder beim plötzlichen Einatmen sauerstoffarmer Gemische entsteht.

Die chronische Hypoxie kann bis zu der Grenze von 5300 m durch die Höhen-anpassung vollständig kompensiert werden. Die schnell eintretende Hypoxie kann durch die Höhenumstellung bis zu Höhen von 5000—7000 m (je nach Ver-anlagung) gedämpft werden und die akute Hypoxie zeigt, wie groß die Reserven im Körper sind (Zeitreserveversuch von STRUGHOLD 1939) und wie weit rasche Umstellungen sie ergänzen können. Abb. 10 (nach STRUGHOLD 1941) zeigt, wie die akute Hypoxie nach Unterbrechung der Sauerstoffatmung sich zeitlich aus-wirkt. Bei 7000 m wird die kritische Schwelle nach 12 min, bei 10000 m schon nach 1 min erreicht.

Die Frage, ob Luftatmung und Atmung von reinem Sauerstoff bei gleichem Partialdruck des Sauerstoffes verschiedene Wirkungen haben, wurde zwar diskutiert, kann aber heute als endgültig erledigt betrachtet werden. Bei gleicher Sauerstoff-spannung tritt gleiche Hypoxie auf, unabhängig davon, ob Luft oder Sauerstoff geatmet wird. Die Druckgrenze für reine Sauer-stoffatmung wird mit 12000 m angegeben.

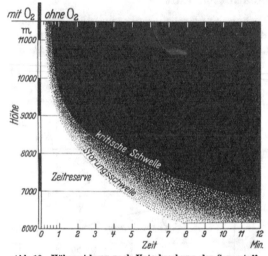

Abb. 10. Höhenwirkung nach Unterbrechung der Sauerstoff-atmung in dem Höhenbereich von 7000—11000 m (nach Unter-druckkammerversuchen an Personen von durchschnittlicher Höhenfestigkeit). [Nach H. LUFT, E. OPITZ und H. STRUGHOLD: Luftfahrtmed. 5, 72 (1940).]

Symptomatologie. BENZINGER (1941) hat eine langsam und eine schnell verlaufende Form der Erkrankung an Sauerstoffmangel unterschieden: die *Bergkrankheit* in großen Höhen und die *akute Höhenkrankheit* der Flieger. Ich kann mich dieser Einteilung nicht anschließen und fasse die rasch auftretenden und die langsamer auftretenden Symptome zu-sammen unter einem Begriff: *Höhenkrankheit*.

Als Höhenkrankheit („Bergkrankheit") bezeichnet man das plötzliche Auf-treten von Kopfschmerzen, Unwohlsein, Erbrechen und Bewußtlosigkeit, das sowohl beim passiven Transport in große Höhen durch Auto, Bahn oder Flug-zeug, wie auch beim aktiven Aufstieg über 3500 m beobachtet werden kann. Sehr empfindliche Menschen spüren schon von 1500 m an die ersten Anzeichen, besonders in der Form von Kopfschmerzen und Schlaflosigkeit, unempfindliche Menschen können ohne Beschwerden bei Akklimatisation bis zu 8000 m vor-stoßen, ohne der Höhenkrankheit zu verfallen. Diese große individuelle Breite der Resistenz ist schuld daran, daß manche Autoren die Höhenkrankheit als solche ablehnen. Für denjenigen, der sie oft gesehen hat, besteht kein Zweifel, daß es sich um eine als Krankheitsbild eindeutig umschreibbare Reaktion des Menschen auf die besonderen Bedingungen der großen Höhe handelt, wobei der Sauerstoffmangel als auslösender Faktor im Vordergrund steht (was PAUL BERT sehr klar erkannt hat), der heute aber nicht mehr als einziger Faktor betrachtet werden darf.

Die erste Schilderung der „Bergkrankheit" hat JOSÉ DE ACOSTA im Jahre 1596 veröffentlicht in seiner Historia Natural y Moral de las Indias, in der seine Erfahrungen in den Anden von Südamerika niedergelegt sind. ALEXANDER v. HUMBOLDT hat im 18. Jahrhundert als nächster die „Bergkrankheit" aus eigener Anschauung beschrieben. Beim Versuch, den Chimborasso zu besteigen, ist HUMBOLDT bis zu einer Höhe von 5800 m vorgestoßen und hatte Gelegenheit, die Wirkung dieser Höhe auf den Menschen zu beobachten. Die eingehendste Beschreibung verdanken wir aber JOSEPH BARCROFT (1927), der besonders auf der Fahrt mit der Zentraleisenbahn von Peru in Ticlio (4900 m) in den Anden seine mit Humor gewürzten Beobachtungen über das Befinden seiner Mitreisenden als Opfer der sog. ,,Soroche" anstellte. Er hat klar erkannt, daß die mangelnde Sauerstoffversorgung des Zentralnervensystems der wesentliche Faktor ist und daß die ,,Bergkrankheit" (Soroche) akut dann auftrat, wenn durch Muskelarbeit oder durch Kälte Sauerstoff in anderen Kreislaufgebieten zusätzlich verbraucht wurde.

Die ersten Anzeichen sind in der Regel Blässe und Schweißausbruch, verbunden mit einem hohen, fliegenden Puls und einer auffallenden Apathie. Durch die Cyanose der Schleimhäute, die cyanotische Farbe der Fingernägel und den meist ausgeprägten Enophthalmus wird der plötzliche ,,Verfall" des Patienten noch unterstrichen. Die Kopfschmerzen können dem Anfall vorausgehen oder folgen. In der Regel kommt es bald zu Nausea und Erbrechen, wobei oft durch das Aufstehen aus sitzender oder liegender Stellung akut eine Ohnmacht ausgelöst wird. Erfolgt aber der Anfall im Aufstieg auf einer Tour, so ist Atemnot, Nachlassen der Leistung, Mattigkeit und Herzklopfen im Beginn und Nausea und Ohnmacht am Ende. Kommen die Patienten wieder zu sich, so frieren sie sehr stark, haben das Gefühl abgestorbener Extremitäten und sind zu körperlichen Leistungen außerstande. Bei großem Schlafbedürfnis kommt es zu einem sehr unruhigen, von starken Beklemmungsgefühlen gestörten Schlaf, bei dem fast immer CHEYNE-STOKES-Atmen (rhythmische Atmung) beobachtet wird. Durch tiefe Seufzer versucht sich der Patient Luft zu schaffen. Bei Frauen in der prämenstruellen Phase tritt die Periode vorzeitig mit starken Blutungen auf, die bis zu eigentlichen Hämorrhagien werden können. Erfolgt der Übergang in große Höhen außerhalb der prämenstruellen Phase, so kommt es zu einem Ausfall der Periode und bei langem Höhenaufenthalt zur völligen Amenorrhoe (MÜLLER 1938).

Das psychische Verhalten gleicht auffallend den verschiedenen Phasen der Alkoholintoxikation, beginnend mit Euphorie und Überwertung der eigenen Leistungsfähigkeit, gefolgt von Streitsucht, Apathie, schwerer Ansprechbarkeit und Trübung des Sensoriums bis zu Delirien.

Bei Kreislaufinsuffizienz können lebensbedrohende Kollapszustände entstehen und große Höhen müssen von allen Herzpatienten unbedingt gemieden werden. Sehr oft ist das Auftreten der Höhenkrankheit in Höhen von 2000 bis 3000 m ein sicherer Hinweis auf eine latente Coronarsklerose. Die amphotone Reaktion mit ihren wechselnden Phasen belastet das Herz mehr als die anderen Organe.

Die Erhöhung des Orthosympathicustonus in der Höhe kann bei Prostatahypertrophie zum ersten akut auftretenden Anfall von Retention mit allen unangenehmen Folgen führen, wenn keine Katheter zur Hand sind.

Nasenbluten, Hämorrhagien, Darmblutungen treten oft als Begleiterscheinung der Höhenkrankheit auf. Die Blutgerinnung ist nur wenig verändert und die Erscheinungen müssen auf eine Verminderung der ,,Capillarresistenz" zurückgeführt werden.

Pneumonien in großer Höhe sind immer lebensbedrohend. Die Patienten müssen unter Einsatz aller Mittel in das Tiefland verbracht werden.

Tabelle 5. *Schematische Darstellung der Wirkungen des schweren Sauerstoffmangels, nach der gesamten Literatur.*

		Akute Hypoxie	Chronische Hypoxie
Blut	Gesamtblutmenge	erhöht	erhöht
	Erythrocyten	erhöht	erhöht
	Reticulocyten	erhöht	normal [1]
	osmotische Resistenz der Erythrocyten	erniedrigt [2]	erhöht
	Leukocyten	erhöht	normal
	Thrombocyten	erhöht	erhöht
	Gerinnungszeit	verkürzt	wenig verkürzt
	Alkalireserve	normal	erniedrigt
	Blut-p_H	erhöht	normal
	Blut-Milchsäure		
	a) Ruhe	erniedrigt	normal
	b) Arbeit	erhöht	erhöht [3]
	Blutzucker	wenig erhöht	normal
	Blutkalium	erhöht [4]	erhöht
	Bilirubin	erhöht	normal
Lymphe	Zirkulation	erhöht	erhöht
	Bildung	erhöht	erhöht
Cerebrospinal-Flüssigkeit	Druck	erhöht	erhöht
Atmung	alveoläre CO_2	erniedrigt	erniedrigt
	alveolärer O_2	erniedrigt	erniedrigt
	Atemfrequenz	erhöht	erhöht
	Atemtiefe	erhöht	erhöht
	Ventilation	erhöht	erhöht
	Chemoreceptorreflexe	erhöht	erhöht
	Empfindlichkeit des Atemzentrums gegen CO_2	erhöht	erhöht
	Fähigkeit, den Atem anzuhalten	normal	verkürzt
	Rhythmische Atmung (Cheyne-Stokes-Typus)	vorhanden	fehlt
	Thoraxvolumen	erhöht	erhöht [5]
	Vitalkapazität	erniedrigt	erhöht
Kreislauf	Herzfrequenz	erhöht	erniedrigt [6]
	Schlagvolumen	erhöht	erhöht
	Minutenvolumen	erhöht	erhöht
	Coronardurchblutung	erhöht	erhöht [7]
	Elektrokardiogramm		
	a) Überleitungszeit	verlangsamt	verlangsamt
	b) T-Zacke	unterdrückt oder invertiert	
	Blutdruck	erhöht	normal
Stoffwechsel	Grundumsatz	normal	normal
	Gesamtumsatz	erhöht	normal
Magen	Magensekretion	vermindert	normal
	Entleerung des Magens	verzögert	normal
	Motilität des Magens	gehemmt	normal

[1] Relativ zu der erhöhten Erythrocytenzahl.
[2] Ausschüttung aus den Blutspeichern.
[3] Wird aber in der Erholung schneller beseitigt.
[4] Kann durch Splanchektomie oder Adrenalektomie beseitigt werden.
[5] Sog. 3. Form der Atmungsregulation nach Verzár (1952).
[6] Bei Akklimatisation in großen Höhen tritt bis zu 7000 m eine Bradykardie auf und erst oberhalb dieser Grenze eine Tachykardie (Hartmann 1939).
[7] Auf die besonderen Verhältnisse der Ausschüttung von Hypoxie-Lienin bei Sauerstoffmangel sei besonders hingewiesen; vgl. Rein (1950).

Tabelle 5. (Fortsetzung.)

		Akute Hypoxie	Chronische Hypoxie
Darm	Peristaltik	gehemmt[1]	—
	Sekretion	—	—
Ausscheidung	Harnmenge	wenig beein-flußt[2]	normal
	Stickstoffausscheidung	vermindert	unsicher
Innere Sekretion	Nebennierenmark	erhöht	unsicher
	Nebennierenrinde	erhöht	unsicher
	Gonaden	vermindert	unsicher
	Schilddrüse	unsicher	unsicher
	Hypophyse	unsicher	unsicher
Nervensystem	Gehirn	vermindert	vermindert
	Gehirnpotentiale[3]	vermindert	vermindert
	Medulläre Zentren:		
	Atemzentrum	erhöht	erhöht
	Vasomotorenzentren	erhöht	erhöht
	Herzhemmungszentren	erhöht	erhöht
	Herzbeschleunigungs-zentren	erhöht	erhöht
	Brechzentrum	erhöht	erhöht
	Reaktionszeit	verlängert	verlängert
Sinnesorgane: Auge	Akkommodation	vermindert	—[4]
	Gesichtsfeld	vermindert	—
	Reizschwelle der Retina	erhöht	—
	Dunkeladaptation	verzögert und vermindert	—
Ohr	Hörschwellen	erhöht	normal
	obere Hörgrenze	vermindert	—
Geruch und Geschmack		vermindert	—
Tastsinn		vermindert	—

[1] Falls CO_2 Anreicherung vermieden wird.

[2] Im Tierversuch wird Oligurie gefunden; vgl. VAN LIERE (1942). Beim Menschen wurde Polyurie gefunden; vgl. ARMSTRONG (1939).

[3] Charakteristisch ist das Auftreten von großen δ-Wellen.

[4] Im Gegensatz zu der Untersuchung bei leichtem Sauerstoffmangel liegen hier fast gar keine brauchbaren Angaben vor.

Bestimmende Faktoren. Der Sauerstoffmangel wurde als Hauptfaktor für die Höhenkrankheit herausgestellt. Es zeigt sich aber immer mehr, daß noch andere Faktoren eine bestimmende Rolle spielen. Die starke Abhängigkeit des Auftretens der Höhenkrankheit von meteorologischen Faktoren ist auffallend. Nachdem das Vorkommen einer Kohlenoxydschicht in der Chemosphäre neuerdings erwiesen ist und der Transport von Ozon bei Frontwechseln aus der Chemosphäre in unsere Troposphäre sicher ist, muß daran gedacht werden, daß auch Kohlenoxyd aus der hohen Schicht heruntergebracht werden kann, so daß zum Sauerstoffmangel des Menschen in großer Höhe noch eine leichte Kohlenoxydvergiftung dazukommt. Wie stark Spuren von Kohlenoxyd die „Höhenfestigkeit" herabsetzen können, ist in der Luftfahrtmedizin eine bekannte Beobachtung.

Die Kälte der Höhenluft ist für die Sauerstoffsättigung des Blutes in der Lunge günstig (Linksverschiebung der Sauerstoffdissoziationskurve), sie setzt aber den Sauerstoffbedarf des Organismus herauf und führt zur Verlagerung des Blutes in den „Kern", wodurch die Bereitschaft zum „blassen" Kollaps nur gefördert wird.

Das gleiche gilt von der Wärme, die zu reaktiven Hyperämien in der Peripherie und Erhöhung der Kollapsbereitschaft mit „roter" Ohnmacht führen kann.

Die Höhenkrankheit tritt sehr oft nach begonnener Mahlzeit auf, da durch die Magensekretion eine Verschärfung der schon bestehenden relativen Alkalose im Blut entsteht. 5 g Bicarbonat auf leeren Magen in Höhen über 3000 m genossen, führen nach Resorption zum akuten Anfall von Höhenkrankheit und können sehr bedrohliche Zustände auslösen. Ammonchlorid erhöht die Höhenfestigkeit, ist aber für den Dauergebrauch wegen der Wirkung auf die Magen- und Darmschleimhäute nicht zu empfehlen.

Ekelstoffe, Hyperventilation und psychische Faktoren führen in der Höhe sehr leicht zu Nausea und damit zur Auslösung des Anfalles.

Ein bestehender latenter oder manifester Infektionsherd vermindert die Höhenfestigkeit stark und kann bei Menschen zur Höhenkrankheit führen, die sie bis dahin nur vom Hörensagen kannten, oder sogar die Existenz einer solchen Krankheit verneinten.

Eine plötzliche körperliche Anstrengung, wie Treppenlaufen, Tragen eines Verunglückten usw. bringt die Höhenkrankheit akut zum Ausbruch. Der zusätzliche plötzliche Sauerstoffbedarf verursacht eine akute Verschärfung der bestehenden Hypoxie und löst die Kette der Erscheinungen aus. Saure Stoffwechselprodukte, vor allem Milchsäure, gelangen bei gleicher Arbeitsleistung im Tiefland und in der Höhe bei Hypoxie vermehrt ins Blut, werden aber beim Adaptierten auch rascher durch Oxydation beseitigt. Wenn die plötzliche Ansäuerung des Blutes mit der starken Reizung des Atemzentrums und der Dyspnoe sicher eine Rolle für die Entstehung der Höhenkrankheit spielt, so ist doch viel mehr der Sauerstoffmangel der nervösen Zentren, der bei Arbeit plötzlich stärker wird, der Hauptfaktor.

Individuelle Ansprechbarkeit. Das individuelle Verhalten ist sehr verschieden. Es äußert sich schon in den leichten Symptomen. Die Mehrzahl der Menschen reagieren auf die Höhe in den ersten 3—5 Tagen mit Schlaflosigkeit und Beklemmungen in der Nacht bis zur erfolgten Höhenanpassung. Eine Minderheit fällt in der Höhe in schweren, traumlosen Schlaf, mit ausgesprochener Bradykardie und schwerer Weckbarkeit. Nur ganz wenige Menschen schlafen in der Höhe „normal".

Nach erfolgter Höhenanpassung ist der Schlaf in der Höhe eher ruhiger als im Tiefland. Der Basedowiker fühlt sich nach der Anpassung in der Höhe beruhigt und verliert seinen Tremor, die Tachykardie und die Schweißausbrüche. Patienten mit Hyperacidität der Magensekretion fühlen sich in großer Höhe wegen der Einsparung der Säuresekretion besonders wohl. Jugendliche Individuen sind bis zur Pubertät sehr „höhenfest"; von da an setzt rasch eine relativ große Empfindlichkeit ein, die von 30 Jahren an wieder abnimmt und im Alter, falls keine Komplikationen von seiten des Herzens oder Kreislaufs dazu kommen, bestehenbleibt. Die Belastung eines Gesunden mit einer akuten Hypoxie ist ein guter Test, um die Höhenfestigkeit zu bestimmen (vgl. Luft 1950).

Pathogenese. Es scheint uns heute, daß die Empfindlichkeit der nervösen Zentren auf Sauerstoffmangel das ganze Bild dominiert. *Leichter Sauerstoffmangel* führt zu einer Steigerung der Erregbarkeit, die auf der Seite der vegetativen Zentren die amphotone Reaktion auslöst und als Erhöhung der Erregbarkeit im ganzen Nervensystem zu messen ist. Die Folge der Steigerung der

Erregbarkeit des Atemzentrums ist die Abrauchung von Kohlensäure, die Verminderung der Kohlensäurespannung im Blut, die *Akapnie*. Es entsteht eine relative Alkalose, die regulatorisch zu einer durch die Nierenausscheidung herbeigeführten Senkung der Alkalireserve führt. Das Blut-p_H wird bei verminderter Kohlensäurespannung und herabgesetzter Alkalireserve mit der Anpassung wieder normal. *Schwerer Sauerstoffmangel* aber führt zu einer Herabsetzung der Erregbarkeit, die auf vegetativem Gebiet in einer Störung der Vasomotorik und erhöhter Kollapsbereitschaft merkbar wird, auf animal-nervösem Gebiet zu Apathie, Verlust der Urteilsfähigkeit und Verminderung der Erregbarkeit des gesamten Nervensystems führt. In den nervösen Zentren entstehen saure Stoffwechselprodukte des teilweise anaeroben Stoffwechsels, mikroskopisch nachweisbare Schäden und schließlich Dauerschäden. Die Schrift wird verändert, das Verhalten ist apathisch, das Sensorium getrübt. Die Sehschärfe nimmt ab, die Dunkeladaptation ist verzögert und erreicht nicht mehr den normalen Endwert. Die Hörschwelle steigt an und die obere Hörgrenze sinkt ab. Eine zunehmende Dyspnoe, mit Beklemmung und CHEYNE-STOKESschem Atemtypus beherrscht immer mehr das Bild. Es kommt zur Ohnmacht, mit tonischen und klonischen Krämpfen, die durch Sauerstoffgabe rasch behoben werden können. Meist folgt dann aber ein Schockzustand mit kleinem Puls, niedrigem Blutdruck, starker peripherer Vasodilatation und Schweißausbruch.

Therapie. Sauerstoffzufuhr ist die sicherste Therapie gegen Sauerstoffmangel, sei es durch Aufsuchen niedriger Höhen oder durch Atmung von reinem Sauerstoff. Eine Zumischung von 5% Kohlensäure ist wegen der gleichzeitig bestehenden Akapnie zur Erhaltung des Tonus der vegetativen Zentren notwendig. In leichten Fällen kann Körperruhe und Zufuhr von kühler Luft schon genügen. Die CHEYNE-STOKESsche Atmung kann durch leichte Erhöhung des Kohlensäuregehaltes der Einatmungsluft behoben werden, tritt aber sofort wieder auf, wenn dieser Faktor nicht mehr vorhanden ist.

IV. Erhöhter Sauerstoffpartialdruck als Krankheitsursache[1].

Der reine Sauerstoff hat bei normalen Partialdrucken von 100—500 mm Hg keine nachteiligen Wirkungen im kurzzeitigen Versuch. Bei Überdruck dagegen treten Störungen auf, die von PAUL BERT (1878) zuerst beobachtet wurden. Bei langdauernder Atmung von Sauerstoff bei Atmosphärendruck (CLAMANN und BECKER-FREYSENG 1940) kommt es vom 2. Tag an zu Parästhesien, dann steigen Puls und Körpertemperatur und schließlich kommt es zu fieberhafter Bronchitis und zu Erbrechen.

Gegenüber dieser sog. „Sauerstoffvergiftung" ist die Resistenz individuell sehr verschieden. Die ersten Anzeichen sind die gleichen wie bei forcierter Hyperventilation: Ameisenkribbeln in den Extremitäten, Benommenheit, Zuckungen in der mimischen Muskulatur, Photophobie. Es folgen substernale Schmerzen und Krämpfe der Muskulatur. Blutdruck und Puls sind in der Regel erhöht und die Erythrocytenzahl im Blut sinkt langsam ab.

Die Behandlung besteht in der Rückkehr zur Luftatmung, wobei allerdings während einiger Zeit Kopfschmerzen und Verwirrungszustände mit retrograder Amnesie bestehenbleiben können.

Im Tierversuch hat es sich gezeigt, daß dauernde Einatmung von Sauerstoff mit einem Partialdruck von mehr als 530 mm Hg nach mehreren Tagen bei allen Tieren zum Tode führt. Erhöht man den Sauerstoffdruck auf 3—3,5 Atm, so tritt

---

[1] Da der Referent keine eigenen Erfahrungen besitzt, hat er sich besonders auf die Arbeiten von PICHOTKA gestützt.

der Tod mit Krämpfen schon nach Stunden ein. HÉDERER und ANDRÉ (1940)
haben vorgeschlagen, die „toxische" Wirkung des Sauerstoffes bei langdauernder
Einwirkung unter Partialdrucken von weniger als 1 Atm als LORRAIN-SMITH-
Effekt zu bezeichnen und für die akut tödliche Wirkung bei Drucken von mehr
als 3 Atm den Begriff PAUL-BERT-*Effekt* zu verwenden. PICHOTKA (1947, 1949)
spricht von Sauerstoffvergiftung bei Atmosphärendruck und Sauerstoffvergiftung
bei Überdruck, eine Terminologie der man sich lieber anschließt.

Sauerstoffvergiftung bei Atmosphärendruck. PICHOTKA und KÜHN (1949)
fanden, daß der tägliche 4stündige Aufenthalt in einer 90—95%igen Sauerstoffatmosphäre von Meerschweinchen, selbst nach 132 Tagen ohne jede Schädigung
vertragen wird. Es kommt zu keiner Kumulierung der Wirkungen und in den
Pausen zu vollständiger Remission. Werden die Tiere aber täglich 8stündig den
gleichen Bedingungen exponiert, dann zeigen sie bereits degenerative Veränderungen an der Leber, die für die Hyperoxämie charakteristisch sind.

Werden die Tiere im Unterdruck einer 90%igen Sauerstoffatmosphäre (Partialdruck aber nur 200 mm Hg) dauernd ausgesetzt, dann treten gar keine Erscheinungen auf (KÜHN und PICHOTKA 1948). Bei Atmosphärendruck dagegen
ist die Dauerexposition bei einer 90%igen Sauerstoffatmosphäre (Partialdruck
685 mm Hg) für alle Tiere tödlich.

Es mag paradox klingen, aber alle Sektionsbefunde an diesen Tieren deuten
auf eine schwere Hypoxämie! Dilatation des Herzens, mit besonderem Befall des
rechten Ventrikels, hypoxämische Nekrosen am Herz, Leber- und Nierenstauung,
Blutfüllung der Capillaren. Woher rührt diese Hypoxämie? Die Lungen sind
schwer geschädigt und zeigen alveoläre Verdickung mit Desquamation des
Epithels, Lungenödem (interstitiell und alveolär) und Pleuraexsudat. Durch diese
Veränderungen kommt es zu einer ungenügenden Belüftung des Blutes und zur
Hypoxämie. Am lebenden Tier sind Dyspnoe, sogar Schnappatmung und elektro-
kardiographische Hypoxämiesymptome typisch.

Die chronische Sauerstoffvergiftung entwickelt sich aus einer hyperoxämischen
Anfangsphase (Lebersymptome) in eine schwere Hypoxämie um, als Folge der
Lungenschäden. Wird der Sauerstoff kurzzeitig (2—4 Std täglich) gegeben, dann
wird er vertragen.

Sauerstoffvergiftung bei Überdruck. Bei 3—3,5 Atm Sauerstoffdruck ist der
in physikalischer Lösung in das Blut eingehende Sauerstoff schon ausreichend,
um die gesamte Zellatmung zu versorgen, so daß das Oxyhämoglobin als
Transportmittel ausgeschaltet wird und in sauerstoffgesättigtem Zustand in
die venöse Seite herüberkommt. Damit entsteht aber eine wesentliche Erschwerung der Kohlensäurebindung in diesem „venösen" Blut und eine periphere CO_2-Anreicherung (Kohlensäurestauungstheorie). Abgabe von Kohlensäure-
mengen, die an und für sich unwirksam sind, können bei Sauerstoffvergiftung im
Überdruck den Prozeß beschleunigen. BECKER-FREYSENG und PICHOTKA (1944)
haben z. B. die Kohlensäurespannung in der Peripherie bei Sauerstoffvergiftung
gemessen und stark erhöhte Werte gefunden; sie konnten auch zeigen, daß die
Atmung von 20—30%iger CO_2 bei normaler Sauerstoffspannung die gleichen
Symptome auslöst wie die Sauerstoffvergiftung. Die Hemmung des Kohlensäure-
transportes ist aber nicht die einzige Ursache und es werden heute die Hemmung
der Brenztraubensäureoxydase oder die Störung des oxydativen Stoffwechsels
der Kohlenhydrate, besonders in den nervösen Zentren als Ursache für die akute
Vergiftung mit hochgespanntem Sauerstoff angesehen. Klargestellt sind die
Verhältnisse aber noch nicht.

Im Tierexperiment stehen die Krämpfe im Vordergrund und somit wohl
zentral-nervöse Störungen. Die Sektion der Tiere ergibt zwar auch Lungen-

veränderungen, Herzdilatationen und Leber- und Nierenstauung, aber in der Frühphase. Histologische Untersuchungen des Gehirns waren ohne Ergebnis (FAHR 1941). Auffallend sind auch Blutungen in der Nebennierenrinde.

Für praktische Zwecke mag es genügen, festzustellen, daß bei Atmosphärendruck (760 mm Hg), Gasgemische mit bis zu 66% Sauerstoff auch bei Dauergebrauch unschädlich sind, Gasgemische bis 95% Sauerstoff nur intermittierend angewendet werden sollten (täglich 2 Std) und daß reiner Sauerstoff bei Atmosphärendruck und Daueranwendung toxisch ist. In der Höhe, von 3500 m an (500 mm Hg), ist der Partialdruck des Sauerstoffes, sofern er mit dem Barometerdruck im Ausgleich steht, niedriger als 500 mm Hg und daher ungefährlich.

Literatur.

Monographien über Höhenwirkung.

BARCROFT, J.: Die Atmungsfunktion des Blutes. Berlin 1927. — BERT, P.: La pression barométrique. Paris 1878.

DILL, D. B.: Life, heat and altitude. Harvard Univ. Press 1938.

HALDANE, J. S., and J. G. PRIESTLY: Respiration. Yale Univ. Press 1935.

LIERE, E. J. VAN: Anoxia, its effect on the body. Chicago Univ. Press 1942. — LOEWY, A.: Physiologie des Höhenklimas. Berlin 1932. — LOEWY, A., and E. WITTKOWER: The Pathology of high altitude climate. Oxford Univ. Press 1937.

MONGE, C.: Acclimatization in the Andes. Johns Hopkins Press 1948. — MOSSO, A.: Der Mensch auf den Hochalpen. Leipzig 1899.

Monographien über Luftfahrtmedizin.

ARMSTRONG, H. G.: Principles of aviation medicine. London 1939.

BAUER, L. H.: Aviation medicine. Baltimore 1926. — BERGIN, K. G.: Aviation medicine. Bristol 1949.

FULTON, J. E.: Aviation medicine in its preventive aspects. Oxford Univ. Press 1948.

GRANDPIERRE, R.: Elements de médecine aeronautique. Paris 1948.

MALMÉJAC, J.: Médecine de l'aviation. Paris 1948.

RUFF, S., u. H. STRUGHOLD: Grundriß der Luftfahrtmedizin. Leipzig 1939.

Einzelarbeiten.

ARMSTRONG, H. C.: Principles of aviation medicine. London 1939.

BARCROFT, J.: Die Atmungsfunktion des Blutes. Berlin 1927. — BECKER-FREYSENG, H.: Zit. nach W. HORNBERGER (1950), in dessen Artikel die unveröffentlichten Ergebnisse zu finden sind. — BECKER-FREYSENG, H., H. LOESCHCKE, U. LUFT u. E. OPITZ: Atemvolumen und Kohlensäuresystem bei akutem Sauerstoffmangel vor, während und nach Höhenanpassung. Luftfahrtmed. 7, 180 (1943). — BECKER-FREYSENG, H., u. J. PICHOTKA: Klin. Wschr. 1944, 339. — BENZINGER, TH.: Krankheiten durch verminderten Luftdruck und Sauerstoffmangel. In Handbuch der inneren Medizin. Berlin 1941. — Explosive decompression. German Aviation Medicine. World War II. Prepared under the auspices of the Surgeon General, U.S. Air Force, Bd. I, S. 395. 1950. — BENZINGER, TH., u. W. HORNBERGER: Die Druckfallkrankheit der Höhenflieger. Schr. dtsch. Akad. Luftfahrtforsch. 1941, Nr 34. —

BOOTH, J., A. v. MURALT u. R. STÄMPFLI: Photochemical action of ultraviolet light on isolated single nerve fibers. Helvet. physiol. Acta 8, 110 (1950).

CANNON, W.: The wisdom of the body. London 1932. — CLAMANN, H. G., u. H. BECKER-FREYSENG: Einwirkung des Sauerstoffs auf den Organismus bei höherem als normalem Partialdruck. Luftfahrtmed. 4, 1 (1940).

FAHR, E.: Klin. Wschr. 1941 II, 763. — FLEISCH, A., u. A. v. MURALT: Klimaphysiologische Untersuchungen in der Schweiz. II. Teil. Helvet. physiol. Acta 6 (1948).

GERBIS, H., u. R. KÖNIG: Drucklufterkrankungen (Caissonkrankheiten). Leipzig 1939. — GRANDJEAN, E.: Physiologie du climat de la montagne. J. of Physiol. 40, 52 (1948).

HALDANE, J. S., and J. G. PRIESTLY: Respiration. Yale Univ. Press 1935. — HARTMANN, H., u. A. v. MURALT: Pulsfrequenz und Höhenanpassung. Acta aerophysiol. 1, 38 (1934). — Blutmilchsäure und Höhenklimawirkung. Biochem. Z. 272, 74 (1934). — HÉDERER, C., et L. ANDRÉ: Bull. Acad. Méd. Paris 123, 294 (1940). — HESS, W. R.: Die funktionelle Organisation des vegetativen Nervensystems. Basel 1948. — HORNBERGER, W.: Decompression sickness. German Aviation Medicine. World War II. Prepared under the auspices of the Surgeon General, U.S. Air Force, Bd. I, S. 354 (1950).

KOLLER, F.: Über die hormonale Wirkung des Aufstieges ins Hochgebirge. Im Druck 1953. — KÜHN, H. A.: Arch. Kreislaufforsch. **13**, 120 (1943). — KÜHN, H. A., u. J. PICHOTKA: Arch. exper. Pathol. u. Pharmakol. **205**, 659, 667 (1948).

LIERE, E. J. VAN: Anoxia, its effect on the body. Chicago Univ. Press 1942. — LUFT, U. C.: Die Höhenanpassung. Erg. Physiol. **44**, 256 (1941).

MACFARLAND, R. A.: J. Exper. Psychol. a. J. Comp. Psychol. **23**, 191 (1937). — MÜLLER, C.: Über Uterusblutungen und Zyklusstörungen im Hochgebirgsklima. Schweiz. med. Wschr. **1938**, 397. — MURALT, A. v.: Klimaphysiologische Untersuchungen in der Schweiz. I. Teil. Helvet. physiol. Acta Suppl. **3**, 7 (1944).

OPITZ, E.: Über akute Hypoxie. Erg. Physiol. **44**, 315 (1941).

PFLEIDERER, H.: Bemerkungen zur Druckfallkrankheit. Ungedrucktes Manuskript, 1944. — PICHOTKA, J., u. H. A. KÜHN: Arch. exper. Pathol. u. Pharmakol. **204**, 336 (1947); **206**, 495 (1949). — POSTERNACK, J.: Le champ visuel à l'altitude. Helvet. physiol. Acta **6**, 524 (1948).

REIN, H.: Lehrbuch der Physiologie. Berlin 1950. — Über Hypoxie-Lienin. Nachr. Akad. Wiss. Göttingen, Math.-physik. Kl. **1950**.

SCHUBERT, G., u. A. GRÜNER: Die Entstehung freier Gase in Blut und Geweben bei rascher Dekompression. Klin. Wschr. **1939**, 988. — SCHUBERT, R.: Taucher und Taucher- erkrankungen. Dtsch. Mil.arzt 8, 463 (1943). — SCHWIEGK, H.: Der Kreislaufkollaps bei Lungenembolie. Verh. dtsch. Ges. Kreislaufforsch. **1938**, 308. — SELYE, H.: The physiology and pathology of exposure to stress. Montreal 1950. — STRUGHOLD, H.: Die Zeitreserve nach Unterbrechung der Sauerstoffatmung in großen Höhen. Luftfahrtmed. **3**, 55 (1939); **5**, 66 (1941).

VERZÁR, F.: Höhenklima-Forschungen des Basler Physiologischen Institutes. Bd. I: Basel 1945, Bd. II: Basel 1948, Bd. III: Basel 1952.

WIESINGER, K.: Untersuchungen über die Bulbuslage in der Orbita. Helvet. physiol. Acta **6**, 617 (1948). — WIESINGER, K., u. H. WERNER: Die Pupillenweite und ihre Schwankung beim Übergang ins Hochgebirge. 2. Teil. Untersuchungen mit einem Doppelbild-Pupillometer. Helvet. physiol. Acta **6**, 540 (1948). — WILBRANDT, W., u. E. HERRMANN: Die osmotische Resistenz der Erythrozyten im Hochgebirge. Klimaphysiologische Untersuchungen in der Schweiz. I. Teil. Helvet. physiol. Acta, Suppl. **3**, 47 (1944). — WILBRANDT, W., u. H. SOMMER: Zusammensetzung der Alveolarluft und Atmungsumstellung im Hochgebirge. Klimaphysio- logische Untersuchungen in der Schweiz. I. Teil. Helvet. physiol. Acta, Suppl. **3**, 177 (1944)

Ernährungskrankheiten.

Von

Hans Glatzel.

A. Begriffsbestimmung und Gebietsumgrenzung.

Ernährungskrankheiten nennen wir jene Krankheiten, die aus einer Ernährung entstehen, die den Bedürfnissen und Notwendigkeiten des Organismus nicht entspricht. Wir rechnen nicht zu den Ernährungskrankheiten jene Krankheiten und Schädigungen, deren Ursprung zwar ebenfalls in den Nahrungsmitteln, nicht aber in deren nährstoffmäßiger Zusammensetzung liegt. *Keine Ernährungskrankheiten sind also Krankheiten und Schädigungen durch verdorbene und verunreinigte Nahrungsmittel* (durch Verfälschungen, Konservierungsmittel, Ersatzstoffe, Reste von Schädlingsbekämpfungs- und Düngemitteln), keine Ernährungskrankheiten sind *Krankheiten durch tierische und pflanzliche Krankheitserreger, die mit der Nahrung aufgenommen werden,* und keine Ernährungskrankheiten sind schließlich *Schädigungen der Verdauungsorgane durch übermäßige Nahrungsquantitäten, durch stark quellende oder blähende Nahrungsmittel, durch extrem heiße oder extrem kalte Speisen oder durch mechanisch verletzende Nahrungsbestandteile.* Die Krankheiten der ersten Gruppe rechnen wir zu den *Vergiftungen,* die der zweiten zu den *Infektionskrankheiten* und die der dritten zu den *Verdauungskrankheiten.* Außerhalb des hier gezogenen Rahmens der Ernährungskrankheiten liegt auch eine umfassende Darstellung der Verdauungsvorgänge, des intermediären Stoffwechsels und jener pharmakologischen bzw. toxikologischen Wirkungen, die die aus ihren natürlichen Zusammenhängen *isolierten* Nährstoffe ausüben. Dennoch werden diese Dinge im Rahmen der Ernährungskrankheiten gelegentlich berührt werden müssen.

Schließlich unterscheiden sich die *Ernährungsbedürfnisse und Ernährungskrankheiten des Kindes* in mancher Hinsicht von denen des Erwachsenen. Die kindlichen Ernährungsstörungen und Ernährungskrankheiten gehören zum Arbeitsgebiet der Kinderheilkunde und werden im folgenden nur gestreift, soweit sie den Krankheiten des Erwachsenenalters entsprechen oder für deren Verständnis bedeutungsvoll sind.

Ernährungskrankheiten entstehen, wenn die Nährstoffzufuhr den Bedarf entweder unterschreitet oder überschreitet und der Organismus den Mangel bzw. das Übermaß nicht mehr ausgleichen kann. Feste Zahlengrenzen nach oben und unten lassen sich nicht angeben, weil Bedarf und Verträglichkeit weitgehend durch individuelle Reaktions- und Leistungsfähigkeit, Arbeitsleistung, Klima, Alter und Geschlecht bestimmt werden.

Die infolge unzureichender oder überschüssiger Zufuhr eines Nährstoffs entstehenden Störungen beruhen sehr oft *nicht lediglich auf diesem einen unmittelbaren Mangel oder Überschuß.* Mangel oder Überschuß an *einem* Nährstoff kann zur Folge haben, daß sich die bisher optimale Versorgung mit *anderen* Nährstoffen nunmehr als unzureichend oder überhöht erweist. In dieser Art sind Fett-

und Kohlenhydratzufuhr, Kohlenhydrat- und Vitamin B₁-Zufuhr, Calcium-
und Phosphatzufuhr miteinander verkoppelt. Dazu kommt, daß man es
bei einer Kostform so gut wie niemals nur mit Mangel oder Überschuß eines
einzigen Nährstoffs zu tun hat. Reine Pflanzenkost z.B. ist nicht nur eiweißarm,
sondern auch lipoidarm, mehlreiche Kost meist auch Vitamin B₁- und Vitamin C-
arm. Verschiedenartige Mängel und Überschüsse können sich im Einzelfall
kombinieren und machen es oft unmöglich, ein *spezielles Symptom* auf einen
speziellen Mangel zurückzuführen.

Die Schwierigkeit einer befriedigenden *Gliederung der Ernährungskrankheiten*
liegt also in der Natur der Sache. Die folgende Darstellung gliedert sich entsprechend dem (nach heutigem Wissen) *vorherrschenden* speziellen Schaden.
Hypovitaminosen und Hypervitaminosen bleiben außer Betracht; sie werden an
anderer Stelle dieses Handbuchs zusammenfassend dargestellt.

Um den Wert einer Nahrung beurteilen zu können, muß man den *Nährstoff-
bedarf des Organismus* kennen. Dazu verhelfen Verbrauchsstatistik, Biochemie,
experimentelle Biologie und Klinik. Die Höhe des *minimalen Bedarfes* bemißt
sich danach, daß bei sinkender Zufuhr von einer bestimmten Grenzzone ab
Störungen, d.h. Mangelsymptome auftreten. Sinngemäß dasselbe mit um-
gekehrten Vorzeichen gilt für die *maximale Verträglichkeit*, d.h. für jene Grenzzone, mit deren Überschreiten nach oben Störungen bemerkbar werden. Zwischen
beiden Grenzzonen liegt das Gebiet des Optimalbedarfes, d.h. jener Nährstoffmengen, die optimale Leistung ermöglichen. Dabei ist zu bedenken, daß verschiedene Leistung verschiedene Nahrung fordert, *daß also der Optimalbedarf,
nicht anders als der Minimalbedarf, nicht nur durch die nach Alter, Geschlecht und
neuroendokrine Struktur gegebene Individualität, sondern auch durch die speziell
geforderte Leistung bestimmt wird.*

Im folgenden werden häufig die Richtzahlen des Völkerbundes und des
National Research Council der USA. genannt (League of Nations: The Problem
of Nutrition II. Report on the physiological bases of nutrition. Genf 1936. —
Food and Nutrition Board of the National Research Council: Recommended
dietary allowances, revised 1945 and 1948). Um ständige Wiederholungen
zu vermeiden, sei deshalb schon hier ein für allemal der Literaturnachweis
gegeben.

Die Fragen von *Bedarf* auf der einen, von *Unterernährung* und *Überernährung*
auf der anderen Seite sind eng ineinander verschlungen; keine läßt sich ohne
Bezug auf die anderen beantworten. Im folgenden werden daher die Bedarfs-
fragen im Zusammenhang mit den Unter- bzw. Überernährungsschäden dargestellt.

Die vielfach übliche Teilung in „*quantitative*" und „*qualitative*" *Über-
und Unterernährung* haben wir nicht übernommen. Klinisch bietet zwar die
energetische *Über*ernährung, unabhängig von ihrer speziellen Genese, ein in so
vielen Zügen übereinstimmendes Zustandsbild, daß es in einer für den klinischen
Gebrauch bestimmten Darstellung zweckmäßig auch als solches betrachtet wird.
Es werden hier Überschneidungen mit dem Beitrag „Fettsucht" in diesem
Handbuch nicht zu vermeiden sein. Energetische *Unter*ernährung bedeutet
aber in jedem Fall mindestens auch Eiweißunterernährung. Wo die Nahrung
den Energiebedarf nicht deckt, wird das Nahrungseiweiß in vermehrtem Umfang
als Energiequelle herangezogen und steht dadurch für seine spezifischen stoff-
lichen Aufgaben nur noch in geringerem, in zu geringem Maße zur Verfügung. Das
Kapitel „Eiweißunterernährung" schließt mithin die Fragen der energetischen
Unterernährung in sich, greift andererseits aber natürlich darüber hinaus.

Es kann nicht die Aufgabe eines Handbuchbeitrages sein, die Ergebnisse aller einschlägigen Einzeluntersuchungen anzuführen und alle Autorennamen zu nennen. Wenn das vor 50 Jahren vielleicht noch *möglich* war, dann ist es heute angesichts der enorm anschwellenden literarischen Produktion sicher nicht mehr durchführbar. Der Umfang des Handbuches würde ins Ungemessene wachsen, die Lesbarkeit in gleichem Maße abnehmen, die praktische Brauchbarkeit für den Arzt immer fragwürdiger werden. Eine Berücksichtigung sämtlicher Einzelarbeiten ist heute aber auch nicht mehr nötig, weil die Literatur aller Länder immer wieder Übersichtsreferate und zusammenfassende Darstellungen von Teilgebieten aus der Feder sachkundiger Autoren bringt, in denen die wesentlichen Einzelarbeiten berücksichtigt werden und mit deren Hilfe der Interessierte sich unschwer über den Stand der Forschung unterrichten kann. Es seien hier nur die Herausgeberaufsätze des Journal of the American Medical Association, die Nutrition Abstracts and Reviews, die Chemical Abstracts und der Quarterly Cumulative Index Medicus genannt.

Aus solchen Überlegungen heraus wurde in dem vorliegenden Beitrag darauf verzichtet, *sämtliche* Einzelveröffentlichungen der Weltliteratur zum Thema Ernährungskrankheiten zu zitieren. Der Beitrag soll ein Bild geben vom heutigen Stand des Wissens. Dabei ist es selbstverständlich unerläßlich, viele Untersuchungsergebnisse im einzelnen aufzuführen. Hinsichtlich solcher Fragen und Teilgebiete, deren Bearbeitung heute einen gewissen Abschluß erreicht hat, wird dagegen vor allen Dingen auf die bereits vorliegenden zusammenfassenden Darstellungen verwiesen; besondere Berücksichtigung finden dort im wesentlichen nur noch jene Arbeiten, die erst nach Abschluß der betreffenden zusammenfassenden Darstellung erschienen sind.

B. Ernährungskrankheiten.

I. Hunger (vollkommene Nahrungskarenz).

„*Absoluten Hunger*" nennt die Klinik den Zustand vollkommener Nahrungskarenz (bei freigestellter Wasserzufuhr). Das Wort Hunger bezeichnet hier nicht einen *Trieb*, sondern einen *Zustand*.

Was den *Hunger als Trieb* nach Nahrung angeht (zusammenfassende Darstellungen bei GLATZEL 1945 und 1948), so ist festzustellen, daß *knappe Ernährung* die Bedrängungen des ungestillten Triebes stärker empfinden läßt als *radikaler Nahrungsentzug*. Auch im Zustand vollkommener Nahrungskarenz kann der Hungertrieb zwar hin und wieder mächtig aufflammen. Im allgemeinen scheint er aber doch mit dem Niedergang der gesamten Vitalität nachzulassen (BIELING 1927; CANNON 1925: CARRINGTON 1908; LUCIANI 1890; SCHWARZ 1927; TIGERSTEDT 1909). Wasserzufuhr läßt den Hunger leichter ertragen. Der Hungertod selbst scheint ein stilles, langsames Verlöschen und nicht qualvoll zu sein.

Den *Hunger als Verlangen nach Nahrung erleben* wir als nicht näher beschreibbares, gleichwohl aber eindeutiges Allgemeingefühl, das begleitet ist von örtlichen Empfindungen (einem Drücken, Würgen oder Schnüren im Oberbauch, hinter dem Brustbein, im Rachen, das unter Umständen periodisch an- und abschwillt). Der akut hungrige Mensch ist wacher und spannkräftiger als der satte und oft erfüllt von einer dranghaften motorischen Unruhe. Steigt die Intensität des Hungers, dann treten Öde- und Leeregefühle im Bauch hinzu, Schwäche, Müdigkeit, Schwindel, Ohrensausen, Augenflimmern, Herzklopfen, Schweißausbrüche und Zittern.

Zeitlich hängt das Auftreten von Hunger nicht allein vom Sättigungszustand, von den Nahrungsreserven des Organismus ab. Geruchs-, Gehörs- und Gesichtseindrücke, Aufmerksamkeit und Konzentration, körperliche Arbeit, Triebe (Durst, Schlaf, Geschlechtstrieb, Selbsterhaltungstrieb) und Gewohnheiten spielen mit. In der individuellen Gestaltung des Hungererlebnisses spiegelt sich das Wesen des Menschen.

Auf der *physischen Seite* des psycho-physischen Phänomens Hunger (neuere Arbeiten zu diesem Thema von Goetzl, Goldschmidt, Wheeler 1949; Goldschmidt, Raimondi, Goetzl 1948; Grosman 1950; Grosman, Stein 1948; Janowitz, Grosman 1948, 1949; Janowitz, Hanson, Grosman 1949; Janowitz, Ivy 1949; Keeton 1953; Sangster, Grosman, Ivy 1948, 1949; Towbin 1949) sind die „Hungerkontraktionen" des Magens am leichtesten nachweisbar. Sie sind somatische Äquivalente gewisser Hungerempfindungen, können aber nicht als somatische Äquivalente des *Gesamtphänomens* Hunger gelten. Auch die Magensaftsekretion, der „Appetitsaft", ist nur *ein* fakultatives Ausdruckssymptom des Nahrungsverlangens. Häufig hat man gleichlaufend mit dem Erwachen des Hungers einen Abfall des Blutzuckers beobachtet. Es gibt aber zweifellos Blutzuckerabfall und Hypoglykämie ohne Hunger, wie es auch Hunger ohne Hypoglykämie gibt.

Hunger ist mehr als nur Magenkontraktion, Speichelsekretion und Motorik der willkürlichen Muskulatur. Die Erregung eines „*Hungerzentrums*" (im Sinne eines umschriebenen zentral-nervösen Gebietes) als conditio sine qua non des Hungers mit seinen vielfältigen körperlichen und seelischen Äußerungen gibt es nicht und kann es nicht geben. Trotz aller Forschungsarbeit kennen wir bisher keinen einzigen physischen oder psychischen Faktor, der mit dem Hunger gesetzmäßig verknüpft wäre, keine einzige „*Schwelle*", deren Überschreiten in *jedem* Fall Hunger bedeutete. Keine einzelne „Schwelle" liegt absolut fest. Die Lage einer jeden „Einzelschwelle", das Erscheinen des Hungers als Trieb, wird bestimmt durch die Konstellation vieler Faktoren, wobei verschiedene Konstellationen den gleichen Endeffekt, eben den Hunger, bewirken können.

Für die *Sättigung* gilt sinngemäß dasselbe wie für den Hunger. Die Sättigung schützt gegen ein gesundheitsschädliches Zuviel indes viel weniger sicher als Hunger gegen ein gesundheitsschädliches Zuwenig. Erst aus dem Zusammenspiel von Trieb und Erfahrung ergibt sich schließlich das der jeweiligen Situation am besten angepaßte Verhalten (Näheres bei Glatzel 1945, 1948).

Im Leben des Menschen spielt der Hunger in zweifacher Hinsicht eine Rolle: als Garant ausreichender Nährstoffversorgung, indem er sich rührt, als Quelle von Genuß und Freude, indem er gestillt wird. Er kann daher — und die ärztliche Erfahrung hat das tausendfach bestätigt — nicht als *verläßliche* Richtlinie für das ernährungstherapeutische Handeln dienen.

Im *Zustand längerdauernden absoluten Hungers* (Literatur bei Benedict 1915; Bernard 1872; Brugsch 1927; Grafe 1923, 1928; Krehl 1930; Morgulis 1923; Schenck, Meyer 1938; Thannhauser 1929; Vollmer, Berning 1952) lebt der Organismus aus eigenen Beständen. Strenggenommen ist absoluter Hunger keine Krankheit. In den ersten Hungertagen, nicht selten sogar während wochenlanger Karenz ist die Leistungsfähigkeit *zeitweise* in mancher Hinsicht sogar auffallend gut. Auf die Länge der Zeit leidet aber doch die gesamte Vitalität und ein seiner Reserven beraubter Organismus kann doch wohl nicht mehr als gesund und normal angesprochen werden.

Im *subjektiven Erleben der vollkommenen Nahrungskarenz* (Buchinger 1935; Noltenius, Hartmann 1936; Schenck, Meyer 1938; Schilling 1949; Stokvis,

NAEREBOUT 1939) steht neben dem Hungertrieb die Abneigung gegen *körperliche und geistige Tätigkeit* im Vordergrund. STOKVIS, NAEREBOUT 1939 sprechen von Bewußtseinstrübungen und glauben, diese könnten so weit führen, daß sogar kriminelle Handlungen begangen würden. Die Intensität und Dauer des Stadiums erhöhter körperlicher und geistiger Leistungsfreudigkeit und Leistungsfähigkeit im Anfang der Karenzzeit schwankt in weiten Grenzen, abhängig nicht nur vom Ernährungszustand vor der Nahrungskarenz, von der individuellen Reaktionsform und Leistungsfähigkeit der Organe, von der Umgebungstemperatur und interkurrenten Krankheiten, sondern abhängig noch mehr von der inneren Einstellung des Hungernden. Viele Menschen fühlen sich schon nach einem halben oder ganzen Tag ohne Nahrung schwach und müde, werden unlustig, verstimmt, reizbar und deprimiert. Andere vollbringen überraschende Leistungen. Bezeichnenderweise sind dies jene Menschen, die aus gesundheitlicher oder religiöser Überzeugung eine Zeit des Fastens, d. h. der freiwilligen Nahrungskarenz auf sich nehmen. Die Überzeugung, durch Nahrungsverzicht neue Kräfte zu gewinnen, ist der Menschheit seit Jahrtausenden eigen und sie drängt auch die lästigen Begleiterscheinungen des Hungerns in den Hintergrund. Im Fastensanatorium, wo der einzelne von einer gleichgestimmten Gemeinschaft getragen wird, sieht man in dieser Hinsicht immer wieder Überraschendes. Auf der anderen Seite untergraben Angst, Sorgen, Qualen und Schmerzen die Widerstandsfähigkeit und Lebensdauer dessen, der unter dem Druck von Zwang und Not hungert. Im großen und ganzen halten Frauen das Hungern besser aus als Männer, Kinder und alte Leute schlechter.

Je nach der *Phase der Hungerzeit* treten verschiedene *Symptome und Beschwerden* in Erscheinung. Während der ersten 4—5 Tage entleert der Organismus seine Kohlenhydratspeicher. In der zweiten Periode, zwischen dem 6. und 12. Hungertag, geht die Ketonkörperausscheidung in die Höhe („Säurekrise"). In der Regel ist sie die subjektiv unangenehmste. Es folgt die dritte Periode, in der der Körper an den Hungerzustand angepaßt ist (und in der der Faster, d. h. der freiwillig Hungernde, sich am wohlsten fühlt). Diese Periode dauert bis etwa zum 20. Tag. Gegen Ende der dritten Periode kommt es gelegentlich zu Schwächeanwandlungen, quälendem Hungergefühl und lästigem Herzklopfen. Die Fastenärzte sagen, der Körper sei „ausgefastet" und halten spätestens zu diesem Zeitpunkt die Beendigung des Fastens für geboten. Wird die Nahrungskarenz unter Zwang noch länger ausgedehnt, so scheint — soweit den spärlichen Berichten zu entnehmen — der weitere Verlauf bis zum Tode ein langsames Erlöschen zu sein.

In der Fastenliteratur spielt die „*Rückvergiftung*" eine Rolle. „Unter Rückvergiftung versteht man subjektive Beschwerden, Mattigkeit, Kopfweh, vasomotorische Störungen, übelriechende Ausdünstungen, die der Ausdruck dafür sein sollen, daß im Gewebe retinierte Stoffe mit giftiger Wirkung nunmehr in das zirkulierende Blut übertreten.... Das Vorkommen von Rückvergiftungssymptomen ist klinisch ohne weiteres zu bestätigen. Die psychischen Verstimmungen und die körperliche Reduktion der Kräfte gerade in den ersten 3—5 Fastentagen sind so deutlich gleichlaufend mit dem vermehrten Auftreten intermediärer Stoffe im Harn, daß ein ursächlicher Zusammenhang sicher ist" (GROTE 1938).

Wenn auch exakte Messungen in hinreichender Zahl fehlen, so zeigen doch klinische Beobachtungen, daß die individuell so verschiedene Weise, einen Hungerzustand zu überstehen, *individuellen Verschiedenheiten der psychophysischen Regulationen* entspricht. Daneben sind Nährstoffreserven vor Beginn der Nahrungskarenz, Umgebungstemperatur, Alter und Geschlecht von Bedeutung. Mangels zuverlässiger Unterlagen läßt sich selbst heute noch nicht beurteilen, wie

jene Regulationen etwa bei wochen- und monatelang hungernden religiösen
Ekstatikern ablaufen — bei den Yoghis Indiens (BRUNTON 1937), bei der Stigmatisierten von Konnersreuth und bei vielen anderen Heiligen. Man müßte vor
allen Dingen den Gesamtumsatz und die Wärmeregulation solcher Menschen
kennen. SCHITTENHELM 1939 hat von einem Fakir berichtet, der einem authen-
tischen Bericht zufolge 40 Tage lang in einem festen Sarg begraben lag. In
der vorangehenden streng überwachten Nahrungsperiode trank er 20 Tage lang
nur Milch und nahm reichlich Abführmittel. Als der Sarg nach 40 Tagen
geöffnet wurde, schien es dem Fakir gar nicht so schlecht zu gehen, wenn
er auch etwas blaß aussah; am Abend desselben Tages nahm er an einem
ihm zu Ehren gegebenen Empfang teil. Unter den Tieren vertragen übrigens die Pflanzenfresser längere Hungerperioden viel schlechter als die Fleischfresser.

Aus allen den genannten Gründen kann man zahlenmäßig nicht exakt
angeben, *wie lange der Mensch das Hungern aushält.* In den im Schrifttum
niedergelegten Beobachtungen schwankt die Zeit bis zum Hungertod zwischen
17 und 76 Tagen. Die längste einwandfrei beobachtete Hungerzeit ist der Hunger-
streik des Bürgermeisters McSwiney von Cork während des 1. Weltkrieges; sie
betrug bis zum Tode 75 Tage. 40% des Körpergewichts waren bis dahin verlorengegangen. Die Berichte über 70—75tägiges, ja 90tägiges Fasten (BUCHINGER
1935) sind nicht so sicher verbürgt, daß man sie als *Beweise* für die Möglichkeit
oder gar Unschädlichkeit so langfristigen Hungerns gelten lassen könnte. Die
Gewichtsverluste bis zum Hungertod liegen bei Tauben zwischen 38,4 und 41,7%
des Ausgangsgewichts; bei allmählicher Gewöhnung an den Hungerzustand
erreichen sie sogar 55,5% (GIGANTE 1938).

Das am deutlichsten ins Auge springende objektive Zeichen vollkommener
Nahrungskarenz ist der *Substanzverlust.* Er ist während der ersten Tage am
größten. Die Versuchsperson BENEDICTs 1915 hatte nach 14 Hungertagen 12,8%,
nach 20 Tagen 15,6% und nach 30 Tagen 20,6% ihres Ausgangsgewichtes verloren,
der „Hungerkünstler" Succi (LUCIANI 1890) nach 40 Tagen 25,3%, nach 31 Tagen
eines anderen Versuches 17,2% (bei einem Ausgangsgewicht von 78,5 kg). SCHENCK
1938 verlor im Selbstversuch bis zum Ende der ersten Hungerwoche 4,5%, bis
zum Ende der zweiten Woche 8,3%, bis zum Ende der dritten Woche 11,8% und
bis zum Ende der 4. Woche 14,5% seines ursprünglichen Gewichtes. In einem
Selbstversuch BUCHINGERs 1935 betrug die mittlere Gewichtsabnahme je *Tag* in
der ersten Woche 1 kg, in der zweiten Woche 0,5 kg, in der dritten Woche 0,25 kg
und in der vierten Woche 0,125 kg. Das Körpergewicht zu 70 kg angenommen,
wäre am Ende der ersten Woche ein Gewichtsverlust von 10%, am Ende der
zweiten Woche von 15%, am Ende der dritten Woche von 17,5% und am Ende
der vierten Woche von 18,7% des Ausgangsgewichts erreicht worden — ganz
ungewöhnlich starke Verluste also! GROTE 1938 rechnet für die erste Hungerwoche mit nur 300—600 g Gewichtsverlust je Tag. Nach Schätzungen von PÜTTER
1927 zehrt der Mensch bis zum 54. bis 58. Hungertag 50%, bis zum 71. bis
77. Hungertag 60% seiner Bestände auf. Die klinische Erfahrung lehrt, daß
viele Fettleibigen ihr Gewicht besonders zäh festhalten (s. S. 358).

Die *Gewichtsabnahme bei Nahrungskarenz betrifft nicht alle Organe gleichmäßig.*
Zur Aufrechterhaltung lebensnotwendiger Umsetzungen wird zunächst das Fettgewebe herangezogen, von dem bis zu 93% schwinden können (VOIT 1881, 1895,
1901). Es folgen drüsige Organe und Skeletmuskulatur, dann Haut, Nieren,
Lungen und Knochen; am geringsten sind die Gewichtseinbußen von Herz
und Zentralnervensystem.

VOIT 1895 hat die Organe eines im Hunger verendeten Katers gewogen und die Gewichte mit denen eines gut ernährten Tieres verglichen (Tabelle 1). Die geringe Gewichtsabnahme des Gehirns im Hungerzustand bestätigte JACKSON 1925, machte aber darauf aufmerksam, daß im Widerspruch zu den Angaben VOITS 1895 alle neueren Tierversuche übereinstimmend ergeben haben, daß das Herz im Hungerzustand prozentual fast ebensoviel an Gewicht verliert wie der Gesamtorganismus (und die Beobachtungen bei unterernährten Menschen sprechen im gleichen Sinne; s. S. 476). Bei den hungernden Tauben MCCARRISONs 1919 verloren Hypophyse und Schilddrüse 26,8 bzw. 33,3% ihres Anfangsgewichtes, Thymus 89,7%, Hoden und Eierstöcke 61,6 bzw. 73,3%, während, im Gegensatz zu allen übrigen Organen, die Nebennieren um 25,2% zunahmen. Durch welche Regulationen Ausmaß und Tempo des Substanzverlustes der einzelnen Organe bestimmt werden, wissen wir nicht.

BUCHINGER 1935 meint, im Hungerzustand würden in erster Linie „Gebilde zerstört und Stoffe abgebaut, die im Zellenstaat eine störende, kränkende Rolle spielen, also etwa pathologische Ausschwitzungen, alte Schwarten, Ablagerungen, Fremdes, Eitriges, Schwaches, irgendwie Belastendes usw." Er begründet seine Meinung damit, daß Krankheitsherde empfindlicher seien „auf unspezifische therapeutische Stöße und so auch dem eiweißgierigen Zugriff des Fastenblutes schutzloser ausgeliefert" seien und daß die tägliche Erfahrung des Fastenarztes zeige, „daß es immer da weh tut, wo etwas los ist und sich löst.... Wir dürfen weiter annehmen, daß die Vis medicatrix naturae in ihrer biologischen Weisheit nach dem Schädlichen, Krank-

Tabelle 1. *Gewichtsverluste der Organe eines verhungerten Katers.* (Nach VOIT.)

	Prozent des ursprünglich Vorhandenen	Prozent des Gesamtverlustes des Körpers
Fettgewebe	97,0	26,2
Milz	66,7	0,6
Leber	53,7	4,8
Hoden	40,0	0,1
Muskulatur	30,5	42,2
Blut	27,0	3,7
Nieren	25,9	0,6
Haut	20,6	8,8
Darm	18,0	2,0
Lungen	17,7	0,3
Pankreas	17,0	0,1
Knochen	13,9	5,4
Zentralnervensystem .	3,2	0,1
Herz	2,6	0,02

haften dann auch das Überflüssige abbaut, also etwa fette Massen und hypertrophische Überschüsse aus den Eingeweiden, Drüsen und Muskeln selber." Diese Beweisführung ist freilich nicht zwingend. Gegen sie spricht vor allem die Tatsache, daß krankhafte Prozesse vielfach ein „Eigenleben" auf Kosten des Organismus führen und in vielen Fällen die Intensität der normalen Lebensvorgänge eher leidet als die der krankhaften. Entzündliche Pleuraexsudate entstehen und wachsen z. B. auch im Hungerzustand. Ähnlich steht es mit den Gewächsen und alte ärztliche Erfahrung spricht aus dem bekannten Wort, der Fettsüchtige verhungere in sein Fett hinein.

Der Schwund des Fettgewebes und der Muskulatur lokalisiert sich — sehr zum Mißvergnügen vieler Faster — nicht immer an denselben Stellen. Der eine verliert vor allem im Gesicht, der andere schmilzt sein Bauchfett ein, und der dritte nimmt gleichmäßig an Stamm und Extremitäten ab. Die *Haut* des Hungernden wird trocken, faltig und blaß, die *Mundschleimhaut* wird trocken, die *Zunge* grauweißlich belegt, langsam versiegen die *Drüsensekrete.* Oft treten starker Foetor ex ore und Leibschmerzen auf. Nach anfänglichem Anstieg sinkt das *Leberfett* etwa vom 10. Hungertag an. Die Erregbarkeit des Dünndarms soll zunehmen (ANDREJEW, NIKOLJSKAJA 1934). Spontane *Stuhlentleerungen* finden nicht mehr statt. Die *Pulsfrequenz* sinkt, die *Atemfrequenz* steigt, *Atemvolumen und Blutdruck* nehmen ab. Im *Elektrokardiogramm* hat man gewisse Abweichungen auf den Hungerzustand bezogen. Die Berichte stimmen im wesentlichen aber nur insoweit überein, als von Veränderungen von ST und T im Sinne der Negativität die Rede ist (FUJIWARA 1939; HEITZ, BORDET 1914; LAWSON, MARGULIS, GUENTHER 1923; MOTTA 1940; YASAKI, MANDAI 1931). Die

Bedeutung dieser Befunde steht dahin, um so mehr als GARDBERG, OLSEN 1939 Abflachungen und Negativwerden von T auch als Folge des Essens (am deutlichsten 1—2 Std nach der Mahlzeit) sahen. Während die *Leukocytenzahl* im Blut abnimmt, bleiben *Hämoglobingehalt* und *Erythrocytenzahlen* erhalten. Die *Knochen*, insonderheit die Wirbel, werden kalkarm. Zeichen *verminderter Insulinaktivität* und Hungerdiabetes sind bei vollkommener Nahrungskarenz *nicht* beobachtet worden (GROTE 1938). Die *Empfindlichkeit gegenüber Medikamenten* (Chinin und Atropin) und gegenüber Nicotin soll im Hunger sinken (MORGULIS 1923). Natur und Bedeutung der *Hautausdünstungen* hungernder Menschen sind (abgesehen von den Ketonkörpern) noch unbekannt. Eine bessere Durchblutung von Haut, Muskulatur und Zentralnervensystem, von der manche Fastenärzte sprechen, ist bisher nicht überzeugend nachgewiesen worden.

In den einschmelzenden Organen wird das *Körpereiweiß* bis zu den Aminosäuren abgebaut und in dieser Form für den vordringlichen Bedarf anderer Organe bereitgestellt (ABDERHALDEN 1938; BOLTON, PAYLING 1937). Dabei können aus dem Organeiweiß auch einzelne Aminosäuren herausgebrochen werden, um an anderer Stelle Verwendung zu finden, so daß sich die Zusammensetzung des Organeiweißes unter Umständen tiefgreifend ändert; seine physikalisch-chemischen Eigenschaften können dabei unverändert bleiben (SCHENCK 1934).

Im Hungerzustand muß das Depotfett des Körpers erst in der Leber für die Bedürfnisse des Organstoffwechsels verwendbar gemacht werden. Unter Anstieg des Blutfettes *(Hungerlipämie)* steigt daher der Fettgehalt der Leber an. Bis zu 70% ihrer Trockensubstanz können unter diesen Umständen aus Fett bestehen; gleichzeitig ändert sich auch die mineralische Zusammensetzung der Leber (LAZARD, KOLODNY, MAYER 1938).

Der *Mechanismus der Fettmobilisierung* im Hunger ist nicht in allen Einzelheiten bekannt. Vielleicht ist der sinkende Blutzucker ein adäquater Reiz. Jedenfalls muß die Phosphatase der Fettgewebszelle aktiviert werden, denn nur phosphorylierte Fette sind transportfähig (s. auch PETERSEN 1952).

Im allgemeinen scheinen *alle Fettsäuren etwa gleich schnell aufgebraucht* zu werden (KALINKE 1939; LONGENECKER 1939). Bei hungernden Schweinen schwindet zunächst die Ölsäure, viel später die Linolsäure, während Stearin und Palmitinsäure wenig abnehmen. Dementsprechend beträgt der Linolsäuregehalt des Rückenfettes bei reichlicher Fütterung 3—6%, bei knapper Fütterung 8% der Fettsäure (HILDITCH, LEA, PEDELTY 1939; HILDITCH, PEDELTY 1940). Von *sinkender Serumlipase* bei hungernden Menschen berichteten FIESSINGER, ALBEAUX, FERMET, GAIDOS 1933; von *erhöhter* Lipaseaktivität bei „ungefähr der Hälfte" aller Fastenden hingegen GROTE 1938.

Nachdem in den ersten Hungertagen die *Glykogenreserven* bis auf geringe Reste verbraucht sind, werden 80—85% des Calorienaufwandes mit *Fett* bestritten (Absinken des respiratorischen Quotienten bis auf 0,7). Die infolgedessen entstehende Ketonkörperausscheidung durch Nieren und Lungen — übrigens eine Eigentümlichkeit des hungernden Primaten — tritt bei dem an fettreicher Ernährung gewöhnten Eskimo unter gleichen Hungerbedingungen in viel geringerem Maße in Erscheinung (TERROINE, TRIMBACH).

Die alte Anschauung von der *Unentbehrlichkeit der Kohlenhydrate für die Verbrennung der Ketonkörper* (antiketogene Wirkung der Kohlenhydrate; s. auch S. 393) läßt sich nach neueren Untersuchungen nicht mehr aufrechterhalten (BREUSCH 1950; RAUEN 1948, dort Literatur). Muskulatur und Milchdrüsen, Niere und Hoden (JOST 1928; KÜHNAU 1936) — nicht aber das Gehirn! — verwerten Fettsäuren bzw. Ketonkörper, auch wenn Kohlenhydrate *nicht* verfügbar sind. Die Frage der Pathogenese der Hungerketonämie konzentriert sich also nicht auf die Frage nach dem Mechanismus der Ketonkörper*verbrennung*, sondern auf die Frage nach den Ursachen der Ketonkörper*bildung*.

Im Hungerzustand steigt der Ketonkörperspiegel im Blut an. Den Anstieg des Acetons im Blute zweier Hungerkünstler zeigt die Tabelle 2 nach Beobachtungen v. NOORDENs 1906.

Der einzige Ort der Ketonkörperbildung aus Fett ist praktisch die Leber; sie kann die einmal gebildeten Ketonkörper aber nicht weiter abbauen (fehlende Ketolyse in der Leber). Es hat sich nun herausgestellt, daß beim Fettsäurenabbau die Synthese zu Diacetsäure, d. h. die Bildung von Ketonkörpern in den Vordergrund tritt, wenn die Oxydation der aus den Fettsäuren entstehenden Essigsäure aus Mangel an verfügbarem Kohlenhydrat (Brenztraubensäure) zum Stillstand kommt. „Die Umstellung des energieliefernden Stoffwechsels in der Leber von Kohlenhydraten auf die Produktion von Ketonkörpern, also leicht transportablen, wasserlöslichen Fettsäurebruchstücken von hohem Brennwert (75% der Fettsäureenergie), die die Leber selbst gar nicht verwertet, kann nur unter dem Aspekt eines für den mangelnden Glucosenachschub aus der Leber vikariierend einspringenden, biologisch sinnvollen, also integrierenden Regulationsvorgang angesehen werden. ... Die Zweckmäßigkeit der Energietransportfunktion der Ketonkörper wird auch dadurch beleuchtet, daß Fette, die in der Peripherie direkt verbrannt werden, hier *nicht* über die Ketonkörperstufe abgebaut werden, daß dagegen Energie aus dem Fett, welches *nicht* am Ort des Energieverbrauchs vorhanden ist, also z. B. in der Leber liegt, auf diese Weise aber schnell, sozusagen als „Kleinholz", zur Peripherie hintransportiert werden kann" (BAHNER 1949, 1953). Unabhängig davon kann ein ketogener Effekt auch durch unmittelbaren Angriff eines Hypophysenvorderlappenhormones in der Leber zustande kommen.

Tabelle 2. *Blutaceton im Hunger.*
(Nach v. NOORDEN.)

	Versuchsperson C mg-% Aceton	Versuchsperson B mg-% Aceton
Vor dem Hunger .	15	unwägbar
1. Hungertag ..	530	54
2. Hungertag ..	706	109
3. Hungertag ..	773	215
4. Hungertag ..	784	407
5. Hungertag ..	657	575
6. Hungertag ..	—	506
7. Hungertag ..	—	—
8. Hungertag ..	627	—
9. Hungertag ..	565	—
10. Hungertag ..	671	—
1. Eßtag	357	114
2. Eßtag	21	5

Als Folge des Ketonkörperanstiegs im Blut, d. h. als Folge der dadurch bedingten Verminderung der Alkalireserve, steigt neben der Ketonkörperausscheidung auch die *Ammoniak-*, *Calcium-* und *Magnesium*ausscheidung im Harn. Das Verhältnis der renalen *Natrium-Kalium*ausscheidung verschiebt sich infolge Wegfalls der Kochsalzzufuhr zugunsten des Kaliums. Die renale *Schwefel*ausscheidung geht noch stärker zurück als die Stickstoffausscheidung (Anstieg des N/S-Quotienten von 16—19 in den ersten Hungertagen auf 28—32 in der vierten Hungerwoche; LUCIANI 1890), während die *Phosphat*ausscheidung relativ zu Stickstoffausscheidung ansteigt.

Die *Stickstoff*ausscheidung sinkt auf tiefe Werte (*nicht* auf das absolute N-Minimum!, s. S. 415), um erst nach Aufbrauch der letzten Fettreserven unter gleichzeitigem Anstieg der im Hunger an sich schon hohen Kreatinausscheidung, unter tiefem Absinken von Temperatur und Gesamtumsatz und unter Beschleunigung von Puls und Atmung steil anzusteigen. Dieser *prämortale Eiweißzerfall* fehlt gelegentlich ohne ersichtlichen Grund. Ob er mit der Funktion der Schilddrüse zusammenhängt (MANSFELD, HAMBURGER 1913) oder ob er Ausdruck einer zum Tode führenden Infektion und somit gar keine Erscheinung „einfachen"

Tabelle 3. *Körpergewicht und Grundumsatz bei fünftägigem Fasten und Wiederauffütterung.*
(Nach TIGERSTEDT.)

	Verlust des Körpergewichts in kg	Verlust des Ausgangs- gewichts in %	Gesamtumsatz in Calorien	Umsatz in Calorien je kg
1. Fasttag	67,0	—	2220	33,2
2. Fasttag	65,7	2,0	2100	32,0
3. Fasttag	64,9	3,0	2024	31,2
4. Fasttag	64,0	4,4	1992	31,1
5. Fasttag	63,1	5,8	1970	31,2
Zufuhr 4141 Calorien, 1. Tag . .	64,0	—	2437	38,1
Zufuhr 4141 Calorien, 2. Tag . .	65,6	—	2410	36,8

Hungerns ist, steht dahin. Auffallend ist immerhin die Tatsache, daß gerade in neueren Versuchen, wo die Tiere sehr sorgfältig gepflegt und überwacht wurden, der prämortale Anstieg der Stickstoffausscheidung fehlte (WHIPPLE, MILLER, ROBBINS-ROBSCHEIT 1947). HEILNER 1914 berichtet von eiweißspaltenden Fermenten, die kurz vor dem Tod im Blut hungernder Tiere auftreten sollen.

Der *Harnsäure*anstieg im Blut und Harn des Hungernden muß als Zeichen der Einschmelzung von Körpergewebe aufgefaßt werden. Da zur Bestimmung der endogenen Harnsäurequote, ähnlich wie zur Bestimmung des absoluten N-Minimums, eine calorisch vollwertige Nahrung gereicht werden muß, die keine Vorstufen von Purinen enthält, sind die *Hungerwerte keine endogenen Purinwerte* (THANNHAUSER 1929). Als Hungerwerte wurden 0,2 g (SCHREIBER, WALDVOGEL 1899), beim Hungerkünstler Succi nach 20 Hungertagen 0,24, nach 30 Hungertagen 0,30—0,35 g Purinstickstoff (BRUGSCH 1905) je Tag gefunden. Demgegenüber beträgt der endogene Purinstickstoff bei nahezu purinfreier, calorisch vollwertiger Kost 0,08—0,25, im Mittel 0,1—0,2 g je Tag (BURIAN, SCHUR 1900); KRAUSS 1926 kam auf 0,112—0,196 g für den 70 kg schweren Menschen. Wenn die Purinstickstoffausscheidung im Laufe langfristigen Hungerns ansteigt, dann bedeutet das offenbar, daß in zunehmendem Maße zellkernreiche Gewebe einschmelzen. LENNOX 1925 hat nach 5tägigem Fasten einen Blutharnsäurewert von 14 mg-% gefunden (Normalwert 1,5—5,0 mg-%).

Welche *anderen stickstoffhaltigen Stoffe* im Hungerzustand noch ausgeschieden werden, wissen wir nicht. GROTE 1938 legt Wert auf die von ihm gefundene Ausscheidungssteigerung der die *Xanthoproteinreaktion* gebenden Substanzen. Sie geht mit einer Erhöhung des Xanthoproteinspiegels im Blut um 10—20% des Ausgangswertes einher und sinkt zwischen dem 8. und 14. Hungertag nicht selten unter den Ausgangswert ab. „In dem Erscheinen dieses verminderten Xanthoproteinspiegels sehen wir einstweilen die Indikation zum Abbrechen der Fastenkur."

SCHADE 1923 sieht den Nutzen der Nahrungskarenz darin, daß der Organismus Gelegenheit findet zur Ausscheidung angehäufter Reaktionsprodukte, die den normalen Ablauf von Fermentreaktionen hemmen.

Eindeutige Zeichen von *Vitaminmangel* lassen sich im Hungerzustand nicht nachweisen (ABDERHALDEN, ABDERHALDEN 1938). „Alle im Hunger auftretenden Symptome und Veränderungen lassen sich zwanglos aus den Nahrungsstoffen erklären, Vitaminmangel scheint dabei keine oder (höchstens) eine ganz untergeordnete Rolle zu spielen" (SCHITTENHELM 1939).

Die *Energetik des hungernden Organismus* zeigt deutlich eine Einstellung auf Sparsamkeit. Die *Körpertemperatur* sinkt um (höchstens) 0,5—1° C. Der *Grundumsatz* sinkt nicht nur entsprechend der Gewichtsabnahme, sondern auch bezogen

Tabelle 4. *Grundumsatz im Hungerzustand.*
(Nach TIGERSTEDT.)

	Calorien je kg		Calorien je kg
1. Hungertag	30,2	9.—10. Hungertag. . .	25,7
2. Hungertag	31,5	15.—16. Hungertag. . .	23,6
3. Hungertag	30,0	18.—19. Hungertag. . .	23,2
4. Hungertag	29,0	22.—23. Hungertag. . .	20,5
5. Hungertag	28,2	25. Hungertag	22,3
6. Hungertag	27,2	30.—31. Hungertag. . .	19,6
7.—8. Hungertag	25,2	42. Hungertag	17,0

auf die Einheit des Körpergewichts (vgl. Tabelle 3 und 4, außerdem BENEDICT
1919; LUSK 1921). Der Abfall des Grundumsatzes je Kilogramm Körpergewicht
ist um so bemerkenswerter, als ja das Gewebe mit dem geringsten Umsatz,
das Fettgewebe, am stärksten geschwunden ist und die Gewebe mit höherem
Eigenumsatz infolgedessen noch maßgebender die Höhe des gesamten Grundumsatzes bestimmen. Lebt der Organismus im Hunger aus eigenen Beständen,
so werden außerdem die lebenswichtigen Organe ohne spezifisch-dynamische
Wirkung der herangezogenen Nährstoffe versorgt (vgl. dazu S. 339ff.). Es ist
aber „weder in der europäischen noch der amerikanischen Literatur ein Versuch
bekannt, daß auch für die *Muskelarbeit* oder die *Wärmeregulation bei kalter Umgebung* geringere Energiemengen benötigt werden als in gutem Ernährungszustand" (RANKE 1950).
    Die unmittelbaren *Ursachen des Hungertodes* stehen nicht eindeutig fest.
Vermutlich versagt nicht der Kreislauf, sondern das Zentralnervensystem.
Reiner Energiemangel kann nicht die Ursache des Hungertodes sein, denn selbst
der in extremer Erschöpfung zugrunde gegangene Organismus besitzt noch
Muskulatur und häufig auch noch Fett.

Absolute Nahrungskarenz ist in der Mehrzahl der Fälle die Folge eines *bewußt-
freiwilligen oder bewußt-erzwungenen Nahrungsverzichtes.* Demgegenüber tritt alles
andere an Bedeutung zurück: die wahnhafte Nahrungsverweigerung Schizo-
phrener und die ihr vielleicht nahestehende Nahrungsverweigerung der Mädchen
mit psychogener Magersucht, mit „Anoréxie mentale". Bei Kau- und Schluck-
unfähigkeit — beim Säugling muß man auch an Milchmangel der Mutter, an
schwergehende Brust und schlecht faßbare Warzen denken —, bei Oesophagus-,
Kardia-, Pylorus- und Darmstenose kommt es fast nie zu *absoluter* Nahrungskarenz.
    Die *Therapie* des absoluten Hungerzustandes ist wesentlich Diättherapie. Je
schlechter der Allgemeinzustand, desto langsamer und vorsichtiger muß man
therapeutisch vorgehen. Die Kunst besteht darin, die verbliebene Leistungsfähigkeit der Organe auszunutzen und allmählich zu steigern, ohne sie durch Überbeanspruchung zu schädigen. Bettruhe, Wärme und Fermentpräparate helfen
zum Aufbau. Im übrigen wird auf die Darlegungen in dem Beitrag „Ernährungstherapie" in diesem Handbuch verwiesen.

II. Durst, Austrocknung und Überwässerung.

a) Der Wasserbedarf.

Ohne Wasser kein Leben. Eine unübersehbare Fülle chemischer, kolloidaler und
physikalischer Vorgänge ist an das Wasser gebunden (Literatur bei MARX 1935).
Quellung und physikalische Wärmeregulation sind unmöglich ohne Wasser. Die

hohe spezifische Wärme des Wassers ermöglicht die Konstanthaltung der Körpertemperatur. Wasser entsteht unablässig bei der Verbrennung von Eiweiß, Fetten und Kohlenhydraten. Absolute Wasserkarenz führt in wenigen Tagen zu Austrocknungs- und Vergiftungserscheinungen, weil die ausscheidungspflichtigen Schlacken nicht mehr ausgeschieden werden können. Hungerkünstler hat es zu allen Zeiten gegeben — Durstkünstler niemals.

Trotz des fortwährenden Wechsels von Bindungsart und Zustandsform des Körperwassers, bleibt der *Wasserbestand* des gesunden Organismus unter gleichen Bedingungen annähernd konstant. Der größte Teil ist als Quellungswasser kolloidal gebunden. Der alte Körper ist wasserärmer als der junge. Während der Embryo der 6. Lebenswoche noch zu 97,5%, der Neugeborene noch zu 74% aus Wasser besteht, sind es beim Erwachsenen in mittleren Jahren noch gegen 66% und in höheren Jahren nur noch gegen 58% (Fehling 1877; Gerhartz 1917; Volkmann 1874).

Das wichtigste *Wasserdepot* ist die Muskulatur. In ihr sind rund $1/3$ des Körperwassers gebunden; in der Haut liegen rund $1/10$. Am wasserärmsten (mit 27 bzw. 10% Wasser) sind Knochen und Fettgewebe. Wie bei forcierter Wasserzufuhr die Muskulatur am meisten speichert — 70% dieser Wassermengen bleiben in der Muskulatur, 23% in der Haut, 7% in der Leber und im Blut (Engels 1904) —, so gibt bei Wassermangel in erster Linie auch sie Wasser ab. Die Muskulatur kann 10—15% ihres Wasserbestandes verlieren, ohne an Leistungsfähigkeit einzubüßen.

Für die Regulierung des Wasserbestandes spielt der *Durst als Trieb* nach Wasser eine entscheidende Rolle. Er wird erlebt als unmißverständliches, mit dem Verlangen nach Wasser verbundenes Allgemeingefühl, das häufig mit örtlichen Empfindungen im Mund und Rachen einhergeht. So wenig es beim Hunger irgendeine bestimmte „Einzelschwelle" gibt, deren Überschreitung in jedem Fall Hunger bedeutet, so wenig gibt es — vielleicht abgesehen von ganz extremem Wassermangel — eine solche Schwelle beim Durst. Entscheidend ist die Konstellation zahlreicher physischer und psychischer Faktoren, unter denen der Wassergehalt des Organismus, die Wasserbindungsfähigkeit der Gewebe, der onkotische Druck des Blutplasmas, örtliche Trockenheitsempfindungen im Rachen, die sinnliche Lust am Trinken und der neurotische Trinkzwang genannt sein mögen. Verschiedene Konstellationen bewirken denselben Effekt Durst und niemals kann aus dem Phänomen Durst die spezielle Konstellation ursächlicher Faktoren erschlossen werden. Bekannt ist der Durst nach einer stark gesalzenen Mahlzeit und andererseits die Tatsache, daß der kochsalz- und wasserarm gewordene gesunde Mensch — kochsalz- und wasserarm geworden durch profuse Schweiße, Durchfälle oder durch reichliche Diurese nach abundantem Biergenuß — seinen Durst nur löschen, seinen Wasserbestand nur wieder auffüllen kann, wenn er außer Wasser auch Kochsalz zu sich nimmt. Die Salzmandel, die Salzbrezel und der Salzhering am Morgen nach der Kneipe haben ihren guten physiologischen Sinn. Durst kann im kalten Bad und bei intensiver geistiger Anspannung verschwinden; er kann übertönt werden durch Angst und andere Triebe.

Man kann sich an Viel-Trinken und an Wenig-Trinken *gewöhnen*, mit anderen Worten: an Oft-Durstig-Sein und an Selten-Durstig-Sein. Experimentelle Erfahrungen lehren, wie schwer es ist, ein ursprünglich ganz willkürlich begonnenes Vieltrinken wieder auf normale Maße zu reduzieren, den anerzogenen Riesendurst zu überwinden (Kunstmann 1935).

Die Klinik kennt den „*krankhaften*" Durst des Herzkranken, dessen Gewebe abnorm viel Wasser binden und es damit anderen Aufgaben entziehen. Sie kennt den Durst des Zuckerkranken, der aus der Notwendigkeit der Zuckerausscheidung entsteht, und den Durst des Diabetes insipidus- und Schrumpfnieren-Kranken, wo die konzentrationsschwache Niere große Wassermengen benötigt, um alle ausscheidungspflichtigen Schlacken ausscheiden zu können.

Stoffansatz und Wasseransatz hängen eng zusammen. Da das Fettgewebe mit 10% das wasserärmste Gewebe ist, ist Fettansatz offenbar nur mit verhältnismäßig geringem Wasseransatz verbunden. Der Wasserreichtum des fettleibigen Organismus beruht nicht auf einem hohen Wassergehalt seines Fettgewebes, sondern auf einem hohen Wassergehalt anderer Organe (vermutlich des Bindegewebes).

Die Vorgänge im Wasserhaushalt bei reichlicher Eiweiß- und Kohlenhydraternährung sind noch nicht klar durchschaubar. Wasserverluste sowohl wie Wasserretentionen wurden beobachtet — anscheinend vom Gesamtzustand des Organismus abhängig. Man muß „für die Beurteilung einseitiger Eiweiß- und Kohlenhydratkostverordnungen eine eindeutige Kenntnis des Körperbestandes an diesen Grundstoffen voraussetzen, da zweifellos im Zustand der Mast für den Wasserwechsel andere Bedingungen herrschen als in Perioden geringer oder unterwertiger Ernährung" (THANNHAUSER 1929). Reichliche Wasser*zufuhr* bedeutet nicht notwendig auch Wasser*ansatz*. Da beim Erwachsenen Eiweißansatz in sehr viel geringerem Ausmaß möglich ist als Kohlenhydratansatz, kommen Schwankungen des Wasserbestandes auf Grund schwankender Eiweißbilanzen praktisch kaum in Betracht. Für den Ansatz von Kohlenhydraten ist gleichzeitiger Ansatz der 3—4fachen Wassermenge gefunden worden.

Der Wasserbedarf ist weitgehend eine Funktion des Wasserverlustes. Als Tagesbedarf für den Erwachsenen rechnet man 35—40 g je Kilogramm Körpergewicht. Der Bedarf des Kindes ist größer. Die Aufnahme geschieht normalerweise ausschließlich mit dem Mund; durch die Haut kann der menschliche Körper kein Wasser aufnehmen.

Wie der Organismus ständig Wärme abgibt, so gibt er durch Lungen, Haut, Nieren und Darm ständig auch Wasser ab. Die *Wasserausscheidung* durch Mund, Nase (Speichel, Schleim) und Geschlechtsorgane fällt praktisch nicht ins Gewicht. Für alltägliche mitteleuropäische Lebensbedingungen rechnet die Physiologie (REIN 1952) als 24stündige Wasserabgabe durch die Atemwege 550 g, durch die Haut 450 g, durch die Nieren 1500 g und durch den Darm 150 g. DILL 1938 (vgl. auch KUNO 1934) nennt als Wasserabgabe durch die Atemwege 400 g, durch die Haut 800 g. Die Ausscheidung schwankt in Abhängigkeit von den Umweltbedingungen und der Individualität.

Am konstantesten ist die Abgabe durch die *Atemwege*. Atemfrequenz und Lufttemperatur sind hier entscheidend, doch kann die Wasserabgabe mit der Atemluft vielleicht auch durch abundantes Trinken gesteigert werden (SIEBECK, BORKOWSKI 1919).

Ob die Wasserabgabe durch die *Haut*—Schweiß und insensible Perspiration—nach reichlichem Trinken regelmäßig ansteigt und im Durstzustand regelmäßig absinkt, ist umstritten (DENNIG 1898; MOOG, HAUCK 1921; dagegen LICHTWITZ 1936). Sicher steigt sie bei Steigerung der Umgebungs- und Eigentemperatur, in trockener Luft und bei bestimmten seelischen Erregungszuständen. In heißer trockener Umgebung können binnen kurzem erstaunliche Mengen abdunsten. In einem Selbstversuch DILLs 1938 mit 33° C im Schatten und 11% Luftfeuchtigkeit waren es innerhalb von $2^1/_2$ Std 1,88 kg (mit 3,04 g Chlor und gleichzeitigem Anstieg der Körpertemperatur von 37,3 auf 38,1° C), in Versuchen von ADOLPH, DILL 1938 im Laufe eines je 1stündigen Spazierganges 1,18—1,44—1,32 kg,

d. h. bis zum 8fachen des Ruhewertes (unter Anstieg der Körpertemperatur um 1,24—0,67—0,91⁰ C). „Selbst bei gleichem Training variiert entweder die Empfindlichkeit des Schweißzentrums oder die Intensität der aktivierenden Reize von einem Individuum zum anderen. Ein Mann erreicht sein Temperaturgleichgewicht bei 38⁰ C, während ein anderer in einen Gleichgewichtszustand zwischen Wärmeproduktion und -abgabe erst bei einer Körpertemperatur um 38,5 oder 39,0⁰ C kommt. Unterschiede der Hauttemperatur mögen hinzutreten" (DILL 1938). Training steigert die Leistungsfähigkeit der Wärmeregulation, so daß bei etwa gleichbleibender Wasserabgabe der Anstieg der Körpertemperatur immer geringer wird. In einem Versuch ADOLPHs 1938 betrug der Temperaturanstieg vor Beginn des Trainings 2,2⁰ C, nach 4wöchigem Training aber nur noch 0,80⁰ C. Training läßt auch die Schweißabscheidung schneller in Gang kommen (DILL 1938; DRINKER 1937). Bei dunkelhäutigen Menschen kommt es infolge der größeren Absorption strahlender Energie rascher zu Temperatursteigerung (DU BOIS 1937). An Bergarbeitern fand Moss 1923/24 als Durchschnitt bei 5—6stündiger Arbeitszeit eine Wasserabgabe je Stunde von 0,80—1,44 kg; zu etwa denselben Ergebnissen kamen LEHMANN, SZAKALL 1940. Bei freigestellter Wasserzufuhr steigt die Wasseraufnahme nach Wasserverlusten zwar an — in DILLs Versuchen bis auf 7,370 kg je Tag —; sie bleibt aber häufig zunächst, d.h. solange der hohe Wasserverlust noch anhält, hinter diesem Verlust zurück. Der Wasserbestand des Körpers wird dann erst nach Beendigung der die hohe Wasserabgabe bedingenden Arbeit ergänzt (s. auch LEHMANN, SZAKALL 1940).

Während die Wasserabgabe durch Lungen, Haut und Darm in der Regel kaum unter die genannten Mittelwerte sinkt, kann die *renale Wasserabgabe* nicht nur nach oben, sondern auch nach unten in weiten Grenzen schwanken. Die Niere ist jenes Organ, das in seiner Wasserausscheidung der größten Variationen fähig ist. Sie vermag binnen $^1/_2$ Std 1000 g Wasser auszuscheiden und damit den Organismus wirkungsvoll gegen die Gefahren einer Überwässerung zu schützen. Auf der anderen Seite kann die 24stündige Harnmenge auf 300 oder 200 cm³ zurückgehen. Bei Wasserverknappung hat, solange die Ausscheidung harnpflichtiger Stoffe noch vollständig erfolgen kann, die im Dienste der physikalischen Wärmeregulation bestehende Hautwasserabgabe den Vorrang. Die maximale Konzentrationsfähigkeit der Niere liegt z. B. für Natrium + Chlor bei 500 Millimol je Liter (= rund 3 g-%), für Chlor + Bicarbonat bei 370 Millimol je Liter, für Basen insgesamt bei 500 Millimol je Liter (s. auch die Versuchsergebnisse von BEIGLBÖCK 1944 auf S. 330).

Die Wasserausscheidung durch den *Darm*, bei Obstipierten vermindert, kann bei Durchfallkranken auf das 10fache des Normalwertes und höher anwachsen (bis zu 2—3 Liter in 24 Std). Die Darmentleerungen, die bei geregelter Verdauungstätigkeit zu 20—30% aus Wasser bestehen, enthalten dann kaum noch feste Stoffe.

Empfindliche und leistungsfähige Regulationsmechanismen sichern also die Konstanz des Wasserbestandes. *Gesundheitliche Schädigung* droht bei Verlust von 10% des Wasserbestandes—einem zu 60% aus Wasser bestehenden 70 kg schweren Körper also bei Verlust von 4,2 kg; lebensbedrohlich werden die Verluste, wenn sie 20% erreichen (RUBNER 1928). Dank der Leistungsfähigkeit vor allem der Nieren wird dem Organismus übermäßig reichliche Wasserzufuhr weniger gefährlich als übermäßig knappe. Beim Säugling ist die Neigung zu Wasserretention größer als beim Erwachsenen. Er reagiert auch stärker mit extrarenaler Wasserabgabe

In Zahlen läßt sich mithin ein *Wasserbedarf* nur angeben, wenn man die *Wasserabgabe* kennt, die ihrerseits durch die Notwendigkeiten der physikalischen

Wärmeregulation und der Ausscheidung ausscheidungspflichtiger Substanzen bestimmt wird. Als grober Näherungswert kann für alltägliche mitteleuropäische Lebensbedingungen ohne schwere körperliche Arbeit ein Betrag von rund 2,5 Liter angenommen werden. Der Wassergehalt der Nahrungsmittel und das Verbrennungswasser der Nährstoffe sind darin eingeschlossen. Die gesamte Wasserzufuhr setzt sich ja zusammen aus dem als solchen *getrunkenen Wasser*, aus dem *in den Nahrungsmitteln enthaltenen Wasser* und aus dem *Verbrennungswasser*. Bei Verbrennung von 1 g Kohlenhydraten entstehen 0,556 g Wasser, bei Verbrennung von 1 g Fett 1,071 g und bei Verbrennung von 1 g Eiweiß 0,396 g. Die entsprechenden Werte je Calorie sind 0,136—0,115—0,096 g Wasser (DILL 1938). Bei äquicalorischer Verbrennung liefern Kohlenhydrate also am meisten Verbrennungswasser. Unter alltäglichen Lebensbedingungen kann bei freier Nahrungswahl der Wasserbedarf allein durch das in den Nahrungsmitteln enthaltene und das bei ihrer Verbrennung entstehende Wasser befriedigt werden.

b) Durst (Austrocknung).

Wie es in der Klinik üblich geworden ist, von Hunger zu sprechen und mit dem gleichen Wort einmal den Trieb nach Nahrung, ein anderes Mal den Zustand der Nahrungskarenz zu bezeichnen, so ist es auch üblich geworden, das Wort Durst in dieser doppelten Bedeutung zu benutzen. Vom Durst als dem Trieb nach Wasser wurde bereits gesprochen. Jetzt soll vom *Durst als Zustand der Wasserkarenz* die Rede sein.

Unter extremen Bedingungen wird die Regulationsfähigkeit der Sicherungsfunktionen des Wasserhaushaltes überbeansprucht. Austrocknung ist das eine, Wasservergiftung das andere Extrem, von denen jedes verhängnisvoll, gefährlich und tödlich werden kann (Literatur bei LICHTWITZ 1936; MACH, MACH 1946; MARX 1935; THANNHAUSER 1929).

Hält die Zufuhr mit der Wasserausscheidung nicht mehr Schritt, dann nimmt der extra- und intracelluläre Wasserbestand ab. Dabei bleibt es sich im Endeffekt gleich, ob *primär die Zufuhr eingeschränkt* wird — die Abgabe durch Lungen, Haut und Nieren läßt sich niemals unter gewisse Mindestwerte herabdrücken — oder ob *primär die Abgabe* durch Lungen, Haut, Nieren und Verdauungsorgane *abnorm erhöht* ist.

Das *klinische Bild der Austrocknung* ist als solches unschwer zu erkennen: Eingefallene, trockene und gefaltete Haut — tief eingesunkene Augen — trockene Lippen und Schleimhäute — rauhe und tonlose Stimme. Die Augenbindehäute sind rot und brennen, die Zunge klebt am Gaumen; der Speichel ist spärlich und dick, das Schlucken kaum mehr möglich, Harn- und Schweißsekretion kommen nahezu vollständig zum Erliegen. Trockengehalt des Blutes und Reststickstoff steigen, Blutdruck, Pulsfrequenz und Alkalireserve im Blut sinken. Die Muskulatur wird hypoton; ihre mechanische und elektrische Erregbarkeit steigt, beim Beklopfen bilden sich idiomuskuläre Wulste. Die Darmentleerungen hören auf. Im subjektiven Erleben steht der qualvolle Durst beherrschend im Vordergrund. In den meisten Fällen erreicht er am 3.—4. Tag seinen Höhepunkt. Dann gewinnen Halluzinationen, Erregungszustände und Krämpfe immer mehr die Oberhand und gehen unter zunehmender Apathie und Benommenheit in Bewußtlosigkeit und Tod über. Antoine de St. Exupéry, der französische Flieger, hat in „Wind, Sand und Sterne" mit der ganzen Kraft seiner Sprache das grauenvolle Erlebnis wasserloser Tage in einsamer Wüste geschildert.

Beobachtungen an langfristig Durstenden und Verdurstenden liegen meines Wissens kaum vor. Die Schilderung eines Schiffsarztes aus dem 2. Weltkrieg sei deshalb kurz wiedergegeben.

Behr berichtet über 3 Überlebende von 55 Schiffbrüchigen, die 37 Tage lang in tropischer Sonnenglut auf dem Südatlantik getriebenhatten. Zunächst waren die Farbigen und die fettleibigen Weißen der Mannschaft gestorben. In den ersten 2 Wochen waren noch morgens 1 Eßlöffel, mittags 2 und abenss 1 Eßlöffel Trinkwasser ausgegeben worden, d. h. insgesamt etwa 60 cm³ je Kopf. Von Beginn der 3. Woche an wurde diese Menge auf die Hälfte gekürzt. Die Ernährung bestand aus Bisquits, etwas Pemmikan, Milch in Tabletten und Schokolade. Schon nach 4—5 Tagen konnten die meisten die Bisquits nicht mehr genießen, weil sie wie trockenes Pulver im Mund stecken blieben und sich nicht mehr schlucken ließen. Die Milchtabletten und der Pemmikan brannten im Mund und verschlimmerten den Durst so stark, daß man schon deshalb lieber darauf verzichtete. 8 Tage vor der Rettung war die Besatzung auf die 5 Köpfe zusammengeschmolzen; zu diesen gehörten noch die 2 einzigen Frauen der früheren Besatzung. Das Trinkwasser war vollkommen verbraucht. 3 Tage lang gab es gar nichts. Dann kam etwas Regen, von dem für jeden 1 Eßlöffel aufgefangen werden konnte. In dieser Zeit starben noch einmal 1 Mann und 1 Frau. 2 Tage vor der Rettung ermöglichte ein stärkerer Regen das Sammeln von 300 cm³ Wasser für die 3 Übriggebliebenen. Nach ihrer Errettung boten diese folgendes Bild: 1. 36jähriger Mann mit lederharter und in großen Falten abhebbarer Haut, hochgradiger Schwäche und leidlichem Puls. Nach dem Reinigungsbad verlangte er als erstes nach einer Zigarette. Hartnäckige Obstipation und Schlaflosigkeit hielten tagelang an. Bei vorsichtiger Ernährung erholte er sich langsam und ließ nach 4wöchiger Beobachtung keinen krankhaften Befund mehr erkennen. 2. 40jähriger Mann, Befund und Verlauf entsprachen dem Befund und Verlauf des ersten Kranken. 3. Die 21jährige Frau ging 6 Tage nach der Errettung an Kreislaufschwäche und Pneumonie zugrunde. Bei der Sektion fanden sich am weichen Gaumen und Zäpfchen nekrotische weiße Bezirke und auch auf der Bronchialschleimhaut lagen nekrotische Schleimhautfetzen, die als Exsikkationsnekrosen gedeutet wurden. Übrigens sollen bei den vorher schon gestorbenen Schiffbrüchigen ebenfalls kurz vor dem Tod Schluckbeschwerden aufgetreten sein.

Ein japanischer Kriegsbericht (veröffentlicht im „Völkischen Beobachter" vom 13. und 14. Juni 1943) brachte die Aufzeichnungen eines Marinesoldaten, der zusammen mit 2 andere 31 Tage lang unter brennender Sonne auf dem Pazifik getrieben hatte und schließlich gerettet wurde. Lebensmittel und Trinkwasser sollen den Schiffbrüchigen schon am 9. Tag ausgegangen sein.

Nach Richet (1947) findet man bei der *Sektion Verdursteter* in der Regel Hirnödem und gelegentlich Suffussionen der Schleimhäute (Ähnlichkeit von Verdurstungs- und Hitzschlagtod; Richet 1947).

Kurzfristiges, d. h. *2—3tägiges Dursten* und Hungern ertragen unter mitteleuropäischen Lebensbedingungen die meisten Menschen — zwar mit Mühe und Qual, aber doch ohne nachhaltige Schädigung. Bekanntlich haben sich in der Klinik mehrtägige Durst- und Hungerperioden bei Ödemkranken und akut Nierenkranken seit Jahren bewährt.

Die *Beantwortung der Frage*, wie lange vollkommene Wasserkarenz ausgehalten wird, setzt als erstes voraus, daß man die Größe der Wasser*abgabe* kennt. Hält sich diese in normalen Grenzen, dann gehen bei vollständigem Wasserentzug Tauben nach 12—13 Tagen zugrunde, Hühner nach 9—11 Tagen, Hunde nach 10 Tagen und Kaninchen nach 14—15 Tagen. Wie bereits erwähnt, fand Rubner 1928 bei Wasserverlusten von 10% des Körpergewichts Kreislaufstörungen; bei Verlusten von 20—22% ging das Versuchstier zugrunde. Beim Hund sinkt im Durstzustand die Wasserabgabe durch Haut und Lungen.

Dennig 1898 ist der Frage nach der Größe der Wasserabgabe im Durstzustand am Menschen nachgegangen. Die in 5—7tägigen Versuchen an 5 Gesunden bei Trockenkost mit täglich 150 cm³ Wein festgestellten durchschnittlichen Gewichtsabnahmen zeigt die Tabelle 5. Der zweite Versuch wurde nach einem Intervall von 6 Tagen an der gleichen Versuchsperson durchgeführt wie der erste. Die Herabsetzung der Perspiratio insensibilis berechnete Dennig 1898 im Durchschnitt auf die Hälfte des Ausgangswertes; dieser herabgesetzte Wert wurde bei freier Wasserzufuhr noch 1—2 Tage lang nach Versuchsende beibehalten. Ähnliche Werte fand Dennig 1898 bei Hunden. Wie in späteren Durstversuchen von Schäfer 1942 war in allen Fällen die Erholung rasch und vollständig.

Austrocknung infolge *Beschränkung der Zufuhr* sieht man übrigens nicht nur bei Wassermangel, sondern in grundsätzlich gleicher Weise auch bei *Verlegung des Oesophagus*, des *Pylorus* und der *oberen Darmabschnitte.*

Austrocknung infolge *überhöhter Wasserabgabe durch die Haut* ist gleichbedeutend mit Kochsalzverlust, Überschreiten die Wasser- und Kochsalzverluste ein gewisses Maß und erfolgen sie sehr rasch, dann entwickeln sich lebensbedrohende Zustände, die nur durch Wasser- und Kochsalzzufuhr — durch diese aber rasch und vollständig — behoben werden können. Sie werden im Rahmen der Salzmangelzustände (s. S. 522ff.) besprochen werden.

Erhöhte Wasserabgabe allein durch die *Lungen* kommt als Ursache von Verdurstung nicht in Betracht, weil die dabei in Frage kommenden Wassermengen zu gering sind.

Schwere Wasserverluste (die gleichzeitig immer auch Kochsalzverluste sind) entstehen durch profuse *Durchfälle* und gehäuftes *Erbrechen.* Mehrere Liter Wasser und beträchtliche Mengen von Kochsalz können auf diese Weise in kurzer Zeit den Körper verlassen. Wir verweisen auch diesbezüglich auf spätere Darlegungen (s. S. 523).

Während Kaninchen durch Diuretica extrem wasser- und kochsalzarm gemacht werden können, ist es beim Menschen nicht möglich, die Wasser- und Kochsalzausscheidung durch die *Nieren* mit Medikamenten zu forcieren. Die Medikamentenwirkung erschöpft sich vorher, und zwar offenbar nicht wegen des Nachlassens ihrer Wirkung auf den sekretorischen Apparat der *Niere*, sondern weil sie nicht in der Lage sind, den *Geweben* weiterhin Wasser und Kochsalz zu entziehen.

Tabelle 5. *Gewichtsabnahme im Durstzustand.* (Nach DENNIG.)

	Versuchsdauer	Gewichtsverlust kg	Prozent des Anfangsgewichtes
1.	6 Tage . .	5,3	8,24
2.	5 Tage . .	1,3	2,2
3.	7 Tage . .	4,1	7,15
4.	6 Tage . .	4,5	5,23
5.	6 Tage . .	4,0	4,0
6.	7 Tage . .	5,7	10,25

Ganz anders jedoch liegen die Dinge, *wenn so viele harnpflichtige Salze anfallen, daß das osmotische Gleichgewicht des Organismus nur durch schärfste Heranziehung der extra- und intracellulären Wasserbestände des Organismus aufrechterhalten werden kann oder wenn es selbst dann nicht mehr gewahrt bleibt.* Dieser Zustand entsteht vor allen Dingen nach dem Trinken von Seewasser und wird zur grausamen Realität bei Schiffbrüchigen und Fliegern in Seenot, die, im Wasser schwimmend, dem Dursttod entgegensehen. Zwar gibt es einwandfreie technische Methoden zur Entsalzung und damit zur Trinkbarmachung des Seewassers (Ionenaustauscher). Diese Methoden waren aber z. B. während des 2. Weltkriegs im deutschen Bereich wegen Materialmangels undurchführbar.

Experimentelle Beobachtungen SCHÄFERS 1942 erlauben eine Abschätzung der Möglichkeiten krankhafter Schädigung des menschlichen Organismus durch *Trinken von Seewasser* (mit rund 2,7% Kochsalz). Mäuse können nur am Leben erhalten werden, wenn sie Trinkwasser mit weniger als 1—2% Kochsalz bekommen. Schon bei Wasser mit 1—2% sterben etwa 50% und bei 5—10% Kochsalz sterben im Laufe von 7 Wochen alle Tiere. Die Lebensdauer hungernder Kaninchen wird durch täglich 40 cm³ Seewasser gegenüber der Lebensdauer von vollkommen durstenden Tieren nicht verkürzt, eher verlängert (Lebensdauer im Mittel 13,7 gegen 11,6 Tage). Hafergefütterte Tiere leben, wenn man sie dursten läßt, länger als Tiere, die dursten und hungern. Durstende Tiere fressen im übrigen weniger Hafer als trinkende. Eindeutig hinausgeschoben wird aber der Tod, wenn man zu der Haferfütterung noch Seewasser gibt.

Freilich können tierexperimentelle Ergebnisse nicht ohne weiteres auf den Menschen übertragen werden, und schon gar nicht, wenn die Ergebnisse an stammesgeschichtlich fernstehenden Tierarten gewonnen wurden. FRÖHNER, STOHRER 1927 und LEWIN 1928 haben darauf aufmerksam gemacht, daß sich die Tiere gerade dem Kochsalz gegenüber sehr verschieden verhalten — Meerestiere z. B. vertragen Kochsalz unvergleichlich viel besser als Landtiere, Fleischfresser besser als Pflanzenfresser — und daß sich der Mensch von anderen Säugetieren auch in dieser Hinsicht unterscheidet.

BEIGLBÖCK 1944 untersuchte, zum Teil in Selbstversuchen, die Folgen des Meerwassertrinkens beim Menschen. Seine Ergebnisse stehen im Einklang mit Beobachtungen von LADELL 1943 und späteren Beobachtungen von HERMANN 1949 (vgl. auch BRADISH, EVERHART 1942; DAVIS, HALDANE, PESKETT 1922; FOY, ALTMANN, KONDI 1942; RUSSEL, ELKINTON, TAFFEL 1942; WILEY, WILEY 1933).

BEIGLBÖCK stellte seine Beobachtungen an gesunden Menschen an, die nach reichlicher Ernährung in der Vorperiode im Versuch selbst täglich 500 bzw. 1000 cm³ Meerwasser tranken. In den ersten 4 Tagen bekamen sie dazu eine kochsalzfreie Kost mit täglich 800 Kalorien; danach hungerten sie 3 Tage lang bis zum Versuchsende. Eine Vergleichsgruppe hungerte und dürstete vollkommen während des ganzen Versuches.

Bei der 500 cm³-Meerwassergruppe traten die Austrocknungserscheinungen langsamer auf als bei der Vergleichsgruppe und bei der 1000 cm³-Meerwassergruppe. Nach anfänglichem Anstieg über die Höhe der Zufuhr hinaus sank vom 3. Versuchstag ab die Harnmenge in der 1000 cm³-Gruppe so stark ab, daß sie zur vollkommenen Ausscheidung der harnpflichtigen Stoffe nicht mehr genügte. Die 500 cm³-Gruppe hatte zu Anfang viel weniger Wasser verloren. Gleichzeitig mit dem Absinken der Harnmenge stieg die Kochsalz-(Na + Cl) Konzentration des Harnes auf etwa 2,5 g-% an und erreichte Höchstwerte bis zu 3,64 g-%. BEIGLBÖCK hatte den Eindruck, als ob Vitamin C und Vitamin B₂ die Konzentrationskraft der Niere erhöhten. Während in der hungernden und durstenden Vergleichsgruppe der Kochsalzgehalt des Blutes zunächst absank, um später wieder anzusteigen (Kochsalzverarmung, Bluteindickung), stieg er in den beiden Meerwassergruppen bei geringer Bluteindickung kontinuierlich an (bis zu Werten von + 6,77 und + 8,24% des Ausgangswertes). Von den anderen Blutmineralien sanken Kalium und Calcium ab (im Mittel von 18,7 auf 16,0 mg-% bzw. von 11,0 auf 9,3 mg-%), während das Magnesium anstieg (im Mittel von 2,64 auf 2,97 mg-%). Extrem pathologische Werte wurden niemals beobachtet. Bei starken individuellen Schwankungen betrug der Anstieg der Bluteiweißkörper in der Vergleichsgruppe im Mittel 19,13%, in der 1000 cm³-Gruppe im Mittel 13,2% und in der 500 cm³-Gruppe im Mittel 11,3%. Die zirkulierende Plasmamenge war vermindert (Kongo otmethode), die Eiweißrelation nach der grobdispersen Phase hin verschoben (beschleunigte Blutkörperchensenkung), die Gerinnung und das morphologische Blutbild waren unverändert. Durchfälle, wie sie nach therapeutischer Meerwasseranwendung gelegentlich auftreten, hat BEIGLBÖCK niemals beobachtet. Im Hunger- und Durstzustand (Vergleichsgruppe) wurde mehr Stickstoff retiniert als bei gleichzeitiger Meerwasserzufuhr und der damit einhergehenden größeren Harnausscheidung. Hohe Kochsalzkonzentrationen im Harn beeinträchtigten die Konzentrationsfähigkeit für Stickstoff nicht; vermehrter Eiweißzerfall war unter dem Einfluß des Seewassers nicht feststellbar. Am Augenhintergrund der Meerwasserversuchspersonen fielen — und zwar vor allem in der 1000 cm³-Gruppe — Verengerungen der Arterien und geringe Erweiterungen und Schlängelungen der Venen auf („Hypertoniefundus" infolge Bluteindickung?). Niemals war der Blutdruck erhöht, stets die Pulsfrequenz niedrig. In den wenigen darauf untersuchten Fällen fanden sich hohe Salzsäurewerte des Magensaftes. Blutzucker, Elektrokardiogramm, Takata-Ara-Reaktion und Urinuntersuchung auf Eiweiß, Urobilinogen und Acetonkörper ergaben keine Besonderheiten.

Nach Frischwasserzufuhr stiegen Stickstoffausscheidung und Körpergewicht prompt an; Reststickstoff, Blutchlorid, Erythrocytenzahl und Refraktometerwert sanken ab, alle übrigen Austrocknungserscheinungen verschwanden rasch und vollständig. In jedem Fall stellte intravenöse Infusion hypotonischer Glucoselösung den vorherigen Zustand und das subjektive Wohlbefinden in kurzer Zeit wieder her. Am Tage nach Versuchsende war die Wasserausscheidung im VOLHARDschen Wasserversuch minimal; sie erreichte 2—3 Tage später etwa die Hälfte der Zufuhr und ergab nach weiteren 2—3 Tagen völlig normale Werte.

Alles in allem ist demnach im kurzfristigen Versuch die Zufuhr von täglich 500 cm³ Seewasser der völligen Wasserkarenz insofern vorzuziehen, als in jenem Fall der Organismus weniger Wasser verliert. Andererseits kommt es dabei (trotz der geringeren Bluteindickung) zu einem Anstieg des Kochsalzspiegels im Blut, der bei völliger Wasserkarenz (im gleichen Zeitpunkt und in gleichem Ausmaß) fehlt. Es kommt zu höherer N-Ausscheidung und Augenhintergrundsveränderungen im Sinne eines Hypertoniefundus. Bei Zufuhr von 1000 cm³ Seewasser sind alle diese Erscheinungen noch ausgeprägter. Es besteht hier aus Mangel an verfügbarem Wasser schon am 3. Tage eine Retention harnpflichtiger Substanzen.

Beim Dursten wie beim Seewassertrinken liegen die Gefahren in der *Wasserverarmung* des Körpers, beim Seewassertrinken überdies in der *Kochsalzüberladung*. Neben rund 2,7% Kochsalz enthält das Seewasser größere Mengen Magnesium und Sulfat, geringere Mengen Kalium, Calcium und Spurenelemente (Tabelle 6), insgesamt 3,4—3,8% Salze. Der verführerischen Parallele zuliebe — „aus dem Meere ist alles Leben geboren" — wird gelegentlich behauptet, der Mineralgehalt des menschlichen Blutplasmas entspreche dem Mineralgehalt des Meerwassers. Das ist nicht richtig. Nicht nur die *Gesamt*konzentration der Salze im Meerwasser ist 2—3mal so hoch wie im Plasma; auch der *Anteil der einzelnen Mineralien* ist verschieden. Im Seewasser kommen z. B. auf 100 g Natrium 0,6mal soviel Gramm Kalium, 1,3mal soviel Calcium und 18,4mal soviel Magnesium wie im Plasma. Zur Cambriumzeit soll das Meerwasser in seiner mineralischen Zusammensetzung dem menschlichen Plasma ähnlicher gewesen sein.

Abgesehen von der abführenden Wirkung der Sulfate sind die

Tabelle 6. *Mineralgehalt des Meerwassers.*

	g-%		g-%
Natrium . . .	1,05	Aluminium . .	0,0006
Kalium . . .	0,04	Chlor	1,90
Calcium . . .	0,04	Brom	0,007
Magnesium . .	0,13	Sulfat	0,27
Strontium . .	0,001	Bicarbonat . .	0,01

Salze des Meerwassers für den Menschen anscheinend bedeutungslos; jedenfalls sind spezifische Wirkungen nicht eindeutig nachgewiesen. Entscheidend für die Auswirkungen des getrunkenen Seewassers ist sein Kochsalzgehalt. Nun erfolgt aber die Kochsalzausscheidung in der Hauptsache durch die Nieren. Die Kochsalzausscheidung durch Haut und Darm ist beim gesunden, nicht übermäßig schwitzenden (und nicht durchfallkranken) Menschen verschwindend gering. Unter der Voraussetzung, daß die Niere eine Kochsalzkonzentration von 2% durchhalten kann — sie erreicht Spitzenkonzentrationen von 3% und mehr — und daß das nicht resorbierte Magnesium und Sulfat in 5%iger Lösung durch den Darm ausgeschieden wird (MEYER, GOTTLIEB 1922), benötigt der Organismus zur Ausscheidung von 500 g Seewasser 675 + 20 g Wasser. Fällt jede andere Nahrungs- und Wasserzufuhr weg, dann müssen also unter diesen Umständen aus eigenen Beständen täglich rund 200 g Wasser zugesetzt werden. Mangels sonstiger Wasserzufuhr müssen aber auch jene Wassermengen aus eigenen Beständen entnommen werden, die unablässig durch Lunge, Haut und Darm den Organismus verlassen und die, selbst wenn die Perspiratio insensibilis im Durstzustand sinkt, mit 1000 g in 24 Std eher zu niedrig als zu hoch veranschlagt sind. Das ergibt zusammen 1200 g je Tag. Da nun ein 70 kg schwerer Organismus rund 42 kg (= 60%) Wasser enthält, tritt *die gesundheitliche Gefahrengrenze, d. h. ein Verlust von mehr als 10% des Körperwassers, bei Zufuhr von täglich ausschließlich 500 g Seewasser im Laufe des 4. Tages, Lebensgefahr (Verlust von 20%) nach 7 Tagen ein.* Gleichzeitige Zufuhr einer nicht zu kochsalzreichen Nahrung schiebt die Gefahrengrenze hinaus (Wassergehalt der Nahrungsmittel, Verbrennungswasser). Neben der Austrocknung darf jedoch die Gefahr der Kochsalzüberladung nicht außer acht gelassen werden. Bliebe nur die Hälfte des Kochsalzgehaltes von 500 g Meerwasser im Körper zurück — täglich 6,7 g — dann machte das im Laufe

weniger Tage schon beachtliche Mengen. Der gesamte Kochsalzbestand des
Organismus wird auf rund 150 g veranschlagt (Magnus-Levy 1906) wobei sich
die Speicherung vornehmlich auf das subcutane Bindegewebe und die Muskulatur
konzentriert. Es scheint indes, daß die Folgen solcher Austrocknungs- und Über-
salzungszustände selbst nach längerer Dauer durch Wasserzufuhr verhältnismäßig schnell und vollständig beseitigt werden können.

c) Überwässerung.

Von der Wasserüberflutung, der Überwässerung, als *Ursache* krankhafter
Störungen, *nicht* als deren *Folge* ist hier die Rede — von der *exogenen* Überwässerung als „Ernährungskrankheit". Die abnormen Wasseranreicherungen des
Organismus bei Herz- und Nierenkrankheiten, Fettleibigkeit und anderen Erkrankungen gehören nicht ins Kapitel der Ernährungskrankheiten und bleiben
hier außer Betracht.

Die Erfahrung lehrt, daß sich der gesunde Organismus nicht nur mit kleinen,
sondern auch mit sehr großen Wassermengen in ein Wassergleichgewicht setzen
kann, indem er die Wasserausscheidung, vor allen Dingen die *renale* Wasserausscheidung, rasch und ausgiebig steigert, der Zufuhr anpaßt und sich
allzu abundanter Mengen außerdem durch Erbrechen entledigt. Sofern Kochsalzverarmung vermieden wird, kann der Gesunde Wassermengen bewältigen, die
das Vielfache der gewohnten Zufuhr ausmachen. Im Selbstversuch trank Kunstmann 1935 bis zu 18 Liter Wasser täglich. Freilich kam es dabei zu regulativen
Störungen im Sinne eines Diabetes insipidus, die nicht mehr als normal bezeichnet
werden konnten und schon Ausdruck einer pathogenen Überwässerung, einer
„Wasservergiftung" waren.

„*Wasservergiftung*" ist ein sehr viel selteneres Vorkommnis als Austrocknung.
Das klinische Zustandsbild zeigt in entscheidenden Zügen die Merkmale der
Kochsalzverarmung — die Niere vermag keinen ganz Na- und Cl-freien Urin
auszuscheiden —, deckt sich aber doch nicht ganz mit dieser. Führt man
Tieren über längere Zeit mehr Wasser, zu als sie ausscheiden können, dann entwickeln sich Vergiftungserscheinungen, die bei verschiedenen Tierarten in ihren
Symptomen etwas schwanken, mehr akut oder mehr chronisch verlaufen, im
ganzen aber doch wesentliche Gemeinsamkeiten erkennen lassen. Die Tiere
werden unruhig, geraten in Erregungszustände, bekommen Krämpfe und werden
immer schwächer und hinfälliger (Rowntree 1923; Rowntree, Greene 1927;
Underhill, Sallick 1925). Das Blut wird dünn, die Körpertemperatur sinkt
(auch bei Zufuhr körperwarmen und wärmeren Wassers) und schließlich tritt
der Tod ein. Isotonische Kochsalzlösung wird in Mengen, die als reines Wasser
in diesem Zustand schwere Schädigungen hervorrufen, anstandslos vertragen.
Demnach ist nicht in erster Linie die Wasseranreicherung als solche die Ursache
der klinischen Krankheitszeichen, sondern die *Störung des Wasser-Kochsalz-
Verhältnisses*.

Beim *Menschen* sieht man *Wasservergiftung* nach reichlichem Trinken — vom
Experiment abgesehen — nur dann, wenn die Wasserausscheidungsfähigkeit gestört ist: bei chronischer Nephritis und bei Diabetes insipidus, und zwar im letzten
Fall unter der Voraussetzung, daß durch Hormontherapie die Diurese gebremst
wird, Durst und Polydipsie aber unverändert weiterbestehen. Solche Vorkomm-
nisse sind gar nicht so ganz selten (Helwig, Schutz, Kuhn 1938; Marx 1935,
1941). Hypophysenkranke, nicht nur Diabetes insipidus-Kranke, scheiden überhaupt große Trinkmengen gelegentlich stark verzögert aus, so daß man, um
Beschwerden (Kopfschmerzen) zu vermeiden, diagnostische Prüfungen des

Wasserhaushalts nur mit kleinen Wassermengen durchführen sollte. Die Beschwerden werden damit erklärt, daß größere Wassermengen zum Anstieg des an sich labilen Hirndrucks führen und der erhöhte Hirndruck seinerseits reflektorisch eine Verminderung der Wasserausscheidung bewirkt (MARX 1941). Erscheinungen von Polydipsie und Wasservergiftung bei Kranken mit encephalitischen Folgezuständen und Hirntumoren sind wohl in gleicher Weise zu erklären. Amerikanische Autoren haben wiederholt darauf hingewiesen, daß übermäßiges Wassertrinken ohne gleichzeitige Kochsalzzufuhr bei Kranken mit Hitzekrämpfen (siehe S. 525) sehr leicht zu Wasservergiftung führen kann (GÖMÖRI, MOLNAR 1932; ROWNTREE 1923).

Die *klinischen Symptome der Wasservergiftung des Menschen* (KARSTENS 1951; KUNSTMANN 1935, dort Literatur; vgl. auch STRAUB 1942) bestehen in Kopfschmerzen, Schwindel, Übelkeit, Sehstörungen, Durchfällen, Speichelfluß, vermehrter Hautwasserabgabe und allgemeiner Hinfälligkeit. In schweren Fällen steigern sie sich zu Tremor, Ataxie, tonisch-klonischen Krämpfen, Koma und Tod. Die Veränderungen des Blutes sind offenbar nicht einheitlich. Starke Blutverdünnung mit Abnahme von Hämoglobin, Serumeiweiß, Viscosität, elektrischer Leitfähigkeit und molarer Konzentration kommt vor. Chlorid, Natrium und Kalium nehmen in der Regel stärker ab als der Verdünnung entspricht. Gelegentlich findet man nur im *Beginn* des Vieltrinkens eine Blutverdünnung, der bald eine Bluteindickung infolge Abströmens des Wassers ins Gewebe folgt. Das Körpergewicht nimmt beträchtlich, das Plasmavolumen nur wenig zu. Ödeme fehlen bei der Wasservergiftung oder sind doch kaum angedeutet. Der Liquordruck ist erhöht. Die Körpertemperatur sinkt, und zwar vor allem dann — aber nicht nur dann — wenn kaltes Wasser getrunken wird. Beim Kaltwassertrinken steigt begreiflicherweise der Energiebedarf.

III. Überfütterung (energetische Überernährung).
a) Der Energiebedarf.

Die Menge der zum Leben, nicht nur zum Vegetieren notwendigen Energie wird bestimmt durch jene Nahrungsquantitäten, die die Voraussetzung schaffen für die Erzielung und Erhaltung optimaler Leistungsfähigkeit. Sie hängt ab von den geforderten Leistungen und der Reaktionsfähigkeit des Organismus (auf Klima, Arbeit, Medikamente, Hormone).

Neben diesem *Optimalbedarf* spielt in der Ernährungsphysiologie der *Minimalbedarf* eine Rolle. Er bezeichnet jene Energie- bzw. Nährstoffmengen, die zur Erhaltung des Körperbestandes und einer vita minima eben noch ausreichen. Infolge der Abhängigkeit des Nährstoffbedarfs von den äußeren Lebensbedingungen und der Individualität des Menschen kann es keine allgemeinverbindlichen, für jeden Menschen und zu jeder Zeit gültigen Bedarfszahlen geben. *Zahlenwerte können immer nur grobe Richtwerte, Durchschnittswerte für große Populationen sein.* Wo im folgenden Bedarfszahlen angegeben werden, handelt es sich, wenn nicht ausdrücklich anders vermerkt, immer um den Bedarf des erwachsenen Mitteleuropäers unserer Zeit.

Die Behauptung, *der tatsächliche Energieverzehr bei freier Nahrungswahl entspräche im großen und ganzen dem Bedarf*, d. h. der zur Erhaltung des idealen Körpergewichts und der vollen Leistungsfähigkeit notwendigen Energie, ist zwar nicht exakt bewiesen. Als Mittelwert, gewonnen aus langfristigen Beobachtungen an großen Populationen, dürfte er ihm aber doch mindestens sehr nahekommen. Über die Schwierigkeiten und Fehlerquellen bei der Erhebung des tatsächlichen

Verzehrs und über neuere Untersuchungen dieser Art haben sich COLLINS 1946; DU BOIS, CHAMBERS 1943; KEYS 1945, 1950 und ORR, LEITCH 1938 u. a. kritisch geäußert.

Von älteren Erhebungen über den *deutschen* Nahrungsverzehr sind die von VOIT 1881 in München durchgeführten am bekanntesten geworden. Als durchschnittlichen Verzehr je Kopf und Tag fand er 118 g Eiweiß, 56 g Fett und 500 g Kohlenhydrate, d. h. insgesamt 3110 Calorien („VOITsches Kostmaß").

In seinen bekannten Erhebungen über den Nahrungsverzehr von rund 470 Millionen Menschen (gegen die von methodischer Seite freilich Einwendungen erhoben werden können) betonte RUBNER 1928 die auffallende Ähnlichkeit des Energieverzehrs verschiedener Völker (Tabelle 7).

Tabelle 7. *Calorien-, Eiweiß- und Fettverzehr je Kopf und Tag.* (Nach RUBNER.)

	Eiweiß g	Fett g	Gesamt-calorien
Italien	88	58	2612
Rußland	79	43	2666
Deutschland . . .	81	81	2770
Österreich	81	57	2825
Frankreich	88	57	2973
England	90	105	2997
Nord-Amerika . .	89	127	3308

Die These, jede Nation verzehre, auf den Kopf und Tag gerechnet, etwa dieselbe Energiemenge, läßt sich nach neueren Untersuchungen (HAHN 1942; MIELCK 1941;

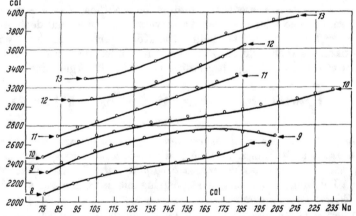

Abb. 1. Energieverzehr (in Calorien) je arbeitende Person, aufgeteilt nach der Berufsschwere und dem Geldaufwand für Nahrungsmittel. (Nach KRAUT-BRAMSEL 1942.) (Erklärung im Text.)

WOERMANN 1944 und die ebengenannten angelsächsischen Autoren) *jedoch nicht mehr aufrechterhalten.* Diese Erhebungen zeigen übereinstimmend für Europa eine von Norden nach Süden sinkende Tendenz. MIELCK 1941 berechnete z. B. für Nordeuropa 3148, für Großbritannien 3024, für Mitteleuropa 3012, für Westeuropa 2836, für Südosteuropa 2675 und für Südeuropa 2490 Calorien je Kopf und Tag. Wenn diese Werte auch auffallend hoch liegen (bedingt durch die Art der Erhebung?), so zeigen sie doch, daß in gleicher Richtung mit dem sinkenden Energieverzehr das Klima milder, der Anteil der Kinder an der Gesamtbevölkerung größer, die Industrialisierung geringer und der allgemeine Lebensstandard tiefer wird — Faktoren, die alle im Sinne eines niedrigeren Kopfverbrauchs im Süden zusammenwirken. Zieht man außereuropäische Verbrauchszahlen heran, dann werden die Unterschiede noch größer.

Sehr sorgfältige Verbrauchserhebungen über den deutschen Nahrungsverbrauch stammen von v. TYSZKA 1934 (vgl. auch *Statistisches Reichsamt:* Die

Lebenshaltung usf. 1932). Auf Grund von diesen haben KRAUT und BRAMSEL (1942) den *Energieverzehr verschiedener Berufe* errechnet. Sie legen zugrunde, daß sich der Energieaufwand je 24 Std nach Maßgabe des Grundumsatzwertes in folgender Weise zusammensetzt: 8 Std Schlaf = 2/6 Grundumsatz; 8 Std Freizeit = 3/6 Grundumsatz und 8 Std Arbeit = 8/6—13/6 Grundumsatz (KRAUT, LEHMANN, BRAMSEL 1939; dazu DURIG 1939).

In allen Berufsgruppen steigt der Energieverzehr mit steigender Schwere der Arbeit, und zwar bei niedrigstem Geldaufwand (täglich 0,75—1,00 Mark) von 2100 auf 3300, bei höchstem Aufwand (täglich 1,90 bis 2,15 Mark) von 2600 auf 4000 Calorien.

Die Abb. 1 zeigt, daß z. B. die Berufsgruppe 8 (mit einem Arbeitsaufwand von 8/6 Grundumsatz, entsprechend sitzenden Berufen wie Schneider und Buchdrucker) 2100—2600 Calorien verzehrt. Berufs-

Tabelle 8. *Energie und Eiweißverzehr gleicher Berufe je Kopf und Tag in verschiedenen Ländern.* (Nach SHERMAN.)

	Gesamtcalorien	Eiweiß
Schwerarbeiter (USA.)	6000	177
Farmer, Mechaniker (USA.)	3425	100
Kaufleute, Studenten (USA.) . . .	3285	106
Institutsangestellte (USA.).	2600	86
Angehörige ärmster Schichten (USA.)	2100	69
Fabrikarbeiter (Canada)	3480	108
Arbeiter (England)	2685	89
Arbeiter (Schottland)	3228	108
Arbeiter (Irland)	3107	98
Arbeiter (Deutschland)	3061	134
Arbeiter (Frankreich)	2750	110
Geschäftsleute (Japan)	2190	87
Arbeiter (Japan)	4415	118
Arbeiter (China)	3400	91
Arbeiter (Ägypten)	2825	112
Arbeiter (Kongo)	2812	108

gruppe 9 umfaßt stehende Berufe ohne Kraftanstrengung. Berufsgruppe 10 solche mit einiger Kraftanstrengung und Berufsgruppe 13 schließlich körperlich schwer arbeitende Berufe wie Schmiede und Nieter.

In ähnlicher Weise wie KRAUT und Mitarbeiter hat ZIEGELMAYER 1937 aus Verbrauchsstatistiken für Schwerarbeiter einen Tagesverzehr je Vollperson von 3340—4487 (im Mittel 3680) Calorien berechnet, SCHEUNERT 1932 für Angehörige von Landhaushalten je Vollperson im Mittel 3857 Calorien. Die höchsten einwandfrei beobachteten Werte liegen bei 720 Calorien je Stunde. Umgerechnet auf 24 Std wären das also 17280 Calorien. Tatsächlich werden aber wohl nur selten mehr als 6000 Calorien je Tag umgesetzt (BALKE 1944).

In den Unterschieden des Energie- (und Eiweiß-)verzehrs gleichartig beruflich tätiger Menschen in verschiedenen Ländern spiegelt sich in erster Linie die *verschiedene Höhe des Lebensstandards der Völker.* SHERMAN 1937 hat die Tabelle 8

Tabelle 9. *Nahrungsverzehr je Kopf und Tag bei gleichartiger Arbeit in verschiedenen Ländern.* (Nach FLÖSSNER.)

	Deutschland	Schweden	USA.	Schweiz	Japan
Leichte Arbeit:					
Eiweiß (g) . . .	100—118	134	150	207	90—95
Fett (g)	50—56	79	150	94	16
Kohlenhydrate (g)	400—500	522	550	450	560—600
Calorien	2515—3054	3436	4060	3157	2800—3000
Schwere Arbeit:					
Eiweiß (g) . . .	135—140	189	175		
Fett (g)	80—100	110	250		
Kohlenhydrate (g)	450—500	714	560		
Calorien	3344—4348	4726	5705		

zusammengestellt (in der der Verzehr der Japaner und Chinesen freilich merkwürdig hoch erscheint). Eine ähnliche Zusammenstellung (Tabelle 9, S. 335) stammt von Flössner 1939.

Der enge *Zusammenhang von Arbeitsleistung und Energieverzehr* geht sehr eindrucksvoll aus Untersuchungsergebnissen von Kraut 1947/48 und Kraut, Müller 1946 hervor, die bei Berg- und Hüttenarbeitern (Abb. 2 und 3) und bei schuttabladenden Arbeitern gewonnen wurden (vgl. auch Kraut 1952; Kraut, Droese 1941; Lehmann 1941): Immer steigt und fällt die Leistung mit dem Anstieg und Abfall des Energieverzehrs. Der Bergmann, der für volle Leistung 4200 Calorien braucht, vollbringt nur 70—80% dieser seiner Friedensleistung,

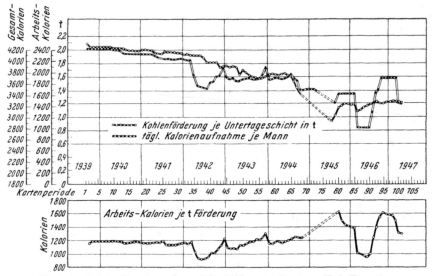

Abb. 2. Einfluß des Energieverzehrs auf die Leistung im Bergbau. (Nach Kraut.)

wenn man seine Kost auf 3300 Calorien (79% der ursprünglichen Höhe) reduziert. Jede erzwungene Steigerung bis zu einer Arbeitsleistung, die größeren Energieaufwand erfordert, als die Nahrung Energie enthält, führt auf die Dauer notwendig zur Abnahme der Leistungsfähigkeit und des Körperbestandes.

Der *Rückgang der Anforderungen an die körperliche Leistungsfähigkeit*, den die fortschreitende Industrialisierung mit sich bringt, drückt sich aus in dem sinkenden Energieverzehr der körperlich arbeitenden Bevölkerung bei freier Nahrungswahl. Dieser betrug z. B. bei Industriearbeitern 1908/09 im Mittel 3200, 1928/29 aber nur noch 2866 Calorien je Vollperson und Tag (Kraut 1935, s. auch Lehmann, Müller, Spitzer 1950).

Wenn der Energieverzehr bei gleichbleibender Arbeit mit der Höhe des allgemeinen Lebensstandards ansteigt, wenn es also scheint, als ob *höherer Energieverzehr die Bewältigung der Arbeit erleichtere*, so deuten sportärztliche Beobachtungen in gleicher Richtung. Der mittlere Tagesverzehr der Teilnehmer der Berliner olympischen Spiele 1936 belief sich auf 7300 Calorien (Schenk 1937) und bei anderen Sportsleuten wurden ähnliche Werte gefunden (Lit. bei Wiebel 1941). Eine bestimmte Leistung läßt sich also anscheinend bei hoher Energiezufuhr leichter, exakter und „schwungvoller" vollbringen als bei knapper.

In diesem Zusammenhang sind tierexperimentelle Beobachtungen von Achelis (1939); Nothdurft (1939, 1944) und Nothdurft, Eisenbeisser (1944) zu erwähnen. In diesen Versuchen stieg und fiel die *Spontanaktivität* von Mäusen mit der *Höhe der Energiezufuhr* (und Eiweißzufuhr). ACHELIS und NOTHDURFT sprechen von einer „spezifisch-motorischen Nahrungswirkung" und meinen damit, ein Teil der verzehrten Nahrung werde in Bewegung umgesetzt. Höhere Energiezufuhr steigert offenbar nicht allein die Leistungs*fähigkeit*, sondern auch die Bewegungslust und Leistungs*bereitschaft*.

Nun kann der Energiebedarf nicht allein aus Verbrauchsstatistiken erschlossen, sondern auch aus *Stoffwechseluntersuchungen* errechnet werden (Lit. bei KRAUSS 1928; LEHMANN 1934; LUSK 1928; RUBNER 1902). Solche Stoffwechseluntersuchungen beruhen auf dem Gedanken, die Energiezufuhr müsse den Aufwand für Grundumsatz (Ruhe-Nüchternumsatz oder Erhaltungsumsatz) und Leistungsumsatz decken. Beide Posten müssen also zahlenmäßig bestimmt werden. Sie lassen sich sowohl an Hand von Tabellen oder Formeln errechnen wie auch direkt im Calorimeter oder indirekt im Gaswechselversuch feststellen. Die *direkte* calorimetrische Bestimmung ist methodisch umständlich und heute allgemein durch die einfacheren *indirekten* Methoden der Bestimmung von O_2-Verbrauch und CO_2-Abgabe verdrängt.

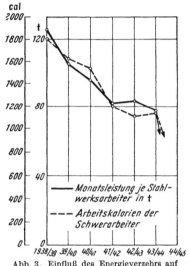

Abb. 3. Einfluß des Energieverzehrs auf die Leistung in einem Stahlwerk. (Nach KRAUT.)

Die Grundlagen für die *Berechnung der Grundumsätze* können aus Tabellen (HARRIS-BENEDICT 1919) oder Nomogrammen (BOOTHBY, BERKSON, DUNN 1936) entnommen oder nach Formeln berechnet werden.

Die HARRIS-BENEDICT-*Tabellen* beruhen auf Untersuchungen von 136 Männern und 103 Frauen. Die daraus abgeleiteten Formeln, nach denen die Grundumsatzwerte der Tabellen berechnet worden sind, lauten für Männer: 66,4730 + 13,7516 × G + 5,00334 × H — 6,77550 × A und für Frauen: 655,0955 + 9,5634 × G + 1,8496 × H — 4,6756 × A, wobei G = Gewicht in Kilogramm, H = Höhe in Zentimetern, A = Alter in Jahren bedeuten. Die HARRIS-BENEDICT-Tabellen gestatten die Feststellung des normalen Grundumsatzes für Erwachsene im Alter von 21—70 Jahren mit Gewichten von 25—124 kg und Körperlängen von 151—200 cm. Es braucht nach den Tabellen nur jeweils der Faktor für Körpergewicht zum Faktor für Alter und Körperlänge addiert zu werden. Die Streuungsbreite der Norm wird mit ± 15% des Tabellenwertes angegeben.

Brauchbare Werte gibt auch die *Berechnung des Grundumsatzes als Produkt aus Körperoberfläche und Standardwert der Wärmebildung je Oberflächeneinheit.* Die Formel von DU BOIS 1916 zur Berechnung der Körperoberfläche lautet: Oberfläche in Quadratmetern = Gewicht in $kg^{0,425}$ mal Länge in $cm^{0,725}$ mal 0,007184. Unter Zugrundelegung dieser Formel wichen bei 104 gesunden Menschen 93% der gefundenen Werte um nicht mehr als ± 10% vom Sollwert ab; kein Wert lag außerhalb ± 15%. KEYS (1950) meint jedoch, die so berechneten Grundumsatzwerte lägen um etwa 10% zu hoch. Die Oberfläche des nach Länge und Gewicht bekannten Menschen läßt sich aus dem Nomogramm von DU BOIS 1916 ablesen (s. Anhang S. 557), der Standardwert der Wärmebildung je Quadratmeter und Stunde aus der Tabelle von BOOTHBY, BERKSON, DUNN (1936, s. Anhang S. 557).

Ungenaue Ergebnisse liefert die einfache und bequeme Form von READ, und zwar auch in ihrer neueren Form nach READ, BARNETT 1936 (LANDEN 1950; LÖHLE 1949 u. a.). Nach der Formel von READ, BARNETT beträgt die Wärmebildung je Quadratmeter und Stunde bei Männern: 0,0055 mal Blutdruckamplitude mal Pulszahl mal 24 — bei Frauen: 0,0047 mal Blutdruckamplitude mal Pulszahl mal 23.

Bei der *Grundumsatzbestimmung im Gaswechselversuch* werden O_2-Verbrauch und CO_2-Abgabe gemessen. Die Wärmeproduktion kann daraus genau berechnet werden, wenn man in Betracht zieht, daß die Größe des calorischen O_2- bzw. CO_2-Wertes, d. h. jene Wärmemengen, die der Aufnahme von 1 Liter O_2 bzw. der Abgabe von 1 Liter CO_2 entsprechen, durch das Verhältnis der abgegebenen CO_2 zum aufgenommenen O_2, d. h. durch den respiratorischen Quotienten ($RQ = CO_2/O_2$) bestimmt werden. Für jeden Energieträger hat nämlich der RQ eine ganz bestimmte Größe, die in der chemischen Struktur des Energieträgers begründet ist. Bei reiner Kohlenhydratverbrennung beträgt der RQ 1,00 (828,8 cm³ CO_2 und 828,8 cm³ O_2 je Gramm), bei reiner Eiweißverbrennung 0,80 (773,9 cm³ CO_2 und 966,3 cm³ O_2 je Gramm), bei reiner Fettverbrennung 0,71 (1427,3 cm³ CO_2 und 2019,3 cm³ O_2 je Gramm). Bei gemischter Kost liegt er um 0,85.

Die Verbrennungswärme der Nährstoffe bei Verbrennung im Organismus *(physiologische Verbrennungswärme)* deckt sich nun nicht mit ihrer Verbrennungswärme bei Verbrennung im Calorimeter *(physikalische Verbrennungswärme)*. Die Verbrennungswärme im Organismus ist geringer, weil die Nährstoffe hier nicht so vollständig verbrannt werden wie im Calorimeter. Das gilt vor allen Dingen für das Eiweiß, das im Organismus nur bis zur Harnstoffstufe verbrennt. Die *physikalische* Verbrennungswärme von 1 g Eiweiß beträgt 5,7 Calorien, von 1 g Fett 9,5 Calorien und von 1 g Kohlenhydrat 4,2 Calorien die *physiologische* Verbrennungswärme — man spricht auch vom „Nutzwert" — 4,1 bzw. 9,4 bzw. 4,1 Calorien.

Um den *Anteil von Eiweiß, Fetten und Kohlenhydraten am Gesamtumsatz* zu bestimmen, zieht man von den ermittelten Gesamtbeträgen für CO_2 und O_2 die auf die Eiweißverbrennung entfallenden Beträge ab. Diese lassen sich aus der Stickstoffausscheidung im Harn in folgender Weise berechnen: N-Ausscheidung im Harn mal 6,25 = verbranntes Eiweiß in Gramm (durchschnittlicher N-Gehalt des Eiweißmoleküls 16%). Der O_2-Verbrauch für die Verbrennung von 1 g Eiweiß beträgt, wie bereits erwähnt, 966 cm³, die CO_2-Abgabe 774 cm³. Nach Abzug der auf die Eiweißverbrennung entfallenden O_2- bzw. CO_2-Beträge verbleiben die allein auf die Kohlenhydrat- und Fettverbrennung entfallenden CO_2- und O_2-Mengen, aus deren Verhältnis („Nicht-Eiweiß-RQ") sich das Mengenverhältnis der verbrannten Kohlenhydrate zu den verbrannten Fetten errechnen läßt (LUSK 1928; s. Anhang S. 557). Für klinische Zwecke genügt es in der Regel, zur Ermittlung des Grundumsatzes lediglich den O_2-Verbrauch zu messen, einen mittleren RQ von 0,85 zugrunde zu legen und dann den O_2-Verbrauch mit 4,86 (calorischer O_2-Wert für RQ von 0,85) zu multiplizieren.

Der Grundumsatz steigt mit der Körperlänge und dem Gewicht, sinkt mit dem Alter und liegt bei Männern höher als bei Frauen. Seine Schwankungsbreite ist infolgedessen nicht unbeträchtlich (vgl. Tabelle 10).

Der Grundumsatz des gesunden Mannes (ausgedrückt in Calorien je Quadratmeter Körperoberfläche und Stunde) sinkt von 40 im Alter von 20 Jahren auf 35 im Alter von 60 Jahren, bei Frauen im gleichen Zeitraum von 35 auf 31 (DU BOIS 1936). Demnach liegt der 24 Std-Grundumsatz jüngerer Männer bei 1600, älterer Frauen bei 1100 Calorien. Ob Rassenunterschiede bestehen, ist immer noch umstritten (KEYS 1950).

Beim gleichen Individuum, bei gleichbleibendem Ernährungszustand und Gewicht und bei gleichen Außentemperaturen ist der *Grundumsatz weitgehend konstant.* Stärkere Grundumsatzänderungen findet man unter diesen Voraussetzungen nur in der *Krankheit,* in erster Linie bei Störungen des Hypophysen-Schilddrüsensystems und bei Infektionen. Von den Schwankungen bei *Unter- und Überernährung* wird noch die Rede sein (s. S. 343 u. 356). Kleinere Grundumsatzschwankungen finden sich beim Gesunden lediglich im Laufe größerer Zeiträume oder in Abhängigkeit von muskulärer Tätigkeit in dem Sinne, daß *nach starker Muskelbeanspruchung* der Grundumsatz *besonders tief absinkt* (ACHELIS, NOTHDURFT 1939). Die *jahreszeitlichen Schwankungen* des Grundumsatzes — im Winter höhere Werte als im Sommer — sind, wenn überhaupt vorhanden (GESSLER 1925; KEYS 1949, 1950) so gering, daß sie für die Beurteilung der individuellen Konstanz nicht ins Gewicht fallen. Streng genommen wären sie wahrscheinlich auch bereits Ausdruck eines *Leistungs*umsatzes der chemischen Wärmeregulation, d. h. nicht mehr reine *Grundumsatz*werte.

Einen Leistungszuwachs zum Grundumsatz bedingen Umgebungstemperatur, Nahrungsaufnahme und Muskelarbeit. Zur Frage: Leistungsumsatz und geistige Tätigkeit s. S. 345. In gleicher Weise wie der Grundumsatz kann dieser Leistungsumsatz errechnet oder durch Gaswechseluntersuchung bestimmt werden.

Tabelle 10. *Grundumsatzwerte in Abhängigkeit von Körperlänge, Körpergewicht, Alter und Geschlecht.* (Berechnet nach den Tabellen von HARRIS-BENEDICT).

Länge	Gewicht	Alter	Geschlecht	Grundumsatz
cm	kg	Jahre		Calorien
170	70,0	40	männlich	1614
160	70,0	40	männlich	1564
170	90,0	40	männlich	1889
170	70,0	70	männlich	1412
170	70,0	40	weiblich	1456

Zwecks *Konstanterhaltung der Körpertemperatur* wird bei sinkender Außentemperatur mehr, bei steigender Außentemperatur weniger umgesetzt. Das ist auch aus Beobachtungen an Tieren und Menschen hinreichend bekannt (Lit. bei KEYS 1949/50). Nach KEYS 1950 kann man im großen und ganzen rechnen, daß 10^0 F = 6^0 C Unterschied der Außentemperatur eine Umsatzänderung von 3% bedingen. In den Tropen kommen dementsprechend niedrige Grundumsatzwerte vor (AMES, GOLDTHWAIT, EATON 1939; HAFKESBRING, BORGSTROM 1926/27; GALVAO 1948; JOHNSON, KARK 1947; MACGREGOR, LOH 1941; MASON 1934; RADSMA, STREEF 1932). Man kann sagen, daß der Grundumsatz im warmen Klima um 5—10%, im wirklich heißen Klima um 10 bis 15% sinkt. KEYS 1949/50 meint, bei Annahme eines Gesamtjahresumsatzes von 100 in London und Boston betrage der Jahresumsatz desselben Menschen in Minneapolis und Moskau 105, in Rom und Sao Paulo 95, in Bombay und Panama 85. Kälteschaudern kann den Umsatz um 50—100% steigern! In kalten und heißen Bädern können die Umsatzschwankungen 200% erreichen. Ob das in der Weise geschieht, daß *jede* Abkühlung zu Umsatzsteigerung in der Leber und Muskulatur führt oder ob die Umsatzsteigerung lediglich als Folge des kältebedingten Muskelzitterns auftritt, ist nicht ganz klar. Am tiefsten liegt (bei langsam ansteigender Erwärmung) der Umsatz bei Außentemperaturen um $+ 20^0$ C (thermische Neutralität, Indifferenztemperatur).

Von Grundumsatzsteigerung im *Höhenklima* hat BALKE 1944 berichtet (stärkere Beanspruchung der Kreislauf- und Atmungsfunktionen?).

Jede Nahrungsaufnahme erhöht den Energieumsatz. Sofern die Erhöhung innerhalb der Regulationsbreite der physikalischen Wärmeregulation erfolgt, in einem

Zustand des Organismus also, in dem er (durch Strahlung, Leitung und Wasser-verdunstung) Wärme abgibt, steht sie als *„spezifisch-dynamische Nahrungswir-kung"* (Magnus, Levy 1906) in gesetzmäßigem Zusammenhang mit der Art und Größe der Energiezufuhr. Die spezifisch-dynamische Nahrungswirkung beträgt bei Eiweiß 17—30%, bei Fett 3—8%, bei Kohlenhydraten 5—9%, bei üblicher gemischter Nahrung im Mittel etwa 10% der zugeführten und verwertbaren Calorien (Lit. bei Grafe 1923, neuerdings Glickmann, Mitchell, Lambert, Keeton 1948; Wachholder, Franz 1944). Sie bleibt bei ein und demselben Menschen unter gleichen Bedingungen über Wochen und Monate hin konstant, kann aber von Mensch zu Mensch beträchtlich schwanken (bis zu Unterschieden von 1:3). Bei niedriger Umgebungstemperatur, d. h. außerhalb der physikalischen Wärmeregulationsbreite, fällt die spezifisch-dynamische Steigerung aus, sofern sie die für eben diese Umgebungstemperatur charakteristische Umsatzsteigerung nicht überschreitet. Man könnte ebensogut auch umgekehrt sagen: die spezifisch-dynamische Nahrungssteigerung tritt an die Stelle des im Nüchternzustand von den Körpernährstoffen bestrittenen Mehrumsatzes im Dienste der chemischen Wärmeregulation (Rubner 1902). Bei intensiver körperlicher Arbeit ist in ähnlicher Weise die spezifisch-dynamische Nahrungswirkung aller Nährstoffe geringer (Atkinson, Lusk 1931; Carpenter, Fox 1931; Johannsson, Koraen 1902; Lusk 1929; Nöcker 1952; Rapport 1930; Sawtschenko 1935, 1936; Wachholder 1949).

Mit steigender Nahrungsmenge sinkt (bei normalem Ernährungszustand) *die spezifisch-dynamische Steigerung.* Bei mittlerem Ernährungszustand liegt z. B. die spezifisch-dynamische Steigerung einer gemischten Kost von 2000 Calo-rien bei 170 Calorien (8,5%), die einer Kost von 2750 Calorien bei 215 Calorien (7,8%) und die einer Kost von 3200 Calorien bei 225 Calorien (7,0%). Während in *Unterernährungszuständen* die spezifisch-dynamische Nahrungswirkung wenig ausgeprägt ist (s. auch Wachholder 1949; Wachholder, Franz 1944), steigt diese bei *Auffütterung* des unterernährten Organismus zunächst an, fällt dann aber wieder ab, um bei fortdauernder *Überfütterung* stark anzusteigen (in einem Versuch Grafes (1923) z. B. von 9,8 auf 32% der Nahrungscalorien). Diese starke spezifisch-dynamische Steigerung bei Überfütterung wird nach dem Vorgang Grafes (1923) als *„Luxuskonsumption"* bezeichnet.

Die spezifisch-dynamische Steigerung nach Fleischkost soll in den meisten Fällen unabhängig von der *Tageszeit* sein; bei überwiegender Kohlenhydratkost liegt sie offenbar mittags höher als morgens und abends. Im *Alter* scheint sie durchweg geringer zu werden. Nach einer gemischten Probemahlzeit fand z. B. Krüger 1932 bei 20—56jährigen Steigerungen von im Mittel 15,09% —21,8% —14,79% nach 1, 2 und 3 Std, bei 67—85jährigen nur noch Steigerungen von im Mittel 6,86% — 11,2% — 6,95%. Die gleichen Nahrungsmittel sollen (infolge ver-kürzter Resorptionszeit?) in *Brei- und Suppenform* stärkere spezifisch-dynamische Wirkungen entfalten als in fester Form (Göpfert, Stufler 1949).

Daß *krankhafte Störungen* (der hypophysär-diencephalen Regulationen?) die spezifisch-dynamische Nahrungswirkung beeinflussen können, ist seit langem bekannt. Auch bei klinisch gleichen Zustandsbildern von Fettsucht, Magersucht Thyreotoxikose u. a. zeigen die Abweichungen jedoch nicht immer gleiche Größe und Richtung (Grafe 1923; Lichtwitz 1936; Lusk 1919, 1931; Nord, Deuel 1928; Rolly 1921; Siede, Tietze 1940 u. v. a.).

Die *Ursache der spezifisch-dynamischen Wirkung des Eiweißes* sah man zunächst in der vermehrten Verdauungs- und Nierenarbeit, später in einer Umsatzsteigerung durch die beim Eiweißabbau entstehenden Aminosäuren (Lusk 1928) bzw. die bei der Desaminierung freiwerdenden Aminogruppen

(GRAFE 1923). OBERDISSE 1940 sieht die Ursache weniger in der Desaminierung als in oxydativen Abbauprozessen des stickstoff*freien* Restes der Aminosäuren. Erwiesen ist jedenfalls eine spezifisch-dynamische Umsatzsteigerung sowohl durch das ganze Eiweißmolekül wie durch Spaltstücke. Die Gegensinnigkeit von Hyperglykämie und spezifisch-dynamischer Steigerung legte die Annahme nahe, diese sei ein Ausdruck der für Aufbauprozesse benötigten Energieumsetzungen (FRANZ 1944; LINNEWEH 1939; WACHHOLDER, FRANZ 1944).

Die *Ursache der spezifisch-dynamischen Wirkung der Kohlenhydrate und Fette* — sie ist ja beträchtlich geringer als die des Eiweißes — ist wahrscheinlich zum größten Teil durch die Verdauungsarbeit bedingt.

Jede *Muskelarbeit erhöht den Energieumsatz.* Auch die *psychisch bedingten Umsatzsteigerungen* sollen durch erhöhte Kreislauf- und Atmungstätigkeit und erhöhtem Muskeltonus zustande kommen. Dieser Arbeits-Mehraufwand, der bis zu $^4/_5$ des gesamten *Energieumsatzes* ausmachen kann, läßt sich berechnen unter Zugrundelegung der Arbeitsleistung in Meterkilogramm und des Wirkungsgrades (Nutzeffektes), mit dem der Organismus die geforderte Leistung vollbringt oder läßt sich bestimmen im Gaswechselversuch.

Als *Wirkungsgrad* bezeichnet die Technik das Verhältnis $\dfrac{\text{mechanische Arbeit}}{\text{aufgewendete Energie}}$, die Physiologie dementsprechend das Verhältnis $\dfrac{\text{geleistete Körperarbeit}}{\text{aufgewendete Energie}}$. Während für volkswirtschaftliche Betrachtungen der aus dem Gesamtumsatz berechnete *Bruttowirkungsgrad* die entscheidende Rolle spielt, interessiert physiologisch in erster Linie der *Nettowirkungsgrad*, der sich berechnet aus Gesamtumsatz abzüglich des Erhaltungsumsatzes. Als Nettowirkungsgrad enthält das Verhältnis $\dfrac{\text{geleistete Körperarbeit}}{\text{Gesamtumsatz} - \text{Erhaltungsumsatz}}$ den gesamten für die Arbeitsleistung zusätzlich erforderlichen Umsatz. Als Maßeinheit dient die Calorie = 426,9 mkg (= 0,0936 Pferdekräfte = 69,77 Watt). Aus einer Zusammenstellung SIMONSSONS (zit. nach LANG, RANKE 1950; ältere Angaben bei TIGERSTEDT 1926) von zahlreichen Berechnungen des Nettowirkungsgrades bei Radfahren, Bergsteigen, Kurbeln usw. ergeben sich Werte, die im allgemeinen zwischen 20 und 30% liegen (Maximalwert 35% bei Bergsteigen, Minimalwert 3% bei Schwimmen).

Genauere Werte als derartige *Berechnungen* geben die *direkten Bestimmungen des Gesamtumsatzes* aus O_2-Verbrauch und CO_2-Abgabe, die in grundsätzlich gleicher Weise erfolgen wie die Bestimmungen des Grundumsatzes. Der O_2-Verbrauch des Muskels, in Ruhe etwa 1,7 cm³ je Minute und Kilogramm, kann bei maximaler Arbeitsleistung bis auf 180 cm³ ansteigen. Wenn beim Trainierten die Gesamtumsatzsteigerung bei gleicher Arbeit kleiner ist als beim Untrainierten (LILIESTRAND, STENSTRÖM 1920 u. a.), dann spielt hier neben einer besseren Muskelökonomie auch der Wegfall überflüssiger Mitbewegungen eine Rolle. Im Höhenklima kann die umsatzsteigernde Wirkung der Muskelarbeit die Arbeit selbst um mehrere Stunden überdauern (ZUNTZ, DURIG 1913).

Tabelle 11 gibt nach experimentellen Untersuchungen einen Anhalt für die Größenordnung des Leistungszuwachses bei verschiedener beruflicher Tätigkeit. Die Angaben (nach BECKER, HÄMÄLAINEN 1914) beziehen sich auf 8stündige Arbeitszeit und stehen in hinreichender Übereinstimmung mit den Ergebnissen vieler anderer Untersucher (KRAUT, LEHMANN, BRAMSEL 1939; KRAUT, BRAMSEL 1942; LEHMANN, MÜLLER, SPITZER 1949/50; RUBNER 1933 u. v. a.). Auf die grundsätzlichen (nicht nur methodischen) Bedenken, die gegenüber derartigen Aufstellungen erhoben werden müssen — wonach bemißt sich z. B. die Beurteilung ausreichend? Ist das Körpergewicht ein brauchbares Maß dafür? —,

Tabelle 11. *Gesamtumsatz bei körperlicher Arbeit.* (Nach Becker-Hämäläinen.)
(Calorien je 24 Std. bei 8stündiger Arbeitszeit.)

Schneider	2400—2700	Maler	3200—3300
Buchbinder	2700	Tischler	3200—3300
Schuster	2800	Steinhauer	4300—4700
Metallarbeiter	3100—3200	Holzfäller	5000—5400

haben neuerdings DU BOIS, CHAMBERS 1943; KEYS 1949, 1950; ORR, LEITCH 1938 und SINCLAIR 1948 hingewiesen. Es liegt in der Natur der Sache, daß solche Zahlen nur auf große Gruppen, nicht aber auf Einzelpersonen und kleine Gemeinschaften Anwendung finden können. „Abgesehen von einer systematischen Tendenz zur Überschätzung des tatsächlichen Calorienbedarfs vereinfachen diese Tabellen die Fragen allzusehr, indem sie die durch Klima, Tätigkeit und Alter bedingten Unterschiede vernachlässigen" (KEYS 1950). Aus einer Aufstellung von KEYS 1950 geht z. B. hervor, daß die von dem National Research Council für Frauen angegebenen Zahlen höher liegen als die Ergebnisse neuerer Feststellungen des tatsächlichen Verzehrs in USA. und England. Und für Männer scheint Ähnliches zu gelten. Wenn man solche Vorbehalte nicht außer acht läßt, behalten diese Untersuchungen aber doch ohne Zweifel ihren Wert.

Bei Schwerstarbeitern fanden BOYD, ORR, LEITCH (1938), 4200 Calorien, LEHMANN (1949) bis zu 5000 Calorien und ZIEGELMAYER (1937), 3700 Calorien (jeweils Bruttocalorien). Zum Vergleich sei auf die aus Massenstatistiken berechneten Bedarfswerte hingewiesen (s. oben). Beim Bergsteiger kommt zu muskulären Anstrengungen noch die umsatzsteigernde Höhenwirkung und noch am Tage *nach* anstrengender Bergsteigerarbeit ist der Grundumsatz „auch beim Trainierten, der im Talort keine Steigerung mehr zeigt, in größeren Höhen gesteigert" (BALKE 1944). Bei vielen Bewegungsarten spielt das Körpergewicht, das mitbewegt werden muß, auch eine Rolle und oft laufen Körpergewicht und Energieaufwand parallel (ERICKSON, SIMONSON, TAYLOR, ALEXANDER, KEYS 1945; GALVAO 1948; KLEIBER 1947).

Mit der Höhe des experimentell bestimmten *Leistungsaufwandes* ist aber noch nicht der *Nahrungsmehrbedarf* bestimmt. Hinzu kommt nämlich zu dem Leistungsaufwand für äußere Arbeit der Mehraufwand durch die spezifisch-dynamische Nahrungswirkung und, wenn die mit der Nahrung *insgesamt* zugeführten Energiemengen festgestellt werden sollen (Bruttocalorien der Nahrung) und nicht lediglich die tatsächlich *nutzbare* Nahrungsenergie (Nettocalorien der Nahrung), ein Zuschlag von rund 8 % der Energiezufuhr für unausgenutzte Nahrungsenergie (Näheres s. S. 350 ff.).

Die aus Stoffwechseluntersuchungen errechneten Umsatzwerte stimmen mit den in Verbrauchserhebungen gefundenen Werten im großen und ganzen überein; sie liegen aber durchweg doch etwas höher als diese. Neueste Untersuchungen, veranlaßt vor allem durch die in Hungerzeiten beobachtete Erscheinung, daß viele Menschen bei unerwartet geringer Energiezufuhr am Leben und sogar leidlich arbeitsfähig blieben, ließen denn auch den Grund dieser Überhöhungen erkennen. *Grundumsatz und Leistungszuwachs sind nämlich keine Größen, die man einfach addieren darf,* wenn man den Gesamtumsatz erfahren will. Grundumsatz und Leistungszuwachs durch äußere Arbeit beeinflussen sich gegenseitig und sind in dieser wechselseitigen Beeinflussung auch noch von der Nahrungszufuhr abhängig (ACHELIS, NOTHDURFT 1939; WACHHOLDER 1946). *Nach eiweißreicher Ernährung liegt der Grundumsatz höher als nach eiweißarmer,* wobei der Säure- bzw. Basenüberschuß der Nahrung belanglos ist (Lit.

bei FUHRY 1939). Der Grundumsatz liegt *nach körperlicher Arbeit* tiefer als nach Ruhe (um 10% und mehr), und zwar um so tiefer, je höher er vorher lag und je intensiver die geleistete Arbeit war. Bei von vornherein tiefem Grundumsatz bleibt die *reaktive Umsatzsenkung nach Arbeit* aus. Ähnliche Grundumsatz-senkungen kann man nach Abklingen der spezifisch-dynamischen Nahrungs-steigerung sehen. Wie bereits erwähnt, lassen sich auch spezifisch-dynamische und *kältebedingte Umsatzsteigerung,* spezifisch-dynamische und *durch Muskel-arbeit bedingte Umsatzsteigerung* nicht einfach addieren (RUBNER 1902). Man käme damit zu viel zu hohen Werten.

Schließlich *sinkt der Grundumsatz* (verglichen mit dem Sollwert für gleiche Größe und gleiches Gewicht) *bei Einschränkung der Nahrungszufuhr,* vorausgesetzt, daß sich der Organismus im Laufe von Monaten an die knappe Kost gewöhnen konnte. Bei *plötzlicher* Umstellung von reichlicher Kost auf Unterernährung kommt es zu rasch fortschreitendem Verfall. Während ältere Einzeluntersuchungen bei Unter-gewichtigen eine Erhöhung des Umsatzes je Gewichtseinheit ergeben hatten (nach COONS 1931 etwa 15%), fanden sich später in Reihenbestimmungen bei Menschen, die im Laufe von Monaten langsam in den Unterernährungszustand hineingeraten waren, ausnahmslos tiefere Werte als bei hinreichend ernährten Menschen gleicher Größe, gleichen Alters und gleichen Geschlechts. Die Gründe dieses Widerspruchs sind nicht klar. An der starken Reduzierung der Energiezufuhr in den Versuchen von COONS 1931 (im Gegensatz zu der allmählichen Reduzierung bei „natürlicher" Unterernährung) kann es nicht gelegen haben, denn auch in den Versuchen von KEYS und Mitarbeitern (s. unten) war die Energiezufuhr von heute auf morgen stark reduziert worden.

Von vornherein wäre bei chronischer Unterernährung eher das Gegenteil der tatsächlich beobachteten Umsatzsenkung, d. h. eine Erhöhung je Kilogramm Körpergewicht, zu erwarten. Infolge des Schwundes von Fettgewebe mit seinem relativ geringen Umsatz müßte der Grundumsatz je Einheit des Körpergewichts steigen. Diese theoretisch zu erwartende Umsatzsteigerung wird in Wirklichkeit also durch eine beträchtliche Umsatzeinschränkung offensichtlich überkompen-siert. Die Grundumsatzwerte der deutschen Bevölkerung lagen während der Hungerjahre im Durchschnitt 5% unter den Friedenswerten, d. h. unter den Werten für ausreichend ernährte Menschen gleichen Gewichts, gleichen Alters und gleicher Größe (Näheres darüber s. S. 462). Ebenso wie der Grundumsatz sinkt bei Unterernährung auch die spezifisch-dynamische Nahrungssteigerung (GRAFE 1923; neuerdings TSAMBOULAS 1939; WACHHOLDER 1949).

In den umfassenden und sehr sorgfältigen *Unterernährungsexperimenten von Minnesota* (KEYS, BROZEK, HENSCHEL, MICHELSEN, TAYLOR 1950; TAYLOR, KEYS 1950) wurde die Energiezufuhr von 32 Versuchspersonen für die Dauer von 6 Mo-naten von i. M. 3492 auf 1570 Kalorien reduziert. Dabei sank das Körpergewicht i. M. um 24%, der Grundumsatz i. M. von 1576 auf 962 Calorien (um 614 Calorien = 39% des Ausgangswertes), die spezifisch-dynamische Nahrungswirkung von 349 auf 157 Calorien (um 192 Calorien = 55% des Ausgangswertes) und der Aufwand für körperliche Tätigkeit von 1567 auf 451 Calorien (um 1116 Calorien = 71% des Ausgangswertes). 60% der Aufwandsverminderung für körperliche Tätigkeit beruhte auf *Unterlassung* körperlicher Tätigkeit überhaupt, 40% auf *Einsparung bei der Ausführung* solcher Tätigkeiten. KEYS und Mitarbeiter be-rechneten überschlagsweise das Gewicht der „aktiven Gewebe" (Gesamtgewicht — Gewicht des Fettes + Gewicht des extracellulären Wassers + Gewicht des Blutes + Gewicht des Skelets) und kamen zu dem Ergebnis, daß das aktive Gewebe zu Anfang i. M. 39,95 kg, am Ende der Unterernährungsperiode 29,19 kg betrug, der Verlust mit 27,4% also höher lag als der Gesamtverlust an Körpergewicht von 24%. Bezogen auf 1 qm Körperoberfläche war der Grundumsatz um 31,2%, bezogen auf 1 kg Körpergewicht um 19,3% und bezogen auf 1 kg „aktives Gewebe" um 15,5% abgesunken (bei unterernährten Menschen in Westeuropa konnten Beattie, Herbert 1947 keinen Abfall der Umsatzintensität der „aktiven Gewebe" feststellen). Der Hauptteil der gesamten Grundumsatzreduzierung (65%) beruhte auf Verminderung der umsetzenden Gewebsmasse, der kleinere (35%) auf Verminderung der Umsetzungsintensität. Es ist nicht anzunehmen, daß der Grundumsatz *sämtlicher* „aktiver" Zellen im Hunger um 15% zurückgeht. Daß sich bei der Ratte verschiedene Organe und Gewebe in dieser Hinsicht verschieden verhalten, hat bereits Kleiber 1947 gezeigt. Keys und Mitarbeiter betonen, schon der Abfall der Körpertemperatur bei Unterernährung könne ein Absinken des Grundumsatzes mit sich bringen (in den Minnesota-Experimenten war die Temperatur nach 12 Wochen Unterernährung um 0,74° C, nach 24 Wochen um 0,126° C gegenüber der Ausgangstemperatur abgefallen).

Infolge *kompensatorischer Regulationen bei Unterernährung*, die weit hinausgehen über die mit der Unterernährung einsetzenden Reduzierung der motorischen Aktivität, wurden in Untersuchungen von Wachholder 1946 bei Kürzungen der Zufuhr um 450 Calorien (von 2200 auf 1750 Calorien) durch Senkung von Grundumsatz und spezifisch-dynamischer Nahrungswirkung 350 Calorien eingespart. Damit war aber auch das Äußerste an Sparmöglichkeit erreicht. Muskelarbeit wurde bei Unterernährung nicht nur langsamer, sondern auch unexakter und schwungloser geleistet. Darüber hinaus wurde an Energieaufwand für Muskelarbeit bei Kürzung der Nahrungszufuhr nichts eingespart — im Gegenteil: bei Reduzierung der Energiezufuhr von 2200 auf 1800 Calorien stieg der Energieverbrauch für eine bestimmte Arbeitsleistung sowohl *während* wie auch *nach* der Arbeit an, so daß ein Teil der Einsparungen am Grundumsatz und der spezifisch-dynamischen Steigerung wieder verlorenging. Nur bei knapp ernährten Menschen mit tiefliegendem Grundumsatz (und infolgedessen ausfallender reaktiver Umsatzsenkung nach Arbeit) gibt die additive Berechnung von Grundumsatz und Leistungsumsatz ein zutreffendes Bild der Wirklichkeit. „Einer geringen Nahrungszufuhr vermag sich unser Körper weitgehend durch Einsparungen am Erhaltungsumsatz anzupassen. Die äußerste Grenze dieser Anpassung scheint für *Männer mittlerer Größe, mittleren Alters, einem Gewicht von 50 statt normalerweise 65 kg und ruhig sitzender Beschäftigung* bei einem Verbrauch von 1670 Calorien je Tag zu liegen. Diesem absoluten Umsatzminimum entspricht — unter Ansetzung eines Ausnutzungsverlustes von 8% — ein *absolutes Nahrungsbedarfsminimum von 1800 Calorien je Tag*. . . . Am Erhaltungsumsatz (Grundumsatz und spezifisch-dynamische Steigerung) sind Einsparungen bis zu 220 Calorien je Tag möglich, ohne daß gesundheitlich oder leistungsmäßig irgendwelche Einbußen festzustellen wären. Bei darüber hinausgehenden Einschränkungen des Erhaltungsumsatzes entwickeln sich hypotonische und hypoglykämische Beeinträchtigungen. Vom gesundheitlichen und leistungsmäßigen Standpunkt aus ist demnach als Ernährungsminimum für Personen mit ruhig sitzender Beschäftigung eine tägliche Zufuhr von 2150 Calorien anzusehen" (Wachholder 1946).

Lehmann 1949 kommt, obwohl der von Wachholder 1946 angenommene durchschnittliche Gewichtsverlust von 15 kg seiner Meinung nach zu groß ist, zu noch niedrigeren Werten für das *Nahrungsbedarfsminimum* als Wachholder 1946, und zwar unter Berücksichtigung der Tatsache, daß der Grundumsatz je Kilogramm Körpergewicht bei Unterernährung nicht, wie Wachholder 1946 angenommen hatte, ansteigt, sondern abfällt. „Gehen wir von einem mittleren Grundumsatz von 1680 Calorien aus, senken diesen Betrag um 20% für Gewichtsabnahme und spezifische Umsatzsenkung, so erhalten wir 1345 Calorien. Addieren wir hierzu, was auch nach der WACHHOLDERschen Darstellung zulässig erscheint, für einen minimalen Freizeitbedarf 80 Calorien und für einen minimalen Arbeitsbedarf 50 Calorien, die im wesentlichen also durch das Sitzen am Schreibtisch und die unvermeidlichen Körperbewegungen aufgebraucht werden, so erhalten wir 1475 Calorien, zu denen 6% für die Verdauungsarbeit und weitere 6% für die unvollständige Nahrungsausnutzung kommen. So ergeben sich *1670 Bruttocalorien.* Die entsprechende Rechnung für die Durchschnittsfrau ergibt 1465 Calorien."

Einsparungsmechanismen verschiedener Art ermöglichen es also bei langsamer *Gewöhnung* an nicht allzu extreme Unterernährung, das Gewicht auf reduzierter Höhe zu halten und Leistungen zu vollbringen, die man früher für ausgeschlossen gehalten hatte und die bei *schlagartigem* Übergang auf extreme Unterernährung auch tatsächlich nicht möglich sind.

Eigentlich müßten *ältere Menschen* mit weniger Nahrungsenergie auskommen als jüngere. Es scheint aber, daß sie sich nicht allein verdauungsmäßig schlechter an Unterernährungsbedingungen anpassen — die Unterernährungskost ist infolge ihrer Minderwertigkeit praktisch stets auch eine ungewöhnlich voluminöse Kost—, sondern auch ihren Grundumsatz kompensatorisch schlechter herabsetzen können.

Was die *geistige Tätigkeit* angeht, so ist sie in ihrer Abhängigkeit vom Energiegehalt der Nahrung schwierig zu erfassen. Daß auch die geistige Leistungsfähigkeit von der Energiezufuhr abhängt, lehrt die Erfahrung ganz eindeutig. Da es bei Zufuhr von weniger als 2150 Calorien zunächst zu hypotonischen und hypoglykämischen Erscheinungen kommt, der Stoffumsatz der Hirnrinde (bezogen auf die Gewichtseinheit) bei intensiver Tätigkeit aber 5—6mal so groß ist wie der des Skeletmuskels, meinte WACHHOLDER 1946: „Ein derart hoher Stoffwechsel kann nur befriedigt werden bei voller Blutdruckhöhe und voller Blutzuckerkonstanz, wie man beides erst bei einer calorisch mehr als gerade ausreichenden Ernährung findet. Zur Erhaltung der geistigen Leistungsfähigkeit ist demnach für stark beanspruchte Geistesarbeiter eine besonders hohe Ernährungseinstufung erforderlich." WACHHOLDER (1946, 1949) berechnete einen Mehrbedarf des Gehirns bei konzentrierter geistiger Arbeit von 14 Calorien je Stunde und betont, „daß es sich immerhin um eine Steigerung von 15—20% des Gesamtumsatzes des ganzen Körpers handelt und daß diese Steigerung lediglich von Teilen eines Organs bewerkstelligt wird, welches schon als Ganzes nur gegen 2% des Gesamtkörpers ausmacht". Im Hinblick darauf und im Hinblick auf die wachsende geistige Beanspruchung des modernen Menschen ist die Zweckmäßigkeit der Einstufung geistiger Arbeiter auf die niedersten Rationssätze, wie sie während des 2. Weltkrieges in Deutschland — *nicht z. B. in Rußland!* — durchgeführt wurde, mehr als fraglich und die Berechtigung jener so gern wiederholten Behauptung, in wirtschaftlich normalen Zeiten werde ganz allgemein viel zuviel gegessen, doch wohl nicht unbedingt überzeugend. Die Vorfrage: zuviel in welcher Hinsicht? pflegt bei solchen unbewiesenen, und deshalb um so apodiktischer proklamierten Behauptungen vorsichtshalber gar nicht erst gestellt zu werden.

Wie hoch liegt nun nach allen diesen statistischen Erhebungen und physiologischen Untersuchungen der Energiebedarf des heutigen abendländisch zivilisierten Menschen? Die 1936 vom Völkerbund veröffentlichten Richtlinien lauten: „Ein *Erwachsener*, männlich oder weiblich, unter gewöhnlichen Alltagsbedingungen in einem gemäßigten Klima ohne körperliche Arbeit lebend, wird als Basis genommen, auf die die Bedürfnisse anderer Altersgruppen bezogen werden. Zur Deckung des Bedarfs eines solchen Individuums werden 2400 Calorien netto je Tag als angemessen betrachtet. Für Muskelarbeit müssen zu diesem Grundbedarf folgende Zusätze hinzugefügt werden: für leichte Arbeit bis 75 Calorien je Stunde, für mittlere Arbeit bis 75/150 Calorien je Stunde, für schwere Arbeit bis 150/300 Calorien je Stunde. Nach den Aufstellungen des National Research Council der USA. (*Recommended Dietary Allowances* 1948; s. auch *Caloric Requirements* ... 1951. Mans *Caloric Requirement* 1951; Woodward 1947) liegen die Zahlen des Völkerbundes zu hoch. Entsprechend diesen neueren Aufstellungen genügen für den erwachsenen Mann ohne körperliche Arbeit im Durchschnitt 2200 Calorien netto, bei mittlerer körperlicher Arbeit 2700 Calorien netto (s. auch Branion, Roberts, Allmann, Billingsbeg 1948; Fleisch 1947; Ke 1947; Keys 1949/50; Maggi 1948; Pyke, Holmes, Harrison, Chamberlain 1947; Wan 1947; Wan, Chen 1946). Wenn in früheren Aufstellungen für Schwerarbeiter 3500 Calorien und mehr als Tagesbedarf angenommen wurden, dann beruhen solche Annahmen wahrscheinlich auf einer unzulässigen Ausdehnung des in kurzfristigen, überdurchschnittlich arbeitsintensiven Perioden festgestellten Aufwandes auf einen Zeitraum von 24 Std (s. auch Busca, Granati 1940; Granati 1941; Gräfe 1952; Maggi 1948; Peretti 1943; Smart, Macrae, Bastenie, Gregoire 1948). Der Energiebedarf der Frau wird mit 70—75% des Energiebedarfes des Mannes angenommen. „Es bleibt die Frage, ob diese Frauen von höherer Energiezufuhr Vorteil gehabt hätten, die sie entweder fettleibig gemacht oder einen grundlegenden Wandel ihrer Lebensweise von ihnen erfordert hätte" (Keys 1949/50). Der National Research Council stellt ausdrücklich fest, eine Festlegung auf unverrückbare und allgemeinverbindliche Calorienzahlen sei *nicht* angängig, weil der Bedarf schon in Abhängigkeit von Individuum und Klima erheblich schwanken könne (s. auch Bransby, Maggi, Bowly, Stanton 1948; Fortuin 1947; Johnson, Kark 1947; Keys 1949; Meites 1952; Widdowson 1947). Angemessenes Körpergewicht und guter Allgemeinzustand sind immer noch bessere Maßstäbe für die Abschätzung des energetischen Bedarfs als Tabellen. Bei der Festlegung des Bedarfs wird man es zwar nicht überschätzen, aber doch auch nicht ganz aus den Augen verlieren dürfen, daß im Tierversuch energieknappe Ernährung die Lebensdauer verlängert, und zwar wahrscheinlich dadurch, daß es erst in späteren Lebensabschnitten zu tödlichen Krankheiten kommt (Ball, Barnes, Visscher 1947; Foster, Jones, Henle, Dorfmann 1944; McCay 1947; McCay-Growel 1934; Moreschi 1909; Morris 1945; Riesen, Herbst, Walliker, Elvehjem 1947; Saxton 1945; Tannenbaum 1942; Visscher, Ball, Barnes, Silversten 1942).

Für *Jugendliche* gelten nach den Völkerbundsrichtlinien von 1936 folgende Bedarfszahlen: Im Alter von 1—2 Jahren 840 Calorien, von 2—3 Jahren 1000 Calorien, von 3—5 Jahren 1200 Calorien, von 5—7 Jahren 1440 Calorien, von 7—9 Jahren 1680 Calorien, von 9—11 Jahren 1920 Calorien, von 11—12 Jahren 2160 Calorien, von 12 und mehr Jahren 2400 Calorien. Für Kinder unter 1 Jahr werden angegeben: im Alter von 0—6 Monaten 100 Calorien je Kilogramm, im Alter von 6—12 Monaten 90 Calorien je Kilogramm. *Schwangere* in der 2. Schwangerschaftshälfte sollen 2400 Calorien, *Stillende* 3000 Calorien je Tag bekommen.

Etwas höhere Zahlen für *Jugendliche* gaben Fleisch, Petitpiere 1948. Sie rechnen für das Alter von 1—2 Jahren 800—1100 Calorien, von 3—5 Jahren 1100—1600 Calorien, von 6—9 Jahren 1640—2100 Calorien, von 10—12 Jahren 2000—2600 Calorien, von 13—16 Jahren 2700—3160 (Jungen) bzw. 2300 bis 2400 Calorien (Mädchen), von 17—19 Jahren 3300—3400 Calorien (Jungen) bzw. 2200—2300 Calorien (Mädchen). Ähnliche Zahlen stammen von Widdowson (1947). Der Bedarf der *Schwangeren* liegt nach Fleisch, Petitpiere (1948) in den letzten 3—4 Schwangerschaftsmonaten um 300—400 Calorien höher als der Bedarf der Nichtschwangeren.

In ähnlicher Größenordnung bewegen sich die Werte SHERMANs (1937): für das Alter von 1—2 Jahren 800—1300 Calorien, von 3—5 Jahren 1050 bis 1600 Calorien, von 6—9 Jahren 1450—2500 Calorien, von 10—12 Jahren 1900 bis 3000 Calorien, von 13—16 Jahren 2500—4000 Calorien (Jungen) bzw. 2300—2800 Calorien (Mädchen), von 17 Jahren 2800—4000 Calorien (Jungen) bzw. 2250—2800 Calorien (Mädchen). Es sei noch einmal ausdrücklich darauf hingewiesen, daß alle hier genannten Calorienangaben *Netto*-Calorien bedeuten!

Trotz aller Erkenntnisse von der Bedeutung der Mineralien und Vitamine, der Eiweißkörper und Fette, steht die Frage des energetischen Bedarfs in der Praxis der Ernährungsführung immer noch an vorderster Stelle. Die Erfahrungen der Kriegs- und Nachkriegsjahre haben das hart und eindringlich genug bewiesen. Damals war das Interesse für Vitamine auf einmal sehr gering geworden und die Rohkostfanatiker und Proteinophoben waren völlig verstummt. Die „Vitaminaktionen" mit Vitamin B_1- und Vitamin C-Dragées waren vielleicht *politisch*, sicher aber nicht *ernährungsphysiologisch* begründbar.

Wenn der *durchschnittliche Energiebedarf* des erwachsenen, nicht körperlich arbeitenden Mannes zur Erhaltung eines seiner Größe entsprechenden Körpergewichtes und eines guten Allgemeinzustandes mit *2400* oder *2200 Calorien* netto angesetzt wird, so kann das nur ein *grober Richtwert* sein, um den der tatsächliche Bedarf des Einzelnen in weiten Grenzen schwankt, abhängig von Körpergewicht, Alter, Geschlecht, Klima und Muskelarbeit. Der Bedarf an Energie (und speziellen Nährstoffen) wird bestimmt durch die geforderte Leistung bzw. den Zustand der Leistungsfähigkeit, den der Mensch anstrebt. Andere Leistung — anderer Bedarf. Und wie überhaupt überdurchschnittliche Leistungsfähigkeit in *einer* Richtung sehr häufig notwendig mit unterdurchschnittlicher Leistungsfähigkeit in *anderer* Richtung verknüpft ist, so kann auch durch hohe Energiezufuhr die Fähigkeit für bestimmte Leistungen erhöht, die Fähigkeit für andere Leistungen gemindert werden. Die Entscheidung darüber, was im speziellen Falle notwendig oder wünschenswert ist und wieweit man verminderte Leistungsfähigkeit in einer Richtung in Kauf nehmen will, wird bestimmt durch die speziellen Anforderungen der Umwelt und die spezielle psychophysische Struktur des Menschen. Es ist üblich geworden, der abendländischen Menschheit einen möglichst niederen Energieverzehr zu predigen, weil knapper Energieverzehr das Leben verlängert. Unausgesprochen ist darin die Voraussetzung enthalten, Verlängerung des Lebens sei auf alle Fälle ein so erstrebenswertes Ziel, daß die Schattenseiten einer solch knappen Energiezufuhr — Verknappung der Reservebestände des Organismus, Verringerung der körperlichen Spannkraft und geistigen Leistungsfähigkeit, Einschränkung der Quellen von Lust und Freude — weit übertroffen würden. Ist diese Voraussetzung immer richtig? Daß Überfütterung und Fettleibigkeit Krankheitsentwicklungen begünstigen und das Leben verkürzen, steht außer Zweifel; es wird davon noch eingehend die Rede sein (s. S. 355). Auf der anderen Seite: Der eine zieht es vor, ein möglichst *langes* Leben in Gleichmaß und Mäßigkeit zu führen und sich zu diesem Behufe einer streng geregelten und asketischen Kostführung zu unterwerfen. Dem anderen ist die *Intensität* des Lebens das Entscheidende. Er hat weder Zeit noch Lust, sich so intensiv mit seinen vegetativen Funktionen und dem täglichen Essen zu befassen. Es ist ein Glück, daß die meisten Menschen auch heute noch nach Hunger und Appetit essen und sich in ihren Essensgewohnheiten nicht beeinflussen lassen durch die Heilslehren vom Essen und deren gläubige Apostel und daß sie sich wenig beeindrucken lassen von der Wort-, Schrift- und Bildpropaganda für Vielessen und Wenigessen, für roh und gekocht, für Vitamine und

„Nährsalze". Und es ist schließlich ein tröstliches Zeichen für die Sicherheit der regulativen Funktionen des Organismus, daß trotz aller Bemühungen irregeleiteter Sektierer und Therapeuten bei freier Nahrungswahl und hinreichender Wahlmöglichkeit in wirtschaftlich geordneten Verhältnissen ernste Ernährungsschäden doch nur sehr selten vorkommen.

b) Die Ausnutzung der Nährstoffe.

In den vorhergehenden Ausführungen war wiederholt von Brutto- und Nettocalorien die Rede, von der Energie also, die durch unvollständige Nahrungsausnutzung verlorengeht. Nichtbeachtung von Ausnutzungsverlusten kann zu fatalen Fehlurteilen über den ernährungsphysiologischen Wert einer Kost führen. Die Ausnutzung ist gleichermaßen bedeutungsvoll für die Beurteilung des Energiewertes wie für die Beurteilung des spezifisch-stofflichen Nährwertes einer Kostform. Im folgenden wird deshalb eine Darstellung der energetischen *und* der spezifisch-stofflichen Ausnutzung gegeben.

Bei jeder Kostform geht ein Teil der verzehrten Nahrung unverdaut mit dem Kot wieder ab, ein anderer wird durch symbiotische und parasitische Lebewesen zersetzt. *Der Ausnutzungsgrad eines Nahrungsmittels, der Nettowert seines Nährstoffgehaltes, gibt an, wieviel von der durch den Mund aufgenommenen Bruttomenge wirklich verwertet wird.*

Die Ausnutzung der Nährstoffe (zusammenfassende Darstellung bei LANG 1950; RONA, WEBER 1927; ROSEMANN 1927; VERZÁR 1936) schwankt nicht unerheblich und ist abhängig von der chemischen und physikalischen Beschaffenheit des Rohnahrungsmittels, von seiner Zubereitung, von den gleichzeitig verzehrten anderen Nahrungsmitteln und von der Funktion der Verdauungsorgane. Störungen im Bereich der Verdauungsorgane — Stenosen, Passagebeschleunigung, Fermentmangel, Entzündungen Darmverkürzungen infolge ausgedehnter Resektion (ALTHAUSEN, UYEYAMA, SIMPSON 1949; NÖCKER 1950) — können durch mangelhafte Nahrungsausnutzung Inanitionszustände entstehen lassen. Die Dauer und Intensität des Kauens und die Verdauung in Mund und Magen beeinflussen jedoch die Ausnutzung so gut wie gar nicht (BÜRGER, HEINRICH 1941; BÜRGER, MANCKE, SEGGEL 1939, 1941; ECKSTEIN, VOGEL 1942; WUSTROW, TROPP 1940). Auch Muskelarbeit während und nach der Nahrungsaufnahme beeinträchtigt die Ausnutzung nicht nachweisbar.

Bei der Beurteilung von Ausnutzungszahlen muß man sich der Schwierigkeiten bewußt sein, die in der Natur der *Ausnutzungsbestimmung* liegen. Die Ausnutzung wird festgestellt mit Hilfe von Analysen des Kotes, dessen Brennwert zwischen 4,2 und 6,2 Calorien je Gramm liegt und der zu $1/8$—$1/3$ seiner Trockensubstanz aus Bakterien besteht. *Die Ausnutzung eines Nahrungsmittels gilt nun für um so vollständiger, je weniger Eiweiß, Fette, Kohlenhydrate und Mineralien danach im Kot erscheinen.* Diese Annahme ist jedoch nur bedingt richtig.

Einmal steigt nämlich der *Kotstickstoff* mit der Kotmenge. Durch Zulage stickstoffarmer unverdaulicher Stoffe zu gleichbleibender Kost hat HEUPKE 1934 einen Anstieg des Kottrockengewichts von 24,6 auf 51,8 g, des Kotstickstoffs von 1,6 auf 3,3 g erzielt. Aus solchen Beobachtungen ist die Verschlechterung der Eiweißbilanz durch Kleiezulagen ohne weiteres verständlich (FUNNEL, VAHLTEICH, MORRIS, MACLEOD, ROSE 1936). Ein großer Teil des Kotstickstoffes stammt demnach nicht aus der Nahrung, sondern aus *nicht rückresorbierten Verdauungssäften und Bakterien.* Da die Bakterienbesiedlung des Darmes erst im Colon größere Ausmaße annimmt, die Resorption des resorbierbaren Nahrungsstickstoffes aber schon im unteren Dünndarm beendet ist (VERZÁR 1929), kommen Bakterien als Nutznießer *verwertbaren* Nahrungsstickstoffes nicht in Betracht.

Ihnen steht nur unresorbierbarer Nahrungsstickstoff und der Stickstoff nicht rückresorbierbarer Verdauungssäfte zur Verfügung. So kann trotz vollkommener Ausnutzung des Nahrungsstickstoffes eine beträchliche Menge Stickstoff im Kot erscheinen.

HEUPKE (1934) vertritt nun die Meinung, der Kotstickstoff bestehe zum großen Teil aus Stoffen, „welche der Körper nicht mehr verwenden kann." Das kann nicht richtig sein, denn es sind immerhin Verdauungssäfte mit hochwertigen Eiweißkörpern, die so unvollkommen resorbiert werden (ANDREJEW 1935; STRASBURGER 1929). Als wertlose Schlacken können diese mit dem Kot abgehenden Stickstoffverbindungen („Sekret-N") deshalb nicht bezeichnet werden.

Der Sekret-N verschleiert also die tatsächliche Ausnutzung des Nahrungs-N: Die „scheinbare" (schlechtere) Ausnutzung ist nicht die „wahre" Ausnutzung. Diese zweitgenannte läßt sich berechnen, wenn man den Sekret-N kennt; er ist seinerseits aber nur auf indirektem Wege erfaßbar. „Man ermittelt zunächst Volumen und N-Gehalt der Faeces bei der zu untersuchenden Kost, verabfolgt dann eine N-freie Diät, der so viel unverdauliches N-freies Material zugesetzt ist, daß wieder das gleiche Kotvolumen ausgeschieden wird und bestimmt den N-Gehalt der Faeces. Der Sekret-N der Versuchskost ist dann: Sekret-N = Kot-N (bei der Versuchskost) — Kot-N (bei freier Kost). Nach neueren Untersuchungen beträgt der Sekret-N beim Menschen 0,09—0,114 g/100 g Nahrungstrockensubstanz" (LANG 1952). Zwischen scheinbarer und wahrer Ausnutzung der Eiweißstoffe bestehen also nur dann nennenswerte Unterschiede, wenn die Nahrung viel unverdauliche Ballaststoffe enthält.

Kleine Mengen *Fettsäuren* finden sich sogar im Hungerstuhl. Sie entstehen bakteriell anaerob aus Kohlenhydraten und Eiweiß (BAUMGÄRTEL 1942; BERNHARD, BULLET 1947). Auch das Kotfett darf also nicht gleichgesetzt werden mit unausgenutztem Nahrungsfett! KIRSCHEN-WEINBERG (1947) rechnen im Mittel mit 18% Fett in der Trockensubstanz des Kotes; LANG (1952) spricht von „Sekretfett" und berechnet es nach der Formel: Sekretfett = Gewicht des Trockenkotes $\times$ 0,0989.

Die *Kohlenhydrate* des Kotes hingegen sind ausschließlich unverdaute Nahrungskohlenhydrate.

Schwieriger liegen die Verhältnisse bei den *Mineralien*. Während Natrium, Kalium und Chlor im Dünndarm leicht und vollständig resorbiert und später durch die Nieren ausgeschieden werden, erfolgt die Resorption von Calcium, Magnesium und Phosphor im Dünndarm, die Ausscheidung zum allergrößten Teil im Dickdarm. Dem Calcium, Magnesium und Phosphor des Kotes kann man es aber nicht ansehen, ob sie unresorbiert im Darm zurückgeblieben oder durch den Dickdarm wieder ausgeschieden worden sind. Hier läßt sich nur mit Hilfe der Darmsonde Klarheit schaffen.

Jeder Ausnutzungsbestimmung haften also unvermeidliche Mängel an, und was wir bei Bilanzuntersuchungen in Wahrheit bestimmen, ist immer die *scheinbare* Ausnutzung. Praktisch interessiert aber auch nur diese. Was durch den Kot ausgeschieden wird, bedeutet für den Organismus Verlust und ob dieser Verlust aus der Nahrung oder aus den Verdauungssäften stammt, ist für die Nährstoffbilanz letzten Endes belanglos.

Tierversuche führen hier nicht viel weiter, weil sich die Verdauungsfunktionen der meisten Versuchstiere von den menschlichen Funktionen so stark unterscheiden, daß eine Übertragung der Ergebnisse nur mit Vorbehalt möglich ist. Untersuchungen an Menschen mit Darmfistel, die natürlich sehr aufschlußreich sind, gibt es naturgemäß nur wenige und der künstliche Verdauungsversuch im Reagensglas (neuerdings STEUDEL 1935, 1936, 1937), bei dem alle motorischen und resorptiven Kräfte ausfallen, gibt höchstens gewisse Hinweise für die Beurteilung der Verhältnisse am lebenden Menschen.

Aus reinen und vollständig ausnutzbaren Nährstoffen bestehen nur Zucker und Kochsalz. Alle anderen Nahrungsmittel enthalten nicht nur eine Vielzahl von *Nährstoffen*, die sich in ihrer Ausnutzung gegenseitig beeinflussen, sondern auch *Stoffe, die unverdaulich und unverwertbar sind* und zum Teil überdies die Verdauung und Resorption der *nutzbaren* Stoffe beeinträchtigen. Dazu gehören außer Eiweiß auch Vitamine (Hemmung der Aneurinresorption durch adsorbierende Stoffe; MELNICK, HOCHBERG, OSER 1945). Unangreifbar für menschliche Verdauungssäfte sind die Keratine der Epidermis und ihrer Horngebilde (Haare, Nägel), die Elastine, die Wachse, die Cellulose und einige andere Polysaccharide, wie Chitin, Lignine und Pentosane. Pektine jedoch werden, entgegen älteren Vorstellungen, nach Untersuchungen von WERCH, IVY 1941 im Colon zu 90% bakteriell aufgespalten und anschließend zu einem Teil resorbiert.

Da die Nährstoffe pflanzlicher Herkunft in Zellhüllen eingeschlossen sind, die von den Verdauungssäften nur schwer angegriffen werden können — sie bestehen aus Cellulose, Ligninen und Pentosanen („Rohfaser") — der menschliche Organismus aber keine cellulosespaltenden Fermente besitzt, wird pflanzliche Kost im ganzen schlechter ausgenutzt als tierische. Nur ein (nicht genau bekannter) Teil der *Cellulose* wird im Dickdarm durch Mikroorganismen aufgespalten unter Bildung von Fettsäuren, Schwefelwasserstoff, Kohlendioxyd und Methan, d. h. von Stoffen ohne Nährwert, die die Blähwirkung von cellulosereichen Nahrungsmitteln wie Hülsenfrüchten und Vollkornbrot verursachen (BAUMGÄRTEL 1944).

Die unverdaulichen „*Ballaststoffe*", die also vor allen Dingen mit Gemüse, Obst und Vollkornbrot verzehrt werden — die Klinik hat sie auch gelegentlich „*Schlacken*" genannt — bedeuten jedoch keineswegs *nur* störenden Ballast. Ein Zuwenig von ihnen ist ebenso unerwünscht wie ein Zuviel. Die Ballaststoffe ermöglichen die richtige Weiterbewegung des Darminhaltes und wirken Obstipationen entgegen (neuerdings EHRENBERG 1947; EPPINGER 1942; WALKER 1947). Ein Zuviel an Ballaststoffen — man denke an die Rohkost und die minderwertige Kost der Kriegs- und Nachkriegsjahre — macht die Kost übermäßig voluminös, macht lästiges Völlegefühl, unter Umständen sogar Ileus (s. S. 452), und führt zur Verschlechterung der Eiweißbilanz.

Übung und Gewöhnung spielen bei der Verdauung und Ausnutzung der Nahrung eine große Rolle. Das milchgewöhnte Kind nutzt z. B. das Eiweiß der Milch dank seiner eiweiß- und fettspaltenden Magenfermente viel besser aus, als es der milchentwöhnte Erwachsene vermag (der es freilich wieder lernen kann). Ähnlich steht es mit der Anpassung an extreme Kostformen (Fleisch-Fettkost der Eskimos, Getreide-Kohlkost der russischen Bauern). Wer Tag für Tag eine ballastreiche Kost verzehrt und wer dies gar von Jugend auf tut, nutzt diese Kostform besser aus und besitzt schließlich auch einen längeren Darm („Russendarm") als jener, der zeit seines Lebens ballastarm zu essen gewohnt ist. Nahrungskarenz vermindert die Resorptionsfähigkeit der Darmschleimhaut (CORI, CORI 1928; HAMAR 1940), Kohlenhydratkost verbessert die Kohlenhydratausnutzung, Fettkost die Fettausnutzung (DONHOFFER 1942; WESTENBRINK 1934) und anscheinend auch Eiweißkost die Eiweißausnutzung (LAWROW, LISLOWA, FILIPPOWA 1934). Altbekannt ist die Tatsache, daß gemischte Kost besser ausgenutzt wird als jede einseitige Kost (RUBNER 1929).

In der Natur der Sache liegt es also, daß *exakte allgemeingültige Ausnutzungszahlen nicht angegeben werden können.* Für praktisch-diätetische Zwecke sind jedoch Richtzahlen erforderlich und solche sind auch aus vielen Untersuchungen errechnet worden. Eine Übersicht der energetischen Ausnutzung und der Stickstoffausnutzung gibt eine Zusammenstellung von LANG (1950, Tabelle 12), Durchschnittswerte für gemischte Kostformen eine Zusammenstellung von SCHALL (1941, Tabelle 13). Die Darmgase bei gemischter und vegetarischer Kost haben KAUNITZ und LEINER (1936) untersucht.

Neuere Untersuchungen von BÜRGER (1944) und BÜRGER-HEINRICH (1941) ergaben bei gemischten Kostformen mit 67—75 g Eiweiß, 38—49 g Fett und 320—325 g Kohlenhydraten eine calorische Ausnutzung von 95,3—96,6%.

Am besten ist in jedem Fall die Ausnutzung der *Kohlenhydrate*; wasserlösliche Kohlenhydrate werden praktisch vollkommen ausgenutzt. Von den *Fetten* sind am besten jene mit niederem Schmelzpunkt ausnutzbar (d. h. mit kurzer C-Kette und hohem Gehalt an ungesättigten Fettsäuren). Fette, deren Schmelzpunkt etwa der Körpertemperatur entspricht, werden praktisch vollständig ausgenutzt. Unresorbiertes Nahrungsfett erscheint im allgemeinen nur bei Verdauungsstörungen im Stuhl (resorbierbar sind 200 g Fett und mehr am Tag). Gut emulgierbare Fette werden besser ausgenutzt als schlecht emulgierbare (Resorptionsverbesserung durch Phosphatide als Emulgatoren der Fette). In der Jugend ist die Fettresorption vollständiger als im Alter (BECKER, MEYER, NECHELES 1950; GOETERS 1950; s. auch ORLA, JENSEN, OHLSEN, GEILL, 1949). Die Ausnutzung des Nahrungs-*eiweißes* schwankt (nach BENDITT und Mitarbeitern 1948) in Abhängigkeit von der Größe der Eiweißzufuhr, der Energiezufuhr sowie der Qualität des Nahrungseiweißes (s. auch KRAUT, BRAMSEL, WECKER 1950). CONNER, SHERMAN (1936) glauben, optimale Eiweißausnutzung setze einen bestimmten Mindestgehalt der Nahrung an Calcium voraus.

Tabelle 12. *Mittelwerte für die Ausnutzung der Nahrung durch den Menschen.* (Nach LANG.)

Nahrungsmittel	Ausnutzung in % der Zufuhr Calorien	N
Ei	95,9	97,4
Fleisch	95,6	97,5
Weizenbrot, feinstes	95,5	87,7
Kartoffeln.	94,4	79,6
Milch	92,9	93,8
Weizen, 70% ausgemahlen .	92,9	75,4
Käse	90,0	90,0
Weizen, Vollkorn	89,0	74,2
Mohrrüben	87,3	61,1
Hafermehl	86,6	69,6
Roggen, 82% ausgemahlen .	86,5	59,7
Kopfsalat	83,3	78,6
Kohlrabi	81,9	72,4
Weißkraut, Rotkraut . . .	80,0	72,2
Grüne Erbsen	79,1	71,2
Blumenkohl	78,8	72,0
Kohlrüben	78,2	34,9
Spinat	75,7	73,0
Wirsing	78,8	72,0

Tabelle 13. *Ausnutzung einer gemischten Kost.* (Nach SCHALL.)

Kost	Ausnutzung in % der Zufuhr		
	Eiweiß	Fett	Kohlenhydrate
Mit viel tierischen Nahrungsmitteln	91	95	97
Mit mittleren Mengen tierischer Nahrungsmittel	85	92	95
Mit wenig tierischen Nahrungsmitteln	78	86	93

Daß die Resorptionsvorgänge und damit auch die Nahrungsausnutzung durch *Hormone und Vitamine* mitbeeinflußt werden, sei nur eben erwähnt (ALTHAUSEN 1949).

Mit dem Aufkommen der Rohkost wurde die *Ausnutzung roher Pflanzenkost* aktuell. Die Ausnutzung roher *tierischer* Nahrungsmittel — Fleisch, Eier, Milchprodukte — unterscheidet sich nicht von der Ausnutzung nach küchenmäßiger Zubereitung durch Kochen, Backen usw. Daß der Stuhl unverletzte *Pflanzenzellen* enthalten kann, ist lange bekannt (Lit. bei Luger 1928). Vielfach betont wurde auch die Tatsache, daß Verdauungsfermente nur schwer die mechanisch oder chemisch unzerstörten pflanzlichen Zellmembranen durchdringen können (Biedermann 1919; Mangold 1935; v. Noorden, Salomon 1920; Rubner 1929; Schmid 1911). Nach neueren Untersuchungen von Heupke und Mitarbeitern (1933, 1935, 1938, 1940, 1942, 1943) scheint es jedoch, als ob die mechanische Zerstörung der Zellwände nicht unerläßlich wäre. Die Verdauungssäfte durchdringen selbst unverletzte Zellhüllen und lösen den Zellinhalt heraus. Mangold, Jänsch (1935) haben freilich gegen Heupkes Methodik Einwendungen erhoben.

Ausnutzungsversuche am Menschen erwiesen nun eine überraschend gute *energetische Ausnutzung* der Rohkost. In Untersuchungen von Barth (1934), Eimer (1936) und Eimer, Paul (1932) wurde eine Rohkost mit rund 3000 Calorien energetisch zu 88,3—94,3% ausgenutzt, d. h. nicht schlechter als dieselbe Kost in *gekochter* Form. Allerdings muß man berücksichtigen, daß diese Rohkostformen beträchtliche Mengen von Öl, Sahne, Milch und Eigelb enthielten. Läßt man diese Nahrungsmittel außer Rechnung, dann ergibt sich die energetische Ausnutzung der rein pflanzlichen Rohkost zu 83—90%. Energieausnutzungswerte von gleicher Größenordnung ergaben auch andere Untersuchungen: Traubenkost mit kleinen Mengen von Öl, Oliven und Tomaten 85%, Bananen 90%, Rohkost bei 7 Rohköstlern 62—78% (Loewy, Behrens 1930).

Schlechter als bei gekochter Kost ist anscheinend die *Stickstoffausnutzung* der Rohkost: 79,6—81,3% gegen 91% bei freigewählter Mischkost, 67,4% gegen 70,0% bei gleicher Kost in gekochtem Zustand (Eimer, Paul 1932) — 70% bei 2 „Rohkosten" (Habs 1933) — 40% bei Trauben, 75% bei Bananen, 75—80% bei Hasel-, Erd- und Paranüssen, 20—64% bei Mirabellen, Pflaumen und Schwarzkirschen (Heupke und Mitarbeiter). Während Stickstoff-, Kohlenhydrat- und Fettgehalt von rohen und gekochten Möhren und von rohen und gekochten Salatblättern etwa gleich gut ausgenutzt werden, liegt der Stickstoff- und Fettverlust bei rohen Tomaten höher als bei gekochten.

Im allgemeinen bestehen aber hinsichtlich *Fett- und Kohlenhydratausnutzung* zwischen roher und gekochter Kost keine nennenswerten Unterschiede. Die Fettausnutzung liegt in der Regel zwischen 80 und 99%, die Kohlenhydratausnutzung zwischen 90 und fast 100% (Graefe 1941; Heupke und Mitarbeiter; Ilzhöfer 1925; Klewitz, Habs 1931; Liesau 1939; Mulch 1940). Ungekochte Haferflocken werden (nach Heupke, Schülein 1943) nicht schlechter ausgenutzt als gekochte, während bei roher Kartoffelstärke die Verluste sehr viel größer sind als bei gekochter (Heupke, Hauer 1943; Hock 1938). Fruchtkerne sind völlig unverdaulich (Hübner 1940).

Durch *Trocknung* wird die Ausnutzung der Gemüse nicht beeinträchtigt (Heupke 1948), durch *Sterilisierung* eher verbessert (Franke 1941, Hoffmann 1939, Steudel 1942).

Im ganzen nutzt also der Organismus den *Energie- und Stickstoffgehalt der Rohkost etwas schlechter*, den *Fett- und Kohlenhydratgehalt aber praktisch ebensogut aus wie den* Fett- und Kohlenhydratgehalt *einer gekochten Pflanzenkost* — eine Tatsache, die doch sehr dafür spricht, daß die Verdauungssäfte tatsächlich die unversehrte Zellmembran durchdringen und die Nährstoffe herauslösen können.

Tabelle 14. *Vitamine und Mineralstoffe im Vollkorn und im Mehl von 75%iger Ausmahlung.*
(Nach LANG.)

Vitamin mg/kg	Vollkorn	Mehl	Mineralstoff mg/kg	Vollkorn	Mehl
Carotin	3,3	0	Calcium	450	220
Aneurin	5,0	0,7	Phosphat	4230	920
Lactoflavin	1,3	0,4	Kalium	4730	1150
Pyridoxin	4,4	2,2	Eisen	44	7
Nicotinsäure	57	7,7	Kupfer	6	1,5
Pantothensäure . . .	50	23	Mangan	70	20
Tokopherol	3	0			

Im Rahmen der aus wirtschaftlichen Gründen intensivierten *Vollkornroggen-brot-Propaganda* hat man die Allgemeinheit davon zu überzeugen versucht, daß Roggen ernährungsphysiologisch wertvoller sei als Weizen, daß nur Vollkornbrot eine ausreichende Versorgung mit B-Vitaminen garantiere, daß die Ausnutzung des Vollkornbrotes gar nicht so schlecht sei, wie NEUMANN (1920) und RUBNER (1902) angenommen hatten, und daß Vollkornbrot von jung und alt, Gesunden und Kranken ausgezeichnet vertragen werde (GRONAU 1942; LEMMEL 1938; MAYER 1942). Dazu ist zunächst zu sagen, daß sich Roggen, Weizen und die übrigen

Tabelle 15. *Einfluß des Ausmahlungsgrades auf die Ausnutzung von Roggenbrot.* (Nach RUBNER.)

Ausmahlungsgrad	Ausnutzung in % von	
	Eiweiß	Calorien
60	52,6—72,1	89,5—96,6
82	62,4—66,7	85,0—91,4
94	49,2—74,0	85,4—88,3
94 (Schrot)	41,3—66,7	82,2—86,8

Cerealien hinsichtlich ihrer nährstoffmäßigen Zusammensetzung, des biologischen Wertes ihres Eiweißes und ihrer Ausnutzung nur wenig voneinander unterscheiden. Eine Ausnahme macht der Reis mit seiner Eiweißarmut (6% im polierten Reis, 6—9% im Roggenmehl, 8—10% im Gerstenmehl, 10—12% im Weizenmehl und 11—12% im Hafermehl) und der Mais mit seinem biologisch weniger wertvollen (lysin- und tryptophanarmen) Eiweiß. Die Gründe für die steigende Bevorzugung des Weizens liegen darin, daß dieser sich leichter verbacken läßt, vor allen Dingen in Form von Kleingebäcken, und daß Weizenbrot einen höheren Sättigungswert besitzt als Roggenbrot. Interessant ist die Feststellung, daß in der Schweiz nach der 1937 einsetzenden Vollkornbrotpropaganda der Vollkornbrotverzehr von 10 auf 75% des gesamten Brotverzehrs anstieg, 1 Jahr später aber wieder auf 10% abgesunken war. In USA. hat man 1941 ähnliche Erfahrungen gemacht.

Als Vollkornbrot wird *Brot aus vollkommen ausgemahlenem,* d. h. die ganze Kleie (Keime, Samenschalen, Aleuronschicht) enthaltendem *Mehl* bezeichnet. Je weniger Kleie es enthält, desto weniger ausgemahlen ist das Mehl. Mit steigendem Ausmahlungsgrad sinkt demgemäß der Gehalt an Stärke und steigt der Gehalt an Eiweiß, Fett, Mineralstoffen, B-Vitaminen und Rohfaser (Tabelle 14). Mit dem Ausmahlungsgrad steigt auch der biologische Wert des Broteiweißes, da das Eiweiß der Aleuronschicht und des Keimlings höheren biologischen Wert besitzt als das Eiweiß des Mehlkörpers. Der mit der Ausmahlung steigende Mineralgehalt wird zur Kennzeichnung der „Mehltypen" benutzt. *Mit steigender,* d. h. 70% überschreitender *Ausmahlung verschlechtert sich aber die Ausnutzung* der Brennwerte und des Eiweißes. Das haben viele alte und neue Untersuchungen übereinstimmend ergeben; als Beispiel diene die Tabelle 15 von RUBNER (1902).

TROPP (1941/42) und WUSTROW, TROPP (1940) berichteten von einer Vollkornbrotausnutzung von 92%, sofern das Brot mindestens 5—7 Tage alt sei. Sie stehen mit diesen Ergebnissen allein gegenüber einer großen Anzahl anders lautender Versuchsergebnisse. HEUPKE und Mitarbeiter (1944) stellten bei einem Kranken mit Dünndarmfistel eine Stickstoffausnutzung von 82% für Weißbrot, von 73% für Steinmetzbrot fest. Nach HABS 1943 liegen Eiweiß- und Kohlenhydrataus-nutzung frischen und altbackenen Brotes gleich hoch, obwohl altbackenes im künstlichen Verdauungsversuch schneller verdaut wird (HABS, PLAGEMANN 1943). Im künstlichen Verdauungsversuch fand HEUPKE, daß aus grober Kleie innerhalb von 4 Std unter Magensaftwirkung 50%, unter Dünndarmsaftwirkung 70—80% der Stickstoffsubstanzen herausgelöst werden. Er schloß daraus, Kleie sei leicht verdaulich, das Eiweiß des Vollkornbrotes somit gut ausnutzbar; die hohe Stickstoffausscheidung im Stuhl rühre mithin von nicht rückresorbierten Ver-dauungssäften und abgeschilferten Darmepithelien und sei daher bedeutungslos. Dem gegenüber muß aber an die Hochwertigkeit der in den Verdauungssäften enthaltenen Eiweißkörper erinnert werden. Bemerkenswerterweise ergaben die während des Krieges durchgeführten, aber erst nach Kriegsende veröffentlichten Untersuchungen von LANG, SCHÜTTE (1944) und SCHÜTTE (1944) in voller Übereinstimmung mit den alten RUBNERSCHEN und NEUMANNSCHEN Versuchen eine wesentlich bessere Brennwert- und Eiweißausnutzung bei geringer Aus-mahlung des Brotgetreides. Von ähnlichen Untersuchungsergebnissen be-richteten CHICK, COPPNING, SLACK (1946); CREMER (1950); GUILLEMET, JAQUOT, TRÉMOLIÈRES, ERFMAN (1945); RANDOIN, FOURNIER, DIGAUD (1945); TRÉ-MOLIÈRES, ERFMAN (1944). Wenn MCCANCE, WIDDOWSON (1947) bei Verzehr von Brot aus 80—90%ig ausgemahlenem Mehl sehr gute Eiweißausnutzung fanden, wird man daran denken, daß die Gewöhnung für alle Verdauungsvorgänge von großer Bedeutung ist.

Versuche über die Ausnutzung der Roggen- und Weizen*kleie* stammen auch von BREIREM, NICOLAYSEN 1942. *Keimlings*kekse mit 22% Keimlingen sollen energetisch zu 95%, eiweißmäßig zu 86% ausgenutzt werden (BACHMANN, PELS-LEUSDEN 1939).

Durch Zusatz von *Kartoffelmehl* (REICHARDT 1939) und durch *Backfehler* (STEINRÜCK 1939) wird die Ausnutzung des Brotes gar nicht, durch Zusatz von 10% *Lindenholz* (LANG, SCHÜTTE 1944) oder von 10% *Luzernenmehl* (LOMMEL 1939) und andere „Streckmittel" (EHRISMANN 1901) dagegen sehr erheblich verschlechtert.

Bei der Vollkornfrage spielt auch die *Ausnutzung des Calciums und Eisens* mit. Durch das vor allem in der Kleie enthaltene Phytin wird die Calcium- und Eisenausnutzung gehemmt. Die Ausnutzung leidet, obwohl die Cerealien (aus-genommen Hafer) eine Phytase enthalten, die bei der Teigführung einen Teil des Phytins aufspaltet (s. S. 384).

Zusammenfassend ergibt sich, *daß der Esser mit 100 g Vollkornbrot letzten Endes weniger Eiweiß und Calorien bekommt als mit 100 g Brot aus wenig aus-gemahlenem Mehl*, obwohl Vollkornmehl *analytisch* eiweißreicher ist. Störend ist außerdem die durch den Cellulosereichtum bedingte Blähwirkung des Vollkorn-brotes, sein schlecht ausnutzbares Calcium und Eisen, die schlechte Verwend-barkeit des Vollkornroggenmehles zu Kleingebäcken und seine (wegen des höheren Fett- und Lipoidgehaltes) geringere Haltbarkeit. Freilich wird man nicht außer acht lassen dürfen, daß Gewöhnung viel tut und daß speziell die Calciumausnutzung trotz gleichbleibend hohen Phytatgehaltes des Brotes mit der Zeit besser wird und die anfänglichen Calciumverluste sogar ausgeglichen werden können (WALKER, FOX, IRVING 1948; s. auch SCHROEDER, CAHILL, SMITH 1946).

In diesem Zusammenhang mögen noch die Versuche einer „*Anreicherung*" *des Brotes* Erwähnung finden, die neuerdings vor allen Dingen in USA. viel diskutiert werden (Enriched 80% extraction flour 1946; Chemical Additions in Foods 1952; WILLIAMS 1951; SEVRINGHAUS 1952; FURTER 1952). Sie gehen aus von dem Bestreben, das Broteiweiß möglichst hochwertig zu machen und eine Steigerung der Zufuhr von B-Vitaminen, Calcium und Eisen zu erreichen.

Der biologische Wert des (lysinarmen) Cerealien*eiweißes* läßt sich durch Zusatz von Lysin — reinem Lysin, Magermilchpulver, Soja, Hefe — merklich steigern (HOFFMAN, McNEILL 1949; LANG 1952; SURE 1946, 1947, 1948). „Bei einer Beimischung von 3% Soja oder Hefe zum Brot werden bei einem täglichen Brotverbrauch von 500 g 6—7 g Eiweiß (das sind etwa 10% der wünschenswerten Eiweißzufuhr) mehr aufgenommen" (LANG 1952). Gewisse Schwierigkeiten liegen darin, daß das Erhitzen auf höhere Temperaturen, vor allen Dingen in Gegenwart von Kohlenhydraten, den biologischen Wert der Eiweißstoffe verschlechtert.

Daß die landesübliche europäische bzw. amerikanische Kost zusätzliche *Vitamin B-Gaben* erfordert, ist trotz häufig wiederholter Behauptungen nicht erwiesen (s. auch S. 375).

Die Zweckmäßigkeit einer Anreicherung mit *Calcium* ergibt sich aus der Tatsache, daß die Calciumversorgung weiter Volksschichten an der unteren Grenze des Notwendigen oder sogar darunter liegt und daß die Calciumausnutzung in Gegenwart von Phytin schlecht ist (s. S. 507). Zur Calciumanreicherung wird meistens Calciumcarbonat benutzt (CROSNIER, GIRARD, RENAULT, GOUSSAULT 1947; Cereals Committee Copenhagen 1946; MEYER, GREENBERG 1949; MØLLGAARD 1946; SCHULERÜD 1947). Eine Anreicherung mit *Eisen* scheint sich bei Verzehr von Brot aus hoch ausgemahlenem Mehl zu erübrigen (McCANCE 1946); im übrigen haben sich zur Eisenanreicherung $FeCl_3$ und SO_4 am besten bewährt. „Die Anreicherung von Brot mit Eiweiß, Vitaminen und Salzen ist ein ernährungsphysiologisches Problem erster Ordnung, da es zu einer besseren Ernährung weiter Bevölkerungsschichten beitragen würde, ohne daß die Kosten für die Ernährung vergrößert werden. Da durch die Anreicherung in erster Linie der ärmste Teil der Bevölkerung besser gestellt würde, ist die Anreicherung eine soziale Forderung (LANG 1952).

c) Überernährungsschäden.

Überernährung ist überflüssige Ernährung: *Die Zufuhr an nutzbaren Energien* (Nettocalorien) *ist größer als der energetische Bedarf.* Damit ist bereits gesagt, daß „Überernährung" im Wachstumsalter und nach zehrenden Krankheiten nicht eigentlich Überernährung genannt werden kann, weil in diesen Fällen zum energetischen Bedarf der Bedarf für den Aufbau von Körpersubstanz hinzukommt. Die überdurchschnittlich hohe Nahrungs*aufnahme* entspricht hier einem überdurchschnittlich hohen Nahrungs*bedarf*.

Es fragt sich, wie der Organismus einem Übermaß einer wirklichen Überernährung begegnet, wieweit er sich dagegen wehren kann und wieweit Schäden entstehen.

Appetitlosigkeit, Völlegefühl, Widerwillen gegen alles Eßbare, Übelkeit und Erbrechen sind bekannte *Abwehrmaßnahmen.* Für eine Verschlechterung der Nahrungsausnutzung bei Überernährung liegen keine Beweise vor. Der kindliche Organismus ist gegen Überernährung empfindlicher als der erwachsene und reagiert mit *Überfütterungsdyspepsie* (verzögerte Magenentleerung, bakterielle Zersetzung, Durchfall). Beim *gesunden* Erwachsenen gibt es so etwas nicht.

Bewegungsdrang und *motorische Aktivität* werden bei Überernährung lebhafter; die einzelnen Bewegungen geschehen mit größerer Kraft und Geschwindigkeit (Erhöhung des gesamten Leistungsumsatzes + Erhöhung des Aufwands für die Einzelleistung). Während sich der *Grundumsatz* bei Überernährung nicht faßbar ändert — bei Fettleibigen, vor allem wenn man den geringen O_2-Verbrauch des Fettgewebes berücksichtigt, sogar eher erhöht ist —, kann die *spezifisch-dynamische Umsatzsteigerung* stärker sein („*Luxuskonsumption*", Grafe 1923; Wiley, Newburgh 1931). Dieser Anstieg der spezifisch-dynamischen Nahrungswirkung fehlt jedoch in vielen Fällen, ohne daß die Gründe dafür ersichtlich wären (Krauss, Küppers 1931; Thannhauser 1929 und Krauss, Küppers 1931), die sich intensiv und kritisch und unter Berücksichtigung der ganzen einschlägigen Literatur mit dieser Frage befaßt haben, meinen abschließend, es gäbe „noch keinen sicheren Beweis für das Bestehen einer Luxuskonsumption, also einer Brennsteigerung infolge Überfütterung, die einwandfrei die Größe der primären Nahrungswirkung übertrifft". Merkbare Energieabgaben kann bei Überfütterung der *Mehraufwand für physikalische Wärmeregulation* bedingen (leichtere Bekleidung, kalte Bäder). Von einer *Verbesserung des Wirkungsgrades der Muskulatur* des überernährten Organismus ist so wenig bekannt wie von einer *besseren Ausnutzung der Nahrung* (s. unten).

Wer mehr ißt als er braucht, physiologisch gesprochen: wer mehr Energie aufnimmt als er umsetzt, speichert den Energieüberschuß, d. h. er wird fettleibig. **Fettleibigkeit** ist der Zustand, zu dem die Befriedigung der (primär-physisch oder primär-psychisch bedingten) *Fettsucht* hinführt. (Zusammenfassende Darstellungen bei Fellinger 1939; Glatzel 1941; Grosse-Brockhoff 1952, 1953; Keeton 1953; Kisch 1888; Krehl 1930; Lauter 1937; Lichtwitz 1926; v. Noorden 1910; Priesel, Frey 1938; Thannhauser 1929; neue Literatur bei Armstrong, Dublin, Wheatley, Marks 1951; Armstrong, Dublin, Bannett, Marks 1951; Baborka 1951; Barach 1951; Evans 1947; Ingle 1948; Rynearson, Gastineau 1949.)

Da der Organismus Eiweiß und Kohlenhydrate nur in geringem Maße zu speichern vermag — der gesamte für den Energieumsatz verfügbare Kohlenhydratbestand des 70 kg schweren Menschen wird auf 370 g = 1517 Calorien geschätzt — wird der *energetische Nahrungsüberschuß so gut wie ausschließlich als Fett gestapelt.* Das subcutane Fett, das Fett um die Organe und in den Organen nimmt zu. Mit dem Fettansatz verbindet sich Ansatz leicht beweglichen Wassers, das gelegentlich stoßweise mobilisiert und ausgeschieden werden kann.

Die *Fähigkeit, bei überschüssiger Energieaufnahme fettleibig zu werden*, ist individuell sehr verschieden stark ausgesprochen. Der eine kann noch so viel essen und bleibt mager, während beim andern „alles zu Fett wird" und ihm nur ein asketischer Lebenswandel — und selbst dieser nicht immer — ein passables Körpergewicht erhält. Keinen von beiden wird man allein darum krank nennen, wenn auch die Grenzen des Krankhaften hier langsam beginnen. Im zweiten Fall reichen die bei übermäßiger Energiezufuhr einsetzenden Regulationen zur Erhaltung eines innerhalb der Grenzen der Norm liegenden Körpergewichts nicht mehr aus, im ersten Fall reagieren sie überschießend. Bei der ganz überwiegenden Mehrzahl aller Menschen wächst das Fettpolster, wenn die Überernährung ein gewisses Maß überschreitet. Sehr verschieden ist aber das *Ausmaß* der Überernährung, von dem ab eine Zunahme des Fettgewebes einsetzt und verschieden ist die Geschwindigkeit und Dauer dieser Zunahme. In jedem Fall wird aber irgendwann einmal eine *Grenze* erreicht, die selbst bei Fortdauer der Überernährung nicht überschritten wird. Keine Fettleibigkeit wächst uferlos. In den vergangenen

Jahren sahen wir alle Menschen magerer werden, auch ausgesprochen Fettleibige. Überaus verschieden war die Geschwindigkeit der Gewichtsabnahme und das Ausmaß, das sie schließlich erreichte. Mit Rückkehr zu den früheren Ernährungsgewohnheiten kehrte so gut wie immer auch das frühere Gewicht, das zu dem Menschen „gehörige" Gewicht, wieder zurück. Es ist überhaupt erstaunlich, wie konstant über Jahre hin das Gewicht zu bleiben pflegt bei gesunden Menschen, die sich in keiner Weise um Calorien kümmern und heute über und morgen unter Bedarf essen.

Die Lokalisation der Fettablagerung, der *Fettleibigkeitstypus*, wird individuell bestimmt durch die persönliche neuroendokrine Konstitution (Literatur bei GLATZEL 1941).

Nach alledem wird man die Energiezufuhr in ihrer Bedeutung für die Entwicklung einer Fettleibigkeit zwar nicht unterschätzen; man wird aber ebenso im Auge behalten, daß quantitativ *gleiche Überfütterung* keineswegs immer quantitativ *gleichen Fettansatz* bedeutet und daß in extremen, d.h. krankhaften Fällen, Fettleibigkeit (bzw. Magerkeit) bei Energiezufuhren entstehen kann, die absolut genommen durchaus „normal" sind. In solchen Fällen steht am Anfang offenbar ein Versagen der auf Gewichtskonstanz gerichteten Regulationen, so daß Nahrungsmengen, die bei Menschen gleicher Größe, gleichen Gewichts und gleicher leistungsmäßiger Beanspruchung die Gewichtskonstanz erhalten, das Körpergewicht ansteigen lassen. Hier handelte es sich um *Fettsucht*, um Lipophilie oder mit welchen Worten man diese Tatsache sonst umschreiben will. Die Fettsucht ist weitgehend ein Problem der Endokrinologie, das hier nicht zur Diskussion steht. Nur andeutungsweise sei erwähnt, daß es bis heute kaum je einmal möglich ist, die spezielle endokrine Konstellation, aus der heraus die Fettsucht und der spezielle Typus der Fettleibigkeit entstehen, überzeugend nachzuweisen.

Der Nahrungszufuhr als solcher, dem übermäßigen Appetit, der „*Freßsucht*", messen die deutschen Kliniker im allgemeinen geringere Bedeutung für die Entwicklung einer Fettleibigkeit zu als neuerdings die amerikanischen und, weniger extrem auch die französischen Kliniker (ARON 1953). Die Fälle von „Fettleibigkeit durch Faulheit" und „Fettleibigkeit durch Freßsucht", „in denen man die Schuld dem Patienten zuschiebt, scheinen vom medizinischen Standpunkt aus einfach und uninteressant zu sein. Aber auch hier sind endogene Faktoren pathogenetisch wirksam" (LICHTWITZ 1936). v. BERGMANN (1936) glaubt, „daß die Fälle reiner Mast- und Faulheitsfettsucht außerordentlich selten sind". GLATZEL (1941) schrieb: „Überernährung führt zu Fettleibigkeit nur im Rahmen der individuellen neuroendokrinen Gegebenheiten" und FEUCHTINGER (1946) betonte „die außerordentliche Seltenheit der Mastfettsucht und die überragende Bedeutung endogener Faktoren". Auf der anderen Seite liest man: „Fett kommt nur vom Essen und Fettleibigkeit entsteht nur, wenn mehr gegessen wird, als zur Bestreitung des Energiebedarfs notwendig ist" (GASTINEAU, RYNEARSON 1947; ähnlich EVANS 1942; FREED 1947; HEGSTEDT, HAFFENREFFER 1949; MACLAGAN 1937; NEWBURGH, STRANG 1951; RYNEARSON, SPRAGUE 1940). Das ist sicher richtig. Diese schlichte Feststellung macht nur nicht deutlich genug, daß es Menschen gibt, deren Fettgewebe einen abnorm hohen „Bedarf", eine „Fettgier" haben, die außerdem vordringlich befriedigt werden, so daß bei „*normaler*" Energiezufuhr für den Bedarf des übrigen Organismus eben *nicht* mehr genügend Energie zur Verfügung steht, der Organismus bei „*normaler*" Energiezufuhr also unterernährt ist. Der alte klinische Ausdruck: der Fettleibige verhungert in sein Fett hinein, kennzeichnet diese Situation recht anschaulich.

Wenn gelegentlich angenommen wurde, der fettleibige Organismus verfüge über besondere *Mechanismen der Energieeinsparung* (s. oben), so wird dem mit Recht entgegengehalten, ein solcher Mechanismus sei bisher niemals überzeugend bewiesen worden (NEWBURGH 1942, 1944) und eindeutige *Beweise* für hypophysäre, epiphysäre, pankreatogene, thyreogene und adrenale Fettleibigkeit lägen nicht vor (ALLOITEAU 1951; BING, GLOBUS, SIMON 1938; FALTA 1941; GREENG 1946; GREENHILL 1940; ALEXANDER, PORTIS 1944; MCKAY, SHERILL 1941; NEWBURGH 1942, 1944; PLUMMER 1940; ROWNTREE, BRUNSTING 1933). Dem steht nicht entgegen, daß Fettleibigkeit z. B. ein häufiges Syndrom des Morbus Cushing und der Nebennierenrindenüberfunktion darstellt. Die an die Insulinbehandlung Magersüchtiger geknüpften Erwartungen sind bekanntlich unerfüllt geblieben, wenn auch im Tierversuch durch Protaminzinkinsulin gelegentlich Masterfolge erzielt wurden (MCKAY, KALLAWAY, BARNES 1940). Eine Lipophilie der Gewebe der Fettleibigen ist nicht nachgewiesen (NEWBURGH 1942; WILDER, WILBUR 1938), ebensowenig eine bessere Nährstoffausnutzung oder eine bessere energetische Ökonomie (DU BOIS 1936; NEWBURGH 1942, 1944; RONY 1940; STRANG, MCCLUGAGE 1931; WANG, STROUSE, MORTON 1930; WILDER, SMITH, SANDIFORD 1932; WILDER, WILBUR 1938).

An der Richtigkeit dieser Feststellungen ist kein Zweifel. Außer Zweifel steht aber ebenso die klinische Erfahrungstatsache, daß es *Fettleibige gibt, die nicht mehr essen als ihre Mitmenschen* (und nie mehr gegessen haben), die sich in ihrem äußeren Leben in nichts von diesen unterscheiden und die eben dennoch fettleibig sind oder nur bei unterdurchschnittlicher Energiezufuhr ein Durchschnittsgewicht zu halten vermögen. v. NOORDEN (1906) beobachtete einen 35jährigen Mann von 170 cm Größe (Grundumsatz 2083 Calorien), der täglich 8 km ging, eine Steigarbeit von mindestens 400 Calorien leistete und bei 8 Std Nachtschlaf fast den ganzen Tag auf den Beinen war. Der Kranke bekam eine genau abgewogene Kost von täglich 1720 Calorien, litt dabei keinen Hunger, war sehr bestrebt, abzunehmen und nahm bei dieser Unterernährung innerhalb von 3 Monaten von 102 auf 101 kg ab. Ein anderer, 98 kg schwerer Kranker v. NOORDENs (1906) nahm bei geringerer körperlicher Tätigkeit und derselben Kost innerhalb von 4 Wochen um etwa 5 kg ab. Eine Kranke UMBERS (1925) (150 cm, 96 kg) hielt 7 Tage lang ihr Gewicht bei einer täglichen Zufuhr von 919 Calorien. LAUTER (1926) berechnete aus einem langfristigen Versuch an einem Kranken mit „hypophysärer Fettsucht" einen Verbrauchsüberschuß von 55518 Calorien entsprechend 7,23 kg Fettgewebe. Die tatsächliche Gewichtsabnahme in dieser Zeit betrug aber nur 5 kg. Ein sehr zuverlässiger und mit allen Kräften um Gewichtsabnahme kämpfender Fettleibiger meiner eigenen Beobachtung (171 cm, 42 Jahre) bekam 10 Tage lang ausschließlich 1000 g Obst- und Gemüsesaft, d. h. maximal 500 Calorien täglich, und nahm dabei von 88,0 auf 83,8 kg ab. In einer anderen Periode der Behandlung wurden 15 Tage lang täglich 1600 Calorien gegeben. Das Gewicht sank von 85,6 auf 85,2 kg. Da der Grundumsatz des Kranken 1822 Calorien betrug, hätte er in der ersten Periode täglich rund 1300 Calorien, in der zweiten Periode rund 200 Calorien aus Körperbeständen zusetzen müssen, allein um den Grundumsatz zu bestreiten. Dabei war der Kranke den größten Teil des Tages außer Bett und versicherte stets, nicht unter Hunger zu leiden. Ähnliche Beispiele haben v. BERGMANN (1927), SCHWENKENBECHER (1904) u. a. veröffentlicht.

Das Fehlen der erwartenden Gewichtsabnahme wird oft mit *Wasseransatz* erklärt. Erhebliche Schwankungen im Wasserbestand des fettleibigen Organismus sind tatsächlich schon lange bekannt (BOZENRAAD 1911, GRAFE 1923, KREHL 1930, MÜLLER 1903, SCHIRMER 1921). Die starken Gewichtsverluste zu Beginn einer Entfettungskur beruhen zum größten Teil auf Wasserabgaben. Der Fettleibige hat mehr Wasser verfügbar als der Normalgewichtige. Daß aber der Fettleibige zu Beginn einer Unterernährungsphase Wasser ausschwemmt und im weiteren Verlauf über Monate hin gerade immer so viel Wasser retiniert, daß sein Gewicht konstant bleibt, ist unwahrscheinlich und unbewiesen. Es müßte dann auch leichter, nicht, wie tatsächlich, immer schwerer werden, mit diuretischen Medikamenten Gewichtsabnahmen zu erzielen.

Man kommt meines Erachtens nicht um die für den Patienten, den Arzt und den Forscher gleich unbequeme Tatsache herum, *daß es Fettleibige gibt, die mit ganz ungewöhnlich wenig Nahrungsenergie ihren Energiebedarf bestreiten können* und fettleibig bleiben unter Bedingungen, unter denen nach den für den Gesunden geltenden Maßstäben von ausreichender Ernährung längst nicht mehr die Rede sein kann. Überreiche Nahrungszufuhr und Fettansatz, ungenügende Nahrungszufuhr und Abmagerung sind also nicht zwangsläufig miteinander verkoppelt.

Im Hinblick auf die erstaunliche Fähigkeit des Organismus, sein Gewicht bei verschiedener Leistung und Nahrungszufuhr konstant zu halten, muß also angenommen werden, daß *beim Fettleibigen das Gleichgewicht dieser Regulationen tiefgreifend gestört ist.* Wo liegen diese Abweichungen vom Normalen? *Was lehrt die Pathophysiologie?*

Kennzeichnende Abweichungen von *Grundumsatz* und *spezifisch-dynamischer Nahrungswirkung* sind trotz aller Mühe bei Fettleibigen nicht gefunden worden. Man kann mit erhöhtem Grundumsatz fettleibig und mit erniedrigtem Grundumsatz mager sein und sinngemäß dasselbe gilt für die spezifisch-dynamische Nahrungswirkung. Vielleicht liegt in einer ungewöhnlich starken *reaktiven Umsatzsenkung* nach körperlicher Arbeit und Nahrungsaufnahme für den Fettleibigen eine Möglichkeit der Energieersparnis (v. BERGMANN 1936, BERNHARDT 1929). Bewiesen ist die Existenz einer solchen aber nicht und auch die *geringere Beanspruchung der chemischen Wärmeregulation* infolge der dickeren „Isolierschicht" des Subcutangewebes fällt unter mitteleuropäischen Lebensbedingungen energetisch nicht ins Gewicht. Unerklärt ist die Tatsache, warum der fettleibige Organismus *wasserreicher* ist als der Normalgewichtige und warum dieses Wasser, anders als das Wasser des wasserreichen Kreislaufkranken, verhältnismäßig leicht abgegeben werden kann. Ungeklärt in ihrer Genese ist schließlich die von v. NOORDEN (1910) bereits vermutete, von KEETON, DICKSON (1933), STRANG (1931) und neuerdings auch von BANSI, BACKHAUS, LOHMEYER, FRETWURST (1951) und BANSI, BACKHAUS, LOHMEYER (1952) bestätigte und vor allem auch therapeutisch bedeutsame Tatsache, daß viele Fettleibige (im Gegensatz zu Gesunden!) ihr *Stickstoffgleichgewicht auch bei energetischer Unterernährung aufrechterhalten.*

Trotz aller Mühe ist es bisher nicht gelungen, im intermediären Fett- und Lipoidstoffwechsel die Lösung des Rätsels der Fettleibigkeit zu finden. Was den Kohlenhydratstoffwechsel angeht, so haben Belastungsprüfungen bei Fettleibigen wohl hin und wieder Abweichungen vom gewohnten Verhalten ergeben, bei der überwiegenden Mehrzahl aber doch keine grundsätzlich anderen Kurvenverläufe als bei Stoffwechselgesunden. Das mag daran liegen, daß bei solchen Untersuchungen zwischen verschiedenen Fettleibigkeits*typen* und vor allen Dingen auch zwischen verschiedenen Fettleibigkeits*stadien* nicht genau genug unterschieden worden ist. Außerdem hängt der Ausfall der Blutzuckerkurve so weitgehend von der Vorperiode ab, daß Vergleiche nur bei sorgfältiger Beachtung aller Nebenumstände erlaubt sind. Von den Beziehungen zwischen Überernährung, Fettleibigkeit und Diabetes wird noch die Rede sein (s. S. 366). Spezifische Veränderungen des Mineralstoffwechsels sind bei Fettleibigen nicht bekannt. Bei manchen scheint neben der Wasserretention eine Kochsalzretention besonders deutlich ausgeprägt zu sein („Salz-Wasser-Fettsucht").

Die *Pathophysiologie* der Fettsucht und Fettleibigkeit enthält also noch sehr viele ungelöste Fragen. Wenn — wie die angelsächsischen Autoren meinen — die Ursachen von Überernährung und Fettleibigkeit lediglich in einem abnormen Appetit, einer „Freßsucht" liegen, so nähert man sich, genau betrachtet, von einer anderen Seite schließlich doch wieder dem Endogenen, und zwar mit der Frage, *warum denn bestimmte Menschen ein so abnorm starkes Nahrungsbedürfnis haben.* Die „Freßsucht" scheint uns der erlebensmäßige, psychische Aspekt *eines* Lebensgeschehens zu sein, dessen physischen Aspekt wir als Lipophilie der Gewebe bezeichnen können — eines Lebensgeschehens, das wir im einzelnen nicht durchschauen und für das wir im speziellen Fall die Frage: Wer hat angefangen? Das Psychische oder das Physische? nur selten eindeutig beantworten können.

Fettsucht und Fettleibigkeit bezeichnen somit *keine Krankheitseinheiten sondern Syndrome.* Von hier aus gesehen ist es im Ansatz auch durchaus berechtigt, zu versuchen, die Frage nach den Ursachen eines abnorm starken Nahrungstriebes psychologisch zu beantworten. Daß ein physisches Krankheitsgeschehen *Ausdruck abnormer Erlebnisreaktionen* sein kann, braucht heute nicht mehr bewiesen zu werden. So ist die Entwicklung des psychophysischen Syndroms Fettsucht bzw. Fettleibigkeit als Ausdruck seelischen Erlebens grundsätzlich durchaus denkbar. Amerikanische Kliniker und Psychotherapeuten vertreten die Auffassung, der abnorme Eßtrieb beruhe — mindestens in der Mehrzahl aller Fälle — auf frühkindlichen Erlebnissen (BRUCH 1940; BRUCH, TOURAINE 1939; FREED 1947; GASTINEAU, RYNEARSON 1947; HOCHMAN 1938; KELLY 1949). Diese Erlebnisse seien immer gleicher Art: Die überbesorgte Mutter sucht dem Kind jede unangenehme Berührung mit der Umwelt fernzuhalten nnd ihm Gutes zu tun, indem sie es von anderen Kindern und von körperlicher Tätigkeit fernhält, ihm oft und viel zu essen gibt und es auf diese Weise zum Vielesser erzieht. Bei Kindern *und* Erwachsenen soll es auch dann, wenn sie nicht genug Liebe erfahren, kompensatorisch zu übermäßigem Nahrungsverlangen kommen: Der ungestillte Hunger nach Liebe wird ersatzweise durch Essen befriedigt. Daß es Menschen gibt, die in Zeiten der Sorge, Trauer und Angst übermäßig zu essen anfangen, weiß die Klinik übrigens schon lange. LICHTWITZ (1936) hat in diesem Zusammenhang vom „Kummerspeck" gesprochen. Vielleicht spielt bei gewohnheitsmäßiger Vielesserei und Überfütterung gelegentlich auch eine Rolle daß Fettleibigkeit als Entschuldigung für Scheu vor körperlicher Arbeit gilt (RENNIE 1940). Vielessen steckt auch an. In den Familien fettleibiger Kinder essen sehr oft auch die Erwachsenen sehr reichlich und manche Berufe — Schlachter, Bäcker, Gastwirte, Lebensmittelhändler — verführen erfahrungsgemäß zur Überfütterung.

Ein gewichtiges Argument für die entscheidende Bedeutung der Nahrungszufuhr wäre es, wenn es gelänge, *gesunde* Menschen mit „normalem" Hunger durch *zwangsweise Überernährung* fettsüchtig zu machen, d. h. bei solchen Menschen dauerhafte abnorme Gewichtszunahmen zu erzielen. Selbst wenn das gelänge, wäre es jedoch noch kein Beweis gegen das entscheidende Gewicht neuroendokriner Regulationen. Diese steuern nicht nur den Umsatz der Nährstoffe; einem allgemeinen biologischen Prinzip folgend, werden sie, umgekehrt, auch ihrerseits durch den Umsatz der Nährstoffe gesteuert (s. S. 405ff.). Gänse z. B. die man zur Zeit der Geschlechtsreife mästet, bilden keine Spermien; ihre

Sexualzellen bleiben auf jugendlicher Entwicklungsstufe stehen (STIEVE 1923).
Man weiß auch, daß eine ursprünglich ganz willkürliche Steigerung der Wasser-
zufuhr im Laufe der Zeit zu schweren Regulationsstörungen im Sinne eines
Diabetes insipidus führt (KUNSTMANN 1935).

*Überernährung und Fettleibigkeit fallen also häufig zusammen, sind aber doch
nicht gleichbedeutend.* Ebenso wie es Überernährung gibt *ohne* Fettleibigkeit,
gibt es Fettleibigkeit *ohne* Überernährung. Die Symptomatologie der Überernährung und die Symptomatologie der Fettleibigkeit sind 2 Kreise, die sich
teilweise überschneiden. In den meisten Untersuchungen zur Symptomatologie
der Fettleibigkeit wird diese als *Ganzes* betrachtet und nicht nach *Einzelformen*
aufgegliedert. Man muß aber doch mit der Möglichkeit rechnen, daß *gewisse
Symptome* nur für *gewisse Formen* der Fettleibigkeit gelten. Obwohl das Syndrom
Fettleibigkeit an anderer Stelle dieses Handbuches seine Darstellung findet,
sei doch auch hier wenigstens kurz darauf eingegangen.

Wann sprechen wir nun eigentlich von Fettleibigkeit? Die Grenze zwischen
normalem Fettansatz und Fettleibigkeit läßt sich nicht allgemeinverbindlich
festlegen. Sie ist landschaftlich und zeitlich gebunden. Der Orientale empfindet
seine Frau nur dann als „richtig" und „normal", wenn sie für unser europäisches
Empfinden viel zu fett ist. *Unser* Schönheitsideal ist schlanker als das Schönheitsideal unserer Großväter und die „stattlichen Männer" der Jahrhundertwende sind für uns unschön und fett. Als Beispiele höchstgradiger Fettleibigkeit
erwähnte KISCH 1888 2 Männer von (angeblich!) 304,5 und 490,0 kg. v. NOORDENs
(1910) schwerster Kranker wog 171 kg bei 171 cm Größe.

Tabellen für Normalgewichte sind oft aufgestellt worden. v. NOORDEN 1910,
der eine Reihe von ihnen ausführlich wiedergibt, bemerkt dazu vorsichtig:
„Wenn das Körpergesicht die durchschnittlichen Normalwerte der Tabelle um
mehr als 30—35% überbietet, so macht das Individuum fast immer beim ersten
Augenschein den Eindruck der Fettleibigkeit und die nähere Untersuchung, die
Besichtigung der Körperform und die messende Betastung der Fettpolster wird
den allgemeinen Eindruck bekräftigen." Es zeigt die Wandlung des Schönheits-
ideals, wenn THANNHAUSER (1929), 20 Jahre nach v. NOORDEN, zu denselben
Tabellen meint: „Finden wir Werte, die 10—14% über den errechneten Normalwert hinausgehen, so kann man von einer Fettleibigkeit sprechen."

v. NOORDEN (1910) empfahl, die Körperlänge mit 430 und 480 zu multiplizieren; die
beiden Werte in Gramm sollten den Rahmen der Norm ergeben. Für 176 cm Größe z. B.
erhält man damit als Grenzwerte 75,68 und 84,48 kg. Einen 176 cm großen 20—30jährigen
Mann dieses Gewichtes bezeichnen wir heute ohne Bedenken als fettleibig.

Am einfachsten und gebräuchlichsten ist die von MORITZ (1908) in die Klinik eingeführte
BROCAsche *Formel*: Normalgewicht in kg = Anzahl der über 100 liegenden cm der Körper-
länge. Man erhält damit für den über 35—40 Jahre alten Menschen brauchbare, für jüngere
Menschen aber zu hohe Werte. OEDER (1909) bezeichnete die doppelte Scheitel-Symphysen-
länge als „proportionale Länge" und benutzte sie in der Art wie MORITZ (1908) die natürliche
Länge. Da die „proportionale Länge" in der Regel größer ist als die natürliche, ergibt das
OEDERsche Verfahren noch höhere Normalgewichtswerte als das MORITZsche. Der „Normalwert" des KAUPschen Index (g/cm²) wird mit 2,3 angegeben, der des ROHRERschen Index
(100 × g/cm³) mit 1,22—1,35. Ein „normaler" 176 cm großer Mann wiegt somit 71,4 kg
bzw. 66,5—72,8 kg. Bei allen solchen Beurteilungen der Fettleibigkeit nach dem Körpergewicht darf man aber nicht vergessen, daß Übergewichtigkeit nicht allein durch übermäßiges Fettpolster, sondern auch durch schweres Knochengerüst und stark entwickelte
Muskulatur bedingt sein kann (s. auch KEYS 1948).

TALBOT, BROUGHTON (1938) setzen in ihrem Kreatininindex K die Muskelmasse — die
Kreatininausscheidung ist ein Ausdruck der Muskelmasse — in Beziehung zum Körper-
gewicht: $K = \dfrac{\text{mg Kreatinin in 24 Std}}{\text{Gewicht in kg}}$. Der Index liegt bei Normalen um 20,0, bei Fettleibigen (d. h. bei Menschen mit relativ geringem Muskelanteil am Körpergewicht) um 14.

Größere Erfahrungen mit diesem Index scheinen bisher nicht vorzuliegen (vgl. Bansi, Backhaus, Lohmeyer, Fretwurst 1951). Andere Methoden schätzen den Fettbestand des Organismus nach seinem spezifischen Gewicht (neuerdings Behnke 1942; Morales, Rathburn, Smith, Pace 1945; Rathburn, Pace 1945), nach seinem Wassergehalt, nach der röntgenologisch bestimmten Dicke des subcutanen Fettpolsters oder nach der mit Hilfe einer eigens dazu konstruierten Schublere bestimmten Dicke der Hautfalten (zusammenfassende Darstellung dieser Methoden bei Brozek, Keys 1950). Des Fettgehalt des gesunden männlichen Körpers beträgt nach Brozek, Keys (1950) im jugendlichen Alter 12—·15% des gesunden weiblichen Körpers im gleichen Alter rund 20%, des gesunden männlichen Körpers im Alter von 50 Jahren rund 21%, des fettleibigen Körpers 38% und mehr.

Wir können es uns ersparen, alle jemals angegebenen Verfahren zur zahlenmäßigen Erfassung der Fettleibigkeit aufzuführen. Mögen sie noch so listig ausgedacht sein — es liegt in der Natur der Sache, daß sie *niemals mehr als grobe Richtwerte ergeben können*. Nicht nur das Fettgewebe, sondern auch Muskulatur und Skelet bestimmen das Körpergewicht. In Zweifelsfällen muß der klinische Blick die Fettleibigkeit feststellen, nicht die Waage. Wir werden auch dann von Fettleibigkeit reden, wenn die Waage zwar keine eindeutigen Ausschläge gibt, wenn wir aber Fettwülste an Kinn, Hals und Rumpf, wenn wir Grübchen, Dellen und Furchen an Wangen, Kinn, Hals und Kreuzbein finden. Gleichbleibendes Gewicht schließt eine Zunahme des Fettgewebes nicht aus, weil auch ohne Gewichtsanstieg Muskulatur durch Fettgewebe ersetzt werden kann.

Die *körperliche Leistungsfähigkeit* des Fettleibigen wird durch sein hohes Gewicht behindert und es entwickelt sich nur allzuoft ein Circulus vitiosus von Fettleibigkeit und Untätigkeit. Jede Bewegung erfordert überdurchschnittliche Anstrengung und viele Bewegungen sind schon mechanisch durch Fettablagerungen erschwert. *Stützorgane*, *Atmungsorgane* und *Kreislauforgane* werden beim Fettleibigen daher stärker beansprucht als beim Normalgewichtigen.

Die *Gelenkerkrankungen* Fettleibiger sind nicht immer nur Folgen der Fettleibigkeit; häufig entstehen sie auch in Gelenken, die keiner Überbeanspruchung unterliegen. Immerhin sind neben *Senk- und Spreizfüßen* die Knie- und Hüftgelenksveränderungen die häufigsten. Recht oft sieht man Nabelbrüche. Unangenehm ist die Neigung Fettleibiger zu *Pyodermien und Ekzemen*, die vor allen Dingen in den Hautfalten auftreten. Bronchitiden und Pneumonien sind besonders gefürchtet. Stärker als andere Menschen neigen die Fettleibigen zu Infekten, Thrombosen, Embolien, Varicosis und Hämorrhoiden. Eine nicht genauer erfaßbare allgemeine Widerstandslosigkeit läßt sie chirurgische Eingriffe schlecht vertragen (Faust 1946; Odell, Mengert 1945). Die Beziehungen zwischen Fettleibigkeit und *Gefäßsystem* sind noch nicht ganz geklärt. Eine überdurchschnittliche Häufung hoher Blutdruckwerte kann zwar als sichergestellt gelten, nicht aber eine besondere Häufung und Schwere von Arteriosklerose (Levy 1939; Levy, White, Stroud, Hillman 1946; dagegen Wilens 1947; Dublin, Marks 1930) und nicht eine Häufung von Nephritis und Krebs (Dublin 1930, Tannenbaum 1940). Wenn auch das „Fettherz" heute nicht mehr so viel Beachtung findet wie früher, so spielt die mechanische Behinderung der Herzaktion beim Fettleibigen doch eine Rolle und die Kreislaufdekompensation droht ihm eher als dem Normalgewichtigen (neuerdings Danowski, Winkler 1944; Ray 1947). Bekannt ist die hohe Sterblichkeit übergewichtiger Herz- und Gefäßkranker (s. unten), und wenn man den Rückgang der Sterblichkeit an Herzkrankheiten in Deutschland während der „schlechten Jahre" und den Wiederanstieg in den besseren bedenkt — 1938: 16,1 auf 10000, 1948: 13 und 1950: 16,8 nach Laforet 1952—dann liegt es im Hinblick auf die gleichzeitigen und gleichsinnigen Schwankungen der Häufigkeit der Fettleibigkeit doch sehr nahe, hier Zusammenhänge zu sehen. Jedenfalls dürfte die Fettleibigkeit einer (von mehreren) Faktoren sein, die die Zunahme der Sterblichkeit an Herz-Gefäßkrankheiten bedingen.

Viele Fettleibigen sind *chronisch verstopft* — als Folge ihrer körperlichen Untätigkeit? Als Folge intraabdominaler Fettablagerung? Nach v. Noordens (1910) Meinung liegt die Erklärung darin, daß „an berühmten Trinkquellen der Darm malträtiert wird". Störungen von seiten der Verdauungsorgane gehören im übrigen nicht zum Bild der Überernährungsfettleibigkeit. Nahrungsmengen, wie sie selbst stärkste Esser sich einverleiben, werden von gesunden Verdauungsorganen offenbar anstandslos bewältigt. Zelman (1952) will bei Fettleibigen gehäuft Leberschäden gesehen haben.

Zusammen mit Diabetes mellitus, Gelenkkrankheiten, Migräne, Asthma bronchiale, Ekzem, Psoriasis, Harn- und Gallensteinerkrankungen gehört die Fettleibigkeit in den Kreis des „*Arthritismus*" der französischen Klinik. Eine überdurchschnittliche Häufung von Gallensteinen und Gallenwegserkrankungen ist indessen bei Fettleibigen statistisch nicht erwiesen (neuerdings Faust 1946) und schon von Naunyn 1906 abgelehnt worden. Nicht selten stellt sich auch mit sinkendem Gewicht eine geschwächte Potenz bzw. Konzeptionsunfähigkeit wieder her.

Eine „*Psyche des Fettleibigen*" und eine „Psychologie der Fettleibigkeit" gibt es nicht und kann es nicht geben, weil Fettleibigkeit ein heterogener Symptomkomplex ist und weil neben den gemeinsamen, durch die Fettleibigkeit als solche bedingten seelischen Eigenheiten, die Gesamtheit des seelischen Verhaltens durch die primär zur Fettleibigkeit führende Störung mitbedingt sein kann. Wie andere Kranke mit auffallenden Leiden zieht der Fettleibige die allgemeine Aufmerksamkeit auf sich. Selbst wenn er Beschwerden von seinem Zustand hat, kann er nicht im gleichen Maße auf Mitgefühl und Rücksicht rechnen wie andere Kranke. Man belächelt, verspottet, beschimpft ihn als Faulpelz und Vielfraß, man staunt und macht Witze über sein Aussehen. So wird er bald stumpf und gleichgültig, bald mißtrauisch und ablehnend, bald scheu und zurückgezogen, bald rüpelhaft und aggressiv, sobald sein Zustand nur irgendwie berührt wird. Nur wenigen Fettleibigen gelingt es, sich mit ihrem Aussehen und den Bemerkungen der Mitmenschen abzufinden, ohne in Überkompensierung und Verkrampfung oder Resignation und Weltscheu zu geraten. Kinder leiden unter ihrer Fettleibigkeit ganz besonders. Das Kind ist gegen Anders-als-die-andern-sein noch empfindlicher als der Erwachsene und rücksichtsvoller sind Kinder auch nicht miteinander als Erwachsene.

Die funktionelle Überbeanspruchung des fettleibigen Organismus findet einen Ausdruck auch in der *geringeren Lebenserwartung*. Gefahr droht vor allem durch das Versagen der Kreislauforgane. Nach Florschütz (1914) liegt die Sterblichkeit Fettleibiger um 26% höher als die von Normalgewichtigen. „Zwischen 45 und 55 Jahren bedeuten 25 Pfund Übergewicht eine um 25% größere Aussicht, im nächsten Jahr zu sterben; 50 Pfund Übergewicht bedeuten 50% mehr Aussicht haben, im nächsten Jahr zu sterben als ein normalgewichtiger Mensch" (Newburgh 1942). Die Aufstellung der amerikanischen Medical Act. Mortality Investigation (Tabelle 16; s. auch *Ideal Weights . . .* 1942/43) stützt sich auf Feststellungen bei 221 819 Menschen und zeigt die überdurchschnittlich hohe Sterblichkeit der Fettleibigen. Je größer das Übergewicht, desto größer die Sterblichkeit. Am höchsten liegt die Sterblichkeit der 40—44jährigen mit einem Übergewicht von 28—41 kg.

Aus einer Aufstellung von Rynearson, Gastineau (1949) ergibt sich folgendes: Die Sterblichkeit von Normalgewichtigen, = 100 gesetzt, beträgt sie 122 bei einer Übergewichtigkeit von 5—14%, 144 bei einer Übergewichtigkeit von 15—24% und 174 bei einer Übergewichtigkeit von 25% und mehr. Während Kranke mit Pneumonie und Krebs keine wesentlich andere Sterblichkeit

Tabelle 16. *Lebenserwartung und Körpergewicht.*
(Durchschnittssterblichkeit = 100 gesetzt.)
(Aus NOLEN-HYMANS V. D. BERGH-SIEGENBEEK VAN HEUKELOM, Lebensversicherungsmedizin. Berlin 1925.)

Lebensalter bei Abschluß der Versicherung Jahre	Abweichung von dem Durchschnittsgewicht in kg												
	—15 bis —21	—10 bis —15	—6 bis —10	—3 bis —6	—1 bis —3	+1 bis —1	+1 bis +3	+3 bis +6	+6 bis +10	+10 bis —15	+15 bis +21	+21 vis +28	+28 bis +41
20—24	135	127	115,5	107	105,5	104	102	99	97	102	104	110	125
25—29	122	116	108,5	102	101	100	99	97,5	96,5	104	108	116	132
30—34	112,5	108	102,5	98	97,5	97	96,5	96	97	109	118,5	131	149
35—39	105	101	97,5	94,5	95	95	96	96,5	101	112,5	133	151	172
40—44	99	95,5	93	91,5	93	94	96,5	97	108	115	141	157	181
45—49	93,5	91	89,5	89,5	91,5	93,5	97,5	100	112	116,5	139	155	178
50—53	88,5	88	87	88,5	90,5	94,5	99	102	112,5	116,5	132	150,5	172
54—56	86	86	86	88	90,5	95,5	99,5	102,5	112	116	122	142	162
57—59	86	86	86	88	90,5	95,5	99,5	102	111,5	114,5	117,5	134	153
60—62	86	86	86	88	90	95	98,5	101	110,5	112,5	114	130	148

aufweisen je nachdem, ob sie normal- oder übergewichtig sind, während die übergewichtigen Kranken mit Lungentuberkulose sogar eine höhere Lebenserwartung haben als die normalgewichtigen oder gar untergewichtigen, liegt die Sterblichkeit der Übergewichtigen mit kardiovasculären Erkrankungen und Diabetes mellitus deutlich höher. Die Normalgewichtigensterblichkeit wieder = 100 gesetzt, beträgt sie bei den übergewichtigen Diabetikern 257%, bei den übergewichtigen Herz-Gefäßkranken 162%.

In USA. wird die Fettleibigkeit seit langem als ein sehr ernstes Problem betrachtet. Die Häufigkeit der Fettleibigkeit hat sich im Laufe der letzten 20 Jahre etwa auf gleicher Höhe gehalten und beträgt gegenwärtig (auf 10000 gerechnet nach RYNEARSON, GASTINEAU 1949) 25,8 Männer und 30,9 Frauen, wobei in beiden Fällen die Häufigkeit der Fettleibigkeit nach dem 30. Lebensjahr deutlich ansteigt. Nachdem wir in den Nachkriegsjahren mit Fettleibigen wenig zu tun hatten, steigt ihre Zahl seit 1948 auch in Deutschland wieder steil an. Als Beispiel sei eine Darstellung von GROSSE-BROCKHOFF 1953 wiedergegeben (Abb. 4). Als übergewichtig wurden hier „nur solche Fälle verwertet, die ein Übergewicht von über 10% hatten".

„Die Fettleibigkeit ist eines der dringlichsten und gefährlichsten Gesundheitsprobleme unserer Zeit" schrieben GASTINEAU, RYNEARSON 1947 und viele, vor allem angelsächsische Autoren äußerten sich in gleichem Sinn (EVANS 1947; INGLE 1948; MARTIN 1953; *A Study of Impairements* ... 1939; TRULSON, WALSH, CARSO 1947; RYNEARSON, GASTINEAU 1949).

Die *Behandlung der Fettleibigkeit* geschieht im wesentlichen diätetisch. Leidet der Kranke gleichzeitig an Tuberkulose, Thyreotoxikose und schwerer Kreislaufinsuffizienz, dann ist Vorsicht am Platz. Dekompensierte Kreislaufkranke können durch allzu strenge Entfettungskuren so von Kräften kommen, daß ihr Zustand nach der Entfettung weniger erfreulich ist als vorher. Alte Menschen vertragen Kostumstellungen aller Art schlechter als junge — auch Entfettungskuren! Bei Diabetikern und Gelenkkranken ist die Beseitigung eines Überernährungszustandes natürlich besonders dringend.

Die Durchführung der *diätetischen Entfettungsbehandlung* wird im Rahmen der Ernährungstherapie dargelegt.

Ohne *Regelung der körperlichen Tätigkeit* bleibt jede Fettleibigkeitsbehandlung Stückwerk. Der Fettleibige soll seine körperlichen Kräfte bis an die Grenze der

Leistungsfähigkeit beanspruchen und nur an Tagen stärkster Kostbeschränkung im Bett bleiben. Den energetischen Aufwand für körperliche Arbeit muß man überschlagsweise kennen, wenn man die Kost energetisch richtig einstellen will.

Für jeweils einstündige Leistung braucht ein 70 kg schwerer Mann (nach Zuntz) bei

Horizontalem Marsch mit 3,6 km/Std Geschwindigkeit 144 Calorien
Horizontalem Marsch mit 8.4 km/Std Geschwindigkeit 650 „
Ersteigung von 300 m Höhe (bequemer Weg) . . . . . 1530 „
Ersteigung von 300 m Höhe (steiler Weg) . . . . 1800 „
3 km langen Marsch mit 10 % Steigung . . . . 1400 „
Radfahren mit 9 km/Std Geschwindigkeit . . . . 183 „

Die Fettleibigkeit gehört zu den dankbarsten Indikationen der *Heilgymna*
Die Fettleibigen sollen durch Gymnastik Lust zu körperlicher Bewegung bekommen und sich intensiv bewegen, ohne die körperliche Tätigkeit als Mühe und Anstrengung zu erleben. Aktive Muskelarbeit läßt sich nicht durch die bequeme und darum so beliebte Massage ersetzen. Höchstens lockert Massage die steifen Muskeln und erweckt damit die Lust zu aktiver Bewegung. Daß die Durchknetung des Fettgewebes zu Fettmobilisierung und Fettabbau führe, ist eine haltlose Behauptung zur Rechtfertigung der Trägheit. Magerer wird bei der Massage höchstens der Masseur, nicht aber der Massierte!

Abführende Mineralwässer erfreuen sich seit alters großer Wertschätzung. Ob ihre Heilwirkung über die Abführwirkung hinausgeht, steht dahin.

Schwitzbäder sind wegen ihrer Bequemlichkeit und ihrer eindrucksvollen Sofortwirkung auf das Körpergewicht

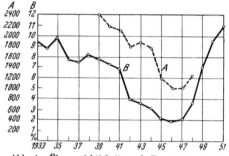

Abb. 4. Übergewichtigkeit und Energiegehalt der rationierten Nahrung. (Nach Grosse-Brockhoff.) Die ausgezogene Linie *B* gibt die Zahl der übergewichtigen Personen in Prozenten an, die sich in den Jahren 1933—1951 unter den Patienten der Bonner Medizinischen Universitätsklinik befanden. Gesamtzahl der ausgewerteten Krankengeschichten: 34468. Die gestrichelte Linie *A* gibt die Calorienzahlen an, die der Bevölkerung während der Zeit der Rationierung, auf Grund der Ermittlungen von Langendörfer, kartenmäßig zur Verfügung standen.

sehr beliebt. Sie bringen aber nur *Wasser*verluste. Für die Annahme einer Steigerung des *Fett*abbaues im wasser- und kochsalzverarmten Organismus fehlt jeder Anhalt. Man kann sein Fett weder wegschwitzen noch wegmassieren lassen — man kann es nur weghungern und wegarbeiten. *Im kalten Bad* sind die Wärmeabgabe und die Lust zu aktiver Bewegung begreiflicherweise sehr viel größer als im heißen Bad und im Schwitzbad.

Mit *Medikamenten* sollte man bei der Behandlung Fettleibiger zurückhaltend sein. Die in Betracht kommenden Medikamente sind keineswegs indifferente Substanzen, und ihre Reichweite ist ziemlich begrenzt. Richardson (1946) bemerkt sehr treffend: „Es kommt natürlich oft vor, daß ein Fettleibiger irgendein Hormonpräparat bekommt und an Gewicht verliert. Aber es gibt keinen Beweis dafür, daß das Präparat, abgesehen von seinen *psychotherapeutischen* Wirkungen, irgendeinen *biologischen* Effekt auf das Fett hat." Überdies lenkt das Medikament den Kranken vom Kernpunkt der Behandlung, von der Diät, nur ab und wiegt ihn in den angenehmen, aber leider irrigen Glauben, mit dem Einnehmen des Medikaments seine Schuldigkeit getan zu haben und auf allzu peinliche Beachtung der Kostvorschriften nunmehr verzichten zu können.

Medikamentös steht immer noch die *Schilddrüse* an erster Stelle. Die Wirkung der Schilddrüsensubstanz macht sich erst nach 5—10 Tagen bemerkbar, hält noch eine Reihe von Tagen nach dem Absetzen an, erschöpft sich in den meisten Fällen aber doch allmählich. Viele Fettleibige sprechen überhaupt nicht darauf an, und auch bei vorsichtiger Behandlung treten gelegentlich — manchmal sogar ehe das Gewicht abnimmt — störende thyreotoxische Zeichen auf. Andere Hormonpräparate — Hypophysenvorder- und -hinterlappen (z. B. Prolactin), Sexualhormone — und Medikamente wie Jod, Bor und Dinitrophenol (vgl. *Council of Pharmacy and Chemistry* 1935, Glatzel 1941) sind wenig wirkungsvoll. Aus Amerika kam die Empfehlung sympathicotroper Amine (Amphetamine, Benzedrin = Phenylalkylamin, Desafrin = Desoxyephedrinhydrochlorid u. a.). Deutsche Präparate sind Pervitin und Phenylisopropylamin = Elastonon. Diese Amine dämpfen den Appetit und sollen den Grundumsatz und den Blutdruck erhöhen. Nach höheren Dosen kommt es gelegentlich zu Erregungszuständen und Euphorie. Süchtigkeit ist nicht ganz selten (Beyer 1939; Freed 1947; Armstrong 1949; Harris, Ivy 1946; Harris, Ivy, Searle 1947; Ray 1947).

Mit der Erkennung der speziellen Psychogenese eines Überernährungszustandes ist ein Hinweis auf die Möglichkeiten der *Psychotherapie* gegeben. Eine wirkungsvolle Psychotherapie ist, wie überall, auch bei der Behandlung der Fettleibigkeit an den mitreißenden Glauben des Arztes gebunden. In vergleichend-therapeutischen Untersuchungen von Micholson (1946) — 4 Gruppen von Fettleibigen, behandelt jeweils mit Nahrungseinschränkung auf 800 Calorien, Amphetamin, Schilddrüsensubstanz oder Psychotherapie — erwies sich die Psychotherapie als das erfolgreichste Verfahren.

Die energetische Überernährung hat in den Auseinandersetzungen über die Pathogenese des **Diabetes mellitus** von jeher eine Rolle gespielt und der alte therapeutische und prophylaktische Grundsatz Bouchardats (1875): Manger le moins possible! und das Gebot Naunyns (1906): Mäßigkeit im ganzen! gelten für den Diabetiker auch heute noch.

Beim Hund, dessen Pankreas zu $^9/_{10}$—$^{19}/_{20}$ entfernt worden ist und wo der Rest bei knapper Ernährung zur Aufrechterhaltung einer normalen Stoffwechsellage eben noch genügt, kommt es bei *systematischer Überernährung* zur Entwicklung echter *diabetischer Symptome* (Allen 1922 u. a.). Grafe (1944) weist auf die oft beobachtete Tatsache hin, „daß es bei Diabetikern ein kritisches Gewicht gibt, d. h. ein Gewicht, oberhalb dessen ein latenter Diabetes manifest wird". Wenn Diabetiker überdurchschnittlich häufig fettleibig sind — Joslin (1937) fand unter seinen Diabetikern Übergewichtigkeit bei 78,5% der Männer und 83,3% der Frauen (ähnliche Ergebnisse bei Dublin, Marks 1935) —, so spricht das gleichfalls für Zusammenhänge zwischen diesen beiden Krankheitszuständen. v. Noorden 1910 meinte, Fettleibige die diabetisch würden, seien in Wirklichkeit von vornherein schon Diabetiker. Es seien Fälle, „in denen zunächst nur die Fähigkeit der Zuckerverbrennung abgenommen hat, dagegen die Synthese der Kohlenhydrate zu Fett noch vollzogen wird ... Solche Menschen sind eigentlich schon zuckerkrank, sie entleeren aber den Zucker nicht durch den Harn nach außen, sondern in das einer Beschickung noch willig zugängliche Fettpolster." Im ganzen haben jedoch wie bereits erwähnt, Zuckerbelastungen bei Fettleibigen keine grundsätzlich anderen Verläufe der Blutzuckerkurve ergeben als bei Stoffwechselgesunden. Gelegentlich festgestellte Abweichungen wird man zunächst darauf beziehen müssen, daß es pathogenetisch verschiedene Fettleibigkeits*typen* und verschiedene Fettleibigkeits*stadien* gibt und daß der Ausfall der Blutzuckerkurve nach alimentärer Belastung weitgehend auch von der Vorernährung abhängt.

Zugunsten der Überernährung als pathogenetischem Faktor hat man den *Rückgang der Diabetesmorbidität in Hungerzeiten* angeführt (APFELBAUM 1946; BECKERT, HENSCHEN, JOHN 1948; JORDANS 1946; *Nederl. Red Cross Feeding Team* 1948; MAHAUX 1946; OBERDISSE, FLECKENSTEIN 1942; RICHTER 1920; SINGER, ELIAS 1920; VARTIAINEN 1947, 1948). Die Diabetesmortalität je 100000 Einwohner sank in Preußen von rund 9,5 im Jahre 1914 auf rund 6 im Jahre 1919 (LEMSER 1939). Die Zahl der Neuerkrankten unter den Diabetikern eines Großstadtkrankenhauses betrug in den Jahren 1935—1946: 26,3, — 23,4, — 26,3 — 24,5 — 17,7 — 21,4 — 15,0 — 10,2 — 13,6 — 13,9 — 14,5 — 7,4; im gleichen Zeitraum fielen Diabetesmorbidität und -mortalität auf etwa die Hälfte und rückläufig bewegte sich auch die Zahl der Kranken mit Acetonurie und diabetischen Komplikationen (RAUSCH 1947). HÖPKER (1949) hat die Diabetiker der Frankfurter Klinik aus den Jahren 1935 bis 1941 und 1942—1948 verglichen und kommt zu dem Ergebnis: „Die Zahl der Todesfälle von Diabetikern ist um fast $^1/_3$ zurückgegangen, von 9,3 auf 6,7%. Die Todesfälle im diabetischen Koma haben sich erheblich verringert: von 4,0 auf 1,7%, d. h. auf weniger als die Hälfte. Dagegen ist die Zahl der wegen Koma oder Präkoma behandelten Patienten gleich geblieben, wobei zu berücksichtigen ist, daß in der zweiten Periode der Insulinbedarf höchstens zu etwa 50—70% gedeckt war." Die Zahl der Komplikationen (Gangrän) hatte sich nicht nennenswert verändert.

Schließlich hat man gesagt: *Diabetes ist in der Stadt häufiger als auf dem Lande,* weil die Stadtbewohner, die sich körperlich weniger verausgaben als die Landbewohner, relativ zuviel, insbesondere zuviel Fett und Eiweiß essen. Wo auf dem Land der Fett- und Eiweißverzehr hoch liegt (England und Schottland, Pommern), sollten derartige Morbiditätsunterschiede fehlen (LENZ 1949). Nun liegt die Diabetesmorbidität in den Städten, insbesondere in den Großstädten tatsächlich höher als auf dem Lande (SCHEIBLE 1944). NAGEL (1943) berechnete sie für mainfränkische Lanskreise auf 1,28⁰/₀₀, für Stadtkreise auf 3,93⁰/₀₀, für die Stadt Würzburg auf 4,18⁰/₀₀. Vielleicht muß man die unterschiedliche Diabetesmorbidität der USA. und der Schweiz — 3,3⁰/₀₀ nach JOSLIN 1937, 1,1—1,2⁰/₀₀ nach DEMOLE 1948 — im gleichen Sinne verstehen. Indes: die Überernährung während der Kriegs- und Nachkriegsjahre lag in Deutschland ohne Zweifel nicht auf seiten der Stadtbewohner, sondern auf seiten der Landbewohner.

Nehmen wir beides zusammen und berücksichtigen wir außerdem, daß in den gleichen Jahren 1914—1920 die Diabetesmorbidität nicht nur in Deutschland sondern auch in dem viel besser ernährten England und in den keineswegs hungernden USA. merkbar abgesunken ist, während sie im hungernden Italien praktisch gleich blieb (LEMSER 1939), dann will uns doch scheinen, als ab gewohnheitsmäßige *Energie- und Eiweißüberernährung als Mitursache des Diabetes gewiß eine Rolle spiele, neben anderen Faktoren aber nur von begrenzter Bedeutung sei.* Bei Beschränkung der Nahrungszufuhr auf das zur Körpergewichts- und Leistungserhaltung notwendige Minimum bleiben zweifelsohne viele Diabetiker symptomfrei, die bei reichlicher Ernährung manifest krank werden. Entscheidet aber vielleicht der Energiegehalt der Nahrung nur dort über Auftreten oder Nichtauftreten diabetischer Symptome, wo die spezifische Störung unerkannt bereits besteht?

Fraglich ist — das sei in diesem Zusammenhang gleich miterwähnt —, ob speziell der *Eiweiß- und Fettreichtum der Kost* an der höheren Diabetesmorbidität wohlhabender Schichten wesentlich beteiligt ist. Die hohe Diabetesmorbidität der Gastwirte, Schlachter und Weinhändler wird immer wieder betont. Eine

Zusammenstellung der Diabetesmortalität verschiedener Berufe hat LENZ (1949) gegeben (Tabelle 17). Würde man die Mortalität auf 10000 Männer jeweils des *gleichen* Berufes beziehen, dann würden die Unterschiede noch eindrucksvoller, denn unter 10000 verstorbenen Männern *aller* Berufe befinden sich ja *insgesamt* z. B. viel *weniger* Gastwirte und Juristen als Landarbeiter und Kohlenarbeiter. Mit anderen Worten: Man müßte feststellen, wie viele Kohlenarbeiter von 10000 verstorbenen Kohlenarbeitern, wie viele Gastwirte von 10000 verstorbenen Gastwirten an Diabetes verstorben sind. Auf alle Fälle darf man wohl sagen, daß die Diabetesmortalität am höchsten ist bei Männern, die keine körperliche Arbeit leisten und verhältnismäßig eiweiß- und fettreich essen.

Tabelle 17. *Diabetesmortalität verschiedener Berufe in England 1910 bis 1912.* (Nach LENZ.)

Auf 10000 Männer im Alter von 25 bis 60 Jahren starben an Diabetes:

Landarbeiter	. . .	6	Ärzte	18
Kohlenarbeiter	. .	8	Priester	19
Arbeiter	. . . .	11	Juristen	24
Handwerker	. . .	13	Schlachter	31
Landwirte	. . . .	17	Gastwirte	39

In gleicher Richtung: hohe Diabetesmortalität bei eiweiß-, fett- und energiereicher, niedere Diabetesmortalität bei eiweiß-, fett- und energiearmer Ernährung — bewegt sich die *Diabetesmortalität verschiedener Länder* (Tabelle 18).

Tabelle 18. *Diabetesmortalität verschiedener Länder je 100000 Einwohner.* (Nach LENZ.)

Nr.		1907	1923	1933
1	USA.	13,0	18,5	21,3
2	Belgien	14,1	15,0	18,0
3	Frankreich (Paris) . . .	17,6	—	
4	Argentinien	5,6	17,9	—
5	Niederlande	10,5	16,3	16,6
6	Dänemark	10,0	18,0	16,1
7	Australien	4,0	14,0	16,0
8	England	9,6	12,6	15,6
9	England (London) . . .	8,3	—	—
10	Schweden	—	11,3	13,8
11	Schweiz	6,8	—	12,0
12	Frankreich	—	—	10,0
13	Tschechoslowakei . . .	—	5,4	9,3
14	Italien (Rom)	13,0	—	—
15	Italien	4,5	7,1	8,
16	Japan	2,1	3,0	3,5

Auch damit ist aber noch nicht sehr viel bewiesen, denn außer durch den Energie-, Fett- und Eiweißgehalt ihrer Kost unterscheiden sich die Menschen dieser Länder durch noch vieles andere: durch die Art ihrer beruflichen Tätigkeit, durch die Art ihrer alltäglichen Lebensgewohnheiten, durch die Art ihrer Wohnung, durch die Art und das Ausmaß ihrer Erholung.

Die Frage einer pathogenetischen Bedeutung der Nahrungsfette ist immer wieder erwogen worden

(HIMSWORTH 1935, JOSLIN 1937 u. a.). Daß beim Gesunden die Kohlenhydrattoleranz bei fettreich-kohlenhydratarmer Ernährung absinkt, weiß man schon lange. Fettreiches Futter und Überernährung beschleunigen die Entwicklung des experimentellen Diabetes beim Tier (vielleicht durch dauernde Erregung der hypophysär-adrenalen Gegenregulation? HOUSSAY, MARTINEZ 1947). Immerhin haben sich fettreichste Kostformen mit täglich bis zu 300 g Butter in der Vorinsulinära der Diabetestherapie nicht schlecht bewährt. Und umgekehrt: Während der deutsche Fettverzehr von 1932 an stark absank, stieg die Diabetesmorbidität weiter und sie stieg auch in USA. bei gleichbleibendem Fettverzehr.

Schließlich wäre in Erwägung zu ziehen, ob sich nicht eine *extreme Nährstoffrelation*, auch ohne eine absolut in irgendeiner Hinsicht überhöhte Zufuhr, diabetogen auswirken könnte. Während die Fett-Eiweißrelation beim deutschen „Normalverbraucher" ebenso wie beim Diabetiker von 1939—1946 auf etwa die Hälfte und die Fett-Kohlenhydratrelation beim „Normalverbraucher" auf weniger

Tabelle 19. *Nährstoffrelationen (in Gramm) in der Kost der Normalverbraucher und Diabetiker 1939—1946.*

	Normalverbraucher				Diabetiker			
	Eiweiß	Fett	Kohlen-hydrate	Calorien	Eiweiß	Fett	Kohlen-hydrate	Calorien
Vor dem Krieg	1 (= 100 g)	0,9	4,6	3190	1 (= 110 g)	0,7	1,1	2000
Oktober 1939	1 (= 52 g)	1,3	6,8	2330	—	—	—	—
Oktober 1944	1 (= 40 g)	1,3	9,9	2000	1 (= 50 g)	1,2	4,4	1650
März 1946	1 (= 13 g)	1,8	11,5	1040	1 (= 40 g)	1,3	5,9	1500

als die Hälfte abgesunken war, war die Fett-Kohlenhydratrelation in der dem Diabetiker staatlicherseits konzedierten Kost — praktisch erhielt jeder Diabetiker das erreichbare Maximum an Zulagen — auf $^1/_5$ des Friedenswertes gesunken, mit anderen Worten: *die Kost der Diabetiker war in den Zeiten rückläufiger Diabetesmorbidität relativ (und absolut) kohlenhydratreicher geworden* (Tabelle 19).

Infolge des rückläufigen Getreide- und Kartoffelverzehrs und des steigenden Verzehrs von Eiweiß- und Fettträgern ist unsere *städtische Friedenskost kohlenhydratärmer, aber energie-, eiweiß- und fettreicher geworden.* Durch die Kriegs- und Nachkriegsverhältnisse ist diese Entwicklung nur vorübergehend rückgängig gemacht worden. Spielt bei dem Anstieg der Diabetesmorbidität während des vergangenen Jahrhunderts der (im Vergleich zur muskulären Beanspruchung) hohe Energie-, Eiweiß- und Fettwert der relativ kohlenhydratarmen modernen Ernährung wirklich eine ins Gewicht fallende Rolle? Sehr vieles spricht dafür. Im ganzen aber ist über die Zusammenhänge zwischen Überernährung einerseits und Diabetes mellitus andererseits das letzte Wort noch nicht gesprochen.

Auf die vielen unbewiesenen Behauptungen von diabetogenen Nahrungsschäden — hoher Kochsalzverzehr, Kalkmangel, Säureüberschuß der Nahrung im Sinne von RAGNAR BERG, Vitaminmangel u. a. wurde verantwortlich gemacht — brauchen wir nicht einzugehen. ULLMANN (1928) u. a. haben den Versuch unternommen, Diabeteszunahme und Zunahme des Zuckerverzehrs in ursächlichen Zusammenhang miteinander zu bringen. In diesem Sinne wurden auch Untersuchungsergebnisse von LONG, LUKENS (1935) und LUKENS, FLIPPIN, THIGPEN 1937 gedeutet. Gegen diese Annahme spricht jedoch, daß längst nicht alle Diabetiker prämorbide starke Zuckeresser waren, daß der Morbiditätsanstieg stärker ist als der allgemeine Anstieg des Zuckerverzehrs, daß trotz sinkenden Zuckerverzehrs (1933 in Deutschland 87% des Verzehrs von 1929) die deutsche Diabetesmorbidität in der gleichen Zeit anstieg, daß England trotz höheren Zuckerverzehrs heute eine geringere Diabetesmorbidität aufweist als Deutschland und daß in USA. trotz gleichbleibenden Zuckerverzehrs die Diabetesmorbidität steil in die Höhe geht (LESCHKE 1932; s. auch MILLS 1930, 1939).

IV. Kohlenhydratunterernährung und Kohlenhydratüberernährung. Die Zahncaries.

a) Chemie und Physiologie der Kohlenhydrate.

Der gewichtsmäßig und energetisch größte Teil der Nährstoffe einer freigewählten Kost besteht aus Kohlenhydraten. In einer Kost z. B., die bei insgesamt 2800 Calorien 70 g Eiweiß und 100 g Fett enthält, kommen auf Kohlenhydrate 1570 Calorien = 383 g = 56% des gesamten Energiewertes. Eine ausführliche Darstellung der Chemie und Physiologie der Kohlenhydrate wäre hier fehl am Platze (vgl. die zusammenfassenden Darstellungen von ELSNER 1941; LEHNARTZ 1952; McILROY 1948; MICHEEL 1939; MONTGOMERY, SMITH 1952; OCHOA, STERN 1952; PIGMAN, GOEPP 1948). Zum Verständnis der klinischen Erscheinungen der Kohlenhydratunterernährung und Kohlenhydratüberernährung ist es jedoch notwendig, sich einige ernährungsphysiologisch wichtige Tatsachen ins Gedächtnis zurückzurufen.

Die *Kohlenhydrate bestehen* aus C, H und O, wobei die C-Atome als unverzweigte Ketten aneinander gebunden, die H- und O-Atome meist im gleichen Verhältnis wie im Wasser enthalten sind. Alle Kohlenhydrate mit einziger Ausnahme des Dioxyaceton besitzen asymmetrische C-Atome, so daß jedes einfache Kohlenhydrat in zwei stereoisomeren, das polarisierte Licht nach verschiedenen Richtungen drehenden Formen vorkommen kann. (Die heute üblichen Bezeichnungen d bzw. l und D bzw. L geben aus Gründen, die hier im einzelnen nicht auseinandergesetzt werden können, nicht mehr die Drehungsrichtung des polarisierten Lichtes an.)

Eine biologisch höchst bedeutungsvolle Gruppe der Kohlenhydrate repräsentieren die Saccharide. Alle biologisch wichtigen Saccharide sind D-*Saccharide*. Stereochemisch stellen sich die Monosaccharide nicht als einfache C-Ketten mit einer Aldehyd- oder Ketogruppe dar; es besteht vielmehr eine Ringstellung zwischen einem Atom der C-Kette und dem C der Aldehyd- oder Ketogruppe (Glykosidformel), wobei sich der Ring zwischen den C-Atomen 1 und 5 — Pyranring — oder zwischen den C-Atomen 1 und 4 — Furanring — spannen kann.

$$
\begin{array}{l}
\text{H—C—OH} \\
\text{H—C—OH} \\
\text{HO—C—H} \\
\text{H—C—OH} \\
\text{H—C——} \\
\text{CH}_2\text{OH}
\end{array}
$$

α-D-Glucose

Nach der Zahl der C-Atome werden *Triosen, Tetrosen, Pentosen* und *Hexosen* unterschieden. Als Nährstoffe stehen die Hexosen an Bedeutung weit oben an. „Alle Kohlenhydrate, die sich von einem der mehrwertigen Alkohole ableiten, werden als *Monosaccharide* oder einfache Zucker bezeichnet. Zwei und mehr Monosaccharide können sich zum Aufbau höhermolekularer Zucker, der *Oligo-* und der *Polysaccharide* vereinigen" (LEHNARTZ 1952).

Danach ergibt sich folgende Gliederung der Kohlenhydratsubstanzen, soweit sie ernährungsphysiologisch von Bedeutung sind:

I. Monosaccharide.

a) *Triosen*: Dioxyaceton und D-Glycerinaldehyd; das Vorkommen dieser Stoffe als Nahrungsbestandteile ist fraglich.

b) *Pentosen*: In Polysaccharidform (Pentosane) sind Pentosen (Arabinose, Ribose) Bestandteile pflanzlicher Nahrungsmittel und Bausteine der Nucleinsäuren.

c) *Hexosen*: Ernährungsphysiologisch bedeutungsvoll sind die Aldohexosen Glucose, Galaktose und Mannose und die Ketohexose Fructose. An erster Stelle steht die D-*Glucose* (Traubenzucker, Dextrose). D-*Galaktose* ist Baustein des Disaccharides Milchzucker (Lactose), der Cerebroside (s. S. 388) und der meisten Eiweißkörper, D-*Mannose* Baustein vieler Eiweißkörper, D-*Fructose* (Lävulose) Baustein des Disaccharides Rohrzucker (Saccharose), vieler Trisaccharide und Hauptbestandteil des Honigs, eines äquimolekularen Gemisches von Glucose und Fructose (= Invertzucker). Eine Hexose ist das in manchen Nahrungsmitteln vorkommende, zur Klasse der Cyclite gehörige *Inosit*, ein Vitamin der B-Gruppe; verwandt mit den Hexosen sind die Uronsäuren (z. B. Vitamin C) und die Aminozucker.

II. Oligosaccharide.

Ernährungsphysiologisch kommen nur 3 Disaccharide und 1 Trisaccharid in Betracht.

a) *Milchzucker* (Lactose) = Glucose + Galaktose wird nur in der Milchdrüse gebildet und im Darm durch Lactase gespalten. Er ist das einzige Nahrungskohlenhydrat des Säuglings und von entscheidender Bedeutung für das Wachstum der bakterillen Darmflora, von deren Art und Menge wiederum die Resorption des Calciums und die Bildung gewisser Vitamine abhängen.

b) *Rohrzucker* (Saccharose) = Glucose + Fructose ist haushaltüblicher Zucker und wird im Darm gespalten durch Saccharase (= Invertin). Das äquimolekulare *Gemisch* von Glucose und Fructose wird als Invertzucker bezeichnet, weil es polarisiertes Licht nach anderer Richtung dreht als die *Verbindung* der beiden Monosaccharide, d. h. eben der Rohrzucker.

c) *Malzzucker* (Maltose) = Glucose + Glucose. Malzzucker kommt als solcher in nennenswerten Mengen nur im Bier vor; er entsteht aber in großer Menge bei der Stärkeverdauung. Die Aufspaltung des Malzzuckers im Verdauungskanal geschieht durch Maltase.

d) *Raffinose* = Galaktose + Glucose + Fructose kommt in vielen pflanzlichen Nahrungsmitteln vor, unter anderem auch in der Zuckerrübe. Ihre fermentative Spaltung geschieht durch Lactasen und Maltasen.

III. Polysaccharide.

Die Polysaccharide sind, je nach ihrem Aufbau aus Hexosen bzw. Pentosen *Hexosane* (Cellulose, Stärke, Glykogen) oder *Pentosane* (s. oben).

a) *Cellulose* ist das in der Natur am weitesten verbreitete Polysaccharid und gehört zu den Gerüstsubstanzen. Sie besteht aus Molekülen mit langen unverzweigten Monosaccharidketten — mehreren 1000 Glucosemolekülen — und besitzt ein Molekulargewicht von etwa 500000. Infolge der β-glucosidischen Bindung ihrer Glucosemoleküle ist die Cellulose unangreifbar für die menschlichen Verdauungsfermente.

b) *Hemicellulosen* stehen in der Struktur ihrer Moleküle aus Glucosemolekülen zwischen Cellulose und Stärke und sind sowohl Gerüstsubstanzen wie Energielieferanten. Bei der Spaltung entstehen Hexosen und Pentosen.

c) *Stärke und Glykogen* stellen die bei weitem wichtigsten Reservekohlenhydrate des pflanzlichen bzw. tierischen Organismus dar.

Tabelle 20. *Amylosegehalt verschiedener Stärkearten.*
(Nach LEHNARTZ.)

Stärke	Amylose %	Stärke	Amylose %
Wachsmais . .	0	Weizen. . . .	24
Tapioka. . . .	17	Sago	27
Reis	17	Lilienknollen .	34
Mais	21	Erbsen. . . .	75
Kartoffeln. .	22		

Bei der Stärkespaltung entsteht über eine Reihe von Zwischenstufen — Amylodextrine, Erythrodextrine, Achroodextrine, Maltose — schließlich Glucose. Von den beiden Fraktionen der Stärke besitzt die *Amylose* mit einem Molekulargewicht bis 340000 unverzweigte, das *Amylopektin* (ebenso wie das Glykogen) verzweigte Ketten von Glucosemolekülen. Amylose und Amylopektin, in verschiedenen Stärkearten in verschiedenen Mengen enthalten (Tabelle 20), unterscheiden sich physikalisch unter anderem durch ihr Verhalten gegenüber Wasser und Jod: Amylose löst sich leicht und gibt mit Jod die typische Blaureaktion, Amylopektin quillt und verkleistert und gibt mit Jod braune oder violette Farbreaktionen. Ähnlich der Stärke läßt sich auch das Glykogen in zwei Fraktionen trennen; sein Molekulargewicht wird mit 2—23 Millionen angegeben. Amylopektin und Glykogen unterscheiden sich lediglich durch Länge und Dichte der Verzweigungen ihrer Glucoseketten.

d) *Inulin*, ein Polysaccharid aus Fructose, kommt in manchen Pflanzenknollen (z. B. der Topinamburknolle; CREMER, LANG u. a.) reichlich vor.

IV.

Kohlenhydratartige hochmolekulare Bestandteile von Wurzeln, Früchten und Blättern sind die *Pektine*, die sich chemisch darstellen als Polymerisationsprodukte von Galakturonsäuren (s. unter Hexosen). Die Pektine verschiedener Pflanzen unterscheiden sich durch ihre Gelierfähigkeit, ihre Wasserlöslichkeit und ihren Gehalt an Pentosanen. Die ernährungsphysiologische Bedeutung der Pektine läßt sich noch nicht scharf umgrenzen. Im Darm wirken sie adsorptiv und stopfend und werden dort teilweise (durch darmeigene Fermente? durch Bakterien?) aufgespalten.

Zu den polysaccharidüblichen Stoffen gehört auch das *Chitin*, die für den menschlichen Organismus unverwertbare Stützsubstanz von Insekten und Crustaceen.

Der Ablauf der *Kohlenhydratverdauung* ist, soweit er ernährungsphysiologisch interessiert, seit langem bekannt (s. auch HOCK 1938). Die Kohlenhydratverdauung beginnt mit der Einwirkung der *Speichelamylase* (Diastase, Ptyalin). Sie durchdringt auch uneröffnete Zellen und spaltet Polysaccharide, vor allem also Stärke, über die Dextrinstufe bis zur Maltose. Die Speichelamylasenverdauung findet wesentlich im Magen statt, wo die zuletzt verschluckte Nahrung jeweils am schleimhautfernsten zu liegen kommt, so daß sie zunächst der Einwirkung der (die Aktivität der Amylase aufhebenden) Salzsäure entzogen ist. Die Durchdringung des Mageninhaltes mit Salzsäure geschieht so langsam, daß die Speichelamylase Zeit hat, im Magen bis zu 60% der Stärke abzubauen. Den restlichen Stärkeabbau besorgt die *Pankreasamylase*.

Während die Bedeutung der *Darmamylase* nur gering ist, spielt im Darm die maltosespaltende *Darmmaltase* (Glucosidase) die Hauptrolle; die *Pankreas-maltase* fällt daneben wenig ins Gewicht. Rohrzucker (Saccharose) wird im Darm wahrscheinlich nicht von einer Saccharase (Fructosidase), sondern von einer *Glucosidase* gespalten. In den Darmsekreten von Kindern und Erwachsenen kommt lactosespaltende *Lactase* nur dann in nennenswerter Menge vor, wenn regelmäßig Milch verzehrt wird. Im Dickdarm findet lediglich noch eine *bakterielle Kohlenhydratspaltung* statt, die in der Hauptsache die Cellulose betrifft. Dabei entstehen niedere Fettsäuren und Gase, die zum Teil mit dem Kot abgehen (CH_4, CO_2, H_2), zum Teil resorbiert werden. Fraglich ist immer noch, ob bakteriell auch aus Cellulose resorbierbare Glucose entstehen kann.

Die *Resorption der Kohlenhydrate* im Darm kann nur in Form von Mono-sacchariden geschehen; sie erfolgt gleichlaufend mit der fermentativen Aufspaltung und hat beim Übergang des Speisebreies vom Jejunum zum Ileum praktisch ihr Ende erreicht. Die Monosaccharide, auch die in der natürlichen Nahrung *nicht* vorkommenden, können zwar als solche resorbiert werden. In der Regel geht jedoch der Resorption der Monosaccharide eine Veresterung mit Phosphorsäure voran. Die resorbierende Darmschleimhaut gibt die resorbierten Monosaccharide nach Lösung der Phosphorsäurebindung an das Blut weiter. Es sei hier noch einmal daran erinnert, daß gekochte Stärke jeder Art sehr gut ausgenützt wird (s. S. 351) und, mit Ausnahme der in rohem Zustand unverwertbaren Kartoffel-stärke, auch jede Art rohe Stärke. Von hormonalen Einflüssen auf die Resorption der Glucose berichteten Cappelli (1952); Horváth, Wix (1951); Verzár (1951); Wix, Fekete, Bonta, Horváth (1951) und Wix, Fekete, Horváth (1951).

Störungen der Kohlenhydratspaltung und Kohlenhydratresorption sind sehr viel seltener als Störungen der Eiweiß- und Fettspaltung und der Eiweiß- und Fettresorption. Kohlenhydratunterernährung durch Störungen der Kohlen-hydratverdauung gibt es praktisch nicht. Wenn es nicht mehr zu ausreichender Resorption von Kohlenhydratsubstanzen kommt, dann ist die Resorption der Eiweiß- und Fettsubstanzen in mindestens demselben Ausmaße betroffen und die Folgen sind, da ein *spezifisches* Bedürfnis des menschlichen Organismus nach Nahrungskohlenhydraten nicht existiert (s. unten), die der energetischen Unterernährung mit den spezifischen Zeichen des Eiweiß- bzw. Fettmangels.

Mit dem Pfortaderblut kommen die resorbierten Nahrungs-Monosaccharide zur *Leber*, wo Fructose und Galaktose in Glucose umgewandelt werden — der normale Blutzucker ist D-Glucose —, wo aus Glucose und Fructose Glykogen, d. h. eine leicht mobilisierbare Energiereserve aufgebaut wird — bei kohlen-hydratreicher Ernährung kann der Kohlenhydratgehalt der Leber bis auf 20%, d. h. auf runde 300 g ansteigen — und von wo aus die Konstanthaltung des Blutzuckerspiegels erfolgt. Die Muskulatur, der Hauptverbraucher der Mono-saccharide, vermag nur geringe Glykogenmengen (im Mittel 0,5%) zu speichern.

Wie bei der Resorption aus dem Darm geschieht bei der Aufnahme der Glucose in die *verbrauchende Zelle* eine Veresterung mit Phosphorsäure. Das Glucose-phosphat wird dann in der Zelle entweder wieder gespalten in Glucose und Phosphorsäure oder aufgebaut zu Glykogen oder über Fructosephosphat ab-gebaut. Der Abbau erfolgt im tierischen Organismus in einer anaeroben Phase, die bis zur Milchsäure reicht (Glykolyse) und in einer anschließenden aeroben (oxydativen) Phase, an deren Ende CO_2 und H_2O stehen.

Der Kohlenhydratbedarf der Zelle kann nun nicht allein mit Nahrungskohlen-hydraten gedeckt werden, sondern auch mit *Glucose, die aus Fettsäure oder gewissen Aminosäuren entsteht* (Glykoplastische Aminosäuren: Glykokoll, Alanin, Serin, Valin, Threonin, Isoleucin, Glutaminsäure, Oxyglutaminsäure, Arginin und viel-leicht Aminobuttersäure).

„Nicht nur die anorganischen, sondern auch die organischen Bausteine des Körpers unterliegen demnach einem intensiven und dauernden Umbau. Man gewinnt aus den Versuchen mit Isotopen nahezu völlige Gewißheit darüber, daß die dem Körper zugeführten Nährstoffe nur teilweise einem sofortigem Abbau oder der baldigen Ausscheidung unterliegen; sie werden vielmehr zum großen Teil zunächst in seinen Bestand eingefügt und dafür fallen entsprechende Mengen des betreffenden Körperbausteins dem dissimilatorischen Stoffwechsel anheim ... Diese und andere Versuche mit Isotopen lehren uns, daß die Bausteine des Kör-pers gegen die mit der Nahrung zugeführten gleichartigen Stoffe ständig aus-getauscht werden. ... Aus Aminosäuren werden ständig Aminogruppen ab-gespalten, von denen ein Teil entsprechend der jeweiligen Höhe des Eiweißstoff-wechsels, den Weg zur Harnstoffsynthese und damit zur Ausscheidung nimmt, ein Teil aber wieder an Kohlenstoffketten angelagert und zum Aufbau von Aminosäuren und Aminogruppen tragenden Verbindungen verwandt wird. Aus diesen und anderen gleichartigen Beobachtungen ergibt sich zwangsläufig, daß alle Gruppen, die im Stoffwechsel ihren Platz tauschen können, vorübergehend in ein Sammelbecken des Stoffwechsels (metabolic pool) hineinfließen müssen, aus dem sie dann entweder ihren Weg in den Abbau nehmen oder zur Synthese verwandt werden. Ein solches metabolic pool gibt es also etwa für Acetylreste, für CO_2, für Aminogruppen. Die Existenz eines metabolic pool macht auch die Umwandlung der verschiedenen Körperbausteine ineinander verständlich. Es ist jahrzehntelang darüber diskutiert worden, ob Kohlenhydrat in Fett, Fett in Kohlenhydrat verwandelt werden könne. Seit man die Existenz des metabolic pool der Acetylreste erkannt hat und seit man um die Bedeutung der Adenosintri-phosphorsäure als Energielieferanten für endergonische Reaktionen weiß, bieten derartige Übergänge dem Verständnis keine Schwierigkeiten mehr, ja erscheinen geradezu als Notwendigkeit" (LEHNHARTZ 1952).

Was im besonderen die Kohlenhydrate anlangt, so ergibt sich die Notwendig-keit einer *Kohlenhydratbildung aus anderen Nährstoffen* schon aus der Tatsache, daß die verfügbaren Kohlenhydratbestände des Organismus energetisch besten-falls 1600—1800 Calorien entsprechen — knapp dem Energiebedarf von 24 Std —, daß andererseits aber die energieverbrauchenden Zellen anscheinend nur Kohlen-hydrate als Energiequellen verwerten können.

Die Fähigkeit des Organismus, *Fructose* (= Lävulose) in Glucose und Glu-cose in Fructose umzuwandeln, ist offenbar besonders wichtig. Anscheinend ist Fructose reaktionsfähiger als Glucose (LAMB 1950; REMY, GERLICH 1952; WEINSTEIN, ROE 1952; SIEDEK, MYSLIVEC 1950; EYMER 1952; GRUND 1950; GOLDSCHMIDT 1952; KÖHLER 1950; LASCH 1950; LASCH, NOWAK 1952; LEUTHARDT, TESTA 1950, 1951; SEIGE 1952; SCHIMERT 1950; SCHIMERT, STUHLFAUTH 1950; SCHNEIDERBAUR 1951; STUHLFAUTH 1951, 1952; STUHLFAUTH, PROSIEGEL 1952). Sie wirkt stärker ketolytisch als Glucose, liefert im Leber-stoffwechsel mehr Milchsäure und wird, wie CRAIG, DRUCKER, MILLER, OWENS, WOODWARD (1951); CRAIG, DRUCKER, MILLER, OWENS, WOODWARD, BROFMAN, PRITCHARD (1951); MENDELOFF, WEICHSELBAUM (1951); MILLER, DRUCKER, OWENS, WOODWARD (1951); MILLER, DRUCKER, OWENS, CRAIG, WOODWARD (1952); PLETSCHER, FAHRLÄNDER, STAUB (1951); PLETSCHER, HESS (1951); WEICHSEL-BAUM, DAUGHADAY (1951) fanden (s. auch STRAUSS, HILLER 1952), vom diabetischen

Organismus besser ausgenutzt als Glucose. Möglicherweise steht die Weckwirkung der Fructose bei Äthylalkoholintoxikation und die Erhöhung der
letalen Alkoholdosis bei gleichzeitiger Fructosegabe mit diesen Eigenschaften
in Zusammenhang (BLAICH, GERLACH 1952; HEIM 1951; GRÜNER, PTASNIK 1953;
HELMREICH, STUHLFAUTH, GOLDSCHMIDT 1952; KLEIN 1952; PLETSCHER 1953;
PLETSCHER, BERNSTEIN, STAUB 1952; STUHLFAUTH 1952; STUHLFAUTH, NEU-
MAIER 1951; STUHLFAUTH, NEUMAIER, BOMMES 1952; dazu auch BERG 1953).

WEICHSELBAUM, ELMAN, LUND (1950); MILLER, DRUCKER, OWENS, CRAIG,
WOODWARD (1952); SMITH, BEAL, FROST (1952); STADLER (1950); WEINSTEIN
(1950, 1951); WEINSTEIN, LANE (1952); WEINSTEIN, ROE (1952) und LAWTON,
CURRERI, GALE (1951) glauben, auch Invertzucker (Mischung von Fructose
und Glucose) werde vom Gesunden schneller assimiliert als Glucose. Bei
intravenöser Zufuhr von Aminosäuren mit Fructose wurde ein höherer Eiweiß-
spareffekt festgestellt als bei Infusion mit Glucose oder Invertzucker (ALBANESE,
FELCH, HIGGONS, VESTAL, STEPHANSON 1952; ELMAN, PAREIRA, CONRAD,
WEICHSELBAUM, MONBRIEF, WREN 1952). Im Hungerzustand ist die Verbrennung von Glucose, nicht aber die Verbrennung von Fructose herabgesetzt
(WYSHAK, CHAIKOFF 1953).

In ähnlicher Weise wie Fructose kann *Galaktose* in der Leber in Glucose umgewandelt werden und Glucose in Galaktose. Worauf die „Vorrangstellung der
β-Form der Lactose in Ernährungsversuchen gegenüber der α-Lactose" beruht,
ist noch nicht hinreichend geklärt (MALYOTH, STEIN 1952, 1953).

b) Kohlenhydratbedarf und Kohlenhydratunterernährung.

Streng *kohlenhydratfreie Ernährung* kommt im praktischen Leben nicht vor
und läßt sich selbst experimentell kaum darstellen, weil alle Nahrungsmittel
(mit Ausnahme der reinen Fette) kleinste Kohlenhydratmengen enthalten. Es
hat sich aber zeigen lassen, daß bei praktisch kohlenhydratfreier Ernährung
außer einem *Anstieg der Ketonkörperbildung und -ausscheidung*, die in grundsätzlich gleicher Weise zustande kommen wie die Ketonkörperbildung und
-ausscheidung im Hungerzustand (s. auch S. 320 und 393), keine Störungen des
Stoffwechsels auftreten und daß der menschliche Organismus, vorausgesetzt,
daß sein Bedarf an allen übrigen Nährstoffen gedeckt ist, trotz Ketonämie und
Ketonurie ohne Beeinträchtigung von Gesundheit und Wohlbefinden mit praktisch kohlenhydratfreier Kost leben kann. Eskimos und Polarforscher bleiben
bei ausschließlicher Eiweiß-Fettkost jahrelang völlig gesund und leistungsfähig
(LIEB 1926, 1935; MCCLELLAN 1930; STEFANSSON 1918, 1935/36).

Da Kohlenhydrate aus Aminosäuren unschwer gebildet werden können
(s. S. 414), ist der Ketonkörperanstieg bei kohlenhydratfreier Ernährung geringer
als im absoluten Hungerzustand. Aus dem gleichen Grund ist die Entbehrlichkeit
von Nahrungskohlenhydraten als solchen kein Widerspruch zu der Tatsache, daß
Kohlenhydrate *die* Energiequelle für die tätige Zelle sind. Der Anstieg des minimalen Stickstoffgleichgewichts (Kohlenhydrate „als Eiweißsparer", s. S. 416)
sowie das Absinken der Kälteresistenz und die Verschlechterung des energetischen
Wirkungsgrades der Muskulatur bei sinkendem Kohlenhydratgehalt der Nahrung
zeigen allerdings, daß kohlenhydratärmste Ernährung unzweckmäßig sein kann,
optimale Nährstoffversorgung also die *Zufuhr wenigstens geringer Kohlenhydratmengen mit der Nahrung notwendig* macht.

Zweckmäßig ist eine nicht zu kohlenhydratknappe Ernährung auch da, wo
Ansatz von Körpersubstanz erstrebt wird — nach Hungerzuständen etwa und in
der Rekonvaleszenz nach zehrenden Krankheiten. Kohlenhydrate haben zwar
eine etwas größere spezifisch-dynamische Wirkung als Fette (6 gegen 3% und

gegen 16% spezifisch-dynamische Wirkung des Eiweißes). Sie sind dafür aber sehr viel leichter verdaulich als die Fette. Außerdem begünstigt offenbar der mit jedem Kohlenhydratansatz verbundene Wasseransatz den Ansatz von Fett (GLATZEL 1941).

Die Folgen einer *zuckerarmen Ernährung des Säuglings* — sie ist nach kinderärztlicher Erfahrung anscheinend gar nicht so selten (NITSCHKE 1952) —, d. h. die daraus entstehenden chronischen Ernährungsstörungen fallen außerhalb des hier gegebenen Rahmens.

Die Höhe des *Kohlenhydratverzehrs bei freier Nahrungswahl* bestimmt sich im allgemeinen nach dem Energiebedarf. Abhängig vom wirtschaftlichen Nahrungs-aufwand — sinkender Kohlenhydratverzehr mit steigendem Aufwand (s. auch S. 399) — lag der Kohlenhydratverzehr in den Erhebungen von KRAUT-BRAMSEL (1942) zwischen 360 und 390 g je Tag und Vollperson (Bruttowert). Bemerkens-wert sind die sportärztlichen Feststellungen eines lebhaften Zuckerbedürfnisses während des Trainings und einer Leistungsverbesserung durch Traubenzucker. ATZLER und Mitarbeiter (1936, 1937, 1938) sahen den Grund in der Verhinderung der (nach anstrengender Muskelarbeit auftretenden) Steigerung der Phosphat-ausscheidung, die ihrerseits davon herrührt, daß nach Verbrennung der unmittel-bar verfügbaren Kohlenhydrate nicht mehr genügend Reserven vorhanden sind, um die Resynthese der bis zur Milchsäurestufe abgebauten Kohlenhydrate zu bewerkstelligen. Zulagen von schnell resorbierbarem Traubenzucker sollen voll-ständige Phosphorylierung ermöglichen und dadurch vor Phosphatverlusten schützen. Möglicherweise spielt dabei auch eine Verbesserung der Coronardurch-blutung und Bekämpfung der Arbeitsacidose eine Rolle. Wir verweisen im übrigen auf die Darstellung im Rahmen der Ernährungstherapie.

c) Kohlenhydratüberernährung.

Die *Schattenseiten einer kohlenhydratreichen Ernährung* sind die zwangsläufig damit verbundenen großen Nahrungsvolumina, die die Verdauungsorgane un-gewöhnlich stark belasten, die träge und bewegungsunlustig machen. Unwill-kommen ist außerdem der geringe Sättigungswert solcher Kostformen. Aus den Erfahrungen der Kriegs- und Nachkriegsjahre wissen wir, daß diese Folge-erscheinungen besonders dann in sehr unerfreulicher Weise in Erscheinung traten, wenn große Kohlenhydratmengen in Form von minderwertigen Nahrungs-mitteln und zusammen mit viel unverdaulichen Ballaststoffen verzehrt wurden, und wir wissen, daß ältere Menschen mit ihren weniger anpassungsfähigen Ver-dauungsorganen besonders darunter litten. Tödlich verlaufende Ileuserkrankungen sind dabei vielfach vorgekommen (s. auch S. 453).

Am aktuellsten ist die Frage der *Vitamin B_1-Unterernährung infolge gewohn-heitsmäßig kohlenhydratreicher Ernährung*, wie sie unter wirtschaftlichem Zwang beim Gesunden, unter ärztlichem Zwang beim Magen-, Darm- und Leberkranken vorkommen kann. Hoher Kohlenhydratverzehr bedingt hohen Vitamin B_1-Bedarf, und es hat sich von hier aus auch die Frage erhoben, ob der Kohlen-hydratgehalt der landesüblichen Kost, insbesondere ihr Gehalt an Zucker und Weißmehl, nicht zu hoch lägen.

Normal gefütterte Tauben kann man Beriberi-krank machen, wenn man ihrem Futter Zucker zusetzt (ABDERHALDEN 1934). *B_1-hypovitaminotische Zeichen* traten bei einem Kranken SCHRÖDERS (1942) in Erscheinung, der zu seiner an sich schon B_1-armen Kost einige Monate lang täglich 2—3 Pfund Zucker verzehrt hatte. Ähnliche Erscheinungen traten bei Schizophrenen auf, denen zur Beseiti-gung des hypoglykämischen Komas bei Insulinschockbehandlung hohe Zucker-dosen gegeben worden waren (BÜCKMANN 1937).

Der Getreideverzehr im Bereich der abendländischen Zivilisation ist zwar im ganzen rückläufig (neuerdings z. B. PHIPARD-STIEBELING 1949), verlagert sich aber gleichzeitig immer stärker auf *wenig ausgemahlenes Weizenmehl.* Wie im ganzen abendländischen Zivilisationsbereich stieg auch in Deutschland der *Zuckerverzehr* im Laufe der letzten 100 Jahre beträchtlich an — allein von 1934/35 bis 1938/39 von 23,5 auf 31,3 kg (Rohzucker je Kopf und Jahr). In anderen Ländern liegt er noch höher: In der Schweiz bei 48,3 kg, in Großbritannien bei 49,4 kg und in Dänemark bei 58,2 kg (jeweils 1938/39). Nach einer Zusammenstellung ZIEGELMAYERS (1947) lag innerhalb von Deutschland der Zuckerverzehr (Kilogramm je Kopf 1927/28) mit 9,75 im Rheinland am tiefsten, mit 19,25 in Bayern am höchsten.

Als Maß für die Beurteilung des Vitamin B_1-Bedarfes betrachten viele Autoren den von WILLIAMS und SPIES (1938) angegebenen Quotienten:

$$\frac{\text{tägliche } B_1\text{-Aufnahme in } \gamma}{\text{Tagesverzehr an Nichtfettcalorien}}.$$

Durch 0,3 dividiert ergibt dieser Quotient die „*Williamszahl*". Wenn Beriberi-Symptome verhindert werden sollen, muß diese Zahl mindestens den Wert 1,0 erreichen. Wie groß sie sein muß, damit auch leichteste Hypovitaminosen mit Sicherheit vermieden werden, ist bisher noch nicht festgelegt worden.

Tabelle 21. *Williamszahlen von Nahrungsmitteln tierischer und pflanzlicher Herkunft.* (Nach SCHRÖDER.)

Tierische Nahrungsmittel	W-Zahl	Pflanzliche Nahrungsmittel	W-Zahl
Schweinefleisch, gebraten . .	30,0	Gurken	20,0
Hühnerei	14,0	Tomaten	13,0
Butter	5,0—8,0	Haselnüsse	12,0
Vollmilch	4,7	Spinat, gekocht	7,8
Magermilch	2,8	Grüne Bohnen, gekocht . .	6,7
Schellfisch	2,5	Johannisbeeren	5,6
Rindfleisch, gekocht	2,4	Apfelsinen.	4,8
Hering	2,2	Mohrrüben, gekocht	4,4
Fettkäse	1,7	Vollkornbrot	3,2
Quark	1,3	Birnen	2,5
		Kartoffeln, gekocht	2,3
		Pflaumen	1,9
		Äpfel	1,7
		Weizengrieß	1,5
		Grünkohl, gekocht	1,3
		Citronen	0,9
		Weißbrot	0,4—0,8
		Zucker	0,0

Nun bewegten sich (nach Berechnungen von SCHRÖDER 1952) die *Williamszahlen in der Kost* von 894 deutschen Familien (unabhängig vom Einkommen) zwischen 1,53 und 1,65, von 170 Arbeiter- und 31 Bauernfamilien im Durchschnitt um 1,78, in der deutschen Normalverbraucherkost des ersten Kriegsjahres um 2,6 und in der allgemeinen Vollkost eines Münchener Krankenhauses im Jahre 1939 zwischen 2,2 und 2,6 (je nachdem ob Weißbrot oder Vollkornbrot gereicht wurde). Für USA. ergaben sich folgende Williamszahlen: Kost von 1394 Familien der Neu-England-Staaten 1,0—1,4, Kost von 668 Familien der Pazifischen Staaten 1,2 bis 1,5, Kost von 426 Familien der Südstaaten 0,9—1,3 (wobei jeweils nur Familien weißer Rassen berücksichtigt sind).

SCHRÖDER hat weiterhin die *Williamszahlen für eine Reihe von Nahrungsmitteln* tierischer und pflanzlicher Herkunft berechnet (Tabelle 21). Daraus ergibt sich, daß die überwiegende Mehrzahl der gebräuchlichen Nahrungsmittel *hohe* Williamszahlen aufweist und nur ganz wenige den Wert 2,0 unterschreiten. Nimmt man die Williamszahl als Maß ausreichender Vitamin B_1-Versorgung, dann ist die *Gefahr einer Ausbreitung von B_1-Hypovitaminosen* bei den heute in Deutschland üblichen Kostformen *offensichtlich sehr gering.* Gegen eine Ausweitung des deutschen Zuckerverzehrs bestehen keine Bedenken. Die weite Verbreitung B_1-hypovitaminotischer Zustände wird zwar häufig behauptet; sie ist aber noch niemals auch nur einigermaßen überzeugend nachgewiesen worden. Die B_1-Hypovitaminose als Folge überhöhten Kohlenhydratverzehrs, insbesondere als Folge überhöhten Zuckerverzehrs ist kein akutes europäisches Ernährungsproblem. Selbst bei höchstmöglichem Verzehr von Kohlenhydratträgern — außer von reinem Zucker — wird mit der landesüblichen Kost in Europa und USA. im Verhältnis zu den Kohlenhydraten gleichzeitig so viel Vitamin B_1 aufgenommen, daß Hypovitaminosen nicht zu befürchten sind. Höchstens in Einzelfällen mit exzessivem Zuckerverzehr wäre mit Vitaminmangelerscheinungen zu rechnen.

Die Empfindlichkeit des *kindlichen Organismus* gegenüber einseitigen Kostformen überhaupt zeigt sich auch in seiner Empfindlichkeit gegenüber einseitiger Kohlenhydratnahrung. Stehen beim Säugling und Kleinkind die Kohlenhydrate zu sehr im Vordergrund (in Gestalt eiweiß- und fettarmer Mehlgemische oder stark gezuckerter Kostformen), dann entwickelt sich unter raschem Gewichtsanstieg und starker Wasserretention das Krankheitsbild des Mehlnährschadens. Schon bei kleinsten Unregelmäßigkeiten und Infektionen kommt es bei diesen prall aussehenden Kindern zu starken Entwässerungen und Gewichtsstürzen, die sehr gefürchtet sind und den tatsächlichen, durch die Gedunsenheit zunächst getarnten Inanitionszustand erst wirklich hervortreten lassen. Bei dem Mehlnährschaden des Kindes — in wirtschaftlich geordneten Zeiten ist er selten — handelt es sich grundsätzlich um dasselbe Zustandsbild wie beim Hungerödem des Erwachsenen. Der Kost der Mehlnährschadenkinder fehlt es an Eiweiß und an Fett, ohne das (aus räumlichen Gründen) auch hinreichende Energiemengen nicht zugeführt werden können; es fehlt ihr an fettlöslichen Vitaminen, an Vitamin B_1 (das infolge der hohen Kohlenhydratzufuhr in großen Mengen benötigt wird), an Calcium und an Phosphat.

Den Gaswechsel bei kohlenhydratarmer und kohlenhydratreicher Ernährung untersuchten HALDI, WYNN (1947).

d) Die Zahncaries.

In den Diskussionen von Ärzten, Ernährungsphysiologen und Laien um die Zahncaries spielt der *Zucker* seit langem eine vielumstrittene Rolle. Erwiesen ist jedenfalls, daß aus Kohlenhydraten die schmelzzerstörende, dem Cariesprozeß den Weg bahnende Milchsäure entsteht. Obwohl an der Genese der Zahncaries noch andere Faktoren beteiligt sind, soll diese Seuche deshalb als Ernährungskrankheit von hoher sozialer Bedeutung hier Berücksichtigung finden. Zwecks Orientierung über den derzeitigen Stand der Kenntnisse sei auf die Verhandlungen des 10. Deutschen Zahnärztetages zum Thema Caries hingewiesen (Genese und Prophylaxe der Caries. München 1950) mit Vorträgen von CSERNYEI, EICHLER, EULER, FORSHUFUD, EGGERS-LURA, HESS, HARNDT, KEIL, SPRETER v. KREUDENSTEIN und WANNENMACHER; außerdem CREMER (1951); KORKHAUS (1952); REBEL (1952); SCHRÖDER (1947); WANNENMACHER (1940).

Die enorme *Häufigkeit der Zahncaries* und ihr rapides Anwachsen im Laufe des 19. Jahrhunderts steht außer Zweifel. Während Ende des 19. Jahrhunderts im abendländischen Zivilisationsbereich praktisch keine cariesfreien Gebisse mehr existierten, gab es einmal Zeiten, in denen carieskranke Menschen Ausnahmen waren. Die Untersuchungen von 1229 Schädeln mit 21762 Zähnen aus Halland-Schonen und von 102 Schädeln mit 1285 Zähnen aus der Norwegischen Siedlung auf Grönland ergaben z. B. folgende Cariesfrequenzen (Tabelle 22 nach MELL-QUIST-SANDBERG 1939):

Tabelle 22. *Anstieg der Cariesfrequenz von 1000—1600* (Nach MELLQUIST-SANDBERG.)

	Cariesbefallene Individuen %	Cariesbefallene Zähne je Individuum %
Grönland 985—1600	0	0
Halland-Schonen 1000—1200	5,7	39,0
Halland-Schonen 1200—1520	7,7	46,5
Halland-Schonen, 16. Jahrhundert	15,4	76,0

Summarischer ist die Aufstellung von BILLING (1930): Cariöse Gebisse in Prozent aller Gebisse:

im Altertum	8%	in der neueren Zeit.	26%
im Mittelalter . . .	19%	in der Gegenwart .	89%

Zu grundsätzlichen gleichen Ergebnissen wie MELLQUIST, SANDBERG (1939) kamen CHRISTOPHERSEN (1941); EULER (1939); EULER, WERNER (1936); HAERTEL (1937); HANSEN (1924); ISAGER (1938); MATHIS, CLEMENTSCHITSCH (1940); RABEN-SCHLAG (1937); SCHMIDT (1937); SCHREINER (1936).

Übereinstimmend hat sich weiterhin ergeben, daß primitiv lebende Völker — Eskimos, Samojeden, Afrikaneger, Maoris, Weiße ohne Verbindung mit der modernen Welt — erst dann *carieskrank werden, wenn sie mit der abendländischen Zivilisation in Berührung kommen* und daß dann vor allen Dingen junge Menschen befallen werden (BOOTS 1935; FRANDSEN, PEDERSEN, NIELSEN 1939; GÖTHLING 1936; HOOTON 1918; JONES-LARSEN, PRITCHARD 1930; KABER 1940; LEIGH 1923; LIND, BRAMS 1940; McCARRISON 1936; MEYER 1936; ORTH 1920; PRICE 1934, 1939; PROELL 1931; PRYDZ 1905, 1908; RAMM 1933; RASMUSSEN 1925; ROHRDAM 1938; ROSEBURG, KARSCHAE, WAUGH 1939; SCHIÖTZ 1938; SCHOU 1939; SOGNNAES 1938; TAYLOR 1934—1938; THORLAKSON, WESTERGAARD 1897; TOVERUD 1939; WALKOFF 1929; WESTIN 1928; WESTIN, HOLTZ, LINDSTRÖM 1934).

PEDERSEN (1939) hat gezeigt, daß mit der Kolonisation Grönlands die Caries-frequenz der eingeborenen Bevölkerung anstieg, in den Städten stärker als in den ländlichen Siedlungen, an der mit dem amerikanischen Festland in naher Ver-bindung stehenden Westküste stärker als an der abgelegeneren Ostküste (Abb. 5).

Tabelle 23. *Cariesfrequenz bei „ursprünglicher" und „zivilisierter" Ernährung.* (Nach PRICE.)

	„Ursprüngliche Ernährung" Caries in %		„Zivilisierte Ernährung" Caries in %
Schweizer im Kanton Wallis	4,6	In St. Moritz wohnend . . .	29,8
Bewohner der Hebriden . .	1,2	. . . .	30,0
Eskimos in Alaska	0,09	In Port Bethel wohnend . .	13,0
Indianer in Nordcanada . .	0,16	. . . .	21,5
		An der Küste in Berührung mit Weißen lebend . . .	40,0
Melanesier.	0,38	. . . .	29,0
Polynesier	0,32	. . . .	21,9
Florida-Indianer	4,2	. . . .	40,0

Zur Römerzeit war in den westlichen Teilen Germaniens die Cariesfrequenz höher als in den östlichen, der römischen Zivilisation ferneren Gebiete (GRETH 1938). Im alten Ägypten soll die Zahncaries nur in den oberen Schichten geherrscht haben (LEIGH 1923) und unter den reichen Römern heute verbreiteter sein als unter den armen Leuten der römischen Champagna (PIPERNO 1939).

PRICE (1939) gab eine Übersicht der Cariesfrequenz bei „ursprünglicher" und „zivilisierter" Ernährung (Tabelle 23).

Die *Cariesfrequenz des erwachsenen Mittel- und Westeuropäers* lag in den ersten Jahrzehnten dieses Jahrhunderts zwischen 95 und 98%, die des Kindes um einiges tiefer (MATHIS 1937, 1938). Im Altertum und Mittelalter waren die Zähne nicht nur weniger cariös, sondern auch viel stärker abgenutzt als heute. Daß die Unterschiede der Abnutzung (Abrasio) — man hat von einer „Putzwirkung" der Nahrung gesprochen — für die Cariesfrequenz ins Gewicht fallen, ist jedoch unwahrscheinlich geworden, seitdem TOVERUD (1938, 1939) bei cariesfreien Individuen keine stärkere Abnutzung fand als bei carieskranken.

Als *Ursachen der Zahncaries* ist in unübersehbaren mündlichen und schriftlichen Auslassungen denselben Faktoren entscheidende Bedeutung zuerkannt worden, die überall, wo Phantasie an Stelle von Sachkenntnis das Wort führt, als Ursache von Krankheiten gelten:

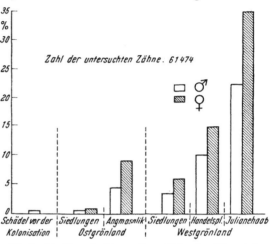

Abb. 5. Die Prozentzahlen cariöser bleibender Zähne bei 3075 lebenden Eskimos. (Angmasalik und Julianehaab sind kleine Städte.) (Nach PEDERSEN.)

der „denaturierten" vitaminarmen Nahrung, dem weißen Zucker, dem feinen Mehl, der Mineraldüngung, der Verstädterung des Lebens und der Rationalisierung des Daseins.

Bei kritischer Überlegung muß als Ursache der Caries von vornherein alles das ausfallen, was sich im 19. Jahrhundert, dem Jahrhundert der rapiden Carieszunahme, in Europa *nicht* geändert haben kann. „Es scheiden somit aus anatomische und histologische Besonderheiten, wie z. B. die heute soviel erörterten Lamellen, es scheiden aus Wasserzusammensetzung und die Mineralzufuhr, anthropologische Deutungen wie Rassenmischungen, die mikrobiologischen Änderungen der Mundflora und die Zusammensetzung des Speichels, weil nichts dafür spricht, daß im Laufe des 19. Jahrhunderts sich hier eine Änderung vollzogen haben sollte" (KANTOROWICZ 1951). Da der Zahnschmelz nach dem Durchbruch des Zahnes vom Organismus her nicht mehr beeinflußt werden kann, entfällt auch die Notwendigkeit, sich mit Einwirkungsmöglichkeiten vom Zahninnern her auseinanderzusetzen. Der pränatale Schmelz aber ist in hohem Maße widerstandsfähig. „Alle noch so gut gemeinten, von schulzahnärztlicher Seite aus gegebenen Anweisungen an die schwangere Frau, durch Beachtung von Ernährungsvorschriften auf die künftige Zahnkonstitution ihres Kindes bedacht zu sein, sind offensichtlich erfolglos, weil sie den Fetus niemals beeinflussen." KANTOROWICZ (1951), der sich mit dem Problem der Zahncaries viele Jahre lang kritisch und forschend beschäftigt hat, betont ausdrücklich, der „Putzwert" der Nahrung habe sich im 19. Jahrhundert *nicht* verringert und im 20.

(gleichlaufend mit dem langsam einsetzenden Rückgang der Caries) *nicht* wieder vermehrt, der Zucker produziere nicht *mehr*, sondern *weniger* Säure als andere Nahrungskohlenhydrate — „es wäre endlich Zeit, daß dieser Glaube aus der Literatur verschwände" — und es bleibe im übrigen als Beeinflussungszeit für die Cariesentwicklung nur die Periode der postnatalen Entwicklung im Säuglings- und Kleinkindesalter übrig. Der Rückgang der Caries habe bereits *vor* den Weltkriegen, d. h. *vor* der Umstellung der Ernährung auf hochausgemahlenes Mehl und zuckerarme Kost eingesetzt; er könne deshalb also nicht mit dem Mehl- und Zuckerverzehr in ursächlichen Zusammenhang gebracht werden. Auf der anderen Seite läßt sich nachweisen, daß es Rachitis und (die Vitamindepots rasch verbrauchende) Darmkrankheiten waren, die im 19. Jahrhundert gleichzeitig mit dem Rückgang der enormen Säuglingssterblichkeit rapide anschwollen; bis dahin waren die Säuglinge großenteils gestorben, *ehe* sie in das Alter kamen, in dem sie von Rachitis und Darmkrankheiten bedroht wurden. Erst im 20. Jahrhundert ging mit fortschreitender Verbesserung der Hygiene, Diätetik und Einsicht der Mütter — unter dem Einfluß der Zivilisation und Verstädterung also! — die Häufigkeit von Rachitis und Darmkrankheiten wieder zurück. Bekanntlich ist es der Medizin im 19. Jahrhundert zunächst geglückt, die Säuglingssterblichkeit herabzudrücken. Es gelang ihr, die Mehrzahl der Säuglinge *am Leben*, es gelang ihr aber nicht, sie *gesund* zu erhalten und so kam es gleichzeitig mit der wachsenden Zahl überlebender Säuglinge zu einem Anstieg der Häufigkeit von Rachitis und anderen Ernährungsstörungen. Erst das weitere systematische Fortschreiten auf dem beschrittenen Weg vermochte es dann, Rachitis und Ernährungsstörungen langsam zurückzudrängen und damit die Zahncaries an ihren Wurzeln zu bekämpfen.

Im Laufe der Jahre ist es nämlich immer wahrscheinlicher geworden, daß *drei Merkmale der Zähne zu Caries disponieren:* weiche, poröse Beschaffenheit im ganzen — tiefe Fissuren — unregelmäßige und enge Stellung (ALLEN 1941; MATHIS 1933—1937; MELLQUIST, SANDBERG 1939; MILLER 1905; PICKERILL 1912; WANNENMACHER 1937). Erst die umfassenden Untersuchungen MELLANBYs 1934 bis 1937 erwiesen aber unwiderleglich die engen Zusammenhänge zwischen Zahnstruktur und Cariesanfälligkeit und ließen erkennen, daß durch eine Ernährung, die eine normale Zahnbildung und Zahnverkalkung nicht zustande kommen läßt, bei der sich also hypoplastische, weiche Zähne mit Löchern, Furchen und anderen Mängeln bilden, die Cariesresistenz des Gebisses untergraben wird. 94% der hypoplastischen gegen nur 20% der nichthypoplastischen Zähne, die MELLANBY untersucht hat, waren cariös. Neben der *Struktur* bestimmt auch das *Reaktionsvermögen des Dentins* den Verlauf der cariösen Infektion und der Schmelz cariöser Zähne scheint besonders leicht von Säuren angegriffen zu werden (McCOLLUM 1925, 1934).

Entscheidend für Struktur und Stellung der Zähne ist der *Vitamin D-Gehalt der Nahrung.* Vitamin D-reiche Kost kann das Auftreten der Caries während der Zahnentwicklung, ja selbst noch nach dem Zahndurchbruch hemmen und im entwickelten Zahn die Bildung und Verkalkung sekundären Dentins fördern (MELLANBY 1934, 1937). Vielfach wird auch ausreichende *Vitamin A-Zufuhr* bei Mutter und Kind als notwendige Voraussetzung für eine vollwertige Zahnbildung angesehen (HESS 1949; JEANNERET 1947; LARSEN 1948; REBEL 1946; WOLBACH, HOWE 1925, 1933). Unbewiesen und im Hinblick auf die bekannte Widerstandsfähigkeit des pränatalen Schmelzes von vornherein unwahrscheinlich ist die Meinung, mangelhafte Ernährung der *Mutter* wirke sich nicht nur an den Milchzähnen, sondern auch an den bleibenden Zähnen aus (KÜHNKE 1952). Daß für die bessere Beschaffenheit der Zähne von Großstadtkindern, deren Eltern einen

Kleingarten bewirtschaften, das Mehr an Luft und Sonne, Obst und Gemüse, das diesen Kindern zugute kommt, als Quellen von Vitamin D und A wesentlich beteiligt sind, wäre danach verständlich (HEINRICH 1937; WILLE 1938). Die größere Cariesfrequenz von Frauen wollen HOLST (1940); SCHMIDT (1940) und TOVERUD (1935, 1939) mit dem höheren Bedarf an Vitamin D und Calcium während der Schwangerschaft erklären. Die geringere Cariesfrequenz diabetischer Kinder soll mit ihrer im ganzen sorgfältigeren und besseren Ernährung zusammenhängen (STEIN 1935, TOVERUD 1939). Wenn die Cariesfrequenz bei erwachsenen Diabetikern tatsächlich höher liegt als bei Nichtdiabetikern (neuerdings MELLINGHOFF, KUNST 1952), dann fehlt für diese Erscheinung bis heute eine überzeugende Erklärung.

Heute findet der *Fluorgehalt der Nahrung*, speziell des Wassers, in den Erörterungen über die Prophylaxe der Zahncaries viel Beachtung (ARNOLD 1943; BULL 1943; COX 1944; DEAN 1947; DEMOLE 1953, die beiden letzten mit ausführlichen Literaturangaben; DRIAK 1951; DIESCH 1949; DRUM 1948; EICHLER 1949; EULER, EICHLER 1942; EVANS, PHILIPP 1939; HELD 1952; JEANNERET 1951; KNAPPWOST 1950, 1953; McCLURE 1941, 1943; McKAY 1942; RATHJE 1952; RODERSEN 1940; SAINSBURY 1946; SCHMID 1948; SCHMIDT 1951, 1952, 1953; WOLFF 1951 u. v. a.). In USA. stellte sich heraus, daß in Gegenden mit sehr hohem Fluorgehalt des Wassers ($1,0—2,0 \, \gamma/g$; DEAN, ELVOVE 1937) die Zähne zwar Störungen des Wachstums und der Schmelzbildung aufwiesen, unter Umständen bröckelig und brüchig wurden (gesprenkelte Zähne, „mottled teeth", dentale Fluorose), kaum aber an Caries erkrankten. Kinder aus Bezirken mit fluor*armem* Wasser waren zu einem größeren Prozentsatz carieskrank als Kinder aus fluorreichen Bezirken. Gleichlaufend mit der Abnahme des Fluorgehaltes des Wassers von $1,9 \, \gamma/g$ auf $0,1 \, \gamma/g$ sank der Prozentsatz cariesfreier Kinder von 27,8 auf 2,4%. In welcher Weise die Cariesentwicklung durch Fluor gehemmt wird, ist noch nicht endgültig geklärt. Wahrscheinlich fördert Fluor die Verkalkung des Zahnes, vielleicht hemmt es bakterielle Vorgänge. Auffallenderweise bewirkt bei Ratten eine über mehrere Generationen fortgesetzte fluorfreie Ernährung wohl ein Absinken des Fluorgehaltes von Knochen und Zähnen, aber keine Veränderungen von Struktur und Härte (EVANS, PHILIPPS 1939; SHARPLESS, McCOLLUM 1933).

Die Höhe der Fluorzufuhr wird wesentlich durch den *Fluorgehalt des Trink- und Kochwassers* bestimmt. Diese schwankt zwischen 0,03 und $5,7 \, \gamma/g$, liegt aber meist zwischen 0,1 und $0,15 \, \gamma/g$; in Deutschland sollen „weit mehr als 50% aller Wässer" (DIEKMANN 1952) weniger als $0,1 \, \gamma/g$ enthalten. Von den Nahrungsmitteln sind Spinat, Zwiebeln, Möhren und Kopfsalat am fluorreichsten. Sie enthalten $2—4 \, \gamma/g$ in der Trockensubstanz; bei einem Wassergehalt der Gemüse von rund 90% wäre das in der Frischsubstanz $0,2—0,4 \, \gamma/g$. Hülsenfrüchte, geschälte Kartoffeln und Weizenmehl enthalten rund $^1/_{10}$, alle Obstarten nur rund $^1/_{30}$ dieser Mengen. Tomaten sind fluorfrei, während Tee sehr viel und zum mindesten 75% wasserlösliches Fluor enthält ($35 \, \gamma/g$). Auf Grund dieser Zahlen hat man die tägliche Fluorzufuhr mit der festen Nahrung auf nicht mehr als $200—300 \, \gamma$ geschätzt.

Mit Rücksicht auf den geringen Fluorgehalt der festen Nahrung ist ein Fluorgehalt des Wassers von $1 \, \gamma/g$ für Kinder über 3 Jahren und Erwachsene notwendig, um eine für wünschenswert gehaltene Tageszufuhr von insgesamt $1000 \, \gamma$ zu erreichen. Man hat dementsprechend in USA. vielfach das Trinkwasser mit Fluor (in Form von NaF) angereichert, „fluoriniert"; ZIEGLER (1953) empfiehlt Fluorierung der Milch (vgl. HILLEBOE, AST 1951, Fluoridation of water supplies 1951, More comm. fluoridate water 1951; ZIEGLER 1953). Das im Wasser enthaltene Fluor, größtenteils NaF und Na_2SiF_4, wird gut ausgenutzt.

Beim Kochen mit hartem Wasser fällt allerdings ein Teil des Fluors zusammen mit dem $CaCO_3$ aus. Bei regelmäßigem Gebrauch von Wasser mit 0,5—1 γ/g Fluor wurden keine Schädigungen im Sinne einer dentalen Fluorose beobachtet (Dean, Arnold, Elvove 1941/42; Demole, Held 1953) — diese tritt erst bei Konzentrationen von mindestens 2 γ/g in Erscheinung —, dagegen soll die Cariesfrequenz um 20—40% abgesunken sein. Die Frage, ob dieser Rückgang der Cariesfrequenz tatsächlich auf die höhere Fluorzufuhr, die „Fluorination" des Trinkwassers, bezogen werden muß, läßt sich noch nicht endgültig beantworten. An dem gleichlaufenden Rückgang der Cariesfrequenz in Europa war eine solche Fluorprophylaxe jedenfalls *nicht* beteiligt. Einen gewissen Cariesschutz bietet übrigens vielleicht auch die örtliche Behandlung der Zähne mit NaF-Lösung. Zur Bildung von CaF_2 führt sie aber nicht (Eggers-Lura 1950).

Die Behauptungen von den Möglichkeiten einer *Cariesprophylase* mit *Lithium-, Ammonium- und Harnstoffverbindungen* (Literatur bei Schmidt 1952) bedürfen der Nachprüfung.

Die *Zusammensetzung des Speichels* hat auf die Cariesentwicklung keinen Einfluß. Durch seine Spülwirkung kann der Speichel lediglich die Entwicklung festhaftender Zahnbeläge bekämpfen (Barany 1947; Bunting 1938; Keil 1949; Schmitz 1943; Stein 1935/1938; Wannenmacher 1937). Nach Rathje und Fröhlich (1949) ist die Cariesmorbidität um so geringer, je dünner und reichlicher der Speichel fließt und je besser er den Zahn umspülen kann. Lickint (1951) hat deshalb für den Kaugummi eine Lanze gebrochen. Der Phosphatgehalt des Speichels soll sich durch phosphorreiche Ernährung zwar erhöhen lassen (Bleser 1938). Die Meinung, ein hoher Phosphatgehalt des Speichels wirke cariesverhütend (Chia-Chun Liang 1936; Karshan, Krasnow, Kreyol 1931; Pickerill 1924; Wohinz 1938, 1939), konnte jedoch durch die klinische Erfahrung nicht bestätigt werden.

Über Zusammenhänge zwischen *Carieszunahme und Ernährung* wird seit Jahren heftig diskutiert — nicht immer mit der nötigen Sachkenntnis und Kritik. Man hat darauf hingewiesen, daß dort, wo monatealtes, hartes Fladenbrot aus Roggen, Hafer oder Gerste gegessen wird, die Zähne gut sind und daß mit dem Einzug des Weizen-Weichbrotes auch die Caries ihren Einzug hält (Arentz 1913; Euler, Werner 1936; Korkhaus 1937; McCollum 1934; Mellquist-Sandberg 1939; Roos 1937; Röse 1909; Toverud 1938, 1939). Schmidt (1941) fand bei Weißbrotessern die höchste, bei Roggenbrotessern die geringste Cariesfrequenz, Korkhaus (1937) bei Kindern, die regelmäßig hartes Vollkornbrot verzehrten, niedrigere Cariesfrequenzen und bessere Zahn- und Kieferentwicklung als bei reinen Weißbrotessern, und die Gauchos, deren Hauptnahrung aus Fleisch besteht, sollen cariesfrei sein, „während ein verwandter Stamm in Chile, der von Brot, Bohnen und Fleisch lebt, fast 20% Caries aufweist" (Nyrop 1943).

Zweifellos hat das Weizenbrot unaufhaltsam an Beliebtheit gewonnen und das Roggenbrot verdrängt. Der Grund liegt in den besseren Backqualitäten des Weizens, die die Herstellung leicht verdaulicher, leicht kaubarer Brote und gut sättigender Kleingebäcke ermöglichen. Sehen wir ab vom Vitamingehalt — Weizenvollkornmehl und Roggenvollkornmehl unterscheiden sich nährstoffmäßig lediglich durch den etwas höheren Vitamin B_1-Gehalt des Weizens — dann liegt der Unterschied zwischen Weizen und Roggen wesentlich im *Kleber*: Roggen ist kleberarm, Weizen ist kleberreich. Leichtigkeit und Lockerheit des Weizenbrotes sind an den Kleber gebunden, der in Gestalt von elastischen Häutchen den Teig durchzieht und auf diese Weise die Vorbedingung dafür schafft, daß die in der Backwärme entstehende Kohlensäure festgehalten werden kann. Beim Backen gerinnt der Kleber und gibt dadurch dem Brot seine Festigkeit. Je weniger durchgebacken das Brot ist, desto mehr ungeronnenen Kleber enthält es. Dieser ungeronnene Kleber bleibt dann als elastisch-gummiartiger Film an den Unebenheiten der Zähne haften.

Der *Kleberfilm*, aber auch andere an den Zähnen zurückbleibende *Nahrungsreste* — entscheidend ist ihr Haftvermögen (BIBY, GOLDBERG, CHEN 1951) — spielt nun neben den rachitisch bedingten Strukturanomalien der Zähne (s. oben) in der Cariesgenese eine entscheidende Rolle. Der ungeronnene Kleber setzt sich an solchen Stellen der Zähne fest, von denen er durch natürliche und künstliche Reinigung nicht entfernt werden kann: in Fissuren, in Gruben, an den Berührungsflächen zweier Zähne, am Zahnhals, an rauhen Stellen von Plomben. Systematische Untersuchungen haben nun jene Vermutungen bestätigt, die in diesem Kleberbelag eine wesentliche Voraussetzung für die schmelzzerstörende Wirkung der Milchsäure erblickten. Normalerweise wird nämlich die Milchsäure, die im Mund stets in kleinen Mengen aus Kohlenhydraten entsteht, schnell weggeschluckt; sie kann auf die Zähne nur dort einwirken — und sie tut es tatsächlich —, wo sie der Spülwirkung des Speichels und der Scheuerwirkung der Nahrung entzogen ist (GREVE 1939; HANKE 1933; WANNENMACHER 1937). Unter dem Schutz des Kleberfilms und mit dem Kleber als Stickstoffquelle siedeln sich milchsäurebildende Mikroorganismen auf dem Zahn an und lassen innerhalb von 24—48 Std aus Nahrungskohlenhydraten die entkalkende, der Caries den Weg bahnende Milchsäure entstehen. Als derartige Milchsäurebildner kommen Bac. acidophilus, säurebildende Streptokokken, Spirillen, Anaerobier, Hefen und Actinomyceten in Betracht (BOYD, DRAIN 1928; BUNTING 1936; FOSDICK, HANSEN, APPLE 1937; GINS 1939; HANKE 1933; NIELSEN 1942; SCHRÖDER 1938; SAUERWEIN 1949; STEUDEL 1938; ROSEBURG, KARSCHAW, WAUGH 1939; TOVERUD 1935; 1939; TUCKER 1932; WANNENMACHER 1937; WOHINZ 1938 u. a.). Diese Mikroorganismen finden sich in *jeder* Mundhöhle; obligat ist keiner von ihnen in carieskranken Gebissen. Pathogen im Sinne der Caries werden sie nur, wenn sie Gelegenheit zur Ansiedlung und Vermehrung finden.

Damit wird nun manche bisher unerklärliche Beobachtung verständlich: *Gefährlich* sind nicht die harten, durchgebackenen Brote, sondern die *weichen, feuchten mit ihrem zähhaftenden Kleber*; bei Übergang zu weizenbrot*armer* Kost kann eine Caries ausheilen (ADLER 1941). Breiige Kost — Hirse- und Gerstenbrei, Sterz, Polenta — bringt keine Cariesgefährdung, denn die Getreidearten, aus der die Breie bestehen, enthalten wenig oder keinen Kleber. Daß Bäcker im besonderen Maße cariesgefährdet sind, ist lange bekannt (ARENTZ 1913; GREGORI 1905; KARNOWSKY 1937; KUNERT 1901; MATHIS 1937; OLDENBERG 1894; RÖSE 1904; WOHINZ 1938). Schon die Zähne von Bäckerlehrlingen mit 3—4jähriger Berufstätigkeit sind ungewöhnlich stark cariös (NYROP 1943). Ihre Morbidität wächst mit der Berufsdauer und liegt beträchtlich höher als die von gleichaltrigen Fleischern (KARNOWSKY 1937; NISSEN 1939).

Im Gegensatz zu oft und temperamentvoll wiederholten Behauptungen bildet *reiner Zucker* keine Gefahr für die Zähne (HARNDT 1937, 1942; KANTOROWICZ 1951; LAZARUS 1953; SCHMITZ 1943; SPRETER V. KREUDENSTEIN 1952). Nach den eben gegebenen Darlegungen bedarf das keiner Erklärung mehr. Die Höhe der nationalen Cariesfrequenz ist daher auch unabhängig von der Höhe des nationalen Zuckerverzehrs. Neger von Zuckerrohrpflanzungen z. B., die täglich 250 g Zucker verzehren, haben vorzügliche Zähne (JONES 1935) und jene Arbeiter der Süßwarenindustrie, die ständig heiße Zuckerlösungen probieren, besitzen wohl einen harten Zuckerüberzug auf ihren Zähnen, aber keine hohe Cariesmorbidität.

Die zuckerreich gefütterten Hunde Yamakamis (1939) bekamen Zahnhypoplasien und Schmelzdefekte offensichtlich wegen ihres mineral- und vitaminarmen Futters; die ebenso zuckerreich, im übrigen aber vollwertig gefütterten Hunde Magerls (1939) hatten tadellose Gebisse! Bei vollwertigem Futter bleiben Hypoplasien und Schmerzdefekte jedenfalls aus (Harndt 1937, 1942; Meyer 1941). In ähnlicher Weise wie die Versuchskost Yamakamis (1939) war vermutlich auch die Kost jener 41 Kinder minderwertig, die Koehne, Bunting, Morell (1934) untersuchten und die nach 5monatiger Zuckerzulage zu 44% carieskrank waren. Bunting (1936) sagt dazu selbst: „No definite conclusions can be drawn."

Mit Vitamin A und D und dem Kleber sind die cariesbestimmenden Nahrungsfaktoren aber noch nicht erschöpft. Wie die Knochenbildung und die Ausheilung der Rachitis ist auch die Bildung des Zahnes an *ausreichende Mengen von Calcium* in disponibler Form gebunden. Von hier aus ergeben sich noch einmal Beziehungen zwischen Caries und Brot. Es hat sich gezeigt, daß die Rachitis um so weiter verbreitet ist, je mehr Getreide verzehrt wird (Harrison, Mellanby 1939; Krieger, Bunkfeldt, Steenbock 1940; Mellanby 1918—1937; Starkenstein 1910; Thomas, Steenbock 1936). Die Calciumresorption im Darm wird nämlich, wie in anderem Zusammenhang erwähnt werden wird (s. S. 507), durch den *Phytin*gehalt der Getreideprodukte erschwert. Das an sich unresorbierbare Phytin-(Inosithexaphosphorsäure), die Phosphatreserve des Getreidekorns, wird während der Keimung sowohl wie während des Backprozesses durch die im Weizen-, Roggen- und Gerstenkorn enthaltene Phytase mehr oder minder vollständig gespalten und mehr oder minder vollständig resorbierbar gemacht. Im besonders stark rachitogenen Mais und Hafer fehlt die Phytase; das Phytin bleibt infolgedessen ungespalten, das Phytinphosphat unresorbierbar. Dieses unresorbierbare Phosphat hemmt gleichzeitig die Resorption des Calciums (Møllgaard 1946; Schulerud 1947). Das Phytin in der täglichen Nahrung soll zur Folge gehabt haben, daß im Jahre 1946 25—30% der Tageszufuhr an Calcium in der Kost von Kopenhagener Arbeitern unverwertbar blieben (Cereals Committee Copenhagen 1946). Zulage größerer Phytinmengen verschlechtert die Calciumresorption (Hoff-Jørgensen, Andersen, Begtrup, Nielsen 1946; Hoff-Jørgensen, Andersen, Nielsen 1946).

Das Ausmaß der Phytinspaltung im Weizen-, Roggen- und Gerstenbrot hängt nun weitgehend von der Teigzusammensetzung und Technik der Brotbereitung ab. Pedersen (1941) hat eine Reihe von Brotsorten auf ihren Phytingehalt hin untersucht (Tabelle 24) und meint: „In dem gewöhnlichen, groben, gesäuerten Roggenbrot kommt kein Phytin vor; wahrscheinlich beruht es darauf, daß die

Tabelle 24. *Phosphor- und Phytingehalt verschiedener Brotsorten.* (Nach Pedersen.)

	Gesamt-P	Phytin-P	% des Gesamt-P	Resorbierbarer P
Grobes Roggenbrot	0,236	0,0	0	0,236
Dunkles Roggenbrot mit Malz .	0,268	0,126	47	0,142
Feines Roggenbrot	0,152	0,0	0	0,152
Helles Roggenbrot mit Malz . .	0,140	0,042	30	0,098
Normalbrot	0,177	0,017	10	0,160
Vollkornroggenbrot	0,236	0,060	25	0,176
Knäckebrot	0,302	0,208	69	0,094
Weißbrot	0,079	0,0	0	0,079
Vollkornweißbrot	0,206	0,108	52	0,098
Schrotbrot	0,197	0,087	44	0,110
Siebmehlbrot	0,105	0,0	0	0,105
Sauerbrot	0,104	0,0	0	0,104

säurebildenden Bakterien das p_H im Teig bis in die Nähe des p_H-Optimums der Phytase haben senken können, so daß die Phytase des Kornes das Phytin spalten konnte. Abweichend von dem gesäuerten, groben Roggenbrot zeigen dunkles Roggenbrot mit Malz, Vollkornweißbrot und Schrotbrot einen ziemlich hohen Phytingehalt, ungefähr 50% des Gesamtphosphors. Das untersuchte Knäckebrot hatte einen Phytingehalt von 69% des Gesamtphosphors, was ganz dem des Kornes entspricht. Für das halbgesiebte Brot gilt dasselbe wie für das dunkle. In den feinen Brotsorten: Weißbrot, Siebmehlbrot und Sauerbrot kommt kein Phytin vor. Wahrscheinlich steht dies mit dem Umstand im Zusammenhang, daß das feine Mehl einen so geringen Phytingehalt hat, daß die Phytase während der Gärung das Phytin spalten konnte, obwohl keine Säuerung stattgefunden hat. Wenn man Brei kocht, wird die Phytase der Getreideerzeugnisse zerstört werden, und man kann deshalb damit rechnen, daß der Brei jedenfalls denselben Phytingehalt hat wie die Erzeugnisse, aus denen er hergestellt ist."

Diese Auffassung PEDERSENs (1941) ist allerdings nicht unbestritten geblieben und das letzte Wort in dieser Angelegenheit wohl noch nicht gesprochen (KRIEGER, BUNKFELDT, STEENBOCK 1940; LEE, UNDERWOOD 1949; MORGENROTH 1941; ROTTENSTEN 1941; THOMAS, STEENBOCK 1936).

KEYS 1949 hat die Auffassung vertreten, nur 2 Ernährungsfaktoren wirkten sich im Sinne einer Erniedrigung der Cariesfrequenz aus: hohe Fluoridzufuhr und knappe Kost. Im Hinblick auf den zweitgenannten Faktor weist KEYS (1949) darauf hin, daß in allen Unterernährungsgebieten während des 2. Weltkrieges und danach die Caries nicht zu- sondern abgenommen habe und bezieht sich dabei auf Untersuchungsergebnisse von DREIZEN, MANN, SPIES, SKINNER (1947); KNOWLES (1946); DECHAUME (1947); MANN, DREIZEN, SPIES, HUNT (1947); MOYAN, WRIGHT, VAN RAVENSWAAY (1946); SCHOUR, MASSLER (1947) und STEIJLING (1947).

Aus der Pathogenese der Caries, wie sie im vorstehenden geschildert wurde, ergeben sich nur gewisse *Richtlinien für ihre Bekämpfung*. „Das Problem der Caries ist das Problem der Gesundheit des Kleinkindes" (KANTOROWICZ 1951). Vollwertige, vor allen Dingen an resorbierbarem *Calcium*, resorbierbarem *Phosphor* und *Vitamin D* vollwertige Ernährung ist Grundvoraussetzung einer Cariesprophylaxe. *Hartes, grobes Roggenbrot* soll einen regelmäßigen Bestandteil der täglichen Kost bilden und durch intensive Kauarbeit der Ausbildung des Gebisses dienen. Die Betonung des groben Roggenbrotes *neben* dem Weizenbrot bringt außer der Bekämpfung des Kleberansatzes vielleicht auch eine bessere Calciumversorgung mit sich. Ob es an solchen Maßnahmen gelegen hat oder nicht — Tatsache bleibt, daß im Laufe der letzten Jahrzehnte die Zahl der cariesfreien Gebisse in Deutschland „mindestens in der Schuljugend gewaltig angestiegen ist und in manchen Bezirken bei 14jährigen bis 50, ja 56% der Kindergeneration einnimmt" (KANTOROWICZ 1951). Cariesprophylaxe ist, wenn sie an ihrer Wurzel gepackt werden soll, gleichbedeutend mit Rachitisprophylaxe. Vollwertig gebildete Zähne werden nicht cariös. Wo aber bereits rachitische Entwicklungsstörungen bestehen — und das muß immer noch für ein Großteil der europäischen Gebisse angenommen werden —, da sollte alles vermieden werden, was der Bildung und Wirkungsmöglichkeit der Milchsäure als Schrittmacherin der Caries förderlich sein kann. Das bedeutet *Vermeidung schlecht ausgebackenen Weizenbrotes*, regelmäßigen (wenn auch nicht ausschließlichen) Verzehr harten und groben Brotes und regelmäßige *mechanische Reinigung des Gebisses*. Ein nicht zu geringer *Fluorgehalt des Trinkwassers* scheint die Cariesresistenz des Zahnes zu erhöhen. "The clean tooth with perfection of structure, well nourished and well exercised will not decay" (McCOLLUM 1934).

V. Fettunterernährung und Fettüberernährung.

a) Chemie und Physiologie der Fette und Lipoide.

Fette (Neutralfette) und *Lipoide* sind 2 Gruppen von Substanzen, deren Ähnlichkeit nicht chemischer, sondern *physikalischer Natur* ist und vor allen Dingen in ihrem gleichartigen Verhalten gegenüber einer Reihe von Lösungsmitteln (Aceton, Äther, Benzin, Benzol, Tetrachlorkohlenstoff), eben den „Fettlösungsmitteln", liegt. Während die Fette eine chemisch einheitliche Stoffgruppe darstellen, gliedern sich die Lipoide in 5 chemisch verschiedene Gruppen: Wachse, Phosphatide, Cerebroside, Sterine und Carotinoide.

Zusammenfassende Darstellungen der Chemie und Physiologie der Fette und Lipoide stammen von ABDERHALDEN (1948); BLOOR (1939); BREUSCH (1950); DEUEL jr., MOREHOUSE (1946); DEUEL jr., ALFIN, SLATER (1952); FRAZER (1952); FLASCHENTRÄGER (1951); HILDITCH (1949); KARRER, JUCKER (1948) (Carotinoide); LANG (1952); LANG, RANKE (1950); LEHNARTZ (1952); LETTRÉ, INHOFFEN (1936); RAUEN (1948); ROSEMANN (1927); SCHMITZ (1927); SMEDLEY, MCLEAN (1943); THIERFELDER, KLENK (1930) (Cerebroside und Phosphatide).

1. Fette.

Fette (Neutralfette) sind Ester des 3wertigen Alkohols *Glycerin* mit Fettsäuren. Alle natürlich vorkommenden Fette besitzen 3 Fettsäurereste: sie stellen Triglyceride dar. Meist sind die 3 alkoholischen Gruppen des Glycerins mit verschiedenen *Fettsäuren* verestert. Die Fette enthalten an Fettsäuren sowohl gesättigte wie ungesättigte (mit einer oder mehreren Doppelbindungen zwischen 2 C-Atomen),

$$
\begin{array}{l}
CH_2O\vdots H \quad HO\vdots OC-R_1 \\
CHO\vdots H \quad HO\vdots OC-R_2 \\
CH_2O\vdots H \quad HO\vdots OC-R_3
\end{array} \Bigg\} \longrightarrow
\begin{array}{l}
CH_2O-OC-R_1 \\
CHO-OC-R_2 \\
CH_2O-OC-R_3
\end{array}
$$

Glycerin 3 Mol Fettsäure   Triglycerid

die *natürlich* vorkommenden Fette fast ausschließlich Fettsäure mit gerader Zahl von C-Atomen (ungeradzahlige Fettsäuren im Cocosöl nach JANTZEN, WITGERT 1939 und im menschlichen Haarfett nach WEITKAMP, SMILJANIC, ROTHMAN 1947).

Während in der Kuhmilch alle geradzahligen gesättigten *Fettsäuren* mit 4 bis 26 C-Atomen vorkommen — von der Buttersäure C_3H_7COOH bis zur Cerotinsäure $C_{25}H_{51}COOH$ — und überhaupt alle tierischen Fette kleine Mengen vieler verschiedener Fettsäuren enthalten, besteht das tierische Depotfett vorwiegend aus Fettsäuren mit 16 und 18 C-Atomen: aus Palmitinsäure $C_{15}H_{31}COOH$ und Stearinsäure $C_{17}H_{35}COOH$ als gesättigten, aus Ölsäure $C_{17}H_{33}COOH$, Elaidinsäure (isomer der Ölsäure) und Erucasäure $C_{21}H_{41}COOH$ als einfach ungesättigten Fettsäuren.

Tabelle 25. *Molare Verteilung der Glyceride des Depotfettes vom Ochsen.* (Nach HILDITCH und PAUL.)

	%	%
Gesättigte Glyceride:		17,4
Tripalmitin	3	
Dipalmitostearin . .	8	
Palmitodistearin . .	6	
Tristearin	< 1	
Mono-Oleoglyceride. .		49
Oleodipalmitin . .	15	
Oleopalmitostearin .	32	
Oleodistearin . . .	2	
Di-Oleoglyceride . . .		33,6
Palmitodiolein . . .	23	
Stearodiolein . . .	11	
Triolein		< 1

Biologisch bedeutungsvoll und für Ratten (aber anscheinend nicht für den Menschen) als Nahrungsbestandteile lebensnotwendig sind von ungesättigten Fettsäuren die doppelt ungesättigte Linolsäure $C_{17}H_{31}COOH$, die 3fach ungesättigte Linolensäure $C_{17}H_{29}COOH$ und die 4fach ungesättigte Arachidonsäure $C_{19}H_{31}COOH$ („essentielle Fettsäuren").

Mit der großen Zahl der zur Fettbildung befähigten Fettsäuren und der Möglichkeit, Triglyceride mit gleichen und Triglyceride mit verschiedenen Fettsäuren zu bilden, ist die *große Zahl verschiedener tierischer und pflanzlicher Fette* gegeben. Als Beispiel gibt die Tabelle 25 die Verteilung der Glyceride des Depotfettes vom Ochsen.

Der *Schmelzpunkt* der Oberflächenfette des Körpers liegt tiefer als der der Körperinnenfette (0—10^0 bzw. 30—35^0 C nach LEHNARTZ 1952).

Bedeutungsvoll für die Verdauung der Fette (s. unten) ist ihre Fähigkeit, unter Mitwirkung anderer Stoffe (Gallensäuren, Eiweißkörper u. a.) mit Wasser *Emulsionen* zu bilden.

Bei längerem Aufbewahren können die Fette unter Einwirkung von Licht, Luft, Bakterien, Metallen und Fermenten *ranzig* werden. Sie zerfallen dabei in Fettsäuren und Glycerin, wobei die Fettsäuren weiter in schlecht verträgliche, zum Teil eigenartig riechende Aldehyde und Ketone übergehen.

2. Wachse.

Die Wachse (Hauttalg, Bienenwachs, Wollfett, Walrat), Ester einwertiger höherer Alkohole mit höheren Fettsäuren, sind ernährungsphysiologisch bedeutungslos.

3. Phosphatide.

Gemeinsam sind den meisten Stoffen dieser Gruppe die Phosphorsäure, das Glycerin und 1- oder 2 N-haltige Basen; dazu kommen entweder höhere Fettsäuren oder Aldehyde von diesen. Nur wenige Phosphatide (Phosphatidsäuren, Inositphosphatide) sind N-frei; ihre Bedeutung für den menschlichen Organismus ist noch weitgehend ungeklärt.

Die *N-haltigen Phosphatide* gliedern sich in die Monoaminophosphatide und die Diaminophosphatide oder Sphingomyeline.

a-Lecithin

Nach ihrem Gehalt an N-haltigen Basen: Colamin, Cholin oder Serin werden 3 Typen von *Monoaminophosphatiden* unterschieden: Colaminkephalin, Lecithin und Serinkephalin. Den Kern dieser Stoffe bildet jeweils die Glycerinphosphorsäure und „anscheinend enthält jedes Phosphatidmolekül je eine gesättigte und ungesättigte Fettsäure" (LEHNARTZ 1952). Lecithine und Kephaline, wie die Neutralfette keine chemisch einheitlichen Stoffgruppen, finden sich in jeder Körperzelle — die ersten besonders reichlich im Herzmuskel, die letzten besonders reichlich im Gehirn. Die Durchlässigkeit der Zellmembranen ist wahrscheinlich mitbestimmt durch die Anordnung der Lecithinmoleküle.

Mit den Kephalinen nahe verwandt sind die Acetalphosphatide; sie enthalten keine Fettsäuren und scheinen ernährungsphysiologisch belanglos zu sein.

Die *Sphingomyeline*, die in vielen phosphatidreichen Organen vorkommen, vor allen Dingen im Gehirn, bestehen, wie die Monoaminophosphatide, aus je 1 Molekül Phosphorsäure und 1 Molekül einer N-haltigen Base (hier Cholin). Sie enthalten nur 1 Molekül Fettsäure und an Stelle des Glycerins einen ungesättigten zweiwertigen höheren Aminoalkohol (Sphingosin).

4. Cerebroside.

Hinsichtlich ihrer physikalischen Eigenschaften stehen die Cerebroside den Phosphatiden nahe. Sie enthalten anstatt Phosphorsäure und Cholin den Aminoalkohol Sphingosin (wie die Sphingomyeline), eine höhere Fettsäure mit 24 C-Atomen und schließlich Galaktose oder Glucose. Cerebroside kommen hauptsächlich in der weißen Substanz des Nervengewebes vor, in kleineren Mengen auch in anderen Organen.

5. Sterine.

Die Sterine stellen hochmolekulare, sekundäre, einwertige Alkohole dar, die sich alle in irgendeiner Weise vom Steran herleiten lassen und in der Hauptsache nach dem Grade der Sättigung und der Struktur der Seitenketten eines bestimmten C-Atoms (C 17) voneinander unterscheiden. Infolge asymmetrischer C-Atome — im Ringsystem selbst 7 — bestehen zahlreiche Isomeriemöglichkeiten, die verschiedene biologische Wirksamkeit bedeuten.

Nach ihrem Vorkommen werden *tierische Sterine* (Cholesterin, Koprosterin u. a.), *pflanzliche Sterine* (Sitosterin, Stigmasterin u. a.) und *Pilzsterine* (Ergosterin u. a.) unterschieden.

Cholesterin kommt, vielfach mit anderen Lipoiden zusammen, in allen tierischen Zellen und Körperflüssigkeiten vor, am reichlichsten in Nebennieren, Nervengewebe, Haut und Gallensteinen; *Koprosterin*, das im Darm durch die reduzierende Wirkung der Darmbakterien aus Cholesterin entsteht, findet sich nur im Kot. Wie Lecithin beteiligt sich Cholesterin am Aufbau der Zellmembran (im Sinne der Membrandichtung); es soll außerdem an Entgiftungs- und Immunisierungsprozesse mitwirken und Muttersubstanz verschiedener Steroidhormone sein.

Chemisch nahe verwandt mit den Sterinen ist die Gruppe der *Steroide*, d. h. der Gallensäure, D-Vitamine, Sexualhormone, Nebennierenrindenhormone, Saponine und Digitaliskörper. Die 4 letztgenannten sind ernährungsphysiologisch ohne unmittelbare Bedeutung; die D-Vitamine werden an anderer Stelle dieses Handbuches besprochen. So bleibt hier nur ein Wort über die Gallensäuren zu sagen.

Die in der Galle vorkommenden *Gallensäuren* („gepaarte Gallensäuren") bestehen jeweils aus 2 Komponenten: einer einfachen Gallensäure und einer einfachen Aminosäure (Glykokoll) bzw. Taurin, einem Abkömmling des Cysteins. Danach unterscheidet man Glykocholsäuren und Taurocholsäuren. Die Gallensäuren der menschlichen Galle: Cholsäure, Desoxycholsäure, Anthropodesoxycholsäure und Lithocholsäure, leiten sich durchweg von der Cholansäure ab und unterscheiden sich lediglich durch die Zahl der substituierenden Alkoholgruppen. Einige Gallensäuren können mit Fettsäuren Choleinsäuren bilden. In solchen Anlagerungsverbindungen werden die Fettsäuren wasserlöslich und damit resorptionsfähig. Die Muttersubstanz der Gallensäuren im Organismus ist das Koprosterin.

6. Carotinoide.

Der tierische Organismus besitzt Carotinoide nur, soweit er sie mit seiner pflanzlichen Nahrung aufnimmt. Carotinoide bedingen die Gelbfärbung von Milch, Corpus luteum, Nebennieren, Hoden, Retina, Serum, Eidotter. Sie sind gelbe bis violette Farbstoffe rein pflanzlicher Herkunft, in Fetten und Fettlösungsmitteln löslich („Lipochrome") und bei natürlichem Vorkommen immer mit Fetten und Lipoiden vergesellschaftet. Ihre Aufgaben im pflanzlichen Organismus, wo sie meist mit Chlorophyll zusammen vorkommen, sind nicht sicher bekannt.

Strukturell stellen die Carotinoide hochmolekulare ungesättigte Kohlenwasserstoffe dar; ihre Farbstoffeigenschaft ist an diese Doppelbindungen geknüpft. Zu den Carotinoiden, deren C-Kette beiderseits durch hydroaromatische Kerne abgeschlossen ist, gehören die Carotine — nahe Verwandte und Muttersubstanzen des Vitamin A.

Die *Verdauung der Nahrungsfette* beginnt erst im Dünndarm unter dem Einfluß von Galle und Pankreassekret. *Bildung und Abgabe der Galle* erfolgen ständig, werden jedoch durch die Verdauungsvorgänge selbst — durch die Gegenwart von Fetten und Eiweißspaltprodukten im Duodenum, Secretin, Cholecystokinin und aus dem Darm resorbierte Gallensäuren — beträchtlich intensiviert. Die *Abscheidung der Pankreaslipase*, reflektorisch gesteuert von der Mundhöhle aus, humoral durch das bei Berührung mit saurem Mageninhalt in der Duodenalschleimhaut entstehende Secretin, geschieht gleichfalls ständig und wird durch Nahrungsaufnahme gesteigert. Ein intensiver Sekretionsreiz ist auch die Gegenwart freier Fettsäuren im Duodenum. Der geringe Gehalt des Speichels und Darmsaftes an fettspaltendem Ferment (Lipase) ist für die Fettverdauung praktisch bedeutungslos.

Die besonderen Schwierigkeiten der Verdauung der Fette liegen in ihrer *Wasserunlöslichkeit*. Zur Erleichterung der Fermentwirkung dient die Vergrößerung der Oberfläche, d. h. die *Emulgierung* der Nahrungsfette durch Herabsetzung der hohen Oberflächenspannung an der Grenze von Wasser und Fett. Die alte Annahme, die kleinen Mengen freier Fettsäuren, die in allen Nahrungsfetten enthalten sind, bildeten mit den Alkaliionen des Darmsaftes zusammen Seifen, verringerten auf diese Weise die Oberflächenspannung und bewirkten so eine stabile Emulsion, ist hinfällig geworden mit der Erkenntnis, daß die unerläßliche Voraussetzung für derartige Prozesse, nämlich die alkalische Reaktion, im oberen Dünndarm mit seinem p_H von 6,2—6,7 gar nicht gegeben ist. Seifen sind erst bei p_H-Werten von 8,6 an aufwärts stabil. In Wirklichkeit geschieht die Emulgierung durch das Zusammenwirken von Fettsäuren, gallensauren Salzen und niedermolekularen Glyceriden. Die Aufspaltung der Fette geht in langsamerem Tempo auch ohne Mitwirkung von Gallensäuren und Trypsin vor sich.

Wenn durch die Fettemulgierung günstige Wirkungsbedingungen für die Lipasen geschaffen werden — Pankreaslipase und Leberlipase verhalten sich verschiedenen Substraten gegenüber übrigens keineswegs gleich — so ist die Wirkung dieser Fermente doch außerdem sehr weitgehend noch an die *Gegenwart anderer Stoffe* gebunden. „Zu den natürlichen Aktivatoren der Pankreaslipase gehören Gallensalze, Aminosäuren und die Salze höherer Fettsäuren, vor allem die Ca-Salze. Die Wirkung dieser Begleitstoffe ist zudem keine konstante, sondern wechselt mit ihrem gegenseitigen Verhältnis, so daß sogar der gleiche Stoff, je nach der Faktorenkombination, hemmend oder fördernd wirken kann. . . . Wahrscheinlich erklärt sich diese Aktivierung durch eine Art von komplexer Adsorption, in dem der Aktivator sowohl das Ferment als auch das Substrat bindet und dadurch in nähere Berührung bringt" (LEHNARTZ 1952). Die genannten Begleitstoffe sind zudem nicht ohne Bedeutung für das p_H-Optimum der Lipase-wirkung.

Die *Pankreaslipase*, bei weitem die wichtigste Verdauungslipase, spaltet hydro-lytisch Neutralfette bis zu freien Fettsäuren und niedermolekularen Glyceriden. Sie spaltet Triglyceride am besten, Monoglyceride am schlechtesten. Die Spaltungsgeschwindigkeit nimmt mit sinkendem Schmelzpunkt des Fettes zu; ungeklärt ist die auffallende Schwerspaltbarkeit von Butter und Schweinefett (Tabelle 26). Das Ausmaß der Fettspaltung (Lipolyse) hängt jedenfalls von zahlreichen Faktoren ab, von denen die Art der Fettsäuren nicht der bedeutungsloseste ist (s. dazu auch DEUEL jr., HALL-MAN, LEONARD 1940; DEUEL jr., HALLMAN, REIFMAN 1941; FRAZER 1946; McKAY, PAUL 1938; MENE-ZES, BANERJEE 1945). Auch ner-vale und endokrine Regulations-mechanismen sollen eingreifen.

Tabelle 26. *Spaltung verschiedener Fette durch Pankreaslipase.* (Nach LEHNARTZ.)

Fett	Schmelzpunkt °C	Spaltung in %
Menschenfett . . .	17—18	26,5
Gänsefett	26—34	26,3
Hühnerfett . . .	44—51	16,4
Butter	28—33	16,3
Kalbsfett	42—49	13,2
Schweinefett . . .	36—46	5,2

Die alte Lehre, wonach Fette erst nach *völliger Hydrolyse* re-sorbiert werden könnten, ist neuerdings unhaltbar geworden (FRAZER und Mit-arbeiter 1938—1944, 1946, 1953; DANIEL, FRAZER, FRENCH, SAMMONS 1951; s. auch KIRCHMAIR 1949; LANG 1953). Danach werden Fette, auch Monoglyceride, zu 50—75% *unvollkommen* gespalten und sowohl in wasserlöslicher wie in wasser-unlöslicher (aber fein emulgierter) Form resorbiert.

Die *Resorption ungespaltener Fette* geschieht durch feinste Kanälchen der Epithelzellen. Die Resorption des wasserlöslichen *Glycerins* macht dem Ver-ständnis keine Schwierigkeiten. Die als solche wasserunlöslichen freien *Fett-säuren* werden vor ihrer Resorption wahrscheinlich nicht, wie lange Zeit an-genommen wurde, mit Gallensäuren zu wasserlöslichen Choleinsäuren vereinigt (VIRTUE, DOSTER-VIRTUE, SMITH, GREENBLATT 1942), sondern mit Hilfe der Cholesterinesterase des Pankreassaftes, die durch Gallensäuren aktiviert werden muß, zu resorbierbaren Cholesterinestern verestert, die sofort nach der Resorption in der Darmwand wieder zerfallen. In der Darmwand werden niedere Glyceride in Triglyceride zurückverwandelt, freigewordene Fettsäuren zusammen mit Glycerin aus *endogenen* Quellen — das Glycerin der Nahrungsfette wird ver-brannt — zum Teil zu Neutralfetten aufgebaut, zum Teil vielleicht auch in der Leber und Darmwand in Phosphatide umgewandelt (VERZÁR 1936, 1938; s. auch ISSEKUTZ, LASZT, VERZÁR 1938; LASZT, VERZÁR 1937; MARDER, BECKER, MAIZEL, NECHELES 1952). VERZÁR erblickt in der durch die Nebennieren gesteuerten Phosphorylierung die Voraussetzung der Resorption — auch der Resorption der Kohlenhydrate, des Lactoflavins und anderer Stoffe — und weist den Phos-phatiden eine Kardinalrolle bei allen Resorptionsvorgängen zu. Gegen seine Auffassung wurden allerdings schwerwiegende Einwendungen erhoben (BARNES, RUSOFF, BURR 1942; BARNES, WICK, MILLER, McKAY 1939; KOLL 1938;

dagegen BAVETTA 1943; BAVETTA, DEUEL jr. 1942; FRAZER 1946, 1953); doch läßt sich die ganze Frage heute noch nicht endgültig beantworten.

Die niedermolekularen Glyceride sollen in der Darmwand zu Cholesterinestern, Phosphatiden und Seifen umgewandelt werden und mit dem Pfortaderblut in die Leber kommen. Nur im Pfortaderblut steigen während der Fettresorption die *Fettsäuren* nennenswert an, während im peripheren Blut via Ductus thoracicus die *Neutralfette* steigen. Mit der Resorption auch ungespaltener Fette erklärt sich die altbekannte Abhängigkeit der Zusammensetzung des Depotfettes vom Nahrungsfett. Neuere Untersuchungen mit markierten Fetten von FRAZER (s. oben); BLOOM, CHAIKOFF, REINHARDT, ENTENMAN, DAUBEN (1950); CHAIKOFF, BLOOM, STEVENS, REINHARDT, DAUBEN (1951); BLOOM, CHAIKOFF, REINHARDT (1951) zeigten jedoch, daß nicht nur der *Spaltungsgrad* der Fette, sondern die *Anzahl der C-Atome der Fettsäuren* den Weg des Abtransportes bestimmen. „Die üblichen in den Nahrungsfetten enthaltenen Fettsäuren mit 16 und mehr C-Atomen erscheinen praktisch ausschließlich in der Lymphe, Fettsäuren mit weniger als 14 C-Atomen werden in mit abnehmender C-Atomzahl steigendem Ausmaße auch in der Pfortader angetroffen und die niederen Fettsäuren wie Essigsäure, Propionsäure, Buttersäure,

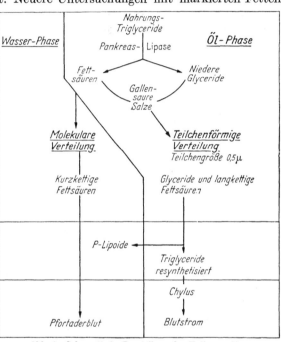

Abb. 6. Schematische Darstellung der Fettresorption.
(Nach FRAZER.)

werden quantitativ durch die Pfortader der Leber zugeführt" (LANG 1953). Eine schematische Darstellung von FRAZER (1953) kann das Verständnis dieser komplizierten Vorgänge erleichtern (Abb. 6).

Das Lipoid *Lecithin* ist erst nach Aufspaltung resorptionsfähig; genaue Einzelheiten kennt man nicht.

Im Hinblick auf die therapeutische Verwendung von *Paraffin* und *Mineralölen* sei angefügt, daß auch derartige unhydrolysierbare Kohlenwasserstoffe in kleinen Mengen resorbiert werden, daß es aber, da diese Stoffe Fettlösungsmittel sind und zum allergrößten Teil unausgenutzt abgehen, dabei zu Verlusten fettlöslicher Vitamine kommen kann.

Was die *Ausnutzung* der Nahrungsfette angeht (s. auch S. 349), haben neue Untersuchungen mit markierten Fetten die alte Vermutung bestätigt, wonach das *Kotfett* normalerweise kein *unresorbiertes Nahrungsfett*, sondern in den Darm *sezerniertes Fett* ist und daß die Ausnutzung der Nahrungsfette so gut wie vollständig ist (95—98%), wenn der Schmelzpunkt der Fette die Körpertemperatur nicht wesentlich übersteigt (s. S. 351; außerdem ANNEGERS, BOUTWELL, JVY 1948; ANNEGERS, JVY 1947; COOK, ELKES, FRAZER, PARKES, PEENEY, SAMMOM,

Thomas 1946; Frazer 1946, 1947; Jones, Culver, Drummey, Ryan 1948; Quegers, Boutwell, Ivy 1948; Quegers, Ivy 1947; Walker 1948; Wollaeger, Comfort, Osterberg 1947). Bei Sprue und ähnlichen Krankheitszuständen können bis zu 37% der Fettzufuhr im Stuhl erscheinen (Cook, Elkes, Frazer, Parkes, Peeney, Sammons, Thomas 1946). Liegt der Schmelzpunkt über 45°, dann sinkt die Ausnutzung des Fettes rasch ab. Tristearin mit Schmelzpunkt von 71,5° C z. B. wird im menschlichen Organismus zu nur 9—14% ausgenutzt. Die Ausnutzung hochschmelzender Fette wird durch die Gegenwart größerer Mengen von Calcium und Magnesium weiter verschlechtert, durch die Gegenwart von Phosphatiden wie Cholin (infolge deren Emulgatorwirkung) und durch die Gegenwart essentieller Fettsäuren aber begünstigt.

Die *Menge* des Nahrungsfettes hat auf die Ausnutzung keinen Einfluß. 200 g Fett täglich und mehr erhöhen den Kotfettgehalt des Menschen nicht. Hunde können 17 g Fett je Kilogramm Körpergewicht und Tag resorbieren. Untersuchungen der Chylomikronen (feinster, reichlich Fett enthaltender Körperchen im Blut) ergaben Hinweise auf Verschlechterung der Fettresorption im Alter. Von Verschlechterung der Fett- und Calciumresorption bei alten Leuten haben auch Kane, Lovelac, McCay (1949) berichtet, von Verschlechterung der Fettresorption nach Vagotomie Fox, Grinson, Jewell 1950.

Funktionell bilden Neutralfette und Lipoide auf der einen Seite das wenig spezifische *Depotfett* (mit den Aufgaben der Wärmeisolierung, Energiespeicherung und Polsterung), auf der anderen Seite das weitgehend organ- und artspezifische *Organfett* (größtenteils Lipoide).

Das Hauptorgan des *Fettstoffwechsels* stellt die Leber dar. In ihr werden die Fettsäuren teilweise oder vollständig oxydiert, in speziell notwendige Fettsäuren umgebaut und in Form von Phosphatiden und Cholesterinestern transportfähig gemacht. Die Beziehungen zwischen Leberverfettung und lipotropen Stoffen werden im Rahmen der Physiologie der Eiweißkörper (S. 424) und der Ernährungstherapie besprochen. In den Organen und im Fettgewebe werden die resorbierten Fettsäuren sehr schnell abgebaut bzw. umgebaut (zusammenfassende Darstellung bei Schönheimer, Rittenberg 1940). Seinen Gesamtbestand ändert das Fettgewebe zwar nur wenig; es ist aber keineswegs, wie bisher angenommen wurde, ein Gewebe mit sehr trägem Umsatz. Auf die vielfältigen funktionellen Beziehungen zwischen Neutralfetten und Lipoiden wurde bereits hingewiesen.

Die *Fähigkeit, aus anderen Nährstoffen Fette zu bilden,* ist eine seit langem gesicherte Tatsache der Physiologie. „Da der Abbau von Kohlenhydraten, Eiweißkörpern und Fetten einen gemeinsamen Endweg hat, bietet ein solcher Übergang für das Verständnis auch keine Schwierigkeiten" (Lehnartz 1952). Fettbildung aus Kohlenhydraten muß in einer Erhöhung des RQ zum Ausdruck kommen, weil bei der Umwandlung von Kohlenhydraten in Fett beträchtliche Mengen von Extra-CO_2 entstehen, zu deren Bildung kein O_2 aus der Luft aufgenommen zu werden braucht. Heute steht einwandfrei fest, daß auch umgekehrt, Kohlenhydratbildung aus Fett möglich ist.

Die Einzelheiten des *Intermediärstoffwechsels* der Fette und Lipoide sind ernährungsphysiologisch ohne unmittelbares Interesse. Lediglich die *Endprodukte* seien kurz erwähnt. Der eine Baustein der Neutralfette, das Glycerin, hat nahe Beziehungen zu den Kohlenhydraten und wird im Rahmen glykolytischer Prozesse verbrannt. Die *Fettsäuren mit unverzweigter C-Kette* — Fettsäuren mit verzweigter C-Kette kommen nur in synthetischen Fetten und beim Abbau einiger Aminosäuren vor — werden nach dem Prinzip der β-Oxydation von Knoop stufenweise abgebaut (neuere Zusammenfassung bei Ohlmeyer 1948).

Verzweigte C-Ketten von Fettsäuren kann der Organismus sehr viel schwerer abbauen. Der Abbau setzt, soviel bisher bekannt ist, entweder an der Verzweigungsstelle oder an der endständigen Methylgruppe ein (ω-Oxydation mit Bildung von Dicarbonsäuren).

Alle Fettsäuren mit gerader Zahl von C-Atomen bilden letzten Endes Acetessigsäure und Aceton, alle Fettsäuren mit ungerader Zahl von C-Atomen bilden Propionsäure. Die antiketogene Wirkung der Kohlenhydrate erklärt sich nach LEHNARTZ 1952 „durch die Einbeziehung der durch die Fettsäureoxydation entstehenden aktivierten Essigsäure in den Citronensäurencyclus. Hierdurch wird also die Entstehung der Acetonkörper von vornherein verhindert. Aber auch einmal entstandene Acetonkörper können im Körper oxydativ wieder beseitigt werden. Allerdings nicht in der Leber, sondern in anderen Organen, vorzugsweise in der Muskulatur ... Nach Versuchen mit isotopem Aceton wird es zum größten Teil oxydiert und erscheint als CO_2 in der Atemluft. Der restliche C wurde in einer großen Zahl anderer Stoffwechselprodukte gefunden: Harnstoff, Cholesterin, Glutaminsäure, Hämoglobin, Glykogen, Asparaginsäure, Arginin, Fettsäuren, Leucin, Tyrosin, Serin, Cholin. Auch zu Acetylierungen kann es verwandt werden, schließlich ist die Bildung der Citronensäure in seiner Gegenwart erhöht. Dies ist ein besonders schönes Beispiel für die Existenz eines "metabolic pool," aus dem die bei dem Abbau einer Substanz entstehenden Bruchstücke für den Aufbau anderer Substanzen entnommen werden können."

Phosphatide werden in der Leber, der Niere und in der Darmschleimhaut, in geringem Maße auch im Gehirn, in der Muskulatur und in den Erythrocyten aufgebaut, *Sterine* (aus Essigsäure) in allen Organen.

b) Fettbedarf und Fettunterernährung.

Die Prüfung der Bedarfsfrage (neuere Zusammenfassung bei LANG 1948/49 und in einem Herausgeberaufsatz des J. Amer. Med. Assoc. 1947) hat davon auszugehen, daß die Fette sowohl *energetische* wie *spezifisch-stoffliche* Aufgaben zu erfüllen haben.

In *energetischer Funktion* können die Fette durch Eiweiß und Kohlenhydrat ersetzt werden. Nach dem „*Gesetz der Isodynamie*" von RUBNER (1902) treten die Energieträger der Nahrung nach Maßgabe ihrer Verbrennungswärme füreinander ein: 1 g Fett ist isodynam 2,27 g Kohlenhydraten oder 2,27 g Eiweiß (1 g Fett = 9,4 Calorien biologischer Nutzwert bei 9,5 Calorien physikalischer Verbrennungswärme — 1 g Kohlenhydrate = 4,1 Calorien biologischer Nutzwert bzw. 4,2 Calorien physikalische Verbrennungswärme — 1 g Eiweiß = 4,1 Calorien biologischer Nutzwert bei Abbau bis zu Harnstoff bzw. 5,7 Calorien physikalische Verbrennungswärme).

Das Gesetz der Isodynamie gilt strenggenommen freilich nicht durchgehend. Schon RUBNER (1902) war es bekannt, daß Kohlenhydrate bessere Eiweißsparer sind als Fette, daß, mit anderen Worten, ein Stickstoff-Bilanzminimum (s. S. 417) mit geringerer Energiezufuhr erreicht werden kann, wenn sie in Form von Kohlenhydraten und nicht in Form von Fetten erfolgt. In dieser Hinsicht sind also die Kohlenhydrate den Fetten überlegen. Überlegen sind sie (infolge ihres rascheren Umsatzes?) den Fetten auch in der Kälte: mit steigendem Fettgehalt der Kost (von 10 auf 50%) sinkt die Kälteresistenz von Ratten (LANG-GRAB 1946). Der höhere Umsatz bei *fettarm*-kohlenhydratreicher Ernährung (rascherer Umsatz der Kohlenhydrate), der nicht allein auf die größere Aktivität der in dieser Weise gefütterten Tiere bezogen werden kann, hat andererseits zur Folge, daß bei gleichem Energie- (und Eiweiß-) Gehalt ein Futter mit

30% Fett für den Aufbau des Körpers mehr Brennwerte liefert als ein Futter mit nur 2% Fett (Rattenversuche von Black, French, Cowan, Swift 1949, Black, French, Swift 1949). Und endlich: gleiche Muskelleistungen werden nicht mit isodynamen Mengen von Fett und Kohlenhydraten vollbracht. Für gleiche Muskelleistungen müssen größere Energiebeträge zur Verfügung gestellt werden, wenn das in Form von Fetten als wenn das in Form von Kohlenhydraten geschieht. Mit anderen Worten: der Wirkungsgrad der Muskulatur ist unter Kohlenhydratkost um 4,5—11% besser als unter Fettkost (Christensen, Hansen 1939). Hingegen wird durch Fettzugabe die spezifisch-dynamische Wirkung einer Eiweiß-Kohlenhydrat-Mahlzeit — sie entspricht der Summe der spezifisch dynamischen Wirkung des Eiweißes und der Kohlenhydrate — erniedrigt und damit Energie eingespart.

Völlig fettfreie Kost läßt sich nur sehr schwer herstellen. Bei Beurteilung des Fettgehaltes einer Kost darf nämlich neben dem sichtbaren Fett: Butter, Margarine, Speck, Öl u. a. das unsichtbare Fett in vielen tierischen und pflanzlichen Nahrungsmitteln nicht vergessen werden.

Praktisch fettfreies Futter verursacht im Tierversuch (auch bei ausreichender Vitaminversorgung!) typische Ausfallserscheinungen: Wachstumsstillstand, Gewichtssturz, Fortpflanzungsunfähigkeit, Nieren- und Hautschäden (Burr, Burr 1930—1932; Evans, Burr 1926; Martin 1939). Durch kleine Mengen hochungesättigter Fettsäuren (Linolsäure, Linolensäure, Arachidonsäure), die der Organismus nicht selbst synthetisieren kann und die deshalb als „essentielle" Fettsäuren bezeichnet werden, lassen sich diese Mangelerscheinungen verhindern bzw. beseitigen. Ungesättigte Fettsäure soll auch die Kälteresistenz erhöhen (Kirschen, Weinberg 1947).

Neutralfette sind für die Aufzucht von Ratten entbehrlich, sofern der Bedarf an Linolensäure sichergestellt ist (Drummond, Coward 1921; Osborne, Mendel 1920). Der Linolensäurebedarf je Ratte und Tag wurde im kurativen Test zu 20—60 mg bestimmt. Futter mit 0,27% Fett ermöglicht normales Wachstum, normale Fortpflanzung und völlige Gesundheit der Tiere über drei Generationen hin (McKenzie, McKenzie; McCollum 1939). Ein Beweis für die Unentbehrlichkeit gesättigter Fettsäuren ergibt sich aus diesen Versuchen jedenfalls nicht.

Brown (Brown, Hansen, McQuarrie, Burr 1932; Brown, Hansen, Burr, McQuarrie 1938) lebte im Selbstversuch 6 Monate lang mit nur 0,03 g Fett je Kilogramm Körpergewicht und ausreichenden Mengen fettlöslicher Vitamine. Gesundheitsstörungen traten bei dieser extrem fettarmen Kost nicht auf, obwohl der Organismus dabei sicherlich an ungesättigten Fettsäuren verarmte. Im Hinblick auf die hohe Speicherungsfähigkeit des Körpers für ungesättigte Fettsäuren war die Versuchsdauer Browns jedoch zu kurz bemessen, als daß aus dem Ergebnis auf Entbehrlichkeit der Nahrungsfette, insbesondere der ungesättigten Fettsäuren, geschlossen werden könnte.

Eine andere Frage ist die Zweckmäßigkeit derart fettarmer Kostformen. Offensichtlich entsprechen sie nicht einer optimalen Nährstoffversorgung. Tiere wachsen besser und sind lebhafter und fortpflanzungsfreudiger, wenn ihr Futter nicht so extrem fettarm ist. Die Erhöhung des Fettgehaltes des Futters von 2 auf 30% bewirkt bei Ratten neben Einsparung von Energie eine um 10—13% höhere Stickstoffretention (Forbes, Swift, Elliot, James 1946; Forbes, Swift, James, Bratzler 1946; Forbes, Swift, Thacker, Shmith, French 1946; vgl. dazu auch Beznák 1953). Gewichtsverluste und Sterblichkeit energetisch unterernährter Ratten wurden geringer, wenn ihr Futter 20 und mehr Prozent Fett enthielt, und energetisch ausreichende Kost brachte unterernährte Tiere rascher in guten Zustand, wenn sie gleichzeitig fettreich war (SCHEER, CODIE, DEUEL jr. 1947; SCHEER, SOULE, FIELDS, DEUEL jr. 1947). Im Hinblick auf den schlechteren Wirkungsgrad der Muskelarbeit bei fettreicher Kost ist überraschend, daß fettreich gefütterte Ratten aus gleichen Zuckermengen 40—60% mehr Glykogen bilden als fettarm gefütterte. Diese Wirkung scheint an gewisse ungesättigte Fettsäuren gekoppelt zu sein (ABELIN 1935). Fettreich gefütterte Tiere stapeln auch mehr Fett und überstehen daher auch Hungerzeiten besser.

Wir kennen die Beeinträchtigung der körperlichen und geistigen Leistungsfähigkeit durch fettarme und infolgedessen nur kurzdauernd sättigende Kost aus der Zeit der Nachkriegsjahre. Die Gefahr einer Unterernährung mit fettlöslichen Vitaminen ist eng damit verbunden. Bei mehr als minimaler Fettzufuhr ist die Muskulatur leistungsfähiger (SCHEER, DORST, CODIE, SOULE 1947). Fette üben die geringste spezifisch-dynamische Wirkung aus und senken außerdem die spezifisch-dynamische Wirkung der Kohlenhydrate und Eiweißkörper; darauf wurde bereits hingewiesen. Fettreiche Kost senkt überdies den Vitamin B_1-Bedarf (EVANS, LEPKOVSKY 1929, 1932; s. auch S. 376) und wirkt rachitisverhütend durch Verbesserung der Calcium- und Phosphatresorption (BOYD, CRUM, LYMAN 1932; JONES 1940).

„Zusammenfassend haben alle diese Untersuchungen ergeben, daß Fett für die Ernährung dann besonders wichtig ist, wenn die Nahrung insuffizient ist. In den Versuchen von McKENZIE und McCOLLUM war aber dieser Umstand nicht berücksichtigt worden. Die Versuchsratten konnten fressen soviel sie wollten und erhielten eine Kost, die reich an hochwertigem Eiweiß war (20% Casein ergänzt durch 0,05% Cystin). Eine Übertragung der Schlußfolgerung, daß Fett in größerem Umfang entbehrlich sei, ist auf die heutigen Ernährungsverhältnisse in Deutschland mit seiner untercalorischen und eiweißarmen Kost nicht möglich. Die neuesten Forschungsergebnisse haben eindeutig gezeigt, daß man bei Diskussionen über den Fettbedarf chronisch-unterernährter Personen nicht von der Basis optimal gefütterter Versuchstiere ausgehen darf . . . Die Untersuchungen mit markierten Fettsäuren haben ergeben, daß der Umsatz der Fettsäuren im intermediären Stoffwechsel viel lebhafter ist als zu vermuten war. Insbesondere sind auch die Fettsäuren des Depotfettes nicht den Umsetzungen entzogen, sondern nehmen lebhaft an ihnen teil. Nahrungsfettsäuren und Depotfettsäuren vermengen sich zu einem unentwirrbaren Gemisch . . . Bei Eiweißmangel und quantitativer Unterernährung werden Störungen dieser komplizierten Gleichgewichte zu erwarten sein, die Abhängigkeit von der Fettzufuhr von außen wird zunehmen" (LANG 1948).

Ob die *Nahrungsfette*, ähnlich wie die Eiweißkörper der Nahrung, *biologisch verschiedenwertig* sind, ist noch nicht eindeutig geklärt. Fette mit tiefem Schmelzpunkt werden leichter resorbiert, als Fette mit hohem Schmelzpunkt. Verschiedene Fette scheinen sich auf Wachstum und Substanzansatz verschieden auszuwirken. Unterernährte und untergewichtige Mäuse können z. B. am besten mit Olivenöl, Cocosfett, raffiniertem Sojafett und raffiniertem Cocosfett aufgefüttert werden, schlechter mit einem auf 40°C gehärteten Walfett und rohem Sojafett, noch schlechter mit rohem und raffiniertem Sonnenblumenöl und mit einem auf 32° C gehärteten Walfett, gar nicht mit rohem und raffiniertem Walfett. Ob diese Unterschiede durch einen geringeren Ansatzwert der hochungesättigten Fettsäuren verursacht sind, steht dahin (APPEL, BERGER, BÖHM, KEIL, SCHILLER 1940; APPEL, BÖHM, KEIL, SCHILLER 1942; BLEYER, FISCHLER, SCHULTE, SOUCI, THALER 1942; KEIL 1942; KEIL, APPEL, BERGER 1939). In Rattenversuchen von v. BEZNÁK, v. BEZNÁK, HAJDU (1943) bewirkten Butter, vor allem Sommerbutter, Pferdefett und Sonnenblumenöl das beste Wachstum. Sesamölmargarine, Knochenfett und Leinöl erwiesen sich als schlechter und bei raffiniertem Rapsöl nahmen die Tiere sogar ab. Wenn die Tiere täglich mehrere Stunden lang laufen mußten, waren die Unterschiede noch deutlicher als in der Ruhe. Mit Butter gefütterte Ratten entwickelten sich in den ersten 2—3 Wochen besser, sahen auch späterhin besser aus und pflanzten sich besser fort als Tiere, die mit Maisöl, Cocosöl, Baumwollsamenöl oder Sojaöl aufgezogen worden waren (Schantz, Boutwell, Elvehjem, Hart 1940; Schantz Elvehjem, Hart 1940). Die Versuchsratten von Barki, Collins, Elvehjem-Hart (1950) bekamen Futter mit 10,28 und 35% Fett, jeweils in Gestalt von Butterfett, Maisöl, Sojaöl und Cocosöl. Das beste Wachstum wurde bei Futter mit 35% Butterfett und Futter mit 10% Maisöl festgestellt. Im Widerspruch zu diesen Ergebnissen meinen v. Euler, v. Euler, Säberg (1942), Margarinefett sei in seiner Wachstumswirkung dem Butterfett ebenbürtig. Boer, Jansen (1941) und Boer, Jansen, Kentie (1947) isolierten aus natürlichen Fetten die Vaccensäure, eine der Ölsäure isomere Elaidinsäure, die sie als das entscheidende Prinzip der biologischen Verschiedenwertigkeit der Nahrungsfette betrachten. Butter erwies sich von allen untersuchten Nahrungsfetten am vaccensäurereichsten (0,5—0,7%), Pflanzenfett jeder Art als vaccensäurefrei.

Das Rattenwachstum wird gefördert, wenn (bei gleichbleibendem Energiegehalt des Futters) der Fettgehalt von 5 auf 55% ansteigt und das Fett aus frischem oder gehärtetem Schweineschmalz oder aus Erdnußöl besteht, während das Wachstum unter gleichen Umständen gehemmt wird, wenn das Nahrungsfett frisches Baumwollsamenöl ist; als optimal erwies sich in diesen Versuchen ein Fettgehalt von 30% der Nahrungscalorien (Hoagland, Snider 1940). In ähnlicher Weise sahen Deuel jr. und Mitarbeiter (1947) optimales Wachstum, wenn das Futter 30—40% Fett als Margarine oder 20% Fett als Baumwollsamenöl enthielt. Ein auf 30% steigender Fettgehalt des Futters verbessert das Wachstum nur dann, wenn das Fett aus Schweineschmalz besteht; er hemmt das Wachstum, wenn das Fett Getreideöl ist (Forbes, Swift, Elliot, James 1946). Angesichts aller dieser Versuchsergebnisse erscheint es jedenfalls nicht gerechtfertigt, bei der ernährungsphysiologischen Beurteilung eines Fettes seine Herkunft und Art zu vernachlässigen.

Nach Ozaki (1926, 1927, 1928) besitzen *Fettsäuren* mit ungeradzahliger C-Kette geringeren Nährwert als Fettsäuren mit geradzahliger Kette. Fettsäuren mit kurzgliedriger, geradzahliger C-Kette und 3facher C-Bindung sollen giftig wirken. Nach seinen Untersuchungen fällt der biologische Wert der natürlichen Fette in der Reihenfolge: Butter-Rüböl-Erdnußöl-Olivenöl-Lebertran. Die Abhängigkeit der *biologischen Wertigkeit der Fettsäuren* scheint auch aus anderen Befunden hervorzugehen: Fettsäuren mit weniger als 14 C-Atomen werden langsamer dehydriert (Lang 1948); kurzgliedrige Fettsäuren (mit 6—14 C-Atomen) sind in ihrer Wachstumswirkung den langgliedrigen unterlegen, für optimales Wachstum aber offenbar doch unentbehrlich (Brown, Bloor 1945; Schantz, Boutwell, Elvehjem, Hart 1940). Fette mit ungeradzahligen C-Ketten der Fettsäuren und ausschließlich gesättigten Fettsäuren werden vielleicht nur in Gegenwart ungesättigter, vom Organismus selbst schwer synthetisierbarer Fettsäuren optimal verwertet (Skraup, Strieck 1939; dagegen Appel, Berger, Böhm, Keil, Schiller 1940). Die Möglichkeit einer Bildung ungesättigter Fettsäuren aus gesättigten ist für den tierischen Organismus immerhin erwiesen (Schönheimer, Rittenberg 1936). Verwertet werden vom Organismus auch unverzweigte und ungeradzahlige Fettsäuren, die in der natürlichen Nahrung *nicht* vorkommen (Appel, Berger, Böhm, Keil, Schiller 1940: Emmerich, Neeb 1940). Hochungesättigte Fettsäuren sind, wie bereits erwähnt, nicht nur zur Verhütung von Wachstumsstillstand, Haut- und Nierenerkrankungen notwendig, sondern möglicherweise auch zum Aufbau von Abwehrstoffen (mindestens bei Ratten).

Raffinierte und *gehärtete* (hydrierte) *Fette* haben an Wert verloren gegenüber den Ausgangsstoffen, weil bei der Hydrierung fettlösliche Vitamine, Phosphatide und lebenswichtige, hochungesättigte Fettsäuren zerstört werden. Die Vitamine müssen den Nahrungsfetten dann nachträglich wieder zugesetzt werden („Vitaminisierung").

Anoxydierte und ranzige Fette sind wegen ihres Gehaltes an Oxyfettsäuren unverträglich (NIGHTINGALE, LOCKHART, HARRIS 1937; ROFFO 1939; WHIPPLE 1932). Daß *Paraffin* und *Mineralöle* die Resorption von fettlöslichen Vitaminen — übrigens auch von Calcium und Phosphat beträchtlich verschlechtern, wurde bereits erwähnt.

An dieser Stelle müssen die *synthetischen Fette* erwähnt werden (FLÖSSNER 1948; MEYER, DÖRING 1949; THOMAS, WEITZEL 1946, 1949; SCHEUNERT 1951). Als Ausgangsmaterial diente ursprünglich der im FISCHER-TROPSCH-Verfahren gewonnene Paraffingatsch; heute ist es in erster Linie das bei der Kohlenwasserstoffsynthese anfallende Säuregemisch. Die meisten synthetischen Fette unterscheiden sich von den natürlichen Fetten durch ihren Gehalt an unverseifbaren Bestandteilen (Paraffin, Alkohole, Ketone). Synthetische Fette enthalten häufig ungeradzahlige Fettsäuren, Fettsäuren mit verzweigter C-Kette, die im Stoffwechsel zu höher oxydierten Säuren (Oxysäuren, Dicarbonsäuren) umgebildet werden; Anstiege der Dicarbonsäureausscheidung im Harn auf das Zehnfache der Normalwerte wurden beobachtet. Synthetische Fette enthalten dagegen keine fettlöslichen Vitamine und nur äußerst wenig ungesättigte Fettsäuren. Dazu kommen Verunreinigungen, die selbst im „chemisch reinen" synthetischen Glycerin, dem anderen Bestandteil des Neutralfettes, nicht fehlen und nicht immer unbedenklich sind.

Bemerkenswert sind die von HOCK (1941) und APPEL, BOHN, KEIL (1941) an Kaninchen und Ziegen erhobenen Befunde. Das verfütterte synthetische Fett wurde schlechter resorbiert als Butter- und Cocosfett. Soweit den Berichten zu entnehmen, zeigten sämtliche Versuchstiere bei der Obduktion krankhafte Organveränderungen (Verfettung von Harnkanälchen und Leberzellen). Auf schlechte Resorbierbarkeit synthetischer Fette haben auf Grund von Rattenversuchen auch WEITZEL, SAVELSBERG (1949) aufmerksam gemacht.

Von Untersuchungen an Amphibien, Vögeln, Säugetieren und Menschen hat FLÖSSNER (1943, 1948) berichtet. Sie sollen gute Verdaulichkeit, Resorbierbarkeit, Ausnutzung, Bekömmlichkeit und Haltbarkeit des benutzten synthetischen Fettes ergeben haben. KABELITZ (1943), ein Mitarbeiter von FLÖSSNER, konnte nach Verzehr von täglich bis zu 80 g, die gut vertragen wurden, bei 50 Magen-, Leber- und Zuckerkranken „keine tiefgreifenden Störungen im exogenen wie endogenen Stoffwechsel feststellen". Da in diesen Berichten jedoch jede Angabe über die chemische Natur des Fettes fehlt, können sie zur Beurteilung des ernährungsphysiologischen Wertes synthetischer Fette nur wenig beitragen. Der hohen Dicarbonsäureausscheidung im Harn seiner Versuchspersonen maß FLÖSSNER, ohne näher darauf einzugehen, keine Bedeutung bei! Synthetisches Fett von gleichfalls unbekannter Zusammensetzung soll die Alkalireserve von Menschen und Hunden nicht beeinflußt und auch sonst keine unerwünschten Nebenwirkungen gehabt haben (OBERDISSE 1940). Mit einem synthetischen Fett, das, ebenso wie Naturfett, von Lipase gespalten und bei täglicher Zufuhr von nicht mehr als 150 g vollständig resorbiert wurde, arbeiteten THOMAS, WEITZEL (1946). 250—300 g täglich wurden „nur mehr schwer ertragen — ganz im Gegensatz zum Naturfett, von dem solche und größere Mengen . . . auch vertragen wurden". LANG, SCHÜTTE (1934) berichteten von schlechter

Verträglichkeit und erheblichem Absinken der Leistungsfähigkeit bei körperlicher Beanspruchung schon bei Ersatz von 100—150 g Naturfett durch synthetisches Fett.

„Synthetisches Fett" ist nun — das sollte man nie aus den Augen verlieren — *ein Sammelbegriff* für ganz verschiedenartige und verschiedenwertige Stoffgemische. Man kann nicht *das* synthetische Fett beurteilen, sondern immer nur ein ganz bestimmtes synthetisches Fett. Von hier aus sind Untersuchungen genau bekannter Fettsubstanzen besonders wichtig. Die unverzweigten *ungerad*zahligen Fettsäuren der synthetischen Fette z. B. spaltet und verwertet der tierische Organismus ebensogut wie die natürlich vorkommenden *gerad*zahligen (KEIL, APPEL, BERGER 1939). KRAUT, WEISCHER, HÜGEL (1943, 1944) kamen zu dem Ergebnis, daß speziell für die Spaltbarkeit durch Pankreaslipase die Gerad- oder Ungeradzahligkeit von Fettsäuren mit 6—12 C-Atomen keine Rolle spielt. Diese werden ebensogut resorbiert und verbrannt wie die in natürlichen Nahrungsfetten enthaltenen Fettsäuren. In Fütterungsversuchen an Ratten, Hunden und Schweinen fanden sich zwischen synthetischem Fett und Sojaöl keine Unterschiede. Eine Ablagerung der verfütterten niedermolekularen Fettsäuren im Depotfett ließ sich jedoch nicht nachweisen. Keto- und Oxysäure geben den synthetischen Fetten einen unangenehmen Geschmack (KRAUT, WEISCHER, HÜGEL, STUMPF 1948).

Nach THOMAS, WEITZEL (1946) war damals — im Gegensatz zu der optimistischen Beurteilung FLÖSSNERs (1948) — die Unbedenklichkeit des synthetischen Fettes „noch nicht mit aller wissenschaftlichen Strenge bewiesen". Man müsse an Fermentschädigung der Niere denken. Was die hohe Bernsteinsäureausscheidung, überhaupt die hohe Dicarbonsäureausscheidung für den Organismus bedeutet, ließe sich noch nicht sagen. Ungeradzahlige, unverzweigte Fettsäuren seien wohl unbedenklich, „dagegen bleibt es dringend anzustreben, alle Isosäuren zu entfernen". In einer neueren Veröffentlichung weisen THOMAS, WEITZEL (1949) und THOMAS (1953) darauf hin, daß es heute möglich sei, die unerwünschten Isofettsäuren „in ausreichendem Umfang abzutrennen", daß der Organismus methylierte Fettsäuren verwerten könne und daß man heute auch wirklich einwandfreies synthetisches Glycerin besitze. Ein ursächlicher Zusammenhang zwischen dem Genuß synthetischen Fettes und der Bernsteinsäureausscheidung ist nach ihren Untersuchungen noch nicht bewiesen.

Zusammenfassend läßt sich also sagen, daß die ernährungsphysiologischen Bedenken, die noch vor wenigen Jahren gegen die synthetischen Fette in toto erhoben werden konnten, heute nicht mehr gegenüber *jedem* synthetischen Fett berechtigt erscheinen. Voraussetzung der Unbedenklichkeit ist die Freiheit des synthetischen Fettes von Isofettsäuren und oxydierten Fettsäuren. Solche synthetischen Fette werden ebensogut ausgenutzt wie natürliche Fette und bilden (infolge ihres Gehaltes an ungeradzahligen Fettsäuren) außerdem weniger Acetonkörper. Trotz allem sollte man die warnenden Worte von THOMAS, WEITZEL (1949) nicht vergessen, wenn sie meinen: „Die wirkliche Unschädlichkeit läßt sich nicht durch klinische Belastungsproben und einige pathologisch-anatomische Untersuchungen beweisen; dazu ist jahrelang fortgesetzte Zusammenarbeit einer großen Arbeitsgruppe notwendig."

Ernährungsphysiologisch ganz einwandfrei sind ohne Zweifel die Erzeugnisse der *biologischen Fettsynthese* mittels autotropher Organismen; mengenmäßig fallen sie freilich für die menschliche Ernährung nicht ins Gewicht (HARDER, v. WITSCH 1942 u. a.).

Wieviel Fett verzehrt nun der Mensch, wenn er seine Nahrung frei wählen kann?
RUBNER (1926) hat den tatsächlichen Fettverzehr für eine Reihe von Völkern

berechnet. Er kam zu 43—127 g je Kopf und Tag (Rußland bzw. USA.) und einem Mittelwert von 65 g. Nach den auf zuverlässigeren Statistiken aufgebauten Erhebungen WOERMANNS (1944) aus den Jahren 1935—38 liegen die Schwankungen des europäischen Fettverzehrs (ohne Großbritannien mit seinem sehr hohen Verzehr) zwischen 53 und 131 g je Kopf und Tag (Polen bzw. Dänemark). Im Mittel beträgt der Fettverzehr (Bruttowert) je Kopf und Tag nach den Erhebungen WOERMANNS (1944) in Nordeuropa 100 g, in Westeuropa 85 g, in Mitteleuropa 77 g, in Südosteuropa 60 g und in Südeuropa 58 g. Er fällt gleichsinnig mit dem Energie- und Eiweißverzehr und besteht im Norden fast ganz aus tierischen, im Süden überwiegend aus pflanzlichen Fetten. Der Fettanteil an der gesamten Energiezufuhr macht in Dänemark 35, in Italien 17% aus, der Kohlenhydratanteil entsprechend 56 bzw. 71%. Zu beachten ist, daß diese Werte die *reinen* Fette betreffen und den Fettgehalt von Fleisch, Gemüse und anderen Nahrungsmitteln unberücksichtigt lassen.

Der *Fettverzehr* hat im ganzen abendländischen Zivilisationsbereich seit 100 Jahren deutlich *zugenommen* (ORR 1937: v. TYSZKA 1934). Der Fettverzehr der Pariser stieg 1900—1930 von 28 auf 70 g je Kopf und Tag, der Verzehr der Schweizer 1870—1908/12 um 259%, der Butterverzehr der Engländer 1909/13 bis 1934 von 16 auf 25 englische Pfund. Daß der Verzehr von (teuren!) Fetten in Notzeiten sinkt, versteht sich von selbst.

Der hohe *Brennwert*verzehr des *Schwerarbeiters* ist auch ein hoher *Fett*verzehr. ZIEGELMAYER (1937) hat Bruttowerte bis 152 g je Tag und Vollperson gefunden (31% der Gesamtcalorien). Bei weniger schwer Arbeitenden waren es immer noch 86 g Fett, entsprechend 23% der Gesamtcalorien. „In den verschiedenen Stufen der Berufsschwere besitzt die Kost bei entsprechendem Nahrungsaufwand im allgemeinen den gleichen prozentualen Gehalt an Kohlenhydraten und Fetten. Nur die schwersten Berufe verzehren eine relativ fettreichere und kohlenhydratärmere Kost" (KRAUT, BRAMSEL 1942). Nach sportärztlichen Feststellungen können ohne Minderung der Leistungsfähigkeit 50—60% des Brennwertbedarfes mit Fett gedeckt werden (CREMER 1944). Die Olympiakämpfer von 1936 nahmen im Mittel täglich 270 g, d. h. 35% ihrer gesamten Energiezufuhr in Form von Fett zu sich (SCHENK 1937).

Der Fettverzehr steigt auch mit dem *Lebensstandard*. Berechnungen von KRAUT, BRAMSEL (1942) ergaben je Vollperson und Tag bei einem Nahrungsaufwand von 1,60 Mark 118 g Fett (38%) der Gesamtcalorien, bei einem Nahrungsaufwand von 1 Mark nur noch 92 g Fett (32 % der Gesamtcalorien). Der Anteil der Eiweißcalorien schwankte kaum und betrug 11 bzw. 10% der Gesamtcalorien. Wenn mit einem von 0,75 auf 2,35 Mark steigendem Geldaufwand bei gleichbleibender Arbeit der Energieverzehr von 2500 auf 3400 Calorien und mehr stieg, dann stieg der Eiweiß- und Kohlenhydratverzehr nur wenig. In der Hauptsache war es der von 82 auf 127 g, von 31 auf 35% der Gesamtcalorien ansteigende Fettverzehr, der den energetischen Mehrverzehr bestritt. Zum Vergleich: Nach dem aus der zweiten Hälfte des 19. Jahrhunderts stammenden VOITschen Kostmaß beläuft sich der Anteil des Fettes auf nur 17% des gesamten Brennwertverzehrs (56 g Fett bei 3110 Calorien).

Die zahlenmäßige Festlegung eines minimalen und optimalen Fettbedarfs ist nach den bis heute bekannten Verbrauchszahlen und physiologischen Untersuchungen nicht möglich. Man kann wohl sagen, daß eine *vita minima* mit wenigen Gramm Fett je Tag vereinbar ist, vorausgesetzt, daß die unentbehrlichen Fettsäuren in genügender Menge darin enthalten sind, und daß die Resorption der notwendigen Mengen fettlöslicher Vitamine gewährleistet ist. Der

*Optimal*bedarf, dessen Größe vielleicht auch von der *Art* der Nahrungsfette abhängt, liegt aber sicher sehr viel höher. Die Völkerbundexperten stellten 1936 fest: „Fett muß ein ständiger Bestandteil der normalen Kost sein, aber die gegenwärtig verfügbaren Unterlagen erlauben noch keine präzise Feststellung der benötigten Menge." STARLING (1918) hat darauf hingewiesen, daß die Kapazität der Verdauungsorgane zur Sicherung der notwendigen Energiezufuhr nur dann ausreicht, wenn mindestens 20—25% der Energie in Form von Fett verzehrt werden. Bei 2400 Calorien wären das 52—65 g Fett. FLEISCH, PETITPIERRE (1948) nennen als „zweckmäßige Mittelwerte": Eiweiß 10—15%, Fett 25% und Kohlenhydrate 60—65% der Energiezufuhr; bei einer Gesamtzufuhr von 2400 Calorien wären das also 64 g Fett. Der National Research Council der USA. hält es für wünschenswert, daß 25—35% des Energiebedarfs mit Fett gedeckt werden und 1 von diesen 25—30% aus ungesättigten Fettsäuren besteht. Bei sehr hohem Energieverzehr (4000 Calorien und mehr) soll der Fettanteil 30—35% erreichen. Da viele Nahrungsmittel Fett enthalten, braucht zusätzliche Fettzufuhr, d. h. „sichtbares Fett", nur im Ausmaß von $^1/_2$—$^1/_3$ der angegebenen Gesamtmenge verabreicht zu werden.

Wenn der Fettverzehr *aller* abendländisch zivilisierten Länder im Laufe der letzten Jahrzehnte angestiegen ist, so liegen die Ursachen dieses Anstiegs in den Veränderungen der Lebensbedingungen. Das moderne Leben steht im Zeichen der Industrialisierung und Verstädterung, des Rückgangs der körperlichen und der Zunahme der geistigen Beanspruchung. Die Bewältigung solcher Aufgaben geschieht am besten und leichtesten mit einer konzentrierten, geschmacklich reizvollen Kost, die die Verdauungsorgane wenig belastet und für lange Zeit sättigt. Eine solche Kost aber enthält notwendig viel Eiweiß und Fett. Überall — und am ausgesprochensten in den hochindustrialisierten Ländern — läßt sich daher ein Anstieg des Verzehrs von Fetten, Fleisch, Milch, Käse, Zucker, Obst und Gemüse und ein Rückgang des Verzehrs von Getreide (speziell von hoch ausgemahlenem Roggenmehl; s. S. 350), Kartoffeln und Hülsenfrüchten feststellen. 20% Fett in der Nahrung empfinden wir heutzutage bereits als Hungerkost. Für die vom heutigen Europäer verlangten Leistungen an Konzentration, Wendigkeit, Ausdauer und Arbeitsintensität sind 80—100 g Fett je Vollperson und Tag (sichtbares Fett *und* verborgenes Fett) durchaus nicht übertrieben viel. Die Worte ZIEGELMAYERS (1947): „Die große Steigerung des Fettverzehrs ist ein Abweg", sind Niederschlag *wirtschaftlicher*, nicht *physiologischer* Bedenken.

Von *extrem fettarmer Kost* haben Millionen von Deutschen in den Jahren 1947/48 viele Monate lang gelebt. Der Fettgehalt der tatsächlich (nicht nur auf dem Papier) verfügbaren Nahrung lag weit unter 10 g; und oft wurde nicht einmal die Hälfte erreicht. Um so erstaunlicher ist es, daß wir *spezifische Zeichen von Fettunterernährung* nicht mit Sicherheit angeben können. Der Hauptgrund liegt wohl darin, daß diese extreme Fettunterernährung mit ebenso extremer Energie- und Eiweißunterernährung einherging.

Indirekte Fettmangelschäden entstehen aus dem Zwang, statt Fett größere Mengen minderwertiger Kohlenhydratträger zu verzehren. Völlegefühl, Müdigkeit und Druckempfindungen infolge der starken räumlichen Beanspruchung der Verdauungsorgane beschränken dann die körperliche und geistige Leistungsfähigkeit; außerdem hält das Sättigungsgefühl nach dem Essen nicht lange vor. Fettärmste Ernährung ist immer auch untercalorische Ernährung, weil die zur Deckung des Energiebedarfs notwendigen Nahrungsmengen unter diesen Umständen Volumina erreichen müßten, die von den Verdauungsorganen nicht mehr bewältigt werden können. Der Zustand des niemals gestillten Hungers bringt die Menschen dazu, minderwertige Nahrung in großen Massen gierig in sich hineinzuschlingen. Dabei kommt es nicht ganz selten zu Magen- und Darmüberdehnungen und Ileus (BLUMANN, DRÖGMÜLLER 1946; BRANDT 1947; DETLEFSEN 1947; FEIST 1947; LAMBLEY 1946; RAABE 1946 u. a.; s. auch S. 453). Ältere Menschen mit ihren weniger leistungs- und anpassungsfähigen Verdauungsorganen sind einer Umstellung auf fettarme, voluminöse Kost weniger gut gewachsen als jüngere. Bei ihnen fängt die Unterernährung daher früher an, sich fatal auszuwirken.

Zu den indirekten Fettmangelschäden zählen auch jene A- und D-Hypovitaminosen, die auf unzureichender Resorption dieser Vitamine infolge Fettmangels beruhen. Zur Sicherstellung der Vitamin A- und D-Versorgung genügen allerdings relativ kleine Fettmengen. Für die Calcium- und Phosphorresorption scheint Entsprechendes zu gelten.

c) Fettüberernährung. Zur Frage der Arteriosklerose.

Angesichts der Einfuhrabhängigkeit der deutschen Fettversorgung — die „Fettlücke" machte 1935—1938 rund 50% des Bedarfs aus — suchte die staatlich gesteuerte Propaganda vergangener Jahre auf Einschränkung des Fettverzehrs dadurch hinzuwirken, daß sie diesen Verzehr in seiner gegenwärtigen Höhe als gesundheitsschädlich darzustellen sich bemühte. Demgegenüber muß betont werden, daß *gesundheitsschädliche Folgen des friedensmäßigen deutschen Fettverzehrs* (1935—1938 im Mittel rund 100 g je Kopf und Tag) in Wirklichkeit *weder nachgewiesen noch wahrscheinlich gemacht worden sind.*

Die *Toleranzgrenze für Fett* liegt sehr hoch. Ohne nachteilige Folgen bewältigt der Gesunde bei langsamer Gewöhnung 200—300 g Fett täglich und sogar noch mehr. Die Deckung des Mindestbedarfs an Eiweiß vorausgesetzt, kann der Organismus praktisch seinen gesamten Energiebedarf mit Fett bestreiten. Beim Übergang von fettarmer zu fettreicher Kost kommt es zunächst zu Vermehrung der Acetonkörper im Blut, die mit fortschreitender Gewöhnung wieder verschwindet (s. S. 374), beim Übergang von fettreich-kohlenhydratarmer auf fettarm-kohlenhydratreiche Kost zu vorübergehender Hyperglykämie, unter Umständen auch zu Glykosurie (McCLENDON 1937), die gleichfalls keine Störungen der Gesundheit und Leistungsfähigkeit nach sich ziehen. Daß extrem fettreiche Ernährung nicht unter allen Umständen einer *optimalen* Nährstoffversorgung entspricht, wurde im Rahmen der kohlenhydratarmen Kost bereits erwähnt. WIKOFF, MARKS, GAUL, HOFFMAN (1947) glauben, große Mengen hochmolekularer Fettsäuren machten Obstipation, große Mengen niederer Fettsäuren machten Durchfall.

Unter der Bezeichnung *ketogene Diät* haben *fettreich-kohlenhydratarme Kostformen* in der Ernährungstherapie eine gewisse Rolle gespielt. Unerwünschte gesundheitliche Folgen sind durch jahrelange Verabreichungen solcher Diät ebensowenig hervorgerufen worden, wie durch fettreiche Diabetikerdiäten (neuerdings JOHNSON, RYNEARSON 1951). In der Vor-Insulinära hat sich bekanntlich die PETRÉNsche Fett-Gemüsekost bewährt, die bis zu 300 g Butter täglich enthielt und von den an fettreiche Nahrung gewöhnten Nordeuropäern ohne Schwierigkeiten, von den meisten Mitteleuropäern nach kurzer Zeit der Gewöhnung in der Regel ebenfalls vertragen wurden.

Anscheinend fördert fettreiche Kost die Manifestation gewisser *Lipoidosen* (Psoriasis, SCHÜLLER-CHRISTIAN-HANDsche Krankheit, Xanthoma tuberosum; BÜRGER 1944). Bezüglich des *Diabetes* ist die Frage bereits erörtert (s. S. 366).

Beim *kindlichen Organismus* sieht man nach Überfütterung mit eiweiß- und fettreichen Nahrungsgemischen durchfällige Fett-Seifenstühle und (bei gleichzeitigem Kohlenhydratmangel) Ernährungsstörungen ähnlich dem Milchnährschaden. Neben der abnormen Nährstoffrelation spielt hier vielleicht eine akute Schädigung durch niedere Fettsäuren eine Rolle. Selbst fettreiche Frauenmilch soll solche Störungen hervorrufen (OXENIUS 1948). Wir verweisen im übrigen auf die Lehrbücher der Kinderheilkunde.

Die Geburtshilfe diskutiert immer wieder die Frage einer diätetischen Bekämpfung der *Schwangerschaftstoxikosen*. Während der energetischen Überernährung und der Eiweißüberernährung keine entscheidende Bedeutung mehr zuerkannt wird, sind die Ansichten hinsichtlich des Fettes geteilt (HEYNEMANN 1946 u. v. a.). GAEHTGENS (1940) hält mit anderen „eine erhöhte Fettzufuhr für den schwangeren Organismus nicht nur für unnötig, sondern sogar für schädlich." Er stützt sich dabei auf Untersuchungen von EFFKEMANN (1938), der bei Schwangeren eine verminderte Hippursäureausscheidung fand. Bei fettreich ernährten Schwangeren lag sowohl die Hippursäureausscheidung wie auch die Benzoesäureausscheidung nach Benzoesäurebelastung besonders tief. In ähnlicher Weise war die schon bei gemischt und eiweißreich ernährten Schwangeren nach Santoninbelastung verzögerte Santoninausscheidung bei fettreich ernährten Schwangeren noch stärker verzögert. Während „eine mäßige Vermehrung der Eiweißzufuhr in der Schwangerschaft dem Stoffwechsel nur zuträglich ist . . . werden wir folgerichtig den Fettgehalt der Schwangerenkost an der unteren Normgrenze zu halten bestrebt sein" (GAEHTGENS 1940). Der Ausfall so vieldeutiger Leberfunktionsprüfungen scheint uns indessen derartige diätetische Folgerungen nicht zu rechtfertigen. Viel zu wenig ist noch davon bekannt, was diese Befunde eigentlich bedeuten. Überdies wird man in Betracht ziehen müssen, daß fettreiche Kost notwendig arm an pflanzlichen Nahrungsmitteln, d. h. benzoesäurearm ist. Die Ausscheidung von Hippursäure (= Glykokoll + Benzoesäure) wird aber entscheidend bestimmt durch die Menge der mit der Nahrung aufgenommenen Benzoesäure!

Viel Beachtung haben in den letzten Jahren die Beziehungen zwischen den Fetten und Lipoiden einerseits, der *Arteriosklerose* andererseits gefunden, ausgehend von der vielfach geäußerten Meinung, die zunehmende Häufigkeit der Arteriosklerose stehe in ursächlichem Zusammenhang mit dem zunehmenden Fettverzehr (zusammenfassende Darstellungen bei DAVIDSON 1951; DOCK 1950; DUFF, McMILLEN 1951; BRUGER, OPPENHEIM 1951; POUMAILLOUX, TÉTREAU 1952; MOSES 1952; GRAHAM, LYON, HOFMAN, JONES, YAUKLEY, SIMONTON, WHITE 1951; DE WIND, MICHAELS, KINSELL 1952; COPPO 1951; GOLDBLOOM, POMERAUX 1952; STAMLER, KATZ 1950; HIRSCH 1952; BRIGGS, KRITCHEVSKY, COLMAN, GOFMAN, JONES, LINDGREN, HYDE, LYON 1952; GOFMAN 1952; KELLNER 1952; GERTLER, GARM, WAITE 1950; HERMANN 1950; HIRSCH 1951; KATZ 1952; KEYS 1952; MORRISON 1951; PLOTZ 1951; PRIDDLE 1951; SACKS 1951). Ob Fettleibigkeit und Arteriosklerose überdurchschnittlich häufig zusammen vorkommen, ist immer noch nicht eindeutig geklärt (s. S. 362). Auf Arteriosklerose beruhende Störungen sollen in nahrungsknappen Zeiten an Häufigkeit abnehmen (ASCHOFF 1925, 1930; HINDHEDE 1920; MALMROS, APPEL 1953; MIKAT 1952).

Im Mittelpunkt dieser Erwägungen stehen seit langem das *Cholesterin* (ASCHOFF 1925; HUEPER 1944, 1945 u. a.) bzw. die cholesterinhaltigen Lipoproteine (GOFMAN und Mitarbeiter 1950, 1951). Nur mit diesen Substanzen (bzw. mit hypercholesterinämsierenden Substanzen) ist es gelungen, experimentell Arteriosklerose zu erzeugen.

Cholesterin ist kein unentbehrlicher Nahrungsbestandteil; es kann in Tagesmengen von 1,5—2 g im Organismus gebildet werden (GOULD 1951). Der Cholesteringehalt der landesüblichen Kost liegt bei 0,2—0,8 g, der Cholesteringehalt einer fettarmen vegetabilischen Kost unter 0,1, einer fettreichen Kost bei 1,0 und höher (OKEY 1945).

Der *Cholesteringehalt des Blutes* ist von der Nahrung weitgehend unabhängig (BOSE, DE MUKERJEE 1946; TANNER 1951; VAN BROUGGEN, STRAUMFJORD 1948; KEYS 1952; MESSINGER, PORONOWSKA, STEELE 1950; WILKINSON, BLECHA, REIMERS 1950; KINSELL, PATRIDGE, BOLING, MARGEN, MICHAELS 1952; GROEN, TIJONG, KAMMINGA, WILLEBRANDS 1952; SCHETTLER 1950). Nur bei streng vegetarischer Kost (STARKE 1950) und bei schwerer Dystrophie (s. S. 487) sinkt er im Verlauf von einigen Wochen (unter Umständen bis auf 20% des ursprünglichen Wertes: KEYS 1952; HILDRETH, HILDRETH, MELLINKOFF 1951), nur nach Fettzulage steigt er vorübergehend an (KEYS 1952). Der Cholesteringehalt des Blutes steigt jedoch (wie KEYS, MICKELSEN, MILLER, CHAPMAN 1950 und KEYS, MICKELESN, MILLER, HAYES, TODT 1950 bei mehr als 2000 Gesunden zeigten) mit fortschreitendem Alter langsam an. Er beträgt z. B. im Alter von 17—25 Jahren im Mittel 176,70 mg-%, steigt bis zum Alter von 50—60 Jahren auf im Mittel 251,25 mg-% und sinkt im Alter von 60—78 Jahren auf im Mittel 226,52 mg-% ab. Grundsätzlich gleiche Befunde erhoben GERTLER, GARN, LERMAN (1950); McMAHON, ALLEN, WEBER, MISSEY (1950) und SOLNZEW (1951).

Strenge Beziehungen zwischen der Höhe der Cholesterinzufuhr und der Entwicklung und Ausdehnung der Arteriosklerose sind niemals nachgewiesen worden (neuerdings auch SCHETTLER 1953). Immerhin ist auffallend, daß bei Kranken mit Blutcholesterinwerten, die die altersentsprechenden Mittelwerte wesentlich überschreiten, arteriosklerotische Prozesse häufig besonders schwer und frühzeitig auftreten, daß diese Arteriosklerosen sich häufig auch an den Coronarien manifestieren und daß altersbedingter Cholesterinanstieg und Arteriosklerosehäufigkeit im großen und ganzen parallel laufen. Spezielle Untersuchungen der einzelnen Lipoidfraktionen des Serums führten nicht weiter als Bestimmungen des Gesamtcholesteringehaltes (BRIEN, TURNER, WATSON, GEDDES 1952; CARFAGNO, STEIGER 1951; GERTLER, GARN, LERMAN 1950; GOLDBLOOM 1952, HINCH, CARBONARO 1950; KNÜCHEL 1953; RUSS, EDER, BARR 1951; SAIFER 1951; WOLLAEGER, LUNDBERG, CHIPAULT, MASON 1950). Ob Verschiebungen im Verhältnis Cholesterin : Lipoidphosphor pathogen in Richtung auf Arteriosklerose wirksam sind (GERTLER, GARN, LERMAN 1950; STEINER, KENDALL, MATHERS 1952; GOULD 1951), steht dahin.

Neuerdings ist die Vermutung aufgetaucht, weniger die *Menge* als die *Zustandsform* des Cholesterins, und zwar die Anhäufung verhältnismäßig großer Teilchen, großer Chylomikronen („Giant Molecules"), sei für die Genese der Arteriosklerose maßgebend (FRAILING, OWEN 1951; GOFMAN, LINDGREN, ELLIOT, MANTZ, HAWITT, STRISOWER, HERRING 1950; MORETON 1950; ZINN, GRIFFITH 1950; NECHELES 1951). Diese Chylomikronämie soll bei älteren Menschen stärker ausgeprägt sein als bei jüngeren, bei Arteriosklerotikern stärker als bei Nichtsklerotikern (GOFMAN, JONES, LYON, LINDGREN, STRISOWER, COLMAN, HERRING 1952; GOFMAN, LINDGREN, JONES, LYON, STRISOWER 1951; LYON, JONES, GRAHAM, GOFMAN, LINDGREN, VANKLEY 1951; JONES, GOFMAN, LINDGREN, LYON, GRAHAM, STRISOWER, NICHOLS 1951; ZINN, GRIFFITH 1950; WHITE, RALSTON, CARNE 1951). Im Gegensatz zu anderen glaubt jedoch KEYS (1951), die Konzentration derartiger Riesenmoleküle besage für die Entstehung und Prognose der Arteriosklerose nicht mehr als der Gesamtcholesteringehalt des Blutserums.

EVANS, IHRIG, MEANS, ZEIL, HAUSHALTER (1951) erhoben den interessanten Befund, daß das Blut von ganz verschiedenartig Kranken die normale Aortenwandung viel eher schädigt als es das Blut von Gesunden tut; in 75 gegen 5% entstanden Veränderungen, die mikroskopisch frühen Atheromen glichen. JONES, GOFMAN, LINDGREN, LYON, GRAHAM, STRISOWER, NICHOLS (1951) sowie BLOCK, MANN, BARKER (1951) denken an Heparinmangel als Mitursache der Arteriosklerose.

Im Tierversuch stellte sich nun heraus, daß Pflanzenfresser (d. h. Tiere, die natürlicherweise cholesterin*freies* Futter fressen) durch Verfütterung großer Cholesterinmengen hypercholesterinämisch, unter Umständen auch arteriosklerotisch gemacht werden können. Meerschweinchen und Hunde hingegen entwickelten unter gleichen Versuchsbedingungen wohl eine Hypocholesterinämie, aber *keine* Arteriosklerose (zusammenfassende Darstellung bei KATZ 1952). Nur beiläufig mag erwähnt werden, daß HALL, DRILL (1949) bei fettreich ernährten Ratten (Futter mit 51% Schmalz und 16% Casein) grobtropfige Verfettung der Leber mit darauffolgender Bindegewebsvermehrung sahen; genau dieselben Veränderungen (*keine* Nekrosen!) fanden sie aber auch bei fett- und eiweißarm ernährten Tieren (Futter mit 6% Schmalz und 4—6% Casein).

Zusammenfassend ist zu sagen, daß die bisherigen Untersuchungen noch kein klares Bild ergeben. Die alimentären Anstiege der Blutcholesterinwerte sind von sehr viel geringerer Größenordnung als die altersbedingten; im 7. Lebensjahrzehnt sinkt das Blutcholesterin ab, obwohl die Arteriosklerose doch fortzuschreiten pflegt und schließlich geht die Schwere der arteriosklerotischen Gefäßveränderungen der Höhe des Blutcholesterins nicht parallel. Man ist demnach nicht berechtigt, dem Nahrungscholesterin bzw. der Höhe des Blutcholesterins eine ursächliche Bedeutung in der Genese der Arteriosklerose zuzuerkennen. Weder Klinik noch Experiment haben solche Zusammenhänge beweisen können. Wahrscheinlich ist die Hypercholesterinämie bereits der Ausdruck krankhafter Störung (BYERS, FRIEDMAN, ROSENMAN 1952). Man kann ja auch nicht aus der Tatsache der Hyperglykämie schließen, Diabetes mellitus käme von reichlichem Zuckergenuß — eine Auffassung, die durch die Untersuchungen eines Diabeteskenners wie JOSLIN (1942) doch wohl endgültig widerlegt ist. Dasselbe wie für das Nahrungscholesterin gilt für die Neutralfette der Nahrung, die nach der ihrer Resorption einen Anstieg des Blutcholesterins hervorrufen.

Ebensowenig gesichert wie die entscheidende pathogene Fähigkeit der Nahrungsfette via Cholesterinanstieß im Plasma ist die entscheidende pathogene Fähigkeit der Nahrung, genauer: ihres Eiweiß- und Kochsalzgehaltes, via arterielle Hypertension. Wenn NaCl-arme Kost den Blutdruck senkt, wenn eiweißarme Kost in gleichem Sinne sich auswirkt (s. S. 448), wenn die Blutdruckwerte bei eiweißarm lebenden Gemeinschaften tiefer liegen als bei eiweiß- (d. h. fleisch-) reich lebenden (DONNISON 1937, RAAB 1934; TUNG 1927) und wenn Fleisch- und Fettverzehr, systolischer Blutdruck, Choleateringehalt im Serum und Häufigkeit arteriosklerotischer Gefäßerkrankungen von 1925—1951 annähernd parallelliefen (WIELE 1951; APPEL 1953; dagegen PIHL 1952), dann wird der kritisch Eingestellte daraus nicht mehr als die *Möglichkeit* alimentärer Einflüsse auf die Genese der Arteriosklerose entnehmen.

Die *Statistik* lehrt, daß gleichzeitig mit der Zunahme des Fettverzehrs im gesamten abendländischen Zivilisationsbereich die Häufigkeit und Schwere der Coronarsklerose, vielleicht der Arteriosklerose überhaupt, angestiegen ist. Die Lebenserwartung ist außerhalb des abendländischen Zivilisationsbereiches sehr viel geringer und wenn solche Völker weniger stark von Arteriosklerose befallen sind, dann wird man zunächst die Ursache darin suchen, daß sehr viel weniger Menschen jene Altersstufen erreichen, in denen sich die Arteriosklerose zu manifestieren pflegt. Überdies sind fast alle Angaben, die wir über das Vorkommen von Arteriosklerose (und vielen anderen Krankheiten) außerhalb des abendländischen Zivilisationsbereiches besitzen, aus methodischen Gründen von sehr fragwürdigem Wert (vgl. DONNISON 1937; RAAB 1934). Bedeutet diese Gleichzeitigkeit aber auch *ursächliche* Verknüpfung (OPPENHEIM 1925; SNAPPER 1941; STEINER, KENDALL, MATHERS 1952; RAAB 1934 u. a.)? Mindestens so fettreich wie die Nordeuropäer und Nordamerikaner leben die asiatischen und südamerikanischen Viehzüchter und die Eskimos. Wäre der Fett- und Lipoidreichtum der Nahrung entscheidend, dann müßten diese Volksstämme nicht weniger arteriosklertisch sein als jene Europäer und Nordamerikaner. EHRSTRÖM (1950) aber fand, daß die Grönlandeskimos weniger als halb so häufig an Arteriosklerose leiden als die Südfinnen, obwohl sie erheblich mehr Fett und Fleisch verzehren. Es wäre auch eine unzulässige Vertauschung von post hoc und propter hoc, wollte man das Absinken der Arteriosklerosefrequenz während der Kriegs- und Nachkriegsjahre — die Beweise stehen zudem auf schwachen Füßen — ausgerechnet mit der Fettarmut der Nahrung erklären. Mit genau gleicher Berechtigung könnte man sagen: es war der Mangel an Eiweiß, der Mangel an Vitamin A, die Einschränkung des Alkohol- und Tabakkonsumes. Energetische Überernährung und Fettleibigkeit bedeuten immer eine erhöhte Gefährdung der Kreislauforgane. Die von manchen Seiten unermüdlich wiederholte Behauptung, durch Einschränkung des *Fettverzehrs* könne die Entwicklung der Arteriosklerose gehemmt werden, entbehrt jedoch bis heute immer noch des schlüssigen Beweises. Die entscheidenden Ursachen der zunehmenden Morbidität an Arteriosklerose, speziell der zunehmenden Morbidität an Coronarsklerose, liegen offenbar nicht im ernährungsphysiologischen Bereich, wenn die Nahrung, speziell ihr Eiweiß- und Fettgehalt, auch nicht bedeutungslos sein mag.

d) Nahrung und endokrine Regulationen.

Mit der Feststellung, daß selbst durch extrem fettreiche Kost als Dauerernährung keine nachweisbaren krankhaften Störungen hervorgerufen werden, ist die Frage nach den Auswirkungen einer einseitig fettreichen Ernährung noch nicht vollständig beantwortet. Ernährungsphysiologisch bedeutungsvoll ist nicht allein, daß einerseits fettreiche Kost das Leben unter den Bedingungen des modernen städtischen Daseins erleichtert, daß andererseits mit steigendem Fettgehalt der Nahrung die Kälteresistenz sinkt, daß Fette schlechtere Eiweißsparer sind als Kohlenhydrate und daß fettreiche Kost den Wirkungsgrad der Muskelarbeit verschlechtert. Bedeutungsvoll im Hinblick auf eine (im Verhältnis zur geforderten Leistung) optimale Gestaltung der Ernährung und eine Prophylaxe krankhafter Störungen ist die Frage, ob der Ablauf neuroendokriner Regulationen durch den Fettgehalt der Nahrung beeinflußt werden kann. Gleiche Überlegungen gelten sinngemäß für jede andere Kostform.

Zum Verständnis dieser Fragen erscheint es zweckmäßig, sie zusammenfassend, d. h. nicht nur im Hinblick auf den *Fett*gehalt, sondern auch im Hinblick auf den *Eiweiß*- und *Kohlenhydrat*gehalt der Kost zu betrachten. Bezüglich der Veränderungen neuroendokriner Regulationen bei *energetischer Überernährung* einerseits, bei *energetischer Unterernährung* und im Hungerzustand andererseits, sei auf die einschlägigen Abschnitte verwiesen.

Die Bedeutung hormonaler Einflüsse für den Stoffwechsel der Eiweißkörper, Kohlenhydrate und Fette ist in zahlreichen Untersuchungen immer wieder festgestellt worden (zusammenfassende Darstellung bei LANG 1952: LEHNARTZ 1952 sowie im Beitrag: Innere Sekretion von JORES in diesem Handbuch).

Sehr viel weniger bekannt ist von umgekehrt gerichteten Einflüssen, d. h. von *Auswirkungen der Eiweißkörper, Kohlenhydrate und Fette, der Mineralien und Vitamine der Nahrung auf die neuroendokrinen Regulationen.*

Neuroendokrine Regulationsstörungen als Folgen spezifischer *Vitaminmängel oder Vitaminüberschüsse* haben sich bisher nicht sicher nachweisen lassen (zusammenfassende Darstellung bei KÜHNAU 1952). Altbekannt sind die Beziehungen zwischen dem *Jod* in der Nahrung und der Funktion der Schilddrüse. Wieweit *Calcium* und andere *Mineralstoffe* der Nahrung (soweit sie nicht Eiweißbausteine sind) in dieser Hinsicht wirksam werden, ist noch nicht hinreichend geklärt (zusammenfassende Darstellung bei GLATZEL 1938, s. auch S. 506).

Was das Nahrungseiweiß angeht, so wurde (auf Grund histologischer Befunde und des Nachweises erhöhter Jodausscheidung) bei Steigerung der Eiweißzufuhr eine Funktionssteigerung der *Schilddrüse festgestellt* (BURGET 1917; MARINE 1918, 1920, 1921; MANSFELD 1943; McCARRISON 1922; MISSIROLI 1910, 1911; OEHME 1934, 1937; TANBERG 1915; TSUJI 1922; WEGELIN 1926). Im gleichen Sinne sprechen Beobachtungen, nach denen die Thyroxinempfindlichkeit von Tier und Mensch bei eiweißreicher Kost stärker ist als bei kohlenhydratreicher (ABDERHALDEN, WETHEIMER 1924, 1925, 1926, 1927; ABELIN-KÜRSTEINER 1924, 1926, 1928, 1930; KOMMERELL 1931, MEYER 1929). Die aus diesen Feststellungen gezogene therapeutische Folgerung: eiweißarme Kost für den Thyreotoxiker, hat sich mangels überzeugender Erfolge freilich nicht recht durchsetzen können. Eine geringere Funktionssteigerung der Schilddrüse als die Eiweißkörper sollen die Fette bewirken (BERGFELD 1940; MARINE, LENHART 1909, 1910; McCARRISON 1922; MELLANBY, MELLANBY 1921; SUGAI 1929; TAKEDA 1929; TSUJI 1922), während die Kohlenhydrate eine derartige Wirkung vollkommen vermissen lassen. Vielleicht hängt damit auch zusammen, daß Kohlenhydrate bessere Eiweißsparer sind als Fette (s. S. 416) und daß Steigerung der Eiweißzufuhr eine spezifisch-motorische Wirkung haben kann (FUCKER, SCHNEIDER 1939; dagegen RICHTER 1941). Der Grundumsatz stellt sich bei eiweißreicher Ernährung auf ein höheres Niveau ein; die spezifisch-dynamische Nahrungswirkung, auch die der Fette und Kohlenhydrate, wird stärker (Literatur und eigene Untersuchungen bei KRAUSS 1928). Im Hungerzustand atrophiert das Schilddrüsenparenchym; schilddrüsenlose Tiere leben (infolge der durch den Hormonmangel bedingten Umsatzverlangsamung?) länger als Normaltiere.

Eiweißreich gefütterte Ratten sollen besonders große und funktionstüchtige *Nebennieren* bekommen (BRIEGER 1943; ENGEL 1937, 1938; INGLE 1945; LONG 1942). Fettzulagen sollen sich in gleicher Richtung (BLUMENFELD 1934; HAJDU 1942), Kohlenhydrate hingegen im Sinne einer Gewichts*verminderung* der Nebennieren auswwirken. Unter eiweißreicher sowohl wie unter fettreicher Ernährung scheint die Adrenalinempfindlichkeit höher zu sein als unter kohlenhydratreicher Ernährung (ABDERHALDEN, WERTHEIMER 1924, 1927; YOSHIO 1939). Im *chronischen* Hungerzustand sinken Funktionsintensität und Gewicht der Nebennieren ab, während es bei *plötzlicher* Nahrungsentziehung zunächst zu einer Rindenhypertrophie kommen kann (s. S. 478).

Hyperplasie der Inselzellen des *Pankreas* wurden bei kohlenhydratreicher Ernährung gefunden; unter eiweißreicher Nahrung schwinden bei Hunden, Katzen und Ratten die β-Zellen (HORN, FARKAS, ADLER-ROHNY 1949; TEJNING 1947). Im Einklang damit steht die höhere Insulinempfindlichkeit kohlenhydratreich gefütterter Tiere (ABDERHALDEN, WERTHEIMER 1924—1927) und die bekannte klinische Erfahrung höherer Kohlenhydrattoleranz bei kohlenhydratreicher Kost. Bei gleichbleibender Kohlenhydratzufuhr können Eiweißzulagen die Insulinempfindlichkeit erhöhen, Fettzulagen sie senken.

Fettreich-kohlenhydratarme Kost soll zu verstärkter Ausschüttung von keto-
genem Hormon und gonadotropem Hormon sowie zur Vermehrung der eosinophilen und basophilen Zellen der *Hypophyse* führen (ANSELMINO, HOFFMANN
1931, 1936; BURN 1938; JULESZ 1942; REISS, EPSTEIN, GOETHE 1937). Von den
hypophysären Funktionen im Hungerzustand ist in anderem Zusammenhang die
Rede (s. S. 477).

In diesem Zusammenhang wäre noch zu erwähnen, daß die säuerende bzw.
alkalisierende Wirkung einer Kostform, wie sie sich im Harn und in der Alkalireserve des Blutes zu erkennen gibt (s. S. 543), von Bedeutung zu sein scheint
für die Gleichgewichtslage der vegetativen Regulationen. Daß tatsächlich die
säuerende bzw. alkalisierende Wirkung der Kost das Entscheidende ist, geht allerdings nicht aus *allen* Untersuchungen zweifelsfrei hervor, weil vielfach nicht nur
der Säuren- bzw. der Basengehalt der Kost verändert wurde, sondern auch der
Gehalt an Eiweiß, Fetten und Kohlenhydraten. Säuernde Kost ist wesentlich
eine Fleisch-Cerealienkost, alkalisierende Kost wesentlich eine Obst-Gemüse-
kost. Im ganzen darf man doch wohl sagen, daß säuernde Kostformen zu
Vermehrung und Linksverschiebung der neutrophilen Leukocyten im Blut führen,
zu Abfall der Eosinophilen, zu Anstieg des Blutzuckers, der Calciumionisation
im Blut, des Gesamtstoffwechsels, des Blutdrucks, der Körpertemperatur
und der dermographischen Latenzzeit. Die Verschiebungen bei alkalisierenden
Kostformen laufen gegensinnig. Bei säuernder Ernährung speichern die
Lymphorgane Lymphzellen, bei basenüberschüssiger schwemmen sie sie aus.
Klinische Beobachtungen scheinen zu lehren, daß die Kranken bei therapeutischer Säuerung sehr oft reizbar, deprimiert und unzufrieden sind, während
sie sich bei therapeutischer Alkalisierung frisch und wohl fühlen. Im übrigen
sei auf die Darstellung der säure- bzw. basenüberschüssigen Kost verwiesen
(s. S. 542).

Zusammenfassend stellen wir fest: Zu Verschiebung des neuroendokrinen
Gleichgewichts im Sinne stärkerer Akzentuierung von Schilddrüse-Nebennieren-
mark-Sympathicus kommt es bei Steigerung der Eiweißzufuhr auf Kosten der
Kohlenhydratzufuhr und bei säuernder Kost. Steigerung der Fettzufuhr wirkt
sich in gleicher Richtung, aber graduell schwächer aus. Umgekehrt verschiebt
sich das neuroendokrine Gleichgewicht im Sinne stärkerer Akzentuierung von
Pankreas-Parasympathicus bei Steigerung der Kohlenhydratzufuhr auf Kosten
der Eiweiß- und Fettzufuhr und bei alkalisierender Kost.

So lückenhaft die Kenntnisse dieser Dinge noch sein mögen, so wichtig sind
sie für die Beurteilung der Ernährung des gesunden und kranken Menschen.
Eine Optimalkost für *alle* Menschen und *alle* Lebensbedingungen kann es nicht
geben, weil jede Kostform in besonderer Weise die Organfunktionen beeinflußt
und damit den Organismus in besonderer Weise leistungsfähig, widerstandsfähig,
aber auch anfällig macht. Je nachdem, was vom Organismus verlangt wird an
speziellen Leistungen, ändert sich die Optimalkost, mit der die speziell gestellten
Anforderungen am besten erfüllt werden können. Die Optimalkost des beschau-
lich unter seinem heißen Himmel dahinlebenden Süditalieners kann nicht die
Optimalkost des konzentriert arbeitenden nordeuropäischen Großstädters sein.
Mit reiner Obst- und Gemüsekost kann kein Großstädter auf die Dauer leistungsfähig bleiben. Eine sachgerechte Kostführung darf sich niemals an allgemeinen
Theorien und Glaubenssätzen orientieren, sondern immer nur an dem mit der
Gesamtheit der Lebensbedingungen gegebenen tatsächlichen Bedarf. Es rächt
sich oft genug, wenn man glaubt, sich über alte Erfahrungen und Bräuche hin-
wegsetzen zu können.

Ein Beispiel für das, was wir hier im Auge haben, geben die sorgfältigen Versuche an 6 Generationen von Ratten, die SLONAKER 1939 veröffentlicht hat. In diesen Versuchen, die sich über 8 Jahre erstreckten und einige tausend Tiere umfaßten, ist der Einfluß des Eiweißgehaltes der Nahrung auf Wachstum, Spontanaktivität, Fortpflanzung, Eintritt der Reife und anderes mehr untersucht worden. Der Eiweißgehalt des Futters betrug 10,3, 14,2, 18,2, 22,0 und 26,3% der Brennwerte. Ein wesentliches Ergebnis dieser Versuche liegt darin, daß sich klar herausstellte, daß ein und dieselbe Kost nicht in jeder Hinsicht optimal wirkt. So lag z. B. der Termin der Augenöffnung am frühesten bei den Tieren der Gruppe 5, der Termin der Geschlechtsreife am frühesten bei den Tieren der Gruppe 3. Je höher der Eiweißgehalt des Futters, desto rascher war im allgemeinen das Wachstum, desto geringer die spontane Aktivität. Am fruchtbarsten waren die Tiere, wenn der Eiweißgehalt des Futters unter 14,2% lag. Ein höherer Eiweißgehalt war letzten Endes aber doch günstiger, wenn man nicht allein die Anzahl der Jungen, sondern auch die Sterblichkeit, die Wachstumsgeschwindgkeit und das Geschlechtsverhältnis der Nachkommen berücksichtigte. Im ganzen genommen schnitten die Tiere der Gruppe 2 und 3 am besten ab. Mit zunehmendem Eiweißgehalt stieg auch das Nierengewicht. Die Nahrung mit 14,2% Eiweiß — sie ähnelte weitgehend jener Kost, die VOIT als Standardkost für den Menschen empfohlen hat — erwies sich im ganzen als die (für Ratten!) geeignetste.

„Chaqun a les vertues de ses vertues" — Jeder hat die Kehrseiten seiner Tugenden. Eine Kostform, die das neuroendokrine Gleichgewicht im Sinne verstärkter Schilddrüsenfunktion und Blutdrucksteigerung beeinflußt, wird auch entsprechenden krankhaften Störungen Vorschub leisten können. Wenn wir einen Menschen ernährungsphysiologisch beraten, müssen wir uns nicht nur darüber klar sein, wie er lebt, und welchen Anforderungen er genügen soll. Wir müssen uns auch darüber klar sein, ob und wieweit wir eine mit der vorgesehenen Kostform verbundene Disposition zu funktionellen Störungen oder gar Erkrankungen in Kauf nehmen wollen und müssen. Das bedeutet nicht, wie von Reformern behauptet wird, daß die Kost des Hochzivilisierten an sich gesundheitsschädlicher ist als die Kost des Unzivilisierten. Die speziellen Gefährdungen durch die Zivilisationskost sind andere, aber nicht größere. Zivilisation bedeutet nicht *Verlust*, sondern *Austausch* von Kräften und Fähigkeiten. Dazu kommt das Individuelle. Wenn der eine ein „Fleischfresser" ist und der andere Obst über alles stellt, dann darf man wohl auch da biologische Ursachen annehmen. Jeder fühlt sich am wohlsten, wenn er das ißt, was der Entwicklung jener Kräfte am dienlichsten ist, an denen ihnen am meisten gelegen ist, die am meisten „zu ihm gehören". Es wäre reizvoll, zu untersuchen, wieweit sich der Charakter des Menschen in der Nahrungswahl ausdrückt.

VI. Eiweißunterernährung und Eiweißüberernährung.

a) Chemie und Physiologie der Eiweißkörper.

Zusammenfassende Darstellungen der Chemie und Physiologie der Eiweißkörper stammen von BULL (1952); CANNON (1949); EDSALL (1949, 1950); FELIX (1936, 1947, 1949); FEULGEN (1927); HAUROWITZ (1950); KNOOP (1948); LEHNARTZ (1952); ROSE (1938, 1949); ROSEMANN (1927); RUDOLPH (1950); LLOYD, SHORE (1938); SCHMIDT (1944); SWANSON, CLARK (1950); TARVER (1952); WALDSCHMIDT-LEITZ (1950); WALDENSTRÖM (1949) und WIELAND (1949).

Die *Grundbausteine* aller Eiweißkörper sind die *Aminosäuren*, zu deren Grundelementen C, H, O und N, vielfach S und P, gelegentlich auch noch andere

Elemente hinzutieten. Der Gehalt der verschiedenen Eiweißkörper an C, H, N und S schwankt in engen Grenzen: 50—52% C, 6,8—7,7% H, 15—18% (meist 16—17%) N und 0,5—2,0% S.

Die Vielzahl der Aminosäuren, von denen bisher mehr als 20 dargestellt werden konnten, die Vielzahl ihrer Kombinationsmöglichkeiten und die Vielzahl ihrer Anordnungen im Molekül bedingen die Existenz einer unübersehbaren Vielzahl von Eiweißkörpern. Bei 20 verschiedenen Aminosäuren bestehen etwa $2,4 \times 10^{18}$ Kombinationsmöglichkeiten. Neben den allein aus Aminosäuren aufgebauten Eiweißkörpern, den *Proteinen*, gibt es andere, die außerdem andersartig gebaute Gruppen (prosthetische Gruppen) enthalten und danach als zusammengesetzte Eiweißkörper oder *Proteide* bezeichnet werden. In ihrem speziellen Aufbau sind die Eiweißkörper artspezifisch, organspezifisch und individualspezifisch.

Die *Aminosäuren* sind Fettsäuren, in denen an die Stelle eines H-Atoms der C-Kette die Aminogruppe NH_2 getreten ist. Da damit ein C-Atom asymmetrisch wird, sind die Aminosäuren optisch aktiv. Bis auf wenige Ausnahmen gehören die biologisch belangreichen Aminosäuren der L-Reihe an (s. S. 370). Der gleichzeitige Besitz je einer Gruppe mit saurer und einer Gruppe mit basischer Funktion (COOH-Gruppe, NH_2-Gruppe) macht die Aminosäuren zu Ampholyten, d. h. zu Stoffen, die sich je nach der Reaktion des Milieus wie Basen oder wie Säuren verhalten (Puffersubstanzen). Im ganzen sind die Reaktionen der Aminogruppe zahlreicher und verschiedenartiger als die der Säuregruppe.

Man hat guten Grund zu der Annahme, daß sich die Aminosäuren im Eiweißmolekül durch *Peptidbindung* vereinigen (Zusammentritt der NH_2-Gruppe der einen Aminosäure mit der COOH-Gruppe der anderen). Biologisch bedeutungsvoll sind auch gewisse Derivate der Aminosäuren, die *Amine*, die durch Abspaltung von CO_2 aus der COOH-Gruppe entstehen.

Nach der Anzahl der Amino- und Carboxylgruppen gliedern sich die Aminosäuren in mehrere Gruppen:

1. *Monoaminomonocarbonsäuren:*
   Glykokoll = Aminoessigsäure,
   Alanin = α-Aminopropionsäure,
   Serin = α-Amino β-oxypropionsäure,
   Cystein = α-Amino-β-thiopropionsäure,
   Cystin = Oxy-α-amino-β-thiopropionsäure,
   Methionin = α-Amino-γ-methyl-thiobuttersäure,
   Threonin = α-Amino-β-oxybuttersäure,
   Valin = α-Amino-isovaleriansäure,
   Norvalin = α-Amino-n-valeriansäure,
   Leucin = α-Amino-isocapronsäure,
   Isoleucin = α-Amino-β-methyl-β-äthyl-propionsäure,
   Norleucin = α-Amino-n-capronsäure.

$$CH_2{-}NH_2$$
$$|$$
$$COOH$$
Glykokoll

$$CH_2{-}SH$$
$$|$$
$$H{-}C{-}NH_2$$
$$|$$
$$COOH$$
Cystein

2. *Diaminomonocarbonsäuren* (basische Aminosäuren):
   Arginin = δ-Guanidino-α-amino-valeriansäure,
   Ornithin = α,δ-Diamino-valeriansäure,
   Lysin = δ,ε-Diamino-n-capronsäure.

3. *Monoaminodicarbonsäuren* (saure Aminosäuren:
   Asparaginsäure = Aminobernsteinsäure,
   Glutaminsäure = α-Aminoglutarsäure.

4. *Cyclische Aminosäuren:*

Phenylalanin,
Thyrosin = p-Oxy-phenylalanin,
Tryptophan = β-Indolyl-α-amino-propionsäure,
Histidin = β-Imidazolyl-α-amino-propionsäure,
Prolin = Pyrrolidin-α-carbonsäure,
Oxyprolin = β-Oxypyrrolidin-α-carbonsäure.

$$COOH$$
$$|$$
$$CH_2$$
$$|$$
$$CH_2$$
$$|$$
$$CH(NH_2)$$
$$|$$
$$COOH$$

Glutaminsäure   L-Phenylalanin   L-Tryptophan

Aus zwei oder mehr in Peptidbindung vereinigten Aminosäuren entstehen *Dipeptide,
Tripeptide* und *Polypeptide.* Die höchstmolekularen Peptide stehen in ihrem physikalisch-
chemischen Verhalten bereits den natürlichen Eiweißkörpern nahe, lassen aber doch noch
typische Eiweißreaktionen vermissen (z. B. keine Gerinnung durch verdünnte Säuren und durch
Kochen). Peptide, die bei der Aufspaltung von Eiweißkörpern in vitro entstehen, kommen
auch natürlicherweise, d. h. bei dem Eiweißabbau in vivo vor. Die genaue Struktur
kennt man nur von ganz wenigen Peptiden. Ein Tripeptid von bekannter Struktur —
Glutaminsäure + Cystein + Glykokoll — ist das *Glutathion,* das sehr leicht von der oxydierten in die reduzierte Form übergeht und als Regulator von Stoffwechselvorgängen
(Fermentaktivierungen, Gewebsatmung) eine Rolle spielt.

„Die Bestimmung der *Konstitution der Eiweißkörper* ist bisher noch in keinem
Falle gelungen" (Lehnartz 1952). Immerhin konnte mit chemischen und physikalischen Methoden manches geklärt werden. Alle natürlichen Eiweißkörper
haben bestimmte Eigenschaften gemeinsam: Sie bilden mit Wasser, Säuren,
Basen und Salzlösungen *kolloidale Lösungen.* Natürliche („native") Eiweißkörper
werden durch starke Säuren und Basen, durch Wärme und Schütteln „*denaturiert*",
d. h. in Polypeptidketten zerlegt, die sekundär andere Aggregate bilden, und
anschließend irreversibel ausgefällt *(„koaguliert").* Die Niederschlagsbildung
nach Zusatz von Neutralsalzlösungen *(„Ausflockung")* ist reversibel. Die *Puffe-
rungsfähigkeit* der Eiweißkörper beruht auf der chemischen Struktur der Aminosäuren (s. oben). Biologisch bedeutungsvoll ist schließlich die *reaktive Bildung
von eiweißartigen Abwehrstoffen* (Präcipitinen, Abwehrfermenten) gegen parenteral
zugeführte Eiweißkörper.

Tabelle 27. *Molekulargewicht einiger Eiweißkörper.* (Nach Svedberg.)

Eiweiß	Molekulargewicht	Eiweiß	Molekulargewicht
Myoglobin	17500	Serumalbumin (Pferd) . .	66900
Pepsin	35500	Serumglobulin	167000
Insulin.	35500	Katalase	248000
Ovalbumin	41000	Thyreoglobulin	700000

Die Eiweißkörper sind *hochmolekulare Stoffe.* Eine Vorstellung von der
Größenordnung der *Molekulargewichte* einiger Eiweißkörper gibt die Tabelle 27.
Noch *über* den in der Tabelle angeführten Molekulargewichten liegt das Molekulargewicht der Virusproteine (bis zu 20 Millionen). Nach Untersuchungen
chemischer, physikalisch-chemischer und röntgenologischer Art besteht das Eiweißmolekül sehr wahrscheinlich aus hochmolekularen Polypeptiden mit ketten-
förmig aneinandergebundenen Aminosäuren. Röntgenuntersuchungen ergaben

außerdem, daß es *zwei Formen von Eiweißkörpern* gibt: kugelförmige oder ellipsoide (Sphäroproteine) und langgestreckte (Linearproteide). „Alle neueren Untersuchungen haben überzeugend erwiesen, daß jedes Protein eine charakteristische molekulare Struktur hat, in der jedes C-, N- und O-Atom einen bestimmten Platz einnimmt" (LEHNARTZ 1952).

Zur *Kennzeichnung der Eiweißkörper* haben sich *biologische und physikalisch-chemische Gesichtspunkte* geeigneter erwiesen als rein chemisch-strukturelle Daten auf der Basis ihrer Zusammensetzung aus Aminosäuren. So hat sich folgende Gliederung allgemein durchgesetzt:

1. Einfache Eiweißkörper (Proteine).

a) *Protamine:* Die einfachsten bekannten Eiweißkörper; vorkommend in Fischspermatozoen.

b) *Histone:* Übergangsstufen zu den hochmolekularen Eiweißkörpern; vorkommend in Zellkernen.

c) *Gliadine:* Eiweißkörper, die viel Glutaminsäure, aber wenig oder kein Lysin und wenig Arginin und Histidin enthalten; vorkommend in Getreidekörnern.

d) *Gluteine:* Eiweißkörper, die im Gegensatz zu den Gliadinen auch Lysin enthalten und zusammen mit diesen das Klebereiweiß (Gluten) bilden; vorkommend in Getreidekörnern.

e) *Globuline:* Eiweißkörper, die im tierischen und pflanzlichen Organismus weit verbreitet sind. Die Globuline des Blutserums können in 3 Fraktionen getrennt werden (α-, β-, γ-Globuline). Biologisch besonders wichtige Globuline sind Fibrinogen, Myosin, Thyreoglobulin und der BENCE-JONESsche Eiweißkörper.

f) *Albumine:* Wie die Globuline sind diese Eiweißkörper weit verbreitet, im Gegensatz zu den Globulinen jedoch frei von Glykokoll. Biologisch wichtige Albumine sind Globin und Insulin.

g) *Gerüsteiweiße* (Skleroproteine) kommen nur im tierischen Organismus vor. Hauptvertreter der Gerüsteiweiße sind die Kollagene in Bindegewebe, Sehnen, Fascien und Bändern (unter anderem Ossein und Elastine). Die Gerüsteiweiße enthalten kein Tryptophan, kaum Tyrosin und gehen beim Kochen mit Säuren in Gelatine über. Die Keratine in Haaren, Wolle, Federn und Nägeln enthalten reichlich Cystin. Andere, nicht menschliche Gerüsteiweiße sind das Seidenfibroin und das Sericin.

2. Zusammengesetzte Eiweißkörper (Proteide).

Die Proteide sind in der Natur viel weiter verbreitert als die Proteine. Ihre mit der Eiweißgruppe verbundene *nicht*eiweißartige Gruppe („prosthetische Gruppe") besteht aus Nucleinsäure oder Phosphorsäure oder einem Kohlenhydrat (bzw. Kohlenhydratderivat) oder einer Gruppe von Farbstoffcharakter. Danach werden unterschieden:

α) *Nucleoproteide.* Sie sind Verbindungen von Nucleinsäure und Eiweiß, wobei die Eiweißkomponente noch nicht von allen Nucleoproteiden bekannt ist. Die *Nucleinsäuren = Nucleotide* bestehen aus einer Purin- bzw. Pyrimidinbase (Adenin oder Guanin bzw. Thymin, Uracil oder Cytosin), einer Pentose (Ribose oder Thyminose) und Phosphorsäure. *Nucleoside* sind phosphorsäurefreie Nucleotide.

Die Nucleoproteide kommen in allen Zellkernen vor, am konzentriertesten daher in den zellreichen Organen (Thymus, Pankreas, Leber, Milz, Niere) und in der Hefe. Biologisch wichtige Mononucleotide sind Hefeadenylsäure und Muskeladenylsäure (Energieüberträger im

Purin

Pyrimidin

Kohlenhydratstoffwechsel), biologisch wichtige Polynucleotide (entstanden durch Vereinigung mehrerer Mononucleotide) sind Hefenucleinsäure und Thymonucleinsäure (Wirkstoffe bei der Eiweißsynthese).

β) *Phosphoproteide.* Ihre prosthetische Gruppe ist die Phosphorsäure. Die biologisch wichtigsten Phosphoproteide sind das Casein der Milch, das Ovovitellin des Eidotters (es kommt dort mit Phosphatiden zusammen vor) und das Ichthulin des Fischeies. In der Milch liegt Casein als lösliches Kalksalz vor; unter Labwirkung geht es in Paracasein über, dessen Calciumsalz nun nicht mehr löslich ist.

γ) Die *Glykoproteide* werden wegen ihrer Schleimstoffeigenschaften auch Mucoproteide, Mucine oder Mucoide genannt und besitzen als prosthetische Gruppe Kohlenhydrate bzw. Kohlenhydratderivate (Aminozucker, Uronsäuren). Besonders kohlenhydratreiche Glykoproteide bezeichnet man auch als Mucopolysaccharide. Die chemische Struktur der Glykoproteide ist erst teilweise bekannt; viele von ihnen enthalten Schwefelsäure.

Biologisch wichtige Glykoproteide finden sich im Sekret der Schleimdrüsen, in den Blutgruppensubstanzen, im Glaskörper des Auges, in der Gelenkflüssigkeit und in der Nabelschnur. Ein sulfat*freies* Glykoproteid repräsentiert die Hyaluronsäure, ein sulfat*haltiges* das Heparin. Die Hyaluronsäure ist Bestandteil der mesenchymalen Kittsubstanz, im Tierorganismus weit verbreitet (Nabelschnur, Haut, Kammerwasser, Synovia) und durch ein spezifisches Ferment (Hyalurondase) leicht spaltbar. Das Heparin wird in der Leber gebildet und hemmt die Blutgerinnung.

δ) Die *Chromoproteide* stellen eine Proteidgruppe mit einer prosthetischen Gruppe von Farbstoffcharakter dar. Obwohl Farbstoffgruppen verschiedenster Struktur gefunden wurden, gehören die bei den höheren Tieren und dem Menschen vorkommenden Farbstoffgruppen der Chromoproteide fast ausschließlich zu den Häminen. Kernstück der Hämine ist der N-haltige Pyrrolring (Pyrrolfarbstoffe). Aus Pyrrolringen baut sich das Porphinskelet der Porphyrine auf. Zu diesen gehören das eisenhaltige Hämoglobin, das kupferhaltige Hämocyanin, die eisenhaltigen Zellhämine und das magnesiumhaltige Chlorophyll. Ernährungsphysiologisch bedeutsam ist die Tatsache, daß der Organismus den Pyrrolring und damit das Skelet aller dieser Stoffe synthetisieren kann.

Hämoglobin besteht aus Globin und einem 2-wertiges Eisen enthaltenden Porphyrin, dem Häm. Porphyrineisensalze mit 3-wertigem Eisen sind die Hämine (Chlorhämin, Oxyhämin); im Harn und Kot werden aber auch noch andere Porphyrine gefunden. Aus dem globinfrei gewordenen Hämoglobin entstehen Gallenfarbstoffe (Verdoglobin, Biliverdin, Bilirubin usf.).

Unter der Bezeichnung *Zellhämine* werden diejenigen Hämine zusammengefaßt, die nicht in komplexer Bindung mit Globin vorkommen. Das physiologisch wichtigste Zellhämin ist das Warburgsche Atmungsferment (Cytochromoxydase). Zellhämine sind außerdem die Cytochrome, die bei Oxydationsvorgängen mitwirken, die Peroxydasen, die O_2 aus Peroxyden freisetzen, und die Katalasen, die H_2O_2 in H_2O und O zerlegen.

Die *Verdauung der Eiweißkörper* der Nahrung beginnt im *Magen* mit der Einwirkung der *Kathepsine* und des *Pepsins*. Die geringen Mengen eiweißspaltender Fermente im Speichel fallen schon wegen der kurzen Verweildauer der Nahrung im Mund nicht ins Gewicht. Unter der Einwirkung von Kathepsinen (p_H-Optimum 3,5) und Pepsin (p_H-Optimum 2,0) entstehen aus dem Nahrungseiweiß wasserlösliche Peptide, die ihrerseits einen starken sekretorischen Reiz auf die Magendrüsen ausüben. Auf *Pepsin*wirkung beruht beim Menschen auch die Labgerinnung der Milch, d. h. die bei p_H 5—6 (durch Hydrolyse?) stattfindende Umwandlung des Caseins in Paracasein. Paracasein vereinigt sich dann mit Calcium und fällt als ein Gerinnsel aus, das das gesamte Milchfett in feiner Verteilung in sich schließt. Nur im Kälbermagen konnte ein *besonderes* Labferment nachgewiesen werden. Beim Säugling, dessen Magensaft erst gegen Ende des ersten Lebensjahres p_H-Werte um 3,5 erreicht, kann wegen der hohen p_H-Werte im Magen eine Pepsinverdauung nennenswerten Ausmaßes nicht stattfinden. Wie bereits früher erwähnt, vermag Pepsin die Hüllen mechanisch unverletzter Pflanzenzellen zu durchdringen und die darin enthaltenen Eiweißkörper herauszulösen.

Mit dem *Darmsaft* treten als eiweißverdauende Stoffe Erepsin, Nucleasen und aktivierte Enterokinase hinzu. Das Optimum aller im Dünndarm wirkender Fermente liegt, im Gegensatz zu den Magenfermenten, bei neutraler oder schwach alkalischer Reaktion (p_H im Duodenum 5,9—6,6, im oberen Jejunum 6,2—6,7, im unteren Jejunum 6,2—7,3).

Erepsin ist kein einheitlicher Stoff, sondern ein Gemisch aus Polypeptidase, Dipeptidase und Prolinase. Die *Nucleasen* — sie sind vermutlich Phosphatasen — spalten speziell die Polynucleotide über Mononucleotide bis zu Nucleosiden auf. Zur Aktivierung der eiweißspaltenden Darm- und Pankreasfermente wird *Enterokinase* benötigt. Sie entsteht in inaktiver Form im Pankreas — besonders reichlich, wenn Pankreassaft auf die Dünndarmschleimhaut einwirkt — und wird durch Berührung mit der Darmschleimhaut aktiviert.

Das *Pankreas* liefert als eiweißspaltendes Fermentgemisch außerdem *Trypsin* (ein Gemisch von Proteinase, Carboxypeptidase und Protaminase) und das

Chymotrypsin (mit starker Labwirkung). Die Pankreasproteinase muß, um wirksam sein zu können, durch Enterokinase, das Chymotrypsinogen durch Trypsin aktiviert werden.

Spätestens im unteren Jejunum sind die Verdauungsvorgänge beendet. Unter Bakterienwirkung bilden sich im *Dickdarm* aus unresorbierten Eiweiß-spaltprodukten Amine (Putrescin, Cadaverin), Fettsäuren, einfache aromatische Stoffe (Kresol, Phenol, Skatol, Indol), H_2S und andere S-haltige Verbindungen (Mercaptane, z. B. CH_3SH). Alle diese Stoffe werden teils unmittelbar mit dem Kot, teils nach vorheriger Resorption mit dem Harn und der Galle ausgeschieden.

Resorbiert wird das Nahrungseiweiß — mindestens zum allergrößten Teil — in Form von Aminosäuren. Man muß aber annehmen, daß gelegentlich auch höhermolekulare Spaltprodukte (Peptide) resorbiert werden können. Ungewiß ist immer noch, ob die Darmwand aus Aminosäuren Peptide aufzubauen vermag.

Abgesehen davon, daß bei eiweißreicher Ernährung die Zellen eiweißreicher zu werden scheinen, ist eine ins Gewicht fallende *Speicherung von Eiweiß*, in der Weise, wie es eine Speicherung von Fett und Kohlenhydraten, auch von einzelnen Vitaminen und Mineralien gibt, offenbar nicht möglich.

Depoteiweiß und Organeiweiß lassen sich weder chemisch noch morphologisch trennen. Die *Eiweißreserve des Körpers* wird auf 3—4 g je Kilogramm Körpergewicht geschätzt, d. h. auf insgesamt etwa ebensoviel wie das Plasmaeiweiß (MADDEN, WHIPPLE 1940). Sie liegt vor allen Dingen in der Muskulatur, die im Eiweißhunger auch als erstes angegriffen wird und dabei zunächst an Lysin, Tyrosin und Tryptophan verarmt (ROCHE 1933, 1934). Nächst der Muskulatur ist das wichtigste Eiweißdepotorgan die Leber (ADDIS, LEE, LEW, POO 1940; ADDIS, POO, LEW 1936; SCHÖNHOLZER 1926), „wobei die Mobilisierbarkeit dieses Eiweißes biologisch den Vorrang hat vor der Intakthaltung der anderen Leberfunktionen" (KÜHNAU 1948). In der Leber werden aus dem Nahrungseiweiß Albumine gebildet, die das Ausgangsmaterial für das Organeiweiß des ganzen Körpers darstellen. Ist die Albuminneubildung in der *Leber* gestört oder durch Mangel an Nahrungseiweiß beeinträchtigt, dann kann zur Aufrechterhaltung des Eiweißbestandes lebenswichtigster Gewebe von *anderen Organen* Eiweiß an das Plasma abgegeben werden. Zur Neubildung von 1 g Serumalbumin sind in diesem Fall 30 g Organeiweiß erforderlich (SACHER, HORWITZ, ELMAN 1942).

Untersuchungen mit Isotopen bestätigten, was bis dahin nur Vermutung war, daß es nämlich keinen vom exogenen (Nahrungs-) Eiweißstoffwechsel getrennten endogenen (Körper-) Eiweißstoffwechsel gibt, daß vielmehr das Nahrungseiweiß sich sehr schnell auf die Körperzellen verteilt und es für die Eiweißstoffe, ähnlich wie für die Kohlenhydrate und Fette, ein metabolic pool gibt. Die tägliche *Eiweißneubildung* hat man auf Grund der Ergebnisse solche Untersuchungen zu 98 g berechnet. Obwohl die Intensität der Eiweißneubildung in den einzelnen Organen verschieden groß ist, bleibt es ernährungsphysiologisch doch von hohem Interesse, den *Gesamt*betrag der täglichen Eiweißneubildung zu kennen. Den N-Gehalt des Organismus mit 3,10% angenommen (HACKH 1919) und den gesamten N als Eiweiß-N gerechnet, würde eine Tagesneubildung von 98 g bedeuten, daß der 70 kg schwere Organismus innerhalb von rund 147 Tagen sein gesamtes Körpereiweiß neu bildet. Durch Sexualhormone läßt sich der Eiweißansatz steigern (Literatur bei KEETON 1953; vgl. auch WHITE 1948).

Die Leber ist nicht nur ein Hauptdepotorgan des Eiweißes, sondern auch der Hauptort des *Ab- und Neubaues der Aminosäuren*. Von hier aus werden diese in Gestalt von Eiweißkörpern (vor allen Dingen in der Albuminfraktion des Blutplasmas) den Organen zugeleitet. Daneben findet, je nach Bedarf, ein Eiweißumbau und Eiweißaustausch in anderen *Organen* statt (Organspezifität der Eiweißkörper). „Nach neueren Vorstellungen ist es wahrscheinlich, daß dabei in dem einen Organ nicht das Eiweißmolekül vollständig abgebaut wird, um in einem anderen zu einem Protein neu zusammengefügt zu werden, sondern es werden an der ersten Stelle die notwendigen Aminosäuren aus dem größeren Molekül herausgenommen und an anderer Stelle und in anderer Weise wieder zusammengefügt" (LEHNARTZ 1952).

Bis herab zur Stufe der Aminosäuren werden die Eiweißkörper im *intermediären Stoffwechsel* in grundsätzlich gleicher Weise abgebaut wie bei der Verdauung (hydrolytischer Abbau über die Peptidstufe unter der Einwirkung von Zellpeptidasen und Zellkathepsinen). Ob es daneben noch andere Abbauwege gibt, steht dahin. Die meisten Aminosäuren werden dann weiter über Zwischenstufen, die im einzelnen noch nicht durchweg bekannt sind, oxydativ zu CO_2, H_2O und NH_3 abgebaut. Aus diesem NH_3 bildet die Leber *Harnstoff*, und zwar, unabhängig von der Art der Aminosäure, aus allen Aminosäuren (mit Ausnahme des Ornithin und Citrullin, die bei der Harnstoffsynthese eine ganz besondere Rolle spielen) jeweils etwa gleichviel. Abgesehen von geringen Mengen, die in einzelnen Organen verbrannt werden — die Magenschleimhaut z. B. besitzt eine Urease — erscheint der Harnstoff als Hauptendprodukt des Eiweißabbaues im Harn.

Die *speziellen Aufbau- und Abbauwege der Aminosäuren* beanspruchen kein unmittelbares ernährungsphysiologisches Interesse. Von unmittelbarer Bedeutung ist lediglich die Fähigkeit einzelner Aminosäuren, entweder Kohlenhydrate oder Ketonkörper oder keinen von den Stoffen dieser Gruppen bilden zu können. Diese Fähigkeiten hängen mit der speziellen Struktur der Aminosäuren zusammen. Nach experimentellen Untersuchungen (deren Ergebnisse freilich nicht immer übereinstimmen) pflegt man demgemäß zu unterscheiden:

1. Glucoplastische Aminosäuren: Glykokoll, Alanin, Serin, Aminobuttersäure (?), Valin, Threonin, Isoleucin, Glutaminsäure, Oxyglutaminsäure und Arginin.

2. Ketoplastische Aminosäuren: Leucin, Norvalin, Lysin, Phenylalanin und Tyrosin. In Versuchen an Nierenschnitten erwiesen sich nur Leucin, Norvalin und Lysin als Acetonbildner.

3. Aglucoplastisch-aketoplastische Aminosäuren: Norleucin, Prolin, Oxyprolin, Tryptophan, Histidin, Asparaginsäure, Cystin, Ornithin und Serin.

„Es muß aber darauf hingewiesen werden, daß die allgemeine Lage des Stoffwechsels, insbesondere ob gleichzeitig noch ein Kohlenhydratstoffwechsel ausreichenden Umfangs stattfindet, auch für das Schicksal der Aminosäuren entscheidend sein muß" (LEHNARTZ 1952).

Von der spezifisch-dynamischen Wirkung der Eiweißkörper der Nahrung war bereits die Rede (s. S. 340).

Ernährungsphysiologisch von entscheidender Bedeutung ist die Tatsache, daß *der menschliche Organismus,* der alle lebenswichtigen Kohlenhydrate aus Fetten und Eiweißkörpern, alle lebensnotwendigen Fette — ausgenommen vielleicht einige hochungesättigten Fettsäuren — aus Kohlenhydraten und Eiweißkörpern synthetisieren kann, *nur einen Teil der lebensnotwendigen Eiweißbausteine, nur einen Teil der notwendigen Aminosäuren selbst aufzubauen vermag.* Auf den speziellen Bildungsmechanismus der synthetisierbaren (d. h. entbehrlichen)

Aminosäuren ist hier nicht einzugehen. Die synthetisierbaren Aminosäuren sind jedenfalls als Nahrungsbestandteile entbehrlich, die nichtsynthetisierbaren oder *essentiellen Aminosäuren dagegen müssen in der Nahrung enthalten sein.*

Berücksichtigt man die Artspezifität der Eiweißkörper und die von der geforderten Leistung abhängige Verschiedenheit des Bedarfs, dann ist klar, daß Ergebnisse, die an Hunden, Ratten und stammesgeschichtlich noch weiter entfernten *Tieren* gewonnen worden sind, nicht ohne weiteres auf den Menschen übertragen werden können, und daß Ergebnisse, die am *heranwachsenden Organismus* gewonnen worden sind, nicht ohne weiteres für den *Erwachsenen* gelten. Als lebensnotwendig und unentbehrlich, als essentiell für den erwachsenen Menschen, haben sich 9 Aminosäuren erwiesen: Histidin, Lysin, Methionin, Valin, Threonin, Leucin, Isoleucin, Tryptophan und Phenylalanin. Als wachstumsbeschleunigend erwiesen sich in Rattenversuchen von Rose (1949) außerdem Arginin, Cystin, Glutaminsäure, Prolin, Serin und Tyrosin.

Hinsichtlich der *Verdauung und des Stoffwechsels der Nucleoproteide* mögen wenige Bemerkungen genügen. Im Dünndarm werden, ebenso wie im intermediären Stoffwechsel, durch eiweißspaltende Fermente zunächst die Eiweißkomponenten abgetrennt, durch Nucleasen die Polynucleotide in Mononucleotide und die Mononucleotide (durch Abspaltung von Phosphorsäure) in Nucleoside übergeführt. Als Bestandteile von Fermenten spielen die Nucleotide im Zellstoffwechsel eine vielseitige Rolle; trotz der Reversibilität ihrer Veränderungen müssen sie laufend ersetzt werden. Der Ersatz der charakteristischen Purin- und Pyrimidinbasen macht keine Schwierigkeiten, da der Organismus beide synthetisieren kann.

Als *Endprodukt des Purinstoffwechsels* entsteht bei Menschen und anthropoiden Affen nach mannigfachen Umwandlungen der Mononucleotide schließlich die *Harnsäure,* ein Trioxypurin. Im Harn anderer Tiere erscheint statt dessen ein Oxydationsprodukt der Harnsäure, das Allantoin. Die im Harn ausgeschiedene Harnsäure stammt sowohl aus der Nahrung wie aus dem intermediären Stoffwechsel. Man hat sich dementsprechend daran gewöhnt, von exogener und endogener Harnsäure zu sprechen. Tatsächlich ist eine scharfe Trennung nicht durchführbar, da Purine einerseits im Darm bakteriell abgebaut, andererseits im Organismus selbst aufgebaut werden. Die endogene Harnsäureausscheidung, d.h. die Ausscheidung bei energetisch ausreichender Kohlenhydrat-Fettkost, wird je Tag und Mensch mit 0,3—0,5 g Harnsäure angegeben (s. dazu Thannhauser 1929).

Eine altbekannte Tatsache der Ernährungsphysiologie besteht nun darin, *daß der Organismus* ständig, und zwar auch im Zustand vollkommener Nahrungskarenz, im Harn Harnstoff ausscheidet — die Stickstoffausscheidung durch den *Darm* fällt mengenmäßig nicht ins Gewicht (neuerdings Bricker, Smith 1951; Toscani, Whedon 1951) —, daß er also *fortwährend Eiweiß abbaut* und seinen Eiweißbestand somit nur dann aufrechterhalten kann, wenn er in der Lage ist, das abgebaute Eiweiß fortlaufend zu ersetzen.

Im Hungerzustand dient das Eiweiß nicht nur *spezifisch-stofflichen* Aufgaben, sondern, zusammen mit den verfügbaren Beständen an Kohlenhydraten und Fetten, auch der Deckung des *energetischen* Bedarfs. Daraus erhellt, daß die *Harnstoff-* bzw. *Stickstoffausscheidung nur dann minimal sein kann, wenn die Nahrung eiweiß- bzw. stickstofffrei, gleichzeitig aber energetisch voll ausreichend ist,* so daß, um den Energiebedarf decken zu können, kein Körpereiweiß verbrannt zu werden braucht.

Diesen minimalen N-Betrag haben RUBNER (1902) als Abnutzungsquote, FOLIN (1905) als endogenes N-Gleichgewicht und LANG (1950) als *absolutes N-Minimum* bezeichnet. Die richtige Bestimmung des absoluten N-Minimums hängt von der Erfüllung mehrerer Voraussetzungen ab: 1. *Möglichst N-freie Kost* (eine *vollständig* N-freie Kost ist nicht darstellbar). Die Gründe für die Notwendigkeit dieser Voraussetzung wurden soeben genannt. — 2. *Ausreichende Versuchsdauer.* Die N-Ausscheidung stellt sich nur langsam auf den Minimalwert ein; die dazu erforderliche Zeitspanne hängt wesentlich von der Vorperiode ab und kann 14 Tage und länger dauern (Lit. bei THANNHAUSER 1929). — 3. *Volle Deckung des Energiebedarfs durch Kohlenhydrate und Fette.* Kohlenhydrate sind bessere „*Eiweißsparer*" als Fette, d. h. bei kohlenhydratreicher Kost sinkt ceteris paribus die N-Ausscheidung tiefer als bei fettreicher Kost gleichen Energiewertes. Stärke ist ein besserer Eiweißsparer als Rohrzucker und Traubenzucker (ALBANESE, IRBY, FRANKSTON, LEIN 1947; LANDERGREN 1903; LEVERTON, GRAM, CHALOUPKA 1951; OLDHAM, SHEFT 1951; ZELLER 1914). Die Ursache für die bessere Eiweißsparwirkung der Kohlenhydrate liegt wahrscheinlich darin, daß bei ausschließlicher Fettnahrung infolge der unter diesen Umständen notwendigen Zuckerneubildung der Verbrauch von Organeiweiß ansteigt. Vielleicht spielt auch eine Steigerung der Schilddrüsenfunktion durch die Nahrungsfette mit. — 4. *Überschuß der in der Nahrung enthaltenen harnalkalisierenden Stoffe über die harnsäuernden.* Die Lage des Säure-Basengleichgewichts ist für die Größe des Eiweißabbaues nur dann von Bedeutung, wenn, wie eben bei Bestimmung des absoluten N-Minimums, gar kein Eiweiß oder wenn nur ganz wenig Eiweiß aufgenommen wird. Schon bei Eiweißzufuhren in Höhe des Bilanzminimums (s. unten) spielt das Verhältnis der harnsäuernden zu den harnalkalisierenden Nahrungsbestandteilen für den Umfang des Eiweißabbaues keine Rolle mehr (EBBENHORST, TENGBERGEN 1941; GERHARTZ 1931; GLATZEL 1936; PALLADIN 1924; RÖSE, BERG 1918, 1935; SHERMAN, GETTLER 1912; SILWER 1937; STEENBOCK, NELSON, HART 1914; STRAUB 1899; TERROINE, REICHERT 1929, 1930). — 5. *Geringer NaCl-Gehalt der Nahrung* (GERHARTZ 1931; GRUBER 1901; MITCHELL-CARMAN 1926; STRAUB 1899; TERROINE-CHAMPAGNE 1932, 1933). Die Verhältnisse sind in dieser Richtung jedoch noch nicht klar übersehbar. Man muß offenbar zwischen allgemeiner und spezifischer Salzwirkung unterscheiden und außerdem die Ernährung in der Vorperiode berücksichtigen (GLATZEL, MECKE 1933; v. HOESSLIN 1910; JAVAL 1901; SCHOORL 1934; STRAUB 1899; WEBER 1932; v. WENDT 1925). — 6. *Vermeidung schwerer Muskelarbeit.* Ob intensive Muskelarbeit auf die Höhe des absoluten N-Minimums tatsächlich Einfluß hat, ist freilich noch nicht eindeutig geklärt (MITCHELL, HAMILTON 1946, 1949; TERROINE 1937). — 7. *Freiheit des Organismus von krankhaften Störungen,* die erhöhten Eiweißabbau nach sich ziehen. Bei fieberhaften, aber auch bei fieber*losen* Infekten, bei endokrinen Störungen, vor allen Dingen bei thyreotoxischen Zuständen, steigt die minimale N-Ausscheidung an (Lit. bei GRAFE 1923; neuerdings DEUEL jun., SANDIFORD, SANDIFORD, BOOTHBY 1928; WHITE 1948). — Eine *Altersabhängigkeit* der minimalen Endausscheidung besteht offenbar nicht (HEYER 1921; LAUTER 1922).

Auf Grund der methodisch zuverlässigsten Untersuchungen (DEUEL jr., SANDIFORD, SANDIFORD, BOOTHBY 1928; HAWLEY, MURLIN, NASSET, SZYMANSKI 1948; MEZINESKU 1942; SMITH 1925; Zusammenfassung der älteren Literatur bei BERTRAM, BORNSTEIN 1928) ergeben sich als *Minimalwert der täglichen N-Ausscheidung* durch Harn und Kot, als *absolutes N-Minimum, also 0,034 g N je Kilogramm Körpergewicht und Tag* = rund 2,4 g N für den erwachsenen Menschen von 70 kg (davon Kot-N rund 0,7—1,1 g) = rund 15 g Eiweiß. „Da der gesamte N-Bestand eines Menschen auf etwa 2100 g zu veranschlagen ist, werden unter den Bedingungen des absoluten N-Minimums im Tag nur etwa 0,12% des Gesamt-N im endogenen Stoffwechsel umgesetzt." Man kann auch „das absolute N-Minimum für den Menschen auf rund 1,5 mg N je Calorie-Grundumsatz beziffern. Demnach entspricht der endogene Eiweißstoffwechsel rund 4,5% der Grundumsatzcalorien" (LANG 1950).

Berechnet man das *absolute N-Minimum nicht auf das Körpergewicht*, sondern auf den *Grundumsatz*, dann findet man für Säugetiere und Vögel Werte von etwa gleicher Größenordnung, d. h. 2,3—2,9 mg N je Grundumsatz-Calorie (TERROINE, SORG-MATTER 1927). Das absolute N-Minimum, bezogen auf das *Körpergewicht*, schwankt sehr viel stärker: In den Untersuchungen von TERROINE, SORG-MATTER (1927) an Maus, Ratte, Taube, Hahn, Kaninchen, Hund und Mensch lag es bei der Maus mit 0,0348 g je Kilogramm und Stunde am höchsten, um in der genannten Reihenfolge abzufallen bis auf 0,00217 beim Menschen.

LANG (1950) hat die minimale N-Ausscheidung in folgender Weise *aufgeschlüsselt*:

Harnstoff-N	48,4% des Gesamt-N
Kreatinin-N	21,1% des Gesamt-N
Ammoniak-N	13,6% des Gesamt-N
Undefinierter N	6,6% des Gesamt-N
Aminosäuren-N	6,1% des Gesamt-N
Harnsäure-N	4,2% des Gesamt-N

Versucht man nun, den N-Verlust in Höhe des absoluten N-Minimums durch Eiweißzufuhr auszugleichen, dann steigt, da ein Teil des Nahrungseiweißes als Energiequelle benutzt wird, die N-Ausscheidung über das Niveau des absoluten N-Minimums, zunächst auch über die N-Zufuhr und erst bei noch weiter steigender Zufuhr stellt sich schließlich ein N-Gleichgewicht her. Die Eiweißmenge, mit der gerade eben N-Gleichgewicht erzielt werden kann, haben RUBNER (1902) als *physiologisches Eiweißminimum*, KRAUT, LEHMANN (1948) als *Bilanzminimum* bezeichnet. Die Größe des Bilanzminimums schwankt in engen Grenzen von Individuum zu Individuum und ist beim gleichen Individuum abhängig sowohl von den Faktoren, die bestimmend sind für die *Höhe des absoluten N-Minimums* wie auch von der Ernährung in der Vorperiode (nach Zeiten eiweißarmer Ernährung ist das Bilanzminimum erniedrigt) und vor allen Dingen von der *Qualität*, d. h. der biologischen Wertigkeit *des Nahrungseiweißes*.

Nimmt man zusammen, was bisher an Bestimmungen des Bilanzminimums vorliegt (Lit. bei THANNHAUSER 1929; LANG 1950), dann bewegen sich die *allermeisten Werte zwischen 29 und 56 g Eiweiß für den 70 kg schweren Menschen.*

Wird das Bilanzminimum, ähnlich wie das absolute N-Minimum, nicht auf das Körpergewicht, sondern auf den *Grundumsatz bezogen*, dann ergeben sich auch dabei für Mensch und Tiere Werte in gleicher Größenordnung: Für Mensch und Ratte 2,76 bzw. 3,34 mg N je Calorie Grundumsatz, 65 bzw. 229 mg N je Kilogramm Körpergewicht (BRICKER, MITCHELL, KINSMAN 1945, 1947).

Wenn gelegentlich berichtet wurde, man könne mit 25 g Eiweiß und sogar mit noch weniger ein N-Gleichgewicht erzielen, so fragt sich, ob der *Eiweißbestand des Organismus dabei wirklich erhalten blieb*. Versuche dieser Art waren vielfach von Perioden höherer Eiweißzufuhr unterbrochen (z. B. die berühmt gewordenen Versuche von HINDHEDE 1913, 1914), so daß immer wieder Erholung und Wiederauffütterung des Organismus möglich war und bis zum offensichtlichen Zusammenbruch kann es lange dauern: in einem Selbstversuch SÜSSKINDS (1929) mit täglich 2300 Calorien und 33 g Eiweiß z. B. 15 Monate. Man muß sich darüber klar sein, daß *Stickstoffgleichgewicht* nicht notwendig gleichbedeutend ist mit

*Eiweiß*gleichgewicht. Organ- und Plasmaeiweiß ändern ihre Zusammensetzung in Abhängigkeit von der Eiweißzufuhr. Bei unzureichender Eiweißversorgung können aus dem Organeiweiß Teile herausgebrochen werden, ohne daß der Rest an Volumen und Wasser- und Salzbindungsfähigkeit zu verlieren braucht (Abderhalden, Siebel 1935, 1936; Allison 1951; Geiger 1951; Schenck 1930, 1933; Schurr, Thompson, Henderson, Elvehjem 1950; Swanson 1951; Roche 1933, 1934; Thompson, Schurr, Henderson, Elvehjem 1950) und erst die positiven Bilanzen nach eiweißreicherer Ernährung zeigen dann, daß trotz ausgeglichener N-Bilanzen eine *qualitative* Eiweißunterernährung bestanden hat (s. auch Waife, Wohl, Reinhold 1950).

Die verschiedene Wertigkeit der Eiweißkörper der Nahrung hinsichtlich ihrer Fähigkeit, das Bilanzminimum zu erzielen, wird seit Thomas (1909) als *biologische Wertigkeit* bezeichnet (Carpenter 1951; Blaxter 1951; Chick 1951; Dean 1951). Die biologische Wertigkeit eines Nahrungseiweißkörpers ist jene Zahl, die angibt, wie viele Teile Körper-N durch 100 Teile von jenem Nahrungs-N vertreten werden können. Diese Zahl kann bestimmt werden nach Maßgabe des Ersatzes von Körpereiweiß, durch Versuche am wachsenden Tier, durch Züchtung von Tieren über mehrere Generationen hinweg oder auch durch Bestimmung des Aminosäuregehaltes des Nahrungseiweißes (s. unten). Man

Tabelle 28. *Biologische Wertigkeit von Nahrungseiweiß.* (Nach Thomas und Mitchell, Hamilton.)

Eiweißkörper	Biologische Wertigkeit für	
	den Menschen	die Ratte
Milch	100	85
Eieralbumin . . .	91	88
Rindfleisch . . .	105	69
Casein	70	67
Reis	88	77
Kartoffeln	79	67
Hefe	71	69
Spinat	64	—
Erbsen	56	—
Weizenmehl . . .	40	67 (Weizenvollkorn)
Mais	24	60 (Maisvollkorn)
Soja	—	64

muß sich nur darüber klar sein, daß mit den verschiedenen Methoden verschiedene Dinge gemessen werden und zahlenmäßig genau übereinstimmende Ergebnisse daher nicht zu erwarten sind — vor allen Dingen nicht bei Bestimmungen an verschiedenen Tierarten bzw. an Tier und Mensch. Mit der erstgenannten Methode, d. h. mit Hilfe der Bestimmung jener Menge von Nahrungseiweiß, die zum Ersatz einer ganz bestimmten Menge von Körpereiweiß erforderlich ist, erhielten Thomas (1909) im Selbstversuch, Mitchell, Hamilton (1929) an Ratten die in der Tabelle 28 zusammengestellten Werte. Mit diesen stimmen die Untersuchungsergebnisse anderer Autoren im großen und ganzen überein.

Trotz mancher Unterschiede im einzelnen geht die *Überlegenheit der tierischen Eiweißkörper* aus beiden Versuchsreihen eindeutig hervor. Es sind also zur Aufrechterhaltung des N-Gleichgewichts verschiedene Eiweißmengen nötig, je nachdem welcher Eiweißträger als Nahrungsstoff herangezogen wird (Tabelle 29). Dasselbe gilt natürlich z. B. auch für den Ersatz von Plasmaeiweiß durch Nahrungseiweiß (Pommerenke, Slavin, Kariber, Whipple 1935; Weech, Goettsch 1938/39; s. Tabelle 30).

Bei höherem Eiweißgehalt der Nahrung *sinkt die biologische Wertigkeit* mancher Eiweißkörper (höhere spezifisch-dynamische Wirkung?). Sie bleibt aber gleich — und das ist ernährungsphysiologisch wichtig —, wenn ein großer Teil des N-Gehaltes des Nahrungsmittels *Nicht-Eiweiß-N* ist. In Prozent des Gesamt-N beträgt der

Tabelle 29. *Zur Aufrechterhaltung des N-Gleichgewichts des erwachsenen Menschen benötigte Eiweißmengen.* (Nach LANG.)

Eiweißart	g Eiweiß je Tag
Ei	19,9—26,7
Milch	24,4—27,6
Rindfleisch	19,2—32,6
Kartoffeln	23,7—29,6
Weizenbrot	38,4
Sojamehl	25,4
Kohlrüben	79,4

Tabelle 30. *Biologischer Wert von Eiweißkörpern als Ersatz von Plasmaeiweiß.* (Nach LANG.)

Eiweißkörper	Die Bildung von 1 g Plasmaeiweiß benötigt g Nahrungseiweiß
Serumeiweiß	2,6
Cerealien	2,7—4,6
Muskel- oder Lactalbumin	5,3—6,0
Leber, Casein, Herzmuskel	6,5—8,0
Lachsmuskel	15,0

Eiweiß-N (nach RUBNER) bei Haselnüssen 96%, bei Salat 88%, bei Spinat 82%, bei Äpfeln 76%, bei Grünkohl 68%, bei Kartoffeln 50%, bei Mohrrüben 46%, bei Rosenkohl und Kohlrüben 45%, bei roten Rüben und Wirsing 41%.

Für praktische Zwecke ist es notwendig und ausreichend, mit *Durchschnittswerten der biologischen Wertigkeit* zu rechnen. Setzt man die Wertigkeit des Kuhmilcheiweißes für den Menschen = 100, dann ist die Wertigkeit anderer Eiweißarten durch folgende Zahlen gegeben: Warm- und Kaltblüterfleisch = 80—100, Kartoffeln, Reis, Soja, Hirse, Hafer = 65—80, Casein = 70—80, Weizenmehl, Mais, Erbsen, Pilze = 40—60, Bohnen 25—40 (BICKEL, PARLOW 1940; FINK 1948; LEHRER, WOODS, BEESON 1947; LINTZEL 1941, McCOLLUM, SIMMONDS 1929; MITCHELL 1927; RIESEN, SCHWEIGER, ELVEHJEM 1946; SCHROEDER, CAHILL, SMITH 1945; THOMAS 1909). Die Wertigkeit des Eiweißes niederer Organismen für den Menschen scheint gering zu sein (KAPFHAMMER 1944; SCHENK 1944).

Klinische Beobachtungen und experimentelle Untersuchungen haben weiter gezeigt, *daß der biologische Wert eines Gemisches von zwei Eiweißkörpern höher liegen kann als der Wert jedes einzelnen.* Die beiden Eiweißkörper haben (bei gleichzeitiger Zufuhr) in diesem Falle also offenbar die *Fähigkeit, sich gegenseitig aufzuwerten,* zu „ergänzen". Man spricht danach vom *Ergänzungswert.* Es scheint, als besitze der eine Eiweißkörper im Überschuß, was dem anderen fehlt (BLOCK, MITCHELL 1946; McCOLLUM, SIMMONDS 1929). LANG (1950) hat die einschlägigen Angaben der Literatur gesammelt und zusammengestellt (Tabelle 31 und 32).

Tabelle 31. *Eiweißkombinationen mit gutem Ergänzungswert.* (Nach LANG.)

Cerealien mit Fleisch oder inneren Organen oder Milch,
Weizen mit Milch oder Fleisch oder Ei oder Erdnuß,
Mais mit Milch oder Erdnuß oder Reiskleie oder Hefe oder Soja,
Hafer mit Erdnuß,
Kartoffeln mit Milch,
Leguminosen mit inneren Organen oder Milch oder Weizen oder Roggen.

Tabelle 32. *Eiweißkombinationen ohne Ergänzungswert.* (Nach LANG.)

Cerealien mit Kartoffeln oder Soja oder Gelatine,
Brot mit Gemüse,
Mais mit Soja,
Leguminosen mit Kartoffeln, Fleisch oder Fisch.

Auf Grund ihrer Tierversuche haben McCOLLUM, SIMMONDS 1929 die Nahrungsproteine in *6 Gruppen von fallendem Ergänzungswert* eingeteilt: Rinderniere — Weizen — Milch, Rinderleber — Rindfleisch, Gerste, Roggen — Mais, Hafer — Sojabohnen. Wenn sich diese Skala auch nicht ohne weiteres auf menschliche Verhältnisse übertragen läßt, so gibt sie doch immerhin Anhaltspunkte. Bemerkenswert sind gewisse Unterschiede zwischen den biologischen Werten und den Ergänzungswerten. Der Weizen rangiert z. B. in seinem Ergänzungswert viel höher als in seinem biologischen Wert, während die biologisch recht hochwertige Sojabohne an unterster Stelle der Ergänzungswertskala steht.

Tabelle 33. *Aminosäurenzusammensetzung von Proteinen* (aus LANG).
(g Aminosäure je 100 g Protein mit 16% N.)

Aminosäure	Vollei[1]	Eier-eiweiß[1]	Eigelb[1]	Fleisch[1]	Fisch-muskel[1]	Leber[2]	Niere[1]	Milch[1] Kuh	Milch[2] Mensch	Lact-albumin[2]
Arginin . . .	6,4	5,8	8,2	7,2	7,4	6,6	6,3	4,3	6,8	3,9
Histidin. . .	2,1	2,2	2,6	1,9	2,2	3,1	2,7	2,6	2,8	2,1
Isoleucin . .	8,0		6,3	6,0	5,4	5,2	6,2	7,5	6,4	
Leucin . . .	9,2			8,0	7,1	8,4	7,9	11,3	10,1	10,4
Lysin	7,2	6,5	5,5	7,6	7,8	6,7	5,5	7,5	7,2	9,6
Methionin . .	4,1	4,4	3,6	3,2	3,2	3,2	2,7	3,3	2,5	3,1
Phenylalanin.	6,3	5,5	5,7	4,5	4,8	6,1	5,5	5,3	5,9	5,4
Threonin . .	4,9	4,1	3,6	5,3	5,1	4,8	4,6	4,6	4,5	5,4
Tryptophan .	1,5	1,6	1,6	1,2	1,3	1,8	1,7	1,6	1,9	2,5
Valin	7,3			5,8	5,8	6,2	5,3	6,6	8,8	6,4
Cystin. . . .	2,4	2,3	1,9	1,1	1,6	1,3	1,5	1,0	3,4	4,1
Tyrosin . . .	4,5	4,8	5,3	3,1	3,6	4,6	4,8	5,5	5,1	4,4

Aminosäure	Casein[1]	Gehirn[1]	Globin[1]	Gela-tine[1]	Serum-eiweiß[1]	Hafer[2]	Roggen[2]	Reis[3]	Weizen[3]	Gerste[3]
Arginin . . .	4,1	6,6	3,5	9,3	5,8	7,4	5,4	8,7	4,5	4,5
Histidin . . .	2,5	2,6	7,6	1,0	2,6	2,2	2,2	2,3	2,0	1,8
Isoleucin . .	6,5	3,6	1,5	1,7	3,0	4,2	4,0	5,1	3,6	3,8
Leucin . . .	12,1	13,4	16,6	3,7	18,0	6,5	6,2	7,7	6,8	5,5
Lysin	6,9	6,2	9,0	5,0	8,0	3,0	3,3	2,8	2,5	2,4
Methionin . .	3,5	3,0	0,8	0,8	1,9	1,0	1,1	1,4	1,0	1,0
Phenylalanin	5,2	4,9	7,7	2,5	5,4	4,6	3,0	4,6	3,8	5,7
Threonin . .	3,9	5,8	6,8	1,5	6,3	3,6	3,9	3,6	3,0	3,6
Tryptophan .	1,8	1,3	1,5	0,0	1,7	1,3	1,3	1,3	1,4	1,1
Valin	7,0	4,9	8,2	2,5	6,0	5,3	5,0	6,3	4,1	5,1
Cystin. . . .	0,4	1,8	0,4	0,1	3,6	1,4		1,4	1,8	
Tyrosin . . .	6,4	4,1	2,4	0,2	5,4	4,1		5,6	4,4	

Aminosäure	Baum-woll-samen[1]	Mais[2]	Lein-samen[1]	Erdnuß[1]	Soja[1]	Erbsen[4]	Weizen-keime[2]	Mais-keime[2]	Brauerei-hefe[5]	Nähr-hefe	Kar-toffel[6]
Arginin . . .	7,4	4,7	6,9	9,4	5,8	8,9	6,0	6,8	4,3	4,0	4,4
Histidin . .	2,6	2,2	1,9	2,1	2,3	1,2	2,5	2,7	2,8	2,3	1,7
Isoleucin . .	3,4	6,4	3,4	3,4	4,7	4,1	3,0	3,7	5,9	5,8	11,3
Leucin . . .	5,0	15,0	7,5	5,5	6,6	6,4	7,4	6,7	7,4	6,8	
Lysin . . .	2,7	2,3	2,0	3,0	5,8	5,0	6,4	5,8	7,5	8,0	5,0
Methionin .	1,6	1,4	2,3	1,3	2,0	1,0	2,0	2,3	2,7	2,8	1,6
Phenylalanin	6,8	4,8	5,8	5,4	5,7	4,8	4,2	5,6	4,1	2,9	5,4
Threonin . .	3,9	3,0	4,5	1,5	4,0	3,9	3,8	4,4	5,5	5,1	3,7
Tryptophan .	1,3	0,5	1,6	1,0	1,6	0,7	1,0	1,3	1,3	1,2	0,8
Valin	3,7	5,3	5,8	4,0	4,2	4,0	4,1	5,8	5,0	5,4	4,8
Cystin . . .	2,0	1,5	1,9	1,6	1,9	1,2	0,6	1,2	1,0	1,1	1,7
Tyrosin . . .	3,2	5,5	5,1	4,4	4,1		3,8	4,9	3,6	3,4	

[1] BLOCK, R. J., und D. BOLLING: „The Amino Acid Composition of Proteins and Foods." Springfield 1945.
[2] BLOCK, R. J.: Advances in Protein Chemistry II, 119. New York 1945.
[3] JONES, D. B., A. CALDWELL u. K. D. WIDNESS: J. Nutrit. **35**, 639 (1948).
[4] MITCHELL, H. H., u. R. J. BLOCK: J. Biol. Chem. **163**, 599 (1946).
[5] BLOCK, R. J., u. D. BOLLING: Arch. Biochem. **7**, 313 (1945).
[6] SLACK, E. B.: Nature **161**, 211 (1948).

Wenn schon die tierexperimentellen Erfahrungen der verschiedenen biologischen Wertigkeit die Bedeutung der speziellen Struktur des Eiweißes in den Vordergrund rücken, so geschieht das durch die Ergänzungswertigkeit noch in besonderem Maße. Die Ursache der verschiedenen biologischen Wertigkeit wie der verschiedenen Ergänzungswertigkeit liegt im *verschiedenen Gehalt der Eiweißkörper an Aminosäuren*, vor allen Dingen im verschiedenen Gehalt an essentiellen Aminosäuren. Eine Übersicht über den Aminosäurengehalt des Eiweißes verschiedener Nahrungsmittel gibt eine Zusammenstellung von LANG (1950), die sich auf Untersuchungsergebnisse von BLOCK, BOLLING (1945, 1947); BLOCK (1945); JONES, CALDWELL, WIDNESS (1948); MITCHELL, BLOCK (1946) und SLACK (1948) stützt (Tabelle 33); vgl. dazu auch BIGWOOD (1953).

Der geringere biologische Wert des Pflanzeneiweißes beruht vor allem auf seinem geringeren Gehalt an Lysin, zum Teil auch an Methionin. Manche Eiweißkörper enthalten wenig Isoleucin, einzelne wenig Valin oder Tryptophan.

MITCHELL-BLOCK (1946) fanden nun, daß *Experiment und Berechnung* auf Grund des Gehaltes an essentiellen Aminosäuren jeweils etwa gleiche biologische Wertigkeiten ergeben. Die biologische Wertigkeit des Volleis = 100 gesetzt, erhält man die in der Tabelle 34 angegebenen Zahlen (vgl. dazu die Zahlen der Tabelle 28 auf S. 418.

Tabelle 34. *Biologische Wertigkeit von Nahrungseiweiß, berechnet aus den Differenzen des Aminosäuregehaltes gegenüber dem Vollei.* (Nach MITCHELL-BLOCK).

Casein	89	Gehirn	67
Milch	88	Serum	63
Lactalbumin	87	Weizenkeime	63
Fisch	86	Reis	60
Fleisch	85	Mais	59
Leber	82	Roggen	56
Niere	80	Weizen, Hafer, Gerste, Erbse	54
Soja	70	Globin	51
Hefe	68		

Eine Zusammenstellung der biologischen Wertigkeit und Ergänzungswertigkeit verschiedener Nahrungseiweiße, die den speziellen Mangel und das spezielle Ergänzungsvermögen berücksichtigt, hat KÜHNAU 1948 veröffentlicht (Tabelle 35).

Auffallend ist, daß der *biologische Wert der Pflanzeneiweiße* bei der *Berechnung* höher zu liegen kommt als bei der *experimentellen Prüfung*. Die Differenz beruht darauf, daß die schlechte Ausnutzung vieler Pflanzeneiweiße bei der Berechnung notwendig unberücksichtigt bleibt (KUIKEN, LYMAN 1948, 1949). Der *physiologische Nutzwert* der Eiweißkörper

$$\left(\text{,,net utilization''} = \frac{\text{wahre Ausnutzung} \times \text{biologische Wertigkeit}}{100}\right)$$

ergibt sich aus einer Zusammenstellung von ALBANESE (1947) (Tabelle 36).

Obwohl die *pflanzlichen Eiweißkörper den tierischen Eiweißkörpern biologisch unterlegen sind*, gewinnen sie unter Umständen beträchtlichen Wert, wenn sie als *Ergänzungsstoffe* einer an tierischem Eiweiß armen Kost hinzugefügt oder zusammen verabfolgt werden mit Konzentraten, die den (natürlicherweise nur in tierischem Eiweiß enthaltenen) *animal protein factor* = Vitamin B_{12} (eine Aminopolypeptidase?) und andere notwendige Vitamine enthalten (HOVE, HARDIN 1951; ASCH KENASY 1950; CARPENTER 1951; BLAXTER 1951; CHICK 1951; DEAN 1951). Der Wert eines Eiweißkörpers sinkt nämlich auch dann, wenn gewisse andere Nahrungsbestandteile, insbesondere *B-Vitamine*, nicht in den notwendigen

Mindestmengen verfügbar sind. Der Gehalt der Nahrung an Salzen, vor allen Dingen an *Calciumsalzen*, scheint in dieser Hinsicht gleichfalls eine Rolle zu spielen (CONNER, HSUET-CHUNG, SHERMAN 1942, 1949; HOGAN, GUERRANT, RITCHIE 1936).

Tabelle 35. *Wertigkeit verschiedener Nahrungsproteine, ermittelt auf Grund ihres Gehaltes an exogenen Aminosäuren.* (Nach KÜHNAU.)

Eiweiß aus	Gesamt-wertigkeit	Reine Wertigkeit	Ergänzungs-wertigkeit	Mangel	Ergänzungs-vermögen
				betrifft vor allem	
Schellfisch	105	90	15	Threonin	Arginin, Phenylalanin
Rindfleisch	98	92	6		Threonin
Walfischfleisch . . .	105	92	13	Histidin	Arginin
Milch: Casein	100	85	15	Cystin	Valin, Isoleucin, Histidin
Milch: Albumin . . .	103	95	8		Cystin, Thre-onin, Tryp-tophan
Ei: Eiklar	102	87	15	Histidin	Methionin, Valin
Ei: Eigelb	108	98	10		Leucin
Sojabohne	78	78		Leucin Threonin	
Kartoffel.	73	73		Threonin, Valin	
Hafer	76	70	6	Tryptophan, Valin	
Weizen	57	57		u. a. Valin, Lysin	
Erbse, Bohne	50—55	50—55		alle Amino-säuren	
Hefe.	57	57		Methionin, Tryptophan	

Gesamtwertigkeit: Prozentgehalt an exogenen Aminosäuren, bezogen auf menschliches Serumalbumin = 100.

Reine Wertigkeit: Prozentgehalt an exogenen Aminosäuren nach Abzug der Prozentbeträge, um die das betreffende Eiweiß mehr von den einzelnen Aminosäuren enthält als Serumalbumin, bezogen auf menschliches Serumalbumin = 100.

Ergänzungswertigkeit = Gesamtminus reine Wertigkeit.

Tabelle 36. *Der physiologische Nutzwert von Nahrungseiweißen, gewonnen in Rattenversuchen.* (Nach ALBANESE.)

Nahrungsmittel	Physiologischer Nutzwert	Nahrungsmittel	Physiologischer Nutzwert
Vollei	94	Casein	68
Eigelb	89	Maiskeime.	61
Milch	86	Haferflocken	61
Eiereiweiß.	83	Weizen (Vollkorn)	61
Magermilchpulver	80	Gerste	58
Rindfleisch	76	Baumwollsamenmehl	56
Rinderniere	76	Brauereihefe	56
Rinderleber	75	Kartoffel	60
Schweizerkäse	72	Mais (Vollkorn)	49
Sojamehl	72	Weizenbrot (80% Ausmahlg.)	49
Leinsamenmehl	72	Grüne Bohnen.	32
Weizenkeime	71	Kakao	13
Reis	70		

Schließlich kann die biologische Wertigkeit des Nahrungseiweißes durch die *Zubereitung der Nahrung*, insbesondere durch Erhitzen und Konservieren (Zusammenfassung bei LANG 1953), wertmindernde Veränderungen erfahren. Der Wert von Sojaeiweiß z. B. wird durch Erhitzen verbessert (Denaturierung eines in der Sojabohne enthaltenen Trypsininhibitors). Während das haushalt-übliche Kochen keinen großen Einfluß hat (Tabelle 37), werden durch trockenes Erhitzen auf höhere Temperaturen Casein, Lactalbumin, Fleisch, Fischmehl und Cerealien in ihrem biologischen Wert herabgesetzt. „Man nimmt an, daß beim Erhitzen neue Peptidbindungen entstehen, die gegen den Angriff der Verdauungs-fermente resistent sind" (LANG 1950). Die Abnahme der biologischen Wertig-keit bei *lang dauernder Lagerung* beruht offenbar auf der Zerstörung essentieller Aminosäuren.

Tabelle 37. *Einfluß des Kochens auf den Aminosäuregehalt von Fleischeiweiß.*
(Nach KRAYBILL.)

Aminosäure	Rindfleisch		Schweinefleisch		Schaffleisch	
	roh %	gekocht %	roh %	gekocht %	roh %	gekocht %
Arginin	6,9	6,5	7,3	6,5	7,5	7,0
Histidin	3,2	2 7	3,7	3,2	3,0	3,0
Isoleucin	5,3	5,1	5,0	5,1	4,8	5,1
Leucin	8,4	7,9	—	—	—	—
Lysin	8,5	8.0	8,0	7,9	7,8	7,8
Methionin	2,4	2,4	2,2	2,0	1,8	2,2
Phenylalanin	4,1	4,1	—	—	—	—
Threonin	3,9	4,2	4,2	4,3	4,1	4,1
Tryptophan	0,8	0,8	—	—	—	—
Valin	—	—	5,2	5,0	5,2	5,2

Die bloße Zerlegung von Peptiden durch Zubereitungs- und Konservierungs-verfahren ist dagegen ernährungsphysiologisch offenbar bedeutungslos. Die Frage wurde neuerdings viel diskutiert nach Entdeckung des *Strepogenins* (WOOL-LEY 1941, 1946, 1948), eines Peptids, das unter anderem Glutaminsäure, Lysin und Glykokoll enthält und als Wachstumsfaktor wirksam ist. Schließ-lich hat sich aber doch gezeigt, daß Peptide, insonderheit Strepogenin, für Wachs-tum und Erhaltung des Säugetierorganismus nicht unentbehrlich sind (SILBER, HOWE, PORTER, MOSHETT 1949).

Im ganzen sind die Bedingungen für die verschiedene biologische Wertigkeit der Eiweißkörper noch keineswegs erschöpfend geklärt und immer wieder einmal bringen Beobachtungen an Menschen und Tieren Überraschungen (neuerdings HEGSTEDT, KENT, TSONGAS, STARE 1947; MITRA, VERMA 1947; MUELLER, COX 1947).

Wenn der Gehalt der Eiweißkörper an essentiellen Aminosäuren von ent-scheidender Bedeutung ist für ihren biologischen Wert, dann liegt es nahe, zu fragen, *welche speziellen funktionellen Aufgaben den einzelnen Aminosäuren, speziell den essentiellen Aminosäuren zugeschrieben werden müssen.* Auf die un-gewöhnlichen methodischen Schwierigkeiten solcher Untersuchungen und die Unsicherheiten, die allen Ergebnissen dieser Art heute noch anhaften, ist hier nicht einzugehen. Wir beschränken uns auf stichwortartige Angaben und ver-weisen im übrigen auf die Literaturzusammenstellungen von BANSI, LUDWIG 1951; KÜHNAU 1948; LANG 1950; RAUSCH 1952; außerdem DICK jr., HALL, SYDENSTRICKER, MCCOLLUM, BOWLES 1952; ROSE, HAINES, WARNER 1951; ROSE, WARNER, HAINES 1951; TORDA, WOLFF 1950).

Arginin: Nicht essentiell, aber erwünscht. Wachstumsfördernd; anscheinend wichtig für die Spermatogenese.

Prolin: Wachstumsbeschleunigend.

Glutaminsäure: Soll die geistigen Fähigkeiten von Schwachsinnigen verbessern (Albert, Hoch, Waelsch 1946; Gerlich, Remy 1952; Giese 1953; Price, Waelsch, Putnam 1943; Kaergel 1952; Putnam 1949; Rausch, Schwöbel 1949; Schwöbel, Kamm 1952; Tschakert 1953; Waelsch, Price 1944; Zimmermann, Burgemeister, Putňam 1946, 1947, 1948, 1950, 1952; Zinnitz, Küber 1952) und Ratten leichter dressierbar machen (Albert, Warden 1944; Zimmermann, Ross 1944). Die Untersuchungen waren angeregt worden durch die Entdeckung der Tatsache, daß Glutaminsäure die einzige Aminosäure ist, die im Gehirnstoffwechsel umgesetzt wird. Kritische klinische Nachprüfungen mit einwandfreier Methodik haben eine Steigerung der geistigen Leistungsfähigkeit des Menschen jedoch *nicht* feststellen können (Astrup, Munkvard 1951; Hamilton, Maher 1947; Marx 1948; Stellar, McElroy 1948; Oldfelt 1952; Villinger 1950).

Histidin: Nicht essentiell, fördert die Hämoglobinbildung.

Leucin und Isoleucin: Essentiell; spezifische Funktionen sind bisher nicht sicher bekannt.

Lysin: Unentbehrlich vor allem für das Wachstum und die Erhaltung der weiblichen Genitalfunktion (neuerdings Chandran, Damodaran 1951; Steele, le Bovit 1951).

Methionin und Cystin: Cystin kann aus Methionin gebildet werden und ist daher nicht essentiell; nur ein Teil aber des Methionins ($^1/_5$—$^1/_6$) läßt sich durch Cystin ersetzen (s. auch Fowler, Harris, Warren 1952; Harden, Lowe 1951; Lang 1953).

Die Beziehungen zwischen Methionin-Cystin und *Leberschäden* haben neuerdings viel Beachtung gefunden. Einer *Leberverfettung*, wie sie sich bei Hunden und Ratten nach Verabreichung eines eiweißarmen, cholinarmen und fettreichen Futters entwickelt (Störung des Fettabtransports infolge des Fehlens ausreichender Mengen cholinhaltigen Lecithins), wirken Cholin- und Methioninzulagen entgegen (neuere zusammenfassende Darstellung über leberverfettungverhindernde Nahrungsfaktoren von Bernhard 1953). Cholin (s. S. 387) wird gebildet mit Hilfe von Methionin als Methyldonator. Man spricht danach von Cholin und Methionin als lipotropen Substanzen. Die lipotrope Wirkung des Cholins ist an das ganze Molekül gebunden. Andere Stoffe als Methionin kommen als Methyldonatoren zur Cholinbildung nur in geringem Umfang in Betracht. Gleichfalls lipotrop wie Methionin, aber nicht vermöge von Methylgruppen, wirken noch andere Substanzen (Inosit, Östradiol, der „lipocaic factor" des Pankreas u. a.). Bei lang bestehender Fettleber entwickeln sich bei Tieren Bilder, die der menschlichen Lebercirrhose ähnlich sehen.

Unter Cystin- und Methioninmangel entstehen *Lebernekrosen* (Schutzwirkung S-haltiger Aminosäuren durch Veresterungen, Mercaptursäurebildung, Schwermetallentgiftung, Rhodanbildung). Mangel an lipotropen Stoffen (Cholin) soll die Neigung zur Bildung maligner Gewächse erhöhen (Dyer 1951; Salmon, Copeland 1948). Auf die therapeutischen Konsequenzen dieser Erkenntnisse wird im Rahmen der Ernährungstherapie eingegangen werden. Für das Tier sind Methionin und Cystin noch wichtiger als für den Menschen (Allison, Anderson, Seeley 1937; Brush, William, Swanson 1947; Cox, Mueller, Elman, Albanese, Kämmerer, Barton, Holt 1947; Johnson, Deuel, Morehouse, Mehl 1947). Vielleicht beruht sein größeres Methionin-Cystinbedürfnis auf seinem höheren Bedarf an S-haltigen Keratinen zum Haaraufbau. Beim Menschen ist die Methioninausscheidung von der Methioninzufuhr weitgehend unabhängig.

Ob Mangel an *Phenylalanin und Tyrosin* zu Unterfunktion von Schilddrüse und Nebennierenmark führt, ist noch nicht sicher erwiesen.

Spezifische *Threonin*funktionen sind nicht bekannt.

Tryptophanmangel hemmt die Bildung von Hämoglobin, führt zu Haarausfall, Zahnschmelzveränderungen, Sterilität und bei Kindern zu Wachstumsstillstand.

Spezifische Symptome des *Valin*-Mangels sind beim Menschen nicht bekannt.

Wenn die Aminosäuren die wesentlichen Bausteine der Eiweißkörper sind und der Organismus in der Lage ist, sein eigenes Eiweiß aus den Aminosäuren der Nahrung aufzubauen, dann muß es möglich sein, den *Eiweißbedarf auch mit Aminosäuren zu decken.* Tatsächlich ist es möglich, den Eiweißbedarf vollkommen zu decken, wenn man statt natürlicher Eiweißkörper Aminosäuregemische verwendet, die alle notwendigen Aminosäuren in ausreichender Menge enthalten (neuerdings ALBANESE, HIGGONS, MacDONALD, FELCH, VISTAS, STEPHANSON 1951; HOFFMAN, McNEIL 1951). Wir werden über die Ernährung mit Aminosäuregemischen im Rahmen der Ernährungstherapie eingehend zu sprechen haben.

Die *Tagesausscheidung an Aminosäuren* wird bei gemischter Kost mit 0,6 bis 2,4 g (= 0,1—0,4 g Amino-N) angegeben. Diese Aminosäuren sind größtenteils peptidartig gebunden. Die Ausscheidung schwankt nur wenig mit der Höhe der Eiweißzufuhr und der Kostform im ganzen (neuerdings DUNN, GETZ, CHAMIEN, AKAWIE, MALIN, EIDUSON 1949; DUNN, CAMIEN, AKAWIE, MALIN, EIDUSON, GETZ, DUNN 1949). Wichtig ist die Tatsache, daß die Menge der im Harn ausgeschiedenen Aminosäuren mit steigendem Kohlenhydratgehalt der Nahrung (Sparwirkung der Kohlenhydrate?) und mit steigender Wertigkeit des Nahrungseiweißes absinkt (neuerdings DUNN und Mitarbeiter 1949; ECKHARDT, DAVIDSON 1949; HARVEY, HORWITT 1949; KAMIN, HANDLER 1951; NASSET, TULLY 1951; HEMPELMANN, LISCO, HOFFMAN 1952; SHEFFNER, KIRSNER, PALMER 1950; WALRAFF, BRODIE, BORDEN 1950). Aus minderwertigem Eiweiß kann der Organismus offenbar kein Körpereiweiß aufbauen; er „entledigt sich seiner daher rasch" (LANG 1950).

Die Abhängigkeit des *Aminosäuregehaltes des Blutes* von der Art der Ernährung geht aus Untersuchungen von WISS (1948, 1949) hervor, die Abhängigkeit vom Lebensalter aus Untersuchungen von HOFSTATTER, ACKERMANN, KOUNTZ (1950).

b) Eiweißbedarf. Eiweißüberernährung.

Für die Klinik und die Ernährungsführung des Gesunden ist die Höhe der optimalen Eiweißzufuhr, die Eiweißmenge also, mit der optimale Leistungsfähigkeit erreicht und erhalten werden kann, von sehr viel größerer Bedeutung als jene, die eben nur zur Erhaltung des N-Gleichgewichts ausreicht (Bilanzminimum). Auf Grund von Erfahrungen in Hungerzeiten und experimentellen Beobachtungen steht heute einwandfrei fest, daß eine Eiweißzufuhr in Höhe des Bilanzminimums oder in dessen nächster Nähe auf die Dauer unvereinbar ist mit voller Leistungsfähigkeit und Abwehrkraft des Organismus. Kleinste Belastungen aller Art, banale Infektionen etwa, können unter diesen Bedingungen zum Zusammenbruch führen (vgl. z. B. die Befunde von SÜSSKIND 1928, 1929, 1930, 1932, 1933 und WANG, LAPI, HEGSTEDT 1948). Wenn Einzelbeobachtungen zeigen, daß man mit sehr geringer Eiweißzufuhr wochen- und monatelang auskommen kann (Abelin, Rhyn 1942; Chittenden 1907; Hindhede 1913, 1914; Röse 1931, 1934), dann darf man dabei nicht außer acht lassen, daß in solchen Versuchen die Richtigkeit einer Lehre bewiesen werden sollte, deren Unumstößlichkeit für den Experimentator von vornherein feststand und daß Angaben über Wohlbefinden und Leistungsfähigkeit gerade hier nur sehr bedingt verwertet werden können. Das gilt z. B. auch für die 70tägigen Untersuchungen von Bricker, Shively, Smith, Mitchell, Hamilton 1949 an 10 Studentinnen, die täglich etwa 0,55 g Eiweiß je Kilogramm Körpergewicht verzehrten (72% des Gesamteiweißes in Form von Pflanzeneiweiß) und hinsichtlich Blutbild und psychischen Verhaltens keine Verschlechterung ihres Zustands erkennen ließen (vgl. auch Hegstedt, Tsongas, Abbott, Stare 1946).

Die Optimale, d. h. die wünschenswerte Eiweißzufuhr, ist zahlenmäßig sehr viel weniger leicht festzustellen als das Bilanzminimum, weil wir hier keine eindeutigen Kriterien besitzen wie etwa im Körpergewicht zur Feststellung der optimalen Energiezufuhr, und weil die ersten Zeichen des Eiweißmangels nur subjektiv in Konzentrationsunfähigkeit, Stimmungsschwankungen, „Schwunglosigkeit", Schwinden der Libido, übermäßiger Ermüdbarkeit und anderen exakt kaum faßbaren Symptomen in Erscheinung treten. Alle Handlungen, zu denen ein besonderer Willensantrieb notwendig ist, fallen dem Eiweißunterernährten schwer. Blutdrucksenkung und Hypoglykämie folgen erst später; ausgeglichene Stickstoffbilanzen aber beweisen, wie bereits erwähnt, keineswegs eine ausreichende Eiweißernährung. Immer wieder hat man — als eindeutiges Zeichen einer mindestens qualitativen Eiweißunterernährung — beobachten können, daß nach Rückkehr zu freigewählter Kost in solchen Versuchen Stickstoff angesetzt wurde, obwohl während der eiweißarmen Versuchsperiode N-Gleichgewicht bestanden hatte.

Die Beantwortung der Frage nach der Höhe der optimalen Eiweißzufuhr ist außerdem dadurch erschwert, daß sie abhängt von der Beantwortung der sehr entscheidenden Vorfrage: Unter welchen Bedingungen soll sie wünschenswert, in welcher Hinsicht optimal sein? In welcher Richtung soll Leistungsfähigkeit erzielt werden? Es ist selbst unter gleichbleibenden klimatischen Bedingungen keineswegs gleichgültig, ob die Eiweißzufuhr optimal sein soll für einen in beschaulicher Ruhe lebenden Rosenzüchter oder einem großstädtischen Manager. Schließlich wird die Höhe der wünschenswerten Eiweißzufuhr in ähnlicher Weise durch Art und Menge anderer Nahrungsbestandteile mitbestimmt wie die Höhe des Bilanzminimums (s. S. 417). Speziell in Kriegs- und Nachkriegszeiten ist die Beurteilung der Unterschreitung der wünschenswerten Eiweißzufuhr außerdem erheblich erschwert durch die Kombination mit anderen Unterernährungsschäden (Mangel an Fetten, Vitamin A, Calcium u. a.). Die Durchführung von exakten *Versuchen* zur Ermittlung optimaler Eiweißzufuhren scheitert in der Regel an der Notwendigkeit vielseitigster und stärkster Beschränkungen der Kost und Lebensführung der Versuchspersonen für lange Zeit. Die bisher bekannt gewordenen Versuche reichen jedenfalls nicht aus, um genaue Optimalzahlen für den Menschen angeben zu können, und wenn man auf Grund des (großenteils aus Tierversuchen errechneten) Bedarfs an Aminosäuren den Eiweißbedarf des Menschen abzuschätzen versucht, dann kommt man — Lang (1950) hat ausdrücklich darauf hingewiesen — zu Zahlen, die offensichtlich überhöht sind und im Widerspruch zu der Erfahrung stehen. Aus allen diesen Gründen können also bis heute sämtliche Zahlenangaben für die Höhe der optimalen Eiweißzufuhr — die alte Physiologie sprach von dem „hygienischen Eiweißminimum" — nicht mehr sein als grobe Näherungswerte.

Bei Tieren wird optimales Wachstum erreicht, wenn das Futter 10—20%
seiner Calorien in Form von Eiweiß enthält (McCollum, Simmonds 1929; Miller,
Keith 1941; Milne 1932; Slonaker 1939; Terroine, Mahler, Mendler 1927).
Darüber hinausgehende Zulagen von vollwertigem Eiweiß beschleunigen das
Wachstum und den Eintritt der Geschlechtsreife, erhöhen die Zahl der Jungen
und verlängern die Dauer der Fortpflanzungsfähigkeit (Conner, Hsueh, Chung,
Sherman 1942, 1949; Estremera, Armstrong 1948; Sherman, Campbell
1924, 1937; Sherman, Pearson 1947; Slonaker 1939). Bemerkenswert ist in
diesem Zusammenhang ein Vergleich des Eiweißgehaltes der Milch und der
Wachstumsgeschwindigkeit der Jungtiere (Tabelle 38).

Einigkeit besteht heute unter Physiologen und Klinikern darüber, daß der
von Voit 1881 angegebene und von Benedict, Rubner und Tigerstedt übernommene Wert von 120 g als Durchschnittswert für die wünschenswerte tägliche
Eiweißzufuhr des Menschen
tatsächlich über dem Optimal-
wert, über der Höhe des
Wünschenswerten liegt.

Die Höhe des tatsächlichen
gewohnheitsmäßigen Eiweißverzehrs ganzer Völker — die
Voitsche Zahl entspricht der
durchschnittlichen Eiweißauf-
nahme der Münchner Bevölkerung in der 2. Hälfte des
19. Jahrhunderts — ist ohne

Tabelle 38. *Eiweißgehalt der Milch und Wachstumsgeschwindigkeit.* (Nach Rubner.)

Tierart	Eiweißgehalt der Milch in Prozenten der Gesamtcalorien	Zeit bis zur Verdoppelung des Geburtsgewichts
Kaninchen . .	40,7	6 Tage
Hund	26,1	8 Tage
Schwein . . .	23,6	12 Tage
Rind	26,3	47 Tage
Pferd	28,2	60 Tage
Mensch	12,9	180 Tage

Zweifel ein wichtiger Maßstab für die Erkennung der optimalen Eiweißzufuhr.
Oft genug hat sich am Ende langer Diskussionen das Gewordene und Gewachsene,
das in generationenlangen Erfahrungen Herausgebildete als richtig erwiesen
gegenüber anderslautenden, auf voreiligen Verallgemeinerungen beruhenden
wissenschaftlichen Meinungen. Freilich ist auch der tatsächliche Verzehr *kein*
unbedingt zuverlässiger Maßstab für die Höhe der wünschenswerten Zufuhr.
Unter dem Zwang der äußeren Verhältnisse — Unfruchtbarkeit des Bodens,
Übervölkerung, staatliche Zwangsmaßnahmen — kann der Eiweißverzehr unter
die Optimalgrenze sinken, andererseits — etwa beim Fehlen pflanzlicher Nahrung — sie vielleicht auch nach oben überschreiten und man wird sich bei allen
Extremwerten des Eiweißverzehrs auch großer Populationen fragen müssen,
ob nicht die Optimalgrenzen nach unten und oben überschritten, ob Zeichen
von Eiweißunter- oder Eiweißüberernährung mit hinreichender Sicherheit ausgeschlossen werden können.

Während nach den Aufstellungen von Rubner 1928 der Verzehr der Völker
nur zwischen 79 und 90 g Eiweiß je Kopf und Tag schwanken sollte (Rußland
bzw. England), wissen wir heute, daß die Schwankungsbreite tatsächlich viel
größer ist. Auf der einen Seite steht der Hindu mit 28—32 g (Campbell 1919),
auf der anderen Seite der Eskimo mit 220—530 g (Heinbecker 1928; Krogh,
Krogh 1913; Thomas 1927). Von geringer körperlicher Widerstandskraft und
geringer Leistungsfähigkeit der Eskimos ist niemals etwas bekannt geworden,
während Indien seit Jahrhunderten das „klassische" Land der Unterernährung
und Hungersnöte ist und der dortige Verzehr deshalb wohl kaum als optimal
angesehen werden kann. Nach neueren Erhebungen lag der Eiweißverzehr
der europäischen Völker 1935—1938 zwischen 85 und 106 g (Woermann 1944).
Bei Zusammenfassung größerer Bereiche treten die Unterschiede weniger
stark hervor: Nordeuropa im Mittel 97 g, Mitteleuropa 89 g, Westeuropa 91 g,

Südosteuropa 93 g, Südeuropa 88 g je Kopf und Tag. Ähnlich dem Energieverzehr hat also Nordeuropa den höchsten, Südeuropa den geringsten Eiweißverzehr; der Anteil der Eiweißcalorien an den Gesamtcalorien ändert sich dementsprechend nur wenig (Dänemark 9%, Italien 12%; s. auch Cathcart, Murray 1936).

Größere Unterschiede bestehen in der *Art* des verzehrten Eiweißes. In Nord-, Mittel- und Westeuropa ist es zu einem viel größeren Teil tierischer Herkunft als im Süden und Südosten. Während der Fleischverzehr in Nord- und Westeuropa jährlich 40—45 kg, in einzelnen Ländern sogar mehr als 50 kg je Kopf betrug, waren es im Süden und Südosten nur 15—18 kg; auch der Milch-, Käse- und Zuckerverzehr war im Süden und im Osten geringer. Umgekehrt der Getreideverzehr: im Südosten kommen 250—260 kg, im Nordwesten 160—170 kg auf Kopf und Jahr (vgl. dazu auch Trémolières 1953).

Entgegen der alten Meinung, schwere Muskelarbeit erfordere keine Steigerung der Eiweißzufuhr, ergaben neuere Untersuchungen, daß hohe muskuläre Leistungsfähigkeit erst bei Eiweißzufuhren von 65—70 g erreicht wird — bei Zufuhren also, die beträchtlich über dem Bilanzminimum liegen. Der körperlich schwer Arbeitende sucht seinen Eiweißverzehr ebenso zu steigern wie seinen Energieverzehr. Der Eiweißverzehr je Vollperson lag in deutschen Landhaushalten um 100 g (Scheunert 1932), bei Schwerarbeitern der Industrie zwischen 98 und 113 g (Ziegelmayer 1937). Während aber der gesamte Brennwertverzehr von Industriearbeitern von 1908—1928 um rund 300 Calorien *absank*, blieb der Eiweißverzehr auf *gleicher Höhe* (83 gegen 82,2 g; Kraut 1935). Konzentrierte sportliche, das ist körperlich-geistige Leistung läßt das Bedürfnis nach eiweißreicher Ernährung besonders lebhaft werden (Berzy 1949; Jezler 1941; Wenk 1940; Wiebel 1941; dort Literatur). Der Eiweißverzehr der Olympiakämpfer vom Jahre 1936 betrug z. B. im Mittel 320 g je Kopf und Tag (Bruttowert; Schenk 1936, 1937)! Wo Vegetarier — die meisten Vegetarier sind es nur, insofern sie Fleisch und Eier, nicht aber auch Milch und Milchprodukte verschmähen — körperliche Höchstleistungen vollbracht haben, waren das bezeichnenderweise keine Leistungen, die intensive *Konzentration* aller Kräfte, ein Zusammenreißen aller Energien erforderten, sondern *Dauerleistungen* in Form von Langmärschen, Langläufen, Gepäckmärschen (Lit. bei Glatzel 1936; Wiebel 1941).

In Versuchen von Kraut und Lehmann (1948) ohne körperliche Arbeitsleistung fehlten bei calorisch ausreichender Ernährung trotz Herabsetzung der gewohnten Eiweißzufuhr Störungen des Wohlbefindens und der Leistungsfähigkeit. Wurde aber schwere Arbeit verlangt, dann führte schon eine Reduzierung der Eiweißzufuhr unter 56—63 g (Nettowert bei einem Körpergewicht von 65—70 kg) „zu einer Verminderung der Leistungsfähigkeit, zu Arbeitsunlust und depressiven Veränderungen des Gemütszustandes" — zu Symptomen, die nach Steigerung der Eiweißzufuhr rasch wieder verschwanden. Bei drei Gruppen von Schwerarbeitern zeigte sich: Kürzung der Eiweißzufuhr von 95—90 auf 75 g setzt die Leistung nicht, Kürzung von 90—80 auf 72 g setzt sie leicht, Kürzung von 65—60 auf 50—40 g setzt sie (trotz unveränderten Körpergewichts) ganz beträchtlich herab (Kraut, Lehmann 1948; Kraut, Lehmann, Szakall 1949; Lehmann, Michaelis 1948; Kraut, Müller-Wecker, Spitzer, Zimmermann 1951). Daß körperliches Training zum Muskelansatz eine eiweißreiche Nahrung erfordert, haben schon Zuntz, Loewi (zit. nach Grafe 1923) und Caspari, Stilling (1925) gezeigt. Außerdem scheint es als Folge schwerer Muskelarbeit zu Verschlechterung der Oxydationslage mit erhöhter Ausscheidung unvollständig oxydierter Stoffwechselendprodukte zu kommen (Bickel 1938) und nach Bruman (1933) und Frey, du Bois (1935) ist die Erholungszeit umgekehrt proportional der Eiweiß-

zufuhr. Zu grundsätzlich gleichen Ergebnissen kamen CASTAGNARI 1935, HIRA-
MATSU 1932 und WISHART 1934.

Eine „spezifisch-motorische Eiweißwirkung" ähnlicher Art sieht man bei
Tieren (ACHELIS, NOTHDURFT 1939; FUCKER, SCHNEIDER 1939; NOTHDURFT 1939),
die, wie der kurzfristig fastende Mensch, bei verringerter Eiweißzufuhr zunächst
eine vorübergehende Aktivitäts*steigerung* erkennen lassen (NOTHDURFT, FASS-
BENDER 1948). Auf die Dauer reduziert aber eiweißarmes Futter die gesamte
Aktivität. Zur Erhaltung normaler Spontanaktivität von Mäusen muß das
Eiweißerhaltungsminimum um mindestens die Hälfte überschritten werden, d. h.
mindestens 20% des Gesamtbrennwertes müssen durch Eiweiß gedeckt sein.
Bei weniger als 20% (andererseits aber auch bei mehr als 70%) sinkt die Spon-
tanaktivität ab und bei nur noch 1,5% fällt sie so gut wie ganz aus (NOTH-
DURFT 1939; NOTHDURFT, EISENBEISSER 1944).

Beschränkung der Eiweißzufuhr soll bei Schweinen den Fettansatz hemmen
(BÜNGER, FISSMER, SCHMIDT, NAGELSBACH 1943). Unabhängig von der Größe
der Eiweißzufuhr erwies sich die Höhenfestigkeit von Versuchstieren (LANG 1947).

Auf der Grundlage umfassender Verbrauchserhebungen und unter Berücksichtigung der physiologischen Erfahrungen hat die Hygienesektion des Völkerbundes 1936 auf Grund der gutachtlichen Äußerungen von BURNET, AYKROYD
1935 als Richtzahl für den täglichen Optimalbedarf 1 g verdauliches Eiweiß
festgesetzt. "In practice, the protein intake for adults should not fall below
1 gramme." Das Nahrungseiweiß soll aus verschiedenartigen Quellen stammen
und es ist erwünscht, daß ein Teil tierischer Herkunft ist. Während des Wachstums, der Schwangerschaft und der Stillperiode soll tierisches Eiweiß „einen
großen Teil des Gesamteiweißes bilden". Der Mindestbedarf der Schwangeren
vom 4. Monat ab und der Mindestbedarf der Stillenden wird mit 1,5 bzw. 2,0 g
je Kilogramm Körpergewicht angegeben (s. auch COONS 1935; BETHEL, GAR-
DINGER, MCKINNON 1939; BURKE, HARDING, STUART 1943; HUNSCHER, HAMMILL,
ERICHSON, MACEY 1935; TOMPKINS 1941). Höher als der Bedarf des Erwachsenen
liegt der Bedarf des Kindes und des Jugendlichen: Im 1.—3. Lebensjahr 3,5 g
und dann langsam fallend bis zu 1,5 g je Kilogramm Körpergewicht im 17. bis
21. Lebensjahr. Alle diese Zahlen liegen also erheblich tiefer als das klassische
VOITsche Kostmaß mit seinen 118 g Eiweiß. Überdies soll im höheren Alter der
Eiweißbedarf sinken (JEGHERS 1941).

Der National Research Council der USA. gab 1948 folgende Werte für die
Höhe der wünschenswerten Eiweißzufuhr: Erwachsene Männer und Frauen ohne
Rücksicht auf die muskuläre Beanspruchung 1,0 g/kg. Bei einer Gesamtbrenn-
wertzufuhr von 2400 Calorien entspricht diese Eiweißzufuhr 12,3% der Gesamtcalorien.

Schwangere in der 2. Schwangerschaftshälfte	1,5 g/kg
Stillende Mütter	2,0 g/kg
Kinder im Alter von 1— 3 Jahren	3,5 g/kg
Kinder im Alter von 3— 6 Jahren	2,5 g/kg
Kinder im Alter von 7— 9 Jahren	2,3 g/kg
Kinder im Alter von 10—12 Jahren	2,0 g/kg
Jungen im Alter von 13—15 Jahren	1,7 g/kg
Jungen im Alter von 16—20 Jahren	1,6 g/kg
Mädchen im Alter von 13—15 Jahren	1,6 g/kg
Mädchen im Alter von 16—20 Jahren	1,4 g/kg

Im ganzen darf gesagt werden, daß diese Richtwerte des Völkerbundes und
des National Research Council der USA. die Höhe der wünschenswerten Eiweißzufuhr eher zu hoch als zu tief ansetzen.

Den Eiweißbedarf von Frühgeburten berechneten GORDON und Mitarbeiter (zit. nach ALBANESE 1947) zu 0,475 g je Kilogramm Körpergewicht; im Laufe des ersten Lebenshalbjahres steigt der Eiweißbedarf rasch an. Neuere Untersuchungen über den Eiweißbedarf des Kindes kamen zu ähnlichen Ergebnissen (BROADBENT, FINCH 1950; POGNER, WALL, FINCH 1950; YOUNG, BISHOP, HICKMAN, WILLIAMS 1949).

Im Hinblick auf die biologische Verschiedenwertigkeit der Eiweißkörper kann die *Art* des Nahrungseiweißes natürlich nicht gleichgültig sein. Es kommt vor allem darauf an, daß genügend essentielle Aminosäuren in der Nahrung enthalten sind. Das läßt sich exakt natürlich nur dann beurteilen, wenn man einerseits den Aminosäuregehalt der Nahrung, andererseits den Aminosäurebedarf des Organismus genau kennt. Wenn in den Richtlinien des Völkerbundes gesagt wird, es solle „ein größerer Teil des Nahrungseiweißes", $^1/_3$ der gesamten Eiweißzufuhr oder die Hälfte, aus Eiweiß tierischer Herkunft bestehen, dann mag das ungefähr das Richtige treffen.

Tabelle 39. *Bedarf des Erwachsenen an exogenen Aminosäuren.* (Nach BLOCK.)

Aminosäure	Bedarf berechnet nach			Zugeführt durch 100 g Eiweiß von		
	ROSE g/tägl.	MACY g/tägl.	BLOCK g/tägl.	Fleisch g	Milch g	weißem Mehl g
Arginin	1,2	4,7	4,7	7,2	4,3	3,9
Histidin.	2,4	1,6	2,0	2,1	2,5	2,2
Lysin.	6,0	4,6	5,2	8,1	7,5	2,0
Tyrosin.		3,9	3,9	3,1	5,4	3,8
Tryptophan	1,2	0,9	1,1	1,2	1,6	1,0
Phenylalanin	4,2	4,2	4,7	4,5	5,7	5,5
Cystin und Methionin	3,6	3,7	4,1	4,2	4,0	4,2
Threonin	3,6	3,2	3,6	4,3	4,6	2,7
Leucin	5,4	9,6	12,6	12,1	16,2	12,0
Isoleucin	3,0	3,1	3,7	3,4	4,4	3,7
Valin.	4,2	3,2	3,9	3,4	5,5	

Auf Grund tierexperimenteller Erfahrungen hat BLOCK 1946 den *Optimalbedarf* des erwachsenen Menschen an *exogenen (essentiellen) Aminosäuren* berechnet. Die Tabelle 39 gibt vergleichsweise auch die Ergebnisse, zu denen ROSE und MACY gelangt sind. Die Werte fallen teilweise beträchtlich auseinander und es darf nicht verschwiegen werden, daß neuerdings (vgl. auch ALMQUIST 1947) sehr viel kleinere Zahlen genannt worden sind. LANG (1950) z. B. gibt folgende Zahlen als wünschenswerte Zufuhr in Gramm je Tag (die in Klammern beigesetzten Zahlen entsprechen der Höhe des Minimalbedarfs): Lysin 1,6 (0,8), Tryptophan 0,5 (0,2), Phenylalanin 2,2 (1,1), Methionin 2,2 (1,1), Threonin 1,0 (0,5), Leucin 2,2 (1,1), Isoleucin 1,4 (0,7), Valin 1,6 (0,8).

ALMQUIST (1947) fand bei Fehlen jeder einzelnen exogenen Aminosäure einen Gewichtsverlust seiner Versuchstiere von etwa 3%, der nach seiner Meinung dadurch zustande kommt, daß der Eiweißanbau aufhört und nur der Eiweißabbau weitergeht. Jede Kostform, die *nicht* eine Gewichtsabnahme dieser Größenordnung entstehen läßt, geht mit Eiweißaufbau einher. Der Bedarf an jeder einzelnen exogenen Aminosäure hängt auch von dem Gehalt der Kost an anderen Aminosäuren ab. Wenn Aminosäuren als solche oder in Form von Eiweißhydrolysaten geringere Wachstumswirkungen erzielen als in Form natürlicher Eiweißkörper, dann können dafür mehrere Gründe entscheidend sein: rascherer Abbau oder raschere renale Ausscheidung der schnell resorbierten freien Aminosäuren — umfangreichere bakterielle Zerstörungen der freien Aminosäuren — Freisetzung von Peptiden bei der Verdauung der Eiweißkörper und schnellere Verwertung von diesen zum Aufbau von Körpereiweiß.

Die bereits erwähnte und vor allem therapeutisch wichtige Tatsache, daß es für den Wert des Nahrungseiweißes von entscheidender Bedeutung ist, daß alle essentiellen Aminosäuren *gleichzeitig* zugeführt werden, sei auch hier noch einmal ausdrücklich betont. Im Rahmen der Ernährungstherapie wird davon die Rede sein, daß bei gewissen Krankheiten ein abnorm hoher Eiweißbedarf besteht.

Ist nun eine Eiweißzufuhr, die die Grenzen des Optimums beträchtlich nach oben überschreitet, auf die Dauer gesundheitsschädlich? Die Frage wurde in den letzten Jahrzehnten häufig und mit sehr viel mehr Gefühlsaufwand und dogmatischer Gebundenheit diskutiert als mit Überlegung und sachlicher Kenntnis.

Wir sahen bereits (s. S. 427), daß der tägliche *Eiweißverzehr* arktischer Stämme 500 g, d. h. die Hälfte der Energiezufuhr und mehr, erreichen kann und daß diese Menschen, ohne daß von besonderer Krankheitsanfälligkeit etwas Zuverlässiges bekannt wäre, unter Lebensbedingungen, die an die körperliche Leistungsfähigkeit höchste Anforderungen stellen, offensichtlich voll leistungsfähig sind (DUNCAN 1947; EHRSTRÖM 1948; RASMUSSEN 1946). Für die Südgrönländer nennt MURSCHHAUSER 1927 als Tagessatz 282 g Eiweiß, 193 g Fett und 54 g Kohlenhydrate und betont dabei ausdrücklich den guten Gesundheitszustand dieser Stämme. RASMUSSEN (1946) erwähnt die Gewohnheit der Eskimos viel Wasser zu trinken. Ob dieses Bedürfnis in ursächlichem Zusammenhang mit ihrer eiweißreichen Kost steht? Ein Amerikaner hat in der Arktis 7 Jahre lang, ein anderer 1 Jahr lang ausschließlich von Fleisch gelebt (LIEB 1926, STEFANSSON 1918, 1935/36). Beide wurden später in New York untersucht, wo sie ein weiteres Jahr lang ausschließlich von Fleisch lebten (d. h. von täglich 100—140 g Eiweiß und 200—300 g Fett = 2300—3360 Calorien mit 15—25% Eiweiß, 75—85% Fett und 1—2% Kohlenhydraten). Subjektiv oder objektiv nachteilige Folgen dieser Kost wurden weder während dieser Zeit noch bei einer späteren Nachuntersuchung festgestellt (LIEB 1935; McCLELLAN 1930; TOLSTOI 1929). Ein gleichartiger Versuch von RIETSCHEL, SCHICK (1939) dauerte 160 Tage und führte zu denselben Ergebnissen. Der lapidare Glaubenssatz von HINDHEDE 1934: ,,Tierisches Eiweiß in großen Mengen ist für den menschlichen Organismus Gift", steht im Gegensatz zu allen Tatsachen der Klinik und Physiologie. Vegetarier haben auch nicht weniger arteriosklerotische Veränderungen als andere Menschen (RAAB, FRIEDMANN 1936) und v. NOORDEN hat schon 1931 darauf hingewiesen, daß Völker, die besondere Leistungen vollbracht haben, zu allen Zeiten ,,starke Eiweißverzehrer" gewesen sind.

Wir erinnern an die Verschiebungen des europäischen Nahrungsmittelverzehrs im Laufe der letzten 100 Jahre, die eindeutig einen Anstieg des Eiweißverzehrs erkennen lassen und an den hohen Eiweißverzehr von Schwerarbeitern und Sportlern (s. S. 428).

Mit der Verbesserung der wirtschaftlichen Lage steigt der Eiweißverzehr auch innerhalb gleicher Berufsgruppen. Aus Wirtschaftsberechnungen der Jahre 1927/28 von 2000 Haushaltungen berechneten KRAUT-BRAMSEL 1942 einen Tageseiweißverzehr je Vollperson von 60 g (davon 26 g tierischer Herkunft), wenn der tägliche Nahrungsaufwand 0,75 Mark betrug. Der Eiweißverzehr lag bei 87 g (davon 54 g tierischer Herkunft) bei einem Nahrungsaufwand von 2,00 bis 2,35 Mark. Die Steigerung des Eiweißverzehrs fand sich in grundsätzlich gleicher Weise bei Schwerstarbeitern und Leichtarbeitern (bei Schwerstarbeitern Anstieg von 72 auf 108 g, bei Leichtarbeitern von 52 auf 68 g). Erhebungen in der Schweiz (JUNG 1945) führten zu ähnlichen Ergebnissen.

Wie für die einzelnen gilt auch für ganze Länder und Völker: Die Wohlhabenden verzehren mehr Eiweiß als die Armen. v. NOORDEN (1931) hat z. B. den Fleischverzehr verschiedener Länder zusammengestellt. Danach beträgt der Fleischverzehr (ohne Berücksichtigung des Fischverzehrs) je Kopf und Jahr:

In USA. . . . . . . 149 kg   Holland . . . . . 86 kg
    England . . . . . 130 kg   Italien . . . . . . 29 kg
    Frankreich . . . . 92 kg   Japan . . . . . . 15 kg
    Deutschland . . . . 92 kg   China . . . . . . 15 kg
    Belgien . . . . . . 86 kg

Eine im Vergleich zu den Richtlinien des Völkerbundes und des National Research Council hohe Eiweißzufuhr bedingt demnach offensichtlich keine *Beeinträchtigung*, sondern vielmehr eine *Steigerung* jener Kräfte und Fähigkeiten, die das heutige Leben im abendländischen Zivilisationsbereich fordert. In gleicher Richtung deuten die bereits erwähnten Beobachtungen an eiweißreich gefütterten Tieren.

Während sich in den älteren Versuchen von Voit 1867, Voit, Pettenkofer 1871 und Pflüger 1891 bei ausschließlicher Fütterung mit magerem Fleisch bei Hunden keine krankhaften Veränderungen an den Organen ergeben hatten (s. auch Silberberg, Silberberg 1949), fanden sich in neueren Untersuchungen amerikanischer Autoren bei Ratten, die über mehrere Generationen fortgezüchtet wurden und deren Futter bei ausreichendem Mineral- und Vitamingehalt calorisch zu 30—70% aus Eiweiß bestand, Hypertrophie der Nieren, degenerative Veränderungen der Tubuli, Hämorrhagien, Ausscheidung von Eiweiß und granulierten Zylindern und Rest-N-Erhöhungen (Addis, Mackay, Mackay 1926; Charit, Kaschewnik, Neifach 1935; Osborne, Mendel 1915, 1916, 1920, 1926; Osborne, Mendel, Ferry 1919; Osborne, Parck, Winternitz 1927; McCollum, Simmonds, Parsons 1919, 1921; Polvogt, McCollum, Simmonds 1923; Newburgh 1919). Abgesehen von diesen Nierenveränderungen waren die Versuchstiere aber in jeder Hinsicht völlig normal. Stieg der Eiweißanteil der Energiezufuhr auf über 70%, dann ließ lediglich die Spontanaktivität der Tiere nach.

Junkersdorf (1921, 1926, 1927) sah am Hund bei einseitiger Eiweißfütterung Anstieg des Lebergewichts (von im Mittel 3,3—3,5 auf im Mittel 4,2% des Körpergewichts) sowie Abnahme des Fettgehaltes, Eiweißanlagerung und Glykogenzunahme in der Leber. Bei Eiweißfütterung nach voraufgehender Kohlenhydratmast blieb das Lebergewicht gleich, das Glykogen nahm ab, das Fett zu. Im Vergleich zu vegetarisch ernährten Tieren lag bei fleisch- (und gleichzeitig kochsalz-) reich gefütterten Ratten das Lebergewicht höher, Glykogengehalt und K/Na-Verhältnis in Leber und Muskulatur waren höher; die Fleischtiere besaßen rund 10% mehr Leberparenchym als die vegetarischen Tiere. Bezüglich des Gesamtgewichts der Tiere und des Gehalts der Leber an Fettsäuren, Calcium und Magnesium fehlten Unterschiede (s. auch Kaunitz, Selzer 1937).

Die Verdauungsphysiologie lehrt, daß sich Verdauungssekrete und Darmflora mit dem Nährstoffgehalt der Kost ändern. In sehr sorgfältigen und ausgedehnten Untersuchungen hat Schenck (1930—1936) gezeigt, daß das Organeiweiß in Abhängigkeit vom Nahrungseiweiß seine Zusammensetzung beträchtlich ändern kann. Abhängig von der Ernährung schwankt die Zusammensetzung der Serumeiweißkörper schon innerhalb eines Tages (Lang 1930; Schenck 1936; dagegen Abderhalden, Siebel 1935). Histologisch sieht man bei experimenteller Eiweißüberfütterung Vermehrung der eosinophilen Zellen in der Hypophyse, Zeichen von Überfunktion der Schilddrüse und strukturelle Veränderungen des Pankreas (s. S. 406). In diesem Zusammenhang wären auch noch einmal (s. S. 407) die Schwankungen des hormonalen Gleichgewichts zu nennen: bei eiweißreicher Ernährung scheint Thyroxin, bei kohlenhydratarmer Ernährung Adrenalin optimale Wirkungsbedingungen zu finden (Abderhalden 1942; Abderhalden, Wertheimer 1924, 1925; Hoff 1936).

Eiweißreiche Kost soll sowohl die Kälteresistenz (GIAJA, GELINEO 1934) und die Resistenz gegenüber Sauerstoffmangel vermindern (CAMPBELL 1939). Diese Einzelangaben bedürfen der Bestätigung.

Wiederholt wurde die Frage aufgeworfen, ob eiweißreiche Kost den Körper „versäuern" und die Entwicklung arterieller Hypertension begünstigen kann. GÄNSSLEN (1927) und MÜLLER (1937) sahen nach 10tägiger reiner Fleischkost die Hautcapillaren weiter und gewundener werden, während sie sich nach länger dauernder vegetarischer Ernährung verengten und streckten. Man denkt dabei an das „plethorische" Aussehen der fleischreich lebenden Gastwirte und Schlachter und an die gelbliche Blässe der Vegetarier und Rohköstler. Wenn die Blutdruckwerte bei Fleischessern im Durchschnitt höher liegen als bei Vegetariern (GÄNSSLEN 1940; RAAB, FRIEDMANN 1936; SAILE 1929), dann kann man darin nicht ohne weiteres einen Ausdruck krankhafter Störungen sehen. Mit gleichem Recht könnte man die tieferen Blutdruckwerte der Vegetarier als krankhaft erniedrigt bezeichnen. Hinsichtlich Arteriosklerose der größeren Gefäße scheinen sich starke und schwache Fleischesser nicht voneinander zu unterscheiden (s. im übrigen auch S. 405).

Von einer „Versäuerung" des gesunden Körpers und einer „Anhäufung unausscheidbarer Schlacken", wie manche Ernährungsreformer behaupten, hat sich selbst bei eiweißreichster Ernährung nichts nachweisen lassen (s. auch S. 542ff.). Eine gewisse Belastung stellen vielleicht jene Eiweißabbaustoffe dar, die bei eiweißreicher Kost in erhöhtem Maße im Colon entstehen. Einige von ihnen sind Amine, andere Fettsäuren und noch andere sind Abbaustoffe aromatischer Aminosäuren. Daß ein Teil von diesen Stoffen resorbiert wird, steht außer Zweifel. Unbewiesen sind aber jene Behauptungen, wonach unter eiweißreicher Kost so große Mengen von diesen Stoffen entstehen und resorbiert werden, daß dem gesunden, an solche Kostformen gewöhnten Organismus nachteilige Folgen daraus erwachsen können.

Möglicherweise sind seborrhoische Zustände gelegentlich Folgen eines Biotinmangels infolge eiereiweißreicher Ernährung. Durch die Albuminfraktion des Hühnerei-Eiweißes (Avidin) wird Biotin gebunden und seiner Wirkung beraubt. Im Gegensatz zu den Eskimos verzehren viele Europäer nichts von den Innereien der Schlachttiere, d. h. sie verzichten auf die Hauptbiotinquellen. Von hier aus könnten günstige Wirkungen von Biotingaben bei eiweißreich lebenden Menschen dem Verständnis nähergebracht werden (ABDERHALDEN 1948; HACKMANN, SCHULTZ 1949; MOURIQUAND 1948).

Von seiten der „Naturheilkunde" und „biologischen Medizin" (z. B. KÖTSCHAU 1942) wird gerne die Schädlichkeit einer Kost von durchschnittlichem Eiweißgehalt, insbesondere von durchschnittlichem Fleischgehalt, für Schwangere behauptet. Beweise oder auch nur Hinweise für die Richtigkeit dieser Behauptung sind niemals beigebracht worden und von kritischen Gynäkologen (BOKELMANN 1937; GAETHGENS 1940; LEVERTON, MCMILLAN 1946) ist sie daher auch immer ganz ausdrücklich abgelehnt worden.

Die spezifische Form der kindlichen Eiweißüberfütterung ist der Milchnährschaden — meist eine Folge anhaltender Überfütterung mit Kuhmilch, selten mit Frauenmilch. Auf einen Mast- und Wasserretentionszustand mit steilem Gewichtsanstieg folgen dabei Gewichtsstillstand und schließlich Dystrophie und Atrophie mit Gewichtssturz, Kalkseifenstühlen, Rachitis, Anämie und allgemeiner Widerstandslosigkeit. Übermäßig fettreiche Nahrung ist (nach ROMINGER-ECKSTEIN 1927) nur zusammen mit übermäßigem Eiweißreichtum und Kohlenhydratmangel der Nahrung pathogen. Kürzung der Milchzufuhr und Erhöhung der Kohlenhydratzufuhr sind die bewährten therapeutischen Leitprinzipien.

Alles in allem läßt sich also sagen, daß unter eiweißreicher Kost zahlreiche
Funktionen anders verlaufen als bei einer an Eiweißstoffen knappen Ernährung.
Eiweißreichste Kost kann unter Umständen unzweckmäßig sein (z. B. in heißem
Klima), latente Schwächen manifest machen und Krankheitssymptome verstärken.
Auf der anderen Seite fördert und erleichtert eine *eiweißreiche Ernährung* die
Entwicklung von Fähigkeiten und das Vollbringen von Aufgaben und Leistungen,
die wir für überaus wünschenswert und dringend notwendig halten. Eindeutige
Beweise für Schädigung des gesunden erwachsenen Menschen durch chronische
Eiweißüberernährung (bei im übrigen vollwertiger Ernährung) liegen bis heute
nicht vor.

c) Die Hungerkrankheit (Dystrophie).

Unter Hungerkrankheit versteht die Klinik die Folgen lang dauernder
energetischer Unterernährung. Die bis zum zweiten Weltkrieg übliche Bezeichnung
Hunger*ödem* (nutritional edema, oedème par carence) für die Gesamtheit dieser
Zustände ist zugunsten der Bezeichnung Hunger*krankheit* aufgegeben worden,
nachdem sich herausgestellt hatte, daß energetische Unterernährung nicht nur
unter dem Bild ödematöser, sondern auch unter dem Bild kachektischer und
lipophiler Zustände in Erscheinung treten kann. So ist die frühere Bezeichnung
Hungerödem heute nur noch die Bezeichnung einer Sonderform der Hungerkrankheit. Neuerdings ist immer mehr der von der russischen Klinik übernommene
kurze Ausdruck Dystrophie (genauer: Hungerdystrophie) üblich geworden. Wir
werden diesen prägnanten Ausdruck auch in den folgenden Ausführungen benutzen.
Es liegt im Wesen der energetischen Unterernährung, daß sie in *jedem* Fall
auch Eiweißunterernährung bedeutet — das Nahrungseiweiß wird zur Deckung
des *energetischen* Bedarfs stärker herangezogen als bei voll ausreichender Energiezufuhr und steht damit zur Deckung des *speziell stofflichen* Bedarfs nicht mehr in
hinreichenden Mengen zur Verfügung — und daß sie sich in vielerlei Formen mit
anderen Mängeln (Fettmangel, Vitamin- und Mineralmängeln) kombinieren kann.
Strenggenommen müßte deshalb eigentlich eine Reihe verschiedener Formen von
Hungerkrankheit voneinander abgegrenzt werden. Die klinische Erfahrung aber
hat gezeigt, daß jene Krankheitserscheinungen, die auf Energie- und Eiweißmangel
beruhen, diagnostisch und therapeutisch beherrschend im Vordergrund stehen
und eine zusammenfassende Darstellung aller jener Zustandsbilder nicht nur
berechtigt ist, sondern auch dem klinischen Bedürfnis am besten entspricht.
Die Veröffentlichungen zum Thema Hungerkrankheit sind in den letzten
10 Jahren lawinenartig angeschwollen. Ausführliche Darstellungen aus den aller-
letzten Jahren mit umfassenden Literaturangaben, auf die bezüglich aller Einzelveröffentlichungen verwiesen sei, stammen von McCance, Widdowson, Dean,
Thrussel, Barret, Berridge, Davis, Gell, Glaser, Gunther, Howarth,
Hutchinson, Jones, Kekwick, Newman, Prior, Sherlock, Stanier, Tomson,
Walshe (1951); von Helweg-Larsen, Hoffmeyer, Kieler, Hess Thaysen, Hess
Thaysen, Thygesen, Wulf (1952) und von Keys, Brozek, Henschel, Mickelsen,
Taylor (1950). Um die folgenden Ausführungen nicht allzusehr aufzublähen und
nicht allzu schwer lesbar zu machen, sollen an Arbeiten über Einzelfragen nur
jene genannt werden, die in neuester Zeit (nach 1951) erschienen sind und die
gleichzeitig mehr bringen als bloße Bestätigungen bereits hinlänglich bekannter
Tatsachen und Gesichtspunkte. Bezüglich aller älteren Arbeiten sei auf die Litera-
turnachweise in den drei genannten umfassenden Monographien verwiesen.
Ältere zusammenfassende Schilderungen der Dystrophie — das Hungerödem
wird schon bei Hesiod erwähnt — stammen von Pringle (1753); Köllreuter
(1812); Donovan (1848); Vacher (1871). Zahlreicher werden (neben Einzelarbeiten)

die zusammenfassenden Veröffentlichungen während des ersten Weltkrieges und in den Jahren danach: STRAUSS (1915); RUMPEL (1915); JACKSON (1915); RUMPEL, KNACK (1916); SCHIFF (1917); FALTA (1917); SCHITTENHELM, SCHLECHT (1918, 1919); MAASE, ZONDEK (1920); MORGULIS (1923); v. JAKSCH (1930). Die Erfahrungen von GRANDE, PERAIRA (1941) stammen aus dem spanischen Bürgerkrieg. Eine Fülle von Einzelarbeiten und zusammenfassenden Darstellungen fußt auf den Erfahrungen des zweiten Weltkrieges und der Nachkriegsjahre. Von zusammenfassenden Darstellungen sind hier, außer den drei bereits genannten die folgenden zu erwähnen: APFELBAUM (1946); BANSI (1949); BERNING (1949); BURGER, SANDSTEAD, DRUMMOND (1950); BRULL, BARAC, BRAKIER-ZELKOWIECZ, CLEMENS, CRISMER, DELTOMBE, DIVRY, DUBOIS, DUMONT, DUMONT-RUYTERS, LAMBRECHTS, NEUPREZ, NIZET, OP DE BEECK, PIERSOTTE, THOMAS (1945); BROZEK, WELLS, KEYS (1946); GOUNELLE, BACHET, SASSIER, MARCHE (1941); GOVAERTS (1947); FRENCH, STARE (1947); BENECH (1942); HOTTINGER, GSELL, UEHLINGER, SALZMANN, LABHART (1948); KONING (1946); LAMY, LAMOTTE, LAMOTTE-BARILLON (1946, 1948); JACOB, MOLINA (1942); LEYTON (1946); MOLLISON (1946); MERKLEN-TURIAF (1943); MAKOMASKI (1947); PERAKIS, BAKALOS (1943); PERRAULT (1942); PERROT (1942); ROSENCHER (1946); RIMBAUD, SERRE (1943); SCHOEN (1952); SCHOEN, HARTMANN (1950); SIMONART (1947); SINCLAIR (1947); LEVIERATOS (1948); WALTERS (1947); WALTERS, ROSSITER, LEHMANN (1947); WAREMBOURG, POITEAU, BISERTE (1942); WOLFF-EISNER (1947).

Die Dystrophie hat in der jüngsten Vergangenheit eine furchtbare Aktualität gewonnen. Millionen sind ihr zum Opfer gefallen in den Kriegsgefangenenlagern Rußlands und Ostasiens, in den Konzentrationslagern und unter der frei lebenden Bevölkerung der europäischen Länder. Als Krankheit ist sie uralt. Die in Massen auftretende Wassersucht im Heere Karls V. in Tunis und in der napoleonischen Armee in Rußland, die Wassersucht während der schwedischen Hungersnot im Jahre 1773 und während des Krimkrieges war offenbar nichts anderes als die Hungerkrankheit. In Europa ist die „Gefängniswassersucht" niemals ausgestorben. Noch in den siebziger Jahren des vergangenen Jahrhunderts sollen 10—15% aller in preußischen Gefängnissen Verstorbenen an Wassersucht zugrunde gegangen sein. Ob die von WHEELER (1902) in einem Konzentrationslager von Buren auf St. Helena beobachtete Epidemie wirklich eine Beriberiepidemie war, erscheint uns heute zweifelhaft. Während des ersten Weltkrieges trat die Dystrophie als Hungerödem zunächst 1915 in Galizien auf. 1916/17 griff sie auf die Großstädte und Industriegebiete Deutschlands und Österreichs über und wütete am verheerendsten in geschlossenen Anstalten und Lagern, wo es ja außer den offiziell zugeteilten Rationen nichts zu essen gab. Die Sterblichkeit in den Irrenanstalten Schleswig-Holsteins soll 1917 47,4% betragen haben; 50% der Gefängnisinsassen waren ödemkrank (BERNING 1949). Nach den schweren russischen Hungerepidemien der 20iger Jahre und nach wiederholten Epidemien in China, Indien und Spanien breitete sich die Dystrophie während des zweiten Weltkrieges zunächst über Belgien, Holland und Frankreich aus, nach Kriegsende mit dem Zentrum Deutschland in nie gekanntem Maße über ganz Europa. Seit Ende 1949 ist sie im westlichen Deutschland so gut wie ganz verschwunden.

1. Klinische Symptomatologie.

Die Dystrophie ergreift Menschen *jeden Lebensalters* und *jeden Geschlechts*. Männer mit ihrem größeren Nahrungsbedarf erkranken häufiger als Frauen. Wenn alte Leute so oft besonders schwer unter der Nahrungsverknappung leiden — eine Beobachtung, die häufig bestätigt wurde (s. auch MUNDT, ODENTHAL 1951;

Höhle 1952) —, dann liegt das wesentlich an der geringeren fermentativen und resorptiven Leistungsfähigkeit ihrer Verdauungsorgane.

Kinder und Jugendliche sind empfindlicher gegen Unterernährung als Erwachsene (Banning 1947; Dols, van Arcken 1946; Dols 1947; Heilmeyer 1946; Petrides 1948, s. auch Jackson 1925) und erholen sich nur langsam (Ewerbeck 1949; Rominger, Droese 1949). Schon nach den russischen Hungerepidemien hat Stefko (1927) auf die Wachstumsrückstände des Skelets hungerkranker Kinder hingewiesen und McCance und Mitarbeiter (1951) haben dasselbe hervorgehoben für die deutschen Kinder der Zeit nach dem zweiten Weltkrieg, die im übrigen in leidlich gutem Gesundheitszustand gewesen sein sollen. Französische Kinder *unter* 9 Jahren zeigten während der Hungerzeit des zweiten Weltkrieges hinsichtlich Länge und Gewicht keine Unterschiede gegenüber normalen Zeiten. Das Maximum des Gewichts- und Längendefizits hungernder Kinder wurde bei den 14jährigen festgestellt: im Mittel bei Mädchen 5 kg und 7 cm, bei Jungen 6 kg und 4 cm. Schon bei etwas besserer Ernährung glichen sich die Gewichts- und Längendefizits aus, doch waren sie noch 12 Monate nach der Befreiung Frankreichs trotz wesentlicher Verbesserung der Ernährung nicht völlig überwunden — vielleicht infolge der ungenügenden Milchversorgung. Die 14jährigen Mädchen eines Pariser Bezirkes waren Ende 1944 im Durchschnitt 11 cm kleiner als die Mädchen desselben Bezirkes im Jahre 1935, und Ende 1945 betrug ihr Längendefizit immer noch rund 5 cm (Dondady, Trémolières 1947; s. auch Hedon 1947; Trémolières 1947). Ähnliche Wachstumsrückstände sahen Kena, Vickstrand (1947) bei finnischen Kindern, de Haas, Posthuma (1946) und Jonxis (1946) bei holländischen Kindern (s. auch Valooris 1946; Metcoff, McQueeney 1946: Pyke 1945). Übereinstimmend wurde von allen Beobachtern festgestellt, daß hungerkranke Kinder in ihrer Körperlänge weniger stark zurückbleiben als im Gewicht und bei Wiederauffütterung das Längenwachstum schnell nachholen (s. auch Talbot, Sobel, Burke, Lindemann, Kaufman 1947). Ganz isoliert steht die Angabe, bei Berliner Kindern, die im ersten Weltkrieg und den Hungerjahren danach geboren waren, seien noch 1933 starke Wachstumsrückstände nachweisbar gewesen (Boehnheim 1933).

Stefko (1927) sah die Hauptgefahr des Hungers in der Schädigung der Fortpflanzungsfähigkeit der heranwachsenden Generation. Die spätere Entwicklung in Rußland scheint ihm nicht recht gegeben zu haben und soweit man sieht, sind Dauerschäden der Hungerzeiten des ersten Weltkrieges bei den damals Heranwachsenden nicht zurückgeblieben. Das stünde im Einklang mit tierexperimentellen Erfahrungen, wonach selbst extreme Unterernährung keine bleibenden Wachstumsstörungen zur Folge hat und der Wachstumsrückstand schnell aufgeholt wird, sobald die Tiere nach der Unterernährungsperiode ausreichend mit allen Nährstoffen versorgt werden (Verzár 1941).

Der relativ gute Ernährungszustand vieler Kinder in hungernden Familien — eine nicht ungewöhnliche Erscheinung im hungernden Deutschland der Nachkriegsjahre — zeigt nur, daß sich die Erwachsenen zugunsten der Kinder *noch* mehr eingeschränkt haben. Im Dezember 1948 deckte die den Deutschen offiziell zugeteilte Kost beim 9jährigen 90%, beim 14jährigen aber nur noch 60% des Energiebedarfs — vom Eiweißbedarf ganz zu schweigen! Von einer „erhöhten Hungerresistenz der Jugendlichen" (Brock 1946) kann jedenfalls in keiner Hinsicht die Rede sein.

In diesem Zusammenhang sei erwähnt, daß *Hunger und Unterernährung* bei *Schwangeren* an dem Fetus nicht spurlos vorübergehen.

In Not- und Hungerjahren sinkt das Gewicht der Neugeborenen. Die Schwankungen der Geburtsgewichte von insgesamt 200000 Neugeborenen in Marburg, Basel, Würzburg und Berlin von 1900—1948 zeigt die Abb. 7. Wenn man auch nicht geneigt sein wird, den ansteigenden Trend der Kurven von 1900—1914 und den weiteren Anstieg über das im Jahre 1914 erreichte Niveau hinaus (vom Ende der 20iger Jahre ab) *allein* auf fortschreitende Besserung der Ernährung zurückzuführen und wenn man auch angesichts dieser fortlaufenden Gewichtszunahmen zunächst an die bisher immer noch nicht befriedigend erklärte allgemeine Zunahme des Längenwachstums und die „Acceleration" der Entwicklung im ganzen abendländischen Zivilisationsbereich denkt, so liegt es doch sehr nahe, die Unterernährung für das gleichmäßige *Absinken der Geburtsgewichte* während der Hungerjahre 1914—1918 und 1939—1946 mitverantwortlich zu machen. Unerklärlich

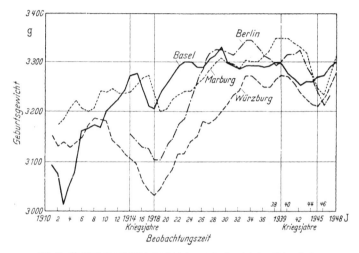

Abb. 7. Verlauf der Geburtsgewichtskurve in den letzten Jahrzehnten.
(Erst- und Mehrgebärende zusammengenommen; jährliche Aufzeichnung.) (Nach SOLTH, ABT.)

bleibt freilich der Abfall der Geburtsgewichte in Würzburg zwischen 1908 und 1914 und der Abfall der Geburtsgewichte zwischen 1914 und 1918 und zwischen 1939 und 1942 in der Schweiz. Das durchschnittliche Gewicht der Neugeborenen (22000 Geburten der Landes-Frauenklinik Wuppertal) lag 1944 185 g unter dem von 1937, während das Längenwachstum der Neugeborenen kaum reduziert war. Die Milchergiebigkeit der stillenden Frauen war in dieser Zeit geringer, der Nährstoffgehalt der Frauenmilch (an Gesamtstickstoff, Fett, Vitamin A, Aneurin, Riboflavin, Ascorbinsäure) entsprach indessen dem der Milch englischer Frauen in den Jahren 1941—1945 und ließ sich durch Zulagen von Brot und Zucker nicht weiter steigern (McCANCE und Mitarbeiter 1951). SCHAIBLE (1949) fand in Württemberg eine Abnahme des durchschnittlichen Geburtsgewichtes (4000 Neugeborene) von 1938 bis 1947 um rund 250 g; 1948 hatte es im Mittel wieder um 100 g zugenommen. In Griechenland sank während der Hungerjahre das durchschnittliche Geburtsgewicht um 100—250 g (VALOORIS 1946), in Holland um 300—400 g, um mit der Besserung der Ernährungslage sofort wieder anzusteigen (BOEREMA 1947) und in Leningrad während der Hungerzeit 1941/42 um 400—500 g (ANTONOW 1947). Noch höhere Zahlen hat HUSSLEIN 1947 für Wien angegeben, wogegen in China unter ähnlichen Bedingungen nennenswerte Abweichungen des Geburtsgewichtes nicht festgestellt worden sind (LEE 1948). Offenbar kommt es nur bei *schwerer* Unterernährung der Mutter zu Verminderung des kindlichen

Geburtsgewichtes und die Auswirkungen des mütterlichen Hungers sind dann am stärksten, wenn sie während der drei letzten Schwangerschaftsmonate einsetzen.

Man wird fragen, ob sich die Auswirkungen des Hungers auf die Verminderung der Geburtsgewichte beschränken, oder ob, wie vielfach befürchtet wurde (z. B. von NAUJOKS 1949; SCHROEDER 1950 und EICHMANN 1951), mit noch weitergehenden Schädigungen, etwa mit einer Häufung von Frühgeburten, Totgeburten und Mißbildungen zu rechnen ist.

Bemerkenswert sind gewiß die 4% *Mißbildungen* (bei 58 von 1430 Kindern) unter den Kindern von Frauen, die in den Jahren vor der Schwangerschaft an Lager- und Ghettoamenorrhoe gelitten hatten (KLEBANOW 1950; KLEBANOW,

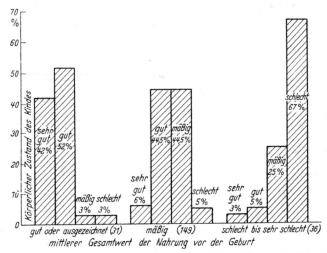

Abb. 8. Beziehungen zwischen Ernährung der Schwangeren und körperlichem Zustand des Neugeborenen.
(Aus BURKE, BEAL, KIRKWOOD, STUART.)

HEGENAUER 1950/51). Man darf nur nicht vergessen, daß Lager- und Ghetto-amenorrhoe nicht *nur* hungerbedingt sind und daß (wie in anderen Untersuchungen ähnlicher Art; vgl. HUBERT 1942, NOWAK 1950, PLOTZ 1950, DE RUDDER 1950) statistisch einwandfreie Vergleichszahlen gleichartiger Populationen, d. h. Häufigkeitszahlen von Mißbildungen unter *ausreichenden* Ernährungsbedingungen, nicht vorliegen. SMITH (1947) z. B. konnte in Holland keine Beziehungen zwischen mütterlicher Unterernährung und Häufigkeit kindlicher Mißbildungen nachweisen. Dennoch muß man die Möglichkeit von Fruchtschädigung durch mütterliche Unterernährung unbedingt im Auge behalten. Man hätte die Genese solcher Mißbildungen vielleicht in ähnlicher Weise zu verstehen wie die Genese der Mißbildungen bei Kindern sehr alter und sehr junger Mütter, der Mißbildungen also bei Leistungsschwäche der Genitalorgane (vgl. GREBE 1953). Die Frage, welche Bausteine fehlen, wenn bestimmte Mißbildungen entstehen, wird sich erst dann beantworten lassen, wenn die stoffwechselphysiologische Seite der Entwicklung des fetalen Organismus genauer bekannt ist (vgl. dazu BOEHNCKE 1952).

Daß weniger *Früh- und Totgeburten* vorkommen, wenn sich die schwangeren Frauen besser ernähren können, scheint aus englischen Erfahrungen hervorzugehen: Zulagen von Eiweiß und B-Vitaminen senkten die hohe Frühgeburts- und Totgeburtsfrequenz der unteren sozialen Schichten (BALFOUR 1944, BAIRD 1945, SUTHERLAND 1946). Zu einer Zunahme von Aborten und Frühgeburten soll es während der Belagerung von Leningrad in den Jahren 1941/42 gekommen sein (ANTONOW 1947; siehe auch DIECKMANN, TURNER, MEILLER, STRAUBE, SAVAGE 1951 und TOMPKINS, WIEHL 1951).

Ein Hindernis für die zuverlässige Beurteilung dieser Verhältnisse liegt unter anderem darin, daß Zahl und Beschaffenheit der Totgeburten in frühen Entwicklungsstadien nicht bekannt sind. Nach Berechnungen von PFAUNDLER (1936, 1947) sterben von 1462 Knaben intrauterin 512, von 1000 Mädchen intrauterin

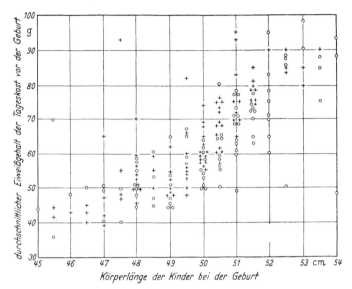

Abb. 9. Beziehungen zwischen dem Eiweißgehalt in der Kost der Schwangeren und der Geburtslänge des Kindes.
(Aus BURKE, BEAL, KIRKWOOD, STUART.)

100 ab, wobei der Gipfel der pränatalen Sterblichkeit in den beiden letzten Schwangerschaftsmonaten liegen soll. Auf diese Weise überleben bis zur Geburt nur 950 Knaben und 900 Mädchen.

An dieser Stelle müssen auch die Untersuchungen einer amerikanischen Forschergruppe wenigstens kurz genannt werden (BURKE 1945, 1948; BURKE, BEAL, KIRKWOOD, STUART 1943, BURKE, KIRKWOOD 1950; BURKE, STEVENSON, WORCESTER, STUART 1949; BURKE, STUART 1948 mit ausführlichem Literaturverzeichnis). Die amerikanischen Untersucher setzten die Qualität der Nahrung von 316 Schwangeren in Beziehung zu dem Zustand der von diesen geborenen Säuglinge und fanden deutliche Zusammenhänge in dem Sinn, daß der Zustand der Neugeborenen um so besser war, je besser sich die Mutter während der Schwangerschaft ernähren konnte (Abb. 8 und 9). Zur schlechtesten Gruppe (,,Poorest") gerechnet wurden Totgeburten, Frühgeburten und Kinder mit Untergewicht, Mißbildungen, funktionelle Unreife und Störungen während der ersten 14 Lebenstage. Entscheidend für den Zustand der Neugeborenen war offenbar der Eiweißgehalt der mütterlichen Kost. Bei einem Eiweißgehalt von weniger als 45 g je Tag z. B. gehörten 67% der Neugeborenen zu der schlechtesten Gruppe, und Länge wie Gewicht der Neugeborenen änderten sich gleichsinnig mit dem Eiweißgehalt der mütterlichen Kost vor der Geburt.

SCRIBA (zit. nach BOEHNCKE 1953) fand bei Säuglingen unterernährter Mütter Fibrillenschwund und Vacuolenbildung der Herzmuskulatur in genau derselben Art wie bei eiweißunterernährten Versuchstieren. Wieweit neben dem Eiweiß B-Vitamine pathogenetisch von Bedeutung sind, läßt sich noch nicht beurteilen.

Wenn sich also der Fetus einerseits auf Kosten des mütterlichen Organismus seine Nahrungsstoffe zu verschaffen weiß und in diesem Sinne als Parasit bezeichnet werden könnte — Schuck (1950) z. B. glaubt, gezeigt zu haben, daß das mütterliche Bluteiweiß durch die Placenta angegriffen werden kann —, so sind andererseits diese Fähigkeiten doch nicht unbegrenzt und es erscheint richtiger, den Fetus nicht mit einem Parasiten, sondern eher mit einem Organ des mütterlichen Organismus auf eine Linie zu stellen.

α) Beschwerden und psychische Veränderungen.

Für den Kranken selbst steht im Mittelpunkt der Krankheit sein Hunger, der niemals befriedigte Trieb nach Nahrung, der durch diese unvollkommene Befriedigung immer aufs neue erregt und doppelt quälend wird. Immer stärker beherrscht dieser Hunger das ganze Denken und Trachten, immer tiefer erniedrigt er den Menschen vor sich selbst und vor anderen. Mehr noch als bei anderen Krankheiten spielen in der Gestaltung der Symptomatologie und Prognose der Dystrophie die spezielle Situation und die Persönlichkeit eine ganz entscheidende Rolle.

Der chronisch Hungernde verliert langsam und sicher seine körperliche und geistige Leistungsfähigkeit, seine seelische Spannkraft. Müdigkeit und Erschöpfbarkeit, Gedächtnisschwäche und Nachlassen der Merkfähigkeit, Humorlosigkeit und Reizbarkeit, Antriebsschwäche und Gleichgültigkeit, Verstimmung und Abneigung gegen jede Veränderung des Gewohnten werden immer ausgeprägter. Die Libido erlischt.

Oft genug erlebt der Kranke diesen deprimierenden körperlichen und seelischen Verfall ganz bewußt. Einer wird zum Feind des andern. Der Gemeinsinn geht verloren; die Bindungen der Kameradschaft, Freundschaft und Liebe lösen sich. Not lehrt nicht nur beten. Wenn sie ein gewisses Maß überschreitet, macht sie nur noch hart und bitter. Wer einige Aussicht auf Überleben behalten will, muß die Gesetze und Vorschriften übertreten — und wer von den heute Überlebenden in Deutschland will behaupten, er hätte es nie getan? Mit dem Versuch, gewaltsam Gesetze aufrecht zu erhalten, an deren Durchführbarkeit die Gesetzgeber selbst nicht glauben, an die sich die Gesetzgeber und die mit der Wahrung der Gesetze von Amts wegen Beauftragten selbst nicht halten und deren strikte Befolgung den Hungertod bedeuten würde, untergräbt der Staat den letzten Rest seiner Autorität. Wo aber das Empfinden für die Autorität des Staates und die Verpflichtung gegenüber dem Nächsten verlorengegangen ist, da kehrt es auch nach Überwindung von Not und Hunger nur sehr langsam und zögernd und oft überhaupt nie mehr wieder.

Sosehr die Persönlichkeit das Bild der Dystrophie im Einzelfall bestimmt — immer wieder ist allen Beobachtern die Gleichförmigkeit und Gleichartigkeit der psychischen Veränderungen schwerkranker Dystrophiker aufgefallen. Die Unterschiede der Individualitäten verwischen sich auch im Körperlichen, wo die Ähnlichkeit geradezu unheimlich wird. Männer, die als Hungerkranke jahrelang eng zusammenlebten, haben nach Überwindung der Dystrophie oft Mühe, sich wieder zu erkennen.

Wenn die Dystrophie zusammentrifft mit Gefangenschaft, mit dem Zwang zu engstem Zusammenleben unter primitivsten Lebensverhältnissen und der Drohung körperlicher Mißhandlung, prägen sich die genannten Wesenszüge der

Krankheit noch stärker aus. Man muß sich andererseits aber darüber im klaren sein, daß nicht *alle* Wesensveränderungen, die bei hungerkranken Kriegsgefangenen auftreten, dem Hunger zugeschrieben werden können. Wissen wir doch, daß ähnliche Wesensveränderungen in der Gefangenschaft auch ohne Hunger sich entwickeln. Man wird bei hungernden Gefangenen immer untersuchen müssen, wieweit ihre psychische Eigenart mit der Dystrophie und dem *Hunger*, wieweit sie mit anderen, durch die Tatsache der *Gefangenschaft* bedingten Lebensumständen im Zusammenhang steht.

Beobachtungen über psychische Veränderungen von hungernden Kriegsgefangenen bzw. KZ.-Häftlingen stammen von BACHET (1949); BALDERMANN (1951); CARROT-BACHET (1946); COCHRANE (1945); IN DER BEECK (1949); FUNK (1949); GAUGER (1952); HASSENSTEIN (1950); JENSCH (1947); LEYTON (1946); PETER (1949); KOGON (1946); REICHNER (1950); SCHILLING (1949); SCHMITZ (1949); WAGNER-JAUREGG (1946) und WUNNENBERG (1950).

β) Körpergewicht.

Die Gewichtsabnahme ist meist das eindruckvollste Zeichen der energetischen Unterernährung. Im Nachkriegsdeutschland sah man sie mehr oder minder ausgesprochen bei fast allen Menschen — wenigstens in der Stadt. Gewichtsabnahmen von 10, 20, ja 30 kg und mehr waren nicht selten. Mittelwerte sagen hier wenig, und der Streit, ob 10 kg als durchschnittliche Gewichtsabnahme zu hoch oder zu tief gegriffen seien, ist müßig. MOLLISON fand bei KZ.-Insassen Gewichtsverluste von im Mittel 38,8% (Maximalwert 56% = 45 kg) des früheren Gewichts. Für extremste Abmagerungszustände hatte sich in deutschen Konzentrationslagern die Bezeichnung „Muselmänner" eingebürgert.

Je schneller das Tempo der Gewichtsabnahme, desto tiefgreifender ist der gesamte Verfall und desto eher kommt es offenbar zur Entwicklung ödematöser Zustandsbilder. Der Gewichtsverlust selbst ist in der ersten Zeit des Hungers am stärksten (s. auch S. 318) und wird dann immer geringer, bis sich das Gewicht auf einen etwa gleichbleibenden tiefen Stand einstellt. An knappe Kost, insbesondere an eiweißknappe Kost von vornherein gewöhnte Menschen sind gegen Unterernährung widerstandsfähiger.

Da Haut, Unterhautgewebe und Muskulatur beim Dystrophiker weitgehend geschwunden sind, treten die knöchernen Teile deutlich hervor. Dadurch wirken die Kranken viel älter als ihren Jahren entspricht und sehen alle so „gleich aus, daß es für den fremden Beobachter schwierig ist, die einzelnen Personen zu erkennen und nicht zu verwechseln" (GSELL 1948).

Der Verlust von Körpersubstanz läßt sich zahlenmäßig nur schwer festlegen, weil er, auch bei dem nicht manifest Ödematösen, in der Regel durch (extracelluläre) Wasserretention verdeckt wird und das Ausmaß dieser Wasserretention, die der Gewichtsabnahme keineswegs parallel zu gehen braucht, nicht exakt feststellbar ist.

Die Bestimmung des extracellulären Wassers mit Hilfe von Stoffen, die beim Gesunden nicht durch die Zellwände diffundieren, versagt beim Ödemkranken, weil seine Zellwände durchlässig geworden sind.

Aus der 24stündigen Kreatininausscheidung und dem Körpergewicht haben TALBOT, BROUGHTON (1938) einen Kreatininkoeffizienten berechnet (Normalwert für Männer 20—26, für Frauen 13—18; s. auch S. 361) und diesen Koeffizienten als Maß für die Muskelmasse betrachtet. Bei 50 Hungerkranken fand BANSI einen durchschnittlichen Koeffizienten von 16 (tiefster Wert 10). Er schloß daraus auf eine durchschnittliche Verminderung der *Muskelmasse* beim Dystrophiker gegenüber dem normalgewichtigen Gesunden um 42% bei durchschnittlicher Verminderung des *Gesamtgewichtes* um 28%. Der Wert des Kreatininkoeffizienten wird allerdings beeinträchtigt durch unerklärbare Schwankungen der Kreatininausscheidung

bei Schwerkranken und durch das gelegentliche Erscheinen unerklärbar hoher Kreatininkoeffizienten trotz offensichtlich starker Einschmelzung von Körpersubstanz. „Dies könnte
unseres Erachtens vor allem dadurch möglich sein, daß im Augenblick noch eigene Muskel-
substanz abgebaut wird und dadurch mehr Kreatinin ausgeschieden wird, als dem feststehenden Muskelstatus entspricht" (BANSI 1949).

  γ) *Haut und Unterhautgewebe. Schleimhäute. Muskulatur.*

  Die *Haut* des Dystrophikers ist dünn, schlaff, faltig und fettlos, schmutzig-
gelblich und schuppend, oft dys- und hyperkeratotisch (Abb 10); Pigmentano-

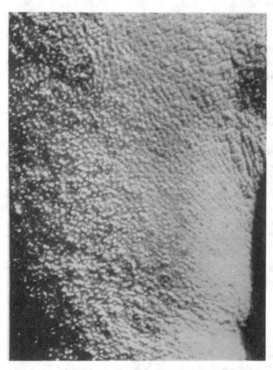

Abb. 10. Hyperkeratose der Haut bei einem jungen Dystrophiker
(aus MCCANCE u. a.).

malien sieht man nicht selten
(s. vor allem APFELBAUM und
Mitarbeiter 1946; ARZT 1947;
CRAWFORD-REID 1947; VAN DER
MEIREN 1947; Nederlands Red
Cross Feeding Team 1948, LAN-
DOR 1948). Anhaltspunkte dafür,
daß hier ein Vitamin A-Mangel
mitspielt, liegen nicht vor
(APFELBAUM und Mitarbeiter
1946; HOTTINGER und Mit-
arbeiter 1948; LAMY, LAMOTTE,
LAMOTTE-BARILLON 1948; MAR-
RACK 1947; VAN DER MEIVEN
1947; Nederlands Red Cross
Feeding Team 1948; KRAUSE-
PIERCE 1947). Hautblutung und
Cheilosis (Rhagaden und Borken
an den Mundwinkeln) wurden
häufig beschrieben (neuerdings
JACOBS 1951). Gefährlich kann
die Anfälligkeit der Haut gegenüber den Parasitenerkrankungen
und eitrigen Infektionen werden,
die bei Dystrophikern niemals
fehlen (Furunkulosen, Pyodermien, Phlegmone, infizierten De-
cubitalgeschwüren u. a.) und die
zu letal endigenden septischen Zustandsbildern führen können. Der geschwächte
Organismus kann solchen Infektionen nur wenig Widerstand entgegensetzen,
so daß sich aus kleinsten Verletzungen oft schwerste Komplikationen entwickeln.
Die Widerstandslosigkeit und schlechte Durchblutung der Haut bereitet auch
den Boden für Pernionen und Erfrierungen.

  Paradentose und Alveolarpyorrhoe lassen die Zähne ausfallen; Frequenz und
Ausdehnung der Zahncaries nehmen dagegen (nach dem übereinstimmenden
Urteil aller kritischen Beobachter) bemerkenswerterweise *nicht* zu. Ähnlich der
Haut werden alle *Schleimhäute* (einschließlich der Vaginalschleimhaut; SIEGERT
1947; THOMSEN 1947) blaß und trocken. Von hochroter Verfärbung der Zunge
und Mundschleimhaut und „schwarzer Haarzunge" berichtete BANSI (1949). An
den Augen entwickeln sich in vielen Fällen Blepharitiden, Hordeolen und Horn-
hautvascularisationen.

  Kopf-, Bart-, Achsel- und Geschlechts*haare* des Hungerkranken verlieren
Glanz und Fett und fallen aus. Gelegentlich tritt eine fahle Lanugobehaarung
an ihre Stelle.

Kommt es als Folge starker Abkühlungen, interkurrenter Infektionen oder ungewöhnlicher körperlicher Anstrengungen oder aber auch ohne erkennbare Ursache zum Auftreten sichtbarer *Ödeme*, dann kann sich der Kranke innerhalb weniger Tage so verändern, daß man ihn kaum wieder erkennt. In den Anfangsstadien der Krankheit treten Ödeme nur vorübergehend in Erscheinung und schwinden bei Bettruhe und in warmen Räumen zunächst noch ziemlich rasch. Am stärksten sind sie in der Regel an den abhängigen Teilen: Beim stehenden und gehenden Kranken an den Beinen, über dem Kreuzbein, am Scrotum und am Penis, beim liegenden Kranken auf der Schlafseite. Bevorzugte Stellen sind auch die Lider, überhaupt die Umgebung der Augen. Generalisierte Ödeme mit monströsen Anschwellungen des *ganzen* Körpers scheinen verhältnismäßig selten

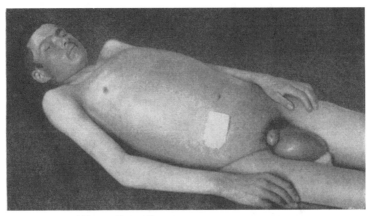

Abb. 11. Hungerödem (aus SCHITTENHELM-SALLE).

zu sein, häufiger dagegen Ergüsse in die Pleurahöhlen und den Bauchraum. Das subjektive Befinden des Kranken wird durch die Ödeme auffallend wenig beeinträchtigt.

Bettruhe bringt die Ödeme in der Regel schnell zum Verschwinden. Gewichtsverluste von 10—15 kg im Laufe einer Woche sind dann keine Seltenheiten. Bei länger bestehendem Ödem wird die Haut dünn und glänzend, oft cyanotisch und kalt, selten eigentümlich rot und noch viele Monate nach Überwindung des eigentlichen Hungerzustandes kann die Ödemneigung bestehen bleiben und sich bei außergewöhnlichen Belastungen bemerkbar machen. RATSCHOW (1946); GROS (1949) u. a. sprachen in solchen Fällen von „Spätödem", BANSI (1949) (auch bei nicht vorausgegangenem „großem" Ödem) von „kleinem" Mangelödem, die französische Klinik (LOEPER, VAREY, MANDE 1942) von neurovegetativem Ödem.

Die Häufigkeit von Ödemen bei Dystrophie schwankt von Epidemie zu Epidemie, ja selbst im Verlauf ein und derselben Epidemie, nicht unerheblich. In der ersten Zeit der deutschen Hungerperiode nach dem zweiten Weltkrieg war sie zweifellos größer als später. ROSENCHER (1946) z. B. berichtet, 80% der Insassen eines Lagers seien ödematös gewesen, wobei infolge Hinzutretens von Durchfällen die Ödeme in wenigen Tagen vollständig verschwinden konnten — in der Regel ein Zeichen bevorstehenden Todes.

Man hat viel über die Frage diskutiert, warum der Hunger im einen Fall zu „trockener", im anderen Fall zu „feuchter" Dystrophie, d. h. zu Hungerödem führt. Es scheint, als ob das Hungerödem während des ersten Weltkriegs sehr viel weiter verbreitet gewesen wäre als während des zweiten, und sowohl in den

Konzentrationslagern als unter den deutschen Kriegsgefangenen in Rußland scheinen ödematöse Zustandsbilder vor allem zu *Beginn* der Unterernährung aufgetreten zu sein. Mit Fortdauer der jahrelang gleichbleibenden extremen Unterernährung beherrschten dann die trockenen Verlaufsformen immer mehr das Gesamtbild (s. auch SEDLMAYR 1949). Man gewinnt den Eindruck, als ob sich *ödematöse* Formen der Dystrophie dann entwickelten, wenn die Unterernährung sehr *plötzlich* einen bisher ausreichend ernährten Menschen trifft,

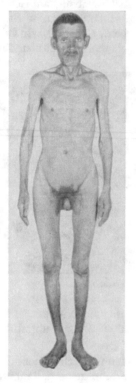

während *trockene* Dystrophieformen aus der feuchten Form bei *lang anhaltender* Unterernährung, als erste und einzige Form der Hungerkrankheit, d. h. ohne ödematöses Vorstadium, bei langsam einsetzender und an Intensität zunehmender Unterernährung entstehen. In manchen Fällen treten Ödeme erstmalig im Erholungsstadium auf. Keinesfalls ist also das Ödem ein Zeichen besonders schwerer oder lang dauernder Unterernährung.

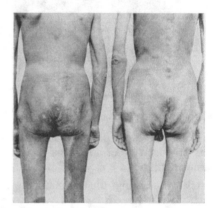

Abb. 12. R. W., 56jähriger Schuster, 165 cm, 36,3 kg. Nach 3 Monaten hochgradiger Unterernährung bis vor kurzem Ödeme. Austrocknung, Kollapsneigung, starke Atrophie der Oberarme und Oberschenkelmuskeln. Adduktorenlücke. (Aus LANG und SCHOEN.)

Abb. 13. Atrophie der Gesäßmuskulatur, Faltenbildung, hängende Gesäßbacken. Trochanterschwielen, Hyperkeratose, Haltungsverfall bei trockener Dystrophie. (Aus LANG und SCHOEN.)

Die dritte Form der Hungerdystrophie neben der trockenen und der feuchten ist die *lipophile Form* (lipophile Dystrophie, Hungerfettsucht, Mangelfettsucht, paradoxe Fettsucht). Sie wurde erst in den Hungerjahren nach dem zweiten Weltkrieg entdeckt. Die lipophile Dystrophie entwickelt sich nicht nur im Erholungsstadium nach trockener und feuchter Dystrophie; man sieht sie auch als erste und einzige Form des Hungerschadens (BANSI 1946; CRECELIUS 1951; GÜLZOW-MÜTING 1951/52; KANTHER 1949; OVERZIER 1948; SCHÄFER 1949; THIENHAUS 1948; WETZEL 1949).

Soweit sie als *erste* Manifestation der Unterernährung in Erscheinung tritt, betrifft die lipophile Dystrophie ausschließlich junge Frauen (Abb. 14/15). THIENHAUS (1948) berichtet, diese Mädchen hätten innerhalb von 6 Monaten bis zu 13 kg an Gewicht zugenommen. Der ganze Körper — Stamm, Gesicht, Gliedmaßen — wird bei lipophiler Dystrophie unförmig fett. Es ist das Bild des FRÖHLICHschen Fettleibigkeitstypus (Dystrophia adiposogenitalis) mit Fettleibigkeit von Stamm und Gliedmaßen, ausdruckslosem Vollmondgesicht, körperlicher und geistiger Trägheit, Störungen der peripheren Durchblutung und Aufhören der sexuellen Funktionen. Daß es sich dabei wirklich um Fett handelt, geht nicht nur aus der Abwesenheit nennenswerter Ödeme und Ergüsse hervor, sondern auch aus dem Fehlen der bei anderen Hungerkranken in der Bettruhe einsetzenden Polyurie, dem Fehlen einer Salyrgandiurese und der histologisch nachweisbaren Fettdurchwachsung der Organe.

Offensichtlich sind es endokrine Faktoren, die bei der lipophilen Dystrophie als einer Krankheit jüngerer Frauen die Entwicklung der Dystrophie in diese

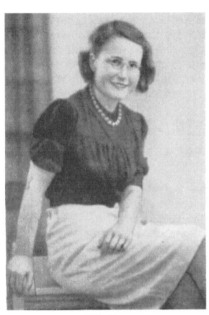
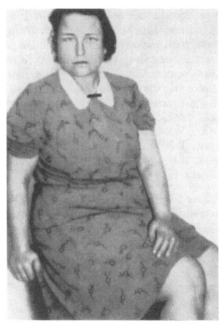

Abb. 14.   Abb. 15.

Abb. 14. 34jährige Frau, Gewicht schwankend zwischen 57 und 61 kg. (Aus BANSI.)

Abb. 15. Dieselbe Frau nach einem Jahr streng durchgeführter Kartenernährung (1947) und Übersiedlung in ein neues Lebensmilieu. Gewicht 90,8 kg. Patientin ist über Durchschnitt begabt und hat 1946 aus eigenem Antrieb mit 34 Jahren neben der beruflichen Tätigkeit noch das Abitur nachgemacht. (Aus BANSI.)

Richtung drängen. In der Spätpubertätszeit, in *jüngeren* Jahren also, ist bei beiden Geschlechtern die Tendenz zu Fettansatz besonders deutlich. Wir selbst sahen unter zahlreichen lipodystrophischen Frauen nur zwei in fortgeschrittenem Alter; beide aber, eine 30- und eine 36jährige, litten seit Jahren an genitaler Unterfunktion bzw. Thyreotoxikose. In der Tatsache, daß die primäre Lipodystrophie eine Erkrankung jüngerer *Frauen* ist, tritt die generelle Tendenz des weiblichen Organismus zu Fettansatz hervor. ,,Dabei leisten diese Frauen oft schwerere körperliche Arbeit als die Männer und geben von ihren Rationen noch an Mann und Kinder ab. Schon in der Hungerzeit nach dem ersten Weltkrieg war es JANSEN aufgefallen, daß in einer geschlossenen Anstalt bei gleicher Verpflegung 15% der Männer, aber nur 2% der Frauen hungerödemkrank wurden. Außerdem werden Frauen in höherem Alter häufiger fettleibig als Männer. Fettsucht nach schweren seelischen Erschütterungen, ,,Kummerspeck'' scheint bei Frauen häufiger zu sein als bei Männern (LICHTWITZ). . . . Das Zustandsbild der Dystrophia adiposogenitalis und ihrer Formes frustes sieht man bei Mädchen öfter als bei jungen Männern. Schon der erste von BABINSKI beobachtete Fall war ein 17jähriges Mädchen, und während der Arbeitsdienstzeit der vergangenen Jahre wurden wohl viele Mädchen, aber nur wenige Männer fettleibig. In allen diesen Erscheinungen kommt die im Vergleich zum männlichen stärkere Neigung des weiblichen Organismus zu Fettansatz zum Ausdruck. Im Hinblick auf die Sicherung der Ernährung des Embryos und Säuglings ist diese Neigung gewiß zweckmäßig. Freilich schwindet diese Zweckmäßigkeit im Rahmen des Ganzen, wenn die Regulationen gestört sind und das Fett in übermäßiger Menge und schwer disponibler Form angesetzt wird. Sie wird ins Gegenteil verkehrt, wenn, wie bei der Hungerfettsucht junger Mädchen, von den an sich schon in ganz ungenügender Menge zugeführten Brennwerten ein großer Teil in Depots abströmt und damit die für den Erhaltungs- und Arbeitsumsatz verfügbaren Brennwerte noch mehr verknappt. ... Da wir unter Dystrophia adiposogenitalis mit Einbeziehung ihrer fließend in die Norm übergehenden Formes frustes nicht eine Krankheitseinheit, sondern einen heterogenen Symptomenkomplex verstehen, müssen wir die Hungerfettsucht junger Mädchen als Dystrophia adiposogenitalis, als FRÖHLICHschen Symptomenkomplex bekannter Ätiologie auffassen" (THIENHAUS 1948).

Die Wiederauffütterungs-Fettleibigen, d. h. jene Dystrophiker, deren lipophile Dystrophie erst in der Rekonvaleszenz entsteht, sind es übrigens auch, bei denen sich mit Vorliebe Speicheldrüsenschwellungen und Gynäkomastie entwickeln (s. S. 455 und 457).

Der allgemeine Schwund der *Muskulatur* zwingt den Hungerkranken zu sparsamster Motorik (s. auch DOUSSINET, ROUSSEL 1946; KÜCHMEISTER 1949). Alle Bewegungen geschehen schleppend, mühsam und kraftlos. Jede unnötige Bewegung wird vermieden und am liebsten liegen die Kranken teilnahms- und bewegungslos in sich gekehrt — stunden- und tagelang. Nur mit Hilfe der Arme kann sich der Schwerkranke aufrichten, und schließlich ist auch das nur noch mit fremder Hilfe möglich. Vielfach wird über Muskelschmerzen und Wadenkrämpfe geklagt.

Wie in anderen erschöpfenden Krankheiten sieht man bei Beklopfen der Muskulatur idiomuskuläre Wülste auftreten. LEITINGER (1943) deutete sie als Zeichen des Muskelzerfalls (Parallelität von Kreatinurie und idiomuskulärer Wulstbildung).

Neben der Skeletmuskulatur ist die Muskulatur der Sphincteren von Blase und Darm leistungsschwach geworden — Blase und Darm werden insuffizient — und anscheinend auch die Muskulatur der Augen. Alle Bewegungen der Augen und besonders das scharfe Fixieren werden als Anstrengung empfunden. Angelsächsische Autoren sprachen von ,,Asthenopia".

Speziell die Funktionsschwäche der *Bindegewebe* und die Folgen des Fettgewebsschwundes zeigen sich in der Häufung von Hernien, vor allen Dingen von Leistenhernien und von Analprolapsen.

δ) Skelet.

Skeletschäden (Zahnschäden s. S. 442) sieht man bei Hungerkranken recht häufig und nicht ganz selten als einzig sicher nachweisbare Symptome der Unterernährung. Da man bei Hungerkranken Skeleterkrankungen verschiedener Art beobachtet hat, spricht man zusammenfassend von Hungerosteopathien.

Auf die weite Ausbreitung von Hungerosteopathien während der Weltkriege sowohl wie auch in den Nachkriegszeiten ist oft hingewiesen worden (ALWENS 1931; APFELBAUM und Mitarbeiter 1946; BARTELHEIMER 1949; BÖHME 1919;

BITTORF 1919; BRUGSCH, SPITZNER 1947; DENNIG 1948; DRISCH 1949; DROESE 1938; FEHRE, ESCHBACH 1949; FROMME 1922; HAHN 1919; HELLNER 1947; HILLER 1949; HIRSCH 1920; HOCHSTETTER 1919; HÖHLE 1952; HOFFMANN 1922; HEILMANN 1946; JÜPTNER 1949; JUSTIN, BESANÇON 1942; KIENBÖCK 1925; KLOTZBÜCHER, DALICHOW 1948; LAMY, LAMOTTE, LAMOTTE-BARILLON 1946; LEBOWICH 1935; LESSMANN 1947; MOURIQUAND, TETE, VIENNOIS 1937; Nederlands Red Cross Feeding Team 1948; LOHR 1947; OBERLING, GOERIN 1934; PARTSCH 1919; POMPEN, LA CHAPELLE, GROEN, MERCK 1946; PORGES, WAGNER 1919; SCHLESINGER 1919; SCHMIDT 1947, 1949; SEILS 1950; WEISSENBACH, LIÈVRE 1935; YEAGER, WINTERS 1935; ZSCHAU 1950). DE SÈZE, ORDONNEAU, GODLOWSKI (1946) sahen in Paris 1940 3 Fälle, 1941 5, 1942 8, 1943 24 und in der 1. Hälfte 1945 51 Fälle von Hungerosteomalacie.

Beim Auftreten der ersten Beschwerden: rheumatische Schmerzen im Rücken, Druckempfindlichkeit der Knochen, Gehstörungen, lassen sich objektive Veränderungen in der Regel noch nicht nachweisen. ICKERT (1946) sah in der allgemeinen Zunahme der Knochenbrüche während der Nachkriegsjahre ein Zeichen beginnender Hungerosteopathie. Die Zahl der Schenkelbrüche stieg z. B. in Niedersachsen von 540 im Jahre 1938 auf 1662 im Jahre 1946, d. h. um 310% bei einer Zunahme der Bevölkerung um nur 45,2%. Festgehalten werden muß andererseits die Tatsache, daß bei den sehr sorgfältigen Untersuchungen von MCCANCE und Mitarbeitern (1951) an unterernährten Menschen in Wuppertal während der Jahre 1946—1949 in *keinem* von 48 daraufhin untersuchten Fällen osteoporotische oder osteomalacische Knochenveränderungen festgestellt werden konnten.

Zweckmäßig unterscheidet man drei Formen der Hungerosteopathie, wenn sie sich klinisch und röntgenologisch vielleicht auch nicht immer scharf voneinander abgrenzen lassen: die Osteoporose als die häufigste Form, die Osteomalacie (gelegentlich als Hungerosteopathie im engeren Sinne bezeichnet) und die Spätrachitis.

Die *Osteoporose*, die auch bei Sprue und endokrinen Störungen vorkommt, besteht in einer Verschmälerung der Rindenschicht und der Knochenbälkchen und einer Erweiterung der Markräume infolge verminderten Anbaus von Knochengewebe bei gleichbleibendem Abbau. Spontanfrakturen sind dabei nicht selten. Das Röntgenbild zeigt in den frühen Stadien fleckige Aufhellungen, später durchsichtige, glasartige Knochenstrukturen, innerhalb derer die erhaltenen Knochenbälkchen und Randleisten als scharfe Striche hervortreten. *Osteomalacie* und *Rachitis* beruhen auf prinzipiell gleichartigen Prozessen. Der Knochen wird kalkarm. Um die Knochenbälkchen bildet sich osteoides Gewebe, das nicht verkalkt, sich nicht in fertiges Knochengewebe umwandelt und daher zu Verbiegungen (weniger zu Spontanfrakturen) disponiert. Die Wirbelsäule sinkt in sich zusammen und wird kyphotisch — WETZEL (1950) fand bei Hungernden gehäuftes Auftreten von jugendlicher Kyphose (SCHEUERMANNscher Krankheit) —, der Thorax buchtet sich ein, das Becken drückt sich zusammen. Im Röntgenbild findet man verdünnte Rindenschicht und verdünnte Spongiosabälkchen, verwaschene Bälkchenstruktur, erweiterte Markräume und Umbauzonen. Der Unterschied zwischen Osteomalacie und Rachitis besteht wesentlich darin, daß diese den wachsenden, jene den fertig gebildeten Knochen betrifft.

ε) Kreislauforgane.

Schwindel und Ohnmachtsanwandlungen gehören zu den häufigsten Beschwerden des Dystrophikers. Cyanose wie bei kreislaufinsuffizienten Kranken fehlt, wogegen periphere Durchblutungsstörungen in Gestalt von Kältegefühl, kalten Extremitäten, Akrocyanose und Neigung zu trophischen Störungen die

Regel sind und mit objektiv nachweisbaren Unregelmäßigkeiten der peripheren Wärmeregulation einhergehen (Ratschow, Hasse 1948).

Im Gegensatz zum dekompensierten Herzkranken ist der Hungerkranke bradykard. Die *Bradykardie*, bei körperlicher Belastung rasch in hohe Tachykardie umschlagend, ist eines seiner konstantesten und charakteristischsten Symptome (s. auch Gerhartz 1917; Govaerts, Lequime 1942; Hülse 1918; Kerckhoff, Stürmer 1949; v. Kress, Langecker 1946; Landes 1943; Mauriac, Laval, Monayou, Leger 1941 u. v. a.). Frequenzen über 70 kommen bei Hungerkranken kaum vor, Frequenzen zwischen 40 und 50 sehr häufig, Frequenzen um 30 aber wiederum nur selten. Ob die Bradykardie durch Renin- bzw. Hypertensinogenmangel infolge der Eiweißunterernährung verursacht wird (Holtz 1949; v. Kress, Langecker 1946), durch ernährungsbedingte Schädigung der Reizbildungszentren (Schittenhelm, Schlecht 1919) oder durch erhöhten Vagustonus (Landes, Arnold 1947; Moritz 1919; Schiff 1917) steht dahin.

Röntgenologisch ist das Herz, im Gegensatz zum Beriberiherzen, eher klein als groß.

Charakteristische *elektrokardiographische Veränderungen* des Dystrophikerherzens gibt es nicht. Beobachtet wurden lediglich kleine Ausschläge (low voltage), abgeflachte P- und T-Schwankungen und ST-Senkungen (s. auch Berg, Berning 1944; Cardozo, Eggink 1946; Berning 1949; Dalichow, Klotzbücher 1949; Eggers 1949; Esser, Dumont 1942; Forster 1946; Glauner 1948; Govaerts, Lequime 1942; Gsell 1948; v. Kress, Langecker 1947; Landen 1949; Rosinsky 1950; Schennetten 1951). Govaerts und Lequime berichteten von verlängertem QT-Intervall unabhängig von der Bradykardie. v. Falkenhausen (1947) sah bei seinen Dystrophiekranken eine (von anderen nicht bestätigte) Häufung von Atrioventrikularblockierungen. Von verschiedener Seite wurde auf die Ähnlichkeit des Hungerelektrokardiogramms mit dem Myxödemelektrokardiogramm aufmerksam gemacht. Die Veränderungen der T-Schwankung und Amplitudengröße sind reversibel und beruhen vielleicht auf ödematösen Gewebsveränderungen. „Auf Grund unserer Beobachtungen müssen alle elektrokardiographischen Veränderungen, die über eine Reduktion der T-Wellenhöhe und abnorme Amplitudenkleinheit hinausgehen, den Verdacht auf eine zusätzliche vorbestandene oder durch eine infektiöse Komplikation hervorgerufene Schädigung wecken" (Gsell 1948). Man wird sich also immer vor Augen halten müssen, daß die bei Hungerkranken erhobenen elektrokardiographischen Befunde vieldeutig sind und daß nicht jeder auffällige Elektrokardiogrammbefund eines Dystrophikers — verlängerte PQ-Zeit, bogenförmiger Abgang von ST, T-Senkung u. a. — mit dem Hungerzustand in ursächlichem Zusammenhang zu stehen braucht.

Die Neigung zu *arterieller Hypotension* gehört zu den frühesten objektiv nachweisbaren Zeichen der Dystrophie, der Hungerkrankheit. Kuntze, Parow (1948) z. B. fanden unter 273 Hungerkranken aller Altersklassen nur ganz vereinzelt Blutdruckwerte über 140 mm Hg, Mollison (1946) in schwersten Hungerzuständen systolische Druckwerte von 75—85 mm Hg. Wiele (1946) stellte bei 775 nicht hungerkranken, aber unterernährten jüngeren und älteren Arbeitern einen mittleren systolischen Druck von 121 mm Hg fest. Selbst bei den 50—65jährigen lag er nur wenige Millimeter über diesem Durchschnitt. Systolische Drucke unter 100 mm Hg beobachtete Kalk unter 400 Männern in den Jahren 1936/37 30mal, in den Jahren 1941/42 aber 113mal — diastolische Drucke unter 60 mm Hg in den Jahren 1936/37 28mal, in den Jahren 1941/42 aber 62mal. Die weitverbreitete Neigung zu Blutdrucksenkung während der Hungerjahre ist keinem Beobachter entgangen.

Auch nach körperlicher Belastung steigt der Blutdruck des Dystrophikers viel weniger stark an als der des Gesunden (BANSI 1949; ICKERT 1946; dagegen McCANCE und Mitarbeiter 1951) oder er sinkt sogar ab (s. auch GILLMANN 1950). Der Blutdruckanstieg nach Adrenalin ist beim Dystrophiker weniger deutlich ausgeprägt als beim Gesunden (BERNING 1949; SCHITTENHELM, SCHLECHT 1919). Lediglich bei Kranken mit fixierter arterieller Hypertension sinkt der Blutdruck auch im Hungerzustand nicht ab.

Während HOLTZ 1949 die Auffassung vertritt, die Neigung des Hungerkranken zu Blutdrucksenkung rühre daher, daß der Eiweißmangel der Nahrung eine verringerte Bildung von Hypertensinogen nach sich ziehe, denkt LEYTON (1946) eher an einen Ausdruck hypoglykämischer Zustände.

Der *Venendruck* lag in den von BANSI (1949) untersuchten Fällen unter der Norm — „er bewegte sich zwischen 30 und 50 cm Wasser" —, bei den Kranken von GOVAERTS, LEQUIME (1943) meist im Bereich der Norm und stieg nach körperlicher Anstrengung auffallend hoch und langdauernd an.

Die Umlaufgeschwindigkeit des Blutes soll beim Dystrophiker verlangsamt sein (CARDOZO, EGGINK 1946; GOVAERTS 1946), die *arteriovenöse O_2-Differenz* abnorm groß (zwischen arteriellem Blut und venösem Blut des rechten Herzens um im Mittel 26% erhöht: GOVAERTS 1946). LANDES, ARNOLD (1947) hingegen fanden *geringe* O_2-Utilisation (bei geringem elastischem Widerstand, niedrigem Minutenvolumen und hohem Schlagvolumen). „Im Gegensatz zum normal ernährten Vagotoniker kann der Hungerkranke die periphere O_2-Utilisation nicht steigern und kompensiert sie durch Erhöhung des Schlagvolumens." Das *Minutenvolumen* wurde gelegentlich, aber nicht immer erniedrigt gefunden; der Arbeitsanstieg ist gering (s. auch LANDES, ARNOLD 1947; REINDELL, KLEPZIG 1948).

Es scheint, als ob *Thrombosen und Embolien* bei Hungerkranken überdurchschnittlich selten wären; jedenfalls sollen mit Besserung der Ernährungslage die fulminanten Lungenembolien in Frankfurt am Main zugenommen haben (BRASS, SANDRITTER 1950).

Der Anstieg der Hämoglobin- und Erythrocytenwerte im Stadium der Ödembildung spricht für eine Verminderung der *zirkulierenden Blutmenge* (s. auch HIPPKE 1949; MOLLISON 1946, WALTERS, ROSSITER, LEHMANN 1947), die jedoch nicht nur Folge der Ödembildung ist, sondern auch Folge des Abströmens größerer Blutmengen in die Speicherorgane (starke Blutfüllung von Leber, Knochenmark und anderen Organen; GIESE 1948 u. a.; s. S. 476).

Eine abnorme *Capillardurchlässigkeit* oder Kälteempfindlichkeit der Capillaren besteht beim Hungerkranken nicht (s. auch REINDELL, KLEPZIG 1948; WENDENBURG, ZILLMER 1950).

ζ) *Blutmorphologie.*

Die beim Dystrophiker meist nachweisbare normocytäre hypochrome Anämie erreicht beim nicht ödematösen Kranken im allgemeinen keine exzessiven Grade und geht beim Ödemkranken mit der Entwässerung zurück (s. auch HENCKEL 1950; SIEBERT, SCHIPKE 1950).

VOGT, BÖRM (1948) haben versucht, den während des Krieges und danach in Deutschland ganz allgemein beobachteten Abfall der *Hämoglobin- und Erythrocytenzahlen* zahlenmäßig festzuhalten und machen in diesem Zusammenhang darauf aufmerksam, daß (nach WHIPPLE, HAHN 1939) täglich 4,3 g Hämoglobin abgebaut werden und daß zum Ersatz von 1 g Hämoglobin 7—8 g Nahrungseiweiß erforderlich sind. In 600 Bestimmungen an klinisch Gesunden betrugen die Mittelwerte für Hämoglobin 1934—1939 100%, 1940—1944 93%, 1945—1947 84%, die Erythrocytenwerte 4,811 bzw. 4,863, bzw. 4,410 Millionen. Die Hämoglobinwerte und Färbeindices von 261 Hungerödemkranken nach der Entwässerung gibt die Abb. 16 nach Beobachtungen von Kuntze und Parow (1948).

Die geringen Abweichungen der Hämoglobinwerte bei Hungerkranken können nicht darüber hinwegtäuschen, daß infolge der Reduzierung der Blutmenge die gesamte Hämoglobinmenge stark reduziert ist. Den Verlust an Gesamthämoglobin schätzt Bansi (1949) auf 57% des Normalbestandes (Durchschnittswert von je 50 Hungerkranken und Gesunden 406 bzw. 944 g).

Auffallend ist eine Beobachtung, die in gleicher Weise von Bansi (1949), Pollak (1920), Schittenhelm und Schlecht (1919) u. a. gemacht wurde: Im Stadium des manifesten Ödems liegen die Hämoglobinwerte *höher* als im Ausschwemmungsstadium und danach. Pollack (1920) sah Hämoglobinwerte bis zu 120% und Erythrocytenwerte bis zu 7 Millionen. Ein Absinken der Hämoglobinwerte von 80 auf 60% innerhalb weniger Tage der Ausschwemmungsphase ist nichts Ungewöhnliches.

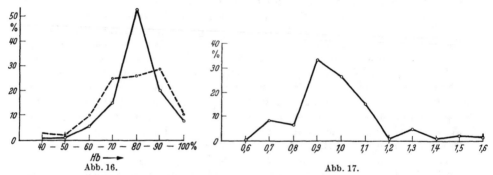

Abb. 16.   Abb. 17.

Abb. 16. Hämoglobinwerte bei 261 Hungerödemkranken (221 Männer und 40 Frauen). (Nach Kuntze-Parow.)
Abb. 17. Färbeindices bei 154 Hungerödemkranken (nach Kuntze-Parow).

Berning (1949) meint, es bestehe bei Hungerkranken vielleicht eine Neigung zu Färbeindexerhöhung. Koch und Lübbers (1947) stehen aber allein, wenn sie bei ihren *sämtlichen* (allerdings nur 15!) Hungerödemkranken normo- oder hyperchrome Anämien finden. Overkamp (1949) will für die von ihm behauptete, von anderen aber nicht bestätigte Häufigkeitszunahme der perniziösen Anämie in der Gesamtbevölkerung den Eiweißmangel und ein in dessen Gefolge auftretendes Versiegen der Produktion von intrinsic factor verantwortlich machen.

Auffallend hohe *Erythrocytenvolumina* fand Gsell (1948) bei seinen Dystrophikern, normale Volumina Mollison (1946), auffallend große Erythrocytendurchmesser Wilhelmij (1947). Die Resistenz der Erythrocyten des Hungerkranken liegt in normalen Grenzen (Bürger 1944; Vieth 1948).

Das *Serumeisen* — es ist vor allem hinsichtlich der Hämoglobinbildung von Interesse und sei deshalb hier im Zusammenhang mit der Blutmorphologie besprochen — ist beim Hungerkranken häufig erhöht, so daß man annehmen muß, die Ursache der Anämie des Hungerkranken liege nicht auf der Eisen- sondern auf der Eiweißseite (Globinmangel?, Störung der Zellbildung und Zellreifung?, endokrine Insuffizienz?). Fiessinger, Gothié (1934) sprechen von Anémie erythroplasmatique, Berning (1949), der bei 12 Kranken 185—286 γ je 100 cm³ Eisen im Serum fand gegen normal maximal 120 γ je 100 cm³, spricht von Eiweißmangelanämie. Giese (1944, 1948) meint, das hohe Serumeisen könne aber auch aus abgebautem Myoglobin stammen. Auf das nicht seltene Vorkommen *normaler* Serumeisenwerte bei Hungeranämie haben Bansi (1949) u. a. hingewiesen, und Gsell (1948) schreibt sogar: „Die Hungeranämie ist eine besondere Gattung

der Bleichsucht, nämlich eine makrocytäre Anämie mit *erniedrigtem* Serumeisen."
Die von GSELL (1948) gefundenen Serumeisenwerte liegen bei 50—45 γ je 100 cm³
Serum und reichen (bei Erythrocytenwerten von 2,5—3,5 Millionen und Hämo-
globinwerten von 40—60%) bis zu 15—20 γ je 100 cm³ herab. Nach seiner Meinung
resultiert die Anämie des Dystrophikers aus mangelhafter Eisenzufuhr, aus Mangel
an extrinsic factor und „wahrscheinlich auch einer ungenügenden Synthese der
blutbildenden Stoffe in der Leber".

Vielleicht liegt die Diskrepanz zwischen GSELL (1948) und BERNING (1949)
darin begründet, daß es sich bei GSELLs Kranken um sehr viel schwerer Kranke
und vor allem auch um mehr Kranke mit Begleitinfekten gehandelt hat. Während
der Auffütterung wurden bei GSELLs Kranken anscheinend keine Eisenbestim-
mungen mehr durchgeführt. Die Erklärung der Anämie als Eiweißanämie steht
andererseits vor der noch ungeklärten Tatsache, daß sich bei Dystrophikern Anämien
entwickeln, obwohl die für den Hämoglobinaufbau notwendigen Globuline im
Serum *nicht* oder kaum vermindert sind. FIESSINGER (1945) hilft sich da mit
der Annahme, die Globuline würden für die osmotische Serumregulation beansprucht und stünden daher für die Hämoglobinsynthese nicht mehr zur Verfügung.
Angesichts der Hämosiderose, die beim Hungerkranken histologisch feststellbar
ist, fällt es auch schwer, von einem Eisenmangel zu sprechen, und man wird
nicht vergessen dürfen, daß sowohl hyperchrome wie hypochrome Anämien
während der Hungerjahre sich in der Regel erst dann besserten, wenn neben
der spezifischen Behandlung auch Eiweiß gegeben wurde (s. auch LEOPOLD 1950;
OVERKAMP 1949). Die Bemühungen um ursächliche Klärung der Hungeranämie
haben jedenfalls noch zu keiner Einigung geführt. Die Frage: Eisenmangelanämie
oder Eiweißmangelanämie ist noch offen.

Die Zahl der polymorphkernigen *Leukocyten* ist beim Hungerkranken in der
Regel vermindert gefunden worden, die der *Lymphocyten* relativ vermehrt
(bis 70%). Handelt es sich bei dieser relativen Lymphocytose grundsätzlich
um dasselbe wie bei der schon während des ersten Weltkrieges und danach
auch bei Nichthungerkranken beobachteten Lymphocytose, die diesmal wiederum
während der Kriegs- und Nachkriegsjahre bei der gesamten Bevölkerung in
Deutschland bemerkbar wurde (BÜRGER 1944; ESSEN, LANGER 1943)? Über-
segmentierung der polymorphkernigen Leukocyten, Jugendformen im strömenden
Blut und toxische Granulationen (mangelhaft zurückgebildete Promyelocyten-
granula?) sind bei Dystrophikern beschrieben worden.

Gerinnungs- und Blutungszeit können verkürzt sein (s. auch BERNING 1949),
während die Zahl der Thrombocyten offenbar nur in einem kleinen Teil der
Fälle vermindert ist (s. auch BERNING 1949; NITSCH, HEIDRICH 1949). Fraglich
ist, ob verringerte Blutungsneigung wesentlich zum Bild der Dystrophie gehört.
GSELL (1948) sah bei 3 von 50 Hungerkranken hämorrhagische Diathese.

Wenn bei Dystrophikern von beschleunigter *Blutkörperchensenkungsgeschwindigkeit* berichtet wird, dann liegt es nahe, die Senkungsbeschleunigungen nicht mit
der Hungerkrankheit als solcher, sondern mit den sie begleitenden Infekten
(Hautinfekte!) in Zusammenhang zu bringen. In diesem Sinne spricht z. B.
eine Feststellung LEYTONs (1946): 153 hungerkranke Russen eines Lagers wiesen
durchweg stark beschleunigte Senkungswerte (40—65 mm) auf, während von
51 Engländern desselben Lagers nur 3 erhöhte Senkungswerte erkennen ließen.

Das *Knochenmark* (BANSI 1949; BERNING 1949; BRANSCHEID, HEIDRICH,
PANZRAM 1950; v. FALKENHAUSEN 1946; TÜNNERHOFF 1950) enthält weniger
Zellen der erythroplastischen Reihe, deren qualitative Verteilung außerdem
zugunsten der jüngeren Formen verschoben ist; megalocytäre Elemente fehlen.
MOLLISON (1946) meint, es bestehe hinsichtlich der Erythrocyten eine „simple

diminution of production rather than a maturation defect". In ähnlicher Weise zeigen die Knochenmarkszellen der myeloisch-leukocytären Reihe eine Verschiebung zugunsten der jüngeren Formen; die (zahlenmäßig eher verminderten) Granulocyten erscheinen überaltert. Lymphocyten und reticuläre Elemente finden sich im Knochenmark häufig vermehrt.

η) Atmungsorgane.

Pneumonien, Lungenabscesse, Pleuraempyeme, vor allem aber Lungentuberkulosen, oft fieberlos oder fast fieberlos verlaufend, sind keine ungewöhnlichen Komplikationen der Hungerkrankheit. Viele Kranke gehen schließlich an einer rasch verlaufenden exsudativen Lungentuberkulose zugrunde. Es soll sich dabei weniger um Reaktivierung alter Prozesse als um Neuinfektionen handeln (BERNING 1949; GSELL 1948; WETZEL 1949). WOLFF-EISNER (1947) berichtete von gehäufter Aktivierung pulmonaler Herde nach Typhusschutzimpfung. Von der Tuberkulose als Nachkrankheit der Dystrophie wird noch ausführlich die Rede sein (s. S. 471).

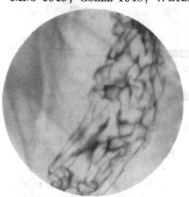

Die nichtentzündlichen Pleuraergüsse, die im Rahmen der Ödembildung bei feuchter Dystrophie auftreten, sind bereits erwähnt. Im übrigen fehlen charakteristische Veränderungen der Atmungsorgane.

ϑ) Verdauungsorgane.

Abb. 18. Zielaufnahme des Colon descendens mit deutlicher Vergröberung des Reliefs. Beginnendes Schleimhautödem. (Aus BERNING.)

Verminderte Säure- und Fermentsekretion des Magens ist während und nach dem ersten wie während und nach dem zweiten Weltkrieg als weitverbreitete Allgemeinerscheinung auch bei nicht ausgesprochen hungerkranken Menschen oft festgestellt worden (BERNING 1949; GÜLZOW 1949; SCHUBOTHE, SCHWARZ 1948; MERTEN 1948, 1949; BÜTTNER 1947; FEHRMANN, HARTMANN, MERTENS, POLA 1950; DIECKMANN 1949; HEUPKE, DIENST, SCHLARB 1940; PÜSCHEL 1941 u. v. a.). Man findet das Versiegen der Salzsäure- und Fermentsekretion bei Hungerkranken besonders deutlich ausgeprägt. Als Beispiel für viele seien die Befunde DOCKHORNS (1948) bei 126 Hungerkranken genannt: 67mal vollkommene Achylie, 13mal Subacidität; von den Kranken mit Achylie waren 23 histaminrefraktär. Wie bei der Achylie des Perniciosakranken können beim Hungerkranken trotz völligen Säuremangels Durchfälle und andere Störungen der Verdauungsfunktionen vollkommen fehlen.

Nicht anders als bei hungernden Tieren entwickeln sich bei hungerkranken Menschen hämorrhagische Gastritiden, Erosionen und Ulcerationen der Magenschleimhaut (KONJETZNY 1947; LUBARSCH 1926; WAGNER 1952) und vielleicht steht die ungewöhnliche Größe, die die Magengeschwüre gegen Kriegsende und später in Deutschland erreichten, mit der allgemeinen Unterernährung im Zusammenhang. Das Ulcus ventriculi und duodeni im eigentlich klinischen Sinn verschwindet dagegen bei hungernden Kriegsgefangenen (s. S. 466).

Röntgenologisch (s. vor allem BERNING 1949; BERRIDGE, PRIOR 1952; MCCRAY, BARDEN, RAVDIN 1937) erweist sich der Magen, der Dünndarm und Dickdarm des Hungerkranken als groß, schlaff und peristaltikarm. Entleerungszeit des Magens und Zeit der Darmpassage sind verlängert. Es liegt an diesem Nachlassen des Tonus von Magen und Darm, daß es in den Hungerzeiten nach dem Verzehren großer Mengen minderwertiger, schlecht verdaulicher Nahrung nicht

selten zu Ileuserscheinungen und tödlich verlaufenden Ileuserkrankungen gekommen ist (DETLEFSEN 1947; BRANDL 1947; FEIST 1947; THEISSEN 1949;
WOJTEK 1949; ZSCHAU 1951).

Die *Schleimhaut* des Dünndarms ist in der Regel dünn und atrophisch, die
Dünndarmwandung durchscheinend, die Sekretion der Darmschleimhaut vermindert. Die Schleimhaut des Colons hingegen erweist sich häufig — selbst wenn
Hautödeme fehlen — als ödematös geschwollen (Abb. 18—20). Die Hälfte etwa
dieser Kranken leidet an Durchfällen, als deren wesentliche Ursache BERNING
(1949) das Schleimhaut-
ödem auffaßt. Infolge der
einseitigen und minder-
wertigen Kohlenhydrat-
kost treten Gärungs-
erscheinungen verschlim-
mernd hinzu (s. auch LESS-
MANN 1951), wogegen ente-
rale Infektionen eine ge-
ringere Rolle zu spielen
scheinen. Der aufgetrie-
bene Bauch, der für das
Erscheinungsbild so vieler
Dystrophiker charakte-
ristisch ist, rührt von den
ödematösen, meteoristisch
geblähten Darmschlingen
her. Bei anderen ist das
Colon weit, die Schleim-
haut frei von Ödemen;
Peristaltik und Stühle entsprechen hier der Norm.
Ulcerationen der Colon-
schleimhaut mit eitrigen
und eitrig-fibrinösen Ex-
sudationen und Blutungen
wurden wiederholt be-
schrieben.

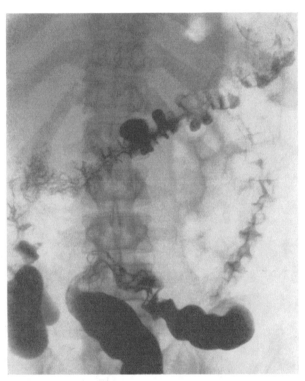

Abb. 19. Schwere Schleimhautwulstung des Colons, besonders im Des-
cendens- und Sigma-Abschnitt mit zum Teil kissenartigen Polstern
(breiig-dünnflüssige Entleerungen bis 6mal täglich). Nach Ausschwemmung
des Ödems und Heilung der Dystrophie bei späterer Kontrolle völlig
normale Darmschleimhaut. Aufnahme in Bauchlage nach Kontrastfüllung
und anschließender Entleerung. (Aus BERNING.)

Daß die *Resorptions-
fähigkeit* der Darmschleimhaut vor allem bei ödem-
atöser Durchtränkung schwer leiden kann, leuchtet ein. In diesen Resorptionsstörungen und der Afermentie liegen die Ursachen jener hartnäckigen Verdauungsstörungen, die das gesamte Zustandsbild der Dystrophie beherrschen können und
nicht selten jeder Behandlung trotzen. Oft bleiben sie bis weit in die Rekonvaleszenz hinein bestehen und verschlimmern sich auch dann noch bei geringsten
Infekten, Überanstrengungen und Abkühlungen so erheblich, daß sie den Kranken
in seinem Zustand weit zurückwerfen. BANSI (1949) u. a. haben darauf hingewiesen, daß die Neigung zu sprueähnlichen voluminösen Stuhlentleerungen das
Verschwinden der Ödeme lange überdauern kann. Im Gegensatz zur echten
Sprue wird dabei aber eine Tageszufuhr von beispielsweise 40 g Fett ohne nennenswerte Verluste resorbiert. Die durchfälligen Stühle des Hungerkranken können
mit unwiderstehlicher, plötzlich einsetzender Vehemenz zu einer Entleerung
zwingen, die infolge der Schwäche der Sphincteren kaum gehemmt werden

kann. Mikroskopisch enthalten diese Stühle große Mengen unverdauter Nahrungsreste [31—34% des Nahrungsstickstoffes fand SCHÜTTE (1947) im Stuhl wieder]; bakteriologisch bieten sie keine Besonderheiten, sofern nicht Darminfekte komplizierend hinzutreten.

Die *Durchfälle* der Dystrophiker muß man also in den meisten Fällen als unmittelbaren Ausdruck der Unterernährung auffassen, weniger als Zeichen infektiöser Erkrankung, wobei selbstverständlich die Häufigkeit infektiöser Magen-Darmerkrankungen bei den unter schlechtesten hygienischen Verhältnissen

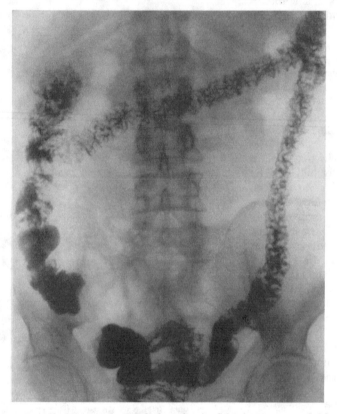

Abb. 20. Ausgesprochene Vergröberung des Reliefs, besonders im Colon transversum und descendens. Noch keine Durchfälle. Aufnahme in Bauchlage nach Kontrastfüllung und anschließender Entleerung. (Aus BERNING.)

lebenden und in ihrer Nahrungswahl durchaus nicht mehr wählerischen Menschen keinesfalls außer acht gelassen werden darf. Bezeichnenderweise verlaufen auch die Hungerdurchfälle infektiöser Natur ohne Temperatursteigerungen und treten mit Vorliebe dann in Erscheinung, wenn durch ungewohnte Nahrungszulagen die Verdauungsorgane plötzlich überlastet werden.

Ungewöhnlich selten soll bei Dystrophikern die Appendicitis sein (ZSCHAU 1951).

Im *Blutserum* sinkt die Diastase gleichzeitig mit dem Absinken der Globuline (HARTMANN, FEHRMANN, POLA 1948). MERTEN (1948) berichtet von Verminderung des Harnkathepsins und Harnpepsins, und BÜRGER (1944) hat ganz allgemein von einer „Afermentie" des Hungerkranken gesprochen.

Die *Leber* des Hungerkranken ist größenmäßig unverändert. Klinisch faßbare Funktionsstörungen pflegen zu fehlen. Die Urobilinogenausscheidung im Harn wurde gelegentlich größer, die Urobilinogenausscheidung im Stuhl gelegentlich geringer gefunden als beim Gesunden. Keine verwertbaren Unterschiede gegenüber dem Normalverhalten fanden sich hinsichtlich des Nüchternblutzuckers, der Glucosetoleranz bei oraler Zufuhr, der Adrenalin- und Insulinempfindlichkeit, der alkalischen Phosphatase im Serum, der Goldsolreaktion und der Hippursäuresynthese; das Gesamtcholesterin im Serum liegt oft tief. Xanthoprotein- und Bilirubingehalt des Blutes liegen bei Dystrophikern gleichfalls tief. Der Ausfall der Takata-Ara-Reaktion ist wechselnd (BANSI 1949; GROS 1947; GSELL 1948; v. KRESS, LANGECKER 1946; SCHMENGLER 1948), der Ausfall der GROSschen Flockungsprobe geht der Erniedrigung des Plasmaeiweißes annähernd parallel (FREUND 1948).

BANSI (1948) erwähnt Kranke mit rasch verlaufender akuter gelber Leberatrophie, die mehrere Wochen nach erfolgreichem Abschluß der Behandlung einsetzte und zum Tode führte. Die Frage, ob Kranke, die heute an Lebercirrhose und Hepatitis erkranken, in vergangenen Jahren tatsächlich überdurchschnittlich häufig eiweißunterernährt waren (FERNANDO, MENDOZA, RAJASURIJA 1948; GILLMAN 1944, 1945; LAWRENCE 1946; RILLIET, KEIL 1950), wartet noch auf eine Lösung mit statistischen Methoden (s. auch S. 474).

Die Unergiebigkeit der klinischen Leberuntersuchungen überrascht angesichts der Tatsache, daß der Leberstoffwechsel des Hungerkranken sich doch gewiß in mancher Hinsicht von dem des Gesunden unterscheidet. Man

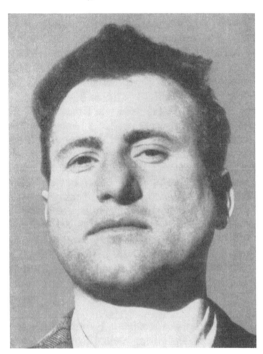

Abb. 21. Beiderseitige Parotisschwellung bei lipophiler Dystrophie. (Aus McCANCE und Mitarbeitern.)

wird die Unvollkommenheit der klinischen Leberdiagnostik in Rechnung stellen müssen, die erst bei weitgehender Schädigung und Zerstörung des Organs eindeutige Abweichungen von der Norm ergibt. Untersuchungen an hungernden Tieren (LANG 1947, 1948) haben auch nicht weitergeführt. Die Wirksamkeit der Leberfermente Katalase, Phosphatase, Oxydase und Kathepsin ist bei hungernden Ratten abgeschwächt. Die Abschwächung soll nicht durch Verminderung der Ferment*aktivatoren*, sondern durch Abnahme des Ferment*eiweißes* bedingt sein (MILLER 1948).

Schmerz- und fieberlose Schwellungen der *Speicheldrüsen*, vor allen Dingen der Parotiden, die in der Regel doppelseitig auftreten und das Gesicht hamsterartig verunstalten (Abb. 21), sind oft beschrieben worden (BANSI 1949; DALCHÉ 1920; EHRLICH 1922; EIGLER, BOENNIGHAUS 1948; GÜLZOW 1948; OTTO 1949; REINHARD 1949; TÖSMANN 1949; TRAUTMANN, KANTHER 1947; WETZEL 1949). Bei systematischer Untersuchung von 1355 hungerkranken Rußlandheimkehrern fand WETZEL (1949) Schwellungen einer oder mehrerer der drei Drüsen in 63% der Fälle und GIGON schrieb bereits 1938, bei Kachexien und Unterernährungszuständen reagierten bisweilen die Speicheldrüsen, fast stets nur die Parotis, mit schmerzhafter Schwellung, die eine relative Kiefersperre veranlassen könne, die jedoch verhältnismäßig rasch mit der zugrunde liegenden Störung wieder verschwinde.

Speicheldrüsenschwellungen dieser Art scheinen zwar vor allen Dingen in der Wiederauffütterungsphase der feuchten und trockenen Dystrophie und bei lipophiler Dystrophie, vereinzelt aber doch auch auf der Höhe der feuchten und trockenen Dystrophie vorzukommen. Die Frage nach der Genese dieser Schwellungen läßt sich noch nicht mit Sicherheit beantworten. Um ein infektiös-entzündliches Zustandsbild handelt es sich sicher nicht. Eher wäre an endokrine Dysfunktion zu denken: bei genitalen Unterfunktionszuständen sind nämlich schon vor Jahren sowohl beim Mann wie bei der Frau Speicheldrüsenhypertrophien gefunden worden (DALCHÉ 1920; GIGON 1938; HAEMMERLI 1920; MOHR 1913). In einem Dystrophiefall BANSIs (1949) ergab die histologische Untersuchung der geschwollenen Parotis lediglich eine Fettdurchwachsung der Drüse (s. auch S. 475); andere histologische Befunde liegen meines Wissens nicht vor. GÜLZOW (1948) fand wie EIGLER und BOENNIGHAUS (1948) bei den Kranken mit Speicheldrüsenschwellung normale Diastaseaktivität von Speichel- und Duodenalsaft. Aus dem Links- und Ätherschmerz und einer röntgenologisch festgestellten Ausweitung der Duodenalschleife schließt er sodann mit bemerkenswerter Kühnheit auf ,,eine Schwellung und Kapselspannung der Bauchspeicheldrüse" und glaubt damit den Beweis erbracht zu haben für seine Meinung: ,,Es handelt sich somit offenbar um eine echte reaktive Überleistung der Fermentfunktion kohlenhydratspaltender Fermente." Ob diese Deutung das richtige trifft, ist sehr fraglich — vor allem auch schon im Hinblick auf den BANSIschen Befund. Die Tatsache, daß die Speicheldrüsenschwellung meist in der Rekonvaleszenz auftritt, d. h. in einem Stadium starker funktioneller Beanspruchung der bis dahin wenig beanspruchten Drüsen, könnte zugunsten der von GÜLZOW (1948) und von anderen vertretenen Meinung angeführt werden.

ι) Harnorgane.

Die hervorstechendsten Symptome von seiten der Harnorgane des Dystrophikers sind Polyurie, Nykturie und Pollakisurie ohne alle Zeichen infektiöser Erkrankung. Sie sind die Folgen der wasserreichen Kost und der bei Hungernden (zur Dämpfung der Hungerempfindung?) regelmäßig sich einstellenden Polydipsie. Vielleicht kommt dazu die Auswirkung einer Einschränkung der Hautwasserabgabe. Selbst der dauernd bettlägerige Dystrophiker ohne übermäßige abendliche Wasserzufuhr scheidet während der Nachtstunden mehr Urin aus als während des Tages. Die Ursache der Nykturie liegt offenbar in hypophysär-diencephalen, in ihrer Genese noch unerklärten Verschiebungen der 24-Stunden-rhythmik.

Im übrigen fehlen Störungen der Nierenfunktion. Eiweißausscheidung gehört nicht zum Bild der unkomplizierten Dystrophie. Im Durstversuch ist die Konzentrationsfähigkeit der Nieren voll erhalten. Der Rest-N im Blut des Dystrophikers entspricht normalen Werten und steigt lediglich bei Moribunden (GSELL 1948; MOLLISON 1946). Erhöhten Kreatin- und Kreatiningehalt im Blut fanden KNACK, NEUMANN (1917). Xanthoprotein- und Bilirubinspiegel liegen tief: 20—25 (bei Moribunden 30—50) bzw. 0,2—0,5 mg-% nach Untersuchungen von GSELL (1948).

Auffallend sind die Störungen der Tubulusfunktion und die Nekrosen und Verkalkungen der Tubulusepithelien, die HELLER und DICKER (1947) bei hungerkranken *Tieren* beschrieben haben. BRULL (1945) stellte bei eiweißunterernährten

Hunden verringerten Sauerstoffverbrauch der Nieren fest und MOLLISON (1946) schloß aus Clearence-Untersuchungen an hungerkranken Menschen auf reduzierte Glomerulusfiltration und Tubulussekretion. GOPALAN (1950) will im Urin von Dystrophikern einen antidiuretischen Faktor gefunden haben.

Soviel wir sehen, ist ZSCHAU (1951) der einzige, der eine ,,auffallende Häufigkeit von Nierensteinen" bei seinen Dystrophikern feststellte.

χ) Geschlechtsorgane.

Verlust von Libido und Potenz, Verkleinerung der Hoden und Ausfall der Sexualbehaarung sind Frühzeichen der Hungerkrankheit, die erst spät in der Rekonvaleszenz wieder verschwinden (s. auch GIESE, BECKMANN 1951; HEYNEMANN 1948; MALTEN 1946; WIELE 1946 u. v. a.).

Frühzeitig kommt es auch zum *Aufhören der Menses*; Uterus und Ovarien atrophieren und nur in seltenen Fällen treten vorübergehend unregelmäßige, zeitweise sogar verstärkte Genitalblutungen auf. Wieweit bei der ,,Fluchtamenorrhoe" (MARTIUS 1946) und bei der ,,Ghettoamenorrhoe" (NOCHIMOWSKI 1946) die Unterernährung ursächlich mitwirkt (s. auch PLOTZ 1950; SYDENHAM 1946, HUBERT 1942; NAUJOKS 1949; DE RUDDER 1950) ist kaum zu entscheiden. Angst, Schmerz, Trauer und körperliche Strapazen spielen hier sicher wesentlich mit. Bekanntlich kommen ja auch in Mädchenpensionaten, Schwesternhäusern, Arbeitsdienstlagern und ähnlichen Wohn- und Arbeitsgemeinschaften amenorrhoische Zustände gehäuft vor; man könnte deshalb ebensogut wie von einer Fluchtamenorrhoe auch von einer Pensionatsamenorrhoe, Novizenamenorrhoe und Arbeitsdienstamenorrhoe sprechen.

Ob diese Störungen Dauerfolgen hinterlassen, läßt sich heute noch nicht mit Sicherheit entscheiden. STIEVE (1947, 1952) fand schon bei länger als 6 Monaten bestehendem Aufhören der sexuellen Funktion schwere morphologische Veränderungen an den Keimdrüsen und Nebennieren. Klinisch wurde jedoch selbst nach $^1/_2$—1jähriger Amenorrhoe noch vollkommene Normalisierung des Cyclus festgestellt. Umfangreiche systematische Nachuntersuchungen von Frauen, die amenorrhoische Zustände von der Dauer eines Jahres oder länger durchgemacht haben, wären sehr erwünscht. Auch die Angaben von der zunehmenden Häufigkeit von Adnextuberkulose und abnehmender Häufigkeit von Genitalcarcinomen (KIRCHHOFF 1953) bedürfen noch der Nachprüfung mit statistisch einwandfreier Methodik.

Merkwürdig ist die *Gynäkomastie*, die sich in der Wiederauffütterungsphase hungerkranker Männer gelegentlich entwickelt, und zwar vor allen Dingen dann, wenn die Kranken in ein lipophiles Stadium geraten. Die Brustwarzen werden empfindlich und in der Mamma bildet sich neben Fett ein tastbarer Drüsenkörper, der histologisch von der weiblichen Milchdrüse zur Pubertätszeit nicht unterschieden werden kann (KLATSKIN, SALTER, HUME 1947). Diese Gynäkomastie wurde unseres Wissens zuerst von KLATSKIN, SALTER, HUME (1947) bei entlassenen Kriegsgefangenen beobachtet, die in der Gefangenschaft monatelang bei einer Kost mit 1735 Calorien (darin 42 g Eiweiß und 75 g Fett) gehalten worden waren. Weitere Beobachtungen stammen von CRAWFORD, REID (1947), BANSI (1949), GÜLZOW (1952), HIBBS (1947), JACOBS (1948), KÜHNKE (1949), KOCH (1948), NORDMANN (1948), Nederlands Red Cross Feeding Team (1948), OVERZIER (1949), TRAUTMANN, KANTHER (1947), WÄTJEN (1948), WEITZ (1950). JACOBS (1948) z. B. fand diese Gynäkomastie bei 10% der von ihm untersuchten amerikanischen Kriegsgefangenen aus japanischen Lagern; nach 6monatiger Ernährung mit vollwertiger Kost war sie bei fast allen wieder verschwunden.

Neben der Gynäkomastie, die *während* der Unterernährung niemals aufgetreten war, hatten viele von diesen Männern eine vergrößerte Leber, Rötung
der Fingerspitzen, Palmarerytheme (die als Zeichen ungenügender Oestrogenentgiftung der Leber gedeutet werden) und verminderte Libido- und Spermatogenese. Auf Grund ihrer Untersuchungen der Corticosteron-, Androsteron- und
Oestrogenausscheidung kamen amerikanische Autoren (Glass und Mitarbeiter
1940, 1947; Kark, Morey, Paynter 1951; Klinefeldter, Reifenstein,
Albright 1942; Platt 1946, 1947; Salter, Gilder, Hoagland 1946) zu der
Vorstellung, es würden im Stadium der Wiederauffütterung des dystrophischen
Organismus die beiden Hodenhormone Androgen und Inhibin nicht in gleichem
Tempo neu gebildet. Die Inhibinbildung bleibe zurück, das Androgen bekomme
das Übergewicht und bewirke dadurch die Entwicklung der Gynäkomastie.
Bansi (1949) machte in diesem Zusammenhang darauf aufmerksam, daß sich
bei der Oestrogenbehandlung hypogenitaler Ulcuskranker sehr oft eine schmerzhafte Mammahypertrophie entwickelt. Da für regelrechte Oestrogenentgiftung
in der Leber nicht nur Stoffe der Vitamin B-Gruppe erforderlich zu sein scheinen,
sondern auch Eiweißkörper (Biskind 1946; Drill, Pfeiffer 1946) könnte für
die Entstehung der Gynäkomastie rekonvaleszenter Dystrophiker eine erschwerte
Oestrogenentgiftung infolge Eiweißmangels wohl als möglich erscheinen.

λ) *Nervensystem. Sinnesorgane.*

Entgegen älteren Meinungen von der Resistenz des Gehirns gegenüber
Hunger und Unterernährung lassen Beobachtungen der letztvergangenen Jahre
daran denken, es könnte im Verlauf einer Dystrophie doch auch zu Hirnschädigungen kommen. Die Möglichkeit *dystrophischer Dauerschädigungen des Gehirns*
in Gestalt von Hirnatrophie und psychischen Veränderungen wurde von Funk
(1949), Hansen (1951), Schulte (1951), Schmitz (1948, 1950), Döring (1950,
1952), Bürger-Prinz (1950, 1951), Faust (1953), Gauger (1952), Riebeling
(1950) und Wilke (1950, 1952) in Betracht gezogen. Auf Grund der Durchsicht
von Versorgungsakten glaubt Meyeringh (1953), unter 55000—57000 Rußlandheimkehrern mit 8 Fällen dystrophischer Hirnschädigung rechnen zu müssen.
Eine monographische Darstellung hat neuerdings Schulte (1953) gegeben.

In Befund und Verlauf dieser Zustände soll eine gewisse Einheitlichkeit unverkennbar sein. Es sind das Störungen des Antriebs bei guter und darum
oft quälender Einsicht in die eigene Leistungsunfähigkeit und eine moros-
depressive Verstimmung. „Im Mittelpunkt steht eine protrahierte Krise der
Selbstwertgefühle mit dem Schlüsselerlebnis, auch nach der Heimkehr ver-
sagend, überflüssig, ja ausgestoßen, letzten Endes zum zweiten Male entwurzelt
zu sein" (Schulte 1953).

Den überzeugenden Nachweis einer dystrophischen Hirnschädigung zu führen,
ist im Einzelfall sehr schwierig. Psychischer und physischer Befund sind vieldeutig. Auf vorzeitige Versagungszustände, die in ihrer Symptomatologie den
als dystrophiebedingt aufgefaßten psychischen Veränderungen weitgehend ähnlich
sind, mit Dystrophie ursächlich aber sicher nichts zu tun haben, wurde von
Beringer, Mallison bereits 1949 hingewiesen. Hirnatrophische Zustandsbilder
entstehen aus vielerlei Ursachen und kommen heute anscheinend im ganzen
häufiger vor als früher (zusammenfassende Darstellung bei Bronisch 1951,
1953; s. auch Speckmann 1951). Man sieht sie vor allen Dingen jenseits des
40. Lebensjahres — auch die allermeisten von den als *dystrophisch* hirngeschädigt
beschriebenen Kranken sind über 40 Jahre alt! — und noch sind die Grenzen
dessen, was im encephalographischen Bild als Schwankungsbreite der altersentsprechenden Norm gelten muß, erst ganz unzureichend bekannt. Schulte,

der sich in früheren Jahren intensiv für die Anerkennung dystrophischer Hirnschädigungen eingesetzt hat, äußert sich neuerdings zurückhaltender. Bei jeder
Hirnatrophie muß an anlagemäßige Fehlbildungen, an arteriosklerotische Veränderungen, an die Folgen von Traumen und Infektionen gedacht werden. „Aber
gewiß gibt es auch Fälle, bei denen die Dystrophie — soweit wir sehen — die
einzige wesentliche exogene Noxe ausmacht." „Ob also ein Hirnschwund nach
einer Dystrophie später eintritt — auf das ganze gesehen doch wohl ein relativ
seltenes Ereignis —, hängt nicht nur von der Art und Intensität der dystrophischen Schädigung ab, nicht nur von der ausschlaggebenden Zeitdauer der
Einwirkungen, sondern auch von dem Kreis weiterer endogener und exogener,
unter sich keineswegs unbedingt identischer Entstehungsbedingungen, in den
die Dystrophie als ein allerdings unerläßlicher Faktor hineingestellt ist. Andererseits lehren die einschlägigen Fälle, daß Traumen oder Encephalitis ohne die
zusätzliche Dystrophieschädigung vermutlich nicht in der Richtung des Hirn-
abbaues zum Austrag gekommen wäre. Diese Gesichtspunkte sind auch für die
Beurteilung zukünftiger Komplikationen insofern entscheidend, als das menschliche Gehirn durch schwere Dystrophie wahrscheinlich auch dann als geschädigt
angesehen werden muß, wenn es jetzt zu manifesten Ausfallserscheinungen noch
nicht gekommen ist. Tritt aber später eine weitere Noxe, etwa ein Trauma oder
eine Cerebralsklerose hinzu, so kann um so leichter ein Verfall einsetzen, bei
dessen Genese die Bedeutung der vorherigen Dystrophie nicht vernachlässigt
werden darf" (SCHULTE 1953).

So hängt es also mindestens in den meisten Fällen von der Vollständigkeit der
Vorgeschichte ab, die der Untersucher überblickt, von seiner Bewertung des
encephalographischen Bildes und psychischen Befundes und von dem Gewicht,
das er begleitenden Krankheiten — Infektionen, Kreislaufstörungen, Traumen —
zuzuerkennen geneigt ist, ob er die Diagnose dystrophische Hirnschädigung stellt
oder nicht. Als Folgen einer Dystrophie ließen sich, soweit wir sehen, hirnatrophische Prozesse bisher nur in vereinzelten Fällen hinreichend wahrscheinlich
machen. Als Komplikationen der dystrophischen Hirnatrophie, die sich ence-
phalographisch in einem (nicht immer symmetrischen) Hydrocephalus zu erkennen
gibt, der vor allen Dingen den 3. Ventrikel und die frontalen Abschnitte der
Seitenventrikel betrifft, wurden auch cerebrale Krampfanfälle und apoplekti-
forme Insulte aufgefaßt.

Pathogenetisch stellt offenbar das Hirnödem, das autoptisch bei vielen Fällen
von feuchter und trockener Dystrophie gefunden wurde (JOCHHEIM 1949; WILKE
1950, 1952; ZSCHAU 1951), den Wegbereiter des Hirnschwundes dar (HALLER-
VORDEN 1939); Durchblutungsstörungen spielen vermutlich dabei mit (DÖRING
1952; NOETZEL 1951; SCHOLZ 1949).

Von hier aus gesehen — aber auch von der klinischen Symptomatik her —
liegt die Parallelität des dystrophischen Hirnschadens mit dem cerebralen Rest-
schaden nach Säuglingsdystrophie nahe. Während es vor 30 Jahren in der
Kinderheilkunde für sicher galt, daß die Säuglingsdystrophie keine bleibenden
Schäden hinterlasse (CZERNY, KELLER 1923, 1928), wurde diese Auffassung durch
sorgfältige und langfristige klinische Beobachtungen immer mehr in Frage gestellt (EDERER 1922; FAERBER 1922; JACKSON 1924; NANNEMANN 1935; NICO-
LAEFF 1923; SAWIDOWITSCH 1914; SCHLESINGER 1907; STOLTE 1923; THIEMITH
1898, 1900; ZAPPERT 1897). LANGE-COSACK (1939) hat dann 88 Kinder, die
ehemals, d. h. im Säuglingsalter schwer atrophisch gewesen waren, im Alter
von 12—14 Jahren nachuntersucht (77 persönlich, 11 mit Hilfe schriftlicher
Auskünfte). Es ergab sich, daß 19,3% der untersuchten Kinder schwachsinnig
(gegen 3,4% der Durchschnittsbevölkerung) und nur 44,3% durchschnittlich

und besser begabt waren. „Wenn die Belastungszahlen mit Schwachsinn bei den schwachsinnigen Atrophikern auch weit höher sind als bei den übrigen, so zeigt doch der Vergleich der Intelligenz der atrophischen Probanden mit der ihrer Geschwister, daß die Belastung . . . allein offenbar auch nicht entscheidend ist." Viele Atrophiker waren die Unintelligentesten unter ihren Geschwistern. Die schwachsinnigen Probanden zeigten im ganzen keine überdurchschnittliche endogene Krankheitsbereitschaft, und es bestand kein Anhalt für die Annahme, daß „Schwachsinn oder schwache Begabung in der Regel die Voraussetzung oder eine besonders häufige Begleiterscheinung dystrophischer Zustände sind". Zusammenfassend zieht Lange-Cosack (1939) den vorsichtigen Schluß, „daß eine schwere, lang dauernde, in den ersten Lebensmonaten beginnende Pädatrophie für die weitere cerebrale Entwicklung nicht immer ohne Einfluß ist". Auch Gaupp und Stolte (1951) fanden wiederholt Hydrocephalus internus bei Kindern, die schwerste Säuglingsdystrophien überlebt hatten.

Etwas ganz anderes als die beschriebenen dystrophischen Hirnatrophien sind jene *Encephalopathien vom Typus Wernicke*, die bei hungernden Kriegsgefangenen in Singapore während des vergangenen Krieges auftraten und offenbar auf dem Boden eines Aneurinmangels entstanden (Graves 1947; de Waardener, Lennox 1947). Erkrankungen des Nervensystems—periphere Neuritiden, retrobulbäre Neuritis mit Opticusatrophie, spinale Ataxie, spastische Paraplegie, „burning feet" (s. unten) — waren dort überhaupt sehr viel häufiger als in Europa und Westasien (Lit. bei Denny, Brown 1947; Spillane 1947). Opticusatrophien fanden sich z. B. bei 20% der kanadischen Kriegsgefangenen in Hongkong, retrobulbäre Neuritiden bei 370 und „burning feet" bei 756 von 2500 Zivilinternierten im gleichen Gebiet (Bell, O'Neill 1947; Smith 1946; s. auch Dumoulin 1946; Hazelton 1946).

Die Häufigkeit von *Miterkrankungen des peripheren Nervensystems* bei der Hungerkrankheit wird verschieden beurteilt. Sie hängt von den speziellen Bedingungen der Unterernährung ab, d. h. von der Kombination des Energie- und Eiweißmangels mit Nährstoffmängeln anderer Art, vor allem mit Vitaminmangel (vgl. auch Spillane 1947; Smith, Woodruff 1951). In unkomplizierten (speziell in nicht B$_1$-hypovitaminotischen) Fällen sind schwere Störungen selten, während Reflexabschwächungen, auch Fehlen von Patellar- und Achillessehnenreflexen, eher vorkommen (Bansi 1949; Jochheim 1949; Schittenhelm, Schlecht 1919). Eigentliche Neuritiden (mit vorwiegend sensiblen Ausfällen? Speckmann 1947) kommen doch wohl kaum vor und diese Seltenheit ist, gerade wenn man die Beobachtungen der erfahrensten Kliniker berücksichtigt, sicher nicht nur durch unzulängliche Untersuchung vorgetäuscht. Wenn einzelne Autoren von ungewöhnlicher Häufung nervaler Störungen — Ataxie, Störungen der Oberflächen- und Tiefensensibilität — berichtet haben (Aiginger, Neumayer 1951; Arrias, Vallejo 1942; Spillane, Scott 1945), dann war das Zustandsbild dieser Kranken vermutlich durch Aneurinmangel kompliziert.

Ein ernstes Symptom ist die *retrobulbäre Neuritis mit Opticusatrophie*, die während des zweiten Weltkrieges in ostasiatischen Gefangenenlagern, aber auch sonst in Ostasien und Jamaika häufig beobachtet wurde und sich als Störung des zentralen Sehens ohne Gesichtsfeldeinschränkung und Nachtblindheit äußerte (Bloom, Metz, Taylor 1946; Clarke, Sneddon 1946; Dekking 1947; Denny, Brown 1947; Fernando, Ayuyao, Cruz 1946; Nederlands Red Cross Feeding Team 1948; Reed 1947; Houwers 1946; Shapland 1946; Sie, Boen, Lian 1947; Soewarno 1946; Spillane 1947; Whitbourne 1947). Die „camp eyes" (wie die Krankheit von den Gefangenen genannt wurde) traten zunächst subjektiv als Sehstörung in Erscheinung. Dazu kamen dann oft Brennen, Lichtscheu, Tränen und Schmerz hinter den Augen. In 70—80% der Fälle waren Hintergrundsveränderungen nachweisbar (DEKKING 1947). Übereinstimmend wird von allen Autoren dem Mangel an B-Vitaminen, vor allem dem Mangel an Aneurin, entscheidende pathogenetische Bedeutung zugeschrieben, obwohl diese retrobulbäre Neuritis nicht notwendig gleichzeitig mit anderen Erscheinungen von Beriberi und Pellagra aufzutreten braucht. Als Mitursache hat man Giftstoffe unbekannter Natur in Erwägung gezogen, vor allem im Hinblick auf die Erfolglosigkeit einer Behandlung mit Hefe, Aneurin, Nicotinsäure, Leberextrakt, Reishäutchen und hochwertiger Kost (CRAWFORD, REID 1947; DEKKING 1947; GRAVES 1947; HAZELTON 1946; ROBERTS, WILLCOCKSEN 1947; SIE, BOEN, LIAN 1947; DE WAARDENER, LENNOX 1947; WHITBOURNE 1947). Lange bestehende Zustände dieser Art sind irreversibel.

Selbst bei „einfacher" Hungerkrankheit (ohne B₁-Mangel?) sollen gelegentlich Abblassung der Papilla nervi optici und Degenerationsherde in der Maculagegend vorkommen (BANSI 1949; DJACOS 1949, FRIEMANN, MAGUN 1949; HEINSIUS 1950; WINKLER 1948); eigentliche Opticusatrophien sind hier aber offenbar nicht beobachtet worden.

· Aus japanischen Gefangenenlagern des 2. Weltkrieges kamen Schilderungen des „painful feet syndrom" mit Hyperästhesie, Brennen, vasomotorischen Störungen und erhöhter Hauttemperatur. Das Syndrom ist seit mehr als 100 Jahren bei eiweißunterernährten, über Monate hin von altem poliertem Reis lebenden Menschen als „Burning feet" bekannt und wird auf Mangel an einem Vitamin der B-Gruppe (Aneurin?, Nicotinsäure?, Pantothensäure?) bezogen (CRAWFORD, REID 1947; CLARKE 1946; CRUICKSHANK 1946; DENNY, BROWN 1947; DUNLOP 1946; GLUSMEN 1947; GOPALAN 1946; HIBBS 1946; KATZ 1946; PAGE 1946; PETT, HANLEY 1947; SMITH 1946; MARTINI, KAHN 1951; STENING 1946; SPILLANE 1947; WHITFIELD 1947). KINOSITA (zit. nach GLUSMEN 1947) fand histologisch bei den Kranken mit Burning feet — andere Bezeichnungen sind electric foot, lightning foot, nutritional melalgia — Wandverdickungen der kleinen Arterien, jedoch keine Veränderungen der Nerven.

Ein lästiges und hartnäckiges Symptom, das auch bei der Dystrophie in Europa und Westasien vorkommt, sind die Parästhesien in Gestalt von Kribbeln, Brennen, Taubheit und Einschlafen der Arme und Beine. Ob es sich dabei um nerval oder vasomotorisch bedingte Erscheinungen handelt, läßt sich nicht sicher entscheiden. Die Parästhesien treten auf, sobald die Beine übereinandergeschlagen, die Arme über die Stuhllehne gehängt werden, ja allein auch schon beim längeren Stillhalten der Glieder. SCHULTE (1947, und nach ihm SCHÄFER 1949 und WINKLER 1948) hat als Brachialgia paraesthetica nocturna ein Syndrom beschrieben, bei dem nachts, und zwar meist in der zweiten Hälfte der Nacht, Schmerzen und Parästhesien auftreten, die von den Händen ausgehen, sich auf die Arme ausbreiten und ungewöhnlich störend sein können. Objektiv ist nichts Besonderes zu finden. Bewegung und Massage bringen Erleichterung. Wahrscheinlich müssen die in Hungerzeiten auch von klinisch Gesunden nicht ganz selten geklagten Akroparästhesien (DESTUNIS 1948; EDAM 1949; ELSTE 1949; SCHULTE 1949; TAEPPER 1948) doch ebenfalls als Zeichen von Unterernährung bewertet werden. Mit der Besserung der Ernährungsverhältnisse scheinen sie jedenfalls zu verschwinden und heute ist in Deutschland von ihnen nicht mehr die Rede.

Von den genannten retrobulbären Neuritiden abgesehen, sind Störungen der Sinnesorgane selten. Die allgemeine Apathie und Teilnahmslosigkeit der Dystrophiker erschwert freilich alle exakten Prüfungen.

Bemerkenswert ist immerhin eine Beobachtung Kühnaus aus dem Jahre 1945: der Vitamin A-Spiegel im Blut der Hamburger Bevölkerung sank von 1941—1945 langsam ab. Bei einem Vitamin A-Gehalt unter 100 IE je 100 cm³ Blut kam es nicht immer, aber doch viel häufiger als bei höherem Vitamin A-Gehalt, zu *Störungen der Dunkeladaptation*; andererseits kam es zu solchen Störungen aber auch trotz normalen, ja hochnormalen A-Spiegels (s. auch S. 491).

Häufiger werden *Geruchs- und Geschmacksstörungen* angegeben. «Nous mangions les pires ordures, mais il faut remarquer, que nous ne pensions pas à ces ordures, en les mangeants. J' ai moi-meme mangé des bulbus des fleurs avec la certitude de manger des oignons. Ce n est qu apres avoir devoré plusieures bulbes, que le palais a enregistré le goût amer» (Hottinger und Mitarbeiter 1948).

Von dystrophiebedingten *Störungen des Ohres* und *Vestibularorgans* als von Lagerschwindel und Lagertaubheit ist, soviel wir sehen, nur in Berichten aus ostasiatischen Gefangenenlagern die Rede.

μ) *Endokrine Drüsen. Grundumsatz. Körpertemperatur.*

Ein Rückgang von *Thyreotoxikosen* und eine Zunahme hypothyreotischer Zeichen sind vielen Klinikern bei Dystrophikern aufgefallen (Bansi 1949; Bastenie 1947; Curschmann 1923; v. Falkenhausen 1946; Gerhartz 1950; Grelland 1946; Schweitzer 1944; Strauzenberg 1946; s. auch Iversen 1948). Thyroxin mit und ohne gleichzeitige Jodgaben bringt jedoch keine Besserung; „zum mindesten sprachen die Kranken nicht schnell darauf an" (Bansi 1949). Auf gleicher Linie liegt die Beobachtung, daß hyperthyreotische Zeichen bei Dystrophikern niemals beobachtet worden sind. Überhaupt werden Hyperthyreosen in Unterernährungszeiten seltener (unter den Kranken der Medizinischen Klinik Brüssel z. B. waren 1930—1939 0,77⁰/₀₀ Kranke mit toxischen Kröpfen, 1941—1944 aber nur noch 0,45⁰/₀₀; Bastenie 1946). „Diabetes mellitus, Gicht und Hyperthyreose sind die drei einzigen wichtigen Krankheiten, die unter der allgemeinen Unterernährung zurückgehen" (Gsell 1948).

Funktionsstörungen der *Nebennieren* und *Nebenschilddrüsen* treten im klinischen Bild der Dystrophie nicht hervor, sofern man nicht die Hypotonie und Adynamie auf Unterfunktion der Nebenniere beziehen will. Damit soll aber nicht gesagt sein, daß derartige Funktionsstörungen fehlen. Hyperplasien der Nebennierenrinde sind bei Hungerkranken wiederholt autoptisch festgestellt worden und die Reaktionsfähigkeit auf Insulin, Adrenalin, Atropin, Pilocarpin und Histamin ist im Hungerzustand deutlich herabgesetzt (Apfelbaum 1946; Dönhardt 1947; Lamy, Lamotte, Lamotte-Barillon 1948).

Von der Nykturie als Zeichen *hypophysär-diencephaler Regulationsstörung* war bereits die Rede (s. S. 456).

Die Hungerhypoglykämie beruht auf Erschöpfung der Glykogen- und Eiweißreserve und dem Versagen der endokrinen Kohlenhydratregulation, die ihrerseits wohl ein Ausdruck adrenal-hypophysärer Störung ist. Bei der Sektion solcher Kranken wurden histologisch Veränderungen der Hypophyse gefunden, in denen Lhermitte (1944) eine Bestätigung dieser Auffassung sehen will. Im übrigen sei auf die Darlegung auf S. 478 verwiesen.

Die *Grundumsatzwerte* Gesunder und die Grundumsatzwerte Hyperthyreotischer lagen in den Kriegs- und Nachkriegshungerzeiten durchweg tiefer als in wirtschaftlich geordneten Friedenszeiten (Bansi 1949; Böhlau 1951; Frey 1947; Heilmeyer 1946; Kaller, Reller 1947; Wachholder 1947). Eine Übersicht der Grundumsatzwerte dreier Krankenhäuser in den Jahren 1934—1945 hat Heilmeyer (1946) zusammengestellt. (Tabelle 40).

Tabelle 40. *Grundumsatzwerte dreier Krankenhäuser 1934—1945*. (Nach HEILMEYER.)

	1.		2.		3.	
	Zahl der Be- stimmungen	Durch- schnittswert %	Zahl der Be- stimmungen	Durch- schnittswert %	Zahl der Be- stimmungen	Durch- schnittswert %
1934	723	+ 26	267	+ 11	121	+ 24
1935	906	+ 31	268	+ 21	113	+ 28
1936	720	+ 33	206	+ 17	110	+ 26
1937	1189	+ 25	229	+ 17	90	+ 35
1938	698	+ 25	378	+ 17	42	+ 22
1939	511	+ 22	363	+ 13	97	+ 24
1940	461	+ 17	375	+ 14	109	+ 24
1941	668	+ 18	449	+ 14	182	+ 21
1942	686	+ 15	547	+ 12	97	+ 22
1943	705	+ 15	447	+ 8	40	+ 21
1944	656	+ 16	398	+ 6	59	+ 16
1945	191	+ 10	187	+ 1	—	—

Daß der Grundumsatz (berechnet auf das Sollgewicht bei ödemfreien Kranken, auf das Istgewicht bei ödematösen Kranken) unter dem normalen Durchschnittswert liegt, ist nicht weiter verwunderlich (s. auch die Ausführungen auf S. 322 und 338). Da der ödemfreie Hungerkranke vor allen Dingen sein Fettgewebe verloren hat, dieses aber einen viel geringeren Umsatz besitzt als die meisten anderen Gewebe, müßte man bei gleichbleibendem Umsatz je Gewichtseinheit Körpersubstanz beim ödemfreien Dystrophiker eine *Erhöhung* des Grundumsatzes, bezogen auf das Istgewicht, erwarten. Tatsächlich liegt, ähnlich wie im absoluten Hunger, der auf das Istgewicht bezogene Grundumsatz, d. h. der *Grundumsatz je Kilogramm Körpergewicht* (und auch der Grundumsatz je Quadratmeter Körperoberfläche) in sehr vielen Fällen von Dystrophie *unter dem Normalwert*. Umsatzerniedrigung und Schwere des klinischen Zustandsbildes laufen jedoch nicht parallel (BANSI 1949; GÖBEL, HARTMANN, MERTENS 1950; GOVAERTS, LEQUIME 1942; LAROCHE, GUY, TRÉMOLIERÈS 1942; RADSMA 1947). Im Durchschnitt von 26 Kranken fand z. B. BANSI (1949) nach Ödemausschwemmung eine Grundumsatzsenkung von 6,08% (bezogen auf das Istgewicht) und berechnete danach den Sauerstoffverbrauch je Zentimeter Körpergröße bei Hungerkranken zu 0,98—1,05 cm³, bei gesunden Männern zu 1,25 cm³. Hohe Grundumsatzwerte sind bei Dystrophikern nur vereinzelt gefunden worden (BANSI 1949; KOCH, LÜBBERS 1947).

Von starker Abschwächung der *spezifisch-dynamischen Nahrungswirkung* einer Fleischmahlzeit bei 20 lipophilen Dystrophikern berichtete TÖSMANN (1949).

Die Neigung des Hungerkranken zu *Erniedrigung der Körpertemperatur* und die geringe oder fehlende Temperatursteigerung bei Infekten ist seit langem allgemein bekannt. Schwere Pneumonien, Lungentuberkulosen und eitrige Infektionen können vollkommen fieberlos verlaufen.

2. Verlaufsformen der Dystrophie. Begleitkrankheiten.

Leichtere Formen der Dystrophie mit Gewichtsabnahme, herabgesetzter Spannkraft und Leistungsfähigkeit, Humorlosigkeit und Reizbarkeit, arterieller Hypotonie, Subacidität des Magensaftes, Hautinfektionen und sexuellen Störungen kommen auch in wirtschaftlich geordneten Zeiten vereinzelt einmal vor (neuerdings MOURIQUAND 1953), im Deutschland der Nachkriegszeit gehörten sie zum gewohnten Bild des Alltags. Da die Ursachen dieser Erscheinungen bald allgemein bekannt, die therapeutischen Möglichkeiten aber äußerst beschränkt waren, kam nur ein kleiner Teil dieser Menschen den Ärzten zu Gesicht. Mit der Besserung der Ernährungslage heilten diese Formen der Dystrophie rasch und vollständig aus.

Bezüglich der verschiedenen Zustandsbilder der Dystrophie: trockene („einfache") Dystrophie — feuchte Dystrophie (Hungerödem) —, lipophile Dystrophie (Hungerfettsucht) wird auf die Darstellung von S. 443 verwiesen.

Von diesen leichten Verläufen bis zu den *letal endenden Formen* gibt es nach Kombinationen und Intensität der klinischen Symptome alle Abstufungen. Schwerste Verläufe sah man in den Kriegsgefangenen- und Konzentrationslagern. Außerhalb der Lager waren in Deutschland jene Menschen am härtesten betroffen, die keine offiziellen Zulagen bekamen und nicht die Möglichkeit hatten, durch Ausnutzung der Macht ihres Geldes, ihrer Warenvorräte oder ihrer beruflichen Stellung die Bewirtschaftungsverordnungen zu umgehen. Am härtesten betroffen waren die Arbeitsunfähigen, die alleinstehenden Frauen mit Kindern, die Kleinrentner, die Intellektuellen und viele kleine Beamte und Angestellte.

Der Verlauf der langsam beginnenden Dystrophie ist ein stetig fortschreitender Verfall. Der Organismus stellt sich immer stärker auf Einsparung ein. Die Geschlechtsfunktionen werden gedrosselt; die Schweiß- und Talgsekretion der Haut und die Sekretion der Verdauungssäfte lassen nach. Die Niere scheidet einen dünnen Harn aus. Bradykardie, Hypotonie und Hypothermie, d.h. das Überwiegen vagotroper Tendenzen, zeigen den *„Schongang"* des Organismus an, der sich psychisch in wachsender Teilnahmslosigkeit und Stumpfheit kundgibt.

In unbehandelten, unvollkommen behandelten und zu spät behandelten unkomplizierten Fällen gehen die Kranken unter zunehmender Apathie, Schwäche, Widerwillen gegen Nahrungsaufnahme und unstillbaren Durchfällen zugrunde. Ob der *Tod* letzten Endes ein Herz- oder Gehirntod ist, läßt sich nicht sicher entscheiden. Vielfach erfolgt er unter den Erscheinungen der Hypoglykämie (v. Falkenhausen 1946; Govaerts 1945; Ströder 1946; Wendt, Arnold 1948; Wolff-Eisner 1947 u. v. a.). Sehr oft setzt eine akut verlaufende Tuberkulose oder eine septische, von der Haut ausgehende Allgemeininfektion, eine Pneumonie oder eine andere Infektionskrankheit der Qual ein Ende. Von einem gewissen Stadium der Schädigung an ist jede Therapie aussichtslos. Mouriquand (1942) hat diesen Zustand einer „inassimilatation puré", eines „réfus nutritif" als Athrepsie bezeichnet. Lamy, Lamotte, Lamotte (1946) glauben, der Tod sei in vielen Fällen letzten Endes durch Ödem innerer Organe herbeigeführt und sprechen in diesem Sinn von der „inondation des dénutris" als dem terminalen Ereignis.

Die Höhe der *Letalitätsziffern* hängt nicht nur von den therapeutischen Möglichkeiten, sondern auch von der klinischen Abgrenzung der Krankheit ab, die, mit Einbeziehung der leichtesten Hungerschäden zwischen 1945 und 1948 in Deutschland Millionen von Menschen ergriffen hat. Da sich der Bereich der Dystrophie nicht eindeutig und scharf umgrenzen läßt und die therapeutischen Möglichkeiten zu verschiedenen Zeiten und an verschiedenen Orten ganz außerordentlich verschieden zu sein pflegen — in den schweizerischen Lazaretten fehlte es 1945 an gar nichts, in den deutschen Krankenhäusern während der gleichen Zeit an allem — und da eine lückenlose Erfassung aller Hungerkranken einer Population praktisch unmöglich ist, besagen Letalitätsziffern für die Beurteilung der Dystrophie *allgemein* nicht sehr viel.

Bürger (1920) gibt die Letalität der Hungerepidemien vor dem zweiten Weltkrieg mit 0,7—0,13% an, die der galizischen Epidemie von 1915 mit 13%. v. Jacksch (1918) nennt als Letalität der böhmischen Epidemie von 1916 bis 1918

4,5%, BANSI (1949) als Letalität der Hamburger Epidemie von 1946 4,3%
(wobei die Letalität der stationär behandelten Hungerkranken 6,1% erreichte).
Hinsichtlich der Letalität in den Kriegsgefangenenlagern und Konzentrationslagern fehlen zahlenmäßige Unterlagen; daß sie dort sehr viel höher war als
10—15%, steht außer Zweifel.

Bei Beurteilung der Letalitätsziffern muß auch in Betracht gezogen werden,
daß bei weitem nicht alle Sterbefälle an „einfacher" Inanition erfolgen. In der
Regel ist es ein interkurrenter Infekt, eine Tuberkulose, eine Darminfektion, die
das Leben beendet. Von 58 letal ausgehenden Krankheitsfällen BANSIs (1949)
waren nur 25 „reine Hungertodesfälle", von 36 Hungertodesfällen SELBERGs (1947)
nur 13, von 193 Hungertodesfällen OVERZIERs (1947) sogar nur 3. Aus der Diskrepanz dieser Zahlen — zwischen rund 43 und rund 1% „reine Hungertodesfälle" — erkennt man die Verschiedenheit der Maßstäbe für die Beurteilung
dessen, was man als „reinen Hungertod" bezeichnet.

Krankheiten verschiedener Art können den Verlauf der Dystrophie beeinflussen, wie auch die Dystrophie ihrerseits den Verlauf anderer Krankheiten zu
beeinflussen vermag.

Als *Begleitkrankheiten der Dystrophie* stehen zahlenmäßig die *Infektionen*
weit obenan (s. auch METCOFF, DARLING, SCANLON, STARE 1948; PARRY 1948;
SCHNEIDER 1946). Im Tierversuch sinkt bei extremer Eiweißverarmung des Orga-
nismus seine Antikörperbildung (WISSLER, WOOLRIDGE, STEFFEE, CANNON 1946),
sehr häufig speziell die Widerstandsfähigkeit gegen Salmonellainfektionen
(GUGGENHEIM, BUECHLER 1946, 1947; STEFFEE 1950; BENDITT, WISSLER, WOOL-
RIDGE, ROWLEY, STEFFEE 1949; dagegen METCOFF, DARLING, SCANLON, STARE
1948). Auf der anderen Seite haben sich eiweißarm ernährte Tiere gegenüber
Virusinfektionen als besonders resistent erwiesen (JONES, FOSTER, HENLE,
ALEXANDER 1946; KEARNEY, POND, PLASS, MADDY, ELVEHJEM, CLARK 1948;
s. auch KREBS 1946; SMITH 1946). McCANCE und Mitarbeiter (1951) stellten
(bei 57 Dystrophikern) stets deutliche Verminderung der Antikörperbildung fest.

An vorderster Stelle unter den infektiösen Erkrankungen der Dystrophiker
stehen Infekte der Atmungsorgane — Tuberkulosen (s. S. 471), Bronchitiden,
Bronchopneumonien, Lobärpneumonien, Pleuraempyeme —, Darminfektionen
und Hautinfektionen aller Art. Die Fülle gerade der Darm- und Hautinfektionen
erklärt sich zwanglos aus dem Mangel an Seife und heißem Wasser und aus den
allgemeinen schlechten Lebensbedingungen, die mit dem Hunger verbunden zu
sein pflegen. Mit Ausnahme der Tuberkulose und des Typhus sind jedoch die
Infektionskrankheiten im hungernden Europa *nicht* überdurchschnittlich schwer
verlaufen (s. auch APFELBAUM 1946; KUNDRATITZ 1947). GOTTLIEB fiel es auf,
daß Schwerunterernährte nach chirurgischen Eingriffen trotz mangelhafter
Asepsis frei von Infektionen blieben. Bei der geringen Fieberreaktion, die der
Hungerkranke aufbringt (s. auch APFELBAUM 1946; Netherlands Red Cross Feeding
Team 1948 u. v. a.) mag allerdings auch wohl einmal eine Infektion der Beobachtung entgangen sein. „Die Mehrzahl der klinischen Infektionskrankheiten
zeigte aber während der trübsten Perioden der Unterernährung keinen besonderen Verlauf. Ja, man hatte den Eindruck — und mehr als dieses läßt
sich infolge des Fehlens statistisch gesicherter Unterlagen im Augenblick noch
nicht sagen —, daß die alten Leute gegenüber den Pneumonien nicht nur
wegen der Sulfonamide eine auffallend gute Resistenz an den Tag legten. . . .
Die Hepatitis scheint zwar häufiger geworden zu sein, aber ob der gelegentlich recht
schwere Verlauf und die Häufung des Ausgangs in eine akute Leberatrophie mit
der Eiweißmangelernährung in Zusammenhang zu bringen ist?" (BANSI 1949).

Am bekanntesten ist der Rückgang der *Diabetesmorbidität und Diabetes-letalität* unter dem Einfluß knapper Ernährung (s. S. 367). Ebenso bekannt ist es aber auch, daß im hungernden Deutschland der Nachkriegsjahre die *schweren* Diabetiker besonders schwer litten. Katsch (1949), der über reiche Erfahrungen sowohl hinsichtlich der Hungerkrankheit wie hinsichtlich des Diabetes mellitus verfügt, hebt die Gefahr extremer Unterernährung gerade für diese Kranken hervor. Der schwere Diabetiker „wird früher schwach und krank, erreicht indessen selten die schwersten finalen Zustände der Dystrophie durch Inanition. Er gerät meist vorher in die nur bei ihm mögliche Stoffwechselkatastrophe des Ketosekomas. Bei mageren Diabetikern mit schwacher Hypophysen-funktion kommt freilich auch reiner Inanitionstod vor. . . . Zwischen Hunger- und Überernährung ist der Ernährungsspielraum des Diabetikers, aufs ganze ge-sehen, eingeengt." Von der Häufung diabetischer Komplikationen während der Hungerjahre war bereits an anderer Stelle die Rede (s. S. 367). Der tödlich verlaufende Insulinschock soll in den Hungerjahren häufiger geworden sein (Hornbostel 1951).

Die Annahme, Hunger und Hungerkrankheit könnten (auf dem Boden einer gegebenen Anlage) ursächlich an der Entstehung eines Diabetes mellitus beteiligt sein, findet in der klinischen Beobachtung keine Stütze. Behauptungen dieser Art sind wiederholt aufgestellt, niemals jedoch einigermaßen wahrscheinlich gemacht, geschweige denn bewiesen worden. Die „Vagantenglykosurie" der alten Klinik ist in neuerer Zeit aus der Literatur verschwunden.

Übereinstimmend wird von allen Untersuchern festgestellt, daß die *Zahn-caries* bei Hungerkranken nicht häufiger und schwerer auftritt als bei Gesunden und daß die Zähne der Hungerkranken oft geradezu überraschend gesund sind. „It is hardly possible, to give an adequate explanation of this phenomena as yet" (Hellweg-Larsen und Mitarbeiter 1952). In diesem Zusammenhang mag angemerkt sein, daß auch die Zahnentwicklung der Ratte bei Aminosäuremangel *nicht* leidet (Hunter 1951).

Magen- und Duodenalulcera von Dystrophikern verschwanden in der Gefangen-schaft, selbst wenn sie kurz zuvor noch erhebliche Beschwerden gemacht hatten (eigene Beobachtungen und Literatur bei Glatzel 1952). Von 14 Kranken mit Ulcusbeschwerden und nachgewiesenen Ulcerationen der Beobachtungsreihe von Hellweg-Larsen und Mitarbeitern (1952) verloren 12 kurze Zeit nach ihrer Ein-lieferung ins Konzentrationslager ihre gesamten Beschwerden; innerhalb der ersten Monate nach ihrer Entlassung wurden aber alle 14 — und dazu einige andere, die bis dahin niemals Magen-Darmstörungen gehabt hatten — bei bester Verpflegung wieder ulcuskrank. Gleichartige Feststellungen machten Rehfeld (1945) bei skandinavischen Gefangenen und russische Autoren (zit. nach Brozek, Wells, Keys 1946) während der Leningrader Hungersnot in den Jahren 1941/42. Dieser *Rückgang* der Ulcusfrequenz bei *Gefangenen* läßt sich, ebenso wie die *Zunahme* der Ulcusfrequenz innerhalb der hungernden *frei lebenden* Bevölkerung (s. auch Gsell 1945; van der Hoeden 1946; Moutier 1942; de Witt 1946) und bei den *entlassenen* dystrophiekranken Gefangenen aus dem Wesen der Ulcuskrankheit als einer abnormen Erlebnisreaktion bestimmt gearteter Menschen in bestimmten Konfliktsituationen unschwer erklären (Näheres darüber bei Glatzel 1952). Soviel steht jedenfalls fest: die Hungerkrankheit als solche leistet der Entstehung von Magen- und Duodenalgeschwüren *keineswegs* Vor-schub — im Gegenteil! Die Versuche, die sinkende Ulcusfrequenz mit dem Ver-siegen der Magensekretion zu erklären (Apfelbaum 1946; van der Hoeden 1947; Simonart 1948) lassen die bekannte Tatsache außer acht, daß Ulcera sehr oft in sub- und anaciden Mägen entstehen und die weitere Tatsache, daß die Ulcusfrequenz *nicht* abgenommen hat bei der hungerkranken Bevölkerung der Heimat, deren Magensaft kaum weniger versiegte als der Magensaft der Gefangenen. Ausgesprochen selten scheint die *Appendicitis* bei Hungerkranken aufzutreten. Wenn Komplikationen mit Darminfekten oder Darmödem fehlen, besteht im großen und ganzen eher eine Neigung zu *Verstopfung* als zu Durchfall.

ZSCHAU (1951) ist bei seinen dystrophischen Kriegsgefangenen die Seltenheit von *Carcinomen des Magen- und Darmkanals*, insbesondere die Seltenheit von Magencarcinomen aufgefallen. „Als die Ernährungsbedingungen wesentlich besser waren und die alimentäre Dystrophie zu den Seltenheiten zählte, sah ich dagegen unter einem relativ kleinen Krankengut 2 Magencarcinome und ein sehr bösartig verlaufendes Hypernephrom."

Symptome *kardialer Insuffizienz* schwinden im allgemeinen unter dem Einfluß der Unterernährung. *Angina pectoris*-Zustände werden seltener; HELWEG-LARSEN und Mitarbeiter (1952) sahen bei ihren dystrophiekranken KZ.-Häftlingen keinen einzigen Anfall. Bei der die Dystrophie begleitenden *Blutdrucksenkung* ist der Rückgang kardiovasculär bedingter Todesfälle verständlich (BROZEK, WELLS, KEYS 1946). Auf die der Hungerhypotension folgenden Hypertensionszustände kommen wir noch zurück (s. S. 472).

Die Seltenheit *thyreotoxischer Zustandsbilder* bei Hungerkranken wurde bereits erwähnt (s. S. 462).

Allergische Krankheiten — Asthma bronchiale, Urticaria, Ekzeme u. a. — kommen bei Dystrophikern offensichtlich kaum vor. In Leningrad traten sie in gewohnter Häufigkeit wieder in Erscheinung, als die Ernährungslage sich gebessert hatte (BROZEK, WELLS, KEYS 1946). Fraglich erscheint freilich, ob HELWEG-LARSEN und Mitarbeiter (1952) das Richtige treffen, wenn sie meinen: "It is therefore likely, that the food situation played a decisive part in this change in morbidity."

Schwangerschaftstoxikosen, vor allem auch Eklampsie werden im Zustand der Eiweißunterernährung seltener (dagegen CORYELL, BEACH, ROBINSON, MACY, MACK 1950; DIECKMANN, TURNER, MEILLER, SAVAGE, STRAUBE, POTTINGER, RYNKIEWICZ 1951, DIECKMANN, TURNER, MEILLER, STRAUBE, SAVAGE 1951; MACK, ROBINSON, WISEMAN, SCHOEB, MACY 1951). Bei Wiederauffütterung soll die Eklampsiehäufigkeit sprunghaft in die Höhe gehen (VAN ESSEN 1947).

Auffallend selten kam es bei dystrophischen Gefangenen zu *neurotischen Reaktionen* und Selbstmord (s. auch APFELBAUM 1946; Netherlands Red Cross Feeding Team 1948). Während der ersten Zeit der Gefangenschaft, wo abnorme psychische Reaktionen häufiger vorkommen, sind die Gefangenen aber noch *nicht* dystrophisch!

3. Diagnose der Dystrophie.

In ausgeprägten Fällen und in Hungerzeiten, wenn die Dystrophie überhaupt in die diagnostischen Erwägungen einbezogen wird, macht die Erkennung der Krankheit in ihren verschiedenen Erscheinungsformen kaum Schwierigkeiten.

Bei wenig ausgesprochenen Symptomen der ödematösen Form kann die Abgrenzung gegen *Nephritis* schwierig sein. Man wird in Betracht ziehen, daß die Nephritis in der Regel Blutdrucksteigerung (bei kompensiertem Kreislauf jedenfalls keine Hypotonie), Albuminurie, Cylindrurie und Hämaturie macht, selten Polyurie, Nykturie und Durchfälle, daß das Herz des Nephritikers eher groß, das Herz des Dystrophikers eher klein ist, daß frische Nephritiden keine Anämie machen und daß der Dystrophiker seine Ödeme bei Bettruhe schnell verliert. Oft gibt die Ernährungsanamnese Hinweise. Der Hungerödemkranke hat vor dem Auftreten seiner Ödeme meist an Gewicht verloren und ist fast immer

hungrig. Schienbeinschmerzen, auf die BERNING (1949) großes differential-
diagnostisches Gewicht legt, haben wir und auch andere Autoren bei unkomplizierter Dystrophie nie gesehen. Im Serumeiweißgehalt bestehen keine
differentialdiagnostisch verwertbaren Unterschiede; *starke* Erniedrigung spricht
eher für Hungerödem. Auf eine Diagnose ex juvantibus — eiweißreiche Kost
bzw. Hungertage — wird man es nicht gerne ankommen lassen.

Vom *kardialen Ödem* unterscheidet sich das Hungerödem nicht nur durch
das Fehlen krankhafter Veränderungen des Herzens, sondern auch durch das
Fehlen von Tachykardie, Leberstauung und hochgestelltem spärlichem Urin.
Schwieriger ist die Abgrenzung gegenüber dem „kleinen Ödem" und sicher sind
in den Hungerjahren viele *varicös und statisch bedingten Unterschenkelödeme* —
wir sahen sie nicht selten während des Krieges bei sicher *nicht* unterernährten
Soldaten nach tagelangen Eisenbahnfahrten; die Amerikaner sprachen vom
„Reisebein", von „coach leg" — fälschlich für Mangelödeme gehalten worden.

Nicht jeder Magere ist hungerkrank. Einfache Altersinvolution, endokrine
Magersucht, Tuberkulose und andere schleichende Infekte, Carcinome, chronische
Enteritiden und Sprue müssen bei jeder Untergewichtigkeit in den Kreis der
diagnostischen Möglichkeiten einbezogen werden. Die genaue Erhebung der
Ernährungsanamnese ist unerläßlich. Sie ist auch bei der lipophilen Dystrophie
nicht selten die einzige Möglichkeit, um der wahren Ursache des Leidens auf
die Spur zu kommen.

4. Prognose der Dystrophie. Nachkrankheiten und Spätschäden.

Die *Prognose* der Hungerkrankheit *quoad vitam* ist nicht schlecht (s. S. 464).
Sie wird entscheidend getrübt durch das Hinzutreten einer *Tuberkulose* die
in kurzer Zeit zum Tode führen kann. Abgesehen von den fortgeschrittensten
Zuständen, die auf keine Therapie mehr ansprechen, hängt die Prognose im
wesentlichen an den äußeren Möglichkeiten der Nahrungsbeschaffung und der
Ernährungssteuerung. Von den rund 300 ausgesucht schweren Fällen von HOT-
TINGER und Mitarbeitern (1948) starben z. B. trotz bester therapeutischer Bedin-
gungen in den ersten Wochen 10, im Laufe der folgenden Jahre noch 5 weitere
Dystrophiekranke an Tuberkulose, während alle Fälle von *unkomplizierter* Dys-
trophie genasen.

Ältere, d. h. über 40 Jahre alte Menschen, erholen sich schlechter als jüngere,
Männer schwerer als Frauen. Daß Kinder und Jugendliche durch den Hunger
besonders schwer geschädigt werden und dementsprechend nur langsam die
Folgen der Hungerkrankheit überwinden, wurde bereits erwähnt (s. S. 436).

Die *Zeitdauer bis zur Wiederherstellung* der vollen körperlichen und seelischen
Kräfte wird auch unter optimalen äußeren Bedingungen in weiten Grenzen
bestimmt durch das Ausmaß der Schädigung und die individuellen psychophysischen Gegebenheiten. Im großen und ganzen dürfte MEYERINGH (1950) —
seine Erfahrungen decken sich mit den Beobachtungen anderer Autoren — recht
haben, wenn er meint: „Im allgemeinen kann angenommen werden, daß sich bei
Heimkehrern bis zum 40. Lebensjahr die Erscheinungen nach 9—12 Monaten
Wiederaufbau ... so weit zurückgebildet haben, daß lediglich die Zeichen der
vegetativen Dystonie, die lästige Schweißbildung und eine gewisse Antriebsschwäche zurückgeblieben sind ... bei älteren Menschen müssen mindestens 12 bis
18 Monate angesetzt werden, um zu einem gleichen Zustandsbild zu kommen."
Selbstverständlich gibt es auch Kranke, die sich trotz aller Therapie nicht
mehr erholen, bei denen jede Therapie zu spät kommt und die man mit BANSI
(1949) als Fälle von „irreversibler Atrophie" bezeichnen kann. Trotz aller bis-

herigen Mitteilungen hinsichtlich der Zeiträume, die zur Ausheilung einer Dystrophie notwendig sind, wäre es sehr erwünscht, ja notwendig (s. auch WETZEL 1949), wenn einmal an einer großen Zahl ehemaliger Dystrophiker exakte systematische Nachuntersuchungen durchgeführt würden zur Frage, *wie lange* es dauert bis zur Überwindung der Dystrophie und *wie vollständig* sie überwunden werden kann.

Die *Prognose quoad restitutio ad integrum* läßt sich ja sehr viel schwerer abschätzen als die Prognose quoad vitam. Auffallend bleibt immerhin die Schnelligkeit, mit der sich, gleichlaufend mit der Besserung der Ernährungslage, in Deutschland die meisten Menschen von dem jahrelangen Hungern erholt haben. Die objektiv nachweisbaren Zeichen der Unterernährung verschwanden etwa im gleichen Tempo wie die subjektiven Beschwerden. Überraschend war die offensichtlich relativ rasche Ausheilung der lipophilen Dystrophie. Wir selbst konnten einen großen Teil unserer seinerzeit behandelten Mädchen mit lipophiler Dystrophie mehrere Jahre im Auge behalten: 1—2 Jahre nach Wiederkehr einigermaßen geordneter Ernährungsbedingungen waren sie alle wieder normal schlank, frisch und unternehmungslustig und frei von objektiven und subjektiven Krankheitszeichen. Auch jene Dystrophiker, bei denen sich während der Auffütterungsphase eine lipophile Dystrophie entwickelt hatte, sind heute wieder ganz verschwunden. Mit einem abschließenden Urteil wird man trotz allem immer noch vorsichtig sein müssen und wenn LABÉE (1935) schrieb, die Unterernährung nach dem ersten Weltkrieg habe in Deutschland, dem Lande der „gros mangeurs" nur zu einer „réduction favorable de l alimentation" geführt, so konnte man schon damals in diesen Worten keinen Ausdruck wissenschaftlicher Erkenntnis erblicken.

Über der relativ günstigen Prognose der *unmittelbaren* körperlichen und seelischen Erscheinungen der Dystrophie dürfen andere, kaum weniger schwerwiegende Symptome dieser Krankheit nicht vergessen werden. Stellt sich das Empfinden für Rechtlichkeit und Recht, für Autorität und Verpflichtung gegenüber dem Nächsten ebenso schnell wieder her, wie es in den Hungerzeiten verlorengegangen ist? Wieviel Hoffnungen und Glück hat der Hunger unwiederbringlich vernichtet, indem er das Wesen der Menschen zerstörte, sie einander entfremdete, gegeneinander gleichgültig machte, miteinander verfeindete!

Während dort, wo hinreichende klinische Erfahrungen fehlen oder wo solche Erfahrungen nicht kritisch genug ausgewertet werden, eine vielleicht begreifliche Neigung bestand und noch besteht, jede Krankheit und Störung eines Menschen, der einmal eine Dystrophie durchgemacht hat, dieser Dystrophie zur Last zu legen, haben kritisch-sachkundige Untersuchungen im Laufe der Jahre gezeigt, daß als mögliche Nachkrankheiten und Spätfolgen der Dystrophie nur eine begrenzte Zahl von Krankheitszuständen überhaupt in Betracht gezogen werden kann. Es handelt sich um vegetative Fehlsteuerungen, psychische Störungen, Hirnatrophie, Tuberkulose, arterielle Hypertension, Herzschädigung, Leberkrankheiten, endokrine Störungen, Störungen der Sexualfunktionen, Wachstums- und Entwicklungsstörungen.

α) Vegetative Fehlsteuerungen.

Als anfallsweise auftretendes Herzklopfen macht sich die *vegetative Dystonie* sehr häufig schon in der Erholungsphase der Dystrophie störend bemerkbar (neuerdings WETZEL 1952). Beschwerden dieser Art, die nach körperlichen oder seelischen Belastungen, oft aber auch ohne jeden ersichtlichen Grund auftreten, können jahrelang bestehen bleiben. Dazu kommen lebhafter Dermographismus,

Hitzewallungen, lästige, unmotivierte Schweißausbrüche, vor allen Dingen Nacht-schweiße, unvermittelt auftretende Durchfälle und vorübergehende Erhöhungen der Körpertemperatur. Gelegentlich wird über Magenbeschwerden geklagt, denen ein verwertbarer objektiver Krankheitsbefund nicht an die Seite gestellt werden kann.

Wenn die Häufigkeit vegetativ-dystoner Störungen bei der Durchschnitts-bevölkerung in Deutschland mit 30—40% angegeben wird (Curtius 1950; Hoff 1952; v. Wyss 1951; in England und USA soll sie nach Nesbit, Craig, White zwischen 50 und 65% liegen), wenn sie bei 175 Rekonvaleszenten nach Dystrophie 65% betragen soll (Meyeringh 1953), dann wird man bei der Be-wertung solcher Zahlen nicht vergessen dürfen, wie verschieden weit der Begriff der vegetativen Dystonie gefaßt wird und auf wie verschiedene Untersuchungs-ergebnisse sich die Diagnose verschiedener Untersucher stützt. In diesem Zu-sammenhang sei auf die langsame, oft viele Monate in Anspruch nehmende Wiederkehr der *muskulären Leistungsfähigkeit* hingewiesen; die muskuläre Leistungsunfähigkeit besteht oft auch noch dann, wenn der Allgemeinzustand gut und jede andere faßbare Folge der Dystrophie verschwunden ist. Die Diskrepanz zwischen dem offensichtlich guten Allgemeinzustand und der ge-ringen körperlichen Leistungsfähigkeit, vor allem der geringen *Dauer*leistungs-fähigkeit, ist sowohl Klinikern wie Physiologen immer wieder aufgefallen. Auch Muskelschmerzen machen sich bei vielen Kranken erst in der Wiederaufbauphase bemerkbar und selbst wenn Rentenwünsche keine Rolle spielen, verschwinden diese Erscheinungen in der Regel erst ziemlich spät.

β) Psychische Störungen.

Am häufigsten und schwersten ist die Dystrophie in den Gefangenenlagern aufgetreten und an den Hunderttausenden und Millionen von dystrophischen Gefangenen konnten, eben weil sie in geschlossenen Lebensgemeinschaften zu-sammengefaßt waren und nach ihrer Entlassung systematisch erfaßt wurden, die Erscheinungen und Folgen der Dystrophie sehr viel leichter festgehalten werden, als an den Hunderttausenden von Dystrophikern der freilebenden Bevölkerung. So beziehen sich denn die allermeisten Berichte über psychische Auffälligkeiten auf *gefangene* bzw. *ehemals* gefangene Dystrophiker. Ganz abgesehen von der Unterernährung werden aber durch die *Gefangenschaft als solche*, und schon gar durch eine Gefangenschaft von unabsehbarer Dauer mit schlechtesten hygieni-schen Lebensbedingungen und dem ständigen Druck körperlicher Mißhand-lung, die seelischen Verhaltensweisen der Menschen in entscheidender Weise bestimmt. Man darf nicht außer acht lassen, daß psychische Veränderungen, wie sie bei entlassenen Kriegsgefangenen und Zivilinternierten so oft be-obachtet worden sind, bei der frei lebenden deutschen Zivilbevölkerung — sie hat vielfach nicht weniger gehungert als die Belegschaft von Gefangenen-lagern — nach dem Überstehen der Hungerjahre gar nicht oder so gut wie gar nicht in Erscheinung getreten sind. In der umfassenden Monographie von McCance und Mitarbeitern (1951), die sich auf eingehende Untersuchungen der hungernden Bevölkerung des westdeutschen Industriegebietes stützt, ist von psychischen Veränderungen mit keinem Wort die Rede und Funk, selbst langjähriger Kriegsgefangener, hat 1953 hinsichtlich der Rußlandheimkehrer be-merkt, er habe abnorme Erlebnisreaktionen nur im eigentlichen Rekonvaleszens-stadium gesehen. Es trägt zu einer sachlichen Klärung dieser Fragen nicht bei, wenn neuerdings Hellweg-Larsen und Mitarbeiter (1952) und Gauger (1952) nun alles, was sie bei heimkehrenden Dystrophikern an psychischen Auffällig-keiten finden, ohne weiteres der Dystrophie als einem „psychosomatischen

Krankheitsbild" zur Last legen. Ganz gewiß dürfen die seelischen Schwierigkeiten eines Menschen nicht unterschätzt werden, der nach langen Jahren der Abwesenheit aus einem so ganz anderen Leben zurückkehrt, und es bleibt das Verdienst von GAUGER (1952) und anderen, in eindrucksvollen Schilderungen auf diese Dinge hingewiesen zu haben. Auf der anderen Seite muß aber daran festgehalten werden, daß psychische Störungen, die nach Überwindung der *körperlichen* Hungerfolgen weiter bestehen und als Ausdrucksformen der Dystrophie selbst gewertet werden müssen, bisher nicht überzeugend nachgewiesen oder auch nur wahrscheinlich gemacht werden konnten.

γ) Die dystrophische Hirnatrophie

genauer: die Frage nach der Existenz einer solchen, wurde bereits auf S. 458 ausführlich besprochen.

Hier seien lediglich noch einmal die Schwierigkeiten der Diagnose betont. Auf alle Fälle ist der dystrophiebedingte bzw. dystrophie*mit*bedingte hirnorganische Dauerschaden ein seltenes Vorkommnis. „Nur Dystrophieschädigungen von wirklich großer Intensität und Dauer kommen überhaupt in Betracht" (SCHULTE 1953). Entscheidend fällt ins Gewicht, wenn nach einer schweren, langdauernden Dystrophie auf der einen Seite eine tiefgreifende und nur unvollständig sich zurückbildende oder eine fortschreitende Wesensveränderung festgestellt werden kann und auf der anderen Seite eine Hirnatrophie, die über das Maß des dem Alter entsprechenden hinausgeht. Es muß außerdem hinreichend wahrscheinlich gemacht werden können, daß ähnliche Störungen früher nicht bestanden und daß andere Ursachen — Infektionen, Traumen — nicht in Betracht kommen. Die Feststellung einer dystrophischen Hirnschädigung erfordert in jedem einzelnen Fall eingehende und sachkundige Untersuchungen, Vertrautheit mit dem Schrifttum und sorgfältigstes Abwägen aller anderen Entstehungsmöglichkeiten, die in Betracht kommen könnten.

δ) Tuberkulose.

Die rapide Zunahme der Lungentuberkulose, vor allen Dingen der rasch verlaufenden und exsudativen Formen und der exsudativen Pleuritiden (und der extrapulmonalen Tuberkulose?), ist übereinstimmend von vielen Seiten festgestellt worden. Wo die Nahrung knapp war und Dystrophien auftraten, da stieg auch die Morbidität und Letalität der Tuberkulose und zwar etwa proportional dem Grad der Unterernährung (BRÜGMANN 1947; DANIELS 1946, 1947, 1949; DOLS, VAN ARCKEN 1946; DURIEUX 1947; HEYMER 1947; HOTTINGER und Mitarbeiter 1948; ICKERT 1947; KAYSER-PETERSEN 1949; KLESSE 1947; KOCH 1946; KRÖGER, REUTER 1949; IHLENFELDT, SCHLEINZER 1949; LYDTIN 1950; MARTINI 1947; MOLLISON 1946; LORBACHER 1948; REDEKER 1946/47; SCHÜLER 1946/47; SCHMIDT 1946, 1947; SEEBER 1946: SIEBERT 1946, 1947; TRÉMOLIÈRES 1947; U.S. Strategic Bombing Survey 1947; VALOORIS 1946; VAN VLIET 1947; WETZEL 1950, 1952). Der Anstieg der Tuberkulosemorbidität war nicht nur eine Folge der schlechten Wohnungs- und Reinlichkeitsverhältnisse in Hungerzeiten, sondern noch mehr eine Folge der Unterernährung selbst. Reinfektionen und Superinfektionen scheinen eine größere Rolle gespielt zu haben als wiederaufflammende alte Prozesse. Aktive tuberkulöse Prozesse fanden sich bei den meisten Sektionen von Dystrophikern, auch wenn diese intra vitam nicht immer Erscheinungen in dieser Richtung dargeboten hatten. Die Tuberkulinreaktionen sind bei Hungerkranken keine zuverlässigen Indicatoren mehr: sie sind hier selbst bei aktiven Tuberkulosen gar nicht selten negativ. Auch Temperatursteigerungen werden bei aktiven Prozessen sehr oft vermißt (s. auch S. 463).

Niemand wird je wissen, *wieviele* Kriegsgefangenen und Zivilinternierten im Laufe der letzten 20 Jahre an Tuberkulose zugrunde gegangen sind. Die Tuberkulose war die häufigste Todesursache der Dystrophiker und 25—60% der entlassenen Gefangenen litten an aktiver Tuberkulose (Debray, Zaracoitsch, Ranson, Jaquemin, Robert, Siraege 1946; Kars 1946; Helweg-Larsen und Mitarbeiter 1952; Hottingen und Mitarbeiter 1948; Lamy, Lamotte, Lamotte-Barillon 1948; Pierre, Bourgeois, Genevrier, Theil 1944/45). Schoen, Hartmann (1950) haben 1946/47 bei Rußlandheimkehrern 23,5% aktive Tuberkulosen und Pleuritiden gefunden. Wetzel (1950) sah bei Rußlandheimkehrern von Juli 1947 bis März 1948 10,7%, von April 1948 bis September 1948 noch 3% Lungentuberkulosen; dazu kamen jene Heimkehrer, bei denen eine Tuberkulose im Zeitpunkt der Entlassung aus der Gefangenschaft noch nicht nachweisbar war, sondern erst Monate später auftrat. Bei den tuberkulosekranken Dystrophikern von Müller (1951) „erfolgte die Feststellung der Tuberkulose vor und bei der Entlassung aus der Gefangenschaft in 34,8%, nach der Entlassung aus der Gefangenschaft in 65,2% der Tuberkulosekranken".

Versicherungsmedizinisch bedeutungsvoll ist die Frage, *für wie lange Zeit nach Beginn einer sachgerechten und wirkungsvollen Behandlung der Dystrophie eben dieser Krankheit noch nennenswertes Gewicht bei der Entstehung und Entwicklung einer Tuberkulose zuerkannt werden muß.* Hellweg-Larsen und Mitarbeiter (1952) stellten fest: „It is a striking fact, that one third of the cases of tuberculosis did not occur until 2—4 years after the repartriation, although all the ex-prisoners returned to good sanitary and nutritional conditions." Wenn damit also Tuberkulosen, die erst 4 Jahre nach Beendigung der Hungerzeit klinisch faßbar werden, als Folgen der Dystrophie anerkannt sind, obwohl gerade auch nach den Erfahrungen von Hellweg-Larsen und Mitarbeiter (1952) bereits nach *einem* Jahr so gut wie immer volle Arbeitsfähigkeit erreicht ist, dann ist diese Auffassung nicht unbedingt einleuchtend. Natürlich ist es unmöglich, unverrückbare und allgemeinverbindliche zeitliche Grenzen festzulegen. Als Richtlinien kann man gelten lassen, was Müller (1951) auf Grund seiner Untersuchungen zusammenfassend feststellt: Die Dystrophie „bildet bis zur endgültigen Abheilung den Boden für ein leichteres Haften der Tuberkuloseinfektion, so daß auch nachweislich frische Superinfektionen, die in die Rekonvaleszenzzeit des Unterernährten fallen, als KDB diskutiert werden müssen. Bei Vorliegen eines Eiweißmangelschadens brauchen weitere Brückensymptome nicht gefordert zu werden. Die im allgemeinen angegebene äußerste Grenze von 2 Jahren, die noch eine Anerkennung als KDB zuläßt, reicht bei einem schweren Ernährungsschaden nicht aus. Notwendig zur Anerkennung ist die Überschneidung von Ausheilung eines Ernährungsschadens und Beginn der Tuberkulose...." Jeder Fall muß für sich genau analysiert und beurteilt werden.

Speziell auch in dieser Hinsicht (nicht nur in Hinsicht auf die Dauer der Rekonvaleszenz und die Vollständigkeit der Wiederherstellung; s. S. 468) wären systematische Nachuntersuchungen ehemaliger Dystrophiker sehr erwünscht. Ist ihre Tuberkulosemorbidität höher als die Tuberkulosemorbidität gleichaltriger Menschen, die keine Dystrophie durchgemacht haben?

ε) Arterielle Hypertension und Herzschädigungen.

Der Blutdruckabfall ist eines der konstantesten Symptome der Hungerkrankheit. Dieser Abfall ist reversibel. Im Rekonvaleszentenstadium geht jedoch der Einstellung auf den ursprünglichen Wert in vielen Fällen eine *Zeit erhöhter Blutdruckwerte* vorauf.

Die Zunahme hoher Blutdruckwerte bei der Bevölkerung Leningrads nach der Befreiung und Wiederauffütterung und den Anteil der Kranken mit arterieller Hypertension an der Gesamtzahl aller Krankenhauspatienten in den Jahren 1940—1944 zeigen die Tabellen 41 und 42 (nach BROZEK, CHAPMAN, KEYS 1948).

Tabelle 41. *Häufigkeit erhöhten Blutdruckes (über 140 mm Hg systolisch und 90 mm Hg diastolisch) bei „Gesunden" in Leningrad 1940 und 1942/43.*

Alter in Jahren	1940 %	1942/43 %
20—29	2	12
30—39	7	30
40—49	25	50
50—59	22	66
60 und darüber . .	23	70

Tabelle 42. *Relative Anzahl der Kranken, die mit arterieller Hypertension in die Klinik des ersten Medizinischen Instituts in Leningrad aufgenommen wurden.*

Periode	Gesamt-aufnahmen %
1940	10,0
Juli bis September 1941 . . .	15,0
Oktober 1941 bis März 1942 . .	2,0
April bis Dezember 1942 . . .	24,5
1943	50,0
Januar bis April 1944	35,0

Man wird bei den Leningrader Zahlen allerdings in Betracht ziehen müssen, daß die Bevölkerung während des Krieges aus relativ mehr älteren Menschen bestand als vor dem Krieg und daß während der Belagerung der Stadt von Oktober 1941 bis März 1942 die Krankenhausaufnahmen Hypertoniekranker wahrscheinlich zugunsten akut Kranker und Verletzter zurücktreten mußten.

Die Zahl der Autopsien von Kranken mit Hypertoniefolgen betrug in Leningrad 1941/42 1,2—5,2%, 1944 aber 54,5%; in ähnlicher Weise nahm die Häufigkeit und Schwere von Augenhintergrundsveränderungen zu. Infolge der Blutdrucksteigerung entwickeln sich im Rekonvaleszentenstadium der Dystrophie nicht ganz selten *kardiale Dekompensationserscheinungen.*

Dieselbe Erscheinung einer Blutdrucksteigerung in der Rekonvaleszenzphase nach Unterernährung ließ sich in den Hunger*experimenten* von KEYS und Mitarbeitern (1950) reproduzieren: Der Mittelwert des Blutdrucks vor Beginn der Hungerperiode betrug dort 104,1/68,6 mm Hg, in der Zeit der Wiederauffütterung 107,4/70,4 mm Hg.

Die Blutdrucksteigerungen bei rekonvaleszenten Dystrophikern sind vielfach beträchtlich höher als bei den Versuchspersonen von KEYS und Mitarbeitern (1950) (BROZEK, WELLS, KEYS 1946; GRIFFITH 1952; LOHMEYER 1951; MEYERINGH 1950; SCHRADER 1952; SCHWARTZ 1945; STAPLETON 1946), liegen im großen und ganzen aber doch *unter* den Blutdruckwerten von Nichtdystrophikern. Die Häufigkeit von Blutdruckerhöhung wird von MEYERINGH 1953 für Dystrophikerrekonvaleszenten mit 2—3,4%, für den Bevölkerungsdurchschnitt mit 10—12% angegeben.

Im weiteren Verlauf der Erholung gleicht sich die während der Wiederauffütterung entstandene Blutdrucksteigerung so gut wie immer aus; der Blutdruck stellt sich wieder auf das ursprüngliche Niveau aus gesunden Tagen ein.

Bleibende Herzschädigungen, insbesondere bleibende elektrokardiographische Auffälligkeiten gibt es nach Dystrophie offensichtlich nicht. Wenn bei einem ehemaligen Dystrophiker Herzfehler und „Herzmuskelschädigung", wenn nach Wiederauffütterung auf einen ausreichenden Allgemeinzustand elektrokardiographisch greifbare Veränderungen festgestellt werden, dann kann man derartige Erscheinungen jedenfalls nicht mehr der Dystrophie zur Last legen. Die auf Sektionsbefunden fußende Angabe von ZSCHAU (1950), 60% aller Dystrophiker litten an Endokarditis, wurde von keinem anderen Untersucher bestätigt.

Unbewiesen ist die Vermutung ursächlicher Verknüpfungen zwischen dem Hunger und der heutigen Zunahme der Endokarditisfrequenz.

ζ) Leberschäden.

Wiederholt ist in den letzten Jahren auf die Zunahme von Leberkrankheiten hingewiesen worden (Holler 1943; Kalk 1950; Rewerts 1948; Rilliet, Keil 1950; Zschau 1950 u. v. a.; s. auch S. 455). Kalk (1950) stellte bei 4 von 13 leberpunktierten Rußlandheimkehrern cirrhotische Veränderungen der Leber fest und schloß daraus, die allgemeine Zunahme der Leberkrankheiten gehe zu Lasten der Dystrophie, müsse also als Hunger-Spätschaden aufgefaßt werden.

In ähnlichem Sinne äußerten sich Bansi 1949 und Laberke 1949. Meyering 1952 hat 6000 Nichtdystrophiker und 3000 dystrophische Rußlandheimkehrer (anscheinend im Rekonvaleszentenstadium) „mittels Urobilinogennachweis im Harn und Bilirubinkontrolle im Serum auf Leberschädigung untersucht" (genauere Angaben über die Maßstäbe der Bewertung fehlen) und bei diesen in 4,4%, bei jenen in 2,6% der Fälle „eine Leberschädigung" festgestellt. Er hält es, da 2,2% der Heimkehrer eine Gelbsucht in der Vorgeschichte angaben, für erlaubt, „die bisher ungeklärten 2,2% der Dystrophie zur Last zu legen". In einer anderen (von Meyeringh 1953 zitierten) Erhebung bei 3800 Nichtdystrophikern und 1000 Dystrophikern ergaben sich 3,2 bzw. 3,0%. Die Häufigkeit der „Leberschädigung" war hier bei den Dystrophikern also geringer!

Als Beweise für die gen. Meinung sind die beigebrachten Unterlagen doch wohl nicht ganz ausreichend. Zunächst wäre der statistische Nachweis zu erbringen, daß Leberparenchymschäden, insbesondere Cirrhosen, bei Dystrophikern und bei Menschen, die eine Dystrophie überstanden haben, häufiger vorkommen als bei gleichaltrigen Menschen derselben Population ohne Dystrophie in der Vorgeschichte. Bemerkenswert und gewichtig in diesem Zusammenhang sind die umfassenden Untersuchungen der Leberstruktur und Leberfunktion von Hungerkranken durch McCance und Mitarbeiter 1951, die keine verwertbaren Abweichungen von der Norm ergaben. So verführerisch auch die Parallele sein mag, mit dem Tierversuch, in dem durch eine an lipotropen Stoffen arme Ernährung Leberverfettung und Lebercirrhosen erzeugt werden kann — klinische Beobachtungen an Menschen und statistische Beweise können niemals durch Tierversuche ersetzt werden.

η) Endokrine Störungen. Störungen der Sexualfunktionen.

Als Spätfolgen nach Überwindung der eigentlichen Dystrophie sollen gelegentlich Hypothyreosen zum Vorschein kommen (Gauger 1952; Lohmeyer 1951). Ob solche Hypothyreosen immer mit dem Hungerschaden ursächlich zusammenhängen, steht dahin. Wir haben von diesen Zusammenhangsfragen bereits auf S. 462 gesprochen.

Hinsichtlich andersartiger endokriner Störungen liegen keine eindeutigen Beobachtungen vor (Crecelius 1952; Gillmann 1950; Kalk 1952; Klebanow 1949; Sommer 1941).

Beim Mann scheinen Störungen der sexuellen Funktionen als Spätschäden nicht vorzukommen. Gelegentlich geäußerte Vermutungen, Hungeramenorrhoe und Uterusatrophie könnten zu bleibender Sterilität führen (Weingärtner 1936 u. a.), konnten bisher nicht bewiesen werden (s. auch S. 457).

ϑ) Die Wachstums- und Entwicklungsstörungen der Kinder und Jugendlichen als Spätfolgen der Dystrophie

sind auf S. 436 geschildert.

Es gibt wohl nur wenige Krankheitszustände, die *nicht* auch schon einmal auf Hungerschäden zurückgeführt worden wären. Im einzelnen darauf einzugehen erübrigt sich, weil es sich lediglich um Vermutungen und Meinungen ohne ernsthaft diskussionsfähige Beweisbasis handelt. Im Hinblick darauf und unter Hinweis auf die vorstehenden Ausführungen sei deshalb ausdrücklich betont: *In keinem nachweisbaren oder wahrscheinlichen Zusammenhang mit einer überstandenen Dystrophie* — weder in dem Sinne, daß die Dystrophie an der *Entstehung* des Zustandes beteiligt wäre, noch daß der Verlauf durch eine hinzutretende Dystrophie *verschlimmert* würde — *stehen* viele Krankheiten, von denen, ohne Anspruch auf Vollständigkeit, nur einige wenige genannt sein mögen. Es gehören hierher Zahncaries, Ulcus ventriculi und duodeni, Arteriosklerose, Endokarditis und Herzklappenfehler, Myokarderkrankungen, Gastroenteritiden, Thyreotoxikose, Diabetes mellitus, perniziöse Anämie, chronische Arthritiden und chronische Osteoarthrosen. Die Heimkehrersituation als solche ist heute von ungleich größerer pathogener Bedeutung als die Dystrophie!

5. Pathologische Anatomie.

Sieht man ab von jenen Komplikationen der Dystrophie, die meist gleichbedeutend sind mit der Todesursache — Pneumonie, Tuberkulose, septische Infektionen — und die ohne Hunger nicht in gleichem Ausmaß um sich gegriffen und zum Tode geführt hätten, dann deckt sie die pathologische Morphologie der Dystrophie großenteils mit der Morphologie des absoluten Hungers.

Den *Gewichtsverlust des ödemfreien Gesamtkörpers* berechnet SELBERG (1948, Durchschnitt von 13 Fällen) zu 33%, UEHLINGER (1948, Durchschnitt von ebenfalls 13 Fällen) zu maximal 46%. Absolut genommen fand UEHLINGER (1948) einen maximalen Gewichtsverlust von 32,94 kg bei einem 65jährigen, 170 cm langen Mann.

Tabelle 43. *Gewichtsverlust (in % des Normalgewichts).*

	SELBERG	UEHLINGER	VOIT (verhungerter Kater)
Fettgewebe.	90	—	97
Muskulatur.	30	—	31
Leber . . .	31	30	54
Milz . . .	36	0	67
Herz . . .	18	25—30	3
Pankreas. .	—	10	17
Nieren . . .	11	10	26
Gehirn. . .	0	10	3

Der *Gewichtsverlust der Organe* ergibt sich aus der Tabelle 43; ähnliche Werte stammen von LUBARSCH (1931) und OBERNDORFER (1918).

Im Gegensatz zum Fettschwund bei der feuchten und trockenen Dystrophie sah BANSI (1949) in einem an Hirnembolie zugrunde gegangenen Fall von lipophiler Dystrophie neben ausgedehnten Blutungen eine allgemeine Fettsucht, Fettdurchwachsung der Ohrspeicheldrüsen, der Zungenmuskulatur, der Sublingualis, der Submaxillaris und der Epithelkörperchen. Das Bauchfett des lipophilen Dystrophikers ist echtes Fettgewebe (durchschnittlich 79% Fett und 17% Wasser; BANSI 1949). Im Hinblick auf die klinisch gelegentlich beobachtete Speicheldrüsenvergrößerung (s. S. 455) ist hervorzuheben, daß Hypertrophie und Hyperplasie der *drüsigen* Gewebe in dem Obduktionsfall von BANSI fehlten. Sie fehlten auch bei den Hungertieren von LUCKNER und SKRIBA (1938, 1948), die die vorübergehende Vergrößerung der Speicheldrüsen in der Wiederauffütterungsphase als eine Regenerationserscheinung gedeutet hatten.

Die *speziellen Organbefunde* seien im folgenden kurz wiedergegeben. Sie stützen sich in der Hauptsache auf die Ergebnisse von GIESE (1948), OBERNDORFER (1918),

Krieger (1920), Lubarsch (1931), Uehlinger (in Hottinger und Mitarbeiter 1948) und Selberg (1948). Soweit außerdem Untersuchungsergebnisse anderer Autoren vorliegen, sind diese genannt.

a) *Herz.* Bei Gewebsreduktion auf weniger als 200 g (Normalwert um 330 g) versagt das Herz. Das normale Verhältnis Herzgewicht: Körpergewicht = 1:200 wird auch bei trockener Innanition ziemlich genau eingehalten. Die elektroka-diographischen Veränderungen sind „durch die anatomischen Befunde nicht genügend geklärt" (Uehlinger 1948). Das Herzfett ist geschwunden und durch Gallertgewebe ersetzt, der Wassergehalt des Herzmuskels erhöht (Overzier 1947/48; Prym 1921), das Reizleitungssystem intakt (Selberg 1947,1948; dagegen Giese 1948); die Muskelfasern sind verschmälert und aufgehellt (Luckner, Skriba 1938; Giese 1948).

b) *Gefäße.* Arteriitiden wurden nie, Thrombophlebitiden, Lungenembolien und Lungeninfarkte hingegen häufig beobachtet (Lamy, Lamotte, Lamotte-Barillon 1946).

c) *Lunge.* Die Häufigkeit der Tuberkulose wurde schon erwähnt (s. S. 471). Die Superinfektion ist hier von überragender Bedeutung. Wie die Lungentuberkulose. zeigt auch die Pneumonie der Dystrophiker eine auffallende Neigung zu Einschmelzung, Gangrän und pleuraler Mitreaktion.

d) *Magen und Darm* bieten außer dem Bild eines Ödems der Darmschleimhaut, vor allen Dingen der Colonschleimhaut, und außer Erosionen und Ulcerationen wenig bemerkenswertes. Typhusbacillen, Diphtheriebacillen und andere pathogene Keime wurden nicht überdurchschnittlich häufig gefunden.

e) *Pankreas und Speicheldrüsen* sind mäßig atrophisch, zeigen aber in der Regel sonst nichts Besonderes. Bezüglich der Speicheldrüsenhypertrophie vgl. S. 456.

f) *Die Leberatrophie*, in ihrem Ausmaß stark schwankend, gehört zu den regelmäßigsten Symptomen der Dystrophie. Die Minimalgewichte Uehlingers 1948 lagen zwischen 790 und 1300 g; auf der anderen Seite fand Uehlinger gelegentlich aber auch Lebervergrößerungen mit Gewichtszunahmen, die 700 g erreichten und alle das gleiche histologische Bild boten: Stauung mit Stauungsatrophie der Leberzellen, lymphocytäre Infiltration des periportalen Bindegewebes, braunes Pigment in den zentralen, Fett in den peripheren Leberzellen, stärkste Glykogenverarmung und Hämosiderose. Gleichartige Befunde ergaben die Tierversuche von Jucker 1937 und Eser, Eser, Ladewig 1944 bis 1945, keine Abweichungen von der Norm die Untersuchungen von Sherlock, Walshe 1948. „Die hochgradige, vorwiegend periphere Verfettung der atrophischen Leber ist ein Merkmal eines schweren Hungerschadens und für die Eiweißmangelernährung pathognomonisch" (Uehlinger 1948). Gillman. Gillman (1945) sahen nach Verfütterung von roher Leber und getrocknetem Schweinemagen diese Verfettung der Leberzellen verschwinden und normale Verhältnisse entstehen. McCance und Mitarbeiter (1951) haben bei Unterernährten mit Gewichtsabnahmen von 2—55 kg die Leber bioptisch untersucht und außer gelegentlicher Anhäufung von Eisen und lipoidem Pigment nichts Auffälliges gefunden. "The hepatic histology was generally normal. There was no necrosis, cirrhosis or fatty change in any of the sections." Man muß hier wohl in Betracht ziehen, daß sich die Untersuchungen von McCance und Mitarbeitern (1951) auf Menschen aus der frei lebenden Bevölkerung erstreckten, die von Uehlinger (1948) aber auf schwerstdystrophische, eben erst befreite KZ.-Häftlinge.

g) *Milz.* In den Schwierigkeiten der genauen Gewichtsbestimmung der Milz (Stauungsmilz, Infektmilz) liegt vermutlich eine Ursache der gegensätzlichen Befunde von Selberg und Uehlinger 1948: dort Gewichtsverluste von rund 36%, hier normale, ja erhöhte Werte. Histologisch sieht man alle Grade der Hämosiderose bis zur Vollspeicherung aller Reticulumzellen und Hämosiderinanhäufung in umschriebenen Nestern. Die Hämosiderose steht hinsichtlich ihrer Intensität in keiner gesetzmäßigen Beziehung zur Schwere der Anämie. Die Milzhämosiderose ist Teilerscheinung der allgemeinen Hämosiderose des Knochenmarks, der Leber, der Nieren, der Speicheldrüsen, der Stützgewebe und der Schilddrüse. Nicht alle Untersucher fanden Atrophie der Milzfollikel. Nach alledem scheint die Milz jedenfalls relativ wenig hungerempfindlich zu sein.

h) Entsprechend den klinischen Befunden sind die makroskopischen und histologischen *Nieren*befunde (mit Ausnahme von Stauungsalbuminurie und Altersveränderungen) der Norm entsprechend (Uehlinger 1948). Gegenteilige Angaben von Lamy, Lamotte. Lamotte-Barillon (1946) — auch die von Mohr (1946) wären hier zu nennen — hält Uehlinger nicht für hinreichend begründet.

i) Bei 31 Hungerkranken unter 50 Jahren hat Uehlinger (1948) dem *Skelet* besondere Beachtung geschenkt. Er kommt zu dem Ergebnis: „Das Fehlen von Mangelosteopathien spricht dafür, daß von einem Ungenügen des Mineralstoffwechsels ... gesprochen werden kann"; es kann insbesondere von einem regelmäßigen Vitamin D-Mangel nicht die Rede sein. Wenn auch das Fett im Fettmark und in den Knorpelzellen geschwunden ist, nicht anders als das subcutane, mesenteriale und perirenale Fett, so bleibt vor allem auch im Hinblick auf die klinischen Befunde (s. S. 446) diese geringe Beteiligung des Skelets doch erstaunlich.

In der Skeletmuskulatur fanden LAMY, LAMOTTE (1946) Kernverlust und hyalin-scholligen Zerfall.

k) Mit Ausnahme von Hypophyse und Nebennieren haben die endokrinen Organe an Gewicht eingebüßt. Während sich der Hypophysenhinterlappen histologisch als normal erweist, fand UEHLINGER (1948) „eine Linksverschiebung mit Vermehrung der Haupt- und Stammzellen 17mal, eine Rechtsverschiebung mit ausgeprägter Eosinophilie 5mal, eine gleichzeitige Vermehrung der Eosinophilen und Stammzellen 4mal, ein normales Schnittbild 10mal". Zunahme der basophilen Zellen auf Kosten der eosinophilen beschrieben STEFKO 1924/27; SCHWARZ 1945; LHERMITE, SIGWALD 1942; SELBERG 1948; Zunahme der eosinophilen Zellen LAMY, LAMOTTE 1946; SEDLEZKY 1924; SCHUBOTHE 1940; MULINOS, POMERANTZ 1941 und LAMOTTE-BARILLON 1946. Nach GIRAUD und Mitarbeitern (1945) ist das Hypophysen-Schnittbild bei Gewichtsverlusten von 10% der Körpersubstanz noch normal, bei Verlusten von 16% werden die Eosinophilen kleiner und verlieren ihre Granula, bei Verlusten von 22% ist dieser Vorgang sehr ausgeprägt und bei Gewichtseinbußen von 35—45% ist der Granulaverlust vollständig. Die Reduzierung der Basophilen verläuft gleichartig, wenn auch langsamer. Mit fortschreitender Reduzierung gleichen sich die Basophilen den Hauptzellen immer mehr an. Widerstandsfähig erweisen sich die Hauptzellen, die keine Verminderung erfahren. „Die experimentellen Ergebnisse stimmen also, abgesehen von der Eosinophilie, weitgehend mit meinen Befunden überein. Der Hypophysenvorderlappen zeigt zwei vollkommen gegensätzliche Reaktionen: 1. eine Linksverschiebung mit Vermehrung der Nachschubzellen und Schwund der hochdifferenzierten Elemente und 2. eine Rechtsverschiebung mit einseitiger Hochzüchtung der eosinophilen Zellen. Es ist von vornherein wahrscheinlich, daß beiden Vorgängen eine verschiedene Pathogenese zukommt und die Kombination einer einfachen Kollision entspricht. Der Schwund der Granulocyten und die Vermehrung der Stamm- und jungen Hauptzellen kann als charakteristisch für die Hungerhypophyse bezeichnet werden. Die Linksverschiebung ist Ausdruck einer Übernutzung. Ihr entspricht sekretorisch eine Minderleistung. Die Ähnlichkeit des Befundes mit den Veränderungen in der Diabetikerhypophyse, wie sie von CUNZ 1945 beobachtet worden sind, legt den Gedanken nahe, daß Störungen des Kohlenhydratstoffwechsels zu erwarten sind. . . . „Es scheint mir daher wahrscheinlich, daß Hypoglykämie und hypoglykämisches Koma bei Inanition gleichzeitig auf das globale calorische Nahrungsdefizit und einen relativen Hyperinsulinismus infolge Linksverschiebung des Hypophysenvorderlappens zurückzuführen sind" (UEHLINGER 1948). Wir erinnern, daß aus klinischen Beobachtungen auf eine verminderte Insulinaktivität des Dystrophikers geschlossen worden ist (s. S. 486). Im Anschluß an Befunde von RÖSSLE (1914) führt UEHLINGER die Eosinophilie auf Unterfunktion der genitalen Drüsen zurück.

Die Nebennieren des Dystrophikers zeigen in der Regel gewichtsmäßig keine Veränderungen (LHERMITE, SIGWALD 1942; dagegen STEFKO 1927; KLOOS 1950). Die histologisch erkennbare Rindenhyperplasie mit Entfettung und vacuoliger Entmischung ist mit den schweren Zuständen der Unterernährung eng verbunden, während in weniger schweren Fällen die Rinde lipoidreich zu se n pflegt (PALTAUF 1917; STERNBERG 1922; OVERZIER 1947; GIESE 1948). Bemerkenswerterweise findet sich ein ähnlicher Lipoidreichtum wie nach Mangelernährung bei der gesunden Frau in der Klimax und beim Mann nach Überschreiten des 50. Lebensjahres (STIEVE 1947). Die Anpassung des Dystrophikers an die unzureichende Nahrungszufuhr in der ersten Krankheitsphase „ist offenbar an verstärkte Leistungen von Hypophysenvorderlappen und Nebennierenrinde gebunden (UEHLINGER 1948).

Nennenswerte Veränderungen fehlen in der Schilddrüse und in den Epithelkörperchen. Gelegentlich sind Verkleinerungen beschrieben worden. Von Epithelkörperchenhypertrophie bei hungerkranken Kindern hat STEFKO 1927 berichtet.

Ovarien und Hoden atrophieren. Histologisch entspricht der Atrophie der Schwund von Primitivfollikeln und Eizellen, von Spermiogonien und Spermiocyten und die Zellverarmung der Samenkanälchen. Im Hinblick auf das Gewicht psychischer Faktoren, die man in Anschluß an Anschauungen STIEVES (1952) auch bei Hungerkranken für diese Veränderungen mitverantwortlich machte, betont UEHLINGER (1948) ausdrücklich, er habe bei 17 Hingerichteten nach monate- und jahrelanger Haft niemals Störungen der Spermiogenese gefunden.

Das Mammagewebe bei Gynäkomastie (Fibrosis mammae virilis) erweist sich als knotige Verhärtung von Epithelgängen ohne Drüsengewebe (NORDMANN 1948; KOCH 1948). Nach anatomischen Untersuchungen betrug die Häufigkeit der Fibrosis mammae virilis 1947/48 das 4¹/₂fache der Vorkriegshäufigkeit (RITSCHEL, SCHULTZE-JENA 1949). Die Häufigkeit der Mastopathia fibrosa cystica bei der Frau stieg gleichzeitig auf nahezu das Doppelte (SCHULTZE-JENA 1949), wobei angenommen wird, daß diese Zunahme „auf dem Wege einer durch exogene Faktoren bedingten inkretorischen Fehlleistung, in erster Linie der Ovarien, zustande gekommen ist."

Die *morphologischen Befunde des Hungerzustandes zusammenfassend*, unterscheidet UEHLINGER (1948), einer Konzeption von SELYE (1946) folgend, die *initiale Alarmreaktion* der ersten kritischen Hungertage, die *Phase der Resistenz* des chronischen Hungerzustandes mit vagotoner Drosselung aller Funktionen und die *Phase der Erschöpfung*, d. h. die Hungerkrankheit (oder Dystrophie). Anatomisch ist die Resistenzphase „durch eine Verbreiterung, vermehrte Faltung und adenomatöse Hyperplasie der Nebennierenrinde und eine verstärkte Regeneration des Hypophysenvorderlappens gekennzeichnet. Der Nebennierenrindenhyperplasie dürfte funktionell eine vermehrte Produktion des Zuckerhormons entsprechen, welches für die Umwandlung von Eiweiß in Zucker verantwortlich ist. Die Erschöpfungsphase entspricht einem Zusammenbruch aller Organleistungen, einschließlich der endokrinen Organe. Sie zeigt sich anatomisch in einer weitgehenden Entfettung und vacuolären Entmischung der Nebennierenrindenzellen und einer hochgradigen Linksverschiebung des Hypophysenvorderlappens mit Überwiegen der sekretionsunfähigen, unreifen Stammzellgruppen, die sich bis zur Adenombildung steigern kann. ... Stellt man die Organe mit hohen Gewichtsverlusten den Organen mit geringen Gewichtsverlusten gegenüber, so zeigt es sich, daß mit hohen Fett- und Eiweißabgaben zu rechnen ist bei allen Organen, die

a) Speicher sind: Fettgewebe, Leber, Schilddrüse,

b) einen lebhaften energetischen Stoffwechsel aufweisen: Skelet- und Herzmuskulatur,

c) physiologisch einen großen Zellverschleiß aufweisen: Knochenmark, lymphatisches Gewebe, Keimdrüsen. Alle übrigen Organe stellen im Hungerzustand ihre Organsubstanz *nicht* zur Verfügung, so die Nieren, das Pankreas, das Zentralnervensystem. Der Organismus hat kein Wahlvermögen, einen differenzierten Organabbau vorzunehmen, z. B. gewisse Nephrone oder Gehirnteile abzubauen. Der Hungerstoffwechsel schafft keine neuen inneren Verbrauchsmöglichkeiten, sondern erschöpft nur die physiologischen bis zur letzten Reserve. ... Dem Mineralstoffwechsel kommt gegenüber dem Kohlenhydrat-, Eiweiß- und Fettstoffwechsel eine gewisse Selbständigkeit zu, was sich klinisch dahin auswirkt, daß wir mit Inanitionszuständen mit und ohne Knochenatrophie und Osteoporose zu rechnen haben. ... Über Leben und Tod entscheiden die Gewichtsverluste von Herz und Leber. ... Dem Organismus scheint ferner eine Grenze in der Selbstauflösung darin gesetzt zu sein, daß bestimmte Gewichtsbeziehungen zwischen energetischen Grundstoffen erfüllt sein müssen, um einen geordneten Stoffwechsel aufrechtzuerhalten. Ausdruck dieser Desorganisation in den Endphasen der Inanition ist die außergewöhnliche Anreicherung von Fetten in der Leber. Die Produktionsstufen können nicht mehr aufeinander abgestimmt werden. ... Es ist wahrscheinlich, daß wohl biochemisch Avitaminosen vorliegen, aber die Penetranz ist zu gering, um gegenüber dem calorischen Nahrungsdefizit durchzudringen. ... Versucht man, aus der Mannigfaltigkeit aller Befunde das Entscheidende herauszuholen, so ist der Verlust an aktivem Protoplasma der wichtigste Vorgang" (UEHLINGER 1948).

6. Pathophysiologie und Pathogenese der Dystrophie.

α) Nahrung und Nahrungsresorption.

An dem entscheidenden Gewicht der energetischen Unterernährung in der Genese der Hungerkrankheit zweifelt kein Mensch. Energetische Unterernährung ist aber immer gleichzeitig mindestens Eiweißunterernährung (s. S. 415), meist auch Fettunterernährung und oft Vitaminunterernährung. Es fragt sich, *wie-*

weit die Symptome der Hungerkrankheit durch Mangel an Energie, an Eiweiß, an Fett oder an anderen Nährstoffen bestimmt sind und inwiefern sie sich von den Symptomen des absoluten Hungers unterscheiden.

Zur Beantwortung dieser Frage ist es notwendig, zunächst einmal die *Nahrung des Hungerkranken* zu kennen.

Für die Hungerjahre in und nach dem ersten und zweiten Weltkrieg ist die rationierte *Kost des deutschen* „Normalverbrauchers" ziemlich genau bekannt. Eine Vorstellung von den Sätzen der *Jahre 1916—1920* gibt die Tabelle 44 (nach SCHITTENHELM 1939).

Im Winter 1916/17 war die Kost dieses „Normalverbrauchers" auf etwa die Hälfte des Friedensniveaus abgesunken: 1344 cal mit 31 g Eiweiß (RUBNER 1928). JANSEN (1920) errechnete für Nichtarbeiter in geschlossenen Anstalten 1126, für Werkstättenarbeiter 1762 cal, SCHITTENHELM (1917) für Leichtarbeiter in Arbeiterbataillonen 1557 cal, für Schwerarbeiter 1893 cal mit 50—60 g fast rein pflanzlichen Eiweißes, BÜRGER (1917) für Angehörige eines Arbeiterbataillons 1260—1723 cal mit 35—55 g Eiweiß, 8—37 g Fett und 248—383 g Kohlenhydraten je Kopf und Tag. Zucker und Butter waren in diesen Jahren äußerst knapp, die Obst- und Gemüseversorgung war schwierig; Milch fehlte dem „Normalverbraucher" überhaupt, Kartoffeln während langer Monate. Ein großer Teil der eintönigen Kost wurde zwecks Vortäuschung größerer Nahrungsmengen und zwecks besserer Magenfüllung mit viel Wasser

Tabelle 44. *Rationierte Nahrung in Deutschland 1916/17.* (Nach SCHITTENHELM.)

„Normalverbraucher" in	Je Kopf und Tag	
	cal	Eiweiß g
Berlin 1916 . . .	1312	36,3
Berlin 1917 . . .	1200	33,2
München 1917 . .	1709	45,9
Breslau 1917 . . .	1161	31,0
Hamburg 1917 . .	1185	25,2

als Brei und Suppe verzehrt und, um sie wenigstens irgendwie „reizvoll" zu machen, stark gesalzen. Hauptnahrung war das schlechte, hochausgemahlene, mit Rüben- und Spelzenmehl gestreckte Brot.

Die *Hungerperiode nach dem zweiten Weltkrieg* war noch härter und noch länger. Die Mängel lagen in gleicher Richtung, doch wurden diesmal die Wege der „schwarzen" Nahrungsbeschaffung viel allgemeiner, hemmungsloser, rücksichtsloser und erfolgreicher beschritten als im ersten Weltkrieg. Der „Erfolg" war bekanntlich der, daß alle diejenigen, die nicht in der Lage waren, selbst Nahrungsmittels zu produzieren und sich nicht durch Gegengaben, Geld oder Amtsgewalt zusätzliche Nahrungsquellen eröffnen konnten, sehr viel schwerer zu leiden hatten. Nur für geschlossene Lebensgemeinschaften läßt sich daher der Nährwert der tatsächlich verzehrten Nahrung mit einiger Sicherheit feststellen.

Schon im Jahre 1939 bei Beginn der Zwangswirtschaft lagen die Energie- und Eiweißsätze der Lebensmittelrationen des „Normalverbrauchers" unter den Mindestsätzen der Völkerbundsrichtlinien. Die Rationssätze der deutschen „Normalverbraucher" von 1939 bis Ende 1946 zeigt die Abb. 22. Schon im Jahre 1946 aber wurden die Lebensmittelkarten nicht mehr voll beliefert; die gelieferten Nahrungsmittel waren minderwertig und entsprachen in ihrem Nährstoffgehalt bei weitem nicht mehr jenen Tabellenwerten, nach denen den hungernden Menschen behördlicherseits vorgerechnet wurde, wieviel sie immer noch zu essen bekämen. So lag in Wahrheit der Verzehr beträchtlich tiefer, als es nach den amtlichen Kartensätzen den Anschein hatte. Und *offiziell* bekam der Normalverbraucher im Juni/Juli 1946 täglich nur noch 1052 cal! Die offiziellen Normalverbrauchersätze je Kopf und Tag betrugen im Frühjahr 1947 28 g Eiweiß mit 5 g tierischem Eiweiß und 8 g Fett — nach den Völkerbundsrichtlinien etwa die Sätze für ein 3jähriges Kind —, Anfang 1948 in Niedersachsen 1100 und 1300 cal mit 3—7 g tierischem Eiweiß und 5—12 g Fett. Noch beträchtlich tiefer lagen die Rationen in den Konzentrationslagern. Nach den

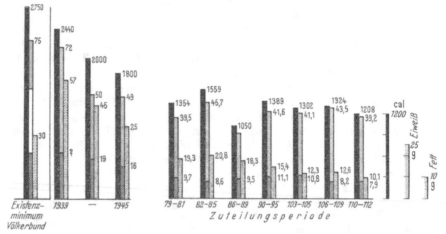

Abb. 22. Tagessätze der deutschen Normalverbraucher von 1939—1946. (Nach Bansi.)

Aufzeichnungen von Lagerinsassen hat Gsell (1948) die Rationssätze für den Winter 1944/45 zusammengestellt (Tabelle 45).

Tabelle 45. *Rationssätze in Konzentrationslagern 1944/45.* (Nach Gsell.)

	Eiweiß g	Fett g	Kohlenhydrate g	cal
Lager R	28	10—15	150	800—900
Lager B	25	5—10	110	600—700
Lager M	18	5	80	500

Nach dem Durchschnittsverzehr bzw. nach den Rationssätzen berechnete Kühnau 1948 die Zufuhr an Eiweiß und essentiellen Aminosäuren bei der deutschen Bevölkerung in den Jahren 1913, 1937 und 1947 (Tabelle 46). Das Absinken von 1937 bis 1947 ist erschreckend und würde bei Berücksichtigung der mangelhaften Belieferung der Lebensmittelkarten noch größer werden. An dem einschneidenden Mangel an Eiweiß, insbesondere an biologisch hochwertigem Eiweiß, ebenso wie an dem Mangel an Brennwerten, kann jedenfalls nicht gezweifelt werden.

Tabelle 46. *Zufuhr von Eiweiß und essentiellen Aminosäuren in Deutschland in den Jahren 1913, 1937 und 1947.* (Nach Kühnau.)

	Täglicher Eiweißkonsum		Exogene Aminosäuren in % des Eiweißes	Zufuhr an exogenen Aminosäuren	
	Tierisches Eiweiß	Pflanzliches Eiweiß		auf 1700 cal	absolut
1913 auf 1700 Calorien . .	28,9	20,3	47	23,0	41,8
1937 auf 1700 Calorien . .	36,7	22,5	50	29,3	42,5
1947 (Mai) insgesamt . . .	4,3	15,7	36		7,1
Bedarf des Menschen nach W. C. Rose (1943)			57	28	40
Bedarf des Menschen nach R. J. Block (1943)					42

Erzwungene Nahrungskarenz und absichtliche Nahrungsabstinenz (aus welt-anschaulich-religiösen Gründen, bei Psychosen und psychoneurotischen Störungen) sind jedoch nicht die einzigen möglichen Ursachen einer Dystrophie. Auch Krankheiten mit Störungen der Nahrungsresorption (Darmamyloidose, gastrokolische Fistel, Achylie und Afermentie, chronische Pankreatitis, beschleunigte Darmpassage, z. B. bei Thyreotoxikose) können trotz vollwertiger peroraler Nahrungszufuhr zu schweren Nährstoffverlusten und Unterernährungszuständen führen. Bei chronischen Magen-Darmkrankheiten ist die Verdauung beeinträchtigt durch die unzureichende Magen-, Darm- und Pankreassekretion, durch die Verschlechterung der Resorption und häufig außerdem durch eine gleichzeitige Steigerung der motorischen Abläufe sowie durch Beeinträchtigung des Appetits und damit der Nahrungsaufnahme. Als Folge von Infektionen tritt häufig ein erhöhter Energie- und Eiweißumsatz hinzu.

Die Frage, ob es eine echte, *nicht*-infektiöse Gastroenteritis ex ingestis gibt, wurde viel diskutiert. (Die „Gastroenteritis" des Dystrophikers ist sicher keine Entzündung im Sinne der Pathologie, sondern eine Resorptionsstörung infolge Darmödems.) Kohlenhydratreiche Kost gibt einen guten Nährboden für Gärungserreger, Kohlenhydrate allein sind in dieser Hinsicht aber offenbar nicht pathogen. Wesen und Genese der von CASPARI und MOSSKOWSKI (1913) bei anscheinend Vitamin B_1-armer Kost beobachteten Enteritis membranacea bedürfen noch der Klärung. BÜRGER (1944) erinnert an das Krankheitsbild der intestinalen Gärungsdyspepsie von SCHMIDT und STRASBURGER und die aus ihr entstehende Colitis gravis und meint, danach „scheint es mir sicher, daß eine unzureichende und einseitige Kost zu chronischen sekretorischen Darmstörungen führen kann, welche zu erheblichen Calorienverlusten mit dem Kot Anlaß geben kann. Es ist klar, daß chronische qualitative und quantitative Unterernährung niemals die Fermentbildung des Darms allein stören wird. Wenn SCHMIDT und STRASBURGER in ihren Fällen von intestinaler Gärungsdyspepsie anfänglich auch eine normale Pepsinsalzsäureproduktion feststellen konnten, so wird, wenn die Ursachen für die Störungen der Darmsekretion fortbestehen, schließlich auch eine Hypofermentie des Magens, des Pankreas usw. resultieren müssen, woraus sich eine schlechtere Ausnutzung der Nahrung infolge mangelhaften Aufschlusses derselben ohne weiteres herleitet". Angesichts dieser sicher richtigen Feststellungen wird man daran denken, daß nicht selten trotz einwandfrei nachweisbarer Störungen der Sekretionen, der Motorik und der Resorption, die Verdauung letzten Endes genau so vollständig verläuft wie beim Gesunden.

Von anderen Krankheiten der Verdauungsorgane, die zu Unterernährung führen können, ist vor allem die *Lebercirrhose* mit ihren Resorptionsstörungen zu nennen. Schon ältere Untersucher (FAWITZKI 1889) berichteten von Stickstoffverlusten in Höhe von 15—20% der Zufuhr. Ähnlich wie BIERENS DE HAAN (1896) sahen BÜRGER, WINTERSEEL (1929) beträchtliche Störungen der Fettresorption. Während 3 Gesunde 300—500 g Fett täglich zu 92,3—97,7% ausnutzten, lag die Ausnutzung von 100 bis 370 g Fett bei 3 Lebercirrhotikern zwischen 54 und 88%. „Keiner der hier aufgeführten Fälle hatte einen Ikterus. Die Spaltung der Fette war bei Gesunden und Lebercirrhotikern ungefähr die gleiche, zwischen 40 und 60%. Die Ursache für die schlechtere Fettresorption bei Lebercirrhotikern sehe ich außer in den Stauungszuständen im Pfortadergebiet in der Bildung einer minderwertigen Galle (Dyscholie). Wahrscheinlich sind auch die Funktionen des Pankreas bei der Lebercirrhose beeinträchtigt" (BÜRGER 1944). Ob die histologischen Befunde einer entzündlichen Wucherung des interstitiellen Pankreasgewebes bei Lebercirrhose schon zu diesem Schluß berechtigen, steht dahin (STEINHAUS 1902; BÜRGER, HABS 1927). Wirklich geklärt scheint uns die Genese der Resorptionsstörungen bei Lebercirrhose noch nicht zu sein. In Übereinstimmung mit Beobachtungen an pankreatektomierten Tieren (ROSENBERG 1889; LOMBROSO 1906; JANSEN 1911) zeigt die Klinik der akuten und chronischen *Pankreaserkrankungen* immerhin häufig neben Störungen der Eiweißverdauung auch eine Verminderung der Fettresorption (um 50—60%; BRUGSCH 1906). Fehlt außerdem noch ein geregelter Gallenzufluß, dann können bei Pankreaserkrankungen 80—90% des Fettes unresorbiert im Darm bleiben.

Nicht ganz unbedeutend sind schließlich in einzelnen Fällen die Nährwertverluste nach *Magenresektion.* Exakte Untersuchungen haben unseres Wissens allerdings nur TROELL, LOSELL, KARLMARK (1927) und BÜRGER, KONJETZNY (1929) durchgeführt (s. auch LAMBLING 1952). Die Erstgenannten fanden bei einem Kranken mit total reseziertem Magen Verluste von 16,5% des Eiweißes, 8,9% des Fettes und 4,4% der Kohlenhydrate. Die Verluste der magenresezierten Kranken von BÜRGER, KONJETZNY(1929) bei verschiedenen Kostformen gibt die Tabelle 47.

Tabelle 47. Stuhlverluste *(in Prozent der Zufuhr) nach Magenresektion.*
(Nach BÜRGER, KONJETZNY.)

	Eiweiß	Fett	Kohlenhydrate
Gemischte Kost	7,6	11,9	5,6
Kohlenhydratkost . . .	27,2	18,2	3,9
Fettkost	33,3	12,6	5,3
Eiweißkost	12,9	19,3	2,5

Die Nährstoffverluste nach *Darmresektion* hängen von der Länge des resezierten Darmstückes ab. Nach Entfernung des halben Dünndarmes sollen 30% der Stickstoffsubstanzen und 23% des Fettes verlorengehen (RIVA, ROCCI, RUGGI), nach Entfernung eines Drittels bestenfalls keine Ausfälle erkennbar werden (ALBU 1901; RUSCHHAUPT 1901). Auch bei diesen Kranken muß man zur Beurteilung des endgültigen Zustandes selbstverständlich die Ausgleichs- und Anpassungsfähigkeiten der Verdauungsfunktionen in Rechnung stellen. Bei Kranken mit Magen-Colonfistel entwickeln sich innerhalb kurzer Zeit in jedem Fall schwerste Inanitionszustände.

Selten sind Resorptionsstörungen durch *entzündlich-sklerosierende mesenteriale Lymphknoten.* GULL (1880) hat als erster auf diese „Resorptionsblockade" hingewiesen und KLEIN, PORTER (1944) beobachteten 6 Jahre lang einen Jungen, bei dem es nur vorübergehend gelang, den Bluteiweißspiegel von 4,2 auf 5,3 g-% zu erhöhen. Einen ähnlichen Fall hat UEHLINGER (1948) beschrieben.

Von dem Ausmaß und der Bedeutung des postoperativen Eiweißverlustes haben uns erst neuere Untersuchungen eine richtige Vorstellung gegeben. Wir kommen darauf im Rahmen der Ernährungstherapie zu sprechen.

β) Eiweißstoffwechsel.

Bei immer tiefer sinkender Eiweißzufuhr werden die *Stickstoffbilanzen* schließlich negativ. Je tiefer die gleichzeitige Energiezufuhr, desto größer die Gefahr einer Eiweißunterernährung. Trotz gleicher Höhe der Zufuhr schwankt die Negativität der Bilanzen individuell sehr stark, wobei auch zwischen Körpergewicht und Stickstoffbilanz keine Zusammenhänge ersichtlich sind. Bei annähernd gleicher Brennwert- und Eiweißzufuhr zeigte z. B. die eine der beiden

Versuchspersonen von Loewy, Brahm (1919) eine Stickstoffbilanz von durchschnittlich — 4,88 g, die andere von + 0,86 g. Bansi, Fuhrmann (1948) machten die wichtige Entdeckung, daß Eiweißzulagen zu einer energetisch *nicht* ausreichenden Kost von geringem Eiweißgehalt die Gewichtsabnahme bremsen, den Eiweißabbau (in einem Beispiel von täglich 6 g auf weniger als 1 g) vermindern und auf diese Weise eiweißsparend wirken können.

Bei calorisch *ausreichender* eiweißfreier Ernährung stellt sich der Organismus auf tiefe annähernd gleichbleibende Stickstoffausscheidung ein (N-Minimum; s. S. 416). Diese liegt bei den trockenen und feuchten Dystrophikern innerhalb der gleichen Größenordnung wie bei Stoffwechselgesunden. Bei lipophilen Dystrophikern dagegen liegt sie beträchtlich höher (65—80 mg Stickstoff je Kilogramm Körpergewicht gegen 37—52 mg bei Stoffwechselgesunden). Bansi (1949) spricht in diesem Zusammenhang von einer „abnormen Tendenz zum katabolischen Stoffwechsel". Dieser überhöhte Eiweißzerfall des lipophilen Dystrophikers kam auch in Versuchen von Bansi, Fuhrmann 1948 zum Ausdruck. Während beim trockenen und feuchten Dystrophiker, nicht anders als beim Stoffwechselgesunden, mit einer Zufuhr von 2000—2300 cal und 80—90 g Eiweiß (Nettowerten) Stickstoffgleichgewicht erzielt werden kann, ist die Stickstoffbilanz des lipophilen Dystrophikers unter denselben Bedingungen noch deutlich negativ (mit —1,9 bis —11,8 g). Dieser abnorm hohe Eiweißzerfall sinkt nach Cystingaben schlagartig ab; mit anderen Worten: Cystin stoppt den pathologischen Eiweißabbau, und zwar unter Retention einer dem Cystinschwefel äquivalenten Menge von Schwefel. Anscheinend handelt es sich bei der lipophilen Dystrophie um eine ähnliche Steigerung des Eiweißabbaues wie beim Schock, bei der Verbrennung, in der Narkose und bei schweren Infekten — um Steigerungen des Eiweißabbaues also, die durch eiweißreiche Ernährung *nicht* gebremst werden können (Beattie 1947; Elman 1944, 1947; Magee 1946, 1948).

Ausgehend von dem in engen Grenzen konstanten Verhältnis N/S in den biologisch hochwertigen Aminosäuren, sieht Bansi (1949) in dem *N/S-Quotienten* des Harns einen Indicator für den qualitativen Eiweißumsatz. Dieser Quotient, bei Normalernährten zwischen 12 und 16 gelegen, sinkt bei vielen (feuchten, trockenen und lipophilen) Dystrophikern. Er sinkt aber nicht bei allen und er sinkt nicht konstant. Bei gleichzeitig negativer Stickstoffbilanz „kann man annehmen, daß im Rahmen des Eiweißabbaues die besonders wichtigen S-haltigen Aminosäuren bevorzugt aus den Eiweißmizellen herausgebrochen werden". (Über qualitative Veränderungen der Gewebseiweiße im Hunger s. auch S. 320.) Die Bedeutung der S-haltigen Aminosäuren speziell für die Leberfunktionen ist bereits früher erwähnt worden (s. S. 424).

Die quantitativen und qualitativen Änderungen des Bluteiweißes lassen sich methodisch leichter erfassen als die des Gewebeeiweißes. Schon Maase, Zondek (1920) sahen, schwankend mit den Schwankungen der Ödeme, bei ödematösen Dystrophikern Verminderungen der Trockensubstanz des Blutes auf 15% und tiefer (Normalwerte 18—25%) und bald zeigte sich auch die Bedeutung einer Verminderung des Serumeiweißes, die bei schwer Ödemkranken selten fehlt. Von streng gesetzmäßigen Zusammenhängen zwischen klinischem Bild und Höhe des Bluteiweißspiegels in dem Sinn, daß die Schwere des Zustandsbildes, insbesondere das Ausmaß der Ödeme, mit dem Absinken des Serumeiweißgehaltes zunimmt, kann aber *nicht* die Rede sein (Bansi 1949; Berning 1949; Broch 1951; Brull 1945, 1946; Ehrström 1945; Fanconi 1946; Gounelle und Mitarbeiter 1941, 1947; Govaerts und Mitarbeiter 1943; Gsell 1948; McClure, Hinman 1937; Ratschow 1946; Urra 1949; Wuhrmann, Wunderly 1944, 1947, 1952 u. a.).

Der onkotische Druck des Plasmas wird vor allem durch die Eiweißkörper bestimmt (KROGH 1922; SCHADE, CLAUSSEN 1924), wobei die Wirksamkeit der *Albumine* erheblich größer ist als die der *Globuline*. Er beträgt für den Normalwert des Blutplasmas von 5 g-% Albumin 35, für den Normalwert von 2,5 g-% Globulin 5 cm Wasser. Während die Ödembildung nun im allgemeinen bei einem Gesamteiweißspiegel zwischen 5,5 und 4,5 g-% (gegenüber normal 7—8 g-%) und einem Albuminspiegel unter 3,5 g-% einsetzt — im Tierversuch liegen die Grenzwerte mit 5,5—5,0 g-% Gesamteiweiß und 3,0—2,5 g-% Albumin etwa gleich hoch (WHEECH, LING 1931) — können in dystrophischen Zuständen bei noch tieferen Werten Ödeme fehlen oder sogar verschwinden. Es können sich andererseits Ödeme aber auch bilden, ohne daß das Plasmaeiweiß wesentlich erniedrigt ist. KEYS und Mitarbeiter (1950) z. B. sahen bei eiweißunterernährten Menschen bereits Ödeme entstehen, wenn der Gesamteiweißspiegel um nur 0,73 g-% abgenommen hatte. In ähnlicher Weise ist der Albumin-Globulinquotient beim Ödemkranken keineswegs immer herabgesetzt, wenn auch in den meisten Fällen die Albumine stärker absinken als die Globuline.

Die *Plasmaeiweißkörper* scheinen beim Dystrophiker auch *weniger stabil* zu sein als beim Gesunden und vielleicht muß man diese Instabilität mit der scheinbaren Inkongruenz von klinischem Bild und Plasmaeiweißwert in Zusammenhang bringen. SCHWARTING (1949) fand „bei einer größeren Anzahl von Kranken" nach längerem Stehen eine Zunahme der Serumeiweißwerte, bei einzelnen hingegen „eine nicht unbeträchtliche Herabsetzung" — eine Labilität, die man beim Gesunden, der unter gleichen Bedingungen zu Erhöhung neigt, nicht findet.

Charakteristischer als die quantitativen Verschiebungen der Plasmaeiweißkonzentration sind bei der Dystrophie offenbar die *qualitativen Veränderungen der Bluteiweißkörper*. GSELL fand bei Hungerödemkranken neben Hypoproteinämie und Hypalbuminämie eine relative Vermehrung der β- und vor allem der γ-Globuline, eine Linksverschiebung des WELTMANNschen Koagulationsbandes und abgeflachte, linksverbreiterte Nephelogrammkurven. HARTMANN, MERTENS, POLA (1950) meinen indes: „Blutkörperchensenkungsreaktion und Takatareaktion sind für die Beurteilung des Eiweißmangelschadens kaum, WELTMANNsches Koagulationsband und Cadmiumsulfatreaktion nur bedingt brauchbar." Nach HERNRING, BORELLI (1948) besteht „eine starke Korrelation zwischen den Gesamteiweißwerten und dem freien Aminosäuren-N-Spiegel im Serum". EMMRICH (1948) hat eine Methode der Glucosepeptisation von Takatatrübungen ausgearbeitet, mit dieser bei Dystrophikern teils bessere, teils schlechtere Peptisation gefunden, meint aber trotzdem, die Methode gewähre „einen Einblick in die Struktureigenschaften der Serumproteine im Eiweißmangel, obwohl sie keine Spezifität dieser Proteine" beweise. BIELER, ECKER, SPIES (1947) fanden bei 14 (anscheinend nicht sehr stark) Unterernährten gleichmäßige Verminderung aller Serumeiweißkörper und nur bei anderen Krankheiten relativ größere Mengen spezifischer Globuline. Die Bedeutung der verschiedenen Globulinfraktionen ist im übrigen noch nicht vollkommen geklärt. Auch außerhalb von Hungerschäden sieht man gelegentlich „Dysproteinämien": Vermehrung der γ-Globuline (Träger der Antikörper) bei Lymphogranuloma inguinale, Malaria und anderen Krankheiten (HANSEN, JORDAL 1949; JORDAL 1949; ZÖLLNER 1949), Albuminvermehrung bei gewissen chronischen Leberkrankheiten, Verschiebungen der Eiweißrelation bei Typhus und Morbus Cushing (WALDENSTRÖM 1949; WUHRMANN 1949).

Auf tiefgreifende Veränderungen der Plasmaeiweißkörper deuten auch die Untersuchungen an Dystrophikern von HERKEN, REMMER (1946, 1947), HERKEN (1949), HERKEN, SCHLUNK (1949) und REMMER (1948). Die Fällungskurven (bei fraktionierter Eiweißfällung) verlaufen durchweg ganz anders als die von Gesunden. In den meisten Fällen normalisieren sie sich mit Überwindung der Krankheit; in anderen Fällen (irreparable Hungerschädigungen?) fehlt aber diese Normalisierung trotz Anstieg des Gesamteiweißes. Wichtig ist die Feststellung normaler Fällungskurven bei ödemfreien Kranken mit tiefen Serumeiweißwerten. Bei vorwiegend mit pflanzlichem Eiweiß ernährten Hungerkranken tritt verminderte Fällung im Albuminbereich auf. Nach KÜHNAUs Befunden (1946) sind Cystin, Methionin und Tyrosin im Harn des Dystrophikers vermindert, Tryptophan vermehrt. Von Hungerödemverhinderung (LUCKNER, SKRIBA 1938) und Besserung von Hungerkrankheit (JUNGMANN, BURCHHARD 1947) durch Cystin und Gluthation ist berichtet worden. Gegen einen speziellen Mangel an Lysin wird die Konstanz des Arginin-Lysinverhältnisses selbst bei extremer Änderung des Albumin-Globulinquotienten im Plasma geltend gemacht (McCANCE und Mitarbeiter 1951; BLOCK 1945; dagegen FLORKIN, DUCHÂTEAU 1942).

Eiweißunterernährung kann demnach zu einer qualitativen Veränderung der Plasmaeiweißkörper führen. Derartige quantitativen und qualitativen Veränderungen der Plasmaeiweißkörper zeigen, wie schwer der hungerkranke Organismus geschädigt sein kann. Geht doch aus Tierversuchen hervor, daß trotz Erschöpfung aller Eiweißreserven und fortgesetzter Gewichtsabnahme Plasmaeiweiß und Hämoglobin noch lebhaft regenerieren können (MADDEN 1949; ROBSCHEID-ROBBINS, MILLER, WHIPPLE 1947). Während aber bei Fütterung mit hochwertigem tierischem Eiweiß der Gewichtsverlust aufhörte, ging bei Fütterung mit synthetischen Aminosäuregemischen die Serumeiweiß- und Hämoglobinregeneration zwar schneller vonstatten, die Gewichtsabnahme aber setzte sich fort (Rückgriffe auf Gewebseiweiß: WHIPPLE 1947).

In diesem Zusammenhang sei nochmals an das erinnert, was bereits in anderem Zusammenhang (s. S. 456) erwähnt wurde: der *Rest-N* im Blut des Hungerkranken liegt im Bereich der Norm und steigt nur bei Moribunden (GSELL 1948; MOLLISON 1946). Erhöhtes *Kreatin* und *Kreatinin* im Blut fanden KNACK, NEUMANN (1917). *Glutathions*bestimmungen BANSIs (1949) ergaben normale Werte (27—40 mg-%). *Xanthoprotein*- und *Bilirubin*spiegel liegen tief (20—25, bei Moribunden 30—50 bzw. 0,2—0,5 nach GSELL 1948).

Sofern komplizierende Infektionen fehlen, ist die *Blutkörperchensenkungsgeschwindigkeit* nicht beschleunigt. Die hohen Werte von Schwerkranken, „oft 40—70, nach Ödemausschwemmung und Kreislaufbesserung vielfach 80—100" (GSELL 1948), dürften durch Begleitinfekte verursacht sein.

In der Pathogenese der Störungen des Eiweißstoffwechsels bei Dystrophie wirken der Eiweißmangel als unmittelbare Ursache gestörter Gewebsfunktion und der Eiweißmangel als Ursache endokriner Dysfunktion eng zusammen. Es ist hier nicht der Ort für eine umfassende Darstellung der *Beziehung zwischen Eiweißstoffwechsel und endokrinem System.* Kurz erwähnt seien nur jene Beziehungen, die möglicherweise für die Genese dystrophischer Symptome von Bedeutung sind.

Auf die Bedeutung der *Hypophyse* für den Eiweißstoffwechsel haben LEITIS (1946) und LONG (1942) hingewiesen. Die Hypophyse steht auch in dieser Hinsicht beherrschend über den Funktionen der übrigen endokrinen Drüsen.

Daß die *Schilddrüse* im Eiweißstoffwechsel eine große Rolle spielt, ist lange bekannt (s. auch S. 406). Eiweißreiche Kost steigert die Schilddrüsenfunktion und bewirkt bei den meisten Versuchstieren eine Hyperplasie des Schilddrüsenepithels mit Abnahme des Kolloids (MANSFELD 1943; WEGELIN 1926 u. v. a.).

Vielleicht hängt die Tatsache, daß Kohlenhydrate bessere Eiweißsparer sind als
Fette, mit der stärkeren Anregung der Schilddrüsenfunktion durch Fette zusammen (Bergfeld 1940). Nach Schilddrüsenexstirpation sinkt der Grundumsatz und die spezifisch-dynamische Nahrungswirkung, ganz ähnlich wie nach
experimenteller Eiweißunterernährung und in der Hungerkrankheit. Schilddrüsenlose Tiere leben daher unter Hungerbedingungen länger als Normaltiere. Im
Hungerzustand wird das Schilddrüsenepithel flach und atrophisch. Die klinisch
und experimentell gesicherte Tatsache, daß eiweißreiche Ernährung den Grundumsatz erhöht (Lit. bei Krauss 1928), ist das Gegenstück dazu. Alles in allem
könnte man also die veränderte Schilddrüsenfunktion bei Hungerkrankheit als
einen Sparmechanismus auffassen.

Die *Nebennieren* greifen in den Eiweißstoffwechsel ein, wie sie auch ihrerseits
vom Eiweiß- und Energiegehalt der Nahrung in Funktion und Struktur beeinflußt werden. Sowohl eiweißreiche wie fettreiche Ernährung wirkt sich in Richtung einer Vergrößerung des Organs aus, während unter Kohlenhydratkost das
Nebennierengewicht sinkt (Brieger 1943; Ingle 1945). Der Rückgang der
Ketosteroidausscheidung bei Unterernährung wird als Zeichen von Nebennieren-
unterfunktion gedeutet (Frazer, Smith 1941; Keys und Mitarbeiter 1950).
Mulinos, Pomerantz (1941) fanden bei akutem Nahrungsentzug Hypertrophie,
bei chronischer Unterernährung Atrophie der Nebennieren und deuten diese
als unzureichende Bildung von corticotropem Hypophysenhormon im chronischen
Hungerzustand (s. auch S. 478). Man wird hier auch an die Nebennierenatrophie
bei Sprue und anderen schweren Ernährungsstörungen und an Zusammenhänge
zwischen der Nebennierenatrophie und der Hypotension und Adynamie des
Hungerkranken denken.

γ) Kohlenhydratstoffwechsel.

Der *Blutzuckerspiegel* des Hungerkranken ist tief normal; in schwersten
Zuständen sinkt er unter die Normalwerte und kann 30 mg-% und weniger
erreichen (Abram, Marche 1943; Bachet 1943; Feigl 1916, 1917, 1918; Gounelle, Marche 1946; Gülzow 1947, 1948; Jouvet 1945; Jansen 1920; Lhermite 1944; Peñja, Palacios 1942; Rosencher 1946 u. v. a.). Offenbar ist
die Hypoglykämie eine nicht ungewöhnliche Todesursache des Dystrophikers.
Die Blutzuckerkurve nach Adrenalin verläuft flach — in schwersten Fällen fällt
der Blutzuckeranstieg völlig aus — und ohne den normalerweise über 2 Std
sich hinziehenden Anstieg: ein Zeichen fehlender Kohlenhydratbestände der
Leber (Bansi 1949; Dönhardt 1947; Gülzow 1947, 1948). Auch die Reaktion
auf Insulin ist, wie bereits erwähnt (S. 462), abnorm gering. Kohlenhydratdoppel-
belastung ergaben bei schwer Hungerkranken langsam ansteigende und lange
hochbleibende Blutzuckerkurven als Ausdruck verzögerter Kohlenhydratresorption und verminderter Insulinaktivität (Gsell 1948; Gülzow 1947, 1948; Peñja,
Palacios 1942). Die arteriovenöse Blutzuckerdifferenz, abnorm groß in der
Erholungsphase, ist abnorm klein im Zustand schwerer Schädigung, wo auch die
spezifisch-dynamische Wirkung der Kohlenhydrate ausfällt (Gülzow 1947, 1948).

In allen diesen Erscheinungen kommt neben der Kohlenhydrat*verarmung*
auch die mangelhafte Kohlenhydrat*verwertung* des hungerkranken Organismus
zum Ausdruck (s. auch Johnston, Woodwell, Sheldon, Newburgh 1939).
Sie läßt sich mit Nebennierenrindenhormon vorübergehend, mit Insulin dagegen
in der Regel erst nach dem Verschwinden der Ödeme bessern.

Ergänzend zu diesen klinischen Beobachtungen sei an die Ergebnisse von
Tierversuchen erinnert, in denen es gelang, mit eiweißarmer, kohlenhydratreicher
Kost Hypoproteinämie und Ödeme hervorzurufen (Kohmann 1920; Luckner,

SKRIBA 1938; SHELBURNE, EGLOFF 1931; TACHAU 1914; WEECH, SHELLING, GOETSCH 1933). Bekanntlich entwickelt sich auch der Mehlnährschaden des Kindes, die kindliche Form der ödematösen Dystrophie, bei eiweißarmer, kohlenhydratreicher Ernährung.

δ) Fettstoffwechsel.

Im Hungerzustand steigt der *Fettgehalt des Blutes* zunächst an (Hungerlipämie), fällt im weiteren Verlauf aber dann unter die Normalwerte ab (s. auch HORST 1950; GAMMELTOFT 1949). Eine *Ketonämie* wie im absoluten Hunger fehlt bei der Dystrophie. Sofern die Alkalireserve des Dystrophikers sinkt, liegt die Ursache dafür offensichtlich vor allem in den Alkaliverlusten durch profuse Durchfälle.

Bei Schwerkranken — aber anscheinend nur bei diesen — sinkt das *Serum-Cholesterin* (BRULL 1945; GSELL 1948; GÜLZOW 1947; LAROCHE 1942; OVERZIER 1948, SCHMIDT, THOMÉ, SCHETTLER, GOEBEL 1948); in der Regel liegt es im Bereich der Norm (nach DÖNHARDT, WODZACK 1948 um 155 mg-%, nach KÖRNER 1949 um 172 mg-%; Normalwerte bei Gesunden im Alter von 18 bis 56 Jahren zwischen 128 und 347 mg-%). Wenn gelegentlich von abnorm hohen Werten berichtet wurde (FEIGL 1916, 1918; NICEAUD, ROUAULT, FUCHS 1942), dann handelt es sich dabei vielleicht „mehr um Spätödeme und lipophile Patienten, bei denen wir ebenfalls nicht selten einer Vermehrung des Cholesterins begegneten" (BANSI 1949).

Die Aktivität in der *Cholinesterase* sinkt im Hungerzustand und steigt in der Erholungsphase, etwa parallel dem Körpergewicht und Allgemeinbefinden, wieder an (McCANCE und Mitarbeiter).

Die *Gesamtphosphatide* und *Gesamtfettsäuren* des Blutes sind bei trockener und feuchter Dystrophie auf der Höhe der Krankheit vermindert (COSTE, GRIGAUT, HARDEL 1941; DÖNHARDT, WODZACK 1948; KÖRNER 1949), während lipophile Dystrophiker eine Tendenz zu Erhöhung der Phosphatide und Gesamtfettsäuren erkennen lassen (im Mittel 223 bzw. 510 mg-% nach KÖRNER 1949, bei Normalwerten von 150—250 bzw. 200—450 mg-%).

Der *Fettmangel* speziell spielt bei der Entstehung der trockenen und feuchten Dystrophie anscheinend keine entscheidende Rolle. Im gleichen Sinne sprechen experimentelle Beobachtungen von HANSEN (1946), nach denen bei 1—2jähriger praktisch fettfreier Ernährung lediglich ekzematöse und impetiginöse Hautveränderungen entstehen und klinische Beobachtungen JANSENs (1920) von Hungerödemen auch bei relativ hohem Fettgehalt der Nahrung (im Mittel 41 g je Tag).

Versuchen wir, vom Fettstoffwechsel aus zu einem Verständnis der *Pathogenese der lipophilen Dystrophie* zu gelangen, dann ist diese zunächst ein energetisches Rätsel — ein noch größeres Rätsel als andere Fettsuchtsformen. Was der lipophile Dystrophiker ansetzt, ist ohne Zweifel echtes, wasserarmes Fett.

Der Grundumsatz des lipophilen Dystrophikers liegt im Rahmen der Norm, keinesfalls ist er erniedrigt. Rechnet man *Grundumsatz, Nahrungszufuhr* und *Gewichtszunahme* in der üblichen Weise gegeneinander auf, dann kommt man zu erstaunlichen Fehlbeträgen. Zwei Beispiele: 1. Gewichtszunahme des 42jährigen Go. in 28 Tagen 10,4 kg, entsprechend mindestens 5 kg echtem Fettansatz. „5 kg Fett = 45000 cal. 550mal 28 = 15400 cal standen aus dem Überschuß über den Minimalbedarf auf der Zufuhrseite überhaupt nur zur Tagesarbeit und zur Fettassimilation zur Verfügung. Selbst wenn der Patient keinerlei Arbeit verrichtete, blieben demnach annähernd 30000 cal in der

Bilanzaufstellung ungedeckt." 2. Gewichtszunahme der 34jährigen Thr. in 34 Tagen 2,2 kg. Zur Deckung des Grundumsatzes für diese Periode müssen insgesamt 54400 cal angesetzt werden. „Zugeführt erhielt die Patientin in den 34 Tagen, in denen sie manchmal sogar völlig hungern mußte, 34700 cal, so daß ein Defizit von 19700 cal herauskommt, ohne daß bei dem Energiebedarf überhaupt der tägliche, wenn auch nur mäßige Arbeitsumsatz und der für die spezifisch-dynamische Wirkung der Eiweißzufuhr angesetzt worden war. ... Dabei hatte der Organismus in den 34 Versuchstagen über 110 g Stickstoff, 688 g Trocken-protein oder 3,44 kg Organgewebe infolge der stark negativen Stickstoffbilanz eingebüßt. Einer Zufuhr von 228 g Stickstoff mit der Ernährung stand eine Aus-fuhr von 307 g Stickstoff im Harn und 33 g Stickstoff im Stuhl gegenüber" (Bansi 1949).

Woher stammen aber denn die als Fett gespeicherten Energien ? Die durch den überhöhten Eiweißzerfall frei werdenden Kohlenstoffverbindungen genügen bei weitem nicht, um solche Fettmengen entstehen zu lassen. Aus dem Kohlenstoff, der bei Verlust von 5 g Stickstoff = 31,25 g Eiweiß frei wird (etwa 16 g), könnten nur rund 20 g Fett aufgebaut werden. Funktionsprüfungen des Kohlen-hydratstoffwechsels dieser Kranken ergaben im Staubschen Versuch (2mal 50 g Glucose) abnorm hohe zweite Gipfel (Hirscher 1948; Poser 1949), im Adrenalin-versuch (0,7 mg Adrenalin) in schweren Fällen nur sehr geringen Blutzuckeranstieg und raschen Abfall (Bansi 1949). Die arteriovenöse Differenz des Blutzuckers war oft normal, gelegentlich gering, „in einigen schweren Fällen jedoch fand sich eine auffallend starke Zuckerentnahme aus dem Capillarblut. ... Die Leber dürfte demnach bei ausgesprochener Lipophilie noch eine genügende Glykogen-depotbildung zeigen, dagegen die Peripherie eine große Avidität für Glucose aufweisen. Es bliebe zu beweisen, was mit der Glucose in der Peripherie geschehen ist" (Bansi 1949). Alle diese Prüfungen des Kohlenhydratstoffwechsels unter-scheiden sich in ihren Ergebnissen jedenfalls nicht grundsätzlich von denen bei feuchter und trockener Dystrophie.

Hinsichtlich der renalen Brenztraubensäureausscheidung (Backhaus, Fret-wurst 1949) und des Brenztraubensäurespiegels im Blut (Bansi 1949) ließen sich Unterschiede zwischen lipophilen Dystrophikern und Gesunden nicht nachweisen. Bestimmungen des Blutalkohols haben Beck und Johannesmeier (1950) durch-geführt.

Vom intermediären Fettstoffwechsel des lipophilen Dystrophikers wissen wir viel zu wenig, um auch nur Vermutungen über Abweichungen von der Norm anstellen zu können. An eigenen lipophilen Kranken fiel uns oft die spontane Angabe auf, sie fühlten sich wohler, würden sogar schlanker, wenn sie einmal ausnahmsweise Gelegenheit hätten, reichlich Butter zu essen. Enthalten die Nahrungsfette vielleicht Stoffe, die für den intermediären Fettzusatz notwendig sind und deren Fehlen gleichzeitig einen überhöhten Eiweißzerfall nach sich zieht ?

Fettumsatz und Eiweißumsatz laufen bei der lipophilen Dystrophie ausgesprochen gegensinnig. Eine ähnliche Gegensinnigkeit scheint beim Morbus Cushing vor-zukommen (Albright, Parsons, Bloomberg 1941). Aus Beobachtungen von Gaebler (1933; Stickstoffretention und gesteigerte Fettverbrennung nach In-jektion von Wachstumshormon bei Hunden), Samuels, Reinecke, Baumann (1947) und Levin (1944, gesteigerter Eiweißabbau mit Fettbildung aus Amino-säureresten nach Hypophysenentfernung bei Ratten), Kenyon (1938) und Kochakian (1947, Förderung des Eiweißansatzes durch Androsteron), Franke (1949, Förderung des Eiweißansatzes lipophiler Dystrophiker durch Testosteron) und aus eigener klinisch-chemischer Erfahrung schließt Bansi (1949), es fänden „bei vielen schwergeschädigten Hungerkranken in der Auffütterungsphase und bei lipophilen Frauen, wahrscheinlich infolge Fehlsteuerung und Mangel des Hypophysenwachstumshormons und der Androsterone, möglicherweise auch infolge vegetativer Umsteuerung des Stoffwechsels auf vorwiegend vagusbetonte, cholinergische, assimilatorische Impulse trotz Gewichtszunahme weiterhin starke Zerstörungen am Bestand der Organeiweiße statt, wobei gleichzeitig eine vermehrte Fettbildungstendenz vorliegt".

Alles in allem müssen wir also feststellen, daß die Rätsel der lipophilen Dystrophie von einer Lösung noch weit entfernt sind.

ε) Mineralstoffwechsel.

Die eintönige reizlose Hungerkost schreit nach *Kochsalz*, dem letzten in Hungerzeiten noch übriggebliebenen Genußmittel. Der Anstieg des Salzverzehrs ist geradezu ein Indicator für die steigende Verelendung eines Volkes. Die renale Kochsalzausscheidung liegt daher bei Unterernährten und Dystrophikern, denen genügend Salz zur Verfügung steht, durchweg sehr hoch. Tagesmengen von 20—40 g und mehr sind keine Seltenheit. Mauriac und Mitarbeiter (1942) fanden Kochsalzausscheidungen bis zu 72 g, Jansen (1920) bis zu 78 g je Tag. Die normale Ausscheidungsfähigkeit der Niere für Natrium und Chlor ist beim Hungerkranken erhalten. Der Chlorspiegel des Blutes liegt innerhalb der Grenzen der Norm, wobei tiefnormale Werte im Ödemstadium, hochnormale im Ausschwemmungsstadium beobachtet werden (Fiessinger, Trémolière 1943; Gsell 1948; Gounelle und Mitarbeiter 1941—1946; Jansen 1920; Lichtwitz 1936; Lippmann 1917; Mauriac, Broustet, Baron, Lège, Faure 1942; Schiff 1917; Schittenhelm, Schlecht 1919). In der Ödemflüssigkeit wurden höhere Kochsalzwerte gefunden als im Blutserum.

In vielen Gefangenenlagern wurde kein Salz ausgegeben. Salz wurde infolgedessen zu einem höchst begehrten Artikel, mit dem ein schwunghafter schwarzer Handel betrieben wurde. Salzmangelsymptome sind jedoch von keiner Seite berichtet worden. Seit langem bekannt und leicht verständlich ist die Erfahrung, daß Kochsalzzulagen (bei bestehender Bereitschaft) Ödeme manifest werden lassen können, wogegen bestehende Ödeme bei Kochsalzentzug zurückgehen oder sogar verschwinden.

Das Serum*kalium* des Hungerkranken kann als normal angesehen werden. Der Kaliumgehalt der Erythrocyten soll in frischen Fällen meist erhöht sein (Gsell 1948; Gounelle und Mitarbeiter 1941—1946; Mellinghoff 1949).

Während der optimale *Calcium*bedarf des Erwachsenen je Tag auf rund 1 g, der optimale *Phosphor*bedarf auf rund 1,5 g veranschlagt wird, lag der Calciumgehalt der deutschen ,,Normalverbraucherkost" bereits 1942 nur noch zwischen 0,50 und 0,56 g, der Phosphorgehalt zwischen 1,48 und 1,52 g (Holtz 1943; Kraut, Wecker 1943). Für die Berliner Kost der Nachkriegszeit hat Gericke (1947) maximal 0,47 g Calcium und 1,6 g Phosphor errechnet.

Während des ersten Weltkrieges fanden Feigl (1918), Jansen (1920) und Maase, Zondeck (1920) bei Hungerödemkranken negative *Calciumbilanzen*. Hinglais, Hinglais (1941, 1942) stellten in Frankreich dasselbe fest. Bansi (1949) berichtet von Calciumbestimmungen in Harn und Stuhl einer Kranken mit Hungerosteoporose. Im Mittel von 10 Tagen ergab sich eine Tagesausfuhr von 0,20 bzw. 0,37 g. Nach Zulage von 4 g Calciumchlorid stieg lediglich die Stuhlausscheidung auf 0,48 g; der Organismus ,,dürfte sich demnach gierig mit Kalk angereichert haben". Nach Vigantolzugabe stieg die enterale Calciumausscheidung auf täglich im Mittel 1,2 g.

In schweren Fällen von Dystrophie wurden unternormale Calcium- und Phosphatwerte im Blutplasma gefunden (Gsell 1948; Klotzbücher 1948; Maase, Zondeck 1920; Mellinghoff 1949), der ultraviolette Anteil dabei zu durchschnittlich 33,2%, „also um mindestens $^1/_4$ über dem Normalwert" (Mellinghoff 1949). Wie die Calciumbilanzen sind auch die *Phosphorbilanzen* der Dystrophiker in der Regel negativ (McCance und Mitarbeiter 1951). Es lassen sich aber, wie bereits angedeutet, durch Calciumzulagen unschwer positive Bilanzen erzielen, weil bei Steigerung der Calciumzufuhr die Calciumresorption ansteigt. Bei Steigerung der Phosphat-, speziell der Phytat-Phosphorzufuhr (z. B. durch Brot aus hochausgemahlenem Mehl) sinkt die Calciumresorption. Diese stark negativen Calciumbilanzen kommen durch Calciumabgabe aus dem Skelet zustande, und es ist durchaus nicht so wie Walker, Fox und Irving (1938) meinen, daß nämlich "the consumption of such a diet (rich in phytate phosphorus) over long periods has no deleterious effect on calcium metabolism". Wie stets bei der Ausnutzung der Nahrung spielt auch hier die Gewöhnung (die wachsende Fähigkeit der Phytataufspaltung?) eine Rolle und im Laufe der Zeit stellt sich dann auf einem niedrigeren Niveau doch wieder ein neues Calciumgleichgewicht her.

Wenn auch bei den verschiedenen Formen der Hungerosteopathie der Mangel an Vitamin D pathogenetisch in erster Linie von Bedeutung sein mag, so muß doch für die Genese der Knochenschäden der Calciummangel mit in Betracht gezogen werden.

Den *Magnesium*gehalt des Serums fand Mellinghoff (1948, 1949) bei dem dritten Teil seiner Hungerkranken erniedrigt, den ultrafiltrablen Anteil meist erhöht, die Bilanz (bei 2 Kranken) negativ. Negative Magnesiumbilanzen stellten auch McCance und Mitarbeiter (1951) bei 6 von 7 Kranken fest. Durch perorale Zufuhr von Magnesiumlactat konnten die negativen Bilanzen ausgeglichen werden, ohne daß sich damit jedoch die negativen Calciumbilanzen nennenswert geändert hätten, während andererseits Calciumzufuhr auch die Magnesiumbilanzen verbesserte. Mellinghoff (1949) sieht in der Erhöhung der ultrafiltrablen Calcium- und Magnesiumfraktion im Plasma eine Folge der qualitativen Veränderungen der Plasmaeiweißkörper und eine Ursache für die hohe Calcium- und Magnesiumausscheidung.

Bezüglich des *Eisen*stoffwechsels beim Dystrophiker sei auf die Darlegungen auf S. 450 und 476 verwiesen.

Die *Schwefel*ausscheidung ist eng mit dem Eiweißumsatz verknüpft (s. auch S. 531). Der größte Teil des Harnschwefels (80—90%) ist beim Hungerkranken, nicht anders als beim Stoffwechselgesunden, Sulfatschwefel, während Ätherschwefelsäuren nur etwa 7% ausmachen und der Rest in Form von Neutralschwefel erscheint. Nöcker (1949) berichtete von einer Vermehrung des Neutralschwefels im Dystrophikerharn; er sieht darin einen Ausdruck verminderter Oxydationsfähigkeit des Organismus. Der N/S-Quotient im Harn, der normalerweise zwischen 12 und 16 gelegen ist, liegt bei vielen Hungerkranken beträchtlich tiefer (bis zu 7). Bansi 1949 deutet diese Erniedrigung als Zeichen überhöhten Abbaues schwefelhaltiger Aminosäuren.

Die *Alkalireserve* des Dystrophikers bewegt sich an der oberen Grenze der Norm (Maase, Zondek 1920; Niceaud, Rouault, Fuchs 1942). In schwersten Zuständen ist selbst das Blut-p_H (bei niederer CO_2-Kapazität und niederer

CO_2-Spannung) nach der alkalischen Seite verschoben: CO_2-Kapazität 49,9 bis 51,7 gegen normal bis 60 Vol.-%, alveolare CO_2-Spannung 31,4—36,0 gegen normal bis 60 mm, p_H 7,455—7,475 gegen normal 7,28—7,40 (Befunde bei 5 Hungerkranken von GSELL 1948). In der Rückkehr der p_H-Werte zur Norm zeigt sich am frühesten der Erfolg einer Behandlung. Es besteht hier offensichtlich eine Gegensätzlichkeit zum absolut Hungernden mit seiner Ketonurie und acidotischen Stoffwechsellage, die nicht unerklärlich erscheint angesichts der Tatsache, daß die Dystrophikerkost wesentlich eine Kohlenhydratkost ist. Allein DUNKER, GARDEMANN (1950) fanden bei chronisch Unterernährten *erniedrigte* Alkalireserve, und nach HALSE, KERN (1949) war bei sämtlichen daraufhin untersuchten Kranken der chirurgischen Klinik Freiburg die Alkalireserve von 1939—1946 *abgesunken.*

ζ) Vitaminstoffwechsel.

Alle kritischen Beobachter stimmen darüber überein, daß Vitaminmangelschäden sowohl in den Zeiten des ersten wie in den Zeiten des zweiten Weltkrieges bei den Dystrophikern in Mitteleuropa so gut wie vollkommen gefehlt haben, und selbst STEPP (1950), der schon im Frieden unermüdlich das Gespenst der Aneurin- und Ascorbinsäureunterernährung des ganzen Volkes an die Wand malte, mußte zugeben, „daß trotz der katastrophalen Ernährungslage ausgesprochene Avitaminosen im großen Umfang nicht beobachtet wurden". In den mitteleuropäischen Hungerzentren wurden kaum jemals Xerophthalmie, Beriberi und Skorbut beobachtet. Unter anderen Ernährungsverhältnissen, schon im kartoffelarmen Südeuropa z. B. — wir denken an die Erfahrungen des spanischen Bürgerkrieges — kann sich die Dystrophie aber sehr wohl mit speziellen Vitaminmangelschäden kombinieren und auf die Häufung von Aneurinmangelsymptomen (Neuritiden, Encephalopathien) bei den Dystrophikern der ostasiatischen Kriegsgefangenenlagern wurde ja bereits hingewiesen (s. S. 460, außerdem SCHMITKER, MATTMAN, BLISS 1951 und den Herausgeberaufsatz: Deficiency diseases in japanese prison camps in Brit. Med. J. 1951 II, 1269). Die Hauptmangelkrankheit während des spanischen Bürgerkrieges 1936—1939 war die Pellagra; allein in Madrid wurden 30000 Fälle festgestellt.

Trotz alledem darf man nicht außer acht lassen, daß sich unter Umständen auch in Mitteleuropa im Laufe von Hungerperioden Vitaminmangelschäden herausstellen können. Die auf unzureichende *Vitamin A*-Versorgung hindeutende Verschlechterung der Dunkeladaption bei der deutschen Großstadtbevölkerung wurde bereits genannt (s. S. 462). Wenn bei Dystrophikern schwere Grade von Hemeralopie *nicht* festgestellt werden können, dann wäre es nicht ausgeschlossen, daß der Nachweis solcher Störungen durch die allgemeine Hinfälligkeit und Apathie der Kranken unmöglich gemacht wird.

STEPP (1950) berichtet, seit 1941—1942 hätten, langsam zunehmend, in München immer mehr Menschen weniger als 100 IE Vitamin A in 100 cm³ Blut gehabt (= weniger als 0,03 mg-% bei normaler Schwankungsbreite von 0,02—0,30 mg-%). LAROCHE (1942), CHEVALIER, OLNER, VAGUS 1943 und GOUNELLE, RAOUL, MARCHE 1941) fanden tiefe Vitamin A-Werte im Blut von Hungerkranken, DUMONT, LAMBRECHTS (1942) bei chronisch-unterernährten, nicht eigentlich Hungerkranken, dagegen normale Blutwerte für Vitamin A, Carotin und Vitamin C. HOAGLAND (1945) sah bei Dystrophikern stark herabgesetzte Werte von Vitamin A, Carotin und Ascorbinsäure, kaum verminderte Werte für Aneurin und Nicotinsäure und nach 3 Monaten normaler Ernährung Normalisierung aller Werte. Die vielerlei Hauterscheinungen bei Dystrophie hat man vielfach als Ausdruckserscheinungen eines Vitamin A-Mangels angesprochen. Nach histologischen Untersuchungen und therapeutischen Erfahrungen steht es aber außer Zweifel, daß die Hautveränderungen des Dystrophikers mit jenen Hautveränderungen, die man bei Mangel an Vitamin A, Vitamin C und den Vitaminen der B-Gruppe zu sehen bekommt, nichts zu tun haben (McCance und Mitarbeiter 1951).

Sind die gelegentlich beobachteten nervalen Störungen der Dystrophiker durch *Aneurinmangel,* die (sehr seltene) Cheilosis und die pellagraähnlichen Erscheinungen (neuerdings Bartelheimer 1952) durch Mangel an *Lactoflavin* bzw. *Nicotinsäure* bedingt? Die Erfolglosigkeit der Therapie mit reinen Vitaminen spricht dagegen.

Wieweit die Hungerosteopathien nicht nur durch Calcium- und Phosphatmangel, sondern auch durch Mangel an *D-Vitaminen* bedingt sind, läßt sich noch nicht sicher sagen.

Die Erklärung für das offensichtlich geringe Gewicht von Vitamin-Mangelschäden im Zustandsbild der Dystrophie scheint weniger darin zu liegen, daß die Energie- und Eiweißunterernährung den Organismus bereits lebensbedrohlich schädigt, *ehe* sich Vitamin-Mangelsymptome entwickeln können. Oft genug ziehen sich ja Unterernährung und Dystrophie über Jahre dahin — über Zeiträume also, in denen gewiß Hemeralopie, Beriberi und Skorbut entstehen könnten. Größeres Gewicht muß man bei dem Versuch einer Erklärung wohl der mit der Drosselung aller Lebensvorgänge einhergehenden *Minderung des Vitaminbedarfs* beilegen. Außerdem aber sinkt bei der „üblichen" Hungerkost die Vitaminzufuhr viel weniger scharf ab als die Energie-, Eiweiß- und Fettzufuhr. Gewiß ist die Vitamin A- und D-Aufnahme in Hungerzeiten minimal (nach Bannes 1946 für den Erwachsenen $1/4$, für den Jugendlichen $1/3$ des Bedarfsminimums) und durch die Fettarmut der Kost in ihrer Resorption überdies noch gehemmt. In Kartoffeln, Gemüse und dem hochausgemahlenen Brot enthielt indes in Deutschland selbst die extreme Hungerkost noch so viel Ascorbinsäure und Vitamine der B-Gruppe, daß von dieser Seite aus Mangelerkrankungen kaum zu befürchten waren.

Wenn bei Hungerkranken trotz offenbar *ausreichener* Vitaminzufuhr Vitamin-Mangelsymptome in Erscheinung treten, dann muß bedacht werden, daß Vitaminwirkungen häufig an die Gegenwart bestimmter Aminosäuren geknüpft sind und daß ein und dasselbe Mangelsymptom ebensowohl auf dem Fehlen eines Vitamins wie auf dem Fehlen einer bestimmten Aminosäure beruhen kann. Viele fermentativ wirksame Stoffe bestehen aus einem spezifischen Eiweißkörper (Trägerprotein; kolloidaler, thermolabiler Träger; Apoferment) und einer aktiven Gruppe. (prosthetische, thermostabile Gruppe; Co-Ferment). Erst beide zusammen bilden das Holo-Ferment. Als Bestandteile von Fermenten sind z. B. nachgewiesen: Aneurin als Co-Ferment der Carboxylase, Lactoflavin als Co-Ferment des gelben Atmungsfermentes, Nicotinsäure im Co-Ferment der Dehydrase.

η) Wasserstoffwechsel.

Der Wasserstoffwechsel des Hungerkranken hat im Hinblick auf das eindrucksvollste Symptom der Hungerkrankheit, das Hungerödem, von jeher besondere Beachtung gefunden. Seit Krogh (1922), Schade, Claussen (1924) und Schittenhel, Schlecht (1919) gilt die Eiweißverarmung des Blutplasmas und der damit verknüpfte Abfall des onkotischen Druckes als wesentliche Ursache des Hungerödems. Daß das nur bedingt richtig ist und für die Ödembildung weniger die Höhe des Gesamteiweißes entscheidend ist als die qualitative Beschaffenheit der Plasmaeiweißkörper, wurde bereits erwähnt.

Ödembildend wirken, ganz allgemein, neben einem erniedrigten onkotischen Druck des Plasmas ein erhöhter hydrostatischer Druck in den Blutgefäßen, eine erhöhte Capillarpermeabilität, eine Verminderung des onkotischen Gewebsdruckes, Anämie und hohe Kochsalzzufuhr. Ödembildung ist demnach z. B. ebenso möglich bei vermindertem onkotischem Plasmadruck, erhöhtem hydrostatischem Druck in den Gefäßen, normaler Capillarpermeabilität und normalem onkotischem Gewebsdruck wie bei normalem onkotischem Plasmadruck, normalem hydrostatischem Druck, erhöhter Capillarpermeabilität und vermindertem onkotischem Gewebsdruck.

Charakteristisch für das Hungerödem ist die Bevorzugung der tiefsten Körperteile, die Labilität und die Unabhängigkeit vom Ausmaß der Abmagerung. Hydrothorax, Ascites und Hydroperikard sind verhältnismäßig selten. Auf die Labilität des Wasserhaushaltes beim Dystrophiker haben vor allen Dingen französische Kliniker hingewiesen (LAMY, LAMOTTE 1946 u. a.). Plötzliche Umstellung auf Vollkost, unter Umständen schon eine intravenöse Plasmainfusion von 50 cm³, kann zu schwerster allgemeiner Wassersucht und letalem Lungenödem führen („Inondation massive des séreuses et des parenchyms viscéraux"). Autoptisch findet man dann große Pleura- und Perikardergüsse, Lungenödem, Ascites und gelegentlich Hirnödem.

Was den *onkotischen Druck des Plasmas* betrifft, so ist, wie gesagt, die Plasmaeiweißkonzentration kein unbedingt zuverlässiges Maß für ihn (EITNER 1949; GOHR, HOUSSONG, LANGENBERG 1950; GÜLZOW 1949; GÜLZOW, MÜTING, SCHLICHT 1949; GÜLZOW, PICKERT 1949; GÜLZOW, SCHLICHT 1949; HARROUN, SMYTH, LEVEY 1950; HARTMANN, MERTENS, POLA 1950; HERKEN 1949; MÜTING 1949; WUHRMANN, WUNDERLY 1947 u. a.), wenn onkotischer Druck und Eiweißkonzentration auch oft eng zusammengehen. Bei 75 Dystrophikern von GOVAERTS (1947) z. B. war die Plasmaeiweißkonzentration im Mittel um 22%, der onkotische Druck aber um 40% abgesunken. MCCANCE und Mitarbeiter (1951) andererseits haben hervorgehoben, nach ihren Untersuchungen (an weniger schwer Kranken?) entspreche der gemessene onkotische Druck immer den Werten, die sich auf Grund der Albumin- und Globulinbestimmung rechnerisch ergäben. Daß bei qualitativen Änderungen ·der Plasmaeiweißkörper die normalen Beziehungen zwischen Plasmaeiweiß und onkotischem Druck verlorengehen müssen, wurde bereits erwähnt.

Die *Wasserbindungsfähigkeit der Gewebe* erleidet durch die qualitativen Veränderungen des Gewebeeiweißes tiefgreifende Veränderungen. Kochsalzreiche Ernährung läßt diese verringerte Wasserbindungsfähigkeit vielfach erst in Erscheinung treten, indem sie den letzten Anstoß zum Auftreten von Ödemen gibt.

Das *extracelluläre Wasser* ist im dystrophischen Organismus vermehrt. „Die Hungerödemflüssigkeit liegt extracellulär in den Flutkammern des Fettgewebsgerüstes" (UEHLINGER in HOTTINGER und Mitarbeiter 1948). In der Erholungsphase sinkt sowohl der Gesamtwassergehalt des Körpers wie der Anteil des extracellulären Wassers; der Wasser- und Eiweißgehalt der Zellen nimmt zu. Das extracelluläre Wasser ist leicht verschieblich (rasche Änderung der Ödemlokalisation mit Änderung der Lage des Körpers). Läßt man den Kranken längere Zeit stehen, dann steigen Hämatokritwert und Hämoglobinkonzentration, Plasmaeiweiß und Blutcalcium, während das Blutchlorid absinkt. Ein- bis zweistündige Bettruhe hat die entgegengesetzte Wirkung, während bei dreitägiger Bettruhe Hämatokritwert und Hämoglobinkonzentration wieder ansteigen. Diese Verschiedenartigkeit des Verhaltens des Blutes hat wahrscheinlich viele Untersucher zu Fehlschlüssen geführt (MCCANCE und Mitarbeiter). In gleicher Weise wie beim Gesunden ändern sich beim Dystrophiker Harnvolumen,

Harnzusammensetzung und Inulin-Clearance beim Übergang vom Liegen zum Stehen. Auch auf einen Wasserstoff reagieren Hungerkranke und Gesunde in etwa der gleichen Weise. Bei 16stündigem Dursten scheidet der Hungerkranke (als Auswirkung der abnormen Menge und Zusammensetzung der extracellulären Flüssigkeit auf die Niere?) mehr Urin von niedrigerem osmotischem Druck aus als der Gesunde.

Aus Plasmaeiweißbestimmung im gestauten Blut des Unterarmes schlossen KÜCHMEISTER, TAUBE (1947), daß (entsprechend den Vorstellungen EPPINGERs von der serösen Entzündung) unter diesen Umständen beim Gesunden nur Wasser, beim Kranken mit Capillarschaden aber auch Eiweiß aus den Capillaren ins Gewebe dringe. Während schon bei „normal" ernährten Menschen der Hungerjahre *Eiweißverluste durch die Capillarmembran* festgestellt werden konnten, waren diese Verluste bei Hungerödemkranken sehr erheblich. Schon lange war es ja bekannt, daß die Ödeme des Hungerödemkranken zwar eiweiß*arm*, aber doch nicht eiweiß*frei* sind (nach JANSEN 1920 0,038—0,0063%, nach MAASE, ZONDEK 1920 0,116 g-% Eiweiß gegen 0,6% im Nephroseödem und 0,85% im Stauungsascites). Morphologisch faßbare Capillarveränderungen scheinen zu fehlen. Über funktionelle Veränderungen der Gefäßwandungen überlebender Organe von Hungertieren hat CANNES KAEWSKAJA (1923) berichtet. Auf die Möglichkeit einer Lipoidunterernährung als Ursache capillärer Schädigung haben BRUNS, RUMMEL (1949), COSTE, GRIGAUT, HARDEL (1941), DEGKWITZ (1930), MUNK (1947) und VEIL (1923) hingewiesen.

McCANCE und Mitarbeiter (1951) kommen auf Grund eigener Versuche und der Durcharbeitung einer Fülle von Literatur zu folgendem Ergebnis: "It now seems clear that an increase in the percentage of the body occupied by extracellular fluid is the essential departure from the normal organization of the body water in undernutrition. Visible oedema is only one aspect of this, und many people never exhibit it. It is rare in animals and only common in man because he assumes the erect attitude.

Many theories have been advanced to explain the changes in fluid metabolism brought about by unternutrition. None are entirely satisfactory in that no one of them will explain all the facts, and it is problable that there are several causes both for the increase of extracellular fluid and for the appearance of pitting oedema.

It is suggested that the replacement of body space previously occupied by fat and cellular tissue is an important cause of the increase in extracellular fluid. If and when there is a fall in the concentration of serum proteins it is natural to suppose that this will also operate, and a large intake of salt must also help. Theories based upon overactivity of the hormones of the suprarenal cortex, a deficiency of aneurin, underactivity of the thyroid, extremes of heat and cold, and abnormalities of renal function must be regarded for the moment as not proven.

The appearance and disappearance of visible oedema in man is undoubtedly connected with posture, and the presence in the body of so much extracellular fluid free to move under the influence of gravity. It is not yet clear if any local abnormality need be invoked to explain the oedema, but it is natural to suppose that a reduction of muscle size and intercellular colloid, and a loss of elastic fibres from a skin now too large for the structures it was designed to enclose, will all favour localized collections of fluid in the dependent parts."

Und 1952 stellten HELLWEG-LARSEN und Mitarbeiter hinsichtlich der Ödembildung des Dystrophikers abschließend fest: "At present time it is not possible to forward any scientifically proved theory regarding the pathogenesis of this important symptom".

Für BANSI (1949) ist „die Hypoonkie des Plasmas und der Organe einer der wesentlichen Faktoren, wenn nicht der ausschlaggebende Faktor für die Ödembereitschaft", und zwar bei allen jenen Zuständen, die er als „großes Hungerödem" bezeichnet. Dagegen steht bei dem „kleinen Hungerödem" „die erhöhte Durchlässigkeit der Membran im Vordergrund, die aber auch beim echten Hungerödem mit an dem Wasseraustritt aus der Blutbahn teilhat". Es bleibt freilich unentschieden, ob die Annahme einer derartigen pathogenetischen Verschiedenheit der beiden Ödemformen wirklich berechtigt ist. Daß bei den flüchtigen Ödemen nach Abkühlung, Überwärmung, körperlicher Belastung, seelische Erregung, in der Rekonvaleszenz nach „großen Ödemen" und auf der Höhe der Schädigung bei weniger schwer Unterernährten — daß bei derartigen Ödemen neuroendokrine Regulationen mitspielen (neurogenes Ödem von LOEPER 1942), ist einleuchtend. Über die Natur dieser Regulationen und die Reichweite ihrer Einflüsse auf die Ödembildung überhaupt (DAMM 1947; STURM 1949) lassen sich aber höchstens Vermutungen anstellen.

Übrigens unterscheiden auch HELLWEG-LARSEN und Mitarbeiter (1952) 2 Ödemtypen: "The early constant oedema, restricted mainly to the legs and face, and the delayed intermittend form with exclusively gravitational situation."

Alles in allem ist die Genese des Hungerödems eine sehr komplexe Störung und GSELL (1948) hat sicher recht, wenn er meint, BRULL (1946) sähe zu einseitig, wenn er feststelle: «Les oedèmes sont donc la résultante de deux facteurs essentiels: insuffisance rénale et chute de la pression osmotique des protéines sériques».

ϑ) Hungerkrankheit und absoluter Hunger.

Die Dystrophie stellt sich klinisch und pathophysiologisch als etwas ganz anderes dar als der Zustand der völligen Nahrungskarenz, des absoluten Hungers (s. S. 315). Schon der im Zustand des absoluten Hungers selbstverständliche Gewichtsverlust ist nicht allen Fällen von Hungerkrankheit gemeinsam (Hungerödem, lipophile Dystrophie). Nie kann der absolute Hunger so lange dauern wie die Hungerkrankheit, und der Unterernährte leidet unter seinem immer wieder erregten und nie befriedigten Hungertrieb ungleich mehr als der vollkommen Hungernde. Eindeutige Vitaminmängel treten im absoluten Hunger gar nicht, bei der Dystrophie selten und nur unter ganz bestimmten Bedingungen in Erscheinung. Im Gegensatz zur Dystrophie fehlen im absoluten Hungerzustand Dys- und Hyperkeratosen der Haut, Pigmentanomalien und Haarverlust. Niemals kommt es zu Kochsalz- und Wasseransammlungen in den Geweben. Es fehlen Hungerosteopathien, Durchfälle, Parotisschwellungen, Nykturie und Polyurie und Verschiebungen des Säurenbasengleichgewichts in alkalotischer Richtung. Nur beim Hungerkranken entwickeln sich hypothyreotische Symptome.

Diese Unterschiede mögen zum Teil darauf beruhen, daß der radikal Hungernde zugrunde geht, ehe sich jene Mangelsymptome entwickeln, die die Dystrophie kennzeichnen. Vor allen Dingen wird man in Rechnung stellen, daß selbst bei extrem knapper Ernährung die Verdauungs-, Assimilations- und Dissimilationsfunktionen immer noch sehr viel stärker beansprucht werden als bei vollkommener Nahrungskarenz und daß es infolgedessen schneller zur Erschöpfung von Reserven und spezifischen Stoffmangelsymptomen kommen muß. Und schließlich ist es sicher nicht gleichgültig, daß die Nahrung des Dystrophikers von der „Nahrung" des vollständig Hungernden — er lebt von seinen Gewebsbeständen — sich nicht allein hinsichtlich ihrer Quantität sondern auch hinsichtlich ihrer Qualität erheblich unterscheidet. Jedenfalls läßt sich die

Hungerkrankheit nicht einfach als eine abgemilderte, protrahierte Verlaufsform der absoluten Nahrungskarenz auffassen.

Hottinger und Mitarbeiter (1948) haben auf die Analogie von Hungerkrankheit und Säuglingsatrophie hingewiesen (s. auch Thurau 1951). „Die Ätiologie der Atrophie des Säuglings ist entweder alimentär, infektiös oder sehr häufig gemischt. Das klinische Bild ist mutatis mutandis genau dasselbe wie beim Erwachsenen. Die vita minima zeigt sich in derselben Art, denselben Symptomen und denselben biologischen Eigentümlichkeiten: trockene Haut, Hyperkeratose, Dyskeratose, Muskelschwund, Fettpolsterresorption, Untertemperatur, langsame Atmung, Bradykardie, abwesender Blick, apathisches Verhalten usw. Die Empfindlichkeit erwachsener Menschen mit Inanition gegenüber von Fetten, der merkwürdige pseudoblande Verlauf von Infektionskrankheiten steht in Parallele zum Ablauf von Infekten beim atrophischen Säugling. Ein atrophisches Kind mit einer Pneumonie hat meistens weder hohe Temperaturen noch beschleunigte Atmung. Gelingt es, den Ernährungszustand des Kindes zu heben, so kommt es sehr häufig mit der Besserung des Allgemeinzustandes, der Gewichtszunahme, der Erholung der Zirkulation, auch zu einem Aufflackern des pneumonischen Prozesses. Jetzt setzen die Temperaturerhöhungen ein. Fieber, Delirien, Krämpfe usw. treten auf. Schließlich kommt es so zum Erlöschen des Lebens durch den Infekt trotz Besserung der Ernährungsstörung. Es besteht aber nicht nur eine ausgesprochene Empfindlichkeit gegenüber Infekten, sondern es besteht beim Säugling eine auffallende Intoleranz gegen Nahrungseinflüsse. Ein klein wenig fehlerhaften quantitativen oder qualitativen Nahrungsangebotes bedeutet sofort Durchfall, Gewichtssturz und fatales Ende. Das gleiche sahen wir bei der Belastung unserer Hungerkranken mit unzweckmäßiger Nahrung oder bei Aufnahme zu großer Mengen. Reaktion: heftige, unstillbare Durchfälle. Intoleranz gegen Infekte und gegen Ernährungseinflüsse sind somit typisch für beide Inanitionsformen."

ι) Zusammenfassung.

Die Dystrophie ist ihrem Wesen nach Folge einer Eiweißunterernährung, die eine quantitative Reduzierung und qualitative Verschlechterung des aktiven Protoplasmas und eine Vermehrung der extracellulären Flüssigkeit nach sich zieht. Die charakteristischen Symptome der Krankheit sind in der Hauptsache Zeichen des Eiweißmangels. Je nach Art der Unterernährungskost treten dazu unter Umständen spezifische (Mineral- und Vitamin-) Mangelsymptome, je nach den übrigen Lebensverhältnissen komplizierende Infektionen und Kälteschäden. Die Hungerschäden, die kein Organ ganz verschonen, sind reversibel, solange sie nicht ein gewisses Maß überschreiten. Die Pathogenese der Dystrophie, vor allen Dingen ihrer hydropischen und lipophilen Formen, umschließt jedoch noch viele ungelöste Fragen. Tiefere Einblicke sind in erster Linie zu erwarten von gleichzeitiger Untersuchung möglichst vieler Einzelvorgänge bei ein und demselben Individuum über alle Stadien der Krankheiten hinweg. Selbst bei Beschränkung auf verhältnismäßig wenige Kranke werden derartige Untersuchungen zum Verständnis des krankhaften Geschehens mehr beitragen als Untersuchungen von Einzelmerkmalen und „Momentaufnahmen" aus einem über Wochen und Monate reichenden Krankheitsgeschehen.

7. Behandlung.

Bettruhe und Wärme sind das erste, was der Hungerkranke braucht. In der Bettruhe wird der Energieaufwand auf ein Minimum eingeschränkt und häufig verschwinden Ödeme auch ohne Änderung der Nahrungsaufnahme bei bloßer Bettruhe.

Sobald es die wiedergewonnene Kraft erlaubt, soll sich der Kranke dann freilich *bewegen* bzw. in den Anfangsstadien passiv bewegt werden. Muskulatur bildet sich nur, wenn der Muskel beansprucht wird, und körperliche Tätigkeit ist für die Gewinnung und Erhaltung des körperlichen Gleichgewichts nicht weniger wichtig als für die des seelischen. Dem Kranken und seiner besorgten Umgebung leuchtet es nicht immer ein, daß jede Schonung einmal ihr Ende haben muß. Aktive körperliche Arbeit kann durch die bequemere Massage niemals ersetzt werden und man kann nicht eindringlich genug betonen, daß Fettleibigkeit und Gesundheit verschiedene Dinge sind.

Bäder und sorgfältige *Hautpflege* sind nicht nur im Hinblick auf die Neigung zu Infekten und vasomotorischen Störungen angezeigt. Sie beleben den Kranken im ganzen und erfrischen ihn.

Voraussetzung für die Überwindung der Dystrophie ist selbstverständlich in jedem Fall eine *Kost*, deren Nährstoffgehalt den Wiederaufbau der verlorenen Körpersubstanz ermöglicht. Da die Ernährungsbehandlung an anderer Stelle eingehend geschildert wird, können wir uns hier auf wenige Hinweise beschränken. Bei kaum einem anderen Kranken sind äußerste Vorsicht, aufmerksamste Beobachtung und strengste Individualisierung so entscheidend für den Erfolg. Jeder Arzt kennt Beispiele für den Schaden einer zu großen Nachgiebigkeit gegenüber der Nahrungsgier der Kranken. ,,Ich kenne kein Sättigungsgefühl mehr'', ,,mein Magen ist ein Faß ohne Boden'', ,,ich höre nur auf zu essen, weil ich mir mit dem Verstand sage, jetzt ist es genug'' — solche Äußerungen haben wir von Dystrophikern oft genug gehört. Man kann das Maß der verzehrten Nahrungsmengen nicht mehr dem Kranken selbst überlassen; man muß sie wohl überlegt begrenzen, bis sich das normale Sättigungsgefühl langsam wieder einstellt. Schwerste Verdauungsstörungen mit tödlichem Ausgang, überstürzte Gewichtszunahmen, fette, muskelschwache Vielfraße können die Folgen der ungezähmten Gier sein. Die mit einer überstürzten Auffütterung einhergehende Wasserretention kann akut bedrohliche Ausmaße annehmen und bis zum tödlichen Lungenödem gehen (s. auch S. 493).

Bei Schwerkranken kommt man anfangs ohne parenterale Eiweiß- und Kohlenhydratzufuhr in Gestalt von Blut- und Plasmatransfusionen, Aminosäuregemischen und hochkonzentrierten Glucoselösungen kaum aus. Da aber peroral gegebenes Eiweiß besser ausgenutzt und besser vertragen wird als parenteral infundiertes, geht man schon aus diesem Grund sobald wie möglich zu einer konzentrierten, leicht verdaulichen und kochsalzarmen Schonkost über, immer unter sorgfältiger Anpassung an die individuelle Verträglichkeit. Das Ziel bleibt die Einstellung auf eine energiereiche Kost mit viel biologisch hochwertigem Eiweiß und nicht zu wenig Fett, mit leicht resorbierbarem Calcium und Phosphor und den notwendigen Vitaminen. Auf längere Zeit über rund 4000 cal (60—70 cal je Kilogramm Körpergewicht) mit 100 g Eiweiß und 100 g Fett hinauszugehen, ist im allgemeinen nicht notwendig. MURRAY (1947) berichtete, aus Konzentrationslagern befreite Gefangene hätten wochenlang täglich 7000 bis 8000 cal verzehrt (rund 275 g Eiweiß, 225 g Fett und 1000 g Kohlenhydrate) und (erstaunlicherweise!) gut vertragen.

Da kochsalzreiche Ernährung die Ödemneigung verstärkt, soll die Kost der Hungerkranken kochsalzarm sein. Dennoch kommt es, wie bereits erwähnt, in der Rekonvaleszenz häufig zu vorübergehender Verstärkung bzw. auch zu erstmaligem Auftreten von Ödemen.

Bei schwergeschädigten Kranken, vor allem wenn es sich auch noch um ältere Menschen handelt, gelingt es oft nur mit großer Mühe, positive Stickstoffbilanzen zu erzielen. Der Hungerkranke unterscheidet sich hier von anderen Rekonvaleszenten, die in der Regel ausgesprochene Stickstoffretentionstendenzen erkennen lassen. Den Klinikern des hungernden Deutschland von 1916—1919 scheinen derartig schwergeschädigte Hungerkranke nicht zu Gesicht gekommen zu sein. Die Beurteilung des therapeutischen Erfolgs wird durch die Neigung des Hungerkranken zu starken Schwankungen der Stickstoffausscheidung nicht erleichtert. Daß von einem bestimmten Grad der Schädigung an alle therapeutischen Bemühungen hoffnungslos sind, wurde bereits erwähnt.

Kann der Dystrophiker von heute auf morgen wieder essen, *was* er mag und *so viel* er mag und tut er dies auch tatsächlich, dann kann es zu Störungen kommen, die andere sind als im floriden Stadium der Dystrophie. Während in jedem Fall — bei gesteuerter und bei „wilder" Auffütterung — Pulsfrequenz, Grundumsatz, Plasmavolumen, Plasmaeiweißkonzentration, Hämoglobingehalt, Hämatokritwert und Aktivität der Cholinesterase ziemlich rasch ansteigen, während das Volumen der extracellulären Flüssigkeit absolut und relativ zum Körpergewicht absinkt (zwischen dem Volumen der extracellulären Flüssigkeit und dem Ausmaß der Ödeme bestehen keine strengen Beziehungen), während Polyurie und Pollakisurie verschwinden, Blutdruck und Intensität der Ödeme aber sich zunächst kaum ändern, steigt das Körpergewicht bei völlig freigestellter überstürzter Auffütterung mit großen Nahrungsquantitäten sehr viel schneller an. Man sieht dabei Verstärkung der Ödeme und groteske Formen von „Wiederauffütterungsfettsucht" (lipophiler Dystrophie) mit schwerer Beeinträchtigung der Kreislauffunktionen. McCance und Mitarbeiter (1951) z.B. fanden bei einer Energiezufuhr von im Mittel 6000 cal Gewichtsanstiege von durchschnittlich 10 kg innerhalb von 8 Wochen. Die Mehrzahl der Dystrophiker erreicht ihr ursprüngliches Gewicht nach 1—2 Monaten. Viele — und zwar vor allem solche, die stark an Gewicht verloren hatten — werden auch bei *gesteuerter* Wiederauffütterung für eine Reihe von Monaten fettleibig (*lipophile Wiederauffütterungsdystrophie* mit Speicheldrüsenschwellung) ehe sie bei gleichbleibender Nahrungsaufnahme ihr ursprüngliches Körpergewicht wieder erreichen. Auch bei gesteuerter Wiederauffütterung kann es nach Umstellung auf Vollkost, und zwar unabhängig von deren Kochsalzgehalt, zu vorübergehender Verstärkung der Ödeme, unter Umständen überhaupt zu erstmaligem Auftreten von Ödemen zu Durchfallneigung und vorübergehender Infektionsanfälligkeit kommen. Lange fortbestehende Durchfallneigung aber ist offensichtlich nicht Folge dystrophiebedingter Verdauungs- und Resorptionsstörungen, sondern Ausdruck funktioneller Störungen des Colons im Rahmen einer vegetativen Dystonie, die in der angelsächsischen Literatur als „irritable colon" (Reizcolon) bezeichnet werden. Auch Herzbeschwerden — Herzklopfen und Dyspnoe — dauern oft monatelang nach Beginn der Wiederauffütterung noch an. Verhältnismäßig lange Zeit — bis zu 12 Monaten — scheint die Wiedergewinnung der alten Muskelkraft und Libido zu erfordern. Keys und Mitarbeiter (1950) berichten von Spermatozoenschädigung während der Erholungsphase.

Wie langsam sich der normale Körperzustand wieder herstellt, zeigen z.B. auch Tierversuche von Bloomfield (1937) an Ratten, die nach einer Unterernährungsperiode wieder aufgefüttert wurden, bei Wiederholung des Hungerexperiments aber sehr viel rascher abmagerten als das erstemal. Bloomfield spricht in diesem Zusammenhang von „latent starvation". Stoßweise Fett-Eiweißzufuhr soll bei Ratten zweckmäßiger sein als gleichmäßig verteilte Zufuhr (Gernand 1952).

Bei den Häftlingen von Hellweg-Larsen und Mitarbeitern (1952) war die *Ödemneigung* meist nach 6 Monaten verschwunden; nur selten — in 11 von

256 Fällen — bestand sie 1 Jahr lang weiter. HELLWEG-LARSEN und Mitarbeiter (1952) denken hier an kardiale Insuffizienz und Insuffizienz der ,,Muskelpumpe" der Beine. WETZEL (1949) hat den Heilungsverlauf bei über 1000 Dystrophikern verfolgt, von denen nur 14% dauernd ödemfrei waren. ,,In der Wiederherstellungsphase schwankte die Dauer der Ödeme zwischen mehreren Wochen und mehr als $1^1/_2$ Jahren, in weit über der Hälfte der Ödemträger belief sie sich auf 2—7 Monate, mit dem Gipfel bei 6 Monaten, in weniger als einem Drittel auf 1 Jahr, bei dem Rest länger. Neben den Ödemen ist die abnorme Gewichtszunahme ein besonders kennzeichnendes Merkmal; beide zeigen weitgehende Parallelität. . . . Während 13% unter ihrem Normalgewicht liegen und 5% bei Erreichung dieses verharrten, somit also der Anteil der ödemfrei Bleibenden und der das Normalgewicht nicht Überschreitenden ziemlich gleich groß ist — überschritten 82% ihr Normalgewicht um im Mittel 11 kg für kürzere oder längere Zeit . . . die Wiederherstellungsphase zeichnet sich also bei der überwiegenden Mehrzahl aller Geschädigten durch Labilität der Zell- und Gewebsflüssigkeit und überschießenden Fettansatz aus, vermutlich durch diencephalendokrine und andere Fehlsteuerungen, sowie durch Capillar- und Zellschäden, die sich erst im Verlaufe von Monaten bis zu 1 Jahr und länger einpendeln und ausgleichen. . . . Es erscheint sicher, daß die hier beobachtete Form der Wiederherstellung eine Folge der für Deutschland spezifischen kohlenhydratreichen, eiweiß- und fettarmen Ernährung ist und daß die Wiederherstellungsphase nach Eiweißmangelschaden durch geleitete eiweiß-fettreiche, kohlenhydrat- und flüssigkeitsarme Kost erheblich abgekürzt werden könnte."

Die einzelnen Regenerationsvorgänge verlaufen also keineswegs parallel und HELLWIG-LARSEN und Mitarbeiter (1952) vermuten, darauf beruhten die vegetativen Regulationsstörungen des rekonvaleszenten Dystrophikers: Reizcolon, Herzklopfen, Kurzatmigkeit, Schweisse und Wallungen, Temperatursteigerungen und allgemeine Hinfälligkeit. Diese Regulationsstörungen sind es, die den ehemaligen Dystrophiker noch lange belästigen können, auch wenn er sich sonst völlig erholt hat, die seine Leistungsfähigkeit beeinträchtigen und ihn dadurch auch psychisch lähmen. In gleicher Weise hält das übermäßige Verlangen nach Nahrung — man könnte von Eßsucht sprechen — in einzelnen Fällen über Wochen und Monate an.

Bezüglich der Nachkrankheiten und Spätschäden der Dystrophie sei verwiesen auf S. 468ff.

Therapeutische Schwierigkeiten liegen in Not- und Hungerzeiten in der Unmöglichkeit, genügend Eiweiß und Fettträger zu beschaffen. In Ermangelung von Milch, Fleisch und Eiern hat man zu *Hefe* und *Soja* gegriffen. Hefe besitzt biologisch wertvolle Eiweißstoffe, scheint sich aber besser zur Deckung des Erhaltungsumsatzes als für Wachstum und Wiederauffütterung zu eignen (BANSI, FUHRMANN 1948; KLOTZBÜCHER 1948; PENDEL 1946, SIMONART 1941). Mit Sojapräparaten haben BANSI (1949), GOUNELLE, MARCHE (1947), JORES (1948), WICKE, MAYER, BRUNOT (1948) u. a. gute Erfahrungen gemacht; mit Aminosäuregemischen RAUSCH, SCHWÖBEL (1949). *Milchpräparate* (Plasmon, Aletosal, Almo, Lactalbumin u. a.) und *Fischeiweißpräparate* waren während der Hungerjahre in den deutschen Städten oft leichter zu bekommen, als Milch, Käse und Fisch. Man war froh, auf sie zurückgreifen zu können, wenn man auch gewünscht hätte, Milch und Fleisch hätten die Kranken nicht erst auf den Umweg über die pharmazeutische Fabrik erreicht. Bemerkenswert ist das therapeutische Resumé eines auf diesem Gebiet so erfahrenen Klinikers wie BANSI (1949): ,,Überblickt man die vielen Versuche, die wir mit verschiedenen Nahrungsproteinen durchgeführt haben, so muß man resignierend feststellen, daß keinem der zusätzlich zugeführten Eiweiße ein absolut durchschlagender

Effekt beim Wiederaufbau zuzusprechen ist. . . . Rein empirisch waren die Erfolge in einer Zeit, wo wir viel Fleisch hatten, am besten. Jetzt konnten wir solche Erfolge einfach nicht mehr reproduzieren, da es während des letzten halben Jahres praktisch kein Fleisch mehr gab." Die Ursache dieser *Überlegenheit des Fleisches* bleibt zu klären. Gegenüber Kuhmilch z. B. ist Rindfleisch reicher an Cystin, Phenylalanin, Tryptophan und Arginin. Ist vielleicht das Cystin entscheidend? Maiseiweiß enthält mehr Phenylalanin, Hafer und Casein enthalten mehr Tryptophan, Hefe enthält mehr Arginin als Fleisch. Die Unterlegenheit des Milcheiweißes kann nicht in seiner Histidinarmut liegen (gleicher Histidingehalt von Milcheiweiß und Muskeleiweiß). Ist die *Kombination* der Aminosäuren im Fleisch das Entscheidende? Sind es Stoffe nichteiweißartiger Natur, die dem Fleisch seine Überlegenheit geben?

Wie wir sahen, werden im Hungerzustand zur Deckung vordringlicher Bedürfnisse einzelne *Aminosäuren* aus Gewebseiweiß herausgebrochen. Wir sahen auch, daß bei vielen Kranken das Niveau des Eiweißabbaues beträchtlich höher liegt, als dem einfachen Zustand der Nahrungskarenz entsprechen würde und daß sich dieser ungewöhnlich starke Eiweißzerfall, wenn überhaupt, höchstens mit sehr großen Mengen bestimmter Eiweißkörper herabdrücken läßt. In gleicher Richtung liegen tierexperimentelle Beobachtungen von Whipple, Miller, Robscheit-Robbins (1947) an eiweißarm gemachten Hunden: die Stickstoffausscheidung steigt steil an, wenn das Futter kein Methionin, Threonin, Phenylalanin und Tryptophan enthält; sie sinkt jedoch nach Zugabe dieser Aminosäuren prompt auf die ursprüngliche Höhe ab. Der gleichsinnige Einfluß von Lysin, Histidin und Vallin ist weniger groß.

Diese klinischen und experimentellen Beobachtungen legten den Gedanken nahe, durch Verabreichung bestimmter *Aminosäuren* den abnorm gesteigerten Eiweißabbau einzuschränken. Als wirksam in dieser Richtung erwies sich Cystin in Dosen von täglich 0,5—1,0 g (Bansi 1949; Gülzow 1949; Dickert 1947; Luckner 1938; Ratschow, Marx 1947). Am überzeugendsten waren die Erfolge bei Kranken mit stark negativen Stickstoffbilanzen, während sie bei bereits ausgeglichener oder positiver Stickstoffbilanz weniger eindeutig waren. Kontrollen des Schwefelumsatzes zeigten, daß dort, wo die Negativität der Stickstoffbilanzen gebessert wurde, das gesamte zugelegte Cystin retiniert wurde. Mit Methionin, Threonin, Lysin, Leucin, Tyrosin und Glutaminsäure sind keine so überzeugenden, an der Stickstoffbilanz ablesbaren Erfolge erzielt worden (vgl. auch die Versuche mit Methionin von Aschkenasy, Pariente 1950 und Johnson, Deuel, Morhouse, Mehl 1947).

Bei den lipophilen Dystrophikern waren in floriden Krankheitsstadien alle Bemühungen, mit *natürlichen* Eiweißträgern die Stickstoffbilanz zu verbessern, erfolglos. Wir selbst hatten den klinischen Eindruck gewonnen, daß man bei diesen Kranken die besten therapeutischen Effekte mit größeren Mengen Butter sieht.

Während Hypophysenpräparate sich als wirkungslos erwiesen, berichtete Bansi (1949) nach Implantation von *Hypophysen* „ermutigende Wirkungen, nicht aber auf das Gewicht, sondern nur auf die Periode und die allgemeinen Stimmungslagen". Von anderen *Hormonen* — Testosteron, oestrogene Hormone, Nebennierenrindenhormone, Insulin (Gülzow 1947, Loeper, Varey, Mande 1942; Ratschow 1947 u. a.) und dem im Sinne des Epithelkörperchenhormons wirksamen AT 10 (Schäfer 1948) sah man wenig Überzeugendes. Bei lipophil-dystrophen Mädchen erlebte Bansi (1949) mit Thyroxin „gelegentlich überraschende Erfolge". Wir selbst haben bei solchen Mädchen von Thyroxin nichts Derartiges gesehen.

„Von der therapeutischen Seite hat man wenig Greifbares von verschiedenen *Vitaminen* gesehen" (BANSI 1949, ebenso GOUNELLE, BACHET, MARCHE 1942, 1943; LAMY, LAMOTTE, LAMOTTE 1946; LECOQU 1943, 1946; MOURIQUAND 1942 u. a.). Vielleicht darf man sich bei Durchfällen etwas von Nicotinsäure, bei Osteopathien vom Vitamin D, bei den nervalen Erscheinungen der ostasiatischen Dystrophie von Aneurin versprechen.

*Kalk*zulagen in Gestalt von Calciumpräparaten sind nicht nur entbehrlich, sondern wegen der Möglichkeit einer Verschlechterung der Eiweiß- und Fettresorption nicht unbedenklich.

Diuretische Medikamente sind entbehrlich. Bei Bettruhe und vollwertiger Ernährung schwemmt der Kranke seine Ödeme auch ohne medikamentöse Nachhilfe aus. Wichtiger ist der Ersatz der fehlenden *Fermente* durch entsprechende Präparate.

8. Anhang. Kwashiorkor.

1933 wurde erstmalig ein Krankheitsbild beschrieben, das an der afrikanischen Westküste bei Säuglingen nach dem Abstillen und bei Kleinkindern in Erscheinung trat, später aber auch in Südafrika, Ostafrika, Westindien, Mittel- und Südamerika, Ostindien und Indonesien beobachtet wurde. Kennzeichnende Symptome sind Ödeme, Pigmentverlust der Haare — die krausen schwarzen Haare werden grau oder rötlichbraun (kwashiorkor = roter Junge) — Stomatitis, Conjunctivitis, Exantheme in der Genitalgegend und an den Streckseiten der Gliedmaßen, aufgetriebener Leib, große Fettleber, aus der sich eine Fibrose und Cirrhose mit allen Komplikationen entwickeln kann und Verminderung des Bluteiweißgehaltes (eigene Beobachtungen und Literatur bei ALTMANN 1948; ANDERSEN, ALTMAN 1951; DAVIES 1948, 1950; DEAN, SCHWARTZ 1953; GILLMAN, GILLMAN 1945, 1946; GYÖRGY 1951; HILL 1951; JANSSEN, DE ROUX 1950; PIERARTS 1950; RUSSELL 1946; TROWELL 1949; WATERLOW 1948; WILLS 1951; ZÖLLNER 1953). Klinische Untersuchungen ergaben, daß derartige Krankheitszustände dann auftreten, wenn die Kinder zu wenig tierisches Eiweiß verzehren; die gleichzeitig bestehenden Vitaminmangelzeichen sind nur als sekundäre Komplikationen aufzufassen. Nicht erklärt ist bislang, warum das Krankheitsbild nur außerhalb von Europa auftritt und offensichtlich gleichartige Eiweißunterernährung bei europäischen Kindern unter anderen Symptomen verläuft.

Von kinderärztlicher Seite wurde mehrfach auf die Ähnlichkeit von Kwashiorkor und Mehlnährschaden hingewiesen (ALTMAN 1948; WATERLOW 1948). Rötlichbraune Haut ist schon früher bei Kindern mit Mehlnährschaden beschrieben worden (GYÖRGY 1951), und die zur Hungerkrankheit des Erwachsenen gehörige Atrophie von Drüsengewebe und die Durchfallneigung werden ebenfalls bei Kwashiorkor gefunden (DAVIES 1948; DEAN 1952; THOMPSON, TROWELL 1952; TROWELL 1949; WATERLOW 1948). Für beide Krankheiten ist Milch das Heilmittel der Wahl. GYÖRGY sah von Vitamin B_{12} und Aureomycin „einen günstigen präventiven Effekt auf zwei spezifische Folgen des Eiweißmangels, nämlich die Fettleber und Lebercirrhose".

VII. Mineralische Unter- und Überernährung.

a) Allgemeines.

Mineralstoffe nennt die Ernährungsphysiologie alle Elemente außer Sauerstoff, Kohlenstoff, Wasserstoff und Stickstoff, d. h. außer den Hauptbestandteilen der organischen Substanz. Die Bezeichnung der Elemente als Mineralstoffe ist unabhängig davon, ob sie, wie Natrium und Chlor, in anorganischer oder, wie

Schwefel und Eisen, großenteils oder so gut wie ausschließlich inorganischer Bindung im Organismus vorkommen. Diese Stoffe machen gewichtsmäßig etwa 4% des Körpers aus.

Wenn von *Mineralstoffwechsel* die Rede ist, wird darunter gelegentlich auch heute noch der Stoffwechsel jener Elemente nur insoweit verstanden, als er sich in *an*organischen Bindungsformen abspielt, d. h. nur insoweit, als die genannten Elemente als solche bzw. als (einfache oder komplexe) Ionen auftreten und wirksam werden. Eine solche Begriffsumgrenzung entspricht aber nicht mehr dem gegenwärtigen wissenschaftlichen Sprachgebrauch. Es hat sich nämlich immer deutlicher herausgestellt, daß sich zwischen anorganischen und organischem Stoffwechsel scharfe Grenzen nicht ziehen lassen und daß die Bedeutung vieler Mineralstoffe nur im Hinblick auf ihre Beziehungen zu organischen Stoffwechselabläufen und Substanzen verstanden werden kann. Die Auswirkungen eines Mangels an anorganischem Eisen z. B. können nur im Hinblick darauf verstanden werden, daß das Eisen einen wesentlichen Bestandteil des Hämoglobinmoleküls ausmacht, wenn dessen Reaktionsweisen auch ganz andere sind als die des Fe-Ions und die Gesetzmäßigkeiten seines Verhaltens auch ganz außerhalb des Bereichs des Mineralstoffwechsels liegen.

SHERMAN (1937) gibt folgende Aufstellung der elementaren Zusammensetzung des menschlichen Körpers (Tabelle 48).

Tabelle 48. *Elementare Zusammensetzung des menschlichen Körpers* (in Gewichtsprozenten nach SHERMAN).

Sauerstoff	65,00	Kalium	0,35
Kohlenstoff	18,00	Schwefel	0,25
Wasserstoff	10,00	Natrium	0,15
Stickstoff	3,00	Chlor	0,15
Calcium	1,50	Magnesium	0,05
Phosphor	1,00	Eisen	0,004
		Mangan	0,003
		Jod	0,00004

Herkömmlicherweise werden den *Mineralien, die in größeren Mengen im Organismus gefunden werden* — Natrium, Kalium, Calcium, Magnesium, Chlor, Phosphor und Schwefel — jene anderen gegenübergestellt, die nur in Bruchteilen von Grammen, in Spuren vorkommen und deshalb unter der Bezeichnung *Spurenelemente* zusammengefaßt werden (zusammenfassende Darstellungen von BERG 1940; BERTRAND 1939; FLASCHENTRÄGER 1941; MASCHMANN 1941—1943; PIRSCHLE 1938; REITH 1941; SCHARRER 1941; SCHWARZ 1947; SHELDON 1934). Vermutlich gibt es kein einziges Element, das nicht mit der Nahrung und dem Trinkwasser aufgenommen und daher auch im menschlichen Organismus mindestens in Spuren nachgewiesen werden kann. Wahrscheinlich sind aber die meisten Spurenelemente biologisch bedeutungslos. Für den menschlichen Organismus nachweislich unentbehrlich sind Eisen, Jod, Kobalt, Kupfer, Mangan, Silicium und Zink. Fraglich ist die Unentbehrlichkeit von Aluminium, Arsen, Chrom, Fluor, Gold, Molybdän, Nickel, Radium, Titan, Uran und Zinn, während Bor, Brom, Lithium und Rubidium sicher entbehrlich sind.

Der unzweideutige *Beweis für die Unentbehrlichkeit eines Elementes* ist das Auftreten von Mangelsymptomen nach Entziehung. Dieser Beweis läßt sich aber nur sehr schwer führen, weil nämlich einerseits die Nahrung von Minimalspuren eines Elements nur mit sehr großen Schwierigkeiten oder gar nicht befreit werden kann, weil es kaum möglich ist, die perorale Zufuhr *eines* Minerals herabzusetzen, ohne gleichzeitig die Zusammensetzung der Nahrung auch hinsichtlich *anderer* Elemente zu verändern und schließlich, weil alle Mangelsymptome vieldeutig sind.

Erschwerend für die Beurteilung der Größe der mineralischen Nahrungszufuhr fällt schließlich die Tatsache ins Gewicht, daß die zugeführten Mengen nicht unverändert ins Blut und in die Gewebe gelangen. Schon die Resorption hängt auch von anderen Nahrungsbestandteilen ab. Die resorbierten Mineralien passieren dann noch die Leber, das Zentralorgan des Stoffwechsels, und der Mineralgehalt des Lebervenenblutes ist bereits ein ganz anderer als der Mineralgehalt des Pfortaderblutes. (Neuere Zusammenfassung bei SNAVELY 1952.)

In zweierlei Form treten die Mineralien im Stoffwechsel in Aktion: in elektrisch aktiver Form als Anionen und Kationen bzw. in größere Anionen und Kationenkomplexe eingebaut, und in elektrisch inaktiver Form als Bausteine von Anelektrolyten (Eisen im Hämoglobin, Schwefel im Insulin, Kobalt im Vitamin B_{12} usw.). Während die Funktion der in größere organische Moleküle eingebauten Elemente in der spezifischen Funktion eben dieser Moleküle aufgeht, sind die Wirkungen der in Ionenform auftretenden Mineralien sehr oft weniger spezifisch.

Kataphorese und Adsorption, Permeabilität, kolloidaler Zustand und Fermentprozesse aller Art werden durch Anionen und Kationen wesentlich mitbestimmt. Was die Anionen und Kationen als Regulatoren so geeignet macht, ist neben ihrer Affinität zu Kolloiden und Fermenten ihre Reaktionsfähigkeit, ihre Beweglichkeit und ihre Kleinheit. In welcher Weise sich die Regulationen vollziehen und wieweit die mineralische Substanz Substrat eines katalytischen Vorgangs und wieweit sie Bestandteil des Katalysators ist, kann hier im einzelnen nicht ausgeführt werden. Eine scharfe Trennung zwischen statischen und dynamischen Aufgaben der Mineralien ist, vor allen Dingen auch nach den Ergebnissen der Isotopenforschung, nicht möglich. Ein und derselbe Mineralstoff wirkt gleichzeitig osmotisch, gruppenspezifisch und individualspezifisch — je nach dem Ort seiner Wirkung und der Art seiner Bindung.

Dem einst vielgenannten und so oft falsch verstandenen „*Ionenantagonismus*" liegt folgender Tatbestand zugrunde: Ersetzt man das Gemisch von Kationen, das die Zellen umgibt, durch eine einzige Kationenart von gleicher Gesamtkonzentration, dann treten Störungen der Lebensfunktion auf. Die fehlenden Kationen dienen zur Aufrechterhaltung eines ganz bestimmten Kationengleichgewichts. „Dem Schaden, welchen eine Ionensorte für sich anrichten würde, kann also offenbar durch die Gegenwart einer anderen Ionensorte die Waage gehalten werden" (HÖBER 1926).

Es scheint, als ob der Mineralbestand des Organismus durch die Ernährung nur innerhalb enger Grenzen beeinflußt werden kann. Bei Verknappung der Zufuhr sinkt sofort auch die Ausscheidung. Die Gewebe halten ihren Bestand an den allermeisten Mineralstoffen zäh fest, sowohl gegen mineralische Unterernährung wie gegen mineralische Überernährung. Die wenig glücklich gewählten Begriffe „*Supermineralisation*" und „*Transmineralisation*" werden in der Literatur, vor allen Dingen in der für Laien bestimmten Literatur, zwar sehr gerne benutzt. Nicht zu verraten pflegt aber der Autor, woher er überhaupt weiß, daß eine Supermineralisation oder Transmineralisation stattgefunden hat. In Wahrheit weiß er es nämlich nicht, weil sachkundige *kritische* Untersuchungen immer noch nicht die Frage entscheiden konnten, ob beim gesunden Menschen ernährungsmäßig überhaupt Supermineralisation und Transmineralisation erreicht werden können. Die Speicherung in bestimmten *Depots* und die Entleerung von *Depots* sollen mit den Begriffen Super- und Transmineralisation ja nicht gekennzeichnet werden.

Im folgenden soll von den Schäden die Rede sein, die durch *unzureichenden oder übermäßigen Mineralgehalt der Nahrung* entstehen. Damit ist gesagt, daß uns die *pharmakologischen und toxikologischen Wirkungen* der Mineralien hier nur insoweit beschäftigen, als sie geeignet sind, die Wirkungen der Mineralien als Bestandteile natürlicher Nahrungsmittel zu verstehen.

Da die Mineralien nicht als Energiequellen dienen, erhebt sich die Frage, warum der Organismus überhaupt der fortlaufenden Mineralzufuhr bedarf, warum er ständig Mineralien ausscheidet und diese Ausscheidung nur unter ganz besonderen Umständen auf minimale Werte absinken läßt. Die Mineralien werden ja nicht verbrannt wie die Kohlenhydrate und Fette, nicht um- und abgebaut wie die Eiweißkörper. Sie machen keine Alterungsprozesse durch wie die Fermente, Vitamine und Hormone. Von Änderungen der Zustandsform im Organismus ist nichts bekannt. Die Ausscheidung bestimmter Mineralien im Dienste der physikalischen Wärmeregulation und der Regulation des Säure-Basengleichgewichts ist verständlich. Bei anderen Mineralien läßt sich die Notwendigkeit ständiger Ausscheidung aber noch nicht verstehen.

Tabelle 49. *Mineralgehalt von 150 amerikanischen Kostformen.* (Nach SHERMAN.)

Element	Je Kopf und Tag		Durch-schnitt
	Minimum g	Maximum g	g
Kalium	1,43	6,54	3,39
Chlor	0,88	5,83	2,83
Natrium . . .	0,19	4,61	1,94
Phosphor . . .	0,60	2,79	1,58
Schwefel . . .	0,51	2,82	1,28
Calcium . . .	0,24	1,87	0,73
Magnesium . .	0,14	0,67	0,34
Eisen	0,0080	0,0307	0,0173

Ein gewisser Mineralumsatz ist jedenfalls immer mit dem Leben verknüpft. Seine Höhe schwankt auch unter den gleichen äußeren Bedingungen von Mensch zu Mensch, und macht ständige Zufuhr von Mineralien ebenso notwendig wie der Energieumsatz die ständige Zufuhr von Energieträgern.

SHERMAN (1937) hat die tägliche Mineralzufuhr in 150 frei gewählten amerikanischen Kostformen berechnet und ist (ausschließlich der als Kochsalz zugesetzten Natrium- und Chlor-Ionen) zu den in der Tabelle 49 aufgeführten Zahlen gekommen.

Das Wissen von der Höhe des *Mineralbedarfs* gründet sich in der Hauptsache auf Bilanzuntersuchungen: Jener Betrag, mit dem eben noch ausgeglichene Bilanzen erzielt werden könnten, wird als *Mindest*bedarf betrachtet. Die Frage, ob dieser unter gegebenen Verhältnissen gleichzeitig immer den *Optimal*bedarf darstellt, bleibt dabei völlig offen und muß, wenn man analoge Verhältnisse wie beim Eiweiß- und Energiestoffwechsel annehmen darf, verneint werden. Maßstäbe für den *optimalen* Bedarf, für die wünschenswerte Höhe der Zufuhr, sind die Abläufe gewisser Funktionen (Sekretion der Verdauungssäfte, Blutdruckhöhe, muskuläre Leistungsfähigkeit, Knochenverkalkung u. a. m.). Wir haben schon bei Erörterung des Bedarfs an Energieträgern darauf hingewiesen, daß es weder für Populationen noch für Einzelmenschen eine Standardkostform geben kann, bei der *alle* psychophysischen Funktionen optimal ablaufen. So muß auch angenommen werden — und viele Beobachtungen sprechen in diesem Sinne — daß etwa eine calciumreiche oder natriumarme Kost, den Ablauf gewisser Funktionen erleichtert, den Ablauf anderer Funktionen aber erschwert. Die Beantwortung der Frage nach der Höhe der wünschenswerten Zufuhr setzt, wie immer, also voraus, daß zunächst die Frage beantwortet wird, was überhaupt wünschenswert ist: Fähigkeit zu körperlicher Schwerarbeit — hohe Widerstandsfähigkeit gegen Hitze und Kälte — Elastizität und geistige Spannkraft oder was sonst. Allgemeinverbindliche Zahlen kann es also für den Mineralbedarf ebensowenig geben wie für den Energie- und Eiweißbedarf. Alle Bedarfszahlen der Literatur können nur als grobe Richtwerte betrachtet werden.

Eine weitere, allerdings leichter überwindbare Schwierigkeit liegt darin, daß der Mineralgehalt ein und desselben Nahrungsmittels in viel stärkerem Maße schwankt als sein Eiweiß-, Fett- und Kohlenhydratgehalt.

Die Beurteilung des Mindestbedarfs an Mineralien ist in erster Linie dadurch erschwert, daß wir keine eindeutigen Kennzeichen für die ersten Unterernährungsgrade besitzen, daß so gut wie immer der Bedarf an einem Mineral durch die Höhe der Zufuhr anderer bestimmt wird und daß ein und dieselbe Mineralmenge im gleichen Organismus gegensätzlich wirken kann, wenn der Gehalt an Eiweiß, Fetten und Kohlenhydraten sich ändert. OEHME, WASSERMEYER (1927) haben z. B. einmal einer Milchkost und einmal einer Kartoffelkost gleiche Kochsalzmengen zugelegt. Bei Milchkost wurden unter diesen Umständen Calcium und Phosphor zurückgehalten und die Stoffwechsellage nach der sauren Seite verschoben — bei Kartoffelkost stieg die Calcium- und Phosphorausscheidung, während sich die Stoffwechsellage nach der basischen Seite verschob. Wir selbst fanden nach gleichen Kochsalzzulagen ganz verschiedene Mineralausscheidungen der Niere, je nachdem in der Nahrung die säuernden oder alkalisierenden Valenzen überwogen (GLATZEL 1934; GLATZEL, SCHMITT 1934).

Aus den genannten Gründen ist es verständlich, daß die Angaben verschiedener Autoren bezüglich des Mineralbedarfs gleichartiger Menschen unter gleichen Lebensbedingungen nicht selten erheblich auseinanderfallen. Von den meisten „Spurenelementen" wissen wir kaum mehr, als daß sie lebensnotwendig oder nicht lebensnotwendig sind und selbst diese Frage ist für manche noch offen.

Soweit es bei dem heutigen Stand des Wissens möglich ist, soll im folgenden versucht werden, einen Überblick über die Bedarfshöhe und die Erscheinungen bei unzureichender und übermäßiger Zufuhr der einzelnen Mineralstoffe zu geben. Von neueren zusammenfassenden Darstellungen zu diesen Fragen seien genannt diejenigen von AMMON, DIRSCHERL (1938), v. EULER (1938), HOEBER (1926), KLINKE (1931), LANG (1950), LEUTHARDT (1941), LEHNARTZ (1952), McCANCE, WIDDOWSON (1944), ROBERTSON (1910), SCHMIDT, GREENBERG 1935, SHOHL (1939). Die Pharmakologie und Toxikologie anorganischer Anionen hat EICHLER (1950) zusammenfassend dargestellt.

b) Calcium.

Calciumsalze dienen in vielen *Organen* als Stütz- und Gerüststoffe. 99% des Calciumbestandes liegen im Skelet. In der Zelle ist anscheinend der Kern calciumreicher als das Protoplasma. Das Blut enthält Calcium in verschiedenen Formen: von den 8,2—11,6 mg Gesamtcalcium im Plasma sind 4,25—5,25 mg-% anorganisch gebunden oder als Ionen frei diffusibel; der Rest ist, abgesehen von einer geringen Menge von kolloidalem Calciumphosphat, an die Eiweißkörper des Plasmas gebunden. Mit schwankender Ernährungsform schwankt der Calciumgehalt des Blutes nur wenig (EHRSTRÖM 1934).

Am isolierten Organ entfalten Calciumsalze spezifische *Wirkungen,* die vorläufig nur registriert, nicht wirklich verstanden werden können. Die Spontankontraktion des Froschherzens und seine elektrische Erregbarkeit, die Kontraktilität des Magens, die indirekte Erregbarkeit des Nerv-Muskelpräparates verschwinden in reiner Kochsalzlösung. Sie können durch Calciumzusatz wieder hergestellt werden. Calciumentziehung hebt die Vaguswirkung auf, Verminderung des Calciums verstärkt sie. Nach Vorbehandlung mit Calcium reagiert das Herz auf Vagusreiz nicht mit Verlangsamung, sondern Beschleunigung. Calcium fördert die Frequenz der Sinusaktion und hemmt die der Kammer; Kalium wirkt umgekehrt. Elektrokardiographisch faßbare Auswirkungen von Calciumsalzen hat Lepeschkin (1947) zusammengestellt. Calcium senkt den Tonus des Meerschweinchendarmes und erhöht den Muskeltonus der Bronchial- und Uterusmuskulatur. Auch hier wirkt Kalium gegensinnig. Nach Calciumvorbehandlung erhöht Adrenalin den Tonus des Uterus nicht mehr. Calciummangel erhöht den Sauerstoffverbrauch von Seeigeleiern. Erhöhung der Calciumkontraktion senkt die Körpertemperatur. Calciummangel soll die Reflexerregbarkeit zum Schwinden bringen, die Verbindung zwischen Nerv und Muskel lockern.

In vielen Beobachtungen tritt die *zellverkittende Fähigkeit* des Calciums zutage: Allergisch gemachte Tiere soll man unter Calciumschutz desensibilisieren können, ohne daß dabei allergische Reaktionen auftreten. Calciumsalze dichten auch die Grenzflächen der Einzelzelle. Die Zusammenhänge zwischen Calcium und *Fermenten* (Aktivierung von Lipasen und Esterasen, Thrombinbildung durch Thrombokinase, diuretische Wirkungen) sind noch nicht klar durchschaubar. Bekannter sind die Beziehungen zwischen Calcium und *Vitamin D*: Notwendig für die Verkalkung des Knochens ist ein adsorbierbarer, für die Knochenbildungszellen verwertbarer Calciumphosphatkomplex; im rachitischen Organismus fehlt dieser. Der fertig gebildete Knochen enthält Calcium in Form eines Hydroxylapatits $[3 Ca_3(PO_4)_2 \cdot Ca(OH)_2]$ mit geringen Beimengungen von $CaCO_3$; außerdem enthält er geringe Mengen von $Mg_3(PO_4)_2$. Auch im fertig ausgebildeten Knochen findet unter Mitwirkung von Vitamin D ein ständiger Auf- und Abbau der anorganischen Substanz statt. Calcium scheint aber nicht nur Substrat der Vitamin D-Wirkung zu sein, sondern seinerseits auch das Vitamin D zu aktivieren, so daß in calciumreichem Milieu die Wirkungen des Vitamin D intensiver sind als in calciumarmen. Andererseits unterstützt Vitamin D die Calciumresorption im Darm. Neuere Beobachtungen machen eine Aktivierung des Vitamin C durch Calcium wahrscheinlich. Von den *Hormonen* hat bekanntlich das Nebenschilddrüsenhormon enge Beziehungen zum Calciumstoffwechsel. Die Beziehungen zwischen Calcium und Nebennierenrindenhormon, Schilddrüsenhormon und Keimdrüsenhormonen sind noch nicht klar durchschaubar (s. auch Donelson, Nins, Hunsher, Macy 1931; Johnston 1941). In der individuellen endokrinen „Formel" liegt vermutlich die Ursache für die großen individuellen Unterschiede des Calciumstoffwechsels. „Von zwei Menschen mit gleichem Gewicht und gleicher Ernährung kann der eine täglich normalerweise 25 mg, der andere normalerweise 250 mg Calcium ausscheiden" (Stearns 1950).

Beim Tier führt *Calciummangel* zur Einschränkung der Nahrungsaufnahme, Grundumsatzsenkung, Apathie, Blutungen, Wachstumsstillstand, fehlender Knochenverkalkung und Tod; geringer Calciummangel kann sich unter Umständen erst in der 2. Generation dadurch zu erkennen geben, daß die Tiere kleiner und fortpflanzungsunfähig werden (Boelter, Greenberg 1941; Campbell, Bessey, Sherman 1935; Greenberg, Miller 1942; Kleiber, Boelter, Greenberg 1940; Meyer-Greenberg 1949).

Die Bestimmung des *Calciumbedarfs des Menschen* ist schwierig. Zwar läßt sich die *Ausscheidung* durch Nieren, Darm und Schweiß (nach Mitchell, Hamilton 1949 enthält 1 Liter Schweiß 20—70 mg Calcium) genau bestimmen. Viel schwieriger ist schon die Feststellung der *Zufuhr*, d. h. der *tatsächlich* resorbierten Calciummengen. Die Existenz der großen Calciumdepots im Skelet macht es „nahezu unmöglich, den Calciumbedarf aus Bilanzversuchen zu berechnen (Lang 1950) und selbst bei ausgeglichener Bilanz bleibt zu prüfen, ob das Bilanzniveau der Höhe der wünschenswerten Zufuhr entspricht.

Was die *Resorption* des Calciums angeht, so wird es in Form leichtlöslicher Salze (Chlorid, Lactat, Gluconat) besser resorbiert als in Form schwerlöslicher

Salze (Phosphat, Sulfat, Carbonat; vgl. STEENBOCK, HART, SELL, JONES 1932, ARMAND 1943). Resorbiert wird in jedem Fall aber nur ein Teil der peroralen Zufuhr. Bekannt ist die unvollkommene Resorption selbst von calciumhaltigen Medikamenten. Nach Untersuchungen von SCHMITT, BASSE (1937; vgl. auch BRAUN 1949; GEISSBERGER 1952) werden Calciumgluconat zu 66%, Calciumlactat zu 30—60% ausgenutzt. Wenn sich neuerdings ein Gynäkologe (LICHTENSTEIN 1948) von Eierschalen einen therapeutischen Effekt verspricht, so ist er sich offenbar über die Resorptionsbedingungen des Calciumcarbonats und die Bedeutung der Tatsache, daß Eierschalen zu 89—97% aus unlöslichem Calciumcarbonat bestehen, nicht ganz im klaren (SEEL 1949).

So gut wie unresorbierbar ist aber Calcium in Gegenwart von Oxalsäure und Phytin und in Form von Calciumbenzoat und Kalkseifen (s. auch LOVELOCK, BURCH 1951). Mit *oxal*reichen Nahrungsmitteln, z. B. mit Spinat — weniger leicht mit Kakao, sicher aber auch mit Sauerampfer und Rhabarber — lassen sich Calciummangelzustände experimentell erzeugen; 100 g Spinat genügen, um das Calcium aus 200 g Milch auszufällen (FAIRBANKS, MITCHELL 1938; FINCKE, GARRISON 1938; FINCKE, SHERMAN 1935; KOHMAN 1939; KUNG, YEH, ADOLPH 1938; MITCHELL, HAMILTON 1949; NIELSEN, HOFF-JÖRGENSEN 1947; ROSE, MacLEOD 1923; SCHMIDT-NIELSEN, SCHMIDT, NIELSEN 1944; SPEIRS 1939; TISDALL, DRAKE 1938). Nur wenn die Nahrung reichlich Calcium enthält, können daher größere Mengen oxalsäurereicher Nahrungsmittel unbedenklich verzehrt werden (BONNER 1938; MACKENZIE, McCOLLUM 1937).

Von der Verschlechterung der Calciumresorption durch *Phytin* war bereits die Rede (s. S. 384). Da Calcium durch Phytin gebunden und damit unresorbierbar gemacht wird, ein großer Teil des Cerealiencalciums bereits im Getreidekorn als Phytat vorliegt und die Hauptmenge auch des *nicht* calciumgebundenen Phytats in der Kleie sich findet, ist es verständlich, daß das Calcium des Vollkornbrotes schlecht ausgenutzt wird (BRUCE, CALLOW 1934; HOFF-JÖRGENSEN 1946; KREBS, MELLANBY 1943; McCANCE, WIDDOWSON 1942, 1944).

Bei Sauerteigführung werden zwar 60—80% des Phytins aufgespalten und dadurch resorbierbar gemacht; der verbliebene ungespaltene Rest genügt jedoch immer noch, um die Resorption des Calciums deutlich zu verschlechtern (LANG, EBERWEIN 1944). LANG, SCHÜTTE sahen 1943 bei der üblichen deutschen Wehrmachtsverpflegung, die damals calorisch, eiweiß-, fett- und vitaminmäßig noch durchaus ausreichend war, negative Calciumbilanzen, die sie auf den Mangel an Milchprodukten und den hohen, die Calciumresorption verschlechternden Phytingehalt des Kommißbrotes bezogen und durch Anreicherung des Brotes mit anorganischen Calciumsalzen beseitigen konnten.

Saure Reaktion des Darminhalts begünstigt die Calciumresorption; normale Salzsäuresekretion des Magens ist daher eine wesentliche Voraussetzung optimaler Calciumresorption (STEARNS 1950). Vielleicht hängt es mit der verminderten Salzsäuresekretion des Magens zusammen, wenn fieberhafte Krankheiten bei Kindern und Erwachsenen die Calciumresorption verschlechtern (HOLMES 1945; MALMGREN 1923; STEARNS 1950). Vermutlich beruht auf Säuerung des Darminhaltes auch die mehrfach festgestellte Förderung der Calciumresorption durch *Fett* (BOYD, CRUM, LYMAN 1932; GIRENS 1918; HICKMANN 1924; MALLON, JORDAN, JOHNSTON 1930; STEGGERDA, MITCHELL 1951), durch *Milchzucker* (bakterielle Milchsäurebildung; McCANCE, WIDDOWSON, LEHMANN 1942), durch Aneurin (EHRENBERG 1948, 1949) und durch Stoffe, die mit Calcium leichtlösliche Komplexsalze bilden (z. B. Weinsäure, Citronensäure; vgl. die Rachitisprophylaxe mit Citronensäure; neuerdings SCHREIER 1949; SCHREIER, WOLF 1950; THEOPOLD, HENNING 1950).

Daß die Calciumresorption durch *Vitamin D* begünstigt wird, steht fest (Braun, Dausch 1949; Harrison, Harrison 1951; Nicolaysen 1934, 1937, 1939 u. a.); wie das geschieht, ist unsicher.

Eine an *unverdaulichen Stoffen* reiche Kost verschlechtert nicht nur die Ausnutzung des Eiweißes, sondern auch die des Calciums, da größere Mengen von Verdauungssäften (mit 0,3—0,5 g Calcium in 24 Std) abgeschieden und nicht wieder rückresorbiert werden (s. auch Adolph, Wang, Smith 1938; Westerlund 1938). *Eiweiß*reichtum der Kost fördert die Calciumausnutzung (Bildung leicht löslicher Komplexsalze mit Aminosäuren? Erniedrigung des p_H im Duodenum?). Am besten ausgenutzt wird das Calcium von Milch und Käse und das Calcium des Fleisches (Sherman, Ragan, Bal 1947, McQuarrie, Ziegler, Moore 1947; Fehlen von Calciummangelsymptomen trotz geringer Calciumzufuhr bei Eskimos!).

Schließlich wird die Calciumresorption, d. h. die Ausnutzung des Calciumgehaltes der Nahrung durch die Gegenwart anderer Mineralien, vor allen Dingen durch das *Verhältnis Calcium : Phosphat* im Darminhalt bestimmt. Optimal ist die Calciumresorption (im Tierversuch!), wenn dieser Quotient zwischen 1 und 2 liegt (Bethke, Kick, Wilder 1932; Breiter, Mills, Dwight, Macey, Armstrong, Outhouse 1941; Cox, Imboden 1936; Ellis, Mitchell 1933; Elvehjem, Krehl 1947; Fairbanks, Mitchell 1936; Haag, Palmer 1927; Henry, Kon 1939, 1947; s. auch Klinke 1931; Hesse, Barndt 1935; Lanford 1939; Lanford, Sherman 1939; Smith, Cammack, Specktor 1940; Sherman 1937; Orr, Holt, Wilkins, Boone 1924). Daß die Höhe des Calcium-Phosphatquotienten um so bedeutungsvoller wird, je weniger Calcium und Phosphor die Nahrung enthält und umgekehrt — der gesamte Phosphorgehalt der Nahrung wird im Darm zu Phosphat umgesetzt — ist leicht verständlich. Erhöhung der Magnesiumzufuhr erhöht die enterale Calciumausscheidung, und zwar vor allen Dingen dann, wenn die Nahrung wenig Phosphor enthält. Auch eisenreiche Kost soll die Calciumausnutzung beeinträchtigen, ebenso wie unter Umständen umgekehrt die Eisenausnutzung durch calciumreiche Kost beeinträchtigt zu werden scheint (Orten, Smith, Mendel 1936; Shelling, Josephs 1934; Steudel 1937; Thomson 1935).

Bei acidotischer Stoffwechsellage steigt die Calciumausscheidung im Harn im Dienste der Abdeckung ausscheidungspflichtiger Anionen (Bogert, Kirkpatrick 1922; Dennig, Dill, Talbott 1929; Gamble, Ross, Tisdall 1923; Loeb 1932 u. v. a.). Bilanzmäßig fällt diese Mehrausscheidung von Calcium nicht ins Gewicht, vor allen Dingen nicht beim Fleischfresser, dessen Fähigkeit, zur Abdeckung ausscheidungspflichtiger Anionen Ammoniak zu bilden, stärker ausgeprägt ist als beim Pflanzenfresser. Bartelheimer (1950) hat über „Entkalkungsosteopathien" bei Niereninsuffizienz berichtet.

Trotz allen Wissens von den Resorptions- und Ausscheidungsbedingungen des Calciums läßt sich die *Höhe der wünschenswerten Zufuhr* zahlenmäßig nur schwer angeben. Ein wesentlicher Grund liegt darin, daß wir keine sicheren Zeichen eines *eben beginnenden* Calciummangels kennen. Kraut, Wecker (1943) haben es klar ausgesprochen: „Für die Beurteilung des Kalkbedarfs fehlt es noch vollständig an zuverlässigen Unterlagen."

Die *Calciummangelschäden des Skelets* — kindliche Rachitis, Spätrachitis und Osteomalacie — sind Ausdrucksformen grundsätzlich gleichartiger Stoffwechselstörungen, Ausdrucksformen nämlich von unzureichender Bildung verkalkter Knochensubstanz, und als solche bereits Zeichen *schweren* Calciummangels. Der Aufbau vollwertiger Knochensubstanz ist an die Gegenwart ausreichender Mengen von Vitamin D, Calcium und Phosphat gebunden. Obwohl die Genese der Rachitis noch nicht lückenlos geklärt ist, kann man doch sagen, daß Mangel an Calcium infolge Calciumarmut der Kost *oder* aber auch infolge unvollkommener Calciumresorption die Entstehung rachitischer Störungen beschleunigt. Ähnliches gilt für die einfachen Entkalkungszustände (Osteoporose). Unzureichende Calciumzufuhr mit der Nahrung ist also nur *eine* der möglichen Ursachen von Rachitis, Osteomalacie und Osteoporose. Steigerung der peroralen Calciumzufuhr kann daher nicht in allen Fällen eine wirkungsvolle Therapie sein.

Es fragt sich, ob man auch dann mit Calciummangelschäden rechnen muß, wenn rachitische und osteoporotische Störungen fehlen. Das ist offenbar der Fall. Bei Tieren und Menschen hat sich nämlich zeigt, daß gewisse Kostformen für normales Wachstum und Wohlbefinden zwar ausreichen können, daß aber durch zusätzliche Calciumverfütterung Wachstum und Geschlechtsreife beschleunigt, die Vitalität erhöht, das Altern verzögert, das Leben verlängert und die Säuglingssterblichkeit verringert wird (COWARD, KASSNER, WALLER 1938; ELLIOT und Mitarbeiter 1922; GAUNT, IRVING, THOMSON 1938; KLEIBER, BOELTER, GREENBERG 1940; MCCARRISON 1927, 1936; ORR, CLARK 1930; SHERMAN, CAMPELL 1935).

Angesichts dieser Schwierigkeiten hat man sich zunächst darauf beschränkt, festzustellen, wie groß die Calciumzufuhr mit der Nahrung sein muß, um mit hinreichender Sicherheit *positive Calciumbilanzen* zu erzielen. Aus den bis 1939 vorliegenden einschlägigen Untersuchungen berechneten MITCHELL, CURZON (1939) einen mittleren Calciumbedarf (= notwendige Menge zur Erhaltung ausgeglichener Bilanzen) für den erwachsenen gesunden Menschen von 9,75 mg je Kilogramm Körpergewicht, wobei die mittlere Ausnutzung des Nahrungscalciums 30% betrug. Für den Menschen von 70 kg Gewicht wären das also als *Tagesbedarf 0,68 g Calcium*. Angesichts der Abhängigkeit des Calciumstoffwechsels von vielen äußeren und inneren Faktoren (s. oben), können diese Zahlen natürlich nur als Richtwerte dienen. In dem 31tägigen Fastenversuch von BENEDICT (1915) sank die Calciumausscheidung im Urin von 217 auf 138 mg je Tag (die Phosphorausscheidung von 0,73 auf 0,58 mg). Andere Beobachtungen an hungernden Menschen kamen etwa zu den gleichen Zahlen.

Ernährungsphysiologisch wichtiger als der Minimalbedarf ist aber der *Optimalbedarf, d. h. die Höhe der wünschenswerten Zufuhr*. SHERMAN (1947) hat sie in folgender Weise zu berechnen versucht. Das Verhältnis Calcium-Optimalbedarf : Eiweiß-Optimalbedarf ist nach seiner Meinung gleich dem Verhältnis Calciumgehalt:Eiweißgehalt einer vollwertigen Kost, d. h. 1:100. Unter der Annahme einer Eiweißoptimalzufuhr von 100 g kommt SHERMAN auf diese Weise zu einer Calciumoptimalzufuhr von 1 g täglich für den Erwachsenen, auf das $1^1/_2$fache für den Heranwachsenden, auf das Doppelte für die Schwangere und Stillende. Dieser Wert stimmt gut zusammen mit der Tatsache, daß deutlich positive Calciumbilanzen in der Regel erst bei einer Tageszufuhr von 1 g Calcium und mehr erreicht werden und Erhöhung der Calciumzufuhr über das Bilanzminimum hinaus das Wachstum verbessert, die Entwicklung beschleunigt und das Altern hinausschiebt (BAUER, ALBRIGHT, AUB 1925; BREITER, MILLS, DWIGHT, MCKEY, ARMSTRONG, OUTHOUSE 1941; BROOKE, SMITH, SMITH 1934; GYÖRGY 1931; HOLMES 1945; JOHNSTON, SCHLAPPHOFF, MCMILLAN 1950; HOLTZ 1943; EPPRIGHT, SMITH 1937; LANFORD, SHERMAN 1941; LEICHENSRING, NORRIS, LAMISON, WILSON, PATTON 1951; KRAUT, WECKER 1943, 1948; OUTHOUSE, BREITER, RUTHERFORD, DWIGHT, MILLS, ARMSTRONG 1941; OWEN 1939; STEGGERDA, MITCHELL 1941).

Da die Calcium- (und Phosphat)zufuhr in den Tierversuchen von COWARD, KASSNER, WALLER (1938) und SHERMAN, CAMPELL (1935) über dem Calciumgehalt der Nahrung armer Volksschichten lag, meinen die Autoren: "This proves quiet clearly, that the ordinary mixed diet of the poorer classes is seriously deficient in the elements required for the calcification of bone". In ähnlicher Weise kam Meulengracht (1938) bei Prüfung der Kost von Kopenhagener Arbeitern und Erwerbslosen zu dem Ergebnis, daß „die eingenommene Calciummenge für jedes erwachsene Individuum je Tag 0,5—0,7 g beträgt, woraus ersichtlich ist, daß die Zahlen unter der Mindestgrenze liegen oder ihr doch bedenklich nahe sind und dazu kommt noch, daß der Bedarf bei Kindern, Schwangeren und stillenden Müttern größer ist". Sherman (1937) meint, von den heutigen Kostformen seien 1% zu eiweißarm, 4% zu phosphorarm und 16% zu calciumarm; auf einen Energiegehalt von 3000 cal umgerechnet, sei keine mehr zu eiweißarm, aber auch dann noch seien 1% zu phosphorarm und 9% zu calciumarm.

Fleisch (1947) hat den Calcium-, Phosphor- und Eisenbedarf nach den Angaben verschiedener Autoren zusammengestellt (Tabelle 50).

Tabelle 50. *Calcium-, Phosphor- und Eisenbedarf je Kopf und Tag in Milligramm.* (Nach Fleisch-Petitpierre.)

	USA. National Research Council	Völkerbund	Intern. Rotes Kreuz 1943	Sherman	Bacharach und Drummond		Orr	Eidgenössische Kommission für Kriegsernährung	
					Optimum	Minimum		Optimum	Minimum
Calcium Erwachsene	800	750	500—1500	680	1500	750	1000	1000	500
Schwangere in der 2. Hälfte der Schwangerschaft	1500	1500	3000	1600	—	—	—	1200	—
Kinder	1000—1400	1000	300—1800	1000	—	—	—	1500	800
Phosphor	—	—	900—2000	—	—	—	—	15	8
Eisen	12	—	10—20	—	20	10	15	—	—

Für den gesunden Erwachsenen geben neuere amerikanische Untersuchungen als Tagesbedarf 0,5—0,8 g Calcium = 10 mg je Kilogramm Körpergewicht (Lit. bei Stearns 1950). Ausreichend ist diese Menge aber nur bei im übrigen vollwertiger Ernährung.

„Die Diätregel: für jedes Kind täglich $^1/_4$ Liter Milch (0,3 g Calcium) ist viel mehr als eine Vorschrift, die auf individuellen Meinungen und Analogieschlüssen aus Fütterungsversuchen an niederen Tieren basiert; sie beruht jetzt auf wissenschaftlicher Evidenz, gewonnen in ausgedehnten und intensiven Untersuchungen an den Kindern selbst" (Sherman 1937).

Infolge der verringerten Leistungsfähigkeit der Verdauungsorgane, vor allen Dingen der resorptiven Funktionen, steigt die Größe der notwendigen *Calciumzufuhr bei älteren Menschen.* Bei gleichbleibendem Calciumgehalt der Nahrung muß deshalb die Resorption durch Salzsäure und Vitamin D unterstützt werden (Albright, Reifenstein 1948; Meulengracht 1939; Stearns 1950). Im Alter kommt es infolgedessen nicht selten zu Entkalkung der Knochen (Campbell, Sherman 1945; Cane, Lovelac, Macay 1949; Macay, Crowell, Maynard 1935; Sherman, Campbell 1924, 1937), bei calciumarmer Kost sogar zu ausgesprochener Osteoporose (Henry, Kon 1939, 1947; Owen, Irvind 1940).

Im *Alter von 11—15 Jahren* schwankt die Calciumausnutzung auffallend stark und oft ohne erkennbare Ursache (Johnston 1941; Stearns 1950). Um während des Wachstums keine Calciummangelsymptome entstehen zu lassen, soll die Kost zwei oder mehr Jahre *vor* der präpuberalen Streckperiode,

d. h. vom 8. bis zum 10. Lebensjahr, besonders calciumreich sein (1,3—1,6 g Calcium täglich). Eine „physiologische" Adoleszentenosteoporose gibt es nicht (SHERMAN 1947; STEARNS 1950; VENAR, TODD 1932).

STEARNS (1950) meint, alle calorien-, eiweiß- und calciumreich ernährten Menschen seien groß, alle calorien-, eiweiß- und calciumarm ernährten seien klein, schmal und zartknochig. Die bessere Ernährung sei überhaupt der Grund für das stärkere Längenwachstum der heute lebenden Generation.

Einen zahlenmäßigen Anhalt für den Calciumbedarf des *Embryos* gibt eine Aufstellung von MICHEL (1899: Tabelle 51).

Tabelle 51. *Kalkgehalt und Kalkretention des Embryos.* (Nach MICHEL.)

Kalkgehalt		Durchschnittliche Kalkretention je Tag	
Alter	Calcium g	Alter	Calcium g
4 Monate	1,898	bis zu 4 Monate	0,015
5 Monate	2,530	4—5 Monate	0,021
6 Monate	4,080	5—6 Monate	0,050
7 Monate	5,885	6—7 Monate	0,060
bei der Geburt . . .	33,240	7 Monate bis zur Geburt . . .	0,456

Der ausgereifte Neugeborene bekommt einen Calciumvorrat mit auf die Welt, der ihm auch bei geringer Zufuhr ein rasches Wachstum ermöglicht (ELLIOT, PARK 1948; STEARNS 1939). Die Retention bei gegebener Zufuhr hängt beim Kind mehr von der Gewichtszunahme als von der Größenzunahme ab (HOLMES 1945).

Während der *Schwangerschaft* werden erst in den letzten 3 Monaten größere Calcium- (und Phosphor-) Mengen benötigt. Der Bedarf der Schwangeren wird mit 1,5 g Calcium je Tag sicher reichlich gedeckt. Die hormonale Umstellung bedingt außerdem in der 2. Schwangerschaftshälfte offenbar eine Verbesserung der Calciumresorption (SHERMAN 1947). Sehr viel schwerer kann die *stillende Frau* ihren Calciumbestand aufrechterhalten, obwohl die Calciumverluste durch Urin und Milch nicht größer sein sollen als die Urinverluste während der Schwangerschaft. Bei einer Frau, die ein Jahr lang stillte, haben DONELSON, NIMS, HUNSCHER und MACAY (1931) geradezu enorme Calciumverluste festgestellt. Mit Recht empfiehlt daher der National Research Council während der Stillperiode eine Tageszufuhr von 2 g Calcium.

Nach Feststellung des geringen Calciumgehalts der Kost weiter Kreise hat man in USA. das *Brot mit Calcium angereichert* (1000 mg Calciumcarbonat auf 1000 g Brot; s. auch S. 355, DUFRENOY, GENEVOIS 1949, MEYER, GREENBERG 1949). Die Calciumzufuhr mit dem Wasser fällt wenig ins Gewicht und läßt sich auch durch Verhinderung der beim Kosten auftretenden Calciumcarbonatfällung (Kesselsteinbildung) nicht nennenswert erhöhen (BECKER, BARTH 1940; BORRIES, ROTHE 1940; GRIEBEL, HESS 1940; KANITZ 1939; SHERMAN 1937; ZEISS, KANITZ 1940). LANG (1950) meint: „Bei mittleren Härtegraden dürften etwa 10% des gesamten Kalkbedarfs durch den Kalk im Trink- und Kochwasser gedeckt werden".

Calciumüberfütterungszustände sind beim Menschen nicht bekannt. Eine Überschwemmung des Organismus mit Calcium ist schon durch die komplexe Bedingtheit der enteralen Resorption erschwert. Als nachteilige Auswirkung hoher Calciumgehalte der Nahrung kann es infolge hoher Calciumkonzentration im Darminhalt zu Verschlechterung der Calcium-Phosphorresorption und zum Anstieg der Fettsäurenausscheidung auf das 7—8fache des Durchschnittswertes kommen.

Futter mit 1,35% Calcium soll bei Tieren Nierenhypertrophie und Harn-
steine entstehen lassen (Williamson, Hegstedt, McKibbin, Stare 1946).

c) Phosphor.

Nächst dem Calcium kommt von den Mineralien der Phosphor am reichlichsten im *Organismus* vor. Wir erinnern an den Phosphor als Baustein der anorganischen Knochensubstanz, der Phosphatide, der Nucleoproteide, der Phosphoproteide und der Nucleotide. 70—80% des als Phosphat gebundenen Phosphors
liegen im Skelet, 10% in der Muskulatur.

Die Resorption des Phosphors läuft, ebenso wie die Ausscheidung, weitgehend der Resorption des Calciums parallel (s. auch Cohn, Creenberg 1938;
Harrison, Harrison 1941; Manly, Bale 1939; Threedy, Campbell 1944).

Phosphor wird im ganzen leichter resorbiert als Cal-
cium. Sowohl bei der Resorption, die quantitativ in Phosphatform erfolgt,
wie bei der Ausscheidung, scheint Nebenschilddrüsen-
hormon eine gewisse Rolle zu spielen.

Die Phosphorresorption wird gehemmt durch Eisen-,
Aluminium- und Beryllium-
salze (Jones, Rehm 1938, 1940; Rehm, Winters 1940). Besonders schlecht,
d. h. zu nur 20—60% aus-
genutzt, wird von Tier und Mensch das Phosphat des
Phytins (= Inositphosphor-

Tabelle 52. *Phytingehalt von Nahrungsmitteln.*
(Nach M. Cance-Widdowson.)

Lebensmittel	Phytin-P in mg-% des Frischgewichtes	Phytin-P in % des Gesamt-P
Reis unpoliert . .	240	68,5
Mais.	210	58,0
Hafer	182	52,0
Weizen	168	46,4
Bohnen	154	50,0
Erbsen	124	46,3
Linsen	93	38,3
Vollkornbrot . . .	87	36,5
Reis poliert . . .	41	41,5
Sago	19	50,0
Kartoffein	6	19.3
Karotten.	3	15,8
Weißbrot	3	5,1
Spinat.	0	0
Äpfel	0	0

säure; 40—70% des in den Cerealien enthaltenen Phosphors liegen in Form von
Phytinphosphor vor, vgl. S. 384). Tabelle 52 (s. auch Common 1939, Krieger,
Bunkfeldt, Thompson, Steenbock 1940, 1941; McCance, Widdowson 1935,
1942; Patwardhan, Nhavi 1939). Das Phosphat des Weizens wird infolge der
Gegenwart eines phytalspaltenden Fermentes (Phytase) besser ausgenutzt als
das des Hafers (Burton 1930). Vitamin D verbessert in nicht näher bekannter
Art und Weise die Resorption des Phytins (McGinnis, Norris, Bender 1945;
Spitzer, Philipps 1945). Nach Beobachtungen von Schneider, Sterup (1939)
verschafft übrigens eine Steigerung der Vitamin D-Zufuhr im Phosphormangel-
zustand dem Skelet unter Umständen das Primat vor den weichen Geweben.

Eine an unverdaulichen Nahrungsbestandteilen reiche Kost verschlechtert
in jedem Falle die Phosphorausnutzung.

Der Gesamtphosphorgehalt des *Blusplasmas* liegt zwischen 10,0 und 14,1 mg-%,
der Phosphatphosphorgehalt zwischen 2, 4 und 4,4 mg-%. Die *Ausscheidung*
des Phosphors geschieht gleichfalls nur in Phosphatform und erfolgt zu etwa
80% durch die Nieren und zu 20% durch den Darm; die durch den Darm ausgeschiedenen Phosphatmengen sind keine unresorbierten Nahrungsreste, sondern
Bestandteile von Darmsekreten.

Phosphate spielen eine entscheidende Rolle bei der Regulation des *Säure-
basengleichgewichts.* Sie sind Ausgangsmaterial für die Synthese von *Phospho-*

proteiden, Nucleoproteiden, Phosphatiden und vielerlei Verbindungen, die im intermediären Stoffumsatz eine Rolle spielen. Unübersehbar ist die Zahl der *Phosphatesterreaktionen*; am eingehendsten erforscht sind sie bei der Muskelaktion und im Kohlenhydratstoffwechsel (neuerdings GREENBERG 1945; HEVESY 1940; KALCKAR 1945; MANLY, BALE 1939).

In Anbetracht der vielseitigen Funktionen des Phosphors ist es erstaunlich, wie wenig Sicheres von *Phosphormangelerscheinungen* bekannt ist. Offenbar wird in Mangelzuständen der Bedarf aus den Phosphatbeständen des Skelets (und des Muskels? DAY, McCOLLUM 1939; STRUCK, REED, COHEN 1939) bestritten und hier kommt daher ein Mangel am ehesten und deutlichsten zum Ausdruck. An Milchkühen ließ sich zeigen, daß der Organismus sein Calcium-Phosphorverhältnis weitgehend konstant hält und Calciumverluste auf diese Weise Phosphorverluste nach sich ziehen (MEIGS und Mitarbeiter 1919, 1935). Beim Menschen sind spezifische Phosphormangelsymptome nicht bekannt.

Extrem *phosphorarme Nahrung* ist praktisch stets auch eiweiß- und fettarm. Selbst im Tierversuch ist es schwer, ein phosphorarmes, im übrigen aber leidlich ausreichendes Futter herzustellen (COPP, CHACK, DUFFY 1947; JONES 1938, 1939; OSBORNE, MENDEL, PARK, WINTERNITZ 1927; OSBORNE, MENDEL 1926; SCHNEIDER, STEENBOCK 1939). DAY, McCOLLUM (1939) haben phosphorarm und phosphorreich ernährte junge Ratten verglichen (Phosphorgehalt des Futters 0,017 und 0,27%). Die Mangeltiere fraßen schlechter, nahmen weniger an Gewicht zu und bekamen nach 2—3 Wochen schwere Krankheitserscheinungen: struppiges Fell, Borken an der Nase, Conjunctivitis, Rippenerweichungen, Gehstörungen, Atem- und Freßbeschwerden und starben schließlich mit äußerst calciumarmen Knochen nach 7—9wöchiger Versuchsdauer. Heißhunger (wie bei phosphorarm gefütterten Widerkäuern) war bei den Ratten nicht feststellbar, doch tranken die Mangeltiere sehr viel mehr Wasser und schieden mehr Kot aus. Die Mineralbilanzen ergaben hohe Calciumverluste, schwach positive Magnesiumbilanzen und Phosphorverluste von im Mittel 45 mg je Tier, während die Kontrolltiere im Laufe 8 wöchiger Versuche im Mittel 385 g Phosphor retiniert hatten. Nach Auffassung von DAY, McCOLLUM (1939) sind 79 mg des aus den Knochen mobilisierten Phosphors von anderen Geweben zur Deckung ihres Bedarfs herangezogen worden. Im gleichen Sinn deuten sie die anfängliche Stickstoffretention; später, nach Erschöpfung der mobilisierbaren Calcium- und Phosphorreserven des Skelets, wurden die Stickstoffbilanzen negativ (s. auch McCOLLUM, SIMMONDS 1928; SHERMAN, PAPPENHEIMER 1921).

Unter großen *Bilanz*schwankungen — von —220 mg bis +119 mg P und saisonmäßigen Schwankungen war in dem einjährigen Selbstversuch HEINELTs (1925) die Jahresbilanz bei einer Tageszufuhr von 3,0—3,1 g P- ausgeglichen (s. auch ATZLER, BERGMANN, GRAF, KRAUT, LEHMANN, SZAKALL 1935; FISCHER 1935). — Während der Phosphatbedarf offenbar unabhängig ist vom Säurebasengleichgewicht (DAVIS 1935; SALTER, FARQUHARSON, TIBETTS 1932; dagegen HEINELT 1925), ist das Verhältnis Calcium : Phosphor in der Nahrung von großer Bedeutung.

Das optimale Calcium : Phosphorverhältnis ist in den frühesten Lebensjahren am höchsten (um 2,0); es sinkt im Erwachsenenalter und steigt nur während der Schwangerschaft und Lactation wieder an.

Der minimale *Phosphorbedarf* liegt nach den Untersuchungen jener Autoren, die sich auch um die Festlegung des Calciumbedarfs bemüht haben, zwischen 0,52 und 1,20, im Mittel bei 0,88 g für den Erwachsenen, zwischen 1,16 und

1,46 g für den Heranwachsenden. Der National Research Council der USA. nennt als wünschenswerte Höhe der Phosphorzufuhr je Kopf und Tag für Erwachsene 0,9, für Kinder 1,3 und für Schwangere 1,5 g. Der Phosphorbedarf kann mit anorganischen Phosphorverbindungen ebensogut gedeckt werden wie mit organischen, da Phosphor in jedem Fall nur in Phosphatform resorbiert wird.

Nach den ersten, aus theoretischen Überlegungen stammenden Hinweisen v. EMBDEN von 1920—1921, EMBDEN, GRAFE (1921) und EMBDEN, GRAFE, SCHMITZ auf die *leistungssteigernde Fähigkeit peroral gegebener Phosphate* ist diese Phosphatwirkung vielfach geprüft und in der Regel auch bestätigt worden (ATZLER, LEHMANN, SZAKALL 1937; EHRENBERG 1948; GRIESBACH 1928; LEHMANN 1934; LOEWY 1930; NOTTHAAS 1932; POPPELREUTER 1930; PATRIZI 1934; RIABUDSCHINSKY 1930; SZAKALL 1935, 1939). Wenn die Zufuhr anorganischer Phosphate die körperliche und geistige Leistungsfähigkeit tatsächlich verbessert — wieweit es sich dabei um einen psychotherapeutischen Effekt handelt, ist noch keineswegs geklärt — so heißt das vielleicht noch nicht, daß der Organismus bis dahin in chronischem Phosphormangel gelebt hätte. Immerhin scheinen sich Phosphatzulagen zu erübrigen, d. h. nicht weiter leistungssteigernd zu wirken, wenn die Kost reichlich Phosphor enthält und nicht (etwa infolge großer Muskelanstrengungen) größere Phosphormengen zu Verlust gegangen sind. Entscheidend für den leistungsverbessernden Effekt ist offenbar, daß leicht assimilierbarer Phosphor für den anaeroben Kohlenhydratabbau reichlich zur Verfügung steht.

Ein Zustandsbild der *Phosphorüberernährung* ist beim Menschen nicht bekannt. Eine Phosphorüberflutung wird überdies schon durch die vielseitigen Bedingtheiten der Phosphorresorption erschwert. Ratten sollen bei Phosphorüberfütterung (5% NaH_2PO_4) tubuläre Nierenerkrankungen bekommen (HALWI, BACHMANN, WYNN, ENSOR 1939; MACAY, OLIVER 1935).

d) Magnesium.

Im *Stoffwechsel* folgt das Magnesium häufig dem Calcium und Phosphat; in der Beeinflussung vieler Funktionsabläufe wirken Calcium und Magnesium antagonistisch.

Die Magnesium*resorption* unterliegt im wesentlichen denselben Gesetzmäßigkeiten wie die Calciumresorption und wird durch die Gegenwart größerer Calciummengen gehemmt. Wie Calcium bildet z. B. Magnesium im Darm mit Fettsäuren schwerlösliche Seifen.

Während enteral zugeführtes Magnesium fast ausschließlich durch den Darm den Organismus verläßt — auch bei acidotischer Stoffwechsellage, kommt es nur zu einer unbedeutenden Steigerung der Magnesiumausscheidung im Harn — wird parenteral zugeführtes Magnesium zu 90% durch die Nieren *ausgeschieden*. Steigerung der Magnesiumzufuhr bewirkt, ausreichende Resorption vorausgesetzt, eine Mehrausscheidung von Calcium, bei jungen Tieren und beim Menschen auch eine Mehrausscheidung von Phosphat (Herabsetzung des Bindungsvermögens der Kolloide für Calcium?).

Der *Magnesiumspiegel im Plasma* liegt, individuell verschieden, zwischen 1,5 und 3,5 mg-% und wird durch den Gehalt der Nahrung an resorbierbarem Magnesium kaum beeinflußt.

Von nervalen und hormonalen *Regulationen* des Magnesiumstoffwechsels ist nichts bekannt.

Funktionell ist Magnesium, wie gesagt, vielfach mit dem Calcium verknüpft. So ist es, wie dieses, ein integrierender Bestandteil des Knochens — 70% der Magnesiumbestände des Organismus liegen im Skelet — und greift (als Aktivator der Phosphatasen) an vielen Stellen in Phosphorylierungen ein. Gewisse elektrokardiographisch faßbare Veränderungen nach Magnesiumzufuhr hat LEPESCHKIN (1942) zusammengestellt. Ungeklärt sind die Magnesiumwirkungen auf den Blutzucker (Senkung durch kleine, Steigerung durch große Dosen). Zur Magnesiumnarkose — auch sie ist in ihrer speziellen Genese noch ungeklärt — kommt es nur, wenn das Blutmagnesium auf mindestens 7 mg-% ansteigt.

Im Tierversuch erweist sich Magnesium ganz eindeutig als *lebenswichtiges Element* (DUCKWORTH, GODDEN 1943; BARROW, PEARSON, BROWN 1949; BROOKFIELD 1934; DUCKWORTH, WARNOCK 1942, 1942; KRUSE, ORENT, MCCOLLUM 1932; SCHRADER, PRICKETT, SALMON 1937; TUFTS, GREENBERG 1938). Magnesium*mangel* führt zu Erweiterung der Blutgefäße, Anstieg des Blutvolumens, Wachstumsstillstand, Durchfällen, Haarausfall, Ödemen, Neigung zu Krampfanfällen (bei normalem Calciumgehalt des Blutes) und Kachexie; der Grundumsatz steigt, die Nahrungsausnutzung verschlechtert sich, im Kleinhirn treten Zelldegenerationen auf und die Nierenfunktion leidet. Der Magnesiumgehalt in Plasma, Erythrocyten, Gehirn und Muskulatur fällt ab, während der Calciumgehalt der Skelet- und Herzmuskulatur um 50—100%, der der Niere um das 15fache ansteigt.

Nach TUFTS, GREENBERG (1938) braucht eine Ratte als Optimalbedarf mindestens 5 mg Magnesium je Kilogramm Körpergewicht, d. h. etwa ebensoviel wie der erwachsene Mensch (s. unten). Hohe Calciumzufuhr erhöht den Magnesiumbedarf.

Während also beim Tier spezifische oder doch als spezifisch angesehene Magnesiummangelsymptome beobachtet worden sind, kennt man beim Menschen weder eindeutige Mangel- noch eindeutige Überfütterungssymptome. Negative Magnesiumbilanzen und tiefes Blutmagnesium sind bei Hungerkranken beobachtet worden.

Positive Magnesium*bilanzen* fanden sich bei Kindern unter einer Zufuhr von 6—20 mg je Kilogramm Körpergewicht (DANIELS 1941; WANG, KAUCHER, WING 1936), bei Erwachsenen unter einer Zufuhr von 6 mg je Kilogramm Körpergewicht (= 420 mg für den 70 kg schweren Menschen), ausgeglichene Bilanzen bei Erwachsenen unter 4 mg je Kilogramm Körpergewicht (TIBETTS, AUB 1937).

Auf Grund von Bilanzuntersuchungen wird der *Tagesbedarf* des erwachsenen Menschen mit 0,2—0,3 g Magnesium angegeben (BRULL 1936; FRANKE 1934; ROINE, BOOTH, ELVEHJEM 1949; SHERMAN 1937; MOORE, HALLMANN, SHOLE 1938). Neuere Untersuchungen von DUCKWORTH, WARNOCK 1942, 1943 führten zur Annahme eines Tagesbedarfs des Erwachsenen von weniger als 10 mg. „Anlaß zu Befürchtungen, daß bei der üblichen Kost der Magnesiumbedarf nicht gedeckt werde, besteht nicht" (LANG 1950).

e) Kalium.

Jede Kostform, selbst wenn sie energetisch den Bedarf unterschreitet, enthält so große Mengen von Kalium, Natrium und Chlor, daß mit Mangelsymptomen praktisch niemals gerechnet zu werden braucht, es sei denn, die Natrium- und Chlorabgabe sei abnorm erhöht. Mit praktisch jeder Höhe der Kalium-, Natrium- und Chlorzufuhr vermag sich der Organismus rasch ins Gleichgewicht zu setzen. Alle drei Elemente werden auch stets schnell und vollkommen resorbiert und an die Zellen weitergegeben (neuerdings CORSA 1950); ihre Ausscheidung erfolgt normalerweise, d. h. wenn keine Durchfälle bestehen, so gut wie ausschließlich durch die Nieren.

Der Kaliumgehalt des *Plasmas* schwankt beim gesunden Menschen zwischen 12,1 und 21,5 mg in 100 cm³. Die Kaliumkonzentration des *Zellinnern* liegt bei 530 mg-%, die Konzentration der extracellulären Flüssigkeit bei 20 mg-%. Auffallend hoch ist die Kaliumkonzentration des *Magensaftes* mit 70 mg-%.

Die *Ausscheidung* des Kaliums erfolgt fast ausschließlich durch die Nieren und, wie vor allen Dingen Isotopenversuche gezeigt haben, erst nach vorübergehender Retention, vor allen Dingen in der Muskulatur und in der Leber (Greenberg 1939; Hevesy 1942).

Entsprechend seinem Vorkommen im Organismus hat man das *Kalium zusammen mit dem Magnesium und Phosphor als Gewebsmineralien* bezeichnet und dem *Chlor und Natrium als den Säftemineralien* gegenübergestellt; Calcium spielt, je nach seiner Zustandsform in Säften *und* Geweben, eine Rolle als Gewebsmineral oder Säftemineral (Keller und Mitarbeiter 1935). Gewebsmineralien und Säftemineralien unterscheiden sich durch ihre elektrische Ladung. Die Gewebsmineralien, allgemeiner gesagt: alle Stoffe der Kaliumgruppe — außer Kalium und Magnesium, unter Umständen Calcium und Phosphor gehören Zucker und Glykogen dazu — sind elektronegativ und daher in den elektropositiv geladenen Organen gebunden; die elektropositiven Stoffe der Natriumgruppe finden sich in den negativ geladenen Körpersäften. Im biologischen Milieu wäre also das Kation Kalium negativ, das Anion Chlor positiv geladen. Daraus folgt, daß das Kalium im Gewebe, das Chlor in den Säften nicht ionisiert vorhanden sein könnte, sondern nur eingebaut in komplexe Salzionen mit entgegengesetzter elektrischer Ladung und so ließe es sich verstehen, daß in einer Reihe von Krankheitszuständen Kalium und Phosphor gemeinsam aus den Geweben herausdringen, während Natrium, Chlor und Wasser gleichzeitig eintreten. Schädigung der Zellmembran stört die normal gerichtete Permeabilität der Zelle (Cullen, Wilkins, Harrison 1933; Wilkins, Cullen 1933; Leulier, Pommé 1934; Kallos, Deffner 1935; Kaunitz 1936; Eppinger 1937). Die Folge ist, daß Kalium und Phosphor in abnorm großen Mengen die Zelle verlassen, Natrium und Chlor hineindringen. Es kommt, um die Eppingersche Bezeichnung zu gebrauchen, zu „seröser Entzündung". Im äußersten Falle hat die Zelle alle ihre lebendigen, den rein physikalischen Kräften der Osmose und Diffusion entgegenwirkenden Kräfte verloren; die Differenzen im Mineralgehalt zwischen Zellinnerem und Umgebung gleichen sich aus — die Zelle stirbt ab. Zur „serösen Entzündung" rechnen Eppinger und Mitarbeiter schon die gewöhnliche Muskelermüdung und die abendliche Erhöhung der Kaliumausscheidung, außerdem Kreislaufinsuffizienz, Diabetes mellitus, Pneumonie, gewisse Vergiftungen und Infektionen. Zu gleichartigen Veränderungen soll es bei O_2-Mangel in der Atemluft und nach operativen Eingriffen kommen. Der serösen Entzündung bzw. deren Mineralverschiebungen soll nicht nur eine Reihe von Medikamenten (Pyrazolon, Chinin, Strophanthin), sondern auch kaliumreiche Ernährung entgegenwirken. Wird dabei das Herausdringen des Kaliums aus der Zelle durch Erhöhung der Kaliumkonzentration in der Umgebung gehemmt? Andererseits zeigt die klinische Erfahrung, daß kaliumreiche Ernährung in solchen Zuständen *keineswegs* immer angezeigt ist. Die Nebennierenrindeninsuffizienz z. B. verläuft unter dem Bild der serösen Entzündung. Addisonkranke kann man aber mit kaliumreicher Kost zu Tode bringen! Die Dinge liegen also keineswegs so einfach, wie sie zunächst aussehen mögen.

Neben dieser seiner *gruppenspezifischen* besitzt das Kalium auch eine *individualspezifische Bedeutung.*

Kalium steht in engen Beziehungen zur Erregbarkeit der *Nerven und Muskeln*. Kaliumreiches Futter erhöht den Kaliumgehalt des Rattenmuskels und senkt seinen O_2-Verbrauch und seine CO_2-Abgabe um so stärker, je höher es den Kaliumgehalt ansteigen läßt; mit anderen Worten: der Muskel arbeitet rationeller. Steigerung der Natriumzufuhr hingegen treibt O_2-Verbrauch und CO_2-Abgabe während und nach der Arbeit in die Höhe. Auch beim Menschen sinkt mit steigendem Kaliumgehalt der Stoffumsatz der Muskulatur. Wir besitzen aber keine Mittel, um den Kaliumgehalt des Muskels willkürlich erhöhen, den Muskel „trainiert" machen zu können (BRUMANN, DELACHAUX 1936; BRUMANN, FINKELSTEIN 1936). Noch nicht befriedigend erklärt ist das Absinken des Blutkaliums und der therapeutische Effekt von Kaliumgaben bei der familiären paroxysmalen Lähmung. Der isolierte quergestreifte Muskel, weniger der glatte Muskel, wird durch Kaliumsalze gelähmt, ohne daß dabei das Kalium in die Fibrillen eindringt (kolloidale Veränderungen der Plasmahaut?). Verschiebungen der Kaliumfraktionen im Muskelinneren begleiten jede Muskelaktion (FENN 1936, 1938, 1940; FENN, COBB 1934; HÖBER 1926, 1927, 1929; NEUSCHLOSZ 1923—1928). An der Reizübertragung vom motorischen Nerven auf den Muskel durch Acetylcholin sind Kalionen beteiligt; überhöhte Kaliumkonzentration hemmen die Reizübertragung. Am Herzen bewirkt Kalium Bradykardie, Verkleinerung des Schlagvolumens und Herabsetzung der Erregbarkeit, während überhöhte Kaliumzufuhr (6 mg je Kilogramm Körpergewicht nach AUBERT, DEHN 1874) zu Herzblock und Tod führen. Durch Vorbehandlung mit Calcium lassen sich die genannten Kaliumwirkungen umkehren (BOEHM 1914; KISCH 1926; ROTHBERGER 1931; ROTHSCHUH 1947; DIETRICH, SCHIMERT 1940). Elektrokardiographisch faßbare Veränderungen nach Kaliumzufuhr hat LEPESCHKIN 1942 zusammengestellt.

Über Beziehungen zwischen Kalium, Vitaminen und Hormonen ist wenig bekannt. VERZAR (1939, 1941) bringt das Kalium in Verbindung mit der *Nebennierenrindenfunktion* (s. dazu BENNETT, LIDDLE, BENTINCK 1953). Kaliumsalze sollen die *thyroxin*gesteuerte Kaulquappenmetamorphose beschleunigen (ZONDEK, BANDMANN 1930), die *Adrenalin*bildung je nach Umständen intensivieren oder dämpfen (KOBORI 1926; ZONDEK, BANDMANN 1930), die *Insulin*wirkung verstärken (GRAFE 1927; ZONDEK, BANDMANN 1930).

Bei extremer, alimentär bedingter *Kaliumverarmung* gehen die *Versuchstiere* in wenigen Wochen unter schweren Veränderungen des Nervensystems, der Leber und anderer Organe zugrunde (EPPRIGHT, SMITH 1937; GRIJNS 1938; RUEGAMER, ELVEHJEM, HART 1946; SCHRADER, PRICKETT, SALMON 1937; SEIFTER 1951; SMITH 1946). Bei weniger extremem Kaliummangel können die Versuchstiere (Ratten) zwar noch kräftig heranwachsen, die Jungtiere überleben aber nur kurze Zeit (HEPPEL, SCHMIDT 1938; s. auch CANNON, FRAZIER, HUGHES 1952; ROINE, BOOTH, ELVEHJEM 1949; SMITH, BLACK-SHAFFER, LASATER 1950).

Auf Grund solcher Untersuchungen wurden als *Optimalbedarf* für die junge Ratte und das Kücken mindestens 15—20 mg Kalium (0,2% des Futters), für die erwachsene Ratte 2 mg Kalium je Tag angenommen (DOR 1941; GRIJNS 1938; MILLER 1923, 1926). Sehr hohe Kaliumzufuhr (im Futter 5% $K_2CO_3 = 2,8\%$ K) erhöht die Sterblichkeit der Tiere, wobei gleichzeitige Zufuhr größerer Magnesiummengen schützend wirkt (PEARSON 1948).

Beim *Menschen* sind Krankheitserscheinungen, die auf unzureichende Aufnahme von Kalium mit der Nahrung bezogen werden können, nicht bekannt geworden. So sind *Bedarfsschätzungen* nur möglich auf Grund von Analogieschlüssen aus Tierversuchen. 2 mg Kalium als wünschenswerte Zufuhr für die Ratte würden (unter Annahme eines mittleren Rattengewichtes von 150 g) für den

70 kg schweren Menschen 0,934 g Kalium als wünschenswerte Tageszufuhr ergeben. Da der Kaliumgehalt jeder Kostform, mag sie vorwiegend aus Nahrungsmitteln pflanzlicher oder aus Nahrungsmitteln tierischer Herkunft bestehen, sehr viel höher liegt — Durchschnittswerte amerikanischer Kostformen 3,39 g je Tag (s. S. 504) — sind Kaliummangelzustände infolge zu geringen Kaliumgehaltes der Nahrung nicht zu befürchten.

Zu *Kaliumverarmung und Kaliummangelzuständen* (s. auch LASCH 1953; HOWARD, CAREY 1949; BLACK, MILNE 1952; KEYE 1952) kann es jedoch im Gefolge bestimmter krankhafter Störungen kommen: bei Durchfallkrankheiten, bei Diabetes mellitus, bei familiärer paroxysmaler Lähmung und nach operativen Eingriffen.

Bei *Durchfallkrankheiten*, vielleicht auch bei gewohnheitsmäßigem Abführmittelmißbrauch und kaliumarmer Kost (MARTENSSON 1953), kann die enterale Kaliumausscheidung auf das 10fache (von normal rund 30 mg) ansteigen. Die Kaliumdepots entleeren sich, der Kaliumspiegel im Plasma sinkt (in einem Fall von KLINKE 1953 auf 7 mg-%), wobei dieses Absinken durch Bluteindickung getarnt sein kann, und die Gewebe geraten in einen Zustand des Kaliummangels (DARROW 1950). DARROW (1950) hat berechnet, daß bei Gewebseinschmelzung auf je 100 g Gewebe im Mittel 410 mg Kalium, 208 mg Natrium und 375 mg Chlor zu Verlust gehen. Durch starke Kaliumverarmung wird vor allen Dingen die Leistungsfähigkeit des Herzens, aber auch die der gesamten Muskulatur schwer beeinträchtigt (KLINKE 1953). Derartige Zustandsbilder sieht man bei Pylorusstenose, Ileus, Darmstenose, Sprue und anderen schweren Durchfallkrankheiten, wobei große Mengen Kalium durch Erbrechen und Durchfall verlorengehen. Heilmittel der Wahl sind Kaliumsalze, die indes zwecks Vermeidung von Vergiftungserscheinungen nur in Lösungen infundiert werden dürfen, deren Konzentration nicht höher ist als die der normalen Plasma-Kaliumkonzentration (DARROW 1945, 1949; SVENDSEN 1950).

In der *diabetischen Acidose* wird Körpersubstanz abgebaut; überdies verliert der Organismus große Mengen basischer Valenzen, unter anderem auch Kalium, die der Abdeckung vermehrt ausscheidungspflichtiger saurer Valenzen dienen müssen. So ist es verständlich, daß im Plasma von Diabetikern 6 mg-% Kalium und weniger gefunden worden sind (HOLLER 1940, 1946). Die Hypokaliämie tritt aber in der Regel erst nach beginnender Regulierung des Kohlenhydratstoffwechsels in Erscheinung, wenn die Zellen im Dienste der Zuckerverarbeitung Kalium in größeren Mengen aufnehmen; sie läßt sich auch mit Kaliumchlorid schnell beseitigen (FRENKEL, GROEN, WILLEBRANDS 1947; GREENMAN, DANOWSKI 1949; HOLLER 1946; MARTIN, WERTMANN 1947; NICHOLSON, BRANNING 1947; LASCH 1953; GLAFKIDES, BENNETT, GEORGE 1952; LOGSDON, McCAVACK 1948; SVENDSEN 1950).

Die *familiäre paroxysmale Lähmung* ist gekennzeichnet durch anfallsweises Auftreten schlaffer Lähmungen, die an den Extremitäten beginnen und allmählich die gesamte willkürliche Muskulatur ergreifen, wobei Hals-, Kopf-, Gesichts-, Kau-, Schluck- und Atemmuskulatur in der Regel frei bleiben. Die Dauer der Anfälle schwankt zwischen einigen Stunden und 2—7 Tagen (zusammenfassende Darstellung bei v. SANNTHA 1939; neuerdings MEYER 1952). Ätiologie und Pathogenese der Krankheit sind noch keineswegs klar. AITKEN, ALLOTT, CASTLEDEN, WALKER (1937), HERRINGTON (1937) und PUDENZ, McINTOSH, McEACHERN (1938) fanden im Anfall erhöhte renale Kaliumausscheidung bei stark erniedrigtem Kaliumspiegel im Blut (ohne Hyperglykämie!) und raschen therapeutischen Erfolg bei intravenöser und peroraler Kaliumzufuhr. Diese Beobachtungen legen die Annahme nahe, das Wesen der Krankheit bestehe in

Kohlenhydratstoffwechselstörungen der Muskulatur. Im gleichen Sinne sprechen die negativen Phosphorbilanzen, die wochenlang nach den Anfällen fortbestehen können (MILHORAT, TOSCANI 1939), die Beobachtungen, daß bei Zufuhr großer Zuckermengen ebenso wie nach Corticosteron der Kaliumgehalt des Plasmas absinkt und überhaupt die vielfachen wechselseitigen Beziehungen zwischen Kohlenhydrat-, Acetylcholin- und Kaliumstoffwechsel (Zusammenfassung bei WELLER, TAYLOR 1950). ZIEGLER, McQUARRIE (1952) erklären das Auftreten der Lähmungen mit den *Kaliumverlusten durch den Harn*, während andere Untersuchungen eher dafür sprechen, daß wesentlich für das Auftreten der Lähmung die *Einwanderung von Kalium aus dem Plasma in die Zellen* ist (vgl. WELLER, TAYLOR 1950; Verstärkung der Anfälle unter kaliumreicher Kost nach McQUARRIE, ZIEGLER 1952). Die therapeutischen Kaliumgaben sollen 3—4 mg je Kilogramm Körpergewicht nicht überschreiten (FENN 1940). Bei höheren Dosen sieht man zunächst elektrokardiographische Veränderungen. Serum-kaliumwerte von über 30 mg-% bedeuten schon Gefahr; Werte über 40 mg-% können bei geschädigtem Herzen, vor allen Dingen bei bereits bestehenden Reiz-leitungsstörungen, zum Tode führen (BROWN, TANNER, HECHT 1951; HOFF-MEISTER 1949). Es sei hier an die aus Tierversuchen bekannte Herzschädigung durch Kalium erinnert.

Kaliummangelerscheinungen sind neuerdings auch *nach operativen Eingriffen und bei Ileus* entdeckt worden (ELIEL, PEARSON, RAWSON 1950; BLIXEN-KRONE, MØLLER 1949; SMITH 1951; ELIEL, PEARSON, WHITE 1952; McPHEE 1953; FINDLAY, HOWES 1950; GILLESPIE, SANDERS 1951; LANS, STEIN, MEYER 1952; MEYERS, KIRKLIN 1952). Ursächlich wirken verminderte Kaliumaufnah-men mit der Nahrung Verlust von Verdauungssekreten, erhöhte Kaliumaus-scheidung durch die Niere als Folge des chirurgischen Traumas, Infusions-diurese und acidotische Stoffwechsellage wahrscheinlich zusammen. Als klini-sche Zeichen des Kaliummangels gelten dabei Muskelschwäche, Appetitlosigkeit, uncharakteristische abdominale Beschwerden und depressive Verstimmung. Kaliumtherapie, z. B. mit 0,3% KCl als Infusion, war in vielen Fällen lebens-rettend.

Ob es bei *chronischer Nephritis* wirklich zu Kaliummangelzuständen kommen kann, steht dahin (SCHOCH 1951).

Während *erhöhtes Blutkalium* bei verschiedenen Krankheitszuständen gefun-den wurde — bei Urämie, bei Nebennierenrindeninsuffizienz, im anaphylaktischen Schock, bei intravasaler Hämolyse — und gewisse klinische Zeichen auf die Hyperkaliämie, die 100 mg-% erreichen kann, bezogen werden (Verwirrungs-zustände, Kollapse mit Reizleitungsstörung des Herzens, Muskelfibrillieren), kommen *nahrungsbedingte Kaliumüberschwemmungen* als Ursache von Krank-heitserscheinungen nicht vor. Aus der Tatsache, daß sich der Organismus sehr schnell mit hoher Kaliumzufuhr ins Gleichgewicht setzen kann, ist das leicht erklärlich.

f) Natrium und Chlor.

Natrium und Chlorid werden im Dünndarm leicht und vollständig *resorbiert* und schnell an den Ort ihrer Verwendung hingebracht.

Der Natriumspiegel im *Plasma* liegt zwischen 311 und 357 mg-%, der Chlorid-spiegel zwischen 355 und 381 mg-%. Die *Ausscheidung*, die sich sehr schnell der Zufuhr anpaßt, erfolgt so gut wie ausschließlich durch den Harn, wobei Natrium und Chlorid durchaus nicht immer in äquimolarem Verhältnis erscheinen. Im Stuhl kommen nennenswerte Mengen von Natrium und Chlorid nur bei

Verdauungsstörungen, insonderheit bei Durchfällen vor. Große Mengen von Natrium und Chlorid können den Organismus auch mit dem Schweiß verlassen. Wie Kalium ist auch Natrium unentbehrlich für die *Erregbarkeit von Muskeln und Nerven* (Lit. bei Höber 1926; Robertson 1930). Natriummangel verlangsamt die Schlagfrequenz des isolierten Herzens und erhöht das Schlagvolumen. Eine höchst bedeutsame Funktion des Natriumions liegt in seiner Fähigkeit der *Wasserbindung*, die durch das Chlorid noch unterstützt wird. 82% des gesamten Natriumbestandes sind „austauschbares Natrium" mit engen Beziehungen zum Wasserhaushalt (Forbes, Perley 1951). Eine weitere wichtige Funktion des Natriums ist die *Abpufferung saurer Valenzen* (neuere zusammenfassende Darstellungen des Kochsalz- und Wasserstoffwechsels bei Marx 1935; Nonnenbruch 1926 und Siebeck 1926). Die Wasserbindung des Natriums, wahrscheinlich eine einfache Mineral-Kolloidreaktion, hängt weitgehend vom augenblicklichen Zustand des Organismus ab. Ein und dieselbe Kochsalzmenge wird je nach Umständen gleichzeitig mit Wasser angesetzt, „trocken" retiniert oder zusammen mit Wasser ausgeschieden. Wasseransatz ohne Kochsalzansatz kommt kaum und dann höchstens in kleinem Umfange vor. Bei Säuglingen können schon wenige Gramm Kochsalz als Nahrungszusatz zu Temperatursteigerungen führen („Kochsalzfieber", Näheres S. 529).

Ratten vertragen ein extrem natriumarmes Futter (0,002% Natrium) zunächst ohne erkennbare Störungen. Vom 4. Monat der *natriumarmen Ernährung* an kommt es dann aber zu einem Absinken des Blutnatriums, zu Gewichtsverlust, Wachstumsstillstand und negativen N-Bilanzen. Es entwickeln sich hämorrhagische Conjunctividen, Ulcerationen und Perforationen der Cornea und Fortpflanzungsstörungen. Bei Mangel an Chlor oder auch bei Mangel an Natrium *und* Chlor sind solche Erscheinungen nicht vorhanden oder nur angedeutet nachweisbar (Orent, Keiles 1940; Turpeinen 1940). Optimales Wachstum erfordert bei Ratten und Kücken einen Natriumgehalt des Futters von mindestens 0,3% (Schoorl 1934, Sjollema 1935).

Spezifische Erscheinungen und *Chloridmangel* sind kaum bekannt. Bei Tieren wurden lediglich dann Wachstumsverzögerungen beobachtet, wenn der Chloridgehalt des Futters 0,01% und weniger betrug (Binet, Marquis 1948; Marquis 1928). Die Ergebnisse von Chloridverarmungsversuchen mit Magensaftentzug (Glass 1932; Mellinghoff 1942; Rosemann 1911 u. a.) sind nicht eindeutig, weil nicht klar ist, ob die Ausfallssymptome dabei zu Lasten des Chloridverlustes gehen, der 50% des Bestandes ausmachen kann oder zu Lasten des Entzugs saurer Valenzen.

Natrium und Chlorid gehen nicht nur im Wasserstoffwechsel zusammen. Natriummangel und Chloridmangel, Natriumüberschüttung und Chloridüberschüttung können in ihren biologischen Auswirkungen nur sehr schwer oder gar nicht auseinandergehalten werden. Man hat sich deshalb daran gewöhnt, von „Kochsalzmangel" bzw. „Kochsalzüberschüttung" zu sprechen (neuere Zusammenfassungen bei Glatzel 1937 und Lougol 1947). In älteren Untersuchungen ist überdies meist nur das methodisch sehr viel einfacher erfaßbare Chlorid bestimmt und gleichlaufendes Verhalten von Chlorid und Natrium angenommen worden. Wenn man sich über das Vereinfachende dieser Betrachtungsweise klar ist, kann man sie wohl beibehalten. Wir werden dementsprechend im folgenden von Kochsalzmangel, Kochsalzbedarf usw. sprechen.

Höhere Kochsalzkonzentration im Blut fördert die Gerinnungsfähigkeit, ohne daß wir genau zu sagen vermöchten, in welche Phase der Gerinnung das Koch-

salz eingreift. Widerspruchsvoll sind die Angaben hinsichtlich Grundumsatz-
erhöhung durch Kochsalzzufuhr, Grundumsatzerniedrigung durch Kochsalzentzug (BINGEL 1911). Bekannt ist das Absinken des Blutdruckes im Kochsalzmangelzustand, die Regularisierung von Gestalt und Funktion krankhaft
veränderter Capillaren (ohne gesetzmäßige Veränderungen des Mineralgehaltes
der Gewebe), die Verstärkung der Nebennierenrindeninsuffizienz durch Kochsalzentzug und die Steigerung der Vitamin C-Ausscheidung durch plötzliche
Erhöhung der Kochsalzzufuhr (vgl. die zusammenfassende Darstellung bei
GLATZEL 1937; außerdem GABBE, HORST, WALLIS 1941). Die Genese und Bedeutung aller solcher Veränderungen ist nur sehr fragmentarisch bekannt. Der
Klärung bedürfen auch noch die offensichtlich bestehenden Beziehungen zwischen
Kochsalzumsatz einerseits, Schilddrüse, Nebenschilddrüse und Hypophysen-
zwischenhirnsystem andererseits.

Klinisch und ernährungsphysiologisch gleich bedeutsam ist im Hinblick auf
die Frage nach der *Höhe der wünschenswerten Kochsalzzufuhr* die Vorfrage nach
den Ursachen des unzweifelhaften *Bedürfnisses nach Kochsalz* (Lit. und eigene
Untersuchungen bei GLATZEL 1937, 1938). Der Physiologe BUNGE hat in den
70er Jahren des vergangenen Jahrhunderts die Meinung vertreten, das Salz-
bedürfnis hinge mit der vegetabilischen Nahrung zusammen. Die kaliumreiche
und natriumarme Pflanzenkost lasse den Organismus an Natrium verarmen.
BUNGE hielt es für bedeutsam, daß der gleiche Unterschied wie bei den Pflanzen-
und Fleischfressern auch unter den Menschen sich geltend mache, ,,indem zu allen
Zeiten und in allen Ländern diejenigen Völker, welche fast ausschließlich von
animalischer Nahrung leben — Jäger, Fischer, Nomaden —, Salz entweder gar
nicht kennen oder, wo sie es kennen lernen, verabscheuen, während die vorherrschend von Vegetabilien sich nährenden Völker ein unwiderstehliches Verlangen danach tragen". Diese Theorie hat sich als unzutreffend erwiesen. Einmal
gibt es vollkräftige Völkerstämme, die vorwiegend von Pflanzenkost leben, regelmäßigen Kochsalzverzehr aber durchaus *nicht* kennen. Ihre ,,Kochsalzersatz-
mittel", meist Pflanzenaschen, enthalten außer Natrium noch ganz beträchtliche Mengen Kalium, und ,,Kochsalzersatzmittel" gleicher Art gebrauchen auch
manche von jenen Völkern, die sich vorwiegend von Fleisch ernähren. Die von
(kaliumarmem) Reis lebenden Völker Ostasiens kennen das Kochsalz seit Jahrtausenden und bei vielen Volksstämmen mit hohem Fleischverzehr ist das Salz
ein durchaus gebräuchlicher Nahrungsbestandteil. Schließlich führt (entgegen
BUNGEs Meinung) hohe Kaliumzufuhr nur *anfänglich* zu überschießender Natrium-
ausscheidung; bei gleichbleibender Höhe der Kaliumzufuhr wird das anfangs
überschüssig ausgeschiedene Natrium im Laufe weniger Tage wieder eingespart.

Nach alldem scheint es naheliegend, das *Kochsalzbedürfnis mit dem Kohlenhydratumsatz in ursächlichen Zusammenhang zu bringen.* Es hat sich zeigen lassen,
daß Kochsalzzusatz z. B. zu einem Gericht von Kartoffeln die Verzuckerungs-
geschwindigkeit und (vom Magen aus) die maximale Verzuckerungs*fähigkeit* der
Speicheldiastase erhöht. Die Beschleunigung der Verzuckerungsgeschwindigkeit
ist am größten bei jenen Salzkonzentrationen des Kartoffelgerichts, die das
Individuum geschmacklich als optimal empfindet. Kochsalz erhöht auch die Ver-
zuckerungsfähigkeit der Pankreasdiastase. Es scheint weiterhin, daß es unter bestimmten Bedingungen die Leberdiastase aktivieren kann, und zwar dann, wenn
das Gleichgewicht Diastase–Insulin zugunsten des letzten verschoben ist. Unter
entgegengesetzten Bedingungen wird das Insulin aktiviert. Endlich greift Kochsalz in den Vorgang der Kohlenhydratresorption ein (s. auch HELWEG-LARSEN
und Mitarbeiter 1952): eine 1%ige Glucoselösung z. B. wird schneller resorbiert,
wenn man ihr etwas Kochsalz zusetzt.

Im Zustand extremer *Kochsalzverarmung* (Tierversuche von GRÜNWALD 1909, MICHELSEN 1933) sinken Natrium und Chlorid im Blute ab, Blutvolumen und Volumen des extracellulären Wassers geht zurück, die N-Bilanzen werden negativ (als Folge einer Nierenschädigung?, vgl. GLATZEL 1937). Jungtiere reagieren auf Kochsalzentziehung sofort mit Wachstumsstillstand (SMITH, SMITH 1934). Kochsalzzusatz andererseits begünstigt die Eiweißverdauung und den Stickstoffansatz wachsender Tiere (MITCHELL, CARMAN 1926; TERROINE, CHAMPAGNE 1932, 1933; ZAYKOWSKY, PAWLOW 1929).

Bei Reduzierung der Kochsalzzufuhr paßt sich die Ausscheidung in wenigen Tagen der Zufuhr an. Infolge der zunächst überschießenden Ausscheidung vermindert sich dabei der Kochsalzbestand des Körpers. Es läßt sich daher nicht sicher entscheiden, ob maßgebend für das Auftreten von Mangelsymptomen die Reduzierung der verfügbaren Kochsalz*bestände* ist oder die Reduzierung des Kochsalz*umsatzes*. Eine umfassende Darstellung der Kochsalzmangelzustände und der Frage der Kochsalzschädigung hat GLATZEL (1937) gegeben (vgl. auch neuerdings DANOWSKI 1951).

Nur am Gesunden, bei dem die Vollwertigkeit der Ernährung im übrigen sicher gestellt ist, lassen sich Kochsalzmangelsymptome als solche eindeutig erkennen.

Zwei Versuchspersonen von STÖHR (1934) lebten 51 bzw. 37 Tage lang mit gemischter Kost ohne jeden Kochsalzzusatz. Die 24stündige Harnausscheidung an Kochsalz (berechnet nach Chloridanalysen) lag um 2 g und sank bis 0,7 g. Im Laufe mehrerer Wochen entwickelten sich ,,Kennzeichen von Demineralisierung, welche durch Gewichtsverlust, allgemeine Schwächezustände und zunehmende Müdigkeit, Schwindelgefühl, Kopfschmerzen, Gleichgültigkeit und Arbeitsunlust charakterisiert werden. Unsere Versuche führten zu dem Ergebnis, daß der gesunde menschliche Organismus eine Ernährung mit einer so kochsalzarmen Diät auf die Dauer zu ertragen nicht imstande ist." Die Salzmangelsymptome stellten sich in vollem Ausmaß erst ein mit dem Anstieg der Kochsalzausscheidung auf 1,4—2,1 g, nachdem diese (bei einer Kochsalzzufuhr mit der Kost von 1 g) zunächst 14 Tage lang bei 0,86 g gelegen hatten. Sehr ausgesprochen war in diesen Versuchen auch die Abnahme des Plasmavolumens (von 3970 auf 3086 cm³. TAYLOR (zit. nach ROBERTSON 1910) hat seinen Selbstversuch mit einer Tageszufuhr von nur 0,1 g Kochsalz wegen starker Störungen des Allgemeinbefindens am 9. Tag abgebrochen. MCCANCE und WIDDOWSON (1936) intensivierten die Kochsalzverarmung bei kochsalzfreier Ernährung, indem sie die Kochsalzabgabe durch Schwitzbäder steigerten. Sie beobachteten dabei körperliche und geistige Mattigkeit, Unlust, Übelkeit, Kopfschmerzen, Muskelkrämpfe, einen ,,curious loss of taste", eine Abstumpfung des Geruchsinns und betonen die auffallende Ähnlichkeit des Zustandsbildes mit dem Morbus Addison. Von objektiven Befunden werden genannt: Bluteindickung, Anstieg des Blutharnstoffs bei erhaltener Konzentrationsfähigkeit der Niere, Anstieg der Alkalireserve, Verlust von 25—30% des extracellulären Chlorids und Verkleinerung des Blutvolumens (zwecks Aufrechterhaltung des osmotischen Druckes), Absinken des Natrium- und Chloridgehaltes im Plasma, des Chloridgehaltes in den Erythrocyten, Einsparung von Natrium und Kalium bei Überventilationsalkalose und verspätetes Einsetzen der Wasserdiurese. Magensekretion und Blutdruck änderten sich nicht (s. auch BLACK, PLATT, STANBURY 1950; PÉREZ, CASTRO 1937). Ähnliche Erscheinungen, unter Umständen mit tödlichem Ausgang werden in den Tropen beobachtet. PFEFFER, STAUDINGER (1952) berichten von verminderter renaler Corticoidausscheidung bei kochsalzarmer Ernährung. KUNSTMANN (1933) brachte sich durch abundante Wasserzufuhr in einen Salzmangelzustand. 127 Tage lang trank er täglich durchschnittlich 10 Liter Wasser, an einzelnen Tagen bis zu 18 Liter. Während die berechnete Höhe des gesamten Kochsalzverlustes bezweifelt werden muß — sie soll 196 g betragen haben, während HEUBNER (1931) den gesamten Kochsalzbestand des Körpers auf maximal 165 g schätzt — ist die Abnahme des Chlorgehaltes der Haut verständlich. Auffallend ist der Anstieg des Serumchlorids, des Blutwassergehaltes und der Gefrierpunktsdepression. Psychisch machte sich neben dem quälenden Durst eine deprimierende körperliche und geistige Schlaffheit, eine Entschlußlosigkeit und zeitweise eine starke Gier nach Kochsalz bemerkbar. Die Wasserüberschwemmung kompliziert die Verhältnisse des Selbstversuches von KUNSTMANN und läßt die Auswirkungen der Kochsalzverarmung allein nicht eindeutig in Erscheinung treten.

Land- und Forstwirtschaft wissen seit langem vom *Nutzen der Kochsalzfütterung.* Freßlust, Wohlbefinden und Gedeihen der pflanzenfressenden Nutztiere wird dadurch deutlich gefördert. Bei Rindern, Schafen, Schweinen, Rot- und Damwild, Elchen und Gemsen kommt man dem natürlichen Verlangen des freilebenden Tieres nach salzhaltigem Wasser und salzhaltigen Pflanzen durch Salzlecken und Salzstreuen entgegen.

Aufschlußreich in diesem Zusammenhang sind die Beobachtungen an gesunden Menschen, die durch starkes Schwitzen reichlich Wasser und Kochsalz verloren haben. Sie können ihren reduzierten Wasserbestand erst wieder auffüllen, wenn ihnen nicht nur Wasser, sondern auch Kochsalz zur Verfügung gestellt wird. Versucht man die Auffüllung des Wasserbestandes, indem man lediglich große Mengen reines Wasser trinken läßt, dann wird der Mangel an Kochsalz nur *noch* größer, weil die Gewebe dieses Wasser nicht festhalten können und weil reines, d. h. natrium- und chloridfreies Wasser, außerdem weder durch die Haut noch durch die Nieren ausgeschieden werden kann. Ein praktisches Beispiel ist der Durst nach starkem Schwitzen, etwa beim Wandern im Gebirge, der durch vieles Trinken von Quellwasser immer schlimmer wird, ein anderes Beispiel der „Brand" am Morgen nach der Kneipe, dessen Ursache in einer durch abundante Diurese nach Genuß großer Mengen kochsalzärmster Flüssigkeit (= Bier) hervorgerufenen Kochsalzverarmung besteht.

Zu *Kochsalzmängeln* kommt es bei jeder hohen Kochsalzausscheidung, wenn ihr keine entsprechende Zufuhr gegenüber steht. Die *Aufnahme großer Mengen kochsalzfreier Flüssigkeit* zwingt die Niere des Diabetes insipidus-Kranken zu Polyurie und, da sie reines Wasser nicht auszuscheiden vermag, zu erhöhter Kochsalzausscheidung. Die Wirkung der *Diuretica* (Quecksilberdiuretica, Purine) erschöpft sich im allgemeinen, ehe es zu wirklichem Kochsalzmangel kommt, weil sie nicht noch mehr Wasser und Salz in den Geweben für die Diurese mobilisieren können. Mangelsymptome treten höchstens bei gleichzeitiger kochsalzärmster Ernährung in Erscheinung. Kaninchen sind hier schutzloser als der Mensch (GÜNWALD 1909; MICHELSEN 1933). Der *Addisonkranke* wird kochsalzarm infolge des Ausfalls seiner Nebennierenrindenfunktion (Verlust der Kochsalzbindungsfähigkeit der Gewebe). Während die enterale Natrium- und Chloridausscheidung beim Gesunden mengenmäßig nicht ins Gewicht fällt, kann sie bei *Durchfallkranken* bedrohliche Ausmaße annehmen (Hypochlorämie, Exsiccose, Salzmangelazotämie). In gleicher Weise wirkt sich *profuses Erbrechen* (neuerdings BINET, BARGETON, LACORNE 1938) und Entzug größerer Mengen von Magen- und Darmsaft aus. Die Therapie dieser Zustände ist klar vorgezeichnet: Beseitigung der primären Störung: der Polydipsie, der endokrinen Störung, des Durchfalls, der Ursache des Erbrechens (Pylorusstenose, Ileus, Schwangerschaftstoxikose, Vergiftung) und Ergänzung der geschwundenen Kochsalzbestände. Leichte Salzmangelzustände sieht man gelegentlich nach wiederholten ausgiebigen *Ascitespunktionen* bei salzarmer Ernährung.

Über den Wasserhaushalt ist das Kochsalz auch in die *physikalische Wärmeregulation* eingeschaltet. Die Angaben des Schrifttums hinsichtlich des Kochsalzgehaltes des Schweißes schwanken zwischen 6 und 142 Milliäquivalent je Liter (35—800 mg-%; WILEY 1933; DILL, JONES, EDWARDS, OBERG 1933; DALY, DILL 1937; DILL 1938; DILL, HALL, EDWARDS 1938; LEHMANN, SZAKALL 1940). DILL (1938) hat wahrscheinlich gemacht, daß diese Differenzen vor allem methodisch bedingt sind und die *durchschnittliche* Kochsalzkonzentration des Schweißes in einer Tagesperiode selten über 25 Milliäquivalent je Liter (145 mg-%) hinausgeht und mit fortschreitender Akklimatisierung im heißen Klima sinkt. Unabhängig von Alter und Umgebung findet man aber beträchtliche individuelle Unterschiede. Mit der Schweiß*menge*, das bedeutet: mit der Intensität der Arbeit und der Umgebungstemperatur, steigt auch die Kochsalz*konzentration* an. Die Kochsalzausscheidung im Schweiß ist vordringlich, so daß bei Zwang zu starkem Schwitzen der Harn praktisch chlorfrei wird, wie dabei ja auch die Wasserausscheidung durch die Niere fast ganz aufhören kann.

Bei gesunden Menschen können sich schwere, unter Umständen tödliche Krankheitserscheinungen entwickeln, wenn sie *durch profuse Schweiße in kurzer Zeit viel Kochsalz und Wasser verlieren.* HALL (1947) meint, es könne sogar im gewöhnlichen Leben bei salzfreier Kost zu Krämpfen kommen. Hitzegewohnte Menschen erkranken weniger leicht, weil ihr Schweiß kochsalzärmer ist (s. oben). Die Kochsalzkonzentration des Schweißes sinkt in den ersten 24—48 Std in der heißen Umgebung am steilsten ab und erreicht ihren Minimalwert nach 4 bis 5 Tagen. Im Durchschnitt einer Versuchsreihe von DILL und Mitarbeitern (1938) sank sie innerhalb von 4 Tagen auf die Hälfte des (bei verschiedenen Versuchspersonen zwischen 26 und 28 Mäqu/Liter schwankenden) Ausgangswertes. „Je größer die Schweißabscheidung, desto größer ist der Salzverlust je Schweißeinheit. ... Bei schwerer Arbeit produzierter Schweiß ist konzentrierter als bei leichter Arbeit produzierter." Die Chloridkonzentration des Schweißes steigt, wie LEHMANN, SZAKALL (1939) gezeigt haben, mit der Körper- bzw. Hauttemperatur an. „Während die Schweißzusammensetzung nur wenig mit den Veränderungen der Wasser- und Salzzufuhr schwankt, kann sie auf eine Verminderung des Chlorspiegels der Körperflüssigkeiten reagieren. ... Zweifellos steigt die Leistungsfähigkeit der Wärmeregulationen mit dem Training" (DILL 1938). Die steigende Leistungsfähigkeit zeigt sich in dem mit wachsendem Training immer geringer werdenden Anstieg der Körpertemperatur bei gleicher Außentemperatur (DRINKER 1937; DILL 1938). Sind größere Hautflächen der Sonne ausgesetzt, dann steigt bei dunkelhäutigen Menschen die Körpertemperatur stärker an als bei hellhäutigen. Hinsichtlich der infraroten Strahlung verhält sich die Haut, unabhängig von ihrer Farbe, annähernd wie ein vollkommen schwarzer Körper; im sichtbaren Strahlenbereich reflektiert aber die weiße Haut mehr Energie als die dunkle (HARDEY 1934; COBET, BRAMIGK 1924). Übrigens steigt bei schwerer Arbeit auch die Milchsäurekonzentration des Schweißes (von rund 1 bis zu 20 Mäqu/Liter; DILL 1938); dieser Anstieg ist jedoch wahrscheinlich „von geringem oder keinem Wert für die Ökonomie der Muskelarbeit".

„Die Anpassung an hohe Temperaturen schließt in sich eine Steigerung des Schweißproduktionsvermögens, eine größere Empfindlichkeit des wärmeregulatorischen Apparates und eine Ökonomie des Salzhaushaltes" (DILL 1938). Versagen diese Regulationen, dann entstehen unter Umständen schwere Störungen:

Leistungsschwäche bis zur völligen Erschöpfung und Apathie, Übelkeit, Kreislaufschwäche, ziehende Muskelschmerzen, Verwirrtheitszustände, Benommenheit,
Krämpfe („*Hitzekrämpfe*", „Heat cramps") und Tod (zusammenfassende Lit.
bei DILL, BOCK, EDWARDS, KENNEDY 1936; LADELL 1949; SAPHIR 1945; TALBOTT 1935;
TALBOTT, DILL, EDWARDS, STUMME, CONSOLAZIO 1937). Die Hitzekrämpfe —
die ersten Berichte kamen 1878 aus den Goldminen von Virginia — beginnen
mit spastischen Kontraktionen in verschiedenen Muskelgruppen und wiederholen
sich in kurzen Zeitabständen. Im einen Fall ist die Fingermuskulatur, im anderen
die Arm- und Beinmuskulatur zuerst ergriffen. Jede Erschütterung und Abkühlung verschlimmert den schmerzhaften Zustand. Die Körpertemperatur steigt
und nicht selten geht der Kranke in diesem Stadium zugrunde. Blut und Harn
verarmen an Natrium und Chlorid; die Verschiebung der Harnreaktion nach
der sauren Seite — bei anderen Kochsalzmangelzuständen verschiebt sie sich
nach der alkalischen Seite — ist nur den Hitzekrämpfen eigen.

Heilmittel der Wahl ist das Kochsalz. Die Applikationsform richtet sich nach
dem Zustand des Kranken. TALBOTT (1935) empfahl innerhalb der ersten 6 Std
600—1000 cm³ n-Kochsalzlösung (n = 5,8%) intravenös zu geben und diese
Dosis in schweren Fällen zu wiederholen. "Every patient, that was given saline
solution alone was relieved of his cramps before the end of the initial infusion".
Wenige Stunden nach Behandlungsbeginn können die Kranken das Salz
schlucken. Wasser als alleiniges Medikament führt zu Wasservergiftung mit Lähmungen und Koma. LEHMANN, SZAKALL (1937, 1939, 1940) zeigten, daß bei
Hitzearbeit durch mäßiges Trinken die Leistungsfähigkeit zwar gesteigert werden
kann, daß große Wassermengen aber gefährlich sind und eine negative Bilanz
von 1 Liter am Ende der Arbeit weniger bedenklich ist als eine stark positive
Wasserbilanz. Dem lebhaften Trinkbedürfnis nach Arbeitsschluß entsprechen
stark negative Wasserbilanzen. LEHMANN, SZAKALL (1940) heben die praktische Bedeutung kochsalzhaltiger Zwischenmahlzeiten hervor, die einer „positiven osmotischen Bilanz" (d. h. einer Überwässerung) vorbeugen. „Wenn also
bereits das Butterbrot eine wirksame Bekämpfung des Salzmangels darstellt, so
wird durch das warme Mittagessen die „erlaubte" Getränkemenge so weit erhöht,
daß die Gefahr eines Chlormangels auch bei sehr großen Schweißverlusten gebannt
erscheint." Gleichzeitig drückt die Mittagsmahlzeit den Chlorspiegel des Blutes
für einige Zeit, indem sie die Abscheidung von Magensalzsäure erzwingt. Danach
ist es nur in Extrafällen notwendig, Salzwasser trinken zu lassen.

Prophylaktisch hat es sich gegen Hitzeschäden dieser Art als zweckmäßig
herausgestellt, während der ersten Tage im heißen Klima nur beschränkt arbeiten
zu lassen, damit sich der Organismus langsam an die Hitze gewöhnt. Nach den
Erfahrungen der amerikanischen Autoren ist es trotzdem zweckmäßig, die Kost
reichlich zu salzen; auch Trinkwasser mit 0,1—1,0% Kochsalz wird empfohlen.
15 g Kochsalz täglich als Zusatz sollen zur Verhütung unerwünschter Zustände
vollkommen genügen, sofern die Arbeitsbedingungen nicht ganz besonders ungünstig liegen.

Kochsalzmängel treten auch bei positiver Kochsalzbilanz auf, wenn gewisse
Gewebe größere Mengen Kochsalz speichern und es dadurch den anderen
Organen entziehen. Wir sehen solche Kochsalzfixierungen bei der Pneumonie
und anderen fieberhaften Erkrankungen, bei gewissen Nieren-, Leber- und
Herzkrankheiten, bei Diabetes mellitus, Verbrennungen, Strahlenschädigungen,
postoperativen Zuständen (neuerdings MCPHEE 1953; WINFIELD, FOX jr.,
MERSHEIMER 1951) und vielleicht bei noch einigen selteneren Erkrankungen.
Welche Bedeutung dieser Kochsalzfixierung im Gewebe zukommt, ist schwer

zu sagen. Die klinische Erfahrung zeigt in vielen solchen Fällen günstige
Wirkungen von Kochsalzgaben. Während die Erfolge dieser Therapie bei fieberhaften Krankheiten zweifelhaft sind — einzelne Autoren wollen auch hier Heilwirkungen des Kochsalzes gesehen haben — empfahl v. Farkas (1934) eine „Salz-
wassertherapie der *chronischen Urämie*", ausgehend von dem Gedanken, die
Urämietherapie solle „eine gesteigerte Ausscheidung von Schlacken bewirken".
Das Verfahren bleibt immer ein Wagnis. Die scharfe Herausarbeitung der Indikationen steht noch aus. Über Erfolge einer Kochsalzbehandlung von *Leberkranken* wissen wir nichts; bei *Herzkranken* ist sie sicher nicht angezeigt. Bei
Verbrennungen steht die Heilwirkung ausgiebiger Kochsalzinfusionen außer
Frage. Im Einklang mit der experimentell gefundenen Tatsache der Aktivierung
des Insulins durch Kochsalz (Glatzel 1937) steht die klinische Erfahrung, daß
insulinresistente Diabetiker nach Kochsalzzufuhr besser auf Insulin ansprechen
und daß unter Umständen *allein* durch intravenöse Kochsalzzufuhr Blutzuckersenkungen erzielt werden können. Ein Diabeteskenner wie Joslin (1937)
empfiehlt, allen Diabetikern reichlich Kochsalz zu geben und McQuarrie (1936)
verordnet diabetischen Kindern bis zu 60—80 g Kochsalz täglich.

Bei den *Kochsalzinfusionen nach operativen Eingriffen* hat der Chirurg in
erster Linie die Auffüllung des Gefäßsystems im Auge. Diese Wirkung hält aber
nur sehr kurz an. Entscheidender für den therapeutischen Effekt ist das Kochsalz. Vor allen Dingen der französischen Klinik verdankt man die Feststellung,
daß jeder größere chirurgische Eingriff eine verminderte renale Chloridausscheidung, Hypochlorämie und Harnstoffanstieg im Blut nach sich zieht („Azotémie
postopératoire avec hypochlorémie"; Mach, Sciclounoff 1936) und daß daher
Kochsalzzufuhr in jeder Form (täglich 20—30 g) angezeigt ist. Bei *Ileus* kommt
anscheinend noch eine spezifische Wirkung auf die Darmmuskulatur hinzu.
Jedenfalls sahen im Tierversuch verschiedene Autoren nach Infusion hypertonischer Kochsalzlösungen (20—30%) eine Intensivierung der Magen- und Darm-
motorik. In Fortführung älterer Hinweise (Lit. bei Glatzel 1937; außerdem
Coleman 1927; Eitel, Loeser 1934; Ruding 1934; Papp, Tepperberg 1937) ist
neuerdings die vorbeugende und heilende Wirkung hypertonischer Kochsalzlösung bei Ileus auch von deutschen Autoren hervorgehoben worden (Schneider
1946; Eitel 1948). Menninger, Lerchenthal (1937) glauben, die *postoperative
Thromboseneigung* auf Chloridabwanderung in die Gewebe beziehen zu sollen.
Sie schließen das aus Beobachtungen an 5 Kranken, die täglich 2,5 g Bromnatrium
bekommen hatten (Chloridverdrängung durch Brom; Chloranalysen fehlten), und
der Häufigkeit von Thrombosen bei anderen mit Hypochlorämie einhergehenden
Zuständen (Diabetes mellitus, Carcinom, Inanition).

In der Pathophysiologie der Kochsalzmangelzustände seien sie durch unzureichende Zufuhr, überhöhten Verlust oder Abwanderung und Fixierung im
Gewebe bedingt, sind immer wiederkehrende *Gemeinsamkeiten* erkennbar (Glatzel
1937; neuerdings Mach 1937; McCance 1937; Fanconi 1938, 1939; Mach,
Mach 1946): Ausdruck der *Wasserverarmung* (Verarmung an wasserbindendem
Natrium) sind Gewichtsabnahme, trockene und eingefallene Haut, trockene Zunge
und Lippen. Plasmachloridwerte von wenig über 150 mg wurden gefunden
(bei normal 330—370 mg-%) neben dem Plasmachlorid und dem *Plasmanatrium
sinkt der osmotische Druck*, während *Plasmaeiweiß und Hämoglobin ansteigen*
(Wasserverarmung auch bei freigestellter Wasserzufuhr). Plasmakalium und
Plasmabicarbonat ändern sich nicht nennenswert. *Blutkörperchenchlorid* und
Blutkörperchenkalium, vielleicht auch *Blutkörperchennatrium* sinken ab.

Die *Hypochlorämie* bei unzureichender Kochsalzzufuhr und nach überhöhten
Verlusten ist als Verlustzeichen ohne weiteres verständlich. Bei hochsitzenden

Stenosen des Magen-Darmkanals mit Brechneigung (in extremen Fällen mit steigender Alkalireserve und Tetanie) finden sich bei gleichbleibendem Plasmanatrium und erhöhtem Plasmakalium stark abgesunkene Plasmachloridwerte; auch die Erythrocyten erleiden starke Chloridverluste neben geringeren Natrium- und Kaliumverlusten. Daß es sich wirklich um Chloridverluste nach *außen* handelt, bestätigt die Beobachtung, daß bei nicht-stenosierenden Tumoren solche Mineralverschiebungen fehlen. ,,Bemerkenswert ist nur, daß trotz großen Angebotes von Kochsalz und normalem Chlorspiegel des Plasmas kein entsprechender Chloranstieg zu Normalwerten in den Erythrocyten zu erreichen war'' (SCHMITT 1936).

Die *Genese der Hypochlorämie des Nephritikers, Diabetikers und Pneumonikers* ist undurchsichtiger. *Ein* Faktor liegt im Säurebasengleichgewicht. Es verschiebt sich beim BRIGHTschen Nierenkranken und beim Diabetiker in acidotischer Richtung. Im Diabetes ist das Plasmachlorid viel stärker herabgesetzt als das Plasmanatrium; das Plasmacalcium ist fast stets, das Plasmakalium manchmal erhöht, während das Erythrocytenchlorid — vielleicht darf man die Erythrocyten als repräsentativ für die Gewebe überhaupt betrachten — enorm hoch, das Erythrocytennatrium und Erythrocytenkalium im Bereich der Norm und darüber, das Erythrocytencalcium stets unter den Normalwerten liegt. ,,Als Ursache der Chlorverdrängung muß man wohl annehmen, daß die starke Säuerung des Blutes die Abwanderung des Chlors in die Gewebe verursacht, um möglicherweise einen Teil des Alkalis zur Neutralisation fremder Säuren zur Verfügung zu haben'' (SCHMITT 1936, 1939). *Hypo*chlorämisch-acidotische Nephritiker zeigen bei niedrigem Plasmanatrium und unverändertem Erythrocytennatrium einen Chloridanstieg in den Erythrocyten, während bei *hyper*chlorämisch-acidotischen Nephritikern und eklamptischen Urämikern das Plasmanatrium normal bleibt und Chlorid und Natrium in den Erythrocyten ansteigen. Die *Acidose muß also durchaus nicht notwendig zu Hypochlorämie führen.*

Beim *Addisonkranken* betreffen die Natrium- und Kaliumverluste in viel höherem Maße die Erythrocyten als das Plasma. Die Kochsalzanreicherung unter Nebennierenrindenhormonwirkung kommt erst nach Zugabe von Natriumbicarbonat voll zur Wirkung, obwohl Verschiebungen im Säurebasengleichgewicht hier sonst keine Rolle zu spielen scheinen.

Wenn die Auffassung EPPINGERs (1937) zu Recht besteht und bei Herzinsuffizienz, Infektionskrankheiten, vielen Leberkrankheiten und Nierenkrankheiten, im postoperativen Zustand und nach Verbrennungen das allen gemeinsame Syndrom der ,,*serösen Entzündung*'' eine entscheidende Rolle spielt, dann kann die Hypochlorämie als Ausdruck der serösen Entzündung aufgefaßt werden. Das Wesen der serösen Entzündung besteht in einer Störung der gerichteten Permeabilität, wobei Natrium, Chlorid und Wasser in die Zelle eindringen, Kalium und Phosphat heraustreten (s. auch S. 516). In vielen der genannten Krankheitszustände finden wir außerdem Störungen des Kohlenhydratstoffwechsels: Hyperglykämie, verminderte Kohlenhydrattoleranz, Glykosurie. Zucker und Insulin zeigen auch im Kataphoreseversuch dieselbe Wanderungsrichtung wie Kalium und Phosphat. Klinische und experimentelle Beobachtungen sprechen dafür, daß die Chloridabwanderung in die Gewebe der Aktivierung der unzureichend gewordenen insulären Funktionen dient. Bei bestimmten Krankheitszuständen kommt es also offenbar nicht nur zu einer Kalium- und Phosphat-, sondern auch zu einer Zucker- und Insulinverarmung der Gewebezellen.

Die *Pathogenese der Reststickstoff- bzw. Harnstofferhöhung im Blut* bei Hypochlorämie, die ,,chloroprive Azotämie'' der deutschen, die ,,azotémie par manque de sel'' der französischen Klinik, läßt sich nicht, wie ursprünglich angenommen, einfach auf osmotische Kompensation zurückführen. Reststickstoffsteigerungen auf mehr als 60—80 mg-% sind nicht selten und gelegentlich wurden 150, 200 mg-%, ja noch höhere Werte gefunden. Außer Frage steht der erhöhte Eiweißzerfall im schweren Salzmangelzustand und die Abwanderung von Chlorid in die Gewebe (Hypochlorämie bei gesteigertem Abbau von Gewebseiweiß, besonders eindrucksvoll bei Sublimatvergiftung). Manche Beobachtungen sprechen für Erschwerung der renalen Harnstoffausscheidung bei kochsalzarmer Ernährung. Spezifische Schädigungen der Nierenzelle durch Kochsalzentzug sind zwar nicht erwiesen, doch wirken die Kreislaufverhältnisse im kochsalz- und wasserarmen Organismus (vermindertes Plasmavolumen, erhöhte Plasmaeiweißkonzentration, verlängerte Blutumlaufszeit) im Sinne einer Verminderung des Filtrationsdruckes, der Sauerstoffversorgung der Zellen und damit der Glomerulusfiltration. Die Exsiccose, von vielen Autoren ganz in den Vordergrund gerückt, spielt auf diesem Wege sicher eine nicht zu unterschätzende Rolle. Bell, Knutson (1947) sahen bei rund $^1/_4$ ihrer Kranken mit terminaler Azotämie Degenerationen der proximalen Tubuluszellen. Die Kalknephrose, in gleicher Weise bei Hypochlorämien verschiedener Genese beobachtet, ist nicht Ursache, sondern Folge der Hypochlorämie. Sie resultiert aus dem Zwang zu vermehrter renaler Calciumausscheidung in Ermangelung von Natrium (neuerdings v. Slyke, Evans, Lewis 1947). Im ganzen genommen sind die Entstehungsmechanismen der Salzmangelazotämie also noch nicht vollkommen überschaubar (s. auch Clausen 1937; Dimitriu, Comsa, Tanasoca, Schwartz 1939).

Schädigungen durch *übermäßige Kochsalzzufuhr* — Durchfälle, Lähmungen, Ataxie, sinkendes Blutcalcium — sah man bei Kücken, Mäusen, Kaninchen, Hunden, Schweinen und Rindern (Lasch, Roller 1935; v. Wendt 1905). Die toxische Dosis je Kilogramm Körpergewicht scheint mit zunehmender Größe des Tieres abzunehmen. Kleine Tiere sind widerstandsfähiger als große. Im großen und ganzen kann man sagen, daß die toxische Kochsalzdosis bei einem Kochsalzgehalt des Futters von 5 bis 6% liegt. Die minimale tödliche Dosis für Kücken soll bei 4 g Kochsalz je Kilogramm Körpergewicht liegen; sie liegt höher, wenn man die ganze Kochsalzmenge nicht auf einmal gibt. Schlegel, Brück (1940) haben Ratten über 4 Generationen hinweg kochsalzreich gefüttert und weder Chloridanreicherung in den Geweben noch irgendwelche krankhaften Erscheinungen gefunden. Bei den Ratten von Campbell (1946), die mit einem Futter von jeweils 1,32, 2,59 und 5,06% Kochsalz aufgezogen wurden, waren bis zum Alter von 4 Monaten keine Unterschiede erkennbar; bei den Tieren mit dem kochsalzreichsten Futter fanden sich autoptisch jedoch Nierenschädigungen. Bei Schweinen mit 6% Kochsalz im Futter (2,25 g je Kilogramm Gewicht) traten schon nach 3 Tagen Speichelfluß, Pupillenerweiterung und Erregungszustände auf; autoptisch fanden sich schwere hämorrhagische Gastroenteritiden, Nierenstauung, Lungenödem, Leberdegeneration, Hämorrhagien an der Herzbasis und extreme Erweiterung der pericapillären Spalträume aller Gewebe (Capillarlähmung? Salej 1942). Kochsalzgehalte des Trinkwassers über 1,5—1,7% sind für Säugetiere auf die Dauer unverträglich (Heller 1932). Auch bei höherem Kochsalzgehalt bleiben die Tiere jedoch zunächst in scheinbar gutem Zustand, bis plötzlich unter Gewichtsverlust, Ataxie und Tremor der tödlich endende Verfall einsetzt (Nelson 1948). Gibt man Wasser mit 2,5—3,0% Kochsalz, dann sterben die Tiere innerhalb weniger Wochen (Gompel, Hamon, Mayer 1936; Nelson 1948). Es sei an dieser Stelle auch an die bereits genannten Beobachtungen bei meerwassertrinkenden Menschen erinnert (s. S. 330).

„Salz, die verbotene Frucht oder Nahrung, und die Hauptursache von körperlichen und geistigen Krankheiten von Menschen und Tieren, wie es von den ägyptischen Priestern und von der Heiligen Schrift gelehrt wird, in Übereinstimmung mit des Autors langjähriger Erfahrung" — so lautet der Titel eines im Jahre 1830 von Dr. HOWARD herausgegebenen Buches. ,,Der Kulturmensch hat eine Kochsalzplethora", schrieb PFEIL (1918) auf Grund seiner Feststellung, daß der Chlorspiegel des Blutes bei kochsalzarmer Ernährung absinkt. Seine daraus gezogene Folgerung, der landesübliche Kochsalzverzehr sei zu hoch und müsse herabgesetzt werden, erscheint freilich wenig plausibel. Schon vor 100 Jahren hat es also Menschen gegeben, die *im Kochsalz die Ursache ,,von körperlichen und geistigen Krankheiten"* sahen. Auf klinische Beobachtungen und Beweise können sie sich dabei freilich nicht stützen. Aus der Schädlichkeit einer stark gesalzenen Nahrung für gewisse *Kranke* schließen die einen, Kochsalz müsse auch für den *Gesunden* schädlich sein. Die anderen verdammen es ohne nähere Begründung als ,,anorganisch" und ,,unnatürlich".

Daß bestimmte *krankhafte Störungen durch Kochsalz verschlimmert und durch Kochsalzentzug gebessert werden können*, steht außer Zweifel: kardiale Insuffizienz, überhaupt jede Ödemneigung, arterielle Hypertension, Fettleibigkeit, gewisse Hautkrankheiten und vielleicht noch einige andere Zustände wären hier zu nennen. Kochsalz wird aber selbst in größten Mengen *niemals zur Ursache solcher Krankheiten*. Auch für das Vorkommen einer Kochsalzallergie fehlen Beweise.

Seit HUTINEL (1895) kennt die Kinderheilkunde das *Kochsalzfieber der Säuglinge*. Gibt man einem 1—3 Monate alten Säugling per os 100 cm³ einer 3- bis 5%igen Kochsalzlösung, dann fängt 2—4 Std später seine Körpertemperatur an zu steigen, erreicht ihren Höhepunkt nach 6—8 Std und ist nach etwa 24 Std wieder auf ihren Ausgangswert angelangt. Manchmal kommt es in dieser Zeit zu einigen dünnen Stühlen. Maßgebend für die Fieberentstehung ist das Natrium. Jüngere Kinder mit labiler Wärmeregulation bekommen regelmäßiger Fieber als ältere, ernährungsgestörte Kinder leichter als gesunde. Das Fieber selbst geht einher mit den charakteristischen Zeichen des infektiösen Fiebers: erhöhter Wärmeproduktion und erhöhtem Eiweißzerfall.

Jahrzehntelange Bemühungen richteten sich auf die Erforschung der *Pathogene des Kochsalzfiebers*. Nach RIETSCHEL (1934) ist ,,die Wasserverarmung des Organismus die eigentliche Vorbedingung für das Auftreten von Fieber". Es scheint, daß die ,,pyrogene Wirkung des Kochsalzes nur eine Folge der hydropigenen Eigenschaft des Kochsalzes ist, vermöge der das Salz so viel Wasser aus dem Betrieb herauszieht, daß der Körper in den Zustand des Wassermangels gerät" (FINKELSTEIN, WEIL 1931). Austrocknung ist das wesentliche Kennzeichen sowohl des Kochsalzfiebers als auch des Eiweiß- und Harnstoffiebers. RIETSCHEL (1934) ist überzeugt, daß gleichzeitig mit der Wasserverarmung eine Mehrbildung von Wärme zustande kommt, und daß die Wärmeabgabe nicht entsprechend erhöht ist. Er versucht ,,die Temperaturerhöhung aus der Störung des Wasserstoffwechsels physikalisch zu erklären". Die Therapie des alimentären Fiebers besteht in der Zufuhr von Wasser und der ,,Fortlassung aller Nahrungsmittel, besonders aber solcher, die die Exsikkation begünstigen", wie Eiweiß, Zucker, Fett und Molke (RIETSCHEL 1934). Parasympathicotrope Stoffe (Cholin, Pilocarpin) sollen das Kochsalzfieber unterbinden können.

Der erwachsene Mensch bekommt kein Fieber wenn er 20 oder 30 g Kochsalz zu sich nimmt. Größere Mengen auf einmal peroral zuzuführen ist nur unter besonderen Vorsichtsmaßregeln möglich, weil sofort intensiver Brechreiz, vielfach auch Durchfall einsetzt. Sehr große Mengen auf einmal (500 g und mehr) sollen tödlich sein (BARLOW 1902; BÜRGI 1927; JOACHIMOGLU 1926).

Der menschliche Organismus ist bestrebt, sich des überschüssigen Kochsalzes möglichst rasch zu entledigen. Dazu braucht er vor allen Dingen Wasser. In

den gastroenteritischen Symptomen sehen wir die Folgen osmotischer Reiz-
wirkungen. Erbrechen und Durchfälle können nur zustande kommen, wenn der
Organismus über genügend Wasser verfügt und daran sind auch die Ausscheidung
durch die Nieren und die Ausscheidung durch die Haut gebunden. Vergiftungserscheinungen treten um so rascher ein, je weniger Wasser verfügbar ist. Es
sei noch einmal auf die Ergebnisse der Meerwassertrinkversuche hingewiesen
(s. S. 330). Langsame Kochsalzinfusionen werden besser vertragen als rasche
Infusionen der gleichen Salzmengen, denn bei langsamer Infusion kommen
die Ausscheidungsvorgänge schon während der Infusion soweit in Gang, daß so
schwere Belastungen des Körpers wie bei schneller Infusion nicht zustande
kommen. Die geringe Giftwirkung konzentrierter *peroral* gegebener Salzlösungen
steht vermutlich mit den resorptiven Vorgängen im Zusammenhang: konzentrierte
Lösungen werden schlechter resorbiert als dünne (am raschesten wird eine etwa
1%ige Lösung resorbiert). Konzentrierte Lösungen wirken gleichzeitig stärker
reizend auf die Darmschleimhaut und führen damit leichter zu Durchfällen und
zur Ausscheidung des Kochsalzes.

Mindestens zu einem großen Teil beruht *die Giftwirkung des Kochsalzes auf der
wasserbindenden Eigenschaft des Natriums.* Die hydropigene Natriumwirkung
scheint bestimmend zu sein nicht für das Kochsalzfieber, sondern auch für andere
Zellveränderungen. Auf welchem Wege der Abfall des Serumcalciums und der
Anstieg des Serumkaliums zustande kommt, wissen wir noch nicht. Auch über
die Pathogenese der zentralnervösen Störungen kann man nur Vermutungen
äußern.

Histologisch hat RÖSSLE (1907) nach intravenösen und subcutanen Kochsalzinfusionen am Herzen regelmäßig ein Aussehen gefunden, „welches sich am kürzesten damit definieren läßt, daß es das Bild der mäßigen Trübung aufweist,
ohne daß man mit dem Mikroskop eine der parenchymatösen Entzündung
entsprechende Veränderung auffindet. . . . Außer an dem Herzen konnte ich bis
jetzt an keinem Organ einen regelmäßigen Befund erheben". In ihrer Genese
ungeklärt ist die Beobachtung PFLOMMs (1934) (und offenbar auch anderer Ärzte
in China), daß die intravenöse Kochsalzinfusion „beim Chinesen eine höchst
gefährliche, ja geradezu fatal wirkende Maßnahme ist". PFLOMM (1934) hat 2mal
kurz nach der Infusion Tod „unter den Erscheinungen akuter Herzinsuffizienz
. . . und unter hohem Temperaturanstieg" erlebt.

Mit Kochsalz kann man gesunden Tieren und Menschen ohne Zweifel Schaden
zufügen. Wie bei so vielen anderen Stoffen ist die Frage der Schädigung eine Frage
der Dosierung. Zum *unmittelbaren Kochsalzschaden* und zur *Manifestierung und
Verschlimmerung primär andersartig bedingter Krankheitsvorgänge* kommt noch
ein Drittes: *Kochsalz verdeckt die Minderwertigkeit verdorbener Nahrungsmittel.*
Je schlechter die Küche, desto mehr Salz braucht sie. Diese *mittelbare* Gesundheitsschädigung durch Kochsalz ist viel weiter verbreitet und praktisch viel
wichtiger als die unmittelbare und als die Mitwirkung des Kochsalzes bei der
Manifestierung latenter krankhafter Störungen und Schäden.

Die weitreichende *Bedeutung des Kochsalzes in der Therapie*, seine Unentbehrlichkeit bei der Behandlung vieler Krankheiten, werden im Rahmen der Ernährungstherapie besprochen werden.

Wo für den Menschen das unter allen Umständen Unzuträgliche und Schädliche beginnt, läßt sich mit der wünschenswerten Genauigkeit nicht sagen, weil
eindeutige Zeichen beginnender Kochsalzschädigung nicht bekannt sind. LANG
(1950) meint: „Die *obere Grenze der Kochsalzverträglichkeit* für den Menschen
ist unbekannt. Die angeführten Tierversuche lassen vermuten, daß sie wesentlich

höher als die größten üblichen Kochsalzaufnahmen gelegen ist." Würde man die Hälfte der für das Schwein toxischen Dosis als obere Grenze dessen annehmen, was ohne nachteilige Wirkung eben noch verträglich ist — das bedeutete 3% Kochsalz in der Nahrung = 1,125 g je Kilogramm Körpergewicht — dann käme man zu *88,75 g Kochsalz für den 70 kg schweren Menschen.*

Mit 1 g Natrium + Chlor täglich — soviel enthält jede calorisch ausreichende Kostform — kann wohl das Leben, nicht aber das volle Wohlbefinden und die volle Leistungsfähigkeit erhalten werden. Dieser *Minimalumsatz* ist offensichtlich nicht gleichbedeutend mit dem *Optimalumsatz,* auf den es praktisch-diätetisch allein ankommt. Mangels exakter Beobachtungen läßt sich die Größe des (mit den Umweltbedingungen und den speziellen Anforderungen variablen) Optimalbedarfs zahlenmäßig nicht angeben. Daß der Kochsalzverzehr in Hungerzeiten nicht zufällig steil in die Höhe geht, wurde schon erwähnt (s. S. 489). Da der Durchschnittsverzehr in wirtschaftlich geordneten Zeiten zwischen täglich 5—20 g schwankt und diese Menge für den Gesunden sicherlich unschädlich ist, besteht jedenfalls kein Anlaß, auf eine Einschränkung des landesüblichen Kochsalzverzehrs zu drängen.

Nach den Richtlinien des Food and Nutrition Board des National Research Council der USA. sind 10—15 g Kochsalz als Tagesverzehr eine reichlich bemessene Menge; bei starkem Schwitzen soll für jeden über 4 Liter getrunkenen Liter Wasser 1 g Kochsalz zusätzlich aufgenommen werden.

g) Schwefel.

Die Aufnahme von Schwefel geschieht ganz überwiegend in Form der schwefelhaltigen Aminosäuren. Sulfatschwefel ist praktisch unresorbierbar, elementarer Schwefel aber kein natürlicher Nahrungsbestandteil und nur toxikologisch von Interesse. Abgesehen von dem in Eiweißkörpern gebundenen Schwefel enthält das Blutplasma Schwefel in anorganischer Form (1,00—1,85 mg-%), in Form von Ätherschwefelsäuren (0,25—0,65 mg-%) und in organisch gebundener Form („Neutralschwefel", 0,90—1,95 mg-%). In denselben drei verschiedenen Formen erscheint der Schwefel im Harn.

Der Stoffwechsel des Schwefels ist so eng verknüpft mit dem Stoffwechsel der schwefelhaltigen Aminosäuren (Methionin, Cystin, Cystein), daß es fraglich ist, ob überhaupt ein Bedarf an anorganischem Schwefel (Sulfatschwefel) besteht. Von den genannten Aminosäuren und ganz geringen Mengen Sulfatschwefel abgesehen, kommt Schwefel im Organismus noch in Taurocholsäure, Glutathion, Mucopolysacchariden, Insulin und Aneurin vor.

Da Methionin, Cystin und Cystein zu den essentiellen Aminosäuren gehören, ist Schwefelzufuhr entsprechend dem Mindestbedarf an diesen schwefelhaltigen Aminosäuren notwendig; dazu kommen die geringen Mengen von Schwefel, die mit der lebensnotwendigen Zufuhr von Aneurin verbunden sind. Wenn RANDOIN (1941) ein Bedarfsoptimum an Schwefel von 1,2 g je Kopf und Tag annimmt, dann erscheint dieser Wert reichlich hoch angesichts der Tatsache, daß die Höhe der wünschenswerten Methioninzufuhr mit 2,2 g angegeben wird (s. S. 430). Mit diesen 2,2 g Methionin wird gleichzeitig der Cystin-Cysteinbedarf gedeckt, da diese Substanzen im Organismus aus Methionin gebildet werden können. 2,2 g Methionin entsprechen aber rund 0,5 g Schwefel; der Schwefelgehalt des Aneurins (Optimalbedarf etwa 1 mg je Kopf und Tag) fällt demgegenüber nicht ins Gewicht.

Die genannten Beziehungen erklären, daß Schwefelmangel sich deckt mit Mangel an schwefelhaltigen Aminosäuren und somit wesentlich ein Problem des Eiweißstoffwechsels darstellt.

Von einer Zufallsentdeckung ausgehend — vorwiegend mit Kohl gefütterte Kaninchen werden kropfig (CHESNEY, CLAWSON, WEBSTER 1928) — fand man, daß durch schwefelhaltige Substanzen natürlicher Nahrungsmittel, die in Kohl und anderen Pflanzen, z. B. auch in Sojabohnen (HALVERSON, ZEPPLIN, HART 1949), enthalten sind, die *Schilddrüsenfunktion* gehemmt wird. Solche Stoffe sind Sulfaguanidin (McKENZIE und Mitarbeiter 1941), Phenylthioharnstoff (RICHTER, CLISBY 1941, 1942) und andere Thioharnstoffverbindungen (KENNEDY 1942; WAGNER-JAUREGG, KOCH 1946; ASTWOOD 1943), insbesondere aber Vinylthiooxazolidon (ASTWOOD, ETTLINGER 1949). Thyreostatische Symtome gleicher Art treten bei Kaninchen nach Fütterung mit Weizenmehl und nach unzulänglicher Vitamin C-Versorgung auf (WAGNER-JAUREGG, HUTER 1946). Ähnliche Erscheinungen kommen nach einseitiger Steckrübenfütterung bei Ratten und Meerschweinchen vor (HESS, KOPF, LOESER 1949). Thyroxin und Jod, vielleicht auch Vitamin C, Thymol und Tricholesterin verhindern die Entwicklung der Thyreostase und der Kohlkröpfe (WAGNER-JAUREGG 1946; dort Lit.). Angesichts dieser tierexperimentellen Erfahrung und der Erfolge der Thiouracilbehandlung menschlicher Thyreotoxikosen muß man sich fragen, ob die Hemmung der Schilddrüsenfunktion durch Brassicaarten, die gewisse Schwefelverbindungen enthalten (Wirsing, Weiß- und Rotkohl, Blumenkohl, Kohlrabi, weiße Rüben, Raps, Senf u. ä.), nicht auch für den Menschen von Bedeutung sein kann. Immerhin wäre Voraussetzung dafür ein Tagesverzehr von 500—1000 g Kohl während eines halben Jahres (WAGNER-JAUREGG 1946). Die kropferzeugende Substanz der Sojabohne wird durch Hitze weitgehend inaktiviert (McCARRISON 1933).

h) Spurenelemente.

α) Eisen.

Der Eisen*bestand* des menschlichen Organismus, normalerweise 4—6 g, liegt zu 57% in Form von Hämoglobin, zu 7% in Form von Myoglobin und zu 16% in Form von Fermenteisen vor; der Rest ist gespeichert in Form von Hämosiderin und anorganischem Eisen (LANG 1950).

Der *Plasma*eisengehalt liegt normalerweise zwischen 0,04 und 0,21 mg-% (bei Frauen infolge der Eisenverluste mit der Menstruation, die bei jeder Menstruation im Mittel 17,6 mg Eisen betragen [SCHLAPHOFF, JOHNSTON 1949] tiefer als bei Männern). Das Plasmaeisen ist an Globuline gebunden (s. auch DARBY 1950; SCHADE, CAROLINE 1946) und wird in dieser Bindung zu den Geweben transportiert. Bei der Hypoferrämie chronischer Infektionen ist die Eisenbindungsfähigkeit des Plasmas vermindert und durch Globulinzufuhr erhöhbar (CARTHWRIGHT 1947). Die *Haupteisenspeicher* sind Leber, Milz, Knochenmark und Nieren; das „Parenchymeisen" ist Bestandteil einer Reihe von Fermenten (Cytochrome, Katalase, Peroxydasen). Die *Eisenausscheidung* ist minimal: im Urin praktisch gar nichts, im Stuhl weniger als 1 mg täglich (DUBACH, MOORE, MINNICH 1946). Auffallend hoch liegt mit 0,1—0,2 mg % der Eisengehalt des Schweißes. Die Galle der Frau soll 2—3mal so viel Eisen enthalten wie die des Mannes (LAPIQUE 1947).

In den Nahrungsmitteln ist Eisen in verschieden leicht *resorbierbaren* Formen enthalten (zusammenfassende Darstellungen von CARTWRIGHT 1947; HAHN 1937; HEATH 1943; HEATH, PATEK 1937; DARBY 1950; JOHNSTON 1951; LINTZEL 1930; MOORE 1947; SCHÄFER 1953; LAURELL 1947; STARKENSTEIN 1934; THEDERING jr. 1953). Die Beurteilung der Resorptionsfähigkeit des Nahrungseisens ist schwierig, weil sie von vielen Faktoren abhängt. Die vor wenigen Jahren noch herrschende Meinung, die Menge des resorbierbaren Eisens sei gleichbedeutend mit jener Menge, die mit αα-Dipyridie reagiert, hat sich als unzutreffend erwiesen. Die Schwerresorbierbarkeit des Nahrungseisens kann bedingt sein durch die Schwerlöslichkeit der Eisenverbindungen, durch die Art der organischen Bindung oder durch die Wertigkeit des Eisens. Während die Ratte zwei- und dreiwertiges Eisen etwa gleich gut ausnutzt, nutzt der menschliche Organismus zweiwertiges (Ferro-) Eisen sehr viel besser aus als dreiwertiges (Ferrieisen). Für die Bildung von Ferriionen spielt offenbar die Magensalzsäure eine Rolle (DARBY, HAHN, KASER, STEINKAMP, DENSEN, COOK 1947; DUBACH, MOORE, MINNICH 1946; v. GOIDSENHOVEN, HOET, LEDERER 1938; GRAHAM, LEVERTON 1952; HAHN 1937; HAHN, BALE, HETTIG, KAMEN, WHIPPLE 1939; HAHN, JOHNES, LOWE, MENEELY, PEACOCK 1945, HEATH 1943; HEGSTEDT, VINCH, KINNEY 1948; HEILMEYER, PLÖTNER 1937; KIRCH, BERGEIM, KLEINBERG, JAMES 1947; LEVERTON 1941; LINTZEL 1930; MOORE 1947; MOORE, DUBACH, MINNICH, ROBERTS 1944; MANGOLD, HEMMELER 1951; OLDHAM, SCHLUTZ 1940; RUEGAMER, MICHAUD, HART, ELVEHJEM 1946; STARKENSTEIN 1934; THOMPSETT 1940). Von anorganischen Eisenverbindungen werden Ferro- und Ferriphosphat weniger gut resorbiert als Ferrosulfat und Ferrichlorid (BLUMBERG, ARNOLD 1947; FREEMAN, BURILL 1945; STREET 1943). Bezüglich der Resorbierbarkeit therapeutisch gebräuchlicher, ernährungsphysiologisch im allgemeinen aber bedeutungsloser Eisenverbindungen sei auf die Darstellung der Eisentherapie in Bd. 2 dieses Handbuches hingewiesen. Das in ein großes organisches Molekül eingebaute Hämoglobineisen — Hämoglobin ist ja ein Bestandteil der natürlichen Nahrung — ist schwer resorbierbar (von 350 mg Hämoglobineisen werden z. B. nur 10—25% resorbiert; BLACK, POWELL 1942). Mit Blutpräparaten und Blutwurst läßt sich also keine sehr wirkungsvolle Eisentherapie betreiben. Das Eisen von Spinat und Weißkohl wird (infolge seines Ferroeisen-stabilisierenden Vitamin C-Gehaltes?), ebenso wie das Eisen von frischem Fleisch, besonders auch von Milz und Leber, gut resorbiert (LINTZEL, WICHELS, HÖFER 1933).

Von dem in frischem Obst und Gemüse enthaltenen Eisen werden 77—98%, von dem in Eiereiweiß, Fleisch und Brot enthaltenen Eisen 25—40% durch den *Magensaft* ionisiert und resorbierbar gemacht. Nach JOHNSTON, FRENCHMAN, BOROUGHS (1948) resorbiert der Organismus bei Zufuhr von 7 mg Eisen 11%, bei Zulage von 200 g Fleisch (mit 3,4 mg Eisen) zu derselben Kost 21% der zugeführten Eisenmenge (s. auch CARTWRIGHT 1947; MOORE, DUBACH 1951).

Verschlechtert wird die Resorption des Eisens durch *Phytin* (MCCANCE, EDGECOMBE, WIDDOWSON 1943; SHARPE, HARRIS, PEACOCK, COOKE 1948; WIDDOWSON, MCCANCE 1942; von der Verschlechterung der *Calcium*resorption durch Phytin war bereits die Rede). Überhaupt soll der *Phosphat*gehalt der Nahrung die Eisenresorption beeinflussen (HEGSTEDT, FINCH, KINNEY 1949). Auch größere *Calcium*mengen verschlechtern die Eisenresorption (FUHR, STEENBOCK 1943; ANDERSON, MCDONOUGH, ELVEHJEM 1940; KLATZEIN 1940; MENDEL 1936).

Vitamin D fördert in nicht näher bekannter Weise die Speicherung von Eisen und die Bildung von Hämoglobin. *Vitamin C* wirkt nicht nur reduzierend (Ferroeisen-stabilisierend), sondern auch ausnutzungssteigernd (BERGEIM, KIRK 1949; HEILMEYER, v. MUTIUS 1943; KIRK, BERGEIM, KLEINBERG, JAMES 1947; NEUWEILER 1950; THEDERING 1949). *Pyridoxin* (Vitamin B_6) soll die Eisenresorption unterstützen (CARTWRIGHT, WINTROBE, HUMPHREY 1944). Eine resorptionsfördernde Wirkung wird auch dem *Nebennierenrindenhormon* zugeschrieben (CARTWRIGHT, HAMILTON, GUBLER, FELLOWS, ASHENBRUCKER, WINTROBE 1951). Wenn in den späteren *Schwangerschafts*monaten bei gleichbleibender Eisenzufuhr 3mal soviel Eisen resorbiert wird wie in den früheren Monaten (HAHN, CAROTHERS,

Cannon, Sheppard, Darby, Kaser, McClellan, Densen 1947; Hahn, Carothers, Darby, Martin, Sheppard, Cannon, Beam, Densen, Peterson,
McClellan 1951; s. auch Lund 1951), dann sind hier offenbar hormonale Faktoren im Spiel, und vermutlich gilt dasselbe für die Änderungen der Eisenresorption im *höheren Alter* (Rechenberger 1952).

Die Menge des resorbierten Eisens hängt wesentlich vom *Eisenbedarf* ab
und wird gesteuert durch den Gehalt der Darmschleimhaut an einem eisenhaltigen Eiweißkörper (Ferritin), dessen Eisengehalt in enger Beziehung steht
zum Eisengehalt des Gesamtorganismus und „die Eisenaufnahme also wie ein
Ventil steuert" (Lang 1950). Bei hohem Eisenbedarf wird viel, bei geringem
Eisengehalt wird nur wenig Eisen resorbiert, und zwar im zweiten Falle auch
dann, wenn resorbierbares Eisen in großer Menge verfügbar ist (Darby, Hahn,
Kaser, Steinkamp, Densen, Cook 1947; Fowler, Barer 1937; Granick 1946;
Greenberg, Copp, Cuthbertson 1943; Hahn 1937; Hemmeler 1950, 1952;
Hahn, Bale, Hettig, Kamen, Whipple 1939; Kinney, Hegstedt, Finch 1949;
Welch, Wakefield, Adams 1936; McCance, Widdowson 1937). So geht unter
Umständen der größte Teil des resorbierbaren Eisens ungenutzt wieder ab.

Biologisch steht an zentraler Stelle die *Funktion des Eisens* als Bestandteil
des Hämoglobins und der Zellhämine. Die Erscheinungen des Eisenmangels
lassen sich damit zwanglos verstehen. Das physiologisch wichtigste Zellhämin
ist das Warburgsche Atmungsferment. Dazu kommen die Cytochrome (oxy-
dationsfördernde Stoffe), die Peroxydasen (Sauerstoffüberträger) und die Katalasen (Wasserstoffsuperoxydspalter). Die Aufgaben kleiner, in noch anderen
Bindungsformen vorkommender Eisenmengen sind nicht bekannt. Auch die
Bedeutung der Eisenanreicherung im Reticuloendothel bei Infektionen und
malignen Neubildungen ist noch ungeklärt.

Nach einer Zusammenstellung Shermans (1937) von Ergebnissen verschiedener Autoren ist der *Eisenmindestbedarf* des Erwachsenen mit 3,7—14,9 mg je
Kopf und Tag (im Mittel 8,11 mg) anzusetzen. Unter Einrechnung eines Sicher-
heitsfaktors von 50% kommt Sherman (1937) zu einer *optimalen Tageszufuhr*
von 12 mg für den Erwachsenen und von 7—12 mg für Kinder unter 12 Jahren
(s. auch Schlaphoff, Johnston 1949). Hodges, Petersen (1931) betrachten
15,5 mg als Optimum.

Der National Research Council der USA. hält folgende Tageszufuhren für
wünschenswert:

Mann bei sitzender und schwerer körperlicher Arbeit (70 kg) . . . . 12 mg
Frau bei sitzender und schwerer körperlicher Arbeit (56 kg) . . . . . 12 mg
Frau in der 2. Schwangerschaftshälfte und Stillperiode . . . . 15 mg

Kinder unter 1 Jahr . . . . . . 6 mg	Kinder von 1—3 Jahren . . . . 7 mg
Kinder von 4—6 Jahren . . . . 8 mg	Kinder von 7—9 Jahren . . . . 10 mg
Kinder von 10—12 Jahren . . . 12 mg	Jugendliche von 13—20 Jahren . 15 mg

Den Gesamteisenbedarf des Organismus je Jahr haben Heath, Patek (1937)
berechnet. Er beträgt (um nur einige Zahlen herauszugreifen)

im 1. Lebensjahr . . . 0,195 bzw. 0,182 g   im 15. Lebensjahr . . . 0,314 bzw. 0,468 g
im 5. Lebensjahr . . . 0,098 bzw. 0,087 g   im 20. Lebensjahr . . . 0,081 bzw. 0,365 g
im 10. Lebensjahr . . . 0,152 bzw. 0,120 g

Der jeweils zweite der beiden Werte bezieht sich auf den Eisenbedarf des
weiblichen Geschlechts, der von der Pubertät ab höher liegt als der Bedarf der
des männlichen (Eisenverlust durch Menstruationsblutungen). Die Leber des erwachsenen Mannes soll beträchtlich eisenreicher sein als die der Frau (Lapicale
1947; s. auch Schairer, Rechenberger 1949).

Von den natürlichen *Nahrungsmitteln* sind am eisenreichsten Hefe, Leber, Herz, Eidotter, getrocknete Erbsen und Hafermehl, ausgesprochen eisenarm sind Milch und Milchprodukte, Fette und Öle, Obst und die meisten Gemüse, raffinierter Zucker und wenig ausgemahlenes Mehl.

Auffallend eisenarm ist auch die Frauenmilch (ebenso wie die Milch von Kaninchen, Katzen und Hunden). Während die meisten Mineralstoffe in der Milch und im neugeborenen Organismus in etwa gleichem Verhältnis vorkommen, enthält der Organismus des neugeborenen Menschen etwa 6mal soviel Eisen wie die Frauenmilch. Der Neugeborene von Mensch, Katze und Hund verfügt über einen Eisenvorrat, den andere Tiere, die schon vom ersten Lebenstag an Grünzeug fressen, nicht besitzen (ALBERS 1941; SHERMAN 1937): Die fetale menschliche Leber besitzt 3mal so viel Eisen wie die Leber des Erwachsenen (MAYEDA, YAMANOUCHI 1934). Dieses Eisendepot wird erst in den letzten Embryonalmonaten angelegt; Frühgeburten sind eisenarm (GUEST 1947; STRAUSS 1933). Bei einem Tagesbedarf von rund 0,6 mg je Kilogramm Körpergewicht (DANIELS, WRIGHT 1934) genügt der Vorrat des Neugeborenen für die Dauer von 6 Monaten. Nach Ablauf dieser Zeit muß ihm also eisenreichere Nahrung zugeführt werden. Übrigens besitzen auch Vogeleier einen Eisenvorrat für den Embryo.

Angesichts des geringen Eisengehaltes der landesüblichen Kost ging man in USA. dazu über, das Brot mit Eisen anzureichern (auf etwa 28 mg Eisen in 1000 g Brot (DUFRENOY, GENEVOIS 1949). Am besten sollen sich zu diesem Zweck Ferrosulfat und Ferrichlorid eignen (BLUMENBERG, ARNOLD 1947).

Die *Eisenmangelkrankheit* (neuerdings SCHÄFER 1953; JASINSKI 1952; JASINSKI, DIENER 1952) wird herkömmlicherweise bei den Blutkrankheiten abgehandelt (s. Bd. 2 dieses Handbuches). Die Berechtigung liegt darin, daß ihr hervorstechendstes Symptom die hypochrome Eisenmangelanämie ist. Die Eisenmangelkrankheit stellt im Grunde aber eine Ernährungskrankheit dar, da Verbrauch und Ausscheidung des Eisens größer sind als die Aufnahme. Um Wiederholungen zu vermeiden, wird auf die eingehende Darstellung der Eisenmangelkrankheit in Bd. 2 dieses Handbuches verwiesen. Als pathogene Faktoren nennt HEILMEYER (1952) außer einem unzureichenden Gehalt der Nahrung an ausnutzbarem Eisen (dem THEDERING, BECK 1953 keine wesentliche Bedeutung zuerkennen) und außer dem erhöhten Eisenbedürfnis im Wachstumsalter die Eisenverluste durch Menses und Schwangerschaft, Wochenbett und Lactation, die Eisenverluste durch Blutungen, die Eisenbindungen in den Geweben bei Infektionen und Neoplasmen, die Störungen der Eisenverwertung, die mangelhafte Eisenresorption durch resorptionshemmende Stoffe (Schleim, Milchsäure u. a.) und durch Fehlen resorptionsbegünstigender Begleitstoffe sowie durch Erkrankungen des Magen-Darmkanals.

Die Symptome des Eisenmangels beschränkten sich jedoch offenbar nicht auf die Anämie und deren unmittelbare Folgen. Anscheinend unabhängig von der Anämie wirkt sich der Eisenmangel (und der gleichzeitige Mangel an anderen Spurenelementen?) auf die Fortpflanzung und Entwicklung der kommenden Generation aus. Er bedingt allgemeine Widerstandslosigkeit, Sterilität, Wachstumshemmung, Haarausfall, Muskeldegeneration und verschiedenartige endokrine Störungen (BERTRAND, NAKAMURA 1925; DANIELS, HUTTON 1925; FONTÉS, THIVOLLE 1934; KOCHMANN, SEEL 1928; REMESOW 1927; LINTZEL 1928; SCHÄFER 1953; SCHMIDT 1928, 1930).

Krankhafte Störungen durch *übermäßig eisenreiche Kost* sind nicht bekannt und auch nicht zu befürchten, da der Eisengehalt auch der eisenreichsten natürlichen Nahrungsmittel gering ist und die Eisenresorption, wie oben geschildert, durch den Bedarf gesteuert wird. Schädigungen durch reine Eisenverbindungen gehören ins Gebiet der Toxikologie und nicht ins Gebiet der Ernährungspathologie. Nur am Rande sei erwähnt, daß 6,0—10,0 g Ferrosulfat bei Kindern zu akuter hämorrhagischer Gastritis, Leberschädigung und Tod führen (Forbes 1947). Die für den Erwachsenen letale Dosis wird auf wenigstens einige hundert Tabletten zu 0,2 g Ferrosulfat geschätzt.

β) Kupfer.

Geringe Kupfermengen werden mit der Nahrung stets aufgenommen und durch Niere und Darm stets ausgeschieden (s. Tabelle 53). Die Kost enthält gewöhnlich 2—4 mg Kupfer täglich, von denen 5—40% retiniert werden. (Neuere zusammenfassende Darstellung der biologischen Bedeutung des Kupfers von Brenner 1953.)

Tabelle 53. *Aufnahme und Ausscheidung von Spurenelementen durch den Menschen.*
(Nach Lang.)

Element	Aufnahme mit der Nahrung mg/Tag	Ausscheidung im Harn mg/Tag	Ausscheidung im Kot mg/Tag
Aluminium	10—40	0,04—0,1	10—40
Blei	0,29	0,01—0,02	0,32
Bor	9—20	9—20	
Brom		3—5	
Fluor	0,3—1,5	0,3—1,5	
Kobalt		0,03	0,15
Kupfer	2,3	0,02—0,05	2,0
Lithium	1,6—2,6	0,7	0,7—2,0
Mangan	4,3	0,01—0,02	3,5—4,5
Nickel	0,25—0,42	0,14—0,25	0,10—0,17
Silber	0,088	0,0	0,058
Zink	6—40	0,3	3—20
Zinn	17	0,01—0,02	22

Über den Resorptionsmechanismus des Kupfers, seine Ausnutzung und seine Bindungsform im Blut ist nichts näheres bekannt. Die Resorption durch den Darm geschieht als Cu-Ion, die Ausscheidung in der Hauptsache durch die Leber. Der Kupfergehalt des Vollblutes wie der Serums liegt zwischen 0,09 und 0,15 mg-%; er steigt im Laufe der ersten 18 Lebensmonate von rund 0,056 auf 0,147 mg-%, gleichzeitig mit dem Abfall des Serumeisens von 0,175 auf 0,076 mg-%. Das Serumkupfer steigt auch in der zweiten Schwangerschaftshälfte. Steigerung der Zufuhr erhöht nicht den Kupfergehalt der Milch (Münch, Petersen 1950). Der Kupferbestand des erwachsenen Menschen wird auf 150 mg geschätzt (vgl. die zusammenfassenden Darstellungen über Kupferstoffwechsel und Kupfermangel von Cartwright 1947; Darby 1950; Lang 1950; Schultze 1947).

Die biologische Bedeutung des Kupfers liegt in seiner Beteiligung an Oxydationsvorgängen und der Reticulocytenbildung (Keil, Nelson 1936; Müller 1935; Schultze, Elvehjem, Hart 1936). Für alle Wachstumsvorgänge bei Tieren und Pflanzen scheint Kupfer von besonderer Bedeutung zu sein. Die Leber des Neugeborenen ist kupferreicher als die des Erwachsenen, wie überhaupt die große Affinität des Kupfers zu Leber und Knochenmark bemerkenswert ist. Im Hämocyanin niederer Tiere übernimmt Kupfer den O_2-Transport. Im höheren Tier spielt Kupfer eine Rolle bei der Bildung der roten und weißen Blutzellen und des Hämoglobins (Eisen wird durch Kupfer aus den Depots mobilisiert) sowie bei der Wirkung vieler Fermente. „Ob wir die Synthese oder Funktion von Fermentsystemen, Redoxkörpern, Vitaminen, Hormonen, Antitoxinen oder Körperfarbstoffen betrachten, wir finden in vielen Fällen das Spurenelement Kupfer in den Schlüsselpunkten der Reaktion als Aktivator oder Überträger wirksam" (BRENNER 1953). Bei Infektionen steigt (gleichzeitig mit der Speicherung des Eisens) die Ausscheidung des Kupfers an. Wo das Kupfer in die Erythropoese eingreift, ist unklar; jedenfalls ist Anämie ein Hauptsymptom des Kupfermangels.

Ausgeglichene Kupferbilanzen erreicht der erwachsene Mensch bei einer Tageszufuhr von rund 2 mg Kupfer (CHOU, ADOLPH 1935; LEVERTON, LEVERTON, BINKLEY 1944). Bei Tageszufuhren von 6,5—13,0 mg kommt es zur Speicherung (HOLT, SCOULAR 1948). HODGES, PETERSEN (1931) nennen als Optimalbedarf 2,3 mg je Tag; bei Kindern von 4—12 Monaten soll der Bedarf höher liegen (nach ELVEHJEM 1934 bei 25 mg). BRENNER (1953) hält eine Tageszufuhr von 3—7 mg, die dem Cu-Gehalt der üblichen Kost entspricht, für völlig ausreichend und schätzt den Bedarf des Kindes auf nur 0,95—1,53 mg je Tag (0,053 bis 0,085 g je Kilogramm Körpergewicht).

Ähnlich wie Eisen, kann auch Kupfer in beträchtlichen Mengen gespeichert werden. Am kupferreichsten sind Lunge, Leber und Herz (die Leber speichert in der Schwangerschaft nicht nur Eisen, sondern auch Kupfer; s. auch LORENZEN, SMITH 1947).

Ob der Kupferbedarf unter allen Umständen gedeckt wird, ist schon im Hinblick auf die großen Schwankungen des Kupfergehaltes der Nahrungsmittel nicht sicher. Bei Tieren werden Lecksucht und Saltsick als Kupfermangelkrankheiten aufgefaßt (s. auch WIND, DEIJS 1952; WINTROBE, CARTWRIGHT, LAHEY, GUBLER 1951). Weitere Symptome des Kupfermangels sind Ergrauen der Haare, Alopecie, Dermatosen — es fehlt an dem zur Pigmentbildung notwendigen kupferhaltigen Ferment Thyrosinase (GORTER 1935; SMITH, ELLIS 1947) —und ataktischen Störungen mit Muskelatrophie der Gliedmaßen (,,Falling disease"; TEAGUE, CARPENTER 1951). Bemerkenswert gering ist der Kupfergehalt der Frauen- wie der Kuhmilch. McCHEE (zit. nach LANG 1950) sah bei Kupferzulagen zu freigewählter Kost (täglich 1 mg Kupfer als Zulage) Hämoglobinanstiege um 5—26% bei 138 von 140 Menschen. Spezielle Kupfermangelsymptome des Menschen kennt man nicht.

Der an Kupfer verarmte menschliche Organismus kann Eisen zwar noch speichern, aber nicht in ausreichendem Maße verwenden zur Bildung von Hämoglobin (ELVEHJEM, SHERMAN 1932; MUNTWYLER, HAZARD 1933) und anderen Häminstoffen (COHEN, ELVEHJEM 1934). Die Gewebe verarmen an Cytochromoxydasen und Katalasen (SCHULTZE, KUIKEN 1941; SCHULTZE 1939, 1941). Bei Ratten soll es auch als Folge von Resorptionsstörungen zu Kupfermangel kommen (HUNDLEY 1950). Während manche Säuglingsanämien, ebenso wie die Kuhmilchanämie der Ratten, auf Kupfermangel beruhen und mit Kupfer erfolgreich behandelt werden können (SCHIFF, ELIASBERG, JOFFE 1930), scheint das Kupfer bei Anämien von Erwachsenen keine Rolle zu spielen. ,,Für die Anwendung des Kupfers zur Behandlung der Erwachsenen-Anämien fehlen alle Voraussetzungen. Kupfer, Mangan, Hämoglobin, Eigen- und Fremdblut und andere Stoffe sind unspezifische Knochenmarksreizmittel, die bei der Behandlung der hypochromen Anämien als Adjuvantien dienen können, meist aber völlig entbehrlich sind" (HEILMEYER 1942). Die These, Kupfermangel spiele eine dominierende Rolle in der Pathogenese der multiplen Sklerose (ELSTE 1952), ist nicht hinreichend begründet.

Schädigungen durch übermäßigen Genuß kupferreicher Nahrungsmittel sind nicht unbekannt geworden. Daß Kupfer an der Genese der Lebercirrhose beteiligt sei, ist eine unbewiesene Behauptung; die Cu-Speicherung in der cirrhotischen

Leber ist eine *Folge* des cirrhotischen Prozesses. Überfütterung mit *reinen* Kupferverbindungen ist lediglich toxikologisch interessant.

γ) Zink.

Die tägliche Zinkaufnahme mit der Nahrung schätzt man auf 5—20 mg (LUTZ 1926; McCANCE, WIDDOWSON 1943); damit ist die Bilanz ausgeglichen. Die Hauptmenge des Zinks wird durch den Darm ausgeschieden (s. Tabelle 53, S. 536), der Bestand des menschlichen Organismus auf insgesamt 3—4 g geschätzt. Den Zinkgehalt bestimmte WOLFF (1950) im Vollblut zu 0,6—0,9 mg-%, im Serum zu 0,17—0,27 mg-%.

Zink ist Bestandteil lebenswichtiger Fermente und intensiviert die Wirkung von nichtzinkhaltigen Fermenten (Katalase, Diastase, Saccharase, Gewebsproteinasen u. a.; HOVE, ELVEHJEM, HART 1937; SCOULAR 1939; STIRN, ELVEHJEM, HART 1935). Rasch wachsende Organe, voran die Fortpflanzungsorgane, sind reich an Zink. Während die Milch zinkarm ist, bekommt der Embryo einen großen Vorrat mit auf die Welt. Der Zinkgehalt je Gramm Pankreas wurde bei Diabetikern von manchen Untersuchern niedriger gefunden als bei Nichtdiabetikern; andere fanden in fettfreien Pankreasdrüsen keine solchen Unterschiede (EISENBRAND, SIENZ, WEGEL 1942; SCOTT, FISHER 1938).

Bei praktisch zinkfrei ernährten Mäusen kommt es zu Abmagerung, Haarausfall und Wachstumsstörungen; die Phosphataseaktivität und der Katalasegehalt von Leber und Niere sinken ab, während Esterase-, Blutkatalase- und Lactoflavingehalt unverändert bleiben. Die Sterblichkeit der Zinkmangeltiere ist erhöht, die Nahrungsausnutzung verschlechtert (DAY, SKIDMORE 1947; FOLLIS, DAY, McCOLLUM 1941; HOVE, ELVEHJEM, HART 1937; TODT, ELVEHJEM, HART 1934).

Wenn der Zinkgehalt des Futters bei 0,7% und höher liegt, entwickelt sich bei Ratten eine Anämie, die durch Zugabe von Eisen, Kupfer und Kobalt verhindert werden kann (SMITH, LARSON 1946; SUTTON, NELSON 1937; „biologisches Gleichgewicht der Spurenelemente" nach LANG 1950). Beim Menschen sind Zinkmangelerscheinungen nicht bekannt.

δ) Kobalt.

Die Größe der Kobaltaufnahme läßt sich mangels ausreichender Nahrungsmittelanalysen noch nicht genau angeben. Die Ausscheidung erfolgt, wie bei anderen Metallen, vorwiegend durch den Darm. Im Gegensatz zur Ratte kann der Mensch größere Kobaltmengen speichern (GREENBERG, COPP, CUTHBERTSON 1943; KENT, McCANCE 1941). Der Kobaltgehalt des Serums ist noch nicht hinreichend genau erfaßt (WEISSBECKER 1947; WOLFF 1950).

Kobalt ist anscheinend nur deswegen lebensnotwendig, weil das kobalthaltige Vitamin B_{12} (RICKES 1948, 1949; SMITH 1948) lebensnotwendig ist. Die Identität des Vitamin B_{12}, des Antiperniciosastoffes, mit dem animal protein factor kann als erwiesen gelten. WEISSBECKER (1947, 1950; s. auch WEISSBECKER, MAURER 1949) meint, Kobalt könne vielleicht selbst in das Hämoglobinmolekül eingebaut werden. Der Kobaltbedarf ist, dem geringen Vitamin B_{12}-Bedarf entsprechend — schon Tagesdosen von 4—10 γ sind therapeutisch wirksam — sicherlich nur gering und wird für Kaninchen mit täglich 0,1 γ, für Ratten mit 0,03 γ angegeben (HOUK, THOMAS, SHERMAN 1946; THOMPSON, ELLIS 1947).

Die Kobaltmangelkrankheit von Schafen äußert sich (nach POPE, PHILIPS, BOHSTEDT 1947) als Freßunlust, Wachstumshemmung, Verwerfen, Anämie, starker intestinaler Parasitenbefall und sinkender Vitamin A- und C-Spiegel im

Plasma. Ähnliche Krankheitserscheinungen wurden bei Rindern beobachtet, wenn der Futterboden weniger als 3,9 γ Kobalt je Gramm enthielt (MARSTON 1939; MARSTON, LEE 1949; PATTERSON 1937). Für den Menschen darf man annehmen, daß Kobaltmangel gleichbedeutend ist mit Vitamin-B_{12}-Mangel.

Zusätzliche Kobaltverfütterung führt bei Versuchstieren zu Polycythämie mit Knochenmarkshyperplasie und, bei sehr hoher Dosierung, zu Schädigung der Erythropoese (BREWER 1940; ROBSCHEIT-ROBBINS, WHIPPLE 1942, 1949; SUZUKI 1951).

ε) Aluminium.

Nur ein kleiner Teil des Aluminiumgehaltes der Nahrung (s. Tabelle 53) wird resorbiert. Jene Aluminiummengen der Nahrung, die außerdem aus Kochtöpfen, Bestecken usw. stammen, werden von LANG (1950) auf 0,1—8 mg je Tag geschätzt. „In zahlreichen gründlichen Untersuchungen wurde jedoch festgestellt, daß Aluminiumaufnahmen, wie sie in den Kulturstaaten üblich sind, als völlig harmlos angesehen werden können und die Gesundheit in keiner Weise beeinträchtigen. . . . Der Aluminiumbestand eines erwachsenen Menschen ist auf etwa 50—150 mg zu schätzen" (LANG 1950). Den Aluminiumgehalt des Blutes bestimmte WOLFF (1948) zu 40—70 γ-%.

Aluminium ist in allen tierischen Geweben gefunden worden (MEUNLER 1936; UNDERHILL, PETERMANN 1929). Ob es bestimmte Aufgaben hat, steht noch nicht fest (HOVE, ELVEHJEM, HART 1938; SCOULAR 1939).

ζ) Nickel.

Nickel intensiviert die Wirkung des Insulins. Die Frage nach der Lebensnotwendigkeit läßt sich noch nicht beantworten.

η) Mangan.

Das mit der Nahrung zugeführte Mangan (s. Tabelle 53) wird fast ausschließlich durch den Darm ausgeschieden. Mangan und Eisen sollen sich gegenseitig in der Resorption behindern. Der Bestand des menschlichen Organismus wird auf 30—40 mg geschätzt. WOLFF (1948) bestimmte den Mangangehalt des Blutes bei Männern zu 0,17 γ-%, bei Frauen zu 0,15 γ-%.

Unter manganarmer Ernährung kommt es bei Säugetieren zu Sterilität (Aufhören der Spermiogenese, Hodendegeneration, Erlöschen des Cyclus), bei Hühnern zu Schädigung des Knochenwachstums und Manganverarmung des Knochens (BOYER, SHAW, PHILIPPS 1942; CASKEY, GALLOP, NORRIS 1939; DANIELS, EVERSON 1935; ELLIS, SMITH, GATES 1947; KEMMERER, ELVEHJEM, HART 1931; SKINNER, v. DONK, STEENBOCK 1932).

Die Manganbilanzen sind beim Menschen ausgeglichen mit einer Zufuhr von 3,7—5,8 mg je Tag (BASU, MALAKAN 1940). Als optimale Zufuhr werden von anderen Autoren 0,02—0,03 mg je Kilogramm Körpergewicht (= 1,4—2,1 mg für den 70 kg schweren Erwachsenen) angegeben (HODGES, PETERSEN 1931; SMITH, ELLIS, LOBB, THOMPSON, LORENZEN, LARSON 1947; LORENZEN, SMITH 1947; SPIERS, BERTSCHINGER 1947). Die Lebensnotwendigkeit des Mangans hängt vermutlich zusammen mit der Tatsache, daß es Bestandteil einiger Fermente ist und in funktioneller Beziehung steht zu Aneurin (HAMAMOTO 1935; SANDBERG, PERLA, HOLTY 1939), vielleicht auch zu der Ascorbinsäure (RUDRA 1944).

ϑ) Strontium.

Entgegen gelegentlich geäußerter Vermutungen ist Strontium, ebenso wie Lithium, nicht lebensnotwendig und speziell für die Dentinbildung bedeutungslos.

ι) Arsen.

Die Bedeutung des Arsens liegt offensichtlich in seiner Beteiligung an der Erythropoese. Ob es für eine regelrechte Erythropoese unentbehrlich ist, steht dahin. Wie und wo es hier eingreift, ist noch nicht hinreichend klar.

λ) Silicium.

Mit der Nahrung, insbesondere mit der pflanzlichen Nahrung, wird fortlaufend Silicium in Form von SiO_2 aufgenommen. Die Ausscheidung entspricht der Zufuhr und liegt innerhalb von 24 Std, je nach der Zusammensetzung der Nahrung, zwischen 20 und 100 mg SiO_2 im Harn und zwischen 150 und 350 mg SiO_2 im Stuhl (entsprechend 9,4—47,0 bzw. 70,5—164,5 mg Si). Die Abhängigkeit der Si-Ausscheidung von der Art der Nahrung geht überzeugend aus einer Zusammenstellung von King, Stantial, Dolan (1933) hervor (Tabelle 54). Die klinische Erfahrung lehrt, daß Silicat auch durch die Lungenoberfläche resorbiert werden kann (Silicose).

Tabelle 54. *Kieselsäuregehalt des Harns.* (Nach King, Stantial, Dolan.)

Species	mg-% SiO_2 im Harn	Species	mg-% SiO_2 im Harn
Mensch	0,7—2,2	Kaninchen	7,2—27,2
Hund	0,9—2,7	Meerschweinchen . .	8,2—28,6
Katze	0,3—0,8	Schaf	11,9—17,2
Ratte	3,0—5,7		

Die Lebensnotwendigkeit des Siliciums für den Menschen steht noch nicht endgültig fest (Holzapfel, Kerner-Esser 1943, 1947; Ohlmeyer, Olpp 1944). Spezifische Mangelsymptome sind unbekannt, Einflüsse auf das Wachstum fraglich (Kochmann, Maier 1930) und fraglich sind auch die Erfolge der peroralen Siliciumtherapie z. B. bei Lungentuberkulose (über die im übrigen hier nicht zu sprechen ist).

ϰ) Molybdän.

Wie Kupfer, Kobalt, Arsen und andere Spurenelemente beteiligt sich Molybdän an der Blutbildung und steht in enger funktioneller Beziehung auch zum Stoffwechsel des Phosphors (Shirley, Owens, Davis 1951). In ähnlicher Weise wie Phosphor wird Molybdän im Organismus gespeichert. Hohe Molybdänzufuhr setzt den Kupfergehalt der Leber herab, verschlechtert die Knochenbildung und läßt die alkalische Phosphatase im Blut ansteigen (Comar, Singer, Davis 1949). Während beim Menschen Molybdänmangelerscheinungen und Molybdänüberfütterungsschäden anscheinend fehlen und Molybdän für den Menschen nicht lebensnotwendig zu sein scheint, kennt man bei Rindern und Schafen ein (durch Kupferbeifütterung vermeidbares) Krankheitsbild der Molybdänvergiftung durch Verfütterung von Heu mit sehr hohem Molybdängehalt.

μ) Fluor.

Alle tierischen Gewebe, voran Knochen und Zähne, enthalten Fluorid. Bei Besprechung der Zahncaries (s. S. 377) ist bereits erwähnt worden, daß sich bei hohem Fluoridgehalt des Trinkwassers (über $1,0—2,0 \gamma/g$ nach Dean, Elvove 1937) Wachstumshemmungen, Sklerosierung der Knochen und Schmelzfehler an den Zähnen („mottled teeth"—„mottled enamel") bilden, daß aber bei Gebrauch von Trinkwasser mit etwas geringerem Fluoridgehalt ($0,5—1,0 \gamma/g$ nach Dean, Arnold, Elvove 1941, 1942) die Caries bei Kindern und Erwachsenen weniger häufig und weniger schwer verläuft als bei Fluoridgehalten des Trinkwassers unter

0,5 γ/g. Auf diese Zusammenhänge und die Möglichkeiten ihrer Erklärung braucht hier nicht noch einmal eingegangen zu werden.

Die Tagesaufnahme an Fluorid bei üblicher Ernährung wird auf 0,5—1,5 mg geschätzt. Der Fluoridgehalt der Nahrung, insgesamt etwa 0,3—0,4 mg, wird beim Kochen großenteils herausgelöst, das in der verzehrten Nahrung verbleibende Fluorid aber, ebenso wie das Fluorid des Wassers, im Darm vollständig resorbiert (v. FELLENBERG 1926, 1948; McCLURE 1949). Die Ausscheidung erfolgt durch Harn und Schweiß (McCLURE, MITCHELL, HAMILTON, KINSER 1945). Das mit der Nahrung und dem Wasser aufgenommene Fluorid, dessen Gesamthöhe in erster Linie also durch den Fluoridgehalt des Wassers bestimmt wird, kann auch in die Milch übergehen, wobei der Fluoridgehalt der Milch weitgehend unabhängig ist von der Höhe der Zufuhr (HART, ELVEHJEM 1936). Bei Steigerung der Zufuhr steigen Fluoridresorption und Fluoridausscheidung; Fluoridzulagen werden aber nur sehr langsam wieder ausgeschieden (LARGENT 1952). Gleichzeitig steigt der Fluoridgehalt des Blutes, dessen normale Schwankungsbreite zwischen 0,010 und 0,045 mg-% liegt und anscheinend auch die Menge des über die Placenta auf den Embryo übergehenden Fluorids, die vielleicht von Bedeutung ist für die Cariesresistenz des Neugeborenen (HELD 1941; GRASSET 1952).

Lebensnotwendig ist Fluor offenbar nicht. Daß es, im Sinne eines Medikaments, die Widerstandsfähigkeit gegenüber Zahncaries erhöhen kann, widerspricht dieser Feststellung nicht.

MAY (1935, 1950) fand bei Thyreotoxikosen mit erhöhtem Blutjodidgehalt das Blutfluorid erniedrigt. Er meint, man könne „die Besserung einer Hyperthyreose am Ansteigen der Blutfluorkurve verfolgen" und gibt dementsprechend Fluoride als Medikament bei Thyreotoxikose (Kapacin). Sorgfältige kritische Untersuchungen von DEMOLE (1951) und DEMOLE, v. FELLENBERG, HELD, SCHMIDT ergaben indes keine erkennbaren Beziehungen zwischen Schilddrüsenfunktion und Fluor. „Auf Grund dieser Tatsachen lehnen wir die Existenz eines biologischen Antagonismus zwischen Jod und Fluor ab."

Von den Gebißschäden durch überhöhte Fluoridaufnahme war schon die Rede (s. auch SPIRA 1953). Die seinerzeit von STUBER, LANG (1929) geäußerte Vermutung, hohe Fluoridzufuhr und hohes Blutfluorid — bis zu 4 mg-% wurden genannt — hemme die Gerinnungsfähigkeit des Blutes, hat sich nicht bestätigt.

v) Jod.

Jod läßt sich in allen Geweben nachweisen, bei weitem am reichlichsten in der Schilddrüse. In seiner Funktion als Baustein des Thyreoxins liegt die Lebensnotwendigkeit des Jods und die Notwendigkeit ständiger Jodzufuhr begründet. Andere biologische Funktionen sind nicht eindeutig sicher gestellt. ROBINSON (1947) berichtete von einer Anregung der Lactation durch kleine Jodgaben.

Jod wird in anorganischer und organischer Form mit der Nahrung und dem Wasser aufgenommen, in anorganischer Form resorbiert und in der Schilddrüse rasch in organische Bindung übergeführt. Wahrscheinlich wird Jod auch durch die Haut aufgenommen und nicht nur durch Niere und Darm, sondern auch durch Lunge und Haut ausgeschieden (CAUER 1937, 1938; BERG 1940 u. a.) und bei der stillenden Frau größtenteils durch die Milch (bis zu 80% der Zufuhr nach PFEIFFER 1932). An der Resorption des Jods scheint Calcium beteiligt zu sein. Am besten wird Jod in Fett gelöst resorbiert, schlechter in Form von Jodkali und noch schlechter wird organisch gebundenes Jod (etwa in Form von Thyroxin und Dijodyl) resorbiert.

Der Jodbestand des menschlichen Organismus wird auf rund 50 mg geschätzt; 50% davon liegen in der Muskulatur, 20% in der Schilddrüse, 10% in der Haut und 6% im Skelet. Spuren von Jod sind, wie gesagt, in allen Geweben enthalten.

Die Höhe der Jodzufuhr schwankt mit dem Jodgehalt der Nahrung und liegt zwischen 15 und 350 γ je Tag. Landstriche, in denen die Jodaufnahme tief liegt, sind kropfreich, Landstriche mit hohen Jodzufuhren hingegen kropffrei (Adolph, Whang 1932; v. Fellenberg 1926; Saegesser 1939). Die Beziehungen zwischen Jodgehalt der Nahrung und Schilddrüsengewicht werden durch eine Zusammenstellung von van den Belt (1936) veranschaulicht (Tabelle 55).

Aus den Beobachtungen vor allen Dingen der schweizerischen Forscher ergab sich der Jodmindestbedarf des Erwachsenen zu rund 100 γ je Tag; Myxödemkranke brauchen zur Erhaltung eines normalen Grundumsatzes bis zu 250 γ. „Unter Einkalkulierung einer Sicherheitsspanne veranschlagt man daher heute die wünschenswerte Jodzufuhr zu 150—300 γ (2—4 γ/kg) je Tag" (Lang 1950). Um ausgeglichene Jodbilanzen zu erzielen, sollen schon 14 γ täglich genügen (v. Fellenberg 1923, 1926). Curtis, Fertman (1949) setzten als Mindestbedarf täglich 54—65 γ, als wünschenswerte Zufuhr mindestens 100 γ fest. Die Kropfprophylaxe, deren Erfolge in der Schweiz außer Frage stehen, bestand nach dem Vorschlag Eggenbergers ursprünglich im Zusatz von 2 Tropfen Jodkalilösung (0,001% Kaliumjodat) zur Suppe. Im später verwendeten Vollsalz kommt 1 g Kaliumjodat auf 100 kg Salz (Vollsalz = 0,001% Kaliumjodat; Fischler 1949).

Tabelle 55. *Jodgehalt des Futters und Schilddrüsengewicht von Ratten.*

Jod je 100 g Futter γ	Schilddrüsengewicht mg
41,1	8,5 ± 0,37
31,37	9,3 ± 0,22
3,2	13,1 ± 0,76

Bekanntlich hat sich diese Kropfprophylaxe mit „Vollsalz" in vielen Ländern — nicht in allen! — sehr gut bewährt. Sicherlich ist die Kropffrage aber nicht ausschließlich eine Frage der Jodversorgung (Marx 1941, Sherman 1937 u. v. a.).

ξ) Brom.

Die biologische Bedeutung des offensichtlich nicht lebensnotwendigen Broms für den Menschen ist unbekannt. Bei reichlicher Zufuhr kann es, vor allen Dingen wenn Chlorzufuhr tief gehalten wird, in den Geweben einen Teil des Chlors ersetzen.

i) Säuren und Basen.
Säureüberschüssige und basenüberschüssige Kost.

Die Aufrechterhaltung eines bestimmten Säurebasengleichgewichts in den Geweben und Säften, die Aufrechterhaltung der *Isohydrie*, gehört zu den Grundvoraussetzungen des höheren Lebens (Straub 1926, 1936; Klinke 1931; Glatzel 1937). Von den 4 physikalisch-chemischen Konstanten des lebendigen Organismus: Isostonie, Isoionie, Isothermie und Isohydrie ist die Isohydrie die stammesgeschichtlich jüngste.

Als Kennzeichen für das Säurebasengleichgewicht dient die *Wasserstoffionenkonzentration*, C_H, in der Regel ausgedrückt als Wasserstoffexponent p_H = negativer Logarithmus der H-Konzentration. Das p_H des Blutes schwankt beim Gesunden zwischen 7,28 und 7,40 und wird etwa 10000mal so genau gewahrt wie die Konstanz der übrigen Ionen (Straub 1936). Nahrungszufuhr, Abscheidung von Verdauungssäften und Stoffwechselvorgänge aller Art gefährden seine Konstanz ständig.

Der Konstanterhaltung des p_H dient ein System empfindlicher Regulationen, dessen Effekt in der *Säurebasenausscheidung der Nieren und des Darmes* und der CO_2-Ausscheidung der Lungen zum Ausdruck kommt. Im Gegensatz zur Konstanz des Blut-p_H schwankt daher das Harn-p_H in weiten Grenzen (zwischen etwa 4,5 und 8,3). Überwiegen die ausscheidungspflichtigen Säuren (bei säurereicher Ernährung, bei Muskelarbeit, bei diabetischer und nephritischer Übersäuerung), dann steigt die Phosphatausscheidung im Harn, das Verhältnis der primären zu den sekundären Phosphaten verschiebt sich zugunsten der ersten (Baseneinsparung), die Ausscheidung der organischen Säure geht zurück (vollständigere Verbrennung), die des Calciums und Magnesiums steigt im Harn auf Kosten der Ausscheidung im Darm, vor allem aber geht die Ammoniakausscheidung im Harn steil in die Höhe. Niere und Leber bilden aus Aminosäuren im größeren Ausmaß Ammoniak an Stelle von Harnstoff und ermöglichen auf diese Weise, d. h. durch Neubildung basischer Valenzen, die Ausscheidung saurer Valenzen ohne Basenverlust des Organismus. Überwiegen umgekehrt die ausscheidungspflichtigen Basen, dann sinkt die Ammoniakausscheidung auf ein Minimum. Dafür werden beträchtliche CO_2-Mengen anstatt durch die Lungen als Bicarbonat und Carbonat durch die Nieren ausgeschieden; der Gehalt des Harns an organischen Säuren steigt an. Die zur Basenneutralisierung herangezogenen organischen Säuren sind Harnsäure, Weinsäure, Oxalsäure, Citronensäure, Milchsäure, Hippursäure, Acetessigsäure, β-Oxybuttersäure und Fettsäuren.

Die Feinregulierung des Säurebasengleichgewichts besorgt die *Lunge*. Schon auf leichteste Verschiebung nach der sauren Seite reagiert sie mit Ventilationsanstieg und Senkung der CO_2-Spannung der Alveolarluft. Dank seiner hohen Pufferkapazität (Hämoglobin, Eiweißkörper, Bicarbonat- und Phosphatpuffersystem) kann das Blut, ohne sein p_H zu verändern, saure und basische Valenzen zum Ausscheidungsort transportieren. Die Pufferkapazität des Blutes, seine „*Alkalireserve*" (gemessen in Volumprozent CO_2) ermöglicht zusammen mit den Variationen der CO_2-Abgabe durch die Lungen (als Maß dient die CO_2-Spannung der Alveolarluft) die Aufrechterhaltung ein und desselben p_H unter den verschiedensten Umwelt- und Innenweltbedingungen.

So kann ein Blut-p_H von 7,5 ebensowohl bei einer Alkalireserve von 60 Vol.-% und einer CO_2-Spannung von 40 mm bestehen wie bei einer Alkalireserve von 30 Vol.-% und einer C_2O-Spannung von 20 mm. Die Abb. 23 zeigt, wie jede Senkung der Alkalireserve und jede Erhöhung der alveolaren CO_2-Spannung das Blut-p_H in Richtung einer Säuerung verschiebt und umgekehrt. Sie zeigt gleichzeitig die Grenzen, die noch mit Gesundheit und Leben vereinbar sind (p_H 7,3—7,5 bzw. p_H 7,0—7,8). Die Bestimmung des Blut-p_H aus der CO_2-Kapazität des Blutes (entsprechend der Menge des als Bicarbonat bindbaren CO_2) und der CO_2-Spannung der Alveolarluft erfolgt nach der Gleichung von HENDERSON und HASSELBALCH:

$$H^+ = \frac{CO_2}{HCO_3} \times 3 \times 10^{-7}.$$

Bei Verminderung bzw. Vermehrung der Alkalireserve sprechen wir klinisch von *Acidose* bzw. *Alkalose*; sie sind kompensiert, solange das Blut-p_H noch innerhalb der obengenannten normalen Bereiche liegt.

Die These von der Notwendigkeit einer basenüberschüssigen Ernährung hat eine Zeitlang viel Aufsehen erregt. Ihr Schöpfer, RAGNAR BERG, lehrt: „Wirklich gesund und dauernd gesund erhaltend ist die Nahrung erst, wenn sie mehr Äquivalente anorganische Basen als anorganische Säurebildner enthält (1917). ... Eine dauernd gesunde menschliche Nahrung muß mehr Verbindungsgewichte (Äquivalente) anorganische Basen als anorganische Säuren enthalten (1926). ... Worauf dies beruht, ist noch nicht mit Sicherheit festgestellt. Man kann eine allmähliche Degeneration der Gewebe mit vergrößerter Schlackenretention in ihnen als das Primäre annehmen, aber es läßt sich auch denken, daß schließlich eine funktionelle Schädigung der Nieren eintritt (1930). ... Am Anfang stand die Erfahrung von vielen tausenden Untersuchungen an Kranken und Gesunden." Mit umfassenden Analysen bestimmte Berg in der Asche der wichtigsten

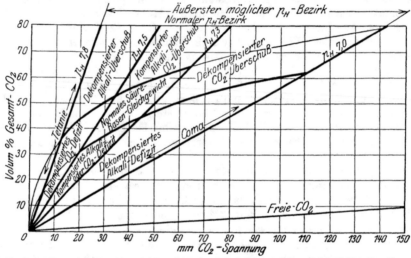

Abb. 23. Darstellung des Säurebasengleichgewichts im Arterienblut auf Grund des Kohlensäurediagramms.
(Aus Straub.)

Nahrungsmittel, im anorganischen Verbrennungsrest also, den Gehalt an sauren und basischen Äquivalenten (Chlorid, Phosphat, Sulfat, Natrium, Kalium, Calcium, Magnesium, Eisen). Nimmt man jeweils alle sauren und basischen Äquivalente zusammen, dann ergibt sich ein Überschuß der basischen Äquivalente bei Kartoffeln, Obst, Gemüse (ausgenommen Rosenkohl, Preißelbeeren und wenige andere), Honig und Milch, ein Überschuß der sauren Äquivalente bei allen Arten von Fleisch, Käse, Eiern, Hülsenfrüchten und Körnerfrüchten. Beim Abbrühen verlieren die Gemüse in der Regel ihren Basenüberschuß (Berg, Vogel 1930).

Die Hoffnung, die Säure-Basen-Äquivalenttabelle könne für die Beurteilung des Mineralhaushalts dieselbe Bedeutung gewinnen wie die Calorientabelle für den Energiehaushalt, hat sich jedoch nicht erfüllt. Aufschlußreich sind Untersuchungen Kapps (1935), der den analytisch gefundenen Säure- bzw. Basenüberschuß einer Reihe von Nahrungsmitteln mit der Gesamtsäureausscheidung im Harn, den organischen Säuren, dem Ammoniak und dem Harn-p_H verglich. Dabei stellte sich heraus, daß die harnsäuernde bzw. harnalkalisierende Wirkung eines Nahrungsmittels seinem aus Analysen berechneten Äquivalentüberschuß durchaus nicht immer parallel läuft. Der analytisch gefundene Säureüberschuß eines Eiergerichts z. B. war annähernd so groß wie der eines Fleischgerichts und ebenso groß wie der eines Käsegerichts. Die tatsächlich festgestellte Steigerung der Säureausscheidung durch das Eiergericht betrug jedoch nur $^1/_5$ der Steigerung durch Fleisch und nach Käse fehlten p_H-Verschiebung und Säureausscheidungssteigerung fast völlig, ebenso wie nach einer Brotmahlzeit mit analytisch gefundenem Säureüberschuß von 51,1 mäqu. Eindrucksvoll waren die Ergebnisse für Milch: bei einem analytisch gefundenem *Basen*überschuß von 49,5 mäqu. stieg die *Säure*ausscheidung im Harn stark an, während sich das Harn-p_H nicht änderte. Zu grundsätzlich denselben Ergebnissen wie KAPP (1935) kamen BISCHOFF, SANSUM, LONG, DEWAR (1934).

Für solche Unstimmigkeiten gibt es mehrere Gründe. Einmal schwankt der Mineralgehalt der Nahrungsmittel, besonders der Mineralgehalt der pflanzlichen Nahrungsmittel, innerhalb weiter Grenzen. Vor allem aber läßt sich das Endergebnis *biologischen* Geschehens nicht einfach mit der Differenz *analytisch* bestimmter Werte gleichsetzen. Mehrere Elemente treten in anorganischer und organischer Bindung, als Elektrolyte und Anelektrolyte auf. Dazu kommt noch anderes: Mit Hilfe von Ionen, die ein- und mehrbasische Salze zu bilden vermögen, scheidet der Organismus je nach Bedarf bald mehr saure, bald mehr basische Äquivalente aus. BERG sieht den *ganzen* Schwefel der Nahrung als Sulfatschwefel an — tatsächlich trifft das nur für einen *Teil* zu. BERG rechnet den Harnschwefel insgesamt als *Sulfat* — tatsächlich wird ein großer und wechselnder Teil des Schwefels als *Sulfid*schwefel oder in *organischer* Bindung ausgeschieden (STRAUB 1929). BERG setzt Phosphat als *drei*basische Säure ein — tatsächlich enthält der Harn nur *ein- und zwei*basisches Phosphat; zur Bindung eines Äquivalents PO_4 im Harn sind infolgedessen nicht 3-, sondern im Durchschnitt nur $1^1/_2$basische Äquivalente erforderlich (HEUBNER 1922). Die Phosphorausscheidung im Stuhl kann bis zu 50% aus Nucleoproteiden und Phosphatiden bestehen, die im Organismus synthetisierbar sind. Nicht berücksichtigt sind endlich in den BERGschen Äquivalentrechnungen die organischen Säuren, die synthetischen Fähigkeiten des Körpers und seine Fähigkeit, je nach Bedarf Calcium, Magnesium und Phosphor aus dem Stuhl in den Harn zu verschieben und CO_2 nicht durch die Lunge, sondern als HCO_3 durch die Niere auszuscheiden. Auch *organische* Nährstoffe können das Säurebasengleichgewicht verschieben (KATASE 1931; v. MORAZCEWSKI, GRZYCKI 1931). So säuern Kohlenhydrate, und zwar kleinmolekulare stärker als großmolekulare. Fettzulagen und Überernährung senken bei Hunden die Alkalireserve. Eiweißfütterung bewirkt bei *über*ernährten Ratten dasselbe, bei *unter*ernährten das Gegenteil. In diesem Zusammenhang ist schließlich die verschiedene Auswirkung auf den Säurebasenhaushalt zu nennen, die man durch gleiche Zulagen anorganischer Salze — Natriumchlorid, Kaliumchlorid, Calciumchlorid, Ammoniumchlorid — zu verschiedener Grundkost beobachten kann (OEHME, WASSERMEYER 1927; GLATZEL 1934; GLATZEL, SCHMITT 1934).

Nach BERGs Lehre schadet säureüberschüssige Kost, weil sie die Gewebe übersäuert und die Niere zur Steigerung der Ammoniakbildung zwingt. Eine Säuerung der Gewebe ist aber ebenso wie eine „latente Acidose", von vornherein unwahrscheinlich und tatsächlich unbewiesen (SANDER 1938, 1953). Die puffernden Kräfte des Blutes halten das Blut-p_H selbst bei extremsten Kostformen praktisch konstant. In Selbstversuchen HASSELBALCHs (1912) z. B. betrug das Blut-p_H bei reiner Fleischkost 7,34, bei reiner Pflanzenkost 7,36; die alveoläre CO_2-Spannung lag bei Fleischkost und im Hungerzustand höher als bei vegetarischer Kost. Was sich bei den Kostumstellungen änderte, war lediglich die aktuelle und potentielle Acidität des *Harns*. Zu denselben Ergebnissen kamen BISCHOF, SANSUM, LONG, DEWAR (1934), CARERE, COMES (1934) und ROSSI (1932). In allen Teilen der Erde und bei jeder Kostform ist das Blut-p_H praktisch dasselbe.

Nur unter ganz unphysiologischen Bedingungen, nach großen Mengen säuernder Salze z. B., sieht man nennenswerte Verschiebungen: DENNIG, DILL, TALBOTT (1929) sahen nach Tagesgaben von 14 g NH_4Cl p_H-Verschiebungen im

Blut von 7,40 auf 7,31, Joos, Mecke (1934) nach 12 g $CaCl_2$ p_H-Verschiebungen von 7,27 auf 7,24, Dennig, Gottschalk, Teutscher (1934) bei einem Säureüberschuß der Nahrung von 163 mäqu. einen Anstieg des Blut-p_H von 7,39 auf 7,41. Während Bischof, Sansum, Long, Dewar (1934) durch säure- und basenüberschüssige Kostformen keine p_H-Verschiebungen im *Blut* erzielen konnten, sondern nur einen Abfall bzw. Anstieg des *Harn*-p_H, verschoben sich das Blut-p_H und die Alkalireserve, wenn täglich 15—20 g NH_4Cl bzw. 45 g $NaHCO_3$ dazu gegeben wurden. In ihrem säuernden bzw. alkalisierenden Effekt entsprachen diese Salze einem Tagesverzehr von 2,25 kg Fleisch bzw. 9 kg Apfelsinen. Nicht einmal unter solchen Bedingungen konnte eine Gewebssäuerung erwiesen oder wahrscheinlich gemacht werden und selbst die mit hohen Dosen säuernder und alkalisierender Salze erreichten p_H-Verschiebungen dauern nur kurze Zeit: Gegenregulationen setzen ein, die zunächst überschüssig ausgeschiedenen basisch bzw. sauren Valenzen werden wieder eingespart und nach wenigen Tagen haben sich — trotz Fortdauer einseitigster Ernährung — Harn-p_H, Blut-p_H und Alkalireserve wieder auf das alte Niveau eingestellt. So ist es immer wieder beruhigend, zu sehen, wie zäh der Organismus gegenüber den hartnäckigsten Bemühungen von Forschern und Reformern seine Konstanten beibehält.

Von Nierenschädigungen durch Ammoniakbildung ist niemals etwas bekannt geworden. Die Ammoniakbildung gehört zu den normalen Funktionen der Niere genau so, wie die Säuresekretion zu den normalen Funktionen der Magenschleimhaut gehört. Es gibt vollkräftige Völker — Eskimos, asiatische Nomaden, Tiroler u. v. a. —, die seit Jahrtausenden säureüberschüssig leben. Es gibt Fleischfresser unter den Tieren, und wenn man Schweinen drei Generationen lang regelmäßig Schwefelsäure zufüttert, dann hat das lediglich die Wirkung, daß ihre Knochen fester werden (Lamb, Evvard, zit. nach Steudel 1935). Das große Ernährungsexperiment der Olympischen Spiele von 1936 ergab, daß die Bergsche Forderung eines Basenüberschusses „nur von wenigen Völkerschaften erfüllt" wurde. „Das hätte ich wirklich nicht erwartet", meinte Berg (1937) enttäuscht und setzte hinzu, man müsse „eben die Richtigkeit der Aufzeichnungen bezweifeln".

Alles in allem: die Äquivalentrechnung ist kein geeignetes Maß zur Beurteilung der säuernden und alkalisierenden Wirkung eines Nahrungsmittels. Beweise für Gesundheitsschädigungen durch säureüberschüssige Kost fehlen — Beweise für die Unschädlichkeit säureüberschüssiger Kost liegen hingegen in großem Umfange vor.

Wieweit jeweils der *Säureüberschuß* einer säureüberschüssigen Kostform den entscheidenden Faktor ihrer physiologischen Auswirkungen darstellt, wieweit es die *spezielle nährstoffmäßige Zusammensetzung* der Kostform ist — Eiweißreichtum, Fettreichtum, Kohlenhydratarmut —, läßt sich oft nicht entscheiden, und die Warnung, nicht in einem Nährstoff voreilig den entscheidenden Faktor zu sehen, kann nicht eindringlich genug wiederholt werden. Was z. B. für eiweißreiche Kostformen gilt, gilt auch für säureüberschüssige, denn säureüberschüssige Kost ist in der Regel eine fleischreiche Kost und die basenüberschüssige Rohkost ist eine eiweißarme Kost.

Säureüberschüssige Kost — sei sie säureüberschüssig durch Nahrungswahl oder säureüberschüssig durch säuernde Salze — läßt die *dermographische Latenzzeit* und Reizbarkeit der Haut (neuerdings Vogt 1941), meist den *Blutdruck* (um etwa 10 mm) und vielleicht auch die *Körpertemperatur* ansteigen, während unter basenüberschüssiger Kost — Gemüsekost, Rohkost, Mischkost mit alkalisierenden Salzen — gegensinnige Tendenzen auftreten. Nach 3 Tagen gleichbleibender Ernährung sind diese Verschiebungen am ausgeprägtesten; dann machen sich immer stärker die Gegenregulationen geltend, bis schließlich das Aus-

gangsniveau wieder erreicht ist. Bei säureüberschüssiger Fütterung entwickelt
sich bei Kaninchen und Tauben das rote *Knochenmark* kräftiger als bei basen-
überschüssigem Futter. Gleichzeitig *fallen die Haare aus*, die Reaktion auf *Ultraviolettbestrahlung* wird schwächer, die Reaktion auf *Terpen*injektion stärker;
auch Sauerstoffverbrauch, Leberglykogen und immunbiologische Abläufe verändern sich. Bei säureüberschüssiger Nahrung nimmt der Umfang der *Lymphorgane* von Mensch, Igel und Ratten durch Lymphzellspeicherung zu; basenüberschüssige Nahrung wirkt gegensinnig; die Tiere bleiben dabei in Wachstum
und Gewicht zurück und bekommen ein struppiges Fell (HOEPKE, SPANIER 1939).
Die Verfestigung der Schweineknochen bei Schwefelsäurezufütterung wurde
bereits erwähnt. ESSER (1939), der 20 Jahre lang vegetarisch-basenüberschüssig
gelebt hatte, stellte nach 3 Wochen säureüberschüssiger Ernährung fest: die
Tonsillen wurden „zum ersten Male in meinem Leben deutlich sichtbar; sie
waren hypertrophisch, nicht entzündet". Gleichzeitig sanken die Lymphocyten
von 50 auf 28%, die Thrombocyten von „der oberen Grenze der Norm" zur
„unteren Grenze der Norm".

Ganz allgemein scheint *säureüberschüssige Ernährung die vegetative Reaktionslage im Sinne der Sympathicotonie*, basenüberschüssige Ernährung im Sinne der
Parasympathicotonie *zu verschieben*. Das erste bedeutet Tendenz zu Anstieg
von Körpertemperatur, Calciumionisation, Gesamtumsatz, Eiweißumsatz, Blutzucker, Leukocytenzahl (mit Neutrophilie, Linksverschiebung und Rückgang der
Eosinophilen) und depressiver Stimmungslage (HOFF 1928, 1930, 1934, 1935,
1936, 1937, 1940, 1953; s. auch WACHHOLDER 1951; WACHHOLDER, BECKMANN
1952). Die Kohlenhydrattoleranz (bestimmt an Hand von Traubenzucker-
belastungen) soll beim Kaninchen nach säureüberschüssiger Fütterung besser
sein als nach basenüberschüssiger (MORI 1935).

BÜRGER (1937, 1944) verfolgte die *Auswirkungen roher Obst- und Gemüsesäfte*
(einer extrem brennwert-, eiweiß-, kochsalzarmen basenüberschüssigen Kost)
und fand dabei regelmäßig ein schon wenige Stunden nach der Zufuhr einsetzendes
Ansteigen der *Reticulocyten*. Nach Gemüsen betrug der Anstieg maximal 25 bis
137%, nach Obst 11—480%, nach Puffreis, Haferflocken, Buchweizengrütze und
Weizenkleie 30—112%; nach Weizenmehl, poliertem Reis und Honig fiel er aus.
Da die Reticulocytenvermehrung häufig gerade die Jugendformen betraf, wird
angenommen, „daß neben der Ascorbinsäure noch andere Faktoren der Nahrung
eine myelotrope Wirkung mit dem Effekt einer Reticulocytenvermehrung haben".
Vereinzelt stiegen auch die *Thrombocyten*. Ausgehend von der Verkürzung der
Blutgerinnungszeit nach Eingabe von 100 g Olivenöl, wurde eine Verkürzung der
Gerinnungszeit nach verschiedenen Obst- und Gemüsesorten festgestellt; sie
ging bei Heidelbeersaft von 3 min auf 45 sec zurück. Am stärksten scheinen
jene Obst- und Gemüsebestandteile zu wirken, die als die C-Oxydasenreichsten
beschrieben werden. Die *Capillarresistenz* gegen Saugwirkung soll gleichfalls durch
Obst- und Gemüsesäfte gehoben werden, die *Erythemneigung* der Haut abnehmen.

Bekannt sind die alten Untersuchungen LUITHLENS (1912) an Kaninchen, von
denen die eine Gruppe mit Hafermehl (säureüberschüssig, eiweißreich), die andere
mit Grünzeug (basenüberschüssig, eiweißarm) gefüttert wurde. Die *Hafertiere waren
gegenüber Entzündungs- und Fieberreizen viel empfindlicher als die Grünfuttertiere*.

Der Eiweißumsatz wird durch basenüberschüssige Ernährung höchstens dann
herabgemindert, wenn die Eiweißzufuhr dem Erhaltungsminimum naheliegt
(JANSEN 1917; SILWER 1937). Die Meinung BERGS (zuletzt 1942) und RÖSES
(1939) von dem erhöhten Eiweißabbau bei säureüberschüssiger Kost hat sich
in dieser allgemeinen Form nicht bewahrheitet. Und selbst wenn der Eiweißumsatz unter basenreicher Ernährung geringer wäre — „wer gibt das Recht dazu,

dies als bewundernswerte Mehrleistung des Organismus und nicht als trübseligen Niederbruch endokriner und plasmatischer Energie zu deuten?" (v. NOORDEN 1931).

Im Hinblick auf die Pathogenese der *Rachitis* ist der Säureüberschuß der Kost wegen seines Einflusses auf die Calcium- und Phosphorresorption von Interesse (Lit. bei KLINKE 1931; MOURIQUAND 1948; HEINZ, MÜLLER, ROMINGER 1947; WINKLER 1949). Die primäre Störung bei der Rachitis ist die mit erniedrigtem Calcium- und infolgedessen erniedrigtem Phosphorgehalt des Blutes einhergehende Mineralstoffwechselstörung. Eine Verminderung der Calcium- und Phosphorresorption, wie sie bei Alkalisierung des Darminhalts eintreten kann, müßte sich also im Sinne einer Verstärkung der rachitischen Stoffwechselstörung auswirken. In diesem Sinne spricht auch die Tatsache, daß lang dauernde, durch Kuhmilch hervorgerufene Dyspepsie häufig rachitische Störungen auslöst. Die Calcium- und Phosphorresorption wurde in einer Beobachtung von TELFER (1939) an einem 6jährigen Kind bei Salzsäurezufütterung deutlich besser. Im Gegensatz zu dem sauren Stuhl des Brustkindes reagiert der Stuhl des Flaschenkindes stets alkalisch. Beim Flaschenkind kommt es deshalb, vor allem wenn Durchfälle hinzutreten, leicht zu Calcium- und Phosphatausfällung und dadurch zu Resorptionsbeeinträchtigung. Das erscheint um so überraschender, als Kuhmilch 4—5mal soviel Calcium und 7mal soviel Phosphor enthält als Frauenmilch (125 bzw. 27 mg-% Calcium, 95 bzw. 13 mg-% Phosphor). Das molare Verhältnis Calcium : Phosphor liegt in der Frauenmilch mit 1 : 0,7 höher als in der Kuhmilch mit 1 : 1. Experimentell hat sich andererseits zeigen lassen, daß die Rachitisanfälligkeit um so größer ist, je kleiner der Calcium : Phosphor-Quotient in der Nahrung wird (MOURIQUAND 1948) und daß erhöhter Phosphatumsatz und erhöhte Phosphatausscheidung wesentlich zu der rachitischen Störung gehören; beide werden gebremst, sobald man Vitamin D gibt. Die erhöhte Phosphatausscheidung wird als kompensatorische, über die Nebenschilddrüse laufende Gegenregulation des Calciumabfalls aufgefaßt: die Verminderung des Serumphosphats erhöht das Lösungsvermögen des Serums für Calcium, so daß Calcium aus dem Knochen in Lösung geht und der Serumcalciumspiegel ansteigt. Die hohe Phosphatausscheidung ihrerseits bedingt eine Erniedrigung der Alkalireserve und eine Steigerung des Harnammoniaks. Zu deutlicher Verminderung des Serumcalciums kommt es erst bei Überschreitung der Regulationsfähigkeit der Nebenschilddrüse. Die Tetanie ist nach ROMINGER ein Ausdruck der Heilung, bei dem die Nebenschilddrüsenregulation ausbleibt und sich infolgedessen eine Phosphatstauung entwickelt.

Ob Vitamin D die Calcium- und Phosphor*resorption* so beeinflußt, daß Resorptionsstörungen in der Genese der Rachitis mitspielen, ist eine Frage, die trotz vieler Mühen noch nicht abschließend beantwortet werden kann (neuere Untersuchungen von NICOLAYSEN, JANSEN 1939; JONES 1944; s. auch S. 508). Wirkt sich der hohe Fettgehalt der Kuhmilch hemmend auf die Calciumresorption aus? „Die Möglichkeit einer gewissen Verminderung der Resorption ist insbesondere für das Calcium nicht abzustreiten" (KLINKE 1931). Hinsichtlich der experimentellen Rachitis, die mit der menschlichen Rachitis freilich nicht ohne weiteres gleichgesetzt werden darf, meint KLINKE (1931): „Infolge des relativen Calciumreichtums der Nahrung wird bei dem Mangel an Vitamin D die Resorption von Calcium verschlechtert, infolgedessen wird zur Absättigung aus dem intermediären Stoffwechsel Phosphat in den Darm abgegeben und damit vermehrt ausgeschieden." Auf die Verschlechterung der Phosphat- (und Fett)-Resorption durch hohe Kalkzufuhren hat BRIGGS (1925) nachdrücklich hingewiesen. Allein durch die Alkalisierung des Darminhalts läßt sich eine schlechte Phosphatresorption nicht erklären. Sie ist weder ein konstantes Symptom der Rachitis, noch wird sie durch Heilmaßnahmen gesetzmäßig verändert, wogegen eine

Heilung durch bloße Erhöhung der Phosphatzufuhr ebenso erzielt werden kann wie durch Zufütterung von Vitamin D bei gleichbleibender Calcium- und Phosphatzufuhr. Wie erhöhte Calciumzufuhr, so verschlechtert erhöhte Phosphorzufuhr die Calcium-(und Magnesium-)Resorption und -Bilanz sowie auch teilweise die Phosphorresorption selbst; wahrscheinlich wird „das Gegenion aus dem intermediären Stoffwechsel in den Darm zur Absättigung abgegeben (KLINKE 1931). Nicht unerwähnt soll bleiben, daß die neuerdings zur Rachitisbehandlung erfolgreich verwendete Citronensäure den Darminhalt säuert, leicht lösliches Calciumcitrat bildet, die Entstehung schwer löslicher Calciumphosphatverbindungen hemmt und dadurch die Calciumresorption begünstigt (GLANZMANN 1946). Dem klinisch und morphologisch einheitlichen rachitischen Syndrom liegen also anscheinend heterogene pathogenetische Vorgänge zugrunde. *Das Ausmaß der Calcium- und Phosphatresorption ist pathogenetisch nicht belanglos und auf diesem Wege kann sich eine Säuerung des Darminhalts resorptionsfördernd und antirachitisch auswirken.*

In Fortführung älterer Untersuchungen von HERXHEIMER (1924) u. a. haben sich DENNIG und Mitarbeiter (1932—1940; s. auch BECKER-FREYSENG, LIEBICH 1938; KRAUSE, BECKER-FREYSENG, GILBRICHT 1937) um die *Steigerung der körperlichen Leistungsfähigkeit durch Bekämpfung* der bei der Muskelarbeit entstehenden und für die Ermüdungserscheinungen verantwortlichen *Säuerung* bemüht. Der Trainierte besitzt höhere Alkalireserve und höhere alveoläre CO_2-Spannung als der Untrainierte; bei höchsttrainierten Sportsleuten kann man sogar eine ausgesprochene Tetaniebereitschaft sehen. Während alkalisierende Nahrung nur wenig in der gewünschten Richtung zu wirken vermag (am stärksten noch Soja), lassen sich durch alkalisierende Salze beträchtliche Verschiebungen erzielen und die Ermüdungserscheinungen hinausschieben. Die Steigerung der Arbeitsdauer bis zur Erschöpfung lag zwischen 40 und 100%. Säuernde Salze dagegen ließen die Erschöpfung schneller eintreten (DENNIG, DILL, TALBOTT 1929; DENNIG, TALBOTT, EDWARDS, DILL 1931). Eine brauchbare alkalisierende Salzmischung besteht aus Natrium bicarbonicum 5,0, Natrium citricum 3,5, Kalium citricum 1,5. „Genommen wurden täglich 3 dieser Pulver in Oblaten gleich nach dem Essen; die günstigste Wirkung scheint erreicht zu werden, wenn man mit der Alkalisierung 2 Tage vor dem Arbeitsversuch beginnt und das letzte Pulver 2—4 Std vor der Arbeit einnimmt. Nach Abschluß der Arbeit sollen noch 1—2mal ½ Pulver genommen werden, weil sonst eine reaktive Acidose entsteht, die weitere Leistungen vorübergehend verschlechtern würde" (DENNIG, BECKER-FREYSENG 1937). Gibt man die gleichen Mengen alkalisierender Salze über mehr als 3—4 Tage weiter, dann setzen immer stärker wirksam werdende Gegenregulationen ein, so daß sich schließlich trotz fortdauernder Zufuhr alkalisierender Salze das Säurebasengleichgewicht wieder auf den Stand *vor* Beginn der Alkalisierung einstellt. Der Wirkungsmechanismus der leistungssteigernden Alkalisierung ist noch nicht eindeutig geklärt (Milchsäurebindung? Zentralnervöse Beeinflussung? Verminderung des Sauerstoffverbrauchs und Anhäufung größerer Sauerstoffschuld während der Arbeit?).

k) Mineraldüngungsschäden?

Mit der Ausbreitung der *Mineraldüngung*, der „künstlichen Düngung", ist die Frage *gesundheitlicher Schädigung* durch dieses Verfahren brennend geworden. Die Behauptungen von Sektierern und Phantasten, die der sachunkundigen Öffentlichkeit als *Tatsachen* hinstellten, was zunächst lediglich als *Möglichkeit* bestand, haben viel Unruhe ins Volk getragen. Daß stoffliche Zusammensetzung und Wachstum der Pflanze von der mineralischen Zusammensetzung des Bodens abhängen, hat schon LIEBIG gelehrt. Was uns hier beschäftigt, sind nicht die Geruchs- und Geschmacksdifferenzen zwischen natur- und mineralgedüngtem Obst und Gemüse und nicht die Folgen peroraler Aufnahme der Düngesalze selbst. Diese Dinge gehören ins Gebiet der Diätetik und der Toxikologie. Was uns hier beschäftigt, ist die Frage *pathogener Auswirkungen mineralgedüngter Nährpflanzen*.

Stickstoff, Kalium, Kalk und Phosphorsäure werden als „Mineraldünger" („Kunstdünger") in anorganischer Form dem Kulturboden zugesetzt: Stickstoff als Ammoniak (NH_3) und Salpeter ($NaNO_3$) — Kalium als Kaliumchlorid (KCl; Sylvin), als Kaliumchlorid mit Magnesiumchlorid ($MgCl_2$; Carnallit), als Kaliumsulfat mit Magnesiumsulfat und Magnesiumchlorid (K_2SO_4, $MgSO_4$, $MgCl_2$; Kainit) und als Kaliumnitrat (KNO_3; Salpeter) — Calcium als Calciumhydroxyd ($Ca(OH)_2$; gelöschter Kalk) und als Kalkstickstoff ($Ca(CN)_2$; Calciumcyanamid) — Phosphorsäure als primäres Calciumphosphat [$Ca(H_2PO_4)_2$; Superphosphat], und als Calcium- und Magnesiumphosphat (Thomasschlacke). Gesundheitliche Schädigung wäre denkbar durch *Anreicherung der Düngesalze selbst in der Pflanze*, durch andere *Stoffe, die unter dem Einfluß der Düngung in die Pflanze übergehen* oder in ihr entstehen oder schließlich durch *Verschiebung der normalen stofflichen Zusammensetzung der Pflanze*.

Sorgfältige *vergleichende Untersuchungen mit verschieden gedüngten Gemüsen* stammen von CATEL, DOST (1938), SCHUPHAN (1940), DOST, SCHOTOLA (1940), DOST (1941) und DOST, SCHUPHAN (1944): eine Gruppe von 10—15 3—9 Monate alten Kindern wurde mit Gemüse gefüttert, das von ausschließlich organisch (d. h. mit Stallmist) gedüngten Feldern stammte, eine 2. Gruppe mit Gemüse von Feldern, die außer mit Stallmist noch mit anorganischen Stickstoff-, Phosphor- und Kaliumsalzen gedüngt waren. Die Versuche dauerten 6—8 Wochen. In der ersten bzw. zweiten Gruppe betrug am Versuchsende der Vitamin A-Gehalt des Blutes im Mittel 114 bzw. 405 IE, der Vitamin C-Gehalt im Mittel 0,44 bzw. 0,54 mg-%, die tägliche Gewichtszunahme im Mittel 11,9 bzw. 15,3 g. Die zweite Gruppe zeigte außerdem leichteren Zahndurchbruch, höhere Infektionsresistenz, bessere statische Entwicklung, höhere Hämoglobinwerte und (bei einer um 29% höheren Eisenzufuhr) im Gegensatz zur ersten Gruppe keine Senkung der Serumeisenwerte. Die Analysen der küchenfertigen Nahrung ergaben in der Nahrung der zweiten Gruppe höheren Carotin-, jedoch niedrigeren Vitamin C-Gehalt. Die Verfasser glauben, daß sich in den Gemüsen der zweiten Gruppe „der Vitamin C-Komplex entweder in einem für die Resorption günstigeren Milieu befindet oder widerstandsfähiger gegen die küchen- und konservenmäßige Aufarbeitung ist". Der Reineiweißgehalt der Kost war in beiden Gruppen etwa gleich hoch, der Gesamtzuckergehalt in der ersten Gruppe höher. Von den analytisch erfaßten Mineralien — Kalium, Calcium, Eisen, Mangan, Kupfer, Phosphor — enthielt, vom Mangan abgesehen, die Kost der zweiten Gruppe größere Mengen; groß waren die Unterschiede indes nicht. Zusammenfassend ergab sich, daß die besseren Gewichtszunahmen „offenbar nicht auf calorischer Grundlage erklärt werden können, vielmehr als Vollzug des Einflusses organischer und anorganischer Wirkstoffe auf Aufbau- und Energiestoffwechsel aufzufassen sind". In Übereinstimmung mit diesen Ergebnissen gelang es auch anderen Autoren (GERICKE 1934; SCHMITT 1938, 1942; OTT 1937; RUSSEL 1938) durch Zusatz von Düngesalzen höheren Vitamin C-, Carotin- und Eiweißgehalt der Gemüse zu erzielen als mit Stalldüngung allein. Von einer unzweckmäßigen oder gar schädlichen Wirkung der Mineraldüngung konnte jedenfalls nicht gesprochen werden.

GERICKE (1949) macht (im Gedanken an Behauptungen von Sensationsjournalisten) an Hand der Statistik darauf aufmerksam, daß trotz steigender Mineraldüngerverwendung die *Säuglingssterblichkeit* durchgehend abgenommen hat. Gerne wird auch die Schuld an der hohen *Krebssterblichkeit* der Mineraldüngung in die Schuhe geschoben. Sieht man die Statistiken genauer an (BARTH 1938; GERICKE 1949), dann zeigt sich jedoch, daß die Höhe des Mineraldünger-verbrauchs (insonderheit des Kaliumverbrauchs) der Krebssterblichkeit keines-wegs parallelläuft (in Belgien z.B. niedrigere Krebssterblichkeit als in Österreich bei 10fachem Düngerverbrauch) und daß für carcinogene Fähigkeiten der Mineral-düngung keinerlei statistische Anhaltspunkte vorliegen (s. dazu auch BAUER 1952). „Der Verzehr an Getreideerzeugnissen weist eine sinkende Tendenz bei steigender Krebshäufigkeit auf, während Fleischverbrauch und Krebssterblichkeit gleich-zeitig zunehmen" (GERICKE 1949). Keine erkennbaren Zusammenhänge be-stehen zwischen Zahnentwicklung, Cariesbefall des Gebisses und Mineraldüngung (SCHMIDT 1950).

Die Steigerung des Kalium-, Phosphor- und Stickstoffgehalts der Nahrungs-pflanzen durch mineralische Düngung fällt mengenmäßig nicht ins Gewicht. Belanglos ist auch die Fluoridbeimengung des Superphosphats.

Schädigungen durch Verzehr mineralgedüngter pflanzlicher Nahrungsmittel sind bisher also *nicht erwiesen*, ja nicht einmal wahrscheinlich gemacht worden und das Mißtrauen gegen mineralgedüngtes Gemüse und Obst ist unberechtigt. Man wird zwar die *Möglichkeit* derartiger Schädigungen nicht außer acht lassen, aber doch annehmen dürfen, daß die nicht verwendeten mineralischen Dünge-salze schädlicher sind als die sinnvoll verwendeten, weil Nichtverwendung die heimische Nahrungsmittelerzeugung empfindlich schädigen würde.

VIII. Duft- und Schmeckstoffe.

Ungenießbar ist eine Nahrung, die nicht duftet und nicht schmeckt — mag sie noch soviel Eiweiß, Fett, Kohlenhydrate, Mineralstoffe und Vitamine ent-halten. *Reine* Eiweißkörper, *reine* Polysaccharide, *reine* Fette und *reine* Vitamine besitzen so gut wie keine Geschmackswerte. Abgesehen vom Kochsalz und einigen Mono- und Disachariden sind es also andere als die bisher betrachteten Stoffe, die der Nahrung ihren charakteristischen, zum Essen verlockenden Duft und Geschmack geben und das Gemisch von Nährstoffen erst zum Nahrungsmittel machen. Nur die Duft- und Schmeckstoffe sind es, die das Essen zur Lust machen; nur Lustgewinn sichert aber die Befriedigung lebensnotwendiger Triebe.

Ein Teil der Duft- und Schmeckstoffe — die Lebensmittelchemie spricht von *Aroma- und Extraktivstoffen* — ist bereits in den *Rohnahrungsmitteln* enthalten; andere entstehen erst bei der *Zubereitung* und wieder andere werden als *Würz-mittel* zugesetzt. Neben der Volumensverminderung der Nahrung und der Er-höhung der Verdaulichkeit ist die Gewinnung von Duft- und Schmeckstoffen der entscheidende Grund dafür, daß die Menschheit seit Hunderttausenden von Jahren ihre Nahrung mit Feuer zubereitet.

An *physiologischer Bedeutung* stehen die Duft- und Schmeckstoffe den Energie-trägern, den Vitaminen und Mineralien keineswegs nach. Trotzdem hat die Er-nährungsphysiologie, vielfach sogar auch die Klinik, ihnen bisher nicht die gebührende Achtung geschenkt. Wie oft sieht man in Hungerzeiten, wie Hungrige und Unterernährte ihr Essen stehen lassen, weil sie von seiner „Geschmacklosig-keit" und „Langweiligkeit", von dem ewigen Einerlei so angewidert sind, daß sie trotz allen Hungers lieber darauf verzichten. Je differenzierter der Mensch, je größer seine geistige Beanspruchung und Leistung, desto lebhafter sein *Bedürfnis nach einer differenziert duftenden und schmeckenden Nahrung*. Unter der Monotonie der Notkost haben die geistig Tätigen ungleich stärker gelitten und an Leistungs-fähigkeit verloren als die körperlich Tätigen. Gewiß spielte dabei der Eiweiß-mangel eine Rolle. Die Bedeutung der Duft- und Schmeckstoffe für geistige Leistung steht nach *ärztlicher* Erfahrung doch wohl außer Frage, wenn auch

exakte *physiologische* Untersuchungen darüber noch nicht vorliegen. Wir sahen
Menschen, die peinlich berührt und beschämt an sich selbst feststellten, daß
ein leckerer Bratenduft ungeahnte Gefühlsaufwallungen in ihnen erregte und
sie krampfhaft an sich halten mußten, um der Verführung solcher Reize zu
widerstehen. Warum nehmen die „Sportkanonen" vor dem Wettkampf eine
Tasse „kräftige" Brühe und keine Milch? Warum ißt man in den Frühstücks-
lokalen der Hamburger Börse gebratene Steaks und nicht gekochtes Rindfleisch? Wir wissen von vielen geistig bedeutenden Menschen, die Liebhaber
einer gepflegten Küche waren, und Zeiten gepflegter Kultur und Geselligkeit
sind auch Zeiten gepflegter Küche. Bei BRILLAT-SAVARIN (1755—1826) lesen
wir: „Die Tiere fressen, der Mensch ißt, aber nur der Mann von Geist versteht
zu essen. ... Der Geschmack eines Rothuhns aus dem Périgord ist ein ganz
anderer als der eines Rothuhns aus der Sologne und während der Hase aus den
Ebenen bei Paris ein ziemlich unbedeutendes Gericht gibt, ist das Häslein von
den sonnigen Hügeln des Valromey oder der oberen Dauphiné vielleicht der
schmackhafteste unter allen Vierfüßlern. ... Die Chevaliers hatten etwas Mili-
tärisches in ihrer Haltung. Sie zerlegten das Gericht mit Würde, kauten mit
Ruhe und ließen dabei einen Blick der Hochachtung in horizontaler Linie vom
Hausherrn zur Hausfrau gleiten. Die Abbés dagegen beugten sich nach vorne, um
dem Teller näher zu sein, ihre Rechte rundete sich wie die Pfote des Kätzchens,
ihr Antlitz strahlte Seligkeit und ihr Blick hatte etwas Schwärmerisches, das
sich leichter vorstellen als beschreiben läßt."

Auf dem *Gewürz*handel beruhte der Reichtum von Genua und Venedig. Kreuz-
züge und Missionsreisen galten den Gewürzen des Morgenlandes nicht weniger
als dem heiligen Grab und die Geschichte der Gewürze ist reich an kriegerischen,
sozialen und amüsanten Begebenheiten (FUCHS-HARTMANN 1942). Vom 16. und
17. Jahrhundert ab ging der europäische Verbrauch an den intensiven aus-
ländischen Gewürzen zurück. Ob hier außer wirtschaftlichen Gründen auch jene
neue Lebenshaltung mitspielt, die sich nicht mehr in jenen Extremen des mittel-
alterlichen Lebens bewegte, die HUIZINGA (1952) so überzeugend geschildert hat?

Eine durchgehende Erscheinung im abendländischen Zivilisationsbereich ist
die im 19. Jahrhundert einsetzende *Verbrauchsverschiebung*. Mit zunehmender
Industrialisierung und Verstädterung stieg der Verzehr an konzentrierten Eiweiß-,
Fett-, Kohlenhydrat- und Vitaminträgern (Fleisch-, Milch- und Milchprodukte,
Eier, tierische und pflanzliche Fette, Zucker, Obst und Gemüse); gleichzeitig ging
der Verzehr an den voluminösen Kohlenhydrat- und Eiweißträgern (Getreide,
Kartoffeln, Hülsenfrüchte) stark zurück. Die Ernährung des modernen Menschen
ist aber nicht allein konzentrierter und sättigender, sie ist auch reicher an
Nahrungsmitteln, die in besonders hohem Maße differenzierte Duft- und Schmeckstoffe enthalten oder bei der Zubereitung entstehen lassen. Europäische Reisende
bestaunen (und beneiden) oft primitive Völker um ihre Genügsamkeit, Einfachheit
und Anspruchslosigkeit im Essen. Der Kuli und der Hindu hat nicht viel mehr als
seinen Reis, der Fellache seine Hirse — jeder ist gesund und leistungsfähig mit
einer Kost, die dem Europäer in wenigen Tagen unüberwindlich widersteht. Die
Teilnehmer der deutschen Tibetexpedition vor dem zweiten Weltkrieg empfanden
die landesübliche tibetische Ernährung als „zu einförmig und einfach". „Es ist
auf dieser Expedition oft übers Essen geschimpft worden." Die eingeborenen
Träger und Treiber waren gesund, kräftig und munter „obwohl sie sich wochenlang fast nur von Tsamba und tibetanischem Tee ernährten" (BEGER 1940).

Man hat diese Dinge gerne auf das ethische Geleise geschoben und von der
Degeneration der zivilisierten Menschheit gesprochen, von krankhafter Reizgier,
vom bösen Beispiel der oberen und von der sozialen Eitelkeit der unteren
Schichten. Der Biologe kann sich mit solchen Deutungen nicht zufrieden geben.

Andere Leistung fordert andere Nahrung. *Eine „reizvolle" und „anregende" Kost ist für den heutigen Mitteleuropäer kein Luxus* — abgesehen davon, daß sie eine Quelle der Freude ist, die man nicht ohne Not verstopfen sollte.

Über die *Natur der Duft- und Schmeckstoffe* sind wir nur unvollkommen orientiert (Lit. bei Täufel 1933; Brockmann 1933; Diemair 1939; Beythien 1948). Da es sich um Stoffe handelt, deren Gemeinsamkeit in bestimmten Wirkungen auf den Organismus besteht, richtet sich die erste Frage an die Physiologie: *Welche Funktionen werden durch die Duft- und Schmeckstoffe in Gang gesetzt?*

Bitterstoffe, sauer schmeckende Stoffe und scharfe Stoffe wie Senf und Pfeffer „erregen von der Mundschleimhaut aus vornehmlich die Submaxillardrüsen reflektorisch" (Meyer, Gottlieb 1922). Die beim Backen, Rösten und Braten entstehenden Duft- und Schmeckstoffe regen die Speichel- und Magensaftabscheidung an. In gleicher Richtung wirken Kaffee und Tee, deren „anregende" Wirkung keineswegs *nur* auf ihrem *Coffein*gehalt beruht. Von den Gewürzen erregen nur wenige die Abscheidung von Verdauungssäften (Senf, Pfeffer, Meerrettich, Paprika, Nelken); die meisten heimischen Gewürzkräuter wie Knoblauch, Majoran, Coriander, Kümmel, Dill, Estragon, Beifuß, Salbei, Bohnenkraut, Rosmarin, Sellerie, Liebstöckel und Thymian tun es nicht (Harth 1942; Sanchez, Palomera 1951). Hingegen sind Fleisch (auch roh), Fleisch- und Hefeextrakt gute Saftwecker. Vom Kochsalz wurde bereits erwähnt, daß es die Sekretion eines Speichels hervorruft, der die Stärke rascher verzuckert. Senf und Zucker in hoher Konzentration hemmen die Magensaftabscheidung. Die Magenresorption — im Magen werden praktisch nur Wasser, Kochsalz und Alkohol resorbiert — soll durch Senf, Pfefferminze und Pfeffer, weniger stark durch Bitterstoffe, gefördert werden (Brandl 1893). Rettich erregt die Motorik der Gallenwege, Senf und Pfeffer angeblich die Pankreassekretion (Gottlieb 1894). Antibakterielle Eigenschaften besitzen (in fallender Intensität) Knoblauch, Zwiebeln, Nelken, Senf, Rettich, Meerrettich, Majoran, Salbei und Paprika (Dold, Knapp 1948). Die Träger schwefelhaltiger ätherischer Öle, vor allen Dingen von Senföl, wirken hier am stärksten. Knoblauchbrei ist wirksamer als Knoblauch in Stückchen und Knoblauchsaft und schwächt sich bei 8tägiger Kühllagerung oder 10 min langer Erhitzung auf 100° kaum ab.

Diese *spärlichen Tatsachen* erklären keineswegs die weitreichende Bedeutung der Duft- und Schmeckstoffe. Sie beschränken sich überdies auf die Verdauungsorgane und lassen das, was wir als Spannkraft und Leistungsfähigkeit bezeichnen, ganz unberücksichtigt. Hier liegt ein weites Feld für künftige Forschungen.

Die *Chemie der Duft- und Schmeckstoffe* steht gleichfalls noch am Anfang. Altbekannt in ihrer chemischen Struktur sind Kochsalz, Essigsäure und die verschiedenen Zucker. Die entschärfende Wirkung des Kochsalzes beim Rettich beruht darauf, daß infolge mechanischer Zerstörung der Zellwände unter dem Einfluß eines Fermentes (Myrosinase) ein glykosidisch gebundenes Senföl freigesetzt wird, das die Schärfe des Rettichs ausmacht; streut man Salz auf die Schnittfläche, dann entsteht eine hypertonische Kochsalzlösung, die Wasser und mit ihm Senföl an sich zieht und dadurch den Rettich entschärft.

Eine Reihe von Duft- und Schmeckstoffen scheinen kohlenhydratartiger Natur zu sein. In fetthaltigen Nahrungsmitteln spielen Diacetyle und organische Säuren eine Rolle, in Früchten Acetaldehyde, Acetate, Formiate und Verbindungen anderer organischer Säuren, in Gemüsen Aldehyde, in Tee und Kaffee organische Säuren und heterocyclische Mercaptane. Die Bedeutung histidinartiger Körper („Histonbasen") und andere Abkömmlinge des Eiweißstoffwechsels läßt sich noch nicht absehen (Bleyer, Diemair, Fischler, Täufel 1936, 1937, 1938). Die Verschlimmerung cystischer Beschwerden nach Genuß von Senf, Pfeffer, Paprika, Curry, Meerrettich, Sellerie, Kümmel und gewissen alkoholischen Getränken beruht wahrscheinlich auf schleimhautreizenden ätherischen Ölen, die durch die Nieren ausgeschieden werden. Die Duft- und Schmeckstoffe von Fleischbrühe und Suppen sollen vorwiegend im „alkoholunlöslichen Teil" zu finden sein. Dieser enthält 75% organische Substanz, darunter 4,4% Ammoniak, 1,6% Cystin, 16,6% Carnosin, 2,7% Kreatinin, 5,4% Kreatin, 1,4% Hypoxanthin, 1,3% Methylguanidin, 7% Glutaminsäure, 1,4% Ameisensäure, 23,9% Essigsäure, 12,9% Milchsäure, 2,4% organisch gebundenen Phosphor, 7,2% Stickstoffe (WASER 1920). Ähnliche Untersuchungen haben BICKEL (1935) und SCHWEITZER (1920) angestellt. Carnosin und Carnitin sollen „anregende" Fähigkeiten besitzen (KORCHOW 1927; BICKEL, KORCHOW 1928).

In den *Gewürzen* sind vielfach charakteristische Stoffe gefunden worden; wieweit sie biologisch bedeutungsvoll sind, ist nicht immer eindeutig geklärt (SCHMITT 1947). Anisöl mit 80—90% Anethol enthält der Anis; auch Estragon besitzt ein anetholreiches Öl. Fenchelfrüchte enthalten 3—6% ätherisches Öl, das hauptsächlich aus Terpenen, Anethol und Fenchen (einem dem Campher isomeren Keton) besteht. Den eigenartigen Geruch und Geschmack der Gewürznelken bedingt das Nelkenöl (zu 70—80% Eugenol und Caryophyllen, eine Mischung von Sesquiterpenen). Die Ingwerwurzeln besitzen bis zu 3% ätherischen Öles, die Kalmuswurzeln bis zu $2^1/_2$%, Corianderfrüchte 1% (hauptsächlich Linanool), Kümmelfrüchte 3—7% (50—60% Carvon, der Rest ist Limoneen). Die Lavendelblüte enthält Lavendelöl (mit 40% Linalylacetat), das Lorbeeröl neben Fettsäuren und ätherischen Ölen das stearinhaltige Trilaurin. Der Geruch der Muskatnuß beruht auf dem Myristicin; ihr Öl ist chemisch nicht bekannt, so wenig wie das Oleum Petroselini der Petersilienblätter, das Sellerieöl und das Rosmarinöl. Im Pfefferkorn finden sich neben 32—47% Stärke, 5—9% Piperin, 2% ätherische Öle (Pfeffergeruch!) und Harze. Der Hauptbestandteil des Pfefferminzöles ist das Menthol, der Bibernellenwurzel (neben Stärke und ätherischem Öl) das Pimpinellin. Sauerampfer ist reich an Oxalsäure. Der brennend scharfe Geschmack des schwarzen Pfeffers rührt vom Allyl-Senföl her, das sich unter Mitwirkung des Fermentes Myrosinase und des Speichels aus dem Glykosid Sinigrin bildet; Senfsamen enthalten außerdem noch andere Öle. Das Sinalbin des weißen Senfs ist chemisch ganz anders gebaut als das Sinigrin. Thymianöl (2,6% in den trockenen Blättern) besteht zu 50% aus Thymol. In der Vanille des Handels, klebrigen glänzenden Schoten, sind $1^1/_2$—$2^1/_2$% Vanillin. Der Waldmeister verdankt seinen würzigen Duft dem Cumarin. Zimtöl, der Hauptbestandteil des Zimts, enthält 65—76% Zimtaldehyd und 6—10% Eugenol und Phellandren. In ihrem Fruchtfleisch besitzt die Citrone bis zu 7% Citronensäure, in ihrer Schale ein Öl, das Limoneen, Citral (Geruch!) und andere Stoffe enthält.

Vermutlich sind es außer den duftenden und schmeckenden Stoffen noch viele andere ohne Duft- und Schmeckwerte, die mit den Duft- und Schmeckstoffen der Nahrung aufgenommen werden und biologische Wirkungen entfalten. Auffallend ist z. B. der hohe Vitamin C- und Vitamin C-Oxydasengehalt von Gewürzen wie Meerrettich, Petersilie und anderen (WACHHOLDER 1942).

„Es besteht für mich kein Zweifel, daß auch die *Riech- und Schmeckstoffe*, die ich auch zu den Wirkstoffen rechne, *in irgendeiner Weise an Fermentumsetzungen beteiligt sind*. Nur so ist die verschiedene Geruchs- und Geschmackswirkung optischer Antipoden allgemein verständlich. Die Physiologie des Geruchs- und Geschmackssinnes wird neue Wege gehen müssen, um zu einer befriedigenden Klassifikation der Geruchs- und Geschmacksstoffe zu kommen" (FLASCHENTRÄGER 1941).

In diesem Zusammenhang sind auch die „*Genußmittel*" zu nennen. Das Bedürfnis nach Genußmitteln ist so alt wie die Menschheit selbst. Die Wirkung und der Reiz von Kaffee, Tee, Kakao und alkoholischen Getränken beruht ebenso auf ihren Duft- und Schmeckstoffen wie auf dem Coffein- und Alkoholgehalt.

Das Wesen des Genußmittels im eigentlichen Sinn liegt darin, daß seine *charakteristischen Auswirkungen* nicht auf Nährstoffen beruhen, sondern auf Stoffen, die den Ablauf gewisser Funktionen in subjektiv erwünschter Weise intensivieren, beschleunigen oder hemmen. Die Berechtigung, in vielen Fällen vielleicht sogar die Notwendigkeit einer willkürlichen und gezielten Leistungssteigerung läßt sich nicht bestreiten. Gewiß ist es auch kein Zufall, wenn der diszipliniert zurückhaltende Angelsachse und Ostasiate den Tee bevorzugt, der erregbare Südeuropäer und Orientale den Kaffee, der Bayer das Bier, der Nordländer den Branntwein.

Da die Genußmittel einen Ausgleich für die unter ihrem Einfluß mehr umgesetzten Nährstoffe nicht bringen, resultiert nach Abklingen ihrer Wirkung ein Zustand verminderter Funktionsbereitschaft, eine „*negative Phase*“. Gewiß verursachen die Genußmittel auch unerwünschte Neben- und Nachwirkungen. Die Möglichkeit einer Schädigung durch übermäßigen Gebrauch besagt aber nichts gegen vernünftig geregelten Genuß. „Alle Dinge sind Gift, und nichts ohne Gift, allein die Dosis macht, daß ein Ding kein Gift ist“ (PARACELSUS). Für eine Tasse *Kaffee* rechnet man 5—7 g Kaffee. Da der Coffeingehalt in der Trockensubstanz der Bohne etwa 1% beträgt, enthält die $1/_4$-Liter-Tasse 50—70 mg Coffein. Der Coffeingehalt in der Trockensubstanz des *Tees* beträgt 2—3%; sein Aroma erhält er durch ein bei der Zubereitung freiwerdendes ätherisches Öl. Man rechnet höchstens 5 g trockene Teeblätter auf $1/_4$ Liter Getränk. Da rund 80% des Coffeins in den Aufguß übergehen, enthält $1/_4$ Liter Tee 80—120 mg Coffein. Daß eine Tasse Tee trotzdem weniger erregend wirkt als eine Tasse Kaffee, liegt daran, daß das Coffein des Tees an Gerbsäure gebunden und dadurch schwerer resorbierbar ist. Das Alkaloid des *Kakaos*, das Theobromin, ist ein naher Verwandter des Coffeins; seine pharmakologischen Wirkungen sind grundsätzlich dieselben. Unentfettete Kakaomasse enthält 1,5%, stark entfettetes Kakaopulver etwa 3% und Schokolade 0,5% Theobromin und weniger. Auf $1/_4$ Liter Getränk rechnet man 20—30 g Kakaopulver; das wären etwa 600 mg Theobromin in einer $1/_4$-Liter-Tasse.

Das auf der ganzen Erde verbreitetste Mittel zur Anregung von Phantasie, zur Entspannung und Lösung ist der *Alkohol*. Mit einem Brennwert von 7 cal je Gramm wird er im Körper fast völlig verbrannt — Spuren erscheinen in der Ausatmungsluft —, kann aber als Energiespender nur zu einem kleinen Teil die regulären Brennwertlieferanten ersetzen. Der Alkohol ist heute im großen und ganzen doch wohl weniger beliebt als vor 50 und 100 Jahren. Ein Getränk, das die körperlichen Fähigkeiten und die Klarheit des Verstandes lähmt, das die richtige Erkenntnis einer Situation euphorisch verfälscht und leistungshemmende Nachwirkungen hinterläßt, paßt schlecht in unsere Zeit und zu den Anforderungen, die sie stellt.

IX. Unbekannte Nährstoffe.

Von vielen Nährstoffen wissen wir, daß sie notwendige Bestandteile der täglichen Nahrung darstellen. Es erhebt sich die Frage, ob es außer diesen *bekannten* Stoffen noch andere, ebenso lebensnotwendige, bislang aber *unbekannt gebliebene* gibt. Von den Duft- und Schmeckstoffen z. B. sind uns, wie gesagt, sicher noch lange nicht alle bekannt.

Beobachtungen am Menschen und Versuche an Ratten führten KOLLATH (1939, 1941, 1947, 1950, 1953) zu der Annahme, es seien für das Wachstum gewisse Stoffe notwendig, die nicht zu den bisher bekannten gehörten. Er nennt sie *Wuchsstoffe* und meint: „Fehlen von Wuchsstoffen macht alle bekannten Vitamine unwirksam mit Ausnahme des lebenserhaltenden Vitamin B$_1$“; in solchen Fällen handelt es sich um „die Mesotrophie als unterste Grenze der Lebensfähigkeit". Ob die Thesen Kollaths kritischen, methodisch einwandfreien Nachprüfungen standhalten werden, steht dahin (vgl. auch Grab 1950).

Die bekannten Nährstoffe scheinen uns auch das in den vergangenen Jahrzehnten so lebhaft gewordene allgemeine *Bedürfnis nach Obst und Gemüse* nicht hinreichend zu erklären. Der Bedarf an Vitamin C und P, die nächstliegendste Annahme, kann es allein nicht sein. Er ließe sich auch mit Kartoffeln decken. Sind es Duft- und Schmeckstoffe?

Vielleicht darf man sich in diesem Zusammenhang daran erinnern, daß die alte Medizin in und außerhalb von Europa *bestimmten Nahrungsmitteln bestimmte Fähigkeiten zuschrieb.* Die Beziehungen zwischen Nahrung und menschlichem Organismus sind danach wechselseitig in dem Sinn, daß einerseits etwa das Fleisch bestimmter Tiere spannungskräftig und unternehmend macht, andererseits von spannkräftigen, unternehmenden Menschen gerade dieses Fleisch besonders begehrt wird. Mit unseren heutigen Kenntnissen von der stofflichen Zusammensetzung der Nahrungsmittel können wir derartige Zuordnungen nicht (noch nicht?) verstehen.

Die Vorstellung, daß das Herz mutiger Tiere mutig macht, daß Blut Angriffslust und Kraft verleiht, ist über die ganze Erde verbreitet. Brautpaare sollen die Hoden eines Bocks oder Ebers essen, um fruchtbar zu werden. Solche Beispiele ließen sich leicht vermehren. Gedanken von derartiger magischer Verbundenheit liegen auch der *Signaturenlehre* zugrunde, die im abendländischen Zivilisationsbereich zuletzt von Paracelsus ausgebaut wurde: „Die Natur zeichnet ein jegliches Gewächs, so von ihr ausgeht, zu dem dazu es gut ist." Man kann danach aus Farbe, Gestalt, Geruch, Geschmack einer Pflanze auf ihre Wirkung schließen: Wer viel von den gehirnähnlich gestalteten Walnüssen ißt, wird klug — frische Wurzelknollen des Knabenkrautes steigern den Geschlechtstrieb, ältere, runzlige setzen ihn herab usf. Die Frage, wieweit solche Anschauungen induktiv-empirisch, wieweit sie deduktiv-spekulativ entstanden sind, bleibt offen.

Hippokrates (460—377 v. Chr.) hat viele Beobachtungen dieser Art niedergelegt. „Die Erbse ist ihrer natürlichen Beschaffenheit nach etwas Kühlendes und Feuchtmachendes und trocknet. Durch den Saft der Hülse hat sie aber auch eine etwas abführende Wirkung. . . . Brot aus unenthülstem Weizen macht trocken und führt ab, Brot aus reinem Weizen nährt mehr, führt aber weniger ab. . . . Linsen sind erhitzend und verdauungsstörend und führen nicht ab, noch verstopfen sie. . . . Rindfleisch ist kräftig, verstopfend und schwer verdaulich, weil dieses Tier dickes Blut hat und vollblütig ist. . . . Das Schweinefleisch verleiht zwar dem Körper mehr Kraft als die vorigen Arten, führt aber ziemlich ab, weil das Tier dünne und blutarme Adern hat, dagegen viel Fleisch. . . . Hundefleisch erwärmt und trocknet und verleiht Kraft, führt indes nicht ab. . . . Nahezu alle Arten von Geflügel sind trockener als die Vierfüßler, denn alles, was weder eine Blase hat und Urin läßt noch Speichel absondert, ist überhaupt trocken. Denn infolge der Wärme der Bauchhöhle wird das Feuchte aus dem Körper zur Nahrung für das Warme verbraucht, so daß weder Urin gelassen, noch Speichel abgesondert wird. Was aber solche Feuchtigkeiten nicht in sich hat, muß notwendig trocken sein. . . . Alle Körnerfresser sind trockener als die übrigen. Von der Ente und all dem anderen Geflügel, was in Sümpfen oder im Wasser lebt, ist alles feucht. . . . Die wilden Tiere sind trockener als die zahmen, ebenso die fleischfressenden Tiere gegenüber den Allesfressern, die Pflanzenfresser gegenüber den Getreidekörnerfressern, die Wenigfresser gegenüber den Vielfressern . . . Die Männchen mehr als die Weibchen, die unverschnittenen mehr als die verschnittenen, die schwarzen mehr als die weißen, die dichtbehaarten mehr als die haarlosen. . . . Man hat nicht nur die Wirkung der Nahrungsmittel selbst, der Speisen, Getränke und Tiere zu kennen, sondern auch die des Ursprungslandes, aus dem sie stammen." In gleicher Weise wie Hippokrates hat später Galen in 3 Büchern alle Nahrungsmittel in dieser Weise gekennzeichnet. Wir müssen es uns versagen, auf diese Dinge näher einzugehen, die das medizinische Denken des ganzen Mittelalters beherrschten und doch wohl mehr sind als kindlich-komische Spielereien, für die eine vergangene Zeit sie gehalten hat.

Die Qualitäten feucht, trocken, kalt, warm müssen anders verstanden werden als wir sie heute verstehen. Warm etwa ist keine Qualität, die nach Temperaturgraden meßbar ist. Kühl reserviert und warmherzig in unserem Sinn entsprechen dem griechischen Sprachgebrauch eher. „Auch in der Pferdezucht spricht man ja von Warm- und Kaltblut und meint damit keine Unterschiede der Körpertemperatur, sondern des Temperaments. . . . So wird verständlich, daß Skythen als kalt bezeichnet werden. Auch „trocken" und „feucht" kann man sich an Pferden deutlich machen. Trockene Fesseln hat ein Pferd, bei dem sich jede Sehne und Ader durch die Haut hindurch zeichnet — man kann sich leicht einen feuchten Körper danach vorstellen" (Achelis 1942).

Tabelle 56. *Sollwerte für die Wärmebildung je Quadratmeter und Stunde.*

(Nach BOOTHBY, BERKSON, DUNN 1936. Entnommen aus Wissenschaftliche Tabellen 1953, S. 187. GEIGY-Basel.)

Männer		Frauen	
Alter	Calorien je m² und Stunde	Alter	Calorien je m² und Stunde
6	53,00	6	50,62
7	52,45	6¹/₂	50,23
8	51,78	7	49,12
8¹/₂	51,20	7¹/₂	47,84
9	50,54	8	47,00
9¹/₂	49,42	8¹/₂	46,50
10	48,50	9—10	45,90
10¹/₂	47,71	11	45,26
11	47,18	11¹/₂	44,80
12	46,75	12	44,28
13—15	46,35	12¹/₂	43,58
16	45,72	13	42.90
16¹/₂	45,30	13¹/₂	42,10
17	44,80	14	41,45
17¹/₂	44,03	14¹/₂	40,74
18	43,25	15	40,10
18¹/₂	42,70	15¹/₂	39,40
19	42,32	16	38,85
19¹/₂	42,00	16¹/₂	38,30
20—21	41,43	17	37,82
22—23	40,82	17¹/₂	37,40
24—27	40,24	18—19	36,74
28—29	39,81	20—24	36,18
30—34	39,34	25—44	35,70
35—39	38,68	45—49	34,94
40—44	38,00	50—54	33,96
45—49	37,37	55—59	33,18
50—54	36,73	60—64	32,61
55—59	36,10	65—69	32,30
60—64	35,48		
65—69	34,80[1]		

[1] Durch Extrapolation erhalten.

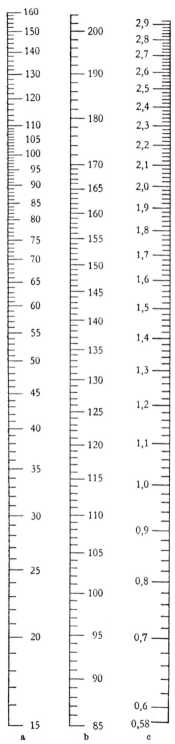

Abb. 24. Nomogramm zur Bestimmung der Körperoberfläche aus Größe und Gewicht. (Nach DU BOIS-DU BOIS 1915. Entnommen aus Wissenschaftliche Tabellen 1953, S. 190. GEIGY-Basel.)

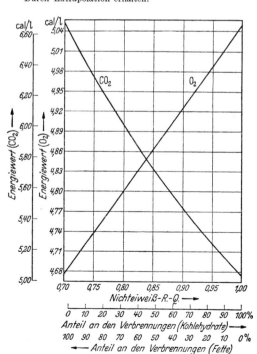

Abb. 25. Calorischer Wert für O₂-Verbrauch und CO₂-Abgabe bei verschiedenen RQ-Werten. (Nach LEHNARTZ 1939. Entnommen aus LEHNARTZ in STEPP: Ernährungslehre, S. 18. Berlin 1939.)

Literatur.

A. Begriffsbestimmung und Gebietsumgrenzung.

ABDERHALDEN: Die Grundlagen unserer Ernährung und unseres Stoffwechsels. Berlin 1939. BÜRGER: Ernährungsstörungen. Ernährung als Heilfaktor. Handbuch der inneren Medizin, 3. Aufl., Bd. VI/2, S. 655. Berlin 1944. CRUICKSHANK: Food and Nutrition. Baltimore 1945. DEMOLE, FLEISCH u. PETITPIERRE: Ernährungslehre und Diätetik. Bern 1948. GRAFE: Die Krankheiten des Stoffwechsels und ihre Behandlung. Berlin 1931. Handbook of Nutrition, Herausgeg. von Amer. Med. Assoc. Chicago 1943. — HAWLEY u. MAURER-MAST: The fundamentals of nutrition. Springfield 1940. — HEUPKE: Diätetik, 5. Aufl. Dresden u. Leipzig 1950. — HINTZE: Geographie und Geschichte der Ernährung. Leipzig 1934. KEYS: Nutrition. Annual Rev. Biochem. 1949, 487. LANG u. RANKE: Stoffwechsel und Ernährung. Berlin-Göttingen-Heidelberg 1950. — LANG u. SCHOEN: Die Ernährung. Berlin-Göttingen-Heidelberg 1952. — LEHNARTZ: Einführung in die chemische Physiologie, 10. Aufl. Berlin-Göttingen-Heidelberg 1952. — LICHTWITZ: Stoffwechselerkrankungen. Handbuch der inneren Medizin, 2. Aufl., Bd. IV/1, S. 677. Berlin 1926. McCOLLUM u. SIMMONDS: Neue Ernährungslehre. Berlin u. Wien 1928. — McLESTER: Nutrition and diet in health and disease. Philadelphia 1949. — MITCHELL and EDMAN: Nutrition and climatic stress, with particular reference to man. Oxford 1952. NOORDEN, v.: Handbuch der Pathologie des Stoffwechsels. Berlin 1906. — Alte und neuzeitliche Ernährungsfragen. Berlin 1931. — NOORDEN, V., u. SALOMON: Handbuch der Ernährungslehre. Berlin 1920. PARSONS: Nutrition and nutritional diseases. Lancet 1938 I, 65. RUBNER: Die Gesetze des Energieverbrauchs bei der Ernährung. Leipzig u. Wien 1902. — Die Welternährung in Vergangenheit, Gegenwart und Zukunft. Sitzgsber. preuß. Akad. Wiss., Physik.-math. Kl. 15 (1928). — Physiologische Verbrennungswerte, Ausnutzung und Kostmasse. Handbuch der normalen und pathologischen Physiologie, Bd. V, S. 134. 1929. SHERMAN: Chemistry of food and nutrition. London-New York 1916. — SINCLAIR: Nutrition. Annual Rev. Biochem. 19, 339 (1950). — STEPP u. Mitarb. (BLEYER, DIEMAIR, FLÖSSNER, GLATZEL, KÜHNAU, LEHNARTZ, MOLLOW, PILLAT, RUDY, SCHITTENHELM, SCHÖNFELD, SCHROEDER, SCHÜFFNER, VOGT-MØLLER, WENDT, WIRZ): Ernährungslehre. Berlin 1939. THANNHAUSER: Stoffwechsel und Stoffwechselkrankheiten. München 1929. UMBER: Ernährung und Stoffwechselkrankheiten, 3. Aufl. Berlin u. Wien 1925. — Die Stoffwechselkrankheiten in der Praxis, 3. Aufl. Berlin u. München 1939. VOIT: Physiologie des allgemeinen Stoffwechsels und der Ernährung. HERMANNS Handbuch der Physiologie, Bd. VI/1. 1881.

B I. Hunger.

ABDERHALDEN: Fermentforsch. 1938. — ABDERHALDEN, E., u. R.: Klin. Wschr. 1938, 1195. — Pflügers Arch. 240, 388 (1938). — ANDREJEW-NIKOLJSKAJA: Pflügers Arch. 234, 756 (1934). BAHNER: (1) Hypophyse und Intermediärstoffwechsel. Habil.-Schr. Heidelberg 1949. — (2) Die endokrine Regulation des Hungerstoffwechsels. I. Die Fastenketosis bei hypophysektomierten, adrenalektomierten, alloxandiabetischen und Zwergmäusen. Acta endocrinol. (Copenh.) 13, 213 (1953). — BENEDICT: A study of prolonged fasting. Carnegie Inst. Publ. 1915, No 203. — BERNARD: Leçons de pathologie expérimentale. Paris 1872. — BERTRAM: Heilfasten. I. Erörterungen zum Stickstoffumsatz bei Fastenkuren. Dtsch. Z. Verdgs- usw. Krkh. 3, 122 (1940). — BIELING: Dtsch. med. Wschr. 1927, 182, 228. — BINET, AUBEL et MARQUIS: Ann. de Physiol. 8, 373 (1932). — BINET et MARQUIS: C. r. Soc. Biol. Paris 109, 1169 (1932). — BOLTON and PAYLING: J. of Physiol. 89, 269 (1937). — BREUSCH: Verbrennung der Fettsäuren im tierischen Organismus. Angew. Chem. 62, 66 (1950). — BRUGSCH: Z. exper. Path. u. Ther. 1. 419 (1905). — Handbuch der Biochemie, Bd. VII. Jena 1927. — BRUNTON: Yogis. Berlin 1937. — BUCHINGER: Das Heilfasten und seine Hilfsmethoden. Stuttgart 1935. — BURIAN u. SCHUR: Z. physiol. Chem. 80, 241 (1900). CANNON: Bodily changes in pain, hunger, fear and rage. New York u. London 1925. — CARRINGTON: Vitality, fasting and nutrition. New York 1908. DRIGALSKI: Erfahrungen und Beobachtungen der Klinik über das Fasten als Heilmethode. Fortschr. Ther. 15, 133 (1939). FIESSINGER, ALBEAUX, FERMET et GAJDOS: Presse méd. 1933. — FUJIWARA: Okayama-Igakkai-Zasshi (jap.) 51, 2097 (1939). GARDBERG and OLSEN: Amer. Heart J. 17, 725 (1939). — GIGANTE: Atti Accad. naz. Lincci 27, 311 (1938). — GLATZEL: Hunger. Neue Deutsche Klinik, Erg.bd. 8, S. 591. 1944. —

Hunger. Synopsis **1**, 3 (1948). — GOETZL, GOLDSCHMIDT and WHEELER: Gastroenterology **12**, 252 (1949). — GOLDSCHMIDT, RAIMONDI and GOETZL: Amer. J. Physiol. **155**, 439 (1948). — GRAFE: Die pathologische Physiologie des Gesamtstoff- und Kraftwechsels bei der Ernährung des Menschen. München 1923. — Der Stoffwechsel bei Anomalien der Nahrungszufuhr. Handbuch der normalen und pathologischen Physiologie, Bd. V, S. 212. Berlin 1928. — GREGG: Amer. J. Physiol. **103**, 79 (1933). — GROSSMAN: Digestive system. Annual Rev. Physiol. **1950**, 205. — GROSSMAN and STEIN: J. Appl. Physiol. **1**, 263 (1948). — GROTE: Das Fasten als klinisches Behandlungsverfahren. Ergebnisse aus der Gemeinschaftsarbeit von Naturheilkunde und Schulmedizin, Bd. 1, S. 224. Leipzig 1938. — Wirkungen der Fastenbehandlung. Dtsch. med. Wschr. **1939 II**, 1733. — GÜNTHER: Die wissenschaftlichen Grundlagen der Hunger- und Durstkuren. Leipzig 1930.

HEILNER: Z. Biologie **47**, 539 (1914). — HEITZ et BORDET: C. r. Soc. Biol. Paris **77**, 37 (1914). — HENZE u. STÖHR: Wien. klin. Wschr. **1937**, 721. — HERTWIG: Handbuch der normalen und pathologischen Physiologie, Bd. XVI/1, S. 865. Berlin 1930. — HILDITCH, LEA and PEDELTY: Biochemic. J. **33**, 493 (1939). — HILDITCH and PEDELTY: Biochemic. J. **34**, 40 (1940).

JACKSON: The effects of inanition and malnutrition upon growth and structure. Philadelphia 1925. — JANOWITZ and GROSSMAN: Amer. J. Physiol. **155**, 28 (1948). — Hunger and appetite—some definitions and concepts. Dpet. Clin. Sci. Univ. Illinois Coll. Med. **1949**. — Federat. Proc. **8**, 81 (1949). — JOST: Handbuch der normalen und pathologischen Physiologie, Bd. V, S. 996. Berlin 1928.

KALINKE: Z. klin. Med. **137**, 181 (1939). — KANZOW: Beobachtungen während einer 53tägigen Hungerperiode an einem Hungerkünstler. Dtsch. Arch. klin. Med. **198**, 698 (1951). — KEETON: Nutrition and appetite training during illness. J. Amer. Med. Assoc. **151**, 253 (1953). — KLEITMANN: Amer. J. Physiol. **77**, 233 (1926). — KRAUSS: Dtsch. Arch. klin. Med. **150**, 13 (1926). — KREHL: Pathologische Physiologie. Leipzig 1930. — KÜHNAU: Handbuch der Biochemie, Erg.bd. 3, S. 641. Jena 1936.

LAWSON, MARGULIES and GUENTHER: Amer. J. Physiol. **63**, 422 (1923). — LAZARD-KOLODNY et MAYER: Variations de la quantité des constituants inorganiques du foie au cours du jeune. Ann. de Physiol. **14**, 257 (1938). — LENOX: A study of the retention of uric acid during fasting. J. of Biol. Chem. **66**, 521 (1925). — LO MONACO: Boll. Soc. Laucis. ospedali Roma **14**, 102 (1894). — LONGENECKER: J. of Biol. chem. **128**, 645 (1939); **130**, 167 (1939). — LUCIANI: Das Hungern. Hamburg u. Leipzig 1890. — LUSK: Physiologic. Rev. **1921**, 523.

MANSFELD u. HAMBURGER: Pflügers Arch. **152**, 50 (1913). — MCCARRISON: Indian J. Med. Res. **6**, 275 (1919). — MORGULIS: Hunger und Unterernährung. Berlin u. Wien 1923. — MOTTA: Arch. di Fisiol. **40**, 177 (1940).

NOLTENIUS u. HARTMANN: Dtsch. med. Wschr. **1936**, 644. — NOORDEN, V.: Handbuch der Pathologie des Stoffwechsels, Bd. I, S. 531. 1906.

PETERSEN: Plasma phospholipids during prolonged starvation in man. Acta med. scand. (Stockh.) **143**, 249 (1952). — PÜTTER: Z. Physiol. **86**, 317 (1927).

RAUEN: Über den Intermediärstoffwechsel der Fettsäuren. Z. Naturforsch. **3 b**, 222 (1948). — SANGSTER, GROSSMAN and IVY: Amer. J. Physiol. **153**, 259 (1948). — J. Appl. Physiol. **1**, 637 (1949). — SCHADE: Die physikalische Chemie in der inneren Medizin. Dresden 1923. — SCHENCK: Über die Beteiligung des Eiweißes an den Lebensvorgängen. Erg. inn. Med. **46**, 269 (1934). — SCHENCK u. MEYER: Das Fasten. Stuttgart 1938. — SCHILLING: Selbstbeobachtungen im Hungerzustand. Stuttgart 1948. — SCHITTENHELM: Unterernährung und Überernährung. In STEPP, Ernährungslehre, S. 254. Berlin 1939. — SCHREIBER u. WALDVOGEL: Arch. exper. Path. u. Pharmakol. **42**, 69 (1899). — SCHWARZ: Virchows Arch. **266**, 151 (1927). — STEFKO: Z. Konstit.lehre **9**, 501 (1924); **12**, 416 (1926). — STOKVIS u. NAEREBOUT: Die medizinisch-forensische Bedeutung des Hungerns. Acta med. scand. (Stockh.) **100**, 35 (1939).

TERROINE, BONNET, DAMMANVILLE et MONROT: C. r. Soc. Biol. Paris **1927**. — THANNHAUSER: Stoffwechsel und Stoffwechselkrankheiten. München 1929. — TIGERSTEDT: NAGELS Handbuch der Physiologie, Bd. I, S. 367. Berlin 1909. — TOWBIN: Federat. Proc. **8**, 158 (1949).

VOIT: HERMANNS Handbuch der Physiologie, Bd. VI/1. 1881. — Z. Biol. **46**, 167 (1895); **51**, 167, 550 (1901). — VOLLMER u. BERNING: Neuere Untersuchungen am freiwillig hungernden Menschen. Z. exper. Med. **118**, 604 (1952).

WHIPPLE, MILLER and ROBSCHEIT-ROBBINS: J. of Exper. Med. **85**, 277 (1947).

YASAKI and MANDAI: Actae Scholae med. Kioto **14**, 127 (1931).

B II. Austrocknung und Überwässerung.

ADOLPH and DILL: Observations on water metabolism in the desert. Amer. J. Physiol. **123**, 369 (1938).

BEHR: Klinische Beobachtungen bei Schiffbrüchigen. Dtsch. Mil.arzt **1940**. — BEIGLBÖCK: Persönliche Mitteilungen von Herrn Prof. Dr. W. BEIGLBÖCK 1944. — BRADISCH, EVERHART u. a.: Südafrikan. Med. Ges. **1942**, 120, 683.

560   HANS GLATZEL: Ernährungskrankheiten.

DAVIS. HALDANE and PESKETT: J. of Physiol. **56**, 269 (1922). — DENNIG: Die Bedeutung der Wasserzufuhr für den Stoffwechsel und die Ernährung des Menschen. Leipzig 1898. — DILL: Life, heat and altitude. Cambridge 1938. — DILL, HALL and EDWARDS: Changes in composition of sweat during acclimatization to heat. Amer. J. Physiol. **123**, 412 (1938). — DILL, JONES, EDWARDS and OBERG: Salt economy in extreme dry heat. J. of Biol. Chem. **100**, 755 (1933). — DRINKER: The environment and its effects upon man. Cambridge, Harvard Univ. Press 1937. — DU BOIS: The mechanism of heat loss and temperature regulation. Stanford Univ. Press 1937.

ENGELS: Arch. exper. Path. u. Ther. **51**, 346 (1904).

FEHLING: Arch. Gynäk. **11**, 526 (1877). Zit. nach THANNHAUSER. — FOY, ALTMANN and KONDI: Südafrikan. Med. Ges. **1942**, 16, 113. — FRÖHNER u. STOHRER: Lehrbuch der Toxikologie. Stuttgart 1927.

GERHARTZ: Dtsch. med. Wschr. **1917**. Zit. nach THANNHAUSER. — Biochem. Z. **239**, 404 (1931). — GLATZEL: Das Kochsalz und seine Bedeutung in der Klinik. Erg. inn. Med. **53**, 1 (1937). — GÖMÖRI u. MOLNAR: Die Störung der Osmoregulation der Gewebe bei der Wasservergiftung. Arch. exper. Path. u. Pharmakol. **167**, 459 (1932).

HELWIG, SCHUTZ and KUHN: Water intoxication. Moribund patient cured by administration of hypertonic salt solution. J. Amer. Med. Assoc. **110**, 644 (1938). — HERMANN: Das Ergebnis des Meerwasserversuchs von BEIGLBÖCK und der Vergleich mit dem an der Med. Univ.-Klinik Frankfurt a. Main. Unveröffentlichtes Manuskript. — Zusammenfassender Bericht über die Meerwasserversuche an der Med. Univ.-Klinik Frankfurt a. M. Unveröffentlichtes Manuskript.

KARSTENS: Über die Beeinflussung des psychischen Zustandes Normaler durch Aufnahme und Retention unphysiologisch großer Wassermengen. Arch. f. Psychiatr. u. Z. Neur. **186**, 231 (1951). — KUNO: The physiology of human perspiration. London 1934. — KUNSTMANN: Über die Wirkung der Zufuhr großer Wassermengen auf den gesunden Organismus. Arch. exper. Path. u. Pharmakol. **170**, 701 (1933).

LADELL: Lancet **1943** I, 441. — LEHMANN u. SZAKÁLL: Schweißverlust und Getränkeaufnahme bei Bergleuten und Hitzearbeitern. Arb.physiol. **11**, 73 (1940). — LEWIN: Lehrbuch der Toxikologie. Berlin u. Wien 1928. — LICHTWITZ: Pathologie der Funktionen und Regulationen. Leiden 1936.

MACH u. MACH: Les états de déshydratation. Schweiz. med. Wschr. **1946**, 531. — MAGNUS-LEVY: Physiologie des Stoffwechsels. v. NOORDENS Handbuch der Pathologie des Stoffwechsels, Bd. I, S. 450. Berlin 1906. — MARX: Der Wasserhaushalt des gesunden und kranken Menschen. Berlin 1935. — Innere Sekretion. Handbuch der inneren Medizin, Bd. VI/1, S. 1. Berlin 1941. — MEYER u. GOTTLIEB: Die experimentelle Pharmakologie als Grundlage der Arzneibehandlung. Berlin u. Wien 1922. — MOOG u. HAUCK: Z. exper. Med. **25**, 385 (1921).

REIN: Einführung in die Physiologie des Menschen, 10. Aufl. Berlin-Göttingen-Heidelberg 1951. — RICHET: La mort par la soif. Presse méd. **1947**, 597. — ROWNTREE: Water intoxication. Arch. Int. Med. **32**, 157 (1923). — ROWNTREE and GREENE: Amer. J. Physiol. **80**, 209 (1927). — RUBNER: Zit. nach BEIGLBÖCK. — RUSSEL, ELKINTON and TAFFEL: J. Clin. Invest. **21**, 787 (1942).

SCHÄFER: Zit. nach BEIGLBÖCK. — SIEBECK u. BORKOWSKI: Dtsch. Arch. klin. Med. **131**, 55 (1919). — STRAUB: Krankheiten des Wasser- und Salzstoffwechsels. Lehrbuch der Inneren Medizin, Bd. II, S. 1. Berlin 1942.

THANNHAUSER: Stoffwechsel und Stoffwechselkrankheiten. München 1929.

UNDERHILLL and SALLICK: J. of Biol. Chem. **63**, 61 (1925).

VOLHARD u. SCHÜTTE: Über die Verträglichkeit von Meerwasser. Dtsch. med. Wschr. **1950**, 1425. — VOLKMANN: Ber. sächs. Ges. Wiss., Math.-naturwiss. Kl. **26**, 202 (1874).

WILEY and WILEY: J. of Biol. Chem. **101**, 83 (1933).

ZUNTZ: Zit. nach SIEBECK, Physiologie des Wasserhaushalts. Handbuch der normalen und pathologischen Physiologie, Bd. XVII, S. 177. Berlin 1928. — ZUNTZ, LOEWI, MÜLLER u. CASPARI: Höhenklima und Bergwanderungen. Berlin 1906.

B III. Überfütterung.

ACHELIS u. NOTHDURFT: Über Ernährung und motorische Aktivität. I. Pflügers Arch. **241**, 65 (1939). — ALEXANDER and PORTIS: A psychosom. study of hypoglycaemic fatigue. Psychosomatic Med. **6**, 191 (1944). — ALLEN: J. Metabol. Res. **1**, 1 (1922). — ALLOITEAU: Glandes endocrines et consommation alimentaire. Ann. Nutrit. et l'Aliment. **5**, 411 (1951). — ALTHAUSEN: Hormonal and vitamin factors in intestinal absorption. Gastroenterology **12**, 467 (1949). — ALTHAUSEN, UYCYAMA and SIMPSON: Digestion and absorption after massive resection of the small intestine. I. Utilization of food from a „natural" versus a „synthetic" dict and comparison of intestinal absorption tests with nutritional balance studies in a patient with only 45 cm of smale intestine. Gastroenterology **12**, 795 (1949). — AMES and GOLDTHWAITE: Influence of cold climate on basal metabolism. United states department of army, office quarter master general, environmental protection series, Rep. No 136. — ANDREJEW: Pflügers Arch. **235**, 156 (1935). — APFELBAUM: Maladie de famine. Recherches cliniques sur la famine exécutée dans le Ghetto de Varsovic en 1942. Paris 1946. — ARON: Rôle des glandes endocrines dans l'obésité. Giorn. Clin. med. **34**, 317 (1953). — ARMSTRONG: Modern trends in the treatment of obesity. Med. Press **1949**, 331. — ARMSTRONG, DUBLIN, BANNETT and MARKS: Influence of overweight on health and disease. Post-Graduate Med. J. **10**, 407 (1951). — *A study* of impairements found among 10000 unselected examinees: II. Weight. Proc. Life Ext. Exam. **1**, 89 (1939). — ATKINSON and LUSK: J. of Biol. Chem. **40**, 79 (1931).

BABORKA: Present status of obesity problem. J. Amer. Med. Assoc. **147**, 1015 (1951). — BACHMANN u. PELS LEUSDEN: Z. Hyg. **121**, 506 (1939). — BALKE: Klin. Wschr. **1944**, 223. — BALL, BARNES and VISSCHER: The effects of dietary caloric restriction on maturity and senescence, with particular reference to fertility and longevity. Amer. J. Physiol. **150**, 511 (1947). — BANSI, BACKHAUS und LOHMEYER: Stoffwechselprobleme der Fettsucht. Das Verhalten des Stickstoffhaushaltes. Arch. exper. Path. u. Pharmakol. **215**, 181 (1952). — BARACH: Obesity. Its associated diseases and treatment. Amer. J. Digest. Dis. **19**, 37 (1952). — BARTH: Untersuchungen über die Verdaulichkeit roher und gekochter pflanzlicher Kost und die Auswirkung beider auf den menschlichen Organismus. Inaug.-Diss. Marburg 1934. — BAUMGÄRTEL: Klin. Wschr. **1944**, 383. — Z. klin. Med. **141**, 103 (1942). — Physiologie und Pathologie der Darmflora. Dtsch. med. Wschr. **1952**, 1309. — BANSI, BACKHAUS. u. LOHMEYER u. FRETWURST: Beiträge zum Problem der Fettsucht. Med. Welt **1951**, 1161, 1202. — BEATTIE and HERBERT: Brit. J. Nutrit. **1**, 185 (1947). — BECKER u. HÄMALÄINEN: Skand. Arch. Physiol. (Berl. u. Lpz.) **31**, 209 (1914). — BECKER, MEYER and NECHELES: Fat absorption in young and old age. Gastroenterology **14**, 80 (1950). — BEHNKE: Physiologic studies pertaining to deep sea diving and aviation, especially in relation to the fat content and composition of the body. Harvey Lectures **37**, 198 (1942). — BENDITT: J. Clin. Med. **33**, 257 (1948). Zit. Nutrit. Abstr. a. Rev. **6**, 213 (1948). — BENDITT, WOOLRIDGE and STEPTO: J. Clin. Med. **33**, 269 (1948). Zit. Nutrit. Abstr. a. Rev. **6**, 213 (1948). — BERGMANN, v.: Handbuch der Biochemie, Bd. VII, S. 562. Berlin 1927. — Funktionelle Pathologie. Berlin 1936. — BERNHARDT: Erg. inn. Med. **36**, 1 (1929). — BERNHARD u. BULLET: Die Bildung von Fettsäuren im Intestinaltractus. Helvet. chim. Acta **30**, 1784 (1947). — BEYER: The effect of benzedrin sulfate (beta-phenylisopropylamine) on metabolism and the cardiovascular system in man. J. of Pharmacol. **64**, 318 (1939). — BIEDERMANN: Pflügers Arch. **174**, 358 (1919). — BINET et DUHAMEL: La ration alimentaire et le travail cérébral. Bull. Acad. Méd. Paris, III. s. **124**, 355 (1941). — BING, GLOBUS and SIMON: Pubertas praecox: survey of reported cases and verified anatomical findings, with particular reference to tumors of pineal body. J. Mt. Sinai Hosp. **4**, 935 (1938). — BOOTHBY, BERKSON and DUNN: Studies of the energy of metabolism of normal individuals. A standard for basal metabolism with a nomogramm for clinical application. Amer. J. Physiol. **116**, 468 (1936). — BOUCHARDAT: De la glycosuric chez diabète sucré. Paris 1875. — BOYD, ORR and LEITCH: Zit. nach LEHMANN 1949. — BOZENRAAD: Dtsch. Arch. klin. Med. **103**, 120 (1911). — BRANION, ROBERTS, ALLMAN, BILLINGSLEY and WOODWARD: Amer. J. Publ. Health **38**, 220 (1947). — BRANSBY, MAGEE, BOWLEY and STANTON: Brit. J. Nutrit. **1**, 275 (1948). — BREIREM and NICOLAYSEN: Investigations on the digestibility of rye and wheat bran in domestic animals and humans. Oslo 1942. — BROZEK and KEYS: Evaluation of leanness-fatness in man. A survey of methods. Nutrit. Abstr. a. Rev. **20**, 247 (1950). — The evaluation of leanness-fatness in man. Norms and interrelationships. Brit. J. Nutrit. **5**, 194 (1951). — BRUCH: Obesity in childhood. III. Physiol. and psycholog. aspects of the food intake of children. Amer. J. Dis. Childr. **59**, 739 (1940). — BRUCH and TOURAINE: Obesity in childhood. II. The family frame of obese children. Psychosomatic. Med. **2**, 141 (1940). — BÜRGER: Die Nahrungsausnützung. Handbuch der inneren Medizin, Bd. VI/2, S. 665. Berlin 1944. — BÜRGER u. HEINRICH: Nahrungsausnutzungsversuche bei Gesunden und Kranken. 2. Mitt. Die Ausnutzung der Kriegskost. Dtsch. Z. Verdgs- usw. Krkh. **4**, 234 (1941). — BÜRGER, MANCKE u. SEGGEL: Dtsch. Z. Verdgs- usw. Krkh. **2**, 209 (1939). — BUSCA i GRANATI: Quad. Nutriz. **7**, 185 (1940).

Caloric Requirements, Report of committee on calorie requirements. United Nations food and agriculture organization, nutritional studies No 5. New York 1950. — CARPENTER u. FOX: Arb.physiol. **4**, 533 (1931). — *Cereas Committee, Copenhagen:* Akad. Tekn. Vidensk. Beretn. **1946**, No 6, 71. — *Chemical* additives in foods, prep. by the food protection committee of the nat. res. council. Chem. Engng. News **30**, 150 (1952). — CHICK, COPPNING and SLACK: Nutritive values of wheat flours of different extraction rate. Lancet **1946 I**, 196. — COLLINS: Inadequacy of the 24 hr dietary history as a true estimate of food intake in times of acute food shortage as demonstrated by experience in Vienna in 1946. Brit.

J. Nutrit. **2**, 282 (1949). — CONNER and SHERMAN: J. of Biol. Chem. **115**, 695 (1936). — COONS: Amer. J. Physiol. **98**, 698 (1931). — CORI and CORI: J. of Biol. Chem. **76**, 275 (1928). — *Council of Pharmacy and Chemistry:* Dinitrophenol not acceptable for N.N.R. J. Amer. Med. Assoc. **105**, 31 (1935). — CROSNIER, GIRARD, RENAULT et GOUSSAULT: J. de Physiol. **39**, 331 (1947).

DANOWSKI and WINKLER: Obesity as a clinical problem. Amer. J. Med. Sci. **208**, 622 (1944). — DEMOLE: Diätetik. In DEMOLE, FLEISCH u. PETITPIERRE, Ernährungslehre und Diätetik, S. 45. Bern 1948. — DONHOFFER, SZ.: Ernährung und Resorption. Pflügers Arch. **246**, 92 (1942). — DUBLIN: Influence of weight on certain causes of death. Human. Biol. **2**, 159 (1930). — DU BOIS: Basal metabolism in health and disease. Ed. 3. Philadelphia 1936. — The mechanism of heat loss and temperature regulation. Stanford Univ. Press. 1937. — DU BOIS and DU BOIS: Arch. Int. Med. **17**, 863 (1916). — DU BOIS and CHAMBERS: Calories in medical practice. In Handbook of Nutrition, S. 55. Chicago 1943. — DURIG: Ein neuer Vorschlag einer Ernährungsstatistik auf Grundlage der Grundumsatzwerte. Wien. med. Wschr. **1939**, 217.

EATON: Basal metabolic rate of normal individuals in New Orleans. J. Labor. a. Clin. Med. **24**, 1255 (1939). — ECKSTEIN u. VOGEL: Ernährung **7**, 33 (1942). — EHRISMANN: Z. Biol. **42**, 672 (1901). — EHRENBERG: Untersuchungen über die Darmresorption in Beeinflussung durch Begleitstoffe. Klin. Wschr. **1947**, 711. — EIFF, v.: Der Einfluß seelischer Belastungen auf Stoffwechsel und Muskeltonus. Verh. dtsch. Ges. inn. Med. **58**, 468 (1952). — EIMER: Med. Klin. **1936**, 539. — EIMER u. PAUL: Z. exper. Med. **81**, 703 (1932). — Enriched 80 per cent extraction flour. J. Amer. Med. Assoc. **131**, 399 (1946). — EPPINGER: Dtsch. med. Wschr. **1942**, 251, 275. — ERICKSON, SIMONSON, TAYLOR, ALEXANDER and KEYS: The energy cost of horizontal and grade walking on the motor-driven treadmill. Amer. J. Physiol. **145**, 391 (1945). — EVANS: Obesity in DUNCAN, Diseases of metabolism; detailed methods of diagns ois and treatment, S. 513. Philadelphia 1942. — Diseases of metabolism, Philadelphia 1947.

FALTA: Therapeutische Probleme der Magersucht und Fettsucht. Wien. klin. Wschr. **1941 I**, 199. — FAUST: Complications of obesity. New Orleans Med. J. **98**, 502 (1946). — FELLINGER: Die Fettleibigkeit. Berlin u. Wien 1939. — FEUCHTINGER: Fettsucht und Magersucht. Stuttgart 1946. — FLEISCH: Ernährungsprobleme in Mangelzeiten. Basel 1947. — FLEISCH u. PETITPIERRE: Die Physiologie der Ernährung. Handbuch der Therapie III/1. Bern 1948. — FLÖSSNER: Ernährung als gesundheitspolitisches Problem. In STEPP, Ernährungslehre, S. 526. Berlin 1939. — FLORSCHÜTZ: Allgemeine Versicherungsmedizin. Berlin 1914. — FORTUIN: Voeding **8**, 61 (1947). — FOSTER, JONES, HENLE and DORFMAN: J. of Exper. Med. **80**, 257 (1944). — FRANKE: Zur Ausnutzung von Gemüsekohlehydraten bei verschiedener Zubereitung. (Tierexperimenteller Beitrag.) Ernährung **6**, 297 (1941). — FRANZ: Pflügers Arch. **248**, 91 (1944). — FREED: Psychic factors in the development and treatment of obesity. J. Amer. Med. Assoc. **133**, 369 (1947). — FUHRY: Grundumsatz und Säurebasenhaushalt. Inaug.-Diss. Köln 1939. — FUNNEL, VAHLTEICH, MORRIS, MACLEOD and ROSE: J. Nutrit. **11**, 37 (1936). — FURTER: The development of a practical process for enrichment of white rice. Internat. Z. Vitaminforsch. **23**, 324 (1952).

GALVÃO: Human heat production in relation to body weight and body surface. J. Appl. Physiol. **1**, 385, 395 (1948). — GASTINEAU and RYNEARSON: Obesity. Ann. Int. Med. **27**, 883 (1947). — GASTINEAU, RYNEARSON and SPRAGUE: Obesity. California a. West. Med. **103**, 158 (1940). — GESSLER: Pflügers Arch. **207**, 370 (1925). — GLATZEL: Fettsucht und Magersucht. Handbuch der inneren Medizin, Bd. VI/1, S. 477. Berlin 1941. — Hunger. Neue Deutsche Klinik Erg.-Bd. 8, S. 591. 1944. — Hunger. Synopsis **1**, 3 (1948). — GLICKMAN, MITCHELL, LAMBERT and KEETON: The total spezific dynamic action of high-protein and high-carbohydrate diets on human subjects. J. Nutrit. **36**, 41 (1948). — GÖPFERT u. STUFLER: Über die spezifisch-dynamische Wirkung von Breikost und von fester Kost. Verh. dtsch. Ges. inn. Med. **55**, 331 (1949). — GOETERS: Der mikrobiotische Fettabbau im Magendarmkanal von Säuglingen und Kindern. Mschr. Kinderheilkde **98**, 163 (1950). — GRAEFE: Ausnutzungsversuche mit Obst und Gemüse. Inaug.-Diss. Frankfurt 1941. — GRÄFE: Nahrungsbedarfsnormen für qualifizierte und nichtqualifizierte Produktionsarbeiter. Pharmazie **1952**, 800. — GRAFE: Pathologische Physiologie des Gesamtstoffwechsels. München 1923. — Handbuch der Biochemie, Erg.bd 2, S. 899. 1934. — Spezielle Pathologie und Therapie des Diabetes mellitus. Handbuch der inneren Medizin, Bd. VI/2, S. 483. Berlin 1944. — Über das Fettminimum. Ärztl. Wschr. **1949**, 33. — GRANATI: Quadr. Nutriz. **8**, 1 (1941). — GREENHILL: Office gynecology, 3. Aufl., S. 424. Chicago 1940. — GRONAU: Über die Verwendung von Vollkornmehlen und -präparaten in der Säuglings- und Kleinkinderernährung. Dtsch. med. Wschr. **1942**, 660. — GROSSE-BROCKHOFF: Obesitas als Stoffwechselproblem. Helvet. med. Acta **19**, 271 (1952). — Die Bedeutung der Adipositas als Krankheitsursache, ihre Therapie und Prophylaxe. Dtsch. med. Wschr. **1953**, 399, 435. — GUILLEMET, JAQUOT, TRÉMOLIÈRES et ERFMAN: Bull. Soc. Chim. biol. Paris **27**, 56 (1945).

HABS: Klin. Wschr. **1933**, 715. — Z. Hyg. **122**, 651 (1940). — Dtsch. Z. Verdgs- usw. Krkh. **7**, 201 (1943). — HABS u. PLAGEMANN: Dtsch. Z. Verdgs- usw. Krkh. **7**, 129 (1943). — HAFKESBRING and BORGSTROM: Amer. J. Physiol. **79**, 221 (1926/27). — HAHN: Die Ernährungswirtschaft Europas in den Jahren 1936—1938. Probl. Weltwirtschaft **70**, 18 (1942). — HAMAR: Pflügers Arch. **244**, 164 (1940). — HARRIS and BENEDICT: Carnegie Inst. Publ. **1919**, No 279. — HARRIS and IVY: The influence of extrinsic gastro-intestinal innervation on dexedrine-induced anorexia. Federat. Proc. **5**, 42 (1946). — HARRIS, IVY and SEARLE: The mechanism of amphetam-ineinduced loss of weight; a consideration of the theory of hunger and appetite. J. Amer. Med. Assoc. **134**, 1468 (1947). — HEGSTEDT and HAFFENREFFER: Caloric iutakes in relation to the quantity and quality of protein in the diet. Amer. J. Physiol. **157**, 141 (1949). — HERBOLD: Stoffwechselrhythmen und Gesamtumsatz in Abhängigkeit von der Nahrungsmenge bei Mäusen. Inaug.-Diss. Heidelberg 1939. — HEUPKE: Die Wirkung der Gewürze auf die Abscheidung des Magensaftes. Dtsch. Arch. klin. Med. **172**, 573 (1932). — Münch. med. Wschr. **1933**, 1969. — Das Brot. Dtsch. med. Wschr. **1934**, 1823. — Klin. Wschr. **1935**, 14. — Arch. Verdgskrkh. **62**, 166 (1937). — Die Verdauung roher und gekochter Gemüse. Verh. dtsch. Ges. inn. Med. **1939**, 657. — Diätetik. Die Ernährung des Gesunden und Kranken. 5. Aufl. Dresden u. Leipzig 1950. — Die Verdauung des Eiweißes des Vollkornbrotes. Dtsch. Z. Verdgs- usw. Krkh. **7**, 2 (1943). — Vollkornbrot, das Brot der Zukunft. Med. Welt **1940**, 1172. — Neue dtsch. Klinik **18**, 106 (1942). — Dtsch. Z. Verdgs- usw. Krkh. **7**, 49 (1943). — Die Nüsse als menschliches Nahrungsmittel. Ernährung **9**, 32 (1944). — Ausnutzungsversuche an Trockengemüse. Dtsch. Lebensmittel-Rundschau **1948**, 37. — HEUPKE, BOHNERT, GERSTUNG, HEPP u. OSTHAUS: Dtsch. med. Wschr. **1944**, 157. — HEUPKE, DAHLEM u. KRÖLL: Dtsch. Z. Verdgs- usw. Krkh. **3**, 89, 113, 233 (1940). — HEUPKE, DIENST u. SCHLARB: Münch. med. Wschr. **1940**, 143. — HEUPKE, ENDRESS u. NOSSEL: Dtsch. med. Wschr. **1940**, 405. — HEUPKE, HARTH, VÖLKEL u. WEBER: Münch. med. Wschr. **1942**, 992. — HEUPKE u. HAUER: Die Verdaulichkeit ungekochter Stärke. Dtsch. Z. Verdgs- usw. Krkh. **1**, 89 (1938). — HEUPKE u. KREBS: Münch. med. Wschr. **1943**, 584. — HEUPKE u. SCHÖLLER: Ernährung **7**, 161 (1942). HEUPKE u. SCHÜLEIN: Die Verdauung der Nahrungsmittel im Dünndarm des Menschen. Dtsch. Z. Verdgs- usw. Krkh. **1**, 20 (1938). — HEUPKE u. THILE: Arch. Verdgskrkh. **52** (1932). — HIMSWORTH: Clin. Sci. **2**, 117 (1935). — HOCHMAN: Mental and psychol. factors in obesity. Med. Rec. **148**, 108 (1938). — HOCK: Ernährung **6**, 278 (1941). — Biochem. Z. **314**, 54 (1943). — Z. exper. Med. **113**, 245 (1943). — HOCK u. FINCK: Z. physiol. Chem. **278**, 136, 187 (1943). — HÖPKER: Der Einfluß der Kriegs- und Nachkriegszeit auf den Diabetes mellitus. Klin. Wschr. **1949**, 478. — HOFF-JØRGENSEN, ANDERSON, BEGTRUP and NIELSEN: Biochemic. J. **40**, 453 (1946). — HOFF-JØRGENSEN, ANDERSON and NIELSEN: Biochemic. J. **40**, 555 (1946). — HOFFMAN and McNEILL: J. Nutrit. **38**, 331 (1949). — HOFFMANN: Ausnutzungsversuche. Inaug.-Diss. Frankfurt 1939. — HOUSSAY and MARTINEZ: Science (Lancaster, Pa.) **105**, 548 (1947). — HÜBNER: Ausnutzungsversuche mit verschiedenen Fruchtkernen. Inaug.-Diss. Frankfurt 1940.

Ideal Weights for Women. Bull. Metrop. Life Insur. Co. **23**, 6 (1942). — *Ideal Weights for Men.* Bull. Metrop. Life Insur. Co. **24**, 6 (1943). — ILZHÖFER: Arch. f. Hyg. **96** (1925). — INGLE: J. Amer. Dietet. Assoc. **24**, 605 (1948).

JOHANNSSON and KORAEN: Skand. Arch. Physiol. (Berl. u. Lpz.) **13**, 251 (1902). — JOHN: Amer. J. Med. **5**, 537 (1948). — JOHNSON and KARK: Science (Lancaster, Pa.) **105**, 378 (1947). — JORDANS: Nederl. Tijdschr. Geneesk. **90**, 87 (1946). — JOSLIN: Treatment of Diabetes. Philadelphia u. New York 1937.

KAUNITZ u. LEINER: Über die Darmgase bei gemischter und vegetarischer Kost. Klin. Wschr. **1936**, 1885. — KE: Chin. J. Nutrit. **2**, 13 (1947). — KEETON: Nutrition and appetite training during illness. J. Amer. Med. Assoc. **151**, 253 (1953). — KEETON and DICKSON: Arch. Int. Med. **51**, 890 (1933). — KELLY: Nutritional therapy: Some facts and problems. Rev. Gastroenterol. **16**, 226 (1949). — KEYS: The refinement of metabolic calculations for nutritional purposes and the problem of ,,Availability". J. Nutrit. **29**, 81 (1945). — Nutrition in relation to the etiology and the course of degenerative diseases. J. Amer. Dietet. Assoc. **24**, 281 (1948). — Nutrition. Annual Rev. Biochem. **18**, 487 (1949). — The Caloric requirement of adult man. Nutrit. Abstr. a. Rev. **19**, 1 (1949/50). — Energy requirements of adults. J. Amer. Med. Assoc. **142**, 333 (1950). — KEYS, BROZEK, HENSCHEL, MICKELSEN and TAYLOR: Biology of human starvation. Minneapolis 1950. — KIRSCHEN and WEINBERG: Review of disturbances of fat absorption and fat digestion. Amer. J. Digest. Dis. a. Nutrit. **14**, 30 (1947). — KISCH: Die Fettleibigkeit. Stuttgart 1888. — KLEIBER: Body size and metabolic rate. Physiologic. Rev. **17**, 511 (1947). — KLEWITZ u. HABS: Die Rohkost. Sitzgsber. Ges. Naturwiss. Marburg **1931**. — KRAUSS: Lehrbuch der Stoffwechselmethodik. Leipzig 1928. — KRAUSS u. KÜPPERS: Z. klin. Med. **118**, 64 (1931). — KRAUT: Die Ernährung des Arbeiters. Z. Volksernähr. **10**, H. 6 (1935). — Die ernährungsphysiologischen Grundlagen der Arbeitsleistung. Zbl. Arbeitswiss. **1**, 12 (1947). — Arbeitsphysiologische Erfahrungen mit

der rationierten Ernährung. Zbl. Arbeitsn.ed. u. Arbeitsschutz 1, 7 (1948). — Der Nahrungsbedarf des körperlich Arbeitenden. Ärztl. Wschr. 1948, 499. — Leistungsfähigkeit und
Ernährung. Gegenwartsprobleme der Ernährungsforschung, 54. Basel-Stuttgart: 1952. —
KRAUT u. BRAMSEL: Der Calorienbedarf der Berufe, ermittelt aus den Erhebungen von Wirtschaftsrechnungen im Deutschen Reich vom Jahre 1927/28. Arb.physiol. 12, 197 (1942). —
Der Kohlenhydrat- und Fettverbrauch des deutschen Volkes im Jahre 1927/28, berechnet
auf Grund der Erhebungen von Wirtschaftsberechnungen in 2000 Haushaltungen. Arb.physiol.
12, 238 (1942). — KRAUT, BRAMSEL u. WECKER: Über die Ausnutzung von pflanzlichem
und tierischem Eiweiß im menschlichen Verdauungstrakt. Biochem. Z. 320, 422 (1950). —
KRAUT, BRAMSEL u. LEHMANN: Vorschlag zu einer Ernährungsstatistik auf der Grundlage
des Nahrungsbedarfs der einzelnen Berufe. Arb.physiol. 10, 440 (1939). — KRAUT, u. DROESE:
Ernährung und Leistungsfähigkeit. Angew. Chem. 54, 1 (1941). — KRAUT, LEHMANN u.
SZAKÁLL: Der Eiweißbedarf des Schwerarbeiters. III. Der Einfluß von reinem Eiweiß und
von Extraktivstoffen auf die Leistungsfähigkeit. Biochem. Z. 320, 99 (1949). — KRAUT
and MÜLLER: Caloric intake and industrial output. Science (Lancaster, Pa.) 104, 495 (1946). —
KREHL: Pathologische Physiologie. Leipzig 1930. — KRÜGER: Inaug.-Diss. Rostock 1932. —
KUNSTMANN: Über die Wirkung der Zufuhr großer Wassermengen auf den gesunden Organismus. Arch. exper. Path. u. Pharmakol. 170, 701 (1933).
    LANDEN: Die Grundumsatzbestimmung, ein methodisches Problem. Med. Klin. 1950,
461. — LANG: Die Physiologie der Ernährung. In LANG-SCHOEN, Die Ernährung. Berlin-
Göttingen-Heidelberg 1952. — Die Resorption der Fette. Die Medizinische 1953, Nr 1. —
LANG u. RANKE: Stoffwechsel und Ernährung. Berlin-Göttingen-Heidelberg 1950. — LANG
u. SCHÜTTE: Unveröffentlichte Untersuchungen. Zit. nach LANG u. RANKE, Stoffwechsel
und Ernährung, S. 259. Berlin-Göttingen-Heidelberg 1950. — LAPICQUE: Diskussionsbemerkung zu dem Vortrag von BINET und DUHAMEL. Bull. Acad. Méd. Paris, III s. 124,
360 (1941). — LAUTER: Dtsch. Arch. klin. Med. 150, 315 (1926). — Klin. Wschr. 1932,
728. — Hunger, Appetit und Ernährung. Leipzig 1937. — LAWROW, LISLOWA u. FILIPPOWA:
Trudy osesojourn. Inst. eksper. Med. 1, 19 (1934). Zit. Ber. Physiol. 82, 270. — LEHMANN:
Der respiratorische und der Gesamtumsatz. In Handbuch der Biochemie, Erg.werk, Bd. 2.
Jena 1934. — Der Einfluß von Nahrungs- und Genußmitteln auf die Leistung. Naturwiss.
1941, 553. — Energetik und Unterernährung. Grenzgeb. Med. u. Chir. 2, 1 (1949). —
LEHMANN, MÜLLER u. SPITZER: Der Calorienbedarf bei gewerblicher Arbeit. Arb.physiol.
14, 166 (1949/50). — LEITCH and AITKEN: Technique and interpretation of dieteary surveys.
Nutrit. Abstr. a. Rev. 19, 507 (1950). — LEMSER: Arch. Rassenbiol. 33, 193 (1939). —
LENZ: Ernährung und Konstitution Berlin u. München 1949. — LESCHKE: Med. Klin. 1932,
Nr 5. — LEVY: The effect of change in weight on blood pressure as shown in a study of 3516
equaminees. Proc. Life Ext. Exam. 1, 33 (1939). — LEVY, WHITE, STROUD and HILLMAN:
Overweight; its prognostic significance in relation to hypotension and cardiovascular-renal
diseases. J. Amer. Med. Assoc. 131, 951 (1946). — Sustained Hypertension. J. Amer. Med.
Asscc. 135, 77 (1947). — LICHTWITZ: Die Fettleibigkeit. Handbuch der inneren Medizin,
Bd. IV/1, S. 892. Berlin 1926. — Pathologie der Funktionen und Regulationen, S. 162.
Leiden 1936. — LIESAU: Die Ausnutzung von Obst und Gemüse. Hippokrates 1939, 542. —
LILJESTRAND und STENSTRÖM: Skand. Arch. Physiol. (Berl. u. Lpz.) 39, 167 (1920). —
LINNEWEH: Z. exper. Med. 105, 345 (1939). — LÖHLE: Über die physikalische Interpretation
der READschen Formel. Zbl. inn. Med. 4, 158 (1949). — LOEWY u. BEHRENS: Klin. Wschr.
1930, 390. — LOMMEL: Klin. Wschr. 1939, 1596. — LONG and LUKENS: Ann. Int. Med. 9, 166
(1935). — LUGER: Grundriß der klinischen Stuhluntersuchung. Wien 1928. — LUSK: The
elements of the science of nutrition, 4. Aufl. Philadelphia u. London 1928. — Erg. Physiol.
33, 103 (1931).
    MACGREGOR and LOH: The influence of tropical environment upon the basal meta-
bolism, puls rate and blood pressure in europeans. J. of Physiol. 99, 469 (1941). — MACKAY,
CALLAWAY and BARNES: Hyperalimentation in normal animals produced by protamine
insulin. J. Nutrit. 20, 59 (1940). — MACLAGAN: The rôle of appetite in the control of body
weight. J. of Physiol. 90, 385 (1937). — MAGEE: Abstr. World Med. 3, 459 (1948). —
MAGNUS-LEVY: Physiologie des Stoffwechsels. In v. NOORDENS Handbuch der Pathologie
des Stoffwechsels. Berlin 1906. — MAHAUX: Hospitalia 1946, 41. — MANGOLD: Eindringen
und Wirkung von Verdauungsfermenten in Zellen der pflanzlichen Nahrungsmittel. Med.
Klin. 1935, Nr 28. — MANGOLD u. JÄNSCH: Versagen der Jodreaktion auf Stärke. Sitzgsber. Ges. naturforsch. Freunde Berl., Februar 1935, S. 35. — MASON: J. Nutrit. 8,
695 (1934). — Mans caloric requirements. Nutrit. Abstr. a. Rev. 9, 40 (1951). — MARTIN:
Mortalité et morbidité de l'obésité essentielle. Giorn. Clin. med. 34, 379 (1953). — MAYER:
Bericht über die Bekömmlichkeit des Vollkornbrotes des Instituts für Bäckerei, Berlin,
auf Grund von Untersuchungen im Frühjahr 1941. Ernährung 7, 102 (1942). — McCANCE:
Lancet 1946 I, 77. — McCANCE and WIDDOWSON: J. of Hyg. 45, 59 (1947). — McCAY: Amer.
J. Publ. Health 37, 521 (1947). — McCAY and CROWELL: Sci. Monthly 39, 405 (1934). —

McCay and Sherill: Influence of thyreoidectomy on fat deposition in the rat. Endocrinology 28, 518 (1941). — Meites: Changs in nutritional requirements accompanying marked changes in hormone levels. Metabolism 1, 58 (1952). — Melnick, Hochberg and Oser: Physiol. availability of the vitamins. VI. The effect of adsorbents on thiamine. J. Nutrit 30, 233 (1945). — Meyer and Greenberg: Value of calcium hypophosphite and other calcium compounds as calcium supplements in calcium-low diets. Proc. Soc. Exper. Biol. a. Med. 71, 40 (1949). — Mielck: Die Ernährungsgewohnheiten der Völker Europas im Frieden. Landpost, Folge 30 u. 31. 1941. — Mills: Arch. Int. Med. 46, 569, 582 (1930). — Medical Climatology. London 1939. — Møllgaard: Biochemic. J. 40, 589 (1946). — Morales, Rathburn, Smith and Pace: Studies on body composition. 2. Theoretical considerations regarding major body tissue components, with suggestions for application to man. J. of Biol. Chem. 158, 677 (1945). — Moreschi: Z. Immun.forsch. 2, 651 (1909). — Moritz: Münch. med. Wschr. 1908. — Morris: Ample exercise and minimum of food as measures for cancer prevention. Science (Lancaster, Pa.) 101, 457 (1945). — Mulch: Ausnutzungsversuche mit Gemüse und Obst. Inaug.-Diss. Breslau 1940. — Müller: In Leydens Handbuch, Bd. 1, S. 208. 1903.

Nagel: Inaug.-Diss. Würzburg 1943. Zit. nach Grafe 1944. — Naunyn: Diabetes mellitus. In Nothnagels Handbuch der speziellen Pathologie und Therapie. Wien 1906. — Nederlands Red Cross Feeding Team: Report on nutritional survey in the Netherlands East Indies. The Hague 1948. — Neumann: Die im Kriege 1914/1918 verwendeten und zur Verwendung empfohlenen Brote, Brotersatz- und Brotstreckmittel. Berlin 1920. — Brotgetreide und Brot, 3. Aufl. Berlin 1929. — Newburgh: Obesity. Arch. Int. Med. 70, 1033 (1942). — Obesity. I. Energy metabolism. Physiologic. Rev. 24, 18 (1944). — Nicholson: Amer. J. Med. Sci. 211, 443 (1946). — Nöcker: Stoffwechseluntersuchungen bei ausgedehnter Dünndarmresektion. Dtsch. Z. Verdgs.- usw. Krkh. 10, 71 (1950). — Verhalten der spezifisch-dynamischen Wirkung der Eiweißkörper bei körperlicher Arbeit. Verh. dtsch. Ges. inn. Med. 58, 463 (1952). — Noorden, v.: Handbuch der Pathologie des Stoffwechsels, S. 480. Berlin 1906. — Fettsucht. In Nothnagels Handbuch der speziellen Pathologie und Therapie, Bd. VII/1. Wien 1910. — Noorden, v. u. Salomon: Handbuch der Ernährungslehre. Berlin 1920. — Nord and Deuel: J. of Biol. Chem. 80, 115 (1928). — Nothdurft u. Eissenbeisser: Pflügers Arch. 248, 41 (1944). — Nothdurft: Über Ernährung und motorische Aktivität. II. Mitt. Über eine spezifisch-motorische Wirkung der Nahrung. Pflügers Arch. 242, 700 (1939).

Oberdisse: Z. exper. Med. 108, 81 (1940). — Oberdisse u. Fleckenstein: Der Einfluß der Kriegsernährung auf den Diabetes mellitus. Dtsch. med. Wschr. 1942, 717. — Odell and Mengert: The overweight obstetric patient. J. Amer. Med. Assoc. 128, 87 (1945). — Oeder: Med. Klin. 1909. — Orla-Jensen, Olsen and Geill: Senility and intestinal flora. A reexamination of Metchnikoffs hypothesis. J. of Gerontol. 4, 5 (1949). — Orr and Leitch: The determination of the calorie requirements of man. Nutrit. Abstr. a. Rev. 7, 509 (1938).

Peretti: Quad. Nutriz. 9, 69 (1943). — Plummer: Body weight in spontaneous myxedema. Trans. Amer. Assoc. Study Goiter 1940, 88. — Priesei u. Frey: Die Fettsucht im Kindesalter. Stuttgart 1938. — Pyke, Holmes, Harrison and Chamberlain: Lancet 1947 I, 461.

Radsma et Streef: Arch. néerl. Physiol. 17, 97 (1932). — Randoin, Fournier et Digaud: Bull. Soc. Chim. Biol. Paris 27, 40 (1945). — Rapport: Amer. J. Physiol. 91, 238 (1930). — Rathburn and Pace: Studies on body composition. 1. Determination of body specific gravity. J. Biol. Chem. 158, 667 (1945). — Rausch: Der Einfluß der Kriegs- und Nachkriegszeit auf den Diabetes mellitus. Ärztl. Wschr. 1947, 681. — Ray: The obese patient. A statistical study and analysis of symptoms, diagnosis and metabolic abnormalities. Sex differences. Treatment. Amer. J. Digest. Dis. 14, 153 (1947). — Read and Barnett: Arch. Int. Med. 57, 521 (1936). — Recommended Dietary Allowances, Revised 1948. National Research Council Reprint and Circular Series No 129. Washington 1948. — Reichardt: Inaug.-Diss. Frankfurt a. M. 1939. — Rennie: Obesity as manifestation of personality disturbance. Dis. Nerv. System 1, 238 (1940). — Richardson: Obesity and neurosis. Psychiatr. Quart. 20, 400 (1946). — Med. Clin. N. Amer. 1946, 1187. — Richter: Verh. Ges. Verdgskrkh. 1920. — Riesen, Herbst, Walliker and Elvehjem: Amer. J. Physiol. 148, 614 (1947). — Rolly: Dtsch. med. Wschr. 1921, 417. — Rona u. Weber: Fermente der Verdauung. In Handbuch der normalen und pathologischen Physiologie, Bd. III. Berlin 1927. — Rony: Obesity and leanness. Philadelphia 1940. — Rosemann: Physikalische Eigenschaften und chemische Zusammensetzung der Verdauungssäfte. Handbuch der normalen und pathologischen Physiologie, Bd. III. Berlin 1927. — Rowntree and Brunsting: Water or fat? Water retention in so called endocrine obesity. Endocrinology 17, 377 (1933). — Rubner: Die Gesetze des Energieverbrauchs bei der Ernährung. Leipzig u. Wien 1902. — Die Verwertung des Roggens. Berlin 1925. — Handbuch der normalen und pathologischen Physiologie, Bd. V. Berlin 1928. — Physiologische Verbrennungswerte, Ausnutzung und Kostmasse. Handbuch der normalen und pathologischen Physiologie, Bd. V, S. 134. Berlin 1929. — Rynearson and Gastineau: Obesity. Springfield 1949. Salomon: Zit. nach v. Bergmann. — Sawtschenko: Fiziol. Ž. 19, 1274 (1935); 21, 241 (1936). — Saxton: Biol. Symposia 11, 177 (1945). — Schall: Nahrungsmitteltabelle, 13. Aufl. Leipzig 1941. — Scheible: Erbarzt 1944, 120. — Schenk, P.: Bericht über die Verpflegung der im Olympischen Dorf untergebrachten Teilnehmer an den XI. olympischen Spielen 1936 zu Berlin. Ernährung 1, H. 2 (1937). — Scheunert: Die Kost in bäuerlichen Haushaltungen. Z. Ernährung 1932, Beih. — Schirmer: Arch. exper. Path. u. Pharmakol. 89, 263 (1921). — Schittenhelm: Unterernährung und Überernährung. In Stepp, Ernährungslehre, S. 254. Berlin 1939. — Schroeder, Cahill and Smith: J. Nutrit. 32, 413 (1946). — Schulerud: Acta physiol. scand. (Stockh.) 14, 1 (1947). — Schütte: Habil.-Schr. Leipzig 1944. — Schwenkenbecher: Dtsch. Arch. klin. Med. 215, 743 (1927). — Sherman: Calcium and phosphorus in foods and nutrition. New York 1947. — Chemistry of food and nutrition. New York 1937. — Sevringhaus: Clinical significance of enriching cereal foods. Internat. Z. Vitaminforsch. 23, 348 (1952). — Siede u. Tietze: Klin. Wschr. 1940, 1126. — Sinclair: The Assessement of human nutriture. Vitamins a. Hormons 6, 101 (1948). — Singer u. Elias: Dtsch. med. Wschr. 1920, 561. — Smart, Macrae, Bastenie and Gregoire: Brit. Med. J. 1948, 40. — Statist. Reichsamt: Die Lebenshaltung von 2000 Arbeiter-, Angestellten- und Beamtenhaushalten. Einzelschriften zur Statistik des Deutschen Reiches Nr. 22, I und II, 1932. — Steinrück: Inaug.-Diss. Frankfurt a. M. 1939. — Steudel: Über die Verdaulichkeit von Brot und Hülsenfrüchten. (Nach Versuchen mit Hilfe der künstlichen Verdauung.) Z. exper. Med. 102, 192 (1937). — Vergleichende Untersuchungen über die Verdaulichkeit von Gemüsen als Dosen-, Trocken- und Gefrierkonserven. Ernährung 7, 1 (1942). — Stieve: Pflügers Arch. 200, 492 (1923). — Strang: Amer. J. Med. Sci. 181, 336 (1931). — Satiety as a factor in nutrition states: observations on mass exchange. Amer. J. Med. Sci. 221, 537 (1951). — Strang and McClugage: The specific dynamic action of food in abnormal states of nutrition. Amer. J. Med. Sci. 182, 49 (1931). — Strasburger: Handbuch der normalen und pathologischen Physiologie, Bd. IV, S. 692. Berlin 1929. — Sure: Amer. J. Dietet. Assoc. 22, 494 (1946); 23, 113 (1947). — J. Nutrit. 36, 59 (1948). — Sure and House: J. Nutrit. 36, 595 (1948).

Talbot and Broughton: Amer. J. Dis. Childr. 55, 42 (1938). — Tannenbaum: Relationship of boody weight to cancer incidence. Arch. of Path. 30, 509 (1940.) — Cancer Res. 2, 460 (1942). — Taylor and Keys: Adaptation to caloric restriction. Science (Lancaster, Pa.) 112, 215 (1950). — Thannhauser: Stoffwechsel und Stoffwechselkrankheiten. München 1929. — Tigerstedt: Handbuch der Biochemie, Bd. VI, S. 540. Jena 1926. — Trémolières et Erfman: Rec. trav. inst. natl. hyg. Paris 1, 366 (1944). — Tropp: Ernährung 6, 77, 108 (1941). — Dtsch. med. Wschr. 1942, 10. — Trulson, Walsh and Caso: J. Amer. Dietet. Assoc. 23, 941 (1947). — Tsamboulas: Die spezifisch-dynamische Wirkung der Nährstoffe bei verschieden ernährten Personen. Z. klin. Med. 136, 327 (1939). — Tyszka, v.: Die Ernährung und Lebenshaltung des deutschen Volkes. Berlin 1934.

Ullmann: Med. Welt 1928, Nr 3. — Umber: Ernährung und Stoffwechselkrankheiten. Berlin u. Wien 1925.

Vartiainen: Ann. med. int. fenn. 36, 191 (1947). — Excerpta med., Sect. VI 2, 481 (1948). — Verzar: Resorption. Handbuch der normalen und pathologischen Physiologie, Bd. IV, S. 50. Berlin 1929. — Absorption from the intestine. London 1936. — Visscher, Ball, Barnes and Silversten: Surgery 11, 48 (1942). — Voit: Physiologie des allgemeinen Stoffwechsels und der Ernährung. In Hermanns Handbuch der Physiologie, Bd. VI/1. Leipzig 1881.

Wachholder: Vitamin C-Oxydatoren in pflanzlichen Nahrungsmitteln und Vitamin C-Verluste bei der küchenmäßigen Zubereitung. Ernährung 7, 129 (1942). — Unser Energiebedarf und seine Einschränkbarkeit bei herabgesetzter Nahrungszufuhr. I. Mitt. Das absolute Umsatzminimum. Z. inn. Med. 1, H. 5/6 (1946). — II. Mitt. Das gesundheitliche bzw. physiologische Umsatzminimum. Z. inn. Med. 1, H. 5/6 (1946). — III. Mitt. Energie- und Nahrungsbedarf bei geistiger Arbeit. Z. inn. Med. 1, H. 5/6 (1946). — Der Einfluß körperlicher Arbeit auf die spezifisch-dynamische Stoffwechselsteigerung. Pflügers Arch. 251, 485 (1949). — Energie- und Nahrungsbedarf bei geistiger Arbeit. Verh. dtsch. Ges. inn. Med. 1949, 336. — Wachholder u. Franz: Die spezifisch-dynamische Stoffwechselsteigerung bei gemischter Kost. Pflügers Arch. 247, 632 (1944). — Blutzuckerkurven nach Einnahme von Dextrose und von gemischten Mahlzeiten. Beziehungen zur Güte des Ernährungszustandes, zur Sättigung und zu tageszeitlich gebundenen Spontanschwankungen des Nüchternblutzuckers. Pflügers Arch. 247, 632 (1944). — Walker: The effect of recent changes of food habits on bowel motility. S. Afric. Med. J. 21, 590 (1947). — Walker, Fox and Irving: Biochemic. J. 42, 452 (1948). — Walker, Kaufman and Deutsch: Anorexia nervosa: a psychosomatic entity. Psychosomatic Med. 2, 3 (1940). — Wan: Chin. J. Nutrit. 2, 42 (1947). — Wan and Chen: Chin. J. Nutrit. 2, 19 (1946). — Wang, Strouse and Morton: The metabolism of obesity. V. Mechanical efficiency. Arch. Int. Med. **45**, 727 (1930). — WERCH and IVY: Amer. J. Digest. Dis. 8, 101 (1941). — WESTENBRINK: Arch. néerl. Physiol. **19**, 563 (1934). — WICKE: Zellulosehüllen und Pektinwände als resorptionsmindernde Faktoren bei der Verdauung pflanzlicher Gewebe. (Mit elektronenoptischer Darstellung von verdauten und unverdauten Sojazellenmembranen.) Z. inn. Med. **6**, 458 (1951). — WIDDOWSON: Med. Res. Council, Spec. Rep., Ser. No 257, **1947**, 196. — WIEBEL: Ernährung und Leistungssport. Leipzig 1941. — WILDER, SMITH and SANDIFORD: Observations on obesity. Ann. Int. Med. **6**, 724 (1932). — WILDER and WILBUR: Diseases of metabolism and nutrition; review of certain recent contributions. Arch. Int. Med. **61**, 297 (1938). — WILENS: Bearing of general nutrition stale on atherosclerosis. Arch. Int. Med. **79**, 129 (1947). — Arch. Int. Med. **82**, 431 (1948). — WILEY and NEWBURGH: The doubtful natur of „Luxuskonsumption". J. Clin. Invest. **10**, 733 (1931). — WOERMANN: Europäische Nahrungswirtschaft. Nova Acta Leopold. **14**, Nr 99 (1944). — WUSTROW und TROPP: Münch. med. Wschr. **1940**, 291.

YOUMANS: Oral. Surg., Med. a. Path. **1**, 174 (1948).

ZELMAN: The liver in obesity. A. M. A. Arch. Int. Med. **90**, 141 (1952). — ZIEGELMAYER: Die Kost des Schwerarbeiters. Z. Volksernähr. **12**, 205 (1937). — ZUNTZ: Zit. nach LICHTWITZ, Handbuch der inneren Medizin, Bd. IV/1, S. 911. Berlin 1926. — ZUNTZ u. DURIG: Skand. Arch. Physiol. (Berl. u. Lpz.) **29**, 133 (1913).

B IV. Kohlenhydratüberernährung und Kohlenhydratunterernährung. Die Zahncaries.

ABDERHALDEN: Pflügers Arch. **235**, 53 (1934). — Ergebnisse der experimentellen Vitaminforschung. Handbuch der Therapie, Bd. I, S. 1. Bern 1948. — ABDERHALDEN u. ABDERHALDEN: Klin. Wschr. **1938**, 1195. — ABDERHALDEN u. SIEBEL: Fermentforsch. **14**, 462 (1935). — ABDERHALDEN u. WERTHEIMER: Pflügers Arch. **203**, 438 (1924); **205**, 547, 559 (1924); **206**, 491 (1924); **207**, 222 (1925). — ADLER: Verhärtete Karies. Dtsch. zahnärztl. Wschr. **1941**, 285. — ALBANESE, FELCH, HIGGONS, VESTAL and STEPHANSON: Utilization and protein-sparing action of fructose in man. Metabolism **1**, 20 (1952). — ALLEN: A survey of nutrition and dental caries in 120 London elementary school children. Brit. med. J. **1941**, 44. — ATZLER: Z. Volksernähr. **1936**, 17. — ATZLER, LEHMANN u. SZAKÁLL: Arb. physiol. **9**, 579 (1937); **10**, 30 (1938). — Münch. med. Wschr. **1937**, 1455. — ARENZT: Norsk. Laegefor. Tidsskr. **17**, 147 (1913). — ARNOLD: Role of fluorides in preventive dentistry. J. Amer. Dent. Assoc. **30**, 499 (1943).

BÁRÁNY: Resistance to caries in relation to certain properties of saliva. Acta med. scand. (Stockh.) **127**, 370 (1947). — BERG: Zur Frage einer Beeinflussung des Alkoholrausches durch Lävulose. Med. Klin. **1953**, 626. — BIBBY, GOLDBERG and CHEN: Evaluation of caries-producing potentialities of various foodstuffs. J. Amer. Dent. Assoc. **42**, 491 (1951). — BILLING: Tandrötan fran Forntid tile Nutid i Sverige. Sv. Tandläk.tidskr. **1930**. 137. — BLAICH u. GERLACH: Münch. med. Wschr. **1952**, 1883. — BLESER: Über die Beeinflussung des Phosphorspiegels im Speichel durch phosphorhaltige Gaben per os. Inaug.-Diss. Berlin 1938. — BOOTS: J. Sv. Un. Méd. Coll. **1935**, 3. — BOYD and DRAIN: J. Amer. Med. Assoc. **90**, 1867 (1928). — Amer. J. Dis. Childr. **1929**. — J. Dent. Res. **1933**. — BRIEN, TURNER, WATSON and GEDDES: A study of carbohydrate and fat absorption from the normal and diseased intestine in man. I. The absorption and excretion of d-Xylose. Gastroenterology **20**, 286 (1952). — BÜCKMANN: Beriberisymptome bei der Hypoglykämietherapie der Schizophrenie. Nervenarzt **1937**, 412. — BULL: The role of fluorine in dental health. J. Amer. Dent. Assoc. **30**, 1206 (1943). — BUNTING: Probleme der Zahnkaries. Z. Stomat. **36**, 1145 (1938). — Bericht der Michigan-Forschungsgruppe über Zahnkaries. Wien 1936.

CAPPELLI: Influenza de alcuni corticosteroidi sull'assorbimento intestinale del glucosio. Boll. Soc. ital. Biol. sper. **28**, 906 (1952). — CHIA u. CHUNG LIANG: Über das Verhalten des Mundspeichels bei Gesunden und Karieskranken. Zahnärztl. Mitt. **1936**, Nr 50. — CHRISTOPHERSEN: Odontolog. undersøgelser af Danmarks forhistoriske befolkning. Tandlaegebl. (dän.) **3**, 742 (1939); **4**, 349 (1941). — COX: A critique of the etiology of dental caries. Vitamins a. Hormones **2**, 255 (1944). — CRAIG, DRUCKER, MILLER, OWENS and WOODWARD: The metabolism of fructose in the liver of normal and diabetic subjects. J. Labor. a. Clin. Med. **38**, 800 (1951). — CRAIG, DRUCKER, MILLER, OWENS, WOODWARD, BROFMAN and PRITCHARD: Metabolism of fructose by the liver of diabetic and non-diabetic subjects. Proc. Soc. Exper. Biol. a. Med. **78**, 698 (1951). — CREMER: Versuche zur Ausnutzung von Vollkornbrot nach LUBIG (Lactose-Brot). Dtsch. med. Wschr. **1950**, 369. — Ernährung und Zähne. Dtsch. zahnärztl. Z. **1951**, 433. — CREMER u. LANG: Die Bedeutung der Topinambur für die Ernährung des Menschen. Z. Lebensmittelunters. **91**, 405 (1950). — CSERNYEI: Zur Genese und Prophylase der Karies. 10. Dtsch. Zahnärztetagg 1949.

DEAN: Fluorine and dental caries. Amer. J. of Orthodont. **33**, 49 (1947). — DEAN and ELVOVE: Publ. Health Rep. **52**, 1249 (1937). — DECHAUME: In BIGWOOD, Enseignements de la guerre 1939—1945 dans la domaine de la nutrition. Paris 1947. — Demole: Valeur diététique du fluor, son effet anticaire. Gegenwartsprobleme der Ernährungsforschung, 261. Basel-Stuttgart: 1953. — Demole et Held: Fluor et santé générale. Schweiz. med. Wschr. 1953, 362. — Diekmann: Fluorumsatz im menschlichen Körper. Ärztl. Prax. 1952, Nr 37. — Diesch: Fluorversuche in der amerikanischen Zahnheilkunde. Dtsch. zahn-ärztl. Z. 4, 87 (1949). — Dreizen, Mann, Spies and Skinner: Amer. J. Dis. Childr. 74, 265 (1947). — Driak: Kariesprophylaxe mit besonderer Berücksichtigung der Imprägnierungs-methoden. Österr. Z. Stomat. 1951, H. 4. — Drum: Kariesprophylaxe durch Fluor. Dtsch. med. Wschr. 1948, 539.

Eggers-Lura: Die Bedeutung der Phosphatasen in der Kariespathogenese. Schweiz. Mschr. Zahnheilk. 1948, Nr 12. — Zur Genese und Prophylaxe der Karies. 10. Dtsch. Zahn-ärztetagg 1949. — Über den biochemischen Mechanismus der Fluorwirkung im Kariesbild. Zahnärztl. Welt 1950, Nr 10. — Eichler: Die Bedeutung des Fluor bei der Entstehung und Prophylaxe der Karies. 10. Dtsch. Zahnärztetagg 1949. — Elman: Ann. Surg. 136, 635 (1952). — Elman, Pareira, Conrad, Weichselbaum, Moncrief and Wren: The meta-bolism of fructose as related to the utilization of amino acids when both are given by intravenous infusion. Ann. Surg. 136, 635 (1952). — Elsner: Grundriß der Kohlenhydrat-chemie. Berlin 1941. — Euler: Beitrag zur Kenntnis und Wirkung des Vitamin C. Dtsch. zahnärztl. Wschr. 1934, 21. — Die Problematik der Kariesentstehung. 10. Dtsch. Zahnärzte-tagg 1949. — Der menschliche Gebißverfall im Lichte der Fehlernährung. Verh. dtsch. Ges. inn. Med. 1939, 604. — Euler u. Werner: Entwicklung der Karies im heutigen Schlesien und im Verlauf von 4 Jahrtausenden. Dtsch. zahnärztl. Wschr. 1936, 29. — Evans et Philipps: J. Nutrit. 18, 353 (1939). — Eymer: Untersuchungen zum Fructosestoffwechsel während der Schwangerschaft. Arch. Gynäk. 181, 311 (1952).

Fluoridation of Water Supplies. J. Amer. Med. Assoc. 147, 1358 (1951). — Fosdick, Hansen and Apple: J. Amer. Dent. Assoc. 1937. — Frandsen, Pedersen u. Nielsen: Forekomst og Behandl. af Caries dent. hos c. 1200 danske Landsbyskoleborn. Tandlaegebl. (dän.) 1939, 5.

Gins: Untersuchungen über den bakteriellen Anteil an der kariösen Zerstörung des Zahns. Z. Stomat. 37, 896 (1939). — Glatzel: Fettsucht und Magersucht. Handbuch der inneren Medizin, Bd. VI/1, S. 477. Berlin 1944. — Göthlin: Sveriges stomolog. för. Aarsskr. 1936, 129. — Goldschmidt: Vergleichende Untersuchungen über den aeroben Fruktose- und Glukoseverbrauch von Gewebsschnitten aus Gehirnrinde. Z. Naturforsch. 7 b, 418 (1952). — Gordonoff u. Minder: Die Cariesprophylaxe mit Fluor auch ein physiologisches Problem. Schweiz. med. Wschr. 1952, Nr 39. — Gregori: Zit. nach Nyrop 1943. — Greth: Die Entwicklung der Karies am Niederrhein von der Steinzeit bis zur Gegenwart. Dtsch. zahnärztl. Wschr. 1938, 313. — Gegenüberstellung der Ergebnisse der Schädeluntersuchungen in Schlesien und im Rheinland. Slg Hermann Meuser 1938, 271. — Greve: Betrachtungen über die biologischen Grundlagen für den Aufbau und die Erhaltung eines gesunden Gebisses. Z. Stomat. 37, 1211, 1267 (1939). — Grund: Therapie mit Laevulose. Ärztl. Prax. 1950, 2. — Gruner u. Ptasnik: Zur Frage der Beeinflussung alkoholbedingten Leistungsabfalls durch Laevulosegaben. Münch. med. Wschr. 1953, 931.

Haldi-Wynn: Workperformance, respiratory exchange and certain blood constituents after isocaloric meals of low and high carbohydrate content. J. Nutrit. 33, 287 (1947). — Hanke: Diet and dental health. Chicago 1933. — Hansen: Antropologica medicohistorica. Medd. om Grønland 1924, 67. — Harndt: Auswirkungen gesteigerter zusätzlicher Zucker-fütterung im Tierversuch. Dtsch. Zahn- usw. Heilk. 4, 29, 100 (1937). — Histologische Untersuchungen über den Einfluß gesteigerter zusätzlicher Zuckerfütterungen auf die Ent-wicklung der Zahngewebe des Hundes. Dtsch. Zahn- usw. Heilk. 9, 290 (1942). — Die Milch-zahnkaries im Lichte der neueren Forschung. 10. Dtsch. Zahnärztetagg 1949. — Harrison and Mellanby: Phytic acid and the rickets producing action of cerals. Biochemic. J. 33, 1662 (1939). — Heini: Arch. exper. Path. u. Pharmakol. 214, 280 (1951). — Heinrich: Zähne und Ernährung. Dresden 1937. — Held: Le fluor, problème biologique, médical et social de grande actualité. Méd. et Hyg. 10, 379, 398 (1952). — Helmreich, Stuhl-fauth u. Goldschmidt: Z. Naturforsch. 7 b, 418 (1952). — Hertel: Die Karies zur Römer-zeit in Köln. Inaug.-Diss. Köln 1937. — Hess: Schweiz. Mschr. Zahnheilk. 59, 390 (1949). — Die Beeinflußbarkeit der Zahnhartsubstanzen auf exogenem Wege. 10. Dtsch. Zahnärztetagg 1949. — Hilleboe and Ast: Public health aspects of water fluoridation. Amer. J. Publ. Health 41, 1370 (1951). — Hock, A.: Über die Verdauung verschiedener Stärkearten. Tier-ernährung 10, 3 (1938). — Holst: Tand fyldningslaere. Kopenhagen 1916. — Tandunder-søgelser paa Faeroerne Ernaeringsekspedit. til F. Kopenhagen 1940. — Hooton: On certain eskimoid characters. J. Amer. Pharmaceut. Assoc. 1, 53 (1918). — Horváth-Wix: Hormonal influences on glucose resorption from the intestines. I. Methodic principles. Daily variations in the absorption of sugar. The proportion between the absorption of glucose and xylose. Acta physiol. 2, 435 (1951). — Hormonal influences on glucose resorption from the in-testines. II. Effect of insulin. Acta physiol. 2, 445 (1951).

ISAGER: Skeletfundene ved Öm Kloster. Kopenhagen 1936. — Zahnkaries und Zahnverfall an 374 Kranien aus dem dänischen Mittelalter. Tandlaegebl. (dän.) **12**, 787 (1938). JEANNERET: Ärztl. Mschr. **1947**, 1067. — Über den heutigen Stand der Fluorprophylaxe der Zahnkaries. Schweiz. Mschr. Zahnheilk. **1951**, Nr 3. — JONES: Our changing concept of an „adequate" diet in relation to dental disease. Dent. Cosmos **77**, 535, 651, 747 (1935). — JONES, LARSEN and PRITCHARD: Dental disease in Hawai. Dent. Cosmos **72**, 439, 574 (1930). — KAABER: Tandundersøgelser paa Faeroerne. Ernaeringsekspedit. til F. Kopenhagen 1940. — KANTOROWICZ: Sozialhygienische Betrachtungen zum Kariesanstieg im 19. und Kariesrückgang im 20. Jahrhundert. Zahnärztl. Mitt. **1951**, Nr 16/17. — Karies und Kriegsernährung. Verh. dtsch. Ges. Zahn- usw. Heilk. **1952**, 41. — Kariesbefall von Gemeinden in Nordrhein-Westfalen und der Fluorgehalt ihrer Trinkwässer. Dtsch. zahnärztl. Z. **1952**, 1017. — KARNOWSKY: Über die Zahnkaries bei Bäckern und Fleischern. Zahnärztl. Mitt. **1937**, 951. — KARSHAN, KRASNOW and KREYOL: A study of blood and saliva in relation to immunity and susceptibility to dental caries. J. of Dent. Res. **9**, 4 (1931). — KEIL: Über die Initialstadien der Schmelzkaries und ihre Erzeugung in Kaubreiversuchen in vitro. Dtsch. zahnärztl. Z. **4**, 947 (1949). — Über die Rolle des Speichels bei der Kariesgenese. 10. Dtsch. Zahnärztetagg 1949. — KEYS: Nutrition. Annual Rev. Biochem. **1949**, 487. — KLEIN: Tagg Ges. gerichtl. u. soz. Medizin 1952. — KNAPPWOST: Das Fluorion als natürlicher Baustein der Zahnhartsubstanz. Zahnärztl. Prax. **1950**, 42. — Fluorforschung und soziale Krankenversicherung. Zahnärztl. Mitt. **1953**, H. 6. — Über die das Fluor ergänzende Wirkung des Kupfers in der lokalen Kariesprophylaxe. Dtsch. zahnärztl. Z. **1953**, 611. — KNOWLES: Monthly Bull. Min. Health, Gr. Brit. **5**, 162 (1946). — KÖHLER: Gesteigerte Thiosemicarbazon-Verträglichkeit durch den Leberschutzstoff Laevoral. Tuberkulosearzt **1950**, H. 6. — KORKHAUS: Zur Brotfrage. Brot und Gebiß. Dtsch. med. Wschr. **1937**, 1861. — Ernährung und Kiefer. Verh. dtsch. Ges. f. Zahn- usw. Heilk. **1952**, 24. — KRAUT u. BRAMSEL: Der Eiweißverbrauch des deutschen Volkes im Jahre 1927/28, berechnet auf Grund der Erhebungen von Wirtschaftsrechnungen in 2000 Haushaltungen. Arb.physiol. **12**, 222 (1942). — KRIEGER, BUNKFELDT and STEENBOCK: Cereals and rickets. J. Nutrit. **20**, 15 (1940). — KUHNKE: Die Bedeutung der Ernährung für die Entstehung der frühkindlichen zirkulären Karies. Arch. Kinderheilk. **1952**, H. 3. — KUNERT: Die Zahnkaries bei Bäckern und Konditoren. Dtsch. Mschr. Zahnheilk. **1901**. LAMB: I. Nutrit. **41**, 545 (1950). — LARSEN: J. Amer. Med. Assoc. **137**, 832 (1948). — LASCH: Über den Wert der kontinuierlichen Behandlung mit hohen Laevulosegaben bei Leberparenchymerkrankungen unter besonderer Berücksichtigung der Leberfunktionsprüfungen. Klin. Med. **5**, 212 (1950). — LASCH u. NOWAK: Experimentelle Untersuchungen über den Kohlenhydratgehalt des Herzmuskels nach peroralen Gaben verschiedener Zucker. Med. Klin. **1952**, 680. — LAWTON, CURRERI and GALE: Use of invert sugar solutions for parenteral feeding of surgical patients. A. M. A. Arch. Surg. **63**, 561 (1951). — LAZARUS: Karies und Kohlenhydrate. Zahnärztl. Mitt. **1953**, 499. — LEE and UNDERWOOD: The total phosphorus, phytate phosphorus and inorganic phosphorus of bread and the destructi n of phytic acid in bread making. Austral. J. Exper. Biol. a. Med. Sci. **27**, 99 (1949). — LEHNARTZ: Einführung in die chemische Physiologie, 10. Aufl. Berlin - Göttingen - Heidelberg 1952. — LEIGH: In Dentistry and Anthropology since 1923. — LEUTHARDT u. TESTA: Üoer die Phosphorylierung der Fruktose in der Leber. Helvet. chim. Acta **33**, 1919 (1950); **34**, 931 (1951). — LICKINT: Die gesundheitliche Bedeutung des Kaugummis. Münch. med. Wschr. **1951**, 2007, 2062. — LIEB: J. Amer. Med. Assoc. **87**, 25 (1926). — Amer. J. Digest. Dis. **2**, 473 (1935). — LIND u. BRAMS: Statistische Erhebungen über Anzahl und Alter der Prothesenträger in einem dänischen Landkreis. Zahnärztl. Rdsch. **1940**, 38. MAGERL: Arch. Kinderheilkde **116**, 12 (1939). — MALYOTH u. STEIN: Zur Kenntnis des Milchzuckers. Klin. Wschr. **1952**, 14; **1953**, 36. — MANN, DREIZEN, SPIES and HUNT: J. Amer. Dent. Assoc. **34**, 244 (1947). — MATHIS: Ursache und Prophylaxis der Zahnkaries. Z. Stomat. **37**, 1153 (1937). — Die Zahnkaries beim Menschen. Z. Stomat. **36**, 699 (1938). — MATHIS u. CLEMENTSCHITSCH: Untersuchungen an Zähnen und Kiefern der prähistorischen und gegenwärtigen Bevölkerung im Gebiete des Gaues Niederrhein. Z. Stomat. **40**, 38 (1940). — MCCARRISON: Nutrit. Abstr. a. Rev. **2**, 1 (1932). — J. Roy. Soc. Arts **1936**, 1047, 1067, 1087. — MCCLELLAN: Klin. Wschr. **1930**, 931. — MCCLURE: Observations on induced caries in rats. 3. Effect of fluoride on rat caries and on composition of rats' teeth. J. Nutrit. **22**, 391 (1941). — Ingestion of fluoride and dental caries — Quantitative relations based on food and water requirements of children 1 to 12 years old. Amer. J. Dis. Child. **66**, 362 (1943). — J. Amer. Med. Assoc. **139**, 711 (1949). — Amer. Rev. Biol. **18**, 335 (1949). — MCCOLLUM: The newer knowledge of nutrition. New York 1925. — The clean tooth debate. Dent. Cosmos **76**, 867, 884, 895 (1934). — MCCOLLUM and STEENBOCK: J. Biol. Chem. **53**, 293 (1922). — MCILROY: The Chemistry of the Polysaccharides. London 1948. — MCKAY: Mottled enamel. Early history and its unique features. Amer. Assoc. for the advancement of science: Fluorine and dental health, ed. by F. R. MOULTON. Lancaster 1942. — MELLANBY:

Diet and teeth. Med. Res. Council, London **1934**. — Der Ernährungsfaktor in der Karies-prophylaxe. Zbl. Zahn- usw. Heilk. **4**, 1 (1937). — MELLINGHOFF u. KUNST: Zahnkaries und Zuckerkrankheit. Wiss. Z. Univ. Greifswald 1, H. 4/7, Math.-nat. Reihe H. 3/6, 16 (1952). — MELLQUIST and SANDBERG: Odontolog. studies of about 1400 mediaeval skulls. Odont. Tidskr. (schwed.) Suppl. **1939**. — MENDELOFF and WEICHSELBAUM: The role of the splanchnic bed in the metabolism of fructose intravenously administered to normal men. J. Labor. a. Clin. Med. **38**, 929 (1951). — MEYER: Anthropologische und odontologische Untersuchungen auf den kleinen Sundainseln. Dtsch. Mschr. Zahnheilk. **1936**. — Nahrung und Zähne. 2. Mitt. Der Einfluß des Zuckers auf die Entwicklung der Zähne. Dtsch. zahnärztl. Wschr. **1941**, 205. MICHEEL: Chemie der Zucker- und Polysaccharide. Leipzig 1939. — MILLER: Die Mikro-organismen der Mundhöhle. Leipzig 1889. — Einige neue Theorien über die Karies der Zähne. Dtsch. Mschr. Zahnheilk. **23**, 667 (1905). — MILLER, DRUCKER, OWENS, CRAIG and WOOD-WARD: Metabolism of intravenous fructose and glucose in normal and diabetic subjects. J. Clin. Invest. **31**, 115 (1952). — MILLER, DRUCKER, OWENS and WOODWARD: Comparison of the metabolic effects of fructose and glucose administered intravenously to normal and diabetic subjects. J. Labor. a. Clin. Med. **38**, 931 (1951). — MØLLGAARD: Om vore Kornprodukters rachitogene Virkning og Midlerne derimod. Ugeskr. Laeg. (dän.) **10**, 287 (1941). — MONT-GOMERY and SMITH: Chemistry of the carbohydrates. Annual Rev. Biochem. **21**, 79 (1952). — *More communities fluoridate water.* Amer. J. Publ. Health **49**, 1468 (1951). — MORGAN, WRIGHT and VAN RAVENSWAAY: J. Amer. Med. Assoc. **130**, 995 (1946). — MORGENROTH: Nahrung und Zähne. 1. Mitt. Der Einfluß von Vollkornbrot und Feinbrot auf die Entwicklung der Zähne. Dtsch. zahnärztl. Wschr. **1941**, 142.
NIELSEN: Zit. nach NYROP 1943. — NIESSEN: Zahnkaries bei Bäckern und Fleischern. Inaug.-Diss. Bonn 1939. — NITSCHKE: Physiologie und Pathologie der Ernährung des Säug-lings. In LANG-SCHOEN, Die Ernährung, S. 327. Berlin-Göttingen-Heidelberg 1952. — NYROP: Ernährung und Zahnkaries. Leipzig 1943.
OCHOA and STERN: Carbohydrate metabolism. Annual Rev. Biochem. **21**, 547 (1952). — ORTH: Københavnske Kommuneskolebørns Taender. Med. Danmarks Anthropologi. Kopen-hagen 1920, 2, Afd. 2.
PEDERSEN: Ernährung und Zahnkaries primitiver und urbanisierter Grönländer. Verh. dtsch. Ges. inn. Med. **1939**, 661. — Experimentel Rakitis hos Svin. 193. Beretning fra Landøkonomisk Forsøgslaboratorium, Kopenhagen 1940. — Rapport over Ekspeditionen til Vestgrønland. Tandlaegebl. (dän.) **5**, 287 (1940). — PEDERSEN u. SCHMIDT-NIELSEN: Exp. undersøgelser vor fosforstofskiftet i menneskelige taender og anvendelse af radio-aktiveret fosfors om indikator. Tandlaegebl. (dän.) **4**, 396 (1941). — PHIPARD and STIEBELING: Adequacy of American diets. J. Amer. Med. Assoc. **139**, 579 (1949). — PICKERILL: Prevention of dental caries. London 1912. — The prevention of dental caries and oral sepsis. New York 1924. — PIGMAN and GOEPP: The chemistry of the carbohydrates. New York 1948. — PINDBORG: Antibiotiske stoffers anvendelse i kariesprofylaksen, .en oversigt over ameri-kanske undersogelser. Tandlaegebl. (dän.) **1952**, No 6. — Die Verwendung von Antibioticis in der Kariesprophylaxe. Tandlaegebl. (dän.) 1952. — PIPERNO: Dental caries findings and conclusions. New York 1939. — PLETSCHER: Die Fructose. Biologie und Wirkung auf den Äthylalkoholstoffwechsel. Helvet. med. Acta **20**, 100 (1953). — PLETSCHER, BERNSTEIN u. STAUB: Helvet. physiol. Acta **10**, 74 (1952). — Experientia (Basel) **8**, 307 (1952). — PLETSCHER, FAHRLÄNDER u. STAUB: Fruktoseumsatz bei Gesunden, Diabetikern und Leberkranken. Helvet. physiol. Acta **9**, 46 (1951). — PLETSCHER u. HESS: Fruktose-umsatz bei normalen und pankreatektomierten Hunden. Helvet. physiol. Acta **9**, 338 (1951). — PRICE: Karies hos primitive flok. Dent. Cosmos **76**, 871 (1934). — Nutrition and physical degeneration. New York 1939. — PROELL: Beitrag zum Kariesproblem. Z. Stomat. **37**, 1293 (1939). — PRYDZ: Tidsskr. Norsk. Laegefor. **25**, 283 (1905); **28**, 772 (1908).
RABENSCHLAG: Die Karies zur Frankenzeit. Inaug.-Diss. Köln 1937. — RAMM: Norsk. Tandlaegefor. Tid. **43**, 325 (1933). — RASMUSSEN: Zit. nach NYROP 1943. — RATHJE: Zur Verminderung der Kariesanfälligkeit durch fluoridhaltiges Trinkwasser. Dtsch. zahnärztl. Z. **7**, 693 (1952). — RATHJE u. FRÖHLICH: Über den Zusammenhang von Kariesanfälligkeit, Viskosität und Sekretionsgeschwindigkeit des Speichels. Dtsch. zahnärztl. Z. **4**, 959 (1949). — REBEL: Dtsch. med. Wschr. **1946**, 64. — Caries, Dentium: Hypothesen, Theorien, Tat-sachen. Dtsch. zahnärztl. Z. **1952**, 985. — REMY u. GERLICH: Leistungssteigerung und Kohlenhydratumsatz. Verh. dtsch. Ges. inn. Med. **1952**, 466. — RÖSE: Zahnverderbnis und Beruf. Dtsch. Mschr. Zahnheilk. **1904**. — Die Verbreitung der Zahnverderbnis in Deutsch-land und den angrenzenden Ländern. Mschr. Zahnheilk. **1909**. — Z. exper. Med. **96**, 793 (1935). — ROOS: Die Zahnkaries der Gomser Kinder. Zürich 1937. — RØRDAM: Ugeskr. Laeg. (dän.) **22**, 628 (1938). — ROSEBURG, KARSHAW and WAUGH: Amer. J. Dis. Childr. **57**, 871, 1026, 1343 (1939).
SAINSBURY: Dental fluorosis. Arch. Dis. Childh. **21**, 115 (1946). — SAUERWEIN: Kohle-hydrate — Bact. acidophilus — Karies. Dtsch. zahnärztl. Z. **4**, 1291 (1949). — SCHIMERT:

Über die Wirkung der Laevulose auf die Durchblutung der Herzkranzgefäße und ihre therapeutische Verwendbarkeit bei Ernährungsstörungen des Herzens. Ärztl. Forsch. 4, 178 (1950). — SCHIMERT u. STUHLFAUTH: Steigerung der Verträglichkeit von Thiosemicarbazon durch Laevulose. Med. Klin. 1950, 862. — SCHIÖTZ: Nutidens vigtigste Hygieneproblem — Tannråten. Tidsskr. Norsk. Laegefor. 1936, 15, 16. — Caries dentis og Ernaering. Nord. hyg. Tidskr. 19, 241 (1938). — SCHMIDT: Die Karieshäufung bei Mann und Frau in den einzelnen Jahren. Schweiz. Mschr. Zahnheilk. 10, 879 (1940). — Die Verteilung der Brot-, Obst- und Rohkostesser und ihre Karieshäufung. Ernährung 6, 30 (1941). — Die Trinkwasserfluorination. Zahnärztl. Mitt. 1950, 587. — Kariesprophylase durch Fluortherapie. Heidelberg 1951. — Fluormedikation und Blut. Med. Mschr. 6, 429 (1952). — Neuere Erkenntnisse über das Fluorproblem. Ein Streifzug durch das anglo-amerikanische Schrifttum. Dtsch. zahnärztl. Z. 1952, 285. — Weg und Bedeutung des Hochleistungselements Fluor. Zahnärztl. Rdsch. 1952, H. 5. — Streifzüge durch das anglo-amerikanische Schrifttum. Kariesätiologie — Dentalinfektion — Prothetik und einiges andere. Dtsch. zahnärztl. Z. 1953, 440. — Über Ammonium-Harnstoffwirkung. Die letzten Forschungsergebnisse im angelsächsischen Schrifttum. Dtsch. zahnärztl. Z. 1952, 49. — Prophylaktische und therapeutische Möglichkeiten durch Ammonium-, Lithium- und Harnstoffverbindungen. Schweiz. Mschr. Zahnheilk. 62, 439 (1952). — SCHMITT: Vergleichende Untersuchungen über Kariesverhältnisse im Mittelalter und in der heutigen Zeit (Mosel) mit besonderer Berücksichtigung der Ernährung. Inaug.-Diss. Köln 1937. — SCHMITZ: Über die Beziehungen zwischen Speichel und Zahn. Dtsch. Zahn- usw. Heilk. 1943, 106. — Über das Verhalten der Kohlenhydrate im Munde. Ernährung 8, 196 (1943). — SCHNEIDERBAUR: Zur Leberschutztherapie mit Laevulose. Wien. med. Wschr. 1951, 192. — SCHOU: Tandlaegebl. (dän.) 1939, 537. — SCHOUR and MASSLER: J. Amer. Dent. Assoc. 35, 1 (1947). — SCHREINER: Forh. norsk. med. Selsk. 1936, 101, 139. — SCHROEDER: In STEPP, KÜHNAU u. SCHROEDER: Die Vitamine, 7. Aufl. Stuttgart 1952. — Ist die physiologische Sättigung mit Zucker in der deutschen Volksernährung bereits erreicht? Münch. med. Wschr. 1942, 584. — SCHRÖDER: Über neuere Ergebnisse der Kariesforschung. Dtsch. Zahn- usw. Heilk. 5, 887 (1938). — Ergebnisse der deutschen Kariesforschung während der Kriegsjahre 1939/1944. Dtsch. zahnärztl. Z. 1947, H. 17. — SEIGE: Untersuchungen zur Fruktoseverwertung und ihre Beziehung zum Blutzuckerregulationssystem. Dtsch. Z. Verdgs.- usw. Krkh. 12, 235 (1952). — Fruchtzucker und intermediärer Kohlenhydratstoffwechsel. Verh. dtsch. Ges. inn. Med. 1952, 59, 63. — SHARPLESS and MCCOLLUM: J. Nutrit. 6, 163 (1933). — SIEDEK u. MYSLIVEC: Lävulosetherapie. Schweiz. med. Wschr. 1950, 413. — SMITH, BEAL and FROST: Comparative utilization of intravenous invert sugar and glucose. Surg. etc. 31, 720 (1952). — SOGNNAES: Bogen om Tristan da Cunha. Oslo 1938. — SOSKIN and LEWINE: Carbohydrate Metabolism. Chicago u. London 1946. — SPRETER V. KREUDENSTEIN: Beeinflußbarkeit der Zahnhartsubstanzen auf hämatogenem Wege. 10. Dtsch. Zahnärztetagg 1949. — Zuckerverbrauch, Mund-Zucker-Clearance und Kariesverbreitung. Dtsch. zahnärztl. Z. 1952, 1021. — STADLER: Zur unterschiedlichen Wirkung von Invertzucker (Calorose) und Traubenzucker. Neue med. Welt 1950, 1705. — STARKENSTEIN: Die biologische Bedeutung der Inositphosphorsäure. Biochem. Z. 30, 56 (1910). — STEFANSSON: J. Amer. Med. Assoc. 71, 1715 (1918). — STEIJLING: In BIGWOOD: Enseignements de la guerre 1939—1945 dans la domaine de la nutrition. Paris 1947. — STEIN: Wien. med. Wschr. 1935, 29; 1938, 2. — STEUDEL: Experimentelle Beiträge zur Ätiologie der Zahnkrankheiten. Dtsch. Zahn- usw. Heilk. 5, 108 (1938). STRAUSS u. HILLER: Die Lävuloseverwertung des Diabetes mellitus und ihre biochemischen Grundlagen. Ärztl. Forsch. 1952, 326. — STUHLFAUTH: Besonderheiten des Lävulosestoffwechsels. Ärztl. Forsch. 5, 414 (1951). — Beschleunigung des Verbrennungsstoffwechsels durch Laevulose als therapeutisches Prinzip. Med. Klin. 1952, 173. — Über den Verbrennungsstoffwechsel des Alkohols. Verh. dtsch. Ges. gerichtl. Med. 8.—10. September 1952. — STUHLFAUTH u. NEUMAIER: Med. Klin. 1951, 591. — STUHLFAUTH, NEUMAIER u. BOMMES: Der Einfluß von Laevulose auf die Methylalkoholvergiftung bei Ratten. Arch. exper. Path. u. Pharmakol. 214, 556 (1952). — STUHLFAUTH u. PROSIEGEL: Über Intermediärprozesse im Kohlenhydrathaushalt nach intravenöser Laevulosebelastung bei Gesunden, Diabetikern und Fettsüchtigen. Klin. Wschr. 1952, 206.

THOMAS and STEENBOCK: Cereals and rickets. Biochemic. J. 30, 177 (1936). — THORLAKSON u. WESTERGAARD: Om tandkaries og dens udbredelse. Tidsskr. Sundhedspleje 1897, 1. — TOVERUD: Zahnuntersuchungen im den Gebirgsort Valle, Norwegen. Norsk. Tandlaegefor. Tid. 48, 367 (1938). — Der Gebißverfall als Ausdruck einer Fehlernährung. Verh. dtsch. Ges. inn. Med. 1939, 631. — TUCKER: The possible relation of aciduric and acidogenic micro-organisms to dental caries. J. Inf. Dis. 51, 449 (1932).

VERZAR: In vitro influences of corticosteroids on phosphorylating encymes. Ann. New York Acad. Sci. 54, 716 (1951).

WALKOFF: Die Vitamine in ihrer Bedeutung für die Entwicklung, Struktur und Widerstandsfähigkeit der Zähne gegen Erkrankungen. Berlin 1929. — WANNENMACHER: Fragen und Aufgaben der Kariesprophylaxe. Leipzig 1937. — Zivilisationsschäden und Gebiß in Zeiss-Pintschovius, Zivilisationsschäden am Menschen, 184. München 1940. — Die Beeinflußbarkeit der Zahnhartsubstanzen auf hämatogenem Wege. 10. Dtsch. Zahnärztetagg 1949. — Weichselbaum and Daughaday: The rate of assimilation of fructose following the intravenons administration to patients with diabetic acidosis and total pancreatectomy. J. Labor. a. Clin. Med. 38, 958 (1951). — Weichselbaum, Elman and Lund: Comparative utilization of fructose and glucose given intravenously. Proc. Soc. Exper. Biol. a. Med. 75, 816 (1950). — Weinstein: Intravenous infusions of „invert sugar". A preliminary report. Med. Ann. Distr. Columbia 19, 179 (1950). — Tolerance of human beings to intravenous infusions of 15% invert sugar. J. Labor. Clin. Med. 38, 70 (1951). — Comparative utilization of invert sugar and dextrose in non diabetic human beings. Med. Ann. Distr. Columbia 20, 355 (1951). — Weinstein and Roe: The utilization of fructose by human subjects and animals. J. Labor. a. Clin. Med. 40, 39 (1952). — Weinstein: and Laue: Rapid infusions of invert sugar. Med. Ann. Distr. Columbia 20, 186 (1951). — Westin: Allgemeine Übersicht über die Ätiologie der Karies. Vjschr. Zahnheilk. 1928, 527. — Westin, Holtz u. Lindström: Tandbestånd och Tandsjukdomar i övre Norrland. En socialhygienisk Underzøgelse. Lund 1934. — Wille: Zahnverhältnisse und Ernährung bei Berliner Kindern. Inaug.-Diss. Berlin 1938. — Williams and Spies: Vitamin B₁ and its use in Medicine. New York 1938. — Wix, Fekete and Horváth: Hormonal influences on glucose resorption from the intestines. III. The effect of adrenalin and the resorption of glucose. Acta physiol. 2, 451 (1951). — Wix, Fekete, Bouta and Horváth: Hormonal influences on glucose resorption from the intestines. IV. The effect of cortin on the resorption of glucose. Acta physiol. 2, 459 (1951). — Wohinz: Zucker und Zähne. Zahnärztl. Mitt. 1938, H. 24 u. 44. — Erwiderung auf die experimentellen Beiträge zur Ätiologie der Karies von Steudel. Dtsch. Zahn- usw. Heilk. 5, 360 (1938). — Zucker und Zähne. Dtsch. Zahn- usw. Heilk. 5, 901 (1938). — Neuere Erkenntnisse über die Gründe der Zahnschädigungen im Bäcker- und Konditorengewerbe. Zahnärztl. Mitt. 1939, H. 2. — Über Spurenelemente in unserer Nahrung und ihren Einfluß auf die Zahnentwicklung. Dtsch. zahnärztl. Z. 1952, 1008. — Wolbach and Howe: J. exper. Med. 42, 753 (1925). — Proc. Soc. Exper. Biol. a. Med. 22, 402 (1925). — Amer. J. Path. 1933, 275. — Wolff: Zur Frage einer Kariesprophylaxe durch Fluormedikation im Wachstumsalter. Dtsch. dentist. Z. 1951, 71. — Wyshak and Chaikoff: J. Biol. Chem. 200, 851 (1953).

Yamakami: Über den Einfluß der Hauptnährstoffe auf das Zahngewebe und seine Umgebung. Dtsch. zahnärztl. Wschr. 1933, 921.

Ziegler: Cariesprophylaxe durch Fluorierung der Milch. Schweiz. med. Wschr. 1953, 723. — Über die Fluorierung des Trinkwassers. Bull. schweiz. Akad. Med. Wiss. 9, 146 (1953).

B V. Fettüberernährung und Fettunterernährung.

Achelis: Klin. Wschr. 1944, 215. — Achelis (1942): Unveröffentlichtes Manuskript. — Abderhalden: Lehrbuch der physiologischen Chemie, 28. Aufl. Basel 1948. — Abderhalden u. Wertheimer: Pflügers Arch. 203, 439 (1924); 205, 547 (1924); 206, 451 (1925); 213, 328 (1926); 216, 697 (1927). — Abelin: Z. exper. Med. 96, 9 (1935). — Abelin u. Kürsteiner: Biochem. Z. 149, 109 (1924); 174, 232 (1926); 198, 19 (1928); 228, 165, 189, 211 (1930). — Annegers, Boutwell and Jvy: Gastroenterology 10, 486 (1948). — Annegers and Ivy: Amer. J. Physiol. 150, 461 (1947). — Anselmino u. Hoffmann: Klin. Wschr. 1931, 2380. — Endokrinologie 17, 289 (1936). — Appel: Arteriosklerose und Ernährung. Ärztl. Wschr. 1953, 497. — Appel, Bohn u. Keil: Z. physiol. Chem. 186, 266 (1941). — Appel, Berger, Böhm, Keil u. Schiller: Z. physiol. Chem. 266, 158 (1940); 274, 186 (1942). — Aschoff: Vorlesungen über Pathologie. Jena 1925. — Die Arteriosklerose. Med. Klin. 1930.

Barki, Collins, Elvehjem and Hart: The importance of the dietary level of fats on their nutritional evaluation. J. Nutrit. 40, 383 (1950). — Barnes, Rusoff and Burr: Proc. Soc. Exper. Biol. a. Med. 49, 84 (1942). — Barnes, Wick, Miller and McKay: Proc. Soc. Exper. Biol. a. Med. 40, 651 (1939). — Bavetta: Amer. J. Physiol. 140, 44 (1943). — Bavetta and Deuel jr.: Amer. J. Physiol. 136, 712 (1942). — Bergfeld: Verh. dtsch. Ges. inn. Med. 1940, 412. — Beznák: Dietary fat, work aud growth. Gegenwartsprobleme der Ernährungsforschung. S. 230. Basel-Stuttgart: 1953. — Beznák v., v. Beznák u. Hajdu: Ernährungsphysiologische Wertmessung verschiedener Fette und Öle an weißen Ratten. Ernährung 8, 209 (1943). — Ernährungsphysiologischer Wert des Rapsöles und einiger Rapsölprodukte. Ernährung 8, 236 (1943). — Biggs and Kritchevsky: Observations with radioactive hydrogen (H³) in experimental atherosclerosis. Circulation 4, 34 (1951). — Biggs, Kritchevsky, Colman, Gofman, Jones, Lindgren, Hyde and Lyon: Observations on the fate of ingested cholesterol in man. Circulation (New York) 6, 359 (1952). — Black, French, Cowan and Swift: Further experiments on the relation of fat to economy of food utilization. V. Fluctuations in curve of daily heat production. J. Nutrit. 37, 289 (1949). — Black, French and

SWIFT: Further experiments on the relation of fat to economy of food utilization. IV. Influence of activity. J. Nutrit. **37**, 275 (1949). — BLEYER, FISCHER, SCHULTE, SOUCI u. THALER: Untersuchungen zur Kennzeichnung der biologischen Hochwertigkeit der Fette mit biologischen und chemischen Testverfahren. I. Teil. Ernährung **7**, 305 (1942). — BLOCK, MANN and BARKER: Effect of small doses of heparin in increasing the translucence of plasma during alimentary lipemia. Studies in normal individuals and patients with atherosclerosis. Proc. Staff. Meet. Mayo Clin. **26**, 247 (1951). — BLOOM, CHAIKOFF, REINHARDT, ENTENMAN and DAUBEN: J. of Biol. Chem. **184**, 1 (1950). — BLOOM, CHAIKOFF and REINHARDT: Amer. J. Physiol. **166**, 451 (1951). — BLOOR: Fat transport in the animal body. Physiologic. Rev. **19**, 557 (1939). — BLUMANN u. DRÖGMÖLLER: Zwei Fälle von Obturationserscheinungen im Darm nach Genuß von Pflanzensamen. Ärztl. Wschr. **1946**, 22. — BLUMENFELD: Endocrinology **18**, 367 (1934). — BOER u. JANSEN: Over de voedingswaarde van boter, vergeleken met die van andere vetten, waaraan de vitamines A en D zijn toegevoegd. Voeding **2**, 6 (1941). — BOER, JANSEN u. KENTIE: On the growth-promoting factor for rats present in summer butter. J. Nutrit. **33**, 339 (1947). — BOSE and DE MUCKERJEE: Indian J. Med. Res. **34**, 143 (1946). — BOYD, CRUM and LYMAN: J. of Biol. Chem. **95**, 29 (1932). — BRANDT: Der akute Blähdarm infolge Fehlernährung. Med. Klin. **1947**, 539. — BREUSCH: Verbrennung der Fettsäuren im tierischen Organismus. Angew. Chem. **62**, 66 (1950). — BRIEGER: Arch. Entw.-mechan. **142**, 225 (1943). — BRIEN, TURNER, WATSON and GEDDES: A study of carbohydrate and fat absorption from the normal and diseased intestine in man. II. Changes in the serum lipids in man after ingestion of butterfat with and without tween 80 (Sorlate). Gastroenterology **20**, 294 (1952). — BRIGHTMAN: Prevention of chronic illness. The role of the dietitian and nutritionist. J. Amer. Dietet. Assoc. **28**, 809 (1952). — BROWN and BLOOR: J. Nutrit. **29**, 349 (1945). — BROWN, HANSEN, BURR and MCQUARRIE: J. Nutrit. **16**, 511 (1938). — BROWN, HANSEN, MCQUARRIE and BURR: Proc. Soc. Exper. Biol. a. Med. **36**, 281 (1937). — BRUGER and OPPENHEIM: Experimental and human atherosclerosis; possible relationship and present status. Bull. New York Acad. Med. **27**, 539 (1951). — VAN BRUGGEN and STRAUMFJORD: J. Labor. a. Clin. Med. **33**, 67 (1948). — BÜRGER: Die Lipoidasen. Handbuch der inneren Medizin, Bd. VI/2, S. 807. Berlin 1944. — BURGET: Amer. J. Physiol. **44**, 492 (1917). — BURN: Schweiz. med. Wschr. **1938**, 932. — BURR and BURR: J. of Biol. Chem. **82**, 345 (1929); **86**, 587 (1930); **97**, 1 (1932). — BURR, BURR and BROWN: Proc. Soc. Exper. Biol. a. Med. **28**, 905 (1931). — BYERS, FRIEDMAN and ROSEMAN: Metabolism 1, 479 (1952).

CARFAGNO and STEIGER: The serum lipids in lipemia retinalis. Amer. J. Med. Sci. **221**, 379 (1951). — CHAIKOFF, BLOOM, STEVENS, REINHARDT and DAUBEN: J. of Biol. chem. **190**, 431 (1951). — CHRISTENSEN and HANSEN: Skand. Arch. Physiol. (Berl. u. Lpz.) **81**, 160 (1939). — COOK, ELKES, FRAZER, PARKES, PEENEY, SAMMONS and THOMAS: Quart. J. Med. **15**, 141 (1946). — COPPO: Clinical observations on the relation between hyperlipidemia and atherosclerosis. Sci. med. ital. **2**, 30 (1951). — CREMER: Klin. Wschr. **1944**, 239.

DANIEL, FRAZER, FRENCH and SAMMONS: J. of Physiol. **114**, 26 (1951). — DAVIDSON: Diet and lipotropic agents in arteriosclerosis. Amer. J. Med. **11**, 736 (1951). — DETLEFSEN: Der Nahrungstellileus. Z. ges. inn. Med. **2**, 466 (1947). — DEUEL jr. and ALFIN-SLATER: Chemistry of lipids. Annual Rev. Biochem. **21**, 109 (1952). — DEUEL jr., HALLMAN and LEONARD: J. Nutrit. **20**, 215 (1940). — DEUEL jr., HALLMAN and REIFMAN: J. Nutrit. **21**, 373 (1941). — DEUEL jr. and MOREHOUSE: The interrelation of carbohydrate and fat metabolism. Adv. Carbohydrate Chem. **2**, 120 (1946). — DOCK: The causes of arteriosclerosis. Bull. New York Acad. Med., II. ser. **26**, 182 (1950). — DONNISON: Civilization and disease. London 1937. — DRUMMOND and COWARD: Lancet **201**, 698 (1921). — DUFF and MCMILLAN: Pathology of atherosclerosis. Amer. J. Med. **11**, 92 (1951).

EFFKEMANN: Z. Geburtsh. **117** (1938). — EHRSTRÖM: Innermedizinische Untersuchungen auf Nord-Grönland 1948—1949. VI. Blutdruck, Hochdruck und Gefäßsklerose in Beziehung zu Kost und Lebensführung. Nord. Med. **44**, 1823 (1950). — EMMRICH u. NEBE: Z. physiol. Chem. **266**, 174 (1940). — ENGEL: Verh. dtsch. inn. Med. **1937**, 85; **1938**, 276. — EULER V., v. EULER u. SÄBERG: Zur Kenntnis des Nährwertes verschiedener Fette. Ernährung **7**, 65 (1942). — EVANS and BURR: Proc. Soc. Exper. Biol. a. Med. **22**, 770 (1926/27). — EVANS, IHRIG, MEANS, ZEIT and HAUSHALTER: Atherosclerosis. An in vitro demonstration of phenomena resembling the early lesions of atherosclerosis. J. Labor. a. Clin. Med. **38**, 807 (1951). — EVANS and LEPKOVSKY: J. of Biol. Chem. **83**, 269 (1929); **96**, 143, 157, 179 (1932).

FEIST: Obturationsileus durch grobe Pflanzenkost. Ärztl. Wschr. **1947**, 534. — FLASCHENTRÄGER: Physiologische Chemie, Bd. I. Berlin-Göttingen-Heidelberg 1951. — FLEISCH u. PETITPIERRE: Die Physiologie der Ernährung in DEMOLE, FLEISCH u. PETITPIERRE, Ernährungslehre und Diätetik, S. 1. Bern 1948. — FLÖSSNER: Ernährungsphysiologische Untersuchungen synthetischer Fette. Ernährung **8**, 89 (1943). — Synthetische Fette. Beiträge zur Ernährungsphysiologie. Leipzig 1948. — FORBES, SWIFT, ELLIOT and JAMES: J. Nutrit. **31**, 203, 213 (1946). — FORBES, SWIFT, JAMES and BRATZLER: J. Nutrit. **32**, 387 (1946). — FORBES, SWIFT, THACKER, SMITH and FRENCH: J. Nutrit. **32**, 397 (1946). — FOX, GRIMSON and JEWELL: Defective fat absorption following vagotomy. J. Labor. a. Clin. Med. 35, 362 (1950). — FRAILING and OWEN: Chylomicrons in blood. A résumé of literature and a recommended counting procedure. Amer. J. Clin. Path. 21, 508 (1951). — FRAZER: J. of Physiol. 102, 306, 329 (1943). — Physiologic. Rev. 26, 103 (1946). — Brit. Med. J. 1947, 641. — Fat metabolism and the sprue syndrome. Brit. Med. 1949, 769. — Fat metabolism. Annual Rev. Biochem. 21, 245 (1952). — III. European Congr. of Gastroenterology 1952, 60. — Trans. Roy. Soc. Trop. Med. (Lond.) 46, 576 (1952). — Normale und gestörte Fettresorption. Die Medizinische 1953, 1317. — FRAZER and SAMMONS: Biochemic. J. 39, 122 (1945). — FRAZER, SCHULMAN and STEWART: Nature (Lond.) 149, 167 (1942). — FRAZER and STEWART: J. of Physiol. 95, 21 (1939).

GAETHGENS: Grundlagen der Schwangerenernährung. Dresden u. Leipzig 1940. — GASTINEAU and RYNEARSON: Ann. Int. Med. 27, 883 (1947). — GERTLER, GARN and BLAND: Age, serum cholesterol and coronary artery disease. Circulation 2, 517 (1950). — GERTLER, GARN and LERMAN: The interrelationships of serum cholesterol, cholesterol esters and phospholipids in health and in coronary artery disease. Circulation 2, 205 (1950). — GERTLER, GARN and SPRAGUE: Cholesterol, cholesterol esters and phospholipids in health and in coronary artery disease. II. Morphology and serum lipids in man. Circulation 2, 380 (1950). — GERTLER, GARN and WHITE: Diet, serum cholesterol and coronary artery disease. Circulation 2, 696 (1950). — Young candidats for coronary heart disease. J. Amer. Med. Assoc. 147, 621 (1951). — GLATZEL: Aktuelle Fragen der Volksernährung. I. Basenüberschüssige Kost. Med. Welt 1937, H. 10. — Basenüberschüssige Kost. Bemerkungen zu der Entgegnung R. BERGS. Med. Welt 1937, H. 33. — Aufgaben und Bedeutung der Mineralstoffe. Klin. Wschr. 1938, 793, 833. — GOFMAN: Science (Lancaster, Pa.) 111, 166 (1950). — Circulation 2, 161 (1950). — Physical. a. Colloid. Chem. 55, 80 (1951). — Amer. J. Med. 9, 358 (1951). — J. of Gerontol. 6, 105 (1951). — Diet and lipotropic agents in atherosclerosis. Bull. New York Acad. Med. 28, 279 (1952). — GOFMAN, JONES, LYON, LINDGREN, STRISOWER, COLMAN and HERRING: Blood lipids and human atherosclerosis. Circulation 5, 119 (1952). — GOFMAN, LINDGREN, ELLIOTT, MANTZ, HEWITT, STRISOWER, HERRING and LYON: The role of lipids and lipoproteins in atherosclerosis. Science (Lancaster, Pa.) 111, 166 (1950). — GOFMAN, LINDGREN, JONES, LYON and STRISOWER: Lipoproteins and atherosclerosis. J. of Gerontol. 6, 105 (1951). — GOLDBLOOM: Clinical studies of blood lipid metabolism. I. Normal blood lipid variations of phospholipids, neutral fats, total lipids and lipid fraction percentages. Amer. J. Digest. Dis. 19, 9 (1952). — GOLDBLOOM and POMERANZE: Clinical studies in blood lipid metabolism. IV. Abnormal lipid metabolism and atherosclerosis; preliminary report. Amer. J. Digest. Dis. 19, 281 (1952). — GOULD: Lipid metabolism and atherosclerosis. Amer. J. Med. 11, 209 (1951). — GRAHAM, LYON, GOFMAN, JONES, VANKLEY, SIMONTON and WHITE: Blood lipids an human arteriosclerosis. II. The influence of heparin upon lipoprotein metabolism. Circulation (New York) 4, 666 (1951). — GROEN, TJIONG, KAMMINGA and WILLEBRANDS: The influence of nutrition, individuality and some other factors, including various forms of stress, on the serum cholesterol, an experiment of nine months duration in 60 normal human volunteers. Voeding 13, 556 (1952). — GSELL: In HOTTINGER, GSELL, UEHLINGER, SALZMANN u. LABHART, Hungerkrankheit, Hungerödem, Hungertuberkulose. Basel 1948.

HAJDU: Pflügers Arch. 245, 556 (1942). — HALL and DRILL: Relation of fat and protein intake to fatty changes, fibrosis and necrosis of the liver. Proc. Soc. Exper. Biol. a. Med. 70, 202 (1949). — HARDER u. v. WITSCH: Bericht über Versuche zur Fettsynthese mittels autotropher Organismen. Forschungsdienst (Sonderh.) 16, 270 (1942). — HERMANN: Etiology and therapy of arteriosclerosis. Exper. Med. a. Surg. 8, 210 (1950). — HEYNEMANN: Die Eklampsieprophylaxe und ihre Ergebnisse. Z. Geburtsh. 127, 145 (1946). — HILDITCH: The chemical constitution of natural fats. London 1949. — HINCH and CARBONARO: The serum esterified fatty acids with fat tolerance tests in diabetes mellitus. J. Labor. a. Clin. Med. 36, 835 (1950). — HINDHEDE: Rationeringens inwirkning. Lund 1920. — HIRSCH: Considérations sur la signification clinique actuelle de l'artériosclérose. Arch. Mal. Coeur 44, 303 (1951). — The relations between experimental and human arteriosclerosis; a look at the campaign against arteriosclerosis. Cardiology 20, 27 (1952). — HOCK: Z. exper. Med. 113, 245 (1943). — Ernährung 6, 278 (1941). — HOFF: Experimentelle Beeinflussung des menschlichen Gefäßsystems durch verschiedene Diätformen. Verh. dtsch. Ges. inn. Med. 1936, 262. — HORLICK and KATZ: The relationship of atheromatosis development in the chicken to the amount of cholesterol added to the diet. Amer. Heart J. 38, 336 (1949). — HORN, FARKAS, u. ADLER-ROHNY: Eiweißverabreichung und Kohlenhydratstoffwechsel. Schweiz. med. Wschr. 1949, 386. — HUEPER: Arch. of Path. 38, 162, 245, 350 (1944); 39, 51, 117, 187 (1945).

INGLE: Endocrinology 37, 7 (1945). — ISSEKUTZ, LASZT u. VERZAR: Pflügers Arch. 240, 612 (1938).

JANTZEN u. WITGERT: Fette u. Seifen 46, 563 (1939). — JOHNSON and RYNEARSON: A diabetic patient on a high fat diet for twenty-nine years without complications. Proc. Staff.

Meet. Mayo Clin. **26**, 329 (1951). — JONES: J. Nutrit. **20**, 367 (1940). — JONES, CULVER, DRUMMEY and RYAN: Ann. Int. Med. **29**, 1 (1948). — JONES, GOFMAN, LINDGREN, LYON, GRAHAM, STRISOWER and NICHOLS: Lipoproteins in atherosclerosis. Amer. J. Med. **11**, 358 (1951). — JOSLIN: The treatment of diabetes, 7. Aufl. Philadelphia u. New York 1942. — JULESZ: Schweiz. med. Wschr. **1942**, Nr 20/21.

KABELITZ: Klin. Wschr. **1943**, 439. — KANE, LOVELACE and McCAY: Dietary fat and calcium wastage in old age. J. of Gerontol. **4**, 185 (1949). — KARRER u. JUCKER: Carotinoide. Basel 1948. — KATZ: Experimental atherosclerosis. Circulation **5**, 101 (1952). — KEIL: Z. physiol. Chem. **274**, 175 (1942); **276**, 26 (1942). — KEIL, APPEL u. BERGER: Z. physiol. Chem. **257** (1939). — KELLNER: Lipid metabolism and atherosclerosis. Bull. New York Acad. Med. **28**, 11 (1952). — KEMPE, SILVER, SMYTH, GOFMAN and JONES: The lipoproteins of serum in infancy and childhood. I. Lipoproteins in normal children. J. Pediatr. **40**, 11 (1952). — KEYS: "Giant molecules" and cholesterol in relation to atherosclerosis. Bull. Hopkins Hosp. **88**, 473 (1951). — Cholesterol, "giant molecules" and atherosclerosis. J. Amer. Med. Assoc. **147**, 1514, 1951. — Human atherosclerosis and the diet. Circulation **5**, 115 (1952). — The cholesterol problem. Voeding **13**, 539, 556 (1952). — KEYS, FIDANZA, SCARDI and BERGAMI: The trend of serumcholesterol levels with age. Lancet **1952** I, 209. — KEYS, MICKELSEN, MILLER and CHAPMAN: The relation in man between cholesterol levels in the diet and in the blood. Science (Lancaster, Pa.) **112**, 79 (1950). — KEYS, MICKELSEN, MILLER, HAYES and TODD: The concentration of cholesterol in the blood serum of normal man and its relation to age. J. Clin. Invest. **29**, 1347 (1950). — KINSELL, PATRIDGE, BOLING, MARGEN and MICHAELS: Dietary modification of serum cholesterol and phospholipid levels. J. Clin. Endocrin. **12**, 909 (1952). — KIRCHMAIR: Zur Frage der Fettresorption. Klin. Wschr. **1949**, 588. — KNÜCHEL: Serologische Erfassungsmöglichkeiten arteriosklerotischer Stoffwechsel störungen. Die Medizinische **1953**, H. 13. — KOLL: J. of Biol. Chem. **126**, 709 (1938). — KOMMERELL: Über die Abhängigkeit der Thyroxinwirkung von der Ernährung. Arch. exper. Path. u. Pharmakol. **161**, 173 (1931). — Dtsch. Arch. klin. Med. **171**, 205, 308 (1931). — Münch. med. Wschr. **1931**, 1386. — KRAUT u. BRAMSEL: Der Eiweißverbrauch des deutschen Volkes im Jahre 1927/28, berechnet auf Grund der Erhebungen von Wirtschaftsrechnungen in 2000 Haushaltungen. Arb.physiol. **12**, 222 (1942). — KRAUT, WEISCHER u. HÜGEL: Über die Verträglichkeit von synthetischem Fett aus Fettsäuren mit 6 bis 12 C-Atomen. I. Die Darstellung des synthetischen Fettes in seine Spaltbarkeit durch Pankreaslipase. Biochem. Z. **316**, 96 (1943). — Über die ... Atomen. II. Die Ausnutzung des synthetischen Fettes und seine Umsetzung im intermediären Stoffwechsel. Biochem. Z. **317**, 187 (1944). — KRAUT, WEISCHER, HÜGEL u. STUMPF: Über die ... Atomen. III. Wachstumsversuche. Biochem. Z. **318**, 472 (1948). — KÜHNAU: Physiologie der Vitamine. In LANG u. SCHOEN, Die Ernährung, S. 376. Berlin-Göttingen-Heidelberg 1952.

LAMBLEY: Small-bowel obstruction due to dried fruit. Brit. Med. J. **1946**, No 4452, 684. — LANG: Die physiologischen Aufgaben des Nahrungsfettes. Klin. Wschr. **1948**, 257. — Der intermediäre Stoffwechsel. Berlin-Göttingen-Heidelberg 1952. — Die Resorption der Fette. Die Medizinische **1953**, H. 1. — Leberverfettung und lipotrope Stoffe. Die Medizinische **1953**, 489. — LANG u. GRAB: Kälteresistenz und Ernährung. 3. Einfluß der Fettzufuhr auf die Kälteresistenz. Klin. Wschr. **1946**, 37. — LANG u. RANKE: Stoffwechsel und Ernährung. Berlin-Göttingen-Heidelberg 1950. — LANG u. SCHÜTTE: Unveröffentlichte Untersuchungen. Zit. nach LANG 1950. — LASZT u. VERZAR: Biochem. Z. **292**, 159 (1937). — LEHNARTZ: Einführung in die chemische Physiologie. 10. Aufl. Berlin-Göttingen-Heidelberg 1952. — LETTRÉ u. INHOFFEN: Über Sterine, Gallensäuren und verwandte Naturstoffe. Stuttgart 1936. — LONG: Endocrinology **30**, 870 (1942). — LYON, JONES, GRAHAM, GOFMAN, LINDGREN and VANKLEY: Further studies on the relationship of Sf 10—20 lipoprotein molecules to atherosclerosis. Arch. Int. Med. **89**, 421 (1952).

MACKENZIE, MACKENZIE and McCOLLUM: Growth and reproduction on a low fat diet. Biochemic. J. **33**, 935 (1939). — MALMROS: Acta med. skand. (Stockh.) Suppl. **246**, 137 (1950). — MARDER, BECKER, MAIZEL and NECHELES: Fat absorption and chylomicronemia. Gastroenterology **20**, 43 (1952). — MARINE: Amer. J. Physiol. **45**, 268 (1918); **54**, 248 (1920); **57**, 135 (1921). — MARINE and LENHART: Arch. Int. Med. **3**, 66 (1909); **4**, 253, 440 (1910). — MANSFELD: Die Hormone der Schilddrüse und ihre Wirkungen. Basel 1943. — MARTIN: Studies of fatfree diets. J. Nutrit. **17**, 127 (1939). — McCARRISON: Lancet **1922** I, 334. — McCLENDON: Advances in the science of nutrition. Sendai 1937. — McKAY and PAUL: J. Nutrit. **15**, 377 (1938). — McMAHON, ALLEN, WEBER and MISSEY: Hypercholesterolemia. South. Med. J. **44**, 993 (1951). — MELLANBY and MELLANBY: The experimental production of thyroid hyperplasia in dogs. J. of Physiol. **55**, VII (1921). — MENCZES and BANERJEE: Indian Inst. Sci., Ser. A **27**, 7 (1945). — MESSINGER, POROKOWSKA and STEELE: Arch. Int. Med. **86**, 189 (1950). — MEYER: Die spezifisch-dynamische Wirkung des Fleisches beim mit Schilddrüse behandelten Tier. (Zugleich ein Beitrag zur Theorie der spezifisch-dynamischen Wirkung.) Biochem. Z. **208**, 127 (1929). — MEYER u. DÖRING: Ist die Verwendung synthetischer Fettsäuren für Speisezwecke ungefährlich? Klin. Wschr. **1949**, 113. — Mikat: Öff. Gesdh.dienst **14**, H. 1 (1952). — Missiroli: La tiroide negli animali a digiuno e in quelle rialimentati. Pathologica (Genova) **2**, 38 (1910). — Arch. ital. Biol. **55**, 115 (1911). — Moreton: J. Labor. a. Clin. Med. **35**, 373 (1950). — Morrison: The serum phospholipid-cholesterol ratio as a test for coronary atherosclerosis. J. Labor. a. Clin. Med. **39**, 550 (1952). — Arteriosclerosis. Recent advances in the dietary and medicinal treatment. J. Amer. Med. Assoc. **145**, 1232 (1951). — Moses: Dietary cholesterol and atherosclerosis. Amer. J. Med. Sci. **224**, 212 (1952).

Necheles: The phenomena of chylomicrons in fat absorption in atherosclerosis. Amer. J. Digest. Dis. **18**, 229 (1951). — Nightingale, Lockhart and Harris: Arch. of Biochem. **12**, 381 (1937). — Nuzum, Seegal, Garland and Osborne: Arteriosclerosis and increased blood pressure: experimental production. Arch. Int. Med. **37**, 733 (1926).

Oberdisse: Z. exper. Med. **108**, 81 (1940); **114**, 60 (1944). — Oehme: Verh. dtsch. Ges. inn. Med. **1934**. — Dtsch. med. Wschr. **1937**, 1573. — Ohlmeyer: Angew. Chem. **60**, 29 (1948). — Okey: J. Amer. Dietet. Assoc. **21**, 341 (1945). — Oppenheim: Chin. med. J. **39**, 1067 (1925). — Orr: Food, health and income. London 1937. — Oxenius: Schädigung durch fettreiche Frauenmilch. Ärztl. Wschr. **1948**, 185. — Ozaki: Biochem. Z. **177**, 156 (1926); **189**, 233 (1927); **192**, 426 (1928). — Osborne and Mendel: J. of Biol. Chem. **45**, 145 (1920).

Pihl: Cholesterol studies. I. The cholesterol content of foods. Scand. J. clin. Laborat. Investig. **4**, 115 (1952). — Cholesterol studies. II. Dietary cholesterol and atherosclerosis. Scand. J. clin. Laborat. Investig. **4**, 122 (1952). — Plotz: Fat metabolism in coronary atheroma. Post Graduate Med. J. **10**, 459 (1951). — Poumailloux et Tétreau: L'hyper-cholestérolémic et la pathologie arterielle. II. Son intérêt pour le pronostie et la prévention des thromboses coronaires. Arch. Mal. Coeur **45**, 596 (1952). — Priddle: Hypercholesterin-emia. An analysis of 529 cases and treatment of 297 by a low animal fat diet and de-siccated thyroid substance. Ann. Int. Med. **35**, 836 (1951).

Quuegers, Boutwell and Ivy: Gastroenterology **10**, 486 (1948). — Quuegers and Ivy: Amer. J. Physiol. **150**, 461 (1947).

Raabe: Med. Klin. **1946**, 16. — Rauen: Über den Intermediärstoffwechsel der Fettsäuren. Z. Naturforsch. **3b**, 222 (1948). — Reiss, Epstein u. Goethe: Z. exper. Med. **101**, 69 (1937). — Richter: The nutritional value of some common carbohydrates, fats and proteins studied in rats by single food choice method. Amer. J. Physiol. **133**, 29 (1941). — Roffo: Prensa méd. argent. **26**, 619 (1939). — Rosemann: Physikalische Eigenschaften und chemische Zusammen-setzung der Verdauungssäfte. In Handbuch der normalen und pathologischen Physiologie, Bd. III. 1927. — Rubner: Die Gesetze des Energieverbrauchs bei der Ernährung. Leipzig u. Wien 1902. — Die Ernährung in Vergangenheit, Gegenwart und Zukunft. Sitzgsber. preuß. Akad. Wiss., Physik.-math. Kl. **15** (1928). — Russ, Eder and Barr: Protein lipid relationships in human plasma. I. In normal individuals. Amer. J. Med. **11**, 468 (1951).

Sacks: Lipids and atherosclerosis. Ann. Int. Med. **35**, 938 (1951). — Saifer: Photo-metric determination of total and free cholesterol and the cholesterol ester ratio of serum by a modified Liebermann-Burchard reaction. Amer. J. Clin. Path. **21**, 24 (1951). — Schantz, Boutwell, Elvehjem and Hart: J. Dairy Sci. **23**, 1205 (1940). — Schantz, Elvehjem and Hart: J. Dairy Sci. **23**, 181 (1940). — Scheer, Codie and Deuel jr.: J. Nutrit. **33**, 641 (1947). — Scheer, Dorst, Codie and Soule: Amer. J. Physiol. **149**, 194 (1947). — Scheer, Soule, Fields and Deuel jr.: J. Nutrit. **33**, 583 (1947). — Schenk: Ernährung **1937**, 1, 264. — Schettler: Zum Einfluß der Ernährung auf den Cholesteringehalt des Blutes. Klin. Wschr. **1950**, 565. — Lipoidstoffwechsel und Arteriosklerose. Verh. dtsch. Ges. inn. Med. **1953**. — Scheunert: Über den Wert der synthetischen Fette für die Ernährung. Pharmazie **6**, 571 (1951). — Schmitz: Chemie der Fette. Handbuch der normalen und pathologischen Physiologie, Bd. III. Berlin 1927. — Schönheimer and Rittenberg: J. of Biol. Chem. **113**, 505 (1936). — Physiologic. Rev. **20**, 218 (1940). — Skraup u. Strieck: Z. physiol. Chem. **259**, 1 (1939). — Slonaker: The effect of different percentages of protein in the diet of six generations of rats. Stanford univ. publ., univ. ser., biol. sciences 6, No 4. 1939. — Smedberg and Maclean: The metabolism of fat. London 1943. — Snappers: Chinese lessons to western medicine. New York 1941. — Solnzew: Veränderungen des Fett-Lipoid-Stoffwechsels im Alter. Z. Vitamin-, Hormon u. Fermentforsch. **4**, 94 (1951). — Stamler and Katz: Production of experimental cholesterol-induced atherosclerosis in chicks with minimal hypercholesterolemia and organ lipidosis. Circulation (New York) **2**, 705 (1950). — Starke: Effect of the rice diet on the serum cholesterol fractions of 154 patients with hypertensive vascular disease. Amer. J. Med. **9**, 494 (1950). — Starling: Brit. Med. J. 1918 2, 105. — Stefansson: Adventures in diet. Harpers Mag. **1935/36**. — Steiner, Kendall and Bevans: Production of arteriosclerosis in dogs by cholesterol and thiouracil feeding. Amer. Heart J. **38**, 34 (1949). — Steiner, Kendall and Mathers: The abnormal serum lipid pattern in patients with coronary arteriosclerosis. Circulation (New York) **5**, 605 (1952). — Sugai: Trans. Jap. Path. Soc. **19**, 66 (1929).

TANBERG: J. of Exper. Med. 24, 547 (1915). — TAKEDA: Trans. Jap. Path. Soc. 19, 32 (1929). — TANNER: The relation between serum cholesterol and physique in healthy young men. J. of Physiol. 115, 371 (1951). — TEJNING: Acta med. skand. (Stockh.) Suppl. 128, 198 (1947). — THIERFELDER u. KLENK: Die Chemie der Cerebroside und Phosphatide. Berlin 1930. — THOMAS: Fütterungsversuche mit synthetischen Fettsäuren. Gegenwartsprobleme der Ernährungsforschung, S. 125. Basel-Stuttgart: 1953. — THOMAS u. WEITZEL: Dtsch. med. Wschr. 1946, 18. — Ist die Verwendung synthetischer Fettsäuren für Speisezwecke ungefährlich? Klin. Wschr. 1949, 784. — TSUJI: On the function of the thyreoid gland with special reference to the effect of variation of diet upon it. Act. Scholae med. Kioto 4, 471 (1922). — Acta Scholae med. Kioto 5, 329 (1922). — TUNG: Arch. int. Med. 50, 153 (1927). — TYSZKA, V.: Ernährung und Lebenshaltung des deutschen Volkes. Berlin 1934.

UEHLINGER: In HOTTINGER, GSELL, UEHLINGER, SALZMANN u. LABHART, Hungerkrankheit, Hungerödem, Hungertuberkulose. Basel 1948.

VERKADE: Enzymologia (Den Haag) 9, 289 (1941). — VERKADE, VAN DER LEE u. VAN ALPHEN: Z. physiol. Chem. 247, 111 (1937). — VERZAR: Absorption from the intestine. London 1936. — Verh. 16. Internat. Physiol.-Kongr. 1938, S. 50.

WALKER: J. of Hyg. 46, 194 (1948). — WEGELIN: Handbuch der speziellen pathologischen Anatomie und Histologie, Bd. VIII. Berlin. 1926. — WEITKAMP, SMILJANIG and ROTHMAN: J. Amer. Chem. Soc. 69, 1936 (1947). — WHIPPLE: Proc. Soc. Exper. Biol. a. med. 30, 319 (1932). — WHITE, RALSTON and CARNE: The effects of age and bed rest on plasma fat particles as measured by a fat tolerance test. Gastroenterology 18, 355 (1951). — WIKOFF, MARKS, CAUL and HOFFMAN: Some effects of high lipid diets on intestinal elimination. 4. Saturated fatty acids. Amer. J. Digest. Dis. 14, 58 (1947). — WILENS: Arch. Int. Med. 79, 129 (1947). — Amer. J. Path. 23, 793 (1947). — WILKINSON, BLECHA and REIMERS: Arch. int. Med. 85, 389 (1950). — DE WIND, MICHAELS and KINSELL: Lipid studies in patients with advanced diabetic atherosclerosis. Ann. Int. Med. 37, 344 (1952). — WOERMANN: Europäische Nahrungswirtschaft. Nova Acta Leopold. 14, Nr 99 (1944). — WOLLAEGER, COMFORT and OSTERBERG: Gastroenterology 9, 272 (1947). — WOLLAEGER, LINDBERG, CHIPAULT and MASON: Fecal fatty acids and other lipids. A study of 2 normal human adults taking 1. a idet free of lipid and 2. a diet containing triolein as the only lipid. J. Clin. Invest. 29, 853 (1950).

YOSHIO: J. of Biochem. 29, 167 (1939).

ZIEGELMAYER: Unsere Lebensmittel und ihre Veränderungen. Dresden u. Leipzig 1933. — Die Ernährung des deutschen Volkes. Dresden u. Leipzig 1947. — Die Kost der Schwerarbeiter. Z. Volksernähr. 12, 205 (1937). — ZINN and GRIFFITH: A study of serum fat globules in atherosclerotic and non-atherosclerotic male subjects. Amer. J. Med. Sci. 220, 597 (1950).

B VI. Eiweißüberernährung und Eiweißunterernährung.

a) Chemie und Physiologie der Eiweißkörper. b) Eiweißbedarf und Eiweißüberernährung.

ABDERHALDEN: Die Abhängigkeit der Reaktionsweise des Organismus von der Art der aufgenommenen Nahrung in ihrer Bedeutung für die Klinik. Dtsch. med. Wschr. 1942, 10. — ABDERHALDEN u. SIEBEL: Fermentforsch. 14, 462 (1935). — Z. physiol. Chem. 240, 237 (1936). — ABDERHALDEN u. WERTHEIMER: Pflügers Arch. 205, 550 (1924); 206, 451 (1926); 213, 328 (1927); 216, 396 (1927). — ABELIN u. RHYN: Z. Vitaminforsch. 12, 57 (1942). — ACHELIS u. NOTHDURFT: Pflügers Arch. 241, 651 (1939); 242, 700 (1939). — ADDIS, LEE, LEW and POO: J. Nutrit. 19, 199 (1940). — ADDIS, MACKAY and MACKAY: J. of Biol. Chem. 71, 139 (1926). — ADDIS, POO and LEW: J. of Biol. Chem. 115, 111, 117 (1936). — ALBANESE: Adv. Protein Chem. 3, 227 (1947). — In SAHYUN, Proteins and amino acids in nutrition, S. 66. New York 1948. — ALBANESE, HIGGONS, MACDONALD, FELCH, VISTAS and STEPHANSON: Biological value of an encymatic digest of bovine plasma. J. Nutrit. 44, 281 (1951). — ALBANESE, IRBY, FRANKSTON and LEIN: The effect of carbohydrate feeding on the output of urinary amino acids. Amer. J. Physiol. 150, 389 (1947). — ALBERT, HOCH and WAELSCH: J. Nerv. Dis. 104, 263 (1946). — ALBERT and WARDEN: Science (Lancaster, Pa.) 100, 476 (1944). — ALLISON: Interpretation of nitrogen balance data. Federat. Proc. 10, 676 (1951). — ALLISON, ANDERSON and SEELEY: J. Nutrit. 33, 361 (1947). — ALMQUIST: Editorial Review. Evaluation of amino acid requirements by observations on the chick. J. Nutrit. 34, 543 (1947). — ASCH KENASY: La vitamine B_{12} et le facteur des protéins animales. Ann. Nutrit. et l'Aliment. 4, 141 (1950). — ASTRUP u. MUNKVAD: Glutamin- und Glutaminsäurestoffwechsel. (Die Verhältnisse im Nervengewebe und bei psychiatrischen Leiden.) Nord. Med. 45, 117 (1951).

BANSI u. LUDWIG: Die Aminosäuren und ihre Bedeutung für Ernährung und Therapie. Dresden u. Leipzig 1951. — BENEDICT: Amer. J. Physiol. 16, 409 (1906). — Carnegie Instn.

Publ. 1915, No 203. — Bernhard: Leberverfettung verhindernde Faktoren der Nahrung. Gegenwartsprobleme der Ernährungsforschung, S. 116. Basel-Stuttgart 1953. — Bertram u. Bornstein: Handbuch der normalen und pathologischen Physiologie, Bd. V, S. 83. Berlin 1928. — Berzy: The diet, haemoglobin values, and blood pressures of olympic athletes. Brit. Med. J. 1949, 300. — Bethel, Gardiner and McKinnon: Ann. Int. Med. 13, 91 (1939). — Bickel: Über die Beziehungen der Qualität des Nahrungseiweißes zum Ablauf des Betriebsstoftwechsels. Basel 1938. — Bickel u. Parlow: Über den Einfluß der reinen Eiweißsubstanz der Kartoffel und der grünen Bohne auf die Lage der Harnquotienten C:N und Vakat-O:N, wie auf den Glykogengehalt der Leber. Biochem. Z. 340, 105 (1940). — Bigwood: Free and combined amino-acids in foodstuffs. Gegenwartsprobleme der Ernährungsforschung, S. 88. Basel-Stuttgart 1953. — Blaxter: Conversion factors forvegetable and animal foods for human consumption. Brit. J. Nutrit. 5, 250 (1951). — Block: Arch. of Biochem. 10, 295 (1946). — Block and Bolling: Arch. of Biochem. 10, 359 (1946). — The amino acid composition of proteins and foods. Springfield, Ill. 1947. — Bokelmann: Zur Frage der Ernährung in der Schwangerschaft und bei gynäkologischen Leiden. Med. Welt 1937, H. 34, 35. — Bricker, Mitchell and Kinsman: J. Nutrit. 30, 269 (1945); 34, 491 (1947). — Bricker, Shively, Smith, Mitchell and Hamilton: The protein requirements of college women on high cercal diets with observations on the adequacy of short balance periods. J. Nutrit. 37, 163 (1949). — Bricker and Smith: A study of the endogenous nitrogen output of college women with particular reference to use of the creatinine output in the calculation of the biological values of the protein of egg and of sunflower seed meal. J. Nutrit. 44, 553 (1951). — Bruman: Verh. dtsch. Ges. inn. Med. 1933, 417. — Brush, Willman and Swanson: J. Nutrit. 33, 389 (1949). — Broadbent and Finch: Protein requirement of infants. 5. The estimation of serum protein concentration. Arch. Dis. Childh. 25, 134 (1950). — Bull: The chemistry of amino acids and proteins. Annual Rev. Biochem. 21, 179 (1952). — Bünger, Fissmer, Schmidt u. Naegelsbach: Die Einschränkung der Eiweißgabe in der Schweinemast und ihre Auswirkung auf den Fettansatz. Z. Tierernähr. u. Futtermittelkde 6, 222 (1943). — Burke, Harding and Stuart: J. of Pediatr. 23, 506 (1943). — Burnet et Aykroyd: Soc. Nat. Bull. Trimest. Org. Hyg. 4, 327 (1935).

Campell: Biochemic. J. 13, 239 (1919). — Quart. J. Exper. Physiol. 29, 259 (1939). — Cannon: Adv. Protein Chem. 2, 135 (1945). — Carpenter: The relative nutritional values of animal and vegetabel proteins for animals. Brit. J. Nutrit. 5, 243 (1951). — Caspari u. Stilling: Der Eiweißstoffwechsel. Handbuch der Biochemie Bd. VIII, S. 636 u. 744. Jena 1925. — Castagnari: Boll. Soc. ital. Biol. sper. 10, 603 (1935). — Cathcart and Murray: A dietary survey in terms of the actual foodstuffs consumed. Med. Res. Council, Spec. Rep. Ser. No 218. London: His 1936. — Chandran and Damodaran: Amino acids and proteins in haemoglobin formation. 2. Isoleucine. Biochemic. J. 49, 393 (1951). — Charit, Kaschewnjk and Neifach: Fiziol. Ž. 19, 508 (1935). — Chick: Nutritive value of vegetable proteins and its enhancement by admixture. Brit. J. Nutrit. 5, 261 (1951). — Chittenden: The nutrition of man. New York 1907. — Conner, Hsuet-Chung and Sherman: J. of Biol. Chem. 22, 327 (1942); 37, 317 (1949). — Coons: Bull. 223, Oklahoma agricult. Exper. Stat. 1935. — Cox, Mueller, Elman, Albanese, Kemmerer, Barton and Holt: J. Nutrit. 33, 437 (1947).

Dean: The nutritional adequacy of vegetable substitute for milk. Brit. J. Nutrit. 5, 269 (1951). — Deuel jr., Sandiford, Sandiford and Boothby: J. of Biol. Chcm. 76, 391 (1928). — Dick jr., Hall, Sydenstricker, McCollum and Bowles: Accumulation of fat in the liver with deficiencies of threonine and of lysine. Arch. of Path. 53, 154 (1952). — Duncan: Lancet 1947 II, 919. — Dunn, Camien, Akawie, Malin, Eiduson, Getz and Dunn: The urinary excretion of amino acids. I. By normal male subjects on controlled low-and high protein diets. Amer. Rev. Tbc. 60, 439 (1949). — Dunn, Getz, Camien, Akawie, Malin and Eiduson: The urinary excretion of amino acids: II. By tuberculous male subjects on controlled low-and highprotein diets. Amer. Rev. Tbc. 60, 448 (1949). — Dyer: J. Nat. Cancer Inst. 11, 1073 (1951).

Ebbenhorst u. Tengbergen: Over den invloed van het zuur-base-evenwicht in de voeding of de eiwitstofwissling. Voeding 3, 200 (1941). — Eckhardt and Davidson: Urinary excretion of amino acids by a normal adult receiving diets of varied protein content. J. of Biol. chem. 177, 687 (1949). — Edsall: Chemistry and clinical uses of the protein components involved in blood clotting. Erg. Physiol. 46 (1950). — The plasma proteins and their fractionation. Erg. Physiol. 46 (1950). — The size and shape of protein molecules. Fortschr. chem. Forsch. 1 (1949). — Ehrström: Innermedizinische Untersuchungen auf Nord-Grönland 1948—1949. VI. Blutdruck, Hochdruck und Gefäßsklerose in Beziehung zu Kost und Lebensführung. Nord. Med. 44, 1823 (1950). — Estremera and Armstrong: J. Nutrit. 35, 611 (1948).

Felix: Der Eiweißstoffwechsel. Handbuch der Biochemie, Erg.-W. III, S. 562. Jena 1936. — Grundsätzliches über Eiweißminimum und Eiweißoptimum. Ernährung 1, 12 (1936).

Über den Abbau der Aminosäuren im Tierreich. Angew. Chem. **19**, 71 (1947). — Felix u. Schütte: Z. Physiologie des Eiweißes. Verh. dtsch. Ges. inn. Med. **1949**, 191. — Feulgen: Chemie der Eiweißkörper. Handbuch der normalen und pathologischen Physiologie, Bd. III. Berlin 1927. — Fink: J. of Exper. Med. **80**, 455 (1944). — Über den biologischen Wert des Eiweißes von Kefirpilzen im Vergleich zum Eiweiß der Milch, verschiedenen Hefen und Schimmelpilzen. sowie zum Kartoffeleiweiß. Milchwiss. **3**, 125 (1948). — Folin: Amer. J. Physiol. **13**, 117 (1905). — Frey et DuBois: Nutrition, Paris **5**, 375 (1935). — Fucker u. Schneider: Änderungen des Gesamttagessauerstoffverbrauchs von weißen Mäusen durch verschiedene Nahrungszusammensetzungen besonders hinsichtlich des Eiweißes und über eine spezifisch-motorische Wirkung der Nahrung. Inaug.-Diss. Heidelberg 1939.

Gaehtgens: Grundlagen der Schwangerenernährung. Dresden u. Leipzig 1940. — Gänsslen: Klin. Wschr. **1927**, 786. — Geiger: Extra caloric function of dietary components in relation to protein utilization. Federat. Proc. **10**, 670 (1951). — Gerhartz: Biochem. Z. **239**, 404 (1931). — Gerlich u. Remy: Zur Frage der Steigerung der zentralen Erregbarkeit durch Glutaminsäure. Nervenarzt **1952**, 429. — Giaja et Gelineo: C. r. Acad. Sci. Paris **198**, 2277 (1934). — Giese: Über die Behandlung mit Glutaminsäure. Münch. med. Wschr. **1953**, 909. — Glatzel: Aktuelle Fragen der Volksernährung. I. Über den Eiweißbedarf. Med. Welt **1936**, Nr 39. — Goldsmith, Unglaub und Gibbens: Recent advances in nutrition and metabolism. Arch. Int. Med. **90**, 513 (1952). — Grafe: Pathologische Physiologie des Stoff- und Kraftwechsels. Berlin 1923. — Gruber: Z. Biol. **42**, 407 (1901).

Hackh: J. Gen. Physiol. **1**, 429 (1919). — Hackmann u. Schultz: Biotinmangel, Eiweißschädigung und Tumorwachstum. Klin. Wschr. **1949**, 385. — Hamilton and Maher: J. Comp. Psychol. **40**, 463 (1947). — Harden and Love: Prevention of dl-methionine toxicity in rats by vitamins E, B_{12}, folacin, glycine and arginine. Proc. Soc. Exper. Biol. a. Med. **78**, 728 (1951). — Harvey and Horwitt: Excretion of essential amino acids by men on a controlled protein intake. J. of Biol. Chem. **178**, 953 (1949). — Hawley, Murlin, Nasset and Szymanski: J. Nutrit. **36**, 153 (1948). — Haurowitz: Chemistry and biology of proteins. New York 1950. — Hegstedt, Kent, Tsongas and Stare: J. Labor. a. Clin. Med. **32**, 403 (1947). — Hegstedt, Tsongas, Abbott and Stare: J. Labor. a. Clin. Med. **31**, 261 (1946). — Heinbecker: J. of Biol. Chem. **80**, 451 (1928). — Hempelmann, Lisco and Hoffman: The acute radiation syndrome. A study of 9 cases and a review of the problem. Ann. Int. Med. **36**, 279 (1952). — Heyer: Dtsch. Arch. klin. Med. **138**, 76 (1921). — Hindhede: Skand. Arch. Physiol. (Lpz.) **30**, 97 (1913); **31**, 259 (1914). — Dtsch. Arch. klin. Med. **111**, 366 (1913). — Münch. med. Wschr. **1934**, 722. — Gesundheit durch richtige und einfache Ernährung. Leipzig 1935. — Hiramatsu: Biochem. Z. **255**, 295 (1932). — Hoesslin, v.: Z. Biol. **53**, 25 (1910). — Hoff: Experimentelle Beeinflussung des menschlichen Gefäßsystems durch verschiedene Diätformen. Verh. dtsch. Ges. inn. Med. **1936**, 262. — Hoffman and McNeil: Nitrogen requirement of normal men on a diet of protein hydrolysate enriched with the limiting essential amino acids. J. Nutrit. **44**, 123 (1951). — Hofstatter, Ackermann and Kountz: The plasma levels of 9 free amino acids in old men and women. J. Labor. a. Clin. Med. **36**, 259 (1950). — Hogan, Guerrant and Ritchie: J. of Biol. Chem. **115**, 659 (1936). — Horn, Farkas u. Adler-Rohny: Eiweißverabreichung und Kohlenhydratstoffwechsel. Schweiz. med. Wschr. **1949**, 386. — Hove and Hardin: Effect of vitamins E, B_{12} and folacin on CCl_4-toxicity and protein utilization in rats. Proc. soc. Exper. Biol. a. Med. **77**, 502 (1951). — Hunscher, Hammill, Erichson and Macey: J. Nutrit. **10**, 579 (1935).

Javal: C. r. Soc. Biol. Paris **53**, 551 (1901). — Jeghers: Nutrition. New England J. Med. **224**, 687 (1941). — Jezler: Eiweißkost beim Sport. Gastroenterologia (Basel) **65**, 244 (1940). — Johnson, Deuel jr., Morehouse and Mehl: J. Nutrit. **33**, 371 (1947). — Jones, Caldwell and Widness: J. Nutrit. **35**, 639 (1948). — Jung: Nutritive Prophylaxe. Ärztl. Mh. **1945**. — Junkersdorf: Pflügers Arch. **186**, 238, 254, 269 (1921); **192**, 305 (1921); **211**, 414, 612 (1926); **216**, 549 (1927).

Kamin and Handler: Effect of infusion of single amino acids upon excretion of other amino acids. Amer. J. Physiol. **164**, 654 (1951). — Kapfhammer: Physiologisch-chemische Untersuchungen am Eiweiß des Fadenpilzes Fusarium. Ernährung **9**, 29 (1944). — Kaunitz u. Selzer: Über den Gehalt der Leber und des Muskels der Ratte an Fettsäuren, Glykogen und Mineralstoffen bei kochsalzreicher Fleischkost und vegetarischer Ernährung. Z. exper. Med. **101**, 111 (1937). — Kergl: Beitrag zur Frage der medikamentösen Steigerung der Intelligenz. Med. Mschr. **1952**, 791. — Knoop: Auf- und Abbau der Aminosäuren im Tierkörper. Angew. Chem. **60**, 33 (1948). — Kötschau: Zum Eiweißbedarf der Schwangeren. Hippokrates **1942**, 379. — Kraut: Die Ernährung des Arbeiters. Z. Volksernähr. **10**, H. 6 (1935). — Kraut u. Bramsel: Der Kohlenhydrat- und Fettverbrauch des deutschen Volkes im Jahre 1927/28, berechnet auf Grund von Erhebungen von Wirtschaftsberechnungen in 2000 Haushaltungen. Arb.physiol. **12**, 238 (1942). — Kraut u. Lehmann: Der Eiweißbedarf des Schwerarbeiters. I. Physiologisches und funktionelles Eiweißminimum. Biochem. Z. **319**, 228 (1948). — Kraut, Lehmann u. Szakall: Der Eiweißbedarf des Schwerarbeiters.

III. Der Einfluß von reinem Eiweiß und von Extraktivstoffen auf die Leistungsfähigkeit. Biochem. Z. **320**, 99 (1949). — KRAUT, MÜLLER-WECKER, SPITZER u. ZIMMERMANN: Leistung und Leistungsfähigkeit bei mittlerem und niedrigem Anteil an tierischem Eiweiß in der Nahrung. Arbeitsphysiologie **14**, 413 (1951). — KRAYBILL: In SAHYUN, Protein and amino acids in nutrition, S. 205. New York 1948. — KROGH and KROGH: A study of the diet and metabolism of eskimos. Kopenhagen 1913. — KÜHNAU: Eiweißmangel als Ernährungsproblem. Ärztl. Wschr. **1946**, 161. — Die biologische Bedeutung des Nahrungseiweißes. Synopsis **1**, 51 (1948). — KUIKEN and LYMAN: J. Nutrit. **36**, 359 (1948). — J. of Biol. Chem. **177**, 29 (1949).

LANDERGREN: Skand. Arch. Physiol. (Lpz.) **14**, 112 (1903). — LANG: Der Einfluß der Höhe der Eiweißzufuhr auf die Aktivität von Oxydationsfermenten in den Organen. Klin. Wschr. **1947**, 868. — In LANG u. RANKE: Stoffwechsel und Ernährung, S. 115. Berlin-Göttingen-Heidelberg 1950. — LANG: Wertverminderung von Eiweiß durch Erhitzen und Konservieren. Gegenwartsprobleme der Ernährungsforschung, S. 102. Basel-Stuttgart: 1953. — LAUTER: Dtsch. Arch. klin. Med. **139**, 46 (1922). — LEHMANN u. MICHAELIS: Der Eiweißbedarf des Schwerarbeiters. II. Messungen der Leistungsfähigkeit an Arbeitergruppen. Biochem. Z. **319**, 247 (1949). — LEHNARTZ: Einführung in die chemische Physiologie, 10. Aufl. Berlin-Göttingen-Heidelberg 1952. — LEHRER, WOODS and BEESON: The value of meat and peas, alone or in combination as a source of protein for growth. J. Nutrit. **33**, 469 (1947). — LEVERTON, GRAM and CHALOUPKA: Effect of the time factor and caloric level on nitrogen utilization of young women. J. Nutrit. **44**, 537 (1951). — LEVERTON and McMILLAN: Meat for pregnant women. J. Amer. Med. Assoc. **130**, 134 (1946). — LIEB: J. Amer. Med. Assoc. **87**, 25 (1926). — Amer. J. Digest. Dis. a. Nutrit. **2**, 473 (1935). — LINTZEL: Über den Nährwert des Eiweißes der Speisepilze. Biochem. Z. **308**, 413 (1941). — LLOYD and SHORE: Chemistry of the Proteins, 2. Aufl. London 1938.

MADDEN and WHIPPLE: Physiologic. Rev. **20**, 194 (1940). — MARX: J. Comp. Psychol. **41**, 89 (1948). — McCLELLAN: Klin. Wschr. **1930**, 931. — McCOLLUM and HOAGLAND: J. of Biol. Chem. **16**, 298, 317, 321 (1913). — McCOLLUM and SIMMONDS: The newer knowledge of nutrition, 4. Aufl. New York: Macmillan & Co. 1929. — McCOLLUM, SIMMONDS and PARSONS: J. of Biol. Chem. **37**, 155 (1919); **47**, 111, 139, 175, 207, 235 (1921). — MENDEL: Erg. Physiol. **11**, 418 (1911). — MEYER-BRUNOT, WICKE u. WALLACH: Beitrag zum Ernährungsproblem in Notzeiten. II. Mitt. Über die Bedeutung der Fettsubstanzen in der Nahrung und den Einfluß intakter Zellen auf die Ausnutzbarkeit von Sojafett. Dtsch. Arch. klin. Med. **194**, 707 (1949). — MEZINESKU: Biochem. Z. **313**, 89 (1942). — MILLER and KEITH: J. Nutrit. **21**, 419 (1941). — MILNE: Sci. Agric. **12**, 604 (1932). — MITCHELL: J. of Home Econ. **19**, 126 (1927). — MITCHELL and BLOCK: J. of Biol. Chem. **163**, 599 (1946). — MITCHELL and CARMAN: J. of Biol. Chem. **68**, 165 (1926). — MITCHELL and HAMILTON: Biochemistry of amino acids. New York 1929. — J. Nutrit. **31**, 377 (1946). — J. of Biol. Chem. **179**, 345 (1949). — MITRA and VERMA: Indian J. Med. Res. **35**, 23 (1947). — MOURIQUAND: Klinik der Hypo- und Avitaminosen. Vitamintherapie. Handbuch der Therapie, Bd. I, S. 189. Bern 1948. — MÜLLER, O.: Die feinsten Blutgefäße. Stuttgart 1937. — MUELLER and COX: J. Nutrit. **34**, 285 (1947). — MURSCHHAUSER: Z. Volksernähr. **1927**, 129.

NASSET and TULLY: Urinary excretion of essential amino acids by human subjects fed diets containing proteins of different biological value. J. Nutrit. **44**, 477 (1951). — NEWBURGH: The production of BRIGHT's disease by feeding high protein diets. Arch. Int. Med. **24**, 359 (1919). — NOORDEN, v.: Alte und neuzeitliche Ernährungsfragen. Berlin 1931. — NOTHDURFT: Über Ernährung und motorische Aktivität. II. Mitt. Über eine spezifisch-motorische Wirkung der Nahrung. Pflügers Arch. **242**, 700 (1939). — NOTHDURFT u. EISSENBEISSER: Pflügers Arch. **248**, 41 (1944). — NOTHDURFT u. FASSBENDER: Über Ernährung und motorische Aktivität. Pflügers Arch. **250**, 474 (1948).

OLDFELDT: Experimental glutamic acid treatment in mentally retarded children. J. of Pediatr. **40**, 316 (1952). — OSBORNE and MENDEL: J. of Biol. Chem. **20**, 351 (1915); **26**, 1 (1916); **41**, 275 (1920); **45**, 145 (1920); **69**, 661 (1926). — OSBORNE, MENDEL and FERRY: J. of Biol. Chem. **37**, 223 (1919). — OSBORNE, PARK and WINTERNITZ: J. of Biol, Chem. **71**, 317 (1927).

PALLADIN: Pflügers Arch. **204**, 150 (1924). — PFAU: Zur Physiologie der Aminosäuren und über die therapeutische Verwendung von Aminosäuregemische. Med. Klin. **1946**, 249. — PFLÜGER: Pflügers Arch. **50**, 98 (1891). — POLVOGT, McCOLLUM and SIMMONDS: Bull. Hopkins Hosp. **34**, 168 (1923). — POMMERENKE, SLAVIN, KARIBER and WHIPPLE: J. exper. Med. **61**, 247, 261 (1935). — POYNER-WALL and FINCH: Protein requirements of infants. 4. Serum protein concentrations in normal full-term infants. Arch. Dis. Childh. **25**, 129 (1950). — PRICE, WAELSCH and PUTNAM: J. Amer. Med. Assoc. **122**, 1153 (1943). — PUTNAM: The effect of the glutamic acid upon the mental and physical growth of mongols. Amer. J. Psychiatr. **105**, 659 (1949).

RAAB u. FRIEDMANN: Klin. Wschr. **1936**, 1159. — RASMUSSEN: Die große Schlittenreise. Essen 1946. — RAUSCH: Aktuelle Eiweiß- und Aminosäurenprobleme. Fortschr. Med. **70**, H. 23/24 (1952). — RAUSCH u. SCHWÖBEL: Aminosäuregemische und geistige Funktion. Klin. Wschr. **1949**, 30. — READER and DRUMMOND: J. of Physiol. **59**, 472 (1925). — RIESEN, SCHWEIGERT and ELVEHJEM: The effect of the level of casein, cystine and methionine intake on riboflavin retention and protein utilization by the rat. Arch. of Biochem. **10**, 387 (1946). — RIETSCHEL u. SCHICK: Klin. Wschr. **1939**, 1285. — ROCHE: Bull. Soc. Chim. Biol. Paris **15**, 1290 (1933); **16**, 257, 270 (1934). — ROMINGER u. ECKSTEIN: Physiologie und Pathologie der Ernährungs- und Verdauungsvorgänge im frühen Kindesalter. Handbuch der normalen und pathologischen Physiologie, Bd. III. Berlin 1927. — ROSE: Nutritive significance of amino acids. Physiologic. Rev. **18**, 109 (1938). — Amino acid requi rements of man. Federat. Proc. **8**, 546 (1949). — ROSE, HAINES and WARNER: The amino acid requirements of man. III. The rôle of isoleucine; additional evidence concerning histidine. J. of Biol. Chem. **193**, 605 (1951). — ROSE, WARNER and HAINES: The amino acid requirements of man. IV. The rôle of leucine and phenylalanine. J. of Biol. Chem. **193**, 613 (1951). — RÖSE: Schweiz. med. Wschr. **1931**, 537. — Z. exper. Med. **94**, 579 (1934). — RÖSE u. BERG: Münch. med. Wschr. **1918**, 1011. — Z. exper. Med. **96**, 793 (1935). — ROSEMANN: Physikalische Eigenschaften und chemische Zusammensetzung der Verdauungssäfte. Handbuch der normalen und pathologischen Physiologie, Bd. III. Berlin 1927. — RUBNER: Die Gesetze des Energieverbrauchs bei der Ernährung. Leipzig u. Wien 1902. — Die Welternährung in Vergangenheit, Gegenwart und Zukunft. Sitzgsber. preuß. Akad. Wiss., Physik.-math. Kl. **15** (1928). — RUDOLPH: Biochemie des Aminosäure-Stoffwechsels. Bern 1950.

SACHAR, HORWITZ and ELMAN: J. exper. Med. **75**, 453 (1942). — SAHYUN: Proteins and amino acids in nutrition. New York 1948. — SAILE: Der Einfluß der fleischlosen Ernährung auf den Blutdruck. Inaug.-Diss. Tübingen 1929. — SALMON and COPELAND: Brit. J. Path. **28**, 134 (1948). — SCHENCK: Arch. exper. Path. u. Pharmakol. **150**, 160 (1930); **170**, 151 (1933); **173**, 260, 267, 278 (1933). — Über die Beteiligung des Eiweiß an den Lebensvorgängen. Erg. inn. Med. **46**, 269 (1934). — Z. physiol. Chem. **240**, 232 (1936). — 10. Taggber. Arb. gem. Ernähr. Wehrmacht 1944. — SCHENK: Bericht über die Verpflegung der im „Olympischen Dorf" untergebrachten Teilnehmer an den XI. Olympischen Spielen 1936 zu Berlin. Ernährung **2**, 1 (1937). — SCHENK, P.: Die Verpflegung von 4700 Wettkämpfern aus 42 Nationen im olympischen Dorf während der XI. Olympiade 1936 zu Berlin. Münch. med. Wschr. **1936**, 1535. — SCHEUNERT: Die Kost in bäuerlichen Haushaltungen. Beih. Z. Ernähr. **1932**. — SCHMIDT: Chemistry of the amino acids and proteins, 2. Aufl. Springfield 1944. — SCHÖNHOLZER: Beitr. path. Anat. **97**, 526 (1926). — SCHOORL: Natriumgebrek bij ratten. Diss. Wageningen 1934. — SCHROEDER, CAHILL and SMITH: Biologic values of soy proteins. J. Amer. Med. Assoc. **127**, 279 (1945). — SCHURR, THOMPSON, HENDERSON and ELVEHJEM: J. of Biol. Chem. **182**, 29, 39 (1950). — SHEFFNER, KIRSNER and PALMER: Amino acid excretion in patients with gastrointestinal disease during ingestion of various protein supplements. Gastroenterology **16**, 757 (1950). — SHERMAN and CAMPBELL: J. of Biol. Chem. **60**, 5 (1924). — J. Nutrit. **14**, 609 (1937). — SHERMAN and GETTLER: J. of Biol. Chem. **11**, 323 (1912). — SHERMAN and PEARSON: Proc. Nat. Acad. Sci. U.S.A. **33**, 265, 312 (1947). — SILBER, HOWE, PORTER and MUSHETT: J. Nutrit. **37**, 429 (1949). — SILBERBERG and SILBERBERG: Skeletal growth and development in mice fed a high protein diet. Arch. of Path. **48**, 331 (1949). — SILWER: Studien über die N-Ausscheidung im Harn bei Einschränkung des Kohlehydratgehaltes der Nahrung ohne wesentliche Veränderung des Energiegehaltes derselben unter besonderer Berücksichtigung der Säure-Basen-Verhältnisse. Acta med. scand. (Stockh.) Suppl. **79** (1937). — SLACK: Brit. J. Nutrit. **2**, 205, 214 (1948). — SLONAKER: The effect of different percentages of protein in the diet of six generations of rats. Stanford Univ. Publ., Ser., Biol. Sci. **6**, No 4 (1939). — SMITH: J. of Biol. Chem. **58**, 15 (1925). — STEELE and DE BOVIT: Leucine and histidine tolerance in the human. J. Nutrit. **45**, 235 (1951). — STEENBOCK, NELSON and HART: J. of Biol. Chem. **19**, 399 (1914). — STEFANSSON: J. Amer. Med. Assoc. **71**, 1715 (1918). — Adventures in diet. Harpers Mag. **1935/36**. — STELLAR and McELROY: Science (Lancaster, Pa.) **108**, 281 (1948). — STRAUB: Z. Biol. **37**, 527 (1899). — SÜSSKIND: Arch. Verdgskrkh. **44**, 371 (1928); **52**, 74 (1932); **54**, 197 (1933). — Z. exper. Med. **67**, 592 (1929); **72**, 119 (1930). — SWANSON: Influence of non-protein calories on protein metabolism. Federat. Proc. **10**, 660 (1951). — SWANSON and CLARK: The metabolism of protein and amino acids. Annual Rev. Biochem. **19**, 235 (1950).

TARVER: Metabolism of amino acids and proteins. Annual Rev. Biochem. **21**, 301 (1952). — TERROINE: Biochem. Z. **293**, 435 (1937). — TERROINE et CHAMPAGNE: C. r. Soc. Biol. Paris **194**, 203 (1932). — Bull. Soc. Chim. biol. Paris **15**, 2 (1933). — TERROINE, MAHLER et MENDLER: Arch. internat. Physiol. **28**, 101 (1927). — TERRVINE et REICHERT: C. r. Soc. Biol. Paris **189**, 1019 (1929). — Arch. internat. Physiol. **32**, 337, 374 (1930). — TERROINE et SORG-MATTER: Arch. internat. Physiol. **29**, 121 (1927). — THANNHAUSER: Stoffwechsel und Stoffwechselkrankheiten. München 1929. — THOMAS: Arch. Physiol. 25, 219 (1909). — J. Amer. Med. Assoc. 38, 1559 (1927). — THOMPSON, SCHURR, HENDERSON and ELVEHJEM: J. of Biol. Chem. 182, 47 (1950). — TIGERSTEDT: Physiologie des Stoffwechsels. In NAGELS Handbuch der Physiologie des Menschen, Bd. 1, S. 331. Braunschweig 1909. — TOLSTOI: J. of Biol. Chem. 83, 753 (1929). — TOMPKINS: J. internat. Coll. Surg. 4, 147 (1941). — TORDA and WOLFF: Effect of amino acids on neuromuscular function. J. Labor. a. Clin. Med. 36, 866 (1950). — TOSCANI and WHEDON: Nitrogen loss in feces. The variability of excretion in normal subjects on constant dietary intakes. J. Nutrit. 45, 119 (1951). — TRÉMOLIÈRES: Contribution des enquétes sociologiques sur l'alimentation à l'étude du comportement alimentaire de l'homme. Gegenwartsprobleme der Ernährungsforschung, S. 13. Basel-Stuttgart: 1953. — TSCHAKERT: Beitrag über Erfahrungen mit Glutaminsäuremedikation bei schwachsinnigen Kindern. Die Medizinische 1953, 781.

VILLINGER: Med. Welt 1951. — VOIT: Z. Biol. 3, 1 (1867). — Physiologie des allgemeinen Stoffwechsels und der Ernährung. In HERMANNS Handbuch der Physiologie, Bd. VI/1. Leipzig 1881. — VOIT u. PETTENKOFER: Z. Biol. 7, 433 (1871).

WAELSCH and PRICE: Arch. of Neur. 51, 393 (1944). — WAIFE, WOHL and REINHOLD: Protein metabolism in chronic illness. Effect of protein supplementation on nitrogen balance, hemoglobin, serum proteins, and weight in mal nourished and the effect of the nutritional status on nitrogen storage. J. Labor. a. Clin. Med. 36, 604 (1950). — WALDENSTRÖM: Der Eiweißstoffwechsel und seine Probleme für die Therapie. Verh. dtsch. Ges. inn. Med. 55, 206 (1949). — WALDSCHMIDT u. LEITZ: Chemie der Eiweißkörper. Stuttgart 1950. — WALLRAFF, BRODIE and BORDEN: Urinary excretion of amino acids in pregnancy. J. Clin. Invest. 29, 1542 (1950). — WANG, LAPI and HEGSTEDT: J. Labor. a. Clin. Med. 33, 462 (1948). — WEBER: Arch. Kinderheilk. 97, 160 (1932). — WEECH and GOETTSCH: Bull. Hopkins Hosp. 63, 181 (1938); 64, 425 (1939). — WENDT, v.: In Handbuch der Biochemie, Bd. VIII, S. 183. Jena 1925. — WENK: Über den Eiweißbedarf bei der Sporternährung. Schweiz. med. Wschr. 1940 I, 302. — WHITE: In SAHYUN, Proteins and amino acids in nutrition, S. 236. 1948. — WIEBEL: Ernährung und Leistungssport. Leipzig 1941. — WIELAND: Biologischer Auf-, Um- und Abbau der Aminosäuren. Verh. dtsch. Ges. inn. Med. 1949, 175. — WISHART: J. of Physiol. 82, 189 (1934). — WISS: Helvet. chim. Acta 31, 2148 (1948); 32, 153, 527, 1341, 1344 (1949). — WOERMANN: Europäische Nahrungswirtschaft. Nova Acta Leopold. 14, Nr 99 (1944). — WOOLLEY: Science (Lancaster, Pa.) 92, 384 (1940). — J. Nutrit. 28, 305 (1941). — J. of Exper. Med. 73, 487 (1941); 75, 277 (1942). — J. of Biol. Chem. 139, 29 (1941); 159, 753 (1943); 162, 383 (1946).

YOUNG, BISHOP, HICKMAN and WILLIAMS: Protein requirements of infants. 2. Marasmus. Arch. Dis. Childh. 24, 250 (1949).

ZELLER: Arch. Physiol. 1914, 213. — ZIEGELMAYER: Die Kost des Schwerarbeiters. Z. Volksernähr. 12, H. 14 (1937). — ZIMMERMANN and BURGEMEISTER: N. Y. State J. Med. 50, 693 (1950). — ZIMMERMANN, BURGEMEISTER and PUTNAM: Arch. of Neur. 56, 489 (1946). — Psychosomatic. Med. 9, 175 (1947). — Amer. J. Psychiatr. 104, 593 (1948). — The effect of glutamic acid upon the mental and physical growth of mongols. Amer. J. Psychiatry 105, 661 (1949). — ZIMMERMANN and ROSS: Arch. of Neur. 51, 446 (1944). — ZINNITZ u. KUHR: Med. Mschr. 1952, 181.

B VI. c) Die Hungerkrankheit (Dystrophie).

ABDERHALDEN u. WERTHEIMER: Pflügers Arch. 203, 439 (1924); 205, 547 (1924); 206, 451 (1924); 213, 328 (1926); 216, 697 (1927). — ABELIN u. KÜRSTEINER: Über den Einfluß der Schilddrüsensubstanzen auf den Fettstoffwechsel. Biochem. Z. 198, 19 (1928). — ABRAMI et MARCHE: Un cas de coma hypoglycémique spontané par denutrition. Rôle de l'hypophyse. Sémaine Hôp. 1943, 104. — AIGINGER u. NEUMAYER: Über ungewöhnliche neurologische Zustandsbilder und Verlaufsformen infolge der Hungerperiode 1945/46. Arch. of Psychiatr. u. Z. Neur. 186, 483 (1951). — ALBANESE: Advances in protein chemistry, Bd. III/2. New York 1947. — ALBANESE, DAVIS and LEIN: The utilization of D-aminoacids by man. III. Tryptophan and acetyltryptophan. J. of Biol. Chem. 172, 39 (1948). — ALBERS: Die Verwertbarkeit von Aminosäuren bei alimentär bedingtem Ödem. Z. inn. Med. 1947, 327. — ALBRIGHT, PARSONS and BLOOMBERG: J. Clin. Endocrin. 1, 375 (1941). — ALLU: Berl. klin. Wschr. 1901. — ALTEGOER: Zur Morphologie und Genese des akuten Hirnödems bei ernährungsgestörten Säuglingen. Beitr. path. Anat. 112, 205 (1952). — ALWENS: Knochenerkrankungen in ihren Beziehungen zum Kalkstoffwechsel, zur inneren Sekretion und zu den Vitaminen. Verh. Ges. Verdsgkrkh. 1931, 170, 198. — ALTMAN: Clin. Proc. 7, 32 (1948). — ANDERSON and ALTMANN: The electrophoretic serum-protein pattern in malignant malnutrition. Lancet 1951 I, 203. — ANTONOV: Children born during the siege of Leningrad 1942. J. of Pediatr. 30, 250 (1947). — APFELBAUM: Maladie de famine. Recherches cliniques sur la famine exécutées dans le Ghetto de Varsovic en 1942. Amer. Joint

Distribution Committee, Warsaw 1946. — ARIAS VALLEJO: Sur le traitement des oedèmes par déséquilibre alimentaire par la suralimentation lactée. Bull. Soc. méd. Hôp. Paris, III. s. 58, 203 (1942). — ARZT: Wien. klin. Wschr. 1947, 569. — ASCHKENASY et PARIENTE: Suppléance de la méthionine à l'égard de la vitamine B₁₂ dans la réfection pondérale de l'inanition protéique. Supériorité des extraits antipernicieux sur la vitamine B₁₂ dans la préparation de l'erythropoïèse. C. r. Acad. Sci. Paris **230**, 2339 (1950).
BACHET: Bull méd. **59**, 145. — BACHEL et MARCHE: La tuberculose pulmon. des dénutris oedémateux. Fréquence des épanchements pleuraux séro-fibrineux associés. Bull. Soc. méd. Hôp. Paris **1943**, 83. — BACKHAUS u. FRETWURST: Unveröffentlichte Untersuchungen. Zit. nach BANSI 1949. — BAIRD: The influence of social and economic factors on stillbirths and neonatal deaths. J. Obstetr. **52**, 217 (1945). — BALDERMANN: Münch. med. Wschr. **1951**, 2186. — BALFOUR: Supplementary feeding in pregnancy. Lancet **1944 I**, 208. — BANIECKI: Zit. nach BERTRAM, Über Ernährungsschäden vom Standpunkt der zentralen Regulationen. Dtsch. med. Wschr. **1948**, 36, 68. — BANNES: Die fettlöslichen Vitamine A, D und E. Med. Klin. **1946**, 401. — BANNING: Brit. Med. J. **1947**, 539. — BANSI: Die Ödemkrankheit. Med. Klin. **1946**, 273. — Zur Klinik und Pathogenese der Mangelödeme. Ärztl. Wschr. **1946**, 261. — Die Mangelfettsucht (lipophile Form der Dystrophie). Med. Klin. **1947**, 397. — Dtsch. med. Wschr. **1948**, 548. — Gewebseiweißabbau als Grundlage der lipophilen Dystrophie. Dtsch. med. Wschr. **1948**, 574. — Der Hungerödem und andere alimentäre Mangelerkrankungen. Stuttgart 1949. — Somatische Spät- und Dauerschäden nach Dystrophien. Dtsch. med. Wschr. **1953**, 1318. — Zusammenhang zwischen Dystrophie und myeloischer Leukämie. Med. Klinik **1953**, 690. — BANSI u. FUHRMANN: Der Eiweißstoffwechsel bei Mangelernährung und im Wiederaufbau. I. Das Verhalten des Stickstoffs im Eiweißumsatz. Klin. Wschr. **1948**, 326. — Der Eiweißstoffwechsel bei Mangelernährung und im Wiederaufbau. II. Das Verhalten des Schwefels im Eiweißumsatz. Klin. Wschr. **1948**, 358. — BARTELHEIMER: Klinisches Bild, Entstehung und heutige Bedeutung der universellen calcipriven Osteopathien. Klin. Wschr. **1949**, 521. — Pellagra- und Ariboflavinose-Erscheinungen besonders bei der Dystrophie. Z. klin. Med. **146**, 480 (1950). — Formen und Entstehungsbedingungen der Entkalkungsosteopathien. Ärztl. Wschr. **1951**, 606. — Modifications du squelette d'origine endocrinienne, alimentaire et rénale. Presse méd. **1953**, 826. — BASTÉNIE: Brit. Med. J. **1945**, 351. — Diseases of thyroid gland in occupied Belgium. Lancet **1947 I**, 789. — BAUMANN: The thyroid and specific dynamic action. Preliminary report Proc. Soc. Exper. Biol. a. Med. **21**, 447 (1924). — BAUMANN and HUNT: On the relation of thyroid secretion to specific dynamic action. J. of Biol. Chem. **64**, 709 (1925). — BEATTIE: Metabolic disturbances after injury. Brit. Med. J. **1947**, 813. — BEATTIE and HERBERT: The estimation of metabolic rate in the starvation state. Brit. J. Nutrit. **1**, 185 (1948). — BECK u. JOHANNESMEIER: Über den Blutalkoholspiegel bei lipophiler Dystrophie. Dtsch. med. Wschr. **1950**, 256. — BEECK, i. d.: Nervenarzt **1948**, 136. — Psychische und charakterliche Veränderungen bei Hungerzuständen. (Beobachtungen in Gefangenschaft 1945/46 und Heimat 1947/48). Hippokrates **20**, 44 (1949). — BELL and O'NEILL: Canad. Med. Assoc. J. **56**, 475 (1947). — BENDITT, WISSLER, WOOLRIDGE, ROWLEY and STEFFEE: Loss of body protein and antibody production by rats on low protein diets. Proc. Soc. Exper. Biol. a. Med. **70**, 240 (1949). — BÉNECH: Les états de précarence dans le régime actuel de l'enfance. Rev. Méd. **59**, 37 (1942). — BERG: Klinik des Hungers und der Mangelernährung. Synopsis **1**, 77 (1948). — BERG u. BERNING: Qualitative und quantitative Ernährungsschädigungen. In HANDLOSER, Innere Wehrmedizin, S. 584. Dresden u. Leipzig 1944. — BERGFELD: Verh. dtsch. Ges. inn. Med. **1940**, 412. — BERINGER u. MALLISON: Allg. Z. Psychiatr. **124**, 100 (1949). — BERKMAN, WEIR and KEPLER: Clinical observations of starvation edema, serum protein and the effect of forced feeding in anorexia nervosa. Gastroenterology **9**, 357 (1947). — BERNING: Zur Klinik von Ödemzuständen bei Resorptionsstörungen und falscher Ernährung. Z. klin. Med. **143**, 1 (1943). — Ursachen, Wesen und Behandlung der sogenannten Ödemkrankheit. Ther. Gegenw. **1944**, Nr 3/4. — Die Eiweißmangelanämie. Klin. Wschr. **1947**, 585. — Die Dystrophie. Stuttgart 1949. — Truppenärztlich Wichtiges über die Ödemkrankheit. Dtsch. Mil.arzt **7**, 733 (1942). — BERRIDGE and PRIOR: Radiological studies of the alimentary tracts of undernourished German children. Brit. J. Radiol. **25**, 145 (1952). — BERTRAM: Über Ernährungsschäden vom Standpunkt der zentralen Regulationen. Dtsch. med. Wschr. **1948**, 36, 68. — BICKEL: 2. Journée de thérapeutique clin. Skira, Genf 1945. — Considérations sur les maladies par carence protéinique. Gastroenterologia (Basel) **72**, 224 (1947). — BIELER, ECKER and SPIES: Serum proteins in hypoproteinemia due to nutritional deficiency. J. Labor. a. Clin. Med. **32**, 130 (1947). — BIERENS DE HAAN: Über den Stoffwechsel bei Lebercirrhose. Inaug.-Diss. Leiden 1896. — BINGOLD: Verh. ärztl. Verein Hamburg, Mai 1948. — BISKIND: Nutritional therapie of endocrine disturbances. In Vitamins and Homones, Bd. IV, S. 147. New York 1946. — BITTORF: Endemisches Auftreten von Spätrachitis. Berl. klin. Wschr. **1919**, 652. — BLOCK: Advances in protein chemistry, Bd. I. New York 1945. — BLOOM, METZ and TAYLOR: Amer. J. Ophthalm. **29**, 1248 (1946). — BLOOMFIELD: Individual variations in susceptibility

to dietary deficiency. J. Nutrit. **14**, 111 (1937). — BLUMENFELD, CH. M.: Weight changes in the suprarenal glands of albino rats on vitamin E deficient and fat deficient diets. Endocrinology **18**, 367 (1934). — BODEN: Dystrophie und Endokarditis. Dtsch. med. Wschr. **1953**, 348. — BOEHNCKE: Exogene Fruchtschäden. Unveröffentl. Manuskript. Hamburg 1953. — BÖHLAU: Die Abhängigkeit des Grundumsatzes von der Ernährungslage. Vergleich der Grundumsatzwerte der Jahre 1934—1950 der Leipziger Medizinischen Universitätsklinik. Dtsch. Z. Verdgs- usw. Krkh. **11**, 196 (1951). — BÖHME: Über Hungerosteomalacie. Dtsch. med. Wschr. **1919**, 1160. — BRANDT: Der akute Blähdarm infolge Fehlernährung. Med. Klin. **1947**, 539. — BRANSCHEID, HEIDRICH u. PANZRAM: Die Plasmazellen im Sternalmark bei Eiweißmangelernährung. Dtsch. Arch. klin. Med. **197**, 166 (1950). — BRASS u. SANDRITTER: Über die Zunahme fulminanter Lungenembolien seit der Währungsreform in Frankfurt a. M. Ärztl. Forsch. **4**, 662 (1950). — BRENEMAN: Endokrinol. **26**, 1091 (1940). — BRIEGER: Arch. Entw.mechan. **142**, 225 (1943). — BROCH: Serum protein and tissue protein, with special reference to conditions of protein depletion. Acta med. scand. (Stockh.) **141**, 6 (1951). — BROCK: Erhöhte Hungerresistenz der Jugendlichen? Ärztl. Wschr. **1946**, 200. — BRONISCH: Hirnatrophische Prozesse im mittleren Lebensalter und ihre psychischen Erscheinungsbilder. Stuttgart 1951. — Gehirnschädigungen nach Dystrophie und Erschöpfung. Dtsch. med. Wschr. **1953**, 89. — BROZEK, CHAPMAN and KEYS: Drastic food restriction. Effect on cardiovascular dynamics in normotensive and hypertensive conditions. J. Amer. Med. Assoc. **137**, 1569 (1948). — BROZEK, WELLS and KEYS: Medical aspects of semistarvation in Leningrad (seige 1941—1942). Amer. Rev. Sov. Med. **4**, 70 (1946). — BRÜGMANN: Die Bewegung der Tuberkulosesterblichkeit im I. und II. Weltkrieg und ihre Ursachen. Beitr. Klin. Tbk. **101**, 94 (1947). — BRUGSCH: Z. klin. Med. **58**, 518 (1906). — BRUGSCH u. SPITZNER: Über einige Formen von alimentärer Osteopathie der Erwachsenen. Dtsch. Gesundheitswesen **1947**, 115. — BRULL: Les états de carence en Belgique. Liège 1945. — Rapp. Congr. internat. chim. biol. Liège **1946**. — Congr. Soc. suisse de médecine int. Helvet. med. Acta **1947**, 571. — BRULL, BARAC, BRAKIER-ZELKOWIECZ, CLEMENS, CRISMER, DELTOMBE, DIVRY, DUBOIS, DUMONT, DUMONT-RUYTERS, LAMBRECHTS, NEUPREZ, NIZET, OP DE BEECK, PIERSOTTE et THOMAS: Les états de carence en Belgique pendant l'occupation allemande 1940—1944. Paris 1945. — BRUNS u. RUMMEL: Aminosäuren und Permeabilität. Klin. Wschr. **1949**, 399. — BUDCZINSKI u. CHELKOWSKI: Przegl. lekarski **54**, 1 (1915). Zit. nach BANSI 1949. — BÜDING: Symmetrische Hautblutungen bei Unterernährung. Ärztl. Wschr. **1946**, 342. — BÜRGER: Die Ödemkrankheit. Erg. inn. Med. **18**, 192 (1920). — Ernährungsstörungen. Ernährung als Heilfaktor. In Handbuch der inneren Medizin, Bd. VI/2, S. 655. Berlin 1944. — BÜRGER u. HABS: Klin. Wschr. **1927**, 2125. — BÜRGER u. KONJETZNY: Zbl. Chir. **1929**, 1154. — BÜRGER u. WINTERSEEL: Z. exper. Med. **66**, 463 (1929). — BÜRGER-PRINZ: Studium gen. **1951**, 227. — Gutachten vom 31. VII. 1950, in Umlauf gesetzt von der LVA. — BURGER, SANDSTEAD and DRUMMOND: Mal nutrition and starvation in western Netherlands, Sept. 1944—July 1945. The Hague 1950. — BURKE: Nutritional needs in pregnancy in relation to nutritional intakes as shown by dietary histories. Obstetr. Gynecol Survey **3**, 716 (1948). — Nutrition — its place in our prenatal care programs. The Milbank Med. Fund Quart. **23**, 1 (1945). BURKE, BEAL, KIRKWOOD and STUART: The influence of nutrition during pregnancy upon the condition of the infant al birth. J. Nutrit. **26**, 569 (1943). — BURKE and KIRKWOOD: Problems and methods in nutrition services for pregnant women. Amer. J. Publ. Health **40**, No. 8 (1950). — BURKE, STEVENSON, WORCESTER and STUART: Nutrition studies during pregnancy. V. Relation of maternal nutrition to condition of infant at birth: Studies of siblings. J. Nutrit. **38**, 453 (1949). — BURKE and STUART: Nutritional requirements during pregnancy and lactation. J. Amer. Med. Assoc. **137**, 119 (1948). — BÜTTNER: Die Achylia gastrica in den letzten Jahren. Med. Klin. **1947**, 104. — BURGET: Attempts to produce experimental thyroid hyperplasia. Amer. J. Physiol. **44**, 492 (1917). — BURN: Schweiz. med. Wschr. **1938**, 932.

CARDOZO u. EGGINK: Nederl. Tijdschr. Geneesk. **90**, 258 (1946). — CARROT et BACHER: Ann. méd. psychol. **104** (1946). — CASPARI u. MORSKOWSKI: Berl. klin. Wschr. **1913**, 1515. — CHEVALIER, ÖLNER u. VAGUS: Ref. Ber. Physiol. **132**, 624 (1943). — CLARKE: Med. J. Austral. **1946**, 162. — CLARKE and SNEDDON: Lancet **1946** I, 734. — COCHRANE: Lancet **1945**. — CORYELL, BEACH, ROBINSON, MACY and MACK: Metabolism of women during the reproductive cycle. XVII. Changes in the electrophoretic patterns of plasma proteins throughout the cycle and following delivery. J. Clin. Invest. **29**, 1955 (1950). — CORYELL, MACK, ROBINSON, WISEMAN, SCHOEB and MACY: Plasma proteins in toxemias of pregnancy. J. clin. Invest. **30**, 609 (1951). — COSTE et BEYER: Bull. Soc. méd. Hôp. Paris **23** (1945). — COSTE, GRIGAUT et HARDEL: Bull. Soc. méd. Hôp. Paris **1941**, 766. — CRAIG u. WHITE: Zit. nach v. WYSS 1951. — CRAWFORD and REID: Canad. J. Res. **25**, 53 (1947). — CRECELIUS: Beobachtungen über Entwicklung von Fettsucht bei Frauen seit dem Jahre 1945. Dtsch. Gesundheitswesen **1951**, 1470. — Zur Frage der hormonellen Dysregulation nach überstandener Dystrophie. Z. inn. Med. **7**, 13 (1952). — CRUICKSHANK: Lancet **1946** I, 369. —

CURSCHMANN: Münch. med. Wschr. 1923, 1379. — CURTIUS: Med. Klin. 1950, 321. — CUTHBERTSON: Post-shock metabolic response. Lancet 1942 I, 433. — CZERNY u. KELLER: Des Kindes Ernährung, Ernährungsstörungen und Ernährungstherapie, 2. Aufl. Leipzig u. Wien 1923—1928.

DALCHÉ: Presse méd. 1920, 80. — DALICHO u. KLOTZBÜCHER: Über Veränderungen am Kreislauf und am Magen-Darmkanal bei der Ödemkrankheit. Dtsch. med. Wschr. 1949, 72. — DAMM: Z. inn. Med. 2, 729 (1947). — DANIELS: Lancet 1946 II, 537. — Tuberculosis in post-war Europe. An international problem. Tubercle 28, 201, 222 (1947). — Tuberculosis in Europe during and after the second world war. Brit. Med. J. 1949, 1065. — DAVIES: Lancet 1948 I, 317; 1948 II, 474. — Kwashiorkor, in conference with liver injury. Trans. of th 9th conf. New York, Josiah Macy jr. foundation, 1950, S. 151. — DEAN: The treatment of kwashiorkor with milk and vegetable proteins. Brit. Med. J. 1952, 791. — DEAN and SCHWARTZ: The serum chemistry in uncomplicated kwashiorkor. Brit. J. Nutrit. 7, 131 (1953). — DEBRAY, ZARAWITCH, RANSON, JAQUEMIN, ROBERT et SIRAGA: Semaine Hôp. 1946, 863. — Deficiency diseases in japanese prison camps. Editorial. Brit. Med. J. 1951, 1269. — DEGKWITZ: Klin. Wschr. 1930, 2236. — DEKKING: Brit. J. Ophthalm. 29, 613 (1945). — Ophthalmologica (Basel) 113, 65 (1947). — DENNIG: Klin. Wschr. 1948, 62. — DENNY and BROWN: Medicine 26, 41 (1947). — DE SEZE, ORDONNEAU et GODLOWSKI: Semaine Hôp. 1946, 849. — DESTUNIS: Die Akroparästhesien. Dtsch. Gesundheitswesen 1946, 671. — Z. inn. Med. 3, 282 (1948). — DETLEFSEN: Der Nahrungsmittelileus. Z. inn. Med. 2, 466 (1947). — DIECKMANN: Über das Verhalten der Magen-Darmfermente bei Dystrophikern. Ärztl. Wschr. 1949, 555. — DIECKMANN, TURNER, MEILLER, SAVAGE, HILL, STRAUBE, POTTINGER and RYNKIEWICZ: Observations on protein intake and the health of the mother and baby. I. Clinical and laboratory findings. J. Amer. Dietet. Assoc. 27, 1046 (1951). — DIECKMANN, TURNER, MEILLER, STRAUBE and SAVAGE: Observations on protein intake and the health of the mother and baby. II. Food intake. J. Amer. Dietet. Assoc. 27, 1053 (1951). — DJACOS: Les altérations oculaires dans les oedèmes de carence. Arch. d'Opthalmol. 9, 421 (1949). — DOBBERSTEIN u. HOCK: Z. physiol. Chem. 280, 21 (1944). — DOCKHORN: Inaug.-Diss. Hamburg 1948. — DÖNHARDT: Adrenalinhyperglykämie bei Hungerödem. Klin. Wschr. 1947, 913. — DÖNHARDT u. WODSACK: Der Lipoidkomplex bei Unterernährung. Klin. Wschr. 1948, 341. — DÖRING: Dtsch. Z. Nervenheilk. 164, 1 (1950). — Verh. Nordwestdtsch. Ges. Inn. Med. 1952. — DOLS: Enseiguements de la guerre 1939 bis 1945 dans la domaine de la nutrition, S. 470. Liège u. Paris 1949. — DOLS et VAN ARCKEN: Milbank Mem. Fund. Quart. 24, 319 (1946). — DONDADY et TRÉMOLIÈRES: Persistance d'importants déficits de croissance chez les enfants d'age scolaire en 1945—1946. Presse méd. 1947, 599. — DONOVAN: Observations on the diseases to which the famine of last year gave origin. Dublin Med. Press 19, 67, 129, 275 (1948). — DOUSSINET et ROUSSEL: Syndromes ostéo-myopathiqus de carence. Clermont Ferrand 1946. — DREIZEN, CURRIE, GILLEY and SPIES: The effect of milk supplements on the growth of children with nutritive failure. II. Height and weight changes. Growth 14, 189 (1950). — DRILLER and PFEIFFER: Proc. Amer. Physiol. Soc. 1946. — DRISCH: Beitrag zur Symptomatologie und Therapie der Mangelosteopathie. Med. Klin. 1949, 176. — DROESE: Beitrag zur Frage der senilen Osteomalacie und der Hungerosteopathie. Münch. med. Wschr. 1938 II, 1199. — DROESE u. ROMINGER: Die Auswirkungen der Mangelernährung auf Körpergewicht und Körpergröße schleswig-holsteinischer Kinder in der Nachkriegszeit. Z. Kinderheilk. 67, 615 (1949). — DUMONT et LAMBRECHTS: Les vitamines A, B₁, C dans les oedèmes de carence. Rev. belge Sci. méd. 14, 21 (1942). — DUMOULIN: Nederl. Tijdschr. Geneesk. 90, 925 (1946). — DUNKER u. GARDEMANN: Das Säure-Basengleichgewicht des Blutes chronisch Unterernährter. Klin. Wschr. 1950, 412. — DUNLOP: Med. J. Australia 1946 I, 761. — DURIEU: Enseignements de la guerre 1939—1945 dans la domaine de la nutrition, S. 384. Liège u. Paris 1947.

EDAM: Beitrag zum Krankheitsbild der Akroparästhesie. Med. Klin. 1949, 20. — EDERER: Gehirnchemische Untersuchungen an atrophischen Säuglingen. Mschr. Kinderheilk. 24, 244 (1922). — EGGERS: Das Elektrokardiogramm beim Hungerödem. Klin. Wschr. 1949, 6. — EHRLICH: Presse méd. 1922, No 93. — EICHMANN: Die Mißgeburtenzunahme in Berlin und Umgebung in den Nachkriegsjahren. Inaug.-Diss. 1951. — EIGLER u. BOENNINGHAUS: Parotisschwellungen bei Dystrophikern. Ärztl. Wschr. 1948, 45. — EITNER: Untersuchungen über das Serumeiweiß bei Dysproteinämie. Z. inn. Med. 4, 149 (1949). — ELMAN: Physiologic Rev. 24, 372 (1944). — Advances in protein chemistry, Bd. III. New York 1947. — ELMAN and HEIFATZ: J. of Exper. Med. 73, 417 (1941). — ELSTE: Die Brachialgia paraesthetica nocturna als Syndrom. Med. Mschr. 3, 835 (1949). — EMMRICH: Über die makromolekulare Chemie der Serumproteine. I.—IV. Z. inn. Med. 3, 162, 165, 242, 312 (1948). VI. Z. inn. Med. 4 (1949). — ESSEN, VAN: Nederl. Tijdschr. Geneesk. 91, 3629 (1947). — ESSEN u. LANGER: Über die Lymphocyten im Blutbild Gesunder. Dtsch. med. Wschr. 1943, 565. — ESSER et DUMONT: Elektrokardiogramm bei Hungerödem. Acta biol. (belg.) 2, 246 (1942). — EWERBECK: Der latente Eiweißmangelschaden des Kindes. Z. Kinderheilk. 67, 85 (1949). —

Zur Frage der Plasmakörperregulation des Kindes beim Eiweißmangelschaden. Klin. Wschr. 1949, 102. — Zur Methodik des Nachweises von Hungerschäden im Kindesalter. Mschr. Kinderheilk. 97, 116 (1949).

Faerber: Besonderheiten in der chemischen Zusammensetzung des Säuglingsgehirns (Toxikose). Jb. Kinderheilk. 98, 307 (1922). — Falkenhausen, v.: Med. Klin. 1946, 389. — Folgen chronischer Unterernährung im klinischen Bild innerer Erkrankungen. Klin. Wschr. 1947, 318. — Falkenhausen, v. u. Gaida: Folgen chronischer Unterernährung im klinischen Bild innerer Erkrankungen. Dtsch. med. Wschr. 1947, 30, 184. — Falta: Über das Kriegsödem. Wien. klin. Wschr. 1917, 1637. — Fanconi: Über Störungen des Wasser-, Kochsalz- und Plasmaeiweißhaushalts. Schweiz. med. Wschr. 1946, 791. — Fawitzki: Arch. klin. Med. 45, 429 (1889). — Faust: Nervenarzt 1953. — Fehre u. Eschbach: Zur alimentären Osteopathie. Klinische und röntgenologische Beobachtungen. Z. inn. Med. 4, 129 (1949). — Fehrmann, Hartmann, Mertens u. Pola: Untersuchungen an Unterernährten. IV. Mitt. Über den Mangel an Verdauungsfermenten und die Bedeutung der Serumeiweiße für den Fermentschwund. Dtsch. Arch. klin. Med. 196, 627 (1950). — Feigl: Biochem. Z. 77, 189 (1916); 81, 380 (1917); 85, 365 (1918); 92 (1918). — Feist: Obturationsileus durch grobe Pflanzenkost. Ärztl. Wschr. 1947, 534. — Fernando, Ayuyao and Cruz: J. Philippine Islands Med. Assoc. 22, 93 (1946). — Fernando, Mendoza and Rajasurija: Lancet 1948, 205. — Fiessinger: Les anémies erythro-plasmatiques. Schweiz. med. Wschr. 1945, 861. — Le coma hypoglycémique de carence. Clinique et in Paris, III. s. 126, 422 (1942). — L'amaigrissemeut actuel. Bull. Acad. Méd. protides sériques et des échanges chloruro-sodiques au cours de deux oedèmes de carence. Bull. Soc. méd. Hôp. Paris, III. s. 59, 23 (1943). — Fiessinger et Gothié: L'anémie plasmatique experimentale. Sang 8, 1 (1934). — Fiessinger et Trémolières: Étude comparée des restigations. Paris 1946. — Florkin et Duchateau: Acta biol. belg. 2, 219 (1942). — Enseignements de la guerre 1939—1945 dans la domaine de la nutrition, S. 112. Liège u. Paris 1947. — Forster: Myokardschaden bei Inanition. Cardiologia (Basel) 10, 369 (1946). — Frank: Dtsch. med. Wschr. 1923, 608. — Franke: Dtsch. Arch. klin. Med. 194, 319 (1949). — Zur Prognose der lipophilen Dystrophie. Med. Klin. 1950, 913. — Fraser and Smith: Quart. J. med. 40, 297 (1941). — Fretheim: Postoperative hypoproteinemia after gastrectom. Acta chir. scand. (Stockh.) 96, Suppl., 130 (1947). French and Stare: Nutritional surveys in western Holland, Rotterdam 1945. J. Nutrit. 33, 649 (1947). — Freund: Ödemkrankheit und Grosssche Flockungsprobe. Klin. Wschr. 1948, 206. — Frey: Med. Klin. 1946, 408. — Friemann u. Magun: Ernährungsschäden des Nervensystems bei Kriegsgefangenen (unter besonderer Berücksichtigung der Sehstörungen). Graefes Arch. u. Arch. Augenheilk. 149, 437 (1949). — Fromme: Die Spätrachitis und die Kriegsosteomalacie. Erg. Chir. 15, 1 (1922). — Fromme u. Zimmermann: Über in der Kriegs- und Nachkriegszeit eingetretene Änderungen im chirurgischen Krankengut und ihre Ursachen. Ärztl. Wschr. 1946, 233. — Funk: Somato-psychologische Beobachtungen bei chronischer Fehl- und Unterernährung in der Gefangenschaft. Fortschr. Neur. 17, 229 (1949). — Psychische Störungen bei Heimkehrern. Verh. Nordwestdtsch. Neurologen u. Psychiater am 26. April 1953 in Lübeck.

Gaebler: J. of Exper. Med. 57, 349 (1933). — Gammeltoft: The significance of ketone bodies in fat metabolism. I. Conzentration of ketone bodies in the arterial and venous blood in human subjects during starvation. Acta physiol. scand. (Stockh.) 19, 270 (1949). — Gauger: Die Dystrophie als psychosomatisches Krankheitsbild. München u. Berlin 1952. — Gaupp: Zit. nach Altegoer 1952. — Gérard: Symptomatische Psychosen bei Unterernährung. Nervenarzt 1948, 469. — Gerhartz: Dtsch. med. Wschr. 1917, 514, 922. — Schilddrüsenveränderungen beim Hunger. Verh. dtsch. Ges. Path. 1950, 284, 297. — Gericke: Untersuchungen über die Mineralstoffversorgung der Berliner Bevölkerung. Ärztl. Wschr. 1947, 899. — Gernand: Einfluß der stoßweißen Fett-Eiweißzufuhr bei gleichzeitiger kalorischer Unterernährung. Klin. Wschr. 1952, 199. — Giese: Verh. path. Ges. 1944; 1948. — Klin. Wschr. 1948, 32. — Giese u. Beckmann: Serum-Tocopherol und Potenzstörungen des Mannes, insbesondere bei Heimkehrerdystrophie. Med. Welt 1951, 1172. — Gigon: Zur Kenntnis des Kohlenhydratstoffwechsels und der Insulinwirkung. Z. klin. Med. 101, 17 (1924). — Krankheiten der Speicheldrüsen. In Handbuch der inneren Medizin, Bd. III/1, S. 65. Berlin 1938. — Gilder und Hoagland: Proc. Soc. Exper. Biol. a. Med. 61, 62 (1946). — Gillman and Gillman: Arch. Int. Med. 76, 63 (1945). — Arch. of Path. 40, 239 (1945). — Lancet 1946 II, 446. — Gillmann: Beitrag zum Problem der Unterernährung aus den Erfahrungen einer ärztlichen Prüfstelle an Hand von 123 425 Fällen. Ärztl. Wschr. 1948, 120. — Die Auswertung der Unterernährung von 124 000 Unterernährten. Klin. Wschr. 1948, 382. — Über die Spätschäden nach schwerer Unterernährung. Med. Klin. 1950, 18. — Vergleichende Untersuchungen über die Blutdruckwerte und die Kreislaufregulation bei den verschiedenen Formen der Unterernährung. Dtsch. med. Rdsch. 1950, 57. — Girard, Louyon u. Verain: Blut und Hunger. Ref. Kongr. Zbl. inn. Med. 111, 616. — Giroud et Desclaux: Modification de l'hypophyse à la suite de la sous-alimentation. Presse méd. 1945, 345. — Ann. Endocrinol.

6, 107 (1945). — GIROUD, DESCLAUX et PIAT: Structure de l'hypophyse dans la carence. Presse méd. **1945**, 205. — GLASER, M.: Thyroxinversuche an weißen Mäusen. Z. Anat. **80**, 704 (1926). — GLASS: J. Amer. Med. Assoc. **1947**, 676. — GLASS, EDMUND and SOLL: Endocrinology **27**, 749 (1940). — GLATZEL: Magengeschwür als Wehrdienstbeschädigung. Ärztl. Wschr. **1952**, 1039, 1064, 1081; **1953**, Nr 9 u. Nr 24. — GLAUNER: Eiweißmangelschaden und Ekg-Veränderungen. Dtsch. med. Wschr. **1948**, 574. — GLUSMAN: Amer. J. Med. **3**, 211 (1947). — GÖBEL, HARTMANN u. MERTENS: Untersuchungen an Unterernährten. II. Mitt. Das Verhalten des Grundumsatzes. Dtsch. Arch. klin. Med. **196**, 607 (1950). — GOHAR: The effect of diet, of insulin and of thyroxine upon the adrenaline content of the suprarenal glands. J. of Physiol. **80**, 305 (1934). — GOHR, HUSSONG u. LANGENBERG: Untersuchungen über die Veränderung des Serumeiweißbildes bei den verschiedenen Verlaufsformen der Hungerkrankheit, zugleich ein Beitrag zur Schädigung der Lebensfunktion bei der Inanition. Z. inn. Med. **5**, 22 (1950). — GOLDECK: Zur Differentialdiagnose des Mangelödems im Hinblick auf die sogenannte Feldnephritis. Klin. Wschr. **1947**, 551. — GOPALAN: Indian Med. Gaz. **81**, 22 (1946). — Antidiuretic factor in the urins of patients with nutrition. oedema. Lancet **1950 I**, 304. — GOTTLIEB: U.S. Nav. Med. Bull. **46**, 663 (1946). — GOUNELLE, BACHET et MARCHE: Thérapeutique de l'oedème de dénutrition par les vitamines, le sucre, la caséine, le beurre, le lait et le soja. Déductions étiologiques. Bull. Soc. méd. Hôp. Paris, III. s. **58**, 349 (1942). — GOUNELLE, BACHET, SASSIER et MARCHE: Sur des cas groupés d' oedèmes de dénutrition. Étude étiologique, clinique et biologique. Ration alimentaire. Bull. Soc. méd. Hôp. Paris, III. s. **57**, 635 (1941). — GOUNELLE, SASSIER, MARCHE et BACHET: Données biologiques sur l'oedème de dénutrition par carence alimentaire. C. r. Soc. Biol. Paris **135**, 1289 (1941). — GOUNELLE, HUGUES, RAOUL et MARCHE: Enquête de nutrition, clinique, biologique et alimentaire sur un groupe de sujets sous-alimentés en mars 1941. Bull. Acad. Méd. Paris, III. s. **124**, 642 (1941). — Presse méd. **1943**, 558. — GOUNELLE, GERBEAUX et MANDE: Presse méd. **1942**, 212. — GOUNELLE et MARCHE: Occup. Med. **1**, 48 (1946). — Die Behandlung der Unterernährung mit Sojamehl. Schweiz. Ges. Inn. Med. 1947. — Klin. Wschr. **1948**, 352. — GOUNELLE, MARCHE et BACHET: Bull. soc. méd. Hôp. Paris **1942**, 321. — GOUNELLE, MARCHE, BACHET et DIGO: Bull. Acad. Méd. Paris **1942**, 459. — C. r. Soc. Biol. Paris **1942**, 241, 400. — Bull. Soc. méd. Hôp. Paris **1942**, 321. — GOVAERTS: Pathogénie de l'oedème de famine. In Enseignements de la guerre 1939—1945 dans la domaine de la nutrition, 23. Liège u. Paris 1947. — GOVAERTS et LEQUIME: Considérations sur la pathogénie des oedèmes de famine. Bull. Acad. Méd. Belg., VI. s. **7**, 260 (1942). — GRANDE y PERAITA: Vitaminas y sistema nervioso. Rev. clin. españ. **2**, 209 (1941). — GRANT: Deficiency diseases in japanese prison camps. Nature (London) **169**, 91 (1952). — GRASER: Die chemische Temperaturregulation bei nichtkranken Unterernährten mit Grundumsatzsenkung. Klin. Wschr. **1950**, 24. — GRAVES: Brit. Med. J. **1947 I**, 253. — GREBE: Alter der Mutter und kindliche Mißbildung. Med. Klin. **1953**, 297. — GRELLAND: Tyrotoxicosis at Ullevål hospital in years 1934—1944 with special review to frequency of the disease. Acta med. Scand. (Stockh.) **125**, 108 (1946). — GREVENSTUK, DE JONGH u. LAQUEUR: Über den Einfluß von Kohlenhydraten, Fetten und Eiweiß auf die Empfindlichkeit gegen Insulin. Biochem. Z. **163**, 357 (1925). — GRIFFITH: Condition of the heart following beriberi and malnutrition. A.M.A. Arch. Int. Med. **89**, 743 (1952). — GROS: Die Takata-Reaktion bei Eiweißmangelschäden. Med. Rdschau 1, 272 (1947). — Über das normalbuminotische Spätödem. Med. Klin. **1949**, 511. — GROSZ, DE: Retrobulbar neuritis due to malnutrition. Ophthalmologica (Basel) **118**, 764 (1949). — GSELL: Untersuchungen über Hungerödem. Helvet. med. Acta **12**, 571, 589 (1945); **14**, 608 (1947). — In HOTTINGER, GSELL, UEHLINGER, SALZMANN u. LABHART, Hungerkrankheit, Hungerödem, Hungertuberkulose. Basel 1948. — GÜLZOW: Klin. Wschr. **1947**, 205. — Plasmaeiweißkörperregulation. II. Mitt. Hunger und Hungerödem. (Tierexperimentelle Untersuchungen.) Klin. Wschr. **1947**, 518. — Plasmaeiweißkörperregulation. III. Mitt. Plasmaeiweißkörper und -mengen bei Ascitespunktionen. Klin. Wschr. **1948**, 12. — Der KH-Stoffwechsel bei Unterernährten. I. u. II. Mitt. Z. inn. Med. **2**, 91, 101 (1947). — Wirkung des Nebennierenrindenhormons auf den KH-Stoffwechsel Unterernährter. III. Mitt. Z. inn. Med. **2**, 398 (1947). — Zur Bewertung des Plasmaeiweißes bei der Dystrophie des Erwachsenen. Z. inn. Med. **2**, 417 (1947). — Zur Speicheldrüsenhypertrophie als Folge der Fehlernährung. Z. inn. Med. **3**, 470 (1948). — Nebennierenrindenhormonwirkung auf den Stoffwechsel der Erwachsenendystrophie. Med. Klin. **1948**, 457. — Nebennierenrindenhormonwirkung auf den Stoffwechsel Unterernährter. I. u. II. Mitt. Wasser- und Mineralhaushalt. Wirkung auf Kreislauf, hämopoetisches System, Energiehaushalt. Dtsch. Arch. klin. Med. **193**, 318, 465 (1948). — Hypoproteinämie und Blutzuckerregulation. Z. inn. Med. **4**, 155 (1949). — Experimentelle Hypoproteinämie und Plasmaeiweißkörperregeneration. Verh. dtsch. Ges. inn. Med. **1949**, 271. — Zur Frage Cystin und Unterernährung. Klin. Wschr. **1949**, 780. — Wiederernährung erwachsener Dystrophiker durch tierisches Eiweiß. Dtsch. Arch. klin. Med. **194**, 486 (1949). — Zur Dystrophie des Erwachsenen. Dtsch. med. Rdsch. **3**, 189 (1949). — GÜLZOW u. MÜTING: Die lipophile Dystrophie. Wiss. Z. Univ.

Greifswald, Math.-Naturwiss. Reihe Nr. 3—6, 1, 46 (1951/52). — GÜLZOW, MÜTING u. SCHLICHT: Zur Dysproteinämie Unterernährter. Aminosäureuntersuchungen des Serumeiweißes. Z. klin. Med. 145, 401 (1949). — GÜLZOW u. PICKERT: Plasmaeiweißkörperregulation. V. Akuter Blutverlust bei Fehlernährung. (Tierexperimentelle Untersuchungen.) Klin. Wschr. 1949, 50. — Plasmaeiweißkörperregulation. VI. Regeneration des Plasmaeiweiß und Stoffwechseluntersuchungen nach Plasmaentzug. Z. inn. Med. 115, 40 (1949). — Plasmaeiweißkörperregulation. VII. Plasmaeiweißregeneration nach bestimmten schädigenden Eingriffen. Z. inn. Med. 115, 52 (1949). — GÜLZOW u. SCHLICHT: Experimentelle Hypoproteinämie. Änderung der Aminosäurezusammensetzung der Serumeiweißfraktionen durch Eiweißmangelkost und Eiweißfütterung. Klin. Wschr. 1949, 585. — GÜRICH: Zeitbedingte Unzuverlässigkeit der diagnostischen Tuberkulinprobe. Ärztl. Wschr. 1948, 114. — GUGGENHEIM and BUECHLER: J. of Immun. 54, 349 (1946). — J. of Hyg. 45, 103 (1947). — GULL: Zit. nach UEHLINGER 1948. — GYÖRGY: Kwashiorkor und verwandte Formen des Eiweißmangels unter besonderer Berücksichtigung des tierischen Eiweißfaktors. Arch. Kinderheilk. 141, 186 (1951). — HAAS, DE u. POSTHUMA: Nederl. Tijdschr. Geneesk. 90, 1530 (1946). — HAEMMERLI: Speicheldrüsenhyperplasie und Erkrankung endokriner Drüsen. Dtsch. Arch. klin. Med. 132/133, 111 (1920). — HAHN: Objektive Frühsymptome der Hungerosteomalacie. Wien. klin. Wschr. 1919, 713. — Zur Kenntnis der sogenannten Spontanfrakturen bei Hungerosteopathie. Klin. Wschr. 1921. — HAJDU: Pflügers Arch. 245, 556 (1942). — HALLERVORDEN: Z. Neur. 167 (1939). — Psychiatr.-neur. Wschr. 1939, 25. — HALSE u. KERN: Das Verhalten der Akalireserve in den Jahren 1939 bis 1946. Med. Mschr. 3, 132 (1949). — HANSEN: J. Amer. Med. Assoc. 132, 855 (1946). — Münch. med. Wschr. 1951, 606. — HANSEN u. JORDAL: Über das γ-Globulin und seine klinische Anwendung. Ugeskr. Laeg. (dän.) 1949, 55. — HARROUN, SMYTH and LEVEY: Tissue protein studies in normal and undernourished males: the changes in total circulating protein after an intravenous saline infusion as an index of protein stores. J. Clin. Invest. 29, 212 (1950). — HARTMANN, FEHRMANN u. POLA: Die Bedeutung des Serumglobulins für den Schwund der Verdauungsfermente beim Eiweißmangelschaden. Klin. Wschr. 1948, 215. — HARTMANN, MERTENS u. POLA: Untersuchungen an Unterernährten. III. Mitt. Vergleich der Serumeiweißveränderungen mit der Blutsenkungsgeschwindigkeit, der Takatareaktion, dem WELTMANNschen Koagulationsband und der Kadmiumsulfatreaktion. Dtsch. Arch. klin. Med. 196, 616 (1950). — HASSENSTEIN: Studium gen. 3, 5 (1950). — HAZELTON: J. Army Med. Corps 86, 171 (1946). — HEDON: Enseignements de la guerre 1939—1945 dans la domaine de la nutrition, S. 219. Liège u. Paris 1947. — HEFNER u. WUNNENBERG: Körperschäden ehemaliger Rußlandheimkehrer. Dtsch. med. Wschr. 1952, 1539. — HEILMANN: Beitrag zur pathologischen Anatomie der Hungerzustände. Dtsch. Gesundheitswesen 1946, 698. — HEILMEYER: Hungerschäden. Med. Klin. 1946, 241. — HEINSIUS: Die Beteiligung des Augenhintergrundes bei Mangelernährung. Dtsch. med. Wschr. 1950, 419. — HELLER and DICKER: Some real effects of experim. dietary deficiences. Proc. Roy. Soc. Med. 40, 351 (1947). — HELLNER: Skeleterkrankung und Mineralstoffwechselstörung. Dtsch. med. Wschr. 1947, 213. — HELWEG-LARSEN, HOFFMEYER, KIELER, HESS THAYSEN, HESS THAYSEN, THYGESEN and WULFF: Famine disease in german concentration camps, complications and sequels. Acta med. skand. (Stockh.) Suppl. 274 (1952). — HENCKEL: Die Mangelanämien der Nachkriegszeit. Dtsch. Z. Verdgs- usw. Krkh. 10, 142 (1950). — HENSHEL, MICKELSEN, TAYLOR and KEYS: Plasma volume and thiocyanate space in famine edema and recovery. Amer. J. Physiol. 150, 170 (1947). — HERKEN: Untersuchungen an Serumproteinen bei Eiweißmangelernährung. Ärztl. Wschr. 1949, 257, 297. — Über den Nachweis von Strukturveränderungen des Serumalbumins mit Hypochlorit. Verh. dtsch. Ges. inn. Med. 1949, 295. — HERKEN u. REMMER: Über die Veränderungen der Serumeiweißkörper bei Ödemkranken. Dtsch. Gesundheitswesen 1946, 683. — Über die Bedeutung des Nahrungseiweißes für die Synthese der Serumproteine. Ärztl. Wschr. 1946, 289. — Beitrag zur Pathogenese des Eiweißmangelödems. Klin. Wschr. 1947, 469. — Untersuchungen über das neugebildete Serum-Albumin bei Ödemkranken. Klin. Wschr. 1947, 211. — HERKEN u. SCHLUNK: Über den Nachweis von Strukturveränderungen der Serumproteine mit Hypochlorit. Arch. exper. Path. u. Pharmakol. 206, 302 (1949). — HERRLICH: Kachexie und Ödemzustände bei Ruhr. Med. Klin. 1947, 403. — HERRNRING: Die Eiweißwerte im Serum bei Hungerschaden. Klin. Wschr. 1948, 296. — HERRNRING u. BORELLI: Über den Aminosäuregehalt im Blutserum unter besonderer Berücksichtigung des Eiweißmangelzustandes. Klin. Wschr. 1948, 420. — HEUPKE, DIENST u. SCHLARB: Münch. med. Wschr. 1940, 143. — HEYMER: Ärztl. Wschr. 1947, 634. — HEYNEMANN: Die Nachkriegsamenorrhoe. Klin. Wschr. 1948, 129. — HIBBS: Ann. Int. Med. 25, 270 (1946). — Amer. J. Med. Sci. 213, 176 (1947). — HIGGINSON, GILLANDERS and MURRAY: Heart 14, 213 (1952). — HILL: Liver disease in Jamaican children, in conference on liver injury. Trans. of the 10. conf., New York, Josiah Macy jr. foundation 1951, S2. 63. — HILLER: Klinische Beobachtungen über das Auftreten malacischer Osteopathien. Med. Mschr. 3, 348 (1949). — HIPPKE: Blutmengenbestimmungen an Dystrophiekranken. Z. klin. Med. 145, 488 (1949). —

HINGLAIS et HINGLAIS: Carence calcique et régime alimentaire. Paris 1941. — Presse méd. 1941, 694; 1942, 141. — HIRSCH: Hungerosteopathie unter dem Einfluß von Alter und Geschlecht. Münch. med. Wschr. 1920, 1087. — HIRSCHER: Z. inn. Med. 3, 664 (1948). — HOBBS and FORBES: Lancet 1946 I, 149. — HOAGLAND: Rapp. Congr. internat. chim. biol. Liège 1946. — HOCHSTETTER: Über Hungerosteomalacie. Münch. med. Wschr. 1919, 776. — HOEDEN: Evolution de la maladie ulcéreuse gastroduodénale pendant les années de guerre en Belgique. In Enseignements de la guerre 1939—1945 dans la domaine de la nutrition, 357. Liège u. Paris 1947. — HOFF: Wien. med. Wschr. 1952, 396. — HOFFMANN: Über eine gehäuft auftretende, deformierende Wirbelerkrankung und ihre Beziehungen zu Hungerosteomalacie. Wien. Arch. inn. Med. 4, 91 (1922). — HÖHLE: Alter, Mangelernährung und Schenkelhalsbruch im Spiegel der Statistik. Zbl. Chir. 77, 2299 (1952). — HOLLER: Die epidemischen Gelbsuchtskrankheiten. Berlin 1943. — HOLTZ: Biochem. Z. 315, 345 (1943). — Eiweißmangel und Hypotonie. Klin. Wschr. 1949, 338. — HORST: Beitrag zum Lipoidstoffwechsel bei chronischer Unterernährung. Klin. Wschr. 1950, 184. — HORNBOSTEL: Die Häufigkeitszunahme des tödlichen Insulinschocks beim Diabetes mellitus in der Mangelernährungszeit. Z. klin. Med. 148, 38 (1951). — HOTTINGER: Klinische Kasuistik der Hungerkrankheit. In HOTTINGER-GSELL, UEHLINGER, SALZMANN u. LABHART: Hungerkrankheit, Hungerödem, Hungertuberkulose. Basel 1948. — HOTTINGER, GSELL, UEHLINGER, SALZMANN u. LABHART: Hungerkrankheit, Hungerödem, Hungertuberkulose. Basel 1948. — HOUWERS: Ophthalmologica (Basel) 112, 177 (1946). — HUBERT: 600 Mädchen, Pubertät in den Hungerjahren, schlechte Geburten, mehr Komplikationen. Arch. Gynäk. 173, 321 (1942). — HUNGERLAND u. BECKER: Über ein eigentümliches Verhalten der Chlorausscheidung im Harn im Verlauf des Reparationsstadiums ernährungsgestörter Säuglinge. Klin. Wschr. 1950, 169. — HUNTER: Amino acid deficiencies and tooth development. Nutrit. Abstr. a. Rev. 9, 206 (1951). — HUSEBY, BALL and VISSCHER: Cancer Res. 5, 40 (1945). — HUSSLEIN: Geburtsgewicht in Mangelzeiten. Wien. klin. Wschr. 1947, 586.

ICKERT: Der Eiweißmangelschaden. Dtsch. med. Wschr. 1946, 99. — Über die Bedeutung der Aminosäuren, insbesondere der schwefelhaltigen, für die heutige Ernährung. Med. Mschr. 1947, 189. — Dtsch. Gesundheitswesen 1947, 754. — Die Tuberkulose in der britischen Zone. Hannover 1948. — Med. Mschr. 1948, 275. — IHLENFELDT u. SCHLEINZER: Über den Verlauf der chirurgischen Tuberkulose vor und nach dem Kriege vom Gesichtspunkt der Ernährung aus gesehen. Ärztl. Wschr. 1949, 328. — INGLE: Endocrinology 37, 7 (1945). — IVERSEN: Temporary rise in frequency of thyrotoxicosis in Denmark 1941—1945. Copenhagen 1948.

JACOBS: Oculo-oro-genital syndrome: a deficiency disease. Ann. Int. Med. 35, 1049 (1951). — JAKSCH, V.: Das Hungerödem. Wien. med. Wschr. 1918, 1030. — JACKSON: Effects of acute and chronic starvation upon the relative weights of the various organs and systems of the adult albino rat. Amer. J. Anat. 18, 75 (1915). — The effects of inanition and malnutrition upon growth and structure. Philadelphia 1925. — JACOB et MOLINA: Syndrome d'insuffisance alimentaire. Concours Méd. 64, 707 (1942). — JACOBS: Gynaecomastia following serve starvation. Ann. Int. Med. 28, 792 (1948). — JANSEN: Z. physiol. Chem. 72, 158 (1911). — Die Ödemkrankheit. Leipzig 1920. — JANSSEN and LE ROUX: The electrocardiographic changes in the syndrome of malignant malnutrition. A preliminary report. S. Afric. Med. J. 1950, 762. — JENSCH: Nervenarzt 18, 476 (1947). — JOCHHEIM: Zur Frage der Fehlernährungszustände mit cerebraler Symptomatologie. Dtsch. med. Wschr. 1949, 698. — JOHNSON, DEUEL jr., MOREHOUSE and MEHL: The effect of methionine upon the urinary nitrogen in human beings at normal and low levels of protein intake. J. Labor. a. Clin. Med. 32, 322 (1947). — JOHNSTON, WOODWELL, SHELDON and NEWBURGH: The utilization of carbohydrate in human undernutrition. J. Nutrit. 17, 213 (1939). — JONES, FOSTER, HENLE and ALEXANDER: Arch. of Biochem. 11, 481 (1946). — JONXIS: Nutrit. Abstr. a. Rev. 4, 97 (1946). — JORDAL: Über γ-Globuline in der Masernprophylaxe. Ugeskr. Laeg. (dän.) 1949, 59. — JORES: Beobachtungen über Eiweißmangelschäden in einer geschlossenen Anstalt nebst Bemerkungen zur Therapie. Dtsch. med. Wschr. 1948, 65. — Klin. Wschr. 1946/47, 97. — JOUVET: Thèse de Paris 1945. — JÜPTNER: Die Hungerosteopathien. Med. Klin. 1949, 577. — JULESZ: Schweiz. med. Wschr. 1942, Nr 20 u. 21. — JUNGMANN u. BURCHARD: Pharmazie 2, 241 (1947). — JUSTIN-BESANÇON: L'ostéopathie de famine. Bull. Soc. méd. Hôp. Paris, III. s. 58, 328 (1942).

KALK: Hunger als Ursache der Lebercirrhose. Die Cirrhose der Heimkehrer. Dtsch. med. Wschr. 1950, 225. — Über eine Spätfolge der Mangelernährung. Med. Klin. 1952, 1310. — KALLER u. RELLER: Körpergewicht und Grundumsatz bei der jetzigen Ernährungslage. Klin. Wschr. 1947, 682. — KANEWSKAJA: Z. exper. Med. 36, 63 (1923). — KANTHER: Zu dem Dicksein bei chronischer Inanition. Z. Ges. inn. Med. 1949, 632. — KARK, MOREY and PAYNTER: Re-feeding (nutritional) gynecomastia in cirrhosis of the liver. I. Clinical observations. Amer. J. Med. Sci. 222, 154 (1951). — KARS: Nederl. Tijdschr. Geneesk. 90, 1653 (1946). — KATSCH: Diabetes und Dystrophie. Med. Klin. 1949, 1205. — KATZ: J. Nerv. Dis. 103, 456 (1946). —

KAYSER-PETERSEN: Wandlungen des tuberkulösen Geschehens in der Kriegs- und Nachkriegszeit. Dtsch. med. Wschr. **1949**, 644. — KEARNEY, POND, PLASS, MADDY, ELVEHJEM and CLARK: J. Inf. Dis. **82**, 177 (1948). — KENA and WICKSTRAND: Did the recent wars affect the childrens growth in height? Ann. med. int. fenn. **36**, 526 (1947). — KENYON: Endocrinology **23**, 121 (1938). — KERCKHOFF u. STÜRMER: Über die Hungerbradykardie und ihre Beeinflussung durch Atropin. Med. Klin. **1949**, 1119. — KEYS: Caloric undernutrition and starvation with notes on protein deficiency. J. Amer. Med. Assoc. **138**, 500 (1948). — KEYS, BROZEK, HENSCHEL, MICKELSEN and TAYLOR: The biology of human starvation. Minneapolis 1950. — KEYS, TAYLOR, MICKELSON and HENSCHEL: Science (Lancaster, Pa.) **103**, 669 (1946). — KIENBÖCK: Über Osteoporose. Fortschr. Röntgenstr. **33**, 862 (1925). — KIRCHHOFF: Somatische Schäden der Frau durch Kriegs- und Nachkriegsjahre. Tagg Nord- u. Nordwestdeutscher Neurologen und Psychiater am 25. u. 26. April 1953 in Lübeck. — KLATSKIN, SALTER and HUM: Amer. J. Med. Sci. **213**, 19, 31 (1947). — KLEBANOW: Fertilitätsstörungen als Spätfolge chronischen Hungers und schwerer seelischer Traumen. Geburtsh. u. Frauenheilk. **9**, 420 (1949). — Zur Frage der kausalen Genese von angeborenen Mißbildungen. Med. Klin. **1950**, H. 38 und 39. — KLEBANOW u. HEGENAUER: Med. Klin. **1950**, 1198, 1233. — Zbl. Gynäk. **73**, 50 (1951). — KLEIN and PORTER: Intestinal m lab-sorption associated with tuberculosis of mesenterial lymph-nodes. Arch. Int. Med. **74**, 120 (1944). — KLESSE: Beitrag zum quantitativ-exogenen Tuberkuloseproblem und Wege zur Feststellung des wirklichen Tuberkuloseverlaufs im 2. Weltkrieg. Dtsch. Gesundheitswesen **1946**, 688; **1947**, 567. — KLINEFELTER, REIFENSTEIN and ALBRIGHT: J. Clin. Endocrin. **2**, 615 (1942). — KLOOS: Die Morphologie der Nebennierenrinde bei Inanitionszuständen. Verh. dtsch. Ges. Path. **1950**, 176, 276. — KLOTZBÜCHER: Klinische Beobachtungen bei der Ödemkrankheit. Klin. Wschr. **1948**, 289. — KLOTZBÜCHER u. DALICHO: Zur Genese der alimentären Osteopathie. Klin. Wschr. **1948**, 684. — KNACK u. NEUMANN: Dtsch. med. Wschr. **1917**, 29, 901. — KOCH: Ärztl. Wschr. **1946**, 41. — Über Kriegs- und Nachkriegseinflüsse auf den Tuberkuloseverlauf. Dtsch. med. Wschr. **1947**, 158. — Zur Häufung der Gynäkomastie. (Pericanaliculäre Fibroadenome.) Klin. Wschr. **1948**, 221. — KOCH u. LÜBBERS: Dtsch. med. Wschr. **1947**, 254. — KOCHAKIAN: Vitamines a. Hormones **5**, 255 (1947). — KOELLREUTER: Zit. nach HOLZHAUSEN, Die Deutschen in Rußland 1812. Leben und Leiden auf der Moskauer Heerfahrt. Berlin 1912. — KOGON: Der SS-Staat. Frankfurt a. M. 1946. — KOHMANN: Amer. J. Physiol. **51**, 378 (1920). — KONING: Hungerdiseases during the period of famine in 1945. Gastroenterologia (Basel) **71**, 327 (1946). — KÖRNER: Zit. nach BANSI 1949. — KRAUSE and PIERCE: J. Nutrit. **33**, 633 (1947). — KRAUT u. WECKER: Biochem. Z. **315**, 329 (1943). — KREBS: J. Labor. a. Clin. Med. **31**, 85 (1946). — KRESS, V. u. LANGECKER: Über das Hungerödem. Ärztl. Wschr. **1947**, 5. — KRIEGER: Über die Atrophie der menschlichen Organe bei Inanition. Z. angew. Anat. **7**, 87 (1920). — KRÖGER u. REUTER: Entwicklung und gegenwärtiger Stand der Tuberkulose in deutschen und anderen Ländern. Dtsch. med. Wschr. **1949**, 721, 772. — KROGH: The anatomy and physiology of capillaries. Yale Univ. Press 1922. — KRONEBERG, SCHÜMANN u. OCKLITZ: Über den Hypertensinogengehalt des Blutes bei eiweißarmer Ernährung. (Eiweißmangel und Hypotonie.) Arch. exper. Path. u. Pharmakol. **207**, 352 (1949). — KÜCHMEISTER: Muskeltonus und Ernährung. Klin. Wschr. **1949**, 79. — KÜCHMEISTER u. TAUBE: Kapillarpermeabilität bei Mangelernährung. Ärztl. Forsch. **1**, 278 (1947). — KÜHNAU: Eiweißmangel und Ernährungsproblem. Ärztl. Wschr. **1946**, 161. — Ärztl. Wschr. **1946**, 166. — Unveröffentlichte Untersuchungen. Zit. nach GLATZEL, Physiologie der Ernährung. In Naturforschung und Medizin in Deutschland 1939—1946, für Deutschland bestimmte Ausgabe der Fiat Rev. **58**, 112 (1948). — KÜHNKE: Über Ursachen und therapeutische Beeinflußbarkeit der Gynäkomastie. Dtsch. med. Wschr. **1949**, 1260. — KUILMANN: Nederl. Tijdschr. Geneesk. **90**, 1000 (1946). — KUNDRATITZ: Wien. klin. Wschr. **1947**, 580. — KUNERTH and PITTMAN: A long-time study of nitrogen, calcium and phosphorus metabolism on a low-protein diet. J. Nutrit. **17**, 161 (1939). — KUNTZE u. PAROW: Dtsch. med. Wschr. **1948**, 74.

LABBÉ: La sous-alimentation. Presse méd. **1935** I, 201. — LABERKE: Weitere Beobachtungen zur Klinik und Rekonvaleszenz schwerer Eiweißmangelschäden. Med. Klin. **1949**, 1252. — LABHART: In HOTTINGER, GSELL, UEHLINGER, SALZMANN u. LABHART: Hungerkrankheit, Hungerödem, Hungertuberkulose. Basel 1948. — LAMBLING: Le syndrome post-gastrectomique tardif de dénutrition grave avec oedème et hypoproteinémie. Gaz. méd. portug. **5**, 49 (1952). — LAMBRET, BOULANGER, SWYNGEDAUW et DRIESSENS: Les états de précarence en période de restrictions alimentaires. Bull. Acad. Méd. Paris, III. s. **125**, 18 (1941). — LAMY, LAMOTTE, et LAMOTTE-BARILLON: Études et réflexions sur les troubles constatés dans les états de dénutrition. Presse méd. **1946**, 510. — Aspects cliniques des troubles du métabolism de l'eau dans les états de dénutrition, le syndrome d'inondation chez les dénutris. Presse méd. **1946**, 621. — Les protides et la pression oncotique chez les dénutris, leur rapport avec l'oedème. Presse méd. **1946**, 814. — Les états de dénutrition. Notes de chinique et de thérapeutique. Bull. Soc. méd. Hôp. Paris **62**, 430 (1946). — La dénutrition, clinique-biologic-thérapeutique.

Paris 1948. — LANDEN: Zur Frage elektrokardiographischer Veränderungen bei Mangel-ernährung. Z. Kreislaufforsch. **38**, 22 (1949). — LANDES: Klin. Wschr. **1943**, 141. — LANDES u. ARNOLD: Weitere Untersuchungen über den Kreislauf bei Ödemkrankheit. Klin. Wschr. **1947**, 654. — LANDOR: Brit. J. Dermat. **60**, 1 (1948). — LANG: Klin. Wschr. **1947**, 868; **1948**, 257. — LANGE-COSACK: Spätschicksale atrophischer Säuglinge. Zur Frage der Ent-stehung exogener Schwachsinnszustände. Leipzig 1939. — LAROCHE: Les maladies actuelles. Paris 1942. — LAROCHE, BOMPARD et TRÉMOLIÈRES: À propos de huit cas d'oedème par carence alimentaire. Bull. Soc. méd. Hôp. Paris, III. s. **57**, 631 (1941). — LAROCHE, GUY et TRÉMOLIÈRES: Paris méd. **1942**, 158. — LAWRENCE: Lancet **1946 I**, 41. — LEBOWICH: Deficiency osteoporosis. Arch. of Path. **20**, 742 (1935). — LECOQ: C. r. Soc. Biol. Paris **138**, 216, 736 (1943). — Rapp. Congr. internat. chim. biol. Liège 1946. — LEE: China Med. J. **66**, 153 (1948). — LEITINGER: Klin. Wschr. **1943**, 356. — LEITIS: Brit. Med. J. **1946**, 876. — LEOPOLD: Zur Frage der Kriegs- und Nachkriegsperniciosa. Z. ärztl. Fortbild. **44**, 346 (1950). — LESSMANN: Hungerosteopathien, Umbaustörungen und MILKMANsches Syndrom. Ärztl. Wschr. **1947**, 719. — Motilitätsstörungen des Dünndarms infolge einseitiger Kohlenhydraternährung. Ärztl. Wschr. **1951**, 25. — LEVIERATOS: Observations et recherches sur les maladies par carence. Semaine Hôp. **1948**, 2852. — LEVIN: Amer. J. Physiol. **141**, 143 (1944). — LEYTON: Effects of starvation. Lancet **1946 II**, 73. — LHERMITE: Bull. Acad. Méd. Paris **1944**. — LHERMITE et SIGWALD: Le coma hypoglycémique spontané. Etude anatomo-clinique. Bull. Acad. Méd. Paris 1942. — LICHTWITZ: Pathologie der Funktionen und Regulationen. Leiden 1936. — LIE, BOEN u. LIAN: Ophthalmologica (Basel) **113**, 38 (1947). — LIPPMANN: Z. ärztl. Fortbild. **1917**. — LOEPER, VARAY et MANDE: A propos des oedèmes de carence, oedèmes de famine, oedèmes de fatigue. Paris méd. **1942**, 357. — LOEWY u. BRAHM: Z. physik. u. diät. Ther. **33**, 169 (1919). — Dtsch. med. Wschr. **1919**, Nr 14. — LOHMEYER: Nachuntersuchungsergebnisse bei Hunger-kranken. Med. Klin. **1951**, 16. — LOHR: Brit. Med. J. **1947 I**, 542. — LOLL: Wesen und Ursache der Kriegsosleopathie. Wien. klin. Wschr. **1923**, 747. — LOMBROSO: Pflügers Arch. **118**, 531 (1906). — LONG: Endocrinology **30**, 870 (1942). — LORBACHER: Chronische Unterernährung und Therapie der Tuberkulose. Ärztl. Wschr. **1948**, 415. — LORENZ: Hippokrates **1950**, 126. — LUBARSCH: Erschöpfungskrankheiten. In SCHJERNING, Handbuch der ärztlichen Erfahrungen im Weltkrieg 1914/18, Bd. VIII. Leipzig 1921. — Pathologische Anatomie und Histologie der entzündlichen Erkrankungen des Magens. 6. Tagg Ges. Verdgs- u. Stoffwkrkh., Berlin 1926. — Beiträge zur pathologischen Anatomie und Pathogenese der Unterernährungs- und Erschöpfungszustände. Beitr. path. Anat. **69**, 242 (1931). — LUCKNER: Über das Ernährungs-ödem und seine Entstehung. Tierexperimentelle Untersuchungen. Z. exper. Med. **103**, 563 (1938). — LUCKNER u. SCRIBA: Die Pathologie des Ernährungsödems während der Erkrankung, ihrer Entstehung und Heilung. Tierexperimentelle Untersuchungen. Z. exper. Med. **103**, 586 (1938). — LUCKNER u. SRIBA: Speicheldrüsenvergrößerungen bei experimentellem Er-nährungsödem. Ärztl. Wschr. **1948**, 519. — LYDTIN: Übersicht über das Tuberkulosegeschehen in Deutschland während des 2. Weltkriegs und in der Nachkriegszeit. Beitr. Klin. Tbk. **102**, 487 (1950).

MAASE u. ZONDEK: Das Hungerödem. Eine klinische und ernährungsphysiologische Studie. Leipzig 1920. — MADDEN: Amino acids in the production of plasma protein and nitrogen balance. Rev. Gastroenterol. **16**, 218 (1949). — MADDEN and WHIPPLE: Physiologic. Rev. **27**, 194 (1940). — MAGEE: Proc. Roy. Soc. Med. **39**, 657 (1946). — Brit. Med. J. **1946**, 475; **1948**, 4. — MAGERL: Arch. Kinderheilk. **116**, 12 (1939). — MAGUN: Schäden des Nerven-systems durch Fehlernährung. Dtsch. med. Wschr. **1953**, 140. — MAHAUX: Evolution du traitement diététique du diabète. Hospitalia **2**, 41 (1946). — MAKOMASKI: Die Hungerkrank-heit. Internat. Z. Vitaminforsch. **19**, 35 (1947). — MALTEN: Heimkehrer. Med. Klin. **1946**, 593. — MANEN, VAN: Nederl. Tijdschr. Geneesk. **90**, 733 (1946). — MANSFELD: Die Hormone der Schilddrüse und ihre Wirkungen. Basel 1943. — MARRACK: In Enseignements de la guerre 1939—1945 dans la domaine de la nutrition, S. 390. Liège u. Paris 1947. — MARTIN: Zit. nach GSELL 1948. — MARTINI: Ärztl. Wschr. **1947**, 633. — MARTINI u. KAHN: Zur Patho-genese des „burning feet"-Syndroms. Klin. Wschr. **1951**, 323. — MARTIUS: Dtsch. med. Wschr. **1946**, 81; **1947**, 470. — MARX: Dtsch. med. Rdsch. **1949**, 1272. — MAURIAC, BROUSTET, BARON, LÉGER et FAURE: Le syndrome amaigrissement-polyurie des désé-quilibres alimentaires. Paris méd. **1942 II**, 297. — MAURIAC, LAVAL, MOMAYOU et LÉGER: Paris méd. **1941**, 269. — McCANCE, WIDDOWSON, DEAN, THRUSSELL, BARRETT, BERRIDGE, DAVIS, GELL, GLASER, GUNTHER, HOWARTH, HUTCHINSON, JONES, KEKWICK, NEWMAN, PRIOR, SHERLOCK, STANIER, TOMSON and WALSHE: Studies of undernutrition, Wuppertal 1946—49. Medical Res. Council, Spec. Rep. Ser. No 275, London **1951**. — McCANN: Calorimetry in medicine. Medicine **3**, 1 (1924). — McCARRISON: The effects of high protein diets on the physiol gland. Indian J. Med. Res. **18**, 619 (1930/31). — Effects of faulty foods on endocrine glands. N. Y. Med. J. **115**, 309 (1922). — Fats in relation to the genesis of goitre. Brit. Med. J. **1922**, 178. — McCLURE and HINMAN: The significance of the sodium and potassium content of muscle tissue and the relation of the amount of edema fluid in muscle to the level of serum protein in experimental nutritional edema. J. Clin. Invest. 16, 351 (1937). — Mecray, Barden and Ravdin: Nutritional edema: its effects on the gastric emptying time before and after gastric operations. Surgery 1, 53 (1937). — Meinert: Eiweißmangelzustand beim Brustkind. Klin. Wschr. 1949, 788. — Meiren, van der: In Enseignements de la guerre 1939—1945 dans la domaine de la nutrition, 378. Liège u. Paris 1947. — Mellinghoff: Magnesiumstoffwechselstörungen bei Inanition. Verh. dtsch. Ges. inn. Med. 1948, 475. — Der Magnesiumgehalt des Blutes bei Inanition. Dtsch. Arch. klin. Med. 193, 333 (1948). — Untersuchungen über die Verhältnisse des Kalium- und Calciumgehaltes im Blute bei Hungerkranken. Dtsch. Arch. klin. Med. 194, 277 (1949). — Magnesium-Calciumbilanz bei Inanition. Dtsch. Arch. klin. Med. 194, 285 (1949). — Über den Zustand des Calciums und Magnesiums im Serum Hungerkranker. Dtsch. Arch. klin. Med. 196, 52 (1949). — Meneghello, Espinoza and Coronel: Value of biopsy of the liver in nutritional dystrophy. Evaluation of treatment with choline and dried stomach. Amer. J. Dis. childr. 78, 141 (1949). — Merklen et Turiaf: Les maladies de la nutrition, les carences et les conséquences des restrictions alimentaires en 1943. Paris méd. 1943 I, 105. — Merten: Störungen im Fermentstoffwechsel nach Mangelernährung. Klin. Wschr. 1948, 260. — Fermente im Eiweißstoffwechsel und ihre Bedeutung für die Therapie. Verh. dtsch. Ges. inn. Med. 1949, 274. — Merten u. Ratzer: Zur Charakterisierung des Magen- und Harn-kathepsions des Erwachsenen. Klin. Wschr. 1949, 587. — Messinger and Hawkins: Amer. J. Med. Sci. 199, 216 (1940). — Metcoff, Darling, Scanlon and Stare: J. Labor. a. Clin. Med. 33, 47 (1948). — Metcoff and McQueeney: New England J. Med. 235, 451 (1946). — Meyeringh: Wandlungen im Bilde der Dystrophie. Dtsch. med. Wschr. 1950, 1393. — Folgeerscheinungen der Dystrophie. Ärztl. Wschr. 1950, 889. — Über die Häufigkeit von Leberschäden nach Dystrophie. Dtsch. med. Wschr. 1952, 840. — Über Spätfolgen der Dystrophie. Dtsch. med. Wschr. 1953. — Meyeringh u. Dietze: Dtsch. med. Wschr. 1950, 1393. — Miller: Changes in rat liver encyme activity with acute inanition. Relation of loss of encyme activity to liver protein loss. J. of Biol. Chem. 172, 113 (1948). — Miller, Mickelsen and Keys: Proc. Soc. Exper. Med. 67, 288 (1948). — Miller and Whipple: J. of Exper. Med. 76, 421 (1942). — Mohnike: Syndromwandlungen bei Diabetikern als Auf-fütterungsfolge. Wiss. Z. Univ. Greifswald, Math.-naturwiss. Reihe Nr 3—6, 1, 202 (1951/52). Mohr: Z. Geburtsh. 1913, 74. — Einiges zur Pathologie der Inanition. Dtsch. Gesundheits-wesen 1946, 660. — Mollison: Observations on cases of starvation at Belsen. Brit. Med. J. 1946, 4. — Moore: Lancet 1946 I, 246. — Morgulis: Hunger und Unterernährung. Berlin 1923. — Moritz: Münch. med. Wschr. 1919, 852. — Mouriquand: Les dystrophies in-apparentos sur les carences alimentaires a minima. Presse méd. 1953, 463. — Mouriquand, Tête et Viennois: Ostéoses et périostéoses par carence alimentaire chronique. Presse méd. 1937 II, 1419. — Moriquand et Croisnard: Presse méd. 1942, 442; 1943. — Vitamines et carences alimentaires. Paris 1942. — Moutier: Les conditions alimentaires et l'ulcère gastro-duodénale pendant la guerre. In Enseignements de la guerre 1939—1945 dans la domaine de la nutrition, S. 352. Liège u. Paris 1947. — Müller: Lungentuberkulose bei Heimkehrern. Beitr. Klin. Tbk. 105, 529 (1951). — Lungentuberkulose als Wehrdienstbeschädigung. Münch. med. Wschr. 1951, Nr 37. — Müting: Die quantitative Aminosäurenzusammensetzung des menschlichen Serumeiweißes bei Inanitionszuständen. Methionin, Tyrosin, Histidin, Phenylalanin, Leucin und Lysin. Z. inn. Med. 4, 303 (1949). — Mulinos and Pomerantz: Endocrinology 29, 267 (1941). — Amer. J. Physiol. 132, 368 (1941). — Mulinos, Pomerantz, Smelson and Kurzrok: Proc. Soc. Exper. Biol. a. Med. 40, 79 (1939). — Mundt u. Odenthal: Eine Untersuchung über die Folgen der Unterernährung, zugleich ein Beitrag zur Auswertung von Reihenuntersuchungen. Ärztl. Wschr. 1951, 918. — Munk: Ther. Gegenw. 1946. Lipoide und Hungerödem. — Murray: Recovery from starvation. Lancet 1947, 507. — Myazaki u. Abelin: Über die spezifisch dynamische Wirkung der Nahrungsstoffe. Biochem. Z. 149, 109 (1924).

Nannemann: Hydrocephalus bei Dystrophie. Inaug.-Diss. Kiel 1935. — Naujoks: Kriegs- und Nachkriegsopfer der Frau. Klin. Wschr. 1949, 287. — Nesbit: Zit. nach v. Wyss 1951. — Netherlands Red Cross Feeding Team. Rep. on nutritional survey in the Netherlands East Indies, S. 119. The Hague 1948. — Nicaud, Rouault et Fuchs: Oedèmes par carence ou déséquilibre alimentaire. Six observations. Bull. Soc. méd. Hôp. Paris, III. s. 58, 307 (1942). — Nicholson: An experimental study of mitochondrial changes in the thyroid gland. J. of Exper. Med. 39, 63 (1924). — Nicolaeff: Influence de l'inanition surla morphologic des organes infantiles. Presse méd. 1923, 1007. — Niemi: Electrocardiographic studies on patients recovering from malnutrition. Ann. med. int. fenn. 40, 244 (1951). — Nilsson: Zbl. Gynäk. 1920, No 32. — Nitsch u. Heidrich: Die allgemeine Thrombopenie als indirekte Folge des Mangels an exogenen Aminosäuren. Med. Klin. 1949, 208. — Nitzescu et Benetato: Inanition et glycogène chez les chiens thyroïdéctomisés. C. r. Soc. Biol. Paris 99, 896 (1928). — Nochimonski: Med. Klin. 1946, 347. — Nöcker: Stoffwechselversuche zur Beurteilung eiweißreicher Ersatzpräparate für die Behandlung alimentärer Ödeme. Verh. dtsch. Ges.

inn. Med. **1948**, 471. — Dysoxydative Thiosurie bei Eiweißstoffwechselstörungen. Verh. dtsch. Ges. inn. Med. **1948**, 268. — NOETZEL: Beitr. path. Anat. **111**, 391 (1951). — NORD- MANN: Fibrosis mammae virilis. Klin. Wschr. **1948**, 220. — NOWAK: Häufigkeit der Steiß- geburten in den Nachkriegsjahren. Z. Geburtsh. **19**, 1313 (1950).

OBERLING et GUÉRIN: Ostéites par carence chez les poules maintenues en cage, leurs rapports avec l'ostéite fibreuse et avec l'hypertrophie des parathyroïdes. Ann. d'Anat. path. **11**, 97 (1934). — OBERNDORFER: Pathologisch-anatomische Erfahrungen über innere Krank- heiten im Felde. Münch. med. Wschr. **1918**, 1187. — OEHME: Zur Beurteilung antithyreoidaler Wirkungen, insbesondere des Glykokolls. Dtsch. med. Wschr. **1937 II**, 1573. — OKUMURA: Über den respiratorischen Stoffwechsel des kohlehydratarmen Tieres. Biochem. Z. **176**, 291 (1926). — OTTO: Ein Fall von alimentärer Dystrophie mit Parotisschwellung im Kindesalter. Kinderärztl. Prax. **17**, 396 (1949). — OVERKAMP: Spareinstellung des Blutumsatzes bei Eiweißmangel. Dtsch. med. Wschr. **1949**, 172. — Die Bedeutung des Eiweißmangels für Verlauf und Zunahme der perniziösen Anämie. Dtsch. med. Wschr. **1949**, 488. — OVERZIER: Fettansatz trotz Unterernährung. Ärztl. Wschr. **1948**, 135. — Zur Klinik und Pathologie des Hungerödems. Ärztl. Wschr. **1948**, 392. — Virchows Arch. **314**, 655 (1947). — Zur einseitigen Gynaecomastic. Med. Klin. **1949**, 1523. — Gynäkomastie bei paradoxer Fettsucht. Ärztl. Wschr. **1949**, 4.

PAGE: Brit. Med. J. **1946**, 260. — PALLADIN u. UTEWSKI: Über den Einfluß des Charak- ters der Nahrung auf die Blutzuckerkurve bei experimentellem Skorbut und auf die Empfindlichkeit der Meerschweinchen gegen Insulin. Biochem. Z. **199**, 377 (1928). — PALTAUF: Wien. klin. Wschr. **1917**, 46. — PARRY: Proc. Roy. Soc. Med. **41**, 324 (1948). — PARTSCH: Über Hungerosteomalacie. Dtsch. med. Wschr. **1919**, 1130. — PASCHKIS: Über das Reserveeiweiß der Leber. Einfluß von Insulin und anderen Hormonen. Klin. Wschr. **1929**, 1293. — PEARCE, SÄUBERLICH and BAUMANN: Animo acids excreted by mice fed in- complete proteins. J. of Biol. Chem. **168**, 271 (1947). — PEÑA a PALACIOS: Medicina (Parma) **10**, 372 (1942). — PENDL: Klin. Wschr. **1946**, 179. — PERAKIS u. BAKALOS: Klinische Be- obachtungen bei Unterernährten. Dtsch. med. Wschr. **1943**, 746. — PERRAULT: Le déficit énergétique dans laration alimentaire des travailleurs de force. Progrès méd. **70**, 372 (1942). — PERROT: Les restrictions alimentaires et le régime actuel des enfants. Bull. méd. **56**, 127 (1942). — PETER: Nervenarzt **1949**, 202. — PETERS: Störungen des Eiweiß- und Fettstoff- wechsels und ihr Einfluß auf das zentrale und periphere Nervensystem. Dtsch. med. Wschr. **1953**, 140. — PETERS and v. SLYKE: Quantit. Clin. Chemistry, Bd. 1. Baltimore 1931. — PETRIDES: J. of Pediatr. **32**, 333 (1948). — PETT and HANLEY: Canad. Med. Assoc. J. **56**, 187 (1947). — PFAUNDLER: Biologische Allgemeinprobleme der Medizin, herausgeg. v. DE RUDDER. Berlin-Göttingen-Heidelberg1947. — Frühtod, Geschlechtsverhältnis und Selek- tion. Z. Kinderheilk. **57**, 203 (1936). — PFISTER: Bull. schweiz. Akad. Med. Wiss. **2**, 102 (1946). — PIERARTS: Syndrome de dépigmentation-oedème (Kwashiorkor) au kasai. Essais thérapeutius (IV). Ann. Soc. belge Méd. trop. **30**, 1505 (1950). — PIERRE-BOURGEOIS, GENEVRIER et THEIL: Résultats statistiques du dépistage radiologique systématique de la tuberculose effectué au cours du repatriement des prisonniers de guerre et déportés. Rev. de la Tbc., V. s. **9**, 366 (1944/45). — PLATT: Colonial Office Rep. No 195, S. 38. London 1946. — PLATT, SCHULZ und KUNSTADTER: Bull. U.S. Army Med. Dept. **7**, 403 (1947). — PLOTZ: Die Bedeutung der Aminosäuren für die Entstehung und Behandlung der Nachkriegsamenorrhoe. Z. Geburtsh. **132**, 13 (1950). — Klin. Wschr. **1949**, 32. — Der Einfluß von Notzeiten auf die Sexualfunktion der Frau. Zunahme der Neugeborenen-Sterblichkeit. Klin. Wschr. **1950**, 703. — POLLAG: Die Ödemkrankheit. Berlin 1920. — POMPEN: J. Amer. Med. Assoc. **130**, 1259 (1945). — POMPEN, LA CHAPELLE, GROEN u. MERCK: Hungerosteopathie (osteomalacie) in Nederland. Amsterdam 1946. — PORGES u. WAGNER: Über Hungerosteomalacie. Wien. klin. Wschr. **1919**, 385. — POSER: Über die Veränderungen der modifizierten Takatareaktion nach MANCKE und SOMMER bei Eiweißmangelzuständen. Klin. Wschr. **1948**, 430. — PRINGLE: Observations of the diseases of the army, in camp and garrison. London 1753. — PRYM: Münch. med. Wschr. **1921**, 74. — PÜSCHEL: Dtsch. med. Wschr. **1941**, 656. — PYKE: Brit. Med. J. **1945 II**, 839.

QUIMBY: Amer. J. Physiol. **151**, 525 (1947).

RAADT, DE: Inaug.-Diss. Leiden 1947. — RABINOVITCH, J.: The effect of underfeeding on the proliferative activity of the thyroid gland in the guinea pig. Amer. J. Path. **5**, 87 (1929). — RADSMA: Vita minima bei Hungerödemkranken. Nederl. Tijdschr. Geneesk. **1947**, 65. — RATSCHOW: Dtsch. Gesundheitswesen **1946**, H. 3; **1947**, 241. — Entstehung und Verbreitung von Eiweißmangelstörungen. Dtsch. Gesundheitswesen **1948**, 2. — Zur Patho- genese und Klinik der chronischen Unterernährung. Pro Medico **1948**, 65. — RATSCHOW u. HASSE: Befunde zur Wärmeregulation bei Eiweißmangelkranken. Z. Kreislaufforsch. **37**, 361 (1948). — RAUSCH: Die Stoffwechselwirkung von Aminosäuregemischen auf den mensch- lichen Organismus. Klin. Wschr. **1948**, 169. — Studien mit Aminosäuren I. u. II. Dtsch.

Arch. klin. Med. **193**, 48, 217 (1947/48). — Rausch u. Schwöbel: Aminosäuregemische und geistige Funktion. Klin. Wschr. **1949**, 30. — Redeker: Wie steht es um die Tuberkulose? Ärztl. Wschr. **1946**, 181. — Reed: Trans. Roy. Soc. Trop. Med., London **40**, 411 (1947). — Rehfeld: Mediciniske lidelser i de tyske konzentrationslejre. Nord Med. **28**, 2016 (1945). — Reichner: Studium gen. **3**, 9 (1950). — Reindell u. Klepzig: Zur Frage der Kreislaufregulation bei Unterernährten. Z. inn. Med. **3**, 193 (1948). — Reinhard: Parotishypertrophie in Begleitung von Erkrankungen des endokrinen Systems und Stoffwechsels. Inaug.-Diss. Greifswald 1949. — Reiss, Epstein u. Goethe: Z. exper. Med. **101**, 69 (1937). — Remmer: Die Veränderungen der Plasmaproteine bei chronischem Eiweißmangel. Z. inn. Med. **3**, 228 (1948). — Rewerts: Folgekrankheiten der epidemischen Gelbsucht. Stuttgart 1948. — Ridley: Bull. Acad. Méd. Paris **127**, 7 (1943); **129**, 377 (1945). — Riebeling: Fortschr. Neur. **1950**, 405. — Rilliet et Keil: Étude de la cirrhose hépatique pendant les années du guerre. Considérations sur la variation de la fréquence. Helvet. med. Acta, Ser. A. **17**, 532 (1950). — Rimbaud et Serre: Le facteur vasculaire dans les syndromes de déséquilibre alimentaire. Bull. Acad. Méd. Paris, III. s. **127**, 101 (1943). — Ritschel u. Schultze-Jena: Frankf. Z. Path. **1949**. — Riva-Rocci u. Ruggi: Zit. nach Bürger 1944. — Roberts and Willcockson: Amer. J. Ophthalm. **30**, 165 (1947). — Robscheit-Robbins, Miller and Whipple: J. of Exper. Med. **85**, 243 (1947). — Rössle: Das Verhalten der menschlichen Hypophyse nach Kastration. Virchows Arch. **216**, 248 (1914). — Rosenberg: Pflügers Arch. **70**, 371 (1898). — Rosencher: Brit. Med. J. **1946**. — Rosinsky: Elektrokardiogramm und Dystrophie. Med. Klin. **1950**, 204. — Rotschuh: Medizingeschichtliches zum Hungerödem. Synopsis **1**, 15 (1948). — Rubner: Die Welternährung in Vergangenheit, Gegenwart und Zukunft. Sitzgsber. preuß. Akad. Wiss., Physik.-math. Kl. **15** (1928). — de Rudder: Knabengeburt und Krieg. Dtsch. med. Wschr. **1950**, 313. — Rumpel: Zur Ätiologie der Ödemkrankheit in russischen Gefangenenlagern. Münch. med. Wschr. **1915**, 1021. — Rumpel u. Knack: Dysenterieartige Darmerkrankungen und Ödeme. Dtsch. med. Wschr. **1916**, 1324, 1412. — Ruschhaupt: Über ausgedehnte Darmresektionen. Inaug.-Diss. Bonn 1901. — Russell: Malnutrition in children under three years of age in Ashanti, West-Africa. Arch. Dis. Childh. **21**, 110 (1946). — Rutishauser: Zit. nach Gsell 1948.

Sakamoto, Beitrag zur Kenntnis der Verstärkung der Adrenalinwirkung durch Aminosäuren. Okayama-Igakkai-Zasshi **44**, 2433, dtsch. Zusammenfassung 2433 (1932). — Samuels, Reinecke and Baumann: Recent Progr. in Hormone Res. **1**, 147 (1947). — Sawidowitsch: Einfluß von Ernährung und Erkrankungen auf das Wachstum des Gehirns im ersten Lebensjahr. Mschr. Kinderheilk. **13**, 240 (1914). — Schade u. Claussen: Z. exper. Med. **41**, 532 (1924). — Schäfer: Über Unterernährung, Stoffwechselstörungen und klinische Störungen. Ärztl. Wschr. **1946**, 171. — Zur Endokrinologie der chronischen Unterernährung. Klin. Wschr. **1948**, 381. — Med. Klin. **1948**, 236. — Zur Frage der lipophilen Dystrophie. Med. Mschr. **1949**, 511. — Zur Frage der Parästhesie-Häufung bei der chronischen Unterernährung. Med. Klin. **1949**, 1028. — Schaible: Ernährung und Geburtsgewicht. Dtsch. med. Wschr. **1949**, 144. — Schaltenbrand: Dystrophie (cerebrale Schädigung). Die Medizinische **1953**, 199. — Schenk: Über den Einfluß der Schilddrüse auf den Stoffwechsel mit besonderer Berücksichtigung des Wärmehaushalts. Arch. exper. Path. u. Pharmakol. **92**, 1 (1922). — Schennetten: Das Elektrokardiogramm bei Dystrophie als Beitrag zur physikalisch-physiologischen Analyse des Elektrokardiogramms. Berlin 1951. — Schettler u. Schmidt-Thomé: Zur Frage der Hypocholesterinämie bei chronischer Mangelernährung. Klin. Wschr. **1948**, 463. — Schiff: Über das gehäufte Auftreten einer eigenartigen Ödemkrankheit. Wien. med. Wschr. **1917**, 975. — Zur Pathologie der Ödemkrankheit. Wien. med. Wschr. **1917**, 2134. — Wien. klin. Wschr. **1917**, 1406. — Münch. med. Wschr. **1917**, 1637. — Schilling: Selbstbeobachtungen im Hungerzustand. Stuttgart 1949. — Schittenhelm: Unterernährung und Überernährung. In Stepp, Ernährungslehre, S. 254. Berlin 1939. — Schittenhelm u. Schlecht: Über die Ödemkrankheit. Berl. klin. Wschr. **1918**, 1138. — Z. exper. Med. **9**, 1, 68, 82 (1919). — Die Ödemkrankheit. Berlin 1929. — Schlesinger: Vorgeschichten und Befunde bei schwach begabten Schulkindern. Arch. Kinderheilk. **46**, 1 (1907). — Zur Kenntnis der gehäuften osteomalacischen Zustände in Wien. Wien. klin. Wschr. **1919**, 245. — Zur Klinik der Hungerosteomalacie und ihrer Beziehungen zur Tetanie. Wien. klin. Wschr. **1919**, 336. — Schlossmann: Über die Abhängigkeit der Thyrosinwirkung von der Art der Ernährung. Arch. exper. Path. u. Pharmakol. **146**, 301 (1929). — Schmengler: Zur Pathophysiologie des Hungerödems unter besonderer Berücksichtigung der Leberfunktion. Klin. Wschr. **1948**, 381. — Schmidt: Ärztl. Wschr. **1946/47**, 63. — Schmitker, Mattman and Bliss: A clinical study of malnutrition in japanese prisoners of war. Ann. Int. Med. **35**, 69 (1951). — Schmitt: Med. Klin. **1947**, 505. — Zum Thema: Hungerosteopathien, Umbaustörungen und Milkmansches Syndrom. Ärztl. Wschr. **1949**, 82. — Über die Hungerosteopathie beim Erwachsenen. Fortschr. Röntgenstr. **71**, 328 (1949). — Schmitt-Thomé, Schettler u. Goebel: Z. physiol. Chem. **283**, 63 (1948). — Schmitz: Kriegsgefangenschaft und Heimkehr in ihren Beziehungen zu psychischen Krankheitsbildern. Nervenarzt **1949**, 303. — Med. Klin. **1950**, 1297, 1404. — Körpermaß-schwankungen Gesunder in der Hungerzeit 1939 bis 1948. Lebensversicherungsmedizin **2**, 18 (1950). — SCHNEIDER: Vitamins a. Hormons **4**, 35 (1946). — Über den erhöhten Schwund des injizierten Kongorots aus der Blutbahn bei Hypoproteinämie. Z. inn. Med. **1947**, 531. — Über den erhöhten Konzentrationsschwund des injizierten Kongorots bei Unterernährungs-zuständen. Z. inn. Med. **1947**, 597. — SCHOEN: Chronische Unterernährung. In LANG-SCHOEN, Die Ernährung, S. 203. Berlin-Göttingen-Heidelberg 1952. — SCHOEN u. HARTMANN: Unter-suchungen an Unterernährten. I. Mitt. Das klinische Bild hochgradiger Unterernährung an großen Zahlen männlicher Heimkehrer. Dtsch. Arch. klin. Med. **196**, 593 (1950). — SCHOLZ: Arch. f. Psychiatr. u. Z. Neur. **181**, 621 (1949). — SCHRADER: Hypertonie nach Hungerkrankheit. Die Medizinische **1952**, 1291. — SCHROEDER: Pränatale Ernährung und kongenitale Anomalien. Dtsch. med. Wschr. **1950**, 351. — SCHUBOTHE: Endo-krinol. **22** (1940). — SCHUBOTHE u. SCHWARTZ: Die Magensaftsekretion bei chronischer Unterernährung. Klin. Wschr. **1948**, 373. — SCHUCK: Eiweiß und Aminosäureforschung in der Schwangerschaft. Experimenteller Beitrag zur Frage des Eiweißübergangs von der Mutter auf die Frucht. Med. Mschr. **4**, 326 (1950). — SCHÜLER: Ärztl. Wschr. **1946/47**, 634. — SCHÜLER u. GEISSEN: Elektrophoretische Bestimmung der Serumproteine. Verh. dtsch. Ges. inn. Med. **1949**, 287. — SCHÜTTE: Unterernährung und Eiweißmangel. Entstehung, Ver-hütung, Heilung. Klin. Wschr. **1947**, 927. — SCHULLER: Med. Klin. **1946**, 116. — SCHULTE: Die Brachialgia paraesthetica nocturna (Akroparästhesie). Dtsch. Gesundheitswesen **1947**, 43. — Die Behandlung der Brachialgia paraesthetica nocturna. Dtsch. Gesundheitswesen **1947**, 48, 243. — Ärztl. Wschr. **1947**, 550. — Ergänzende Bemerkungen zur Behandlung der Brachialgia paraesthetica nocturna. Dtsch. med. Wschr. **1949**, 366. — Nervenarzt **1951**. — Med. Klin. **1951**. — Acta neurovegetativa (Wien) **4**, 503 (1952). — Hirnorganische Dauerschäden nach schwerer Dystrophie. München u. Berlin 1953. — Dauerschäden nach schwerer Dystrophie. Dtsch. med. Wschr. **1953**, 140. — SCHULTEN: Die Hungerkrankheit. Berlin 1946. — SCHULTZE-JENA: Über Zunahme der Mastopathia fibrosa cystica in der Nachkriegszeit. Klin. Wschr. **1949**, 674. — SCHWARTING: Zit. nach BANSI 1949. — SCHWARTZ: Beobachtungen und Erfahrungen bei der Hungerkrankheit im Lager von Gurs (Südfrankreich). Schweiz. med. Wschr. **1945**, 1136. — SCHWEITZER: Calory-supply and basal metabolism. Acta med. Scand. (Stockh.) **119**, 306 (1944). — SEDLEZKY: Z. Konstit.lehre **10**, 356 (1924). — SEDLMAYR: Wandlungen im Krankheitsbild der Ostheimkehrer. Med. Klin. **1949**, 1223. — SEEBER: Dtsch. Gesundheitswesen **1946**, 402. — SEILS: Betrachtungen zur Osteoporose der Wirbelsäule. Zugleich ein Beitrag zur Frage der Hungerosteopathie. Ärztl. Wschr. **1950**, 75. — SELBERG: Klin. Wschr. **1947**, 318; **1948**, 61. — Pathologische Anatomie der Unter-ernährung. Synopsis **1**, 23 (1948). — SELYE: The general adaptation syndrome and the diseases of adaptation. J. Clin. Endocrin. **6**, 117 (1946). — SHAPLAND: J. Army Med. Corps **87**, 253 (1946). — SHELBURNE and EGLOFF: Arch. Int. Med. **48**, 51 (1931). — SHERLOCK and WALSHE: Effect of undernutrition in man on hepatic structure and function. Nature (Lond.) **161**, 604 (1948). — SIEBERT: Beobachtungen über den jetzigen Verlauf der Tuber-kulose. Ärztl. Wschr. **1946**, 134. — SIEBERT u. SCHIPKE: Blutbildveränderungen bei Mangel-ernährung und deren Behandlung. Ärztl. Wschr. **1950**, 991. — SIEGERT: Zbl. Gynäk. **69**, 1013 (1947). — SIMONART: Acta biol. belg. **1**, 537 (1941). — La dénutrition de guerre. Etude clinique, anatomo-pathologique et thérapeutique. Bruxelles 1947. — SINCLAIR: Pathogenesis of nutritional oedema. Enseignements de la guerre 1939—1935 dans la domaine de la nutrition, S. 75. Liège u. Paris 1947. — SKRIBA: Beitr. path. Anat. **104**, 76 (1940). — SMITH: J. of Biol. Chem. **145**, 345 (1946). — Lancet **1946** I, 852. — Brain **69**, 209 (1946). — Amer. J. Obstetr. **53**, 599 (1947). — Effects of materna undernutrition upon the newborn infant in Holland. J. of Pediatr. **30**, 229 (1947). — SMITH and WOODRUFF: Deficiency diseases in japanese prison camps. Med. Res. Council Spec. Rep.. Ser., Nr 274. London 1951. — SOEWARNO: Nederl. Tijdschr. Geneesk. **90**, 213 (1946). — SOLTH u. ABT: Die Veränderungen des Geburtsgewichtes in den letzten 50 Jahren. Vergleich deutscher Kliniken mit dem Frauenspital Basel. Gynaecologia (Basel) **131**, 375 (1951). — SOMMER, K.: Spätschäden nach Unterernährung im Weltkrieg. Zbl. Gynäk. **65**, 292 (1941). — SPECKMANN: Ver-änderungen am Nervensystem bei Mangelernährung. Nervenarzt **1947**, 262. — Klin. Wschr. **1948**, 61. — Über Hirnschwellung und Hirnödem im Verlauf innerer Erkrankungen. Ärztl. Wschr. **1951**, Nr 1. — Hirnschwellung und Hirnödem als Komplikation bei diagno-stischen und therapeutischen Maßnahmen in der inneren Medizin. Med. Klin. **1952**, 527. — SPECKMANN u. KNAUF: Nervenarzt **1943**, 8. — SPILLANE: Nutritional disorders of the nervous system. Baltimore 1947. — SPILLANE and SCOTT: Lancet **1945** I, 261. — STAPLETON: Oedema in recovered prisoners of war. Lancet **1946** I, 850. — STEFFEE: The relationship of protein depletion to natural resistance. J. Inf. Dis. **86**, 12 (1950). — STEFKO: Erg. Path. **22**, 687 (1927). — STEINHAUS: Dtsch. Arch. klin. Med. **74**, 53 7(1902). — STENNING: Med. J. Austral. **1**, 773 (1946). — STEPP: Gedanken zur Ernährung von Gesunden und Kranken während des Krieges. Münch. med. Wschr. **1940** I, 141. — STERNBERG: Dtsch. med.

Wschr. 1922, 581. — Stewart: Changes in the weights of the various parts, systems and organs in albino rats kept at birth weight by underfeeding for various periods. Amer. J. Physiol. 48, 67 (1929). — Stieve: Der Einfluß des Nervensystems auf Bau und Tätigkeit der Geschlechtsorgane des Menschen. Stuttgart 1952. — Stolte: Zur Katamnese der die Dekompensation überlebenden Kinder. Mschr. Kinderheilk. 99, 157 (1951). — Strauss: Die Hungerkrankheit. Med. Klin. 1915, 854. — Strauzenberg: Über das Hungerödem. Dtsch. Gesundheitswesen 1946, 261. — Ströder: Hungerschäden und Mangelödeme. Ärztl. Wschr. 1947, 724. — Über Ödeme im Aufbaustadium nach Hungerschäden und ihre Beziehungen zur „nassen Form" der Dystrophie. Ärztl. Wschr. 1948, 458. — Sturm: Med. Klin. 1949, 33. — Sutherland: The stillbirth-rate in England and Wales in relation to social influence. Lancet 1946 II, 953. — Sydenham: Amenorrhoe at Stanley-camp, Hongkong, during intern. Brit. med. J. 1946 II, 159.

Tachau: Biochem. Z. 65, 253 (1914); 67, 338 (1914). — Taepper: Differentialdiagnose und Behandlung der Akroparästhesie. Ärztl. Wschr. 1948, 385. — Talbot, Sobel, Burke, Lindemann and Kaufman: New England J. Med. 236, 783 (1947). — Tanabe: Experimenteller Beitrag zur Ätiologie des Kropfes. Beitr. path. Anat. 73, 415 (1925). — Tepperman, Engel and Long: Adrenal cortical hypertrophy. Endocrinology 32, 373 (1943). — Effect of high-protein diets on size and activity of adrenal cortex in albino rat. Endocrinology 32, 403 (1943). — Thedering: Bindung des Transporteisens an die Plasmaproteine. Verh. dtsch. Ges. inn. Med. 1949, 310. — Theissen: Über den akuten Vegetabilienileus. Zbl. Chir. 74, 738 (1949). — Thiemich: Über Rückenmarksdegeneration bei kranken Säuglingen. Mschr. Psychiatr. 3, 217 (1898). — Über die Schädigung des Zentralnervensystems durch Ernährungsstörungen im Säuglingsalter. Jb. Kinderheilk. 52, 810, 895 (1900). — Thomsen: Zbl. Gynäk. 69, 1013 (1947). — Thompson and Trowell: Pancreatic encyme activity in duodenal contents of children with a type of Kwashiorkor. Lancet 1952 I, 1031. — Thurau: Die Eiweißverarmung bei Säuglingsdystrophie. Mschr. Kinderheilk. 99, 241 (1951). — Tiling: Eiweißmangel im Kindesalter. Synopsis 1, 92 (1948). — Tompkins and Wiehl: Nutritional deficiences as a causal factor in toxemia and premature labor. Amer. J. Obstetr. 62, 898 (1951). — Tösmann: Der Verlauf der spezifisch-dynamischen Wirkung bei der lipophilen Dystrophie. Klin. Wschr. 1949, 542. — Trautmann u. Kanther: Über Parotidenschwellungen, Pankreatitis, Gynäkogomastic. Diskussion des Zusammenhangs mit Inanitionsdystrophie, Malaria, Leberschädigungen. Z. inn. Med. 1947, 582. — Trémolières: In Enseignements de la guerre 1939—1945 dans la domaine de la nutrition, S. 205. Liège u. Paris 1947. — Tröele, Losell u. Karlmark: Mitt. Grenzgeb. Med. u. Chir. 40, 550 (1927). — Trowell: Trans. Roy. Soc. Trop. Med., Lond. 42, 417 (1949). — Tünnerhoff: Untersuchungen über den Einfluß der Unterernährung auf das Blut und das Knochenmark des Menschen. Dtsch. Arch. klin. Med. 196, 697 (1950).

Uehlinger: In Hottinger, Gsell u. a. 1948. — US. Strategic Bombing Survey: The effects of bombing on the health and medical services in Japan, 741801. 1947. — Urra: Beitrag unserer Klinik zum Studium der Proteine des Plasmas. Verh. dtsch. Ges. inn. Med. 1949, 248.

. Vacher: La mortalité à Paris en 1870. Gaz. méd. Paris 26, 9 (1871). — Vallery-Radot, Pasteur, Loeper et Tabone: Étude sur 5 cas d'oedème de carence alimentaire. Bull. Soc. méd. Hôp. Paris, III. s. 59, 45 (1943). — Valooris: Milbank Mem. Fund. Quart. 24, 215 (1946). — Veil: Erg. inn. Med. 23, 648 (1923). — Verzár: Die Wachstumsfähigkeit nach kalorischer Unterernährung. Helvet. med. Acta 7, Suppl.-Nr 6, 7 (1941). — Vincent and Hollenberg: Changes in the adrenal bodies and the thyroid resulting from inanition. J. of Physiol. 54, 69 (1920/21). — Vliet, van: In Mediske ervaringen in Nederland tijdens de besetting, S. 431. Groningen 1947. — Vogt: Arch. exper. Path. u. Pharmakol. 162, 129 (1931). — Vogt u. Börm: Das rote Blutbild in der Kriegszeit und Nachkriegszeit. Klin. Wschr. 1948, 586.

Waardener, de and Lennox: Lancet 1947 I, 11. — Wachholder: Klin. Wschr. 1947, 806. — Wagner: Das dystrophische Magengeschwür. Dtsch. med. Wschr. 1952, 1089. — Wagner-Jauregg: Med. Klin. 1946, 433. — Waldenström: Der Eiweißstoffwechsel und seine Probleme für die Therapie. Verh. dtsch. Ges. inn. Med. 1949, 206. — Walker, Fox and Irving: Studies in human mineral metabolism. I. The effect of bread rich in phytate phosphorus on the metabolism of certain mineral salts with special reference to calcium. Biochem. J. 42, 452 (1948). — Walters: Dieteric deficiency syndroms in Indian soldiers. Lancet 1947 I, 861. — Walters, Rossiter and Lehmann: Malnutrition in Indian prisoners-of-war in the far east. Lancet 1947 I, 205. — Blood-volume changes in protein deficiency. Lancet 1947 I, 244. — Warembourg, Poiteau et Biserte: Sur quelques cas d'oedèmes d'origine alimentaire. Gaz. Hôp. 115, 185 (1942). — Waterlow: Brit. Med. Res. Comm. Spec. Rep. 263, 1948. — Wätjen: Über die Gynäkomastie und ihr gehäuftes Auftreten in den Nachkriegsjahren. Z. inn. Med. 1948, 635. — Weech and Goettsch: Bull. Hopkins Hosp. 63, 154 (1938). — Weech, Snelling and Goettsch: J. Clin. Investig. 12, 193 (1933). — Wegelin: In Henke-Lubarsch, Handbuch der speziellen pathologischen Anatomie und Histologie, Bd. VIII. Berlin 1926. — Weingärtner: Über die Zunahme der Uterushypoplasien als einer Spätfolge des Krieges. Inaug.-Diss. 1936. — WEISSENBACH et LIÈVRE: Deux cas d'ostéopathies de carence consécutives à des régimes alimentaires restrictifs prescrits pour hypertension artérielle. Bull. Soc. méd. Hôp. Paris, III. s. 51, 1292—1303 (1935). — WEITZ: Über die Brustdrüsenschwellung beim Mann. Dtsch. med. Wschr. 1950, 643. — WENDENBURG u. ZILLMER: Klinisch-experimentelle Untersuchungen bei Dystrophie mit besonderer Berücksichtigung der capillaren Resistenz. Z. klin. Med. 146, 561 (1950). — WENDT u. ARNOLD: Dtsch. med. Wschr. 1948, 278. — WENDT u. LANDES: Feldnephritis und Hungerödem. Med. Klin. 1947, 666. — WERNER: Proc. Soc. Exper. Biol. a. Med. 41, 101 (1939). — WETZEL: Wiederherstellung nach Eiweißmangelschäden. Verh. dtsch. Ges. inn. Med. 1949, 266. — Die Tuberkulose der Heimkehrer. Beitr. Klin. Tbk. 102, 519 (1949). — Verlauf und Dauer der lipophilen Wiederherstellungsdystrophie. Dtsch. med. Rdsch. 1949, 908. — Wiederherstellung nach Eiweißmangelschäden. Verh. dtsch. Ges. inn. Med. 1949, 266. — Die Tuberkulose bei Heimkehrern. Beitr. Klin. Tbk. 102, 519 (1950). — Lungentuberkulose bei Eiweißmangelschaden und in der Wiederherstellungszeit. Beitr. Klin. Tbk. 106, 429 (1952). — Beitrag zu Atmung und Kreislauf bei Eiweißmangel und in der Wiederherstellungszeit. Dtsch. Z. Verdggs- usw. Krkh. 12, 276 (1952). — WHEECH and LING: J. Clin. Invest. 10, 869 (1931). — WHEELER: Epidemy of beri-beri in the Boercamp at St. Helena. Brit. Med. J. 1902, 1258. — WHIPPLE, MILLER and ROBSCHEIT-ROBBINS: J. of Exper. Med. 85, 277 (1947). — WHITBOURNE: Amer. J. Ophthalm. 30, 169 (1947). — WHITFIELD: Brit. Med. J. 1947 II, 164. — WICKE u. MEYER-BRUNOT: Beiträge zum Ernährungsproblem in Notzeiten. I. Mitt. Wechselbeziehungen zwischen Energie- und Eiweißhaushalt unter besonderer Berücksichtigung von Sojaeiweiß. Dtsch. Arch. klin. Med. 193, 717 (1948). — WIELE: Zit. nach BANSI 1949. — WILHELMIJ: The average diameter of the Erythrocytes in cases of emaciation in times of war. Acta med. scand. (Stockh.) 127, 279 (1947). — WILKE: Zur Frage der Hirnödeme bei Unterernährung. Dtsch. med. Wschr. 1950, 172. — Dtsch. Z. Nervenheilkde 167, 391 (1952). — Arch. Psychiatr. u. Z. Neur. 187, 424 (1952). — WILKE u. KIRCHER: Nervenarzt 1952, 89. — WILLS: The clinical picture in children fed after weaning on a predominanthy vegetable diet. Brit. J. Nutrit. 5, 265 (1951). — WINCKELMANN: Hungerödem und Hepatose. Med. Klin. 1950, 1317. — WINKLER: Klin. Mbl. Augenheilk. 113, 231 (1948). — WITT, DE: Zur Behandlung der Brachialgia paraesthetica nocturna. Dtsch. med. Wschr. 1948. — WITT, DE: Acta gastro-enterol. belg. 9, 396 (1946). — WISSLER, WOOLRIDGE, STEFFEE and CANNON: J. of Immun. 52, 267 (1946). — WOJTEK: Beitrag zur Ätiologie des jetzt gehäuften Auftretens von Ileuserkrankungen. Zbl. Chir. 74, 934 (1949). — WOLFF-EISNER: Über Mangelerkrankungen auf Grund von Beobachtungen im Konzentrationslager Theresienstadt. Würzburg 1947. — WUHRMANN: Über Paraproteinämien. Verh. dtsch. Ges. inn. Med. 1949, 284. — WUHRMANN u. WUNDERLY: Schweiz. med. Wschr. 1944, 244; 1947, 63 u. 205. — Die Bluteiweißkörper des Menschen. Untersuchungsmethoden und deren klinisch-praktische Bedeutung. 2. Aufl. Basel 1952. — WUNNENBERG: Studium gen. 3, 21 (1950). — WYSS: Psyche (Heidelberg) 5, 81 (1951).

YEAGER and WINTERS: The effect of deficient diets on the total ash, calcium and phosphorus content of bones. J. Nutrit. 10, 389 (1935). — YOUMANS: Nutritional edema. Internat. Clin. 4, Ser. 46, 120 (1936).

ZAPPERT: Über Wurzeldegenerationen im Rückenmark und der Medulla oblongata des Kindes. Arb. neur. Inst. Wien 1897, H. 5, 197. — ZÖLLNER: Über die Bildung des γ-Globulins bei der therapeutischen Malaria. Klin. Wschr. 1949, 670. — Kwiashiorkor, eine Eiweißmangelkrankheit der Eingeborenen. Ther. Gegenw. 1953, H. 9. — ZSCHAU: Über Massenauftreten von Spontanfrakturen an den vorderen Enden der Rippen bei der alimentären Dystrophie. Chirurg 1950, 571. — Häufigkeit und Ablauf chirurgischer Baucherkrankungen bei der alimentären Dystrophie. Münch. med. Wschr. 1951, Nr 25. — ZSCHAU u. WICHMANN: Über endocarditische Veränderungen und gewisse Lebererkrankungen im Bilde der alimentären Dystrophie. Ein Beitrag zur Pathogenese der verrukösen Endocarditis und der Leberzirrhose. Münch. med. Wschr. 1950, 202. — Die Bedeutung der Ruhr, besonders ihrer chronischen Form, als endogener Faktor bei der alimentären Dystrophie. Münch. med. Wschr. 1951, 911.

B. VII. Mineralische Unter- und Überernährung.

ABDERHALDEN: Ergebnisse der experimentellen Vitaminforschung. In Handbuch der Therapie, Bd. I/3. Bern 1948. — ADOLPH: Calcium in nutrition in China. Yenching Univ., Nutrition Notes, No 2. 1934. — ADOLPH and CHENG: J. Nutrit. 5, 379 (1931). — ADOLPH and WHANG: Jodine in nutrition in coastal Mid-China. Chin. J. Physiol. 6, 345 (1932). — ADOLPH, WANG and SMITH: J. Nutrit. 16, 291 (1938). — AITKEN, ALLOTT, CASTLEDEN and WALKER: Clin. Sci. 3 (1937). — ALBERS: Eisen bei Mutter und Kind. Leipzig 1941. — AMMON u. DIRCHERL: Fermente, Hormone, Vitamine und die Beziehungen dieser Wirkstoffe zueinander. Leipzig 1938. — ANDERSON, McDONOUGH and ELVEHJEM: J. Labor. Clin. Med. 25, 464 (1940). — ARMAND: C. v. Acad. Sci. Paris 216, 422 (1943). — ASTWOOD: J. Amer.

Med. Assoc. **122**, 78 (1943). — ASTWOOD and ETTLINGER: Science (Lancaster, Pa.) **109**, 631 (1949). — ATZLER, BERGMANN, GRAF, KRAUT, LEHMANN u. SZAKÁLL: Arb.physiol. **8**, 621 (1935). — ATZLER, LEHMANN u. SZAKÁLL: Münch. med. Wschr. **1937**, 1455.
BARLOW: J. Amer. Pharmaceut. Assoc. **1902**, 104. — BARRON, BROWN and PEARSON: Proc. Soc. Exper. Biol. a. Med. **70**, 220 (1949). — BARTELHEIMER: Entkalkungsosteopathien bei Niereninsuffizienz. Berl. med. Z. **1950**, 641. — BARTH: Ernährung und Düngung. Leipzig 1938. — BASU and MALAKAN: J. Indian Chem. Soc. **17**, 317 (1940). — BAUER: Das Krebsproblem. Berlin-Göttingen-Heidelberg 1949. — BAUER, ALLRIGHT and AUB: J. Clin. Invest. **7**, 75 (1925). — BECKER u. BARTH: Ernährung **5**, 170 (1940). — BECKER-FREYSENG u. LIEBICH: Über die Wirkungen einer künstlichen Alkalisierung durch bernsteinsaures Natrium. Arch. exper. Path. u. Pharmakol. **188**, 598 (1938). — BELL and KNUTSON: Extrarenal azotemia and tubular disease. J. Amer. Med. Assoc. **134**, 441 (1947). — BELT, VAN DEN: Arch. néerl. Physiol. **21**, 599 (1936). — BENEDICT: A study of prolonged fasting. Carnegie Inst. Publ. **1915**, 203. — BENNETT, LIDDLE and BENTINCK: Does a large intake of potassium modify the metabolic effects of ACTH (Corticotropin) in man?. J. Clin. Endocrin. **13**, 392 (1953). — BERG: Münch. med. Wschr. **1917**, 803. — Z. klin. Med. **84**, 299 (1917). — Nahrungs- und Genußmittel. Dresden 1926. — Die Nahrungs- und Genußmittel, ihre Zusammensetzung und ihr Einfluß auf die Gesundheit, mit besonderer Berücksichtigung der Aschenbestandteile, 5. Aufl. Dresden 1929. — Kontrolle des Mineralstoffwechsels. Leipzig 1930. — Die Spurenelemente in unserer Nahrung und in unserem Körper. Leipzig 1940. — Der Einfluß des Mineralstoffwechsels auf den Eiweißstoffwechsel. Ernährung **7**, 217, 248 (1942). — Bemerkungen zu der Mineralstoffzufuhr während der Olympischen Spiele in Berlin 1936. Ernährung **2**, 255 (1937). — BERG u. RÖSE: Münch. med. Wschr. **1918**, 1011. — BERG u. VOGEL: Die Grundlagen einer richtigen Ernährung. Dresden 1930. — BERGEIM and KIRK: J. of Biol. Chem. **177**, 591 (1949). — BERTRAND: Sur l'importance physiologique du manganèse et d'autres éléments contenus dans les organismes à l'état de traves. Erg. Vitaminu. Hormonforsch. **2**, 191 (1939). — BERTRAND et NAKAMURA: Ann. Inst. Pasteur **39**, 371 (1925). — Bull. Soc. sci. Hyg. aliment. **13**, 371 (1925). — BETHKE, KICK and WILDER: J. of Biol. Chem. **98**, 389 (1932). — BIERNATZKI: Z. klin. Med. **19**, 49. — BINET, BARGETON et LACORNE: Déperdition chlorée et vomissements. Presse méd. **1938 II**, 1681. — BINET et MARQUIS: Presse méd. **1948**, 105. — BISCHOFF, SANSUM, LONG and DEWAR: The effect of acid ash and alkaline ash foodstuffs on the acid-base equilibrium of man. J. Nutrit. **7**, 51 (1934). — BLACK and MILNE: Experimental potassium depletion in man. Lancet **1952 I**, 244. — Experimental potassium depletion in man. Clin. Sci. **11**, 397 (1952). — BLACK, PLATT and STANBURY: Regulation of Jodium excretion in normal and sall-depleted subjects. Clin. Sci. **9**, 205 (1950). — BLACK and POWELL: Biochemic. J. **36**, 110 (1942). — BLIXENKRONE and MØLLER: Potassium metabolism in connection with operation. Acta chir. scand. (Stockh.) **97**, 300 (1949). — BLUMBERG and ARNOLD: The comparative biological availabilities of ferrous sulfate iron and ferric orthophosphate iron in enriched bread. J. Nutrit. **34**, 373 (1947). — BOGERT and KIRKPATRIK: J. of Biol. Chem. **54**, 375 (1922). — BONANNO: Régimes acidosants et alcalosants et modifications expérimentales de l'organisme. Paris méd. **1937 I**, 521. — BONNER: Pediatr. **12**, 188 (1938). — BORRIES u. ROTHE: Ernährung **5**, 167 (1940). — BOYD, CRUM and LYMAN: J. of Biol. Chem. **95**, 29 (1932). — BOYER, SHAW and PHILIPPS: J. of Biol. Chem. **143**, 417 (1942). — BRAUN: Vergleichende Untersuchungen über die rectale Resorption von Calciumsalzen beim Menschen. Schweiz. med. Wschr. **1949**, 103. — Experimentelle Untersuchungen zum Calciumstoffwechsel und zur Calciumtherapie. Stuttgart 1949. — BRAUN u. DAUSCH: Untersuchungen über den Calciumstoffwechsel und die Calciumtherapie. III. Mitt. Die Beziehungen zwischen Calcium und Vitamin D. Arch. inn. Med. **1**, 351 (1949). — BREITER, MILLS, DWIGHT, McKEY, ARMSTRONG and OUTHOUSE: The utilization of the calcium of milk by adults. J. Nutrit. **21**, 351 (1941). — BRENNER: Die Bedeutung des Kupfers in Biologie und Pathologie unter besonderer Berücksichtigung des wachsenden Organismus. Erg. inn. Med., N. F. **4**, 806 (1953). — BREWER: Amer. J. Physiol. **128**, 345 (1940). — BRIGGS: Proc. Soc. Exper. Biol. a. Med. **23**, 137 (1925). — BROOKE, SMITH and SMITH: Inorganic salts in nutrition. VII. Change in composition of bone of rats on a diet poor in inorganic constituents. J. of Biol. Chem. **104**, 141 (1934). — BROOKFIELD: Brit. Med. J. **1934**, 848. — BROWN, TANNER and HECHT: J. Labor. a. Clin. Med. **37**, 506 (1951). — BRUCE and KALLOW: Biochemic. J. **28**, 517 (1934). — BRULL: Recherches sur le métabolisme minéral. La grandeur des besoins d'entretien en calcium, phosphore et magnésium. Bull. Acad. roy. Méd. Belg., VI. s. **1**, 444 (1936). — BÜRGI: In HEFFTER-HEUBNERS Handbuch der experimentellen Pharmakologie, Bd. III/1, S. 289. Berlin 1927. — BUNGE: Lehrbuch der Physiologie. Leipzig 1901. — BÜRGER: Antiphlogistische Ernährung. Dtsch. med. Wschr. **1937**, 475. — Ernährungsstörungen. Ernährung als Heilfaktor. In Handbuch der inneren Medizin, Bd. VI/2, S. 655. Berlin 1944. — BURTON: J. of Biol. Chem. **85**, 405 (1930).
CALVO PEÑA u. GLATZEL: Über ketogene Kost. Z. klin. Med. **128**, 684 (1935). — CAMPBELL: Amer. J. Physiol. **147**, 340 (1946). — CAMPBELL, BESSEY and SHERMAN: J. of Biol.

Chem. **110**, 703 (1935). — CAMPBELL and SHERMAN: Amer. J. Physiol. **144**, 717 (1945). — CAMPBELL, WESLEY and GREENBERG: Proc. Nat. Acad. Sci. U.S.A. **26**, 176 (1940). — CANNON, FRAZIER and HUGHES: Influence of polassium on tissue protein synthesis. Metabolism **1**, 49 (1952). — CARERE a COMES: Boll. Soc. ital. Biol. sper. **9**, 985 (1934). — CARTWRIGHT: Dietary factors concerned in erythropoiesis. Blood **2**, 111, 256 (1947). — Studies on the iron-binding capacity of serum. Symposia on nutrition. I. Nutritional anemia. Cincinnati, the ROBERT GOULD Research Foundation, Inc. 1947, 116. — CARTWRIGHT, HAMILTON, GUBLER, TELLOWS, ASHENBRUCKER and WINTROBE: The anemia of infection. XIII. Studies on experimentally produced acute hypoferremia in dogs and the relationship of the adrenal cortex to hypoferremia. J. Clin. Imest. **30**, 161 (1951). — Serum iron and the adrenal cortex. Nutrit. Abstr. a. Rev. **9**, 250 (1951). — CASKEY, GALLUP and NORRIS: J. Nutrit. **17**, 407 (1939). — CATEL u. DOST: Über den Einfluß von natürlich und mit anorganischen Zusätzen gedüngtem Gemüse auf das Gedeihen gesunder Säuglinge. Ernährung **3**, 63 (1938). — CAUER: Biochem. Z. **292**, 116 (1937); **299**, 69 (1938). — CHESNEY, CLAWSON and WEBSTER: Bull. Hopkins Hosp. **43**, 261 (1928). — CHOW and ADOLPH: Biochemic. J. **29**, 476 (1935). — CLAUSEN, Studies on the relation between hyperazotemia and NaCl deficiency. Acta med. scand. (Stockh.) **91**, 523 (1937). — COBET u. BRAMIGK: Dtsch. Arch. klin. Med. **144**, 45 (1924). — COHEN and ELVEHJEM: J. of Biol. Chem. **107**, 97 (1934). — COHN and GREENBERG: Studies in mineral metabolism with the aid of artificial radioactive isotopes. I. Absorption, distribution and excretion of phosphorus. J. of Biol. Chem. **123**, 185 (1938). — COLEMAN: J. Amer. Med. Assoc. **88** (1927). — COMAR, SINGER and DAVIS: J. of Biol. Chem. **180**, 913 (1949). — COMMON: Nature (Lond.) **143**, 379 (1939). — COPP, CHACK and DUFFY: Federat. Proc. **6**, 245 (1947). — CORSA: J. Clin. Invest. **29**, 1280 (1950). — COWARD, KASSNER and WALLER: The shortage of calcium in the „poorer-class" diet. Brit. Med. J. **1938**, No 4018, 59. — Cox and IMBODEN: J. Nutrit. **11**, 147 (1936). — CREMER: Mineralien als Nahrungsbestandteile. Gegenwartsprobleme der Ernährungsforschung. Experientia (Basel) Suppl. **1**, 239 (1953). — CURTIS and FESTMEN: Jodine in nutrition. J. Amer. Med. Assoc. **139**, 28 (1949).

DALY and DILL: Salt economy in humid heat. Amer. J. Physiol. **118**, 285 (1937). — DANIELS: Amer. J. Dis. Childr. **62**, 568 (1941). — DANIELS and EVERSON: J. Nutrit. **9**, 191 (1935). — DANIELS and HUTTON: J. of Biol. Chem. **63**, 143 (1925). — DANIELS and WRIGHT: J. Nutrit. **8**, 125 (1934). — DANOWSKI: Newer concepts of the role of sodium in disease. Amer. J. Med. **10**, 468 (1951). — DARBY: Iron and copper. J. Amer. Med. Assoc. **142**, 1288 (1950). — DARBY, HAHN, KASER, STEINKAMP, DENSEN and COOK: The absorption of radioactive iron by children seven to ten years of age. J. Nutrit. **33**, 107 (1947). — DARROW: J. Pediatr. **26**, 519 (1945); **28**, 515 (1946). — Pediatr. **3**, 129 (1949). — J. Amer. Med. Assoc. **143**, 365 (1950). — Schweiz. med. Wschr. **1950**, 756. — DAVIS: Amer. J. Dis. Childr. **49**, 611 (1935). — DAY and McCOLLUM: Mineral metabolism, growth and symptomatology of rats on a diet extremely deficient in phosphorus. J. of Biol. Chem. **130**, 269 (1939). — DAY and SKIDMORE: Some effects of dietary zinc deficiency in the mouse. J. Nutrit. **33**, 27 (1947). — DEAN and ELVOVE: Publ. Health Rep. **1937**, 1249; **1941**, 571; **1942**, 1155. — DEMOLE: Jod, Fluor, Thyreoidea bei den Schülern in der Schweiz. Bull. Acad. suisse Sci. Méd. **1951**, 430. — DEMOLE, v. FELLENBERG, HELD u. SCHMID: Fluor, Karies und Thyreoidea. Neue Feststellungen in Wallis. Bull. Acad. suisse Sci. Méd. **1951**, 440. — DENNIG: Über Steigerung der körperlichen Leistungsfähigkeit durch Eingriffe in den Säurebasenhaushalt. Dtsch. med. Wschr. **1937** I, 733. — Über künstliche Steigerung der körperlichen Leistungsfähigkeit. Arch. exper. Path. u. Pharmakol. **195**, 258 (1940). — DENNIG u. BECKER-FREYSENG: Über gesteigerte körperliche Leistungsfähigkeit durch Unterstützung natürlicher Regulationen im Säurebasenhaushalt. Hippokrates **1937**, 707. — DENNIG, BECKER-FREYSENG u. KRAUSE-ALBATH: Steigerung körperlicher Arbeit durch künstliche Alkalose. Arch. exper. Path. u. Pharmakol. **186**, 611 (1937). — DENNIG, BECKER-FREYSENG u. RENDENBACH-SCHOSTAK: Über künstliche Steigerung der körperlichen Leistungsfähigkeit. II. Leistungssteigerung in künstlicher Alkalose bei wiederholter Arbeit. Arch. exper. Path. u. Pharmakol. **195**, 261 (1940). — DENNIG, GOTTSCHALK u. TEUTSCHER: Über Säuerung und Alkalisierung durch Salze und Nahrungsmittel. Arch. exper. Path. u. Pharmakol. **174**, 468 (1934). — DENNIG, PETERS u. SCHNEIKERT: Die Beeinflussung körperlicher Arbeit durch Azidose und Alkalose. Arch. exper. Path. u. Pharmakol. **165**, 161 (1932). — DENNIG, DILL u. TALBOTT: Arch. exper. Path. u. Pharmakol. **144**, 297 (1929). — DENNIG, TALBOTT, EDWARDS and DILL: J. Clin. Invest. **9**, 603 (1931). — DILL: Life, heat and altitude. Cambridge: Harvard Univ. Press 1938. — DILL, BOCK, EDWARDS and KENNEDY: J. Industr. Hyg. a. Toxicol. **18**, 417 (1936). — DILL, JONES, EDWARDS and OBERG: Salt economy in extreme dry heat. J. of Biol. Chem. **100**, 755 (1933). — DIMITRIU, COMSA, TANASOCA et SCHWARTZ: Considérations cliniques et thérapeutiques sur l'azotémie extra-rénale (par manque de sel). Bull. Soc. méd. Hôp. Bucarest **21**, 254 (1939). — DONELSON, NIMS, HUNSCHER and MACY: Metabolism of women during the reproduction cycle, calcium and phosphorus utilization in late lactation and during subsequent reproductive rest. J. of Biol. Chem. **91**, 675 (1931). — DOR: Proc. Soc. Exper. Biol. a.

Med. **46**, 341 (1941). — Dost: Ernährungsversuch und Vitaminbestimmungen zum Nachweis von Qualitätsmerkmalen verschieden gedüngter Gärtnereiprodukte. Msch. Kinderheilk. **86**, 322 (1941). — Dost u. Schotola: Eine kritische Stellungnahme von Agrikulturchemie und Medizin zur Frage der alleinigen Stallmistdüngung bei Gemüse. B. Säuglingsernährungsversuche mit verschieden gedüngten Gartenmöhren und Tomaten. Ernährung **5**, 37 (1940). — Dost u. Schuphan: Über Ernährungsversuche mit verschieden gedüngten Gemüsen. Ernährung **9**, 1 (1944). — Drinker: The emironment and its effects upon man. Harvard School of Public. Health 1937. — Dubach, Moore and Minnich: Studies in iron transportation and metabolism. J. Labor. a. Clin. Med. **31**, 1201 (1946). — Duckworth and Godden: Replenishment of depleted skeletal reserves of magnesium. Biochemic. J. **37**, 595 (1943). — Duckworth and Warnock: The magnesium requirement of man in relation to calcium, with observations on the adequacy of diets in common use. Nutrit. Abstr. a. Rev. **12**, 167 (1942/43). — Dufrenoy u. Genevois: Über den Zusatz von Vitaminen und Mineralsalzen zu den Nährmitteln in den U.S.A. und Maßnahmen zur Verbesserung der nationalen Ernährungswirtschaft. Ernähr. u. Verpfleg. **1949**, 1.

Ehrenberg: Über die Wirkung längerdauernder Phosphatzufuhr auf die psychische Leistung und Ermüdbarkeit. Dtsch. med. Wschr. **1948**, 168. — Die Förderung der Resorption schwerlöslicher Kalksalze im menschlichen Verdauungstraktus durch Vitamin B_1. Klin. Wschr. **1949**, 337. — Ehrström: Über Serumcalcium-Tageskurven. Acta med. scand. (Stockh.) Suppl. **59**, 97 (1934). — Eichler: Die Pharmakologie anorganischer Anionen. In Handbuch der experimentellen Pharmakologie, Erg.werk X. Berlin-Göttingen-Heidelberg 1950. — Eisenbrand, Sienz u. Wegel: Med. u. Chem. **4**, 259 (1942). — Eitel: Die Kochsalztherapie bei Ileus. Med. Klin. **1948**, 583. — Eitel u. Loeser: Dtsch. Z. Chir. **243** (1934). — Eliel, Pearson and Rawson: Postoperative potassium deficit and metabolic alkalosis. New. England J. Med. **243**, 471 u. 581 (1950). — Eliel, Pearson and White: Postoperative potassium deficit and metabolic alkalósis. The pathogenetic significance of operative trauma and of potassium and phosphorus deprivation. J. Clin. Invest. **31**, 419 (1952). — Ellis and Mitchell: Amer. J. Physiol. **104**, 1 (1933). — Ellis, Smith and Gates: J. Nutrit. **34**, 21, 33 (1947). — Elste: Multiple Sklerose und Schizophrenie als Syndrome bei Spurenelementmangelkrankheiten. Stuttgart 1952. — Elvehjem: Chemiker-Ztg. **1934**, 917. — Elvehjem and Krehl: J. Amer. Med. Assoc. **135**, 280 (1947). — Elvehjem and Sherman: J. of Biol. Chem. **98**, 309 (1932). — Embden: Med. Klin. **1919**, 732. — Embden u. Grafe: Z. physiol. Chem. **113**, 108 (1921). — Embden, Grafe u. Schmitz: Z. physiol. Chem. **113**, 67 (1921). — Engel: Kalium-Mangel. Dtsch. med. Wschr. **1949**, 1389. — Eppinger: Z. klin. Med. **133**, 1 (1937). — Eppright and Smith: The influence of specific mineral deficiencies on the growth of body and organs of the rat. J. Nutrit. **14**, 21 (1937). — Esser: Der Einfluß saurer und basischer Ernährung auf Blutbild und lymphatisches Gewebe; mit einem Ergänzungsversuch über die Phosphorausscheidung im Urin. In Brauchle u. Grote, Ergebnisse der Gemeinschaftsarbeit von Naturheilkunde und Schulmedizin, 2. F., S. 257. Leipzig 1939. — Euler, v.: Erg. Vitamin- u. Hormonforsch. **1**, 159 (1938). — Evans and Phillips: A new low fluorine diet and its effect upon the rat. J. Nutrit. **18**, 353 (1939).

Fairbanks and Mitchell: J. Nutrit. **11**, 551 (1936); **1938**, 16. — Fanconi, Zur Pathologie des Kochsalzstoffwechsels. Verh. dtsch. Ges. inn. Med. **1938**, 203. — Die Pathologie des Kochsalzstoffwechsels. Mschr. Kinderheilk. **78**, 1 (1939). — Farkas, v.: Klinisches und Experimentelles zur Salz-Wasser-Therapie der chronischen Urämie. Z. klin. Med. **126**, 373 (1934). — Fellenberg v.: Jodstoffwechsel. Biochem. Z. **142**, 246 (1923); **174**, 341 (1926). — Erg. Physiol. **25**, 176 (1926). — Mitt. Lebensmittelunters. **39**, 124 (1948). — Fenn: Physiologic Rev. **20**, 377 (1940). — Fincke and Garrison: Food Res. **3**, 575 (1938). — Fincke and Sherman: Availability of calcium from some typical foods. J. of Biol. Chem. **110**, 421 (1935). — Findlay and Howes: Potassium and wound healing. Surg. etc. **28**, 970 (1950). — Fischer: Arb.-physiol. **8**, 347 (1935). — Fischler: Die Kropfprophylaxe durch Vollsalz. Hans Eggenberger zum Gedenken. Med. Klin. **1949**, 339. — Flaschenträger: Über die biologische Bedeutung der Mineralstoffe insbesondere der Spurenelemente. Schweiz. med. Wschr. **1941**, 949. — Fleisch: Ernährungsprobleme in Mangelzeiten. Basel 1947. — Fleisch u. Petitpierre: Die Physiologie der Ernährung. In Handbuch der Therapie, Bd. III/3. Bern 1948. — Follis, Day and McCollum: J. Nutrit. **22**, 223 (1941). — Fontés et Thivolle: C. r. Soc. Biol. Paris **116**, 784 (1934). — Forbes and Perley: Estimation of total body sodium by isotopie dilution. I. Studies on young adults. J. Clin. Invest. **30**, 558 (1951). — II. Studies on infants and children. J. Clin. Invest. **30**, 566 (1951). — Fowler and Barer: Arch. Int. Med. **60**, 967 (1937). — Franke: Magnesium und Kohlehydratstoffwechsel. Arch. exper. Path. u. Pharmakol. **174**, 727 (1934). — Freeman and Burill: J. Nutrit. **30**, 293 (1944). — Fuler and Steenbock: J. of Biol. Chem. **147**, 59, 65, 71 (1943).

Gabbe, Horst u. Wallis: Über die Bedeutung des Mineralhaushalts für den Vitamin C-Stoffwechsel. Dtsch. Z. Verdgs- usw. Krkh. **5**, 113 (1941). — Gamble, Ross and Tisdall:

J. of Biol. Chem. **57**, 633 (1923). — GAUNT, IRVING and THOMSON: Calcium and phosphorus deficiencies in a poor human dietary. Brit. Med. J. **1938**, No 4031, 770. — GEISSBERGER: Die Calciumresorption und Retention beim Menschen nach intravenöser, oraler und rectaler Calciumverabreichung mit Bilanzen unter Anwendung von radioaktivem Calcium. Z. exper. Med. **119**, 11 (1952). — GERICKE: Gemüsebau. Wiesbaden 1934. — Versuche mit erhöhten Düngergaben. Bodenkde u. Pflanzenernähr. **28**, 276 (1942). — Wird die Gesundheit der Menschen durch „künstliche" Düngung geschädigt? Ärztl. Wschr. **1949**, 108. — GILLESPIE and SANDERS: Use of potassium therapy following subtotal gastrectomy. A. M. A. Arch. Surg. **63**, 9 (1951). — GIRENS: J. of Biol. Chem. **34**, 119 (1918). — GLAFKIDES, BENNETT and GEORGE: Inhibition of the diabetes enhancing effect of ACTH by a diet high in potassium chloride. Endocrinology (Springfield, Ill.) **50**, 684 (1952). — GLANZMANN: Zitronensäure-Vitamin D. Bull. schweiz. Akad. Med. Wiss. **1**, 397 (1946). — GLASS: Z. exper. Med. **82**, 776 (1932). — GLATZEL: Z. exper. Med. **95**, 86 (1934). — Aktuelle Fragen der Volksernährung. III. Kochsalzbedürfnis und Kochsalzbedarf. Med. Welt **1937**, Nr 4. — Das Kochsalz und seine Bedeutung in der Klinik. Erg. inn. Med. **53**, 1 (1937). — Aktuelle Fragen der Volksernährung. IV. Basenüberschüssige Kost. Med. Welt **1937**, Nr 10. — Basenüberschüssige Kost. Bemerkungen zu der Entgegnung R. BERGS. Med. Welt **1937**, Nr 33. — Aufgaben und Bedeutung der Mineralstoffe. Klin. Wschr. **1938**, 793, 833. — GLATZEL u. MECKE: Z. exper. Med. **91**, 504 (1933). — GLATZEL u. SCHMITT: Z. exper. Med. **94**, 370 (1934). GOIDSENHOVEN, VAN, HOET et LEDERER: Le fer sérique en clinique humaine. Rev. belge Sci. méd. **10**, 177 (1938). — GOMPEL, HAMON et MAYER: Ann. de Physiol. **12**, 504 (1936). — GORTER: Z. Vitaminforsch. **4**, 277 (1935). — GRAB: Lange Lebensdauer trotz Vitamin- und Mineralmangel und das Problem der Altersveränderungen. Bemerkungen zu KOLLATHS Untersuchungen über „Wachstum und Zellersatz in der Vitaminforschung". Klin. Wschr. **1950**, 230. — GRAM and LEVERTON: Iron absorption by women; comparison of three ferrous salts. J. Labor. a. Clin. Med. **39**, 871 (1952). — GRANICK: Ferritin IX. Increase of the protein apoferritin in the gastrointestinal mucosa as a direct response to iron feeding. The function of ferritin in the regulation of iron absorption. J. of Biol. Chem. **164**, 737 (1946). — GRASSET: Prophylaxie pré-natale des maladies infectieuses et immunisation active au cours de la première enfance. Méd. et Hygiène **10** (1952). — GREENBERG: Amer. J. Physiol. **125**, 405 (1939). — GREENBERG, COPP and CUTHBERTSON: J. of Biol. Chem. **147**, 749 (1943). — GREENBERG and MILLER: J. Nutrit **22**, 2 (1942). — GREENMAN and DANOWSKI: J. Clin. Invest. **28**, 1, 409 (1949). — GRIESBACH: Münch. med. Wschr. **1935**, 181. — Med. Welt **1928**, 785, 825, 861. — GRIEBEL u. HESS: Ernährung **5**, 161 (1940). — GRIJNS: Z. physiol. Chem. **251**, 97 (1938). — GRÜNWALD: Arch. exper. Path. u. Pharmakol. **60**, 360 (1909). — GYÖRGY: Umsatz der Erdalkalien und des Phosphats. In Handbuch der normalen und pathologischen Physiologie, Bd. XVI, S. 1555. Berlin 1931.

HAAG and PALMER: J. of Biol. Chem. **76**, 367 (1927). — HAHN: The metabolism of iron. Medicine **16**, 249 (1937). — HAHN, BALE, HETTIG, KAMEN and WHIPPLE: Radioactive iron and its excretion in urine, bile and feces. J. of Exper. Med. **70**, 443 (1939). — HAHN, CAROTHERS, CANNON, SHEPPARD, DARBY, KASER, MCCLELLAN and DENSEN: Iron uptake in seven hundred and fifty cases of human pregnancy using the radioactive isotope Fe59. Federat. Proc. **6**, 392 (1947). — HAHN, CAROTHERS, DARBY, MARTIN, SHEPPARD, CANNON, BEAN, DENSEN, PETERSON and MCCLELLAN: Iron metabolism in human pregnancy as studied with the radioactive isotope Fe59. Amer. J. Obstetr. **61**, 477 (1951). — HAHN, JONES, LOWE, MENCELY and PEACOCK: The relative absorption and utilization of ferrous and ferric iron in anemia as determined with the radioactive isotope. Amer. J. Physiol. **143**, 191 (1945). — HALDI, BACHMANN, WYNN and ENSOR: J. Nutrit. **18**, 399 (1939). — HALVERSON, ZEPPLIN and HART: Relation of iodine to the goitrogenic properties of soybeans. J. Nutrit. **38**, 115 (1949). — HAMAMOTO: Orient. J. Dis. Infants **18**, 21 (1935). — HARDY: J. Clin. Investig. **13**, 615 (1934). — HARRIS, IRELAND and JAMES: Optimum calcium requirement. Brit. Med. J. **1941**, No 4175, 49. — HARRISON and HARRISON: The renal excretion of inorganic phosphate in relation to the action of vitamin D and parathyreoid hormone. J. Clin. Invest. **20**, 47 (1941). — Studies with radiocalcium. The intestinal absorption of calcium. J. of Biol. Chem. **188**, 83 (1951). — HART and ELVEHJEM: Annual Rev. Biochem. **5**, 271 (1936). — HEATH: Iron in nutrition. Handbook of Nutrition, S. 115. Chicago: Amer. med. Assoc. 1943. — HEATH and PATEK: The anemia of iron deficiency. Medicine **16**, 267 (1937). — HEGSTEDT, FINCH and KINNEY: The effect of diet upon iron absorption. Federat. Proc. **7**, 290 (1948). — The influence of diet on iron absorption. II. The interrelation of iron and phosphorus. J. of Exper. Med. **90**, 147 (1949). — HEILMEYER: Blut und Blutkrankheiten. In Handbuch der inneren Medizin, Bd. II, 4. Aufl., Berlin-Göttingen-Heidelberg 1951. — HEILMEYER u. PLÖTNER: Das Serumeisen und die Eisenmangelkrankheit (Pathogenese, Symptomatologie und Therapie). Jena 1937. — HEILMEYER u. v. MUTIUS: Z. exper. Med. **112**, 192 (1943). — HEINELT: Z. exper. Med. **45**, 616 (1925). — HEINZ, MÜLLER u. ROMINGER: Citronensäure und Rachitis. Z. Kinderheilk. **65**, 101 (1947). — HELD: Ist die Verabreichung

eines Fluorzusatzes zur Nahrung angezeigt? Zyma-J. 1951, 22. — HELWEG-LARSEN, HOFF-MEYER, KIELER, HESS THAYSEN, HESS THEYSEN, THYGESEN and WULFF: Famine disease in german concentration camps, complications and sequels. Copenhagen 1952. — HEMMELER: Mécanisme et régulation de la resorption du fer. Schweiz. med. Wschr. 1950, 599. — Die Bedeutung des Ferritius für den Eisenstoffwechsel. Verh. dtsch. Ges. inn. Med. 58, 705 (1952). — HENRY u. KON: Zit. nach LANG 1950. — HEPPEL and SCHMIDT: Univ. California Publ. Physiol. 8, 189 (1938). — HERRINGTON: J. Amer. Med. Assoc. 108, 1339 (1937). — HERXHEIMER: Z. klin. Med. 98, 488 (1924). — HESS, KOPF u. LOESER: Mangelerscheinungen bei einseitiger Ernährung mit Steckrüben. Klin. Wschr. 1949, 164. — HESSE u. BARNDT: Kalkresorption und Kalkretention bei verschiedener Ernährung. Klin. Wschr. 1935 II, 1607. HEUBNER: Der Mineralstoffwechsel. In Handbuch der Balneologie, Bd. II, S. 211. Leipzig 1922. — Mineralstoffe des Tierkörpers. Mineralbestand des Tierkörpers. Umsatz der Mineralstoffe. In Handbuch der normalen und pathologischen Physiologie, Bd. XVI/2, S. 1416 u. 1509. Berlin 1931. — HEVESY: Acta physiol. scand. (Stockh.) 3, 123 (1942). — HICKMANS: Biochemic. J. 18, 925 (1924). — HODGES and PETERSON: J. Amer. Dietet. Assoc. 7, 6 (1931). HÖBER: Physikalische Chemie der Zelle und Gewebe. Leipzig 1926. — Alkali- und Erdalkali-metalle. In Handbuch der experimentellen Pharmakologie, Bd. 3/1, S. 214. Berlin 1927. — Pflügers Arch. 221, 478 (1929). — HOEPKE u. SPANIER: Z. mikrosk.-anat. Forsch. 46, 542 (1939). — HOFF: Erg. inn. Med. 33, 195 (1928); 46, 1 (1934). — Fol. haemat. 42, 281 (1930). — Klin. Wschr. 1934, 519. — Dtsch. med. Wschr. 1935, 741. — Münch. med. Wschr. 1935, 1478; 1940, 237. — Experimentelle Beeinflussung des menschlichen Gefäßsystems durch verschiedene Diätformen. Verh. dtsch. Ges. inn. Med. 48, 262 (1936). — Hippokrates 1937, 121. — Weißes Blutbild und vegetatives Nervensystem. Klin. Wschr. 1953, 417. — HOFF-JÖRGENSEN: Biochemic. J. 40, 189, 453, 555 (1946). — HOFFMEISTER: Klinische Kalium-vergiftung bei Herzrhythmusstörungen. Verh. dtsch. Ges. inn. Med. 1949, 626. — HOH, WILLIAMS and PEASE: Possible sources of calcium and phosphorus in the chines diet. I. The determination of calcium and phosphorus in a typical chinese dish containing meat and bone. J. Nutrit. 7, 535 (1934). — HOLLER: Physiologic Rev. 20, 347 (1940). — J. Amer. Med. Assoc. 131, 1886 (1946). — HOLMES: The requirement of calcium during growth. Nutrit. Abstr. a. Rev. 14, 597 (1945). — HOLT and SCOULAR: J. Nutrit. 35, 717 (1948). — HOLTZ: Biochem. Z. 315, 345 (1943). — HOLZAPFEL u. KERNER-ESSEN: Naturwissensch. 1943, 386; 1947, 189. — HOVE, ELVEHJEM and HART: The physiology of zinc in the nutrition of the rat. Amer. J. Physiol. 119, 768 (1937). — Aluminium in the nutrition of the rat. Amer. J. Physiol. 123, 640 (1938); 124, 750 (1938); 127, 689 (1939). — HOUK, THOMAS and SHERMAN: J. Nutrit. 31, 609 (1946). — HOWARD and CAREY: The use of potassium in therapy. J. clin. Endocrin. 9, 691 (1949). — HUNDLEY: Proc. Soc. Exper. Biol. a. Med. 74, 531 (1950).
JANSEN: Dtsch. Arch. klin. Med. 124, 1 (1917). — JASINSKI: Der Eisenstoffwechsel des Menschen unter besonderer Berücksichtigung der larvierten Eisenmangelkrankheit. Praxis (Bern) 1952, 754. — JASINSKI-DIENER: Zur Frage der Häufigkeit des larvierten Eisenmangels bei Frauen, insbesondere bei Graviden und bei Wöchnerinnen. Gynaecologia (Basel) 133, 293 (1952). — JOACHIMOGLU: Gewerbliche Vergiftungen. In Handbuch für soziale Hygiene 1926. — JOHNSTON: Factors influencing the retention of nitrogen and calcium in the period of growth: IV. Effect of estrogens. Amer. J. Dis. Childr. 62, 708 (1941). — New develop-ments in the theory of iron metabolism. J. Amer. Dietet. Assoc. 27, 739 (1951). — JOHN-STON, FRENCHMAN and BOROUGHS: J. Nutrit. 35, 453 (1948). — JOHNSTON, SCHLAPHOFF and MCMILLAN: Calcium retained from one level of intake by six adolescent girls. J. Nutrit. 41, 137 (1950). — JONES: Amer. J. Physiol. 124, 230 (1938). — J. Nutrit. 20, 367 (1940; 28, 7 (1944). — Joos u. MECKE: Arch. exper. Path. u. Pharmakol. 174, 676 (1934). — JOSLIN: Treatment of diabetes mellitus, 6. Aufl. Philadelphia u. New York 1937.
KALCKAR: The chemistry and metabolism of the compounds of phosphours. Annual Rev. Biochem. 14, 283 (1945). — KANE, LOVELACE and McCAY: Dietary fat and calcium wastage in old age. J. of Gerontol. 4, 185 (1949). — KANITZ: Ist Wasser noch ein Nahrungs-mittel? Z. Hyg. 121, 612 (1939). — KAPP: Über den acidotisch oder alkalotisch wirksamen biologischen Erfolgswert einiger Nahrungsmittel. Schweiz. med. Wschr. 1935, 779. — KATASE: Der Einfluß der Ernährung auf die Konstitution des Organismus. Berlin u. Wien 1931. — KEIL and NELSON: Further studies on copper and iron in metabolism. J. Labor. a. Clin. Med. 21, 1119 (1936). — KELLER: Der elektrische Faktor in der Ernährung. Berlin 1936. — KEMMERER, ELVEHJEM and HART: J. of Biol. Chem. 92, 623 (1931). — KENNEDY: Nature (Lond.) 150, 233 (1942). — KENT and McCANCE: Biochemic. J. 35, 877 (1941). — KEYE: Death in potassium deficiency. Report of a case including morphologic findings. Circulation (New York) 5, 766 (1952). — KING, STANTIAL and DOLAN: Biochemic. J. 27, 1002 (1933). — KINNEY, HEGSTEDT and FINCH: The influence of diet on iron absorption. I. The pathology of iron excess. J. of Exper. Med. 90, 137 (1949). — KIRCH, BERGEIM, KLEINBERG and JAMES: Reduction of iron by foods in artificial gastric digestion. J. of Biol. Chem. 171, 687 (1947). — KLATZEIN: J. Nutrit. 19, 187 (1940). — KLEIBER, BOELTER and GREENBERG: Fasting cata-

bolism and food utilization of calciumdeficient rats. J. Nutrit. 19, 517 (1940). — KLINKE: Der Mineralstoffwechsel. Leipzig u. Wien 1931. — Die klinische Bedeutung der Störungen des Kaliumhaushalts. Kinderärztl. Prax. 21, 211 (1953). — KNAPP: Factors influencing the excretion of calcium in normal persons. J. Clin. Invest. 26, 182 (1947). — KOCHMANN u. MAIER: Biochem. Z. 223, 228, 231, 243 (1930). — KOCHMANN u. SEEL: Biochem. Z. 198, 362 (1928). — KOHMAN: Oxalic acid in foods and its behavior and fate in the diet. J. Nutrit. 18, 233 (1939). — KOLLATH: Der Vollwert der Nahrung und seine Bedeutung für Wachstum und Zellersatz. Stuttgart 1950. — KRAUSE, BECKER-FREYSENG u. GILBRICHT: Leistungssteigerung durch diätetisch erzielte Alkalose. Arch. exper. Path. u. Pharmakol. 186, 617 (1937). — KRAUT u. WECKER: Kalkbilanz und Kalkbedarf. I. Mitt. Biochem. Z. 315, 329 (1943). — Kalkbilanz und Kalkbedarf. II. Mitt. Biochem. Z. 318, 495 (1948). —KREBS and MELLANBY: Biochemic. J. 37, 466 (1943). — KRIEGER, BUNKFELDT, THOMPSON and STEENBOCK: J. Nutrit. 20, 7, 125 (1940); 21, 213 (1941). — KRUSE, ORENT and McCOLLUM: Studies on magnesium deficiency in animals. I. Symptomatology resulting from magnesium deprivation. J. of Biol. Chem. 96, 519 (1932). — KUNG, LAN-CHEN, HUI-LAN YEH and ADOLPH: The availability of calcium in vegetable food materials. Chin. J. Physiol. 13, 307 (1938). — KUNSTMANN: Über die Wirkung der Zufuhr großer Wassermengen auf den gesunden Organismus. Arch. exper. Path. u. Pharmakol. 170, 171 (1933).

LADELL: Heat cramps. Lancet 1949 I, 836. — LAMB u. EVVARD: Zit. nach STEUDEL, Klin. Wschr. 1935, 1635. — LANFORD: The effect of orange juice on calcium assimilation. J. of Biol. Chem. 130, 87 (1939). — LANFORD and SHERMAN: Further studies of the calcium content of the body as influenced by that of the food. J. of Biol. Chem. 126, 381 (1938). — LANFORD and SHERMAN: J. of Biol. Chem. 137, 621 (1941). — LANG: Die Spurenelemente und ihre Bedeutung für den Menschen. Dtsch. med. Rdsch. 1949, 877. — Die Bedeutung der Mineralstoffe für die Ernährung. In LANG-RANKE, Stoffwechsel und Ernährung, S. 166. Berlin-Göttingen-Heidelberg 1950. — LANG u. EBERWEIN: Z. Lebensmittelunters. 88, 153 (1948). — LANS, STEIN and MEYER: Surg. etc. 95, 321 (1952). — J. Internat. Coll. Surg. 17, 34 (1952). — LAPICQUE: Une vieille donnée perdue de vue: le foie de la femme contient deux fois et demie moins de fer que celui de l'homme. C. r. Soc. Biol. Paris 141, 214 (1947). — LARGENT: Rates of elimination of fluoride stored in the tissues of man. Arch. of Industr. Hyg. 6, 37 (1952). — LASCH: Diagnostische und therapeutische Untersuchungen bei Störungen des Kalium-Stoffwechsels. Die Medizinische 1953, Nr 33/34. — Über Diagnose und Therapie adynamer Krankheitsbilder durch Hypokaliämie. Wien. med. Wschr. 1953, 581. — LASCH u. ROLLER: Über die Giftwirkung konzentrierter Salzlösungen. Arch. exper. Path. u. Pharmakol. 179, 459 (1935). — LAURELL: Studies on the transportation and metabolism of iron in the body. Acta physiol. scand. (Stockh.) 14, Suppl. 46 (1947). — LEHMANN: Med. Welt 1934, 906. — LEHBANN u. SZAKÁLL: Arb.physiol. 9, 630, 653, 678 (1937); 10, 608 (1939). — Schweißverluste und Getränkeaufnahme bei Bergleuten und Hilfsarbeitern. Arb.-physiol. 11, 73 (1940). — LEHNARTZ: Einführung in die chemische Physiologie, 10. Aufl. Berlin-Göttingen-Heidelberg 1952. — LEICHSENRING, NORRIS, LAMISON, WILSON and PATTON: The effect of level of intake on calcium and phosphorus metabolism in college women. J. Nutrit. 45, 407 (1951). — LEPESCHKIN: Das Elektrokardiogramm. 2. Aufl.; Dresden u. Leipzig 1947. — LEUTHARDT: Mineralstoffwechsel. Erg. Physiol. 44, 588 (1941). — LEVERTON: J. Nutrit. 17, 17 (1939). — Iron metabolism in human subjects on daily intakes of less than 5 milligrams. J. Nutrit. 21, 617 (1941). — LEVERTON and BINKLEY: J. Nutrit. 27, 43 (1944). — LICHTENSTEIN: Eierschalen zur peroralen Kalktherapie. Zbl. Gynäk. 1948, H. 4. — LINTZEL: Z. Biol. 87, 97 (1928). — Untersuchungen über die Resorption und Assimilation des Eisens. Habil.-Schr. Landwirtschaftl. Hochsch. Berlin 1930. — LOEB: J. Clin. Invest. 11, 621 (1932). — LOEWY: Arb.-physiol. 3, 276 (1930). — LOGAN: Gastric ileus due to potassium depletion after gastro-enterostomy. Brit. med. J. 1953, 532. — LOGSDON and McGAVACK: J. Clin. Endocrin. 8, 658 (1948). — LORENZEN and SMITH: Copper and manganese storage in the rat, rabbit and Guinea pig. J. Nutrit. 33, 143 (1947). — LOVELOCK and BURCH: Blood clotting. The inhibition by anions and the function of calcium. Biochemic J. 48, XXXIV (1951). — LOUGOT: Le sel en biologie. Paris 1947. — LUND: Studies on the iron deficiency anemia of pregnancy. Amer. J. obstetr. 62, 947 (1951). — LUTHLEN: Arch. exper. Path. u. Pharmakol. 69, 365 (1912). — LUTZ: J. Industr. Hyg. a. Toxicol. 8, 177 (1926).

MACH: Les manifestations cliniques de l'hypochlorémie. Rev. méd. Suisse rom. 54, 829 (1934). — Hypochlorémie et vomissements. Presse méd. 1935, Nr 18. — MACH: Les hypochlorémies. Helvet. med. Acta 4, 804 (1937). — MACH et MACH: Les états de déshydratation. Schweiz. med. Wschr. 1946, 531. — MACH et SCICLOUNOFF: L'Hyperchlorémie provoquée. Presse méd. 1936, Nr 22. — Helvet. med. Acta 3, 265 (1936). — Le traitement des hypochlorémies et la rechloruration pré-opératoire. J. de Chir. 48, 342 (1936). — MACKENZIE and McCOLLUM: Amer. J. Hyg. 25, 1 (1937). — MALLON, JORDAN and JOHNSON: J. of Biol. Chem. 88, 163 (1930). — MANGOLD u. HEMMELER: Problèmes de la ionisation du fer alimentaire. Schweiz. med. Wschr. 1951, 1254. — MANLY and BALE: The metabolism of inorganic phosphorus of rat bones and teeth as indicator by the radioactive isotope. J. of Biol. Chem. **129**, 125 (1939). — MARQUIS: C. r. Soc. Biol. Paris **128**, 449 (1938). — MARSTON: Annual Rev. Biochem. **8**, 557 (1939). — MARSTON and LEE: Primary site of the action of cobalt in ruminants. Nature (Lond.) **164**, 529 (1949). — MARTIN and WERTMAN: J. Clin. Invest. **26**, 217 (1947). — MARX: Innere Sekretion. In Handbuch der inneren Medizin, Bd. VI/1, S. 1. Berlin 1941. — MÅRTENSSON: Nord. Med. **49**, 56 (1953). — MASCHMANN: Biochem. Z. **308** bis **313** (1941—43). — MAY: Antagonismus zwischen Jod und Fluor im Organismus. Klin. Wschr. **1935**, 790. — Die BASEDOWsche Krankheit, Jod und Fluor. Aulendorf 1950. — Therapie mit organischen Fluorverbindungen. Med. Mschr. **1950**, 489. — MAYEDA u. YAMA- NOUCHI: Nagasaki Igakkai Zasshi **12**, 1159 (1934). — McCANCE: Medical problems in mineral metabolism. I. Legacies of evolution. II. Sodium deficiences in clinical medicine. III. Experimental human salt deficiency. Lancet **1936**, 643, 704, 765, 823. — Carbohydrate metabolism during experimental human salt deficiency. Biochemic. J. **31**, 1276 (1937). — The changes in the plasma and cells during experimental human salt deficiency. Biochemic. J. **31**, 1278 (1937). — McCANCE, EDCOMBE and WIDDOWSON: Biochemic. J. **36**, 686 (1942). — J. of Physiol. **101**, 304 (1942). — Lancet **1943 I**, 126; **1946 I**, 77. — Brit. Med. J. **1945**, 610. — McCANCE and WIDDOWSON: Biochemic. J. **29**, 2694 (1935); **36**, 692 (1942). — Absorption and excretion of iron. Lancet **1937 II**, 680. — J. of Physiol. **91**, 222 (1937); **94**, 148 (1938); **101**, 304 (1942); **102**, 42 (1943). — Chemical composition of foods. Med. Res. Council, Spec. Rep. Ser. No 235. London 1942. — Significance of urinary calcium, phosphorus and magnesium. J. of Physiol. **101**, 350 (1942). — Nature (Lond.) **152**, 326 (1943). — Mineral metabolism. Annual Rev. Biochem. **13**, 315 (1944). — McCANCE, WIDDOWSON and LEHMAN: The effect of protein intake on absorption of calcim and magnesium. Biochemic. J. **36**, 686 (1942). — McCARRISON: Indian J. Med. Res. **21**, 179 (1933). — McCAY, CROWELL and MAYNARD: J. Nutrit. **10**, 63 (1935). — McCAY and OLIVER: J. of Exper. Med. **61**, 319 (1935). — McCLURE: Nondental physiological effects of trace quantities of fluorine. In Dental caries a. fluorine, S. 74. Amer. Assoc. for the Advancement of Science 1949. — Fluorine and other trave elements in nutrition. J. Amer. med. Assoc. **131**, 711 (1949). — McCLURE, MITCHELL, HAMILTON and KINSER: Balances of fluorine ingested from various sources in food and water by five young men. Excretion of fluorine through the skin. J. Industr. Hyg. a. Toxicol. **27**, 159 (1945). — McGINNIS, NORRIS and BENDER: Poultry Sci. **24**, 479 (1945). — McKENZIE: Science (Lancaster, Pa.) **94**, 518 (1941). — McPHEE: Metabolic changes associated with operation. Brit. med. J. **1953**, 1023. — McQUARRIE, THOMPSON and AN- DERSEN: Effects of excessive ingestion of sodium and potassium salts on carbohydrate metabolism and blood pressure in diabetic children. J. Nutrit. **11**, 77 (1936). — McQUARRIE and ZIEGLER: Hereditary periodic paralysis. II. Effects of fasting and various types of diet on occurrence of paralytic attacks. Metabolism **1**, 129 (1952). — McQUARRIE, ZIEGLER and MOORE: Proc. Soc. Exper. Biol. a. Med. **65**, 120 (1947). — MEDES: J. of biol. Chem. **68**, 295 (1926). — MEIGS, BLATHERWICK and CARY: Further contributions to the physiology of phosphorus and calcium metabolism of dairy cows. J. of biol. Chem. **40**, 469 (1919). — Phosphorus and calcium metabolism as related to milk secretion. J. of biol. Chem. **37**, 1 (1949). — MEIGS, TURNER, KANC and SHINN: The effects on calcium and phosphorus metabolism in dairy cows of feeding low-calcium rations for long periods. J. Agricult. Res. **51**, 1 (1935). — MELLINGHOFF: Z. exper. Med. **110**, 423 (1942). — MENNINGER-LERCHENTHAL: Hypochlor- ämie und spontane Venenthrombosen. Z. Kreislaufforsch. **29**, 882 (1937). — MEULENGRACHT: Ugeskr. Laeg. (dän.) **1938**, 1091. — Lancet **1938 I**, 775. — MEUNIER: C. r. Acad. Sci. Paris **203**, 891 (1936). — MEYER: Nord. Med. **48**, 1360 (1952). — MEYER and GREENBERG: Value of calcium hypophosphite and other calcium compounds as calcium supplements in calcium- low diets. Proc. Soc. Exper. Biol. a. Med. **71**, 40 (1949). — MICHEL: C. r. Soc. Biol. Paris **1899**, 422. — MICHELSEN: Arch. exper. Path. u. Pharmakol. **173**, 737, 746, 750 (1933). — MILHORAT and TOSCANI: Arch. of Neur. **41** (1939). — MILLER: J. of biol. Chem. **55**, 61 (1923); **70**, 587 (1926). — MITCHELL and CARMAN: J. of Biol. Chem. **68**, 165 (1926). — MITCHELL and CURZON: The dietary requirement of calcium and its significance. Paris 1939. — MIT- CHELL and HAMILTON: J. Nutrit. **31**, 377 (1949). — J. of Biol. Chem. **179**, 345 (1949). — MOORE: Iron metabolism and hypochromic anemia. Symposia on nutrition. I. Nutritional anemia. Cincinnati. The Robert Gould Research Foundation, Inc. 1947, S. 117. — MOORE and DUBACH: Observation on the absorption of iron from foods tagged with radio iron. Trans. Assoc. Amer. Physicians **64**, 245 (1951). — MOORE, DUBACH, MINNICH and ROBERTS: Absorption of ferrous and ferric radio-active iron by human subjects and by dogs. J. Clin. Invest. **23**, 755 (1944). — MOORE, HALLMANN and SHOLL: Cardiovascular and other lesions in calves fed diets low in magnesium. Arch. of Path. **26**, 820 (1938). — MORACZEWSKI u. GRZYCKI, v.: Arch. exper. Path. u. Pharmakol. **160**, 703 (1931). — MORI: Über die Rolle der Acidose bzw. Alkalose im Zuckerstoffwechsel. Über den Einfluß sogenannter säuren- reicher bzw. basenreicher Kost auf den Zuckerstoffwechsel. J. of Biochem. **22**, 437 (1935). — MOURIQUAND: Klinik der Hypo- und Avitaminosen und Vitamintherapie. In Handbuch der

Therapie, Bd. I, S. 189. Bern 1948. — MÜLLER: Die Rolle des Kupfers im Organismus mit besonderer Berücksichtigung seiner Beziehungen zum Blut. Erg. inn. Med. 48 (1935). — MÜNCH and PETERSEN: On the copper content in mothers milk before and after intravenous copper administration. Acta paediatr. (Stockh.) 39, 378 (1950). — MUNTWYLER and HAZART: Proc. Soc. Exper. Biol. a. Med. 30, 845 (1933). — MYERS and KIRKLIN: Importance of attention to potassium disturbances in surgical patients. Proc. Staff Meet. Mayo Clin. 27, 94 (1952). NELSON: Federat. Proc. 7, 84 (1948). — NEUSCHLOSZ: Über die Bedeutung der K-Ionen für den Tonus des quergestreiften Muskels. Pflügers Arch. 199, 410 (1923); 204, 374 (1924); 207, 27, 37 (1925); 213, 40 (1926); 219, 159 (1928). — NEUWEILER: Bemerkungen zur Frage einer Beeinflussung der Eisenresorption durch Vitamin C. Zbl. Gynäk. 72, 761 (1950). — NICHOLLS and NIMALASURIYA: Adaptation to a low calcium intake in reference to the calcium requirements of a tropical population. J. Nutrit. 18, 563 (1939). — NICHOLSON and BRANNING: J. Amer. Med. Assoc. 134, 1292 (1947). — NICOLAYSEN: Untersuchungen über die Kalkausscheidung bei Hunden. Skand. Arch. Physiol. (Berl. u. Lpz.) 69, 1 (1934). — Studies upon the mode of action of vitamin D. II. The influence of vitamin D on the faecal output of endogenous calcium and phosphorus in the rat. III. The influenca of vitamin D on the absorption of calcium and phosphorus in the rat. Biochem. J. 31, 107, 122 (1937). — NICOLAYSEN and JANSEN: Vitamin D and bone formation in rats. Acta paediatr. (Stockh.) 23, 405 (1939). — NIELSEN u. HOFF-JÖRGENSEN: Nord. Med. 33, 368 (1947). — NOORDEN, v.: Handbuch der Physiologie und Pathologie des Stoffwechsels. Berlin 1908. — In NOTHNAGELS Handbuch der speziellen Pathologie und Therapie, Bd. VII/1. Wien 1910. — Alte und neuzeitliche Ernährungsfragen. Berlin 1931. — NOTHHAAS: Med. Klin. 1932, 297. — NYROP: Ernährung und Zahnkaries. Leipzig 1943.
OEHME u. WASSERMEYER: Dtsch. Arch. klin. Med. 154, 107 (1927). — OHLMEYER u. OLPP: Z. physiol. Chem. 281, 203 (1944). — OLDHAM and SCHLUTZ: The effect of different levels of vitamin B₁ and iron on the retention of iron and the fat content of normal young rats. J. Nutrit. 19, 569 (1940). — ORENT and KEILES: Proc. Soc. Exper. Biol. a. Med. 44, 199 (1940). — ORR: The physiological and economic bases of nutrition. I. Dietary standards. J. Inst. Publ. Health a. Hyg., Lond. 2, 661 (1939). — ORR, HOLT, WILKINS and BOONE: The relation of calcium and phosphorus in the diet to the absorption of these elements from the intestine. Amer. J. Dis. Childr. 28, 574 (1924). — ORTEN, SMITH and MENDEL: Relation of calcium and of iron to the erythrocyte and hemoglobin content of the blood of rats consuming a mineral deficient ration. J. Nutrit. 12, 373 (1936). — OSBORNE and MENDEL: J. of Biol. Chem. 69, 661 (1926). — OSBORNE, MENDEL, PARK and WINTERNITZ: J. of Biol. Chem. 71, 317 (1927). — OTT: Angew. Chem. 50, 75 (1397). — OUTHOUSE, BREITER, RUTHERFORD, DWIGHT, MILLS and ARMSTRONG: The calcium requirement of man: Balance studies on seven adults. J. Nutrit. 21, 565 (1941). — OWEN: The calcium requirement of older male subjects. Biochemic. J. 33, 22 (1939). — OWEN and IRVING: Acta med. scand. (Stockh.) 103, 235 (1940).
PAPP u. TEPPERBERG: Chirurg 8 (1937). — PARK, SHIPLEY, McCULLUM and SIMMONDS: J. of Biol. Chem. 50, VII (1922). — PATRICI: Boll. Soc. ital. Biol. sper. 9, 715 (1934). — PATTERSON: Nature (Lond.) 140, 363 (1937). — PATWARDHAN and UHAVI: Biochemic. J. 33, 663 (1939). — PEARSON: Amer. J. Physiol. 153, 432 (1948). — PÉREZ-CASTRO: Die klinischen, chemischen und morphologischen Folgen des Kochsalzmangels im Blut. Dtsch. med. Wschr. 1937 I, 743. — PFEFFER u. STAUDINGER: Über die Ausscheidung von Corticoiden im Urin unter normalen und pathologischen Bedingungen. III. Mitt. Die Corticoidausscheidung im Urin bei verschiedenem Kochsalzgehalt der Nahrung. Klin. Wschr. 1952, 307. — PFLOMM: Chirurgische Erfahrungen aus Süd-China. Münch. med. Wschr. 1934 II, 1500. — PIRSCHLE: Erg. Biol. 1938. — PITTMAN and KUNERTH: A long-time study of nitrogen, calcium and phosphorus metabolism on a medium-protein diet. J. Nutrit. 17, 175 (1939). — POPE, PHILLIPS and BOBSTEDT: The effect of cobalt on growth and certain blood constituents of sheep. J. Anim. Sci. 6, 334 (1947). — POPPELREITER: Arb.physiol. 3, 605 (1930). — PUDENZ, McINTOSH and McEACHERN: The rôle of potassium in familial periodic paralysis. J. Amer. Med. Assoc. 111, 2253 (1938).
RANDOIN: Les quantités minima de principes nutritifs nécessaires et les rapports et équilibres alimentaires à réaliser dans les rations destinées aux adultes. Bull. Acad. Méd. Paris, III. s. 124, 429 (1941). — RECHENBERGER: Über die Altersabhängigkeit der Eisenresorption. Verh. dtsch. Ges. inn. Med. 58, 475 (1952). — REHM and WINTERS: J. Nutrit. 19, 213 (1946). — REITH: Over de beteekenis van de sporenelementen (oligoelementen) die in het voedsel en in ons organisme optreden. Voeding 3, 4 (1941). — REMESOW: Biochem. Z. 186, 64 (1937). — RIABUSCHINSKY: Z. exper. Med. 72, 20 (1930). — RICHTER and CLISBY: Proc. Soc. Exper. Biol. a. Med. 48, 684 (1941). — Arch. of Path. 33, 46 (1942). — RICKES u. Mitarb.: Science (Lancaster, Pa.) 107, 396 (1948); 108, 134 (1948). — J. Amer. Chem. Soc. 71, 1854 (1949). — RIETSCHEL: Das alimentäre Fieber. Erg. inn. Med. 47 (1934). — ROBERTSON: Erg. Physiol. 10, 216 (1910). — ROBINSON: Jodine and failing

lactation. Brit. Med. J. 1947, 126. — ROBSCHEIT-ROBBINS and WHIPPLE: J. of Exper. Med. 75, 481 (1942); 89, 339, 359 (1949). — ROINE, BOOTH, ELVEHJEM and HART: Importance of potassium and magnesium in nutrition of guinea pigs. Proc. Soc. Exper. Biol. a. Med. 71, 90 (1949). — ROMINGER: Die Entstehung der Rachitis im Lichte neuerer Forschung. Klin. Wschr. 1949, 37. — ROSE: Experiments on the utilization of the calcium of carrots by man. J. of Biol. Chem. 41, 349 (1920). — ROSE and MACLEOD: Experiments on the utilization of the calcium of almonds by man. J. of biol. Chem. 57, 305 (1923). — RÖSE: Z. exper. Med. 96, 793 (1935). — ROSEMANN: Pflügers Arch. 142, 208, 247 (1911). — ROSSI: Arch. Sci. Biol. 17, 491 (1932). — RÖSSLE: Gibt es Schädigungen durch Kochsalzinfusionen? Berl. klin. Wschr. 1907, 1165. — RUDRA: Nature (Lond.) 153, 111, 743 (1944). — RUDING: Arch. internat. Pharmacodynamic 48, 63 (1934). — RUEGAMER, ELVEHJEM and HART: Proc. Soc. Exper. Biol. a. Med. 61, 234 (1946). — RUEGAMER, MICHAUD, HART and ELVEHJEM: The use of the dog for studies on iron availability. J. Nutrit. 32, 101 (1946). — RUSSEL: Die Wirkung der Handelsdünger auf die Qualität der Ernteprodukte bei den Versuchen in Rhothamstedt. Congr. inter. d'engrais chim. Rom 1938.

SAEGESSER: Schilddrüse, Kropf und Jod. Basel 1939. — SALEJ: Zit. in. Ber. Physiol. 127, 208 (1942). — SALTER, FARQUHARSON and TIBELTS: J. Clin. Invest. 11, 391 (1932). — SANDBERG, PERLA and HOLTY: Proc. Soc. Exper. Biol. a. Med. 42, 368, 371 (1939). — SANDER: Gewebsversäuerung bei normaler Alkalität des Blutes. In BRAUCHLE u. GROTE: Ergebnisse der Gemeinschaftsarbeit von Naturheilkunde und Schulmedizin, Bd. 1, 255. Leipzig 1938. — Der Säure-Basenhaushalt des menschlichen Organismus und sein Zusammenspiel mit dem Kochsalzkreislauf und Leberrhythmus. Stuttgart 1953. — SANTHA, v.: Periodische oder paroxysmale Lähmungen. In Handbuch der inneren Medizin, Bd. V/2, S. 1471. Berlin 1939. — SAPHIR: Chronic hypochloremia simulating psychoneurosis. J. Amer. Med. Assoc. 129, 510 (1945). — SAVARY: Zit. nach KOBERT, Lehrbuch der Intoxikationen, Bd. II, S. 169. 1906. — SCHÄFER: Der Eisenstoffwechsel des wachsenden Organismus. Erg. inn. Med., N. F. 4, 706 (1953). — SCHAIRER u. RECHENBERGER: Über den Eisenstoffwechsel bei Mutter und Kind. Z. Geburtsh. 130, 181 (1949). — SCHARRER: Biochemie der Spurenelemente. Berlin 1941. — SCHIFF, ELIASBERG u. JOFFE: Klin. Wschr. 1930, 2144. — SCHLAPHOFF and JOHNSTON: The iron requirement of six adolescent girls. J. Nutrit. 39, 67 (1949). — SCHLEGEL u. BRÜCK: Untersuchungen über den Chlorgehalt der Organe albinotischer Ratten nach langandauernder Kochsalzfütterung. Ernährung 5, 57 (1940). — SCHMIDT: Verh. physik.-med. Ges. Würzburg, N. F. 54, 147 (1930). — Der Einfluß eisenarmer und eisenreicher Nahrung auf Blut und Körper. Jena 1928. — Verkalkungsstörungen durch Strontiuminjektion und -verfütterung. Dtsch. Zahnärztl. Z. 4, 1363 (1949). — Hat die Düngung auf dem Weg über die Nahrung einen Einfluß auf das Zahnsystem? Z. Stomat. 47, 534 (1950). — Fluormedikation und Blut. Med. Wschr. 1952, 429. — SCHMIDT and GREENBERG: Occurence, transport and regulation of calcium, magnesium and phosphorus in the animal organism. Physiologic. Rev. 15, 297 (1935). — SCHMIDT-NIELSEN u. SCHMIDT-NIELSEN: Nord. Med. 23, 1463 (1944). — SCHMITT: Ionenverteilung zwischen Plasma und Erythrocyten bei normalen und hypochlorämischen Diabetikern. Arch. exper. Path. u. Pharmakol. 181, 563 (1936). — Ionenverteilung zwischen Plasma und Erythrocyten bei verschiedenen nephritischen Zustandsbildern. Arch. exper. Path. u. Pharmakol. 181, 570 (1936). — Ionenverteilung zwischen Plasma und Erythrocyten bei intestinalen Erkrankungen. Arch. exper. Path. u. Pharmakol. 181, 575 (1936). — Die Stellung der Erythrocyten im Mineralhaushalt. Erg. inn. Med. 57, 241 (1939). — Neuzeitliche Düngung, Erntequalität und Volksgesundheit. Arb. landwirtschaftl. Versuchsstation Darmstadt 1938, H. 3. — Ernährung der Pflanze 38, 1 (1942). — SCHMITT u. BASSE: Mineralaustauschvorgänge zwischen Plasma und Erythrocyten beim Addison. Arch. exper. Path. u. Pharmakol. 181, 581 (1936). — Über die Ausnutzung verschiedener peroral verabreichter Kalksalze durch den Organismus. Arch. exper. Path. u. Pharmakol. 184, 538 (1937). — SCHNEIDER: Hypochlorämischer Symptomemkomplex, Harn und Kochsalztherapie. Med. Klin. 1946, 453. — SCHOCH: Potassium deficiency in chronic renal disease. A. M. A. Arch. Int. Med. 88, 20 (1951). — SCHOORL: Proc. Roy. Soc. Acad. Amsterdam 37, 239 (1934). — SCHRADER, PRICKELT and SALMON: J. Nutrit. 14, 85 (1937). — SCHREIER: Über die calciumresorptionsfördernde Leistung der Citronensäure. Klin. Wschr. 1949, 608. — SCHREIER u. WOLF: Untersuchungen über den Einfluß der Citronensäure auf den Calciumstoffwechsel. Z. Kinderheilk. 67, 526 (1950). — SCHULTZE: J. of biol. Chem. 129, 729 (1939); 138, 219 (1941). — SCHULTZE and KUIKEN: J. of Biol. Chem. 137, 727 (1941). — SCHULTZE, ELVEHJEM and HART: Studies on the copper and iron content of tissues and organs in nutritional anemia. J. of Biol. Chem. 116, 93 (1936). — Studies on the copper content of the blood in nutritional anemia. J. of Biol. Chem. 116, 107 (1936). — SCHUPHAN: Eine kritische Stellungnahme von Agrikulturchemie und Medizin zur Frage der alleinigen Stallmistdüngung bei Gemüse. A. Düngungsversuche mit Tomaten und Gartenmöhren im Hinblick auf ihren biologischen Wert. Ernährung 5, 29 (1940). — SCHWARZ: Die physiologische Bedeutung der Spurenelemente. Ärztl. Wschr. 1947, 743. — SCOTT and

FISHER: J. Clin. Invest. 17, 725 (1938). — SCOULAR: A quantitative study, by means of spectrographic analysis, of zine in nutrition. J. Nutrit. 17, 103 (1939). — A quantitative study, by means of spectrographic analysis of aluminium in nutrition. J. Nutrit. 17, 393 (1939). — SEEL: Eierschalen zur peroralen Kalktherapie. Zbl. Gynäk. 1949, H. 4. — SEIFTER: The effects of dietary deprivation of potassium on heart glycogen and on blood glycolysis. J. Labor. a. clin. Med. 38, 78 (1951). — SHARPE, HARRIS, PEACOCK and COOKE: Effect of phytale and other food ingredients on the absorption of radioative iron. Federat. Proc. 7, 298 (1948). — SHELDON: The mineral basis of life. Brit. Med. J. 1934, No 3810, 47. — SHELLING and JOSEPHS: Calcium and phosphorus studies. X. The effect of variation of calcium, phosphorus, and of vitamin D in diet on iron retention in rats. Bull. Hopkins Hosp. 55, 309 (1934). — SHERMAN: Chemistry of food and nutrition, 5. Aufl., New York 1937; 7. Aufl., New York 1947. — SHERMAN and BOOHER: J. of Biol. Chem. 93, 93 (1931). — SHERMAN and CAMPBELL: J. of Biol. Chem. 60, 5 (1924). — J. Nutrit. 14, 609 (1937). — SHERMAN and PAPPENHEIMER: J. of Biol. Chem. 34, 189 (1921). — SHERMAN, RAGAN and BAL: Proc. Nat. Acad. Sci. U.S.A. 33, 266, 356 (1947). — SHERMAN and CAMPBELL: Effects of inereasing the calcium content of a diet which is one of the limiting factors. J. Nutrit. 10, 363 (1935). — SHIRLEY, OWENS and DAVIS: J. Nutrit. 44, 595 (1951). — SHOHL: Mineral metabolism. New York 1939. — SILWER: Studien über die N-Ausscheidung im Harn bei Einschränkung des Kohlehydratgehaltes der Nahrung ohne wesentliche Veränderung des Energiengehaltes derselben unter besonderer Berücksichtigung der Säure-Basen-Verhältnisse. Acta med. scand. (Stockh.) Suppl. 79 (1937). — SJOLLEMA: Biedermanns Zbl., Abt. B, Tier-ernährung 7, 184 (1935). — SKINNER, v. DONK and STEENBOCK: Amer. J. Physiol. 101, 591 (1932). — SLYKE, v., EVANS and LEWIS: The paradox of aciduria in the presence of alkalosis caused by hypochloremia. Ann. Surg. 126, 545 (1947). — SMITH: Proc. Soc. Exper. Biol. a. Med. 63, 339 (1946). — Nature (Lond.) 161, 638 (1948); 162, 144 (1948). — SMITH: Potassium lack in the post-gastrectomy dumping syndrome. Lancet 1951 II, 745. — SMITH, BLACK-SCHAFFER and LASATER: Potassium deficiency syndrome in the rat and the dog. A description of the muscle changes in the potassium-depleted dog. Arch. of Path. 46, 185 (1950). — SMITH and SPECTOR: Calcium and phosphorus metabolism in rats and dogs as influenced by the ingestion of mineral oil. J. Nutrit. 20, 19 (1940). — SMITH and ELLIS: Arch. of Biochem. 15, 81 (1947). — SMITH, ELLIS, LOBB, THOMPSON, LORENZEN and LARSON: Studis of the manganese requirement of rabbits. J. Nutrit. 34, 33 (1947). — SMITH and LARSON: J. of Biol. Chem. 163, 29 (1946). — SMITH and SMITH: J. of Biol. Chem. 107, 681 (1934). — SNAVELY: Hepatic factors in salt and water metabolism. Amer. J. Med. Sci. 223, 96 (1952). — SPEIRS: J. Nutrit. 17, 557 (1939). — SPIESS u. BERTSCHINGER: Stoffwechselwirkungen und Mangan. Wien. Z. inn. Med. 28, 45 (1947). — SPIRA: Therapie und Prophylaxe der Fluorschädigung. Ther. Gegenw. 1953, No 5. — SPITZER and PHILIPPS: J. Nutrit. 30, 177, 183 (1945). — STAR-KENSTEIN: Handbuch der allgemeinen Hämatologie, Bd. II/2, S. 1357. 1934. — STEARNS: The significance of the retention ratio of calcium, phosphorus in infants and in children. Amer. J. Dis. Childr. 42, 749 (1931). — Human requirembnt of calcium, phosphorus and magnesium. J. Amer. Med. Assoc. 142, 478 (1950). — The mineral metabolism of normal infants. Physiologic. Rev. 19, 415 (1939). — STEENBOCK, HART, SELL and JONES: J. of biol. Chem. 56, 375 (1922). — STEGGERDA and MITCHELL: The calcium balance of adult human subjects on high and low fat (butter) diets. J. Nutrit. 45, 201 (1951). — STEGGERDA and MITCHELL: Further experiments on the calcium requirement of adult man and the utilization of the calcium in milk. J. Nutrit. 21, 577 (1941). — STEUDEL: Z. exper. Med. 95, 580 (1935). — Klin. Wschr. 1935, 1635. — Ernährung 1, 70 (1936); 5, 229 (1940). — Über das Verhalten von Kalziumsalzen im Stoffwechsel. Ernährung 8, 113 (1943); 9, 37 (1944). — Der Umsatz des Calciums im Organismus des Erwachsenen. Med. Klin. 1947, 142. — STIRN, ELVEHJEM and HART: The indispensability of zinc in the nutrition of the rat. J. of Biol. Chem. 109, 347 (1935). — STRAUB: Z. Biol. 37, 537 (1899). — Erg. inn. Med. 25, 1 (1926). — Ther. Gegenw. 1929, 481, — Krankheiten des Wasser- und Salzstoffwechsels. In Lehrbuch der inneren Med., Bd. II, S. 1. Berlin 1936. — STRAUSS: Anemia of infancy from maternal iron deficiency in pregnancy. J. Clin. Investig. 12, 345 (1933). — STREET: J. Nutrit. 26, 187 (1943). — STRUCK, REED and COHEN: The acid soluble phosphorus content of muscle of rats under various diet modifications. J. Nutrit. 17, 35 (1939). — STUBER u. LANG: Untersuchungen zur Lehre von der Blutgerinnung. Biochem. Z. 212, 96 (1929). — SUTTON and NELSON: Proc. Soc. Exper. Biol. a. Med. 36, 211 (1937). — SUZUKI: On the cobalt prolycythemia. Tohoku J. Exper. Med. 53, 359 (1951). — SVENDSEN: Kaliummangel und Ekg bei Coma diabeticum. Nord. Med. 43, 164 (1950). — SZAKÁLL: Arb.physiol. 8, 316 (1935). — SZAKÁLL u. SZA-KÁLL: Arb.physiol. 10, 534 (1939).

TALBOTT: Heat cramps. Medicine 14, 323 (1935). — TALBOTT, DILL, EDWARDS, STUMME and CONSOLAZIO: J. Industr. Hyg. a. Toxicol. 19, 258 (1937). — TAYLOR: Zit. nach KOBERT, Lehrbuch der Intoxikationen, Bd. II, S. 169. 1906. — TEAGUE and CARPENTER: J. Nutrit. 43, 389 (1951). — TELFER: The influence of acid-feeding on the utilization of the mineral elements. Glasgow Med. J. **131**, 257 (1939). — TERROINE et CHAMPAGNE: Bull. Soc. Chim. biol. Paris **1933**, 15. — C. r. Soc. Biol. Paris **194**, 203 (1932). — THEDERING: Wird die Eisenresorption durch Vitamin C meßbar beeinflußt? Dtsch. med. Wschr. **1949**, 921. — Über die Steuerung der Eisenresorption. Die Medizinische **1953**, Nr 38. — THEDERING u. BECK: Störungen der Eisenverdauung und Eisenresorption als pathogenetische Faktoren der essentiellen hypochromen Anämie. Klin. Wschr. **1953**, 127. — THEOPOLD u. HENNING: Über Citronensaure-Calcium-Komplex-Verbindungen und ihre Wirkung auf die tierische und menschliche Rachitis. Mschr. Kinderheilk. **97**, 462 (1950). — THOMPSETT: Biochemic. J. **34**, 961 (1940). — THOMPSON and ELLIS: J. Nutrit. **34**, 121 (1947). — THOMPSON: Present conceptions of calcium metabolism. Amer. J. Digest. Dis. a. Nutrit. **2**, 614 (1935). — TIBETTS and AUB: J. Clin. Invest. **16**, 491 (1937). — TISDALL and DRAKE: The utilization of calcium. J. Nutrit. **16**, 613 (1938). — TODD, ELVEHJEM and HART: Amer. J. Physiol. **107**, 146 (1934). — TOEPFER and SHERMAN: J. of Biol. Chem. **115**, 685 (1936). — TUFTS and GREENBERG: The biochemistry of magnesium deficiency. I. Chemical changes resulting from magnesium deprivation. J. of Biol. Chem. **122**, 693 (1938). — The biochemistry of magnesium deficiency. II. The minimum magnesium requirement for growth, gestation, and lactation, and the effect of the dietary calcium level thereon. J. of Biol. Chem. **122**, 715 (1938). — TURPEINEN: J. of Biol. Chem. **132**, 75 (1940). — TWEEDY and CAMPBELL: The effect of parathyreoid extract upon the distribution, relation and excretion of labelcel phosphorus. J. of Biol. Chem. **154**, 339 (1944).

UNDERHILL and PETERMANN: Amer. J. Physiol. **90**, 1, 15, 40, 52, 62, 67, 72 (1929).

VOGT: The influence of some diet factors on the irritability of the skin and on the mineral contents of the skin and blood plasma in rabbits. Acta med. scand. (Stockh.) Suppl. **116**, 120 (1941).

WACHHOLDER: Alkalotische bzw. acidotische Reaktionsverschiebung und weißes Blutbild. Fol. haemat. **70**, 219 (1951). — WACHHOLDER u. BECKMANN: Klin. Wschr. **1952**, 1030. — WAGNER-JAUREGG: Biochemische Kropfforschung und moderne Arzneimittelbehandlung der Thyreotoxikosen. Med. Klin. **1946**, 433. — WAGNER-JAUREGG u. KOCH: Zit. nach WAGNER-JAUREGG. — WEISSBECKER: Kobalt und Blutfarbstoff. Verh. dtsch. Ges. inn. Med. **54**, 446 (1949). — Spurenstoffe in der Blutbildung. Klin. Wschr. **1949**, 39. — Kobalt als Spurenelement und Pharmakon. Stuttgart 1950. — WEISSBECKER u. MAURER: Kobalt-wirkungen am Menschen. Klin. Wschr. **1947**, 855. — WELCH, WAKEFIELD and ADAMS: Arch. Int. Med. **58**, 10, 95 (1936). — WELLER and TAYLOR: Problems of potassium metabolism. Ann. Int. Med. **33**, 607 (1950). — WESTERLUND: Skand. Arch. Physiol. (Berl. u. Lpz.) **80**, 403 (1938). — WICHELS u. HÖFER: Klin. Wschr. **1933**, 591. — WIDDOWSON and MCCANCE: Lancet **1942** I, 588. — WILEY: The inorganic saltbalance during dehydration and recovery. J. of Biol. Chem. **101**, 83 (1933). — WILLIAMSON, HEGSTEDT, MCKIBBIN and STARE: J. Nutrit. **31**, 647 (1946). — WIND u. DEIJS: Landbouwkund. Tijdschr. **64**, 23 (1952). — WINFIELD, FOX jr. and MERSHEIMER: Etiologic factors in postoperative salt-retention and its prevention. Ann. Surg. **134**, 626 (1951). — WINKLER: Therapeutische Versuche mit Citronensäure bei Rachitis. Ann. paediatr. (Basel) **172**, 129 (1949). — WINT-ROBE, CARTWRIGHT, LAHEY and GUBLER: The role of copper in hemopoiesis. Trans. Assoc. Amer. Physicans **64**, 310 (1951). — WOLFF: Der normale Zinkgehalt in Blut, Serum und Erythrocyten. Klin. Wschr. **1950**, 105. — Kobalteinwirkung auf die Hämatopoese. Klin. Wschr. **1950**, 279. — Emissionsspektrographische Untersuchungen über den Kobaltspiegel des Serums. Klin. Wschr. **1950**, 280. — Spektrochemische Untersuchungen über den Mangangehalt des Blutes. Biochem. Z. **318**, 521 (1948). — Spektrochemische Untersuchungen über den Aluminiumgehalt des Blutes. Biochem. Z. **319**, 1 (1948).

ZAYKOWSKY u. PAWLOW: Z. Tierzüchtg **14**, 437 (1929). — ZEISS-KANITZ: Ernährung **5**, 153 (1940). — ZIEGLER and MCQUARRIE: Metabolism **1**, 116 (1932). — ZONDEK u. BANDMANN: Handbuch der Biochemie, 1. Erg.-Bd., S. 453. Jena 1930.

B. VIII. Duft- und Schmeckstoffe.

BEGER: Ernährung **1940**. — BEYTHIEN: Die Geschmacksstoffe der menschlichen Nahrung. Dresden u. Leipzig 1948. — BICKEL: Z. Volksernährg. **10**, 260 (1935). — BICKEL u. KORCHOW: Biochem. **7**, 434 (1928). — BLEYER, FISCHLER, NIEMAIR u. TÄUFEL: Biochem. Z. **286**, 408 (1936); **289**, 27 (1936); **292**, 301 (1937). — Ernährung **1**, 181 (1936); **3**, 30 (1938). — BRANDL: 7. Biol. **29** (1893). — BRILLAT-SAVARIN: Physiologie des Geschmacks. Leipzig: Philipp Reclam. — BROCKMANN: Geruch und Geschmack stereoisomerer Verbindungen. In FREUDEN-BERG, Stereochemie. S. 956. Leipzig u. Wien 1933.

DIEMAIR: Die Verarbeitung der Nahrungsmittel. In STEPP, Ernährungslehre, S. 196. Berlin 1939. — DOLD u. KNAPP: Über die antibakterielle Wirkung von Gewürzen. Z. Hyg. **128**, 696 (1948).

FLASCHENTRÄGER: Die biologische Bedeutung der Mineralstoffe, insbesondere der Spurenelemente. Schweiz. med. Wschr. **1941**, 949. — FUCHS-HARTMANN: Gastmahl der Völker. Stuttgart 1942.

GOTTLIEB: Arch. exper. Path. u. Pharmakol. **33** (1894).

HARTH: Dtsch. Z. Verdgs- usw. Krkh. **6**, 263 (1942). — HUIZINGA: Herbst des Mittelalters, 6. Aufl. Stuttgart 1952.

KORCHOW: Biochem. Z. **190**, 188 (1927).

MEYER u. GOTTLIEB: Die experimentelle Pharmakologie als Grundlage der Arzneibehandlung. Berlin u. Wien 1922.

SANCHEZ and PALOMERA: I. The action of spices on the acid gastric secretion, on the appetite and on the caloric intake. Gastroenterology **18**, 254 (1951). — SCHMITT: Kochsalzersatzmittel und Gewürze in der Diätetik. Suttgart 1947.

TÄUFEL: Handbuch der Lebensmittelchemie, Bd. I, S. 1249. Berlin 1933.

WACHHOLDER: Untersuchungen und Überlegungen über die klinische Bedeutung eines genügenden oxydativen Umsatzes an Vitamin C. Klin. Wschr. **1940**, 491. — Umsatztheorie der Vitamin C-Wirkung im Organismus. Klin. Wschr. **1942**, 893. — WASER: Z. Unters. Lebensmitt. **40**, 289 (1920).

ZIEGELMAYER: Unsere Lebensmittel und ihre Veränderungen. Dresden u. Leipzig 1933.

B IX. Nährstoff unbekannter Natur.

ACHELIS: Unveröffentlichtes Manuskript von Prof. ACHELIS, Heidelberg.

Galeni de alimentorum facultatibus libri, III, herausgeg. von C. G. KUHN. Leipzig 1821. — Die Werke des Galenos. Galenos Gesundheitslehre Buch 1—6. Stuttgart 1939/1941.

HIPPOKRATES: Sämtliche Werke, herausgeg. von R. KAPFERER: Stuttgart u. Leipzig 1934.

KOLLATH: Der Vollwert der Nahrung. Stuttgart 1950. — Lücken der Ernährungslehre. Med. Welt **1939**, 255. — Grundlagen einer dauerhaften Ernährungslehre. Wien. med. Wschr. **1941** I, 157. — Ernährungsversuche über die unterste Grenze der Lebensmöglichkeit und den Aufstieg zur Norm. Dtsch. med. Wschr. **1941** II, 999. — KOLLATH: Über Selbstversuche von MASANORI KURATSUNE mit roher Gemüsekost bei ungenügender Kalorienzufuhr. Hippokrates **1953**, 99. — KOLLATH, KOLLATH, GIESECKE, SCHRAEP u. POETSCHKE: Von Nahrungswirkungen vor der Resorption durch den Darm. Ein Beitrag zur Frage: Gekocht oder roh? Klin. Wschr. **1939** I, 557.

Ernährungstherapie.

Von

Hans Glatzel.

A. Allgemeine Grundsätze.

I. Begriff und Stellung der Ernährungstherapie.

In der klinischen Therapie steht die *Ernährungstherapie* neben der *Pharmako-therapie*, der *physikalischen Therapie* und der *Psychotherapie*. Auf welcher im einzelnen Krankheitsfall das Hauptgewicht liegt, hängt von der Natur der Krankheit ab, von den Kenntnissen und Anschauungen des Arztes und von den gegebenen äußeren Möglichkeiten. Es gibt Krankheiten — Diabetes mellitus, akute Nephritis, spezifische Mangelkrankheiten —, bei denen die Ernährungstherapie im Mittelpunkt der Gesamtbehandlung stehen muß und andere — Thyreotoxikose, Herzinsuffizienz, akute Infektionskrankheiten —, bei denen sie eine Unterstützung medikamentöser und physikalisch-therapeutischer Maßnahmen darstellt. In der Praxis wird man immer *alle* therapeutischen Möglichkeiten kombinieren und sich darüber klar sein, daß viele Wege nach Rom führen und jeder den Weg gehen muß, den er am besten kennt. So sind auch die ernährungstherapeutischen Erfolge in der Hand verschiedener Ärzte erstaunlich verschieden. Einseitigkeit und Ausschließlichkeit, bedingungslose Ablehnung sowohl wie die blinde Verherrlichung der Ernährungstherapie, herrschen nur dort, wo die Gesetze des Lebens und seiner Vielfältigkeit verkannt werden. So schwankt ihr Charakterbild in der Geschichte recht beträchtlich. In Notzeiten kommen die Schwierigkeiten der Rohstoffbeschaffung erschwerend dazu. Die Krankenkost wird dann zu einem Kompromiß, der oft schlecht genug ist und kaum mehr als therapeutischer Faktor bezeichnet werden kann.

Ernährungstherapie heißt Therapie mit Nahrungsmitteln. Die begriffliche Abgrenzung ihres Bereiches ist die Voraussetzung der Darstellung. Zur *physikalischen Therapie* bestehen keine Verbindungen. Die *Mineralwassertrinkkuren* zählen wir ebenso zur *Pharmakotherapie* wie die Behandlung mit jenen Stoffen, die zwar aus Nahrungsmitteln *gewonnen*, in reiner und konzentrierter Form aber doch nicht mehr Nahrungsmittel *genannt* werden können: Eisen- und Jodverbindungen, Vitamine, isolierte Fettsäuren und Aminosäuren. Die *parenterale Ernährung* hingegen gilt mit Recht als Teil der Ernährungstherapie. Ob man „*Genußmittel*" wie Kaffee, Tee und Alkoholika zu den Medikamenten oder den Nahrungsmitteln rechnet, ist Geschmackssache. Wir werden auf ihre therapeutische Bedeutung im Rahmen der Diätkostformen eingehen.

Neuere zusammenfassende Darstellungen der Ernährungstherapie stammen von BACHRACH 1945; BOGERT 1947; BROZEK, MICKELSEN 1949; BÜRGER 1944; CRUICKSHANK 1945; DAVIDSON, ANDERSON 1946; DEMOLE 1948; DOMARUS 1936; GLATZEL 1939, 1953; HEUPKE 1952; JOLIFF, TISDALL, CANNON 1950; JÜRGENSEN 1927; KELLY 1949; MANN, STARE 1950; McLESTER 1931; MIDDELMANN, HÜRTER 1947; KÜHN 1947; v. NOORDEN 1920; SCHLAYER, PRÜFER 1952; SELLING, FERRARO 1945; TURNER 1946; von den Herausgebern des J. Amer. Med. Assoc.

(Handbook of Nutrition 1943) und von den Herausgebern des J. Amer. diteet. assoc. (Nutrition and Dietetics in Medical Practice 1947). Neuere Zusammenstellungen des Nährstoffgehaltes der Nahrungsmittel finden sich bei Bowes, Church 1951; Fachmann, Kraut, Sperling 1953; Glatzel 1953, Rank 1952). *Jede Therapie ist gleichzeitig Psychotherapie.* Die Heilwirkung mancher Kostverordnung ist nicht weniger psychogen als die Heilwirkung mancher Tablette; man sollte diese psychotherapeutische Wirkung stets bewußt in Rechnung stellen. Viel Kritik und Erfahrung sind nötig, um nicht immer wieder das Opfer von Selbsttäuschungen über die wahre Wirkungsweise seiner therapeutischen Maßnahmen zu werden.

Man muß sich auch über die *Grenzen der Ernährungstherapie* klar sein. Diätetische Prophylaxe ist wichtiger und wirkungsvoller als diätetische Therapie und, so wirkungsvoll auch die Ernährungstherapie bei Fettleibigen und dekompensierten Herzkranken, bei Diabetikern und Durchfallkranken sein kann —, ein Allheilmittel gegen alle ,,Degenerationskrankheiten'' und ,,Zivilisationskrankheiten'' ist sie nicht. Die geringere Häufigkeit von Carcinom, arterieller Hypertension und Diabetes mellitus in außereuropäischen Ländern (Donnison 1936) kann man mindestens nicht *nur* der Ernährung zuschreiben.

Innerhalb des Gesamtbereiches der Ernährung grenzt die Ernährungs*therapie* an die *Ernährungsphysiologie* und *Ernährungspathologie*, an die *Nahrungsmittelkunde* und *Lebensmittelchemie*, an die *Küchentechnik* und *Ernährungshygiene*. Die Ausnutzung aller ernährungstherapeutischen Möglichkeiten ist, wenn auch nicht an Beherrschung, so doch an Vertrautsein mit diesen Randgebieten gebunden. Die Geschichte der Ernährungstherapie lehrt das sehr eindringlich. Bezüglich Ernährungsphysiologie und Ernährungspathologie verweisen wir auf die Darstellung ,,Ernährungskrankheiten'' in diesem Handbuch. Auf die anderen Randgebiete kann innerhalb des hier gegebenen Rahmens nicht näher eingegangen werden. Genannt seien hier die Darstellungen der Nahrungsmittelkunde und Lebensmittelchemie im Handbuch der Lebensmittelchemie von Juckenack, Bames, Bleyer und Grossfeld (1933, 1939) und in den Arbeiten von Ziegelmayer (1932, 1947), Bleyer (1939), Diemair (1939), Glatzel (1953), die Darstellungen der Küchentechnik von Ziegelmayer (1932), Schneider (1937), Nebelthau (1936), Schlayer, Prüfer (1937), Diemair (1939), Kapp (1939), Dienst (1940), Klewitz, Wigand (1941), Facius (1942), Glatzel (1953), die einschlägigen Kochbücher (Thienemanns Diätkochbücher; Volhard, Borkeloh 1952; Brupbacher, Bircher u. v. a.) und schließlich der Abriß der Ernährungshygiene bei Glatzel (1953).

In der folgenden Darstellung ziehen wir den Rahmen der Ernährungstherapie noch enger, indem wir, bewährter Tradition folgend, die *Ernährungstherapie des Kindes* außer acht lassen (vgl. diesbezüglich Czerny, Keller 1925; Beumer 1937; Rominger 1947, 1950; Müller 1947; Scheer 1953).

Ähnlich wie das Kindesalter erfordert auch das *Greisenalter* besondere Berücksichtigung bei diätetischen Verordnungen, weil die Verdauungsorgane nicht mehr voll leistungsfähig sind und Umstellungen jeder Art schwer bewältigt werden (zusammenfassende Darstellungen bei Donahue 1951; Glatzel 1953; Heupke 1953; McCay 1949; McCay, Maynard, Sperling, Osgood 1941; Walker 1951; Wendt 1951; außerdem Kounitz, Hofstatter, Ackermann 1951).

II. Hunger, Durst und Appetit.

Hunger, Durst und Appetit regulieren die Nahrungsaufnahme. Sie sind kaum jemals *nur* Ausdrucksform eines stofflichen Bedarfs. Das Verlangen nach angenehmen Sinnesempfindungen, körperliche Arbeit, Konzentration auf andere

Dinge, Meinungen über Nahrhaftigkeit und Bekömmlichkeit, Erinnerungen, soziale Gesichtspunkte, Erlebnisse und Triebe anderer Art spielen im Kommen und Gehen eine kaum zu überschätzende Rolle (zusammenfassende Darstellung über Hunger und Appetit bei Glatzel 1945, 1948, 1953; s. auch S. 315; über Durst bei Meyer 1918 und Marx 1935).

Hunger, Durst und Appetit sind *zuständliche Leibempfindungen*, Zustände des Ich, die sowohl lokalisiert in Kehle und Magengrube, wie auch diffus als vitale Allgemeinzustände erlebt werden. Untrennbar verkettet mit dem *Hunger* — und was für den Hunger gilt, gilt sinngemäß auch für den Durst — ist eine eigentümlich dranghafte motorische Unruhe. Sie läßt sich bei allen Tieren beobachten. Beim erwachsenen Menschen tritt sie hinter bewußten und unbewußten Tendenzen anderer Art nicht mehr so eindeutig in Erscheinung, während sie sich beim jungen unerfahrenen Tier als unkoordinierte, ungerichtete Motorik äußert. Im Hunger fehlt jene unlösbare Verkoppelung des Dranges mit angeborenen, festen und unabänderbar-zielgerichteten Bewegungsabläufen, die die Instinkthandlung kennzeichnet. Die *Instinkthandlung* ist unabhängig von der Erfahrung. Erst die Erfahrung aber lehrt Tiere und Menschen, auf welche Weise der *Hunger* am besten befriedigt wird und in welche Bahnen der motorische Drang gelenkt werden muß. „Die Ernährung ist eine erst vom Menschen erkannte und mithin nur ihm bewußte Folge der Nahrungsaufnahme, nicht aber ein Bestandteil des Triebes selbst. Man verfälscht die gesamte Trieblehre, wenn man das nur im Erlebnis zu entdeckende Wesen der Triebe ablesen zu dürfen vermeint aus beobachteten Wirkungen ihrer Betätigung" (Klages 1928). Im Hunger wachsen Sinnesschärfe, Lernfähigkeit, Sprungbereitschaft und in der individuellen Gestaltung des Hungererlebnisses spiegelt sich das Wesen des Menschen.

Mit viel Scharfsinn und Arbeit versuchten Generationen von Forschern, das körperliche Äquivalent des Hungererlebnisses zu ergründen. In der Leere des Magens, in den Magenbewegungen („Hungerkontraktionen"), in der Magensaftabscheidung, im raschen Absinken des Blutzuckers, in zentral-nervösen Vorgängen hat man es sehen wollen. Aus allen diesen Bemühungen ergab sich nur *eines*: daß es nämlich *keinen einzigen physischen* (und auch keinen einzigen psychischen) *Faktor gibt, der gesetzmäßig mit dem Hungererlebnis verknüpft ist*. Es liegt nahe, *eine* von vielen Schwellen des Hungers, im Kohlenhydratstoffwechsel zu suchen. Diese Schwelle — wenn von einer solchen überhaupt gesprochen werden darf — ist aber in ihrer Höhe nicht fixiert; sie wird durch die Konstellation einer größeren Zahl von Faktoren bestimmt.

Wenn der Hunger auch oft durch andere Erlebnisse und körperliche Zustände in den Hintergrund gedrängt wird, so *schützt er doch ziemlich zuverlässig vor Unterernährung* — zuverlässiger jedenfalls, als die Sättigung vor einem gesundheitsschädlichen Zuviel schützt. Wir kennen viele Beispiele dafür, daß den unter natürlichen Verhältnissen lebenden Tieren durch Ermüdung oder räumliche Behinderung ein Überfressen unmöglich gemacht wird. Andere Tiere — und ihnen schließt sich der Mensch an — lernen Vermeidung von Überfressen aber erst aus unerfreulichen Erfahrungen. Erst aus dem Zusammenspiel von triebhaftem Verlangen und Erfahrungen resultiert hier das der Situation am besten angepaßte Verhalten.

Noch weniger als beim Gesunden sind beim Kranken der Hunger, der Durst und der Appetit zuverlässige *Indikatoren und Richtungsweiser für die Gestaltung der Ernährung*. Die notwendigen diättherapeutischen Maßnahmen müssen nicht selten die Befriedigung ausgesprochener Hunger-, Durst- und Appetitverlangen des Kranken verhindern, während sie auf der anderen Seite selbst *gegen* intensive Nahrungsabneigung die Aufnahme bestimmter Nahrungsmittel zu erreichen trachten. Hunger, Durst und Appetit sind Kräfte, die der Kranke in sich erlebt. Die Auseinandersetzung mit ihnen, ihre Eingliederung in den Heilplan, als Bundesgenossen oder als Gegner, steht am Beginn jeder Diättherapie.

Man hat von „*instinktgemäßer Ernährung des Kranken*" gesprochen (GROTE 1935) und darunter die unbedingte Erfüllung aller seiner Nahrungswünsche verstanden. Ohne Frage leitet den Kranken sein Bedürfnis nach bestimmten Speisen nicht selten auf die richtige Spur. Liegt darin aber ein *allgemein gültiges Gesetz?* Von den vielerlei Faktoren, die das Erwachen von Hunger und Durst bestimmen, war schon die Rede. Soll man also Fettleibige soviel essen, akut Nierenkranke soviel trinken lassen, wie sie wollen? Soll man bei appetitlosen Tuberkulösen keinen Wert auf das Essen legen? Soll man dem Verlangen des Herzkranken nach Salz, dem Verlangen des Zuckerkranken nach Brot nachgeben? Die therapeutische Erfahrung verneint es mit aller Bestimmtheit. „Da der Fieberkranke nur relativ wenig Calorien zu sich nimmt, werden die einen diese Tendenz zu verstärken suchen und ihm *alle Calorien entziehen.* Die anderen können sagen: trotz des Fiebers nimmt der Kranke noch Calorien zu sich; wir müssen versuchen, diese Richtung zu verstärken, und ihm *möglichst viele Calorien aufzwingen.*" Zu diesem Ergebnis kamen DENNIG, BREITZKE (1931) in Untersuchungen an Fieberkranken mit frei gewählter Nahrung, in denen sich ergab, daß unbekannte Speisen, z. B. Gemüsepreßsäfte, meist abgelehnt wurden; „andererseits werden wohl auch sonst begehrte, aber für gewöhnlich nicht ohne weiteres erreichbare Speisen vorgezogen (z. B. Bohnenkaffee)". Mit jeder einzigen von diesen Ausnahmen aber ist die These von der „Instinktsicherheit" — besser: Triebsicherheit — des Kranken schon zu Fall gebracht.

Man könnte ein Bild wagen: Im kranken Organismus ist der consensus partium gestört. Jedes Organ, jede Funktion drängt auf Befriedigung der speziellen Bedürfnisse und Notwendigkeiten, ohne Rücksicht auf Nachbarorgan und Gesamtorganismus. Die Erhöhung des Zuckerspiegels beim Diabetiker erleichtert die aus anderen Gründen gestörte Zuckerverbrennung, sie schädigt aber gleichzeitig andere lebenswichtige Zellfunktionen und bewirkt durch renale Zuckerausscheidung beträchtliche Energieverluste. Das „lipophile" Subcutangewebe des Fettsüchtigen entzieht anderen Geweben notwendige Nährstoffe, das „hydrophile" Gewebe des Herzkranken entzieht anderen Geweben das notwendige Wasser — der Fettsüchtige hungert im Überfluß von Fett, der Herzkranke durstet im Überfluß von Wasser. Die Entscheidung, wo und in welcher Richtung in solchen Fällen der therapeutische Hebel anzusetzen sei, können nicht deduktive Thesen sondern nur therapeutisches Wissen und ärztliches Können treffen.

III. Über die Gestaltung diätetischer Kostformen im allgemeinen.

Ernährungstherapie beruht auf *Steuerung,* sehr oft auf *Umstellungen der gewohnten Ernährung.* Im Blickfeld der Therapie steht die Reduzierung oder Steigerung der Zufuhr eines oder mehrerer Nährstoffe zwecks Beeinflussung gewisser Funktionsstörungen. Die isolierte Beeinflussung einer einzigen Funktion ist praktisch unmöglich. *Jede Änderung der Nahrungszufuhr wirkt sich nach vielen Seiten aus.* Ernährungsumstellungen können die Funktionen einzelner Organe, das neurovegetative Gleichgewicht, die Infektionsresistenz und andere Reaktionsformen beeinflussen. Die systematische Erkennung dieser Zusammenhänge nach Richtung und Stärke steht noch am Anfang. Schon die bisherigen Ergebnisse zwingen uns jedoch, den Blick nicht einseitig und ausschließlich nur auf die gerade erwünschte Auswirkung einer Kostverordnung zu richten.

Nicht bloß die isolierte Beeinflussung nur einer einzigen *Funktion* ist ein Ding der Unmöglichkeit. Praktisch *unmöglich ist auch die Verminderung oder*

Vermehrung nur eines einzigen Nährstoffes der täglichen Kost. Die natürlichen Nahrungsmittel sind nicht reine Nährstoffe, sondern komplizierte Nährstoffgemische. Eiweißarme Kost z. B. ist gleichzeitig lipoid- und phosphorarm, gemüsereiche Kost gleichzeitig kaliumreich und kochsalzarm. Die Vernachlässigung solcher gleichlaufender Veränderungen hat schon oft dazu geführt, daß ein therapeutischer Effekt nicht auf die tatsächlich entscheidende Nährstoffverschiebung bezogen wurde. Die Feststellung des entscheidenden Diätfaktors ist auch für den unvoreingenommenen Beobachter nicht selten sehr schwierig.

Die Verordnungen der Ernährungstherapie gründen sich auf *klinische Erfahrungen* und *pathophysiologische Erkenntnisse.* Beide müssen einander ergänzen: die pathophysiologischen Erkenntnisse sollen zur Klärung und zum systematischen Ausbau der klinischen Erfahrungen helfen, die klinische Erfahrung als Maßstab für die Richtigkeit der pathophysiologischen Deduktionen dienen. Die Ernährungstherapie kennt genug Beispiele, wo systematische pathophysiologische Forschungen ein empirisch gewonnenes Verfahren erst wirklich fruchtbar machten. Sie kennt aber auch andere, wo pathophysiologische Einzelerkenntnisse, kurzsichtig die Erfahrung am Krankenbett vernachlässigend, zu massiven therapeutischen Fehlurteilen Anlaß gegeben haben.

Die „harmloseste" Kostvorschrift bedeutet für den Kranken *Umstellung, Beeinträchtigung, Belästigung,* vielleicht auch *wirtschaftliche Belastung.* Das alles sind Umstände, die man ihm nicht ohne Not zumuten soll. Der Arzt, der diätetische Verordnungen noch nie am eigenen Leibe verspürt hat, ist mit Geboten und Verboten meist viel zu schnell bei der Hand. Die Wahrscheinlichkeit der genauen Durchführung einer Kostverordnung sinkt auch mit dem Aufwand an Arbeit, Unbequemlichkeit und Entsagung, die sie erfordert. Man kennt die Bedeutung des Essens als Quelle der Freude und die Bedeutung der Freude für die Gesundung. Viele Ärzte scheinen sie nicht zu kennen. Die therapeutische Kostverordnung läuft also zwangsläufig dem Verlangen des Kranken oft zuwider. Damit stellt sich die Aufgabe, *die therapeutische Notwendigkeit in möglichst erträgliche Formen zu kleiden.* In der Zusammenstellung des Speiseplans, im Ersatz verbotener Nahrungsmittel durch erlaubte, in der Zubereitung und Aufmachung zeigt sich die Kunst der Diätetik. Diätkost braucht durchaus nicht gleichbedeutend zu sein mit reizloser eintöniger Hungerkost. Was freilich in vielen Krankenhäusern als „Diät" serviert wird, hat mit Diätkost wenig oder nichts zu tun; das war schon im tiefsten Frieden so und das ist heute nicht anders. Erstaunlich, wie verschieden ein und dieselbe Kostform in zwei Küchen ausfallen kann und wie eng die Qualität der Krankenkost und der Erfolg der Diätbehandlung mit dem diätetischen Interesse und Können des Arztes zusammenhängen! Die Erleichterung, die geistige Ablenkung, Geselligkeit, Spaziergänge, Gymnastik und Sport bei einschneidenden Diätverordnungen bieten können, wird bislang lediglich in „Diätsanatorien" planmäßig in die Behandlung eingebaut. Anderswo wird nur darüber geredet. Mundspülen, Eintauchen der Hände und Arme in kaltes Wasser, saure Drops und Mentholdragees erleichtern das Dursten. Im übrigen greifen wir nur als letzte Rettung zu sedativen Medikamenten: zu Baldrian und Hopfen, Brom und Luminal.

Nährpräparate sind gelegentlich eine willkommene Hilfe, bei einigermaßen leistungsfähiger Küche aber meist entbehrlich. Praktisch kommen sie höchstens für Diabetiker in Betracht. Das dringende Bedürfnis nach einem natrium- und chlorfreien Kochsalzersatzmittel hat die Industrie noch nicht befriedigen können.

Wenn die diätetische Aufgabe auf der einen Seite in der *Dämpfung des Hungers und Durstes* besteht, dann besteht sie in anderen Fällen in der *Erregung und Belebung fehlenden Verlangens*. Der Kranke ist dem Essen gegenüber gleichgültig-teilnahmslos oder reizbar-empfindlich. Er erlebt das Essen nicht als Lust, sondern als Last. Ohne Rücksicht auf die individuelle Geschmacksrichtung ist hier jede Therapie von vornherein aussichtslos. Sorgfältiges Zubereiten und Abschmecken, Abwechslung im Speiseplan, Herrichten in kleinen Mengen und ansprechender Form, Vermeidung „unappetitlicher" Gerüche und Anblicke vor und während des Essens — das sind Selbstverständlichkeiten, die entscheidend sein können für den therapeutischen Erfolg und die nur zu oft vergessen oder aus Bequemlichkeit vernachlässigt werden. Wohl soll der Arzt dem Kranken zum Essen zureden, ihn zum Essen erziehen (s. auch KEETON 1953). Er soll aber nicht *ständig* vom Essen reden. Frische Luft, körperliche Bewegung, eine anregende Gesellschaft sind oft die besten Wecker des Appetits; unregelmäßige Mahlzeiten, undiszipliniertes Essen, Übermüdung und Abspannung, verderben ihn. Die Erkundigung über „nebensächlichste" Einzelheiten des Lebens kann überraschende Aufschlüsse geben über die Ursachen hartnäckiger Appetitlosigkeit. Sie läßt sich gelegentlich nur psychotherapeutisch überwinden. Wenn irgendwo, dann sind in der Diätetik Routineverordnungen fehl am Platz. „Eine durch soziale Not und gehäufte Wochenbetten in Unterernährung gekommene Arbeiterin bedarf anderer Maßnahmen als der durch die Hetze des Berufs und die häufig vernachlässigten Mahlzeiten heruntergekommene wohlhabende Neurastheniker, eine abgemagerte Hysterische mit allgemeiner Enteroptose anderer als ein Kranker, der durch chronische Magen-Darmstörungen oder Lungentuberkulose in schwere Ernährungsstörungen verfallen ist" (UMBER 1935). Nicht das schlechteste Mittel gegen Appetitlosigkeit ist in vielen Fällen ein Fasttag.

Kaffee und Alkoholika müssen sich die abschätzige Bezeichnung „Genußgifte" gefallen lassen — zu Unrecht, denn der therapeutisch oft erwünschte und planmäßig verordnete Genuß beruht nicht nur auf den „Giften" Coffein und Alkohol, sondern auch auf vielen anderen Duft- und Schmeckstoffen und die Harmlosigkeit speziell des Coffeins in den landesüblichen Mengen wurde von pharmakologischer Seite wiederholt ausdrücklich hervorgehoben (EICHLER 1938).

Zu den appetitanregenden Duft- und Schmeckstoffen gehören auch die „*Stomachica*" und „*Tonica*", jahrhundertealte Bestandteile der Pharmakopoe, die längst vergessen wären, kämen sie nicht einem tatsächlichen Bedürfnis entgegen. Meist kehren die gleichen Grundstoffe in ihnen wieder: Chinarinde, Enzianwurzel, Ingwer, Pomeranzenschalen, Hefe-, Fleisch-, Malz- und Condurangoextrakt und einige andere, die gleichzeitig seit Jahrhunderten als Gewürze in der Küche figurieren. Die reflektorische Verordnung von Chinatropfen und Condurango als *alleinige* Maßnahme gegen Hungerlosigkeit und Appetitlosigkeit ist zwar billig und bequem. Sie hilft aber wenig oder gar nichts — nicht viel mehr, als der Arzt in sie hineinlegt, um dem Kranken seine therapeutischen Bemühungen sinnfällig zu machen.

Enttäuscht haben in der Behandlung der Appetitlosigkeit das *Nebennierenrindenhormon* und das *Insulin*. Das Heißhungergefühl nach Insulinüberdosierung war für PITFIELD (1923) und MARRIOT (1924) der Anlaß, Insulin zur Bekämpfung von Appetitlosigkeit zu empfehlen. Es hat dann eine Zeitlang viel Verwendung gefunden (Literatur bei GLATZEL 1941). Man begann in der Regel mit 2mal täglich 5 E, stieg (wegen des Einspielens von Gegenregulationen) langsam bis auf 2mal 30 E und setzte die Behandlung in dieser Weise 3—4 Wochen lang fort. Bei Simmonds-Kranken und Lungentuberkulösen kam es dabei gelegentlich zu unangenehmen Hypoglykämien, Temperatursteigerungen und Aktivierung spezifischer Prozesse.

Die Erfolge, die man sich von der Insulinbehandlung der Appetitlosigkeit und Magersucht anfänglich versprochen hatte, haben sich nicht erfüllt, selbst wenn man weniger pessimistisch ist als FREYBERG (1935), der auf Grund umfassender Durchsicht des Schrifttums meint, noch niemand habe überzeugende Beweise für eine appetitsteigernde Wirkung des Insulins beibringen können. Bestehen bleibt jedenfalls die Tatsache, daß die Mehrzahl der Appetitlosen und Mageren unter Insulin weder Appetit bekommen noch an Gewicht zunehmen, und ihre Zahl wäre sicher noch größer, wenn die Kranken im gewohnten Milieu und bei gleichbleibender Ernährung *ausschließlich* mit Insulin behandelt worden wären. Bemerkenswert sind psychiatrische Beobachtungen, die darauf hindeuten, daß weniger die Hypoglykämie als solche für die Durchbrechung einer Nahrungsverweigerung entscheidend ist als vielmehr die unter Insulin eintretende Beruhigung oder Stuporlösung, d. h. der Wegfall appetithemmender Einflüsse. Eine nahrungsverweigernde Kranke BECKERs (1928) bekam eine *einzige* Insulininjektion mit dem Erfolg: „Jetzt nach 14 Tagen ißt sie immer noch." Ob die appetitsteigernde Wirkung des Protamin-Zinkinsulins stärker ist als die appetitsteigernde Wirkung des gewöhnlichen Insulins, ist mindestens fraglich (LONG, BISCHOFF 1930; MACKAY, CALLAWAY, BARNES 1940; FREYBERG 1935; NAVILLE, MACH 1941).

Dijodthyrosin, Vitamin B_1, Arsen — mangels überzeugender Erfolge hat sich keiner dieser Stoffe als Hilfsmittel bei der diätetischen Behandlung von Hunger- und Appetitlosigkeit durchsetzen können.

B. Die Formen der Krankenkost.

Die spezielle Form der Krankenkost ergibt sich aus der Art und dem augenblicklichen Zustand der Krankheit. Das besagt, daß mit der klinischen Diagnose wohl die allgemeine Richtung der Behandlung festgelegt ist, daß eine Krankheitsdiagnose aber nicht automatisch die Verordnung einer bestimmten Kostform nach sich zieht. Ob man einen Nierenkranken hungern oder dursten läßt, ihm das Eiweiß einschränkt, ob man dem Kranken mit Mitralinsuffizienz das Kochsalz und dem Hypertoniker das Fleisch entzieht, ob der Durchfallkranke Breikost oder schlackenreiche Kost bekommt — all das hängt nicht nur von der klinischen Diagnose ab. Die Kost wechselt im Verlauf ein und derselben Krankheit. Die Kunst liegt darin, im richtigen Augenblick die richtigen, der Neigung des Kranken unter Umständen auch entgegenlaufenden diätetischen Verordnungen zu geben. Strenger Eiweißentzug kann beim gleichen Nierenkranken heute notwendig, einige Monate später überflüssig, ja schädlich sein. In diesem Sinne nur darf es verstanden werden, wenn die Indikationen einer Kostform schlagwortartig in Form von Diagnosen angegeben werden.

Die Berechtigung, ernährungstherapeutische Erkenntnisse und Forderungen sowohl aus der unbefangenen Beobachtung wie aus der pathophysiologischen Erkenntnis oder sogar aus weltanschaulich-religiösen Vorstellungen abzuleiten, läßt sich vernünftigerweise nicht bestreiten. *Entscheidend für die Richtigkeit des therapeutischen Handelns ist immer der Heilerfolg.* Erste Voraussetzung für die Empfehlung eines diätetischen Heilverfahrens muß deshalb der Nachweis seiner Heilwirkung sein. Keine Abhandlung über die theoretischen Grundlagen und keine Begeisterung über die „Natürlichkeit" des Verfahrens kann den sachlichen Erfolgsnachweis ersetzen. Daß er oft genug schwer zu erbringen ist, ändert nichts an der Unumstößlichkeit der Forderung.

In der folgenden Darstellung der therapeutischen Kostformen folgen wir dem klinischen Bedürfnis und sehen von einer *Einteilung* nach durchgehend gleichen

Gesichtspunkten, d. h. entweder nach Krankheitsgruppen oder nach der stofflichen Zusammensetzung der Kostformen, ganz bewußt ab. Bei der Einteilung nach Krankheitsgruppen wären Wiederholungen unvermeidlich, da die gleiche Kostform meist bei mehreren Krankheiten angezeigt ist. Eine Einteilung entsprechend der stofflichen Zusammensetzung würde andererseits die Einordnung jener Kostformen erschweren, deren Besonderheit weniger in der stofflichen Zusammensetzung als in der Nahrungszubereitung liegt.

I. Brennwertreiche und brennwertarme Kostformen.

1. Brennwert- und eiweißreiche Kost (Kräftigungskost).

Zweck und Ziel einer brennwert- und eiweißreichen Ernährung ist nicht der möglichst ausgiebige Fettansatz — in vergangenen Jahren war das Gewicht allzusehr entscheidendes Maß des therapeutischen Erfolgs —, sondern der Ansatz von Organgewebe und die Hebung von Leistungsfähigkeit und Widerstandskraft. Aus denselben Überlegungen heraus legt die Kinderheilkunde auf eiweißreiche, insbesondere auch auf nicht zu fleischarme Ernährung schon des Kleinkindes Wert (s. die oben genannten Werke der Kinderernährung, außerdem LEVERTON, CLARK 1947; LEVINE 1948; MACK, SHEVOCK, TOMASETTI 1947) und verzichtet auf die bei vielen Müttern immer noch so beliebte Kohlenhydratmast mit Zucker und Mehl. Wir sprechen deshalb besser von Kräftigungskost als, wie vielfach üblich, von Mastkost.

Ihre *Indikationen* betreffen zunächst den durch Nahrungsmangel unterernährten Kranken, sofern fortgeschrittene Schädigungen nicht besondere Rücksicht auf verminderte Leistungsfähigkeit der Verdauungsorgane und Störungen der intermediären Stoffwechselfunktionen notwendig machen. In diesem Fall gelten gleichzeitig dieselben diätetischen Richtlinien wie bei den Erkrankungen der Verdauungsorgane. In schwersten Fällen ist künstliche Ernährung die letzte Rettung.

Die „Auffütterung" in der Rekonvaleszenz *akuter Krankheiten* macht im allgemeinen keine Schwierigkeiten und die Appetitlosigkeit des kurzfristig akut Kranken auf der Höhe der Krankheit gibt zu diätetischen Maßnahmen keinen Anlaß (vgl. GROSSMAN, SAPPINGTON, BURROWS, LAVIETES, PETERS 1945). Ganz anders liegen die Dinge bei *chronischen Infektionen* (Tuberkulose, chronische Eiterungen u. ä.), bei Colitis ulcerosa (WELSH, ADAMS, WAKEFIELD 1937; MACKIE, EDDY, MILLS 1940; BERCOVITZ, PAGE 1944), bei *Thyreotoxikose*, nach schweren *Verbrennungen Verwundungen* und *Operationen*, bei schweren *Kälteschäden*, *malignen Gewächsen* (neuerdings WATERHOUSE, FENNINGER, KLUTMANN 1951) und *psychogener Nahrungsverweigerung*. Hier hängt die Prognose der Krankheit in vielen Fällen entscheidend davon ab, ob es gelingt, einen hinreichenden Ernährungszustand zu erzielen und zu erhalten. Bei Schwangerschaftstoxikosen empfahl LUIKART (1946) eine zwar energiearme, aber eiweißreiche Kost. Den ausgedehnten Erfahrungen amerikanischer Chirurgen folgend, legen neuerdings auch deutsche Chirurgen auf hochwertige Ernährung vor und unmittelbar nach operativen Eingriffen großes Gewicht (s. S. 660, außerdem KEETON, COLE, CALLOWAY, GLICKMANN, MITCHELL, DYNIEWICZ, HOWES 1947; RIEGEL, COOP, DREW, STEVENS, RHOADS, BULLITT, BARRUS, GRIGGER, BARNES, BARNHART, BOGER, BOWEN, GOULDING, McGINLEY 1947). Wie in der inneren Medizin die Auffassung von der Notwendigkeit der Unterernährung von Typhuskranken und Kranken mit großer Ulcusblutung der Einsicht vom Nutzen einer reichlichen und hochwertigen Ernährung zu weichen beginnt, so erkennt auch die Chirurgie, daß die traditionelle therapeutische Unterernährung des Frischoperierten auf einseitigen Konsequenzen pathophysiologischer Erkenntnisse beruhte. Bei *cerebral-endokrinen Magersuchtszuständen* sind diätetische Behandlungsversuche meist wenig erfolgreich. Man wird trotzdem nicht auf sie verzichten und alle Künste der Diätetik spielen lassen.

Überflüssig und aussichtslos ist es indessen, einen untergewichtigen, sonst aber *gesunden* und leistungsfähigen Menschen durch Überernährung vollgewichtig machen zu wollen — aus ästhetischen Gründen oder aus der Vorstellung heraus, seine Widerstandskraft und Leistungsfähigkeit damit zu heben. Nimmt er überhaupt zu, dann pflegt der mühsam erreichte Gewichtsgewinn nach Abschluß der Behandlung schnell wieder verloren zugehen. Die Bereitschaft, Substanz anzusetzen, schwankt von Mensch zu Mensch und ist allgemein in jüngeren Jahren größer als im Alter.

Im Laufe der Jahre hat man zahlreichen *Medikamenten* die Fähigkeit zugeschrieben, Körpergewicht und Kräftezustand zu heben. Das umsatzsenkende, einst sehr beliebte Arsen, ist heute obsolet. Insulin, vor Jahren mit hohen Erwartungen begrüßt, hat enttäuscht und überzeugende Wirkungen von Nebennierenrinden- und Hypophysenhormonen sind nicht erwiesen (s. S. 615). Zwecks Einschränkung des Energieumsatzes scheint die Verordnung von *Bettruhe* zunächst ganz plausibel. Auf der anderen Seite verlieren dabei viele Menschen so sehr an Appetit, daß die Energieeinsparung am Ende weit geringer ist als der gleichzeitige Rückgang der Nahrungsaufnahme. Leicht vergißt man auch, daß der therapeutische Nutzen einer Anregung des Kraft- und Lebensgefühles, sei es von der psychischen Seite her, sei es durch Gymnastik, Bäder, Abreibungen, Bestrahlungen und körperliche Arbeit, den Nachteil des damit verbundenen höheren Energieverbrauchs in der Regel weit übertrifft.

Im Hinblick auf die *Afermentie* abgemagerter Eiweißkranker und die Subfermentie vieler unterernährter Menschen in knappen Zeiten ist die medikamentöse Verabreichung von Verdauungsfermenten unter Umständen nicht unwichtig. Die Substitution von Magen*kathepsin* bei Afermentie führt z. B. zu nachweisbarer Steigerung des Eiweißansatzes (Merten 1949); aus einem auch nach Fermentgaben nicht erhöhten Eiweißansatz bei chronischer Eiweißmangelernährung schließt Merten (1949) auf tiefgreifende Störung der Eiweißsynthese. Wenn man in Betracht zieht, daß zur Herstellung optimaler Wirkungsbedingungen des *Pepsins* (p_H 1,8) Salzsäuremengen notwendig sind, die der subacide Magen sicher nicht produzieren kann — Merten (1949) berechnet die zur optimalen Pepsinwirkung notwendige Menge 0,2 n-Salzsäure für Bohnen- oder Kartoffelsuppe auf 1,35 bis über 20 Liter! —, dann leuchtet die entscheidende Bedeutung des schon im schwachsauren Milieu wirksamen Käthepsins ohne weiteres ein.

Die *wesentlichen Kennzeichen einer Kräftigungskost* liegen danach auf der Hand: hoher Energie- und Eiweißgehalt bei möglichst geringem Nahrungsvolumen, hochoptimaler Gehalt an lebensnotwendigen Mineralien und Vitaminen, abwechslungsreiche, appetitanregende Zubereitung und Darreichung. Praktisch bedeutet das als Tagessatz mindestens 3000 cal und 80 g (großenteils tierisches) Eiweiß. Die Kräftigungskost enthält also reichlich Fleisch, Eier, Milchprodukte und tierische und pflanzliche Fette, von denen die Butter das wertvollste ist. In Notzeiten hat man auf den Lebertran als Fettträger zurückgegriffen. Die Kohlenhydratträger, die in erster Linie als Energieträger fungieren und bei überschießender Energiezufuhr als Fett gestapelt werden, treten wegen ihres relativ großen Volumens in den Hintergrund. Nicht zu geringe Obst- und Gemüsebeigaben sichern die Deckung des Bedarfs an Vitamin C, unverdaulichen Ballaststoffen und vermutlich noch anderen unbekannten Nährstoffen.

Der *Tagesplan einer Kräftigungskost* kann etwa folgendermaßen aussehen: 100 g Fleisch, 1 Ei, 500 g Vollmilch, 100 g Quark, 50 g Butter, 1500 g Frischgemüse und Frischobst oder 100 g Gemüse- und Obstkonserven, 750 g Kartoffeln, 50 g Haferflocken, 40 g Marmelade, 60 g Zucker, 650 g Brot — insgesamt 3840 cal mit 161 g Eiweiß (davon 65 g tierisches Eiweiß) und 70 g Fett. Bei appetitlosen Kranken werden zunächst Kartoffeln, Brot und Haferflocken gekürzt oder gestrichen. Milch, gegebenenfalls auch Schafmilch (SCHMIDT 1944) oder Ziegenmilch (KREIJT 1942), mit ihrem hochwertigen, gut ausnutzbaren Eiweiß und Fett, sollte in keiner Kräftigungskost fehlen.

Unter dem Druck der Not hat man in Deutschland auf *Milcheiweißpräparate* (Plasmon, Lactalbumin, Kefermon u. a.), auf *Fischeiweißpräparate* (Wiking-Eiweiß u. a.) und auf *Tierblut* als Eiweißquellen zurückgegriffen. Auch *Soja* und *Hefe* spielten eine wachsende Rolle (über Tierblut, Soja und Hefe als Nahrungsmittel vgl. ZIEGELMAYER 1947 und GLATZEL 1953).

Nach Feststellung der 74—80%igen Ausnutzung des *Soja*eiweißes durch KAPFHAMMER, HABS (1930), hat sich SCHELLONG schon 1935 für die Verwendung der Sojabohne in der Heilkost eingesetzt. Während des Krieges spielte sie in der deutschen Wehrmachtsernährung eine Rolle (,,Bratlingspulver" von ZIEGELMAYER 1947). Sojaeiweiß enthält reichlich essentielle Aminosäuren, steht in seiner Wertigkeit für Erhaltung und Wachstum dem Kartoffeleiweiß nur wenig nach und ist höherwertig als Getreide- und anderes Leguminoseneiweiß (MITCHELL, KICK 1927; MITCHELL, HAMILTON 1931; BANSI, FRANKE, LUDWIG 1949; EHNI 1948; GOUNELLE, MARCHE 1943, TERROINE 1933; SCHUPHAN, SCHROEDER, CAHILL, SMITH 1945). McNAUGHT, SCOTT, WOODS, WHIPPLE (1936) hoben die schnelle Synthetisierbarkeit des Sojaeiweißes zu Albumin hervor, EVANS, McGINNIS, ST. JOHN (1947) die Möglichkeit der Verbesserung, aber auch der Verschlechterung der Verdaulichkeit von Sojaeiweiß durch Erhitzung. Die pharmazeutische Industrie hat in Deutschland eine Reihe von Sojapräparaten entwickelt. Solactin mit 31,43% Eiweiß und 17,68% Fett kann nach TILING (1948) in Gestalt von ,,Sojamilch" als vollwertiger Kuhmilchersatz gelten; es gelingt damit, normale Serumeiweißwerte auf der Höhe zu halten und bei Hypalbuminämie normale Albuminwerte und guten Allgemeinzustand zu erzielen. JORES (1948) berichtete über Erfolge mit Teneron (Sojamehl + Milcheiweiß + Magenfermente mit 22% Eiweiß), BANSI (1949) über Erfolge mit Teneron, Sojaflocken, Solactin und Robutan (40,1% Eiweiß, 12,1% Fett).

Luzerne und Lupine, beide schlecht ausnutzbar, sind dagegen keine ernährungstherapeutisch geeigneten Eiweißträger (BICKEL 1941; HEUPKE, SCHÖLLER 1942). Auch die Wicke ist nur ein schlechter Notbehelf (LECLERC 1944).

Auf die *Hefe* als Eiweißquelle haben RUBNER und SCHITTENHELM bereits 1926 hingewiesen. Trotz seines bemerkenswert geringen Cystingehaltes steht das Hefeeiweiß hinsichtlich seiner biologischen Wertigkeit und seines Aminosäuregehaltes zwischen den übrigen pflanzlichen und den tierischen Eiweißkörpern (KRAUT, SCHLOTTMANN 1937; KRAUT, LEHMANN 1949; HORTENSTINE, CHANUTIN, LUDEWIG 1938; FINK, JUST 1939; KYRIACOU 1940; DIRR 1943, 1951; DIRR, DECKER 1943, 1944; DIRR, RUPPERT 1949; DIRR, v. SODEN 1941, 1942; FINK, JUST, SCHEUNERT, WAGNER 1941; BICKEL 1941; SOMOGYJ 1944; VOLLMER 1945, 1950; KARSCH 1946; STENGER 1948; KRAUT, LEHMANN 1948; SCHLÜSSEL 1948, 1949; BÜRGER, NÖCKER 1949). Überdies gehört die Hefe zu den Vitamin B-reichsten Nahrungsmitteln. Ihr hoher Puringehalt (26% Nucleinstoffe bei 64% Gesamtstickstoffsubstanz) ist bei den praktisch in Frage kommenden therapeutischen Dosen (täglich 10—20 g) sicher unbedenklich (HEUPKE, HARTH, VÖLKER, WEBER 1942; CREMER, BEISIEGEL 1943). Die Brauchbarkeit von Hefepräparaten für die Wiederauffütterung von Unterernährten wird übereinstimmend von SIMONART (1941), PENDL (1947), KLOTZBÜCHER (1948) und BANSI, FUHRMANN (1948) hervorgehoben. BANSI, FUHRMANN betonen die Eignung der Hefe für die Bestreitung des Erhaltungsumsatzes, vermissen aber eine Eignung als Eiweißquelle für das Wachstum.

Um die Verwertung der Nahrungseiweiße zu erleichtern und um dem Organismus biologisch möglichst hochwertige Eiweißstoffe anzubieten, verabreicht man *Hydrolysate natürlicher Eiweißkörper und Aminosäurengemische*. Der Anstoß dazu kam vor allem aus USA., wo sich infolge der ständig größer werdenden chirurgischen Eingriffe und der immer länger dauernden Narkosen die Sicherung eines optimalen Eiweißbestandes *vor* und eines optimalen Eiweißersatzes *nach* dem Eingriff zu einem entscheidenden Problem der Chirurgie entwickelt hatte. Wir werden im Rahmen der künstlichen Ernährung auf diesen Fragenkomplex im ganzen eingehen (s. S. 660) und erwähnen hier nur kurz die perorale Eiweißhydrolysat- bzw. Aminosäurentherapie, deren Anwendung natürlich nicht auf die postoperative Eiweißverarmung beschränkt bleibt, sondern grundsätzlich überall dort, wo intensive Eiweißzufuhr angezeigt ist — bei Dystrophie, chronischen Infektionen, nephrotischen Zustandsbildern usw. —, in Betracht gezogen werden kann.

Die Bemühungen um brauchbare Eiweißhydrolysat- und Aminosäurengemische konnten zu befriedigenden Ergebnissen erst führen, als die Gesetze des Eiweißabbaues und des Aminosäurenbedarfs genauer bekannt waren. So mußte den älteren Bemühungen von LOEWI (1902); ABDERHALDEN, FRANK, SCHITTENHELM (1909) und ABDERHALDEN, TURNO, GOEBEL, STRUBEL (1911) der Erfolg versagt bleiben.

Obwohl Störungen der Verdauungsfunktionen oft nicht unmittelbar nachweisbar sind, scheint es doch, als ob *abgebaute Eiweißkörper* (ebenso wie natürliche Eiweißträger mit Fermentzusätzen) und Aminosäurengemische *vom kranken Organismus in vielen Fällen besser ausgenutzt würden* als native. Von Erfolgen mit dieser Art der peroralen Eiweißtherapie berichteten ALBANESE, HIGGONS, MacDONALD, FELCH, VESTAL, STEFANSON 1951; AHLHELM, BACKHAUS, BANSI, FRANKE, FRETWURST, KÖRNER, POSER 1949; BACH 1936; BANSI, LUDWIG 1951; CHOW, DE BIASE 1948; GRÜHN 1950; HOMBURGER 1947; LINDENSCHMIDT 1950; RAUSCH 1950, 1951; REINLEIN, GEERING 1950; SHOL 1943; STICH 1949; TANRET 1952; VOLLMER 1949; VUI 1950; WEST, WILSON, EYLES 1947. PLOTZ (1949) bezog die Wiederherstellung des normalen Cyclus amenorrhoischer Frauen auf seine Aminosäurentherapie. CORNELL (1947) sah bei ekzematösen Kindern Besserung des Zustandes, wenn die übliche eiweißhaltige Kost durch eine Kost mit 20% Aminosäurengemisch, 50% Kohlenhydraten und 18% Fett ersetzt wurde und JORPES, MAGNUSSON, WRETLIND (1940) fanden bei Frühgeburten stärkere Gewichtszunahmen, wenn sie der Muttermilch (je 100 g) 2,5 g eines Aminosäurengemisches und 2,5 g Glucose zusetzten.

„Die Tatsache der Ausnutzungssteigerung bzw. erhöhten Stickstoffresorption einer Nahrung, der Aminosäuren zugelegt wurden, vermittelt dem Körper nicht nur eine der Aminosäurenzulage entsprechende quantitative Stickstoffsubstitution, sondern darüber hinaus auch noch ein erhöhtes Stickstoffangebot aus der Nahrung selbst. ... Schließlich kann es auch möglich sein, mit Hilfe der Aminosäuren die Lücken im Organgefüge leichter, vielleicht auch „spezifischer" zu schließen als ausschließlich durch Anwendung unveränderter genuiner Eiweiße. ... Ganz besonders wichtig ist aber die Erkenntnis, daß auch unterwertige pflanzliche Eiweiße durch die Beifügung nur geringer Mengen tierischer Eiweiße besonders hinsichtlich der Stickstoffretention verbessert werden können. Die isoliert gegebene Aminosäure Cystin hat jedoch als Zulage zu einer Kost keinen derartigen Einfluß auf das Stoffwechselgeschehen und ist auch nicht in der Lage, ein biologisch unterwertiges Eiweiß wie das der Hefe in diesem Sinn verbessern zu können. Es können Aminosäurengemische allein nur in begrenztem Umfange einem durch chronische Unterernährung geschädigten Organismus zur Besserung seiner Stoffwechsellage verhelfen, solange ein calorisches Defizit weiterbesteht und ... in der Kost Stoffe fehlen, die mit dem Sammelnamen ,,animal protein factors`` bezeichnet werden`` (RAUSCH 1950). Während bei Aminosäurenzugaben zu nativem Nahrungseiweiß nicht alle essentiellen Aminosäuren erforderlich sind, sind selbstverständlich komplette Aminosäurengemische nötig, wenn sie *ohne Begleitnahrung* verabfolgt werden sollen.

Die perorale Verabreichung von abgebauten Eiweißkörpern bzw. Aminosäurengemischen stellt ohne Zweifel eine Bereicherung der Ernährungstherapie dar. Daß bei schweren Schädigungen des Eiweißstoffwechsels mit überhöhtem Eiweißzerfall — bei schweren Infektionen, Carcinom, Hungerfettsucht — der Krankheitszustand durch Eiweißhydrolysate und Aminosäurengemische allein nicht überwunden werden kann, ist nicht erstaunlich (s. auch BANSI 1949; VOLLMER 1949).

Im praktischen Gebrauch macht häufig der unangenehme Geschmack der Präparate und ihre schlechte küchenmäßige Verwendbarkeit Schwierigkeiten. PILGERSTORFER, EXNER (1938) haben für das (aus Milch hergestellte) Aminogen übrigens schon 1938 einige brauchbare Küchenrezepte mitgeteilt.

Auf die *eiweißreiche Ernährung bei Leberparenchymschäden* kommen wir später zu sprechen (s. S. 650). Die *Leberdiät* für Kranke mit Hyperchromanämien wird im Rahmen der Blutkrankheiten (Bd. II dieses Handbuches) dargestellt.

2. Brennwertarme Kost. Rohkost. Saft- und Milchkost.

Brennwertarmut (Calorienarmut) *ist ein relativer Begriff,* der sich nach der Bedarfshöhe bemißt. Um die Strenge der Einschränkung beurteilen zu können, muß der tatsächliche Energiebedarf, wie er sich aus Grundumsatz und Arbeitsumsatz ergibt, wenigstens überschlagsweise bekannt sein (über die Berechnung des Energiebedarfs s. S. 337 ff., außerdem VAGUE 1950; MASTER, STRICKLER, GRISHMAN, DACK 1942; GROSSE-BROCKHOFF 1953).

Eine Kost, die nur 75% des Energiebedarfs deckt, wird vor allen Dingen in den ersten Tagen schon als spürbare Einschränkung empfunden. Rigorosere Beschränkungen — nur 50 bis 25% des Bedarfs werden durch die Energiezufuhr gedeckt — sind nur für eine begrenzte Zahl von Wochen tragbar. Bei derartigen Beschränkungen werden zunächst die leicht mobilisierbaren Kohlenhydrat- und Fettbestände aufgezehrt. Da diese sehr bald nicht mehr genügen, muß der Organismus auf seine Eiweißbestände zurückgreifen. Das Negativwerden der Stickstoffbilanzen ist in vielen, in den meisten Fällen, nur eine Frage der Zeit und des Grades der Eiweißbeschränkung. Es kann für einige Wochen in Kauf genommen werden, sofern sich der Kranke vorher nicht im Eiweißhunger befand und das geschwundene Körpereiweiß später wieder ersetzt werden kann. Praktisch-therapeutisch und theoretisch gleich bedeutsam ist die schon früher erwähnte Beobachtung (s. S. 359), daß viele Fettleibige ihr Stickstoffgleichgewicht auch bei energetischer Unterernährung aufrechtzuerhalten vermögen.

Von den objektiven und subjektiven *Erscheinungen der energetischen Unterernährung* war im Rahmen der Ernährungskrankheiten die Rede (s. S. 315 u. 434). Um unerwünschte Begleitsymptome zu verhüten — Reizbarkeit, Hinfälligkeit, depressive Stimmungen, Herzklopfen, Schwindelanwandlungen —, wird man, wenn irgend möglich, von allzu brüsken Beschränkungen absehen und Gewichtsverluste von mehr als 1—2 kg je Woche zu vermeiden trachten. Fern der täglichen Arbeit im gleichgesinnten Kreise von Leidensgenossen übersteht der Kranke die Unbequemlichkeit und Lasten dieser Behandlung leichter. Überhaupt sind strenge „Kuren" mit der gewohnten Tagesarbeit unvereinbar. Wir geben hier in der Regel einem weniger strengen Kostregime mit ganz strengen *Schalttagen* (Fast-, Saft-, Rohkost- oder Milchtagen) den Vorzug vor einer *gleichmäßig* knappen Ernährung. Im Endeffekt läßt sich auf beiderlei Weise dasselbe erreichen. In keinem Fall aber sollten Arzt und Patient vergessen, daß körperliche Betätigung in gleicher Richtung wirkt wie calorienarme Ernährung und daß der hungernde Kranke, der den größten Teil des Tages im warmen Bett verbringt, dadurch nicht selten mehr Calorien einspart als die Reduzierung seiner Calorienzufuhr ausmacht (s. auch S. 364). Die größte Schwierigkeit bei der Behandlung Übergewichtiger liegt in der *Erhaltung des Erreichten*. Der Kranke muß seine Alltagsernährung und Lebenshaltung für dauernd auf Drosselung der Nahrungszufuhr einstellen, um Gewichtszunahmen zu verhüten — eine Umstellung, die oft ein ungewöhnliches Maß an Entsagung, Willenskraft und Ausdauer verlangt.

Eine Kostform, die brennwertarm und dennoch sättigend sein soll, *muß verzichten auf konzentrierte Energieträger* und auf solche *Nahrungsmittel, die mit geringer spezifisch-dynamischer Wirkung leicht assimiliert und als Fett angesetzt werden*. Das heißt praktisch-diätetisch: äußerste Reduzierung der tierischen und pflanzlichen Fette, des Zuckers (auch Puddinge, Trockenfrüchte, Süßigkeiten sind selbstverständlich verboten) und des feinen und wenig ausgemahlenen Mehles (als Mehlspeisen, Grieß, Reis u. ä.). Mageres Fleisch, Magerkäse und Magermilch, Obst, Gemüse (außer den brennwertreichen Hülsenfrüchten), hochausgemahlenes Brot bilden die Grundbestandteile der Kost. Sie wird auf diese Weise eiweißreich, fett- und kohlenhydratarm. An die Stelle des Zuckers treten künstliche Süßstoffe (STAUB 1942; BEYTHIEN 1942; VAN GENDEREN 1942). Alkohol spart Calorien und macht träge! Zu generellen Verboten von Gewürzen, Tee und Kaffee ist jedoch kein Anlaß. Eintönigkeit des Speiseplans erleichtert indessen vielen Menschen die Entbehrungen der Hungerkost. Nur bei kreislaufinsuffizienten, nicht bei jedem Fettleibigen, müssen Kochsalz und Wasser beschränkt werden.

Die alte Klinik kannte eine ganze Reihe von „*Entfettungskuren*", in denen die Namen ihrer Schöpfer fortlebten. Um nur 3 Beispiele zu nennen: die *Karellkur* (nichts als 1 Liter Vollmilch = 650 cal täglich) — die BANTING-HARVEY-Kur (täglich bis zu 1 kg Fleisch, nach Bedarf bis zu 75 g Alkohol; Energiewert insgesamt höchstens 1600 cal) — die ROSENFELDsche Kartoffelkur (täglich 1 kg Kartoffeln, insgesamt rund 60 g Eiweiß, 20 g Fett, dazu 2 Liter Wasser von 10° C, daher auch die Bezeichnung Kartoffel-Kaltwasserkur; Energiewert rund 1200 cal — die „Zweinährstoff-Wechseldiät" von BOLLER, PILGERSTORFER, EXNER (1938: Abwechslung von beschränkter Eiweiß-Fettkost mit calorisch unbegrenzter Eiweiß-Kohlenhydratkost). Dazu kommen die modernen „Systeme" von HAUSER (1951), COOLEY (1951) und WAERLAND. Alle derartigen, meist recht kurzlebigen und immer wieder durch neue ersetzten „Kuren", die allesamt etwa gleichviel leisteten, haben heute nur noch historisches Interesse. MARRIOTT (1949) hat sich kürzlich in gleichem Sinne ausgesprochen.

Wie bei der diätetischen *Kräftigung* vermögen *Medikamente* auch bei den ernährungstherapeutischen Bemühungen um Gewichts*verminderung* nur begrenzt zu helfen (Zusammenfassung bei GLATZEL 1941). Am häufigsten finden Schilddrüsenhormone Verwendung. Weniger überzeugend sind die Erfolge von Hypophysenhormonen. Jod und Borsäure spielen heute keine Rolle mehr. Von USA. ausgehend (ROBERTS 1951; GREENE 1940; FREED, MIZEL 1952; ADLERSBERG,

MAYER 1949) haben Dinitrophenol und Benzedrin (Phenylalkylamin) auch in Europa Anklang gefunden. Unerwünschte Nebenwirkungen beeinträchtigen den Wert dieser Präparate. Ohne gleichzeitige diätetische Behandlung bleibt aber jede medikamentöse Behandlung der Übergewichtigkeit wirkungslos. Auf die sicher oft vernachlässigte Psychotherapie bei Fettleibigkeit und ihre Reichweite haben neuerdings vor allem amerikanische Autoren hingewiesen (DORFMAN 1951; BRAM 1950; DOUGLAS 1951).

Als *Hauptdomäne der brennwertarmen Kost* gilt mit Recht die Fettleibigkeit. Sie ist aber nicht die einzige Indikation. Auch bei dekompensierten Herzkranken, plethorischen Hypertonikern, chronischen Arthritikern und Diabetikern, die sonst keiner wesentlichen Kostbeschränkung bedürfen, wird man häufig auf sie zurückgreifen.

Durch energetische Unterernährung gelingt es bei Tieren, gewisse Neoplasmaarten in ihrer Entwicklung zu hemmen, ja sogar rückgängig zu machen und deren Spontanentstehung zu erschweren (MORRIS 1945; ROUS 1915; RUSCH, BAUMANN 1946; SUGIURA, BENEDICT 1926; TANNENBAUM 1940; VISSCHER, BALL, BARNES, SIVERTSEN 1942). Es gibt Beobachtungen, die an ähnliche Zusammenhänge beim Menschen denken lassen (HOFFMAN 1937; POTTER 1945; vgl. auch die klinischen Beobachtungen bei Dystrophikern, s. S. 467), doch läuft eine Kostform, die in dieser Richtung wirksam werden kann, notwendig auf eine Unterernährung hinaus, die unter Umständen so weit geht, daß alle Gewebe atrophieren und Gesamtentwicklung, Wachstum und insbesondere die Sexualfunktionen gebremst werden (KEYS 1948; MORRIS 1945). Unabhängig davon verkürzen Überernährung und Fettleibigkeit die Lebenserwartung (s. S. 363, außerdem DUBLIN 1930; Supplement to Medical Impairment Study 1932). Calorisch knappe oder auch ungewöhnlich vitaminreiche Ernährung hatte anscheinend auch in den Versuchen von McCAY (1939), eine Verlängerung der Lebenserwartung, zur Folge. Mit Recht hat aber KEYS (1948) gesagt: ,,In keiner von diesen Untersuchungen ist die Todesursache bei den Kontrollen oder den Versuchsindividuen selbst genau festgestellt worden. In allen Fällen wurden die Tiere betreut und isoliert in einer Weise, die nicht den Lebensverhältnissen des Menschen unter natürlichen Bedingungen entspricht. Es muß festgestellt werden, daß das zentrale Problem darin liegt, Mengen zu vergleichen, die letzten Endes unvergleichbar sind. Nur in einem sehr begrenzten Sinn kann man sagen, x Tage im Leben der Ratte seien gleichbedeutend mit y Jahren nutzbringenden menschlichen Lebens. Was ist bei einer Ratte das calorische Äquivalent für einen schweren menschlichen Arbeitstag? Welche Menge Ascorbinsäure entspricht 1 mg Ascorbinsäure bei der Ratte? Diese Versuche sind für menschliche Verhältnisse nur von begrenzter Bedeutung; es ist verführerisch, aber gefährlich, direkte quantitative Analogien zu scheu.''

Eine Sonderform der brennwertarmen Kost ist die *Rohkost* (s. auch EIMER, VOIT 1930; BIRCHER-BENNER 1933; BIRCHER-REY 1936; JUST 1936; BÜRGER 1937; EPPINGER 1938, 1939; GLATZEL 1936; ROEMHELD 1939; GRÜNINGER, GETTLER 1939; BIRCHER 1948; über vegetarische Kost s. S. 631). Unter strenger Rohkost verstehen wir *eine ohne Wärmeanwendung zubereitete rein pflanzliche Kost*. Rohe Nahrungsmittel *tierischer* Herkunft gehören nicht zur *strengen* Rohkost, ebensowenig Brot, Zucker, gekochte Kartoffeln, Haferflocken und Tee, die jedoch zusammen mit Pflanzenfetten und kleinen Mengen von Milch, Käse und Butter bei ,,*erweiterter Rohkost*'' erlaubt sind. Die eiweißreichen Hülsenfrüchte scheiden aus, weil sie reif und getrocknet in rohem Zustand unbekömmlich sind. Kochsalz als solches ist bei Rohkost verboten.

Da die Rohkost also wesentlich aus rohem Gemüse und Obst besteht, müssen große Nahrungsmengen verzehrt werden, um eine einigermaßen hinreichende Brennwertzufuhr zu erzielen. Auf Sauberkeit ist besonders zu achten (Infektionsgefahr durch Wegfall des Kochens!). Als Gemüse-Obstkost *unterscheidet sich die Rohkost von der üblichen gemischten Kost* durch ihre Armut an Eiweiß, Natrium, Chlor, Phosphor, Schwefel, Vitamin A und Vitamin D, durch ihren Reichtum an Kalium und Magnesium, ihren Reichtum an Carotin, Vitamin C und vermutlich noch an anderen, der Pflanzennahrung eigenen Nährstoffen sowie durch den hohen Gehalt an unverdaulichen Stoffen. Die Rohkost verschiebt das Säurebasengleichgewicht des Harns und Blutes nach der alkalotischen Seite. (Über die Folgen alkalotischer Verschiebungen s. S. 546.) Ihre Kochsalzarmut entwässert, vermindert die Entzündungsbereitschaft, senkt den Blutdruck (s. auch SPICKMANN 1936; HOFF 1936; KUNZ 1948). Der Kaliumreichtum hat auf die Ausscheidung der übrigen Mineralstoffe keinen Einfluß (GLATZEL 1934, 1935). Ob er die muskuläre Arbeitsfähigkeit beeinflußt (raschere Erschöpfung und geringere Leistungsfähigkeit trotz besseren Nutzeffekts; BRUMAN 1933; BRUMAN, FINKELSTEIN 1936); ob er die Krebsanfälligkeit (CASPARI 1930; KATASE 1931; SCHRUMPF, PIERRON 1933; AULER 1936) und Thrombosebereitschaft erhöht (ROST 1929; LAPP, DIBOLD 1936), steht dahin. Die Behauptung, bei Rohkosternährung sinke der Energiebedarf des Organismus, man „komme mit weniger Calorien aus", entbehrt des Beweises. Vielleicht rührt diese Meinung daher, daß man bei Rohkost früher zu essen aufhört — gefüllten Bauches und müde vom Kauen.

Von entscheidender Bedeutung für die klinische Beurteilung der Rohkost ist die Frage ihrer *Ausnutzung*. Wie wir sahen (s. S. 352), wird ihr Fett- und Kohlenhydratgehalt ebensogut, ihr Stickstoffgehalt etwas schlechter ausgenutzt als der einer gekochten Kost gleicher Zusammensetzung. Diese gute Ausnutzung war zunächst eine Überraschung. Sie erklärt sich vermutlich damit, daß die Verdauungssäfte imstande sind, in die uneröffneten Zellen einzudringen und die Nährstoffe herauszulösen.

Das *große Volumen* der Rohkost, ihre *Derbheit und Härte*, ihr *Reichtum an unverdaulichen Ballaststoffen* sind mitbestimmend für ihre therapeutische Verwendbarkeit. Obwohl man durch Pflanzenfette den Energiewert beträchtlich steigern kann, bleibt die Rohkost wesensmäßig eine brennwertarme Kost, die an die Fassungskraft der Verdauungsorgane überdurchschnittliche Anforderungen stellt. Beim Kochen werden Obst und Gemüse weich, sie verlieren an Volumen, „fallen zusammen" und belasten dadurch weniger. Über Völlegefühl *ohne* Sättigung, Unlust, Abgeschlagenheit, Kälteempfindlichkeit, ja Obstipation wird bei Umstellung auf Rohkost oft geklagt (s. auch CASPARI 1905; WILLI 1930; EIMER, PAUL 1932; BARTH 1934 u. a.) und selbst bei lang dauernder Beibehaltung und einwandfreier Qualität der Kost verlieren sich diese unangenehmen Begleiterscheinungen nicht immer.

Nicht vergessen darf man die mit der Rohkosternährung zwangsläufig verbundene größere *Gefährdung durch Parasiten*, pathogene Bakterien und Reste von Pflanzenschutzmitteln und die *Kostspieligkeit*. v. NOORDEN (1931) berechnete, es müßten 25—30% der Kosten für die deutsche Volksernährung ins Ausland gehen, wenn breitere Volksschichten rohköstlerisch leben würden. In Notzeiten läßt sich eine auf die Dauer genießbare Rohkost auch von der erfindungsreichsten Diätköchin nicht herstellen — abgesehen davon, daß in diesen Zeiten betont eiweißarme Kost sowieso unangebracht, ja bedenklich wäre.

Rund 2300 cal brutto werden einschließlich des Fettzusatzes in folgender *strengen Rohkost* erreicht: 650 g Äpfel, 150 g Rotkohl, 50 g Haselnüsse, 200 g Möhren, 50 g Salat, 100 g Sellerie, 400 g Tomaten, 125 g Radieschen, 130 g

Erdnußöl. Obwohl die Hälfte des Energiewertes durch Öl gedeckt wird, bleibt also immer noch ein großer Berg von Gemüse zu bewältigen.

Der Tagesplan für eine „*erweiterte*" *Rohkost* mit rund 3000 cal könnte so aussehen: 1500 g Frischgemüse und Frischobst, 50 g Erdnuß- oder Olivenöl, 500 g Vollmilch, 50 g Haferflocken, 50 g Zucker (strenge Rohköstler nehmen der „Natürlichkeit" wegen nur braunen, ungebleichten Zucker), 650 g hochausgemahlenes grobes Brot, dazu Gewürzkräuter und als Getränk dünner Tee. Rohe Getreidekörner verträgt der Mensch nur in kleinen Mengen — in Hungerzeiten sieht man Ileuszustände nach Gerichten mit rohen und halbgaren Getreidekörnern —, rohe Kartoffeln gar nicht. Beliebt und bewährt sind dagegen Trockenfrüchte.

Die Indikationsstellung *der Rohkost* wird gerne vom naturwissenschaftlichen auf das mystische und philosophische Gebiet verschoben. Man hat ihre „*Natürlichkeit*" betont und sie deshalb als die naturgegebene Ernährung des Menschen hingestellt. Wenn wir aber alles das als „unnatürlich" abtun, was mit der Zubereitung der Nahrung im Zusammenhang steht, dann gelangen wir etwa bei der Kostform jenes Menschenaffen an, aus dem sich vor langer Zeit einmal der Mensch entwickelt hat. Wahrscheinlich haben die Reformer der Altsteinzeit in gleicher Weise gegen die neue Unsitte gewettert, das Fleisch ganz „unnatürlich" am Feuer zu rösten. Die meisten Reformer freilich machen früher Halt und sagen: „natürlich" war die Ernährung unserer Großväter, 'die Ernährung unserer germanischen Vorfahren, die Ernährung des Steinzeitmenschen. Mit gleichem Recht könnte man selbstverständlich die Ernährung jedes beliebigen anderen Zeitalters herausgreifen. Wenn das Wort „natürlich" in der Ernährungslehre überhaupt einen Sinn haben soll, dann darf es nicht in historischem Sinn gebraucht werden. Die „natürliche" Ernährung eines Menschen ist immer jene, die mit seiner „Natur" am vollkommensten im Einklang steht. Im individuellen Bedarf gewinnen wir einen Maßstab für den Grad der „Natürlichkeit": Wir verstehen unter natürlicher Ernährung eine Ernährung, die den vielfältigen speziellen Bedürfnissen des Menschen entgegenkommt und in der Befriedigung aller Bedürfnisse gleichzeitig die Voraussetzung schafft zu neuer Leistung.

Ohne selbst die nötigen physikalischen Kenntnisse zu besitzen, hat der verdienstvolle Begründer der modernen Rohkosttherapie, Max Bircher-Benner die *Heilwirkungen der Rohkost physikalisch begründen* wollen. Er betont die Notwendigkeit, neben dem Energiesatz den Entropiesatz zu berücksichtigen und hat gewiß recht, wenn er meint, der Nährwert eines Nahrungsmittels sei durch seinen Caloriengehalt nur unvollkommen bestimmt. Mit der Bestimmung des Entropiegehaltes bzw. der „freien Energie" eines Nahrungsmittels wäre der Nährwert aber nur nach einer weiteren Seite, keineswegs jedoch umfassend bestimmt. In diesen Zusammenhang gehört das von Bircher-Benner gern zitierte und mit dem Entropiesatz durcheinandergeworfene Redoxpotential, bei dem es sich in Wirklichkeit um etwas ganz anderes handelt als bei der Entropie. Ein Redoxsystem ist ein Gemisch von zwei Stoffen, die durch umkehrbare Oxydation-Reduktion ineinander übergehen können. Die oxydative und reduktive Kraft eines solchen Systems findet ihren zahlenmäßigen Ausdruck im Redoxpotential. Im biologischen Geschehen spielen Redoxpotentiale eine große Rolle. *Welche* von ihnen unter dem Einfluß der Rohkost Verschiebungen erfahren und *was* solche Verschiebungen bedeuten, das sind bis heute offene Fragen. Grundsätzlich ist natürlich auch das Redoxpotential nur *einer* von vielen nährwertbestimmenden Faktoren. Die chemische Struktur der Stoffe z. B. ist dabei noch gar nicht berücksichtigt. Aus der Tatsache, daß die Pflanzen mit Hilfe der Sonnenlichtenergie Stoffe mit viel „freier Energie" bilden, schließt Bircher-

BENNER weiter, die Pflanzen müßten reicher sein an Stoffen mit hoher freier Energie als die Tiere. Dieser Schluß entbehrt jeder Begründung. Ein unmittelbarer Vergleich tierischer und pflanzlicher Gewebe hinsichtlich ihres Gehaltes an freier Energie läßt sich mit den heutigen Methoden überhaupt nicht durchführen. Wenn auch die im Stoffwechsel des Pflanzenfressers stattfindenden Umwandlungen pflanzlicher Stoffe im ganzen genommen mit einer Abnahme der freien Energie einhergehen, so schließt das doch nicht aus, daß die im Tierkörper aufgebauten Stoffe zum Teil sogar eine höhere Konzentration an freier Energie besitzen als die pflanzlichen Nahrungsstoffe. „Die Behauptung, daß die in der Pflanze unter Einwirkung des Sonnenlichtes gebildeten Substanzen besonders viel freie Energie enthielten, ist bestimmt unbewiesen und wahrscheinlich falsch." Alles in allem liegt die Unzulänglichkeit der von BIRCHER-BENNER „benutzten und propagierten physikalischen Beweisführung für jeden Physiker zutage" (JORDAN 1939).

Die *Indikationen der Rohkost* beginnen eigentlich schon beim Gesunden. Ein oder mehrere Rohkosttage bekommen vor allen Dingen dem gut, der gewohnheitsmäßig eiweiß-, fett- und calorienreich ißt. Erholung, Reiz und Training in einem kann hier die Rohkost bedeuten, wie sich überhaupt plötzliche Umstellungen auf gegensätzliche Kostformen als „Zick-Zack-Prinzip" vielfach bewährt haben. Die besten Erfolge mit Rohkostkuren berichten jene Anstalten, die Diät, physikalische Therapie und Psychotherapie vereinigen. Es sei auch noch einmal betont, daß eiweiß- und fettunterernährte Menschen, denen die Möglichkeit späterer eiweißreicher Ernährung fehlt, einer strengen Rohkostbehandlung nicht unterworfen werden dürfen.

Gute Heilerfolge sieht man bei Fettleibigkeit, Herzinsuffizienz, akuter und chronischer Nephritis, arterieller Hypertension, gelegentlich auch bei peripheren Durchblutungsstörungen, entzündlichen Zuständen, Dermatitiden und akuten Arthritiden. „Die Rohkost ist die ideale Diät der Herz- und Nierenkranken, besonders der Wassersüchtigen" (DEMOLE 1948). Maßgebend für die Heilwirkung ist die entwässernde, entzündungswidrige und blutdrucksenkende Kochsalzverknappung, vielleicht auch eine mit der Eiweiß- und Lipoidarmut in Zusammenhang stehende Blutdrucksenkung, die diuretische Wirkung der hohen Kaliumzufuhr und die Capillardichtung durch Vitamin C. Der Heilerfolg hängt also anscheinend weniger am „roh" als am Obst und Gemüse überhaupt. In gleicher Weise müssen vielleicht die Rohkostwirkungen bei Leberkrankheiten und Polycythämie erklärt werden. Daß Fettleibige und Überernährte bei energiearmer Rohkost abnehmen, daß sich nicht zu schwere Diabetiker in ihrer Toleranz bessern, ist verständlich. Gelegentlich wurden Rohkosterfolge bei Gicht und Rheumatismus (Muskelrheumatismus, Neuralgien, chronisch rezidivierender Arthritis) und HEUBNER-HERTERscher Krankheit behauptet, bewiesen oder auch nur einigermaßen wahrscheinlich gemacht ist davon gar nichts. Die von EVERS (1947) mitgeteilten Heilerfolge bei multipler Sklerose konnten von anderer Seite (WELTE 1949 u. a.) nicht bestätigt werden. Eher ist die Rohkost zur Behandlung von Nahrungsmittelallergien brauchbar (DITTMAR 1942).

Der *Anwendungsbereich der Rohkost engt sich dadurch ein,* daß sie, vor allen Dingen von Herz- und Leberkranken mit ihrer Neigung zu Dyspepsie und Meteorismus, oft schlecht vertragen wird. Man wird sich in jedem Fall fragen müssen, ob nicht eine für den Kranken schonendere Kostform ebensogut und ebenso schnell zum Ziel führt. Niemals sollten Rohkostkuren ohne ärztliche Aufsicht durchgeführt werden. *Gegenanzeichen* sind — obwohl das von exklusiven Roh-, kostanhängern bestritten wird — zehrende Krankheiten: chronische Infektionen, Thyreotoxikose, Morbus Addison, Magersucht, Unterernährung und Hungerdystrophie, Anämien aller Art und Erschöpfungszustände, außerdem schwere muskuläre und coronare Herzschäden, nephritische Zustandsbilder mit hoher Eiweißausscheidung, sowie Kochsalzmangelzustände infolge Erbrechens, profuser Durchfälle und starker Schweiße. Gegen kochsalzarme und gleichzeitig kaliumreiche Ernährung ist vor allen Dingen der *Addison*kranke äußerst empfindlich (s. S. 645).

Eine Rohkost repräsentiert auch die aus rohen Obst- und Gemüsesäften bestehende *Saftkost* (s. auch HEUN 1937, 1939; IRLE 1939; SCHETTLER 1949 u. v. a.). Jede Saftkost, mag sie aus rohen oder gekochten Säften bestehen, ist extrem calorien-, eiweiß- und fettarm. Die großen Nahrungsvolumina der Rohkost fallen weg. Für die oberen Teile des Verdauungskanals bedeutet Saftkost weitgehende Schonung; die tieferen werden überhaupt nicht beansprucht. Man gibt in der Regel 3—6mal täglich $^1/_3$ Liter Saft von Äpfel, Birnen, Trauben, Apfelsinen, Citronen, Grapefrucht, Möhren, roten Rüben, Spinat, Gurken oder eine Mischung verschiedener Säfte. Obstsäfte sind zuckerreicher als Gemüsesäfte und können nachgezuckert und dadurch noch brennwertreicher gemacht werden. Der Energiewert von 1 Liter Gemüsesaft liegt zwischen 100 und 200 cal, von 1 Liter ungezuckertem Obstsaft bei 600 cal. Notfalls kann man zu den Säften ein paar Zwiebäcke oder Knäckebrotscheiben erlauben. Je nach dem Zustand des Kranken werden einzelne Saft*tage* als Einschaltung in die gewohnte Kost verordnet oder Saft*perioden* von in der Regel 3—4tägiger Dauer.

Safttage und Saftkuren sind am Platz, wo Benommenheit und Erschöpfung oder Entzündung, Verletzung und operative Eingriffe die Aufnahme fester Nahrung erschweren und wo Schwerkranken und Hochfiebernden die Anstrengung des Essens und Verdauens nach Möglichkeit erspart werden soll. Die Indikationen und Gegenindikationen der Saftkost decken sich im übrigen mit denen der Rohkost. Auf regelmäßige Stuhlentleerung ist bei der Schlackenfreiheit der Kost besonders zu achten. Nach Abschluß der Saftperiode und Übergang auf volle Kost muß vor allen Dingen eine *plötzliche* Eiweißüberlastung vermieden werden.

Die Saftkost steht heute an der Stelle, die früher eine andere Saftkost, die *Milchkost,* einnahm. Mit zwei oder drei „*Karelltagen*" (4—5mal täglich 200 g Milch als süße oder saure Vollmilch, Yoghurt oder Kefir) als einziger Nahrung begann die Behandlung des dekompensierten Herz- und Nierenkranken. Später wurden je nach Bedarf noch einzelne Karelltage der übrigen Kost zwischengeschaltet. Auf diese Weise ließen sich vor allen Dingen zu Beginn der Behandlung eindrucksvolle Entwässerungen und Gewichtsverminderungen erzielen. Heute verwenden wir Milchtage nur noch bei Rekonvaleszenten, Erschöpften, Unterernährten und Hungerdystrophikern, deren Verdauungsorgane Nahrung in anderer Form nicht bewältigen können.

Zum Unterschied von Obst- und Gemüsesaft enthält Milch mehr Eiweiß, Fett und Kochsalz, dagegen so gut wie kein Vitamin C und D. 1 Liter Vollmilch entspricht 35 g Eiweiß, 35 g Fett, 48 g Zucker, 1,6 g Kochsalz und rund 650 cal — hinsichtlich seines Energiegehalts, also etwa dem Obstsaft. Magermilch mit 0,2% Fett enthält nur noch 370 cal und praktisch kein Vitamin A. Gewisse Gegenindikationen der Saftkost: Erschöpfung, Unterernährung, Hungerdystrophie, Kochsalzverarmung, bilden daher keine strenge Gegenindikation der Milchkost. Auf der anderen Seite ist Milchkost der Saftkost unterlegen, wo es auf Entwässerung und möglichst eiweißarme Ernährung ankommt. Da gerade das aber bei der Mehrzahl der Indikationen *beider* Kostformen der Fall ist, ist die sinkende Wertschätzung der Karelltage wohl verständlich. Wo es wesentlich auf die Kochsalzarmut der Kost ankommt, kann man von kochsalzfrei gemachter Milch (Aletosal, Pennac) Gebrauch machen.

Neuerdings sind, in Erinnerung an alte Bräuche, wieder einmal *Molkenkuren* mit *Molkengetränken* empfohlen worden (Heupke 1952; Riedel 1949; Schulz, Drache 1947). Molke enthält in der Hauptsache Milchzucker, Milchsäure und Salze. Die angelegentlichen Empfehlungen ihrer Heilkraft haben jedoch mangels überzeugender Heilerfolge wenig Gegenliebe gefunden.

Eine Art von Rohkost ist schließlich die „*Trephonkur*" die 1951/52 viel Aufsehen erregte. Sie bestand im Vertilgen einer größeren Anzahl von angebrüteten Hühnereiern, denen heilende und verjüngende Kräfte zugeschrieben wurden, und zwar vermöge der in ihnen enthaltenden Trephone (vgl. Dixie, Heilmeyer, Pirwitz 1952). Die Propaganda der Illustrierten Zeitungen ist verstummt und die Kur leise in Vergessenheit geraten.

3. Das Fasten.

„Das Fasten ist so alt wie die Völker der Erde" (Buchinger 1935, dort Überblick über die Geschichte des Heilfastens). Nachdem mit der Ablösung der Humoralpathologie durch die moderne naturwissenschaftliche Pathologie das Fasten in der offiziellen Medizin in Vergessenheit geraten war, wurde es gegen Ende des 19. Jahrhunderts neu entdeckt und zunächst nur von Außenseitern propagiert (Tanner, Dewey, Guelpa, Möller, Riedlin u. a.). Kritisch und in strenger Indikationsstellung gehandhabt, bildet vollständige Nahrungs, abstinenz als Heilfasten heute wieder einen Bestandteil der Ernährungstherapie auf den wir nicht mehr verzichten möchten.

Die Versuche allzu begeisterter Fastentherapeuten, die Heilerfolge des Fastens physiologisch zu erklären, waren der Einführung des Verfahrens in die moderne Mezidin wenig günstig. Ohne hinreichende Kenntnisse der normalen und pathologischen Physiologie wurden Behauptungen aufgestellt und Meinungen geäußert, deren Irrigkeit jeder Kundige rasch durchschaute. Im übrigen bleibt natürlich die Tatsache nachgewiesener Heilerfolge von der Möglichkeit oder Unmöglichkeit einer pathophysiologischen Erklärung ganz unberührt. Physiologie und Psychologie der Nahrungskarenz (s. S. 315 ff.) bergen auch heute noch manches Rätsel. An dieser Stelle soll aber nur von der *Klinik des Heilfastens* die Rede sein (s. auch Guelpa 1913; Möller 1918; Riedlin 1928; Günther 1930; Bertholet 1930; Brauchle 1934; Grote 1938; Schenck, Meyer 1938).

Nach Buchinger (1935, dort ausführliche Darstellung aller Einzelheiten) sind die 2 ersten Tage „beim typischen Fasten und in den meisten Fällen sog. Obsttage. Äpfel, Apfelsinen, Backpflaumen und Feigen sind in beliebiger Menge erlaubt. ... Nach den Obsttagen, also am dritten Tag, gibt es dann am Vormittag eine tüchtige Portion Glaubersalz. ... Für die ersten drei Fastentage gibt man den Rat, keine größeren Wanderungen zu machen. ... Mit dem zweiten Fastentag setzen dann auch die Packungen ein" (täglich 2 Std Prießnitz-Packungen in Höhe der Leber). Auf regelmäßige Spaziergänge — „im Durchschnitt wird von rüstigen Fastern ein Weg von 7 km vormittags und ein solcher von 10 km nachmittags spazierengehend zurückgelegt" — und das morgendliche Klistier wird von allen erfahrenen Fastenärzten ebenso großer Wert gelegt wie auf sorgfältige Haut- und Mundpflege, Sonnen- und Luftbäder, gründliches lockeres Atmen und äußere Ruhe und Abgeschiedenheit. „Die Fastenzeit soll eine Ewigkeitsminute in unserem gehetzten Leben sein." Fruchtsäfte, Gemüsesäfte oder Aufgüsse von Brombeer-, Himbeer-, Kirsch- und anderen Blättern, insgesamt $^1/_2$—$^3/_4$ Liter täglich, decken den Wasserbedarf. Manche Fastentherapeuten, halten viel von regelmäßigem Absaugen der Gaumentonsillen („Rödern")

„heilender Seelenführung" und „Ausstreuen von Heilgedanken". Wie der Fasten-
beginn, so ist auch die Beendigung des Fastens mit den ersten Tagen des „Aufbaus",
das Fastenbrechen, eine kritische Periode. „Wer da warten will, bis die belegte Zunge
sich gereinigt hat, bis der übelriechende Atem rein wird, bis das Klistierwasser
fast rein abfließt und bis ein wild-elementarer Hunger sich einstellt, der kann
lange warten. ... Ich möchte leugnen, daß es notwendig und ratsam ist. Ein
Fasten von 2—3, höchstens 4 Wochen ist nicht riskanter als jede andere gründ-
liche Badekur, ein längeres Fasten dagegen schließt denn doch Gefahren ein, die
durch zweimaliges kürzeres Fasten, etwa am Anfang und Ende eines Jahres, sich
vermeiden lassen und deren Nichtbeachtung zum Tode oder zu Dauerschädigungen führen kann. ... Die Technik des Fastenbrechens ist einfach. Um die
Mittagszeit gebe man einen guten Apfel. Dieser Apfel soll pedantisch durch-
gekaut werden. ... Nun wird gewartet bis zum Abend. Ist der Apfel gut bekommen, dann gibt es am Abend einen kleinen Teller einer Kartoffelsuppe mit
zarten Gemüsestückchen und Kräutern. Ganz ohne Kochsalz muß die Suppe
und müssen die Speisen der nächsten Aufbauzeit hergestellt sein. Der stark
entwässerte Organismus des Fastenden verträgt im Aufbau nichts schlechter
als Kochsalz. Verstößt man gegen das Kochsalzverbot und füllen sich infolgedessen bei starkem Gewebsdurst rasch die Zellen des Körpers und die Intercellularräume, brüsk aufquellend, gar zu schnell mit Wasser, so können einige bange
Tage mit bleierner Müdigkeit, Ödemen und beinahe Anurie den Sünder belehren,
daß man nicht ungestraft ein wichtiges Fastenbrechverbot außer acht läßt. Nach
der ersten eigentlichen Mahlzeit, der Gemüse-Kartoffelsuppe, legt sich der Fastenbrecher am besten 1—2 Std ins Bett oder auf den Diwan, mit einem „heißen
Deckel" auf der Magengegend, ruhend und meditierend, wobei auch ein behaglich
gesprochenes Coué-Mantram nichts schadet. Über die Kost der nächsten Tage
sind die Ansichten der Fastenärzte etwas verschieden. Ich pflege den Fasten-
brechenden folgende Ermahnung mit auf den Weg der 3 Rückschaltungstage zu
geben: Vorsicht! Langsam, wenig und sorgfältig einspeichelnd essen! Bewußte,
also konzentrierte Mundverdauung! Die Mundhöhle ist die erste und sehr wichtige
Etappe des Verdauungsweges. Tischunterhaltung ist streng verboten. Sehen und
Fühlen gewissermaßen in die Zungenspitze verlegen! Jedes Körnchen, Blättchen,
Flöckchen „erleben", abtasten, durchschmecken, atomisieren, verflüssigen! Diese
Gewohnheit recht lange beibehalten, die Gewohnheit recht beschaulichen Essens.
Die ganze Eßkultur auf diese neue Basis stellen, also: ein wirklicher und sehr
verfeinerter, ein echter Genießer werden! Immer fein, edel und still bei der
Ernährung, die ja auch immer eine Näherung ist, eine Angleichung, eine Lebendig-
machung toten Stoffes. Hat man die Fastenbrecher gründlich belehrt und
ist die erste kleine Suppenmahlzeit gut verdaut worden, dann kann man
dem wieder eingeschalteten Verdauungsmotor schon etwas Substantielleres
zumuten als nur Haferschleim, Zwieback, Ei und ähnliche Babykost. ... Brot
gibt es erst vom 5. Tag ab, und zwar ein salzarmes Vollkornbrot. Stellt
sich spätestens am 3. Eßtage nicht eine richtige Verdauung ein, dann erhält
der Fastenbrecher einen kleinen Einlauf von 100—200 cm³ kalten Wassers.
Müdigkeit, Völlegefühl, Blähungen, Arbeitsunlust und Gliederschwere („Rückstoß-
erscheinungen"; s. S. 317) stören nicht selten das Wohlbefinden der ersten Tage
nach Kurende.

Das Heilfasten ist also keineswegs ein harmloser Eingriff. Keine Fastenkur
ohne ärztlichen Rat und ohne ärztliche Aufsicht! Neben der Tagesarbeit lassen
sich wohl Fast*tage*, aber keine Fasten*kuren* durchführen.

Unter den *Indikationen des Heilfastens* stehen akute Nephritis, Eklampsie
und Eklampsiegefahr, Krampfurämie und Darmbrand obenan. Hier kommt zur

Nahrungsabstinenz auch noch die Wasserabstinenz. Sehr gut bekommt Fasten jenen plethorischen, sthenischen Fettleibigen, die an reichliche eiweiß-fettreiche Kost gewöhnt und körperlicher Tätigkeit entwöhnt sind. Diese Fettleibigen, die roten Hypertoniker und die chronisch Obstipierten gehören zu den dankbarsten Patienten und begeistertsten Anhängern des Heilfastens. Wieweit der Brennwertentzug im allgemeinen, wieweit speziell der Eiweiß- oder Fettentzug am Heilerfolg beteiligt ist, läßt sich schwer sagen. Bei akuten Magen-Darmstörungen sind, sofern der Zustand des Kranken es erlaubt, einige Fasttage niemals verfehlt. Während kreislaufdekompensierte Kranke im allgemeinen gut auf Fasten ansprechen (Vergrößerung der Blutdruckamplitude „als eines unmittelbaren Zeichens des wesentlich verbesserten Kreislaufs"; GROTE 1938) sind sehr *schwer* dekompensierte Herzkranke den Anstrengungen längerer Fastenperioden nicht gewachsen und im Anschluß daran in der Regel mehr erschöpft als erleichtert. Empfohlen hat man Fastenkuren bei Migräne, Angina pectoris, angiospastischen Zuständen der Extremitäten, akuter und subakuter Polyarthritis, infizierten Wunden, Colitis, Lebercirrhose, Cholangitis, Paradentose, Psoriasis und Ekzemen. Daß Fastenkuren hier mehr leisten als weniger eingreifende Kostverordnungen — Saftkost, Rohkost, eiweißarme Kost, lactovegetabile Kost, kochsalzarme Kost —, scheint uns nicht bewiesen zu sein. Während sich die Wirkungen des Heilfastens bei entzündlichen Zuständen mit dem Wegfall des Kochsalzes erklären ließen, ist der Wirkungsmechanismus bei angiospastischen Zuständen und Hautkrankheiten nichtentzündlicher Art noch nicht klar durchschaubar (Wegfall des Kochsalzes, des Eiweißes, der Neutralfette, der Lipoide?). GROTE (1938) meint zusammenfassend, die Indikation des Fastens scheine „im allgemeinen mehr durch die Persönlichkeit des Kranken bestimmt zu werden als durch die spezifische Natur des Krankheitsvorganges".

Gegenindikationen sind alle Arten von Tuberkulose und andere chronische Infektionskrankheiten, deren Prognose an die Erhaltung der Widerstands- und Abwehrkraft des Organismus gebunden ist. Gegenindikationen sind auch endokrine Störungen mit erhöhtem Abbau von Körpersubstanz (Thyreotoxikose, Nebennireninsuffizienz), maligne Gewächse und, wie gesagt, schwer dekompensierte organische Herzkrankheiten. Beim Diabetiker ist wohl knappe Kost im ganzen, vielleicht auch einmal ein Fastentag, sicher aber keine wochenlange Fastenkur angezeigt. Nach BUCHINGER (1935) u. a. braucht Magerkeit zwar keine Gegenindikation der Fastenkur zu sein. Die indikationslose Verordnung des Heilfastens hat aber schon manchmal Unheil angerichtet. Es macht dann später viel Mühe, bei jenen Menschen, die natürlich kein Fastentherapeut je wieder zu Gesicht bekommt, einen ausreichenden Kräftezustand zu erreichen.

II. Einseitige Kostformen.·

1. Eiweißarme Kost. Vegetarismus.

Eiweißarm sind Rohkost und Saftkost. Daraus resultieren bestimmte Indikationen ihrer Anwendung. Wo es jedoch lediglich auf Eiweißbeschränkung ankommt *(eiweißarme Kost im engeren Sinn)*, genügt es, die eiweißreichen tierischen und die eiweißreichen pflanzlichen Nahrungsmittel (Hülsenfrüchte, Nüsse, Pilze) aus dem Kostzettel zu streichen. Von tierischen Nahrungsmitteln sind somit nur die Fettträger erlaubt. Die Eiweißarmut der *lactovegetabilen Kost* beruht auf dem Wegfall lediglich des Fleisches. Der Begriff *vegetarische Kost* bezeichnet im täglichen Sprachgebrauch dasselbe. Strenggenommen ist vegetarische Kost aber eine rein vegetabilische Kost ohne alle Nahrungsmittel tierischer Herkunft, d. h. eine Kost auch ohne Milch und Eier.

Der *Vegetarismus* hat eine lange Geschichte (s. besonders BUCHINGER 1935; WIEBEL 1941; BIRCHER 1948). Seine geistigen Quellen waren in der Antike die Philosophie, im europäischen Mittelalter und in Asien die Religion; im modernen Europa sind es naturwissenschaftliche Überlegungen und mythische Vorstellungen von Naturgeschehen, Naturverbundenheit und Naturreinheit. Obwohl sich z. B. das menschliche Gebiß mit seinen spitzen Eckzähnen und breitflächigen Backenzähnen offensichtlich für die Bewältigung sowohl pflanzlicher wie tierischer Nahrung eignet, behaupten die gläubigen Vegetarier, der Mensch sei „von Natur aus" zum Pflanzenfresser bestimmt und um dieses Dogmas willen muß es sich sogar der Neandertaler, an dessen Fleischgelüsten leider nicht zu zweifeln ist, gefallen lassen, als ein „in den Schrecken der Eiszeit verwilderter Mensch" (BUCHINGER 1935) bezeichnet zu werden.

Mit *gemäßigter* vegetarischer Kost — sie enthält außer den Vegetabilien auch Milch und BUCHINGER (1935) erlaubt bis zu 300 g Milch täglich und etwa alle 2 Tage 1 Ei — kann der tätige Mensch seinen Eiweißbedarf ohne weiteres decken. Mit *strenger* vegetarischer Kost ist eine optimale Bedarfsdeckung mit allen essentiellen Aminosäuren nicht mehr möglich. Der Organismus gerät in einen Eiweißmangelzustand und kann seine (unter optimalen Ernährungsbedingungen mögliche) maximale Leistungsfähigkeit und Widerstandskraft nicht erreichen. Von Natur aus ist ja auch kein Säugling Vegetarier und Kinder, die das Unglück haben, nur mit „Pflanzenmilch" aufgezogen zu werden, büßen jahre- und jahrzehntelang für die Anmaßung ihrer Eltern, die besser wissen wollen als die Natur, was ein Kind als Nahrung braucht. Neben dem Eiweiß fehlen der vegetarischen Kost auch jene Aroma- und Extraktivstoffe, die beim Braten und Backen des Fleisches entstehen und für Spannkraft, Konzentrationsvermögen und Reaktionsfähigkeit gewiß nicht gleichgültig sind. Strenge Vegetarier pflegen denn auch keineswegs Menschen von strahlender Gesundheit und hinreißender Frische zu sein, die schon durch ihre bloße Erscheinung für ihre Lebensweise werben.

Zugunsten der vegetarischen Lebensweise werden gerne *sportliche Spitzenleistungen von Vegetariern* ins Feld geführt (Zusammenstellung bei WIEBEL 1941). Die Beweisführung krankt daran, daß in den meisten Fällen niemand weiß, ob die vegetarischen Meister auch wirklich *dauernd* als *strenge* Vegetarier gelebt haben. Neben Berichten ohne klare Kostangaben stehen andere, aus denen unzweideutig hervorgeht, daß die vegetarischen Sieger mindestens Milch zu sich genommen haben. Im übrigen handelt es sich bei den Spitzenleistungen der Vegetarier stets um *Dauer*leistungen. Wir wissen von keinem Fünfkampf- oder Zehnkampfsieger, von keinem Boxmeister oder Ringer, der vegetarisch gelebt hätte — weder in der Neuzeit noch in der Antike. Daß strenge vegetarische Ernährung zu höherer Leistung befähigt als nichtvegetarische, ist jedenfalls eine unbewiesene Behauptung. Kurzdauernde vegetarische Perioden können freilich, wie jede Kostumstellung, sehr wohl eine (vorübergehende) Hebung des Wohlbefindens, des Leistungsgefühls und der Leistungsfähigkeit bewirken. Aber selbst wenn Vegetarier gelegentlich überdurchschnittliche Leistungshöhen erreichen sollten — wäre damit bewiesen, daß sie ihre Leistungsfähigkeit eben der vegetarischen Lebensweise verdanken? Vegetarier sind Prophetentypen; ihre Stoßkraft stammt aus anderen Quellen.

Was die *Indikationen der eiweißarmen Kost* betrifft, so liegt es nahe, die Eiweißzufuhr dort zu beschränken, wo die Ausscheidung der Eiweißendprodukte erschwert (Nephritis, Nierenstauung; neuerdings HAMBURGER, RICHET 1952) oder der Abbau des Eiweißes gestört ist (Insuffizienz der äußeren Pankreassekretion, Fäulnisdyspepsie, Cystin-, Alkapton- und Aminosurie, Eiweißallergie). Während

indes Cystin-, Alkapton- und Aminosurie durch die Höhe der alimentären Eiweißzufuhr nicht beeinflußt werden, fordert jede Eiweißallergie strengste Fernhaltung
der nachweislich als Antigene wirksamen Eiweißkörper für längere Zeit.

Als *Hauptindikationen der eiweißarmen Kost figurieren Nephritis und Nierenstauung mit Retention harnpflichtiger Eiweißabbauprodukte.* Der Eiweißgehalt der
Kost soll dabei das Bilanzminimum nicht unterschreiten, da sonst der bei chronischer Nephritis an sich schon gesteigerte Körpereiweißabbau nochmehr ansteigt.
Wenn Retentionszeichen fehlen, ist kein Anlaß, die *Eiweißzufuhr* unter 1 g
je Kilogramm Körpergewicht zu senken. Bei Retention harnpflichtiger Substanzen soll sie an die verbliebene Leistungsfähigkeit der Nieren angepaßt
werden. Man kann das tierische Eiweiß gegenüber dem pflanzlichen zurücktreten
lassen (s. S. 433). Gar nicht so selten sieht man blasse, müde Kranke, deren
Nephritis bis auf geringe Reste abgelaufen oder ohne Retention stationär geworden ist, die auf ärztlichen Rat hin unentwegt eiweißarm weiterleben, die
aber aufblühen, sobald man ihre therapeutische Eiweißunterernährung beseitigt.
Die *Kochsalzbeschränkung* dient beim Nephritiker weniger der Bekämpfung und
Verhütung von Ödemen als der Bekämpfung der Blutdrucksteigerung. Bei
Kranken mit nephrotischen Zustandsbildern muß selbstverständlich großes
Gewicht auf Kochsalz- und Wasserentzug gelegt werden, während Eiweiß in
jeder Form und in reichlichen Mengen nicht nur erlaubt, sondern sogar geboten
ist. Eine Einschränkung der Lipoidzufuhr im Hinblick auf die bei Nephrose
bestehende Hyperlipoidämie erübrigt sich als zwecklos.

Die Verwendung eiweißarmer und kochsalzarmer Kost bei Nephritis ist
heute so sehr zur Selbstverständlichkeit geworden, daß diese Kostform im täglichen Sprachgebrauch als *die Nierenkost* läuft. Das ist gefährlich, weil es zu
indikationslosen „Reflexverordnungen" verführt (die nicht selten auch die entzündlichen Erkrankungen der ableitenden Harnwege einbeziehen, bei denen
Eiweiß- und Kochsalzbeschränkung schon ganz sinnlos ist). Eine Nierendiät im
Sinne einer bei *jedem* Nierenkranken und in *jedem* Krankheitsstadium angezeigten
Kostform gibt es nicht. Welche Kostform man hic et nunc als „Nierendiät"
wählt, hängt ganz von der Art und Schwere des klinischen Bildes, von den
speziellen Symptomen und vom Allgemeinzustand des Kranken ab. *Diätetische
Verordnungen für Nierenkranke* werden unseres Erachtens überhaupt nicht
selten *ohne präzise Indikation* gegeben: Aus der Verwechslung von Cystitis
und Nephritis entspringt vermutlich auch das *Gewürzverbot.* Sicher genügt es, dem
Nephritiker die senfölhaltigen Gewürze fernzuhalten (Pfeffer, Paprika, Meerrettich,
Senf, Sellerie) — und vielleicht ist nicht einmal das nötig. Die hier und dort immer
noch verordneten *Trinkkuren* mit Milch, Tee und Mineralwässern in der Vorstellung,
die *Nieren* damit „rein zu spülen", beruhen wohl auf derselben diagnostischen Verwechslung. Ganz anders liegen die Dinge natürlich beim einmaligen Wasserstoß.

Die klinische Erfahrung spricht für günstige Auswirkungen nicht nur einer
eiweißarmen, sondern auch schon einer bloß *lactovegetabilen Ernährung* bei *Blutdrucksteigerungen* und gewissen *funktionellen Störungen der Blutgefäße.* Offensichtlich enthalten Fleisch und Eier blutdrucksteigernde Stoffe, die der Milch fehlen.
Ob das Lipoide sind, histaminartige Stoffe, Purine (über Purine und purinarme
Kost s. S. 415 und 636) oder was sonst, steht noch nicht fest. Die Behauptung, es
häuften sich bei arterieller Hypertension und Arteriosklerose stickstoffhaltige, saure
„Schlacken" in den Geweben an, eiweißarme Kost aber wirke „entschlackend" —
diese Behauptung hat auch durch unablässige Wiederholung nicht an Über-
zeugungskraft gewonnen. Sie hängt in der Luft, solange die Existenz solcher
„Schlacken" nicht mindestens wahrscheinlich gemacht werden kann.

Fleischfrei lebende gesunde Menschen haben niedrigere Blutdruckwerte als gemischt Ernährte (WEITZ 1929) und gewisse Capillarfunktionen schwanken in Abhängigkeit von der Höhe des Fleischverzehrs (MÜLLER 1937). Obwohl zur Behandlung der Arteriosklerose, der arteriellen Hypertension und der peripheren Durchblutungsstörung (M. RAYNAUD, Akrocyanose, Erythralgie, Endangitis obliterans, Angiosen, Migräne, Apoplexie, Subarachnoidalblutung) von vielen Seiten fleischfreie Ernährung empfohlen wird — Arteriosklerotikern und Hypertonikern Fleisch zu erlauben —, gilt vielen fast als Kunstfehler — und obwohl der klinische Eindruck einer guten Wirkung dieser Kostformen in vielen Fällen zweifelsohne besteht, so liegen doch methodisch einwandfreie vergleichend-therapeutische Untersuchungen in dieser Richtung nicht vor. Sprechen nur *bestimmte Formen* von Blutdrucksteigerung und peripherer Durchblutungsstörung auf fleischfreie Ernährung an? RATSCHOW (1939) meint, man solle rein vegetabile Kost „nur in besonders gelagerten Fällen verordnen, besonders aber dann, wenn eine gesteigerte *Erweiterungs*reaktion der Capillaren das Krankheitsbild beherrscht".

Wegen ihres Reichtums an unverdaulichen „Ballaststoffen" stand die vegetarische Kost einmal in hohem Ansehen in der Therapie der habituellen Obstipation. Die tatsächlichen Erfolge entsprechen leider nicht den aus theoretischen Erwägungen genährten Erwartungen.

Brauchbare vergleichend-therapeutische Untersuchungen fehlen auch hinsichtlich der Heilwirkungen lactovegetabiler Kost bei *chronischem Muskelrheumatismus* (Hochdruckrheumatismus?), *Polycythämie* und *Thyreotoxikose*.

Die Empfehlung fleischfreier Kost gegen Polycythämie (HERZOG 1939; KLEINER, HERZOG 1939) geht von der Vorstellung aus, durch beschränkte Zufuhr des extrinsic factor die Blutbildung zu hemmen. Da der extrinsic factor vor allem in Warmblüterfleisch, Leber und Eiern vorkommt, werden diese Nahrungsmittel gestrichen. HEILMEYER (1942) hat von dieser Kostform als alleiniger Therapie „bisher keine überzeugenden Wirkungen gesehen" und trotz fleischärmster Ernährung gab es im Deutschland der Nachkriegsjahre immer noch Polycythämiker. Auch Milch ist im übrigen bei dieser Indikation nur in kleinen Mengen erlaubt, und zwar so viel, daß der Eiweißgehalt der gesamten Kost 0,7 g tierisches Eiweiß je Kilogramm Körpergewicht nicht übersteigt.

Neben Vermeidung von Genußmitteln und hoher Brennwertzufuhr ist das Fleischverbot wesentliches Kennzeichen der für Thyreotoxikosekranke bestimmten BLUMschen *Schutzkost*. Eier, täglich 1—2 Liter Milch und alle pflanzlichen Eiweißarten sind erlaubt. Seiner dem Thyroxin entgegenwirkenden Hormone wegen soll dazu außerdem Blut (in Form von Hämokrinintabletten) gegeben werden. Selbst von den Verfechtern dieser Kostform wird zugegeben, daß sie andere therapeutische Maßnahmen nicht überflüssig mache. Eine allgemeine Beschränkung der Eiweißzufuhr bei Thyreotoxikose — im Hinblick auf die hohe spezifisch-dynamische Wirkung des Eiweißes und die Steigerung der Thyroxinempfindlichkeit durch Fleisch hat man sie gefordert (s. S. 406) — konnte sich in der Klinik gleichfalls nicht durchsetzen. Der klinische Eindruck geht jedenfalls dahin, daß ein nicht zu exzessiver Fleischgenuß dem Thyreotoxiker nichts schadet. „In einer Landschaft wie Westfalen, in der ein recht hoher Fleischverbrauch besteht, kann man auch bei einem normalen Fleischgehalt der Kost sehr gute Behandlungserfolge beobachten" (MARX 1941).

Die Begründungen für die Verordnung lactovegetabiler Kost bei Chorea minor, Epilepsie, Tetanie und Encephalitis stehen auf äußerst schwachen Füßen.

Die *Gegenindikationen eiweißarmer Ernährung* liegen auf der Hand: echte
Nephrose, Rekonvaleszenz, Erschöpfungszustände, Unterernährung und Hungerödem (sofern Störungen der Eiweißverdauung fehlen). Wie bei Dystrophikern
eiweißarme Ernährung den tödlichen Ausgang beschleunigt, so liegt die Gefahr
jeder eiweißarmen Ernährung darin, daß sie auf die Dauer zu Eiweißmangelzuständen führt.

2. Fettarme Kost.

Streng fett/freie Kost scheitert an der Tatsache, daß kleinste Fettmengen in
fast allen tierischen und pflanzlichen Nahrungsmitteln enthalten sind (bezüglich
der praktischen Handhabung vgl. HILDRETH, HILDRETH und MELLINKOFF 1951).
Immerhin läßt sich der Fettgehalt einer Kost durch Streichen aller tierischen und
pflanzlichen Fette und aller fettreicheren Nahrungsmittel (fettes Fleisch, fetter
Käse, Vollmilch, Eier und Nüsse, Soja, Hafer und Schokolade) auf 10 g und
weniger je Tag herabdrücken. Wo es vor allen Dingen auf *lipoid*arme Ernährung
ankommt, liegt der Nachdruck auf Vermeidung der cholesterin- und lecithinreichen
Nahrungsmittel (Muskelfleisch und Innereien, Vollmilch, Eier, Butter und andere
tierische Fette).

Durch fettarme, besonders durch lipoidarme Kost lassen sich vielleicht *bei
manchen Lipoidosen Besserungen* erzielen. Hierher gehört die SCHÜLLER-CHRISTIAN-
HANDsche Erkrankung, das Xanthoma tuberosum und die Psoriasis. Auch bei
der Lipoidgicht kann „durch eine fett- und sterinarme Kost eine beträchtliche
Verminderung der Blutlipoide erzwungen werden. ... Gleichzeitig mit dem Abfall der Blutlipoide verschwinden in vielen Fällen die cutanen Erscheinungen
der Lipoidgicht fast vollkommen" (BÜRGER 1944).

Die Hautschuppen des *Psoriasis*kranken sind stark lipoidhaltig; sein Blut
ist abnorm fett- und lipoidreich, der Anstieg seiner Blutlipoide nach Lipoidzufuhr geringer als beim Gesunden. BÜRGER und Mitarbeiter (1934, 1944;
BÜRGER, GRÜTZ 1932; GRÜTZ, BÜRGER 1933; GRÜTZ 1938) haben in vergleichenden Untersuchungen die Lipoidfraktionen in den Hautschuppen von
Scharlach- und Psoriasiskranken bestimmt. Dabei ergab sich, daß die Psoriasis-
schuppen fast doppelt soviel Gesamtlipoide enthielten als die Scharlachschuppen.
Nach GROSS, KESTEN (1950) enthält die Haut von Psoriatikern und Hautgesun-
den gleich viel Gesamtlipoide, die Haut von Psoriatikern aber 3mal soviel
Cholesterin als die von Gesunden; die Serumcholesterinwerte können dabei
ganz im Rahmen der Norm liegen. Während SCHAAF, OBTULOWIECZ (1931)
keine Unterschiede zwischen Psoriatikern und Gesunden fanden, ergaben die
Untersuchungen BÜRGERs Durchschnittswerte für Gesamtfett im Serum von
787 bzw. 537 mg/100 cm^3, für Gesamtcholesterin von 219 bzw. 164 mg/100 cm^3.
Obwohl also das letzte Wort über die Störungen des Lipoidhaushaltes bei
Psoriatikern noch nicht gesprochen ist, lag nach diesen Ergebnissen doch der
Gedanke nahe, die Psoriasis mit *fettarmer Kost zu behandeln.* Bei täglich höchstens 20 g Fett hat GRÜTZ (1933, 1938) ohne alle äußere Behandlung von 154
Psoriatikern im Verlauf einiger Monate 30% geheilt und 67% gebessert. „Natur-
gemäß bedeutet die glückliche Behandlung der Psoriasis keine Heilung des
Leidens. Jeder schwere Diätfehler kann mit einer Neuaufflammung der Hauterscheinungen beantwortet werden" (BÜRGER 1944). GROSS, KESTEN (1950) haben
235 Psoriatikern eine Kost mit wenig tierischem Fett und Lecithin*zulagen* gegeben
und dabei den Eindruck gewonnen, daß die Psoriasisherde schneller abheilten.
Immerhin fanden sich jedoch unter 135 energisch in dieser Richtung behandelten
Kranken 37 Versager! Im übrigen scheint die Möglichkeit, auch andere Dermatosen
durch Einschränkung der Fettzufuhr zu bessern, nicht ausgeschlossen zu sein.

Eine zweite Indikation fettfreier Kost bilden die *tropische und die einheimische Sprue* und die kindliche Form der Sprue, *die Cöliakie,* mit ihren Fettstühlen und Störungen der Fettresorption. Ätiologie und Pathogenese der Sprue liegen zwar noch im Dunkeln; man hat aber doch gelegentlich mit eiweißreicher, fett- und kohlenhydratarmer Kost Rückgang der Durchfälle und Hebung des Allgemeinzustandes erzielt (HESS-THAYSEN 1932; HANSEN, v. STAA 1936; HOTZ, ROHR 1938).

Die Bedeutung der fettarmen Kost in der Diättherapie des *Diabetes mellitus* wird an anderer Stelle dieses Handbuches besprochen. Daß der Fettgehalt der Kost keinen erkennbaren Einfluß auf den Verlauf der Arteriosklerose ausübt, wurde bereits erwähnt (s. S. 402ff.). Die vereinzelten Angaben, fettreiche Ernährung beeinflusse in ungünstigem Sinne den Verlauf von Coronarerkrankungen (PLOTZ 1949; MORRISON 1951) und multipler Sklerose (SWANK 1953) sind nicht hinreichend gesichert.

3. Fettreiche Kost.

Fettreiche Kost ist praktisch gleichbedeutend mit kohlenhydratarmer Kost. Es sei deshalb auf das folgende Kapitel verwiesen.

4. Kohlenhydratarme Kost.

Von der Ketonämie bei fettreicher und kohlenhydratarmer Ernährung und von der antiketogenen Wirkung der Kohlenhydrate war bereits die Rede (s. S. 320 und 374). Der ketogene Effekt der Kohlenhydratbeschränkung wird in Form der „*ketogenen Kost*" therapeutisch ausgenutzt. Diese Kostform ist vor allen Dingen von amerikanischen Autoren empfohlen worden; sie spielt aber auch in USA. in neuerer Zeit keine große Rolle mehr (WILDER 1920; BROCK 1926, 1929; CLARK 1936; PETERMAN 1925, 1931; McQUARRIE 1929; DENNIG 1928; FAY 1930; BABORKA 1930; FREISE 1931; HELMHOLZ 1932; HELMHOLZ, KEITH 1933; ECKSTEIN 1933; RENNIE 1933; HIGGINS, COURTNEY 1934; CALVO-PEÑA, GLATZEL 1935; WIGAND 1935; CLARK 1936).

Während das *Fett-Kohlenhydratverhältnis* der freigewählten Durchschnittskost (ausgedrückt in Gramm) zwischen 1:4 und 1:10 liegt, liegt es in einer ketogenen Kost zwischen 3:1 und 6:1. Wenn zwei ketogene Moleküle auf ein Molekül Glucose kommen — nach der Ansicht mancher Kliniker eine Mindestfordung—, beträgt das Fett: Kohlenhydratverhältnis 3,4:1. Eine derartig fettreiche Kost ist für die meisten Menschen auf die Dauer kaum genießbar, selbst wenn man die Fettzufuhr nur allmählich zu dieser Höhe steigert.

Heilerfolge sollen mit ketogener Kost bei Epilepsie und Infektionen der Harnwege erzielt worden sein. Die Berichte widersprechen sich jedoch. Bei Harnwegsinfektionen scheinen die Erfolge nicht hinauszugehen über das, was *jede* Säuerung erreicht, und auch epileptische Anfälle lassen sich in gleicher Weise mit andersartiger Säuerung unterdrücken (oder nicht unterdrücken). Wieweit neben der Säuerung die mit der ketogenen Kost verbundene Entwässerung und Phosphatverarmung den Heilerfolg bestimmen — Phosphatverlust vermindert die Erregbarkeit des Nervensystems —, ist schwer zu sagen. Im ganzen sind jedenfalls die Erfolge der ketogenen Kost so unsicher und so gering, ihre Anforderungen an die Küche und die Willenskraft des Kranken so groß, daß sie kaum als Bereicherung der Ernährungstherapie angesehen werden kann. PLOTZ (1949) und MORRISON (1951) berichteten von Verschlechterung des Zustandes von Coronarkranken bei fettreicher (*durch* fettreiche?) Ernährung.

Nahe verwandt mit der ketogenen Kost ist die gleichfalls aus den angelsächsischen Ländern stammende PEMBERTONsche *Kost.* Kohlenhydratarmut,

Brennwertarmut und Fettreichtum kennzeichnen auch sie (Fett: Kohlenhydratverhältnis 1 : 1 bis 2 : 1). Verordnet wird Pembertonsche Kost chronischen Rheumatikern, weil bei chronischem Rheumatismus der Zucker verlangsamt aus dem Blut abwandern und der Dickdarm infolge Vitamin B_1-Mangels hypotonisch sein soll. Die Richtigkeit dieser Vorstellungen und die Heilkraft der Kostform bedürfen noch des Beweises.

Dasselbe gilt für die kohlenhydratarme Ernährung von Kranken mit allgemeiner und örtlicher Wassersucht, Bronchiektasen, Lupus und anderen Hautkrankheiten, die empfohlen wurde aus der Vorstellung heraus, entwässernd und dadurch heilend zu wirken.

Kohlenhydratarm, aber auch fettarm, kochsalzarm und wasserarm ist die von Földes (1935, 1936) angegebene *Antiretentional Diet*, die, mit kleinen Barbitursäure- und Atropindosen kombiniert, bei Epilepsie, Migräne, Eklampsie, Angina pectoris, essentieller Hypertension, Bronchialasthma und anderen allergischen Krankheiten erfolgreich sein soll.

Experimentelle Forschungsergebnisse waren Veranlassung zur Empfehlung kohlenhydrat- (und brennwert-) armer Kostformen zur *Bekämpfung von Krebsneigung und Krebswachstum*. Man hat versucht, ihre Wirkungen durch Insulin (Fixierung des Zuckers als Glykogen) und Säureüberschüssigkeit zu verstärken. Kohlenhydratarmut und Eiweißreichtum sind speziell die Kennzeichen der *krebsfeindlichen Diät von* Freund, in der gleichzeitig alles tierische Fett durch Pflanzenfett ersetzt ist (Kretz 1946; dagegen Weiser 1942). Die Veränderung der Darmflora soll für den therapeutischen Erfolg entscheidend sein. Die pathophysiologischen Grundlagen und Heilerfolge aller bisher als krebsfeindlich empfohlenen Kostformen sind jedoch sehr unsicher und umstritten. Wieweit Krebsbereitschaft, Krebswachstum und Rezidivneigung überhaupt diätetisch bekämpft werden können, läßt sich heute noch nicht absehen (s. auch Auler 1942).

In der modernen *Diabetes*therapie spielt die Kohlenhydratbeschränkung nicht mehr die Rolle, die sie in der alten Klinik gespielt hat. Da die Therapie des Diabetes mellitus an anderer Stelle dieses Handbuchs ausführlich dargestellt wird, sei darauf verwiesen.

5. Kohlenhydratreiche Kost.

Kohlenhydratreiche Kost ist praktisch gleichbedeutend mit fettarmer Kost und wird daher dort besprochen.

6. Purinarme Kost.

Seit Garrod im Jahre 1847 den hohen Harnsäuregehalt im Blute des *Gichtkranken* entdeckte, spielt die Harnsäure in der Pathophysiologie und Ernährungstherapie der Gicht eine große Rolle (Thannhauser 1929; Lichtwitz 1936; Löffler, Koller 1944; Stetten jr. 1952; Gutman, Yü 1952). Die Harnsäureanreicherung im Blut und die Harnsäureniederschläge im Gewebe gaben Anlaß, die Zufuhr von Purinen (als mögliche Ausgangsstoffe der Harnsäure) soweit wie möglich einzuschränken.

Am purin*reichsten* (150—1000 mg in 100 g) sind Kalbsbries, Sardellen, Ölsardinen, Kalbs- und Rindsleber, Rindsniere, Hirn- und Fleischextrakt, praktisch purin*frei* sind Milch, Eier, Getreide (außer den Vollkornprodukten), alle Früchte und Nüsse, die Gemüse, außer Erbsen, Bohnen, Spinat, Blumenkohl, Spargeln und Pilzen, purin*frei* sind Zucker und Süßigkeiten. Kaffee, Tee und Kakao enthalten in Form von Coffein und Theobromin methylierte Purine, die im Organismus jedoch *nicht* in Harnsäure übergehen.

Neuere Erkenntnisse haben die *Berechtigung einer solchen Ernährungsbehandlung in Frage gestellt.* Es hat sich gezeigt, daß der Organismus Purine synthetisieren kann und daß die Zufuhr selbst großer Purinmengen beim Gichtkranken keinen Gichtanfall auszulösen braucht. Die Harnsäure repräsentiert also nicht *das* Gift, das für die Gicht verantwortlich ist. Harnsäureniederschläge bilden sich bei Insuffizienz der renalen Harnsäureausscheidung nur im bereits geschädigten Gewebe (vor allen Dingen im Knorpel). Hohe Harnsäure*konzentration* bedeutet noch nicht Harnsäure*niederschlag* im Gewebe. Wenn aber Harnsäureablagerungen und Gichtanfälle unabhängig von der Höhe der Harnsäurekonzentration im Blut und Geweben auftreten, dann kann man von einer Einschränkung harnsäurebildender Stoffe, von purinarmer Kost, keinen therapeutischen Nutzen erwarten.

Diese Erwartung wird von der Erfahrung bestätigt. „Die berühmte purinfreie Diät ist von den Ärzten stets höher eingeschätzt worden als von den Gichtkranken, deren Urteilsfähigkeit mehr Beachtung verdient als die anderer Kranker", schrieb LICHTWITZ (1936), und LLEWELLYN (1922) meint: „Die purinfreie Diät schmeckt zu sehr nach Laboratorium." Vergleichend-therapeutische Untersuchungen über ihre Erfolge liegen unseres Wissens nicht vor. Der scheinbare Heilerfolg der purinarmen Kost in manchen Fällen beruht wahrscheinlich darauf, daß gleichzeitig mit dem Entzug purinreicher Nahrungsmittel pathogene Antigene entzogen werden. In gleicher Richtung wirkt sich die Beschränkung der Nahrungszufuhr und der Entzug alkoholischer Getränke aus, den viele Ärzte in den Mittelpunkt der Gichtbehandlung stellen.

Traditionsgemäß wird purinarme Ernährung zur *Vermeidung von Harnsäurekonkrementbildungen in den ableitenden Harnwegen* empfohlen. Die Vorstellungen, die diesem Vorschlag zugrunde liegen, decken sich nicht mit den gesicherten Tatsachen der pathologischen Physiologie. Andererseits hat auch die klinische Erfahrung gezeigt, daß man die Bildung von Harnsäurekonkrementen auf diese Weise nicht beeinflussen kann. Da es sich hier um grundsätzlich dasselbe handelt wie bei den Versuchen, die Neigung zur Bildung von *Oxalatkonkrementen* diätetisch zu beeinflussen, sei auf den folgenden Abschnitt verwiesen.

Reformerische Ernährungslehren haben sich die Auffassungen HAIGS (1926) von der *überragenden pathogenen Bedeutung der Harnsäure* zu eigen gemacht und schreiben der Harnsäure eine ganz entscheidende Bedeutung bei der Entstehung verschiedenartigster Krankheiten zu. „Die unsichtbare Harnsäureablagerung im Gewebe muß sehr oft angenommen werden; sie allein kann erklären, weshalb bei so vielen Krankheiten, bei denen vor der Ernährungsumstellung eine normale Serumharnsäure gefunden wird, dieselbe nach der zweiten und dritten Woche strenger vegetabiler Heilkost hoch ansteigt und gleichzeitig die Tagesausscheidungen sich beträchtlich erhöhen" (BIRCHER 1948).

Dieser Anstieg der Harnsäureausscheidung und des Harnsäurespiegels im Blut läßt sich jedoch zwanglos als Folge der Brennwertarmut der vegetabilen Rohkost erklären. Ähnlich wie minimale Stickstoffausscheidung, absolutes N-Minimum, wird minimale Harnsäureausscheidung nur bei purinfreier, calorisch aber voll ausreichender Nahrung erreicht. Die „endogene Harnsäurequote" stellt für jeden Organismus eine individuelle Größe dar, die beim Erwachsenen praktisch konstant bleibt und nach KRAUSS (1926) zwischen 1,6 und 2,8 mg je Kilogramm Körpergewicht liegt. Ist der Energiebedarf durch die Nahrung nicht voll gedeckt — und die „vegetabile Heilkost" ist ihrem Wesen nach eine energiearme Kost —, dann greift der Organismus auf sein Körpereiweiß als Energiequelle zurück und dann muß die endogene Harnsäureausscheidung gleichzeitig mit der Stickstoffausscheidung ansteigen.

7. Oxalatarme Kost.

Die Forderung oxalatarmer Ernährung war eine Folge der Entdeckung der *Oxalsäure als Bestandteil vieler Nierensteine*. Kleine Mengen Oxalate sind in so vielen Nahrungsmitteln enthalten, daß *vollkommene* Ausschaltung jeder Oxalatzufuhr praktisch ganz undurchführbar ist. Man pflegt daher zum Zwecke oxalsäurearmer Ernährung nur die oxalsäure*reichsten* Nahrungsmittel zu verbieten, d. h. Sauerampfer, Spinat, Rhabarber, getrocknete Feigen, Kakao und Tee. Oxalsäure*frei* sind Fette, Milch, Käse und Eier. Es fragt sich, ob diese diätetische Konsequenz der Harnchemie berechtigt, notwendig und erfolgversprechend ist.

Die Oxalate in Harn und Galle stammen zum größeren Teil aus der *Nahrung*, zum kleineren entstehen sie im *Gewebsstoffwechsel* und im Darm durch die Lebenstätigkeit von *Bakterien*. Die Resorption hängt vom Calciumgehalt der Nahrung (Hammarsten 1938) und vom Salzsäuregehalt des Magensaftes ab, und zwar so, daß schwerlösliches Calciumoxalat unresorbierbar ist und Salzsäuremangel die Resorption hemmt. Bei vegetativen Störungen und gewissen anderen Krankheiten kann die Oxalatbildung im Gewebe ansteigen. Andererseits wird ein Teil der aus der Nahrung stammenden Oxalate im Darm bakteriell zerstört, während der menschliche Organismus selbst Oxalate nur schwer oder gar nicht abbauen kann. Aus alledem ergibt sich, daß die Oxalatausscheidung im Harn nicht einfach mit der peroralen Oxalatzufuhr steigt und fällt. Für die Bildung von Harnkonkrementen ist überdies nicht die Steigerung der Oxalatkonzentration entscheidend, sondern der fehlende Kolloidschutz. Was für Oxalatkonkremente gilt, gilt genau so für Uratkonkremente: Keine Parallelität zwischen Zufuhr und Ausscheidung, bakterielle Harnsäurezersetzung im Dickdarm, normaler Harnsäurestoffwechsel des Nierensteinkranken, Harnsäureübersättigung eines jeden Harnes, Abhängigkeit der Sediment- und Konkrementbildung vom Schutzkolloidgehalt des Harns. *Das Verbot oxalsäurereicher Nahrungsmittel bei Oxalurie und Oxalatkonkrementbildung, das Verbot harnsäurereicher Nahrungsmittel bei Uraturie und Uratkonkrementbildung läßt sich pathophysiologisch also nicht begründen.*

Brauchbare *vergleichend-therapeutische Untersuchungen* über die Behandlung Nierensteinkranker mit oxalatarmer bzw. uratarmer Kost existieren meines Wissens bis heute noch nicht und die Ergebnisse der Tierversuche (Hammarsten 1938) sind vieldeutig. Unter dem Eindruck der Ergebnisse der Harnchemie werden diese Kostformen aus alter geheiligter Gewohnheit den Nierensteinkranken trotzdem unentwegt weiterverordnet. Dem Kranken entsteht dadurch zwar kein Schaden, aber doch manche unnötige Unbequemlichkeit.

Kranke mit Harnsteinen aller Art sollen *reichlich trinken*, um durch lebhaften Harnfluß aufsteigenden Infektionen vorzubeugen und vielleicht auch kleine Steine auszuschwemmen. Bei Uratkonkrementen kann man versuchen, den Harn zu *alkalisieren*, im Gedanken daran, daß hohes p_H die Löslichkeit der Harnsäure erhöht. Umgekehrt fallen Oxalatkonkremente erst bei einem p_H von mehr als 7,0 aus, so daß hier, ebenso wie bei Phosphaturie und Phosphatkonkrementbildung, eher harn*säuernde* Maßnahmen angezeigt wären. Schließlich darf man nicht außer acht lassen, daß jede Harnwegsinfektion die Konkrementbildung begünstigt.

8. Kochsalzfreie Kost.

Kochsalzfreie Kost (zusammenfassende Darstellung bei Glatzel 1937) bedeutet *Entziehung des Kochsalzes* als solchen — des Kochsalzes als Küchenwürzmittel und des Kochsalzes als Bestandteil gebrauchsfertiger Nahrungsmittel, wie Brot, Käse, Wurst, Konserven, gesalzene Butter und ähnliches. Auf diese Weise gelingt es, die tägliche Natrium- + Chloridzufuhr auf 3—5 g zu drücken. Wo noch strengere Beschränkung notwendig erscheint, müssen außerdem die Natrium- + Chlorid-reichsten „natürlichen" Nahrungsmittel (zum Begriff „Kochsalz"-gehalt der Nahrungsmittel s. S. 520) aus dem Speisezettel gestrichen werden: Seefische, Milch in jeder Form (ausgenommen „kochsalzfreie" Milch, z. B. in Form des Aletosal; s. dazu auch HOFFMEISTER, SCHIPPERS 1951; SCHÖNBERG, KEMPTER, LINDNER, HOFFMEISTER 1951) Sellerie, Endivien, Bananen, Datteln, Haferflocken und Hafermehl. Natrium- + Chloridausscheidungen im Harn von 1 g täglich und weniger lassen sich damit erzielen.

Speziell in der Behandlung von Nierenkranken erfreut sich als Sonderform der kochsalzfreien Kost auch die *Brei-Obstkost* großer Beliebtheit. Bei der Behandlung von ödematösen Herz- und Nierenkranken, von Kranken mit Ascites und nichtentzündlichen Pleuraergüssen, insbesondere auch bei Kranken mit Lebercirrhose (neuerdings EISENMENGER, ALWENS, BLONDHEIM, KUNKEL 1949, LOWE, OVERY 1951) ist kochsalzfreie Kost seit 50 Jahren so gut bewährt, so sehr die Therapie der Wahl geworden, daß darüber keine Meinungsverschiedenheiten mehr bestehen. Der diätetische Wasserentzug spielt eine ganz nebensächliche Rolle.

In USA. wird die kochsalzfreie Kost heute vor allen Dingen in Form der KEMPNERschen *Reiskost* propagiert.

Um diese Diät (KEMPNER 1944, 1946, 1947, 1948 und 1949) hat sich neuerdings eine intensive Diskussion erhoben: Ist sie zur Behandlung der arteriellen Hypertension geeignet? (Ihre Wirksamkeit bei Ödemen steht fest.) Ist sie nur in bestimmten Stadien der Krankheit für begrenzte Zeit wirksam? Wenn ja, ist sie wirksam infolge ihrer Kochsalzarmut, infolge ihrer Eiweißarmut oder infolge ihrer Brennwertarmut? (CURRENS, REID, MACLACHLAN, SIMEONE 1951; DOLE, DAHL, COTZIAS, DZIDTWIATKOWSKI, HARRIS 1951; DOLE, DAHL, COTZIAS, EDER, KREBS 1950; CHASIS, GOLDRING, BREED, SCHREINER, BOLOMEY 1950; BANG, BECHGAARD, NIELSEN 1949, 1950; AYMAN 1949; BLÖCH 1950; CULLUMBINE, BASNAYAKE, LEMOTTEE, LEMOTTEE, WICKRAMANAYAKE 1950; CHAPMAN, GIBBONS, HENSCHEL 1950; BRYANT, BLECHA 1947; KERT, ROSENBURG, COODLEY, MURDOCK, HOFFMAN, BROTMAN, JOHNSTON 1950; GOUNELLE, TOULON, CHÉROUX 1950; LOWE, OVERY 1951; LANDOWNE, THOMPSON, RUBY 1949; LOOFBOUROW, CALLAHAN, PALMER 1951; PEREIRA, BLOOD 1947; PESCHEL, PESCHEL 1950; MURPHY 1950; MYERS, MURPHY 1950; ROBINSON 1951; The rice diet ... 1950; MASSON, CORCORAN, PAGE 1949; SCHLECHT 1949; SCHROEDER, GOLDMAN, FUTCHER, HUNTER 1949; PAGE, LEWIS 1949; WATKIN, FROEB, HATCH, GUTMAN 1950; WESTON, HELLMAN, ESCHER, EDELMAN, GROSSMAN, LEITER 1950; VIERSMA 1947; HANDLER, BERNHEIM 1951).

Mit Recht wurde betont, allein die Krankenhausaufnahme und die damit verbundene Umstellung des Lebens könne den Blutdruck erheblich senken und einzelne amerikanische Kliniken gingen so weit, nachweisbare Erfolge der Kochsalzentziehung bei Hypertonikern überhaupt zu bestreiten (CHAPMAN, GIBBONS 1949; dort umfassende Literaturangaben bis 1949; WATKIN, FROEB, HATCH, GUTMAN 1950). Schon die von ALLEN (1922, 1925) angegebene kochsalzfreie Kost war gleichzeitig eiweiß- und brennwertarm, und so läßt sich nicht mit voller Sicherheit entscheiden, ob die Kochsalzarmut, die Eiweißarmut oder die Brennwertarmut therapeutisch entscheidend sind. Im ganzen darf man sagen, daß in vielen Fällen von essentiellem und nephrogenem Hochdruck unter streng kochsalzfreier Ernährung — 24 Std-Ausscheidung nicht höher als 1 g Natrium + Chlor — der Blutdruck absinkt. MARTINI (1938) hat kritisch alle Behandlungsverfahren geprüft, die zur Behandlung des arteriellen Hochdrucks empfohlen worden sind und kommt zu dem Ergebnis, die kochsalzfreie Ernährung sei „das einzige Heilverfahren, dem wir eine tatsächliche Wirksamkeit zuerkennen können". Warum der Blutdruck nicht in *allen* Fällen sinkt, steht dahin. Neben dem Kochsalzentzug selbst spielt die mit der Kochsalzarmut in der Regel verknüpfte Eiweiß- und Brennwertarmut der verzehrten Nahrung — die kochsalzfreie Kost ist trotz aller diätetischen Künste so reizlos, daß der Kranke schon von sich aus seine Nahrungszufuhr einschränkt — therapeutisch möglicherweise aber doch auch eine Rolle.

Wesentlich für die *Auswirkungen des Kochsalzentzugs* scheint der Chloridentzug zu sein. Nach MARTINI (1938; s. auch MARTINI 1953) erhöhen chloridfreie Kochsalzersatzmittel den unter salzfreier Kost abgesunkenen Blutdruck nicht; jedenfalls hat „Natrium allein ... keinen nachweisbaren Einfluß auf die Höhe des Blutdrucks." Im übrigen ist der Mechanismus des Blutdruckabfalls noch nicht geklärt. Auf Verminderung des Schlagvolumens und der Pulsfrequenz kann er sehr wahrscheinlich nicht bezogen werden; eher kommt eine Viscositätsverminderung des Blutes und eine Tonusabnahme und Erweiterung der arteriellen Strombahn in Betracht, obwohl der Natrium- und Chloridspiegel des Plasmas nicht abzusinken brauchen.

Die *Schattenseiten der kochsalzfreien Kost* liegen in ihrer Reizlosigkeit, die an die Entsagungskraft und den Willen des Kranken hohe Anforderungen stellt und eine Durchführung auf lange Sicht oft unmöglich macht, in ihrem Preis (sie ist teurer als die übliche Kost) und in gelegentlichen Beeinträchtigungen des Allgemeinbefindens (Schwindel, Kopfschmerz, Mattigkeit, allgemeine Unlust). Ernstere Störungen sind bei sonst Gesunden aber nicht zu befürchten.

Die Aufgabe, trotz Wegfalls des Kochsalzes eine genießbare Kost zu bereiten, stellt *an die Kochkunst hohe Anforderungen* (vgl. die Kochbücher von SCHNEIDER 1931; HERRMANNSDORFER, HERRMANNSDORFER 1936; VOLHARD, BORKELOH 1952). Alle Küchenkräuter und alle kochsalzfreien Würzmittel sind erlaubt. Eine wesentliche Bereicherung der diätetischen Möglichkeiten bedeutet die kochsalzfreie Milch. Ein deutsches Trockenpräparat ist das Aletosal; in der Schweiz ist als Pennac-Pulver ein ähnliches Präparat im Handel (MARKOFF 1938; DEMOLE 1948). Allen Menschen fällt es zunächst sehr schwer, auf das gewohnte Salz zu verzichten. Nach einer kritischen Übergangsperiode finden sich die meisten aber doch ganz gut damit ab und gewöhnen sich mit der Zeit so daran, daß sie später die Normalkost zunächst als unangenehm versalzen empfinden. Wo die Diätküche ihre Aufgaben wirklich erfüllt, sind es nach unserer Erfahrung nur wenige Kranke, die unter dem Salzmangel ständig leiden.

Kochsalzersatzmittel, die den Kranken und den Arzt in jeder Hinsicht wirklich befriedigen, gibt es noch nicht (GLATZEL 1937, 1939, 1953; v. SKRAMLIK 1952). Es gibt zwar eine ganze Reihe chloridfreier, aber keine brauchbaren natriumfreien Ersatzmittel. Da hinsichtlich der wasserbindenden Fähigkeit des Kochsalzes sein *Natrium*gehalt entscheidend ist, dieser aber in einem Teil der Ersatzmittel nur wenig geringer — in den besten von ihnen immer noch halb so groß — ist wie im Kochsalz selbst, können jene Präparate *nicht* als „Ersatz"mittel bezeichnet werden. Daß für die blutdrucksteigernde Wirkung des Kochsalzes das *Chlorid* maßgebend und das Natrium weniger bedeutungsvoll ist, kann als hinreichend wahrscheinlich angenommen werden (MARTINI 1938). Außerdem schmecken die meisten Kochsalzersatzmittel viel weniger salzig als das Kochsalz selbst und viele von ihnen stören durch ihren unangenehmen scharfen und laugigen Bei- oder Nachgeschmack. Nach unserer Erfahrung reichen die vom Hersteller angegebenen Tagesmengen nicht aus, um den gewohnten Würzgrad zu erzielen; man muß infolgedessen viel mehr Ersatzmittel nehmen als Kochsalz. Damit wird der Kochsalzentzug tatsächlich mehr oder minder illusorisch und die Verwendung von Kochsalzersatzmitteln nicht unbedenklich. Arzt und Kranker sollten niemals vergessen, daß kein Kochsalzersatzmittel in unbegrenzten Mengen benutzt werden darf. Das gilt auch für das Titrosalz, das zu 85% aus Kochsalz besteht und zufolge seiner „physiologischen Äquilibrierung" mit Kalium, Calcium und Magnesium unschädlich, ja sogar nützlich sein soll. Es würde an dieser Stelle zu weit führen, die Abwegigkeit jener theoretischen Deduktionen darzulegen. Wieweit der Lithiumgehalt einzelner Ersatzmittel toxisch wirksam werden kann, steht noch nicht sicher fest (STERN 1949; CORCORAN, TAYLOR 1949).

Tabelle 1. *Kochsalzersatzmittel.*
Zahlen nach KLODT 1936, WEINGARTEN 1932,
Mitteilungen der Hersteller und eigenen Analysen.

Präparat	Zusammensetzung
Citrofinal	32% Na, außerdem K, Ca, Mg; kein Cl
Curtasal	44% Na, außerdem Ca, Mg; kein Cl
Diätosal	6% Na, außerdem 23% K, 4% Ca, 2% Mg, 9% Cl
Dr. Fresenius-Tafelsalz .	26% Na, außerdem Ca, Mg; kein Cl
Hosal	18% Na, außerdem Ca; kein Cl
Natrium citricum . . .	19% Na, kein Cl
Natrium formicicum . .	37% Na, kein Cl
Sinechlor	29% Na, außerdem Ca, Mg; kein Cl
Titrosalz	36% Na, außerdem 3% K, 2% Ca, 1% Mg, 50% Cl
Titrosalz spezial	29% Na, außerdem 1% K, 2% Ca, 1% Mg; kein Cl
Titro-Sina-Salz	kein Na, 45% K, 1% Ca, 1% Mg, Spuren von Cl
Kochsalz	40% Na, 60% Cl

Im Rahmen der kochsalzfreien Kost wurden in neuerer Zeit vielfach *Kationenaustauscher* benutzt, um die Natriumaufnahme möglichst zu beschränken. Diese Kationenaustauscher sind unlösliche und unresorbierbare Stoffe, in der Regel synthetische Harze, die Natrium binden und statt dessen andere Kationen (NH_4, K, H) abgeben, mit denen sie vorher belastet worden sind. Um eine ins Gewicht fallende Natriumbindung zu erzielen, müssen große Mengen des Austauschers gegeben werden. Mit 40—60 g eines Kationenaustauschers ist z. B. von DIETRICH, HERKEN, WOLF 1952, 1953 eine Natriumbindung von 1,76 g Natrium entsprechend 4,48 g Kochsalz erzielt worden; die Natriumbindung durch den Austauscher nahm mit der Verweildauer der Nahrung im Magen-Darmkanal ab. Als unerwünschte Nebenwirkungen der Kationenaustauscher wurden Verwirrungszustände beobachtet (NH_4-Vergiftung?) und Verminderung der Alkalireserve. Im ganzen läßt sich aber doch sagen, daß die Kationenaustauscher vermutlich ein willkommenes Hilfsmittel sein können, wo es auf möglichst geringe Natriumzufuhr ankommt. Es gibt zu diesem Thema heute bereits eine umfangreiche Literatur (DANOWSKI, GREENMAN, PETERS, MATEER, WEIGAND, TARAIL 1951; FOURMAN 1953; ELKINTON, SQUIRES, KLINGENSMITH jr. 1952; GREENMAN, PETERS, MATEER, WEIGAND, WILLKINS, TARAIL, RHODES, DANOWSKI 1951; GREENMAN, PETERS, MATEER, DANOWSKI 1951; DANOWSKI, GREENMAN, PETERS, MATEER 1951; DANOWSKI, GREENMAN, MATEER, PARSONS, WEIGAND, MERMELSTEIN, PETERS 1951; ARNOLD jr. 1950, 1951; CAREY 1952; DE GENNES, BRICAIRE, COURJARET, DESCHAMPS 1952; FRIEDMAN 1952; BARKER, MACKAY, EVANS 1951; GRONBAEK, RUD, SCHWARTZ, SØRENSEN 1952; BÄCKMAN 1953; IRWIN, BERGER, ROSENBERG, JACKENTHAL 1949; GOODYER, HELMAN, LAWRASON, EPSTEIN, 1950; HERKEN, WOLF 1952; HERKEN 1953; HAY, WOOD 1950; MOSER,

Rosenak, Pickett, Fisch 1951; Mateer, Erhard, Price, Weigand, Peters, Danowski, Tarail, Greenman 1951; Peters, Danowski, Greenman, Weigand, Clarke, Gower, Mateer, Tarail 1951; Martin 1951; Morton 1951; Markman, Schwartz, Correa 1952; Laroche, Cruveilhier, Hazard, Truffert 1952; McChesney, Dock, Tainter 1951; McChesney, Payne, Wilkinson 1951; Martz, Kohlstaedt, Helmer 1950, 1952; Lippman 1951; Sundin 1952; *Toxicity of an ion exchange resin* 1952; Voyles jr., Orgain 1951; Wood, Ferguson, Lowrance 1952; Zettel 1953; Essellier, Jeanneret, Rosenmund 1953).

Die *Heilwirkungen der kochsalzfreien Ernährung* erstrecken sich im wesentlichen auf *3 Gruppen von Krankheiten*: auf Krankheiten mit Wassersucht, Krankheiten mit Blutdrucksteigerung und entzündliche Krankheiten (ausführliche Darstellung und Lit. bei Glatzel 1937).

Wassersucht und Kochsalzentzug sind seit Wida, Javal (1903) und Strauss (1903) unzertrennliche Begriffe. In den Rahmen dieser Indikation gehören die Ödeme und Stauungsergüsse bei Herz- und Nierenkranken, die nichtentzündlichen Wasseransammlungen bei Lebercirrhose, Pfortaderthrombose, Anämie, Carcinom und Hungerdystrophie. Postoperative Hirnödeme sollen sich durch kochsalzfreie Ernährung vermeiden oder doch abschwächen lassen. Man pflegt die Verordnung kochsalzfreier Kost, altem Herkommen folgend, mit Beschränkung der Wasserzufuhr zu kombinieren, um die Kreislauforgane und Nieren zu entlasten. Ob die Belastung durch nicht allzu abundante Wasserzufuhr klinisch wirklich ins Gewicht fällt, steht dahin. Den Wasseransammlungen im Gewebe wird jedenfalls bereits durch die Natriumverarmung der Boden entzogen und kritische Diätetiker haben wiederholt betont, eine Einschränkung der Wasserzufuhr beim streng kochsalzfrei ernährten Herzkranken sei ganz überflüssig (Wheeler, Bridges, White 1947; Bickel 1947; Demole 1948; Scheman 1942, 1944 u. a.).

Nicht weniger erfolgreich als bei Wassersucht ist kochsalzfreie Kost bei *krankhafter Blutdrucksteigerung*. Wenn bei chronischen Nephritiden nennenswerte Blutdrucksteigerungen und Ödeme fehlen, erübrigt sich jedoch ein völliger und dauernder Verzicht auf Kochsalz. Im allgemeinen soll die Wasserzufuhr des Nierenkranken nicht größer sein als die ausgeschiedenen Harnmengen. Der Schrumpfnierenkranke mit Hypo- und Isosthenurie benötigt selbstverständlich größere Mengen. Der Kranke mit essentieller Hypertonie muß seine streng kochsalzfreie Kost dauernd und unverändert beibehalten. Jede Übertretung dieses Gebotes läßt den Blutdruck mit der Sicherheit eines Experiments ansteigen (Martini 1938; Stroomann 1938). In der Entlastung des Kreislaufs — in dem sinkenden Blutdruck und Blutvolumen — dürfte die gelegentliche Heilwirkung des Kochsalzentzugs bei Kranken mit Angina pectoris und Fettleibigkeit begründet sein. Merkwürdigerweise vertragen aber gerade viele Fettleibigen eine kochsalzarme Ernährung ausgesprochen schlecht.

Die dritte Indikationsgruppe der kochsalzfreien Ernährung bilden *entzündliche Krankheiten*. Man hat die kochsalzfreie Kost deshalb auch kurzweg „entzündungswidrige Kost", „antiphlogistische Diät" genannt. Vor etwa 30 Jahren erregte die Behandlung der *Lungentuberkulose* mit kochsalzfreier Kost sehr viel Aufsehen. Das Verfahren knüpft sich an die Namen Gerson (1926) und Herrmannsdorfer (1926; Zusammenfassende Darstellung bei Glatzel 1937 und Herrmannsdorfer 1952). Den Kostformen von Gerson und Herrmannsdorfer gemeinsam ist die Kochsalzarmut, der hohe Caloriengehalt und der Fettreichtum. Im Gegensatz zu Gerson gibt aber Herrmannsdorfer reichlich Eiweiß; er erlaubt dafür weniger Kartoffeln und Flüssigkeit. Gerson verbietet Zucker, Hülsenfrüchte und alle

Gewürze. Beide Autoren legen Wert auf reichlich frisches Obst und Gemüse und regelmäßige Zugabe von Lebertran. Nach GERSON muß außerdem ein „Alkaligemisch" genommen werden, das er Mineralogen nennt und das zu etwa 14% aus Calcium, zu 4% aus Natrium, zu 0,3% aus Magnesium und zu 0,5% aus Wismut besteht; als Anionen enthält Mineralogen Sulfat, Sulfid, Phosphat, Bromid, Lactat und Silicat. Ein Heilverfahren, das, wie die GERSON-HERRMANNSDORFER-Diät, entscheidende Heilerfolge bei Tuberkulosekranken versprach, wurde selbstverständlich an unzähligen Krankenhäusern und Heilstätten nachgeprüft. Entgegen der Erwartung von GERSON und HERRMANNSDORFER hat jedoch die über Monate und Jahre durchgeführte Ernährungstherapie dieser Art und die genaue klinische und röntgenologische Kontrolle der Krankheitsverläufe so gut wie ausnahmslos „zu dem Urteil geführt, daß durch die diätetische Behandlung ein besonderer allgemein erzielbarer Erfolg im tuberkulösen Lungenprozeß im Gegensatz zu den sonst üblichen hygienisch-diätetischen Behandlungsmethoden nicht zu erreichen ist" (BACMEISTER, REHFELDT 1932). Zu alledem die GERSON-HERRMANNSDORFER-Diät den Nachteil, teuer zu sein und an die Willenskraft des Kranken und die Kunst der Küche ungewöhnlich hohe Anforderungen zu stellen. Während der Verabreichung dieser Diät kam es auch nicht ganz selten zu Herdreaktionen mit Einschmelzungen, Blutungen und plötzlichen Verschlimmerungen. Aus all diesen Gründen findet die GERSON-HERRMANNS-DORFER-Diät bei Lungentuberkulose heute keine Verwendung mehr.

Bei *Haut-, Knochen- und Gelenktuberkulose* dagegen ließen sich mit GERSON-HERRMANNSDORFER-Diät gelegentlich überraschende Erfolge erzielen und es scheint, daß die entzündlichen Erscheinungen in vielen Fällen rascher als sonst zurückgehen, daß Ergüsse rascher verschwinden und offene Wunden rascher trocken werden. In ähnlicher Weise hatte man in der Kinderheilkunde bei *Lymphdrüsentuberkulose* schon vor GERSON und HERRMANNSDORFER gute Erfahrungen mit einer einfach salzarmen, obst- und gemüsereichen Kost gemacht. Einzelne Kinderärzte glauben, diese ältere Kostform wirke sogar günstiger als die GERSON-HERRMANNSDORFER-Diät.

Die Heilwirkungen einer kochsalzfreien Kost bei anderen *Hautkrankheiten* sind weniger überzeugend. Es kommt höchstens zu Besserung, nicht zu völliger Abheilung und oft spricht nur ein Teil der unter gleicher klinischer Diagnose zusammengefaßten Krankheitsfälle — Pruritus, Seborrhoe, Rosacea, Ekzem, Psoriasis, Dermatitis, Pemphigus u. a. — auf diese Behandlung an.

Die Hauptindikationen der kochsalzfreien Kost sind damit genannt. Zu *keinen befriedigenden Ergebnissen* hat sie bei akuten und chronischen Bronchitiden geführt, bei Pneumonie, Asthma bronchiale, bei bronchiektatischen, abscedierenden und gangränösen Lungenerkrankungen; nutzlos ist sie auch bei exsudativer Pleuritis. Oft behauptet und niemals bewiesen sind Heilwirkungen des Kochsalzentzugs bei akuten und chronischen Gelenkerkrankungen, Neuritiden, Migräne und Schlaflosigkeit (MILLER 1945), bei Magen- und Duodenalgeschwüren, Diabetes mellitus, bei malignen Gewächsen (GERSON 1952) und bei anderen Krankheiten, die gelegentlich in diesem Zusammenhang genannt wurden. Die bei der Brombehandlung der Epilepsie früher übliche Kochsalzentziehung wirkte via Verdrängung des Chlorids durch Bromid: ein chloridarmer Organismus bindet mehr Bromid als ein chloridreicher und wird infolgedessen schon mit geringeren Bromdosen anfallsfrei.

Wo bereits ein Kochsalzmangelzustand besteht (s. S. 523), ist kochsalzfreie Kost selbstverständlich kontraindiziert. Wo das nicht der Fall ist, sind unerwünschte Entziehungserscheinungen kaum zu befürchten, und wenn sie sich

bemerkbar machen (z. B. Salzmangelurämie in einem Fall von BLACK, LITCH-
FIELD 1951), unschwer zu beseitigen (s. auch HALL 1947; MURPHY, SETTIMI,
KOZOKOFF 1953).

9. Kochsalzreiche Kost.

So schädlich das Kochsalz bei manchen Krankheiten sein kann, so nützlich,
ja unersetzlich ist es bei anderen (Zusammenfassung bei GLATZEL 1937). Das
sind zunächst alle jenen Zustände, wo der *Organismus infolge von Kochsalzverlusten* durch Nieren, Magen-Darmkanal, Haut und (in seltenen Fällen) häufig
wiederholte Ascitespunktionen *an Kochsalz verarmt ist* (Näheres s. S. 523).

Mangelzustände infolge von *Kochsalzverlusten durch Magen und Darm* entstehen bei profusen Durchfällen. Während der Stuhl normalerweise praktisch
natrium- und chloridfrei ist, können bei Durchfallkrankheiten 3,5 und mehr
Gramm Natrium + Chlorid innerhalb von 24 Std verlorengehen. Bei anhalten-
dem Erbrechen sind es vorwiegend Chloridverluste.

Zu beträchtlichen *Kochsalzverlusten durch Nieren und Haut* kommt es schon
beim Gesunden, der stark schwitzt und seinen Durst mit reinem Wasser zu stillen
sucht. Sein kochsalz- und wasserarm gewordener Körper kann den Wasserbestand nur dann ergänzen, wenn gleichzeitig die Kochsalzverluste ersetzt
werden. Gibt man ihm nur reines Wasser, dann kann er dieses nicht festhalten;
da überdies die Niere keinen vollkommenen natrium- und chlorfreien Urin auszuscheiden vermag, wird er durch Trinken kochsalzfreien Wassers nur noch wasserärmer. Die alte bergsteigerische Erfahrung: Je mehr Wasser man trinkt, desto
durstiger man wird, findet hier ihre Erklärung. Nach jedem Trunk Quellwasser
bricht der Schweiß mit neuer Gewalt hervor. Aus ähnlichen Gründen läßt sich
der Durst am Morgen nach der Kneipe nur mit Wasser *und* Salzheringen bekämpfen. Unter pathologischen Bedingungen sieht man Kochsalzmangelzustände
durch überhöhte renale Ausfuhr bei Polydipsie, echtem Diabetes insipidus und
Morbus *Addison* (zur Diätbehandlung des Morbus *Addison* s. S. 645: Kaliumarme
Kost). Von den Hitzekrämpfen als Ausdrucksformen akuter Kochsalzverarmung
und ihrer Behandlung mit Kochsalz war schon die Rede (s. S. 525).

Nicht so ohne weiteres gilt der therapeutische Nutzen des Kochsalzes für
Mangelzustände durch *Kochsalzverschiebung in die Gewebe*. Die Meinungen über
die Erfolge der Kochsalztherapie bei Pneumonie und anderen Infektionskrankheiten sind geteilt. Einig ist man sich jedoch über Erfolge dieser Behandlung
bei Verbrennungen, Strahlenschädigungen und nach Operationen, vor allen
Dingen bei postoperativer Darmlähmung (neuerdings MATEER, GREENMAN,
AUSTIN, PETERS, MERMELSTEIN, WEIGAND, DANOWSKI 1951). Wie in jedem
schweren Kochsalzmangelzustand kommt es dabei zu Reststickstofferhöhung
im Blut (hypochlorämische Urämie, azotémie par manque de sel durch Diurese-
hemmung und erhöhten Eiweißzerfall?), die mit Kochsalz erfolgreich bekämpft
werden kann (neuerdings v. HALLER 1949). Die Erfolge der routinemäßigen
postoperativen Kochsalzinfusion beruhen weniger auf ihrem Wasser- als auf
ihrem Kochsalzgehalt. Während eine „Salz-Wassertherapie der chronischen
Urämie" (v. FARKAS 1934) höchstens für ganz bestimmte Nephritisformen und
Krankheitsstadien in Betracht kommt, ist das Kochsalz Heilmittel der Wahl
bei der hypochlorämischen Sublimatnephritis, sobald die Diurese wieder in Gang
zu kommen beginnt. Bei Leberparenchymerkrankungen steht die Frage der
zweckmäßigsten Größe der Kochsalzzufuhr noch offen. Diabetiker dagegen
dürfen sicher *nicht* kochsalzarm ernährt werden: Kochsalz aktiviert die Insel-
funktion (s. auch LICHTWITZ, PARLIER, HIOCO, DELAVILLE, DARROQUY 1952)
und der Blutzucker insulinrefraktärer Diabetiker sinkt nicht selten schon nach
bloßer Kochsalzzufuhr (ohne Insulin!) merklich ab.

Kochsalz gilt schließlich auch als altes *Volksheilmittel gegen Hämoptoe und Schweiße.* Wo es heute in dieser Indikation noch Verwendung findet, bevorzugt man im allgemeinen die parenterale (intravenöse) Applikationsform. Von der balneologischen Therapie mit Kochsalzwässern und Meerwasser ist hier nicht zu reden.

10. Kaliumarme Kost.

Die kaliumarme Kost, deren einzige Indikation in der *Nebenniereninsuffizienz,* dem Morbus *Addison* liegt, hat sich entwickelt aus der Pathophysiologie dieser Krankheit, die eindeutig die unerwünschten Folgen einer kaliumreichen und kochsalzarmen Ernährung erwiesen hatte. Streng kontraindiziert ist bei Nebennierenrindeninsuffizienz z. B. die kaliumreiche, kochsalzarme Rohkost und wiederholt sind *Addison*kranke mit Rohkost zu Tode gebracht worden (LILIENFELD 1938; GARVIN, REICHLE 1940 u. a.).

Eine genießbare kaliumarme Kost herzustellen ist recht schwierig, weil *alle tierischen und pflanzlichen Nahrungsmittel viel Kalium enthalten* und eine kaliumarme Kost deshalb nicht einfach durch entsprechende Nahrungswahl zusammengestellt werden kann. Zunächst wird man selbstverständlich bestrebt sein, die kalium*reichsten* Nahrungsmittel soweit wie möglich wegzulassen. Hierher gehören Geflügel, Magerkäse, hochausgemahlenes Mehl, Hülsenfrüchte, Kartoffeln, Möhren, Sellerieknollen, Spinat, Weißkohl, Weintrauben, Südfrüchte, Kakao und Tee. Eine gewichtige Rolle bei der Herstellung kaliumarmer Kost spielen jene Verfahren, die es erlauben, dem Fleisch, den Kartoffeln, dem Gemüse und dem Obst Kalium zu entziehen (RYNEARSON, SNELL, HAUSNER, VICTOR 1938; WILDER, KENDALL, SNELL, KEPLER, RYNEARSON, ADAMS 1937; DE WESSELOW, THOMSON 1938). Zu diesem Zweck werden die Nahrungsmittel in kleine Stücke geschnitten und vorsichtig, eventuell in Pergamentpapiersäckchen, in reichlich Wasser lange gekocht. Von amerikanischer Seite wird dazu ein Getränk empfohlen, das in 1 Liter 10 g Kochsalz und 5 g Natriumcitrat enthält und das eisgekühlt mit Fruchtsaft leidlich schmecken soll. Während bei Leichtkranken oft schon kochsalzreiche Kost allein (ohne Einschränkung der Kaliumzufuhr) zur Erhaltung eines leidlichen Allgemeinzustandes genügt, kommt man in schweren Fällen ohne Kaliumeinschränkung nicht aus. Die Mayo-Klinik erlaubt *Addison*kranken eine Kaliumzufuhr von täglich höchstens 2 g.

11. Trockenkost.

Wasserarme Kost, im klinischen Sprachgebrauch Trockenkost, hat als therapeutisches Ziel die *Austrocknung des Körpers.* Da die Wasserbindungsfähigkeit des Organismus gleichlaufend mit der Natriumverarmung sinkt, müssen Wasserentzug und Kochsalzentzug kombiniert werden (s. S. 523). Da der Organismus aber auch *allein* durch Kochsalzentzug (bei *un*beschränkter Wasserzufuhr) wasserärmer wird, erübrigt sich, wenn das Ziel einer Wasser*verarmung* erreicht werden soll, eine Einschränkung der Wasser*zufuhr.* Demzufolge spielt die Trockenkost in der modernen Diätetik praktisch nur noch in der Form von Dursttagen eine Rolle.

Diese strengste Form der Trockenkost, das ist *vollkommenes Dursten* (und Hungern), kann in der Regel 3, ja 5 Tage lang fortgesetzt werden. *500 cm³ Wasser insgesamt* in Getränken und Nahrungsmitteln für 24 Std — unter Umständen muß man noch darunter bleiben — empfindet die Mehrzahl aller Menschen, und schon gar der wassersüchtigen Kranken, schon als recht fühlbare Einschränkung, deren Last man mit Mundspülen, Pfefferminzplätzchen, Dörrobst, Citronenscheiben, Eisstückchen, Neucesol und leichten Sedativa zu erleichtern sucht. Bei voller Berücksichtigung der Tatsache, daß der Wassersüchtige infolge der

Wassergier seiner Gewebe stärker unter Durst leidet als der Gesunde und daß er trotz seiner im ganzen verminderten Hautwasserabgabe wie der Gesunde bei hohen Temperaturen mehr Wasser verliert als bei niederen, soll man sich durch die Klagen der Kranken von der strengen Durchführung der notwendigen Maßnahmen nicht abhalten lassen. Indiziert sind Dursttage vor allem bei akuter Nephritis, seltener bei chronischer Nephritis und Herzinsuffizienz.

Die *Verwendbarkeit der Nahrungsmittel im Rahmen einer Trockenkost* bestimmt sich durch ihren Wassergehalt. Für praktische Zwecke genügt es, alle Getränke, Suppen, Gemüse und Früchte mit 100%, alle Breie, Grützen, gekochte Teigwaren, Haferflocken und Kartoffelgerichte mit 50%, alle gebratenen und gebackenen Mehl- und Kartoffelgerichte mit 25% ihres Gewichts in die überschlagsweise Berechnung der Wasserzufuhr einzusetzen. Der Wassergehalt von Fleisch, Fisch, Eiern, Käse, Butter und Brot kann dann vernachlässigt werden. Obstkost und Rohkost sind, entgegen einer verbreiteten Vorstellung, selbstverständlich *keine* wasserarmen Kostformen!

Wasserarmut, Kochsalzarmut und Brennwertarmut vereinigt die *Schrotkost*. Ihre Grundlage besteht aus altbackenen Semmeln, dicken Wasserbreien oder Reis- und Grießsuppen, die mit Citronensaft, Zucker, Kompott und Gewürzen schmackhaft gemacht werden. Trockenperioden mit Verbot jeder Flüssigkeitszufuhr als solcher und Trinkperioden mit begrenzten Mengen von Wein- und Obstsaft wechseln miteinander ab. Die Woche gliedert sich in 3 Dursttage ohne Trinken, 2 ,,kleine nasse Tage'' mit maximal $1/_2$ Liter und 2 ,,große nasse Tage'' mit maximal $1^1/_2$ Liter Wein oder Obstsaft. Breie sind nur an den nassen Tagen gestattet.

Die *Indikationen der Trockenkost* sind in erster Linie Ödemkrankheiten, in zweiter Linie gewisse entzündliche Krankheiten (Lupus und andere Hautkrankheiten, Erkrankungen der oberen Luftwege, Bronchitiden und Bronchiektasen). Wasserarme Kost unterstützt bei Fettleibigen vielleicht die Bemühungen um Verminderung des Körpergewichts. Selbst wenn eine Kreislaufinsuffizienz fehlt, ist der fettleibige Organismus wasserreicher als der Gesunde. Er gibt im Hunger auch mehr Wasser ab, so daß in kurzer Zeit eindrucksvolle Gewichtsverminderungen erzielt werden können. Demole (1948) erwägt die Möglichkeit einer Aktivierung der Lipase im wasserarmen Milieu und einer dadurch bedingten Intensivierung des Fettabbaues bei Trockenkost; bewiesen ist diese These bisher allerdings noch nicht. Gewiß spielt aber bei der Beschränkung der Wasserzufuhr eine entscheidende Rolle die Tatsache, daß der Durst den Appetit dämpft und schließlich bedeutet knappe Wasserzufuhr ja meist auch gleichzeitig knappe Brennwertzufuhr. Alles in allem darf man sich von einer Einschränkung der Wasserzufuhr bei Fettleibigen keine großen Erfolge versprechen und nicht vergessen, daß erfahrene und kritische Kliniker vom Gewicht eines v. Noorden (1910) meinten, man solle den Fettleibigen ,,lieber zu reichlicher als zu spärlicher Wasseraufnahme anhalten''.

Gegenindikationen der Trockenkost sind hypo- und isosthenurische Nephritis, Diabetes insipidus, Diabetes mellitus mit stärkerer Glykosurie, akut fieberhafte Krankheiten, starke Blutverluste und selbstverständlich alle Zustände, wo der Organismus durch Wassermangel oder starke Wasserverluste durch Nieren, Darm, Haut und Mund an Wasser verarmt ist.

12. Säuernde und alkalisierende Kost.

Trotz aller funktionellen Umstellung des Organismus unter dem Einfluß harnsäuernder und harnalkalisierender Kostformen (s. S. 542 ff.) — das *Säure-basengleichgewicht* des *Blutes* verschiebt sich dabei in der Regel nur wenig —

nehmen säuernde und alkalisierende Kostformen als solche in der klinischen Therapie keinen breiten Raum ein. Wenn verschiedene Kostformen, deren Zusammensetzung nach *anderen* Gesichtspunkten ausgerichtet ist, gleichzeitig das Säurebasengleichgewicht verschieben, so fällt diese Verschiebung für ihre therapeutische Auswirkung in der Regel nicht ins Gewicht.

Rascher Wechsel der aktuellen Harnreaktion, vor allen Dingen Verschiebung nach der sauren Seite, hemmt in vitro das Wachstum gewisser Bakterien (p_H-Optimum für Proteus- und Colibacillen bei 6,5). So entstand die Hoffnung, durch extremen Wechsel der aktuellen Harnreaktion das Wachstum und die Ausbreitung pathogener Keime im Harn hemmen zu können. Lediglich durch entsprechende *Nahrungs*wahl (Tabelle 2) läßt sich das Harn-p_H aber nur langsam und innerhalb therapeutisch wenig wirksamer Bereiche verschieben. Säuerung des Harns bis zu p_H 5,0 und weniger und Alkalisierung bis zu p_H 8,0 und mehr gelingen dagegen ohne allzu große Schwierigkeiten durch säuernde und alkalisierende Salze (Ammoniumchlorid, Calciumchlorid, Magnesiumchlorid—Natriumbicarbonat, Kaliumsulfat). In jedem Fall machen sich aber

Tabelle 2. *Säurenüberschüssige und basenüberschüssige Nahrungsmittel.* (Im Sinne von R. BERG.)

Säurenüberschüssig	Basenüberschüssig
Fleisch aller Art	Milch
Eier	Kartoffeln
Käse	Honig
Körnerfrüchte	Obst (außer Preißelbeeren
Hülsenfrüchte	Gemüse (außer Rosenkohl
Nüsse	und wenigen anderen)

sehr schnell Gegenregulationen geltend, die innerhalb weniger Tage die säuernde bzw. alkalisierende Salzwirkung vollkommen kompensieren. Trotz Weiterverabreichung gleich hoher Salzdosen kehren die Konstanten des Säurebasengleichgewichts zu ihrem Ausgangswert zurück (Näheres s. S. 546 und 549).

Zur *Behandlung von Coli- und Proteusinfektionen der Harnwege* gibt man nach dem Vorgang von BECKMANN, VAN DER REIS (1925) gewöhnlich 2 Tage lang je 6—9 g, am 3. Tag 9—15 g Ammoniumchlorid oder 15—18 g Calciumchlorid, sucht durch Beschränkung der Wasserzufuhr und Schwitzprozeduren die Harnsäuerung zu intensivieren und unterstützt die keimwidrige Kraft der Säuerung durch Harndesinfizientien wie Urotropin, die nur im sauren Milieu wirken. Meist vom 4. Tage ab machen sich die Gegenregulationen hemmend bemerkbar. Daher wird jetzt die Säuerung durch dreitägige Alkalisierung ersetzt: täglich 15—20 g Natriumbicarbonat, unterstützt durch Harndesinfizientien, deren Wirkung im alkalischen Milieu am intensivsten ist (Salol) und reichliches Trinken. Solche „Schaukelperioden" können mehrfach wiederholt werden. Zur Verstärkung wurde ursprünglich eine im gleichen Sinne wirkende Kost empfohlen. Es stellte sich aber heraus, daß die nahrungsbedingte Säuerung bzw. Alkalisierung so gering ist, daß sie neben der Säuerung und Alkalisierung durch Salze nicht ins Gewicht fällt und deshalb dem Kranken und der Küche ohne Nachteil erspart werden kann. Heute treten Säuerung und Alkalisierung zugunsten der wirksameren und einfacher durchführbaren Chemotherapie der Harnwegsinfektionen immer mehr zurück.

Mit säuernden Salzen gelingt gelegentlich die Bekämpfung *tetanischer und epileptischer Zustände* (DENNIG 1927 u. a.); auch gegen Bergkrankheit wurden harnsäuernde Salze empfohlen (BARRON 1937). Diuretische Medikamente erzielen *ausgiebigere Diuresen*, wenn die Niere einen sauren Harn produziert. Bei chronischer *Bleivergiftung* läßt sich durch starke Säuerung das im Knochen abgelagerte Blei mobilisieren, während Alkalisierung (ebenso wie Calciumverabreichung) das zirkulierende Blei vermindert, die Symptome der Bleivergiftung bekämpft und die Bleiablagerung im Skelet begünstigt.

Alkalischer Harn soll Sulfonamide leichter lösen als saurer. Die Alkalibehandlung der diabetischen Acidose wird auch heute noch, trotz des Insulins, mit Vorteil angewendet; unerwünscht sind die dabei gelegentlich auftretenden Ödeme. Bei der Acidose des Nierenkranken liegen die Dinge insofern anders, als der Nierenkranke nicht allein in seiner Säuren-, sondern auch in seiner Basenausscheidungsfähigkeit geschädigt ist und die Verabfolgung alkalisierender Natriumsalze die Gefahr übermäßiger Anschoppung wasserbindenden Natriums mit sich bringt. Da zudem die Neubildung saurer Stoffwechselprodukte nicht vermieden werden kann, wäre der therapeutische Effekt einer Alkaligabe bei urämischer Acidose bald abgeklungen. Der Gedanke, saure Zwischenprodukte des Muskelstoffwechsels durch Neutralisierung wegzuschaffen und damit die körperliche Leistungsfähigkeit zu erhöhen, führte zu den Versuchen, mit alkalisierenden Salzen eine Leistungssteigerung zu erzielen (s. S. 549). Von chirurgischer Seite (HERRMANNSDORFER 1936; v. GAZA, BRANDI 1927) wurde Verschiebungen des Säurebasengleichgewichts eine große Bedeutung für die Wundheilung zugeschrieben. Die Untersuchungs- und Behandlungsergebnisse und die Ansichten über den Wert einer an diesem Punkt angreifenden Therapie sind auch heute noch geteilt.

Zwei Kostformen, die zufolge ihres Fettreichtums und ihrer Kohlenhydratarmut die Harnreaktion nach der sauren Seite verschieben: die ketogene Kost und die PEMBERTONsche Kost wurden bereits an anderer Stelle genannt (s. S. 635).

III. Kostformen bei Erkrankungen der Verdauungsorgane.

Über die Kostformen zur Behandlung der Krankheiten der Verdauungsorgane können wir uns kurz fassen, da sie bei der Darstellung der Klinik dieser Erkrankungen (Band III dieses Handbuches) ausführlich besprochen sind und wesentlich Neues, von dem im folgenden Erwähnten abgesehen, in den letzten Jahren nicht hinzugekommen ist. An dieser Stelle sollen nur einige wenige grundsätzliche Gesichtspunkte hervorgehoben werden.

Kennzeichnend für alle diese Kostformen ist weniger ihr Aufbau aus bestimmten Nahrungsmitteln, ist weniger die Betonung einer bestimmten nährstoffmäßigen Zusammensetzung als die Art der Nahrungsmittelzubereitung. Diese zielt in erster Linie auf Anpassung an die beschränkte Leistungsfähigkeit und Schonung der kranken Organe: Schonung der sekretorischen Funktionen, Schonung der motorischen Funktionen, Vermeidung mechanischer Reize. Lediglich bei gewissen Formen von Obstipation wird eine Funktionssteigerung erstrebt.

Die Mehrzahl der heute gebräuchlichen Kostformen dieser Art verdankt ihre Entstehung der pathologischen Physiologie, die die funktionellen Störungen kennen lehrte und damit unmißverständliche Hinweise auf die einzuschlagenden diättherapeutischen Wege zu geben schien. Unter dem Eindruck der experimentell-pathophysiologischen Feststellungen neigte die Klinik des ausgehenden 19. und beginnenden 20. Jahrhunderts zu Unterschätzung der unvoreingenommenen Beobachtung am Krankenbett. So wurden denn die diättherapeutischen Maßnahmen mit dem Fortschreiten der pathophysiologischen Forschung auch recht häufig geändert. In dieser Wandlungsbereitschaft drückte sich gleichzeitig die Tatsache aus, daß die jeweils geltenden Kostvorschriften klinisch wenig befriedigt hatten. In neuester Zeit beginnt sich die Erkenntnis von der entscheidenden Bedeutung des klinischen Erfolgs und das Mißtrauen gegenüber lediglich pathophysiologisch begründeten Kostformen immer stärker durchzusetzen. Pathophysiologisch mag eine Kostform noch so wohl begründet erscheinen — das letzte Wort hat immer der Erfolg am Krankenbett. Daß das kranke, überreizte, leistungsschwache Organ geschont werden muß, steht außer Zweifel. Fraglich ist nur, was „Schonung" bedeuten soll, wie streng und wie lange sie durchgeführt werden muß und wieweit diätetische Schonung zwar die Heilung des Organs fördert, durch Unterernährung aber die Heilkraft des *Organismus* schwächt und damit letzten Endes auch die Heilung des *Organs* behindert.

Die *Geschichte der Diättherapie des Magen- und Duodenalgeschwürs* zeigt beispielhaft diesen Wandel therapeutischer Meinungen und Maßnahmen. Es gab fleischreiche Kostformen zur Bindung der übermäßig produzierten Salzsäure und fleischarme zur Vermeidung der sekretionssteigernden Fleischwirkung, milchreiche Kostformen als strengste Schonkostformen und milchfreie zwecks Vermeidung von Milchantigenen, Kostformen mit *viel* Eiern und Kostformen *ohne* Eier, extrem *alkalisierende* und *alkalifreie* Kostform, Kostformen mit *wenigen reichlichen* und Kostformen mit *zahlreichen kleinen* Mahlzeiten. Keine dieser Kostformen hat sich am Krankenbett den anderen gegenüber als eindeutig überlegen erwiesen. Bei jedem gab es etwa gleichviel Heilerfolge.

Auch um die mit viel Aufwand neuerdings propagierte *Lakritzenbehandlung* des Ulcus ventriculi — tüchtige Forscher haben bereits einen Antiulcusfaktor im Succus liquiritiae gefunden (HÖLLER, SCHIRMER 1952) — ist es mangels überzeugender Heilerfolge und angesichts unerfreulicher Nebenwirkungen wieder ziemlich still geworden (BORST 1950; CAYLEY 1950; HARDERS, RAUSCH, STROOMANN 1953; LANGE 1952; REVERS 1946, 1948; SCHULZE 1952; SCHULZE, FRANKE 1951; SCHWARZLOSE 1953; STRONG 1951; ROUSSAK 1952; WILDE 1952; KERN 1952; ARGELANDER 1952; IRLE 1952; HOCHREIN 1952; KLIMPEL, FINKENAUER 1951/52; HENNEMANN, STAAMANN, BAUMGARTEN, ALBERT 1952). Die Ulcuskrankheit ist mit noch so raffiniert ausgedachten Kostformen und auch mit Ionenaustauschern (HAMPE 1953) nicht zu heilen.

Unter dem Eindruck der klinischen Erfahrung hat das Prinzip der Schonung heute überall seine beherrschende Stellung verloren. Das letzte Wort über die Behandlung des blutenden Magengeschwürs mit passierter Vollkost, z. B. die MEULENGRACHT als erster systematisch zu verordnen gewagt hat, ist vielleicht noch nicht gesprochen. Auf 15jährige Erfahrung zurückblickend konnte MEULENGRACHT (1947) immerhin feststellen, daß unter seiner Behandlung die Sterblichkeit der blutenden Geschwürskranken von 8—10% auf 1—2% abgesunken war. Nicht anders steht es um die Diättherapie der Darmkranken. Die wochenlange Unterernährung des Typhuskranken mit ausschließlich flüssiger Nahrung — dem Arzt mag dabei das Bild tiefer Darmulcerationen drohend vor Augen gestanden haben — ist heute obsolet. Gärungshemmende und fäulnishemmende Kostformen bei gewissen abnormen Stühlen zu verordnen, erscheint pathophysiologisch durchaus plausibel. Leider entspricht der Erfolg sehr oft nicht den Erwartungen und die in ihren Auswirkungen pathophysiologisch so ungemein verständlich erscheinende schlackenreiche Kost empfinden viele Obstipierte viel mehr störend als förderlich.

Die altehrwürdigen Grundsätze der Diättherapie der *Leberparenchymerkrankungen und Lebercirrhose:* Eiweißarme und fettarme Kost, sind ins Wanken geraten.

Daß der Leberkranke energiereich ernährt werden soll, ist eine von allen kritischen Ärzten auf Grund übereinstimmender klinischer Erfahrungen vertretene Auffassung. In der Meinung, Glykogenreichtum sei erste Voraussetzung aller Leistungen der Leberzelle und Kohlenhydrate würden funktionell am leichtesten bewältigt, wurde kohlenhydratreiche Ernährung gefordert. Bei schweren Parenchymschäden sieht man auch zweifellos gute Erfolge von peroralen und intravenösen Glucosegaben und von intraduodenalen Dauertropfinfusionen 5%iger Glucoselösung. Auf der anderen Seite ist die Leber z. B. des Hepatitiskranken keineswegs glykogenarm, dennoch aber in ihrem Kohlenhydrathaushalt häufig gestört. Daß die Umwandlung von Monosacchariden in Glucose und die Bildung von Glykogen „schonender" ist als die Oxydation von Fettsäuren und die Desaminierung von Aminosäuren, wäre noch zu beweisen. Größere Mengen Zucker (ohne Insulin!) sind zur Aufrechterhaltung eines hohen Blutzuckerspiegels in jedem Fall zweckmäßig (neuerdings Althausen 1933, 1938; Cori, Cori 1930; Snell 1938; Soskin, Allweiss 1934; Soskin, Allweiss, Cohn 1934; Soskin, Allweiss, Mirsky 1936, 1937; Soskin, Mirsky 1935; Wakim, Mann 1942). Im übrigen verwertet auch der Leberkranke Fructose besser als Glucose (Lasch 1950; Remy, Schlepper 1949; Schneiderbauer 1951; s. auch S. 373).

Fett oder kein Fett? Die einen ernähren ihre Leberkranken betont fettreich und denken dabei an die choleretische Wirkung des Fettes, die andern — sie können ihr Vorgehen ebensowenig überzeugend begründen — ernähren die gleichen Kranken fettarm aus Gründen der „Schonung" (neuerdings z. B. Kalk, Wildhirt 1952). Fettverbote finden aber gerade in der neueren Literatur keine Stütze (Chalmers, Davidson 1949; Jones, Volwiler 1947; Patek 1947; Hoagland 1945; Reich, Swartz, Beckmann 1947) und es ist sehr fraglich, ob im Tierversuch mit fettreichem Futter Leberschäden erzeugt werden können, wenn gleichzeitig ausreichend Eiweiß verfüttert wird (Handler, Dubin 1946; Rogers, Ferguson, Friedgood, Vars 1950). Klinische Untersuchungen haben gezeigt, daß eine Kost von 3500 Calorien, die ausreichende Menge Eiweiß besitzt, bis zu 175 g Fett enthalten und dabei wirksam sein kann bei der Behandlung der dekompensierten Lebercirrhose.

Um die Leber nicht mit Eiweißabbauprodukten zu überlasten, galt vielen Klinikern strengste Eiweißbeschränkung als erstes Gebot jeder Leberdiätetik. Seit der Entdeckung experimentell erzeugbarer Leberschädigungen durch Cystin- und Methioninmangel (s. auch S. 424) ist über die Frage der eiweißreichen Ernährung von Leberparenchymkranken eine ausgedehnte Diskussion entstanden (Cayer, Cornatzer 1951, 1952; Cayer 1950, 1951; Davis 1951; Cornatzer, Cayer 1950; Cornatzer, Cayer, Lambeth 1951; Demole 1947; Brandner 1951; Büchmann, Schulze, Buscheff 1950; Eggers 1951; Enzmann 1950; Best, Hartroft, Lucas, Ridout 1949; Beckmann 1950; Blöch 1949; Fog 1949; Dönhardt 1950; Drill, Hall 1950; Best, Hartroft, Sellers 1952; Beams 1946; Beams, Endicott 1947; Best 1946, 1950; Eckhardt, Zamcheck, Sidman, Gabuzda, Davidson 1950; Gabuzda, Eckhart, Davidson 1950; Kark, Keeton, Calloway, Morey, Chapman, Kyle 1951; Burns, McKibbin 1951; György 1950, 1951; György, Stokes, Goldblatt 1951; Farber, Popper 1950; Patek 1943; Patek, Post 1941; Patek, Post, Ratnoff, Mankin, Hillman 1948; Havens, Paul 1945; Hartmann 1949; Kunkel 1948; de la Huerga, Popper 1951; de la Huerga, Popper, Steigmann 1951; Knapp 1951; Kipping 1951; Gertzen 1950; Goedtler 1949; Cameron, Newhouse 1948; Goldschmidt, Vars, Ravdin 1933; Gyoergy, Goldblatt 1949; Gros, Kirnberger 1950; Haase 1952; Girard, Plauchu, Loisy 1951; Hirscher, Entgelmeier 1953; Gutzeit 1953; Popper 1951; Piller 1951; Martini, v. Harnack 1951; Meneghello, Niemeyer 1950; Miller, Pollak, Harris 1946; Miller, Ross, Whipple 1940; Meneghello, Espinoza, Coronel 1949; Newman, Grossman, Ivy 1949; Lindenschmidt 1949; Latner 1950; Luigi 1952; Labby, Shank, Kunkel, Hoagland 1947; Lang 1953; Morris 1947; Otto 1950; Olsen 1950; Portis, Weinberg 1952; Morrison 1947; Plough, Patek jr., Bevans 1952; Picard, Picard 1952; Raymond, Treadwell 1949; Ralli, Leslie, Stueck, Show, Robson, Clarke, Laken 1949; Russakoff, Blumberg 1944; Rao, Dalta, Krishnan 1948; Ström 1950; Strength, Schaefer, Salmon 1950; Thiele 1948; Portis, Schmidt 1949; Steigmann 1948; Shorov 1951; Kessler,

SEIFE, LISA, SCUDERO, RUIZ 1950; SCHETTLER 1949, 1952, 1953; STEVENS, STEIGMANN, GOLDBLOOM, LEWIS 1950; KINSELL, MICHAELS, BARTON, WEISS 1948; STAHL 1952; TRÉMOLIÈRES, BERGOUNIOUX, LOUBRY 1950; WILSON 1948; WITTS 1947; VITING 1950; WEICKER 1950; WANG, HEGSTEDT, LAPI, ZAMCHECK, BLACK 1949; WILD, WOLF 1953).

Versucht man, aus der Fülle der Beobachtungen ein Bild vom tatsächlich nachweisbaren Nutzen der lipotropen Substanzen bei der Behandlung von Leberkrankheiten — Hepatitis, Fettleber, Cirrhose — zu gewinnen, dann ergibt sich, daß er den ursprünglich gehegten Erwartungen bei weitem nicht entspricht. In der großen Mehrzahl aller Fälle von *Hepatitis* wird der Krankheitsverlauf nicht beeinflußt; *vielleicht* heilen manche schwere Fälle rascher aus, *vielleicht* können einzelne dadurch sogar gerettet werden, die unter anderen Umständen wahrscheinlich zugrunde gegangen wären, doch sind auch unter Cholin-Methionin-behandlung Verschlimmerungen beobachtet worden. Sehr fraglich sind die Erfolge bei *Fettleber* — trotz der vielfach im Tierversuch nachgewiesenen fett-mobilisierenden Fähigkeit des Cholins und Methionins. Eine therapeutische Erfolgsbeurteilung bei der *Lebercirrhose* ist angesichts des niemals sicher voraus-sehbaren Verlaufs der Krankheit außerordentlich schwierig. Vor 10 und 20 Jahren haben wir z. B. bei Cirrhosekranken unter Rohkostbehandlung überraschende und dauerhafte Wendungen zum Besseren gesehen, die von den Anhängern der Rohkost ursächlich auf diese bezogen wurden. Soweit wir das Schrifttum über-sehen, ist der therapeutische Nutzen lipotroper Substanzen bei Kranken mit chronischer Hepatitis, Fettleber, Lebercirrhose und akuter gelber Leberatrophie bisher nicht *erwiesen.* Die gelegentlich berichteten Erfolge bei alkoholischer Leberschädigung werden damit erklärt, daß bei Alkoholismus das Cholin und Methionin der Nahrung ungenügend resorbiert wird und deshalb eine erhöhte perorale Zufuhr erforderlich ist.

Die therapeutische Wirkung des Vitamin B_{12} — es ist häufig mit Cholin und Methionin kombiniert worden — läßt sich womöglich noch schwerer beurteilen. Tierversuche erwiesen seine Fähigkeit, in Transmethylierungsprozesse einzu-greifen. (Es sei daran erinnert, daß die lipotropen Fähigkeiten des Cholins und Methionins auf ihrer Eigenschaft als Methyldonatoren beruht; s. auch S. 424).

Nach alledem muß man als Richtlinien für die Diätbehandlung von Leber-kranken folgende Gesichtspunkte herausstellen: Der Energiegehalt der Nahrung soll hoch sein (3000—3500 Calorien täglich bei strenger Bettruhe), der Fettgehalt nicht übermäßig niedrig. Hypertonische Glucoselösungen (bis zu 50% Glucose) scheinen nicht nur diuretisch zu wirken — bei Cirrhosekranken mit Ascites eine sehr erwünschte Nebenwirkung — sondern, wie leicht assimilierbare Kohlen-hydrate überhaupt, die Überwindung der Krankheit zu begünstigen. Die Wirkung der lipotropen Stoffe reicht im ganzen nicht weiter als die Wirkung einer an biologisch hochwertigem Eiweiß reichen Nahrung. Der Leberkranke soll also *nicht* eiweißarm ernährt werden. Das ist um so weniger notwendig, als un-erwünschte Folgeerscheinungen einer „normalen" Eiweißzufuhr (rund 1 g je Kilogramm Körpergewicht) bei Leberkranken niemals beobachtet worden sind. Amerikanische Kliniker (CHALMERS, DAVIDSON 1949; JONES, VOLWILER 1947; PATEK 1947; KIMBALL, CHAPPLE 1947; KLATSKIN, YESNER 1949 u. a.) verlangen für den Leberkranken 1,5—2,0 g Eiweiß je Kilogramm Körpergewicht und Tag. Bei einer derartig eiweißreichen Ernährung erübrigt sich zusätzliche Ver-abreichung von Aminosäuren und lipotropen Substanzen. Lediglich bei appetit-losen Kranken kann noch *parenterale* Eiweißzufuhr notwendig werden (ECK-HARDT, FALOON, DAVIDSON 1949; LEWIS, TAYLOR, DAVIDSON 1947; FAGIN, ZINN 1942). Daß zusätzliche Vitamingaben (B-Vitamine, Vitamin A, B und K) und Leberextrakte die Ausheilung begünstigen, ist bisher wiederholt *behauptet,* aber nicht überzeugend bewiesen worden. (LABBY, SHANK, KUNKEL, HOAGLAND 1947; CHALMERS, DAVIDSON 1949; HANDLER, DUBIN 1946; McHENRY 1937; MORGAN 1941; GYÖRGY 1944; AGGLER, LUCIA 1942; WILD, WOLF 1953.) Daß spezielle, unabhängig von der Leberkrankheit bestehende Vitaminmängel ausgeglichen werden müssen, versteht sich von selbst. Beschränkung der Kochsalzzufuhr und Verabfolgung von Kationenaustauschern kommt nur in Betracht, wo Ascites und Ödeme bestehen (s. auch neuerdings PORTIS, WEINBERG 1952; außerdem KARK, KEETON, CALLOWAY, MOREY, CHAPMAN, KYLE 1951; LOWE, OVERY 1951; EISENMENGER, AHRENS, BLONDHEIM, KUNKEL 1949; KARK 1951; LEYNE, SCHEMM 1947; NELSON, ROSENBAUM, STRAUSS 1951). Gelegentlich soll es bei Leberkranken infolge unzureichenden Gallenzuflusses zu unzureichender Calciumresorption und Calciummangel kommen. Mag ein solcher Mangel auch fraglich sein — Calciumtherapie kann nicht schaden. PORTIS, WEINBERG (1952) meinen, KJ lasse den Ikterus rasch abklingen (vgl. auch die neueren Untersuchungen von EISENMENGER, BLONDHEIM, BONGIOVANNI, KUNKEL 1951).

So betrachtet, scheint die heutige Diättherapie der Verdauungskrankheiten auf nicht allzu soliden Füßen zu stehen. Immerhin besitzen wir doch eine Reihe bewährter Kostformen und wenn wir uns über die Grenzen ihrer Reichweite und ihrer Verbesserungsbedürftigkeit im klaren sind, wenn wir sie nicht schematisch-starr, sondern individualisierend-elastisch anwenden, dann läßt sich doch manches erreichen, was mit Medikamenten allein unerreichbar bleibt.

IV. Kaffee, Tee, Kakao und Alkoholika in der Diätetik.

Die „Genußmittel" dienen nicht nur dem Genuß, sondern, richtig angewandt, auch der Therapie. Daß man mit ihnen Schaden anrichten kann, besagt nichts gegen ihre Fähigkeit, Heilvorgänge in ähnlicher Weise zu unterstützen, wie es so viele Medikamente auch tun.

An diätetischer Bedeutung stehen *Kaffee und Tee* voran — der Kaffee, obwohl er (vor allen Dingen infolge der Propaganda für coffeinfreien Kaffee) von vielen Ärzten und Laien mit Mißtrauen betrachtet wird. Seine Unschädlichkeit in mäßigen Dosen, ja seine Nützlichkeit hat sich in vielen klinischen und physiologischen Untersuchungen erwiesen (ATZLER, LEHMANN 1934; BICKEL, VAN EWEYK 1927; BICKEL, VAN EWEYK, FLEISCHER 1927; DREWES 1935; FABRE, REGNIER 1934; FAHLBUSCH 1937; GOLDBLOOM 1928; HANKE 1934; MAIER 1921; MATTHIAS 1921, 1934; MEYER 1935; SCHIECK 1937; SCHILF, WOHINZ 1928; SCHUBERT 1935; SCHUMACHER 1936; TJADEN 1930; ULRICH 1953; VOIGT 1934, 1936; WESTPHAL 1933; WICHELS 1933; EICHLER 1938).

Der wesentliche, aber durchaus nicht der einzige Wirkstoff des Kaffees, Tees und Kakaos ist das *Coffein.* Ein gut Teil der Kaffeewirkung beruht auf den chemisch im einzelnen nicht vollständig bekannten „Röstprodukten" der Kaffeebohne. Da Coffein und andere in Kaffee und Tee enthaltene Purine Methylpurine sind, die nicht oder nur in kleinsten Mengen in Harnsäure übergehen, besteht keine Veranlassung, Kaffee, Tee und Kakao zu verbieten, wo man auf eine an Harnsäurebildnern arme Diät Wert legen zu müssen glaubt. Coffein erhöht die Pulsfrequenz, die Coronardurchblutung und die Nierendurchblutung; es verstärkt die Systole des Herzens, erregt das Vasomotorenzentrum und fördert die Assoziationsfähigkeit und geistige Beweglichkeit. Überdosierung führt zu Schwindel, Schlaflosigkeit, Erregungs- und Angstzuständen, Brechneigung und Durchfall. Im Tee tritt die Coffeinwirkung weniger stark hervor als im Kaffee, da das Teecoffein, an Gerbsäure gebunden, viel langsamer resorbiert wird. Die pharmakologischen Wirkungen der Röststoffe des Kaffees und Tees (Steigerung der Magensaftsekretion und andere?) lassen sich noch nicht genau umreißen.

Starker *Kaffee* dient als *Belebungsmittel* bei akuter Erschöpfung, Hitzschlag, Erfrierung, Kollaps und Herzschwäche. Er bekämpft die Nachwehen des Alkoholrausches und fördert bei vielen Menschen die Stuhlentleerung. Kaffeeverbote sind nur verhältnismäßig selten notwendig: bei Übererregbarkeit des cerebrospinalen und vegetativen Nervensystems und des Magen-Darmkanals, vielleicht auch bei arterieller Hypertension. Bei Kindern soll man aber wegen seiner erregenden Wirkung im ganzen mit Kaffee vorsichtig sein. Chronische Kaffeeschäden gibt es nicht. Während eine Tasse guten Kaffees 100 mg Coffein enthält, sind in 100 cm³ Coca-Cola nur 10 mg enthalten.

Dem *Tee* (chinesischer Tee, indischer Tee, Paraguaytee oder Maté) fehlen die intensiv wirkenden Röststoffe des Kaffees. Seines Gerbsäuregehaltes wegen findet er bei entzündlichen Magen-Darmkrankheiten Verwendung. Die „Kräutertees" der offiziellen und inoffiziellen Pharmakopoe haben mit „echtem" Tee nur die Herstellungsweise als Infus gemeinsam und bleiben hier außer Betracht. Nach 3 Tassen heißen Tees soll übrigens die Temperatur der Fingerspitzen innerhalb von 10—20 min um fast 16° C ansteigen (LIPPROSS 1951)!

Der *Kakao* vereint Anregung und Ernährung (100 g Kakaopulver mit 28% Fett enthalten 465 cal). Sein hoher Sättigungswert macht entfetteten Kakao (mit 10—14% Fett = 300—340 cal) zum wertvollen Bestandteil von Kostformen, die brennwertarm gehalten werden sollen, seine gute Emulsionsfähigkeit — in Kakao lassen sich beträchtliche Mengen von Fett und Zucker unterbringen — zum konzentrierten Nährwertträger. An erregender Wirkung steht der Kakao dem Kaffee weit nach. Die durchfallhemmende Wirkung erweist sich vor allem bei Kindern nützlich.

Die *Verabfolgung alkoholischer Getränke* als Belebungsmittel bei peripherer Kreislaufschwäche und schweren Infektionskrankheiten beruht auf alter ärztlicher Erfahrung am Krankenbett. Der Wirkungsmechanismus, insbesondere der Wirkungsmechanismus bei septischen Infektionen, ist noch nicht vollkommen klar (Zufuhr leicht verbrennlicher Energieträger?).

Alkohol erregt die Magensaftabscheidung und erweitert die Blutgefäße der Haut, die der Hände anscheinend stärker als die der Füße. Er beugt zwar auf diese Weise lokalen Erfrierungsschäden vor, erleichtert andererseits aber die allgemeine Auskühlung. Ein lebhafter Sprech- und Bewegungsdrang macht sich geltend, das Ermüdungsgefühl wird hinausgeschoben. Stimmung, Wollen und Denken ändern sich in bekannter Weise. Die Kritik geht verloren. Man reagiert langsamer und weniger genau. Reichlicher Alkoholgenuß lähmt die cerebralen Funktionen — zunächst die höchsten und mit zunehmender Schwere der Vergiftung immer tiefere. Vielgestaltig sind die Erscheinungen des *chronischen Alkoholismus*: allgemeine Widerstandslosigkeit und Leistungsunfähigkeit, hartnäckige Katarrhe der Atem- und Verdauungswege, Störungen der Haut- und Kreislauffunktionen, Impotenz. Charakterveränderungen, Erregungszustände und Sinnestäuschungen. An der Pathogenese von Gicht und Lebercirrhose scheint nicht der Alkohol selbst, sondern ein anderer, bisher nicht sicher bekannter Bestandteil alkoholischer Getränke maßgebend beteiligt zu sein.

Jedes alkoholische Getränk hat seine Eigenheiten. Konzentrierte Alkoholika eignen sich als appetitweckende Aperitifs, Rotwein als Stopfmittel bei Durchfall, Bier als Schlaftrunk. Kranken mit motorisch und sekretorisch übererregbarem

Magen und Darm bekommt Alkohol meist schlecht. Beim jungen Bier ist es nicht der Alkohol, der Blasenreizerscheinungen macht und Gichtiker sind, wie gesagt, weniger gegen Alkohol überhaupt als gegen einzelne Bier- und Wein*sorten* empfindlich.

V. Künstliche Ernährung.

Künstlich heißt jede Ernährung, bei der die Nahrung nicht in normaler Weise den Mund passiert: Künstlich ist also die Ernährung durch die Schlundsonde, die rectale Ernährung und die parenterale (subcutane, intravenöse, intrasternale, intraperitoneale) Ernährung (zusammenfassende Darstellungen bei v. Noorden 1920; Bass 1934). Wenn es die modernen Formen der künstlichen Ernährung auch gestatten, in Einzelfällen über Wochen und Monate hin eine vollwertige Nahrungsversorgung aufrecht zu erhalten und unterernährte Kranke aufzufüttern, so bleibt die künstliche Ernährung mit ihren technischen Schwierigkeiten, ihren Unbequemlichkeiten für den Kranken und ihrer Kostspieligkeit doch immer nur ein (freilich durch nichts besseres ersetzbarer) Notbehelf für kritische Zeiten.

1. Sondenernährung.

Je nach Lage der Sonde wird die Nahrung mindestens der Mundverdauung, meist gleichzeitig der Magenverdauung und oft auch noch weitgehend der Dünndarmverdauung entzogen. Der Ausfall der natürlichen mechanischen und chemischen Verdauungsfunktionen muß durch die Zusammensetzung und *Zubereitung der Nährlösung* so gut als möglich ausgeglichen werden. Das bedeutet Verwendung leicht resorbierbarer Nährstoffe in fein verteilter Form (Zucker, feines, wenig ausgemahlenes Mehl, Stärkemehl, lockere Eiweißträger, fein emulgiertes Fett), Zusatz von Fermentpräpareten und Verabreichung der körperarmen homogenen, durch ein Haarsieb passierten Nährlösung in kleinen Dosen. Selbstverständliche Voraussetzung langfristiger ausschließlicher Sondenernährung ist die nährstoffmäßige Vollständigkeit der Nährlösung.

Um die Unbequemlichkeiten einer täglichen *Sondeneinführung* zu vermeiden, legt man die dünne Sonde (Fahrradventilschlauch mit lichter Weite von etwa 3 mm) zweckmäßig durch die Nase, gegebenenfalls durch eine Magen- oder Darmfistel in den Magen bzw. Dünndarm. Dort kann sie wochenlang liegenbleiben und in ihrer Lage röntgenologisch kontrolliert werden. Die Kranken haben dabei nicht das störende Fremdkörpergefühl im Rachen, können den Mund besser pflegen und laufen nicht Gefahr, die Sonde im Schlafe zu zerbeißen. Nach jeder Benutzung — alle 2 Std Eingießung von 150—250 cm³ Nährlösung oder Dauertropfeinlauf über mehrere Stunden hinweg — müssen die Nahrungsreste durch Durchspülung aus der Sonde entfernt werden. Bei Magenfistelernährung kann man auch in größeren Abständen das Nahrungsgemisch durch eine dickere Sonde in den Magen einfüllen. Den Vorschlag, die Nahrung gründlich vorzukauen und den durchspeichelten Speisenbrei in die Sonde zu entleeren, lehnen die Kranken aus ästhetischen Gründen meist ab. Übelkeit, Erbrechen, Durchfälle erschweren oft die konsequente Durchführung der Sondenernährung (s. auch Hollander, Rosenak, Kolp 1945). Sofern diese Komplikationen nicht durch die Grundkrankheit bedingt sind, beruhen sie auf unverträglichen Stoffen in der Nährlösung (z. B. zuviel Fett, motorisch reizenden Stoffen, Glutaminsäure), auf zu hohen osmotischen Druck oder zu extremen p_H-Werten der Nährlösung oder auf zu reichlicher und zu schneller Zufuhr.

Je tiefer die Sonde im Jejunum liegt, desto eher leidet die *Nährstoffausnutzung*. Bei wochenlanger Sondenernährung sieht man daher trotz ausreichender Calorieneingabe häufig beträchtliche Gewichtsabnahmen (Henning 1927, 1928; Rehder

1930; BARDACHZI, SEKELES 1932; KORBSCH 1932; CURSCHMANN 1938). Am schlechtesten ist die Fettausnutzung. In günstigen Fällen erscheinen rund 10%, in ungünstigen fast 50% des Fettes im Stuhl. BÜRGER, MANCKE, SEGGEL (1939) berechneten aus Versuchen an 6 bzw. 7 Versuchspersonen die calorische Ausnutzung (Differenz zwischen Nahrungs- und Stuhlcalorien) einer Nährlösung mit 750 g Milch, 350 g Hühnerei, 100 g Butter, 100 g Zucker und 30 g Citronensaft (je Kilogramm Körpergewicht und Tag 30—56 cal) bei peroraler natürlicher Verabreichung zu 92,9—96,7%, bei Verabreichung durch die Sonde zu 85,9—93,9% (im Mittel 95 bzw. 89%). Da die Versuchspersonen trotz ausreichender Calorienzufuhr durch die Sonde im Durchschnitt 1,5 kg abnahmen, meint BÜRGER (1944): „Die Gewichtsverluste bei der Sondenernährung können also aus dem Calorienmangel infolge verschlechterter Resorption allein nicht geklärt werden. Es muß sich hierbei um Schwankungen des Wassergehaltes des Organismus handeln." Das ist jedoch eine Annahme, die noch bewiesen werden müßte. Daß Körpergewichtsverluste durch verbesserte Technik vermieden werden können, geht aus der Tatsache hervor, daß es gelingt, allein mit Sondenernährung kachektische Kranke aufzufüttern und frischoperierte Kranke überraschend schnell in einen guten Zustand zu bringen. HOLLANDER, SOBER (1949) berichteten z. B. von einem Kranken, den sie $1^1/_2$ Jahre lang ausschließlich mit ihrer (oben angegebenen) Nährlösung fütterten und der in dieser Zeit von 71 auf 116 Pfund zunahm; die Ausnutzung der Nährlösung erreichte 90%. In Form einer 40%igen Fettemulsion gaben GOLDBERG, STEIN, MEYER (1952) mit Hilfe der Sonde bis zu 400 g Fett täglich durch den Mund, durch Magen- oder Dünndarmfisteln und stellten fest, daß diese Fettmenge von der Hälfte der Kranken gut vertragen und fast immer vollständig resorbiert wurde (s. auch SHOSHKES, GEYER, STARE 1950; VAN ITALLIE, LOGAN, SMYTHE, GEYER, STARE 1952).

An *Rezepten für Sondennährlösungen* ist kein Mangel. Eine brauchbare Lösung gibt folgendes Rezept: 500 cm³ Milch werden zwecks Vorverdauung des Eiweißes mit einer Tablette Acidolpepsin versetzt und 24 Std in den Brutschrank gestellt. Dann gibt man 50 g Sahne, 50 g Butter, 4 Eier, 100 g Zucker, den Saft von 2 Citronen und 20 g Pankreon dazu. Dieses Gemisch enthält 1500 cal und 39 g tierisches Eiweiß. Durch ein Sieb gepreßt und auf Körpertemperatur erwärmt, wird es in Mengen von 150—250 cm³ alle 2 Std langsam durch die Sonde injiziert.

Im Laufe der Jahre hat sich das Schwergewicht der Sondenernährung von den natürlichen Nahrungsmitteln zu *Nährstoffgemischen mit Zusätzen chemisch reiner Nährstoffe* verschoben, die eine gezieltere Anpassung an die speziellen Bedürfnisse und eine höhere Nährwertkonzentration der Lösung erlauben (Historischer Überblick bei ROSENAK, HOLLANDER 1944). Das Rezept für eine solche Nährlösung mit 2000 cal in 2 Liter stammt von HOLLANDER, SOBER (1949). Sie besteht aus hydrolysierten Eiweißkörpern und Volleber, in ihrem Kohlenhydratanteil in der Hauptsache aus Dextrinen, zum kleineren Teil aus Disacchariden und enthält in 2 Liter 125 g Eiweiß, 300 g Kohlenhydrate, 33,4 g Fett, 12240 IE = Vitamin A, 204 IE Vitamin D, 100 mg Tokopherolmischung, 200 mg Vitamin C, 10,5 mg Vitamin B_1, 20 mg Vitamin B_2, 50 mg Nicotinsäureamid, 3 mg Pyridoxin, 10 g Kochsalz, 4,16 g Kalium, 2,10 g Phosphor, 1,48 g Calcium, 0,35 g Magnesium, 30 mg Eisen, 8 mg Mangan, 2 mg Kupfer, 0,3 mg Jod und 1700 mg Wasser.

Als *Indikation der Sondenernährung* können gelten: Verletzungen, Verätzungen, Verengungen und andere Erkrankungen von Mund, Rachen und Oesophagus, die eine Nahrungsaufnahme auf natürliche Weise unmöglich machen, Nahrungsverweigerung, unstillbares Erbrechen, postoperative Erschöpfungszustände und organische Magen-Darmstenosen. Wo Stenosen die Magen-Darmpassage *völlig* verlegen und wo Darmabschnitte zeitweise oder dauernd ausgeschaltet werden sollen, läßt sich häufig die Ernährung durch eine Nährfistel nicht vermeiden.

Nach Meinung einzelner Autoren leistet die *Sondenernährung bei* der Behandlung von *Magen- und Duodenalgeschwüren* mehr als andere diätetische Verfahren. Die meisten kritischen und erfahrenen Kliniker stehen aber doch auf dem Standpunkt, den KALK (1938) umreißt, indem er den Nutzen der Sondenernährung vor allem darin sieht, daß sie den Kranken zu wochenlanger flüssiger Ernährung zwingt. KALK (1938) meint, es sei „vielleicht ganz gut, daß dem schwachen menschlichen Willen des Patienten der Nimbus des Schlauches und dem Skeptizismus des Arztes der Glaube an eine neue Methode zu Hilfe kommt".

KIRSCHNER (1929) schlug vor, nach jeder Magenoperation eine Jejunumfistel anzulegen, um sofort mit der Nahrungszufuhr beginnen zu können. Seine Forderung *frühzeitiger hochwertiger Ernährung des Frischoperierten* ist für kritische und erfahrene Chirurgen heute zur Selbstverständlichkeit geworden. Sein Vorschlag der Fistelung hingegen hat wenig Resonanz gefunden. Die dünne, während der Operation durch Nase und Magen eingelegte Sonde, die modernen Möglichkeiten der intravenösen Ernährung und nicht zuletzt die frühzeitig nach der Operation beginnende Ernährung auf natürlichem Wege, führen auf einfachere Weise zum gleichen Ziel.

Bei schweren *Leberparenchymschäden* leisten (neben intravenösen Infusionen von Eiweißhydrolysaten) intraduodenale Traubenzucker-Dauertropfeinläufe durch die Sonde oft recht Gutes. GUTZEIT (1944) empfahl täglich 4—6 Liter einer 5—8%igen Glucoselösung mit 1% Kochsalz. BOLLER, STAUNER (1948) ziehen Spülung durch eine doppelläufige Sonde vor (innerhalb von 5—6 Std 6—10 Liter einer $^1/_2$—1%igen Glucoselösung) und glauben, auf das Absaugen der Spülflüssigkeit besonderes Gewicht legen zu müssen.

2. Rectale Ernährung.

Die Möglichkeiten rectaler Ernährung sind durch das *geringe Resorptionsvermögen des Dickdarmes* und die Gegenwart *nährstoffabbauender* und verbrauchender *Colonbakterien* eng begrenzt. Die Colonschleimhaut resorbiert nur Wasser, Kochsalz, Glucose, gewisse Spaltprodukte der natürlichen Eiweißstoffe und Alkohol. Fette bleiben unresorbiert. Der Nutzen der reizvoll kombinierten Nährklysmen vergangener Zeiten mit Eiern, Milch, Sahne und Rotwein war im Verhältnis zum Aufwand auf alle Fälle höchst bescheiden. Wieweit wasserlösliche Vitamine resorbiert oder bakteriell zerstört werden, läßt sich nicht genau sagen. Die Frage ist praktisch-diätetisch von geringerer Bedeutung, weil der Bedarf an diesen Vitaminen durch subcutane Injektion leicht gedeckt werden kann. Anorganische Calciumsalze und Calciumgluconat werden anscheinend nur sehr unvollkommen resorbiert (GEISSBERGER 1952; BRAUN 1948, 1949; GEISSBERGER, BAUR, STRIEBEL 1950; REISCHLE 1951; bei Hunden soll die rectale Calciumresorption besser sein; CANALS, MARIGNAN, CORDIER 1952).

Wenn *Wasser* und *Kochsalz* bei rectaler Zufuhr so gut wie *vollständig* resorbiert werden, so trifft das für Glucose und Eiweißkörper nicht in gleichem Maße zu.

Ein Teil der rectal zugeführten *Glucose* wird ohne Zweifel durch die Colonbakterien vergoren (Buttersäure- und Alkoholgärung). Es fragt sich nur, *wieviel* vergoren wird und wieviel von den Gärungsprodukten dem Organismus selbst noch zugute kommt, es fragt sich, ob dem Organismus *überhaupt* nennenswerte Mengen des rectal applizierten Zuckers zugute kommen. Daß rectal zugeführte Glucose tatsächlich verwertet werden kann und daß McNEALEY, WILLEMS (1931),

EBELING; BAUER, MONGUIO; BURGET und Mitarbeiter; SCOTT und Mitarbeiter sicher zu weit gehen, wenn sie eine praktisch ins Gewicht fallende Zuckerresorption aus dem Colon ablehnen, das zeigt eindeutig der Anstieg des respiratorischen Quotienten (REACH 1902; v. HALÁSZ 1910; HARI, v. HALÁSZ 1918), das zeigt die Beseitigung der Hypoglykämie nach Insulin und das zeigt das Verschwinden der Hungeracetonurie hungernder Säuglinge (BERGMARK, HUBLAND 1929; SCHWARTZER 1939; v. BRANDT, KRAUTWALD 1950; ARANDES, ADÁN 1952) nach rectaler Zuckerzufuhr. Die Unveränderlichkeit des Blutzuckers nach rectaler Zufuhr von 30 g Glucose (TORNAK 1938) ist noch kein Beweis fehlender Resorption. Die Hyperglykämie nach peroraler Zuckerzufuhr beruht nämlich sehr wahrscheinlich auf reflektorischer Zuckermobilisierung in der Leber. Rectal zugeführter Zucker gelangt aber nicht in den Pfortaderkreislauf, nicht in die Leber, und es ist plausibel, daß bei Wegfall jener Zuckermobilisierung in der Leber durch die langsam anlaufende Steigerung der Insulinausschüttung ein nennenswerter Blutzuckeranstieg trotz fortlaufender Zuckerzufuhr per rectum verhindert wird. Nach Zuckerklysmen sind sogar Blutzucker*senkungen* festgestellt worden (RUBINO, VARELA 1922). In ähnlicher Weise lassen sich übrigens auch mit langsamer intravenöser, d. h. das Pfortadersystem auf andere Weise umgehender Zuckerzufuhr (100 cm³ 5%ige Glucose in 40 min) deutliche Blutzuckersenkungen erzielen (SCHWARTZER 1939). Die Unvollständigkeit (oder nur die Langsamkeit?) der Zuckerresorption im Colon scheint auch aus der vielfach bestätigten Beobachtung hervorzugehen, daß rectal gegebener Zucker die diabetische Glykosurie sehr viel weniger steigert als die gleiche Zuckermenge bei intravenöser Applikation. Obwohl es also als gesicherte Tatsache gelten kann, daß ein Teil der rectal zugeführten Glucose dem Organismus wirklich zugute kommt, bestehen doch im ganzen auch heute noch die Worte v. NOORDENS (1920) zu Recht: „Leider ist die Frage, *wieviel* Energie aus den Zuckerklistieren durch Mikrobenwirkung verschwindet, noch ungelöst."

Natürliche *Eiweißkörper* gehen nach rectaler Zufuhr per vias naturales unverändert ab (OIDE 1929). Teilweise resorbiert werden Peptide, Albumosen und Peptone (SHIMA 1931), zu einem noch größeren Teil freie Aminosäuren. ABDERHALDEN, FRANK, SCHITTENHELM (1909) und LESNÉ, RICHET (1924) zeigten schon vor Jahren, daß man mit rectal zugeführtem, fermentativ vollständig abgebautem Fleischeiweiß ausgeglichene, ja positive Stickstoffbilanzen erzielen kann. Bei rectaler Zufuhr von täglich 35 g eines Aminosäuregemisches fand z. B. RAUSCH (1947) in 4 Tagen eine Resorption von 12,87 g Stickstoff = 78% der Zufuhr; das war eine bessere Resorption als bei peroraler Zufuhr desselben Gemisches! Allerdings wurden die resorbierten Aminosäuren sofort wieder im Urin ausgeschieden. Cystinzusatz verbesserte die Resorption des Aminosäuregemisches auf 84% der Zufuhr (bei einer Retention von 7% ?). Ein anderes Aminosäuregemisch, das mit Ausnahme von Tryptophan und Methionin alle biologisch hochwertigen Aminosäuren enthielt, wurde bei rectaler Zufuhr zu 77% resorbiert *und* zu 77% retiniert. Durch Peptonzusatz ließ sich die Resorption nicht verbessern. Die Resorption von Aminosäuregemischen bei rectaler Zufuhr hängt jedenfalls, ähnlich wie die Resorption von Aminosäuregemischen bei peroraler Zufuhr (s. S. 620), von der biologischen Vollständigkeit des Gemisches ab.

Man kann also für Nährklysmen Kochsalz, Glucose und Hydrolysate hochwertiger Eiweißkörper bzw. biologisch hochwertige Aminosäuregemische heranziehen. Zweckmäßig ist etwa folgende *Nährlösung*: 100 g Glucose, 50 g Eiweißhydrolysat bzw. Aminosäuregemisch, 7 g Kochsalz, 1000 g Wasser, insgesamt 600 cal. Am besten gibt man das Nährklysma nach einem Reinigungseinlauf als Dauertropfinfusion (etwa 200 cm³ je Stunde). Reizzustände des Darmes lassen sich durch Haferschleim-, Reisschleim- oder Salepschleimzusatz abmildern. Sofern es nicht nur auf Wasserzufuhr ankommt, kann die Rectalernährung wegen der begrenzten Resorptionsfähigkeit des Colons und der auf die Dauer kaum vermeidbaren Reizzustände des Enddarms niemals das leisten, was Sondenernährung und intravenöse Ernährung in ihren heutigen Formen zu leisten vermögen.

Die *Indikationen der rectalen Ernährung* decken sich im wesentlichen mit den Indikationen der Sondenernährung.

3. Parenterale Ernährung.

Wo natürliche Ernährung und Sondenernährung unmöglich sind, sei es wegen örtlicher Hindernisse (Strukturen und Stenosen, Verletzungen, frische operative Eingriffe), sei es wegen der Hinfälligkeit des Kranken oder wegen unstillbaren Erbrechens, da wird die parenterale Nahrungszufuhr zur letzten Hilfe in der Not. Ihre Schwierigkeiten liegen darin, daß auf diesem Wege *in der Hauptsache nur wasserlösliche Nährstoffe* zugeführt werden können, daß aber von allen Energieträgern lediglich die Mono- und Disaccharide ohne weiteres wasserlöslich sind. Die Deckung des Bedarfs an wasserlöslichen Vitaminen ist durch subcutane Injektion immer möglich. Am meisten leistet naturgemäß die *intravenöse* Dauertropfinfusion. Sie kann auf ein gleichmäßiges, der natürlichen Resorption angepaßtes Tempo (200—250 cm³ je Stunde) eingestellt werden. Der Nachteil der *subcutanen* Nährstoffzufuhr liegt begründet in der Notwendigkeit, sehr große Flüssigkeitsvolumina zu infundieren, weil subcutan (und intramuskulär) ja nur blutisotonische Nährlösungen gegeben werden können. Um die zeitweise moderne *intrasternale* Infusion ist es wieder still geworden — vermutlich wegen der Unbeliebtheit der Sternalpunktion bei den Kranken und einer Reihe unliebsamer Zwischenfälle. *Percutan* werden selbst wasserlösliche Nährstoffe höchstens in minimalen Spuren resorbiert.

Bis vor kurzem mußte sich die parenterale Ernährung auf *Zucker und Kochsalz* beschränken. Subcutane Zufuhr blutisotonischer Lösungen (5,4% Glucose, 0,9% Kochsalz) kommt. wie gesagt, wegen der Belastung durch die großen Wassermengen praktisch nicht in Betracht. Bei intravenöser Verabreichung dagegen läßt sich die Konzentration der Nährlösung ohne Schaden für den Organismus beträchtlich steigern. Die obere Grenze liegt für Zuckerlösungen im allgemeinen bei 20%, für Kochsalzlösungen bei 3%. Höher konzentrierte Zuckerlösungen sind zu dickflüssig und lassen sich nur unter Druck injizieren und schon wenige Tropfen einer 3—5%igen Kochsalzlösung — von höher konzentrierten ganz zu schweigen — verursachen paravenös höchst unangenehme Nekrosen. Die leichte Assimilierbarkeit der *Fructose* gegenüber der Glucose empfiehlt jene auch für die intravenöse Ernährung (s. S. 373; außerdem Lawton, Curreri, Gale 1951). Zu einem geringen Teil kann auch intravenös gegebener *Alkohol* Kohlenhydrate einsparen (Moore, Karp 1945; Rice, Orr, Enquist 1950; Mueller 1939).

Da Zucker und Kochsalz bei intravenöser Verabreichung zwar restlos ausgenutzt werden, im ganzen aber doch nur wenig Brennwerte bringen (1000 cm³ 10%iger Glucose = 410 cal) und kein Eiweiß, hat man sich während der vergangenen 10 Jahre intensiv darum bemüht, Fette und Eiweißkörper in eine Form zu bringen, die auch bei parenteraler Verabreichung eine hinreichende Ausnutzung gewährleistet.

Wegen des höheren Energiewertes des Fettes wäre *intravenöse Fettzufuhr* sehr vorteilhaft. Ausgehend von der nachweislichen Verwertbarkeit intravenös gegebener Fettemulsionen (McKibbin, Pope, Thayer, Ferry, Stare 1945;

GEYER, CHIPMAN, STARE 1948; LERNER, CHAIKOFF, ENTENMAN, DAUBEN 1949)
fanden COLLINS, KRAFT, KINNEY, DAVIDSON, YOUNG, STARE (1948), daß man
Hunden eine 30%ige Fettemulsion unbedenklich ziemlich rasch infundieren kann
(0,13 g Fett je Kilogramm Hund und Minute). Die genannten Autoren infun-
dierten z. B. einem Tier im Laufe einer mehrwöchigen Versuchsperiode annähernd 800 g Fett und sahen dabei nur in den ersten 2—3 Tagen störende
Begleiterscheinungen in Gestalt von Erbrechen. Die Plasmaphosphatase stieg
dabei an, ebenso das Blutfett, das aber nach Beendigung jeder Infusion rasch
wieder auf den Ausgangswert zurückging. Die Teilchengröße der Fettemulsion
muß für diese Zwecke möglichst klein sein und an der unteren Grenze der mikroskopischen Sichtbarkeit liegen; Glucosezusatz verbessert die Verträglichkeit
ohne die Emulgierung zu stören. 15%ige, mit Sojaphosphatiden und Glycerin-
estern stabilisierte Fettemulsionen wurden in Mengen von täglich 300—600 cm³
(460—920 cal) auch vom Menschen gut vertragen (MANN, GEYER, WATKIN,
STARE 1949). Wichtig ist die Wahl eines geeigneten Emulgators. Eine bestimmte Fraktion der als Emulgatoren vielfach benutzten Sojaphosphatide
verursacht granulomatöse Veränderungen in Lungen, Milz und Leber (GEYER,
MANN, STARE 1948; GEYER, MANN, YOUNG, KINNEY, STARE 1948; GEYER,
WATKIN, MATTHEWS, STARE 1949). Die neuesten Erfahrungen mit intravenöser
Fettverabreichung insbesondere beim Menschen, sind immerhin recht ermutigend
(SHAFIROFF 1951; VAN ITALLIE, WADDELL, GEYER, STARE 1952; JOHNSON,
FREEMAN, MEYER 1952; RICE, STRICKLER, ERWIN 1952; LERNER, CHAIKOFF,
ENTENMAN, DAUBEN 1949; MANN, GEYER, WATKIN, SMYTHE, DJU, ZAMCHECK,
STARE 1948; MANN, GEYER, WATKIN, STARE 1949; McKIBBIN, POPE, THAYER,
FERRY, STARE 1945; COLLINS, KRAFT, KINNEY, DAVIDSON, YOUNG, STARE 1948;
MENG 1951; NEPTUNE, GEYER, SASLAW, STARE 1951; LAMBERT, MILLER,
FROST 1951; MURRAY, FREEMAN 1951; GEYER, WATKINS, MATTHEWS, STARE
1949, 1951; SHAFIROFF, MULHOLLAND 1951; SHAFIROFF, MULHOLLAND, BAKER
1951; JOHNSON, FREEMAN, MEYER 1952; SHAFIROFF, MULHOLLAND, TUI,
ROTH, BARON 1949; SHAFIROFF, MULHOLLAND, ROTH, BARON 1949; GORENS,
GEYER, MATTHEWS, STARE 1949, MENG, EARLY 1949; VAN ITALLIE, LOGAN,
SMYTHE, GEYER, STARE 1952; GOLDBERG, STEIN, MEYER 1952).

Wachsende Bedeutung gewinnt heute die *intravenöse Verabfolgung von Eiweißkörpern und Aminosäuren.* Mit der Entdeckung der unerwarteten Höhe
des operativen und postoperativen Eiweißverlustes infolge Operationsschock,
Narkose, Infektion und Verlust von Blut, Wundsekret und Eiter und mit der
Erkenntnis der entscheidenden Bedeutung des Eiweißersatzes für die Prognose
jedes operierten Kranken, wuchs im chirurgischen Bereich das Bedürfnis nach
einer Methode, die es erlaubte, größere Mengen von Eiweißsubstanzen parenteral
zu verabreichen. Erfolgreiche amerikanische Versuche begannen bereits vor
dem 2. Weltkrieg und die Worte BÜRGERs aus dem Jahre 1944, es kämen als
Material für parenterale Ernährung „nur isotonische Traubenzucker- und Calorose-
lösung in Frage", zeigen nur, wieweit die wissenschaftliche Isolierung Deutschlands damals gegangen war.

Die höchsten *Eiweißverluste* sieht man bei Frischoperierten, bei Kranken mit
schweren Verbrennungen, bei Kranken mit Frakturen, die zu ausgedehnter *Ge-
webszerstörung* geführt haben (Oberschenkelfrakturen u. ä.) und bei Kranken mit
starker *Wund- und Eitersekretion* (ELMAN, WEINER 1939). Bei akutem Ileus können
innerhalb von 24 Std 55% des Blutplasmas verlorengehen (GENDEL 1939), bei
Knochen-, Pleura- und Wundeiterungen bis zu 40 g Eiweiß täglich (DUESBERG
1943), nach Verbrennungen in den ersten 3 Wochen bis zu 25—30 g täglich
(wobei der Eiweißverlust durch Wundsekretion noch gar nicht mitgerechnet ist).

Nach Berechnungen von MAHONEY (1943) verliert ein 70 kg schwerer Mensch mit Verbrennung von 50% seiner Oberfläche innerhalb von 24 Std allein durch Exsudation 19,9 g Stickstoff = 124 g Eiweiß = 600 g Fleisch. Dazu kommt der *Eiweißmehrverbrauch* infolge der *Narkose* (ELMAN 1940; INAMI 1931; CASTEN und Mitarbeiter 1943), der *Wundheilung und eventuellen Infektion* (GROSSMAN, SAPPINGTON, BURROWA-LABIETES, PETERS 1945). Nach einer Magenresektion sollen in den ersten 5 Tagen täglich 100—150 g, nach einer Leistenbruchoperation täglich 44 g Körpereiweiß abgebaut werden (ROOST 1947); weitere Angaben bei BRUNSCHWIG und Mitarbeitern 1942; JOHNSON 1942; CASTEN 1941; MAHONEY 1943; CUTHBERTSON 1942; MADDEN 1945; WACHSMUTH 1943; CROFT, PETERS 1945). Zu hohen Stickstoffverlusten führen überhaupt schwere Traumen aller Art (CUTHBERTSON 1942; TAYLOR 1946). Der erhöhte Eiweißabbau ist ein „common factor" (BEATTIE 1947) vieler krankhafter Zustände. Zur Schwächung der Widerstandskraft aus dieser Wurzel kommt dann noch die spontane oder ärztlich erzwungene Einschränkung der Nahrungsaufnahme.

Dank der modernen Anästhesierungsverfahren und der Sulfonamide und Antibiotica nehmen in der heutigen Chirurgie große Eingriffe — Magenresektionen, Lungenlappenexstirpationen, Gehirn- und Herzoperationen — einen viel größeren Raum ein als früher. Bei solchen Eingriffen *verliert der Kranke viel Blut* (bei Lungenexstirpationen 1600 cm³, bei Appendektomie 30 cm³ nach WANGENSTEEN, KOLLER, KROOK, zit. nach ZENKER, v. CAMPENHAUSEN, KÜHNER 1949). Dazu kommen die Verluste durch Wundsekrete, postoperativen Eiweißzerfall und unter Umständen auch durch akute Begleitinfektionen, so daß der Organismus an Stickstoff, Kalium, Phosphor und Schwefel verarmt und sich mit Natrium und Wasser anreichert (ELMAN, WEINER 1939; WACHSMUTH 1943; ORR, RICE 1948; KOOP, DREW, RIEGEL, RHOADS 1946; CROFT, PETERS 1945; GROSSMAN, SAPPINGTON, BURROWA, LABIETES, PETERS 1945; ZENKER, v. CAMPENHAUSEN, KÜHNE 1949; LOCALIS, SHASSIN, HINTON 1948; RICE, STRICKLER, ORR 1948; KAUNITZ, KREN 1937; JULUSON, RAVDIN, VARS, ZINTEL 1940; MULHOLLAND, TUI, WRIGHT, VINCI 1943; ARIEL 1949; ZETTEL, KNEDEL 1952; McPHEE 1953; WILKINSON, BILLING, NAGY, STEWART 1950; WILSON, STEWART 1939; CUTHBERTSON 1942; CUTHBERTSON, McGIRR, ROBERTSON 1939; ANNERSTEN, NORINDER 1946). Die Natrium- und Wasserretention und die erhöhte Kaliumausscheidung hat man auf gesteigerte Aktivität der Nebennierenrinde im postoperativen Zustand bezogen (erhöhte Ausscheidung von 11 Oxysteron und 17 Ketosteron; Literatur bei McPHEE 1953, s. auch die Ausführungen über Kaliumverarmung auf S. 517). Die Versuche, durch Testosteron die negativen N-Bilanzen zu verhindern oder zu beseitigen, waren wenig erfolgreich (ABBOTT, HIRSCHFELD, WILLIAMS, PILLING, MEYER 1946; JOHNSTON 1947; McGAVACK, SHEARMAN, DREKTER 1948; MEYER, HIRSCHFELD, ABBOTT 1947). Beachtlich ist es, daß schon bei Bettruhe (und gleichbleibender Eiweißzufuhr) die N-Ausscheidung ansteigt (DIETRICK, WHEDON, SHORR 1948; HOWARD, BIGHAM, EISENBERG, WAGNER, BAILY 1946) und frühzeitiges Aufstehen nach operativen Eingriffen die Negativität der N-Bilanzen vermindert (KEETON, COLE, CALLOWAY, GLICKMAN, DYNIEWICZ, HOWES 1948).

Die negativen N-Bilanzen des Operierten führen zu schweren Verlusten höchstwertiger Eiweißstoffe, die häufig in einem Absinken des Serumeiweißes zum Ausdruck kommen (WILEY 1947; zusammenfassende Darstellung bei PFAU 1946). Tiefe Serumeiweißwerte zeigen, wie wir auch aus Beobachtungen an Hungerkranken wissen, immer schon eine beträchtliche Eiweißverarmung des Organismus an; besteht doch offensichtlich das Bestreben, den Serumeiweißkörperbestand auf Kosten des Organeiweißbestandes aufrecht zu erhalten (ELMAN,

LISCHER, DAVY 1943; MADDEN, WHIPPLE 1940; ADDIS, POO, LEW 1936). Eine Eiweißverarmung des Blutes fehlt daher oft noch bei kachektischen Carcinomkranken (ZENKER, V. CAMPENHAUSEN, KÜHNER 1949; dagegen CLARK 1947). Im Tierversuch entspricht der Abnahme des Serumeiweißes um 1 g ein durchschnittlicher Verlust von 30 g Gewebseiweiß (SACHAR, HORWITZ, ELMAN 1942). Die Leber, die nur wenig Eiweiß speichern kann (nach LE VEEN, FISHMAN 1948, maximal 2,28 g in 1500 g), wird bei Eiweißverarmung fettreicher und narkoseempfindlicher; Zugabe von Aminosäuren und lipotropen Eiweißkörpern läßt dann das Leberfett schnell wieder absinken (McHENRY, PATTERSON 1944). Da Wundheilung und Rekonvaleszenz nicht von der Höhe des *Serum*eiweißes, sondern von der Quantität und Qualität des *Gewebs*eiweißes und dessen Mobilisierbarkeit abhängen, ist normales Serumeiweiß noch kein Beweis optimaler Heilkraft des Organismus.

Je stärker die Eiweißverarmung, präoperativ und postoperativ, desto höher ist die Infektanfälligkeit (WEINER, ROWLETTE, ELMAN 1936; CANNON, WISSLER, WOOLRIDGE, BENDITT 1944), desto schlechter die Wundheilung (MACRAY, BARDEN, RAVDIN 1937; THOMPSON, RAVDIN, FRANK 1938; LUND, LEVENSON 1948; KEETON, COLE, CALLOWAY, GLICKMANN, DYNIEWICZ, HOWES 1948), desto größer die Ileusgefahr (LEIGH 1942), desto ausgeprägter der postoperative Schwächezustand (CO TUI, WRIGHT, MULHOLLAND, CARABBA, BARCHAM, VINCI 1944), desto langsamer vielleicht auch die Magenentleerung des Magenoperierten (MACRAY, BARDEN, RAVIN 1937). *Die prä- und postoperative Ernährung bestimmt entscheidend die Prognose* des Kranken (KOOP, DREW, RIEGEL, RHOADS 1946). Nach STUDLEY (1936) ist die Operationsmortalität nach Gastrektomie direkt proportional dem präoperativen Gewichtsverlust. Dabei braucht sich die Verbesserung der Eiweißbestände des Organismus nicht notwendig in einer Erhöhung der Serumeiweißwerte zu zeigen und fehlender Serumeiweißanstieg ist noch kein Beweis fehlenden therapeutischen Effektes (URRA 1949; DIRSCHREIT 1948, 1949).

Bluttransfusionen, Plasma- und Seruminfusionen und Serumkonserven haben die Bewährungsprobe bei Eiweißmangelzuständen glänzend bestanden. Deutscherseits wurden sie während des zweiten Weltkrieges bei eiweißverarmten Verwundeten angewendet (LANG, SCHWIEGK 1942; SCHROEDER, DUESBERG 1943; DUESBERG 1943; HEINEN 1949; ZENKER, V. CAMPENHAUSEN, KÜHNER 1949), deutscherseits und französischerseits bei Hungerkranken (SUREAU, ESCALIER, ANDRÉ 1943; BANSI 1949; WENDEROTH 1949). Die Reichweite der Plasma- und Seruminfusion ist indessen begrenzt, und zwar nicht allein durch die Schwierigkeiten der Materialbeschaffung und der Bereitstellung und Kontrolle der Spender. Die transfundierten Bluteiweißkörper müssen nämlich im Empfängerorganismus zuerst abgebaut und dann zu körpereigenen Eiweißstoffen umgebaut werden. Das gilt vor allem für das Blutkörpercheneiweiß, das 16 von 20 g des Vollbluteiweißes ausmacht und erst nach 60—120 Tagen nutzbar wird. Das Plasmaeiweiß ist rascher verwertbar, wird dafür aber auch rascher wieder ausgeschieden (HOWLAND, HAWKINS 1938; ELMAN 1947, BANSI 1949 u. a.). Auch isolierte Aminosäuren werden durchweg schneller ausgeschieden als höhermolekulare Eiweißbausteine (s. WISSLER, STEFFEE, WOOLRIDGE, BENDITT, CANNON 1947). Vielleicht ist es die Gegenwart eines Polypeptids, des von WOOLEY (1946, 1948) gefundenen Strepogenins, das die renale Ausscheidung der zugeführten Aminosäuren hemmen kann. Beim Hund kann Plasmaeiweiß im Verhältnis 2,6:1 das tiereigene Serumeiweiß ersetzen (POMMERENKE, SLAVIN, KARCHER, WHIPPLE 1936).

Wie auf Grund der physiologischen Erkenntnisse zu erwarten, werden *intravenös gegebene Eiweißkörper und Aminosäuren*, nicht anders als peroral gegeben, *nur dann vollständig retiniert und verwertet, wenn das Gemisch* sämtliche essentiellen

Aminosäuren enthält und gleichzeitig der energetische Bedarf des Organismus mit Kohlenhydraten oder Fett voll gedeckt wird (HOMBURGER 1947; MAGEE 1948). Tierversuche (an Plasmaphoresehunden) und Beobachtungen an eiweißunterernährten Menschen ergaben, daß es bei ausreichender Glucose-Fettinfusion mit intravenöser Zufuhr von 5—10%igen Lösungen biologisch vollständiger Aminosäuregemische gelingt, positive Stickstoffbilanzen und Anstieg abgesunkener Serumeiweißspiegel zu erzielen (ELMAN 1939, 1940; ELMAN, WEINER 1939; RAVDIN, STENGEL, BRUSCHANCKIN 1940; MESSINGER 1941; LANDESMAN, WEINSTEIN 1942; ALBANESE, IRBY 1943; BELING, ABBOT, LEE 1941; SPRINZ 1946; HOFFMANN, KOZOLL, OSGOOD 1946); MADDEN, ZELDIS, HENGERER, MILLER, ROWE, TURNER, WHIPPLE 1941; ALPER, CHOW, DE BIASI 1950; NEMIR, HAWTHORNE, LECRONE 1951; WHITE, WEINSTEIN 1947; PRADO, VALLADARES 1949; HAEHNER, HEINEN, HEINEN 1950; WATERHOUSE, BASSETT, HOLLER, CUSSON 1949; PLÜCKTHUN 1949, VOLWILER, DEALY 1949; RIEGEL, KOOP, SCHWEGMAN, BARNES, GRIGGER 1949; ECKHARDT, FALOON, DAVIDSON 1949; ECKHARDT, DAVIDSON 1949; HARPER 1949; DOXIADES 1951; CHRISTENSEN 1950; EISENREICH, SCHEDEL 1950; KIRSNER, SHAFFNER, PALMER, BERGEIM 1950; BROCH 1950; HARTMANN 1952; FLETCHER, GIMBEL, RIEGEL 1950; BACH 1936; LUETSCHER, HALL, KREMER 1950; ALLISON 1948; HOMBURGER 1948; MOORE 1948; PETERS 1948; BENDITT, WOOLRIDGE, STEPTO 1948; ROBSCHEIT-ROBBINS, MILLER, WHIPPLE 1947; LE VEEN, FISHMAN 1948; LEVEY, HOGANSON, HARROUN, SMYTH 1950).

Die *Methoden der Herstellung* vollständiger Aminosäuregemische bringen es mit sich, daß einzelne essentielle Aminosäuren dabei zerstört werden. Auf diese Weise erklären sich Versager dieser Behandlung. Der *enzymatische* Eiweißabbau gibt im allgemeinen besser wirksame Aminosäuregemische als die *Säurehydrolyse*, bei der z.B. Tryptophan völlig zerstört wird (JORPES, MAGNUSSON, WRETLIND 1940; LANDESMAN, WEINSTEIN 1942; ALBANESE, IRBY 1943). In anderen Versagerfällen stellte sich heraus, daß biologisch minderwertiges Eiweiß verarbeitet worden war.

Störend bei der Infusion von Eiweißhydrolysaten bzw. von Aminosäuregemischen sind gewisse unangenehme *Begleiterscheinungen*, die vermutlich bedingt sind durch biogene Amine oder Dicarboxylsäuren (SMYTH, LASICHAK, LEVEY 1947). Kopfschmerzen, Hitzegefühl, Schock und Kollapse treten auf, denen man durch Glucosezusatz und langsame Infusion vorzubeugen sucht und die mit fortschreitender Verbesserung der Präparate seltener werden. Nur bei Infusion großer Mengen von hochkonzentrierten Lösungen (über 5%) kommt es zu Thrombosen. Wegen der Gefahr der Acidose und des Harnstoffanstieges im Blut gilt jede Form von Nierenschädigung als Gegenindikation der intravenösen Aminosäuretherapie. Zahlreiche Arbeiten beschäftigen sich mit den verschiedenen Aminosäure- und Eiweißpräparaten und Kostvorschriften zur Steigerung der N-Retention (ABBOTT, HIRSCHFELD, WILLIAMS, PILLING, MEYER 1946; DUNCAN, MIRICK, HOWART 1948; ECKHARDT, LEWIS, MURPHY, BATCHELAR, DAVIDSON 1948; MEYER, HIRSCHFELD, ABBOTT 1947; RIEGEL, KOOP, DREW, STEVENS, RHOADS 1947; SPENCE, EVANS, FORBANS 1946; VARCO 1947; WERNER 1947).

Die Frage, ob hinsichtlich der *Ausnutzung der peroralen oder der intravenösen Verabreichung* der Vorzug gebührt, läßt sich noch nicht sicher beantworten. „Es wird die Ansicht vertreten, daß bei der intravenösen Applikation alle Aminosäuren so schnell als möglich alle Gewebe erreichen und damit eine optimale Ausnutzung gewährleistet ist. Denn eine vorgeschaltete Passage durch das Pfortadersystem oder durch die Leber kann einen beträchtlichen Stickstoffverlust zur Folge haben, wie es gerade bei den oral gegebenen Aminosäuren der Fall sein kann. Andererseits hat der Durchgang der Aminosäuren durch die Leber wieder den Vorteil der Präparierung der Aminosäuren für eine günstige Ausnutzung zu bieten. Bei der intravenösen Verabreichung erreichen die Aminosäuren zur gleichen Zeit die Gewebe. Dies hat wiederum eine synchrone Anwesenheit aller essentiellen Aminosäuren zur Voraussetzung. Das Fehlen einer einzigen Aminosäure (z. B. des Tryptophans) hat sofort eine schlechte Stickstoffbilanz zur Folge, auch wenn einige Zeit später die fehlende Aminosäure noch nachinjiziert wird. Während eine intravenöse Injektion von Aminosäuren sofort durch eine mehr oder weniger große Schwankung in der Harnstickstoffausscheidung beantwortet wird, hat die orale Applikation ein nur stufenweises Ansteigen und Abfallen der Stickstoffausscheidung zur Folge. Prinzipielle Unterschiede zwischen den beiden Applikationsarten scheinen aber nicht zu bestehen" (RAUSCH 1950; s. auch BABORKA, CARROL, HEPLER, KREBS 1947; ALLISON, SEELEY, FERGUSON 1947; CANNON, STEFFEE, FRAZIER, ROWLEY, STEPTO 1947). CANNON (1949) glaubt, es fänden Proteinsynthesen schon in der Darmwand statt — eine Auffassung, die zusammen mit der Feststellung von MADDEN, BASSETT, REMINGTON (1946) von der besseren Ausnutzung eines kristallisierten Aminosäuregemisches bei peroraler als bei intravenöser Applikation, zugunsten der peroralen Zufuhr sprechen würde. Keine überzeugenden Unterschiede hinsichtlich der Stickstoffretention und Regeneration der Serumeiweißkörper bei enteraler und parenteraler Verabreichung sahen ELMAN, SACHAR, HORVITZ, WOLFF (1942), BRUNSCHWIG, CORBIN (1943), SHOLE, BUTLER, BLACKFAN, MCLACHLAN (1939), HARTMANN, MEEKER, PERLEY, GINNIS (1942).

In den Hungerjahren nach dem 2. Weltkrieg standen uns in Deutschland intravenös applizierbare Aminosäurepräparate nur in Mengen zur Verfügung, die praktisch überhaupt nicht ins Gewicht fielen. In USA. hat daher die Prophylaxe und Therapie mit Gemischen aller lebensnotwendigen Aminosäuren — als Präparate sind Amigen, Aminosel, Parenamin, Aminoid, Elamine u. a. gebräuchlich — eine ungleich größere Verbreitung gefunden als in Deutschland. Die Erfahrungen der amerikanischen Chirurgen zeigen übereinstimmend die erstaunlichen Leistungen dieser neuen Form der Ernährungstherapie (THOMPSON, RAVDIN, FRANK 1938; ELMAN 1939; RHOADS, KASINSKAS 1942; EVANS 1943; ALTSCHULER, SAHYUN, SCHNEIDER, SATIRANA 1943; MAHONEY 1943; GARTNER 1942; ELMAN, LISCHER 1943; CO TUI, WRIGHT, MULHOLLAND, CARABBA, BARCHAM, VINCI 1944; DAVIS 1945; LUND, LEVENSON 1945; RAVDIN, ZINTEL 1945; BRUNSCHWIG, BIGELOW, MICHOLS 1946; WERNER 1947; CANNON 1947; KOOP, RIEGEL, GRIGGER, BARNES 1947; WILEY 1947; CHANUTIN, LUDEWIG 1947; KEETON, COLE, CALLOWAY, GLICKMAN, MITCHELL, DYNIEWICZ, HOWES 1947; STEWART, HALL, SCHAER 1948; DE COURCY 1949). Von deutscher chirurgischer Seite berichteten ZENKER, v. CAMPENHAUSEN, KÜHNER (1949) und LINDENSCHMIDT (1949), von deutscher internistischer Seite BANSI (1949) und VOLLMER (1949) über gute Erfahrungen mit der intravenösen Aminosäuretherapie und deutschen Präparaten (Nutramid, Aminotrat, Aminogen u. a.).

Die *intravenöse Verabfolgung hochkonzentrierter Kochsalzlösungen* zwecks Schweißbekämpfung, Blutstillung und Beseitigung von Hitzekrämpfen (GLATZEL 1937) und *hochkonzentrierter Zuckerlösungen* zwecks Entwässerung bei Hirnödem und Lungenödem (BÜRGER 1944, BÜRGER, LENDLE 1935) gehört zur Pharmakotherapie und nicht zur Ernährungstherapie.

VI. Nährstoffgehalt der Nahrungsmittel. Nahrungsmitteltabelle.

In weiten Grenzen schwankt der Nährstoffgehalt ein und desselben Nahrungsmittels, abhängig von Rasse und Sorte, Klima. Bodenbeschaffenheit und Ernährung der Pflanze und des Tieres. Am stärksten — unter Umständen um mehrere 100% — schwankt der Mineral- und Vitamingehalt. *Tabellenwerte können* deshalb *niemals mehr sein als Näherungswerte.* Wo es auf wissenschaftliche Genauigkeit ankommt, sind Analysen der tatsächlich verzehrten Nahrungsmittel unentbehrlich. Für die diätetische Praxis genügt jedoch im allgemeinen die Berechnung nach Tabellen, sofern man sich nur darüber klar ist, daß sie in Wahrheit eben nur eine überschlagsweise Schätzung ergibt.

Mineral- und Vitamingehalt unterliegen auch am stärksten den vielseitigen *Einflüssen der Zubereitung.* Die mechanischen Zubereitungsverfahren — Reiben, Klopfen, Schroten, Mahlen — verändern den Nährwertgehalt der Rohnahrungsmittel weniger stark als die thermischen und chemischen Verfahren. Der Gewichtsverlust beim Kochen ist praktisch gleichbedeutend mit Wasserverlust. Während beim Erhitzen in der Flamme durch direkte Verbrennung Substanzverluste entstehen, sind es beim Kochen im Wasser ganz überwiegend Verluste an stickstoffhaltigen Stoffen, Kohlenhydraten, Mineralsalzen und Vitaminen. Mengenmäßig fallen dabei lediglich die Mineral- und Vitaminverluste ins Gewicht, bei einzelnen Obst- und Gemüsesorten vielleicht noch die Kohlenhydratverluste. Unter den Mineralien sind es in erster Linie Natrium- und Kaliumverbindungen und Chloride. Calcium- und Magnesiumverbindungen sind viel schwerer wasserlöslich; das Verhalten der Spurenelemente ist noch nicht systematisch untersucht.

Tabelle 3.
Kochverluste von Rohnahrungsmitteln. (Nach MCCANCE, WIDDOWSON, SHACKLETON.)

	Verluste in Milligramm je 100 g Rohnahrungsmittel								
	Na	K	Ca	Mg	Fe	Cu	P	Cl	Kohlen-hydrate
Kartoffeln, 25 min gekocht	—	95	0,66	3,8	0,18	—	3,0	13	92
Kartoffeln, gedämpft	0	0	0	0	0	0	0	0	0
Karotten, 1 Std gekocht	59	80	6,80	2,7	0,21	0,08	4,0	25	1900
Spinat, 15 min in reichlich Wasser gekocht	82	220	0	32	0,60	—	20,0	30	—
Grüne Erbsen, 20 min gekocht . .	—	152	1,50	6,1	0,40	0,12	21,0	21	2300
Feuerbohnen, 30 min gekocht . . .	4	180	6,00	11,0	0,16	0,06	15,0	14	2200
Tägliche Zufuhr (Näherungswerte in mg):									
	4600	3400	700	340	14	3	1400	7100	300000

Infolge der lauten Warnungsrufe R. BERGs (1929) wurde die deutsche öffentliche Meinung jahrelang durch das Gespenst des *Mineralmangels infolge Abbrühens und „Auslaugens"* der natürlichen Nahrungsmittel beunruhigt. Neuere methodisch sehr sorgfältige Untersuchungen von MCCANCE, WIDDOWSON, SHACKLETON (1938) zeigten indes, daß R. BERG diese Verluste weit überschätzt hat (Tabelle 3). Die Zubereitungsverluste an Vitamin A können auf 5—10% oder weniger, an Vitamin B$_1$ auf 5—25% (bei Weggießen des Kochwassers auf 50%), an Vitamin B$_2$ auf 25% (*nur* wenn das Kochwasser fortgegossen wird) des Gehaltes der Rohnahrungsmittel veranschlagt werden; Vitamin D bleibt vollkommen erhalten, während das Vitamin C durch offenes Kochen, lang dauerndes Kochen, wiederholtes Aufwärmen und Warmhalten bis auf kleine Reste zerstört werden kann und beim Weggießen des Kochwassers zum großen Teil wegfließt (Lit. bei DROESE, BRAMSEL 1943). Bei Berechnung des Nahrungsverzehrs nach Tabellenwerten von Rohnahrungsmitteln müssen diese Verluste berücksichtigt werden.

Die Werte der auf S. 665 — 670 wiedergegebenen *Nahrungsmitteltabelle* beziehen sich auf je 100 g des *eßbaren* Anteils des *unzubereiteten* Nahrungsmittels (Fleisch ohne Knochen, Hülsenfrüchte ohne Schalen usw.). Wo es wünschenswert erschien, ist außerdem jene Menge des Rohnahrungsmittels einschließlich der *ungenießbaren* Anteile aufgeführt, die 100 g der *genießbaren* Anteile entspricht.

Die genießbaren und verzehrten Nährstoffe können nicht den nutzbaren und ausgenutzten gleichgesetzt werden (s. S. 348 ff.). Die *Nährstoffausnutzung* ist in der Tabelle nicht berücksichtigt. Sie schwankt mit der Zubereitung, der Nahrungsmittelkombination und der Gewöhnung. Für exakte Untersuchungen muß sie, ebenso wie der Nährstoffgehalt der Nahrungsmittel, im Ausnutzungsversuch jeweils bestimmt werden. Praktisch-diätetisch genügt es, die aus der Tabelle errechnete Nährwertsumme entsprechend den empirisch gefundenen, mittleren Ausnutzungswerten (s. S. 351) zu reduzieren. Diese liegen, um es noch einmal zu wiederholen, in einer Kost mit mittleren Mengen tierischer Nahrungsmittel für Eiweiß bei 85%, für Fett bei 92% und für Kohlenhydrate bei 95%. ,,Um in runden Zahlen zu rechnen, kann man annehmen, daß man in der eßbaren tischfertigen Nahrung etwa 10%, in der Marktware etwa 20% mehr Calorien haben muß, als unter Berücksichtigung der verdaulichen Werte'' (FLEISCH, PETITPIERRE 1948). Tabellenwerte wie die beifolgenden, die den *eßbaren*, nicht aber den *nutzbaren* Nährstoffgehalt angeben, lassen sich überdies leichter mit den Nahrungsmitteltabellen der Nahrungsmittelchemie vergleichen, die die Ausnutzung im menschlichen Organismus naturgemäß nicht berücksichtigen (SCHWENKENBECHER 1941; FACIUS 1942 u. a.).

Nahrungsmitteltabelle.

100 g	cal	Ei-weiß g	Fett g	Kohlen-hydrate g	Vitamin A (Carot.) mg	Vitamin B₁ mg	Vitamin C mg	Vitamin D γ	Kochsalz mg	Kalium mg	Eisen mg	Calcium mg	Phos-phor mg	Wasser g
Ungeschältes ganzes Korn von														
Weizen	348	12	2	69	(0,285)	0,470	Ø	Ø	10	—	—	—	—	13
Roggen . . .	344	11	2	69	(+)	0,320	Ø	Ø	—	—	—	—	—	13
Gerste	339	10	2	69	(0,001)	0,445	Ø	Ø	—	—	—	—	—	13
Hafer	336	10	5	60	—	0,510	Ø	Ø	—	—	—	—	—	13
Buchweizen . . .	313	11	3	59	—	0,200	Ø	Ø	—	—	—	—	—	13
Reis, rot	322	5	1	71	(0,034)	0,150	Ø	Ø	55	155	—	111	685	13
Mais	362	9	4	69	(0,350)	0,250	Ø	Ø	19	—	—	—	—	13
Mehle														
Roggen Type 610	351	5	0,5	79	Ø	0,072	Ø	Ø	—	—	—	—	—	15
Type 997	349	7	1	76	Ø	0,150	Ø	Ø	—	—	—	—	—	15
Type 1370 . . .	354	8	2	74	Ø	0,225	Ø	Ø	—	—	—	—	—	15
Roggenbackschrot Type 1800 . . .	341	9	2	72	Ø	0,300	Ø	Ø	—	—	—	—	—	15
Weizen Type 405 .	353	11	1	73	Ø	Ø	Ø	Ø	4	190	0,7	—	—	15
Type 630 . . .	360	12	2	71	Ø	0,080	Ø	Ø	—	—	—	—	—	15
Type 1700 . . .	351	13	2	68	Ø	0,300	Ø	Ø	—	850	3,8	—	—	15
Gerstengrieß, grob	355	12	2	69	—	0,250	Ø	Ø	—	484	—	41	422	14
Hafermehl . . .	395	14	7	67	Ø	0,550	Ø	Ø	203	345	5,2	72	202	10
Haferflocken . .	392	16	6	66	Ø	0,300	Ø	Ø	203	345	—	72	202	10
Buchweizenmehl	355	8	2	75	—	—	Ø	Ø	20	132	—	10	131	14
Grünkernmehl .	366	9	2	76	—	—	Ø	Ø	40	—	—	—	—	11
Maismehl	362	10	3	72	(0,250)	0,480	Ø	Ø	66	—	—	—	—	13
Weizenstärke . .	352	1	Ø	84	Ø	Ø	Ø	Ø	24	12	—	8	44	14
Maisstärke . . .	370	0,5	Ø	90	Ø	Ø	Ø	Ø	66	140	—	15	118	10
Echter Sago . .	343	2	Ø	82	Ø	Ø	Ø	Ø	190	—	—	—	—	16
Polierter Reis . .	356	8	0,5	78	Ø	Ø	Ø	Ø	30	120	—	27	62	13

100 g	cal	Ei-weiß g	Fett g	Kohlen-hydrate g	Vitamin A (Carot.) mg	B₁ mg	C mg	D γ	Kochsalz mg	Kalium mg	Eisen mg	Calcium mg	Phos-phor mg	Wasser g
Brote Weißbrötchen . .	270	7	0,5	58	Ø	0,063	Ø	Ø	790	126	—	29	141	34
Gröberes Weißbrot	246	8	Ø	51	Ø	0,200	Ø	Ø	500	125	2,6	—	—	39
Graubrot	246	8	Ø	52	Ø	0,110	Ø	Ø	560	95	—	11	121	39
Roggenbrot 80%.	249	6	0,5	54	Ø	0,125	Ø	Ø	—	290	—	44	163	38
Knäckebrot . . .	348	11	2	69	Ø	0,170	Ø	Ø	290	410	—	65	238	8
Pumpernickel . .	230	7	1	48	Ø	—	Ø	Ø	—	111	—	60	117	42
Grahambrot . .	251	8	1	51	Ø	0,260	Ø	Ø	—	—	—	60	147	37
Kartoffel ohne Schale, frisch . .	96	2	Ø	21	(0,032)	0,093	13,000	Ø	82	550	0,7	16	179	75
Topinambur . .	77	2	Ø	16	—	—	—	—	74	460	—	27	171	80
Rote Rübe . . .	34	1	Ø	7	(0,013)	0,060	10,000	—	60	100	1,0	30	31	90
Möhre	40	1	Ø	9	(5,300)	0,075	6,000	—	60	440	0,8	59	41	88
Teltower Rübe .	62	4	Ø	11	Ø	0,030	26,000	—	80	—	0,5	—	—	82
Schwarzwurzel .	69	1	1	15	Ø	0,075	5,000	—	50	240	—	45	107	80
Sellerieknolle . .	45	1	Ø	9	(0,010)	0,025	7,500	—	250	740	—	87	53	87
Meerrettich . . .	80	3	Ø	16	—	0,055	70,000	—	26	422	—	97	56	77
Rettich	43	2	Ø	8	(0,003)	0,080	23,000	—	120	320	—	9	25	87
Kohlrübe	38	1	Ø	7	(0,190)	0,060	28,000	—	50	214	—	33	45	89
Pastinake	70	1	1	15	(0,030)	0,200	20,000	—	49	385	—	47	62	81
Zuckerrübe . . .	82	1	Ø	19	Ø	—	—	—	57	316	—	31	38	80
Spinat	20	2	Ø	2	(8,500)	0,080	44,000	—	210	745	3,0	59	165	93
Sauerampfer . .	16	2	1	Ø	—	—	30,000	—	112	740	—	39	73	92
Rhabarber, geschält	16	1	Ø	3	Ø	Ø	14,000	—	53	292	—	42	37	95
Grünkohl	71	5	1	10	(7,400)	0,200	87,000	—	98	474	2,2	81	116	81
Weißkohl	25	2	Ø	4	(0,890)	0,075	50,000	—	92	475	—	50	95	92
Sauerkraut . . .	25	1	Ø	3	(0,015)	—	15,000	—	730	—	—	—	—	91
Wirsing	36	3	1	5	(0,030)	0,130	42,000	—	12	236	—	41	45	90
Kopfsalat . . .	16	1	Ø	2	(1,300)	0,050	8,000	—	130	75	0,5	107	41	95
Endivie	19	2	Ø	3	(1,200)	0,054	13,000	—	276	382	—	103	16	94
Gartenmelde . .	15	2	Ø	1	(1,730)	—	68,020	—	—	—	—	—	—	94
Lauch	41	3	Ø	7	(0,030)	0,120	22,000	—	82	254	—	57	57	88
Spargel, geschält	19	2	Ø	2	Ø	0,025	25,000	—	69	164	—	13	35	94

100 g	cal	Ei-weiß g	Fett g	Kohlen-hydrate g	A (Carot.) mg	B₁ mg	C mg	D γ	Kochsalz mg	Kalium mg	Eisen mg	Calcium mg	Phos-phor mg	Wasser g
Zwiebel	45	1	Ø	9	(0,025)	0,020	9,000	—	45	130	—	31	24	88
Gurke, geschält .	8	1	Ø	1	(Spur)	0,040	6,000	—	61	174	—	20	23	98
Kürbis	32	1	Ø	7	(0,160)	0,045	9,000	—	28	67	—	23	60	90
Melone	30	1	Ø	6	—	0,036	13,000	—	14	72	—	11	3	92
Tomate	26	1	Ø	4	(2,250)	0,060	24,000	—	110	270	—	43	41	93
Erbse, grün . . .	83	7	1	12	(0,510)	0,190	21,000	Ø	60	320	1,3	33	125	78
Schnittbohne, grün	38	3	Ø	6	(0,550)	0,100	15,000	Ø	100	215	2,3	42	23	89
Erbse, gelb . . .	330	23	2	53	(0,110)	—	0,500	—	100	810	7,8	83	377	14
Weiße Bohne . .	315	26	2	47	—	—	0,500	—	93	1080	—	110	532	14
Linse	341	26	2	53	(0,170)	—	1,000	Ø	138	525	—	82	288	12
Sojabohne . . .	428	33	17	28	(0,130)	0,340	20,000	—	—	380	—	—	—	10
Soja-Kraftmehl .	448	40	20	24	—	0,125	—	—	12	380	—	164	560	11
Entöltes Sojamehl	328	52	1	26	—	—	—	—	—	—	—	—	—	12
Pfifferling, frisch	30	3	Ø	4	+ (—)	0,050	7,500	8,30	40	340	—	7	43	91
Steinpilz, frisch .	47	5	Ø	5	(±)	—	2,500	8,30	36	580	—	27	112	87
Steinpilz, getr. .	317	37	3	35	+ (—)	—	—	—	250	—	—	—	—	13
Trockenhefe . .	316	48	4	17	(0,110)	2,000 bis 7,000	Ø	Ø	—	—	18,2	0,9	1,5	10
Apfel, frisch . .	59	Ø	Ø	13	(0,046)	0,020	5,900	Ø	2	250	0,3	8	10	84
Birne, frisch . .	59	Ø	Ø	14	(0,014)	0,065	3,000	Ø	31	147	—	18	22	83
Pflaume, ohne Kern . .	76	1	Ø	17	(0,080)	0,100	5,000	Ø	2	250	—	13	25	80
Kirsche, ohne Kern . .	72	1	Ø	16	(0,225)	+	7,700	Ø	100	68	—	16	19	82
Apfelsine, ohne Schale	61	1	Ø	13	(0,125)	0,060	50,000	Ø	7	190	0,4	148	42	84
Citrone, ohne Schale	37	1	Ø	8	(0,120)	0,060	45,000	Ø	7	456	—	130	50	83
Banane, ohne Schale	100	1	Ø	23	(0,170)	0,095	10,000	Ø	200	266	—	16	43	74
Pampelmuse ohne Schale. .	45	1	Ø	5	±	0,070	50,000	Ø	—	361	0,3	—	—	86
Erdbeere, frisch .	45	1	Ø	8	(0,060)	Spur	58,000	Ø	23	105	—	29	38	85
Himbeere, frisch	40	1	Ø	7	+	0,090	28,000	Ø	3	178	—	50	46	84
Johannisbeere, rot, frisch . .	46	1	Ø	8	—	0,080	26,000	Ø	7	110	—	9	10	84
Stachelbeere, rot	47	1	Ø	9	+	0,150	30,000	Ø	2	282	—	10	38	86

100 g	cal	Eiweiß g	Fett g	Kohlenhydrate g	Vitamin A (Carot.) mg	Vitamin B₁ mg	Vitamin C mg	Vitamin D γ	Kochsalz mg	Kalium mg	Eisen mg	Calcium mg	Phosphor mg	Wasser g
Heidelbeere, rot .	56	1	Ø	12	(0,830)	—	6,500	Ø	8	31	—	13	2	84
Weintraube, rot .	79	1	Ø	18	(0,015)	0,002	2,900	Ø	25	450	—	33	74	79
Hagebutte, rot .	131	4	Ø	25	(5,000)	—	400,000	Ø	—	—	—	—	—	42
Ebereschenfrüchte rot	84	2	Ø	17	—	—	52,000	Ø	—	—	—	—	—	75
Apfel, getrocknet	251	1	1	55	—	—	0,300	Ø	20	—	—	—	—	31
Pflaume, getrocknet, ohne Kern	277	2	1	62	(0,500)	—	0,500	Ø	21	—	—	—	—	28
Aprikose, getrocknet, ohne Kern	258	4	Ø	56	(2,100)	—	5,000	Ø	78	—	—	—	—	33
Dattel, getrocknet ohne Kern . .	318	2	1	73	(0,600)	0,045	Ø	Ø	210	620	—	53	50	19
Feige, getrocknet	270	3	1	59	(0,048)	0,060	Ø	Ø	70	960	—	161	116	26
Rosine	295	2	1	66	(Spur) Ø	0,050	44,000	Ø	170	790	—	83	155	25
Banane, getrocknet, ohne Schale	305	4	1	69	(0,170)	—	3,500	Ø	—	—	—	—	—	22
Apfelsaft, frisch .	59	Ø	Ø	13	(0,046)	0,020	—	Ø	—	—	—	—	—	84
Traubensaft, frisch . . .	79	1	Ø	18	(0,015)	—	1,700	Ø	33	210	—	18	22	80
Apfelsinensaft, frisch . . .	61	1	Ø	13	(0,350)	—	49,000	Ø	—	—	—	—	—	84
Tomatensaft . .	14	1	Ø	2	(0,480)	—	—	—	—	—	—	—	—	95
Marmeladen i. D.	250	1	Ø	60	—	—	—	—	—	—	—	—	—	40
Pflaumenmus . .	237	2	Ø	55	—	—	—	—	—	—	—	—	—	40
Gelee	310	Ø	Ø	75	—	—	—	—	—	—	—	—	—	24
Kochzucker, weißer Zucker	400	Ø	Ø	99	Ø	Ø	Ø	Ø	9	Ø	0,1	Ø	Ø	Ø
Sirup	303	10	Ø	65	—	—	—	—	(Spur)	—	6,7	—	—	23
Blütenhonig . .	334	Ø	Ø	81	—	Ø	2,000	Ø	(Spur)	--	0,9	—	—	19
Kunsthonig . . .	302	Ø	Ø	74	—	—	—	—	—	—	—	—	—	26
Marzipan	480	8	23	58	—	—	—	—	—	—	—	—	—	10
Walnuß, trocken, ohne Schale .	666	17	59	13	(0,540)	0,480	16,700	—	170	44	—	144	410	7
Haselnuß, trocken ohne Schale. .	682	17	63	7	(0,265)	0,460	6,000	—	110	620	—	284	356	7
Erdnuß, trocken ohne Schale .	591	28	45	16	(0,138)	0,540	—	—	190	580	1,9	146	466	8
Mandel, trocken, ohne Schale .	637	21	53	13	(0,175)	0,110	6,500	—	66	830	—	383	458	6
Kastanie, frisch, ohne Schale .	226	6	4	40	—	0,135	30,000	—	—	515	—	33	97	47
Olive, Fruchtfleisch	417	3	40	9	—	—		—	5	1060	—	—	—	26
Butter, ungesalzen . .	785	1	80	1	1,140 (0,734)	Ø	6,300	4,00	690	52	0,2	23	21	18

100 g	cal	Ei-weiß g	Fett g	Kohlen-hydrate g	A (Carot.) mg	B₁ mg	C mg	D γ	Kochsalz mg	Kalium mg	Eisen mg	Calcium mg	Phos-phor mg	Wasser g
Butterschmalz .	903	Ø	97	Ø	—	—	—	—	Ø	—	—	Ø	—	Ø
Schweineschmalz	925	Ø	100	Ø	—	—	—	—	—	35	Ø	1	3	Ø
Rindertalg . . .	915	1	98	Ø	(0,185)	—	0,600	—	—	—	—	—	—	1
Margarine, unge-salzen	791	1	85	Ø	Ø	Ø	—	—	100	4	—	3	1	12
Oliven- und Erd-nußöl	925	Ø	99	Ø	—	—	—	—	170	185	—	—	—	Ø
Lebertran . . .	928	Ø	100	Ø	63,000 / — / 0,022	—	Ø	1200,00	—	—	—	—	—	Ø
Rindfleisch, ohne Fettgehalt . .	98	22	1	Ø	—	0,170	1,500	—	110	276	2,8	12	242	65
Rindfleisch, fett.	307	19	25	Ø	— / 0,025	0,039	—	—	—	—	—	—	—	55
Kalbfleisch . . .	145	19	7	Ø	— / 0,025	0,040	—	—	130	320	—	17	244	71
Schweinefleisch, fett	254	17	20	Ø	— / 0,200	0,740	1,500	—	110	325	—	57	229	50
Hammelfleisch .	335	17	28	Ø	—	0,180	—	—	170	353	—	15	230	54
Kaninchenfleisch, fett	220	21	14	Ø	—	—	1,900	—	84	398	—	19	255	63
Pferdefleisch . .	115	22	3	1	— / 8,400	—	1,200	—	—	326	—	13	206	74
Leber, Rind . .	115	18	4	3	—	0,460	35,000	4,50	140	205	12,1	32	282	72
Hirn, Rind . . .	115	9	8	Ø	—	0,180	18,000	—	290	—	—	—	—	81
Zunge, Rind . .	225	16	17	Ø	—	0,285	6,600	—	—	466	—	20	268	66
Bries, Kalb . . .	115	27	1	Ø	—	0,090	—	—	200	—	—	—	—	70
Blut	77	19	Ø	Ø	—	Ø	3,800	—	460	75	—	8	31	81
Schinken, roh .	320	24	24	Ø	—	0,325	—	—	} 5000 bis 7000	573	—	22	135	49
Schinken, gekocht	410	24	34	Ø	—	0,690	—	—		—	2,5	—	—	29
Speck, gesalzen .	655	6	68	Ø	—	0,360	—	—	1270	152	0,8	6	95	10
Mettwurst (Schwein) . . .	544	18	40	Ø	— (0,140)	0,450	—	—	}	—	—	—	—	35
Bratwurst . . .	295	13	26	Ø	— (0,015)	—	—	—	2000 bis 10000	—	—	—	—	42
Blutwurst . . .	210	10	10	20	— (0,100) / 0,400	—	—	—		—	—	—	—	60
Leberwurst . .	385	16	33	5	(0,450)	0,300	—	—		—	—	—	—	42
Salami	564	28	48	Ø	—	—	—	—	}	—	—	—	—	17
Hase	100	22	1	Ø	—	—	—	—	160	—	—	—	—	74
Reh	100	20	2	Ø	—	—	—	—	110	—	—	—	—	76
Huhn	120	19	5	Ø	—	2,100	—	—	140	470	1,9	11	255	74
Gans	365	16	30	Ø	—	—	12,900	—	200	—	—	—	—	40
Ente	130	20	5	Ø	— / 0,064	—	7,800	—	140	—	—	—	—	73
Hering, frisch . .	125	15	7	Ø	(—) / 0,095	0,030	—	1300,00	270	220	1,0	—	—	75
Bückling	165	20	9	Ø	(Ø) / +	0,100	—	1300,00	380	—	—	—	—	68
Sprotten	235	21	15	Ø	(—) / +	0,030	—	250,00	310	—	—	—	—	60
Schellfisch . . .	75	16	1	Ø	(—)	0,110	—	—	390	340	—	23	165	82

100 g	cal	Eiweiß g	Fett g	Kohlenhydrate g	Vitamin A (Carot.) mg	Vitamin B_1 mg	Vitamin C mg	Vitamin D γ	Kochsalz mg	Kalium mg	Eisen mg	Calcium mg	Phosphor mg	Wasser g
Flundern, geräuchert	100	23	1	Ø	—	—	—	—	—	—	—	—	—	72
Aal, geräuchert .	305	18	25	Ø	1,600 —	—	1,700	—	—	—	—	230	132	51
Karpfen	140	16	8	Ø	0,380 —	0,180	1,000	—	100	262	—	42	167	74
Miesmuschel, Fleisch	82	16	1	1	0,180 —	0,015	—	++	—	—	—	—	—	81
Vollmilch (Kuh) .	67	4	4	5	0,060 (0,033)	0,042	1,650	0,21	160	160	0,07	126	94	87
Ziegenmilch . .	69	4	4	4	0,068 (0,035)	—	5,500	—	—	145	—	129	104	87
Schafmilch . . .	109	6	7	5	—	—	6,000	—	—	—	—	—	—	81
Stutenmilch . .	41	2	1	5	—	—	—	—	—	—	—	—	—	91
Magermilch . . .	37	4	Ø	5	0,006 (0,005)	0,043	1,000	—	180	196	—	114	62	91
Buttermilch . .	37	4	1	4	— (0,012)	0,030	0,800	—	160	151	—	106	98	91
Molke, süß . . .	26	1	Ø	5	—	—	—	—	110	112	—	61	33	94
Rahm	124	4	10	4	0,320 (0,320)	0,060	0,900	5,00	130	126	—	91	52	82
Vollmilchpulver .	504	25	27	37	0,171 (0,223)	0,250	1,800	—	—	—	0,17	—	—	8
Kondens. Milch ohne Zucker . .	164	8	9	11	+	0,150	1,900	—	130	293	—	—	—	70
Quark	90	16	1	4	—	—	1,100	—	250	175	—	63	194	77
Magerkäse, ungesalzen	205	37	6	Ø	+ (—)	0,050	1,000	—	560	515	0,57	112	367	40
Rahmkäse, ungesalzen	315	17	26	1	1,000 (—)	0,055	1,000	—	200	230	—	—	—	50
Hühnerei, 100 g (1 Ei = 45 g ohne Schale) . .	166	13	12	1	2,380 (2,580)	0,090	Ø	10,00	210	154	2,7	68,	224	74
Weißei 100 g (1 Weißei = 30 g i. D.)	58	12	Ø	1	Ø	Ø	Ø	Ø	310	163	Ø	38	22	86
Gelbei, 100 g (1 Gelbei = 15 g i. D.)	362	16	32	Ø	1,190 (1,290)	0,270	Ø	30,00	46	136	7,2	136	565	51
1 Gänseei (nicht 100 g!) .	269	20	20	Ø	—	—	Ø	—	—	—	—	—	—	71
1 Entenei (nicht 100 g!) .	114	8	9	Ø	— (0,120)	0,180	Ø	—	—	—	—	—	—	70
Volleitrockenpulver	544	38	42	Ø	—	—	Ø	22,00	—	—	—	—	—	7
Kakao, wenig entölt	465	22	27	31	—	Ø	—	300,00	53	980	—	81	862	6
Kochschokolade	536	7	28	62	—	—	—	—	200	45	—	36	185	1
Milchschokolade	575	9	35	53	—	—	—	—	200	260	—	204	142	1
Pralinen	450	3	15	73	—	—	—	—	—	—	—	—	—	8
Kaffeebohnen, geröstet	204	14	14	4	—	—	—	—	46	162	—	139	183	3
Tee	173	24	8	—	—	—	—	—	132	1480	—	464	320	9

100 g	cal	Ex-trakt g	Alkohol g	Kohlen-hydrate g	Vitamin A (Carot.) mg	B₁ mg	C mg	D γ	Koch-salz mg	Ka-lium mg	Eisen mg	Calcium mg	Phos-phor mg	Wasser g
ₐpfelwein . .	52	3	4—5	1	—	—	Ø	—	10	66	11	11	6	—
Deutsche Weine i. D. .	62	2	7—8	Ø	—	—	Ø	—	7	63	—	9	18	—
Malaga . . .	163	22	12—13	18	—	—	Ø	—	—	166	2	7	19	—
Sekt, trocken	81	2	10	1	—	—	Ø	—	4	122	(Spur)	(Spur)	20	—
Cognak . . .	336	—	48	Ø	—	—	Ø	—	—	—	—	—	—	—
Benediktiner	403	—	39	33	—	—	Ø	—	—	—	—	—	—	—
Bier	45—70	5	3—5	5	—	0,009	Ø	—	15	86	1	6	42	—

Literatur.

ABBOTT, HIRSCHFELD, WILLIAMS, PILLING and MEYER: Surgery 20, 284 (1946). — ABDERHALDEN, FRANK u. SCHITTENHELM: Z. physiol. Chem. 63, 265 (1909). — ABDERHALDEN, TURNO, GOEBEL u. STRÜBEL: Z. physiol. Chem. 72, 481 (1911). — ADDIS, POO and LEW: The quantities of protein lost by the various organs and tissues of the body during a fast. J. of biol. Chem. 115, 111 (1936). — ADLERSBERG and MAYER: Results of prolonged medical treatment of obesity with diet alone, diet and thyreoid preparations, and diet and amphetamine. J. Clin. Endocrin. 9, 275 (1949). — AGGELER and LUCIA: Nature and treatment of bleeding tendency in obstructive jaundice and discases of liver. Clinics 1, 433 (1942). — AHLHELM, BACKHAUS, BANSI, FRANKE, FRETWURST, KÖRNER u. POSER: In HOLTHUSEN, Aktuelle Probleme der Pathologie und Therapie. Stuttgart 1949. — ALBANESE, HIGGONS, MACDONALD, FELCH, VESTAL and STEPHENSON: Biological value of an enzymatic digest of bovine plasma. J. Nutrit. 44, 281 (1951). — ALBANESE and IRBY: Science (Lancaster, Pa.) 98, 286 (1943). — ALLEN: Hypertension and the treatment of nephritis. N. Y. State J. Med. 25, 726 (1925). — ALLEN, MITCHELL and SHERRILL: The treatment of combined diabets and nephritis. J. Amer. Med. Assoc. 75, 444 (1920). — ALLEN and SHERRILL: The treatment of arterial hypertension. J. Metabol. Res. 2, 429 (1922). — ALLISON: Amer. J. Med. 5, 419 (1948). — ALLISON, SEELEY and FERGUSON: The determination of nitrogen balance indexes of protein hydrolysates in dogs. J. of Biol. Chem. 171, 91 (1947). — ALPER, CHOW and DE BIASE: A comparison of parenterally and orally supplied protein hydrolysate for utilization of the nitrogen in long continued feeding experiments. J. Nutrit. 40, 81 (1950). — ALTHAUSEN: Dextrose therapy in diseases of liver. J. Amer. Med. Assoc. 100, 1163 (1933). — Deposition of glycogen in normal and in experimentally damaged livers after oral and intravenous administration of dextrose. Amer. J. Digest. Dis. 4, 752 (1938). — ALTSCHULER, SAHYUN, SCHNEIDER and SATRIANA: Clinical use of amino acids for maintainance of nitrogen equilibrium. J. Amer. Med. Assoc. 121, 163 (1943). — ANNERSTEN u. NORINDER: Acta chir. scand. (Stockh.) 94, 320 (1946). — ARANDES y ADÁN: Absorción rectal de soluciones de glucosa. Rev. españ. Fisiol. 8, 123 (1952). — ARGELANDER: Kritisches zur Ulcustherapie mit Succus liquiritiae. Ärztl. Wschr. 1952, 822. — ARIEL: The nature of postoperative hypoproteinemia in patients with gastrointestinal cancer. Surg. etc. 88, 185 (1949). — ARNOLD: Die Behandlung der chronischen arteriellen Hypertonie. Z. Kreislaufforsch. 39, 606 (1950). — ARNOLD jr.: Medical use of ion-exchange resins. New England J. Med. 245, 331 (1951). — ATZLER u. LEHMANN: Versuche zur Frage der Coffeinwirkung auf das gesunde menschliche Herz. Med. Welt 1934, Nr 5. — Über die Wirkung des Coffeins auf den Kohlenhydrat- und Eiweißstoffwechsel. Arb.physiol. 10 (1939). — AULER: Ernährung 1936, 150. — Ther. Gegenw. 1942, 250. — AYMAN: Critique of reports of surgical and dietary therapy in hypertension. J. Amer. Med. Assoc. 141, 974 (1949).

BABORKA: Arch. of Neur. 23, 904 (1930). — BABORKA, CARROL, HEPLER and KREBS: Utilization of parenteral protein hydrolysate in the normal. Gastroenterology 9, 579 (1947). — BACH: Münch. med. Wschr. 1936, 696. — BACH: Dietetic aspects of rheumatism. Brit. J. Rheum. 1, 173 (1939). — BACHRACH: Science and Nutrition. London 1945. — BACKMAN: Ion exchange resins and their use in medicine. A review. Duodecim (Helsingfors) 69, 97 (1953). — BACMEISTER u. REHFELDT: Ernährung und Diät bei Tuberkulose. Dresden u. Leipzig 1932. — BANG, BEECHGAARD and NIELSEN: Low-salt diet in treatment of hypertension and hypertensive heart disease. Brit. Med. J. 1949, 1203. — Treatment of hypertension and congestive heart failure by sodium chloride poor dict. Acta med. scand. (Stockh.) 138, Suppl. 239, 355 (1950). — BANSI: Das Hungerödem. Stuttgart 1949. — BANSI, BACKHAUS, LOHMEYER u. FRETWURST: Beiträge zum Problem der Fettsucht. Die Medizinische 1951, Nr 38 u. 39. — BANSI, FRANKE u. LUDWIG: Über den biologischen Wert von Sojaeiweiß.

Ernähr. u. Verpfleg. 1, 80 (1949). — BANSI u. FUHRMANN: Klin. Wschr. 1948, 326, 358. — BANSI u. LUDWIG: Die Aminosäuren und ihre Bedeutung für Ernährung und Therapie. Erg. physik.-diätet. Ther. 4, 1 (1951). — BARDACHZI u. SEKELES: Med. Klin. 1932 II, 1635. — BARKER, MACKAY and EVANS: Clinical effects of a cation-exchange resin (Zeo-Karb 225). Lancet 1951 II, 758. — BARRON: Acute mountain sickness, the effect of ammonium chloride. J. Clin. Invest. 16, 541 (1937). — BARTH: Untersuchungen über die Verdaulichkeit roher und gekochter Kost und die Auswirkungen auf den menschlichen Organismus. Inaug.-Diss. Marburg 1934. — BASS, E.: Über künstliche Ernährung. Bruns' Beitr. 159, 302 (1934). — BEAMS: Treatment of cirrhosis of liver with choline and cystine. J. Amer. Med. Assoc. 130, 190 (1946). — BEAMS and ENDICOTT: Histologic changes in livers of patients with cirrhosis treated with methionine. Gastroenterology 9, 718 (1947). — BEATTIE: Brit. Med. J. 1947, 813. — BECKER: Psychiatr.- neur. Wschr. 1928, 547. — BECKMANN: Die Bedeutung der lipotropen Stoffe für die Therapie der Leberkrankheiten. Dtsch. med. Wschr. 1950, 46. — BECKMANN u. VAN DER REIS: Z. klin. Med. 101, 229 (1925). — BELING, ABBOTT and LEE: Arch. Surg. 43, 735 (1941). — BERGMARK u. HUBLAND: Zit. nach VERZAR, Handbuch der normalen und pathologischen Physiologie, Bd. IV, S. 42. Berlin 1929. — BENDITT, WOOLRIDGE and STEPTO: J. Labor. a. Clin. Med. 33, 269 (1948). — BERCOVITZ and PAGE: Metabolic and vitamin studies in chronic ulcerative colitis. Ann. Int. Med. 20, 239, 254 (1944). — BERTHOLD: Le retour à la santé et à la vie saine par le jeune. Lausanne 1930. — BEST: Factus affecting fat transport in the animal body. Amer. J. Digest. Dis. 13, 155 (1946). — Protection of liver and kidneys by dietary factors; choline and its precursors as lipotropic agents. Federal. Proc. 9, 506 (1950). — BEST, HARTROFT, LUCAS and RIDOUT: Liver damage produced by feeding alcoho or sugar and its prevention by choline. Brit. Med. J. 1949, 1001. — BEST, HARTROFT and GELLERS: The protection of the liver by dietary factors. Gastroenterology 20, 375, 411 (1952). — BEUMER: Über die Ernährung des Säuglings. Leipzig 1937. — BEYTHIEN: Die Süßstoffe, ein Triumph der deutschen Chemie. Chemiker-Ztg 1942, 53. — BICKEL: Biochem. Z. 310, 355 (1941). — Über die Stoffwechselwirkung zusätzlicher kleiner Eiweißmengen durch den Genuß von Trockenkasein, Trockenhefe, Süßlupinenmehl oder Sojabohnenmehl bei dem Stand der Eiweißernährung des deutschen Volkes im ersten Kriegsjahr 1939/40. Dtsch. med. Wschr. 1941, 569. — De l'inutilité de la restriction liquidienne dans le traitement de l'anasarque des cardiaques soumis à un régime strictement déchloruré. Schweiz. med. Wschr. 1947, 67. — BICKEL u. VAN EWEYK: Zur Kenntnis der die Magensaftbildung und die Magen-Darmbewegungen anregenden Substanzen im Kaffee-Infus. Z. exper. Med. 54 (1927). — BICKEL, VAN EWEYK u. FLEISCHER: Beeinflußt der Genuß von Kaffee-Infus die Verweildauer der Speisen im menschlichen Magen. Arch. Verdgskrkh. 40 (1927). — BIRCHER: Vegetarismus und vegetative Heilkost. Erg. physik.-dietet. Ther. 3, 275 (1948). — BIRCHER-BENNER: Ungeahnte Wirkungen falscher und richtiger Ernährung. Zürich 1928. Diätetische Heilbehandlung. Zürich 1935. — Eine neue Ernährungslehre. Zürich 1937. — Ernährungskrankheiten Bd. I u. II. Zürich 1932 u. 1940. — BIRCHER-REY: Naturgemäße Ernährung und Eiweiß-Stoffwechsel. Hippokrates 1936, H. 20. — BLACK and LITCHFIELD: Uraemia complicating low salt treatment of heart failure. Quart. J. Med. 20, 149 (1951). — BLEYER: Nahrungsmittel und ihre Erzeugung. In STEPP, Ernährungslehre, S. 182. Berlin 1939. — BLÖCH: Neue Erkenntnisse in der Pathogenese und Therapie der Lebererkrankungen. Wien. klin. Wschr. 1949, 529. — Die Reis-Früchtediät bei der Hochdruckkrankheit. („Kempnersche Reisdiät".) Ihr Wesen, stoffwechselchemische und klinische Erfahrungen. Wien. med. Wschr. 1950, 672. — BODANSKY: Recent advances in parenteral fluid therapy with ammonium chloride and potassium. Amer. J. Med. Sci. 218, 567 (1949). — BOEMINGHAUS: Steingenese-Steinauflösung. Konservative Behandlung Steinkranker und Prophylaxe nach operativer Steinentfernung. Konkrementbildung und Nebenschilddrüse. Die Medizinische 1953, H. 12. — BOGERT: Diet and personality. New York 1947. — BOLLER: Gegenwärtige und zukünftige Probleme der Ulcusbehandlung. Wien. med. Wschr. 1949, 28. — BOLLER u. STAUNER: Wien. med. Wschr. 1948, 2221. — BOLLER, PILGERSTORFER u. EXNER: Behandlung der Fettsucht mit einer Zweinährstoff-Wechseldiät. Z. klin. Med. 134, 614 (1938). — BORST, MOLHUYSEN, GERBRANDY, DE VRIES, DE JONG, LENSTRA and TURNER: Lancet 1950 II, 381. — BOWES and CHURCH: Food values of portions commonly used. Philadelphia 1951. — BRAM: Psychic factors in obesity. Observations in over 1000 cases. Arch. of Pediatr. 67, 543 (1950). — BRAND, v. u. KRAUTWALD: Über den Wert rectaler Traubenzuckergaben. Dtsch. Gesundheitswesen 1950, 451. — BRANDNER: Zur Therapie der Hepatitis epidemica. Dtsch. med. Wschr. 1951, 48. — BRAUCHLE: Handbuch der Naturheilkunde. Leipzig 1934. BRAUN: Untersuchungen über den Kalziumstoffwechsel und die Kalziumtherapie. II. Mitt. Die rectale Resorption von Kalziumsalzen. Med. Wschr. 1948, 15. — Vergleichende Untersuchungen über die rectale Resorption von Calciumsalzen beim Menschen. Schweiz. med. Wschr. 1949, 103. — BROCH: On the effect of plasma transfusions in cases of nephrogenic hypoproteinemia. Acta med. scand. (Stockh.) 138, Suppl. 239, 34 (1950). — BROZECK and MICKELSEN: Diet. Human factors in undersea warfare, S. 311. 1949. — BRYANT and BLECHA:

Low sodium-forced fluid management of hypertensive vascular disease and hypertensive heart disease. Proc. Soc. Exper. Biol. a. Med. **65**, 227 (1947). — BRUNSHWIG: Ann. Surg. **115**, 1091 (1942). — BRUNSHWIG, BIGELOW and MICHOLS: Intravenous nutrition for eight weeks; partial enterectomy, recovery. J. Amer. Med. Assoc. **129**, 441 (1945). — BRUNSHWIG and CORBIN: Surgery **14**, 898 (1943). — BROCK: Z. Kinderheilk. **41**, 387 (1926). — BROCK u. HOFFMANN: Z. Kinderheilk. **48**, 585 (1929). — BRUMAN: Dtsch. Arch. klin. Med. **176**, 589 (1933). — BRUMAN u. FINKELSTEIN: Z. exper. Med. **99**, 268 (1936). — BRUPBACHER-BIRCHER: Das Wendepunkt-Kochbuch. Zürich-Leipzig-Wien: Wendepunktverlag 1934. — BUCHINGER: Das Heilfasten und seine Hilfsmethoden. Stuttgart 1935. — BUCHMANN, SCHULZE u. BUSCHOFF: Zur Frage der Eiweißbehandlung von Leberkrankheiten. Dtsch. med. Wschr. **1950**, 1685. — *Bureau of the Census*: Vital statistics of the United States. 1943, Part I. Washington 1945. — BÜRGER: Antiphlogistische Ernährung. Dtsch. med. Wschr. **1937 I**, 475. — BÜRGER: Die Klinik der Lipoidosen. Neue Deutsche Klinik, Ergbd. 2. 1939. — Ernährungsstörungen. Ernährung als Heilfaktor. Handbuch der inneren Medizin, Bd. VI/2, S. 655. Berlin 1944. — Die Lipoidosen. Handbuch der inneren Medizin, Bd. VI/2, S. 807. Berlin 1944. — Die Ernährung als Heilfaktor. In Handbuch der inneren Medizin, Bd. VI/2, S. 780. Berlin 1944. — BÜRGER u. LENDLE: Osmotherapie. Arch. exper. Path. u. Pharmakol. **109** (1925). — BÜRGER, MANCKE u. SEGGEL: Nahrungsausnutzung beim kranken Menschen. Dtsch. Z. Verdgs- usw. Krkh. **2**, 209 (1939). — BÜRGER u. NÖCKER: Untersuchungen zum Regenerationsstoffwechsel. I. Über Wert und Bedeutung des Hefeeiweißes als Zusatznahrung. Dtsch. z. Verdgs- usw. Krkh. **9**, 2 (1949). — BÜRGER u. GRÜTZ: Arch. f. Dermat. **166**, 542 (1932). — BURNS and McKIBBIN: The lipotropic effect of vitamin B_{12} in the dog. J. Nutrit. **44**, 487 (1951).

CAMERON and NEWHOUSE: Chronic hepatitis treated with methionine and choline. Brit. Med. J. **1928**, 253. — CANALS, MARIGNAN et CORDIER: A propos de l'assimilation du calcium par voie rectale. Bull. Acad. Nat. Méd., Ser. III, **136** (1952). — CANNON: Amino acid utilization in the surgical patient. J. Amer. Med. Assoc. **135**, 1043 (1947). — The dynamic equilibrium in protein metabolism. Amer. J. clin. path. **19**, 99 (1949). — CANNON, WISSLER, WOOLRIDGE and BENDITT: Relationship of protein deficiency to infection. Ann. Surg. **120**, 514 (1944). — CANNON, STEFFEE, FRAZIER, ROWLEY and STEPTO: The influence of time of ingestion of essential amino acids upon utilization in tissue synthesis. Federal. Proc. **6**, 390 (1947). — CAREY: The treatment of pre-eclamptic oedema with ion exchange resins. Preliminary report. J. Obstetr. **59**, 67 (1952). — CASPARI: Pflügers Arch. **109**, 473 (1905). — Strahlenther. **37**, 719 (1930). — CASTEN: Surg. etc. **72**, 178 (1941). — Ann. Surg. **117**, 52 (1943). — CAYER: Action of lipotropic factors in man, in conference on liver injury. Trans. of the 10. conf., New York, Josiah Macy jr. foundation 1951, S. 91. — Action of lipotropic substances in liver disease as measured by radioactive phosphorus. J. Amer. Med. Assoc. **144**, 1566 (1950). — CAYER and CORNATZER: The effect of lipotropic factors in the phospholipide turnover in patients with infectious hepatitis. Gastroenterology **18**, 79 (1951). — The use of lipotropic factors in the treatment of liver disease. Gastroenterology **20**, 385, 411 (1952). — CAYLEY: Lancet **1950 I**, 258. — CHALMERS and DAVIDSON: Survey of recent therapeutic measures in cirrhosis of liver. New England J. Med. **240**, 449 (1949). — CHAPMAN and GIBBONS: The diet and hypertension. A review. Medicine **29**, 29 (1949). — CHAPMAN, GIBBONS and HENSCHEL: The effect of the rice-fruit diet on the composition of the body. New England J. Med. **243**, 899 (1950). — CHANUTIN and LUDEWIG: Effects of protein and methionine on nitrogen balance of burned rats. Surgery **21**, 593 (1947). — CHASIS, GOLDRING, BREED, SCHREINER and BOLOMEY: Salt and protein restriction. Effects on blood pressure and renal hemodynamics in hypertensive patients. J. Amer. Med. Assoc. **142**, 711 (1950). — CHOW and DE BIASE: J. Labor. a. Clin. Med. **33**, 453 (1948). — CHRISTENSEN: Peptide wastage consequent to infusion of two protein hydrolysates. J. Nutrit. **42**, 189 (1950). — CLARK: Ann. Surg. **125**, 618 (1947). — Effect of diet on healing of wounds. Bull. Hopkins Hosp. **30**, 117 (1919). — Present status of dietary regimens in urinary infections. J. Amer. Med.· Assoc. **107**, 1280 (1936). — COLLINS, KRAFT, KINNEY, DAVIDSON, YOUNG and STARE: Parenteral nutrition. III. Studies on the tolerance of dogs to intravenous administration of fat emulsions. J. Labor. a. Clin. Med. **33**, 143 (1948). — COOLEY: Iß dich schlank, 5. Aufl. Rüschlikon u. Zürich 1951. — CORCORAN, TAYLOR and PAGE: Lithium poisoning from the use of salt substitutes. J. Amer. Med. Assoc. **139**, 685 (1949). — CORI and CORI: Influence of insulin and epinephrine on glycogen formation in liver. J. of Biol. Chem. **85**, 275 (1930). — CORNATZER and CAYER: The effects of lipotropic factors on phospholipide turnover in the plasma of normal persons, as indicated by radioactive phosphorus. J. Clin. Invest. **29**, 534 (1950). — The effects of lipotropic factors on phospholipide turnover in the plasma of patients with cirrhosis of liver, as indicated by radioactive phosphorus. J. Clin. Invest. **29**, 542 (1950). — CORNATZER, CAYER and LAMBETH: The effect of a single large dose of choline or methionine on phospholipide turnover in normal human subjects, maintained on a low-protein diet for 7 days. J. Labor. a. Clin. Med. **38**, 705 (1951). — CORNELL: Amer. J. Med. **3**, 427 (1947). — CoTUI, WRIGHT, MULHOLLAND, CARABBA, BARCHAM and VINCI: Studies on the surgical convalescence. I. Sources of nitrogen lost post gastrectomy and effect of high aminoacid an high caloric intake on convalescence. Ann. Surg. **120**, 99 (1944). — COURCY, DE: Significance of dietary supplementation in surgical cases. Amer. J. Surg. **77**, 461 (1949). — CREMER u. BEISIEGEL: Klin. Wschr. **1943**, 187. — CROFT and PETERS: Nitrogen loss after thermal burns. Effects of adding protein and methionine to diet of rats. Lancet **1945**, 266.— CRUICKSHANK: Food and nutrition. Baltimore 1945. — CULLUMBINE, BASNAYAKE, LEMOTTEE and WICKRAMANAYAKE: Mineral metabolism on rice diets. Brit. J. Nutrit. **4**, 101 (1950). — CURRENS, REID, MacLACHLAN and SIMEONE: Metabolic effects of the rice diet in the treatment of hypertension. New England J. Med. **245**, 354 (1951). — CURSCHMANN: Med. Welt **1938**. — CUTHBERTSON: Post-shock metabolic response. Lancet **1942 I**, 433. — CUTHBERTSON, McGIRR and ROBERTSON: Quart. J. Exper. Physiol. **29**, 13 (1939). — CZERNY u. KELLER: Des Kindes Ernährung. Leipzig u. Wien 1925.

DANOWSKI, GREENMAN, MATEER, PARSONS, WEIGAND, MERMELSTEIN and PETERS: Carboxylic cation exchange resin effects in dogs. J. Clin. Investig. **30**, 984 (1951). — DANOWSKI, GREENMAN, PETERS and MATEER: An introduction to experimental and clinical studies of carboxylic cation exchange resins. J. Clin. Invest. **30**, 979 (1951). — DANOWSKI, GREENMAN, PETERS, MATEER, WEIGAND and TARAIL: The use of cation exchange resins in clinical situations. Ann. Int. Med. **35**, 529 (1951). — DAVIDSON and ANDERSON: A Textbook of dietetics. New York u. London 1946. — DAVIS: Surg. etc. **81**, 31 (1945). — A critical evaluation of therapy in cirrhosis of the liver. South. Med. J. **44**, 577 (1951). — DEMOLE: Le traitement des affections hépatiques par les protéines. Schweiz. med. Wschr. **1947**, 330. — Diatetik. Handbuch der Therapie, Bd. III, S. 45. Bern 1948. — DENNIG: Über die Behandlung der Tetanie Erwachsener. Münch. med. Wschr. **1927**, 666. — Dtsch. Z. Nervenheilk. **103**, 275 (1928). — DENNIG u. BREITZKE: Über instinktmäßige Ernährung bei akut fieberhaften Erkrankungen. Hippokrates **1939**, 31. — DIEMAIR: Die Verarbeitung der Nahrungsmittel. In STEPP, Ernährungslehre, S. 196. Berlin 1939. — DIENST: Rationelle Küchenwirtschaft und Gesundheit. Berlin 1940. — DIETRICH, HERKEN u. WOLF: Die Behandlung kardialer Ödeme mit Kationenaustauschern. Ärztl. Wschr. **1952**, 549. — Enterale Natrium- und Kaliumbeladung des Kationenaustauschers „Natrantit" bei verschiedener Verweildauer im Magen-Darmtrakt. Klin. Wschr. **1953**, 178. — DIETRICK, WHEDON and SHORR: Amer. J. Med. **4**, 3 (1948). — DIRR: Über die Harnsäurewerte im Serum bei Verwendung von Holzzuckerhefe zur menschlichen Ernährung. Dtsch. Z. Verdgs- usw. Krkh. **11**, 120 (1951). — DIRR u. DECKER: Biochem. Z. **316**, 239 (1943). — DIRR u. RUPPERT: Über den Wert der Wuchshefen für die menschliche Ernährung. VII. Mitt. Der biologische Wert des Hefeeiweißes. Biochem. Z. **319**, 515 (1949).— DIRR u. v. SODEN: Biochem. Z. **309**, 329 (1941); **321**, 233, 252, 263 (1942). — DIRSCHREIT: Großchirurgische Eingriffe, Plasmaeiweißquantum Eiweißfraktion. Wien. med. Klin. **1948**, Nr 35/36. — Diskussionsbemerkung. Verh. dtsch. Ges. inn. Med. **1949**, 236. — DITTMAR: Die diätetische Behandlung der Nahrungsmittelallergien. Diätpläne und Kochrezepte. Stuttgart 1942. — DÖNHARDT: Zur Frage des Wirkungsmechanismus der Cholintherapie bei der Hepatitis. Ärztl. Forsch. **4**, 373 (1950). — DOLE, DAHL, COTZIAS, DZIEWIATKOWSKI and HARRIS: Dietary treatment of hypertension. II. Sodium depletion as related to the therapeutic effect. J. Clin. Invest. **30**, 584 (1951). — DOLE, DAHL, COTZIAS, EDER and KREBS: Dietary treatment of hypertension. Clinical and metabolic studies of patients on the rice-fruit-diet. J. Clin. Invest. **29**, 1189 (1950). — DOMARUS: Richtlinien für die Krankenkost. Berlin 1936. — DONAHUE: Psychologic aspects of feeding the aged. J. Amer. Dietet. Assoc. **27**, 461 (1951). — DONNISON: Blood pressure in african native. Its bearing upon aetiology of hyperpiesia and arteriosclerosis. Lancet **1929 I**, 6. — DORFMAN: The psychosomatic treatment of obesity. N. Y. State J. Med. **51**, 2655 (1951). — DOUGLAS: Obesity; the problem and treatment. West. J. Surg. etc. **59**, 238 (1951). — DOXIADES: Parenteral alimentation in relation to nitrogen balance and liver demage. Proc. Roy. Soc. Med. **44**, 5 (1951). — DOXIE, HEILMEYER u. PIRWITZ: Die Zerstörung der Trephone durch Verdauungsfermente. Die Medizinische **1952**, 1094. — DREWES: Sportärztliche Beobachtungen über die Röstprodukte des Kaffeegetränks. Dtsch. med. Wschr. **1935**, 2010. — DRILL and HALL: Lipotropic effect of liver extract and other supplements in dietary induced liver injury in rats. Amer. J. Med. Sci. **219**, 197 (1950). — DUBLIN: Influence of weight on certaine auses of death. Human Biol. **2**, 159 (1930). — DUBLIN and SOTKA: Twenty-five years of health progress. New York 1937. — DUESBERG: Klin. Wschr. **1943**. — DUNCAN, MIRICK and HOWARD: Bull. Hopkins Hosp. **82**, 515 (1948).

ECKHARDT and DAVIDSON: The nutritive value of intravenously administered hydrolyzed human serum albumin in man. J. Labor. a. Clin. Med. **34**, 1133 (1949). — ECKHARDT, FALOON and DAVIDSON: Improvement of active liver cirrhosis in patients maintained with amino acids intravenously as the source of protein and lipotropic substances. J. Clin. Invest. **28**, 603 (1949). — ECKHARDT, LEWIS, MURPHY, BATCHELAR and DAVIDSON: J. Clin. Invest. **27**, 119 (1948). — ECKHARDT, ZAMCHECK, SIDMAN, GABUZDA and DAVIDSON: Effect of protein starvation and protein feeding on the clinical course, liver function, and liver histochemistry of three patients with active fatty alcoholic cirrhosis. J. Clin. Invest. **29**, 227 (1950). — ECKSTEIN: Lehrbuch der Kinderheilkunde, S. 544. Berlin 1933. — EGGERS: Lipotropic substances for the absorption of vitreous opacities. N. Y. State J. of Med. **51**, 2255 (1951). — EHNI: Bericht über einen Ernährungsversuch mit Vollsoja. Med. Klin. **1948**, 206. — EICHLER: Kaffee und Koffein. Berlin 1938. — EIMER u. PAUL: Z. exper. Med. **81**, 703 (1932). — EIMER u. VOIT: Z. klin. Med. **114**, 522 (1930). — EISENMENGER, AHRENS, BLONDHEIM und KUNKEL: The effect of rigid sodium restriction in patients with cirrhosis of the liver and ascites. J. Labor. a. Clin. Med. **34**, 1029 (1949). — EISENMENGER, BLONDHEIM, BONGIOVANNI and KUNKEL: Electrolyte studies on patients with cirrhosis of the liver. J. Clin. Invest. **29**, 1491 (1950). — EISENREICH u. SCHEDEL: Unsere Erfahrungen mit intravenösen Aminosäureinfusionen. Münch. med. Wschr. **1950**, 267. — ELKINTON, SQUIRES and KLINGENSMITH jr.: Circulation (New York) **5**, 747 (1952). — ELMAN: Proc. Soc. Exper. Biol. a. Med. **43**, 40 (1940). — Ann. Surg. **112**, 594 (1940). — J. Digest. Dis. **10**, 48 (1943). — J. Amer. Med. Assoc. **121**, 498 (1943). — Parenteral Nutrition. New York 1947. — ELMAN and LISCHER: Occurrence and correction of hypoproteinemia in surgical patients. Internat. Abstr. Surg. **76**, 503 (1943). — ELMAN, LISCHER and DARY: Plasma proteins (albumin and globulin) and red cell volume following single severe non-fatal hemorrhage. Amer. J. Physiol. **138**, 569 (1943). — ELMAN, SACHAR, HORVITZ and WOLFF: Arch. Surg. **44**, 1064 (1942). — ELMAN and WEINER: J. Amer. Med. Assoc. **112**, 796 (1939). — ENZMANN: Ergebnisse der Behandlung von Leberparenchymschäden mit einem kombinierten Methionin-Aminosäuren-Vitamin B-Präparat. Dtsch. med. Wschr. **1950**, 1752. — EPPINGER: Über Rohkostbehandlung. Wien. klin. Wschr. **1938 II**, 702. — Einiges über diätetische Therapie. Z. ärztl. Fortbildg **36**, 673, 709 (1939). — ERWIN, BERGER, ROSENBERG and JACKENTHAL: Effect of cation exchange resin on electrolyte balance and its use in edematous states. J. Clin. Invest. **28**, 1403 (1949). — ESSELLIER, JEANNERET u. ROSENMUND: Die Kalionenaustauscher in der Behandlung der Wassersucht. Schweiz. med. Wschr. **1953**, 727, 755. — EVANS: Surg. Clin. N. Amer. **1943**. — EVANS, McGINNIS and JOHN: The influence of antoclaving soybean oil meal on the digestibility of the proteins. J. Nutrit. **33**, 661 (1947). — EVERS: Ist die multiple Sklerose durch diätetische Maßnahmen zu beeinflussen? Dtsch. med Wschr. **1947**, 521.

FABRE et REGNIER: J. Pharmacie, VIII. s. 20 (1934). — FACHMANN, KRAUT u. SPERLING: Nährstoff- und Nährwertgehalt von Nahrungsmitteln, 2. Aufl. 1953. — FACIUS: Nährstoff-, Kalorien- und Preistabellen für die Nährwertkontrolle. Berlin 1942. — Küchenwirtschaftsbuch mit Nährwertübersicht und Karteikarten für die Nährwertkontrolle. Berlin 1942. FAGIN and ZINN: Cirrhosis of liver. Results of therapy with parenterally administered amino acids. J. Labor. a. Clin. Med. **27**, 1400 (1942). — FAHLBUSCH: Über den Einfluß von Coffein auf Hautkrankheiten. Dermat. Wschr. **1937**, Nr 2. — FARBER and POPPER: Production of acute pancreatitis with ethionine and its prevention by methionine. Proc. Soc. Exper. Biol. a. Med. **74**, 838 (1950). — FARKES, v.: Klinisches und Experimentelles zur Salzwasser-Therapie der chronischen Urämie. Z. klin. Med. **126**, 373 (1934). — FAY: Arch. of Neur. **23**, 920 (1930). FINK u. JUST: Biochem. Z. **300**, 84 (1939). — FINK, JUST, SCHEUNERT u. WAGNER: Biochem. Z. **309**, 1 (1941). — FLETCHER, GIMBEL and RIEGEL: Parenteral nutrition with human serumalbumin as the source of protein in the early postoperative period. Surg. etc. **90**, 151 (1950). — FÖLDES: Dietetic therapy for migraine. Trained Nurse a. Hosp. Rev. **115**, 348 (1935). — The influence of acid and base food on the production of gastric and duodenal juices. Rev. Gastroenterol. **2**, 199 (1935). — Antiretentional therapy in conditions ascribed to intracranial liquid accumulation. Amer. J. Psychiatry **92**, No 6 (1936). — FOG: On protein intake, hepatitis, and consumption of laxatives. Acta med. scand. (Stockh.) **136**, Suppl. 234, 125 (1949). — FORSTER: Enterogene Hypoproteinämie und Tetanie bei purgativen Abmagerungskuren. Helvet. med. Acta **16**, 262 (1949). — FOSTER: Practice of medicine in China and New England with observations on hypertension. New England J. Med. **203**, 1073 (1930). — FOURMAN: Capacity of a cationic exchange resin („Zeo-Karb 225") in vivo. Brit. Med. J. **1953**, 544. — FREED and MIZEL: The use of amphetamine combinations for appetite suppression. Ann. Int. Med. **36**, 1492 (1952). — FREISE: Kinderärztl. Prax. **2**, 576 (1931). — FREYBERG: Amer. J. Med. Sci. **190**, 28 (1935). — FRIEDMAN: Problems of cation-exchangeresin therapy. Arch. Int. Med. **89**, 99 (1952).

GABUZDA, ECKHARDT and DAVIDSON: Effect of choline and methionine, testosterone propionate and dietary protein on nitrogen balance in patients with liver disease. J. Clin. Invest. **29**, 566 (1950). — GARTNER: Surg. etc. **75**, 667 (1942). — GARVIN and REICHLE: Death presumably due to the use of the salt restriction test in the diagnosis of Addison's disease. Ann. Int. Med. **14**, 233 (1940). — GAZA, V. u. BRANDI: Arch. klin. Chir. **148**, 636 (1927). — GENDEL: Ann. Surg. **110**, 25 (1939). — GENDEREN, VAN and VAN ESVEHL: Over smaak, zoetstoffen en de schadelijkheid van saccharine en duleine. Voeding **4** (1942). — GEISSBERGER, BAUR u. STRIEBEL: Über die rectale Calciumresorption. Helvet. med. Acta. Ser. A, **17**, 465 (1950). — GENNES, DE, BRICAIRE, COURJARET et DESCHAMPS: Le traitement des rétentions hydrosodiques par les résines échangeuses d'ions. (Étude de 15 observations.)

Bull. Soc. méd. Hôp. Paris IV s. 68, 724 (1952). — GERSON: Entstehung und Entwicklung des Tuberkulose-Ernährungsverfahrens. Münch. med. Wschr. 1926, 51. — Dietary consideration in malignant neoplastic disease. Rev. Gastroenterol. 12, 419 (1945). — Effects of a combined dietary regime on patients with malignant tumors. Exper. Med. a. Surg. 7, 229 (1949). — GERTZÉN: Verschiedene Diäten bei der Behandlung der akuten Hepatitis. Sv. Läkartidn. 47, 601 (1950). — Dict in the treatment of acute hepatitis. Brit. Med. J. 1950, 1166. — GEYER, CHIPMAN and STARE: In vivo oxidation of emulsified radioactive trilaurin administered intravenously. J. of Biol. Chem. 176, 1469 (1948). — GEYER, MANN and STARE: Parenteral nutrition. IV. Improved techniques for the preparation of fat emulsions for intravenous nutrition. J. Labor. a. Clin. Med. 33, 153 (1948). — Parenteral nutrition. VI. Fat emulsions for intravenous nutrition: The turbidimetric determination of infused fat in blood after intravenous administration of fat emulsion. J. Labor. a. Clin. Med. 33, 175 (1948). — GEYER, MANN, YOUNG, KINNEY and STARE: Parenteral nutrition. V. Studies on soybean phosphatides as emulsifiers for intravenous fat emulsions. J. Labor. a. Clin. Med. 33, 163 (1948). — GEYER, WATKIN, MATTHEWS and STARE: Parenteral nutrition. VIII. The vasodepressoractivity of soybean phosphatide preparations. J. Labor. a. Clin. Med. 34, 688 (1949).—Parenteral nutriton. XI. Studies with stable and unstable fat emulsions administered intravenously. Proc. Soc. Exper. Biol. a. Med. 77, 872 (1951). — GIRARD, PLAUCHU et LOISY: Effet des substances lipotropes sur la stéatose alcoolique du foie. Arch. des Mal. Appar. digest. 40, 1259 (1951). — GLATZEL: Über Alkaliverluste nach Natrium- und Kaliumzufuhr. Z. exper. Med. 93, 666 (1934). — Zur Frage des Kochsalzbedürfnisses und seiner Beziehungen zum Mineralstoffwechsel. IV. Z. exper. Med. 95, 542 (1935). — Aktuelle Fragen der Volksernährung II. Für und wider die Rohkost. Med. Welt 1936, Nr 47. — Das Kochsalz und seine Bedeutung in der Klinik. Erg. inn. Med. 53, 1 (1937). — Über Kochsalzersatzmittel und ihre klinische Brauchbarkeit. Med. Welt 1939, 188. — Allgemeine Diätetik. In STEPP, Ernährungslehre, S. 485. Berlin 1939. — Fettsucht und Magersucht. Handbuch der inneren Medizin, Bd. VI/1, S. 477. Berlin 1941. — Hunger. Neue Deutsche Klinik, Bd. 18, S. 591. 1945. — Hunger. Synopsis 1, 3 (1948). — Krankenernährung. Ein diätetisches Lehrbuch. Berlin-Göttingen-Heidelberg 1953. — GOEDTLER: Über die Behandlung des Leberparenchymschadens mit Methionin. Med. Mschr. 1949, 531. — GOLDBERG, STEIN and MEYER: Administration of fat emulsion by mouth, gastrostomy and jejunostomy. J. Amer. Med. Assoc. 150, 1665 (1952). — GOLDBLOOM: Experimentelle und klinische Untersuchungen über den Einfluß des Coffeins auf die sekretorische Tätigkeit des Magens. Arch. Verdgskrkh. 42 (1928). — GOLDSCHMIDT, VARS and RAVDIN: The influence of the food stuffs upon the susceptibility of the liver to injury by chloroform, and the probable mechanism of their action. J. Clin. Invest. 18, 277 (1933). — GOODYER, HELMAN, LAWRASON and EPSTEIN: Salt retention in cirrhosis of liver. J. Clin. Invest. 29, 973 (1950). — GORENS, GEYER, MATTHEWS and STARE: Parenteral nutrition. X. Observations on the use of a fat emulsion for intravenous nutrition in man. J. Labor. a. Clin. Med. 34, 1627 (1949). — GOUNELLE et MARCHE: La farine de soja dans le traitement des amaigrissements et des oedèmes par sousalimentation. Paris méd. 1943 I, 109. — GOUNELLE, TOULON et CHÉROUX: Hypertension artérielle, diététique et regime de Kempner. Bull. Soc. méd. Hôp. Paris 66, 327 (1950). — GREENE: The effect of belladonna on the appetite of patients with obesity and with other diseases. J. Labor. a. Clin. Med. 26, 477 (1940). — GREENMAN, PETERS, MATEER and DANOWSKI: Probable clinical utility of cation exchange resins. J. Clin. Invest. 30, 1027 (1951).—GREENMAN, PETERS, MATEER, WEIGAND, WILKINS, TARAIL, RHODES and DANOWSKI: Biochemical changes accompanying the ingestion of a carboxylic cation exchanger in the hydrogen, ammonium, sodium, potassium or calcium form. J. Clin. Invest. 30, 995 (1951). — GRONBAEK, RUD, SCHWARTZ u. SORENSEN: Ionenaustauscher Harze. Eine Übersicht und eine klinische Studie mit dem Kationenaustauscher Resodec. Ugeskr. Laeg. (dän.) 1952, 1214. — GROS u. KIRNBERGER: Erfahrungen mit einem neuen Methionin-Cholin-Präparat („Hepsan") bei der Behandlung der akuten Hepatitis epidemica. Münch. med. Wschr. 1950, 533. — GROSS and KESTEN: N. Y. State J. Med. 1950, 2683. — GROSSE-BROCKHOFF: Die Bedeutung der Adipositas als Krankheitsursache, ihre Therapie und Prophylaxe. Dtsch. med. Wschr. 1950, 399, 435. — GROSSE-BROCKHOFF u. HAASE: Das Verhalten der Stickstoffbilanz und der Eiweißkörper bei vegetabiler und lactovegetabilischer Ernährung. Dtsch. Arch. klin. Med. 197, 378 (1950). — GROSSMAN, SAPPINGTON, BURROWA, LABIETES and PETERS: Nitrogen metabolism in acute infections. J. Clin. Invest. 24, 523 (1945). — GROTE: Instinktgemäße Ernährung des Kranken. Hippokrates 6, 629 (1935). — Das Fasten als klinisches Behandlungsverfahren. Erg. Naturheilk. u. Schulmed. 1, 224 (1938). — GRÜHN: Aminosäurebehandlung bei chronischen Krankheiten und in der Rekonvaleszenz. Neue med. Welt 1950, 573. — GRÜNINGER u. GETTLER: Pflanzliche Rohkostdiät mit besonderer Berücksichtigung ihrer Anwendung im Kindesalter. Stuttgart 1939. — GRÜTZ: Verh. Verdgskrkh. 1938, 81.— GRÜTZ u. BÜRGER: Klin. Wschr. 1933, 373. — GUELPA: La méthode de Guelpa. Bruxelles 1913. — GÜNTHER: Die wissenschaftlichen Grundlagen der Hunger- und Durstkuren. Leipzig

1930. — GUTMAN and YÜ: Gout, a derangement of purine metabolism. Adv. Int. Med. **5**, 227 (1952). — GUTZEIT: Zit. nach FÄHNDRICH, Akute Leberparenchymschädigungen. In HANDLOSER, Innere Wehrmedizin, S. 495. Dresden u. Leipzig 1944. — Therapie der Leberparenchymschädigungen. Dtsch. med. Journal **1953**, 198. — GYÖRGY: Experimental hepatic injury. Amer. J. Clin. Path. **14**, 67 (1944). — Vitamin B_{12}, folic acid, and the lipotropic agents, in conference on liver injury. Trans. of the 9. conf., New York, Josiah Macy jr. foundation 1950, S. 207. — Discussion at conference on liver injury. Trans. of the 10. conf., New York, Josiah Macy jr. foundation 1951, S. 133. — GYÖRGY and GOLDBLATT: Further observations on the production and prevention of dietary hepatic injury in rats. J. of Exper. Med. **89**, 245 (1949). — GYÖRGY, STOKES and GOLDBLATT: Antimicrobial agents in the prevention of experimental dietary injury of the liver. Trans. Assoc. Amer. Physicians **64**, 289 (1951).

HAIG: Die Harnsäure als Faktor bei der Entstehung von Krankheiten. Berlin 1926. — HAASE: Zur Cholinbehandlung schwerster Hepatopathien unter besonderer Berücksichtigung des Säuglings- und Kindesalters. Z. Kinderheilk. **71**, 398 (1952). — HAEHNER, HEINEN u. HEINEN: Frischplasma in der Behandlung chronischer Nierenkranker und Hypotoniker. Vorl. Mitt. Münch. med. Wschr. **1950**, 18. — HALÁSZ, v.: Dtsch. Arch. klin. Med. **98**, 433 (1910). — HÁRI u. v. HALÁSZ: Biochem. Z. **88**, 337 (1918). — HALL: Cramps and salt balance in ordinary life. Lancet **1947 I**, 231. — HALLER, v.: Die Bedeutung des Eiweißhaushaltes in der Chirurgie der Bauchhöhle. Med. Klin. **1949**, 260. — HAMBURGER et RICHET: Les régimes de restriction protidique au cours des néphropathies. Paris 1952. — HAMKE: Zur Behandlung der Hyperacidität des Magensaftes mit einem Ionenaustauschpräparat. Med. Klin. **1953**, 678. — HAMMARSTEN: Dietetic therapy in the formation of calcium oxalate calculi in the urinary passages. II. Skand. Arch. Physiol. (Berl. u. Lpz.) **80**, 165 (1938). — Handbook of Nutrition: Edit. by Americ. Med. Assoc. Chicago 1943. — HANDLER and BERNHEIM: Effects of caloric restriction, salt restriction and role of pituitary and adrenal glands in experimental renal hypertension. J. of Physiol. **166**, 528 (1951). — HANDLER and DUBIN: Significance of fatty infiltration in development of hepatic cirrhosis due to choline deficiency. J. Nutrit. **31**, 141 (1946). — HANKE: Zur Pathogenese der akuten erosiven Gastritis. Die experimentelle hämatogene Coffeingastritis. Arch. klin. Chir. **178** (1934). — HANSEN u. v. STAA: Die einheimische Sprue. Leipzig 1936. — HARDERS u. RAUSCH-STROOMANN: Hochdruck durch chronische Lakritzenvergiftung. Eine Warnung vor unkontrollierter Selbstbehandlung. Münch. med. Wschr. **1953**, 580. — HARPER: Intravenous amino acid tolerance studies in humans. Proc. Soc. Exper. Biol. a. Med. **72**, 184 (1949). — HARTMANN: Über die Bedeutung des Methionins im Leberstoffwechsel. Verh. dtsch. Ges. inn. Med. **55**, 328 (1949). — Wirkung von Methionin bei Leberinsuffizienz. Klin. Wschr. **1949**, 32. — Studien über die Wirkung von d-l-Methionin im Stoffwechsel der erkrankten Leber. I. Mitt. Über die Wirkung des Methionins bei der akuten Leberinsuffizienz und auf die n-Bilanz der Hepatitis. Dtsch. Arch. klin. Med. **196**, 412 (1949). — Versuche über die Ausnutzung intravenös gegebenen Humanalbumins. Dtsch. med. Wschr. **1952**, 801. — HARTMANN, MEEKER, PERLEY and GINNIS: J. of Pediatr. **20**, 308 (1942). — HASHIMOTO, AKATSUKA, TSUJI and SHIRSAISHI: Incidence of hypertension among urban japanese. Ann. Int. Med. **7**, 615 (1933). — HAUSER: Bleibe jung — lebe länger. Stuttgart u. Hamburg 1951. — HAVENS and PAUL: Prevention of infectious hepatitis with gamma globulin. J. Amer. Med. Assoc. **129**, 270 (1945). — HAY and WOOD Cation exchange resins in the treatment of congestive heart failure. Amer. J. Int. Med. **33**, 1139 (1950). — HEILMEYER: Polyglobulie und Polycythämie. Handbuch der inneren Medizin, II, 298. Berlin 1942. — HEINEN: Blutplasmatherapie und Angabe einer neuen Methode zur Plasmagewinnung. Verh. dtsch. Ges. inn. Med. **1949**, 246. — HELMHOLZ: J. Amer. Med. Assoc. **99**, 1305 (1932). — Acta paediatr. (Stockh.) **13**, 195 (1932). — HELMHOLZ and KEITH: Arch. of Neur. **29**, 808 (1933). — HENNEMANN, STAAMANN, BAUMGARTEN u. ALBERT: Die Behandlung des Ulcus ventriculi und duodeni mit Succus liquiritiae. Z. inn. Med. **7**, 385 (1952). — HENNING: Arch. Verdgskrkh. **41**, 321 (1927); **42**, 1 (1928). — HERKEN: Die Therapie von Ödemen mit Kationenaustauschern. Dtsch. med. Wschr. **1953**, 8. — HERKEN u. WOLF: Klin. Wschr. **1952**, 529. — HERRMANNSDORFER: Über Tuberkulosebehandlung durch diätetische Umstellung im Mineralbestande des Körpers. Münch. med. Wschr. **1926**, 108. — Diätetik in der Chirurgie. München 1936. — Rückschau auf die mit der SHG-Diät erzielten Ergebnisse der Tuberkulosebehandlung. Z. Tbk. **100**, 316 (1952). — HERRMANNSDORFER u. HERRMANNSDORFER: Anleitung zur kochsalzfreien Ernährung Tuberkulöser. Leipzig 1929. — HERZOG: Dtsch. med. Wschr. **1939**, 719. — HESS THAYSEN: Non tropical Sprue. London u. Kopenhagen 1932. — HEUN: Ther. Gegenw. **1937**, 385, 442. — Die pflanzliche Rohsäftekur. Wien. med. Wschr. **1939 I**, 638. — Das Fasten als Erlebnis und Geschehnis. Frankfurt a. Main 1953. — Das Fasten in sprachpsychologischer, kulturgeschichtlicher und religionspsychologischer Betrachtung. Med. Klin. **1953**, 1299. — HEUPKE: Die Diätbehandlung der rheumatischen Erkrankungen. Z. Rheumaforsch. **3**, 357 (1940). — Diätetik. Die Ernährung der Gesunden und Kranken, 5. Aufl. Dresden u. Leipzig 1950. — Ernährung und Diät. Münch. med. Wschr. **1953**, 660. — HEUPKE, HARTH, VÖLKER u. WEBER: Der Einfluß der Hefe auf den Harnsäuregehalt des Blutes. Münch. med. Wschr. **1942**, 992. — HEUPKE u. SCHÖLLER: Über die Verwendung der Luzerne als menschliches Nahrungsmittel. Ernährung 7, 161 (1942). — HIGGINS and COURTNEY: Amer. J. Physiol. **109**, 53 (1934). — HILDRETH, HILDRETH and MELLINKOFF: Principles of a low fat diet. Circulation (New York) **4**, 899 (1951). — HIRSCHER u. ENTGELMEIER: Serologische und elektrophoretische Verlaufsstudien an lipotrop behandelten Lebercirrhosen und akuter gelber Leberatrophie unter besonderer Berücksichtigung genetischer Eiweißmangelschäden. Z. inn. Med. **8**, 150 (1953). — HOAGLAND: Therapy of liver disease. Bull. New York Acad. Med. **21**, 537 (1945). — HOCHREIN: Ulcus-behandlung mit Succus liquiritiae. Ärztl. Prax. **4**, 16 (1952). — Zur Behandlung des Magengeschwürs mit Lakritzensaft. In Ratgeber für Kranke und Gesunde. Düsseldorf 1952. — HOFF: Verh. dtsch. Ges. inn. Med. **1936**, 262. — HOFFMAN: Cancer and diet. Baltimore 1937. — HOFFMANN, KOZOLL and OSGOOD: Blood chemcial changes following administration of a casein hydrolysate to human subjects. Proc. Soc. Exper. Biol. a. Med. **61**, 137 (1946). — HOFFMEISTER u. SCHIPPERS: Aletosal bei kochsalz „freier" Kost. Dtsch. med. Wschr. **1951**, 1337. — HOLLANDER, ROSENAK and COLP: Surgery **17**, 754 (1945). — HOLLANDER and SOBER: A modified synthetic predigested aliment for protracted jejunostomy feeding. Surgery **25**, 580 (1949). — HÖLLER u. SCHIRMER: Experimentelle Untersuchungen über den Antiulcusfaktor im Succus liquiritiae. Wien. med. Wschr. **1952**, 423. — HOMBURGER: Use of protein hydrolysates by mouth. Amer. J. Med. **3**, 430 (1947). — Amer. J. Med. **5**, 264 (1948). — HOMBURGER and JOUNG: Amer. J. Med. **3**, 427 (1947). — HORTENSTINE, CHANUTIN and LUDEWIG: Influence of yeast-containing diets on the total fatty acids and cholesterol content of the livers of intact and partially nephrectomized rats. J. of Biol. Chem. **125**, 455 (1938). — HOTZ u. ROHR: Erg. inn. Med. **54**, 174 (1938). — HOWARD, BIGHAM, EISENBERG, WAGNER and BAILY: Bull. Hopkins Hosp. **78**, 282 (1946). — HOWLAND and HAWKINS: J. of Biol. Chem. **123**, 99 (1938). — HUERGA, DE LA and POPPER: Urinary excretion of choline metabolites following choline administration in normals and patients with hepatobiliary diseases. J. Clin. Invest. **30**, 463 (1951). — HUERGA, DE LA, POPPER and STEIGMANN: Urinary excretion of choline and trimethylamines after intravenous administration of choline in liver disease. J. Labor. a. Clin. Med. **38**, 904 (1951).

INAMI: J. of Exper. Med. **17**, 80 (1931). — IRLE: Rohsaftkuren bei einigen inneren Krankheiten. Med. Klin. **1939 II**, 1288. — IRLE: Beobachtungen bei der ambulanten Röntgenuntersuchung des Magen- und Zwölffingerdarmgeschwürs vor und nach der Behandlung mit Caved-(S-) Magengeschwür-Tabletten (mit Succus liquiritiae). Münch. med. Wschr. **1952**, 1173. — IRWIN, BEYER, ROSENBERG and JACKENTHAL: J. Clin. Invest. **28**, 1403 (1949). — ITALLIE, VAN, LOGAN, SMYTHE, GEYER and STARE: Fat emulsions for oral nutrition. IV. Metabolic studies on human subjekts. Metabolism **1**, 80 (1952). — ITALLIE, VAN, WADDELL, GEYER and STARE: Clinical use of fat injected intravenously. Arch. Int. Med. **89**, 353 (1952).

JOHNSON: Bull. Vancouver Med. Assoc. **19**, 20 (1942). — JOHNSON, FREMAN and MEYER: The disappearance of intravenously injected emulsified fat from the circulation of patients and animals. J. Labor. a. Clin. Med. **39**, 414 (1952). — JOHNSTON: Amer. J. Dis. Childr. **74**, 52 (1947). — JOLLIFFE, TISDALL and CANNON: Clinical nutrition. New York 1950. — JONES and VOLWILER: Therapeutic considerations in subacute and chronic hepatitis. Med. Clin. N. Amer. **31**, 1059 (1947). — JORDAN: Über die physikalische Begründung der BIRCHER-BENNERSchen Ernährungslehre. Ernährung **4**, 8 (1939). — JORES: Beobachtungen über Eiweißmangelschäden in einer geschlossenen Anstalt nebst Bemerkungen zur Therapie. Dtsch. med. Wschr. **1948**, 65. — JORPES, MAGNUSSON and WRETLIND: Lancet **1940 I**, 228. — JUCKENACK, BAMES, BLEYER u. GROSSFELD: Handbuch der Lebensmittelchemie. 9 Bde. Berlin 1933—1939. — JÜRGENSEN: Allgemeine diätetische Praxis. Kopenhagen u. Berlin 1927. — JULUSON, RAVDIN, VARS and ZINTEL: Symporium on pre- and postoperative treatment; effect of diet on composition of liver in presence of obstruction of common bile duet. Arch. Surg. **40**, 1104 (1940). — JUST: Fasten und Fastenkuren. Harzburg 1929. — Erfahrungen mit Obst- und Rohkostkuren. Dtsch. med. Wschr. **1936**, 1086.

KALK: Ulcus pepticum (ventriculi, duodeni). Handbuch der inneren Medizin, Bd. III/1, S. 510. Berlin 1938. — KALK u. WILDHIRT: Die Diät bei der Behandlung akuter und chronischer diffuser Leberparenchymschäden. Dtsch. med. Wschr. **1952**, 1052. — KAPFHAMMER u. HABS: Dtsch. med. Wschr. **1930**, 1168. — KAPP: Ernährun g im Krankenhaus. Schweiz. med. Wschr. **1939 II**, 943. — KARK: Low sodium and high protein diet in Laennec's cirrhosis. Med. Clin. N. Amer. **35**, 73 (1951). — KARK, KEETON, CALLOWAY, MOREY, CHAPMAN and KYLE: A rational basis for the use of low sodium, high protein diet therapy in Laennec's cirrhosis. Arch. Int. Med. **88**, 61 (1951). — KARSCH: Hefe als Nahrungsmittel. Pharmacie 1, H. 4 (1946). — KATASE: Der Einfluß der Ernährung auf die Konstitution des Organismus. Berlin u. Wien 1931. — KAUNITZ u. KREN: Mineralstoffwechsel im postoperativen Zustand. Z. klin. Med. **131**, 317 (1937). — KEETON: Nutrition and appetite training during illness. J. Amer. Med. Assoc. **151**, 253 (1953). — KEETON, COLE, CALLOWAY, GLICKMAN, DYNIEWICZ and HOWES: Ann. Int. Med. **28**, 521 (1948). — KEETON, COLE, CALLOWAY, GLICKMAN, MITCHELL,

DYNIEWICZ and HOWES: Studies in convalescence following hernioraphy: the effect of diet, supplements and ambulation on metabolic changes and on the performance of patients as measured by tests of cardiovasculär efficiency and muscular fitness. J. Labor a. Clin. Med. 32, 316 (1947). — KELLY: Nutritional therapy: some facts and problems. Rev. Gastroenterol. 16, 226 (1949). — KEMPNER: Treatment of kidney disease and hypertensive vascular disease with rice diet. North Carolina Med. J. 5, 125, 273 (1944). — Some effects of the rice diet treatment of kidney disease and hypertension. Bull. New York head. Med. 22, 350 (1946). — Treatment of cardiac failure with the rice diet. North Carolina Med. J. 8, 128 (1947). — Treatment of hypertensive vascular disease with rice diet. Amer. J. Med. 4, 545 (1948). — Treatment of heart and kidney disease and of hypertensive and arteriosclerotic vascular disease with the rice diet. Ann. Int. Med. 31, 821 (1949). — KERN: Münch. med. Wschr. 1952, 1282. — KERT, ROSENBURG, COODLEY, MURDOCK, HOFFMAN, BROTMAN and JOHNSTON: Treatment of hypertension. Experiences with the use of a low sodium diet other than the rice diet : a preliminary report. J. Amer. Med. Assoc. 143, 721 (1950). — KESSLER, SEIFE, LISA, SCUDERO and RUIZ: Use of choline supplements in fatty metamorphosis of the liver. A needle biopsy investigation in human beings. Arch. Int. Med. 86, 671 (1950). — KEYS: Nutrition in relation to the etiology and the course of degenerative diseases. J. Amer. Dietet. Assoc. 24, 281 (1948). — KIMBALL and CHAPPLE: Laennce's cirrhosis. Effect of therapy in increasing life expectancy. Gastroenterology 8, 185 (1947). — KINSELL, MICHAELS, BARTON and WEISS: Protein balance studies in patients with liver damage. Role of lipotropic agents. Ann. Int. Med. 29, 881 (1948). — KIPPING: Cholintherapie bei Virushepatitis. Dtsch. med. Wschr. 1951, 208. — KIRSCHNER: Zbl. Chir. 56, 1302 (1929). — KIRSNER, SHEFFNER, PALMER and BERGEIM: Amino acids in plasma and urine of patients with hepatitis before and after single infusion of protein hydrolysate. J. Labor. a. Clin. Med. 36, 735 (1950). — KLAGES: Grundlagen der Charakterkunde, 5. u. 6. Aufl. Leipzig 1928. — KLATSKIN and YESNER: Factors in the treatment of Laennecs cirrhosis. Clinical and histological changes observed during a control period of bed-rest, alcohol withdrawal, and a minimal basic diet. J. Clin. Invest. 28, 723 (1949). — KLEINER u. HERZOG: Ergebnis der Diätbehandlung in 19 Fällen von Polycythämie. Dtsch. med. Wschr. 1939, 719. — KLEWITZ u. WIGAND: Praktische Diätküche, 3. Aufl. Stuttgart: 1941. — KLIMPEL u. FINKENAUER: Beobachtungen bei der Succus liquiritiae-Behandlung des Ulcus pepticum. Therapiewoche 1951/52, H. 16/17. KLODT: Kochsalzersatzmittel bei Nieren- und Kreislaufstörungen. Med. Klin. 1936 I, 145. — KLOTZBÜCHER: Klin. Wschr. 1948, 289. — KNAPP: Wirkung von Methionin auf verschiedene Stoffwechselstörungen der Leber. Med. Mschr. 5, 568 (1951). — KÖBERLE: Sammlung neuzeitlicher Diätvorschriften. Wien: Wilhelm Maudrich. — KOMMERELL: Dtsch. Arch. klin. Med. 171, 205, 308 (1931). — Münch. med. Wschr. 1931, 1386. — KOOP, DREW, RIEGEL and RHOADS: Studies on nutrition. Ann. Surg. 124, 1165 (1946). — KOOP, RIEGEL, GRIGGER and BAMES: A study of protein hydrolysates, ossein gelatin and glucose in parenteral nutrition. Surg. etc. 84, 1065 (1947). — KORBSCH: Med. Klin. 1932, 1069. — KOUNTZ, HOFSTATTER and ACKERMANN: Nitrogen balance studies in four elderly men. J. of Gerontol. 6, 20 (1951). — KRAUSS: Dtsch. Arch. klin. Med. 150, 13 (1926). — KRAUT u. LEHMANN: Über die Verwendbarkeit der Hefe als menschliches Nahrungsmittel. II. Mitt. Stoffwechselversuche. Biochem. Z. 319, 209 (1948). — KRAUT u. SCHLOTTMANN: Die Verwendbarkeit der Hefe als menschliches Nahrungsmittel. I. Mitt. Biochem. Z. 291, 406 (1937). — KREIJT: Over geitenmelk als voedingsmiddel. Voeding 4, 147 (1942). — KRETZ: Die krebsfeindliche Diät. Leipzig 1939. — KÜHN: Richtlinien der diätetischen Therapie. Stuttgart 1947. — KÜHNAU: Handbuch der Biochemie, 3. Erg.bd., S. 351. Jena 1936. — KUNKEL: J. Clin. Invest. 27, 305 (1948). — KUNZ: Stoffwechseluntersuchungen bei BIRCHER-Kost. Erg. physik. u. diätet. Ther. 3, 315 (1948). — KYRIACOU: Über Vollkornbrot. Erhöhung seiner biologischen Wertigkeit. Ernährung 5, 231 (1940).

LABBY, SHANK, KUNKEL and HOAGLAND: Intravenous therapy of cirrhosis of liver. J. Amer. Med. Assoc. 133, 1181 (1947). — LAMBERT, MILLER and FROST: Febrile response following intravenous administration of fat. Amer. J. Physiol. 164, 490 (1951). — LANDESMAN and WEINSTEIN: Surg. etc. 75, 300 (1942). — LANDOWNE, THOMPSON and RUBY: The minimal sodium diet; a controlled study of its effect upon the blood pressure of ambulatory hypertensive subjects. J. Labor. a. Clin. Med. 34, 1380 (1949). — LANG: Leberverfettung und lipotrope Stoffe. Die Medizinische 1953, H. 15. — LANG u. SCHWIEGK: Dtsch. Mil.arzt 6 (1942). — LANGE: Zur ambulanten Therapie des Ulcus ventriculi mit Succus liquiritiae. Ther. Gegenw. 1952, 412. — LAPP u. DIBOLD: Dtsch. med. Wschr. 1936, 1206. — LAROCHE, CRUVEILLIER, HAZARD et TRUFFERT: Emploi des resines échangeuses de cations dans la thérapeutique des oedèmes. (Étude de 17 cas.) Bull. Soc. méd. Hôp. Paris, IV. s. 68, 759 (1952). — LASCH: Lävulose bei Leberparenchymerkrankungen. Vom Wert der kontinuierlichen Behandlung mit hohen Gaben unter besonderer Berücksichtigung der Leberfunktionsprüfung. Klin. Med. (Wien) 5, 212 (1950). — LATNER: Regime for treatment of severe and acute liver disease. Brit. Med. J. 1950, 748. — LAWTON, CURRERI and GALE: Use of invert sugar solutions for parenteral feeding of surgical patients. Arch. Surg. **63**, 561 (1951). — LAYNE and SCHEMM: Use of high fluid intake and low-sodium acid-ash diet in management of portal cirrhosis with aszites. Gastroenterology **9**, 705 (1947). — LECLERC: La vesce dans l'alimentation humaine. Presse méd. **51**, 188 (1943). — LEIGH: Ileus associated with edema of the bowel. Surg. etc. **75**, 279 (1942). — LERNER, CHAIKOFF, ENTENMAN and DAUBEN: Oxidation of parenterally administerd C^{14}-labeled tripalmitin emulsions. Science (Lancaster, Pa.) **109**, 13 (1949). — LESNE et RICHET: Bull. Soc. Pédiatr. Paris **22**, 414 (1924). — LE VEEN and FISHMAN: Blood and liver proteins in surgical patients as related to protein depletion. Ann. Surg. **127**, 352 (1948). — LEVERTON and CLARK: Meat in the diet of young infants. J. Amer. Med. Assoc. **134**, 1215 (1947). — LEVEY, HOGANSON, HARROUN and SMYTH: The excretion of amino acids in normal and undernourished human subjects following a single infusion of an amino acid preparation. J. Nutrit. **42**, 71 (1950). — LEVINE: In SAHYUN, Proteins and amino acids in nutrition, S. 318. 1948. — LEWIS, TAYLOR and DAVIDSON: Tolerance to intravenously administered protein hydrolysate in severe human liver cirrhosis. Amer. J. Med. Sci. **214**, 656 (1947). — LICHTWITZ: Pathologie der Funktionen und Regulationen. Leiden 1936. — LICHTWITZ, PARLIER, HIOCO, DELAVILLE et DARROQUY: Les syndromes de carence hydrosodique dans le précoma et le coma diabétique. Semaine Hôp. 1952, 45. — LILIENFELD: The use of the low salt diet in the diagnosis of Addison's disease. J. Amer. Med. Assoc. **110**, 804 (1938). — LINDENSCHMIDT: Brun's Beitr. **177**, 3 (1948). — Wirkungen der Aminosäure Methionin bei Leberinsuffizienz. Dtsch. Z. Verdgs- usw. Krkh. **9**, 214 (1949). Chirurgische Beobachtungen zur Hypoproteinämie und Aminosäurentherapie. Verh. dtsch. Ges. inn. Med. **1949**, 231. — Chirurgische Beobachtungen zur Hypoproteinämie und Aminosäurentherapie. Bruns' Beitr. **179**, 463 (1950). — Das Eiweißproblem in der Chirurgie. Langenbecks Arch. u. Dtsch. Z. Chir. **265**, 302 (1950). — LIPPMAN: Cation exchange resin in treatment of the nephrotic syndrome. Arch. Int. Med. **88**, 9 (1951). — LIPPROSS: Die Anwendung physikalisch-therapeutischer Behandlungsverfahren im Blickfeld der Gewebsthermometric. Erg. physik.-diätet. Ther. **4**, 294 (1951). — LLEWELLYN: Lancet **1922 I**, 202. — LOCALIO, CHASSIN and HINTON: Tissue protein depletion, A factor in wound disruption. Surg. etc. **86**, 107 (1948). — LOEWI: Arch. exper. Path. u. Pharmakol. **48**, 303 (1902). — LÖFFLER u. KOLLER: Die Gicht. Handbuch der inneren Medizin, Bd. VI/2, S. 855. Berlin 1944. — LONG and BISCHOFF: J. Nutrit. **2**, 245 (1930). — LOOFBOUROW, CALLAHAN and PALMER: The rice diet in ambulatory patients with essential hypertension; a 2-year-study of 105 patients. New England J. Med. **244**, 577 (1951). — LOWE and OVERY: Evaluation of rigid dietary sodium restriction in management of ascites in cirrhosis of liver. Ann. Int. Med. **34**, 1396 (1951). — LUETSCHER, HALL and KREMER: Treatment of nephrosis with concentrated human serum albumin. J. Clin. Invest. **29**, 896 (1950). — LUIGI: Sulla terapia iperprotidica e lipotropica nella cirrosi epatica. Studio clinico di 46 casi ricoverati e seguiti nell'ultimo quinquennio. Giorn. Clin. Med. **33**, 490 (1952). — LUIKART: Amer. J. Obstetr. **52**, 428 (1946). — LUND: Surg. etc. 1946. — LUND and LEVENSON: Protein in surgery. J. Amer. Med. Assoc. **128**, 95 (1945). — In SAHYUN, Proteins and amino acids in nutrition, S. 349. New York 1948.

MACK, SHEVOCK and TOMASETTI: J. Amer. Dietet. Assoc. **23**, 588 (1947). — MACKAY, CALLAWAY and BARNES: J. Nutrit. **20**, 59 (1940). — MACKIE, EDDY and MILLS: Vitamin deficiencies in gastro-intestinal disease. Ann. Int. Med. **14**, 28 (1940). — MACPHEE: Metabolic changes associated with operation. Brit. Med. J. **1953**, 1023. — MADDEN: J. of Exper. Med. **82**, 181 (1945). — MADDEN, BASSETT and REMINGTON: Amino acids in therapy of diseases, parenteral and oral administration compared. Surg. etc. **82**, 131 (1946). — MADDEN and WHIPPLE: Plasma proteins, their source, production and utilization. Physiologic. Rev. **20**, 194 (1940). — MADDEN, ZELDIS, HENGERER. MILLER, ROWE, TURNER and WHIPPLE: Casein digests parenterally utilized to form blood plasma protein. J. of Exper. Med. **73**, 727 (1941). — MAGEE: Brit. Med. J. **1948**, 4. — MAHONEY: N. Y. State J. Med. **43**, 1307 (1943). — MAIER: Untersuchungen über die Wirkungen des Coffeins und des Kaffees auf den Menschen. Schweiz. Arch. Neur. **9** (1921); **10** (1921). — MANN, GEYER, WATKIN, SMYTHE, DJU, ZAMCHECK and STARE: Parenteral nutrition. VII: Metabolic studies on puppies infused with fat emulsions. J. Labor. a. Clin. Med. **33**, 1503 (1948). — MANN, GEYER, WATKIN and STARE: Parenteral nutrition. IX. Fat emulsions for intravenous nutrition in man. J. Labor. a. Clin. Med. **34**, 699 (1949). — MANN and STARE: Nutritional needs in illness and disease. J. Amer. Med. Assoc. **142**, 409 (1950). — MARKMAN, SCHWARTZ e CORRÊA: Kationenaustauschharze und ihre Anwendung in der Kontrolle der Ödeme. Rev. Paulista Med. **41**, 95 (1952). — MARRIOT: J. Amer. Med. Assoc. **83**, 600 (1924). — MARTIN: Medical applications of adsorption and ion exchange materials. Amer. J. Digest. Dis. **18**, 16 (1951). — MARTINI: Über die Behandlungsmöglichkeiten des genuinen Hochdrucks, insbesondere über salzfreie Ernährung. Münch. med. Wschr. **1938**, 1409. — Die Wirkungen der kochsalzfreien Ernährung bei Hochdruckkranken. Dtsch. Arch. klin. Med. **183**, 109 (1938). — Über das Wesen und die Behandlung des essentiellen Hochdrucks. Münch. med. Wschr. **1953**, Nr 1. — MARTINI u. v. HARNACK: Stickstoffbilanz bei Parenchymschädigung der Leber. Ihre Beeinflussung durch Cholin und Methionin. Z. klin.

Med. 148, 341 (1951). — Martz, Kohlstaedt and Helmer: Use of ion exchange resins in management of congestive heart failure and cirrhosis of liver. J. Labor. a. Clin. Med. 36, 962 (1950). — Use of a combination of anion and cation exchange resins in the treatment of edema and ascites. Circulation (New York) 5, 524 (1952). — Marx: Der Waserhaushalt der gesunden und kranken Menschen. Berlin 1935. — Thyreotoxikose. Handbuch der inneren Medizin, Bd. VI/1, S. 9. Berlin 1941. — Masson, Corcoran and Page: Dietary and hormonal influences in experimental uremia. J. Labor. a. Clin. Med. 34, 925 (1949). — Master, Strickler, Grishman and Dack: Effect of undernutrition on cardiac output and cardiac work in overweight subjects. Arch. Int. Med. 69, 1010 (1942). — Mateer, Erhard, Price, Weigand, Peters, Danowski, Tarail and Greenman: Sodium restriction and cation exchange resin therapy in nephrotic children. J. Clin. Invest. 30, 1018 (1951). — Mateer, Greenman, Austin, Peters, Mermelstein, Weigand and Danowski: The use of sodium chloride in the pre-operative treatment of pyloric stenosis in infants. Amer. J. Med. Sci. 221, 21 (1951). — Matthias: Über die Einwirkung von Bohnenkaffee und Kaffee Hag auf die Leistungsfähigkeit der Kreislauforgane vor und nach sportlichen Leistungen. Münch. med. Wschr. 1934, Nr 15. — McCay: Diet and aging. Vitamins a. Hormons 7, 147 (1949). — McCay, Maynard, Sperling and Osgood: Nutritional requirements during the latter half of life. J. Nutrit. 21, 45 (1941). — McChesney: Studies of cation exchange resins; their optimal potassium content for clinical use. J. Labor. a. Clin. Med. 38, 199 (1951). — McChesney, Dock and Tainter: Ion exchange resins in edema. Medicine 30, 183 (1951). — McCray, Barden and Ravdin: Nutritional edema: Its effect on the gastric emptying time before and after gastric operation. Surgery 1, 53 (1937). — McGavack, Shearman and Drekter: Bull. New York Med. Coll. 10, 27 (1948). — McHenry: Vitamin B₁ and fatty livers. J. of Physiol. 89, 287 (1937). — McHenry and Patterson: Lipotropic factors. Physiologic. Rev. 24, 128 (1944). — McKibbin, Pope, Thayer, Ferry and Stare: Parenteral nutrition. I. Studies on fat emulsions for intravenous administration. J. Labor. a. Clin. Med. 30, 488 (1945). — McLester: Nutrition and diet in health and disease. Philadelphia u. London 1931. — McNaught, Scott, Woods and Whipple: J. of Exper. Med. 63, 277 (1936). — McNealey and Willems: Ann. Surg. 22, 649 (1931). — McQuarrie: Amer. J. Dis. Childr. 38, 451 (1929). — Meneghello, Espinoza and Coronel: Value of biopsy of the liver in nutritional dystrophy. Evaluation of treatment with choline and dried stomach. Amer. J. Dis. childr. 78, 141 (1949). — Meneghello and Niemeyer: Liver steatosis in under nourished Chilean children. III. Evaluation of choline treatment with repeated liver biopsies. Amer. J. Dis. Childr. 80, 905 (1950). — Meng: A fat emulsion for intravenous nutrition in rabbits. J. Labor. a. Clin. Med. 37, 222 (1951). — Meng and Early: Study of complete parenteral alimentation on dogs. J. Labor. a. Clin. Med. 34, 1121 (1949). — Merten: Fermente im Eiweißstoffwechsel und ihre Bedeutung für die Therapie. Verh. dtsch. Ges. inn. Med. 1949, 274. — Messinger: Proc. Soc. Exper. Biol. a. Med. 47, 281 (1941). — Meulengracht: Fifteen years' experience with free feeding of patients with bleeding peptic ulcer. Arch. Int. Med. 80, 697 (1947). — Meyer: Zur Pathologie und Physiologie des Durstes. Schriften wiss. Ges. Straßburg, 33. Heft. Straßburg 1918. — Über die Wirkung des coffeinhaltigen und coffeinfreien Kaffees auf den Grundumsatz. Z. Unters. Lebensmitt. 69 (1935). — Meyer, Hirschfeld and Abbott: J. Clin. Invest. 26, 796 (1947). — Middelmann u. Hürter: Die Ernährung des Kranken Stuttgart. 1947. — Miller: Low sodium chloride intake in the treatment of insomnia and tension states. J. Amer. Med. Assoc. 129, 262 (1945). — Miller, Ross and Whipple: Methionine and cystine, specific protein factors preventing chloroform liver injury in protein depleted dogs. Amer. J. Med. Sci. 200, 739 (1940). — Mitchell: J. of Home economies 19, 126 (1927). — Mitchell and Hamilton: J. of Agricult. Res. 43 (1931). — Mitchell and Kick: J. of Agricult. Res. 35 (1927). — Möller: Das Fasten als Heil- und Verjüngungsmittel. Dresden 1918. — Moore: Nutrit. Abstr. a. Rev. 6, 161 (1948). — Moore and Karp: Intravenous alcohol in the surgical patient. Surg. etc. 80, 523 (1945). — Morgan: Effect of imbalance in „filtrate fraction" of Vitamin B complex in dogs. Science (Lancaster, Pa.) 93, 261 (1941). — Morris: Ample exercise andminimum of food as measures for cancer prevention. Science (Lancaster, Pa.) 101, 457 (1945). — Some nutritional factors influencing origin and development of cancer. J. Nat. Canc. Inst. 6, 1 (1945). — Morrison: New methods oft herapy in cirrhosis of liver. J. Amer. Med. Assoc. 134, 673 (1947). — Reduction of mortality rate in coronary atherosclerosis by a low cholesterol-low fat diet. Amer. Heart J. 42, 538 (1951). — Morton: Properties and limitations of a cation-exchange resin. Laboratory investigation of Zeo-Karb 225. Lancet 1951, 825. — Moser, Rosenak, Pickett and Fisch: The role of resins in the treatment of water retention associated with cirrhosis of the liver. Gastroenterology 19, 336 (1951). — Mueller: The use of alcohol intravenously with special reference to its value in severe peritonitis. Surg. etc. 19, 401 (1939). — Müller: Zur normalen und pathologischen Anatomie und Physiologie sowie allgemeine Pathologie der feinsten Gefäßabschnitte beim Menschen. Stuttgart 1947. — Zur Ernährung des Kindes in Notzeiten. Arch. Kinderheilk. 133, 26 (1946). — Ernährung und Behandlung des Kindes.

2. Aufl. Stuttgart 1947. — Mulholland, Tui, Wright and Vinci: Nitrogen metabolism, caloric intake and weight loss in postoperative convalescence. Ann. Surg. 117, 512 (1943). — Murphy: The effect of „rice diet" on plasma volume and extracellular fluid space in hypertension subjects J. Clin. Invest. 29, 912 (1950). — Murray and Freeman: The morphologic distribution of intravenous injected fatty chyle and artificial fat emulsion in rats and dogs. J. Labor. a. clin. Med. 38, 56 (1951). — Murphy, Settimi and Kozokoff: Renal disease with the salt losing syndrome. A report of four cases of so-called "sall losing nephritis". Ann. Int. Med. 38, 1160 (1953). — Myers and Murphy: Studies on hepatic function in patients on the rice diet. Amer. J. Med. 9, 405 (1950).

Naville et Mach: L'utilisation de l'insuline-protamine-zinc dans les cures d'engraissement. Rev. méd. Suisse rom. 61, 100 (1941). — Nebelthau: Vom heiteren Kochen. Berlin 1936. — Nelson, Rosenbaum and Strauss: Hyponatremia in hepatic cirrhosis following paracentesis. J. Clin. Invest. 30, 738 (1951). — Nemir, Hawthorne and Lecrone: Prolongation of life by employment of parenteral alimentation. Surgery 29, 508 (1951). — Neptune, Geyer, Saslaw and Stare: Parenteral nutrition. XII. The successful intravenous administration of large quantities of fat emulsion to man. Surg. etc. 92, 365 (1951). — Newman, Grossman and Jvy: Effect of diet on liver regeneration in partially hepatectomized rats. Amer. J. Physiol. 157, 221 (1949). — Noorden, v.: Handbuch der Ernährungslehre. Berlin 1920. — Alte und neuzeitliche Ernährungsfragen. Berlin 1931. — Nutrition and dietetics in medical practice: J. Amer. Dietet. Assoc. 23, 875 (1947).

Oide: Jap. J. Sci. 9, 1, 299 (1929). — Olsen: A study of dietary factors, alcoholic consumption and laboratory findings in 100 patients with hepatic cirrhosis and 200 non-cirrhotic controls. Amer. J. Med. Sci. 220, 477 (1950). — Orr, Rice: Pre- and postoperative nutritional requirements. Minnesota Med. 3, 346 (1948). — Ott: Theorie der Cholintherapie und Ergebnisse ihrer praktischen Anwendung bei Lebererkrankungen. Dtsch. med. Wschr. 1950, 1473.

Page and Lewis: Influence of protein, carbohydrate and salt on arterial pressure of dogs with experimental renal hypertension. Amer. J. Physiol. 156, 422 (1949). — Patek: Bull. New York Acad. Med. 19, 498 (1943). — Evaluation of dietary factors in treatment of Laennec's cirrhosis of the liver. J. Mt. Sinai Hosp. 14, 1 (1947). — Patek and Post: Treatment of cirrhosis of the liver by a nutritious diet and supplements rich in vitamin B-complex. J. Clin. Invest. 20, 481 (1941). — Patek, Post, Ratnoff, Mankin and Hillmann: Dietary treatment of cirrhosis of the liver. J. Amer. Med. Assoc. 138, 543 (1948). — Payne and Wilkinson: Nephrotic oedema treated with an ion-exchange resin. Lancet 1951 II, 101. — Pende: Verträglichkeit und Verwertung von Holzzuckerhefe-Mischpräparaten bei Inanition und Rekonvaleszenz. Klin. Wschr. 1947, 179. — Perera and Blood: The relationship of sodium chloride to hypertension. J. Clin. Invest. 26, 1109 (1947). — Peschel and Peschel: Nitrogen balance on rice diet. J. Clin. Invest. 29, 455 (1950). — Peterman: J. Amer. Med. Assoc. 84, 1979 (1925). — Kinderärztl. Prax. 2, 97 (1931). — Peters: Amer. J. Med. 5, 100 (1948). — Peters, Danowski, Greenman, Weigand, Clarke, Gower, Mateer and Tarail: Acidifying and non-acidifying carboxylic resin mixtures used alone and with ACTH or cortisone. J. Clin. Invest. 30, 1009 (1951). — Pfau: Zur Physiologie der Aminosäuren und über die therapeutische Verwendung von Aminosäuregemischen. Med. Klin. 1946, 249. — Picard et Picard: Action du chlorure de choline au cours de quelques affections hépatiques. Presse méd. 1952, 807. — Pilgerstorfer u. Exner: Die Verwendung von „Aminogen" in der Diätküche. Wien. klin. Wschr. 1938 II, 1364. — Piller: Die Behandlung von Leberparenchymschäden bei Lungentuberkulose mit lipotropen Stoffen. Beitr. Klin. Tbk. 105, 61 (1951). — Pitfield: N. Y. Med. J. a. Med. Rec. 118, 217 (1923). — Plotz: J. Amer. Med. Assoc. 139, 623 (1949). — Plough, Patek jr. and Bevans: The relative effects of protein, choline and methionine in the treatment of experimental dietary cirrhosis in the rat. J. of Exper. Med. 96, 221 (1952). — Plückthun: Über den Einfluß intravenöser und peroraler Gaben arteigenen Serums auf die Stickstoffbilanz. Zugleich ein Beitrag zur Frage der parenteralen Ernährung. Z. Kinderheilk. 66, 496 (1949). — Pommerenke, Slavin, Karcher and Whipple: J. exper. Med. 61, 261 (1936). — Popper: Discussion at conference on liver injury. Trans. of the 10th. conf., New York, Josiah Macy jr. foundation 1951, S. 124. — Portis and Weinberg: Recent advances in the medical treatment of cirrhosis of the liver. J. Amer. Med. Assoc. 149, 1266 (1952). — Potter: The role of nutrition in cancer prevention. Science (Lancaster, Pa.) 101, 105 (1945). — Prado e Valladares: Über die Toleranz gegenüber Proteinhydrolysaten. Rev. brasil. Cir. 18, 899 (1949).

Ralli, Leslie, Stueck, Shorr, Robson, Clarke and Laken: The course of cirrhosis of the liver in patients treated with large doses of liver extract intravenously. A study of 112 cases: 44 control cases, 68 cases treated with liver extract intravenously. Medicine 28, 301 (1949). — Ratschow: Die peripheren Durchblutungsstörungen. Dresden u. Leipzig 1939. — Rank: Unsere Lebensmittel von A bis Z. Stuttgart 1952. — Rao, Dalta and Krishnan: Dietetic hepatic lesions and protein deficiency. Current Sci. 18, 108 (1948). — Rausch: Studien mit Aminosäuren. II. Mitt. Ernährungsversuche mit Aminosäuregemischen am Menschen. Dtsch. Arch. klin. Med. **193**, 217 (1947). — Studien mit Aminosäuren. I. Mitt. Ernährungsversuche mit Aminosäuregemischen am Menschen. Dtsch. Arch. klin. Med. **193**, 48 (1947). — Die Stoffwechselwirkung von Aminosäuregemischen. Klin. Wschr. **1948**, 169. — Die Wirkung von Aminosäuregemischen auf die Tätigkeit der Magenschleimhaut. Ärztl. Forsch. **2**, H. 7/8 (1949). — Probleme der oralen Aminosäurentherapie bei Unterernährten. Z. klin. Med. **148**, 487 (1951). — Aktuelles Eiweiß- und Aminosäurenproblem. Fortschr. Med. **1952**, H. 23/24. — RAVDIN: Symposium on fluid and electrolyte needs of surgical patient; hypoproteinaemie and its relation to surgical problems. Ann. Surg. **112**, 576 (1940). — RAVDIN, STENGEL and PRUSHANKIN: J. Amer. Med. Assoc. **114** (1940). — RAVDIN, THOROGOOD, RIEGEL, PETERS and RHOADS: The prevention of liver damage. J. Amer. Med. Assoc. **121**, 322 (1943). — RAVDIN and ZINTEL: Nutrition in the care of the surgical patient. In WOHL, Dietotherapy, S. 875. Philadelphia 1945. — RAYMOND and TREADWELL: Lipotropic activity of various compounds under standard conditions. Proc. Soc. Exper. Biol. a. Med. **70**, 43 (1949). — REACH: Arch. exper. Path. u. Pharmakol. **47**, 231 (1902). — REHDER: Münch. med. Wschr. **1930** I, 442. — REICH, SWARTZ and BECKMAN: Moderate fats in infectious hepatitis: A new concept based on recent advances. Amer. J. Digest. Dis. **14**, 281 (1947). — REINLEIN u. GEERING: Rinderserumernährung bei akuten und chronischen Ernährungsstörungen des Säuglings. Arch. Kinderheilk. **140**, 114 (1950). — REISCHLE: Über die rectale Calciumtherapie beim Säugling. Med. Mschr. **5**, 16 (1951). — REMY u. SCHLEPPER: Vergleichende Untersuchungen über Verwertung intravenös zugeführten Invert- und Traubenzuckers bei Hepatitiskranken. Med. Mschr. **3**, 858 (1949). — RENNIE: Arch. Dis. Childr. **8**, 47 (1933). — REVERS: Nederl. Tijdschr. Geneesk. **90**, 135 (1946); **92**, 2968 (1948). — RHOADS and KASINSKAS: Influence of hypoproteinemia on formation of callus. Surgery **11**, 38 (1942). — RICE, STRICKLER and ERWIN: Parenteral nutrition with a solution containing one thousand calories per liter. Arch. Surg. **64**, 20 (1952). — RICE, ORR and ENQUIST: Parenteral nutrition in the surgical patient as provided from glucose, aminoacids and alcohol. The role played by alcohol. Ann. Surg. **131**, 289 (1950). — RICE, STRICKLER and ORR: The rationale of eliminating starvation postoperatively. Minnesota Med. **1948**. — Parenteral nutrition, pre- and postoperative use of glucose, amino acids and alcohol. Lancet **1948** I, 91. — RIEDEL: Die Bedeutung der Molke für die Ernährung. Dtsch. Gesundheitswesen **1949**, 19. — RIEDLIN: Faste dich rein und iß dich gesund. Freiburg i. Br. 1928. — RIEGEL, KOOP, DREW, STEVENS, RHOADS, BULLITT, BARRUS, GRIGGER, BARNES, BARNHART, BOGER, BOWEN, GOULDING and McGINLEY: The nutritional requirement for nitrogen balance in surgical patients during the early postoperative period. J. Clin. Invest. **26**, 18 (1947). — RIEGEL, KOOP, SCHWEGMAN, BARNES and GRIGGER: An evaluation of mixtures of ossein gelatin, hydrolyzed protein, and glucose in the parenteral nutrition of postoperative patients. Surgery **25**, 672 (1949). — ROBERTS: The treatment of obesity with an anorexigenic drug. Ann. Int. Med. **34**, 1324 (1951). — ROBINSON: The restricted sodium diet. A survey of problems in planning and administration. J. Amer. Dietet. Assoc. **27**, 1075 (1951). — ROEMHELD: Beeinflussung des Herzminutenvolumens durch Diät. Z. Kreislaufforsch. **31**, 73 (1939). — ROBSCHEIT-ROBBINS, MILLER and WHIPPLE: J. of Exper. Med. **85**, 243 (1947). — ROGERS, FERGUSON, FRIEDGOOD and VARS: Influence of fat in diet upon nitrogen balance and liver regeneration. Amer. J. Physiol. **163**, 347 (1950). — ROMINGER: Richtlinien für die Kinderkost. Berlin-Göttingen-Heidelberg 1947. — Lehrbuch der Kinderheilkunde. Berlin-Göttingen-Heidelberg 1950. — ROOST: Schweiz. med. Wschr. **1947**. — ROSENAK and HOLLANDER: Clinics **3**, 638 (1944). — ROST: Münch. med. Wschr. **1929**, 910. — ROUS: The influence of dieting on the course of cancer. Bull. Hopkins Hosp. **26**, 146 (1915). — ROUSSAK: Brit. Med. J. **1952**, 360. RUBINO u. VARELA: Klin. Wschr. **1922**, 2370. — RUBNER u. SCHITTENHELM: Dtsch. med. Wschr. **1926**, 2065. — RUSCH and BAUMANN: Nutritional aspects of the cancer problem. Nutrit. Abstr. a. Rev. **4**, 353 (1946). — RUSSAKOFF and BLUMBERG: Choline as adjuvans to dietary therapy of cirrhosis of liver. Ann. Int. Med. **21**, 848 (1944). — RYNEARSON, SNELL, HAUSNER u. VICTOR: Z. klin. Med. **134**, 11 (1938).

SACHAR, HORVITZ and ELMAN: Studies on dysalbuminemia produced by protein deficient diets. I Hypalbuminemia as a quantitative measure of tissue protein depletion. J. of Exper. Med. **75**, 453 (1942). — SCHAAF u. OBTULOWIECZ: Zbl. Hautkrkh. **35**, 1 (1931). — SCHEER: Kinderkrankheiten und Ernährung, 2. Aufl. 1953. — SCHELLONG u. KAESTNER: Die Verwendung der Sojabohne in der Heilkost. Dresden u. Leipzig 1935. — SCHEMM: A high fluid intake in the management of edema, especially cardiac edema. I. The details and basis of the regime. Ann. Int. Med. **17**, 952 (1942). — A high fluid intake in the management of edema, especially cardiac edema. II. Clinical observations and data. Ann. Int. Med. **21**, 937 (1944). — SCHENCK u. MEYER: Das Fasten. Stuttgart 1938. — SCHETTLER: Lipotrope Faktoren. Ärztl. Forschg **3**, 329 (1949). — Das Blutcholesterin beim Saftfasten. Dtsch. Arch. klin. Med. **196**, 7 (1949). — Zur Wirkung der lipotropen Substanzen. Klin. Wschr. **1952**, 627. — Über die Behandlung der Fettleber mit Lecithin. Dtsch. med. Wschr. **1953**, 264. — SCHIECK: Verbot von coffeinhaltigem Kaffee bei Glaukom-Erkrankungen. Münch. med. Wschr. **1937**, 163. — SCHILF u. WOHINZ: Über das Vorkommen von Coffein in der Frauenmilch nach Genuß von Kaffee. Arch. Gynäk. **134** (1928). — SCHLAYER u. PRÜFER: Lehrbuch der Krankenernährung. Bd. I, Allgemeine und spezielle Diätetik. Bd. II, Rezeptsammlung, 4. Aufl. München u. Wien 1951. — SCHLECHT: Zur Kochsalzfrage in der Behandlung des essentiellen Hochdrucks. Arch. Kreislaufforsch. **15**, 120 (1949). — SCHLÜSSEL: Verwendung von Trockenhefe und synthetischen Stoffen in der Therapie und Ernährung. Ernähr. u. Verpfleg. **1**, 73 (1949). — Eignung und mögliche Größenordnung von Trockenhefe auf Holzbasis in der menschlichen Ernährung. Dtsch. med. Wschr. **1948**, 648. — SCHMID: Zur Therapie des Leberparenchymschadens mit Cholinderivaten. Wien. Z. inn. Med. **30**, 411 (1949). — SCHMIDT: Die Verwertungsmöglichkeiten der Schafmilch. Ernährung **9**, 44 (1944). — SCHNEIDER: Salzlose Diät. Berlin 1931. — Kochkunst und Küchentechnik für Groß- und Kleinbetrieb zur Ernährung Gesunder und Kranker. Dresden u. Leipzig: 1937. — SCHNEIDERBAUR: Zur Leberschutztherapie mit Lävulose. Wien. med. Wschr. **1951**, 192. — SCHÖNBERG, KEMPTER, LINDNER u. HOFFMEISTER: Zur Arbeit von HOFFMEISTER u. SCHIPPERS, Aletosal bei kochsalz,,freier'' Kost. Dtsch. med. Wschr. **1951**, 1635. — SCHROEDER, CAHILL and SMITH: J. Amer. Med. Assoc. **127**, 279 (1945). — SCHROEDER u. DUESSBERG: Dtsch. Mil.arzt **9** (1943). — SCHROEDER, GOLDMAN, FUTCHER and HUNTER: Low sodium chloride diets in hypertension. Effects on blood pressure. J. Amer. Med. Assoc. **140**, 458 (1949). — SCHRUMPF et PIERRON: Fol. Med. int. orient. **1**, 5 (1933). — SCHUBERT: Neuere Feststellungen zur hygienischen Beurteilung des Kaffeegenusses. Dtsch. med. Wschr. **1935**, 2095. — SCHULZ u. DRACHE: Fruchtmolkengetränke. Milchwiss. **1947**, 276. — SCHULZE: Verh. dtsch. Ges. inn. Med. **1952**. — SCHULZE u. FRANKE: Über die Behandlung des Magengeschwürs mit Succus liquiritiae. Dtsch. med. Wschr. **1951**, 988. — SCHUMACHER: Über Coffeinausscheidung in die Frauenmilch. Med. Welt **1936**, No 12. — SCHUPHAN: Pflanzeneiweiß. Eiweißforsch. **1**, 24. — SCHWARTZER, K.: Über den Wert der Traubenzuckerklysmen. Med. Klin. **1939**, H. 8. — SCHWARZLOSE: Zur Behandlung des Magen- und Darmgeschwürs mit Succus liquiritiae. Dtsch. med. J. **1953**, 120. — SELLING and FERRARO: The psychology of diet and nutrition. New York 1945. — SHAFIROFF: The administration of fat emulsion in man. Trans. New York Acad. Sci., Ser. II, **80** (1951). SHAFIROFF and MULHOLLAND: Effects on human subjects of intravenous fat emulsions of high caloric potency. Ann. Surg. **133**, 145 (1951). — SHAFIROFF, MULHOLLAND and BAKER: Proof of the early utilization of fat administered intervenously into human subjects. Exp. Med. a. Surg. **9**, 184 (1951). — SHAFIROFF, MULHOLLAND, ROTH and BARON: Intravenous infusion of a combined fat emulsion into human subjects. Proc. Soc. Exper. Biol. a. Med. **70**, 343 (1949). — SHAFIROFF, MULHOLLAND, TUI, ROTH and BARON: The intravenous administration of a combined fat emulsion into surgical patients. Surg. etc. **89**, 398 (1949). — SHIMA: Biochem. Z. **237**, 303 (1931). — SHOHL: J. Clin. Invest. **22**, 257 (1943). — SHOL, BUTLER, BLACKFAN and McLACHLAN: J. of Pediatr. **15**, 469 (1939). — SHOROV: Discussion at conference on liver injury. Trans. of the 10. conf., New York, Josiah Macy jr. foundation 1951, S. 138. — SHOSHKES, GEYER and STARE: Fat emulsions for oral nutrition. I. The absorption of fat in the rat. J. Labor. a. Clin. Med. **35**, 968 (1950). — SIMONART: Acta biol. belg. **1**, 537 (1941). — SKRAMLIK, V.: Läßt sich das Kochsalz im Geschmack ersetzen? Z. inn. Med. **7**, 679 (1952). — SMYTH, LASICHAK and LEVEY: The effect of the rate of administration of amino acid preparations and blood amino acid nitrogen level on the production of nausea and vomiting. J. Labor. a. Clin. Med. **32**, 889 (1947). — SNELL: Treatment of liver diseases. Ann. Int. Med. **12**, 592 (1938). — SOMOGYJ: Die ernährungsphysiologische Bedeutung der Hefe. Bern 1944. — SOSKIN and ALLWEISS: Hypoglycemic phase of dextrose tolerance curve. Amer. J. Physiol. **110**, 4 (1934). — SOSKIN, ALLWEISS and COHN: Influence of pancreas and liver upon dextrose tolerance curve. Amer. J. Physiol. **109**, 155 (1934). — SOSKIN, ALLWEISS and MIRSKY: The mechanism and treatment of ,,insulin resistance'' and related condition, read before the ninth annual meeting of the central society for clinical research, Chicago, Nov. 6, 1936, abstracted. J. Amer. Med. Assoc. **108**, 504 (1937). — SOSKIN and MIRSKY: Influence of progressive toxemic liver damage upon dextrose tolerance curve. Amer. J. Physiol. **112**, 649 (1935). — SPENCE, EVANS and FORBES: Ann. Surg. **124**, 131 (1946). — SPICKMANN: Klin. Wschr. **1936**, 1271. — SPRINZ: Medical clinics of North America. Postwar medicine. Philadelphia u. London 1946. — STAHL: Methodisch-kritische Überprüfung der Hepatitistherapie mit lipotropen Substanzen. Ärztl. Wschr. **1952**, 1010. — STAUB: Künstliche Süßstoffe. Schweiz. med. Wschr. **1942**, 983. — STEIGMANN: Efficacy of lipotropic substances in treatment of cirrhosis of liver. J. Amer. Med. Assoc. **137**, 239 (1948). — STENGER: Versuche zum Eiweißproblem der Gegenwart. Die Verwendung von Holzzuckerhefe in der menschlichen Ernährung. II. Klin. Wschr. **1948**, 630. — STERN: Severe lithium chloride poisoning with complete recovery. Report of a case. J. Amer. Med. Assoc. **139**, 710 (1949). — STETTEN jr.: On the metabolic defect in gout. Bull. New York Acad. Med. **28**, 664 (1952). — STEVENS, STEIGMANN, GOLDBLOOM and LEWIS: Comparison of lipotropic substances in treatment of Laennec's cirrhosis. J. Labor. a. Clin. Med. **36**, 993 (1950). —

STEWART, HALL and SCHAER: Management of protein deficiency in surgial patients. J. Amer. Med. Assoc. **136**, 1017 (1948). STICH: Stoffwechsel- und Therapieversuche mit Globin und Plasmaprotein. Verh. dtsch. Ges. inn. Med. **55**, 312 (1949). — STRAUSS: Zur Behandlung und Verhütung der Nierenwassersucht. Ther. Gegenw. **1903**, 193. — STRENGTH, SCHAEFER and SALMON: The relation of vitamin B_{12} and folacin to the utilization of choline and its precursors for lipotropism and renal protection in rats. J. Nutrit. **45**, 329 (1951). — STRÖM: Methoininbehandlung bei akuter Hepatitis. Sv. Läkartidn. **47**, 613 (1950). — Methionine in the treatment of acute hepatitis. Brit. Med. J. **1950**, 1168. — STRONG: Brit. Med. J. **1951**, 998. — STUDLEY: Percentage of weight loss, a basic indicator of surgical risk in patients with peptic ulcer. J. Amer. Med. Assoc. **106**, 458 (1936). — SUGIURA and BENEDICT: The influence of insufficient diets upon tumor recurrence and growth in rats and mice. J. Canc. Res. **10**, 309 (1926). — SUNDIN: Ionenaustauschendes Kunstharz (Resin) bei Herzinsuffizienz. Nord. Med. **47**, 554 (1952). — *Supplement of Medical Impairment Study.* New York, Actuarial society of America and the association of life insurance medical directors 1932. — SUREAU, ESCALIER et ANDRÉ: Bull. Acad. Méd. Paris **126**, 404 (1942). — SWANK: Treatment of multiple sclerosis with low-fat diet. A.M.A. Arch. of Neur. **69**, 91 (1953).

TANNENBAUM: Initiation and growth of tumors. Introduction: effects of underfeeding. Amer. J. Canc. **38**, 335 (1940). — TANRET: L'alimentation protidique au cours des néphrites azotémiques. Bull. Soc. sci. Hyg. aliment. **40**, 35 (1952). — TAYLOR: Protein requirements under special physiol. demands with particular relation to burns, penetrating wounds and trauma. Buffalo Univ. Centennial Conference Lecture, Oct. 1946. — TERROINE: Bull. Soc. sci. Hyg. aliment. **21**, (1933). — THANNHAUSER: Stoffwechsel und Stoffwechselkrankheiten. München 1929. — *The rice diet in the treatment of hypertension.* A report to the medical research council. Lancet **1950 I**, 509. — *Therapeutic nutrition, with special reference to military situation.* A report of the committee on therapeutic nutrition. Food and nutrition board, to medical research and development board, department of defense, Nat. academy of sciences, Nat. research council. Jan. 1951. — THIELE: Über Aminosäuregaben bei Leberkrankheiten. Z. inn. Med. **3**, 693 (1948). — *Thienemanns Diätkochbücher*, herausgeg. von TH. VON ZWEKL u. E. V. WEIZENBECK, 13 Bändchen, Stuttgart: K. Thienemann. — THOMPSON, RAVDIN and FRANK: Effects of hypoproteinemia on wound disruption. Arch. Surg. **36**, 500 (1938). — TILING: Eiweißmangel im Kindesalter. Synopsis **1**, 92 (1948). — TJADEN: Kaffee und Coffein. Med. Welt **1930**, Nr 42. — TORNACK, J.: Über den Wert rectaler Traubenzuckerzufuhr beim Menschen. Klin. Wschr. **1938**, 1400. — *Toxicity of an ion exchange resin.* Medical Press **1952**, 263. — TRÉMOLIÈRES, BERGOUNIOUX et LOUBRY: Le traitement diététique des cirrhoses. Bull. Soc. sci. Hyg. aliment. **38**, 164 (1950). — TUI: Peroral use of protein hydrolysates. Rev. Gastroenterol. **17**, 184 (1950). — TURNER: Handbook of diet therapy. New York 1946.

ULRICH: Der Kaffee und das Coffein. 1953. — UMBER: Ernährung und Stoffwechselkrankheiten. Berlin u. Wien 1925. — URRA: Beitrag unserer Klinik zum Studium der Proteine des Plasmas. Verh. dtsch. Ges. inn. Med. **1949**, 248.

VAGUE: Bases théoriques et pratiques du régime alimentaire dans les obesités. Bull. Soc. sci. Hyg. aliment. **38**, 155 (1950). — VARCO: Surg. etc. **84**, 611 (1947). — VEEN, LE and FISHMAN: Ann. Surg. **127**, 352 (1948). — VIERSMA: Die Behandlung von Hypertension mit salzloser Diät. Nederl. Tijdschr. Geneesk. **1947**, 2042. — VIETING: Beitrag zur Aminosäuretherapie der Hepatitis. Z. inn. Med. **5**, 657 (1950). — VISSCHER, BALL, BARNES and SIVERTSEN: Influence of caloric restriction upon incidence of spontaneous mammary carcinoma in mice. Surgery **11**, 48 (1942). — VOIGT: Über psychische Wirkungen von coffeinhaltigem und coffeinfreiem Kaffee auf den Menschen. Dtsch. med. Wschr. **1934**, 1554. — Über Leistungen ohne Kaffeegenuß im Verhältnis zu denen nach Genuß von coffeinhaltigen und coffeinfreiem Kaffee. Dtsch. med. Wschr. **1936**, 179. — VOLHARD u. BORKELOH: Die kochsalzfreie Krankenkost, 13. Aufl. Leipzig 1952. — VOLLMER: Bisherige Ergebnisse unserer Therapie mit Aminosäurengemischen. Dtsch. med. Rdsch. **3**, 1 (1949). — Einfluß der Aminosäurenbehandlung auf die Stickstoffbilanz. Verh. dtsch. Ges. inn. Med. **1949**, 238. — Über die biologische Wertigkeit eines Hefeeiweißpräparates beim Menschen. Klin. Wschr. **1950**, 76. — VOLWILER and DEALY: Gamma globulin in treatment of chronic phase of epidemic infectious hepatitis. Gastroenterology **12**, 87 (1949). — VOYLES jr. and ORGAIN: Prolonged cation-exchange resin therapy in congestive heart failure. New England J. Med. **245**, 808 (1951).

WACHSMUTH: Die Kriegswundkachexie. Ein durch Infektion und Eiweißverlust entstandener Symptomenkomplex. Dtsch. Mil.arzt **8**, 495 (1943). — WAERLANDS Monats-Magazin und WAERLANDS Schriften. Hamburg/Rahlstedt: Waerland-Verlag. — WAKIM and MANN: Effect of experimental cirrhosis on intrahepatic circulation of blood in intact animal. Arch. of Path. **33**, 198 (1942). — WALKER: Food service in homes for the aged. I. Evaluation of food served. II. Provisions and requirements of state standards. J. Amer. Dietet. Assoc. **27**, 467, 470 (1951). — WANG, HEGSTEDT, LAPI, ZAMCHECK and BLACK: Progressive changes in liver composition, function, body fluids and liver cytology during protein depletion in the rat and the effect of choline upon these changes. J. Labor. a. Clin. Med. **34**, 953 (1949). —

WATERHOUSE, BASSETT, HOLLER and CUSSON: Metabolic studies on protein-depleted patients receiving a large part of their nitrogen intake from human serum albumin administred intravenously. J. Clin. Invest. 28, 245 (1949). — WATERHOUSE, FENNINGER and KEUTMANN: Nitrogen exchange and caloric expenditure in patients with malignant neoplasms. Cancer (N. Y.) 4, 500 (1951). — WATKIN, FROEB, HATCH and GUTMAN: Effects of diet in essential hypertension. I. Baseline study; effects in 86 cases of prolonged hospitalization on regular hospital diet. Amer. J. Med. 9, 428 (1950). — Effects of diet in essential hypertension. II. Results with unmodified Kempner rice diet in 50 hospitalized patients. Amer. J. Med. 9, 441 (1950). — WEICKER: Methioninbehandlung der akuten gelben Leberatrophie. Ärztl. Wschr. 1950, 746. — WEINER, ROWLETTE and ELMAN: Significance of loss of serum protein in therapy of severe burns. Proc. Soc. Exper. Biol. a. Med. 34, 484 (1936). — WEINGARTEN: Über Kochsalzersatzmittel. Münch. med. Wschr. 1932 I, 137. — WEISER: Bedenken gegen die krebsfeindliche Diät. Dtsch. med. Wschr. 1942, 663. — WEITZ: Verh. dtsch. Ges. inn. Med. 1929, 201. — Tierisches Plasma zur parenteralen Eiweißzufuhr beim Menschen. Dtsch. med. Wschr. 1953, 265. — WELSH, ADAMS and WAKEFIELD: Metabolic studies on chronic ulcerative colitis. J. Clin. Invest. 16, 161 (1937). — WELTE: Zur Behandlung der multiplen Sklerose mit dem Rohkost-Diätschema nach Evers. Dtsch. med. Wschr. 1949, 1441. — WENDEROTH: Lebertran in der Krankenernährung. Z. inn. Med. 3, 228 (1948). — Über die Ausnutzung von transfundiertem Plasmaeiweiß. Verh. dtsch. Ges. inn. Med. 1949, 243. — WENDT: Die Behandlung der Erkrankungen des alternden Menschen. Erg. physik. u. diätet. Ther. 4, 89 (1951). — WERNER: The use of a mixture of pure amino acids in surgical nutrition. I. Certain pharmacologic considerations. Ann. Surg. 126, 169 (1947). — WESSELOW, DE, and THOMSON: Sodium and potassium in Addison's disease. Thom. Hosp. Rep., II. s. 3, 28 (1938). — WEST, WILSON and EYLER: Amer. J. Dis. Childr. Ref. Nutrit. Abstr. a. Rev. 6, 122 (1948). — WESTON, HELLMAN, ESCHER, EDELMAN, GROSSMAN and LEITER: Studies on the influence of the low sodium cardiac diet and the Kempner regimen on renal hemodynamics and electrolyte excretion in hypertensive subjects. J. Clin. Invest. 29, 639 (1950). — WESTPHAL: Ernährungsfragen im Winter. Dtsch. med. Wschr. 1933, Nr 49. — WHEELER, BRIDGES and WHITE: Diet low in salt (sodium) in congestive heart failure. J. Amer. Med. Assoc. 133, 16 (1947). — WHITE and WEINSTEIN: Blood derivates and substitutes. New York 1947. — WICHELS: Coffein als Magensaftlocker. Z. klin. Med. 1933. — WIDAL and JAVAL: La cure de déchloruration. Son action sur l'oedème, sur l'hydration et sur l'albuminurie à certaines périodes de la néphrite épithéliale. Presse méd. 1903, Nr 51. — La chlorurémie et la cure de déchloruration dans la maladie de Bright. Etude sur l'action déchlorurante de quelques diurétiques. Presse méd. 1903, Nr 80. — WIEBEL: Ernährung und Leistungssport. Leipzig 1941. — WIGAND: In SCHLAYER u. PRÜFER, Lehrbuch der Krankenernährung. Berlin u. Wien 1950. — WILD u. WOLF: Zur Therapie akuter und chronischer Leberparenchymkrankheiten mit Leber-Hefeextrakten. Münch. med. Wschr. 1953, 849. — WILDE: Zur Ulcusbehandlung mit Succus liquiritiae. Ärztl. Wschr. 1952, 1058. — WILDER: Mayo Clin. Bull 2, 307 (1920/21). — WILDER, KENDALL, SNELL, KEPLER, RYNEARSON and ADAMS: Intake of potassium, an important consideration in Addison's disease. A metabolic study. Arch. Int. Med. 59, 367 (1937). — WILEY: Postoperative protein deficiency. With special reference to the cancer patient. Surgery 21, 889 (1947). — WILKINSON, BILLING, NAGY and STEWART: Nitrogen metabolism after surgical operations. Use of protein hydrolysate after partial gastroectomy. Lancet 1950 I, 523. — WILLI: Dtsch. Arch. klin. Med. 168, 156 (1930). — WILSON: Zit. Med. Klin. 1948, 171. — WILSON, POLLAK and HARRIS: Diet in the treatment of infective hepatitis, therapeutic trials of cystine and variation of fat content. Lancet 1946, 881. — WISSLER, STEFFEE, WOOLRIDGE, BENDITT and CANNON: Amer. Dietet. Assoc. 23, 841 (1947). — WITTS: A review of the dietetic factors in liver disease. Brit. Med. J. 1947, 45. — WOOD, FERGUSON and LOWRANCE: Cation exchange resins as an adjunct in treatment of heart failure. J. Amer. Med. Assoc. 148, 820 (1952). — WOOLEY: J. of Biol. Chem. 164, 11 (1946); 166, 783 (1948); 172, 71 (1948). — WYLLIE, PAYNE and BEYNON: A dietetic approach to the coeliac affection. Arch. Dis. Childh. 26, 4 (1951).

ZENKER, v. CAMPENHAUSEN u. KÜHNE: Zur Pflege des Eiweißhaushaltes vor, während und nach Operationen. Verh. dtsch. Ges. inn. Med. 55, 225 (1949). — ZETTEL: Zur Operationsvorbereitung des Panzerherzens mit Kationenaustauschern. Dtsch. med. Wschr. 1953, 38. — ZETTEL u. KNEDEL: Die Veränderungen der Plasmaeiweißkörper während operativer Eingriffe. Chirurg 23, 460 (1952). — ZIEGELMAYER: Unsere Lebensmittel und ihre Veränderungen. Dresden u. Leipzig 1932. — Die Ernährung des deutschen Volkes. Dresden u. Leipzig 1947.

Vitamine und Vitaminkrankheiten.

Von

Hans Zellweger und William H. Adolph.

Mit 8 Abbildungen.

Einleitung.

„Vitamine sind lebenswichtig, sie wirken in sehr geringen Mengen und kommen weder als Energielieferanten noch als Bausteine für den Organismus und seine Zellen in Betracht"; so lautet nach ABDERHALDEN (1948) die Definition für die Vitamine. In früheren Definitionen wurde noch beigefügt, daß diese Stoffe dem menschlichen Organismus zugeführt werden müssen, da er nicht imstande sei, diese selbst zu bilden. Wir wissen heute, daß dies nicht durchwegs zutrifft. Der Mensch besitzt die Fähigkeit, Provitamine wie z. B. die Provitamine der Vitamine A und D in das wirksame Vitamin überzuführen. Andere Vitamine (K, B_{12} usw.) können ferner durch Darmbakterien synthetisiert werden; so kann der Organismus, abgesehen von der Neugeborenenperiode und bestimmten pathologischen Bedingungen, ohne Zufuhr von Vitamin K auskommen. Gleiches soll gelegentlich für Vitamin B_{12} zutreffen. Es ist heute üblich geworden, zwischen den fettlöslichen Vitaminen A, D, K, E und den wasserlöslichen Vitaminen der B-Gruppe und C zu unterscheiden. Hinsichtlich ihrer physiologischen Wirkung lassen sich 2 Gruppen von Vitaminen unterscheiden: Die Vitamine der einen Gruppe, B-Vitamine im allgemeinen, gliedern sich als prosthetische Substanzen in Fermentsysteme ein und erfüllen wichtige Funktionen im intermediären Stoffwechsel der Kohlenhydrate, Fette und Eiweiße. Die Vitamine der 2. Gruppe, die Vitamine A, C, D, E, haben in höher differenzierten Organismen gewisse begrenzte Spezialfunktionen zu erfüllen; ihre Wirkung ist im einzelnen jedoch noch nicht völlig geklärt (KUEHNAU).

Ungenügende Vitaminzufuhr (Exokarenz) führt nach einer gewissen Latenzzeit, deren Länge durch die Größe der vorher angelegten Reserven und des momentanen Defizits bestimmt wird, zu Vitaminmangelsymptomen, zu Hypo- und A-Vitaminosen. Neben diesen sog. primären Avitaminosen kommen auch sekundäre Avitaminosen vor, die durch mangelhafte Resorption (Enterokarenz) oder mangelhafte Verwertung (Endokarenz) der zugeführten Vitamine entstehen. Eine Avitaminose infolge Enterokarenz kann z. B. bei chronischen Diarrhoen, bei Sprue, nach ausgedehnten Darmresektionen usw. vorkommen. Als erläuterndes Beispiel sei das Auftreten von Osteomalacie bei Sprue erwähnt. Seltener kommen Avitaminosen infolge mangelhafter Verwertung des in normaler Weise zugeführten und resorbierten Vitamins vor. Bei Hypothyreose kann gelegentlich eine A-avitaminotische Phrynodermie beobachtet werden, die dadurch entsteht, daß bei Schilddrüsenmangel die Konversion von Carotin zu Vitamin A darniederliegt. Etwas komplizierter liegen die Verhältnisse bei der Hypoprothrombinämie infolge schwerer Leberschädigung, die trotz normaler oder excessiver Zufuhr von Vitamin K nicht immer gebessert werden kann. Bei Besprechung der einzelnen Vitamine werden wir zwischen primären und sekundären Avitaminosen unterscheiden.

Neben der Behandlung der spezifischen Avitaminosen hat die Vitamintherapie ein weites Indikationsgebiet bei zahlreichen Krankheiten, die nicht als Vitaminmangelkrankheiten bezeichnet werden können, gefunden. Eine therapeutische Wirkung ist bei diesen Krankheiten gelegentlich nur dann zu verzeichnen, wenn exzessive, weit über den täglichen Normalbedarf liegende Dosen appliziert werden. Es liegt nahe, hier von einer pharmakologischen Wirkung, die von der eigentlichen Vitaminwirkung unabhängig ist, zu sprechen. Auch diese pharmakologische Wirkung der Vitamine wird in den einzelnen Kapiteln kurz berücksichtigt werden.

In letzter Zeit ist verschiedentlich über Schädigungen infolge Applikation zu großer Vitamindosen berichtet worden. Solche Hypervitaminosen sind zur Zeit mit Sicherheit für die Vitamine A (s. S. 701) und D (s. S. 734) bekanntgeworden. Auch die Problematik der Antivitamine wird kurz gestreift werden; im allgemeinen sei diesbezüglich auf die zusammenfassende Darstellung von Meunier verwiesen.

Die Zahl der bisher bekannt gewordenen Vitamine kann nicht mit Bestimmtheit angegeben werden. Immer wieder werden neue ,,Vitamine'' entdeckt, während anderseits der Vitamincharakter früher entdeckter ,,Vitamine'' bezweifelt wird oder der endgültigen Erforschung harrt. In den folgenden Kapiteln werden nur jene Substanzen besprochen, die zur Zeit unbestritten als Vitamine gelten und deren Fehlen in der menschlichen Ernährung zu wohldeterminierten Mangelsymptomen und Avitaminosen führt. Raummangel verunmöglicht es, andere sog. ,,Vitamine'' zu besprechen. Es sei diesbezüglich auf die Spezialliteratur verwiesen.

Literatur.

Zusammenfassende Darstellungen über Vitamine.

I. Abderhalden, E., u. G. Mouriquand: Vitamine und Vitamintherapie. Bern: Huber 1948.
II. Bicknell, F., and F. Prescott: The vitamins in medicine, 2. Aufl. London: Heinemann 1946.
III. Gstirner, F.: Chemisch-physikalische Vitaminbestimmungsmethoden. Stuttgart: Ferdinand Enke 1951.
IV. Gyorgy, P.: Vitamin methods. New York: Academic Press 1950/51.
V. Handbook of nutrition. A.M.A. Philadelphia: P. Blakiston Son & Co. 1951.
VI. Jolliffe, N., F. F. Tisdall and P. R. Cannon: Clinical nutrition. New York: Paul B. Hoeber 1950.
VII. Lang, K., u. R. Schoen: Die Ernährung. Berlin: Springer 1952.
VIII. Rosenberg, H. P.: Chemistry and physiology of the vitamins. New York: Interscience Publishers 1952.
IX. Stepp, W., J. Kuehnau, H. Schroeder: Die Vitamine. Stuttgart: Ferdinand Enke 1952.
X. Vogel, H., u. H. Knoblauch: Chemie und Technik der Vitamine, 3. Aufl., Bd. 1: Die fettlöslichen Vitamine. Stuttgart: Ferdinand Enke 1950.
XI. Winkelmann, W. F.: Die Vitamine. Basel: Apollonia Verlag 1951.
XII. Meunier, P.: Les antivitamines. Fortschr. Chem. organ. Naturstoffe 9, 88 (1952).

Anmerkung: In den folgenden Kapiteln werden diese Arbeiten stets mit den entsprechenden römischen Zahlen zitiert.

I. Vitamin A.

A. Chemie und Physiologie.

Einleitung. Kurze Zeit, nachdem die Hypothese von der Existenz der Vitamine aufgestellt (1912) und der heute als Vitamin B_1 bekannte akzessorische Nährstoff entdeckt worden war, erkannte man, daß es noch andere in Beziehung zu Mangelkrankheiten stehende vitaminartige Substanzen gebe. Zunächst wurde eine fettlösliche Substanz mit Beziehungen zur Xerophthalmie gefunden. Sie wurde „fettlösliches Vitamin A", später kurz Vitamin A genannt. Vitamin A hat eine Epithelschutzfunktion und ermöglicht das Dämmersehen. Unser gegenwärtiges Wissen über Vitamin A hat KREHL (1) in einem Übersichtsreferat zusammengefaßt.

Chemie der Vitamine A. Vitamin A, auch Axerophthol genannt, ist ein Alkohol, $C_{20}H_{29}OH$, welcher in der nichtverseifbaren Fraktion der Fette gefunden wird. Es ist ein Derivat des β-Ionons und weist folgende Strukturformel auf:

Strukturformel des Vitamin A-Alkohols.

Es kann durch molekulare Destillierung gereinigt werden und ist nunmehr für experimentelle Zwecke sowohl in Alkoholform als auch als Acetat vorhanden. Seine Synthese gelang MILAS und Mitarbeitern (2) im Jahre 1946. Die chemischen und physikalischen Eigenschaften des Vitamin A sind von HEILBRON, JONES und BACHARACH (3) kritisch gesichtet worden. Vitamin A ist hitzestabil und wird durch Einwirkung von Sauerstoff bei höheren Temperaturen zerstört. Seine Stabilität kann jedoch durch gewisse antioxydative Mittel, so besonders durch Tocopherole oder durch Einbetten von synthetischem Vitamin A in Gelatine [LUTHER und Mitarbeiter (4)] erhöht werden.

Neben dem Vitamin A in Alkoholform sind nunmehr eine Reihe von verwandten Substanzen bekannt, so dessen Aldehyd (Retinen), dessen Säure, dessen Ester und verschiedene Salze, die alle ebenfalls Vitamin A-Wirkung aufweisen. Man faßt sie daher auch unter dem Sammelnamen Vitamin A-aktive Substanzen zusammen.

Die oben angegebene Strukturformel bezieht sich auf das sog. Vitamin A_1, welches in der Leber und anderen Geweben der Meerfische gefunden wird, während in Süßwasserfischen eine andere, als Vitamin A_2 bezeichnete Substanz überwiegt. Die chemische Konstitution von Vitamin A_2 ist noch nicht bekannt. SHANTZ und Mitarbeiter (5) konnten im Tierversuch nachweisen, daß Vitamin A_1 sowohl im Sehpurpur als auch im Blute und in den Leberreserven durch Vitamin A_2 ersetzt werden kann; seine Aktivität ist jedoch geringer als diejenige von Vitamin A_1 [SHANTZ und BRINKMAN (6)]. Übersichten über die Chemie Vitamin A-aktiver Substanzen sind von GOODWIN (7) veröffentlicht worden. Strukturchemisch gleiche Vitamin A- und Provitamin A-Verbindungen unterscheiden sich in ihrem Absorptionsspektrum. ZECHMEISTER (9) hält 4 Stereoisomere des Vitamin A für theoretisch möglich. Vitamin A_1 besitzt die trans-trans-Konfiguration, während das von ROBESON und BAXTER (10) isolierte Neovitamin A die Formel 3-trans-5-cis hat. HARRIS und Mitarbeiter (11) konnten nachweisen, daß Neovitamin A ungefähr 80% der Wirkung des trans-trans-Vitamin A hat, und daß Ratten imstande sind, trans-trans Vitamin A in Neovitamin A umzuwandeln und umgekehrt. Diese Autoren vermuten, daß die Speicherung der beiden Vitamine in der Leber in einem Gleichgewicht steht.

Chemie der Carotinoide (Provitamin A). Kurz nach der Entdeckung des fettlöslichen Vitamin A wurde festgestellt, daß in gelben Vegetabilien und auch in

Grüngemüse Substanzen mit Vitamin A-Aktivität enthalten sind. Diese Substanzen können in kristallinischer Form isoliert werden und werden gemeinsam als Carotinoide oder Provitamine A bezeichnet. Gewisse Carotinoide werden im Tierorganismus zu Vitamin A umgewandelt, ja der Mensch deckt einen großen Teil seines Vitamin A-Bedarfes mit Carotinoiden. Sie sind wenig widerstandsfähig gegen Licht und Sauerstoff, sind in Öl löslich und bilden im Wasser eine Dispersion.

Die Strukturformel des von KARRER und EUGSTER (12) synthetisierten β-Carotins, dem wichtigsten Carotinoid, ist nachfolgend dargestellt.

Strukturformel von β-Carotin.

Diese Formel läßt vermuten, daß aus β-Carotin 2 Moleküle Vitamin A entstehen, jedoch ist dies noch nicht völlig erwiesen; der Mechanismus der Konversion von β-Carotin zu Vitamin A ist noch nicht bekannt. HUNTER und WILLIAMS (13) ist es jedoch gelungen, in vitro β-Carotin in Vitamin A umzuwandeln. Andere wichtige Provitamine sind α-Carotin, γ-Carotin und Cryptoxanthin. Jedes dieser Provitamine besitzt eine Anzahl von Stereoisomeren, so daß die Zahl der Provitamine möglicherweise ziemlich groß ist. Zahlreiche Carotinoide, speziell die Xanthophylle, haben keine Provitamin A-Wirkung. Die Aktivität des α und γ-Carotins und des Cryptoxanthins ist nur etwa halb so groß wie diejenige des β-Carotins. Vermutlich ist der β-Iononring verantwortlich für ihre physiologische Aktivität. Zusammenfassende Arbeiten über die Chemie der Carotinoide stammen von KARRER und JUCKER (14), ZECHMEISTER (15) und GOODWIN (16).

Natürliches Vorkommen von Vitamin A und Carotinoiden. Manche Tiere decken ihren Vitamin A-Bedarf mit Vitamin A, andere mit Carotinoiden. Letzten Endes entsteht jedoch alles Vitamin A aus Carotinoiden. Über die Biogenese der Carotinoide in Vegetabilien ist nicht mehr bekannt, als daß sie dem Chlorophyll nahestehen. Der Vitamin A- bzw. Carotingehalt einzelner Nahrungsmittel ist in der Tabelle 1 dargestellt.

Frauenmilch enthält 5—10mal mehr Vitamin A als Kuhmilch; Colostralmilch ist 2—3mal reicher an Vitamin A als gewöhnliche Frauenmilch. Milch eignet sich gut als Vitamin A-Träger und wird daher gelegentlich künstlich mit Vitamin A angereichert, wobei sich der direkte Zusatz des Vitamins zur Milch besser bewährt hat als die Verfütterung von Vitamin A an die Kuh.

Durch Kochen erleiden Milch und Fleischprodukte keine wesentlichen Verluste an Vitamin A, während 10—30% des Carotins durch den Kochprozeß verlorengehen. Wenn zum Verlust durch Kochen die weiter unten zu erwähnende unvollständige Resorption von Carotin addiert wird, ergibt sich ein Carotinverlust von etwa 50—70% bzw. ein Nutzeffekt von nur 30—50%. Dies muß bei der Auswertung der in Tabelle 1 erwähnten Zahlen berücksichtigt werden, sofern hieraus der Nutzeffekt der täglichen Vitamin A-Zufuhr berechnet wird. Durch Aufbewahren der Vegetabilien geht ebenfalls Carotin verloren.

Standardisierung von Vitamin A und Carotinen. Für manche Jahre wurde die Aktivität von 0,6 γ reinen β-Carotins als eine internationale Einheit bezeichnet. Neuerdings (1950) hat die Weltgesundheitsorganisation eine neue Definition vorgeschlagen: Eine IE entspricht nunmehr 0,344 γ von kristallinischem Vitamin A-Acetat oder 0,3 γ Vitamin A-Alkohol. Für das Provitamin A gilt immer noch die alte Definition: Eine IE. gleich 0,6γ reinen β-Carotins.

Tabelle 1. *Vitamin A-Gehalt von Nahrungsmitteln und Fischlerölen*
[Modifiziert nach Sherman und Lanford (*17*).]

	Internationale Einheiten (IE) per 100 g
Nahrungsmittel tierischen Ursprungs (als Vitamin A)	
Muskelfleisch	0—50
Leber	10000—40000
Kuhmilch	160—225
Butter	3300—4000
Eier	1000—2000
Eidotter	3000—4000
Früchte und Gemüse (als Carotin)[1]	
Äpfel	40—100
Spargeln	300—1000
Bananen	300—430
Bohnen	30—70
Karotten	4000—12000
Grünes Blattgemüse	3000—20000
Erbsen	680—1300
Kartoffeln	20—50
Batate	2000—7700
Tomaten	4000—5000
Fischleröle (als Vitamin A)	
Dorschlebertran	850
Dorschlebertrankonzentrat	50000—60000
Heilbuttlebertran	60000
Ol. percomorphum	60000

Resorption. Die Ausnutzung von Vitamin A und Provitamin A wurde von Melnick und Oser (*18*) erörtert. Vitamin A soll leicht resorbiert werden, jedoch wissen wir nur wenig darüber, wieviel oral zugeführtes Vitamin A unter normalen Bedingungen im Magen-Darmkanal zerstört wird. Im Stuhl wird nur wenig Vitamin A gefunden. In Anbetracht der Fettlöslichkeit des Vitamin A ist angenommen worden, daß die Vitamin A-Resorption durch gleichzeitige Fettzufuhr und Fettresorption gefördert werde; es ist jedoch zweifelhaft, ob dies immer zutrifft. In der Klinik dient der Anstieg des Vitamin A-Spiegels im Blut nach Verfütterung des Vitamins dazu, Einblicke in das Verhalten der intestinalen Resorption, besonders der Fettresorption, zu bekommen. Barnes u. a. (*19*) haben darauf hingewiesen, daß der Vitamin A-Spiegel im Plasma nur dann Schlüsse erlaubt, wenn durch vorgängige Vitamin A-Resorption genügende Vitamin A-Reserven angelegt worden sind, und wenn gleichzeitig der Vitamin A-Verlust im Stuhl berücksichtigt wird. Nach Applikation großer oraler Dosen steigt der Blutspiegel an, erreicht nach 4 Std ein Maximum und kehrt nach 24 Std zum Ausgangswert zurück. Bei Tieren wird fernerhin die Beeinflussung des Wachstums und die Bestimmung der Leberreserven berücksichtigt.

Zahlreiche Untersuchungen haben gezeigt, daß Vitamin A in wäßriger Lösung besser resorbiert wird als in öliger Lösung; dies gilt besonders für Fälle mit gestörter Fettresorption. Zur Herstellung wäßriger Lösungen eignet sich Tween 40

---

[1] Umgerechnet auf Vitamin A-Einheiten.

(Polyoxyäthylensorbitanmonopalmitat) als emulgierendes Agens [Fox (117)]. Galle ist wahrscheinlich nicht unerläßlich für die Resorption von Vitamin A. Neuerdings konnten Bernhard und Ritzel (192) zeigen, daß Gallenfarbstoffe im Sinne von Antioxydantien die Haltbarkeit des Vitamins A verbessern. Nach Lemley u. a. (20) soll bei Ratten peroral gegebenes Vitamin A in größerer Menge gespeichert werden als parenteral injiziertes Vitamin. Im Verlaufe des Resorptionsprozesses wird Vitamin A in der Darmwand in seinen Ester umgewandelt, und in dieser Form zur Leber transportiert, um dort in den Kupffer-schen Sternzellen [Lasch und Roller (21)] gespeichert zu werden. Dort wird der Ester unter dem Einfluß einer Esterase in Vitamin A-Alkohol umgewandelt; im Plasma liegt es hauptsächlich in Form seines Alkoholes vor.

β-Carotin wird weniger rasch und weniger vollständig resorbiert als Vitamin A (193). Einwandfreie Resorption von Carotin ist an die Gegenwart von Galle im Darm gebunden. Aus Karotten stammendes Carotin wird weniger gut resorbiert als Carotin aus Butterfett (Kreula und Virtanen (22)]. Da Carotin nicht stabil ist, ist es wahrscheinlich, daß beträchtliche Mengen im Darmtrakt zerstört werden und somit verloren gehen. Mineralöl vermindert die β-Carotinresorption [Burns u. a. (24)].

Blutspiegel und Speicherung von Vitamin A und Carotin. Im Blute kommt sowohl Vitamin A als auch Carotin vor. Der Provitaminspiegel variiert unabhängig von den Schwankungen des Vitaminspiegels und umgekehrt. Schon bei geringer Carotinzufuhr steigt der Carotinspiegel an, während sich der Vitamin A-Spiegel nur ändert, wenn massive Dosen Vitamin A zugeführt werden. Die quantitative Bestimmung des Vitamin- und Provitaminspiegels im Blute hat sich für die Diagnostik von Mangelzuständen als nützlich erwiesen, obwohl noch nicht völlige Übereinstimmung herrscht über die Höhe der Normalwerte. Der Normalspiegel für Vitamin A mag zwischen 75 und 100 IE je 100 cm³ Serum liegen. Nach Hume und Krebs (25) sollen Werte unter 50 IE auf einen Vitamin A-Mangel hindeuten. Alkoholgenuß erhöht den Vitamin A-Spiegel [Clausen u. a. (27)].

Nach Popper und Steigmann (26) ist der Vitamin A-Blutspiegel bei Leberkrankheiten erniedrigt, bei Nierenkrankheiten erhöht, ein niedriger Blutspiegel spricht infolgedessen nicht unbedingt für einen A-Mangel. Popper u. a. (28) untersuchten die Alkohol- und Esterfraktion im Blute und fanden, daß der Alkoholspiegel das Vorliegen eines A-Mangels besser erkennen lasse als die Höhe der Esterfraktion. Das Verhalten des Vitamin A-Blutspiegels beim Gesunden und beim Kranken ist von Moore und Sharman (29) bearbeitet und zusammengestellt worden.

Vitamin A wird in der Leber gespeichert, jedoch variiert das Ausmaß der Speicherung von Mensch zu Mensch und bei bestimmten Krankheiten. Bei Verunfallten fand Moore (30) durchschnittlich 220 IE je Gramm Lebergewebe, d. h. bei einem durchschnittlichen Lebergewicht von 1500 g würde dies einer Speicherung von 330000 IE entsprechen. Nach den Untersuchungen von Hume und Krebs (25) sind die Vitamin A-Reserven des Körpers so beträchtlich, daß selbst eine Vitamin A-Mangelkost von mehreren Monaten keine auffallenden klinischen Mangelsymptome verursacht, ausgenommen bei Säuglingen, wo die Vitamin A-Reserven in der Leber sehr niedrig sind.

Der Carotinspiegel schwankt bei gesunden Erwachsenen zwischen 100 und 150 γ je 100 cm³. Niedrige Werte weisen auf eine geringe Carotinzufuhr oder eine ungenügende Resorption hin. Bei Säuglingen ist der Carotinspiegel gewöhnlich um Null und steigt erst an, wenn carotinhaltige Vegetabilien verfüttert werden.

Die hauptsächlichen Vitamin A-Reserven werden in der Regel in der Leber gefunden. Eine geringe Vitamin A-Zufuhr mag genügen, um normales Wachstum zu sichern, nicht aber um Reserven anzulegen. Gewisse Carotinreserven werden auch in der Niere gefunden [Johnson und Baumann (33)]. Die Größe der Reserven variiert bei den einzelnen Tiergattungen erheblich. Während die Meerschweinchenleber 10 IE je Gramm enthält, finden sich beim Polarbären 20000 IE je Gramm Lebergewebe [Moore und Sharmann (29)]. Unter gleichen diätetischen Bedingungen soll die weibliche Ratte größere Leberreserven anlegen als das männliche Tier. Der Vitamin A-Spiegel im Blut ist bei Männern, der Carotinspiegel bei Frauen höher (190)[1]. Im Urin wird normalerweise kein Vitamin A ausgeschieden, wohl aber bei gewissen Krankheiten (Boller und Brunner (38)]. Über das Verhalten von Vitamin A und Carotin im Stoffwechsel ist so gut wie nichts bekannt.

Ort der Konversion von Carotin zu Vitamin A. Ursprünglich wurde angenommen, daß der Umwandlungsprozeß von Carotin zu Vitamin A in der Leber stattfinde. Zweifel an dieser Auffassung entstand, als Sexton u. a. (31) feststellten, daß parenteral appliziertes Carotin bei Vitamin A-defizienten Ratten keine Besserung der Mangelsymptome bewirkte. Eine Reihe von Tierexperimenten [Kon und Thompson (32)] führten zu folgenden Ergebnissen:

1. Nach einer Carotinmahlzeit kann in der Darmwand Vitamin A nachgewiesen werden.

2. Nach einer Carotinmahlzeit zeigt der Vitamin A-Spiegel bei Tieren, deren Leberkreislauf ausgeschaltet worden war, den gleichen Anstieg wie bei Normaltieren.

3. Endlich konnten Thompson u. a. (23) zeigen, daß nach Carotinverfütterung Vitamin A zuerst in der Lymphe erscheint, bevor es in Blut und Leber nachgewiesen werden kann. Daß die Konversion von Carotin zu Vitamin A in der Darmwand stattfindet, geht auch aus Rattenversuchen Bernhards (8) hervor.

Vitamin A-Bedarf des Menschen. Genaue Werte für den minimalen Vitamin A-Bedarf des Menschen sind immer noch nicht bekannt. Die Errechnung des Minimumbedarfes wird erschwert durch die Tatsache, daß in einer durchschnittlichen Ernährung das Vitamin A-Bedürfnis sowohl durch die Zufuhr von Vitamin A als auch seiner Provitamine gedeckt wird. Wie schon erwähnt wurde, ist aber die Ausnützung von peroral zugeführtem Carotin unvollständig und bedeutend schlechter als diejenige von Vitamin A, so daß bedeutend größere Carotinmengen gegeben werden müssen, um den gleichen Vitamin A-Effekt im Körper zu erzielen. Zahlreiche Angaben sind gemacht worden über den schätzungsweisen täglichen Vitamin A-Bedarf. Wir geben in Tabelle 2 die vom USA. National Research Council empfohlenen Tagesdosen wieder.

Tabelle 2. *Täglicher Vitamin A-Bedarf.*

	Vitamin A IE per Tag
Gesunde Erwachsene	5000
Schwangerschaft (2. Hälfte) . . .	6000
Lactation	8000
Kinder:	
unter 1 Jahr	1500
1—3 Jahre	2000
4—6 Jahre	2500
7—9 Jahre	3500
10—12 Jahre	4500
13—15 Jahre	5000
Jünglinge 16—20 Jahre	6000

---

[1] Nachtblindheit scheint beim männlichen Geschlecht häufiger aufzutreten als beim weiblichen. Offenbar bestehen Beziehungen zwischen den Oestrushormonen und Vitamin A; so konnte Hohlweg (191) die durch Oestrogene verursachte Keratinisierung der Vaginalschleimhaut durch Applikation von Vitamin A aufheben.

Wahrscheinlich kann der Mensch auch mit etwas geringeren Dosen auskommen; britische Forscher, die während des Krieges Untersuchungen an menschlichen Freiwilligen anstellten, haben 2500 IE Vitamin A, bzw. 7500 IE Carotin als tägliche Minimalzufuhr empfohlen [Hume und Krebs (25)]. Andererseits benötigen junge, fettarm ernährte Säuglinge und vor allem Frühgeburten größere Mengen von Vitamin A, da namentlich bei Frühgeburten, abgesehen von den fehlenden Reserven, die Vitamin A-Resorption ungenügend ist [Henley u. a. (34)]. Davison (35), Warkany (36) u. a. empfehlen daher während der ersten Monate beträchtlich größere, zwischen 20000 und 50000 E liegende Tagesdosen. Vitamin A in wäßriger Lösung wird auch von Frühgeburten besser resorbiert [Clifford und Waller (37)].

Bestimmungsmethoden für Vitamin A und Carotin. Der Vitamin A-Gehalt in Nahrungsstoffen und animalischen Geweben wird gewöhnlich nach der Methode von Carr-Price bestimmt, wobei unter Zusatz von Antimonchlorid eine Blaufärbung auftritt, die im photoelektrischen Colorimeter gemessen wird. Die Methode erfordert eine einwandfreie Technik. Technische Fehler und ungenügende Methodik sind wohl verantwortlich, daß namentlich in früheren Jahren recht unterschiedliche Resultate erhalten wurden. Der Vitamin A-Gehalt von Fischölen und Konzentraten wird mit dem Spektrophotometer durch Bestimmung des Absorptionskoeffizienten erhalten. Für gewisse Zwecke eignet sich der Tierversuch, wobei unter sorgfältigen Bedingungen der Wachstumseffekt des Vitamin A auf die Ratte bestimmt wird. Die Provitamine werden colorimetrisch gemessen.

Für den Kliniker stehen zur Erkennung eines Vitamin A-Mangels 3 Untersuchungsmethoden zur Verfügung:

1. Bestimmung des Carotin- und Vitamin A-Spiegels im Blute;

2. Bestimmung der Dunkeladaptation;

3. Nachweis von Verhornungsprozessen im Abstrichpräparat von epithelialen Oberflächen.

Antivitamin A. Meunier (39) hat kürzlich über ein Antivitamin A berichtet, das bei der Oxydation von β-Carotin entstehen soll. Wird Ratten je Tag eine Dosis von 12 γ dieses Antivitamins, auch Substanz „Z" genannt, gegeben, so kommt es zur A-Avitaminose mit Entleerung der Leberreserven.

B. Avitaminosis A.

1. Primäre und sekundäre Avitaminosen.

Vitamin A-Mangelsymptome können auftreten, wenn das Vitamin oder sein Provitamin in ungenügender Menge zugeführt wird (primäre Avitaminose) oder wenn in normaler Menge zugeführtes Vitamin oder Provitamin nicht genügend ausgenützt wird (sekundäre Avitaminose). Eine sekundäre Vitaminverarmung kann auf folgende Weisen entstehen:

1. Mangelhafte intestinale Resorption bei Resorptionsstörungen wie Cöliakie und Sprue, Pankreasfibrose und anderen Pankreasaffektionen (s. S. 702), bei Leberkrankheiten und Obstruktionsikterus (s. S. 703).

2. Bei mangelhafter Konversion von Carotin zu Vitamin A (Diabetes, s. S. 705; Hypothyreoidismus, s. S. 704).

3. Bei erhöhtem Verbrauch von Vitamin A während fieberhaften Krankheiten (Pneumonie, Scharlach).

4. Bei Störung der Abgabe von Vitamin A aus den Leberreserven bei Leberkrankheiten und Nephrosen (s. S. 703).

5. Bei vermehrtem Verlust von Vitamin A.

Nur der erste und eventuell der zweite Mechanismus spielt in der Humanpathologie für die Entstehung einer klinisch manifesten Avitaminose eine Rolle. Die drei letztgenannten Mechanismen können wohl einen Vitaminverlust bewirken, führen jedoch selten zur manifesten Avitaminose.

2. Historischer Überblick.

Das Vorkommen von Nachtblindheit wird auf einem ägyptischen Papyrus aus dem 15. Jahrhundert v. Chr. erwähnt und schon Paul von Aegina kannte die heilende Wirkung von Leber. Die frühesten Beschreibungen keratomalacischer Veränderungen stammen von Brown 1827 (40), Fischer 1846 (41) und Arlt 1854 (42). Bitot 1862 (43) faßte Nachtblindheit und Xerosis als Symptome ein und derselben Krankheit auf, aber erst im Jahre 1924 wurden diese Symptome ätiologisch richtig als A-Avitaminose gedeutet [Bloch (44)]. A-avitaminotische Haut- und Schleimhautveränderungen wurden erst in den 30er Jahren dieses Jahrhunderts als Manifestationen des A-Mangels erkannt [Frazier, Wolbach u. a. (45)].

3. Vorkommen und Häufigkeit der A- und Hypo-Vitaminosen.

Leichtere oder subklinische A-Hypovitaminosen, erkennbar an verlängerter Dunkeladaptation oder erniedrigtem Blutspiegel, sind nicht so gar selten, wie die folgenden Beispiele erläutern: Maitra und Harris 1937 (46) fanden auf Grund von serienmäßigen Untersuchungen der Dunkeladaptation in öffentlichen Schulen Englands, daß nahezu 50% der Schüler eine mehr oder weniger gestörte Dunkeladaptation aufwiesen, während in Privatschulen nur 10% leicht verminderte Dunkeladaptation zeigten. Jeghers (47) untersuchte 160 Medizinstudenten und fand bei 35% gestörte Dunkeladaptation, und zwar häufiger bei Studenten, die sich unregelmäßig und billig ernährten.

Youmans und Mitarbeiter (48) untersuchten den Vitamin A-Spiegel der ruralen Bevölkerung von Tennessee und fanden in 11 von 450 Examinanden Werte unter 30 IE (davon 8 Kinder) und bei 45 Erwachsenen Werte unter 70 IE. Nach Bessey und Lowry (49) weist 1% der Schulkinder aus dem Staate New York Serumspiegelwerte unter 70 IE Vitamin A auf.

Schwere primäre A-Avitaminosen kommen jedoch hauptsächlich in Ländern mit ungenügender und einseitiger Ernährung (China, Indien) vor, während sie in Ländern mit mittlerem bis hohem Lebensstandard in geordneten Zeiten selten sind. Kinder erkranken leichter als Erwachsene, da ihre Leberreserven geringer sind.

Das Zeitintervall zwischen dem Beginn der Vitamin A-armen Mangelkost und dem Auftreten von A-Mangelsymptomen hängt wesentlich von den Leberreserven ab. Diese sind beim Erwachsenen bedeutend größer als beim Kinde und können das Auftreten von Symptomen für Monate hintanhalten. So fanden Brenner und Roberts (50) nach einer 20—31 Wochen dauernden Vitamin A-Karenz normale Serumwerte für Vitamin A und normale Dunkeladaptation, andererseits trat bei einem Vitamin A frei ernährten Säugling schon nach 6 Wochen eine schwere Keratomalacie auf.

4. Symptomatologie.

Die Klinik der A-Avitaminose ist gekennzeichnet durch Symptome, die hauptsächlich auf 2 pathologische Vorgänge zurückgeführt werden können: Ungenügende Bildung von Sehpurpur und epitheliale Metaplasie in der Haut und in den Schleimhäuten. Während die Wirkungsweise des Vitamin A für den Aufbau des Sehpurpurs weitgehend, wenn auch nicht vollends geklärt ist [Morton (51)], ist der Mechanismus der Epithelschutzfunktion noch nicht im geringsten bekannt, zumal weder beim gesunden noch beim A-insuffizienten Menschen Vitamin A oder sein Provitamin in den Epithelien nachgewiesen werden konnte [fluorescenzmikroskopische Untersuchungen von Cornbleet und Popper (52)].

Nachtblindheit, Hemeralopie, Dunkeladaptationsstörungen. Eines der ersten Zeichen der A-Hypovitaminose ist die Verlangsamung der Dunkeladaptation. Dies hängt mit einem Mangel des für das Dunkelsehen wichtigen Sehpurpurs in den Stäbchenzellen zusammen. Wie Wald 1935 (53) gezeigt hat, ist Vitamin A von wesentlicher Bedeutung für die Synthese und Resynthese des Sehpurpurs oder Rhodopsins. Vitamin A ist als prosthetische Gruppe in den hochmolekularen Eiweißkörper Rhodopsin eingebaut. Auf die Netzhaut einfallendes Licht spaltet Rhodopsin in ein Protein und Retinen oder Sehgelb, ein Aldehyd des Vitamins A. In der Dunkelheit wird das Retinen wiederum zu Rhodopsin aufgebaut. Wie das folgende Schema zeigt, ist eine direkte Resynthese möglich oder aber das Retinen wird weiter abgebaut zu Vitamin A. Dieses kann dann wieder zur initialen Synthese des Sehpurpurs verwendet werden oder es wird weiter abgebaut und geht für den Wiederaufbau verloren. Nach neueren Untersuchungen von Wald (54) spielen Nicotinamid und Vitamin E-Phosphat beim Umbau des Retinens zu Vitamin A eine Rolle.

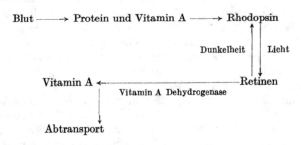

Synthese und Resynthese des Sehpurpurs (Wald).

Besteht ein Vitamin A-Mangel, kommt es mit anderen Worten nicht zum Ersatz des abgebauten Vitamin A, so verarmt die Retina (vor allem die Stäbchenzellen) an Vitamin A.

Nach Hecht und Mandelbaum (55) spielt das Vitamin A auch eine Rolle in der Regeneration des Sehvioletts in den Zapfenzellen.

Die Nachtblindheit entwickelt sich allmählich und wird von den Betroffenen erst nach längerer Zeit oder mehrheitlich überhaupt nicht registriert [Sweet und K'ang (56)]. Als erstes beobachten die Patienten, daß sie sich in der Dämmerung oder in der Dunkelheit nicht zurechtfinden, besonders wenn sie aus einem hellen Raum plötzlich ins Dunkle geraten. Autofahrer, die nachts von einem entgegenkommenden Scheinwerfer geblendet werden, benötigen längere Zeit, um sich vom Blendeffekt zu erholen. Daß sich hieraus ein Gefahrenmoment für nachtsfahrende Automobilisten ergibt, liegt auf der Hand. Andere Patienten beobachten zuerst, daß sie in der Dämmerung nur mit Mühe lesen und nähen können [Fransden (57)].

Nachtblindheit ist nicht pathognomonisch für Vitamin A-Mangel. Sie kommt auch vor bei Retinitis pigmentosa, Neuritis nervi optici, Glaukom, Ablatio retinae. Ferner sind Fälle mit hereditärer, familiärer Hemeralopie mit teils recessivem, teils dominantem, teils recessiv-geschlechtsgebundenem Erbgang bekannt.

Es gibt verschiedene Methoden und Apparate, um die Dunkeladaptation zu testen (s. hierüber in der Spezialliteratur). Für den Kliniker ist wichtig, zu wissen, daß allen Methoden eine subjektive Fehlerquelle anhaftet. Manche Patienten zeigen nach wiederholter Testung bessere Resultate, auch wenn die A-Avitaminose unverändert fortbesteht. Fernerhin unterliegt die Dunkeladaptation Schwankungen unbekannter Ursache, so konnten HUME und KREBS (25) zeigen, daß bei experimenteller Vitamin A-Karenz der Dunkeladaptationstest in den Sommermonaten besser ausfiel als in den vorangehenden und nachfolgenden Wintermonaten, obwohl während der ganzen Periode die gleiche Vitamin A-freie Kost gegeben worden war. Bei nicht Vitamin A-verarmten Kontrollpersonen konnten diese Saisonschwankungen allerdings nicht festgestellt werden.

Therapeutisch ist die A-avitaminotische Hemeralopie sehr leicht zu beeinflussen. Tritt die Besserung nicht wenige Tage nach Einsetzen normaler Vitamin A-Zufuhr ein, dann liegt der Hemeralopie mit größter Wahrscheinlichkeit eine andere Ursache zugrunde.

Störungen der Epithelschutzfunktion. Der an Vitamin A verarmte Organismus verliert die Fähigkeit zur Aufrechterhaltung seiner verschiedenen in Form und Funktion differenzierten Epithelien. Das normale Epithel atrophiert und wird stellenweise ersetzt durch ein verhornendes Plattenepithel. Solche Metaplasien treten auch in den verschiedensten Drüsen auf, führen zur Atrophie derselben und beeinträchtigen ihre Funktion aufs schwerste. Nicht alle Drüsenepithelien werden jedoch in gleicher Weise befallen. Höher differenzierte Epithelien, Nieren- und Leberparenchym, sezernierende Epithelzellen des Verdauungstraktes werden nicht betroffen [CLAUSEN (58)].

Hautveränderungen, Phrynoderma. Die typischen Hautveränderungen, von NICHOLLS (59) erstmals Phrynoderm genannt, treten vor oder nach dem Erscheinen von Hornhaut- und Conjunctivaveränderungen oder ohne dieselben auf. Vorerst wird die Haut, selbst in den Gelenksfalten, trocken, rissig, schuppend (Xerose). Dann treten im Bereiche der Haarfollikel kleinere und größere Papeln von schiefergrauer, silbriger oder rötlicher Farbe auf, die einen Durchmesser bis zu 5 mm erreichen können und zuweilen von einem Pigmentsaum umgeben sind. Histologisch bestehen diese Papeln aus zusammengeballten, konzentrisch geschichteten, verhornten Epithelzellen. Auf der schwarzen Haut der Neger erscheinen die Effloreszenzen silbergrau und heller als die Umgebung [LEHMANN und RAPOPORT (60)]. Werden die Hornperlen ausgedrückt. so bleibt eine feine, kraterförmige Vertiefung zurück, ähnlich wie nach Ausdrücken eines Commedo. Befallen werden in erster Linie die Streckseiten der Arme, der Oberschenkel und die Schultern [FRAZIER und Mitarbeiter (45)], sowie die obere Hälfte des Rückens und erwecken den Eindruck von auf diese Stellen lokalisierter Gänsehaut [YOUMANS (61)]. Später treten ähnliche Veränderungen auch an anderen Stellen auf. Im Gesicht erwecken sie den Eindruck von Commedonen ähnlich wie bei der Acne juvenilis. Während aber bei der Acne die Haut fettig, salbenartig glänzt, ist die Haut beim A-Mangel trocken. Die Schweiß- und Talgdrüsen, sowie deren Ausführgänge weisen wechselnde Grade metaplastischer Verhornung auf und veröden zum Teil. Bei Kindern ist die follikuläre Hyperkeratose nicht so ausgesprochen, wie bei Erwachsenen, wohl ist die Haut atrophisch und schuppend, jedoch ist die Verhornung in den Haarfollikeln und die Atrophie der Hautanhangsdrüsen geringer als beim Erwachsenen. LEHMANN und RAPOPORT (60), LOEWENTHAL (62), AYKROYD und Mitarbeiter (68) sahen bei Kindern allerdings ähnliche Hautläsionen wie bei Erwachsenen. Nach WHITE (64) kommen bei der A-Avitaminose auch longitudinale Rillen, Querstreifen und punktförmige Vertiefungen an den Nägeln vor.

Frühere Autoren (45, 59) hegten keinen Zweifel an der A-avitaminotischen Genese der Phrynodermie, obwohl sie sich nicht in allen Fällen mit Nachtblindheit und Xerophthalmie kombinierte. Aykroyd und Mitarbeiter (63) sowie Salzmann und Hottinger (66) vermuten, daß neben dem A-Mangel ungenügende Fettzufuhr, mangelhaftes Einölen der Haut, Kälte und schlechte Kleidung eine Rolle spielen, da nicht alle mit der gleichen Mangelkost ernährten Patienten gleiche Hautveränderungen aufweisen. McCance und Barrett (65) fanden bei ihren Untersuchungen über Unterernährung in Wuppertal 1946—1949 phrynodermische Veränderungen, lehnen jedoch deren avitaminotische Genese ab, da der Carotin- und Vitamin A-Spiegel im Blute normal war. Vollends in Frage gestellt wurde das Vorkommen der A-avitaminotischen Phrynodermie durch Stannus (188). Bei Skorbut, Hypothyreoidismus, Niacinmangel, bei Keratosis follicularis und Pityriasis rubra pilaris kommen ähnliche Veränderungen vor.

Beim Versuchstier gelingt es relativ leicht, durch Vitamin A- freie Kost die beschriebenen Hautveränderungen zu produzieren, nicht aber beim Menschen (25). Einzig Steffens und Mitarbeiter (187) konnten bei einer Versuchsperson nach 190 Tagen Vitamin A-Karenz eine Phrynodermie erzeugen, die wenige Wochen nach Einsetzen der Vitamin A-Therapie abheilte. Bei anderen Versuchspersonen traten keine Hautläsionen, aber auch keine Dunkeladaptationsstörungen auf.

Den heutigen Stand der Forschung zusammenfassend läßt sich sagen, daß die Phrynodermie keinesfalls pathognomonisch für Vitamin A-Mangel ist. Tritt sie zusammen mit anderen A-Mangelsymptomen, vor allem mit Xerophthalmie auf, dann spricht dies wohl für die A-avitaminotische Genese. Tritt die Phrynodermie ohne andere A-Mangelsymptome auf, dann kann es sich um eine A-Avitaminose mit besonderer Anfälligkeit der Haut, oder um eine Dermatose anderer Genese handeln. Es ist jedoch nicht zu übersehen, daß gelegentlich auch bei Keratosis follicularis und Pityriasis rubra Störungen der Dunkeladaptation und niedrige Blutwerte für Vitamin A und Carotin, nicht aber Xerophthalmie oder Keratomalacie gefunden werden (s. S. 706). In diesem Falle entscheidet unter Umständen die Anamnese und vor allem die rasche Besserung nach Vitamin A-Zufuhr über die Ätiologie der Dermatose (58).

Nach Frazier u. a. (45) wird nach täglicher Zufuhr von etwa 30 cm³ Lebertran die Haut innerhalb 14 Tagen zart, weich und feucht: Hornperlen sind noch nach längerer Zeit festzustellen, nach 3—4 Monaten tritt jedoch völlige Heilung ein. Lehmann und Rapoport (60) empfehlen täglich 100000—200000 IE Vitamin A zu geben. Nach Youmans (61) wird die Heilung nicht beschleunigt, wenn Tagesdosen über 40000 IE gegeben werden.

Veränderungen am äußeren Auge, Xerophthalmie, Keratomalacie. Pathologisch-anatomisch handelt es sich hier um den gleichen Vorgang epithelialer Metaplasie wie bei der Phrynodermie. Befallen werden vor allem die Epithelien der Cornea, der Sklera, der Tränendrüsen und Tränenkanäle, in geringerem Grade der Drüsen der Conjunctiva palpebrarum. Die Symptome treten nach einer gewissen Latenzzeit ziemlich plötzlich auf (56). Zuerst erscheinen Photophobie, Tränenfluß, Rötung der Conjunctiva und juckende Schmerzen. Dies wird verursacht durch Abschilferung verhornter Epithelien. Die Augenlider sind geschwollen, es besteht eine follikuläre Conjunctivitis. Die verhornende Metaplasie an der Oberfläche der Sklera beginnt in Äquatorhöhe des Limbus corneae, die Oberfläche der Sklera wird uneben, unregelmäßig mit kleinen rundlichen oder dreieckigen, perlmutterglänzenden Erhöhungen (sog. Bitotsche Flecke). Der Tränenfluß versiegt, das Auge wird trocken. Die Cornea wird trübe (Xerophthalmie) und atrophisch

(Keratomalacie), kann einreißen, so daß das Kammerwasser ausfließt. Sekundäre Infektionen, vor allem mit Xerosebacillen, und Panophthalmie kommen vor.

KRUSE (67) führt geringe, nur mit der Spaltlampe sichtbare Trübungen in den subepithelialen Schichten der Conjunctiva auch auf Vitamin A-Mangel zurück. BERLINER (68) u. a. konnten jedoch zeigen, daß es sich dabei um unspezifische, teils durch Wind und Staub, teils durch das Alter des Patienten

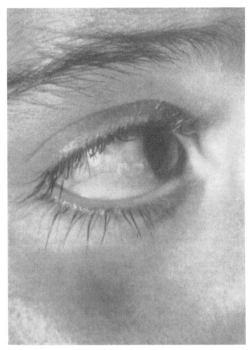 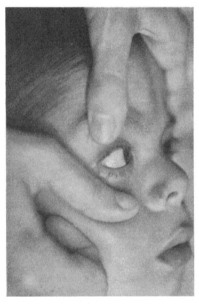

Abb. 1 a.   Abb. 1 b.

Abb. 1 a. BITOTsche Flecken.

Abb. 1 b. BITOTsche Flecken bei einem 4jährigen Knaben mit Hypothyreose. Nach Zufuhr von 40000 E Vitamin A und Thyreoidintherapie Heilung der A-avitaminotischen Hornhauterscheinungen und ebenso der vor Beginn der Therapie vorhandenen Phrynodermie.

bedingte Veränderungen handelt, die durch Vitamin A-Zufuhr nicht gebessert werden. DE HAAS und MEULEMANS (69) untersuchten den Vitamin A-Spiegel im Blute von 27 xerophthalmischen und keratomalacischen Säuglingen und Kindern und fanden bei 19 überhaupt kein Vitamin A im Blute, bei den übrigen Werte unter 38 IE, während der Carotinspiegel zwischen 8 und 56 γ schwankte.

Vitamin A-Zufuhr heilt die Xerophthalmie in kurzer Zeit; sind jedoch keratomalacische Veränderungen vorhanden, so kommt es zur Narbenbildung im Bereich der Cornea.

Veränderungen an verschiedenen Schleimhautsystemen. Während im Tierversuch Veränderungen an zahlreichen Schleimhautsystemen und Drüsen beobachtet wurden, sind unsere klinischen Kenntnisse über ähnliche Veränderungen lückenhaft, so daß wir diesbezüglich auf pathologisch-anatomische Befunde bei menschlicher A-Avitaminose angewiesen sind [LEBER (70), WILSON und DUBOIS (71), THATCHER und SURE (72), BLACKFAN und WOLBACH (73), SWEET und K'ANG (56)]. Größere und kleinere Herde epithelialer Metaplasie mit Verhornung wurden in Trachea, Larynx, in den Bronchien, in den Ausführgängen des Pankreas und der Speicheldrüsen, im Nierenbecken, in der Prostata und in der Uterus-mucosa gefunden. Sie sind jedoch keineswegs konstant und fehlten in manchen Autopsien vollständig. Intra vitam wurden bei den erwähnten Fällen keine entsprechenden Symptome festgestellt. Klinischerseits erwähnen Eddy und Dalldorf Heiserkeit und trockenen Husten infolge verminderter Schleim-sekretion in den Atemwegen. Ob die von diesen Autoren beobachteten Diar-rhoen wirklich avitaminotischer Natur sind, ist nicht bewiesen. Wir fanden bei Flüchtlingskindern aus Palästina schwere A-Avitaminosen mit Diarrhoen. Regelmäßig bestand jedoch eine intestinale Infektion als Ursache der letzteren Veränderungen der Darmmucosa sind bisher bei menschlicher Avitaminose nicht gefunden worden; immerhin fand Pillat (74) in 40% seiner Fälle Hypo-acidität im Magensaft. Stahel (75) erzielte in einem Fall von Sjögrenschem Syndrom erhebliche Besserung durch die Behandlung mit täglich 16000 IE Vitamin A und betrachtet dieses Syndrom als A-Hypovitaminose, während Riva (76) das Sjögrensche Syndrom von der reinen A-Avitaminose trennt.

Ebensowenig konnte bisher der Kausalzusammenhang zwischen A-Avit-aminose und Nieren- und Uretersteinen beim Menschen mit Sicherheit nach-gewiesen werden, während im Tierexperiment seit den Untersuchungen von Leersum (77) mehrfach Steinbildung bei Avitaminose erzeugt werden konnte, wobei die metaplastischen, abgeschilferten Epithelien als Kondensationskern für die Steinablagerung wirkten. Ezickson und Feldman (78) fanden zwar in der Mehrzahl ihrer Fälle von Nephrolithiasis verminderte Dunkeladaptation. Sie glauben auch, daß durch Zufuhr von hohen Dosen Vitamin A erneute Steinbildung bei Patienten mit operierter Nephrolithiasis verhütet werden könne. Auch Brown und Brown (79) vermuten, daß das häufige Vorkommen von Blasen-steinen bei arabischen Kindern mit der Vitamin A-armen Kost derselben zu-sammenhänge. Spätere Untersucher (80) fanden jedoch normale Dunkeladaptation und normalen Vitamin A-Gehalt im Serum all ihrer Patienten mit Urolithiasis.

Beziehungen zwischen Cholelithiasis und Vitamin A wurden beim Menschen bisher nicht festgestellt, während Erspamer (81) und Lorizio (82) beim Meer-schweinchen durch Verabfolgung Vitamin A-armer Kost Gallensteine erzeugen konnten.

King (83) und Mellanby (84) machten genaue histologische Studien über die Zahn- und Zahnfleischentwicklung bei Vitamin A-defizienten Ratten und fanden, daß A-Mangel eine Disposition zur Paradentose schaffte. Riecke (1943) und Stutz (1944) (85) behandelten Paradentopathien (Zahnfleischentzündung, Zahnfleisch-blutungen, Zahnsteinbildung) beim Menschen mit Vitamin A und berichten über günstige Erfolge.

Körpergewicht. Beim Menschen konnte einzig Wagner (86) Gewichtsver-änderungen bei Vitamin A-freier Ernährung feststellen. 10 Freiwillige wurden 6 Monate A-frei ernährt bei sonst vollwertiger, calorienreicher Ernährung. Anfänglicher Gewichtsanstieg war von einem Gewichtsverlust von 5—10% des initialen Körpergewichtes gefolgt. Andererseits stellte Brusa (87) bei 12 Säug-lingen, die monatlich 125000 E Vitamin A erhielten, größere Gewichtszunahme und stärkeres Längenwachstum als bei Kontrollsäuglingen fest.

Blutbefunde. Nach den Untersuchungen von Glanzmann (88), Abbott und Ahmann (89) geht der experimentelle Vitamin A-Mangel bei Laboratoriums-tieren mit Erythrocytopenie, Leukopenie und Thrombopenie einher; Befunde, die von Lorenz (90) im Meerschweinchenversuch nicht ganz bestätigt werden konnten. Abbott, Ahmann und Overstreet (91) fanden bei 157 Patienten mit Vitamin A-Mangel regelmäßig Leukopenie, Neutropenie und eine Vermehrung jugendlicher Lymphocyten im Differentialblutbild. Sehr genau wurde das Blutbild von WAGNER (*86*) an 10 menschlichen Freiwilligen studiert, die während 188 Tagen Vitamin A-frei ernährt worden waren. Bei allen beobachtete er Rückgang der Erythrocytenzahl, Aniso- und Poikilocytose, hyperchromen Färbeindex, Leukopenie mit myeloischer Reaktion und vor allem einen Abfall der Thrombocyten bis zu 30000 in einzelnen Fällen. Neuerdings berichtete DAINOW (*92*) über günstige Beeinflussung von Leukopenien und Anämien durch hochdosierte Vitamin A-Therapie. Während SCHIFF und HIRSCHBERGER (*93*) mit Vitamin A die Thrombocytenzahl beim gesunden Kind steigern konnten, sahen LORENZ und QUAISER (*94*) beim Morbus Werlhof keine Beeinflussung der Thrombopenie durch Vitamin A-Zufuhr.

5. Therapie.

Bei täglicher Zufuhr von 25000 IE Vitamin A heilen alle reversiblen Symptome der A-Avitaminose innerhalb 4 Monaten völlig aus. Größere Dosen erübrigen sich [CLAUSEN (*58*)]. Tritt nach dieser Behandlungsdauer keine Besserung ein, dann handelt es sich entweder um irreversible Vitamin A-Mangelsymptome (Blindheit durch Keratomalacie), um sekundäre Avitaminosen oder um nicht rein A-avitaminotisch bedingte Manifestationen.

C. Hypervitaminosis A.

Die Hypervitaminosis A bei Versuchstieren ist schon seit mehr als 20 Jahren bekannt. Werden Ratten täglich 40000 IE Vitamin A gegeben, dann entwickelt sich in wenigen Tagen eine schwere, oft tödliche Krankheit [DRIGALSKI (*95*), COLLAZO (*96*) u. a.]. Das Fell wird struppig, die Tiere magern ab; Conjunctivitis, blutige Rhinitis und Durchfälle treten auf. Ferner kommt es zu Skeletveränderungen, Wachstumsstörungen und Frakturen, die von WOLBACH (*127*) sehr genau analysiert wurden.

Beim Menschen ist ein Fall einer akuten Vitamin A-Vergiftung bekannt bei einem Kleinkind, das auf einmal etwa 2 Mill. IE zu sich nahm. Es kam zu vorübergehender Nausea und Erbrechen, hierauf trat ein schuppender Ausschlag auf, der nach wenigen Tagen abheilte. Bei Eskimos, die die außerordentlich Vitamin A-reiche Leber des Polarbären verzehren, ist eine Vitamin A-Vergiftung mit ähnlichen Symptomen bekannt; auch Todesfälle sind dabei vorgekommen [CAFFEY (*98*)].

Seit dem Jahre 1944 sind namentlich im amerikanischen Schrifttum etwa 17 Fälle von chronischer Vitamin A-Vergiftung beschrieben worden [JOSEPHS (*99*), TOOMEY und MORISETTE (*100*), ROTHMAN und LEON (*101*), CAFFEY (*102*), DICKEY und BRADLEY (*103*), FRIED und GRAND (*104*), GRIBETZ und Mitarbeiter (*105*), RINEBERG und GROSS (*106*)]. Das Alter der Patienten schwankte zwischen 12 und 37 Monaten, alle hatten seit mehreren Monaten, einige sogar seit über einem Jahr täglich mindestens 100000 bis 500000 IE Vitamin A erhalten. Folgende Symptome wurden beobachtet: Anorexie, Gewichtsverlust, Reizbarkeit, Ängstlichkeit, zum Teil subfebrile Temperaturen, schuppende Hautausschläge mit Pruritus. In mehreren Fällen wurde eine Hepatomegalie beobachtet. Charakteristisch waren Schwellungen über den Knochen, die äußerst schmerzhaft waren und die Kinder sogar gehunfähig machten. Röntgenologisch wurde in allen Fällen eine erhebliche Periostverdickung, vor allem im Bereiche der Diaphysen von Ulna, Rippen, Radius, Tibia, Fibula und Clavicula gefunden. Eine Biopsie wurde nur in einem Falle (*106*) vorgenommen, und ergab eine produktive Periostitis mit neuformiertem, aber schlecht verkalktem Knochen und zahlreichen Osteoblasten. In einigen Fällen CAFFEYs (*98*) wurden auch schmerzhafte Schwellungen im Bereiche des Schädeldaches festgestellt.

Blutchemisch wurden in allen Fällen normale Calcium- und Phosphatwerte gefunden, die alkalische Phosphatase war in 8 von 14 Fällen erhöht bis maximal 35 Bodansky-Einheiten. Der Vitamin A-Spiegel im Serum war in allen Fällen, wo daraufhin untersucht wurde, stark erhöht bis maximal 800 γ-%. In einem Falle wurde die Alkohol- und Esterfraktion des Vitamin A bestimmt, 67,3% des Gesamtspiegels bestand aus Vitamin A-Alkohol, was nach Gribetz (105) für eine echte Hypervitaminose spricht. Der Serum-Carotinspiegel war normal. Sobald die excessive Vitamin A-Zufuhr aufhört, verschwinden die subjektiven Symptome, während die röntgenologische Heilung mehrere Monate in Anspruch nimmt.

Eine andersgeartete A-Hypervitaminose hat Frontali (107) bei einem 4jährigen Kinde, das längere Zeit durchschnittlich 200000 IE Vitamin je Tag erhielt, beschrieben. Die corticale Hyperostose fehlte in diesem Falle, dafür bestand eine generalisierte Osteosklerose, die an den langen Röhrenknochen hauptsächlich in der Diaphyse lokalisiert und an Hand- und Fußwurzelknochen von einer porotischen Zone umgeben war. Nach Absetzen der Vitamin A-Zufuhr verschwanden die osteosklerotischen Veränderungen nahezu vollständig.

Wenn bei Durchsicht der Literatur gesehen wird, wie enorm hohe Dosen Vitamin A (bis zu 200000 IE und mehr pro Tag) z. B. bei Hypertension, bei verschiedenen Hautkrankheiten usw. verabfolgt werden, so ist man erstaunt, daß nicht häufiger Hypervitaminosen auftreten. Man fragt sich daher, ob nicht in gewissen seltenen Fällen eine individuelle, vorläufig noch nicht näher determinierte Disposition das Auftreten der Hypervitaminose begünstige. Sicher steht fest, daß bei denjenigen Vitamin A-Mengen, die mit der normalen Kost aufgenommen werden, keine toxischen Erscheinungen zu befürchten sind; eher möglich ist dies bei hochkonzentrierten industriellen Präparaten.

Sehr hohe Carotinwerte im Blut (Hypercarotinämie) werden beobachtet nach Genuß von großen Mengen von carotinreichem Gemüse. Die Hypercarotinämie geht einher mit einem Ikterus, der hauptsächlich in den Handflächen stark ausgesprochen ist und die Skleren freiläßt. Toxische Symptome mit Abmagerung, Ermüdbarkeit, Akroparästhesien, Anämie und Hepatosplenomegalie sind sehr selten (99). Über einen einschlägigen Fall hat Henschen (108) berichtet; es handelte sich um eine 49jährige Frau, die während 6 Monaten täglich ungefähr 900 g Karotten zu sich nahm.

D. Das Verhalten von Vitamin A und seine therapeutische Anwendung bei nicht durch primären Vitamin A-Mangel bedingten Krankheiten.

Neben seiner Vitaminfunktion kommt dem Vitamin A noch eine pharmakologische Wirkung zu, die allerdings erst bei Anwendung sehr hoher Dosen in Erscheinung tritt. So hat sich Vitamin A in hohen Dosen bei der Behandlung gewisser Dermatosen (s. S. 706) und nach einigen Autoren auch bei essentieller, nicht aber bei maligner Hypertension (189) bewährt. Bei verschiedenen Stoffwechsel-, Nieren-, Leber-, Infektions-, Nerven- und Hautkrankheiten (109, 110), sowie bei endokrinen Erkrankungen findet man Störungen des Vitamin A-Haushaltes, die im folgenden kurz erörtert werden sollen.

1. Darmkrankheiten und Störung der intestinalen Resorption.

Sekundäre Avitaminosen können auftreten, wenn die intestinale Resorption von Carotin und Vitamin A gestört ist, so vor allem bei Sprue, Cöliakie, Pankreasfibrose und anderen Pankreasaffektionen, bei chronischen Darminfektionen wie

Giardiasis, Darmtuberkulose, weniger bei Gallengangsatresie und anderen Formen von Obstruktionsikterus. Carotin und Vitamin A-Spiegel im Blute sind erniedrigt und die Vitamin A-Belastungskurven sind ausgesprochen flach [ANDERSEN (*111*), MAY und McCREARY (*112*), ADLERSBERG (*113*)]. Vitamin A in wäßriger Lösung wird jedoch bedeutend besser resorbiert [KRAMER (*114*), MAY und McCREARY (*112*), DANIELSON und Mitarbeiter (*115*), McCOORD und Mitarbeiter (*116*)]. DARBY und Mitarbeiter (*118*) konnten die bei der Sprue gestörte Vitamin A-Resorption durch Applikation von Pteroylglutaminsäure erhöhen, bei cystischer Pankreasfibrose kann die Vitamin A-Resorption durch Pankreasextrakte gebessert werden.

2. Leberkrankheiten.

Akute und chronische Leberkrankheiten (Hepatitis epidemica, Cirrhose, Cholelithiasis, Cholecystitis, Lebercarcinom) gehen in der Regel mit einem niedrigen Vitamin A- und Carotinspiegel im Serum einher [WENDT (*119*), HARRIS und MOORE (*120*), HAIG und PATT (*121*)], ADLERSBERG und Mitarbeiter (*122*), POPPER und SCHAFFER (*123*). Manchmal findet sich als Zeichen einer leichten Hypovitaminose eine gestörte Dunkeladaptation (*120*, *124*). Die Hypovitaminämie und Hypocarotinämie ist einerseits bedingt durch eine verminderte intestinale Resorption infolge gestörter Gallensekretion. Dies konnte durch den niedrigen Ausfall der Belastungskurven belegt werden (*120*, *122*). Ferner fanden POPPER und Mitarbeiter (*28*), trotzdem der Gesamtgehalt an Vitamin A im Blute erniedrigt war, eine auffallend hohe Esterfraktion (bis zu 60% des Gesamtgehaltes an Vitamin A bei Lebercirrhose). Dies kann gedeutet werden als Unfähigkeit der kranken Leber, Vitamin A-Ester zu speichern, bzw. in die Form zu konvertieren, in welcher das Vitamin A in der Leber gespeichert werden kann. Fernerhin ist die kranke Leber nicht imstande, Vitamin aus ihren Reserven abzugeben. Fluoreszenzmikroskopische Untersuchungen bei Leberkrankheiten ergaben, daß gespeichertes Vitamin A in der Leberzelle umgelagert wird (*125*, *126*). LASCH und KALOUD (*127*) empfehlen den Dunkeladaptationstest als Leberfunktionsprüfung und stellten fest, daß eine Verschlechterung desselben trotz Zufuhr von Vitamin oder Provitamin A oft als erstes Symptom einen zunehmenden Leberparenchymschaden vermuten lasse.

Nach Besserung der Leberkrankheit kehrt der Serumspiegel von Vitamin A und Carotin zur Norm zurück; die Belastungskurve wird wiederum normal oder übersteigt den Normalverlauf sogar in der Rekonvaleszenz.

3. Nephrose und Nephritis.

KAGAN und Mitarbeiter (*128*) fanden bei der genuinen Lipoidnephrose einen beträchtlich erhöhten Vitamin A-Spiegel im Serum, während derselbe nach den Untersuchungen von GOTTFRIED u. a. (*129*), POPPER u. a. (*28*) leicht erhöht ist, wobei die Esterfraktion relativ stärker erhöht ist als der Gesamt-Vitamin A-Spiegel. Der Carotinspiegel ist ebenfalls erhöht und verläuft parallel mit den Serumlipiden. In der Belastungskurve steigt das Vitamin A stärker an und kehrt später zum Ausgangswert zurück als bei Normalen. KAGAN und Mitarbeiter (*128*) glauben, daß diese Veränderungen auf eine verminderte Vitamin A-Speicherung in der Leber zurückzuführen seien, denn normalerweise wird das in der Leber gespeicherte Vitamin A wahrscheinlich an ein bei der Nephrose fehlendes Protein gebunden.

Ein erhöhter Vitamin A-Spiegel wird auch im Serum von Patienten mit akuter glomerulärer Nephritis und Glomerulosklerose gefunden [POPPER u. a. (*130*)], die Esterfraktion liegt jedoch im Gegensatz zur Nephrose im Normalbereich.

Die Leberreserven sind bei chronischer Nephritis nach MOORE und SHERMAN (29) auffallend niedrig. Ähnlich wie bei der Nephrose steigt der Vitamin A-Spiegel im Blute nach Belastung excessiv und langdauernd an. Während im Urin des Gesunden und des Nephrotikers kein Vitamin A gefunden wird, scheidet der Nephritiker oft erhebliche Mengen von Vitamin A im Urin aus, die Nieren selbst weisen gegenüber der Norm verminderte Vitamin A-Reserven auf (131).

4. Infektionskrankheiten.

Viel experimentelle und klinische Arbeit wurde getan, um die antiinfektiöse Wirkung des Vitamin A zu studieren. Die bis 1933 erschienenen Arbeiten wurden von ROBERTSON (133) kritisch zusammengestellt. Die Autorin kam zum Schluß, daß Vitamin A per se keine antiinfektiöse Wirkung habe, daß jedoch bei Bestehen einer Hypovitaminose der Infektionsverlauf durch zusätzliche Gaben von Vitamin A gemildert werden könne. Vitamin A-Mangel scheint die Bereitschaft zu Infektionskrankheiten zu erhöhen, fand doch JEGHERS (47), daß Menschen mit verminderter Dunkeladaptation häufiger an Infektionen der oberen Luftwege erkranken. GARDNER und GARDNER (134) konnten durch prophylaktische Verabfolgung von Vitamin A die Häufigkeit von Erkältungskrankheiten herabsetzen, während SPIESMAN (135) nur durch kombinierte Vitamin A- und D-Prophylaxe, nicht aber mit Vitamin A allein das gehäufte Auftreten von Erkältungskrankheiten verhüten konnte. Endlich fand GERRIE (136), daß chronische Sinusitiden auf monatelange Vitamin A-Behandlung gut ansprachen.

Bei zahlreichen Infektionskrankheiten sinkt der Vitamin A-Spiegel im Blute, ganz besonders gilt dies für Scharlach und Pneumonien. Bei der Pneumonie ist auch der Vitamin A-Gehalt in der Leber erniedrigt (29); Vitamin A wird in der Niere ausgeschieden, gelegentlich sogar bis zu 3000 IE (131) je Tag, während im Urin Gesunder selbst nach Belastung mit 100000 IE kein Vitamin A ausgeschieden wird [KAUFFMAN (140)]. Nach Abheilung der Infektion normalisiert sich der Serumspiegel und die Ausscheidung im Urin verschwindet.

Sehr niedrige Vitamin A- und Carotin-Siegel wurden beim Rheumatismus verus gefunden; nach LEITNER, MOORE und SHARMAN (138) sind diese Spiegel um so niedriger, je höher Temperatur und Senkungsreaktion sind. SHANK und Mitarbeiter (139) fanden bei Rheumatikern, die mit 200000 IE Vitamin A belastet wurden, auffallend niedrige Belastungskurven; bei rheumatischen Endokarditiden sind die Leberreserven sehr niedrig (138). LEITNER (140) empfiehlt, daher die Therapie des Rheumatismus verus mit 40000—50000 IE Vitamin A zu ergänzen, und WENDT (141) vermutet, daß dem Auftreten rheumatischer Krankheiten durch die Applikation von 1—2mal wöchentlich 50000 IE vorgebeugt werden könne.

5. Thyreoidea und Vitamin A.

Die Ergebnisse der zahlreichen, tierexperimentellen Untersuchungen über die Wechselwirkung zwischen Thyroxin und Vitamin A lassen sich folgendermaßen zusammenfassen [s. Übersichtsreferat von DRILL (142)]:

Vitamin A vermindert den Thyroxineffekt (Verlangsamung der Metamorphose der Kaulquappen, Entwicklungsverlangsamung anderer Tiere wie Axolotl usw., Herabsetzung des Grundumsatzes). Demzufolge wirkt es günstig bei experimenteller Hyperthyreose, senkt den Grundumsatz und soll nach einigen Autoren den Glykogenverlust der Leber und den Kreatinverlust der Muskulatur verhindern; letzteres konnte allerdings nicht von allen Autoren bestätigt werden. Vitamin A-Mangel verlangsamt die Konversion des anorganischen Jods in organische Jodverbindungen, führt mit anderen Worten zur Hypoproduktion von Thyroxin und bewirkt degenerative Veränderungen in der Schilddrüse.

Thyroxin andererseits beeinflußt den Vitamin A-Stoffwechsel insofern, als es die Resorption von Carotin oder seine Umwandlung zu Vitamin A in der Darmwand stimuliert. Dementsprechend kann durch ausschließliche Carotinzufuhr eine A-Avitaminose bei hypothyreotischen Tieren nicht gebessert werden. Kretinen haben niedrige Carotinwerte im Blute (*119, 143*). Hyperthyreotische Tiere legen bei normaler Carotin- und Vitamin A-Zufuhr größere Leberreserven an als normale Tiere, jedoch führt die Hyperthyreose auch zum rascheren Abbau des Vitamin A, so daß es bei reduzierter Zufuhr von Vitamin oder Provitamin rascher zur Verarmung der Vitamin A-Reserven in der Leber kommt [JOHNSON und BAUMANN (*144*)].

WENDT (*119*), CLAUSEN und McCOORD (*143*) fanden bei hyperthyreotischen Patienten niedrige Serumwerte für Carotin und Vitamin A. DIETRICH (*145*) und PINNA (*146*) berichteten über günstige Beeinflussung der Hyperthyreose durch Vitamin A-Zufuhr, während CATEL (*147*) sowie JACOBI und POMP (*148*) diese Erfolge nicht bestätigen konnten. Seitdem die Klinik über Thiouracil und ähnliche Präparate verfügt, erübrigt sich die Vitamin A-Therapie der Hyperthyreose (*149*).

Phrynodermische Hautveränderungen werden sehr oft bei der Hypothyreose gefunden. Wir konnten diese durch Verabfolgung von Thyroxin nur unwesentlich beeinflussen und nach monatelanger Behandlung war die Dunkeladaptation immer noch verzögert, obwohl die Hypothyreose im übrigen recht gut auf die Thyroxintherapie ansprach. In einem anderen Falle von Hypothyreose wurde die Phrynodermie innerhalb 14 Tagen durch tägliche Zufuhr von 24000 IE Vitamin A (plus Thyroxin) ganz erheblich gebessert.

Die Vitamin A-Mangelstruma ist schon seit langem bekannt. 1789 beschrieb der französische Militärarzt VALENTIN gleichzeitiges Auftreten von Struma und Nachtblindheit (*150*). Die nach dem ersten Weltkrieg in Österreich auftretende Kropfwelle wurde von WAGNER VON JAUREGG auf Vitamin A -Mangel zurückgeführt; gehäuft auftretende Struma in österreichischen Gefangenenlagern während des 2. Weltkrieges konnte durch größere Gaben von Carotin, Fleisch und Fett gebessert werden (*151*). Endlich fand HAUBOLD (*152*) bei 95% von frischen Strumaträgern herabgesetzte Dunkeladaptation und häufig niedrige Serumwerte für Vitamin A und Carotin. Die Zunahme der Kropfhäufigkeit in gewissen Bezirken Oberbayerns wird vom gleichen Autor ebenfalls auf Vitamin A-Mangel zurückgeführt.

6. Diabetes mellitus und Vitamin A.

Viel spekuliert wurde über die bei Diabetikern häufig von der Norm abweichenden Carotin- und Vitamin A-Serumwerte. Meist wurde eine Hypercarotinämie [HEYMANN (*153*)] festgestellt, während der Vitamin A-Spiegel häufig erniedrigt [MOSENTHAL (*154*)], gelegentlich auch erhöht [WENDT (*119*)] gefunden wurde. Im Coma diabeticum fand auch WENDT erniedrigte Vitamin A-Werte im Serum. BRAZER und CURTIS (*155*) fanden bei Diabetikern häufig gestörte Dunkeladaptation, vereinzelt sogar A-avitaminotische Hautveränderungen. Die A-Mangelsymptome ließen sich durch Carotinzufuhr nicht beheben, besserten sich jedoch, wenn Vitamin A gegeben wurde. Es wurde hierauf angenommen, daß beim Diabetes die Umwandlung des Carotins in Vitamin A gestört sei. Auffallenderweise fanden jedoch MOORE und SHARMAN (*29*) auffallend große Vitamin A-Reserven in der Leber von Diabetikern. In einer neueren Arbeit fand MOSENTHAL (*155*), daß der Carotin- und Vitamin A-Spiegel in der Mehrzahl der untersuchten Diabetiker normal war und KIMBLE (*156*) schließt, daß die von früheren Autoren gefundenen, von der Norm abweichenden Carotin- und Vitamin A-Werte im Blute nicht Folge einer diabetischen Stoffwechselstörung, sondern wohl eher die Folge einer namentlich in früheren Jahren stattgehabten Fehldiät gewesen sei.

7. Hautkrankheiten und Vitamin A.

Die umfangreiche Literatur über die Bedeutung des Vitamins A für verschiedene Hautkrankheiten wurde 1946 und 1951 von Leitner und Mitarbeitern (*140, 157*) zusammengefaßt.

Ekzem. Während Leitner und Moore (*157*) bei 26 Fällen von Ekzem normale Werte für Vitamin A im Blut (durchschnittlich 126 IE je 100 cm³ Serum) feststellten, fanden andere Autoren erniedrigten Serumspiegel und führten dies auf eine Beeinträchtigung der intestinalen Resorption zurück (*158—160*). Gross (*161*) berichtete über günstige Beeinflussung von Ekzemen durch hochdosierte Vitamin A-Therapie.

Keratosis follicularis (Dariersche Krankheit) und Lichen ruber acuminatus (Pityriasis rubra pilaris). Viel diskutiert wurde in den letzten Jahren die Beziehung des Vitamins A zu diesen beiden Krankheiten, die morphologisch nicht von der A-avitaminotischen Phrynodermie unterschieden werden können. Interessanterweise wurden in zahlreichen, jedoch keineswegs in allen Fällen erniedrigte Serumwerte für Vitamin A und Carotin, zuweilen sogar eine herabgesetzte Dunkeladaptation festgestellt. Daß es sich nicht um reine Vitamin A-Mangelkrankheiten handelt, geht aus dem Fehlen xerophthalmischer Veränderungen hervor, sowie aus der Tatsache, daß, wenn auch in gewissen, durchaus nicht allen Fällen eine Besserung oder sogar Heilung der Dermatose durch Vitamin A erzielt werden kann, dazu sehr hohe Dosen (täglich 100000—400000 IE Vitamin A) über längere Zeit erforderlich sind. Heilung der Dermatose und Normalisierung des Vitamin A-Blutspiegels gehen dabei keineswegs parallel; in manchen Fällen besteht die Dermatose unverändert fort, trotzdem ein sehr hoher Vitamin A-Spiegel im Blute erzielt werden konnte. Der Lichen ruber acuminatus kann überdies als Erbkrankheit vorkommen (*162*). Um die Beziehung des Vitamins A zu diesen Dermatosen zu erklären, wurde die Hypothese aufgestellt, daß die epithelialen Zellen die Fähigkeit verloren hätten, Vitamin A in normaler Weise auszunützen [Brunauer und Porter (*163*)]. Möglicherweise sind auch andere Gewebe gegenüber Vitamin A refraktär, daher die gelegentlich beobachtete Verminderung der Dunkeladaptation [Sulzberger und Baer (*146*)]. Bei beiden Affektioen wurden gelegentlich Leberfunktionsstörungen, z. B. Erniedrigung des Hippursäuretestes, positive Takatareaktion, pathologische Thymolturbidität oder pathologische Galaktosetoleranz [Leitner und Mitarbeiter, Porter und Mitarbeiter (*165—168*)] festgestellt, was eventuell für eine mangelhafte Anlegung oder Ausnützung der Vitamin A-Reserven in der Leber sprechen könnte; eine schwerwiegende Leberschädigung kann freilich nicht vorliegen, da andere Funktionsprüfungen normal ausfielen (*163*).

Ichthyosis. Niedrige Vitamin A- Werte im Serum und gestörte Dunkeladaptation wurden auch in manchen Fällen von Ichthyosis gefunden [Peck und Mitarbeiter (*169*), Leitner (*140*)]. Gelegentlich konnte durch eine längere Behandlung mit täglich 60000—450000 IE Vitamin A eine Besserung erzielt werden [Rapoport und Mitarbeiter (*170*), Veltmann (*171*)].

Wundheilung. Vitamin A per os oder in Salbenform wurde eine Zeitlang zur Beschleunigung der Wundheilung empfohlen. Tierexperimentelle Untersuchungen von Lauber und Rocholl (*172*) zeigten jedoch, daß die Heilung steriler Wunden durch Vitamin A nicht wesentlich beschleunigt wurde, während Dann, Gluecksmann und Tansley (*173*) durch lokale Applikation von Vitamin A auf experimentelle Wunden bei Ratten die Kollagenbildung, nicht aber die Epithelisierung stimulieren konnten.

8. Antitoxische Eigenschaften des Vitamin A.

Vitamin A zur Verhütung von Streptomycinschäden. Von klinischer Seite wurde mehrfach empfohlen bei langdauernder Streptomycintherapie die toxischen Nebenerscheinungen des Streptomycin durch gleichzeitige Gaben von Vitamin A zu verhüten [GLANZMANN (174)]. Kürzlich konnten TSCHIRREN (175), ESCHER und ROOST (176) im Tierversuch eindeutig zeigen, daß Vitamin A die Toxizität des Streptomycins herabsetzt und daß bei gleichzeitiger Anwendung von Vitamin A annähernd doppelte Streptomycindosen notwendig sind, um Vestibularis- und Acusticusschädigungen zu erzeugen.

9. Vitamin A-Mangel intra graviditatem und Mißbildungen.

In den letzten Jahren wurde der Wirkung von Vitamin A-Mangel schwangerer Tiere auf den Fetus vermehrte Beachtung geschenkt. Vitamin A-Mangel geschlechtsreifer Tiere kann zur Sterilität, zum intrauterinen Fruchttod oder zu Mißbildungen der Frucht führen [EVANS (177), WARKANY und NELSON (178)]. Die Früchte zeigen vor allem Augenmißbildungen: Anophthalmie, Mikrophthalmie bei Ferkeln [HALE (179)], Blindheit infolge unproportionierten Wachstums des Nervensystems und sekundärer Kompression des Opticusnerven durch das im Wachstum nicht Schritt haltende Schädelskelet bei Kälbern [MOORE (180)] oder infolge Entwicklung einer retrolentalen bindegewebigen Membran im Bereiche der Arteria hyaloidea bei Ratten [WARKANY und SCHRAFFENBERGER (181)]. Ferner kommen Ohrmißbildungen, Palatocheilognathoschisis (179), Herzmißbildungen, Mißbildungen des Urogenitalapparates, Klumpfüße, Hernia diaphragmatica (153) sowie Mißbildungen der Haut vor. Beim Menschen sind bisher keine Mißbildungen, bedingt durch A-Avitaminose der Mutter, bekannt geworden. Der Zusammenhang zwischen der retrolentalen Fibroplasie menschlicher Frühgeburten und Vitamin A-Störungen bei der Mutter konnte bisher nicht bewiesen werden. OWENS (185) vermutet vielmehr, daß die retrolentale Fibroplasie bei Frühgeburten in einem gewissen Zusammenhang stehe mit postnataler Vitamin E-Karenz, fand er doch dieses Augenleiden in nur 4,4% der Frühgeburten, die einen Zusatz von Vitamin E erhielten, während die Fibroplasie in 21,8% der Säuglinge ohne Vitamin E-Zufuhr auftrat. Ein Fall von fetaler Keratomalacie, bedingt durch Vitamin A-Mangel der schwangeren Mutter, wurde von BOUMAN und VAN CREVELD (86) mitgeteilt.

II. Vitamin D.

A. Chemie und Physiologie.

Einleitung. Im Jahre 1918 gelang es MELLANBY (1), bei jungen Hunden auf experimentellem Wege eine Rachitis zu erzeugen und diese als Vitaminmangelkrankheit zu deuten. Vorerst wurde zwar das antirachitische Vitamin noch mit dem antixerophthalmischen Vitamin identifiziert. MCCOLLUM und Mitarbeiter (2) trennten jedoch die beiden Vitamine voneinander und belegten das antirachitische Vitamin mit dem Namen Vitamin D. STEENBOCK (3) und auch HESS (4) fanden, daß zahlreiche Nährstoffe durch Bestrahlung mit Ultraviolettlicht antirachitische Aktivität erhielten. WINDAUS und HESS (5) führten dies auf die Gegenwart von Ergosterin zurück; Ergosterin ist ein Provitamin, das durch Bestrahlung in das aktive Vitamin D, später Vitamin D_2 genannt, übergeführt wird. Inzwischen hatten die Kinderärzte erkannt, daß Rachitis durch Sonnen- oder Ultraviolettbestrahlung des Organismus geheilt werden kann (6). SHIPLEY (7) zeigte, daß die Sommersonne das Auftreten von Rachitis bei Ratten verhütet. Analog zur Aktivierung des Ergosterins in Nährstoffen durch Ultraviolettstrahlen kann offenbar auch im Körper durch Bestrahlung eine antirachitische Substanz entstehen. Es wurde angenommen, daß ein in der Haut vorhandenes Provitamin zu Vitamin D aktiviert werde. Später zeigte es sich, daß die bei Bestrahlung der Haut entstehende Substanz identisch ist mit dem in Tierfetten und Lebertran gefundenen Vitamin D. Es wurde Vitamin D_3 genannt.

Chemie. Vitamin D ist nicht eine einzelne chemische Verbindung, vielmehr existieren eine Anzahl chemisch ähnlicher Verbindungen aus der Sterolreihe mit Vitamin D-Wirkung, die in der nicht-verseifbaren Fraktion von Fetten und Ölen gefunden werden. Die zwei wichtigsten Sterole dieser Gruppe sind das natürlich vorkommende, durch Ultraviolettbestrahlung von 7-Dehydrocholesterin entstehende Vitamiu D_3 und das künstlich aus bestrahltem Ergosterin hergestellte Vitamin D_2. Bestrahltes Ergosterin wird auch Calciferol, seine Lösung in Öl (im amerikanischen Schrifttum) Viosterol genannt. Bisher sind etwa 12 Provitamine und 5 Vitamine, die Vitamine D_1 bis D_5, aufgedeckt worden, jedoch sind nur die Vitamine D_2 und D_3 klinisch von Bedeutung; der antirachitische Effekt der übrigen D-Vitamine ist gering.

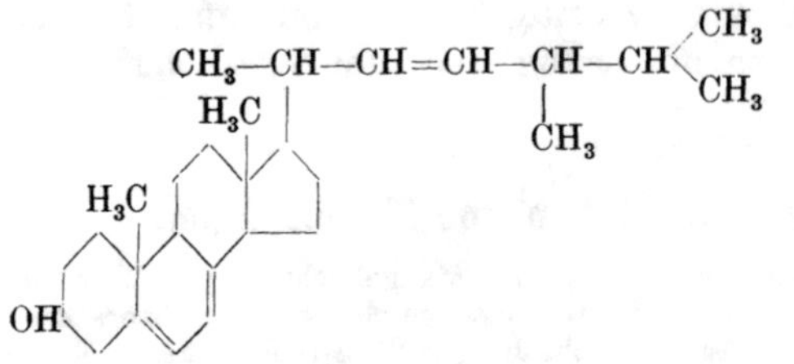

Ergosterin (Provitamin D_2)

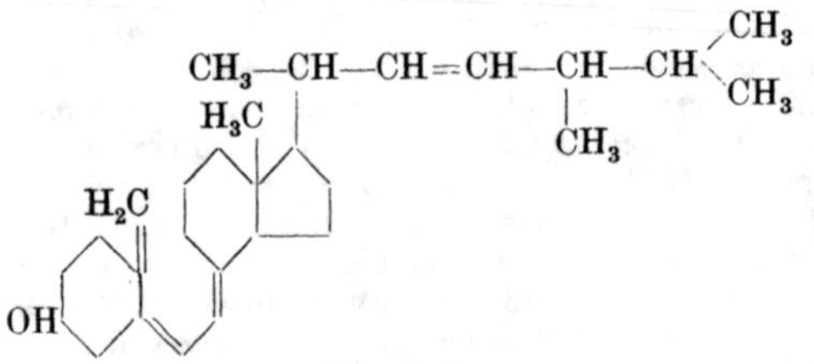

Vitamin D_2

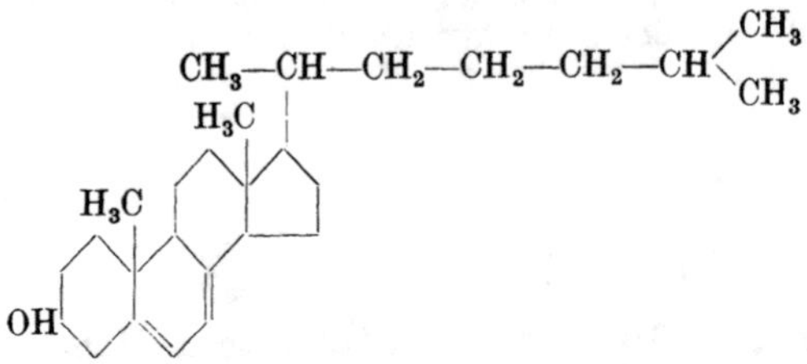

7-Dehydrocholesterin (Provitamin D_3)

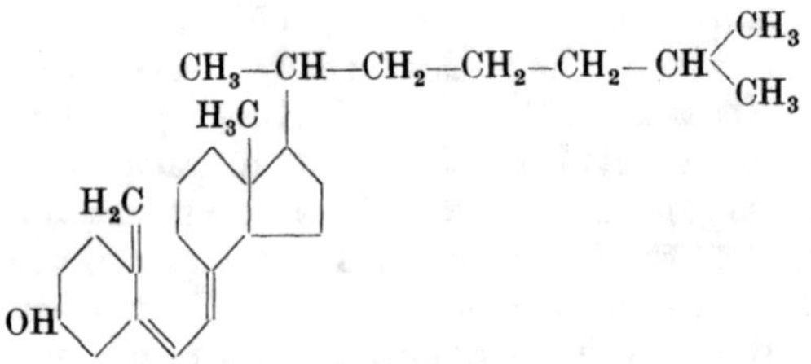

Vitamin D_3

Strukturformel von Vitamin D_2 und D_3 und ihren Provitaminen.

Die chemische Struktur von Vitamin D_3 wurde von WINDAUS und Mitarbeitern (8) aufgeklärt; diese Autoren synthetisierten das Provitamin 7-Dehydrocholesterin aus Cholesterin (1935) und isolierten diese Substanz später aus der Haut des Schweines. SCHENK (9) erhielt Vitamin D_3 in kristallinischer Form durch Aktivierung von 7-Dehydrocholesterin.

Vitamin D, besonders das kristallinische Vitamin, ist hitzestabil und widerstandsfähiger gegenüber Oxydation als Vitamin A. Vitamin D behält seine Wirksamkeit bei, wenn es in vegetabilischen Ölen oder Propylenglykol aufbewahrt wird und auch Vitaminzusätze zur Milch gehen durch das übliche Aufbewahren und Kochen der Milch nicht verloren.

Konversion von Provitamin D zu Vitamin D. Die Konversion von Provitamin zu Vitamin D ist ein komplizierter, über verschiedene Zwischenprodukte gehender, irreversibler Prozeß, der durch Zufuhr von Elektronenenergie, durch Kathodenstrahlen, Radiumemanation, sowie durch Röntgenstrahlen und üblicherweise durch Ultraviolettstrahlen von einer Wellenlänge von 315—235 $\mu\mu$ bewerkstelligt werden kann. Diese antirachitisch wirksamen Wellenlängen entsprechen dem Absorptionsspektrum der Provitamine, daß bei den verschiedenen Provitaminen gleich ist, obwohl sie sich hinsichtlich Schmelzpunkt und anderer physikalischer Eigenschaften unterscheiden (11). Das Sonnenspektrum erstreckt sich unter günstigen Bedingungen nicht weiter hinunter als bis zu einer Wellenlänge von etwa 290 $\mu\mu$ und im Winter, besonders in Nordeuropa, gelangen sozusagen keine Ultraviolettstrahlen auf die Erde. Aus dieser Tatsache erklärt sich der Wintergipfel der Rachitismorbidität in äquatorfernen Regionen [ANDERSON u. a. (10)]. In tropischen Breiten, wo die Ultraviolettstrahlen fast unbehindert die Erdoberfläche erreichen, ist die Rachitis seltener. In Polargebieten würde der Vitamin D-Mangel ein ernstes Problem darstellen, wenn die dortigen Bewohner nur auf die Ultraviolettbestrahlung angewiesen wären. Glücklicherweise verzehren die Bewohner der Arktis jedoch große Mengen von D-reicher Fischleber und Fischlebertran.

Fensterglas ist für Ultraviolettstrahlen undurchlässig. Besonnung hinter geschlossenen Fenstern hat daher keine antirachitische Wirkung. Ultraviolettlampen, sowohl die Quecksilberquarzlampe als auch die Kohlenstoffbogenlampe haben Wellenlängen, die das ganze Absorptionsspektrum des Provitamin D decken. Für die Rachitisprophylaxe und -therapie sind diese Lampen daher sehr geeignet. Die dunkle Haut absorbiert Ultraviolettstrahlen schlechter; hieraus erklärt sich, daß dunkelhäutige Rassen, wenn unter gleichen Bedingungen lebend, leichter an Rachitis erkranken als Weiße. Die von Rauch und Staub erfüllte Luft der Großstädte absorbiert viel Ultraviolettstrahlen, wodurch ein Teil ihrer antirachitischen Wirkung verlorengeht.

Vorkommen. Vitamin D kommt in großen Mengen in Fischlebertran — besonders in Oleum percomorphum — und im Körperfett von verschiedenen Fischen vor, während in den meisten übrigen Nahrungsmitteln nur wenig, in Vegetabilien sozusagen kein Vitamin D gefunden wird. Im Fischlebertran ist Vitamin D_2 und D_3 enthalten. Thunfischtran enthält mehr D_2, Dorschlebertran mehr D_3.

Da Vitamin D nur in einer beschränkten Anzahl von Nahrungsmitteln vorkommt, und da die Ultraviolettbestrahlung namentlich in den Wintermonaten ungenügend ist, muß der Vitamin D-Bedarf oft durch künstliche Präparate, bzw. durch Anreicherung gewisser Nahrungsmittel mit D — am besten eignet sich hierfür Milch — gedeckt werden.

Über die Biogenese des Vitamin D ist so gut wie nichts bekannt; es wurde vermutet, daß das Vitamin D unter dem Einfluß der Sonnenbestrahlung im Plankton entstehe und daß infolgedessen der bestrahlte Plankton die Vitamin D-Quelle der Fische darstelle.

Standardisierung und Vitamin D Bedarf. Die neuerdings eingeführte internationale Vitamin D-Einheit entspricht der Aktivität von 0,025 γ kristallinischem Vitamin D_3. Da über den Vitamin D-Stoffwechsel sehr wenig bekannt ist, bestehen fast nur aus klinischen Beobachtungen abgeleitete Berechnungen über den Vitamin D-Bedarf. Für Säuglinge und Kinder werden 800—2000 IE je Tag empfohlen. Nach histologischen Untersuchungen von FOLLIS, JACKSON und PARK (12) ist die Rachitis auch bei älteren Kindern weit verbreitet, weswegen diese Autoren prophylaktische Vitamin D-Zufuhr bis hinauf in das Pubertätsalter empfehlen. Nach Abschluß des Wachstums geht der Vitamin D-Bedarf zurück. MCKAY u. a. (13) fanden, daß bei gesunden Erwachsenen die Calciumretention durch zusätzliche Vitamin D-Zufuhr nicht erhöht wird. Abgesehen von Perioden erhöhten Vitamin D-Bedarfes, wie z. B. Schwangerschaft und Lactation, kommt der Organismus des Erwachsenen mit dem Vitamin D, welches sich in der täglichen Nahrung findet und durch Sonnenbestrahlung entsteht, aus.

Gewöhnlich wird eine Tageszufuhr von 400 IE für den Erwachsenen als genügend betrachtet. Es ist klar, daß Vitamin D bei ungenügender Calcium- und Phosphorzufuhr wertlos ist; obige Angaben über den Vitaminbedarf gelten daher nur dann, wenn Calcium und Phosphor zugeführt wird und normale Resorptionsverhältnisse vorliegen.

Methoden zur Bestimmung des Vitamin D. Die Standardmethode für Vitamin D-Bestimmungen besteht darin, daß bei Ratten oder Hühnchen durch Verabfolgung einer rachitogenen Diät eine Rachitis erzeugt wird. Dann werden abgewogene Mengen der auf ihren Vitamin D-Gehalt zu untersuchenden Substanz zugeführt und der rachitisheilende Effekt gemessen. Diese Methode ist sehr zeitraubend. SNYDER, EISNER und STEENBOCK (14) schlagen daher eine Methode vor, wobei nach intraperitonealer Injektion von radioaktivem Phosphor die Radioaktivität in den Pfoten der Ratten gemessen wird. MIGICOWSKY und NIELSON (15) haben eine neue Methode entwickelt, bei welcher die Tibiaimplantation beim Hühnchen verfolgt wird. Physikalisch-chemische Methoden, die in den letzten Jahren ausgebaut wurden, eignen sich zur Messung von Vitamin D-Konzentraten.

Physiologie. Über den Ursprung und die Entstehung des 7-Dehydrocholesterins im Körper ist nichts bekannt. Für die Konversion von Provitamin zu Vitamin bestehen 2 Erklärungsmöglichkeiten. Entweder entsteht das Vitamin D in der Haut selber, wenn dieselbe bestrahlt wird, oder aber das Provitamin wird von den Talgdrüsen sezerniert, auf der Hautoberfläche unter der Einwirkung von Ultraviolettstrahlen in Vitamin D umgewandelt und dann von der Haut rückresorbiert. Für die zweite Möglichkeit sprechen Beobachtungen von HOU (16), wonach sich Ultraviolettstrahlen als unwirksam erweisen, wenn die Haut und die Haare des Kaninchens vor der Bestrahlung mit Äther gereinigt werden. Die percutane Absorption von Vitamin D ist jedoch gering. Nach FODOR (17) wirkt peroral gegebenes Vitamin D 10mal stärker als das in gleicher Menge cutan applizierte Vitamin.

Die intestinale Resorption des natürlichen, in der Nahrung vorhandenen, fettlöslichen Vitamin D geht parallel der Resorption des Nahrungsfettes. Mangelnde Gallensekretion in den Darm (Obstruktion der Gallenwege durch Tumoren usw., Gallengangsatresie), ungenügende Sekretion von Pankreasfermenten (chronische Pankreatitis, Pankreasfibrose usw.) und Fettresorptionsstörungen (Cöliakie, idiopathische Steatorrhoe, Sprue) führen zu verminderter Resorption von Vitamin D und unter Umständen zu Vitamin D-Mangelsymptomen. Nach HOUET (18) wird bei Gallengangsatresie mehr als 80% des eingenommenen Vitamin D im Stuhl ausgeschieden. DALY (19) vermutet, daß bei der Rachitis die Vitamin D-Resorption ungenügend sei. Es wird nämlich bei Rachitikern kein Vitamin D im Urin, wohl aber manchmal Vitamin D im Stuhl gefunden. HEYMANN (20) fand, daß Rachitiker nach intramuskulärer Injektion von Vitamin D dasselbe durch die Darmwand ausscheiden.

Wo wird das Vitamin D gespeichert? Die Tatsache, daß eine einmalige Dosis von 15 mg Vitamin D eine antirachitische Wirkung über mehrere Monate entfaltet, berechtigt zur Vermutung, daß der Körper imstande ist, Vitamin D zu speichern; es ist zur Zeit jedoch nicht bekannt, wo und in welcher Form diese Speicherung stattfindet. Sowohl im Tierversuch [McCHESNEY (21), HEYMANN (20)] als auch beim Menschen [WINDORFER (22), WARKANY (23), HOUET (24)] wurden nur Bruchteile des zugeführten Vitamin D gefunden. So fand z. B. HOUET (24) bei einem 4 Monate alten Knaben, dem 4 Tage ante mortem 51 mg Vitamin D_2 intramuskulär appliziert worden war, 0,64 mg in den Nieren, 1,6 mg im Gehirn, 0,04 mg in der Leber und 3,8 mg an der Injektionsstelle, während die übrige Muskulatur, das Herz und die Lunge kein Vitamin D aufwiesen. Möglicherweise wird ein Teil des Vitamins D im Körper inaktiviert oder zerstört (230). HEYMANN (25) weist auf die Bedeutung der Leber im Vitamin D-Stoffwechsel hin; wird die Leber bei Ratten experimentell geschädigt, dann sinkt der antirachitische Effekt des Vitamin D. WARKANY (26) fand mit der auf S. 710 angegebenen Standardmethode bei Schulkindern und Erwachsenen einen Vitamin D-Gehalt von 50—135 IE je 100 cm³ Blutserum. Wird einem Kaninchen 100000 IE Vitamin D per os gegeben, so steigt der Vitamin D-Spiegel innerhalb von 6 Std an, erreicht ein Maximum nach 24 Std und kehrt nach 4—6 Wochen zum Ursprungswert zurück. Während bei gewissen Tieren, speziell bei Hühnchen, die antirachitische Wirkung von peroral gegebenem Vitamin D_3 größer ist als die von Vitamin D_2, konnte beim Menschen bei peroraler Applikation kein Unterschied in der Wirkungsweise festgestellt werden [JEANS (29), GLASER und Mitarbeiter (30), HOUET (31)]. Einzig GERSTENBERGER (32) fand auch beim Menschen, daß die antirachitische Wirkung des Vitamin D_3 derjenigen des D_2 überlegen sei. Bei intravenöser Injektion sind die Wirkungen von D_3 und D_2 identisch, während intramuskulär gespritztes Vitamin D_2 bedeutend langsamer, dafür jedoch anhaltender wirkt [HARNAPP (33)], ja, nach JESSERER (34) soll intramuskulär injiziertes D_2 im Gegensatz zu Vitamin D_3 nicht imstande sein, eine hypoparathyreotische Hypocalcämie zu korrigieren, wohl aber den durch D_3 normalisierten Serumkalkspiegel aufrechtzuerhalten. Demgegenüber haben Bilanzuntersuchungen von HOUET (31) bei normalen und rachitischen Säuglingen keine Wirkungsunterschiede zwischen peroraler und intramuskulärer Applikation von Vitamin D_2 und Vitamin D_3 ergeben. Nicht zu übersehen ist die Bedeutung normaler Vitamin D-Zufuhr während der Schwangerschaft. WARKANY (27) gab trächtigen Ratten eine rachitogene Diät und konnte auf diese Weise bei 45% der Embryonen Skeletmißbildungen erzeugen. POLSKIN u. a. (28) gaben stillenden Müttern eine Vitamin D-reiche Diät und fanden, daß nur geringe Mengen Vitamin D davon in die Brustmilch übergingen. Sie schlossen hieraus, daß diese Methode zur D-Anreicherung der Brustmilch nicht zu empfehlen sei.

Der Wirkungsmechanismus des Vitamin D ist in den letzten Jahren von ALBRIGHT und seiner Schule (35), von MACH (36), von BRULL (37), HOUET (38a und 38b), ROMINGER (39) u. a. sehr genau studiert worden. Obwohl derselbe nicht restlos geklärt ist, sind 3 Funktionen des Vitamin D mit Sicherheit bekannt.

1. Vitamin D steigert die intestinale Calciumresorption. BAUER, MARBLE und CHAFLIN (40) fanden schon im Jahre 1932, daß in einem Falle von Steatorrhoe durch Vitamin D-Gaben die Calciumausscheidung im Stuhl von 80—90% auf 30% des per os zugeführten Calciums reduziert werden konnte. In den letzten Jahren wurde dies durch zahlreiche Bilanzuntersuchungen bestätigt. Daß es sich dabei um vermehrte Resorption und nicht um verminderte Exkretion von Calcium in den Darm handelt, konnten ALBRIGHT und REIFENSTEIN (35) feststellen: Intravenös gespritztes Calcium veränderte die Menge des Stuhlcalciums nicht, während ein peroral gegebener Zusatz von Calcium prompt die Menge des Stuhlcalciums erhöhte; wurde dann Vitamin D gegeben, so nahm bei gleichbleibender peroraler Calciumzufuhr das Stuhlcalcium ab. Gleiche Resultate erzielte GREENBERG (41) mit markiertem Calcium bei rachitischen Ratten: Ohne Vitamin D betrug das Stuhlcalcium 60% der peroralen Zufuhr, Vitamin D senkte das Stuhlcalcium auf 35% der peroralen Zufuhr. Wird Calcium parenteral injiziert, so bleibt das Stuhlcalcium mit und ohne Vitamin D-Zufuhr gleich. MACH, FABRE und DELLA SANTA (42) fanden bei mehreren Fällen von Osteomalacie nach Vitamin D-Gaben eine erhebliche Abnahme des Stuhlcalciums.

Diese war jedoch keineswegs konstant bei Fällen mit lokalisierten Skeletaffektionen und bei Patienten ohne Skeleterkrankungen; trotz Vitamin D-Zufuhr wurde die Calciumbilanz in einigen Fällen negativ. In gleicher Weise fand HOUET (38b) bei nichtrachitischen Säuglingen keine Verbesserung der intestinalen Calcium- und Phosphorresorption durch Vitamin D. HOUET (38b) schließt daraus, daß bei idealen Verhältnissen eine optimale Resorption von Calcium und Phosphor stattfinde, die durch Steigerung der Vitamin D-Zufuhr nicht verbessert werden könne.

Nach Auffassung der amerikanischen Autoren [ALBRIGHT (43), GARGILL u. a. (44)] hat Vitamin D keinen direkten Einfluß auf die Phosphorresorption. Der Phosphorgehalt im Stuhl geht zwar ebenfalls nach Vitamin D-Gaben zurück, jedoch ist dies die Folge der vermehrten Phosphor mit sich ziehenden Calciumresorption. Einzig ZETTERSTROEM (45) glaubt, daß Vitamin D die Phosphorresorption primär erhöhe (s. S. 713).

Die vermehrte Calciumresorption führt zum Anstieg des Serumcalciums. Bei intakten Nebenschilddrüsen bewirkt die Erhöhung des Serum-Calciumspiegels eine Verminderung der Nebenschilddrüsenaktivität. Dadurch kommt es zu einer Verminderung der Phosphorexkretion in der Niere und infolgedessen zur Erhöhung der Serumphosphate. Nach ALBRIGHT und Mitarbeitern (35) ist dieser Mechanismus für die Normalisierung der Serumphosphate wichtiger als die mit der erhöhten Calciumresorption einhergehende Vermehrung der intestinalen Phosphatresorption.

2. Einen zweiten Angriffspunkt hat Vitamin D in den Nieren, wo es die Phosphatexkretion steigert, wie BRULL (37) im Tierexperiment, ALBRIGHT u. a. (46), HOUET (38) beim Menschen zeigen konnten. Diese zweite Wirkung wird bei Applikation niedriger Vitamin D-Dosen überdeckt und kompensiert durch die vorher erwähnte, infolge sekundärer Parathyreoideahypofunktion zustande kommende Hypophosphaturie. Im Gegensatz zu dieser Auffassung steht die Feststellung HARRISONs und HARRISONs (47), wonach bei rachitischen Hunden Vitamin D die tubuläre Rückresorption aus dem Glomerulumfiltrat steigert. Alle Autoren sind sich indessen einig, daß bei Anwendung sehr hoher Vitamindosen (z. B. 400000 IE je Tag) die Phosphorausscheidung im Urin ansteigt und eine negative Phosphorbilanz entsteht, etwas später steigt auch die renale Calciumexkretion an; trotz vermehrter intestinaler Calciumresorption kommt es dann zur negativen Calciumbilanz. Hohe Dosen Vitamin D haben also eine ähnliche Wirkung wie das Parathyreoideahormon.

3. Bilanzstudien am Menschen geben uns keinen Aufschluß über eine direkte Vitamin D-Wirkung auf den Knochen, jedoch ist eine solche anzunehmen. Sollte eine Rachitis nur deswegen zustande kommen, weil bei Vitamin D- Mangel die intestinale Calciumresorption darniederliegt, dann sollte es möglich sein, eine Rachitis durch parenterale Calciumzufuhr zu heilen. Dies ist aber nicht der Fall. Für eine direkte Aktion des Vitamin D am Knochen sprechen die Versuche von SHIMOTORI und MORGAN (48). Diese Forscher gaben Hunden gleichzeitig Vitamin D und radioaktiven Phosphor und fanden, daß mehr Phosphor im Knochen angelagert wurde als bei den Kontrolltieren, während der Phosphorgehalt der Weichteile gegenüber demjenigen bei nicht mit Vitamin D behandelten Tieren unter der Vitamin D-Wirkung abnahm, mit anderen Worten verschiebt sich der Phosphor unter dem Einfluß des Vitamin D von den Weichteilen zum Knochen, wobei nicht so sehr der markierte, kürzlich zugeführte Phosphor an dieser Verschiebung beteiligt ist, als vielmehr der schon vorher in den Weichteilen vorhandene Phosphor. Neuere Experimente von MIGICOVSKY und EMSLIE (49) ergaben, daß Vitamin D in erster Linie die Calciumretention im Knochen fördere und daß die

Vermehrung der Calciumresorption ein sekundärer Effekt sei. Mit sehr hohen Vitamin D-Dosen kann allerdings der Mineralgehalt des Knochens reduziert werden [FREEMAN (50)].

Eine andere Konzeption über die Vitamin D-Wirkung haben ZETTERSTROEM und LJUNGGREN (45). Das Vitamin D aktiviert nach diesen Autoren die alkalische Phosphatase in Nieren, Darm und Knochen. Schon minimale Mengen von Vitamin D spalten organische Phosphate in anorganische und fördern so die intestinale Resorption und den Einbau anorganischer Phosphate in den Knochen. Bei der Rachitis besteht eine verminderte intestinale Phosphorresorption, eine erhöhte renale Phosphorexkretion und eine herabgesetzte Ossifikation, mit anderen Worten eine Phosphatasehemmung, die durch Vitamin D-Zufuhr behoben werden kann. Nach diesen Untersuchungen würde Vitamin D zu jener Gruppe

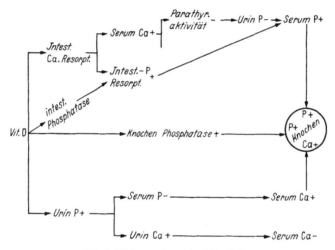

Abb. 2. Wirkungsschema des Vitamin D.
(Modifiziert nach ALBRIGHT unter Berücksichtigung der neueren Auffassung von ZETTERSTROEM.)

von Vitaminen gehören, die einen aktiven Bestandteil in bestimmten Fermentsystemen darstellen. Vitamin D soll auch die Phosphorylierung der Glucose aktivieren [ZETTERSTROEM (51)].

Im Anschluß an die Forschungen McCOLLUMs über die phosphorarme Rattenrachitis hatte für viele Jahre die Auffassung bestanden, daß das Vitamin D eine primäre Wirkung auf den Phosphorstoffwechsel ausübe. ALBRIGHT und seine Schule fanden dann — und dies wird heute allgemein angenommen — daß Vitamin D in erster Linie auf den Calciumstoffwechsel wirkt. Sollten sich die Untersuchungen von ZETTERSTROEM (45) bestätigen, dann würde der Hauptakzent der Vitamin D-Wirkung erneut auf den Phosphorhaushalt verschoben werden.

Fernerhin soll Vitamin D eine Wirkung auf den Citratstoffwechsel ausüben, wie FREUDENBERG (52) schon 1939 vermutete. DICKENS (53), NICHOLAYSEN und Mitarbeiter (54) fanden einen verminderten Citratgehalt im rachitischen Knochen. HARRISON und HARRISON (55) fanden bei rachitischen Kindern einen verminderten Citratspiegel im Serum (etwa 1,5 mg-% gegenüber 2,5 mg-% bei Normalkindern). Ebenso war die Citratausscheidung im Urin vermindert. Nach Injektion von 600 000 IE Vitamin D steigt der Citratspiegel im Serum und ebenso die Citratausscheidung im Urin. Die Autoren glauben, daß diese Änderungen im Citratstoffwechsel weniger eine Folge der Besserung des Calcium- und Phosphorstoffwechsels, als vielmehr auf eine direkte Wirkung des Vitamin D auf den Citrathaushalt zurückzuführen sei. Dies scheint auch aus den Rattenversuchen von BELLIN und STEENBOCK (56) hervorzugehen, wonach Vitamin D eine Erhöhung der Citratausscheidung im Urin bei jugendlichen und erwachsenen Ratten, ebenso bei Ratten mit Phosphatmangelrachitis und bei Normaltieren nach Ansäuerung und nach Alkalinisierung des Stoffwechsels bewirkt. Umgekehrt hat Citrat auch eine heilende Wirkung auf die Rachitis, was nach HURNI (57) auf der Bildung eines nicht-ionisierten Calciumcitrates beruht, das leicht resorbiert, aber nur in geringen Mengen im Urin ausgeschieden wird. Sie verbessert also die Resorption des Calciums im Darm, ermöglicht den ungehinderten Transport des Calciums im Blute und die rasche Ablagerung dieses Minerals an den Knochenbaustätten [ROMINGER (85)]. Versuche von GORDONOFF und MINDER (88) mit dem Calciumisotop Ca^{45} an rachitischen Ratten zeigten allerdings, daß Citronensäure, trotzdem sie die Rachitis röntgenologisch heilt, den Calciumumsatz in Zähnen und Knochen keineswegs fördert, während die Rachitisheilung durch Vitamin D mit einer erheblichen Steigerung des Calciumumsatzes in Knochen und Zähnen einhergeht.

Phytin und Phytinsäure stehen ebenfalls in Beziehung zu Vitamin D. Phytin vermindert die Resorption von Calcium und prädisponiert daher zu Rachitis. Nach neueren Versuchen an Hunden [MELLANBY (58)] läßt sich die kalkverarmende Wirkung des Phytins durch Zufuhr von Vitamin D nicht beheben. Phytine wirken also in gewissem Sinne als Antivitamine, jedoch kann der Phytineffekt durch Zusatz von Calcium korrigiert werden.

Der Blutcalciumspiegel wird unter anderem auch durch das Parathyreoideahormon reguliert. TAYLOR und Mitarbeiter (59) beobachteten, daß Vitamin D Hunde nicht vor parathyreopriver Tetanie schützt und glauben daher, daß Vitamin D zum mindesten in massiven Dosen die Parathyreoidea stimuliert. Dihydrotachosterin oder A.T. 10 zeigt eine stärkere antitetanische und eine geringere antirachitische Wirkung als Vitamin D [HOLTZ u. a. (60)]. Calcium- und Phosphorbilanzstudien beim Menschen mit Vitamin D, A.T. 10 und Parathyreoideahormon wurden von ALBRIGHT u. a. (46) durchgeführt. Die A.T. 10-Wirkung ist derjenigen des Parathyreoideahormons näher verwandt als der Vitamin D-Wirkung; beide fördern indessen die intestinale Calciumresorption.

B. Vitamin D-Mangelkrankheiten.

Vitamin D-Mangelkrankheiten sind die Rachitis, die Osteomalacie und die im Verlaufe dieser beiden Krankheiten auftretende Spasmophilie. Allen diesen 3 Krankheiten liegt eine Störung des Calciumphosphorstoffwechsels zugrunde, die aber allerdings auch auf anderen Ursachen beruhen kann. Rachitis, Osteomalacie und Spasmophilie können also mit anderen Worten auch Manifestationen einer nicht durch Vitamin D-Mangel (z. B. renale Rachitis, Phosphat- und Aminosäurediabetes) oder nicht durch ausschließlichen Vitamin D-Mangel (manche Formen der Vitamin D-resistenten Rachitis) bedingten Calciumphosphorstoffwechselstörung sein. Für das Auftreten einer Vitamin D-Mangelspasmophilie ist nicht nur der Vitamin D-Mangel die alleinige Ursache, sondern, wie wir später ausführen werden, sind hier stets zusätzliche Momente wie Infekte, Nebenschilddrüsen- und zentralnervöse Störungen mitverantwortlich; andere speziell normocalcämische Formen der Tetanie können, soweit unsere heutigen Kenntnisse nicht trügen, sogar ohne jegliche faßbare Calciumphosphorstoffwechselstörungen zustande kommen, so z. B. die normocalcämische Tetanie zentralnervösen Ursprungs, während bei der Hyperventilationstetanie der Calciumstoffwechsel

höchstens insofern involviert ist, als die Hyperventilationsalkalose zur Hypo-
ionisation des Calciums führt.

Wir haben versucht, die verschiedenen ätiopathogenetischen Mechanismen,
welche zur Rachitis und Osteomalacie führen können und die entsprechenden
Krankheiten in der folgenden Tabelle darzustellen:

Tabelle 3. *Versuch einer Einteilung der Osteomalacie und Rachitis nach ätiopathogenetischen
Gesichtspunkten.* [Modifiziert und erweitert nach REIFENSTEIN (*61*).]

I. Ungenügende Calcium- und/oder Vitamin D-Resorption.
A. Vermindertes Angebot von Vitamin D und/oder Calcium.
    Gewöhnliche Vitamin D-Mangelrachitis im Säuglingsalter
    Hungerosteomalacie
    Klosterosteomalacie.
B. Ungenügende Resorption von Vitamin D und/oder Calcium infolge gastrointestinaler
    Erkrankungen.
    Osteomalacie oder Rachitis bei:
        Cöliakie
        Nicht-tropische Sprue
        Steatorrhoe
        Magenresektion
        Exkretorische Pankreasinsuffizienz
        Leberparenchymerkrankungen
        Gallengangsatresie und andere Formen des Obstruktionsikterus.

II. Erhöhter Mineralverlust und/oder Vitamin D-Bedarf.
A. Mineralverlust durch die Nieren.
  1. Primärer Calciumverlust.
    Osteomalacie oder Rachitis bei:
        Renale Acidosis
        Nephrocalcinosis Albright-Lightwood
        Renale Rachitis bei glomerulärer Insuffizienz (besser genannt renale Ostitis
          fibrosa generalisata)
        Idiopathische Hypercalciurie.
  2. Primärer Phosphatverlust, infolge Insuffizienz der tubulären Rückresorption (?).
    Osteomalacie oder Rachitis bei:
        Phosphatdiabetes mit Vitamin D-resistenter Rachitis
        Aminosäurediabetes, Cystinspeicherkrankheit.
B. Erhöhter Calciumverlust durch Brustmilch.
    Puerperale Osteomalacie bei längerer Lactationszeit.
C. Erhöhter Calciumverlust durch die Placenta.
    Graviditätsosteomalacie.
D. Erhöhter Bedarf und Verbrauch von Vitamin D und Calcium.
    Bei heilender Ostitis fibrosa generalisata
    Hyperthyreose.

III. Ungenügende Ansprechbarkeit des Organismus auf Vitamin D.
Vitamin D-resistente Rachitis (manche Formen)
Osteomalacie bei Neurofibromatose Recklinghausen [HERNBERG u. a. (*229*)].

IV. Osteomalacien ungeklärter Pathogenese.
Cadmium-Intoxikation.

Im Einzelfalle wird es nicht immer möglich sein, eine Rachitis oder eine
Osteomalacie auf eine einzige der in Tabelle 3 aufgeführten Ursachen zurückzuführen. In der Mehrzahl der Fälle ist die Krankheit das Resultat eines Zusammenwirkens mehrerer Faktoren. Es würde den Rahmen dieses Kapitels
sprengen, wenn alle in Tabelle 3 aufgezählten Krankheiten diskutiert würden.
Wir werden uns daher in der Besprechung auf jene Formen beschränken, bei
denen der Vitamin D-Mangel im Vordergrunde steht und andere Manifestations-

formen von Rachitis und Osteomalacie nur insofern berücksichtigen, als sie auf eine mehr oder weniger intensive Vitamin D-Therapie ansprechen. Wahrscheinlich können auch endokrine Faktoren bei der Genese der Rachitis und Osteomalacie mitspielen. Es sei hier auf die Monographie von Wernly (99) und zwei von Zeisel an der 53. Tagung der deutschen Gesellschaft für Kinderheilkunde demonstrierte Fälle verwiesen.

1. Vitamin D-Mangelrachitis.

Die Vitamin D-Mangelrachitis tritt hauptsächlich im Säuglingsalter, namentlich im 2.—4. Trimenon, etwas weniger häufig im 2. Lebensjahre auf. In den ersten 3 Lebensmonaten ist sie sehr selten und läßt — wenn vorhanden — auf einen Vitamin D-Mangel bei der Mutter während der Schwangerschaft schließen (Swanson und Job (62), Clements (63), Eliott und Park (64)]. Kinder von schwangeren Frauen mit Osteomalacie weisen schon in der Neugeborenenperiode Rachitis auf [Chu (65)]. Vor der Entdeckung des Vitamin D fand Schmorl (66) bei 14% der 4—5jährigen Kinder Zeichen florider Rachitis. Seit Einführung eines extensiven Freiluftlebens und der Vitamin D-Prophylaxe ist die reine Vitamin D-Mangelrachitis nach dem 2.—3. Lebensjahr seltener geworden. Zeichen florider Rachitis nach dem 3. Lebensjahr sind verdächtig auf eine Rachitis anderer Genese [Glanzmann (67)] (siehe jedoch S. 709).

Tabelle 4. *Calcium- und Phosphorgehalt in Frauenmilch und Kuhmilch.*

	Calcium	Phosphor
Brustmilch . .	320 mg/Liter	130 mg/Liter
Kuhmilch . .	1180 mg/Liter	930 mg/Liter

[Nach Jeans und Marriott (70).]

Das häufige Vorkommen der Rachitis im Säuglingsalter und besonders bei Frühgeburten hängt einerseits mit dem erhöhten Vitamin D-Bedarf in dieser Periode erhöhten Wachstums, andererseits damit zusammen, daß die gewöhnliche Säuglingsernährung den Vitamin D-Bedarf nicht vollständig deckt, und die körpereigene Herstellung von Vitamin D aus Provitamin infolge Mangels an Licht und Sonne ungenügend sein kann.

Brustmilchkinder erkranken aus bisher nicht genau geklärten Gründen (s. Mouriquand (68)] seltener an Rachitis als Kuhmilchkinder, obwohl der Gehalt an Vitamin D, Calcium und Phosphor in der Kuhmilch höher ist als in der Frauenmilch, und der Calcium/Phosphorquotient in der Kuhmilch mit etwa 1,3 niedriger ist als derjenige der Frauenmilch mit etwa 2,5. Demgegenüber vermuten Yllpoe und von Sydow (69), daß die Frauenmilch das Auftreten von Rachitis bei Frühgeburten mehr begünstige als die mineralreichere Kuhmilch. v. Sydow konnte zeigen, daß bei ausschließlich Brustmilch ernährten Frühgeburten die Serumphosphatase höher, die anorganischen Serumphosphate niedriger sind als bei mit Kuhmilch ernährten Frühgeburten, während das Serumcalcium bei beiden Ernährungsarten ungefähr gleich hoch ist.

a) Pathologische Anatomie der Rachitis. Normales enchondrales Wachstum resultiert aus dem folgenden Ablauf der Vorgänge in der Epiphysenzone: Wucherung des ruhenden Knorpels und Bildung der Knorpelzellsäulen, zwischen welche sich Knorpelgrundsubstanz einlagert. Die gewucherten Knorpelzellen vergrößern sich, werden metaphysenwärts zu Knorpelzellriesen, welche degenerieren und zerfallen. Dadurch entstehen parallel der Längsachse des Knochens verlaufende Lücken, in welche Capillaren aus dem Markraum einwachsen; mit diesen Capillaren werden auch die Osteoblasten herangebracht, die Knorpelgrundsubstanz verkalkt auf der Höhe der degenerierenden Knorpelzellen (provisorische Verkalkungszone im

Röntgenbild erkennbar an der kalkdichten, metaphysenwärts von der Epiphysenfuge gelegenen Abschlußplatte). Anschließend wird die provisorische Verkalkungszone in Knochen umgebaut.

Bei der Rachitis ist dieser normale Ablauf der enchondralen Ossifikation gestört.

1. Die Degeneration und der Untergang der Knorpelzellriesen ist verzögert und unregelmäßig. Dadurch wird die Knorpelwucherungszone höher und breiter und läßt sich stellenweise bis tief in die Metaphyse hinein verfolgen. Klinisch äußert sich dies in Auftreibung der Epiphysengegend, röntgenologisch in einer Verbreiterung des Weichteilschattens zwischen der knöchernen Epiphyse und Metaphyse.

2. Die Verkalkung der Knorpelmatrix unterbleibt. (Im Röntgenbild fehlt daher die intensiv verkalkte Abschlußplatte oder provisorische Verkalkungszone.)

3. Infolge des unregelmäßigen Zerfalls der Säulenknorpelzellen wuchern Capillarsprossen völlig unregelmäßig in den Säulenknorpel ein, demzufolge ist die Bildung des primordialen Knochens unregelmäßig.

4. Die Osteoblasten bilden nicht kalkhaltigen Knochen, sondern kalklose Osteoidsubstanz. Röntgenologisch sind die unter 3. und 4. genannten Vorgänge an der ausgefransten, aufgefaserten, ausgekämmten Epiphysenlinie erkennbar. Aus 1.—4. resultiert die sog. rachitische Intermediärzone, die abgesehen von den genannten Veränderungen reich an fibrösem Gewebe ist.

Neben den Veränderungen in der Wachstumszone kommen noch andere Störungen vor:

5. Im bereits gebildeten Knochen, der sich ja auch normalerweise in stetem Umbau befindet, wird ebenfalls an Stelle von Knochen Osteoid gebildet. Sobald der Knochen mehr als 30% seines normalen Kalkgehaltes verloren hat, wird dies röntgenologisch erkennbar. Auch in den Belegknochen wird Osteoid gebildet (Craniotabes).

6. Vermehrte subperiostale Osteoblastentätigkeit führt zu vermehrter Osteoidbildung unter dem Periost (Osteophytbildung, Stirnhöcker).

7. Bei der Rachitis werden oft leicht vergrößerte Nebenschilddrüsen mit manchmal abnorm großen Zellen gefunden [ROMINGER (39)]; in der Muskulatur findet sich Fibrose und Muskelatrophie, jedoch sind diese Veränderungen nicht spezifisch.

8. In der Heilungsphase kommt es zur Reorganisation und Normalisierung der verworrenen Verhältnisse.

b) Klinik der Rachitis. Das klinische Bild der Rachitis ist wohlbekannt, es sollen daher hier nur die wichtigsten Symptome stichwortartig erwähnt werden.

Als erstes Zeichen, fast ausschließlich im 2. und im 3. Trimenon vorkommend, wird Craniotabes, namentlich im Bereiche der λ-Naht und an den Rändern der großen Fontanelle (verspäteter Fontanellenschluß) gefunden. In ausgeprägten Fällen sind große Teile der Schädelknochen erweicht, bei leichtem Druck auf diese erweichten Partien wird ein eigenartiges Knittern, sog. Pergamentknittern, wahrgenommen. Nach dem 3. Trimenon verschwindet die Craniotabes, auch wenn die Rachitis im übrigen fortbesteht.

Mit fortschreitender Rachitis tritt die Auftreibung der Epiphysenlinie in Erscheinung: Rachitischer Rosenkranz, Manschettenbildung an den distalen Enden der Vorderarme, Doppelhöcker am Malleolus externus, Perlschnurfinger usw. Als Folge der subperiostalen Osteoidwucherung kommt es zur Bildung von Stirn- und Parietalhöckern.

Die Belastung des infolge seiner Kalkarmut für die Stützfunktion ungenügend gewordenen Skelets führt zu zahlreichen Verbiegungen und Verkrümmungen des

Skelets: Harrisonsche Furche, Hühnerbrust, Keilbrust, Kyphose, Kyphoskoliose Kartenherzbecken, Coxa vara, Genua vara et valga, Verbiegungen der langen Röhrenknochen usw. (Es soll hier nicht weiter auf die in jedem Lehrbuch der Kinderheilkunde in extenso behandelte Vielfalt der Knochensymptome eingegangen werden.)

Die Wirbelsäulenverbiegungen sind übrigens mehr eine Folge der Bänder- und Muskelschlaffheit als rachitischer Wirbelveränderungen. Neben den Knochensymptomen sind ja auch die Weichteile betroffen. Die Muskelhypotonie (Froschbauch) kann so hochgradig sein, daß erlernte statische Funktionen wie Gehen und Sitzen verlorengehen, was den ungenauen Beobachter gelegentlich an das Vorliegen eines neurologischen Leidens denken läßt.

Während die Kinder vorher eine altersadäquate Freude an körperlicher Bewegung zeigten, liegen sie nun ruhig und bewegungsarm im Bett; häufig besteht ein rhythmisches Kopfwackeln (Jactatio capitis), das so stark werden kann, daß die Haare des Hinterkopfes abgewetzt werden und eine Glatze entsteht. Angeregt und unterstützt wird dieses Kopfwackeln durch starkes Schwitzen am Hinterkopf.

Auch psychische Veränderungen werden gelegentlich beobachtet: Schreckhaftigkeit, Unruhe, Maßleidigkeit und Schlaflosigkeit. Rominger (39) spricht sogar von einer „cerebralen Rachitis", deren Kardinalsymptom eine merkwürdige, bis zur Katalepsie sich steigernde Apathie ist. Auch nach Abheilung der Rachitis kann eine gewisse verminderte geistige Regsamkeit über Jahre hinaus beobachtet werden. Ein rachitogener Hydrocephalus kommt nach unserer Erfahrung nicht vor.

Rachitische Kinder zeigen eine erhöhte Neigung zu Infekten, namentlich im Bereiche des Respirationstraktes. Die natürliche Immunität ist herabgesetzt, so daß sich relativ banale Infekte lebensbedrohend auswirken können. Die durch die Thoraxweichheit verursachte Hypoventilation der Lungen kann den Verlauf einer Pneumonie oder einer Pertussis aggravieren.

Der Durchbruch der Milchzähne kann während der floriden Rachitis verzögert sein. Schmelzhypoplasien, namentlich solche von bandförmigem Aussehen an den bleibenden Zähnen (Schneidezähne und 6-Jahrmolar) deuten auf eine rachitogene Schädigung der Dentifikation hin.

Schwere Rachitiker weisen gelegentlich einen erheblichen Kleinwuchs auf, der verschiedene Ursachen haben kann. Einerseits können die rachitischen Skeletverbiegungen zur Verkürzung der Körperachse führen, ferner wird der weiche Knochen im Bereiche der Wachstumszone durch Belastung abgeflacht und beeinträchtigt so die Körperlänge [Park (71)]. Weiterhin scheint das Vitamin D einen direkten Einfluß auf das Längenwachstum zu haben: Slykes und Mitarbeiter (72) konnten bei einer gruppenmedizinischen Untersuchung zeigen, daß das durchschnittliche Längenwachstum bei mit Vitamin D ernährten Säuglingen nach einem Jahr um 1—2 cm größer war als bei Vitamin D-arm- ernährten Säuglingen, wobei nicht etwa vereinzelte in der 2. Gruppe aufgetretene Rachitisfälle allein für diese Differenz verantwortlich waren.

c) Röntgenologische Veränderungen bei Rachitis. Als röntgenologisches Frühzeichen verschwindet der scharfe Kontur der ulnaren Seite der distalen Ulnametaphyse und der radialen Seite des proximalen Ulnaendes. Die Corticalisdicke ist an dieser Stelle deutlich vermindert [Elliot und Park (64)]. Bei florider Rachitis ist der Abstand zwischen dem knöchernen Epiphysenkern und der Metaphyse vergrößert. Gegen die Wachstumszone zu ist der Knochen unscharf und unregelmäßig begrenzt wie ausgefranst, in der Mitte eingesunken, während die Ränder lateral- und epiphysenwärts ausladen. Diese sog. Becherung tritt am frühesten an beiden Fibulaenden und am distalen Ulnaende, später auch an

anderen Metaphysen in Erscheinung. Die Verkalkung der Epiphysenkerne bleibt
zurück, ja in schweren Fällen kann der kalkdichte Epiphysenschatten vollständig verschwinden. Ebenso kann der Knochenschatten der Meta- und Diaphysen bedeutend weniger intensiv sein, die Bälkchenstruktur ist — und gleiches
gilt auch für die Osteomalacie — unscharf und verschwommen, gleichsam wie
ausradiert. Dies ist von differentialdiagnostischer Wichtigkeit gegenüber der

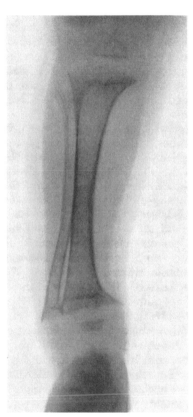

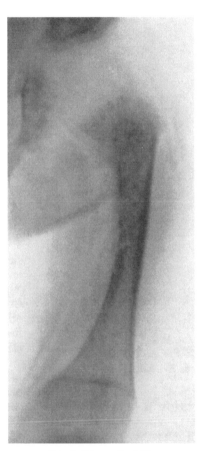

Abb. 3. Floride Rachitis.

Abb. 4. Schwere Rachitis
mit LOOSERschen Umbauzonen.

Wir verdanken Abb. 4 Dr. MAJAJ, Viktoriahospital, Jerusalem.

Osteoporose, wo bei gleicher Verminderung des Mineralgehaltes die einzelnen
rarefizierten Bälkchen sehr gut erkannt werden können. Dieser Unterschied
läßt sich aus der verschiedenen pathologisch-anatomischen Struktur von Osteoporose und Osteomalacie erklären. Bei der Osteoporose verminderte Zahl von
dünnen Knochenbälkchen, die scharf von der umgebenden Markhöhle abgegrenzt
sind; bei der Osteomalacie und Rachitis reichliche Osteoidbildung um die vor
der Krankheit angebauten und noch nicht zu Osteoid umgebauten Knochenbälkchen. Diese sind manchmal von einem fibrös entarteten Knochenmark umgeben. Nicht selten kommt es bei schwerer Rachitis zu LOOSERschen Umbauzonen [KOSENOW (73), KIRCHHOFF (73a)]. Die periostale Begrenzung der

Knochenschatten ist oft in ähnlicher, wenn auch nicht so intensiver Weise ausgefranst wie die Epiphysenlinie.

Geht die Rachitis in Heilung über, so kommt es zuerst zur Verkalkung an der Basis der provisorischen Verkalkungszone. Etwa 1—2 Wochen nach Applikation eines Vitamin D-Stoßes kann man dort eine intensiv verkalkte Linie feststellen (Line-test) (Abb. 5). Später verkalkt auch die im Übermaß gebildete subperiostale Osteoidsubstanz, wobei die für die heilende Rachitis charakteristischen Periost-

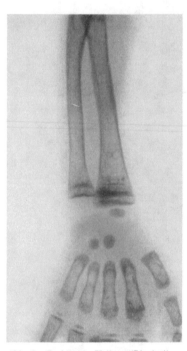

streifen entstehen. Endlich erfolgt im Verlauf mehrerer Monate die normale Mineraleinlagerung in den kalkverarmten Knochen, die osteomalacischen Veränderungen und die LOOSERschen Umbauzonen verschwinden. Schwere Verbiegungen des Skelets können freilich zeitlebens bestehen bleiben, sind aber nicht als Zeichen florider Rachitis aufzufassen und benötigen daher keine Vitamin D-Therapie.

d) Stoffwechselstörungen bei Rachitis. Ein untrügliches, jedoch nicht pathognomonisches Zeichen der reinen Vitamin D-Mangelrachitis ist die Erhöhung der alkalischen Phosphatase. Normalerweise beträgt sie 4 bis 10 Bodansky-Einheiten (beim Erwachsenen etwas niedriger), bei florider Rachitis kann sie bis auf 20 — 60 Bodansky-Einheiten erhöht sein und bleibt noch nach klinischer Abheilung und Normalisierung des Ca-P-Stoffwechsels während mehrerer Wochen erhöht [KLASMER (74)]. Auch die alkalische Phosphatase im Knochen ist erhöht (HENNIG (175)].

Abb. 5. Rachitis in Heilung (Linetest).

Die anorganischen Serumphosphate sind bei florider Rachitis meist jedoch nicht ausnahmslos erniedrigt, und steigen mit fortschreitender Heilung zum Normalbereich an. Bei reiner, unkomplizierter Rachitis ist der Calciumspiegel im Serum normal oder höchstens leicht erniedrigt, treten jedoch infektiöse Zustände, katarrhalische Infekte und vor allem dyspeptische Erscheinungen auf, dann sinkt der Calciumspiegel oft erheblich (s. Tabelle 6).

Tabelle 5. *Blutchemismus bei Rachitis ohne begleitende Infekte.*

Stadium der Rachitis (röntgenologisch)	Durchschnittswerte		Grenzwerte		Zahl der Fälle
	Calcium mg-%	anorg. Phosphor mg-%	Calcium mg-%	anorg. Phosphor mg-%	
Florid	9,9	2,5	8,9—11,0	1,8—3,1	19
Beginnende Heilung	10,0	4,0	9,2—11,3	3,4—4,9	30
Fortgeschrittene Heilung	10,1	5,3	8,9—11,6	4,3—6,0	30

Eine Erklärung für die wechselnden Serumphosphatwerte hat ALBRIGHT (35) und seine Schule gegeben. Aus der Inversion der schematischen Darstellung in Abb. 2 folgt, daß die rachitische Verminderung des Serumcalciums die Nebenschilddrüsen zu erhöhter Tätigkeit anspornt. Je nach dem Grade von kompensatorischer Hyperfunktion, zu welcher die Nebenschilddrüsen fähig sind, kann man mit ALBRIGHT und REIFENSTEIN (35) hinsichtlich Serumchemismus 3 Rachitisformen unterscheiden (s. Tabelle 7).

Tabelle 6. *Blutchemismus bei Rachitis und gleichzeitig bestehenden Infekten der oberen Luftwege oder Dyspepsien.*

Stadium der Rachitis (röntgenologisch)	Durchschnittswerte		Grenzwerte		Zahl der Fälle
	Calcium mg-%	anorg. Phosphor mg-%	Calcium mg-%	anorg. Phosphor mg-%	
Florid	7,9	2,3	6,7—9,6	1,8—2,8	13
Beginnende Heilung	8,1	3,5	7,0—9,4	3,2—3,8	4
Fortgeschrittene Heilung	8,4	4,7	7,4—9,0	4,1—5,0	7

Ist die kompensatorische Nebenschilddrüsenhyperfunktion genügend, dann kommt es zur erhöhten Phosphatexkretion im Urin, die ihrerseits eine Hypophosphatämie nach sich zieht. Durch die Hypophosphatämie werden Phosphate aus den Knochen mobilisiert. Mit der Mobilisierung der Phosphate wird gleichzeitig auch Calcium aus dem Knochen in das Blut gebracht, der Serumcalciumspiegel steigt an und kann selbst bei schwerer Rachitis im tiefen Normalbereich sein.

Bei allen 3 serumchemischen Typen ist das Produkt $Ca \times P$ niedrig. Nach HOWLAND und KRAMER

Tabelle 7. *Serumchemismus bei der floriden Rachitis.* (Nach ALBRIGHT und REIFENSTEIN.)

Typ	Serumcalcium	Serumphosphor	Kompensatorische Parathyreoidea Hyperfunktion
1	tief	normal	keine
2	tief	tief	ungenügend
3	normal	tief	genügend

(76) liegt keine Rachitis vor, wenn das Produkt über 40 ist, während Werte unter 30 für Rachitis typisch sind. Bei Werten zwischen 30 und 40 ist das Vorliegen einer Rachitis fakultativ. Nach ELLIOT und PARK (64) stimmt diese Regel freilich nicht immer. So fanden sie z. B. bei Fällen von Frühgeburtenrachitis $Ca \times P$-Produkte, die weit über 40 waren, während SHOHL und BUTLER (77) Fälle von geheilter Rachitis feststellen konnten mit einem $Ca \times P$-Produkt unter 30.

Während gesunde brustmilchernährte Säuglinge 50—60% und künstlich ernährte Säuglinge 30—50% des mit der Nahrung aufgenommenen Ca und P resorbieren, ist die Ca- und P-Resorption bei Rachitikern sehr stark vermindert. Die Phosphatexkretion im Urin kann erhöht sein, die Ca-Exkretion im Urin ist vermindert bis aufgehoben. Die Ca-P-Bilanz ist jedoch trotz Vitamin D-Mangels selten negativ, meist positiv, jedoch ist die positive Bilanz bedeutend niedriger als bei Gesunden. Sobald durch genügende Vitamin D-Zufuhr die Ca-P-Stoffwechselstörung behoben ist, mit anderen Worten die intestinale Ca- und P-Resorption ansteigt, wird die Ca-P-Bilanz stärker positiv. Die Phosphaturie bleibt ungefähr gleich [BARNES (78)], oder sinkt ab [CHU (65), ROBERTSON (79)]. Sehr genaue Untersuchungen des Ca-P-Stoffwechsels bei Rachitis wurden von BARNES und Mitarbeitern (78), von ALBRIGHT und Mitarbeitern (35) und HOUET (38), bei Osteomalacie von ALBRIGHT (35), MACH (36), von CHU und Mitarbeitern (65) gemacht. Als Beispiel seien die Untersuchungen von BARNES u. a. an rachitischen Kindern erwähnt.

In früheren Jahren wurde dem Säure-Basengleichgewicht — Acidosis bei Rachitis, Alkalose bei Vitamin D-Mangeltetanie — große Bedeutung beigemessen.

Tabelle 8. *Calcium- und Phosphorstoffwechsel bei Rachitis.*
[Nach BARNES und Mitarbeitern (*78*).]

	Stuhl-calcium	Urin-calcium	Bilanz	Stuhl-phosphor	Urin-phosphor	Bilanz
Vor Vitamin D-Therapie	121	2,5	+20,4	39	55,8	+16
Nach Vitamin D-Therapie	88	3,9	+73	25	55,4	+20,5

Alle Werte in Milligramm je Kilogramm Körpergewicht und Tag berechnet.

MORRIS, FORD und GRAHAM (*80*) konnten bei sorgfältigen Untersuchungen an rachitischen und tetanischen Kindern zeigen, daß zwar die Ammoniakausscheidung bei florider Rachitis stark erhöht ist. Gleichzeitig ist jedoch die titrierbare Acidität vermindert, was eher gegen das Vorliegen einer Acidose spricht. Geht die Rachitis in Heilung über, so steigt die titrierbare Acidität an, während die Ammoniakausscheidung zurückgeht. Die gleichen Veränderungen werden bei Vitamin D-Mangeltetanie gefunden, was eher gegen die Annahme spricht, daß eine p_H-Änderung für das Auftreten der spasmophilen Symptome von Bedeutung ist.

e) **Rachitisprophylaxe.** Zur Rachitisprophylaxe stehen verschiedene Methoden zur Verfügung, von denen wohl die wichtigste die Vitamin D-Zufuhr ist.

1. ROMINGER (*39*) betont mit Recht die Bedeutung einer guten gemischten Kost der werdenden Mutter und weist speziell auf eine genügende Zufuhr von Milch, Butter, Schmalz und Margarine hin, damit der Mutter genügend Vitamin D und Mineralien angeboten werden.

2. Ebenso wichtig ist nach Auffassung vieler Autoren die natürliche Ernährung der Säuglinge in den ersten Monaten, obwohl die früher erwähnten Arbeiten SYDOWS (*69*) und die Untersuchungen von STEARNS (*81*) BENJAMIN (*82*) u. a., wonach mit unverdünnter Kuhmilch ernährte Säuglinge einen höheren Ca-Gehalt im Körper aufweisen als Brustkinder, eine Bresche in diese sacrosankte Auffassung geschlagen haben.

3. Fernerhin soll das Kind schon in den ersten Lebenswochen ins Freie gebracht werden. Genügende Besonnung verhütet namentlich in den Sommermonaten das Auftreten von Rachitis, während der Ultraviolettgehalt der Wintersonne in gemäßigten und antarktischen Klima zur Rachitisprophylaxe ungenügend ist. In diesen Monaten mag die Anwendung der Ultraviolettlampe, die schon 1919 vom Berliner Kinderarzt HULDSCHINSKY empfohlen wurde, von Nutzen sein.

4. Die verschiedentlich empfohlene Ultraviolettbestrahlung der Milch als antirachitische Präventivmaßnahme hat sich nicht durchgesetzt, da hierzu kostspielige Apparaturen erforderlich sind. Neuerdings hat sich der Zusatz von Vitamin D zur Frischmilch oder auch zur Pulvermilch für die Rachitisprophylaxe sehr bewährt [SIMON (*83*), ILGNER (*84*)].

5. Die im Tierexperiment sicher festgestellte antirachitische Wirkung der Citronensäure ist nach ROMINGER (*85*) beim Menschen in einer geschmacklich verträglichen Dosis noch keineswegs so erwiesen, daß sie heute schon als Rachitisprophylacticum und -therapeuticum empfohlen werden könnte [Dosierung der Citronensäure bei menschlicher Rachitis s. GLANZMANN (*67*), HAMILTON (*86*), SHOHL (*87*)].

6. Am wichtigsten ist die heute übliche Rachitisprophylaxe mit Vitamin D in Form von Lebertran, Vitamin D-Präparaten oder hochkonzentrierten Vitamin D-Lösungen. Nicht angereicherter Lebertran wird zwar heute in der Prophylaxe der Säuglingsrachitis seltener angewendet, weil 10—20 cm³ notwendig sind, um

den Tagesbedarf an Vitamin D zu decken. Der prophylaktische Tagesbedarf wird von den verschiedenen Autoren verschieden angegeben und schwankt zwischen 800 und 2000 IE (0,02—0,05 mg Vitamin D) je Tag für normale Säug·linge, zwischen 5000 und 10000 IE (0,125—0,25 mg Vitamin D) je Tag für Frühgeburten [DAVIDSON (89), WOODS (90)]. In den üblichen Präparaten, z. B. ViDe Wander (alkoholische und ölige Lösungen) und Vigantol Merck (ölige Lösung) sind 20000 IE gleich 0,5 mg kristallisiertes Vitamin D_2 je cm³ enthalten. Die Prophylaxe sollte in den 6 Wintermonaten Oktober—März durchgeführt werden.

In Mütterberatungsstellen und auch sonst vielerorts hat sich die Stoßpro·phylaxe eingebürgert, wobei freilich, um den gleichen Effekt zu erzielen, bedeutend größere Mengen Vitamin D benötigt werden als mit wiederholten kleinen Einzel·dosen (91a). Je 300000—600000 IE gleich 7,5—15 mg Vitamin D werden zweimal im Verlauf der ersten 6 Lebensmonate verabfolgt mit einem Abstand von 3—4 Monaten zwischen den beiden Vitamin D-Stößen [HARNAPP (91), SCHIRMER (92), OPITZ (93)]. Bei Frühgeburten wird ein erster Vitamin D-Stoß von 7,5—10 mg im Alter von 3—4 Wochen, ein zweiter gleicher Stoß 4 Wochen später gegeben. WINDORFER (94), TUERK (95), STOECKLI (96) u. a. zeigten, daß ein einzelner Stoß von 6—8 mg nicht bei allen Frühgeburten das Auftreten von Rachitis verhütet. Während des 2. Weltkrieges und in den Nachkriegsjahren hat es sich jedoch gezeigt, daß selbst Dosen von 3mal 15 mg D_2 nicht immer genügten, um das Auftreten von Rachitis zu verhüten, während bei Anreicherung der Milch mit Vitamin D_2 in alkoholischer Lösung schon mit relativ kleinen Dosen von 15000 IE (etwa 0,38 mg) je Monat in der Mehrzahl der Fälle eine genügende Rachitisprophylaxe erzielt wurde (237). Warum mit in Milch suspendiertem Vitamin D_2 eine erhöhte antirachitische Wirksamkeit erzielt wird, ist zur Zeit nicht restlos erforscht; möglicherweise erleichtert die Bindung des Vitamins D an Milcheiweiß die Resorption.

f) Therapie der Rachitis. Die Sommersonne ist imstande, eine Rachitis zu heilen, ebenso eine Behandlung mit der Ultraviolettlampe. Die Rachitistherapie in Form von Lebertran oder von mit Vitamin D angereichertem Lebertran ist nicht bei allen Säuglingen ratsam, da namentlich vom nicht angereicherten Lebertran täglich 3—6 Teelöffel gegeben werden müssen, also eine Menge, die bei darm·empfindlichen Säuglingen eventuell dyspeptogen wirken könnte. Bei älteren Säuglingen kann nach PARK (71) mit einer täglichen Dosis von 3 Teelöffel Leber·tran (1200 IE) eine gewöhnliche Rachitis geheilt werden, eine Erfahrung die während der Kriegsjahre in Deutschland mehrfach bestätigt werden konnte. Die zur Heilung erforderliche tägliche Vitamin D-Dosis wird von den verschiedenen Autoren sehr verschieden (5000—20000 IE) angegeben.

HOFMEIER (97) hat kürzlich über ein leichtverträgliches, leicht resorbierbares, wasserlösliches Vitamin D-Präparat berichtet, bei welchem das Vitamin D an Milcheiweiß gebunden und zur Erhöhung der Verträglichkeit etwas Citronensäure zugesetzt wird.

Sehr eingebürgert hat sich die Stoßtherapie, 600000 IE = 15 mg Vitamin D per os oder per injectionem genügen, um eine gewöhnliche Rachitis zur Abheilung zu bringen. Nach unserer Erfahrung bestehen — normale Resorptionsverhält·nisse im Darm vorausgesetzt — keine Unterschiede zwischen intramuskulärer und peroraler Applikation. Gelegentlich konnten wir jedoch bei peroraler Verab·folgung des Vitamin D-Stoßes in öliger Lösung dyspeptische Stühle beobachten, namentlich wenn die ganze Dosis von 24 Tropfen auf einmal gegeben wird. Es empfiehlt sich daher, bei darmempfindlichen Säuglingen die Stoßdosis auf mehrere Tage zu verteilen, oder ein alkohollösliches Vitamin D-Konzentrat, wie z. B. ViDe Wander, in alkoholischer Lösung (600000 IE in 2,5 cm³) zu verwenden.

Mit dem Vitamin D-Stoß kann die rachitische Stoffwechselstörung innerhalb 24 Std annähernd normalisiert werden, d. h. Ca und P kehren zum Normalbereich zurück, während die alkalische Phosphatase noch während mehrerer Wochen erhöht bleiben kann. Die Muskelhypotonie verschwindet in wenigen Tagen, das vorher maßleidige Kind wird wieder munter und wohlgemut, die Schweiße verschwinden, im Röntgenbild können nach etwa 14 Tagen Zeichen der Heilung (Linetest, Perioststreifen) festgestellt werden.

Neuerdings haben Gerstenberger (98) u. a. viel kleinere Stoßdosen (25 000 bis 50 000 IE) für präventive und kurative Zwecke angegeben. Mit diesen kleinen Dosen soll die Heilung etwas später eintreten.

2. Osteomalacie.

Der Osteomalacie liegen gleiche pathogenetische Vorgänge zugrunde wie der Rachitis. Auch hier liegt eine generelle Verkalkungsstörung des Skelets mit breiten Osteoidsäumen vor. Die klinische, röntgenologische und pathologischanatomische Symptomatologie differiert in sofern von der Rachitis als die Störung nicht den jugendlichen, wachsenden Knochen, sondern den im Wachstum abgeschlossenen Knochen befällt. Die Osteomalacie ist die Rachitis der Erwachsenen, die Rachitis die Osteomalacie des wachsenden Organismus. Frauen werden vielfach häufiger vom Osteomalacie befallen als Männer.

a) Pathologische Anatomie der Osteomalacie. Makroskopisch findet man in ausgeprägten Fällen eine dünne, atrophische Corticalis und ein ziemlich einförmiges Mark mit manchmal durch fibröse Wucherungen verschmälerten, manchmal durch Bälkchenatrophie erweiterten Markräumen. Mikroskopisch ist die Osteomalacie charakterisiert durch mehr oder weniger breite Osteoidsäume um die Knochenbälkchen und auch um die Haversschen Kanäle in der Corticalis.

Nach Wernly (99) ist die bioptische Feststellung von Osteoid das sicherste Kriterium für die Diagnose Osteomalacie. Die Nebenschilddrüsen sind in der Regel vergrößert und zeigen gegenüber der Norm eine Vermehrung der aktiven, wasserhellen Zellen und eine Verminderung der ruhenden Hauptzellen [Wernly und Bardjis (100)].

b) Symptomatologie. In leichten Fällen klagen die Patienten beim Gehen und Stehen über Schwäche und Schmerzen in den Beinen und im Rücken. Oft wird Watschelgang beobachtet. Die Knochen sind druck- und klopfempfindlich; werden die Beckenschaufeln sachte komprimiert und dann plötzlich entlastet, so empfinden die Patienten einen heftigen Schmerz [Entlastungsschmerz (99)]. Rheumatoide Schmerzen und Adductorenspasmen können während vieler Jahre bestehen, im Winter verstärkt in Erscheinung treten und im Sommer mehr oder weniger verschwinden. Bei Frauen exacerbieren die Symptome in der Schwangerschaft und während der Stillperiode. Die Körperlänge der Patienten nimmt oft im Laufe der Krankheit um mehrere Zentimeter ab; speziell der Rumpf wird kürzer, es entstehen Hautfalten am Rumpf; die gestreckten Arme können dann bis fast zu den Knien hinunterreichen. In der Wirbelsäule auftretende Spontanfrakturen werden oft als plötzliche, heftige Schmerzen mit dem Gefühl, wie wenn etwas innerlich entzwei ginge, empfunden [Meulengracht (10)].

Nr. 56 663/74, Badriet A. Sh., 38 Jahre. Vor 8 Jahren verspürte die Frau während des 3. Monats ihrer Schwangerschaft erstmals dumpfe Schmerzen in der Kreuzgegend. Einige Tage später intermittierende Schmerzen in den Beinen; kurze Zeit darauf abortierte sie und die Schmerzen verschwanden. Drei Jahre später, etwa eine Woche nach einer normalen Entbindung neuerdings Schmerzen in den Beinen, diesmal von lanzinierendem Charakter. Zunehmendes Schwächegefühl in den Beinen, so daß sie bald nur noch an Krücken gehen konnte. Trotz Calciuminjektionen und Thermalbädern Verschlechterung des Zustandes. In den Wintermonaten war die Frau fast völlig ans Bett gefesselt, in den Sommermonaten verspürte sie jeweils eine leichte Besserung. Einige Monate vor Spitaleintritt traten schwere Schmerzen in den Beinen und im Rücken auf. Nach 8jährigem Krankheitsverlauf Spitalaufnahme. Beine und Rücken waren auf Druck und Beklopfen extrem schmerzempfindlich. Blutchemisch und röntgenologisch wurde eine schwere Osteomalacie festgestellt.

c) Röntgenologische Veränderungen. In ausgeprägten Fällen besteht eine hochgradige Kalkarmut des Skeletes. Die Corticalis ist verdünnt, die Spongiosa zeigt eine verminderte Röntgendichte, das spongiöse Netzwerk erscheint wie verschmiert oder ausradiert [BABAIANTZ (102)]. Gelegentlich ist die Kalkarmut des Knochens so groß, daß der Knochenschatten kaum mehr vom umgebenden Weichteilschatten abgegrenzt werden kann. Erhebliche Verbiegungen am Knochen, Kartenherzbecken, Glockenform des Thorax, Wirbelsäulenverkrümmungen, Fischwirbelbildung, Platyspondylie usw. können festgestellt werden. Häufiger als bei der Rachitis werden LOOSERsche Umbauzonen oder sog. Milkmanfrakturen, die sehr oft symmetrisch angeordnet sind, beobachtet. Hierbei treten bandförmige, den Knochen ganz oder nur teilweise durchziehende Aufhellungen auf, oft, jedoch nicht ausschließlich an Stellen erhöhter mechanischer Beanspruchung des Skeletes. Milkmanfrakturen finden sich an häufigsten an den oberen und unteren Schambeinästen, am axillären Rande des Schulterblattes gerade unterhalb des Collum Scapulae, am Schenkelhals, unterhalb des Trochanter minor, an den Rippen und Metatarsalia. Seltener finden sie sich in Ulna, Radius, Tibia, Fibula, Femurdiaphyse, Calcaneus, Schlüsselbein, in Wirbel und Wirbeldornen. Histologisch bestehen sie aus osteoidem Gewebe. Gelegentlich sind Milkmanfrakturen das einzige röntgenologische Zeichen der Osteomalacie, während die Kalkverarmung des übrigen Skeletes röntgenologisch noch nicht erkennbar ist. CAMP und McCULLOUGH (103) fanden Milkmanfrakturen bei Osteomalacien verschiedenster Genese, ferner bei verschiedenen anderen Knochenerkrankungen, wie Osteogenesis imperfecta, Morbus Paget, kongenitaler Syphilis, Osteomyelitis, adreno-hypophysären Knochenstörungen, Osteopetrosis usw. HEROLD (104) hat in einer sehr gründlichen Studie Materialerschöpfungsbrüche (KÜNTSCHERs Dauerbruch), Überlastungsschäden, Pseudoumbauzonen (Frakturen in verändertem Knochengewebe) und Milkmanfrakturen differenziert und hält die letzteren als pathognomonisch für Osteomalacie, welcher Ursache dies auch immer sei. Gleicher Auffassung sind auch ALBRIGHT und REIFENSTEIN. Das Fehlen von Trümmerzonen, Hämorrhagien und Narbengewebe erlaubt eine klare Differenzierung der Milkmanfrakturen von röntgenologisch ähnlichen Bildern anderer Genese.

d) Stoffwechselstörungen bei Osteomalacie. Der Stoffwechsel bei der Osteomalacie ist nahezu identisch mit demselben bei der Rachitis (s. S. 720). ALBRIGHT und Mitarbeiter (35) unterscheiden 4 Schweregrade der Osteomalacie:

1. Chemische Osteomalacie mit normaler Phosphatase, ohne Milkmanfrakturen und ohne Entkalkung des Skeletes. Unter dieser wohl mehr nur akademisches Interesse beanspruchenden Form verstehen die Autoren das Vorliegen einer Disproportion zwischen Serumcalcium und Serumphosphor, so daß Calcium nicht in der neugebildeten Osteoidsubstanz niedergelegt werden kann. Die Stoffwechselstörung ist jedoch nicht so ausgeprägt, daß es schon zur Schwächung des Skeletes und zu einer Erhöhung der Osteoblastentätigkeit und damit auch zu einer Erhöhung der Serumphosphatase käme.

2. Chemische Osteomalacie mit erhöhter Serumphosphatase ohne Skeletveränderungen.

3. Milkmansyndrom mit erhöhter Serumphosphatase, aber ohne andere röntgenologisch sichtbare Verkalkungsstörung.

4. Schwere Osteomalacie mit genereller Kalkverarmung des Knochens und mit oder ohne Milkmanfrakturen.

Diese Einteilung ALBRIGHTs gibt uns eine lebhafte Vorstellung von der Mannigfaltigkeit osteomalacischer Krankheitsbilder. WERNLY (99) betont jedoch mit Recht, daß Abweichungen von der Regel, wie z. B. Milkmanfrakturen und schwere Osteomalacien ohne Erhöhung der alkalischen Serumphosphatase, vorkommen.

Sehr genaue Beschreibungen eingehender Stoffwechseluntersuchungen verdanken wir CHU und seinen Mitarbeitern (65). Sie fanden eine negative Ca- und P-Bilanz und leicht erniedrigte Serum-Ca- und -P-Werte bei erhöhter Phosphatase.

e) Vitamin D-Mangel-Osteomalacie, Hungerosteomalacie und Klosterosteomalacie. In geordneten Zeiten dürften diese Osteomalacieformen im Gegensatz zur Vitamin D-Mangelrachitis in unseren Gegenden selten sein. Verschiedene dänische Autoren (s. 101) haben allerdings festgestellt, daß die tägliche Ca- und P-Zufuhr bei dänischen Arbeitern und Erwerbslosen oft sehr nahe oder sogar unterhalb des täglichen Mineralbedarfs liegt. SHERMAN (105) setzt den physiologischen Minimalbedarf auf 0,68 mg Ca und 1,32 mg P je Tag fest, während HELLNER (zit. 106) ein Calciumminimum von 1—2 mg angibt, vorausgesetzt, daß genügend Vitamin D zugeführt wird. Nach BARTELSHEIMER (106) sind in 1000 Calorien animalischer Kost 0,7 mg Calcium, in der gleichen Menge vegetabiler Kost nur 0,2 mg Calcium enthalten. Es ist anzunehmen, daß die untercalorische, vorwiegend vegetabile Ernährung während der Kriegs- und Nachkriegsjahre zum Calcium- und eventuell auch Phosphordefizit führte. Es ist daher erstaunlich, daß in diesen Jahren nicht mehr Osteomalacien zur Beobachtung kamen. BARTELSHEIMER nimmt an, daß zum Auftreten der Hungerosteomalacie eine zusätzliche, endogene Störung oder aber eine jahrelang dauernde Ca-, P- und Vitamin D-arme Nahrung notwendig sei, welch letzteres in den chronischen Hungergebieten Chinas und Indiens zutrifft. MAXWELL (107) schätzt die Zahl der Osteomalaciefälle in China auf über 100000. In das Gebiet der Vitamin D-Mangel-Osteomalacie gehört auch die Klosterosteomalacie, die Osteomalacie bei Irrenhaus- und Gefängnisinsassen, wo Licht- und Sonnenmangel, eventuell auch chronische Unterernährung mitspielen. Die reine Vitamin D-Mangel-Osteomalacie ist durch Vitamin D leicht zu heilen. Nach CHU genügt eine tägliche Zufuhr von 400 E Vitamin D um eine positive Bilanz herzustellen, während die von WERNLY beobachteten Fälle erst nach mehreren Vitamin D-Stößen besserten.

f) Osteomalacie bei Erkrankungen des Intestinaltraktes. Intestinale Erkrankungen sind wohl die häufigste Ursache der Osteomalacie in zivilisierten Ländern, so z. B. Cöliakie beim Kinde (108), Sprue, Steatorrhoe beim Erwachsenen (109—111), Magenresektionen (112), Achylie und jahrelanger Abusus von Laxantien (101), Pankreasinsuffizienz (113), Verschluß der Gallenwege, usw. Bei all diesen Erkrankungen liegt die Resorption von Vitamin D und der knochenbildenden Mineralien darnieder, während bei Leberparenchymerkrankungen (114) die Verwertung des Vitamin D gestört ist (s. S. 710). Die Osteomalacie bei gastrointestinalen Erkrankungen zeigt die gleichen blutchemischen Veränderungen wie die übrigen Osteomalacieformen. Häufig werden tiefe Calciumwerte im Serum gefunden. Daher ist die Osteomalacie in diesen Fällen oft von Tetanie begleitet. Die Osteomalacie bei Sprue und Steatorrhoe reagiert günstig auf parenteral zugeführtes Vitamin D, jedoch trifft dies nicht in allen Fällen zu (115). Nach WERNLY (116) sollen sogar die intestinalen Spruesymptome durch eine intensive Stoßbehandlung (wöchentlich 1,2 Mill. IE während mehrerer Wochen) geheilt werden können. Jedoch kommen auch hier Versager vor.

g) Puerperale und Schwangerschaftsosteomalacie. Zweifellos ist der Calciumverlust in den letzten Schwangerschaftsmonaten und während der Lactation sehr hoch. Ob dies die alleinige Ursache der Osteomalacie ist, ist jedoch noch nicht entschieden. Wahrscheinlich sind zusätzliche, hormonelle Faktoren im Spiele, zum mindesten lassen die in früheren Jahren mit Ovariektomie erzielten Heilerfolge eine endogene Komponente vermuten. WERNLY (99) bezeichnet die Hormonwirkung der endokrinen Drüsen als wichtigsten, zusätzlichen Faktor für die Entstehung der Osteomalacie. (Dies gilt auch für die Osteomalacie im Klimakterium.) Die Hauptursache ist jedoch auch bei diesen Osteomalacieformen in einer relativen oder absoluten D-Hypovitaminose zu suchen. Dementsprechend ist auch hier die Vitamin D-Therapie erfolgreich.

3. Vitamin D-resistente Rachitis.

Das Vorkommen einer Vitamin D-resistenten Rachitis konnte erst nach Einführung der hochkonzentrierten Vitamin D-Präparate erfaßt werden. Bis 1949 sind nach McCune (117) ungefähr 30 Fälle beschrieben worden. Seither häufen sich die Fälle (118—122). PEDERSON und McCARROLL (123) fanden im SHRINERS-Spital für infirme Kinder in St. Louis in kurzer Zeit 25 Fälle. Häufig tritt das Leiden familiär, bei mehreren Geschwistern auf. In einer Familie [PEDERSENS (123)] waren Großvater, Mutter, 3 Tanten und 3 Vettern des Patienten von der Krankheit betroffen. Oft wird die Rachitis schon im Säuglingsalter festgestellt, die trotz Vitamin D-Therapie fortbesteht und im Erwachsenenalter in Osteomalacie übergeht oder gelegentlich mit Abschluß des Wachstums zum Stillstand kommt. Die Krankheit kann aber auch erst nach dem Säuglingsalter (129, 130), im frühen Schulalter (131) oder erst in der Pubertät (132, 133) oder noch später beginnen.

Die klinischen und röntgenologischen Symptome entsprechen denjenigen bei der gewöhnlichen Rachitis und Osteomalacie. Hochgradige Knochenverbiegungen, schwere O- und X-Beine usw. und vor allem ausgesprochener Kleinwuchs sind die Regel. Im Röntgenbild des späten Kindes- und Erwachsenenalters fallen neben den rachitischen Zeichen, der Osteomalacie und den häufig vorkommenden Milkmanfrakturen, kurze, plumpe Knochen auf, die oft der Chondrydystrophie [McCANCE (132)] und der MORQUIOschen Krankheit ähnlich sehen.

Pathologisch-anatomisch liegt das Bild der Rachitis oder Osteomalacie vor, im Falle von FANCONI und GIRARDET (122) konnten am Knochen keine wesentlichen pathologischen Veränderungen festgestellt werden. ALBRIGHT u. a. (134) fanden eine Parathyreoideahyperplasie, LINDER und VADAS (133) ein kleines Nebenschilddrüsenadenom, dessen operative Entfernung die Osteomalacie jedoch nicht besserte.

Im Serum wird meistens eine erhöhte Phosphatase, ein normales oder höchstens leicht erniedrigtes Serumcalcium, selten eine stärkere Hypocalcämie [6,5 mg-% in einem Falle von JAMPOLIS (125), 7,7 mg-% im Falle ALBRIGHTs (134)], fast ausnahmslos jedoch eine ausgesprochene Hypophosphatämie gefunden.

Genaue Bilanz- und Stoffwechseluntersuchungen wurden von FREEMAN (118), ALBRIGHT (134), McCANCE (132), FANCONI und GIRARDET (122) durchgeführt. Die Ca- und P-Bilanz war negativ im Falle von McCANCE, schwach positiv (d. h. gleich wie bei gewöhnlicher florider Rachitis) in den Fällen FREEMANs und ALBRIGHTs. Eine tägliche Zufuhr von 5000 IE Vitamin D per os und von 20000 bis 30000 Vitamin D intravenös vermochte die Bilanz nicht zu bessern, während eine tägliche Zufuhr zwischen 100000 [FREEMAN (118)] und 1500000 IE Vitamin D (134) die Bilanz zu normalisieren vermochte. Das Stuhlcalcium betrug 82—106% der Ca-Zufuhr; der Urinphosphor 42—56% der Phosphorzufuhr, während bei gewöhnlicher Rachitis der Urinphosphor etwa 35% (ALBRIGHT) ausmacht. Im Falle von LINDER und VADAS (*133*) war die P-Ausscheidung im Urin trotz eines sehr niedrigen Serum P von nur 1 mg-% um ein vielfaches über den Normalwert erhöht. Nach Applikation der oben erwähnten großen Vitamin D-Dosen sank das Stuhlcalcium auf 13% (MCCANCE), 22% (ALBRIGHT), 48% (FREEMAN), während sich die Phosphorausscheidung im Urin nicht wesentlich veränderte. Die Phosphatclearance betrug vor der Behandlung ein mehrfaches derjenigen bei Normalkindern, ging jedoch nach adäquater Vitamin D-Therapie im Falle FANCONIs erheblich zurück. Charakteristisch für die Vitamin D-resistente Rachitis ist ferner, daß pathologische Symptome von seiten des Intestinaltraktes fehlen; ebenso fehlen Zeichen einer renalen Acidose oder eines FANCONI-Syndroms, einzig im Falle FANCONIs und in einem von uns beobachteten Falle wurde eine leichte Aminoacidurie gefunden (Eine vermehrte Ausscheidung von Aminosäuren fand sich jedoch auch in einigen unserer Fälle mit gewöhnlicher Vitamin D-Mangel-rachitis.) Die Pathogenese der Vitamin D-resistenten Rachitis ist noch keines-wegs abgeklärt. Sicher liegt keine Verminderung der intestinalen Resorption von Vitamin D vor, denn im Falle von ELIOT und PARK (*64*) war der Vitamin D-Gehalt im Blut auf das Doppelte des Normalbereiches angestiegen, ohne daß klinische Zeichen der Heilung festgestellt wurden, und als diese auftraten — nach Applikation von täglich 350000 E Vitamin D betrug der Vitamin D-Spiegel im Serum das 40fache des Normalbereiches. ALBRIGHT, BUTLER und BLOOM-BERG (*134*) nehmen eine ,,intrinsic Vitamin D-resistance" an und BAKWIN glaubt, daß Vitamin D nach der Resorption zuerst in eine aktiv wirksame Substanz übergeführt werden müsse, bevor eine antirachitische Wirkung erwartet werden könne und daß bei der Vitamin D-resistenten Rachitis diese Umwandlung gestört sei. FANCONI und GIRARDET vermuten, daß eine Störung der Phos-phatrückresorption im proximalen Abschnitt des Tubulusapparates vorliege, wie aus der Verminderung der Phosphatclearance nach Vitamin D-Therapie erhellt. Sie sprechen daher auch von Phosphatdiabetes.

Zur Heilung einer Vitamin D-resistenten Rachitis ist eine tägliche Zufuhr von sehr hohen Dosen Vitamin D erforderlich. Die Angaben der Autoren variieren von Fall zu Fall zwischen 100000 IE und 1,5 Mill. IE je Tag und können auch im Einzelfalle in verschiedenen Perioden variieren. GLANZMANN (*67*), KAJDI u. a. (*135*) empfehlen zusätzlich Citrattherapie. Bemerkenswerterweise ist die thera-peutische Breite der hochdosierten Vitamin D-Therapie bei der Vitamin D-resistenten Rachitis eher gering, es kann leicht zu Überdosierungserscheinungen kommen, namentlich bei völliger Bettruhe (*123, 135*). Oft kann die Krankheit klinisch gebessert werden, ohne daß die Serumphosphatase zum Normalbereich ansteigt. Wird die Vitamin D-Zufuhr gesteigert bis zur Normalisierung der Serumphosphate, dann resultiert gelegentlich eine Hypercalcämie und Hyper-calciurie. Verschiedene Autoren empfehlen daher mit der Therapie auszusetzen, sobald der Serumcalciumspiegel den Normalbereich übersteigt und der SULKO-VITCH-Test stark positiv wird.

Nach Absetzen der Vitamin D-Therapie kann die Krankheit rezidivieren, so daß in manchen Fällen erneute und andauernde Vitamin D-Zufuhr erforder-lich ist.

4. Aminosäurediabetes und Cystinspeicherkrankheit.

Rachitis ist ein recht häufiges Symptom des Aminosäurediabetes und der Cystinosis. FANCONI (*136*) hat daher auch in seiner ersten Publikation von glykosurisch-hypophosphatämischer Rachitis gesprochen. MCCUNE, MASON und CLARKE (*137*) haben in 34 von 40 bis 1943 beschriebenen Fällen Zeichen von Rachitis gefunden. Dementsprechend fand sich auch eine Osteomalacie in den wenigen Fällen von FANCONI - Syndrom oder Aminosäurediabetes beim Erwachsenen [STOWERS und DENT (*138*)].

In neueren Arbeiten FANCONIs (*139, 140*), HOTTINGERs u. a. (*141, 142*) wird eine für den Aminosäurediabetes typische Osteodysplasie mit Osteoporose, pilzförmiger Auftreibung der Metaphysen und Honigscheibenepiphysen von der sekundär aufgepropften, mit Zunahme der renalen Insuffizienz sich verstärkenden Rachitis deutlich unterschieden. Histologisch fehlten z. B. Zeichen von Rachitis in dem von WASER (*143*) autoptisch untersuchten Fall, während LOOSER u. a. (*144, 145*) zusätzlich zur Osteodysplasie floride Rachitis fanden. Daß die Rachitis nicht die alleinige Ursache der Skeletstörung ist, zeigt auch das folgende Röntgenbild eines von uns in Beirut beobachteten Falles von Cystinspeicherkrankheit mit Aminosäurediabetes, wo der gesamte Knochen einschließlich Diaphyse eine plumpe Form zeigt ähnlich wie bei der HURLERschen Krankheit. Die für Aminosäurediabetes spezifische Osteodysplasie wird von FANCONI (*140*) als direkte Folge der hereditären Eiweißstoffwechselstörung betrachtet.

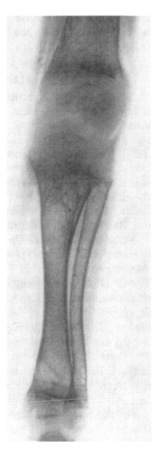

Abb. 6. Osteodysplasie bei Aminosäurediabetes mit florider Rachitis.

Die sekundäre Rachitis und Osteomalacie kann auf folgende Weise entstehen: Beim Aminosäurediabetes ist nicht nur die tubuläre Rückresorption der Aminosäuren gestört, es kann auch diejenige der Glucose und der Phosphate herabgesetzt sein. Dadurch erklärt sich auch die gelegentlich nachweisbare Glykosurie und Hyperphosphaturie. Der renale P-Verlust führt zur Mobilisierung von Phosphor aus dem Knochen. Dementsprechend fanden FANCONI u. a. (*140*) eine negative P-Bilanz. Gleichzeitig wird auch Calcium aus dem Knochen mobilisiert und in vermehrtem Maße im Urin ausgeschieden. Deshalb kann es auch zur negativen Ca-Bilanz kommen [GITTLEMAN und PINKUS (*146*)]. Dieser Mechanismus führt zur Mineralverarmung des Knochens und zu Osteomalacie und Rachitis. Im Serum findet sich dementsprechend ein erniedrigter P-Spiegel, während der Ca-Spiegel infolge einer kompensatorischen Nebenschilddrüsenhyperfunktion meist im niedrigen Normalbereich liegt [ALBRIGHT (*35*)].

Eine histologische Erklärung für die mangelhafte tubuläre Phosphatrückresorption konnten STOWERS und DENT (*138*) erbringen. Diese Autoren wiesen mit Hilfe der Phosphatasefärbung nach GOMORI ein völliges Fehlen der Phosphatase in den proximalen Tubulusabschnitten nach. Zweifellos wird der Phosphatverlust durch die beim Aminosäurediabetes regelmäßig anzutreffende intermediäre Acidose noch erhöht. Hyperphosphatämische Serumwerte finden sich erst in den terminalen Stadien des Aminosäurediabetes, wenn Zeichen glomerulärer Insuffizienz auftreten. In diesem Stadium kann es dann zur Hypocalcämie kommen.

Die übrigen klinischen Symptome des Aminosäurediabetes und der Cystinose: Zwergwuchs, Thermolabilität, Intoxikationsbereitschaft, Appetitlosigkeit,

Erbrechen, Verstopfung und die dabei vorkommenden Serum- und Urinverände-
rungen: Normo- bis Hypoglykämie, erniedrigte Alkalireserve und Serumchloride,
Vermehrung der organischen Säuren bei normalem oder erniedrigtem Amino-
säurenspiegel im Blute, Polyurie, Glykosurie, enorme Vermehrung von organischen Säuren, Aminosäuren, Aminen und Ammoniak im Urin und der mehrheitlich, jedoch nicht konstant alkalische Urin-p_H sollen hier nicht weiter diskutiert
werden.

Die rachitischen und osteomalacischen Symptome können anfänglich, wenn
auch temporär, gebessert werden durch Vitamin D-Zufuhr, wobei allerdings meist
höhere Dosen notwendig sind als bei gewöhnlicher Rachitis. Mit Fortschreiten
der Krankheit nimmt die Wirksamkeit des Vitamin D zunehmend ab [FREUDEN-
BERG (147)].

5. Renale Acidosis mit Rachitis oder Osteomalacie
(LIGHTWOOD -ALBRIGHT - Syndrom).

Die klinischen Symptome der renalen Acidose im Säuglingsalter bestehen
in hartnäckiger Anorexie, Erbrechen, Obstipation und mangelhafter Gewichtszunahme. Knochensymptome sind bisher beim Säugling nicht beobachtet worden
und auch autoptisch fehlen Zeichen von Rachitis [HUTCHISON und MCDONALD
(148)]. Beim Erwachsenen kann sich das Leiden in Ermüdbarkeit, Schwäche,
Erbrechen, Anorexie, Gewichtsverlust [FERRIS und ODELL (149)] äußern. Seltener
stehen Symptome von seiten der Nieren [PAYNE (150), PINES (151)] oder
Polydipsie und Polyurie [BAINES (152)] im Vordergrund des klinischen Bildes.
Recht häufig jedoch verläuft das Leiden stumm bis zum Zeitpunkt, wo Zeichen
von Rachitis oder Osteomalacie auftreten.

Fälle von Spätrachitis bei renaler Acidose wurden von ALBRIGHT und Mitarbeitern (153), PAYNES (154), BOYD und STEARNS (155), RULE und GROLLMAN (156)
beschrieben. Von 17 bis 1951 in der Literatur mitgeteilten und von PINES und
MUDGE (151) zusammengestellten Fällen wiesen 11 eine starke Kalkverarmung
im Skelet und 10 Milkmanfrakturen auf. Bei 9 derselben deuteten auch spontane
Knochenschmerzen auf das Vorliegen einer Osteomalacie hin. Fast in allen Fällen
werden Zylinder, Eiweiß, Leukocyten und Erythrocyten im Urin gefunden.
Der p_H des Urins liegt meist, jedoch nicht ausnahmslos, zwischen 6 und 8, die
titrierbare Acidität ist vermindert; in der Mehrzahl der Fälle besteht eine Konzentrationsschwäche im Urin, die bis zur Isostenurie gehen kann. Der Phenol-
sulphonphthaleintest ist erniedrigt, ebenso die Paraminohippuratclearance. Häufig
wird Pyelitis, Pyelonephritis, manchmal Hydronephrose gefunden.

Bei der renalen Acidose liegt eine Störung der renalen Baseneinsparung vor.
Alle Autoren sind sich einig, daß die im distalen Tubulusabschnitt statthabende
Bicarbonatrückresorption darnieder liegt. während Unfähigkeit zur Ammoniakbildung nicht konstant gefunden wird. In den Fällen von PINES und MUDGE
bestand sogar eine submaximale Ammoniakausscheidung, während in den Fällen
von ALBRIGHT (35) die Ammoniakausscheidung vermindert war. Um nun die
im Urin zur Ausscheidung gelangenden Säureäquivalente abzusättigen, werden
einerseits Phosphate [FANCONI (157)], andererseits vermehrt Basen wie Calcium,
Kalium und Natrium in den Urin dirigiert. Die erhöhte Bicarbonatausscheidung
führt zur Senkung der Alkalireserve, die ihrerseits auf bisher nicht völlig erklärte
Weise eine Hyperchlorämie nach sich zieht [PITTS u. a. (158)]. Dies zusammen
mit dem Basenverlust führt zur Chloracidose. In den bisher beschriebenen Fällen
schwankte die Alkalireserve zwischen 11 und 20 Milliäquivalenten (MAE), das
Serumchlor zwischen 107 und 126 MAE; die Serumphosphorwerte lagen zwischen
1,3 und 3,4 mg-%, nur selten [HADORN (159)] mehr, das Serumcalcium zwischen
7,6 und 11 mg-%.

Die vermehrte Kaliumausscheidung kann zu periodischen, hypokaliämischen Lähmungen [HADORN (*159*), ALBRIGHT (*35*)] führen; die Hypercalciurie einerseits zur Nephrocalcinosis [LIGHTWOOD (*160*)] und Nephrolithiasis, andererseits zur negativen Calciumbilanz, zur Hypocalcämie, wodurch der gleiche zur Rachitis, bzw. Osteomalacie führende Mechanismus ausgelöst wird wie bei der gewöhnlichen Rachitis/Osteomalacie, d. h. infolge der Hypocalcämie werden die Nebenschilddrüsen stimuliert, was zu erhöhter Phosphaturie und Hypophosphatämie und zur Mobilisation von Phosphor und auch Calcium aus dem Knochen führt. In einigen Fällen wurde dementsprechend auch eine Parathyreoideahyperplasie gefunden (*161*, *162*).

Bei vereinzelten autoptischen Untersuchungen wurden degenerative Veränderungen (vacuolige Degeneration) in den Tubuli contorti, ferner Verkalkungen in den Sammelröhrchen, Pyramiden und im Nierenbecken gefunden, während die Glomerula relativ intakt waren.

Die Ätiologie der renalen Rachitis ist unklar. Manche Autoren nehmen einen kongenitalen Funktionsdefekt des Tubulusapparates an, andere vermuten die Ursachen in einer chronischen Infektion (Pyelonephritis). GRENSPAN (*162*) vermutet, daß Sulfonamide durch Blockierung der renalen Anhydrase das Leiden auslösen können. FERRIS und ODELL (*149*) fanden in der Mehrzahl der Fälle mit Ureterosigmoidostomie Zeichen renaler Acidose und führen dieselbe auf rectale Chlorresorption zurück, während LAPIDES (*219*) auch hier Symptome tubulärer Schädigung fand. Durch Alkalizufuhr (mehrere Gramm Citrat, Bicarbonat je Tag) kann die Hypercalciurie und Hyperphosphaturie wesentlich, die Kaliurie in erheblichem Ausmaße korrigiert werden; die Alkalireserve im Blut geht zur Norm zurück, die Serumchloride normalisieren sich, während der Kalium-, Calcium- und Phosphatspiegel nicht wesentlich beeinflußt wird. Die Phosphor- und Calciumbilanz kann etwas gebessert werden, jedoch genügt dies nicht, um den vorausgegangenen Mineralverlust zu ersetzen. Dazu ist die Steigerung der intestinalen Calciumresorption durch Zufuhr von Vitamin D notwendig. Wenn durch zusätzliche Vitamin D-Therapie die Osteomalacie bzw. Rachitis geheilt worden ist, genügt nach ALBRIGHT (*35*) die Alkalitherapie allein zur Aufrechterhaltung der normalen Mineralbilanz.

6. Idiopathische Hypercalciurie.

Die idiopathische Hypercalciurie unbekannter Genese, häufig kombiniert mit Pyelonephritis und Nephrolithiasis, führt selten zu schwerer Osteomalacie, jedoch verfügt ALBRIGHT (*35*) über einen ausgeprägten Fall von Osteomalacie. Kombinierte Calcium- und Vitamin D-Therapie vermag die Osteomalacie zu bessern, jedoch ist Vorsicht am Platze wegen der Gefahr der Steinbildung.

7. Renale Osteodystrophie bei glomerulärer Insuffizienz.

Bei glomerulärer Insuffizienz mit Hyperphosphatämie und Hypocalcämie kann es zu einer Skeletstörung kommen, die früher irrtümlicherweise als renale Rachitis bzw. Osteomalacie bezeichnet wurde. Eingehende Untersuchungen von ALBRIGHT, DRAKE und SULKOWITCH (*164*) haben jedoch klar gezeigt, daß es sich hier um eine Ostitis fibrosa generalisata infolge sekundärer, durch die Hyperphosphatämie verursachte Parathyreoideahyperfunktion handelt. Nach MACH, RUTISHAUSER (*165*), BERNER (*166*) bestehen jedoch häufig neben den fibroosteoclastischen Veränderungen auch mehr oder weniger ausgedehnte Osteoidsäume, so daß man eine Kombination von renaler Osteodystrophie mit Osteomalacie annehmen muß. BERNER führt das Auftreten osteomalacischer

Symptome auf das Bestehen eines erhöhten Vitamin D-Bedarfes bei gestörtem Mineralhaushalt zurück. Nach Warkany (167) ist die Vitamin D-Therapie in diesen Fällen wertlos, während Albright Vitamin D zusammen mit Calcium- und Alkalitherapie bei jenen Fällen für indiziert erachtet, wo sich das Leiden durch eine hypocalcämische Tetanie kompliziert.

C. Tetanie.

Zeichen latenter oder manifester Tetanie oder Spasmophilie kommen bei zahlreichen pathologischen Zuständen von Übererregbarkeit des neuralen Apparates vor. Es handelt sich dabei nicht nur um eine Übererregbarkeit der peripheren neuro-muskulären Synapse, sondern wie Hadorn (168) zeigen konnte, um eine Übererregbarkeit von gewissen Partien des Zentralnervensystems (Zwischenhirn, Mittelhirn, Rückenmark) und des ganzen peripheren Nerven.

Jede Osteomalacie und jede Rachitis kann sich mit spasmophilen Symptomen komplizieren, wenn das Serumcalcium oder vor allem dessen ionisierte Fraktion sinkt, oder wenn die Rachitis bzw. Osteomalacie ein Individuum mit vorbestehender tetanigener Krampfbereitschaft befällt. In diesem Kapitel werden wir uns auf die Besprechung der Tetanie bei Vitamin D-Mangelzuständen beschränken.

Das Serumcalcium besteht aus 3 Fraktionen: An Eiweiß gebundenes kolloidales Calcium, nicht ultrafiltrabel, etwa 5 mg-%, nicht-ionisiertes Calciumkomplexsalz, 0,5—2 mg-% [McLean (169), Harnapp (170)] und endlich ionisiertes Calcium etwa 4 mg-%; die beiden letzten Fraktionen sind ultrafiltrabel. Die neurale Erregbarkeit wird unter anderem bestimmt durch den Gehalt des Serums an ionisiertem Calcium. Sinkt das ionisierte Calcium unter 2,5 mg-% dann treten nach McLean tetanische Symptome auf. Der ionisierte Anteil des Calciums reguliert sich nach folgenden Formeln [Fanconi (157)]:

$$\text{I.} \qquad K_1 = \frac{(Ca^{++})\,(Protein^{--})}{Ca\text{-Proteinat}}$$

$$\text{II.} \qquad K_2 = \frac{(Ca^{++})\,(HPO^{4-})\,(HCO_3^{-})}{H^+}$$

$$\text{III. Neuromuskuläre Erregbarkeit } K_3 = \frac{(Na^+) + (K^+)}{(Ca^{++}) + (Mg^+) + (H^+)}$$

Phosphat- und Bicarbonatzufuhr kann eine Tetanie auslösen; Alkalose vermindert, Acidose erhöht die Ionisation des Calciums. Selbst bei einer Acidose (z. B. Fanconi-Syndrom, Lipoidnephrose) kann es jedoch zur Tetanie kommen, wenn das Serumcalcium und damit auch dessen ionisierte Fraktion genügend erniedrigt ist.

Eine allgemein anerkannte Methode (Froschherzmethode) zur Bestimmung der ionisierten Fraktion des Serumcalciums besteht noch nicht. Das McLean-Hastings (169)-Nomogramm gibt bei einer konstanten Wasserstoffionenkonzentration von 7,35 einen gewissen Anhaltspunkt für die Größe der ionisierten Calciumfraktion; jedoch waren wir oft überrascht, Tetanien zu finden in Fällen, wo die nach McLean und Hastings bestimmten Werte der Calciumionen bedeutend höher waren als 2,5 mg-% [Fanconi (171)]. Nach dem heutigen Stand der Forschung sind wir daher noch von der Bestimmung des Gesamtcalciums abhängig. Bei exzessiver Hypocalcämie kann es zur Tetanie kommen, jedoch schwankt die Höhe der kritischen Schwelle von Individuum zu Individuum. Wir haben schwere Rachitiden beobachtet mit einem Serumcalcium von 7 mg-% ohne spasmophile Symptome, und andererseits gelegentlich bei Normocalcämie latente und ausnahmsweise auch manifeste Spasmophilie gefunden. Im allgemeinen ist jedoch das Serumcalcium bei der Rachitis mit Tetanie niedriger als bei gewöhnlicher Rachitis.

Tabelle 9. *Serumcalcium- und Phosphorwerte bei Rachitis und Spasmophilie.*
(Durchschnittswerte in mg-%.)

	Serum-calcium	Anorganische Serum-phosphate	Grenzwerte der Serum-phosphate
Röntgenologische Zeichen florider Rachitis:			
Rachitis ohne Spasmophilie	8,92	2,42	
Rachitis mit manifester Spasmophilie	6,58	4,34	2,1—5,9
Röntgenologische Zeichen heilender Rachitis:			
Rachitis ohne Spasmophilie	9,75	3,97	
Rachitis mit manifester Spasmophilie	6,22	4,52	3,3—7,5

Freilich besteht bei der Spasmophilie, wie Tabelle 9 zeigt, auch ein höherer Phosphatspiegel als bei der unkomplizierten Rachitis, was von manchen Autoren als bedeutungsvoll für das Zustandekommen der Spasmophilie betrachtet wird. Neuerdings wird jedoch mehr und mehr der Hauptakzent auf den niedrigen Calciumspiegel verlegt. Wie kommt es zur Hypocalcämie? Hyporesorption, Hyperexkretion, reaktive Hypocalcämie infolge Hyperphosphatämie, Hypocalcämie infolge von Infekten (s. Tabelle 6) mögen von Bedeutung sein. Immer wieder wurde beobachtet, daß die Vitamin D-Mangelspasmophilie hauptsächlich in den Monaten Januar—April auftritt. Die Saisonbedingtheit wird darauf zurückgeführt, daß in diesen Monaten infolge vermehrter Ultraviolettzufuhr die Rachitis in Heilung übergeht [ROMINGER u. a. (172)]. Im Frühstadium der heilenden Rachitis kommt es zum Anstieg der anorganischen Serumphosphate und zur Mineraleinlagerung in den Knochen. Calcium wird dabei aus dem Serum zum Knochen transportiert, was ein temporäres Absinken des Serumcalciums zur Folge haben kann [JEANS (1), YOUMANS (145) u. a.]. Befinden sich die Nebenschilddrüsen in einem guten Funktionszustand, dann kann die Tendenz zur Hypocalcämie in diesem frühen Heilungsstadium überwunden werden; versagt die hormonelle Gegenregulation, so kommt es zur Hypocalcämie und Tetanie. Fernerhin wurde schon erwähnt, daß konkommittierende Infekte eine calciumsenkende Wirkung haben. In der Tat konnten wir bei 88% von 126 Fällen, die mit spasmophilen Symptomen ins Kinderspital Zürich eingewiesen wurden, einen Infekt feststellen (infektiöse Dyspepsie, Infekte der oberen Atemwege, Pertussis, usw.). Die Bedeutung des Infektes für die Auslösung der Tetanie beim Rachitiker ist nicht zu unterschätzen und gibt uns auch eine Erklärung dafür, daß nicht selten Spasmophilien bei florider Rachitis in fortschreitender Heilung, also in einer Phase, wo die initiale Hypocalcämie nicht mehr von kausaler Bedeutung sein kann, beobachtet werden [VOLLENWEIDER (174), ZELLWEGER und GIRARDET (175)]. NITSCHKE lehnt die frühere Annahme, daß das Auftreten der Spasmophilie an die Heilungsphase der Rachitis gebunden sei, ab. Die Tatsache, daß rachitogene Spasmophilien bei einem annähernd normalen Calciumspiegel auftreten, daß andererseits bei tiefem Serumcalcium gelegentlich spasmophile Symptome fehlen, deutet ferner darauf hin, daß noch andere, außerhalb der Calciumstoffwechselstörung liegende, möglicherweise konstitutionelle Faktoren mitbestimmend für das Auftreten einer Spasmophilie sein können. So wurde in mehr als einem Drittel unserer Fälle mit rachitogener Spasmophilie eine familiäre Belastung mit Psychopathien, Geisteskrankheiten, Oligophrenie und Epilepsie gefunden, während bei unkomplizierter Rachitis nur 13% der Fälle eine ähnliche familiäre Belastung aufwiesen. Nachuntersuchungen bei Kindern, die im Säuglingsalter eine rachitogene Spasmophilie durchgemacht hatten, ergaben in $^2/_3$ der Fälle das Vorliegen von Psychopathie, Oligophrenie oder Neurasthenie, in einigen Fällen traten andere Krampfleiden, unter anderen Epilepsie, Fieberkrämpfe, zentralnervöse Tetanie auf. Ähnliche katamnestische Befunde wurden von BIRK (176) erhoben.

Bei der latenten Spasmophilie bestehen Zeichen mechanischer Übererregbarkeit der Nerven: positives Facialis-, Peronaeus-, Radialis-, Ulnarisphänomen. Bei Anämisierung des Armes für 3 min entsteht ein tonischer Krampf (Geburtshelferstellung) in der Hand (TROUSSEAU-Reflex). Ein empfindlicher, aber nicht ganz so spezifischer Test ist das O'DONOVANsche Zeichen, wobei im Anschluß an eine 4 min dauernde Anämisierung während 75 sec hyperventiliert wird; dabei stellt sich ebenfalls eine Geburtshelferstellung ein. Wichtig ist die Prüfung der galvanischen Erregbarkeit der peripheren Nerven (Medianus). Minimale Normalwerte sind: Kathodenschließungszuckung (KSZ) 1,5 mA, Anodenschließungszuckung (ASZ) 2,5 mA, Anodenöffnungszuckung (AOZ) 3,5 mA, Kathodenöffnungszuckung (KOZ) über 5 mA. Bei der Spasmophilie sind die Werte niedriger. Die KOZ erfolgt unter 5 mA (ERBsches Zeichen); die AOZ ist niedriger als die ASZ. Diese sog. Umkehr der Anodenzuckungen ist jedoch nicht pathognomonisch für Spasmophilie. Im EKG kann je nach dem Grade der Hypocalcämie eine mehr oder weniger ausgesprochene Verlängerung der Q-T-Strecke festgestellt werden. Gelegentlich bestehen leichte Ödeme. Das Serumcalcium schwankte in 25 Fällen von latenter Spasmophilie zwischen 4,6 und 11,2 mg-% mit einem Durchschnittswert von 8,2 mg-%, die anorganischen Serumphosphate zwischen 1,5 und 5,9 mg-% (Durchschnittswert 3,3 mg-%), die alkalische Phosphatase war in jenen Fällen, wo die latente Spasmophilie während der floriden Rachitis festgestellt worden war, erhöht; in Fällen wo die Symptome latenter Tetanie zu einem Zeitpunkt festgestellt worden waren, wo röntgenologisch bereits Zeichen heilender Rachitis bestanden, war sie normal.

Die Symptome der latenten Tetanie müssen gesucht werden, diejenigen der manifesten Tetanie: Carpopedalspasmus, Laryngospasmus, generalisierte tonischklonische Konvulsionen, drängen sich auf. Bei 40 Fällen von manifester Tetanie schwankte das Serumcalcium zwischen 3,9 und 9,7 mg-% (Durchschnittswert 6,4 mg-%), die anorganischen Serumphosphate zwischen 2,1 und 7,5 mg-% (Durchschnittswert 4,4 mg-%).

Die Therapie bei manifester Vitamin D-Mangeltetanie besteht in sofortiger Applikation eines antikonvulsiven Mittels, am besten Chloralhydrat oder Luminal. Bei latenter und manifester Tetanie wird hierauf ein Vitamin D-Stoß von 600000 IE appliziert, ferner wird manchmal während einiger Tage (d. h. bis mit Sicherheit die Normalisierung des Serumchemismus erwartet werden darf) Calcium gegeben, z. B. 6 × 5—10 cm³ einer 10%igen Calciumchloridlösung). Manche Autoren glauben, daß die frühzeitige Applikation von Vitamin D eine transitorische Senkung des Serumcalciums und damit Verschlimmerung der Tetanie verursachen könnte. Übereinstimmend mit HARNAPP (170) sind wir bisher dieser Gefahr noch nicht begegnet.

D. Vitamin D-Intoxikation; Hypervitaminosis D.

Intoxikationserscheinungen verursacht durch bestrahltes Ergosterin wurden schon in der Frühzeit der Vitamin D-Therapie (um 1930) sowohl beim Menschen (177—179) als auch beim Tier (180) beobachtet. Man glaubte damals, daß bei der Bestrahlung des Ergosterins entstehende toxische Nebenprodukte für die Intoxikationserscheinungen verantwortlich seien. Schwere, ja sogar tödlich verlaufende Hypervitaminosen konnten jedoch auch beobachtet werden, nachdem es gelang, gereinigte Vitamin D-Präparate herzustellen und namentlich seit der Anwendung hochkonzentrierter Vitamin D-Präparate bei Lupus vulgaris und anderen Tuberkulosen, bei chronischen Arthritiden, bei aseptischen Knochennekrosen und zur Rachitistherapie und -prophylaxe.

Bei welcher Dosierung treten toxische Symptome auf? REED, STRUCK und STECK (181), die sich schon seit Jahren experimentell und klinisch mit der Hypervitaminose beschäftigen, betrachten eine tägliche Zufuhr von 20000 IE je Kilogramm Körpergewicht als untere Grenze der toxischen Dosis. Spätere Autoren fanden jedoch, daß schon bedeutend niedrigere Dosen genügen, um bei manchen Menschen eine Hypervitaminose zu erzeugen, z. B. 375—1500 IE je Kilogramm während weniger Wochen (182—183), während von anderen Menschen vielfach höhere Dosen über Jahre hinaus ohne die geringste toxische Schädigung vertragen werden. HARNAPP (170) betrachtet z. B. die CHARPYsche Dosierung des Vitamin D bei Hauttuberkulose als über der toxischen Grenze liegend, trotzdem sie von vielen Patienten anstandslos ertragen wird. TOBLER (184) konnte andererseits bei jungen Säuglingen schon nach einem einmaligen Vitamin D-Stoß von 600000 IE nephrocalcinotische Veränderungen feststellen. Die toxische Schwelle schwankt also hinsichtlich der Höhe der Einzeldosis als auch der Zeitdauer der Medikation ganz erheblich. Gleichzeitige Verabfolgung von Calcium (185), Schilddrüsenhypofunktion (186), Hypoparathyreoidismus (185), Hypovitaminosis A und B_1 (187) und Nierenerkrankungen (188) setzen die Toleranz für Vitamin D herab.

Die ersten Symptome, die schon wenige Wochen, aber auch erst Jahre nach Beginn der hochdosierten Vitamin D-Therapie auftreten können, sind hartnäckige Anorexie, Nausea, eventuell Erbrechen, Müdigkeit, Blässe; ferner Gewichtsverlust, Kachexie, subfebrile Temperaturen, manchmal Durchfälle oder hartnäckige Obstipation, Schmerzen im Epigastrium und vor allem heftige Schmerzen und Spannungsgefühl in der Occipital- und Nackenregion (181); aber auch generalisierte Schmerzen und Parästhesien kommen vor, ja sogar polyneuritis-ähnliche (189, 190) und zentralnervöse Symptome wie Koma, Meningismus, Konvulsionen (191, 192), Apoplexien und spastische Paresen.

Häufig besteht Polydipsie und Polyurie, namentlich bei Kindern; bei Erwachsenen wird gelegentlich Oligurie gefunden. Der Blutdruck ist oft erhöht. Oft, jedoch nicht immer, wird eine Hypercalcämie gefunden. Nach ANNING (182) u. a. sollen die toxischen Symptome parallel dem Anstieg der ultrafiltrierbaren Fraktion des Serumcalciums gehen. Entsprechend der Hypercalcämie bestehen EKG-Veränderungen: Verkürzung der Q-T-Strecke, abnorme T-Wellen usw. (193—195). Die Serumphosphate und die alkalische Serumphosphatase sind normal oder erniedrigt; die Serumeiweiße normal oder erhöht.

Bestehen Zeichen von Niereninsuffizienz, dann findet man Rest-N- und Harnstofferhöhung, Verminderung der Ureaclearance und der PSP-Ausscheidung. Polyurie und Konzentrationsschwäche deuten auf eine Störung der tubulären Rückresorption hin. Im Urin werden gelegentlich Eiweiß, Zylinder, Leuko- und Erythrocyten, ferner vermehrte Phosphat- und Calciumausscheidung (SULKO-WITCH-Test stark positiv) gefunden. Eine histaminrefraktäre Achylie wurde von DEBRE (192) festgestellt.

Häufig besteht eine Anämie mit neutrophiler Leukocytose und Linksverschiebung. Die Blutsenkungsreaktion ist gelegentlich erhöht. Am Knochen kommen im Anfangsstadium intensive Verkalkungsprozesse vor, später ausgesprochene Osteoporose mit einer verbreiterten provisorischen Verkalkungszone bei Jugendlichen. Andererseits kommt es zur Kalkablagerung in den Weichteilen, namentlich an Orten, wo ein intensives Säuregefälle besteht, d. h. in den Nieren, Lungen und im Magen; Verkalkungen kommen aber auch in den Blutgefäßen, Muskeln, Gelenkskapseln (196—198) und nur mit Spaltlampenmikroskopie sichtbar in der Conjunctiva und Cornea (192, 199—201) vor.

Wird die Vitamin D-Intoxikation früh genug erkannt, dann ist eine restitutio ad integrum möglich. In leichten Fällen verschwinden die toxischen Symptome kurze Zeit nach Absetzen der Vitamin D-Therapie; in schweren Fällen können die Störungen, namentlich die Arteriosklerose und die interstitielle Calcinose irreversibel sein. Kürzlich hat Ruziczka (231) über 23 Fälle von D-Hypervitaminose berichtet. Infolge eines Dosierungsfehlers erhielten schwächliche Kinder in einigen österreichischen Landgemeinden exzessive Mengen von 20 bis 95 mg Vitamin D_2 je Tag. Bei jüngeren Kindern traten die Intoxikationserscheinungen schon 3—9 Tage, bei älteren Kindern 2—3 Wochen nach Beginn der Verabreichung auf. 3 Kinder starben im Alter von 6, 21 und 51 Monaten 2—6 Wochen nach Einsetzen der Vitamin D-Behandlung unter Krämpfen.

Bisher sind etwa 15 Fälle von letal verlaufender D-Hypervitaminose beschrieben worden (182, 192, 202—204). Summarisch zusammengefaßt ergaben die autoptischen Untersuchungen folgende Befunde: Mehr oder weniger ausgedehnte Arteriosklerose, Calcinosis interstitialis, Verkalkungen in den Lungen, Magenwand, Nieren, speziell in den Tubuli, wo auch nephrotische Veränderungen gefunden werden. Ferner wurden Degenerationsherde im Herzmuskel und Osteoporose beobachtet.

Hinsichtlich Pathogenese stehen sich 2 Meinungen gegenüber. Manche Autoren vermuten, daß die großen Vitamin D-Dosen als gewebsnekrotisierende Gifte wirken, wobei es sekundär zur Calcinosis kommt; andere glauben, daß die Hypervitaminose aus der erhöhten, intestinalen Calciumresorption und vor allem aus den vermehrten, renalen Phosphat- und Calciumverlusten resultieren [Wagner (204), Fanconi und de Chastonay (186)].

Die Behandlung besteht in erster Linie in Sistierung der Vitamin D-Zufuhr. Von der Annahme ausgehend, daß bei der D-Hypervitaminose eine acidotische Stoffwechsellage bestehe, werden Natriumbicarbonat oder intravenöse Infusionen von Citratlösung (205) empfohlen. Jamar u. a. (206) säuern zur Verhütung von Steinbildung den Urin mit Ammoniumchlorid an. Andere geben physiologische Kochsalzlösung, da Natrium als Calciumantagonist wirkt, oder empfehlen Vitamin A und B_1.

Bei jeder langdauernden Therapie mit hohen Vitamindosen soll der Blutharnstoff, das Serumcalcium, der Urin einschließlich Calciumausscheidung (Sulkowitch-Test) laufend kontrolliert werden. Von anderer Seite wird empfohlen, die sehr früh in Erscheinung tretenden Kalkniederschläge in der Cornea durch wiederholte Spaltlampenuntersuchung zu überwachen. Sobald einschlägige Veränderungen beobachtet werden, soll mit der Therapie vorübergehend oder ganz ausgesetzt werden.

E. Unspezifische Vitamin D-Therapie.

Vitamin D und Tuberkulose. Zahlreiche Arbeiten beschäftigen sich mit der hochdosierten Vitamin D-Therapie bei Lupus vulgaris, die 1941 von Charpy (209) wiederentdeckt wurde, nachdem schon in früheren Jahrhunderten (Darbey 1766 in England, Emery 1849 in Paris) Lebertran zur Behandlung von Tuber-

kulose verwendet wurde. Die CHARPY-Behandlung besteht in 1,2 Mill. Vitamin D
je Woche während der ersten 4 Wochen und 600 000 IE in den folgenden Wochen.
Diese Therapie kann bis zu einem Jahr oder länger fortgesetzt werden. Vielen
Berichten über begeisternde Heilerfolge stehen kühlere Beurteilungen gegenüber,
die wohl die Einfachheit dieser Behandlungsmethode anerkennen, nicht aber
bessere Heilerfolge als mit früher angewandten Behandlungsmethoden sehen
(210). Histologische Untersuchungen (210, 211) ergaben, daß die tuberkulösen
Veränderungen trotz klinischer Heilung fortbestehen und daß das Auftreten
von Rezidiven begünstigt wird. Überdies kommen doch nicht selten Überdosierungsschäden vor (s. S. 734). Obwohl die hochdosierte Vitamin D-Therapie heute
vielerorts angewendet wird, kann zur Zeit noch kein abschließendes Werturteil
über dieselbe gegeben werden.

Günstig beeinflußt von der Vitamin D-Therapie wird die Tuberculosis cutis
verrucosa [MIESCHER (210)] und das Scrofuloderm, während das Erythema indu-
ratum Bazin, das Erythema nodosum und die Tuberkulide auf Vitamin D nicht
oder nur wenig reagieren [LOMHOLT (212), ZELLER u. a. (213)].

Tuberkulöse Drüsenschwellungen gehen unter Vitamin D-Therapie zurück und
werden somit für eine eventuelle chirurgische Intervention zugänglicher [GAU-
VAIN (214)]. Nach RIEHL (215) eignet sich die colliquative Halsdrüsentuberkulose
sehr für die Vitamin D-Therapie. Die Wirkung des Vitamin D auf die Knochen-
und Gelenkstuberkulose (namentlich kleine Gelenke) sowie die Tuberkulose der
serösen Höhlen soll gut sein [RIEHL (215), MACRAE (216)]. RAAB erzielte gute
Resultate mit lokaler Applikation von wöchentlich 1,1 Mill. IE bei einem tuberkulösen Empyem. Abschließendes kann aber auch hierüber noch nicht gesagt
werden (214). Sehr zweifelhaft ist die Wirkung der Vitamin D-Therapie bei der
Lungentuberkulose; während einige Autoren (s. 217) eine Besserung von tuberkulösen Lungenherden und Miliartuberkulose sahen, beobachteten zahlreiche
Autoren, daß es während der Vitamin D-Behandlung zu exsudativen Schüben,
zur Reaktivierung und Verschlimmerung von Lungenherden und sogar zum
Auftreten von Kavernen kam [MARX (217), LENGGENHAGER (218)].

Über Vitamin D-Erfolge bei der Nieren- und Blasentuberkulose haben GOU-
VERNEUR und GIRARD (219) (zit. 220) berichtet, während SECRETAN (188) in der
Hälfte seiner Fälle nach kurzer Zeit, in einigen Fällen schon nach 1,8—3,6 Mill. IE
Intoxikationserscheinungen, vor allem Rest-N-Erhöhungen feststellen konnte.
Nach den Beobachtungen von DAENZER (220) reagieren akut verlaufende Blasen-
und Nierentuberkulosen besser auf Streptomycin und andere antituberkulöse
Antibiotica, während bei chronischen Fällen ohne makroskopische Zeichen ana-
tomischen Zerfalls ein Versuch mit Vitamin D gewagt werden kann.

Der Wirkungsmechanismus der hochdosierten Vitamin D-Therapie bei der
Tuberkulose ist noch keineswegs abgeklärt. Die im Anschluß an Versuche von
RAAB postulierte bactericide Wirkung des Vitamin D auf den Tuberkelbacillus
wurde durch spätere Untersuchungen von WETHERBY-MEIN (zit. 221) widerlegt.
Für die Heilerfolge bei Lupus vulgaris hat CHARPY die Hypothese aufgestellt,
daß Vitamin D durch Befreiung von Phosphationen einen Fermentmechanismus
aktiviere, durch welchen die Tuberkelbacillen aufgelöst würden. Möglicherweise
ist auch eine durch die hohen Vitamin D-Gaben verursachte Funktionssteigerung der Nebennieren von Bedeutung (91a.)

Vitamin D und Psoriasis. Hohe Vitamindosen (ungefähr in der Größenordnung
der CHARPY-Therapie) wurden auch in die Therapie der Psoriasis eingeführt. Die
Therapie muß manchmal über Monate hinaus fortgesetzt werden. In etwa 10
[CLARKE (222)] bis 60% [BENZINGER (223)] der Fälle konnte eine Dauerheilung
erzielt werden.

Vitamin D und chronische Polyarthritis. Tagesdosen von 100000—300000 IE und mehr über lange Zeit wurden zur Behandlung der chronischen Polyarthritis empfohlen. Vereinzelten Berichten über gute Resultate (*224*) stehen zahlreiche Berichte über geringe bis mäßige Erfolge [TRAEGER (*225*) und SLOCUMB (*226*)] und Überdosierungsschäden gegenüber [COVEY (*227*), KAUFMAN (*228*), ANNING (*182*)], ja, manche Autoren, unter anderem auch die amerikanische Rheumakommission warnen vor der hochdosierten Vitamin D-Therapie bei chronischer Polyarthritis.

III. Vitamin E.

Chemie. Vitamin E wurde im Jahre 1925 als ein für die Fortpflanzung der Ratte notwendiger Stoff entdeckt. In der Pflanzenwelt kommen 4 Vitamin E-aktive Verbindungen vor. Drei derselben, das α-, β- und γ-Tokopherol sind wohlbekannt; die vierte, das δ-Tokopherol, wurde kürzlich von STERN (*1*) identifiziert. Die chemische Struktur der Tokopherole wurde von FERNHOLZ (*2*) aufgedeckt und seine Synthese von KARRER u. a. (*3*) vollzogen. Alle diese Tokopherole zeigen gleiche Eigenschaften. Sie sind fettlöslich, hitzestabil und verlieren ihre Aktivität in Gegenwart von Oxydantien und Ultraviolettlicht. Sie haben ein charakteristisches Absorptionsspektrum und sind imstande, Ester zu bilden. Unter denselben haben die Tokopherylphosphate eine gewisse Bedeutung erreicht, da sie wasserlöslich sind und im allgemeinen den anderen Vitaminphosphaten gleichen.

Die 4 Tokopherole unterscheiden sich in ihrer biologischen Wirkung. Wird die sterilitätverhütende Fähigkeit bei Ratten als Maßstab gewählt, dann entspricht die Wirkung des α-Tokopherols 100, diejenige des β-Tokopherols 40, des γ-Tokopherols 4 und diejenige des δ-Tokopherols 1. Umgekehrt verhalten sie sich hinsichtlich ihrer antioxydativen Wirkung. Wird dieselbe für α-Tokopherol wiederum als 100 eingesetzt, so ist der antioxydative Effekt von β-Tokopherol 130, von γ-Tokopherol 180 und von δ-Tokopherol 270 [STERN (*1*)].

Zur Bestimmung des Tokopherolgehaltes wurde eine chemische Methode entwickelt, jedoch gilt der Rattenversuch immer noch als Standardverfahren. Eine internationale Einheit entspricht der Aktivität von 1,0 mg synthetischem α-Tokopherolacetat in Olivenöl. Dies ist die Menge, die durchschnittlich benötigt wird, um bei E-frei ernährten trächtigen Ratten die Resorption der Embryonen zu verhüten.

Vitamin E-Quellen und Bedarf. In der Natur kommt Vitamin E in der Regel als ein Gemisch der verschiedenen freien Tokopherole vor; Pflanzen, besonders Pflanzenöle und Blattgemüse, enthalten große Mengen Vitamin E [s. EMMERIE und ENGEL (*4*)]. Die reichste Vitamin E-Quelle ist Weizenkeimöl. 100 g Frauenmilch enthalten etwa 0,24 mg Tokopherol. Durch Pasteurisierung geht kein Vitamin E verloren. Die im Handel befindlichen Vitamin E-Präparate sind synthetisch hergestellt.

Über den Vitamin E-Bedarf des Menschen ist praktisch nichts bekannt. Infolge der weiten Verbreitung des Tokopherols ist eine Vitamin E-Mangelernährung beim Menschen so gut wie unbekannt. Mit der hierzulande üblichen durchschnittlichen Nahrung wird je Tag ungefähr 25—30 mg Tokopherol zugeführt.

Physiologie. Übersichtsarbeiten über Vitamin E stammen von JÜRGENS (*5*), HICKMAN und HARRIS (*6*), AMES u. a. (*7*) und MARKEES (*8*). Die E-Vitamine und ihre Ester werden im Darmkanal ohne Schwierigkeit resorbiert und finden sich in den verschiedensten Organen, so im Herzmuskel, in der Leber, in den Lungen, in der Milz und am ausgiebigsten im Körperfett [QUAIFE und DJU (*9*)].

Fehlen von Galle im Darmtrakt vermindert die Resorption von Tokopherol. Tokopherole werden im Stuhl, aber nicht mit dem Urin ausgeschieden [HINES, MATTILI (10)].

Der Tokopherolspiegel im Plasma Erwachsener beträgt ungefähr 1 mg-% und ist höher während der Schwangerschaft [STRAUMFJORD und QUAIFE (11)]; das neugeborene Kind ist schlecht mit Vitamin E ausgestattet, jedoch steigt der Plasmaspiegel, wenn Brustmilch gefüttert wird [WRIGHT u. a. (12)]. Bei Spruepatienten fanden DARBY u. a. (13) einen niedrigen Tokopherolgehalt im Plasma.

Die wichtigste physiologisch-chemische Eigenschaft der E-Vitamine ist ihre antioxydative Wirkung. Die Tokopherole schützen leicht oxydable Substanzen wie z. B. das Vitamin A und die Carotine vor oxydativen Einflüssen; diese antioxydative Schutzwirkung ist besonders ausgesprochen in Gegenwart von Fetten, sie vollzieht sich sowohl in den Zellen als auch im Verdauungstrakt [HICKMAN u. a. (14)]. Nach CHIPAULT u. a. (15) verhüten die Tokopherole die Oxydation des Körperfettes beim Schwein. Bei E-Mangeltieren kommt es zur Ablagerung von Ceroidpigmenten in der Leber [MASON und EMMEL (16)] und im Depotfett, welche sich mit einer Anhäufung von Peroxyden kombiniert [DAM u. a. (17)]. Nach HOTTINGER (18) setzt Vitamin E den Grundumsatz herab.

Vitamin E greift auch in gewisse Enzymreaktionen ein; so fördert es die Phosphorylierung [WEISSBERGER u. a. (19)] und hat Anteil am Kohlenhydratstoffwechsel [BUTTERINI (20)]. Nach den Untersuchungen von AMES (21) mit α-Tokopherylphosphaten hemmt Vitamin E gewisse Fermentsysteme (Papain, Hyaluronidase). Es könnte ferner gezeigt werden, daß Vitamin E die Ausscheidung von Allantoin erhöht, was zur Vermutung führte, daß es auch in den Purinstoffwechsel eingreife. Die Rolle des Vitamin E im Lipoidstoffwechsel ist noch nicht klar. Nach MENSCHIK-SZCZESNIAK (22) soll es von Bedeutung sein für die Synthese von Fetten und Lipoiden in der Leber; es verhindert auch die bei Hunden durch Cholesterinfütterung entstehende Atheromatose. Zweifellos beeinflußt Vitamin E auch den Eiweißstoffwechsel, wird doch das Auftreten von Eiweißmangelstörungen durch Vitamin E-Gaben hinausgeschoben (37). Noch andere Funktionen werden dem Vitamin E zugeschrieben, jedoch sei diesbezüglich auf das von MASON (23) zusammengestellte Symposium und die Arbeit von MARKEES (8) verwiesen.

Eingehend untersucht wurde der Einfluß von Vitamin E auf die Fortpflanzung. Bei der männlichen Ratte führt Vitamin E-Mangel zur Degeneration der samenbildenden Epithelien und zu irreversibler Sterilität. Bei der schwangeren Ratte bewirkt Vitamin E-Mangel intrauterinen Fruchttod. Diese Beobachtungen bei der Ratte führten dazu, das Vitamin E auch als Antisterilitätsvitamin zu bezeichnen, eine Bezeichnung, die nicht gerechtfertigt ist, da beim Menschen ähnliche Wirkungen nicht beobachtet werden konnten.

Ferner führt Vitamin E-Mangel beim Tier zu Lähmungen der Skeletmuskulatur (Muskeldystrophie), welche relativ leicht erzeugt werden können, wenn das Vitamin E in der Nahrung durch Zugabe von Eisenchlorid zerstört wird. Gleichzeitig mit dem Auftreten der Lähmungen kommt es zur Abnahme des Muskelkreatins und zu erheblicher Kreatinurie. Nach BLOCK (24) sinkt auch die Gewebscholesterinase ab, während der Sauerstoffverbrauch im Muskel bis auf das Doppelte des Normalverbrauches [HUMMEL und BABINSKI (25)] ansteigt. Durch orale Gaben von Tokopherol können diese Veränderungen behoben werden, während nach MILHORAT und BARTELS (26) parenteral appliziertes Tokopherol ohne Effekt ist.

Antivitamine E. Lebertran senkt den Tokopherolspiegel im Blut von Lamm und Kuh, hat somit eine gewisse Antivitaminwirkung; ebenso kommt dem

Triorthokresylphosphat und dem Diorthokresylsuccinat Anti-E-Vitamincharakter zu. Mit diesen Substanzen kann eine Senkung des Tokopherolspiegels im Blute, Gewichtsverlust und Muskeldystrophie erzeugt werden (XII).

Klinische Aspekte. Eine eigentliche E-Hypovitaminose oder -Hypervitaminose ist bisher beim Menschen nicht beobachtet worden. Mehrere Hundert Publikationen (28) zeugen jedoch dafür, daß die Vitamin E-Therapie auch in der Humanmedizin Eingang gefunden hat. Trotzdem hat sie noch nicht das Stadium der Versuche und Irrtümer überschritten (29).

Die Hauptanwendungsgebiete für die Vitamin E-Therapie sind: In der inneren Medizin Fibrositis und Kollagenkrankheiten, Herz- und Gefäßkrankheiten und heredo-degenerative Erkrankungen des Nervensystems; in Geburtshilfe und Gynäkologie: Amenorrhoen (30, 31), habituelle Aborte und klimakterische Störungen usw.; in der Pädiatrie ist Vitamin E verwendet worden zur Beseitigung von Sklerödem (32) bei Neugeborenen und zur Erhöhung der Capillarresistenz bei Frühgeburten (33), wodurch die Zahl intrakranieller Hämorrhagien vermindert werden konnte.

Da bei E-avitaminotischen Tieren ähnliche histologische Veränderungen gefunden werden wie bei den sog. Kollagenkrankheiten (34) oder besser Erkrankungen des Mesenchyms (35) und da Vitamin E eine gewisse hyaluronidasehemmende Wirkung hat, wurde Vitamin E bei Lupus erythematodes, Sklerodermie, chronischer Polyarthritis, Rheumatismus verus usw. angewendet. Die Resultate — bei Verwendung hoher Dosen (100—400 mg je Tag) über längere Zeit — sind widersprechend. Verschiedene Arbeiten berichten über teils gute therapeutische Beeinflussung von Fibrositis (Muskelrheumatismus, Torticollis, Lumbago) und auch von lokalen Prozessen, wie z. B. Dupuytrenschen Kontrakturen.

Mehrheitlich ohne Erfolg ist die Vitamin E-Therapie bei cardiovasculären Störungen und heredodegenerativen Nervenkrankheiten wie progressiver Muskeldystrophie, amyotrophischer Lateralsklerose u. a. (8, 23, 28).

IV. Vitamin K.

A. Chemie und Physiologie.

Einleitung. Die Entdeckung des Vitamin K durch Dam (1) im Jahre 1935 war das Ergebnis von Untersuchungen an jungen Hühnchen, welche nach Verfütterung einer bestimmten künstlichen Diät eine Tendenz zu Hämorrhagien bekamen. Man führte diese auf das Fehlen eines bisher unbekannten Vitamins zurück und bezeichnete dasselbe als Vitamin K (Koagulationsvitamin). Kurze Zeit darauf erkannte man, daß Vitamin K auch für den Menschen unerläßlich ist. 1939 isolierten Dam, Karrer u. a. (2) das Vitamin K_1 (2-Methyl-3-phytyl-1-4-naphthochinon) aus dem Alfalfagras. Wenig später gelang auch seine Synthese. Doisy u. a. (3) isolierten das Vitamin K_2 (2-Methyl-3-difarnesyl-1,4-naphthochinon) aus faulendem Fischmehl. Übersichtsarbeiten über Vitamin K stammen von Dam (4, 5), Mac Corquodale (6), Willi (7), Kühnau (8) und Koller (9).

Strukturformel
des Menadions.

Chemie. Als Vitamine K oder Phyllochinone bezeichnet man eine Gruppe von synthetischen und natürlich vorkommenden Substanzen, die alle einen Chinonkern und antihämorrhagische Eigenschaft besitzen. Letztere ist am stärksten im 2-Methyl-1,4-naphthochinon, auch Menadion genannt, das obenstehende Strukturformel aufweist:

Menadion findet in der Klinik weitverbreitete Anwendung; es wirkt 3mal stärker als Vitamin K_1 und ungefähr 4mal stärker als Vitamin K_2. Es ist denkbar, daß die K-Vitamine im Körper in eine aktive Substanz von ähnlicher Zusammensetzung wie das Menadion umgebaut werden. Sollte dies zutreffen — der experimentelle Beweis hierfür steht freilich noch aus — dann könnte man die Vitamin K aktiven Verbindungen als eine Art Provitamine betrachten. Nach SHEMIAKIN u. a. (10) werden die K-Vitamine im Körper zu Phthalsäure abgebaut, welch letztere Substanz biologisch aktiv ist.

Die Vitamine K_1 und K_2 können in Fett und organischen Lösungsmitteln gelöst werden. Aus dem Bedürfnis der Klinik, wasserlösliche Menadionderivate zu verwenden, stammt die Herstellung wasserlöslicher Präparate, wie z. B. das 2-Methyl-1,4-naphthohydrochinon und der Diphosphorsäureester des 2-Methyl-1,4-naphthohydrochinon (Synkavit). Neuerdings werden auch Emulsionen von Vitamin K_1 mit Erfolg verwendet [WATKIN u. a. (11)]. Die K-Vitamine werden durch Sonnenbelichtung zerstört; sie weisen charakteristische Absorptionsspektra auf.

Vorkommen in der Natur. Vitamin K ist weitverbreitet in der Natur; Vitamin K_1 findet sich in großer Menge in grünen Blättern, besonders in Alfalfa, Spinat, Kohl, Blumenkohl usw. Tierische Produkte sind arm an K-Vitaminen; Hefe enthält kein Vitamin K. Bakterien, so z. B. die Darmbakterien haben die Fähigkeit zur Vitamin K-Synthese [ALMQUIST und STOKSTAD (12)]. Über die Biogenese des Vitamin K ist nur soviel bekannt, daß das Vitamin K_1 dem Chlorophyll nahe steht. DAM (13) u. a. fanden, daß Vitamin K in den Chloroplasten der Pflanzenzelle gebildet wird.

Vitamin K-Bedarf. Der Vitamin K_1 Bedarf des Menschen ist nicht genau bekannt; eine tägliche Zufuhr von 1 mg wird indessen für den gesunden Menschen, abgesehen von der Neugeborenenperiode, als genügend erachtet. Dementsprechend wird bei einer durchschnittlichen Ernährungsweise genügend Vitamin K aufgenommen, und zusätzliche Vitamin K-Gaben können reserviert werden für Fälle mit gestörter intestinaler Resorption, wie z. B. Verschlußikterus, langdauernde Diarrhoen usw.

Zur Bestimmung des Vitamin K-Gehaltes dienen junge Hühner, wobei entweder die therapeutische Wirkung der zu untersuchenden Substanz auf K-avitaminotische Tiere oder deren präventive Wirkung untersucht wird. Ratten und Kaninchen mit ihrem bedeutend längeren Darm und stärker entwickelter Darmflora produzieren und resorbieren mehr Vitamin K und sind als Testtiere weniger geeignet, da es schwieriger ist, bei ihnen eine K-Avitaminose zu erzeugen als bei Hühnern. Zur Messung der Vitamin K-Aktivität sind verschiedene Einheiten angegeben worden. Da die einzelnen K-Vitamine in ihrer Wirkungsintensität differieren, empfiehlt es sich für die Praxis, den Vitamin K-Gehalt eines bestimmten Präparates auf die Menadiongewichtseinheit umzurechnen.

Stoffwechsel und Physiologie. Zur einwandfreien Resorption von peroral gegebenem Vitamin K ist die Gegenwart von gallensauren Salzen im Darme erforderlich. Große Mengen Paraffinöl vermindern die Resorption von Vitamin K [ELLIOT u. a. (14)]. Bei parenteraler Applikation ist keine Galle nötig. Vitamin K soll bei peroraler Applikation wirksamer sein als bei parenteraler Injektion. Nach Untersuchungen von MANN u. a. (15) an Ratten gelangt das Vitamin K nach der Resorption via Lymphe in das Blut. Im Körper findet sozusagen keine Speicherung statt. Es scheint demnach, daß das im Überschuß resorbierte Vitamin K verlorengeht oder zerstört wird. Mit dem Urin wird kein Vitamin K ausgeschieden, jedoch finden sich große Mengen im Stuhl, auch nach Vitamin K-freier Ernährung fanden DAM und GLAVIND (16) sehr viel Vitamin K im Stuhl des

Menschen. Obwohl die intestinalbakterielle Synthese von Vitamin K wohlbekannt ist, steht noch nicht einwandfrei fest, ob der Organismus regelmäßig damit seinen Vitamin K-Bedarf zu decken vermag. CLAVIND u. a. (17) haben Vitamin K auch im Mundspeichel gefunden. Über den Vitamin K-Spiegel im Blute ist nur wenig bekannt.

Die Hauptfunktion des Vitamins K besteht nach DAM und Mitarbeitern (18) in der Produktion von Prothrombin, jedoch ist es noch nicht klar, in welcher Weise dies geschieht. Möglicherweise katalysiert Vitamin K die Prothrombinbildung in der Leber. WARNER (19) konnte zeigen, daß der Prothrombinspiegel nach Entfernung der Leber sinkt und durch Zufuhr von Vitamin K nicht gebessert werden kann. Calcium-, Fibrinogen- und Thromboplastinspiegel werden bei der experimentellen K-Avitaminose nicht beeinflußt [SCHOENHEYDER (20)]. Neuerdings konnten KOLLER u. a. (21) zeigen, daß Vitamin K auch für die Bildung von Faktor VII, eines der verschiedenen an der Umwandlung von Prothrombin zu Thrombin beteiligten Faktoren, verantwortlich ist, ja dessen Konzentration sogar bedeutend stärker beeinflußt als die Prothrombinbildung. Auch Faktor VII entsteht in der Leber.

Eingehend studiert wurden in den letzten Jahren Hypoprothrombinämien nicht K-hypovitaminotischen Ursprungs, wie z. B. die durch Dicumarol verursachte Hypoprothrombinämie. Dicumarol ist ein Anticoagulans und wird auch als Antivitamin K bezeichnet. Seine gerinnungshemmende Wirkung ist jedoch recht kompliziert und beruht wahrscheinlich nicht auf einem reinen Vitamin K-Antagonismus (77). So fanden DAM und SOENDERGARD (22) Unterschiede in den Plasmaeigenschaften von K-avitaminotischen und dicumarolisierten Hühnchen [s. auch SMITH (23)]. Vorausgesetzt, daß nicht ein Überschuß von Antithrombin oder Heparin oder eine Hypoprothrombinämie anderer Genese, z. B. eine Salicylat- oder Dicumarolhypoprothrombinämie vorliegt, kann ein Vitamin K-Mangel am besten durch die von KOLLER angegebene Prothrombin-Faktor VII-Bestimmung, bei der alle anderen Gerinnungsfaktoren (Thrombokinase, Calcium, Fibrinogen, Faktor V) konstant und nur die beiden durch Vitamin K beeinflußten Gerinnungsfaktoren Prothrombin und Faktor VII variabel sind, erfaßt werden.

B. Hypervitaminosis K.

Eine Zeitlang glaubte man vermuten zu dürfen, daß ein Schutzmechanismus den Anstieg des Prothrombinspiegels im Körper auf übernormale Werte verhüte. UNGER und SHAPIRO (24) konnten dann zeigen, daß nach großen Dosen Vitamin K der Prothrombinspiegel erheblich ansteigt, nach 24 Std jedoch wieder zur Norm zurückkehrt. Vitamin K$_1$ führt, wenn im Übermaß gegeben nicht zu toxischen Erscheinungen [MOLITOR u. a. (25)], während Nausea, Erbrechen und Porphyrinurie auftreten kann, wenn je Kilogramm Körpergewicht mehr als 3 mg Menadion gegeben werden [BUTT (26)].

C. Klinik der Hypoprothrombinämien unter spezieller Berücksichtigung ihrer Beeinflußbarkeit durch Vitamin K.

In Anbetracht des weitverbreiteten Vorkommens von Vitamin K und des durch Bakterien — speziell Coliwirkung — im Darm entstehenden Vitamin K kommt eine primäre K-Avitaminose kaum je vor. Einzig beim Morbus hämorrhagicus neonatorum spielt ungenügende Vitamin K-Zufuhr eine gewisse, mitauslösende Rolle. Sekundäre K-Avitaminosen können infolge mangelhafter

Resorption (Verschlußikterus, Steatorrhoe, Sprue, Coeliakie, abusivem Gebrauch von Abführmitteln) entstehen. Primärer oder sekundärer Vitamin K-Mangel äußern sich in einer Verminderung des Gehaltes von Prothrombin und Faktor VII und gelegentlich in Form einer dadurch verursachten hämorrhagischen Diathese.

Nicht jede Verlängerung der Prothrombinzeit ist durch Vitamin K-Mangel bedingt, wie namentlich aus der Forschung der letzten Jahre über verschiedene die erste Phase der Gerinnung beeinflussende Faktoren erhellt. Es ist nicht die Aufgabe dieses Kapitels, diese Gerinnungsstörungen zu besprechen. Wir werden uns auf jene Hypoprothrombinämien beschränken, wo Vitamin K kausal oder therapeutisch von Bedeutung ist.

Die Lehre von den Gerinnungsstörungen hat in letzter Zeit wesentliche Erweiterungen erfahren; es ist daher möglich, daß manche in diesem Kapitel niedergelegten Erfahrungen in naher Zukunft einer Ergänzung bedürfen.

Nach dem heutigen Stande der Forschung können wir unterscheiden zwischen Hypoprothrombinämien, die durch Vitamin K in üblicher Dosis geheilt oder gebessert werden können, solche, die große Mengen Vitamin K zur Besserung benötigen und Vitamin K refraktären Hypoprothrombinämien. Zu letzteren gehören gewisse Formen der idiopathischen Hypoprothrombinämie; Hypoprothrombinämie bei schweren Leberparenchymschäden und die sozusagen physiologische Hypoprothrombinämie der Neugeborenen, während der Morbus haemorrhagicus neonatorum, andere Formen von idiopathischer Hypoprothrombinämie und die durch Salicylate verursachte Hypoprothrombinämie durch kleine Dosen Vitamin K in kurzer Zeit behoben werden können. Dasselbe gilt für die Hypoprothrombinämie bei Verschlußikterus, Sprue, Coeliakie und nach abusivem Gebrauch von Abführmitteln, während gewisse Formen von Hypoprothrombinämie bei Leberschäden und die Dicumarol-H. nur auf größere Dosen von Vitamin K reagieren.

1. Die Hypoprothrombinämie im Säuglingsalter und der Morbus haemorrhagicus neonatorum.

Daß in der Neugeborenenperiode eine Gerinnungsstörung vorliegt, wurde schon vor rund 30 Jahren von RODDA (32) festgestellt, und seit der Entdeckung des Vitamin K durch zahlreiche Untersuchungen bestätigt. Neuerdings haben DAM, DYGGVE, PLUM (33, 34, 49) u. a. über große Untersuchungsreihen berichtet und die modernen Kenntnisse über den Morbus haemorrhagicus neonatorum zusammengefaßt.

Unmittelbar nach der Geburt (Nabelschnurblut) wird eine verlängerte Prothrombinzeit gefunden mit einem zwischen 20 und 65% schwankenden Gehalt von Prothrombin, während der Prothrombingehalt des mütterlichen Blutes in der Regel normal ist. Nach KOLLER ist auch der Faktor VII vermindert. Am stärksten ausgeprägt ist die Neugeborenen-Hypoprothrombinämie bei asphyktischen Kindern und kann hier sogar unter der kritischen Schwelle der Blutungsgefahr liegen. Diese neonatale Hypoprothrombinämie ist Vitamin K-refraktär und wird nach Auffassung der meisten Autoren durch während der Geburt verabfolgtes Vitamin K nicht korrigiert [FIECHTER (35), WESPI (36), GASSER (37), DAM (33)].

Nach der Geburt sinkt der Prothrombin- und Faktor VII-Gehalt weiter ab und erreicht am 2.—4. Lebenstag ein Minimum; dann erfolgt auch ohne Vitamin K-Behandlung ein Wiederanstieg, so daß am Ende der ersten Lebenswoche die ungefähre Höhe des Geburtsspiegels wieder erreicht ist. Bei asphyktischen Kindern, bei stärkerem, physiologischem Gewichtsverlust nach der Geburt, bei Kindern, deren Mütter an Schwangerschaftsalbuminurie litten, und bei Fällen, wo ein protrahierter Geburtsverlauf voranging oder intra partum Narkotica gegeben wurden, ist der Prothrombinabfall stärker ausgeprägt. Künstlich ernährte Kinder zeigen einen geringeren oder gar keinen Prothrombinsturz. Kuhmilch enthält etwa 4mal mehr Vitamin K als Frauenmilch (0,015 γ je cm³); es wird angenommen, daß die bei Kuhmilchernährung verfütterte Vitamin K-Menge genügt, um den Prothrombinabfall zu vermeiden; den bei Kuhmilchernährung den Darm besiedelnden Colibakterien wird neuerdings geringere Bedeutung für den Vitamin K-Haushalt der ersten Lebenstage beigemessen als früher.

Durch orale oder parenterale Applikation von 10—20 mg Vitamin K an die kreißende Mutter oder an das Neugeborene kann der Prothrombinsturz verhütet werden, jedoch gelingt es nicht, den Prothrombinspiegel über eine gewisse von Fall zu Fall variierende Höhe zu bringen. Ein normaler Prothrombingehalt wird erst gegen Ende des 1. Lebensjahres erreicht.

Die Analyse dieser Befunde zeigt, daß die Hypoprothrombinämie des Säuglingsalters aus 2 Komponenten besteht: Einerseits besteht im Neugeborenen- und Säuglingsalter eine noch nicht abgeklärte Vitamin K-refraktäre Hypoprothrombinämie Ob diese auf einer Adaptationsstörung der Leber [FANCONI (38)] oder auf einem Mangel von Konversionsfaktoren beruht, ist zur Zeit noch nicht bekannt. Gegen letztere Hypothese spricht die Auffassung von ZIFFREN u. a. (39), wonach zur Kompensation des erniedrigten Prothrombingehaltes die Konversion von Prothrombin zu Thrombin im Säuglingsalter sogar beschleunigt vor sich geht. Nach der Geburt erfolgt andererseits wahrscheinlich infolge mangelhafter Zufuhr von Vitamin K ein weiterer Prothrombinsturz, der durch Vitamin K-Gaben korrigiert werden kann.

In ungefähr 1% der Neugeborenen kommt es zu Hämorrhagien [0,68% bei SALOMONSEN (40), 0,77% bei JAVERT (41)]. Die hypoporthrombinämischen Blutungen treten meistens am 2.—4. Lebenstage, selten später auf, und zeigen folgende Lokalisationen: Verdauungskanal (Melaena und Hämatemesis), Nabel, Haut- und Subcutangewebe, Urogenitaltrakt. Respirationstrakt, innere Organe, Periost, Schädelhöhle. Nicht alle Blutungen der Neugeborenenperiode sind indessen durch Hypothrombinämie bedingt. Erstens spielt das Geburtstrauma eine große Rolle, dann die verminderte Capillarresistenz der Neugeborenen, und ferner kommen auch in dieser Altersgruppe andere Blutungskrankheiten vor, so z. B. die kongenitale Fibrinopenie, die kongenitale Thrombocytopenie, die Thrombasthenie [GLANZMANN (42)], das Neugeborenenhämophiloid usw.

Tabelle 10. *Häufigkeit von Hämorrhagien in der Neugeborenenperiode mit und ohne Vitamin K-Prophylaxe. [Nach DYGGVE, (34).]*

Art der Hämorrhagie	Zahl der Fälle auf 10000 Geburten berechnet	
	a) Bei Vitamin K Prophylaxe	b) Ohne Viatmin K Propyhlaxe
Meläna	6	16
Nabel	5	9
Nebennieren . . .	5	15
Leberkapsel . . .	12	18
Intraperitoneal .	2	8
Haut	20	23
Kephalhämatom .	105	111
Intrakraniell . . .	123	163

Die Untersuchungen umfassen 10867 Neugeborene, deren Mütter in den letzten 24 Std ante partum Vitamin K erhalten hatten und 22371 Neugeborene ohne K-Prophylaxe.

Da diese verschiedenen Blutungskrankheiten nicht immer auseinander gehalten wurden, findet man widersprechende Erfolgstatistiken über Vitamin K-Therapie und Prophylaxe. Aus Tabelle 10 geht deutlich hervor, daß die Zahl intraperitonealer Blutungen, von Melaena, Nebennieren- und Nabelblutungen durch Vitamin K-Prophylaxe deutlich verringert werden kann, was kürzlich auch von Michels (*44*) und Willi (*7*) bestätigt wurde. Das große Kontingent intrakranieller und subperiostaler Blutungen wird jedoch durch die K-Prophylaxe nicht wesentlich beeinflußt.

Während früher das gehäufte Auftreten von M. h. n. im Winter und im Frühjahr einem saisonbedingten Vitamin K-Mangel zur Last gelegt wurde, konnte Dyggve bei Kindern mit und bei Kindern ohne K-Prophylaxe die gleichen saisonbedingten Schwankungen feststellen. Daraus geht hervor, daß diesen Schwankungen andere Ursachen, so z. B. saisonbedingte Schwankungen der Kapillarresistenz (*45*) usw. zu Grunde liegen müssen.

Therapie und Prophylaxe des hypoprothrombinämischen Morbus haemorrhagicus neonatorum: Liegt einer Hämorrhagie im Neugeborenenalter ein Mangel an Prothrombin und Faktor VII zu Grunde, dann kann sie durch Vitamin K in jeder Applikationsform sehr gut beeinflußt werden. 10—20 mg eines wirksamen Vitamin K-Präparates genügen um die Prothrombinzeit innerhalb weniger Stunden zu normalisieren.

20 mg eines wirksamen Vitamin K-Präparates der Mutter 4—24 Std antepartum verabfolgt oder 5—10 mg dem Kind am 1. Lebenstage gegeben beugt, dem zum Morbus haemorrhagicus neonatorum führenden Prothrombinsturz vor [Salomonsen (*46*)]. Ob es sich lohnt diese Prophylaxe routinemäßig bei jedem Neugeborenen anzuwenden, ist zur Zeit noch nicht entschieden; zweifellos indiziert ist sie bei asphyktischen Kindern, Frühgeburten, nach schwerer und langdauernder Geburt und nach Schwangerschaftstoxikose.

2. Idiopathische, durch Vitamin K heilbare Hypoprothrombinämien.

Idiopathische Hypoprothrombinämien im Kindes- [Fanconi (*38*)] und im Erwachsenenalter sind sehr selten und nicht immer durch Vitamin K heilbar (s. S. 746). 1947 beschrieb Quick (*47*) eine Familie, wo 2 Söhne seit Geburt an hämorrhagischer Diathese durch Hypoprothrombinämie litten, die durch Vitamin K korrigiert wurde. Ein einschlägiger Fall wurde auch von Gopalan (*48*) mitgeteilt. Jedoch ist die genauere Natur dieser auf Vitamin K reagierenden Hypoprothrombinämie noch nicht erforscht.

3. Hypoprothrombinämie durch Salicylate.

Eine Verlängerung der Prothrombinzeit durch Salicylsäure und Salicylsäurederivate z. B. p-Aminosalicylsäure, konnte sowohl beim Versuchstier [Link (*50*)] als auch beim Menschen [Meyer (*51*), Shapiro u. a. (*52*)] festgestellt werden, jedoch tritt diese nur auf, wenn die Salicylate per os gegeben werden, und selbst dann konnte durch gleichzeitige Verabfolgung von Sulfasuccidin die Verlängerung der Prothrombinzeit verhütet werden [Jaques und Lepp (*53*)]. Über die Wirkungsweise der Salicylate auf den Prothrombinhaushalt und ihre Beziehung zur Dicumarolwirkung gehen die Aussichten noch auseinander. Nach Koller hemmt die Salicylsäure die Bildung von Prothrombin und Faktor VII in der Leberzelle. Die Mehrzahl der Autoren konnte die Salicylat-Hypoprothrombinämie durch kleine Dosen Vitamin K beseitigen oder verhüten. Rapp (*54*) führt das häufige Auftreten von Blutungen nach Zahnextraktion in USA. auf die Verwendung von Aspirin als Analgeticum zurück und konnte durch Verabfolgung von 6 mg Menadion die Zahl der Nachblutungen von 13,6% auf 1,6% senken. Livingstone und Neary (*55*), die ähnliche Untersuchungen an Tonsillektomierten durchführten, konnten jedoch diese Erfolge nicht bestätigen. Butt u. a. (*56*) sahen, daß selbst hohe Dosen — 10 g Na-Salicyl je Tag — nur in einzelnen

Fällen zur Hypoprothrombinämie führten. Nach dem heutigen Stande der Forschung kann man also sagen, daß Salicylate gelegentlich eine leichte Hypoprothrombinämie verursachen können, die durch kleine Dosen Vitamin K beseitigt werden. Es wäre aber noch verfrüht, heute schon eine generelle Vitamin K-Prophylaxe bei Salicylatmedikation zu postulieren.

4. Hypoprothrombinämien bei Obstruktionsikterus und Fettresorptionsstörungen.

Es wurde schon früher erwähnt, daß die Resorption von Vitamin K von der Gegenwart von Gallensäuren im Darmkanal abhängig ist. Fehlen dieselben im Darmkanal, z. B. bei Verschlußikterus und Gallenfisteln, dann kann es trotz genügender Vitamin K-Zufuhr zur K-Avitaminose und folglich zum Mangel an Prothrombin und Faktor VII kommen. Zufuhr von wasserlöslichem Vitamin K (Synkavit) per os oder per injectionem normalisiert die Prothrombinzeit innerhalb von Stunden. Tritt diese Normalisierung nicht ein, dann muß eine Leberschädigung angenommen werden. Von besonderer Bedeutung ist die Vitamin K-Behandlung einschlägiger Fälle vor und nach chirurgischen Interventionen. Es sollten keine chirurgischen Eingriffe bei mechanischem Ikterus vorgenommen werden, ohne vorgängige Normalisierung der Prothrombinzeit und auch postoperativ ist die Vitamin K-Therapie während einiger Tage fortzusetzen.

Seltener kommt die K-Avitaminose mit hypoprothrombinämischen Blutungen bei Fettresorptionsstörungen — Sprue, Cöliakie, Steatorrhoe, ausgedehnten Darmresektionen — vor. Das Ausmaß der Fettresorptionsstörung ist von Fall zu Fall verschieden und auch im Einzelfalle Schwankungen unterworfen, so daß bei reichlichem Vitamin K-Angebot häufig eine genügende Menge resorbiert wird, um eine ausreichende Bildung von Prothrombin und Faktor VII zu gewährleisten.

5. Hypoprothrombinämien bei Leberparenchymschädigungen.

Bei Leberparenchymschädigungen kann die Bildung von Prothrombin und Faktor VII darniederliegen, trotz normaler Vitamin K-Zufuhr. Bei leichteren Parenchymschäden, wie z. B. bei leichteren Fällen von Hepatitis, kann durch Vitamin K-Therapie die Prothrombinzeit normalisiert werden. Bei schweren Parenchymschäden — dekompensierte Cirrhose, akute gelbe Leberatrophie, Cirrhose cardiaque, Stauungsleber — ist der verminderte Gehalt von Prothrombin und Faktor VII durch Vitamin K nicht zu beheben [JURGENS (57)].

Die Beeinflußbarkeit der Hypoprothrombinämie durch Vitamin K wird auch als Leberfunktionsprüfung angewendet. Liegt bei einer Leberstörung eine Hypoprothrombinämie vor, dann wird 30 mg Vitamin K verabfolgt. Normalisiert sich die Prothrombinzeit innerhalb 24 Std, dann kann nach KOLLER eine schwere, schon fortgeschrittene Leberparenchymerkrankung ausgeschlossen werden. POPPER und SCHAFFNER (58), welche übrigens den Vitamin K-Test als nicht sehr empfindliche Leberfunktionsprobe bezeichnen, sprechen von einem schweren Leberschaden, wenn die Prothrombinzeit nach der Vitamin K-Applikation um weniger als 15% ansteigt. Zugleich betonen sie, daß bei Parenchymschäden einem anfänglichen Anstieg des Prothrombingehaltes ein erneuter Abfall folgen kann, weswegen sie es für notwendig erachten, eine nochmalige Prothrombinbestimmung nach 48 Std vorzunehmen. Neuerdings hat KOLLER (79) den sog. Vitamin K-Test auf Grund der neueren Erkenntnisse modifiziert: „Es wird zunächst — nach Feststellung einer verminderten Prothrombin- und Faktor VII-Konzentration — 1 mg Synkavit parenteral (intramuskulär oder intravenös) verabreicht. Kommt dadurch bereits eine Normalisierung der beiden Gerinnungsfaktoren zustande, so ist die Leberzelle funktionell als intakt zu betrachten. Die verminderte Prothrombin- und Faktor VII-Konzentration muß in diesem Falle auf einer Störung der Resorption des Vitamin K aus dem Darme beruhen. Hat 1 mg Synkavit keine Wirkung, dann werden 50 mg Vitamin K_1 per os gegeben. Steigt nun mehr der Prothrombin- und Faktor VII-Gehalt an, so kann auf eine Leberschädigung leichteren Grades geschlossen werden; bleibt dagegen auch das Vitamin K_1 ohne Effekt, so muß eine schwere prognostisch ernst zu beurteilende Leberparenchymaffektion angenommen werden. Wenn die gesonderte Bestimmung von Faktor VII und Prothrombin nicht möglich ist, so kann auch die QUICKsche Prothrombinzeit für den Test verwendet werden.

6. Dicumarol-Hypoprothrombinämie und Vitamin K.

Trotz der weitverbreiteten Anwendung von Antikoagulantien — wir beschränken uns in diesem Zusammenhang auf die Besprechung des Dicumarols — in der Medizin (Thrombose, Thrombophlebitis, Embolie, Myokardinfarkte, postoperativ, post partum usw.) ist die Wirkungsweise des Dicumarols und von Vitamin K als sog. Dicumarolantidot noch nicht restlos abgeklärt. Nach STEFANINI (59), ROBESON und KEELE (60), DEUTSCH (61), KOLLER (62) soll Dicumarol u. a. die Bildung von Prothrombin [nach KOLLER (21) auch von Faktor VII] in der Leber verhindern, mit anderen Worten genau gleichwirken wie der Vitamin K-Mangel. Demgegenüber konnten MANN und Mitarbeiter (63), SHINOWARA (64), FELIX (65) u. a. sowohl bei Versuchstieren als auch beim Menschen feststellen, daß Dicumarol die Co-Thromboplastinaktivität (Faktor B von QUICK) hemmt oder zum mindesten die Co-Thromboplastinaktivität namentlich in den ersten Tagen stärker beeinträchtigt als die Prothrombinbildung. Nach KOLLER (21), DE NICOLA (66) fällt bei Dicumarolverabreichung in erster Linie der Faktor VII ab. Bei Ratten hat Vitamin K [BOYD und WARNER (67)] keinen Einfluß auf die Dicumarol-Hypoprothrombinämie und auch in der Humanmedizin konnten im Anschluß an Dicumarol aufgetretene Blutungen selbst durch große Dosen von Vitamin K nicht immer gebessert werden [WRIGHT und FOLEY (68), POWERS (69)]. Allerdings ist die Antidicumarolwirkung verschiedener Vitamin K-Präparate verschieden. Nach JAMES und Mitarbeitern (70), DOUGLAS (71) u. a. wird die Dicumarol-Hypoprothrombinämie einzig durch Vitamin K_1 und sein Oxyd in hohen Dosen (mehrere 100 mg) gebessert. Demgegenüber bezeichnet KOLLER das Vitamin K_1 als das eigentliche Dicumarol-Antidot. Nach ihm gelingt es mit 5—50 mg Vitamin K_1 den Prothrombin- und Faktor VII-Gehalt in 4—24 Std zu normalisieren.

7. Vitamin K-refraktäre Hypoprothrombinämie.

Die gelegentlich familiär auftretende idiopathische Vitamin K-refraktäre Hypoprothrombinämie [QUICK, HAUSER (72), OWREN (73), BILHAN und Mitarbeiter (74), CROCKETT (75)] soll hier nicht besprochen werden, da das Vitamin K für die Genese dieser Krankheitsgruppe keine Rolle spielt.

V. Vitamin C.

A. Chemie und Physiologie.

Einleitung. Die Vermutung, daß der Skorbut eine Mangelkrankheit sei, wurde erstmals von HOPKINS (1) im Jahre 1906 ausgesprochen. Kurz darauf gelang es HOLST und FROELICH (2), experimentell durch Entzug des Grünfutters beim Meerschweinchen Skorbut zu erzeugen. FUNK (3) nannte die beim Skorbut fehlende Substanz Antiskorbutvitamin; später wurde die Bezeichnung Vitamin C gewählt [Drummond (16)]. Im Jahre 1932 isolierten Waugh und King (4) das Vitamin in kristallinischer Form aus Citronensaft. Diese Autoren stellten ferner-hin fest, daß die von ihnen gefundene Verbindung identisch war mit der von Szent-György (5) aus Kohl isolierten Hex-uronsäure. Bald darauf wurde das Vitamin von Reichstein u. a. (6) synthetisiert und Ascorbinsäure genannt. Beide Bezeich-nungen, Vitamin C und Ascorbinsäure, finden heute in der Er-nährungslehre Anwendung.

Chemie. Die Strukturformel der Ascorbinsäure ist neben-stehend dargestellt; die Verwandtschaft zu den Monosaccha-riden ist augenfällig. Die im Handel befindlichen Präparate rate sind synthetischen Ursprungs.

Ascorbinsäure ist eine kristallinische Substanz, löslich in Wasser und unbeständig in gelöstem Zustande. Die trockene, kristallinische Substanz ist jedoch beständig. Ascorbinsäure hat stark reduzie-rende Eigenschaften, die auf ihrer Tendenz zur reversiblen Oxydation zu De-hydroascorbinsäure beruhen. Verschie-dene Gewebskatalysatoren, einschließ-lich Ascorbinsäureoxydase, sind an diesem Oxydoreduktionsprozeß betei-ligt. Das Endprodukt des Ascorbin-säurestoffwechsels in vivo ist noch nicht bekannt. Dehydroascorbinsäure verhütet den Meerschweinchenskorbut praktisch ebensogut wie Ascorbin-säure. In Pflanzen entsteht Ascorbin-säure aus Glucose. Manche Tiere sind imstande, Vitamin C zu synthetisieren. Die einzelnen Stufen der Ascorbin-säuresynthese im Körper sind jedoch noch nicht bekannt; eine Reihe von Substanzen, unter anderen auch Chlor-butanol und Barbiturate, fördern die Synthese.

Vitamin C - Bestimmungsmethoden.
Allgemein gebraucht wird die Titra-tionsmethode mit einem Farbstoff, dessen Farbe unter dem Einfluß der reduzierenden Wirkung des Vitamin C umschlägt. Die Resultate dieser Metho-den sind jedoch ungenau, da andere reduzierende Substanzen den Farbum-schlag beschleunigen können. Für exakte Untersuchungen werden daher immer noch Tierversuche angewendet, wobei skorbutischen Meerschweinchen

Strukturformel der l-Ascorbinsäure.

Tabelle 11. *Vitamin C-Gehalt in verschiedenen Früchten und Gemüsen.*

	mg je 100 g
Frische Früchte:	
Orangensaft, Citronensaft .	40—60
Tomatensaft	10—20
Grapefruits	40—55
Äpfel, Birnen	2—5
Pflaumen	3—6
Erdbeeren	40—100
Himbeeren, Johannisbeeren	20—40
Hagebutten	250—1500
Frisches Grüngemüse:	
Grünkohl	110—130
Blumenkohl	60—80
Rosenkohl	15—115
Salat	7—15
Spinat	20—70
Bohnen	5—35
Erbsen	12—50
Kresse	15—60
Gurken	3—6
Andere Gemüse:	
Neue Kartoffeln	20—30
Kohlrabi	20—30
Knoblauch	20
Zwiebeln	6—9
Radieschen	25
Meerrettich	50—100
Paprika, rot	150—200
Petersilie	100—185

eine abgemessene Menge der auf ihren Vitamin C-Gehalt zu untersuchenden Sub-stanz gegeben und das Wachstum der Tiere gemessen wird. Bei einer neuerdings von Crampton (7) entwickelten Methode wird beim Meerschweinchen das unter dem Einfluß der Ascorbinsäurezufuhr erfolgte Wachstum der Odontoblasten gemessen.

Vorkommen in der Natur. Die reichsten Quellen für Ascorbinsäure sind frische Früchte und Gemüse, besonders grünes Gemüse.

Es darf nicht übersehen werden, daß der Ascorbinsäuregehalt je nach Varietät und Reife der Früchte und Gemüse sehr stark ändert. Die in Ernährungstabellen angegebenen Zahlen über den Vitamin C-Gehalt müssen daher mit aller Vorsicht angewendet werden. Kartoffeln haben einen eher geringen Vitamin C-Gehalt; da sie aber vielfach die Hauptnahrung darstellen, bedeuten sie für viele Menschen eine wesentliche Vitamin C-Quelle. Die in Tabelle 11 erwähnten Zahlen beziehen sich auf frischgepflückte Früchte und Gemüse. Verstreicht eine gewisse Zeit, bis sie in die Hand des Konsumenten kommen, so weisen sie einen bedeutend niedrigeren Ascorbinsäuregehalt auf, besonders wenn Früchte und Gemüse in zerkleinertem Zustande aufbewahrt werden. Beim Dörrprozeß geht sehr viel Vitamin C verloren, ebenso beim Kochen. So verliert z. B. Tomatensaft 50 % seines Vitamin C-Gehaltes, wenn er während einer Stunde auf 100^0 erhitzt wird. Diese Verluste sind vornehmlich durch Oxydation der Ascorbinsäure bedingt und können reduziert werden, wenn Früchte und Gemüse nicht gekocht, sondern für kurze Zeit in nicht zerkleinerter Form unter Luftabschluß gedämpft werden. Durch Tiefkühlung geht kein Vitamin C verloren. In manchen pflanzlichen Produkten finden sich ascorbinsäureoxydierende Enzyme, so die Ascorbasen, Polyphenolasen und Peroxydasen. Die beiden letzteren greifen die Ascorbinsäure nicht direkt an; sie führen vielmehr zur Bildung von Chinonen, die ihrerseits die Ascorbinsäure in Dehydroascorbinsäure überführen. Ferner kann zweiwertiges Kupfer in kleinsten Mengen die Ascorbinsäureoxydation katalysieren. Beide Oxydationsprozesse gehen bei niedrigem p_H (Zusatz von Citronensaft) verlangsamt vor sich. Überdies kann die Ascorbinsäure durch verschiedene sowohl in pflanzlichen als auch in tierischen Produkten enthaltene Schutzstoffe vor der enzymatischen, vor allem aber vor der katalytischen Oxydation (Glutathion) geschützt werden (*136*).

Ascorbinsäurebedarf. Es ist bisher noch nicht gelungen, den Tagesbedarf des Menschen genau zu bestimmen, zumal derselbe gewissen endogenen Schwankungen unterliegt, so z. B. während des weiblichen Cyclus (*123*). Bei Hypothyreose ist das Vitamin C-Bedürfnis vermindert [MORELLI (*8*)], während Schilddrüsenverfütterung bei ascorbinsäurefrei ernährten Meerschweinchen das Auftreten von Skorbut beschleunigt. Infektionen, Kälteschäden und intensive körperliche Betätigung erhöhen den Vitamin C-Verbrauch. Bekannt ist das klassische Beispiel von HESS (*9*), der die Säuglinge seiner beiden Säuglingsabteilungen mit sterilisierter Milch ernährte. Als in einer Abteilung eine Grippeepidemie auftrat, traten unter den Insassen dieser Abteilung explosionsartig zahlreiche Skorbutfälle auf.

Der National Resarch Council (USA.) empfiehlt eine tägliche Zufuhr von 75 mg für Erwachsene, 80—100 mg für Kinder im Wachstum und 100 mg für Frauen während der Schwangerschafts- und Lactationsperiode. Von der UNO. wurde der Vitamin C-Bedarf auf 30 mg je Tag festgesetzt. Aus Versuchen an menschlichen Freiwilligen in England geht hervor, daß selbst mit einer Tageszufuhr von 10 mg das Auftreten von Skorbut verhütet werden kann. Es ist sehr wahrscheinlich, daß 30 mg als ein zur Aufrechterhaltung der Gesundheit notwendiges Tagesminimum betrachtet werden dürfen.

Stoffwechsel und Physiologie der Ascorbinsäure. Während die meisten Säugetiere fähig sind, Ascorbinsäure zu synthetisieren, muß dem Menschen und dem Meerschweinchen Ascorbinsäure zugeführt werden. Vereinzelte Autoren nehmen allerdings an, daß auch der Mensch kleine Mengen von Vitamin C bilden kann. Alle Tiere einschließlich der Mensch, vermögen Ascorbinsäure zu speichern, dauert es doch vom Beginn der Ascorbinsäurekarenz an gerechnet mehrere Monate, bis beim Menschen Skorbutsymptome auftreten.

Ascorbinsäure wird leicht aus dem Darme resorbiert. Infolge der Wirkung von Ascorbinsäureoxydase wird die Ascorbinsäure in vitro rasch zerstört, nicht aber im Darmtrakt [HOCHBERG u. a. (22)]. Offenbar wird die Ascorbinsäureoxydase der Früchte und Gemüse im Darmtrakt zerstört oder gehemmt. CRAMPTON und BURTON (23) stellten sogar fest, daß die aus dem Orangensaft stammende Ascorbinsäure im Darmtrakt in erhöhtem Maße ausgenützt werden könne. Ascorbinsäure wird im Urin ausgeschieden. Menschliche Faeces enthalten normalerweise selbst bei Zufuhr von großen Mengen nur Spuren oder keine Ascorbinsäure. Diese wird von der Dickdarmflora zerstört (41).

Der Ascorbinsäurespiegel im Plasma kann leicht bestimmt werden und gibt bis zu einem gewissem Grade Aufschluß über den Vitaminhaushalt; allerdings werden zuverlässigere Resultate erzielt, wenn der bedeutend höhere Vitamin C-Gehalt in den Leukocyten bestimmt wird (s. S. 755). Der Plasmaspiegel geht einigermaßen parallel der Ascorbinsäurezufuhr. Er variiert bei normalen Individuen zwischen 0,7 und 1,5 mg-%, jedoch kommen auch beim Gesunden bedeutend niedrigere Werte vor; namentlich im Winter, wenn die Zufuhr von frischen Früchten und Gemüsen aufhört, sind Plasmawerte um Null nicht ungewöhnlich.

Es wird heute allgemein angenommen, daß das Vitamin C für Aufbau und Funktion der Intercellulärsubstanz notwendig sei [WOLBACH und HOWE (26)]. Beim Skorbut wird ungenügend Intercellulärsubstanz gebildet, was zu einer Schwächung der Stützgewebe in den Zähnen, im Knochen, im Knorpel und im Bindegewebe führt. So beruhen die capillären Blutungen, das Lockerwerden der Zähne, die skorbutischen Epiphysenstörungen usw. auf einer Schädigung der Intercellularsubstanz (s. S. 753). Die Dentinbildung in den Zähnen des Meerschweinchens geht nach den Untersuchungen von BOYLE, BESSEY und HOWE (27) der Ascorbinsäurezufuhr parallel.

Im Knochen hört beim Vitamin C-Mangel die Osteoidbildung auf und die Osteoblasten nehmen die Form von Fibroblasten an [GLASUNOW (28)]. Es ist jedoch noch nicht bekannt, in welcher Weise Vitamin C die Bildung von Intercellularsubstanz und speziell auch von Kollagen beeinflußt. PIRANI und CATCHPOLE (29) fanden, daß bei skorbutischen Meerschweinchen ein höherer Glucoproteinspiegel im Serum gefunden wird als bei Normaltieren und vermuten, daß dies irgendwie in Zusammenhang stehe mit der skorbutischen Störung in den Stützgeweben. ROBERTSON und GROSS (30) bestimmen den Kollagengehalt im subcutanen Bindegewebe und halten dies für einen empfindlichen Test zur Beurteilung der Ascorbinsäuresättigung beim Meerschweinchen.

Ascorbinsäure hat noch zahlreiche andere Funktionen. Gewisse Untersuchungen deuten darauf hin, daß beim Ascorbinsäuremangel der Sauerstoffverbrauch und der Glucosestoffwechsel herabgesetzt sind; fernerhin ist der Milchsäureabtransport [CRANDON (31)] aus dem Blute verzögert. (Möglicherweise hängt damit die günstige Beeinflussung des Muskelkaters durch Vitamin C-Zufuhr zusammen.)

Der Phosphorgehalt des Muskels ist beim Vitamin C-Mangel erniedrigt, das Phosphokreatin jedoch relativ erhöht. Nach PERKINS und ZILVA (34) führt Ascorbinsäuremangel zu einer Verminderung der Phosphataseaktivität im Serum und im Knochen. Verschiedene Enzymsysteme werden durch Zufuhr von Ascorbinsäure aktiviert, wobei nach Ansicht einiger Autoren Ascorbinsäure als Co-Enzym wirkt, während KÜHNAU (132) dem Vitamin C jegliche Coenzymwirkung abspricht. Neuerdings haben LAN und SEALOCK (35) darauf hingewiesen, daß Ascorbinsäure in vitro die Oxydation von Tyrosin und Phenylalanin katalysiere (124—127). So ist z. B. beim Meerschweinchen der normale Ablauf des Tyrosinstoffwechsels an eine genügende Ascorbinsäurezufuhr gebunden [RIENITS (36)].

Nach WOODRUFF und DARBY (37) soll nicht nur Ascorbinsäure, sondern auch Folsäure in den Tyrosinstoffwechsel des Meerschweinchens eingreifen. LEVINE und Mitarbeiter (38) fanden, daß bei Frühgeburten die Ausscheidung von Tyrosin und Phenylalanin im Urin durch Vitamin C-Zufuhr verhindert werden kann, daß also mit anderen Worten Vitamin C dem unreifen Organismus hilft, aromatische Aminosäuren zu verwerten. KIRBERGER u. a. (39) fanden, daß Vitamin C auch die Oxyphenylbrenztraubensäureausscheidung im Urin herabsetzt.

Große Mengen von Ascorbinsäure — nach GIROUD u. a. (10) 100—300 mg je 100 g Gewebe — finden sich in den Nebennieren der Säugetiere, während in der Leber, in Nieren und im Muskel viel geringere Mengen gespeichert werden. Der Ascorbinsäuregehalt der Nebenniere hängt vom Funktionszustand der Nebennierenrinde ab. Beim Skorbut nehmen die Nebennieren an Masse und Gewicht zu. Der Adrenalingehalt in den Nebennieren ist bei Ascorbinsäuremangel erhöht [BANERJEE (11)]. Wahrscheinlich besteht ein Synergismus zwischen Adrenalin und Vitamin C. Neuerdings haben DUMM und RALLI (12) darauf hingewiesen, daß die Ascorbinsäure in den Nebennieren gebildet werden könne.

Beim Meerschweinchen kann durch Cortison oder ACTH bei Vitamin C-freier Ernährung das Auftreten skorbutischer Veränderungen verhindert oder verzögert werden [HERRICK u. a. (13)]. Cortison erhöht den Ascorbinsäuregehalt speziell in den Nebennieren [BOOKER (14)]. Andererseits sinkt beim Stress gleichzeitig mit der Cortisonausschüttung der Ascorbinsäuregehalt in den Nebennieren [MORGAN (15)] und im Blute [SAYERS u. a. (17), SCHROEDER (18)]. Die beim Stress auftretenden Schädigungen können durch Vitamin C-Zufuhr verhütet werden; werden z. B. Ratten einer langen Kälteschädigung ausgesetzt, so kann durch große Dosen Vitamin C die Überlebensdauer derselben verlängert und die sonst beim Stresss erfolgende Vergrößerung der Nebenniere verhütet werden [DUGAL und THERIEN (19,33)]. Vor und nach chirurgischen Interventionen gegebenes Vitamin C vermag die Nebennierenrindenfunktion während des operativen Stress zu verbessern [DAO, zit. nach HENCH (21)]. Die biochemischen Hintergründe der Beziehungen zwischen Vitamin C und Nebennierenrinde sind noch nicht erforscht. Möglicherweise ist die Ascorbinsäure von Bedeutung für die Synthese der Nebennierenrindensteroide, speziell des Cortisons und der 11-Oxycorticosteroide [HALLBERG (20)]. Hieraus ergeben sich Erklärungsmethoden für die infektionsverhütende Wirkung des Vitamin C sowie für die Vitamin C-Therapie bei der Diphtherie (42) und bei rheumatischen Erkrankungen.

Vitamin C steht in enger Beziehung zum Vitamin A. MAYER und KREHL (40) fanden, daß eines der ersten Symptome des Vitamin A-Mangels in einer Entleerung der Vitamin C-Reserven besteht. Diese Autoren fanden ferner, daß die Nebennieren beim Vitamin A-Mangel in gleicher Weise wie beim Skorbut vergrößert sind.

Übersichten über die Physiologie des Vitamin C sind von KÜHNAU (132), WOLBACH und BESSEY (24) sowie von PIJOAN und LOZNER (25) geschrieben worden.

B. Vitamin C-Mangelkrankheiten.

1. Skorbut.

Geschichte. Der Skorbut war wahrscheinlich, wie aus Knochenfunden ersichtbar ist, schon im Altertum bekannt. Die erste Beschreibung skorbutischer Erkrankungen stammt von DE JOINVILLE, einem Kreuzritter aus dem 13. Jahrhundert. Bis in die Neuzeit kam es zu gehäuftem Auftreten von Skorbut, sei es in Kriegszeiten, so z. B. noch im Weltkrieg 1914—1918, sei es in Armenhäusern und Korrektionsanstalten. Als man anfing, über die Meere zu segeln, wurde der Skorbut zur „Pest der Meere und zum Verderben der Seefahrer". Um nur einige Beispiele zu nennen: Vasco di Gama verlor bei der Umsegelung des Kap der guten Hoffnung 100 von 166 Mann seiner Besatzung. Lord Anson, der um 1740 mit 6 Schiffen und 961 Mann nach Südamerika segelte, hatte nach 9 Monaten zwei Drittel seiner Mannschaft verloren und sah sich infolgedessen gezwungen, die Hälfte seiner Schiffe aufzugeben. Man lernte jedoch auch, dem Skorbut zu begegnen. Als erster hat wohl Jauqes Cartier (1536) von Indianern gelernt, den Skorbut durch einen Extrakt von Tannennadeln zu heilen; im 1753 erschienenen „Treatise of the Scurvy" wurde von James Lind (43) der Mangel an frischem Gemüse für die Krankheit verantwortlich erklärt. 40 Jahre später ordnete die Admiralität der britischen Marine an, daß jeder Matrose täglich eine Unze Citronensaft bekommen sollte. Heute ist der Skorbut kein Problem mehr für Seefahrer und auch bei Landbewohnern ist der „epidemische" Skorbut seltener geworden. Im 2. Weltkrieg 1939—1945 sind nur wenige Fälle von Skorbut beobachtet worden, so z. B. unter den von den Japanern gefangengehaltenen Engländern in Hong Kong [Smith und Woodruff (44)].

Demgegenüber kommt der sporadische Skorbut immer noch vor und findet sich im Erwachsenenalter am häufigsten bei einzelstehenden Männern, die sich ihre Mahlzeiten aus Brot, Fett, Kaffee oder Konserven selbst bereiten und dabei aus Bequemlichkeit, Armut oder diätetischen Gründen (Milchkur bei Magengeschwür) einer genügenden Vitamin C-Zufuhr nicht Rechnung tragen [sog. „bachelor scurvy", Bürger, McMillan u. a. (45, 46)].

Über die Häufigkeit des Skorbuts bestehen nur vereinzelte Angaben, so kamen in Glasgow und Edinburgh zwischen 1937 und 1943 je Jahr etwa 2—10 Skorbutfälle auf 100000 Einwohner vor.

Sekundäre Avitaminosen können bei Resorptionsstörungen, Sprue, Cöliakie, sowie bei chronischen Durchfallstörungen auftreten (Enterokarenz).

Symptomatologie. Bei Vorliegen eines Mangelzustandes ist es oft schwierig zu entscheiden, welche Symptome durch den C-Mangel, welche durch den Mangel an anderen Nährstoffen verursacht sind. Immerhin kennen wir heute auf Grund experimentell induzierter Mangelzustände bei Tier und Mensch [Crandon (31), Vitamin C-Subkommission des Brit. Med. Research Councils (47)] Symptome, die mit Sicherheit dem C-Mangel zur Last gelegt werden können, während die Beziehung anderer Symptome wie z. B. blutmorphologischer Veränderungen zum Skorbut noch weiter erforscht werden muß.

Das Zeitintervall zwischen Einsetzen der Vitamin C-freien Kost und dem Auftreten skorbutischer Symptome dauert mehrere Monate, wie sich einwandfrei aus den Experimenten an C-frei ernährten Freiwilligen ergibt. Gleiche Erfahrungen konnten beim Seefahrerskorbut gemacht werden.

Mit Sicherheit steht fest, daß beim Vitamin C-Mangel das Stützgewebe erkrankt, wobei speziell die Bildung von Intercellularsubstanz beeinträchtigt ist (s. S. 750). Dies äußert sich unter anderem in verzögerter oder gar fehlender *Wundheilung (111, 112)*. In den beiden oben erwähnten Experimenten mit Freiwilligen als auch in Untersuchungen von Wolfer u. a. (32) wurden die Heilungsvorgänge studiert: Im 3. Karenzmonat gesetzte Wunden heilten einwandfrei aus. Wunden, die im 6. Karenzmonat erzeugt wurden, zeigten wohl Fibroblasten in normaler Zahl und von normalem Aussehen jedoch fehlte die Intercellularsubstanz vollständig. In Crandons (31) Experiment zeigte eine am 182. Karenztage gesetzte Wunde nach 10 Tagen nicht die geringste Heilungstendenz. Hierauf wurde der Patient mit Vitamin C abgesättigt, worauf die Wundheilung ihren normalen Verlauf nahm. Bei unvollständigem C-Mangel soll nach DANIELLI u. a. (48) zwar ausgiebig Reticulin gebildet werden, jedoch fehlt dessen Ausreifung zu Kollagen. Die Zug- und Rißfestigkeit von Wunden bei C-hypovitaminotischen Patienten war in den ersten Tagen gegenüber gesunden Kontrollen vermindert [WOLFER (32)].

Eines der ersten Symptome des Skorbuts sind *Hautveränderungen*. Die Hautfarbe wird blaß-gelblich oder schmutzig-graugelblich und ist manchmal geradezu von leichenhaftem Aussehen. In den Karenzversuchen beim Menschen trat nach 17—21 Wochen eine follikuläre Hyperkeratose mit brüchigen, teils eingewachsenen Haaren auf, die sich in den folgenden Wochen verstärkte und an die A-avitaminotische Phrynodermie erinnerte; bei einzelnen Individuen kam es überdies zur Exacerbation einer in leichtem Grade vorbestehenden Acne. Dann stellten sich in und um die hyperkeratotischen Veränderungen petechiale *Blutungen* ein. Bei ausgeprägten Skorbut kommt es zu schweren Blutungen in die Haut und in die Weichteile. Besonders charakteristisch sind die Zahnfleischblutungen und Blutungen in die Muskulatur und unter das Periost. Diese sind auch für die heftigen Gliederschmerzen der Skorbutpatienten, welche oft in wenigen Stunden auftreten, verantwortlich. Blutungen in die Nerven können zu schwersten Neuralgien führen. Aber auch Blutungen in die serösen Höhlen, in die Gelenke, in die inneren Organe, Darmblutungen und Hämaturie kommen vor. Die Blutungstendenz beim Skorbut wird auf eine ungenügende Bildung von Zementsubstanz in den Capillaren und eine dadurch bedingte erhöhte Capillarpermeabilität zurückgeführt [YOUMANS u. a. (49)], jedoch ist diese Auffassung noch nicht restlos gesichert. Von manchen Autoren wird das beim Skorbutpatienten häufig auftretende Fieber als Resorptionsfieber gedeutet. Nach FÄHNDRICH (133) werden beim Skorbut ohne Komplikationen nur selten Temperatursteigerungen beobachtet. Normale Gerinnungszeit, Blutungszeit, normale Prothrombinämie, Plättchenzahl und Retraktion lassen eine hämorrhagische Diathese anderen Ursprungs ausschließen und deuten auf einen vasculären Ursprung des Blutungsübels, obwohl das RUMPEL-LEEDEsche Phänomen oft negativ und die Capillarresistenz häufig normal gefunden wird. Die erhöhte Capillarpermeabilität mag auch für die skorbutischen Ödeme und die selteneren Ergüsse in die serösen Höhlen verantwortlich sein, jedoch müssen andere Mangelfaktoren, wie z. B. B_1-Mangel, Hypoproteinämie und anderes zuerst ausgeschlossen werden.

Das *Zahnfleisch* ist geschwollen und blaurot, von zahlreichen Blutungen durchsetzt, gelegentlich bedeckt es auch die Kaufläche der Zähne, was den Kauakt äußerst schmerzhaft macht und eine operative Entfernung dieser Wucherungen erfordert. Gelegentlich kommt es zu sekundären Infektionen und Nekrosen. Die Zähne sind gelockert, jedoch kommt es in der Regel nicht zu Zahnausfall. Auffallenderweise traten bei CRANDON (31) trotz 180tägiger C-Karenz keine Zahnfleischveränderungen auf, ebenso bei den Versuchspersonen RIETSCHELS (113), die 100 und 160 Tage C-frei ernährt wurden, während die englischen Versuchspersonen nach der 26. Karenzwoche an skorbutischen Zahnfleischveränderungen erkrankten.

In den Bereich der C-avitaminotischen Schädigung der Stützgewebe gehören auch die skorbutischen Veränderungen an den *Zähnen*: Die Odontoblasten degenerieren und werden durch eine Schicht flüssiger Intercellularsubstanz vom Prädentin getrennt. Dentin kann sich in der Folge nicht mehr richtig bilden und das vorhandene Dentin wird teilweise resorbiert. Auch der Zahnzement ist minderwertig; die Zahnpulpa wird ödematös und kann Hämorrhagien aufweisen.

Bei den Karenzversuchen Crandons (*31*) und der englischen Vitamin C-Subkommission (*47*) traten schon in den ersten Monaten Zeichen leichter *Ermüdbarkeit* und *Schwäche* auf. Nach 6 Monaten C-freier Ernährung entsprach die Leistung einer jugendlichen Testperson derjenigen eines 80jährigen Greises. Die Abnahme der körperlichen Leistungsfähigkeit kann auch im Tierversuch festgestellt werden. Die Marschleistung eines Meerschweinchens betrug nach 27tägiger Vitamin C-Karenz $^1/_{10}$ der ursprünglichen Marschleistung bei normaler Ernährung (Abderhalden, I). Umgekehrt betonen zahlreiche Arbeiten die leistungssteigernde Wirkung vermehrter Vitamin C-Zufuhr bei Sportsleuten. Nach Hoitink (*50*) hat Vitamin C den gleichen Effekt wie vermehrtes Training. Bei vollentwickeltem Skorbut besteht eine schwere allgemeine Niedergeschlagenheit, Müdigkeit, Schwindel [Oehnell (*51*), Vilter (*52*)], Antriebsschwäche, Hypotension, ein Bild, das weitgehend der Adynamie des Addison-Kranken gleicht. Die Ursache der skorbutischen Willensschwäche und Kraftlosigkeit ist noch nicht restlos geklärt. Es sei in diesem Zusammenhang jedoch nochmals auf die Beziehungen zwischen Vitamin C und Nebenniere und die Beeinflussung enzymatischer Prozesse durch Vitamin C verwiesen (s. S. 750, 751).

Eine *Gewichtsabnahme* konnte bei den Skorbutpatienten der englischen Versuchsreihe nicht festgestellt werden, während Crandon nach 180tägiger Vitamin C-Karenz 27 Pfund an Körpergewicht eingebüßt hatte. Er führt jedoch diesen Gewichtsverlust auf die eintönige Kost und nicht auf den C-Mangelzustand zurück. Immerhin ist es möglich, daß die skorbutische Anorexie für die beim nicht experimentellen Skorbut gelegentlich vorhandene Gewichtsabnahme mitverantwortlich ist; oft befinden sich Skorbutpatienten in einem guten Ernährungszustand.

Zahlreiche Skorbutpatienten leiden an einer mehr oder weniger schweren, teils hypochromen [McIntosch (*53*)], teils normocytär-normochromen, teils sogar makro-megalocytären Anämie (*114—118*). Die Megaloblastose war in den Fällen von McMillan (*46*) meist mit Achylie kombiniert. In den von Vilter (*52*) untersuchten Fällen von Skorbutanämie bestand sogar eine hämolytische Komponente mit vermehrter Urobilinogenkörperausscheidung, positivem direktem und indirektem Van den Bergh, jedoch ohne erhebliche Reticulocytose und ohne Erhöhung des Serumeisens. (Die Resistenz der Erythrocyten wurde nicht geprüft.) Ebenso mannigfaltig wie die Veränderungen im peripheren Blute ist das Ergebnis der Knochenmarkuntersuchung. Angaben über hyperplastische Markbilder (*54*) wechseln mit solchen über hypoplastische Befunde ab. Jenning (*55*), Vilter u. a. (*52*) fanden Megaloblasten im Knochenmark. Nach Vilter besteht beim Skorbut eine verminderte Erythropoese, das Zellmark wird verdrängt durch Fett- und embryonales Stützgewebe; trotzdem können bei der Differenzierung die Normoblasten relativ vermehrt sein.

Auffallenderweise wurde bei experimentell erzeugtem Skorbut keine Anämie gefunden. In Anbetracht der Mannigfaltigkeit der gefundenen Anämieformen darf wohl angenommen werden, daß noch andere Mangelfaktoren für das Zustandekommen dieser Anämien mitverantwortlich sind. Vilter, Woolford und Spies (*52*) geben an, daß in der Mehrzahl ihrer Fälle neben dem Skorbut noch Symptome eines B-Mangelzustandes (Thiamin, Niacin, Riboflavin) vorlagen. Dementsprechend konnte in einigen Fällen eine Besserung der Anämie festgestellt werden durch Besserung der Ernährungsbedingungen ohne Erhöhung der Vitamin C-Zufuhr, während in anderen Fällen erst die zusätzliche Vitamin C-Medikation die Anämie zu beseitigen vermochte. Es scheint daher möglich zu sein, daß der Vitamin C-Mangel eine durch irgendeinen anderen Mangelzustand verursachte Anämie zu verschlimmern oder auszulösen vermag. May u. a. (*56a*) fanden bei Vitamin C-verarmten Affen eine megaloblastäre Anämie, die jedoch erst dann auftrat, wenn der Ascorbinmangel zu manifestem Skorbut geführt hatte. Dementsprechend konnte auch die Anämie durch Vitamin C-Zufuhr gebessert werden, wenn auch etwas langsamer als bei genügender Folsäuretherapie. Vitamin C fördert offenbar die Überführung von Folsäure in seine aktive Form, den Citrovorumfaktor nicht nur in vitro [NICHOL (58)], sondern auch in vivo, zum mindesten deutet die Erhöhung der Ausscheidung von Citrovorumfaktor im Urin nach Vitamin C-Therapie in diesem Sinne, jedoch findet die Konversion von Folsäure zu Citrovorumfaktor, wenn auch in bescheidenerem Ausmaße, auch bei C-Mangel statt. Die Aufspaltung der Folsäurekonjugate zu Folsäure wird durch Vitamin C nicht beeinflußt; es scheint aber im C-Mangelzustand, speziell beim Skorbut, der Bedarf an Folsäureverbindungen erhöht zu sein (56b).

Laboratoriumsmethoden zur Erfassung von Vitamin C-Mangelzuständen. Eine große Zahl von Arbeiten beschäftigt sich mit der Erfassung von Vitamin C-Mangelzuständen mittels Laboratoriumsmethoden (83). Von vornherein muß jedoch festgestellt werden, daß es bisher noch nicht gelungen ist, einen Test auszuarbeiten, der mit Sicherheit erlauben würde, einen Skorbut von einem sog. „Vitamin C-Mangel" ohne Skorbut zu differenzieren. Das Prinzip dieser Methoden soll im folgenden einer kurzen und kritischen Sichtung unterzogen werden.

1. Die Untersuchung der Capillarbrüchigkeit (Rumpel-Leede-Phänomen, Prüfung der Capillarresistenz) wurde eine Zeitlang angewendet [GÖTHLIN (70, 71)], jedoch erwies sich die Methode als wenig spezifisch, da einerseits zahlreiche andere Faktoren und Krankheitszustände (Gifte, Toxine, hormonelle Faktoren wie Menstruation, Hyperthyreose, Erkrankungen des Blutes und des Reticuloendothels) die Capillarresistenz herabsetzen [DALLDORF (72), LIEBMAN u. a. (129)], andererseits diese Methoden beim Skorbut nicht konstant pathologisch ausfallen (CRANDON, BÜRGER u. a.). Dementsprechend konnte auch gezeigt werden, daß Vitamin C-Gehalt im Blute und Capillarbrüchigkeit keineswegs parallel gehen. Die Methode wird daher heute kaum mehr angewendet.

2. Ebenfalls enttäuscht hat der Hauttest nach ROTTER (73), wobei Dichlorphenolindophenol intracutan injiziert wird und die Zeit bis zur Entfärbung der Injektionsstelle gemessen wird. Bei normalem Vitamin C-Gehalt soll die Entfärbung in wenigen Minuten erfolgen, bei C-Mangelzuständen dauert dies bedeutend länger. PORTNOY und WILKINSON (74) fanden ungenügende Übereinstimmung zwischen der Entfärbungszeit und dem Vitamin C-Gehalt im Plasma.

3. Genauere Resultate liefert die Untersuchung des Ascorbinsäurespiegels im Plasma und in den weißen Blutkörperchen (81, 82, 84). Die Normalwerte für Plasma werden zwischen 0,7 mg-% und 1,5 mg-% angegeben. Beim klinisch manifesten Skorbut liegen Werte unter 0,3 mg-% vor, jedoch können ebenso niedrige Werte bei Gesunden gefunden werden. Bei einer Zufuhr von 10 mg Vitamin C je Tag, sinkt der Ascorbinsäurespiegel im Blut innerhalb 2—3 Wochen auf Werte um 0, trotzdem klinisch noch während Monaten nicht die geringsten Anzeichen von Vitamin C-Mangel festgestellt werden können. Etwas bessere Übereinstimmung besteht zwischen dem Ascorbinsäuregehalt der Leukothrombocytenschicht, der normalerweise etwa 20—40 mg-% beträgt und klinischem Skorbut. Bei völliger Vitamin C-Karenz sank der Ascorbinsäurespiegel in dieser Schicht erst wenige Wochen vor Ausbruch der klinischen Symptome auf pathologische Werte unter 2 mg-%; allerdings sank bei einer täglichen Zufuhr von 10 mg Vitamin C der Ascorbinsäurespiegel in der Leukothrombocytenschicht nach etwa $3^{1}/_{2}$ Monaten auf Werte um 1 mg-%, obwohl noch 10 Monate später (bei Abbruch des Versuches) klinisch kein Skorbut bestand (47). LOWRY und

Mitarbeiter (*75, 76*) konnten feststellen, daß der Ascorbinsäurespiegel in der Leukothrombocytenschicht ein recht guter Index für die Vitamin C-Reserven des
Körpers ist.

4. Häufig wird die Ascorbinsäureausscheidung im Urin bestimmt mit und ohne
vorgängige Vitamin C-Zulage. Nach Abbasy u. a. (*77*) soll ein Defizit vorliegen,
wenn in 24 Std weniger als 10—15 mg im Urin ausgeschieden wird. Freilich
hängt die Ausscheidung stark von der momentanen Zufuhr ab. Zahlreiche Me-
hoden beschäftigen sich daher mit der Ascorbinsäureausscheidung nach vorangegangener Belastung, wird doch bei einem Vitamin C-verarmten Organismus
Ascorbinsäure retiniert, während bei Sättigung der Überschuß im Urin ausgeschieden wird. Wird ein Großteil der Belastungsdosis retiniert, dann wird so lange
weiter belastet, bis die Ascorbinsäureausscheidung im Urin einen der jeweiligen
Zufuhr entsprechenden konstanten Wert erreicht hat. Auf diese Weise kann
dann das Defizit quantitativ berechnet werden [Ralli u. a. (*57, 78, 79*)]. Diese
Autoren haben das Verfahren abgekürzt. Sie injizieren 100 mg Vitamin C intravenös; bei normaler Sättigung wird innerhalb 3 Std 40 mg, bei latentem Mangelzustand durchschnittlich etwa 10 mg, bei Skorbut etwa 2,5 mg im Urin ausgeschieden, Johnson ist vorsichtiger und spricht erst dann von chemischem
Mangelzustand, wenn innerhalb 4 Std nach intravenöser Injektion von 500 mg
weniger als 3 mg ausgeschieden wird.

5. Endlich kann der Anstieg des Serumspiegels nach Belastung verfolgt
werden. Steigt z. B. der Serumspiegel innerhalb 2—5 Std nach peroraler Applikation von 15 mg Ascorbinsäure je Kilogramm Körpergewicht an, so spricht dies
für Sättigung, während bei Skorbut selten ein Anstieg über 0,4 mg-% erfolgt
[Darby (*80*)].

Bei der klinischen Interpretation all dieser quantitativen Methoden ist jedoch
größte Vorsicht am Platze. Gruppenmedizinische Untersuchungen in Armeen
und bei der Zivilbevölkerung [Zusammenstellung s. bei Winkelmann (*38*)] ergaben, daß so viele klinische gesunde Menschen „Vitamin C-Defizite" aufweisen,
daß die pathologisch-physiologische Bedeutung eines chemischen C-Mangels zum
mindesten fraglich erscheint und noch weiter erforscht werden muß (*130, 131*).

Therapie. Die Behandlung des Skorbuts ist dankbar. Bei genügender Zufuhr
von Vitamin C, z. B. 200—1000 mg je Tag peroral oder parenteral, bessert sich
der Zustand in wenigen Tagen. Beim experimentellen Skorbut Crandons (*31*),
wo täglich 1000 mg intravenös gegeben wurden, waren die subjektiven Symptome
(Müdigkeit, Anorexie usw.) schon nach 24 Std weitgehend verschwunden, die
Hautkeratose besserte in wenigen Tagen, die Hautblutungen waren nach 2 Wochen
abgeblaßt. Der Heilungsprozeß in den Knochen beim infantilen Skorbut setzt
sofort ein und kann nach 2—3 Wochen im Röntgenbild gesehen werden. Der
Ascorbinsäurespiegel im Blute und in der Leukocytenplättchenschicht kehrt in
wenigen Tagen zur Norm zurück.

2. Der Säuglingsskorbut.

Der Säuglingsskorbut oder die Möller-Barlowsche Krankheit wurde erstmals von Julius Möller (1859) in Königsberg beschrieben, aber erst 1883 von
Thomas Barlow in London genauer erforscht und von der Rachitis getrennt.
Um die Jahrhundertwende, als die Bakterienfurcht Anlaß zu übertriebener Milch-
sterilisation gab, waren Fälle von Möller-Barlowscher Krankheit an der Tages-
ordnung. Doch seit die Zufuhr von Vitamin C, sei es in Form von Präparaten
oder Fruchtsäften, ein integrierender Bestandteil der Säuglingsernährung geworden ist und schon frühzeitig Gemüse und Kartoffeln verabfolgt werden, ist

der Skorbut seltener geworden. Immerhin haben DOGRAMACI (*59*) aus Boston
und McINTOSH (*53*) aus New York noch kürzlich über eine größere Zahl von
Fällen berichtet. Ferner sei in diesem Zusammenhang erwähnt, daß FOLLIS,
PARK und JACKSON (*60*) in 69 von 1300 Säuglingsautopsien (0—24 Monate)
skorbutische Knochenveränderungen fanden, obwohl nur bei 7 derselben die
Diagnose intra vitam gestellt worden war. Leichtere Skorbutfälle scheinen somit
doch nicht all zu selten zu sein. Das Prädilektionsalter liegt zwischen 5 und
12 Monaten, früheres Auftreten ist selten, kongenitaler Skorbut eine Ausnahme
[JACKSON und PARK (*61*)], selbst wenn bei der Mutter ein Vitamin C-Defizit
während der Schwangerschaft besteht, konnte doch festgestellt werden, daß der
Ascorbinsäuregehalt des fetalen Blutes höher ist als derjenige des mütterlichen
Blutes und daß die Placenta selektiv Vitamin C aus dem Blute der Mutter entnehmen kann [NEUWEILER (*62*)]. Natürlich ernährte Säuglinge erkranken seltener
als künstlich ernährte, da der Ascorbinsäuregehalt der Brustmilch mit etwa
5 mg-% bedeutend höher ist als derjenige ungekochter Kuhmilch (etwa 2 mg-%)
oder gar von Kondensmilch (0,7 mg-%). Frühgeburten erkranken nicht häufiger
an Skorbut als normal geborene Kinder.

Als erste Symptome treten Blässe, Maßleidigkeit und Anorexie auf, die Kinder
werden auffallend bewegungsarm, so daß man an das Vorliegen einer Lähmung
denken könne. Infolge der starken Schmerzhaftigkeit fahren die Säuglinge jedoch bei der leisesten Berührung zusammen (Hampelmannphänomen). Die Manifestationen sind identisch mit denjenigen des Skorbuts beim Erwachsenen. Zahnfleischveränderungen treten jedoch nur auf, wenn schon Zähne durchgebrochen
sind. Oft bestehen als Folge subperiostaler Hämatome erhebliche Schwellungen an den Extremitäten, die Epimetaphysen sind aufgetrieben, am besten
sichtbar am skorbutischen Rosenkranz. Die Verdickung kann jedoch an der
Knorpelknochengrenze jäh aufhören, wodurch eine eigenartige Abknickung
entsteht.

Pathognomonisch sind die Knochenveränderungen, die in gleicher Weise wie
früher beschriebene Symptome auf der fehlerhaften Bildung von Intercellularsubstanz beruhen·(*119—122*). Am stärksten ausgeprägt sind diese Knochenveränderungen an den Stellen vermehrten Knochenwachstums, an den Knochen-
knorpelgrenzen der Rippen, des distalen Endes von Femur, Radius und Ulna,
sowie dem proximalen Ende von Humerus, Fibula und Tibia. Das enchondrale
Wachstum ist verlangsamt und kann bei schweren Skorbutfällen aufhören. Die
Struktur der Knorpelwucherungszone wird unregelmäßig, zwischen den aus
kleinen Knorpelzellen bestehenden Zellsäulen liegen unregelmäßig geformte
Massen von Knorpelgrundsubstanz. Dies ist besonders ausgeprägt in der provisorischen Verkalkungszone, die aus ganz groben Schollen verkalkter Knorpelgrundsubstanz besteht. Da nur spärliche Capillaren in diese Zone eindringen,
geht der Abbau der provisorischen Verkalkungszone verlangsamt vor sich; hieraus resultiert eine Verbreiterung derselben in der Längsachse, die gelegentlich
das 5—10fache der Norm beträgt [röntgenologisch ist dies erkennbar an der
Verbreiterung der Abschlußplatten und an den WIMBERGERschen Ringen (*63*)
um die Epiphysen]. Die unregelmäßig strukturierte provisorische Verkalkungszone ist mechanisch geschwächt, gibt dem axialen Druck nach und ladet seitlich
aus, überdies kommt es bei geringer mechanischer Beanspruchung, selbst beim
gewöhnlichen Muskelzug zu Einrissen und Infraktionen mit kleinen konsekutiven
Hämorrhagien, ja, bei schwerem Skorbut kann es infolgedessen zur völligen Desorganisation des Knorpelgerüstes kommen. Diaphysenwärts von der provisorischen Verkalkungszone werden an Stelle von Osteoblasten fibroblastenähnliche
Zellen gefunden, die anstatt Knochenbälkchen eine dem embryonalen Stütz-

gewebe ähnliche Intercellularsubstanz produzieren, die den mechanischen Ansprüchen, die an den Knochen gestellt werden, ebenfalls nicht gewachsen ist, zumal die Osteoclastentätigkeit und die Knochenresorption uneingeschränkt vor sich geht. Diaphysenwärts von der provisorischen Verkalkungszone kommt es somit zur Verarmung an Knochensubstanz [Gerüstmark von Schoedel und Nauwerck (64)]. Auch hier treten zahlreiche kleine Frakturen und Infraktionen (Trümmerfeldzone) auf, ja es kann sogar zur völligen Kontinuitätstrennung mit Verschiebung der Fragmente kommen. Auch im übrigen Knochen führt diese Gleichgewichtsstörung zwischen Osteoblasten- und Osteoclastentätigkeit zur Osteoporose und Atrophie. Infolge Mangel an kollagener Zwischensubstanz kann das Periost leicht von der Corticalis abgehoben werden, subperiostale Hämatome von kleinerem und größerem Ausmaße sind die Regel.

Röntgenologisch erkennt man den Skorbut an folgenden Veränderungen (66): 1. Verdickte provisorische Verkalkungszone und Wimbergersche Ringe (die Peripherie der knöchernen Epiphysen ist schattendichter als das Zentrum). 2. Diaphysenwärts von der Abschlußplatte liegt eine wenig röntgenopake Aufhellungszone (entsprechend dem Gerüstmark und der Trümmerfeldzone). In Frühfällen ist diese Aufhellung nur am Rande zu sehen, es kommt dort zu spaltförmigen, dreieckigen oder rundlichen Aufhellungen [Corner-sign von Park (65)]. 3. Diffuse Osteoporose mit stark verdünnter Corticalis, die in der Metaphyse sogar völlig fehlen kann. 4. Subperiostale Hämorrhagien, die naturgemäß röntgenologisch erst sichtbar werden, wenn Verkalkungen aufgetreten sind. 5. Frakturen, Infraktionen, Kontinuitätstrennung im Bereiche der Gerüstmarkzone mit Dislokation der Fragmente.

Im Gegensatz zur Rachitis ist die alkalische Serumphosphatase beim infantilen Skorbut erniedrigt [Dogramaci (59), Schwachman (135)].

3. Präskorbut, latenter und atypischer Skorbut.

Oft beginnt der Skorbut abrupt ohne prämonitorische Symptome, in anderen Fällen gehen Anorexie, Müdigkeit, rasche Ermüdbarkeit, eventuell erhöhte Neigung zu Infektionen und bei Kindern ungenügende Gewichtszunahme dem Auftreten der typischen Skorbutsymptome voraus. Die sog. Frühjahrsmüdigkeit bei Kindern und Erwachsenen wird gelegentlich auf einen Vitamin C-Mangel zurückgeführt (Winkelmann, XI). In solchen Fällen kann man einen erniedrigten Ascorbinsäurespiegel im Blute und eine verminderte Ascorbinsäureausscheidung in Urin finden, was jedoch, wie auf S. 755 ausgeführt wurde, durchaus nicht pathognomonisch für Skorbut ist. Vitamin C-Zufuhr mag in solchen Fällen heilend wirken. Trotzdem ist es im Einzelfall sehr schwierig, das Vorliegen eines Präskorbut zu beweisen.

Mouriquand (67) hat schon vor 20 Jahren darauf aufmerksam gemacht, daß zwar typische Skorbutsymptome auftreten, wenn sich der Vitamin C-Mangel mit reichlicher Calorienzufuhr kombiniere, während bei geringer Calorienzufuhr (plus Vitamin C-Mangel) lediglich eine unspezifische Dystrophie (atypischer Skorbut) auftrete. Über gleiche Erfahrungen berichtet Yokoyama (68). Wachholder (69) hat den Skorbut bei Meerschweinchen, die zu vermehrter Arbeitsleistung angetrieben wurden, mit den C-Mangelerscheinungen bei ruhenden Tieren verglichen. Ruhetiere entwickelten typische Skorbutsymptome, während bei den Arbeitstieren lediglich atypische Erscheinungen auftraten: Verminderung der Leistungsfähigkeit, der Wärmeregulation, der Widerstandsfähigkeit gegenüber bakteriellen Infektionen. Sowohl bei Arbeits- als auch bei Ruhetieren trat jedoch der Tod nach gleich langer Dauer des C-Mangels ein, bei den Ruhetieren an typischem

Skorbut, bei den Arbeitstieren an Dystrophie, Kachexie. Zweifellos bedarf das Krankheitsbild des atypischen Skorbuts noch weiterer Abklärung, bevor endgültiges über dasselbe ausgesagt werden kann.

C. Vitamin C-Therapie und -Prophylaxe bei nicht skorbutischen Krankheiten.

In weit größerem Ausmaß als zur Bekämpfung des Skorbuts wird Vitamin C heutzutage zur Prophylaxe und adjuvanten Therapie zahlreicher Krankheiten, namentlich Infektionskrankheiten, verwendet. Es werden dabei meistens bedeutend größere Dosen — mehrere hundert bis tausend Milligramm je Tag — als zur Erhaltung des Sättigungszustandes notwendig sind, appliziert. In welcher Weise das Vitamin in diesen großen Dosen wirkt, ist in keiner Weise abgeklärt, zumal ja, wie in zahllosen Bilanzuntersuchungen gezeigt wurde, im Überschuß zugeführte Ascorbinsäure prompt im Urin ausgeschieden wird. Es soll hier auch nicht verschwiegen werden, daß die Ansichten der Forschung über den Effekt der unspezifischen Vitamin C-Therapie ganz erheblich auseinandergehen. Zur Illustration mögen zwei einander diametral gegenüberstehende Ansichten angeführt werden. ZEDERBAUER (*85*) beschreibt in einem kürzlich erschienenen Aufsatz über die Anwendung der Vitamine: „Obwohl in jedem fieberhaften Zustand eine negative C-Bilanz besteht, haben wir durch Ausgleich dieser Bilanz noch nie einen therapeutischen Effekt gesehen." Demgegenüber berichtet McCORMICK (*86*) über spektakuläre Heilerfolge bei Tuberkulose, Scharlach, Sepsis, Viruskrankheiten, wenn täglich mehrere intravenöse Dosen von 500—1000 mg gegeben werden; er geht sogar so weit, die antiinfektiöse Wirkung des Vitamin C derjenigen der Chemotherapeutica und Antibiotica gleichzusetzen.

Im folgenden sollen nur einige der wichtigsten Indikationen erwähnt werden; im übrigen sei auf die Zusammenstellungen von THOMANN (*87*), MOURIQUAND (*1*) und GOLDSMITH u. a. (*88*) verwiesen.

1. Vitamin C zur Prophylaxe und Therapie von Infektionskrankheiten.

Verschiedene Versuche, durch Vitamin C-Zulagen Infektionskrankheiten und speziell Erkältungskrankheiten zu verhüten, verliefen erfolglos, weil zu niedrige Dosen angewendet wurden. SCHEUNERT (*89*) stellte an der Belegschaft eines Leipziger Großbetriebes entsprechende Untersuchungen an, wobei die krankheits-halber erfolgten Arbeitsausfälle berechnet wurden. Die Untersuchung erstreckte sich über 8 Monate. Bei einer täglichen Zulage von 100 und 300 mg Vitamin C konnten die Arbeitsausfälle, namentlich infolge Erkältungskrankheiten, aber auch infolge Magen-Darmkrankheiten gegenüber den Versuchsgruppen, die eine Zulage von 50 oder 20 mg oder keine Zulage erhielten, ganz erheblich herabgesetzt werden. In 3 Schweizer Berggemeinden erhielt ein Teil der Einwohner während der Wintermonate eine Vitamin C-Zulage (Erwachsene 150 mg, Kinder unter 10 Jahren 100 mg je Tag). Bronchitiden traten bei den behandelten Personen bedeutend seltener auf als bei den unbehandelten, bei denen überdies verschiedene Fälle von Pneumonie, Angina, Tonsillarabsceß beobachtet wurden [CUENDET (*92*)]. MARKSVELL (*90*) konnte durch eine, bisweilen mehrere Dosen Vitamin C von 500—1000 mg einen Schnupfen im Anfangsstadium coupieren oder zumindestens ähnlich wie FLETCHER und FLETCHER (*91*) [letztere Autoren mit kleineren Dosen] das Auftreten von Komplikationen verhüten.

Der Wert der von GLANZMANN (*93*) angegebenen Vitamin C-Therapie der Pertussis, welche auf der Beobachtung OTANIS' beruht, daß Vitamin C in vitro einen bakteriostatischen Effekt auf die Keuchhustenbacillen ausübt, ist immer noch umstritten. Glanzmann empfiehlt täglich eine Injektion von 500 mg während mehreren Tagen, dann absteigende Mengen per os bis zur völligen Beschwerdefreiheit. Schon nach der zweiten bis dritten Stoßdosis tritt nach diesem Autor eine ganz auffällige Besserung des Allgemeinbefindens und erstaunliche Abnahme der Hustenanfälle nach Zahl und Intensität, rascher Rückgang des Fiebers und der Komplikationen auf. Über gute Erfolge berichtete auch Meier (94) und De Wit (95), während Fanconi (96), Pfeiffer (97) u. a. keine überzeugenden Resultate feststellen konnten.

Die vor der Entdeckung der Sulfonamide und Antibiotica bei Pneumonien in hohen Dosen mit Erfolg angewendete Vitamin C-Therapie ist heute wohl überholt. Bei Anwendung von Sulfonamiden soll jedoch gleichzeitige Verabfolgung von Vitamin C (50 mg je 0,5 g Sulfonamid) die Toxicität dieses Mittels herabsetzen [Mouriqand (134)].

2. Vitamin C und rheumatische Erkrankungen.

Schon ausgangs der dreißiger Jahre fand Vitamin C Anwendung in der Behandlung rheumatischer Erkrankungen, nachdem Rinehart (101) sowohl beim Rheumatismus verus als auch bei der Polyarthritis chronica einen erniedrigten Ascorbinsäurespiegel im Blutplasma festgestellt hatte. Bei der damaligen Dosierung von 100—400 mg erwies sich jedoch diese Behandlung als nicht sehr wirksam, so daß sie wieder in Vergessenheit geriet. 1949 berichteten dann Wassen und Lewin (102) über gute therapeutische Erfolge bei chronischer Polyarthritis mit einer kombinierten Behandlung von Desoxycorticosteron (5 mg intramuskulär) und gleichzeitiger intravenöser Injektion von 1000 mg Vitamin C. Kurz nach der Injektion ließen die Gelenkschmerzen nach und wurden die Gelenke beweglicher. Dieser Effekt hielt wenige Stunden an, verlängerte sich jedoch im weiteren Verlauf der Behandlung. Ähnlich wie die Cortisontherapie erhielt auch diese Behandlung Rückschläge, und zahlreiche Arbeiten berichten über teilweise oder völlige Versager [McLean (99), Margolis (100)]. Wieweit sich die von Berg (103) und Massell (104) an je einigen Fällen von Rheumatismus verus beobachteten Therapieerfolge mit Vitamin C in täglichen Dosen von 4—6 gm bestätigen werden, bleibt noch abzuwarten.

3. Vitamin C bei Gingivaerkrankungen, Paradentopathien und Zahncaries.

Ein ausführliches Schrifttum (106, 107, 110) beschäftigt sich mit der Frage der Beziehung zwischen Vitamin C und gingivalen Erkrankungen, Gingivitis und Paradentopathien, die heute wohl folgendermaßen zusammengefaßt werden kann: Bei weitem nicht jede Gingivitis und Paradentopathie ist C-hypovitaminotischer Genese; hingegen kann in recht vielen Fällen durch Vitamin C-Therapie eine Besserung erzielt werden, wobei allerdings größere Dosen (durchschnittlich 200 bis 300 mg je Tag) erforderlich sind als zur C-Absättigung des Organismus. In diesem Sinne ist wohl auch heute noch die von Wachholder (109) 1938 aufgestellte These berechtigt, wonach Vitamin C bei diesen Erkrankungen nicht als Vitamin, sondern als Medikament (Reizkörper) wirksam ist.

Zur Prophylaxe der Caries scheint Vitamin C manchmal recht günstig zu wirken. 264 Kinder wurden 1 Jahr ohne Vitamin C-Zulage, 1 Jahr mit einer Zulage von 250 mg je Tag behandelt. Dabei sank die Zahl der Cariesträger von 78% auf 33%; als im 3. Jahre nur 50 mg Vitamin C zugeführt wurde, schnellte die Cariesfrequenz wieder auf 83% hinauf (Winkelmann, XI). Über gute Erfolge bei der Cariesprophylaxe berichtet auch Port (108), der neben oraler und parenteraler C-Medikation die lokale Einreibung von C-haltigen Salben empfiehlt.

VI. B-Vitamine.

Reine Mangelzustände eines einzelnen der B-Vitamine kommen vor; wie jedoch schon aus dem gemeinsamen Vorkommen der Vitamine Aneurin, Lactoflavin und Nicotinsäure bzw. Nicotinsäureamid erhellt, finden sich nicht selten Mischformen, z. B. bei einem Beriberi auch Lactoflavin- oder Nicotinsäuremangelsymptome und umgekehrt.

Es können aber auch Interferenzerscheinungen zwischen den einzelnen B-Vitaminen entstehen. So wurde das Auftreten von Pellagrasymptomen nach Applikation hoher Vitamin B_1-Dosen (LEHMAN und NIELSEN, zit. 1) oder nach Lactoflavintherapie (2, 3) beobachtet. Hochdosierte parenterale Aneurintherapie kann Lactoflavinmangelerscheinungen hervorrufen. Interferenzerscheinungen konnte RICHARDS (4) auch beim Versuchstier erzeugen.

Fernerhin kombiniert sich die B-Hypovitaminose recht häufig mit einer generellen Unterernährung, wobei es schwierig sein kann zu entscheiden, welche Symptome B-hypovitaminotischer Natur sind, und welche Symptome der generellen Unterernährung zur Last fallen. Es bestehen freilich einzelne Mangelversuche beim Menschen, wo nur eines der B-Vitamine bei sonst vollwertiger Kost fehlte. Diese Versuche sind jedoch selten bis zur Entwicklung des Vollbildes des resp. Mangelzustandes durchgeführt worden. Trotzdem erlauben sie uns, zusammen mit experimentell erzeugten Mangelzuständen beim Versuchstier ein einigermaßen klares Bild der einzelnen Vitamin B-Mangelzustände zu umreißen.

Vitamin B_1.

A. Chemie und Physiologie.

Einleitung. Die experimentelle Geflügelberiberi wurde erstmals im Jahre 1897 von EIJKMAN (1) erzeugt; durch Verfütterung von Reiskleie konnte dieselbe geheilt werden. Später, als die Vitaminlehre aufkam, wurde das Antiberiberivitamin wasserlösliches Vitamin B, später Vitamin B_1 genannt. JANSEN und DONATH (2) isolierten im Jahre 1926 das Vitamin aus Reiskleie. GREWE (3) sowie auch WILLIAMS (4) klärten seine chemische Struktur ab. Vitamin B_1 wird in Europa auch Aneurin, in Amerika mehrheitlich Thiamin genannt. Die frühere Literatur über Aneurin wurde von HARRIS (5) zusammengefaßt.

Chemie. Vitamin B_1 ist üblicherweise in Form von Aneurinhydrochlorid im Handel.

Strukturformel von Aneurinhydrochlorid.

Aneurinhydrochlorid ist eine farblose, kristallinische, in Wasser und Alkohol lösliche Substanz. In wäßriger Lösung ist sie hitzeempfindlich, besonders bei neutraler oder alkalischer Reaktion. In getrockneter Form ist sie stabiler. Nahrungsmittel verlieren beim Kochen 25—50% ihres Aneuringehaltes. Durch moderne Konservierungsmethoden wie Tiefkühlprozesse wird der Aneuringehalt wenig verändert. Frühere Vitamin B_1-Präparate waren aus Reiskleie hergestellt worden. Seit die Synthese des Aneurins durch WILLIAMS und CLINE (6) vollzogen wurde, sind hauptsächlich synthetische Präparate im Handel.

Das Verständnis der Chemie und Physiologie des Aneurins wurde wesentlich gefördert durch die Feststellung von Lohmann und Schuster (7), daß Aneurin in der Bierhefe als Aneurinpyrophosphat vorkommt und daß dieses mit der Co-Carboxylase identisch ist. Durch Phosphorylierung kann Aneurin auch in vitro in Co-Carboxylase übergeführt werden. Aneurinmonophosphat hat keine Co-Fermentwirkung.

Vorkommen in der Natur. Aneurin wurde in Pflanzen synthetisiert und hat ein weit verbreitetes Vorkommen in der Pflanzenwelt. Die reichsten Quellen stellen Reis- und Weizenkeimlinge, sowie Hefe, dar. Nach Kingley und Parson (8) kann das Aneurin der Hefe nur schwer verwertet werden. Fein ausgemahlenes Getreide ist praktisch aneurinfrei. Der Aneuringehalt verschiedener Nahrungsmittel ist in Tabelle 12 dargestellt.

Tabelle 12. *Aneurin- und Riboflavingehalt in verschiedenen Nährmitteln* (in μg je 100 g).

	Aneurin	Riboflavin
Rindfleisch	160	150
Schweinefleisch	1100	200
Kuhmilch	40	150
Eier	150	400
Orangen	70	40
Erdnüsse	350	250
Erbsen, frisch	350	150
Runkelrüben	50	60
Kartoffeln.	150	50
Reis, poliert	50	50
Weizenkorn	200—700	20—800
Weizenkeim, frisch	1200—3700	500—1500
Weizenkeim, getrocknet	etwa 2000	etwa 530
Weizenkleie	500—600	etwa 350
Weizenvollkornmehl	etwa 450	etwa 200
Weizenmehl, 94—60% Ausmahlung . .	360—70	230—80
Hefe	3000	3000

In Pflanzen kommt das Vitamin B_1 hauptsächlich als freies Aneurin vor, während in tierischem Gewebe Aneurin mehrheitlich als Co-Carboxylase gefunden wird.

Um eine genügende Zufuhr von Vitamin B_1 sicherzustellen, wird vielerorts das Vollkornmehl dem Weißmehl vorgezogen. In Ländern, wo ungeschälter Reis (Südostasien) oder das ganze Weizenkorn (Vorderer Orient) konsumiert wird, kann durch „Halbkochen" (parboiling) von Reis und Weizen der Aneurinverlust wesentlich verhindert werden. In neuester Zeit wird Feinmehl oft künstlich mit Aneurin angereichert (Vitaminisierung).

Bestimmung des Vitamin B_1. Von früheren Untersuchern wurde der Heileffekt abgewogener Mengen von Aneurin bei Beriberitauben bestimmt. Diese Methode und auch die Bradykardiemethode, welche bei der B_1-Avitaminose der Ratten die Pulsverlangsamung mißt, wird heute kaum mehr gebraucht. Bei der heute gebräuchlichen biologischen Standardmethode wird das durch Aneurinzufuhr verursachte Wachstum jugendlicher Ratten gemessen. Daneben finden auch chemische (Thiochrommethode) und mikrobiologische (Hefefermentierung, Wachstum des Schimmelpilzes Phycomyces) Methoden Anwendung. Im Blute, wo fast das gesamte Vitamin B_1 in Form von Co-Carboxylase vorhanden ist, kann deren Fermentaktivität gemessen werden.

Stoffwechsel. Aneurin wird im Darm leicht resorbiert. Es wird im Darm (9), in der Leber und in anderen Geweben zu Co-Carboxylase phosphoryliert. Im Blut wird der größte Teil des Aneurins in phosphorylierter Form in den Blutkörperchen gefunden. Nach TAYLOR u. a. (10) enthalten alle Gewebe Aneurin, ungefähr 1—4 µg je 100 g Gewebe. Bei genügender, normaler Aneurinzufuhr wird dasselbe bei den Stoffwechselvorgängen verbraucht, es findet sozusagen keine Speicherung von Vitamin B₁ statt. BORSOOK u. a. (11) konnten bei Anwendung von markierten Isotopen zeigen, daß Aneurin im Körper rasch in Co-Carboxylase umgewandelt wird. Bei einer Tageszufuhr von 1—2 mg Aneurin wird etwa 10—20% der zugeführten Mengen nach Dephosphorylierung in den Nieren mit dem Urin ausgeschieden. Im Stuhl werden nur geringe Mengen gefunden. Werden jedoch große Mengen Vitamin B₁ zugeführt, dann steigt auch die Aneurinausscheidung im Stuhl an [KIRK u. a. (12)]. Offenbar ist der Darm nicht imstande, exzessive Mengen zu resorbieren.

Die Darmflora, besonders diejenige der Wiederkäuer, ist fähig, Aneurin zu synthetisieren; bei gewissen Tieren sogar so viel, daß die Eigenproduktion — auch „refection" genannt — den Tagesverbrauch deckt. Die meisten Tiere und auch der Mensch müssen ihren Aneurinbedarf durch von außen zugeführtes Vitamin B₁ decken. NAJJAR und HOLT (13), ebenso wie DENKO u. a. (14) konnten jedoch zeigen, daß bei ungenügender Vitamin B₁-Zufuhr auch beim Menschen durch die Darmflora gewisse Mengen Aneurin synthetisiert werden können [s. auch NAJJAR und BARRETT (15)].

Aneurinbedarf. Auf Grund einer Reihe von Untersuchungen stellten HORWITT u. a. (16) fest, daß eine Tagesmenge von 0,4 mg für den Menschen ungenügend ist. COWGILL (17) konnte zeigen, daß der Aneurinbedarf proportional ist der Zahl der zugeführten Nichtfettcalorien. 0,5 mg Aneurin je 1000 Calorien hat sich nach MELNICK (18) als optimal erwiesen. Der National Research Council (USA.) empfiehlt für den Erwachsenen ein Minimum von 1,2—1,8 mg je Tag. Bei hohen Außentemperaturen ist der Aneurinbedarf vermindert [KLINE u. a. (19)]. Bei fettreicher Kost wird weniger Vitamin B₁ gebraucht, höchstwahrscheinlich deswegen, weil Co-Carboxylase nicht in den Fettstoffwechsel eingreift. Konsumierende Krankheiten, Fieber, maligne Tumoren und Hyperthyreosen können den Aneurinverbrauch bis auf das Doppelte und mehr steigern.

Physiologie. Aneurinfreie Ernährung führt bei Ratten zur Verminderung der Nahrungsaufnahme und zu Gewichtsverlust. Kleinste Mengen Vitamin B₁ stellen den verlorengegangenen Appetit wieder her und bewirken Gewichtsanstieg. Vitamin B₁ scheint für den Zellstoffwechsel unentbehrlich zu sein. Bei in vitro-Untersuchungen über die Sauerstoffaufnahme von Gehirnbrei polyneuritischer Tauben konnte PETERS (20) zeigen, daß Vitamin B₁ von Bedeutung ist für den Kohlenhydrat- und Brenztraubensäure (BTS)-Stoffwechsel, wobei die Wirkung des Vitamin B₁ an das Vorhandensein der Co-Carboxylase gebunden ist [BANGA u. a. (21)]. Bei Aneurinmangelzuständen steigt als Folge der Kohlenhydratstoffwechselstörung der BTS-Spiegel im Blute an. Co-Carboxylase fördert die Oxydation und De-Carboxylierung der BTS [s. STOTZ (22)]. Freilich sind neben der Co-Carboxylase noch andere Stoffe notwendig für den normalen Ablauf des BTS-Stoffwechsels.

Die Co-Carboxylase ist ein sehr wirksamer Katalysator. 1 Mol Co-Carboxylase katalysiert 1500 Mol Sauerstoff je Minute [BANGA (21)]. Eine lange Liste von Reaktionen, welche durch die Co-Carboxylase katalysiert werden, könnte hier angeführt werden, jedoch sei diesbezüglich auf die zusammenfassenden Arbeiten von JANSEN (23). WILLIAMS u. a. (24) und STEPP und KÜHNAU (IX) verwiesen.

In der Hefe katalysiert die Co-Carboxylase die Wirkung der Carboxylase, während in tierischen Geweben die Wirkung der BTS-Dehydrogenase katalysiert wird; Co-Carboxylase katalysiert somit oxydative und nichtoxydative Reaktionen.

Die Antianeurinfaktoren.

Zunehmendes Interesse kommt den sog. Antianeurinfaktoren zu. Die Entdeckung und Erforschung dieser Faktoren geht auf die Beobachtung der sog. Chastek-Paralyse bei Füchsen einer Silberfuchsfarm in Minnesota (1932) zurück[1]. Trotz genügenden Aneuringehaltes in der Nahrung erkrankten diese Tiere an einem nervösen Leiden, mit Anorexie, allgemeiner Schwäche, Ataxie, Paraplegie und nervösen Krisen. Der Tod trat nach 48—72 Std ein. Pathologisch-anatomisch wurden degenerative Veränderungen in der Leber und ähnliche Gehirnläsionen wie bei der Wernickeschen Krankheit gefunden. Die Krankheit trat jedoch nur bei jenen Tieren auf, die vorwiegend mit rohen Karpfen gefüttert worden waren. Die Krankheit blieb aus, wenn weniger als 10% der Gesamtnahrung aus Karpfen bestand, wenn nur Karpfenfilets ohne Karpfeneingeweide gegeben wurde oder wenn die Karpfeneingeweide, die offenbar den krankmachenden Stoff enthielten, gekocht wurden. Die Beobachtung der Chastek-Paralyse mit den Symptomen einer B_1-Mangelkrankheit trotz genügender Aneurinzufuhr veranlaßte zahlreiche Forscher zu eingehenden Untersuchungen über die diese Krankheit verursachenden Stoffe, die auch als Antivitamine bezeichnet werden können. Zur Zeit sind 2 Gruppen von Antianeurinfaktoren bekannt:

1. Verbindungen, deren chemische Struktur dem Aneurin ähnlich sind. Als wirksamster Stoff dieser Gruppe ist das Pyrithiamin zu nennen, bei welchem der Thiazolanteil des Aneurins durch einen Pyridinring substituiert ist [Woolley und White (25)]. Zwischen Pyrithiamin und Aneurin besteht wahrscheinlich eine ähnliche funktionelle Beziehung wie zwischen den Sulfonamiden und der Paraamino-benzoesäure, d. h. die erste Substanz verhindert und verdrängt als Antimetabolit die zweite Substanz von ihrem natürlichen Platz im Stoffwechselgeschehen. Wie dies im einzelnen vor sich geht, ist noch nicht bekannt.

Neuere Untersuchungen über die B_1-Antivitamine stammen von Frohman und Day (26) und Schopfer und Bein (27).

2. Verbindungen, welche die Struktur des Aneurins ändern und durch Aufspaltung desselben in Thiazol und Pyrimidin inaktivieren. Die wichtigsten zu dieser Gruppe gehörenden Antianeurinfaktoren befinden sich in Extrakten von Karpfeneingeweide (auch Forelleneingeweide), Warmblüterorganen (Kaninchen, Hühner) und Farnkraut. Sealock und Mitarbeiter (28) betrachten diese Substanzen als Fermente, während v. Muralt (29) und Somogyi (30) zeigen konnten, daß diese Extrakte verschiedene Antianeurinwirkstoffe enthalten, von denen nicht alle Fermentcharakter haben.

In der Humanpathologie sind bisher keine durch Antianeurinfaktoren verursachte Erkrankungen bekannt geworden, weswegen hier auf eine eingehende Besprechung dieser Substanzen verzichtet und auf die Arbeiten von Harris (31) und Somogyi (30) verwiesen werden kann.

B. Aneurinmangelkrankheiten.

Im Fernen Osten ist die Beriberikrankheit schon seit Jahrhunderten bekannt; die Zahl der Beriberikranken nahm erheblich zu, als in der zweiten Hälfte des 19. Jahrhunderts die Bevölkerung dazu überging, geschälten oder sog. polierten

---

[1] Der Name Chastek-Paralyse stammt vom Besitzer Chastek jener Silberfuchsfarm in Minnesota, wo die Krankheit zuerst beobachtet wurde.

Reis zu gebrauchen. Auch jetzt noch gehört die Beriberi zu den häufigsten Erkrankungen im fernen Orient, was besonders aus Berichten von den fernöstlichen
Kriegsgefangenenlagern im 2. Weltkrieg [SMITH and WOODRUFF (35)] und den
neuesten erfolgreichen Bestrebungen die Beriberi durch Verfütterung von an-
eurinhaltigem Reis zu bekämpfen [SALCEDO (37)] hervorgeht. Die orientalische
Beriberi ist weitgehend die Folge ungenügender Aneurinzufuhr; allerdings kann
der Aneurinmangelzustand während längerer Zeit latent bleiben und erst durch
eine zusätzliche, den Aneurinbedarf steigernde Noxe — Infektionskrankheiten,
besonders Malaria, Dysenterie — oder infolge einer physiologischen Bedarfs-
steigerung, wie z. B. Schwangerschaft und Lactation, manifest werden.

Aneurinmangelzustände leichten Grades, aber auch ausgesprochene Beriberi,
kommt auch in unseren Gegenden vor. Mit der Verfeinerung und Raffinierung
der Ernährungsweise ist der Aneuringehalt unserer Ernährung im Verlaufe der
letzten Jahrhunderte wesentlich zurückgegangen, so enthielt z. B. die Tageskost
eines englischen Bauern im 15. Jahrhundert ungefähr 4,2 mg Aneurin, während
im 20. Jahrhundert die Tageskost der unteren Klasse in England nur etwa 0,8 mg
Aneurin enthält (XI). Zu manifesten Mangelsymptomen kommt es bei uns
besonders, wenn über längere Zeit eine einseitige Ernährung aufrecht erhalten
wird, sei es z. B. aus medizinisch-diätetischen Gründen, oder infolge schrullenhaf-
ter Nährstoffphobien. Am häufigsten wird Beriberi bei Alkoholikern und Toxi-
komanen gefunden.

Aneurinmangelzustände können fernerhin entstehen bei chronischen Darmerkrankungen, chronischen Durchfällen, Steatorrhoe, Cholera nostras, Sprue
und Cöliakie (mangelhafte Resorption, Enterokarenz), endlich bei Diabetes
mellitus, Leberparenchymstörungen, Thyreotoxikosen, chronischen Infektionskrankheiten usw.

1. Experimentelle Aneurinmangelzustände.

Verschiedene Autoren [HORWITT und Mitarbeiter (38), KEYS und Mitarbeiter
(39), WILLIAMS und Mitarbeiter (41)] haben bei freiwilligen Versuchspersonen
Aneurinmangelzustände erzeugt. Schon nach wenigen Wochen traten Mangel-
symptome von seiten des Nervensystems auf, die weitgehend identisch waren
mit neurasthenischen Beschwerden. Die Patienten zeigten auffallende Müdigkeit,
Interesselosigkeit, Antriebsschwäche, Unfähigkeit zu konzentrierter Arbeit,
Herabsetzung des Erinnerungsvermögens, Befangenheit in Gegenwart anderer
Menschen. Bei anderen Patienten wurden Störungen des emotionellen Gleich-
gewichtes, Depressionen, Verdrießlichkeit, Reizbarkeit, erhöhte Streitsucht,
Angstzustände und Phobien beobachtet. Die Patienten wurden ungenau in ihrer
Arbeit und legten eine ausgesprochene Ungeschicklichkeit zutage; Näherinnen
ließen ständig ihre Nadeln fallen, Geschirrwäscher zerbrachen übermäßig viel
Geschirr usw. Es trat eine ausgesprochene Anorexie auf, manchmal Erbrechen
und Konstipation. Wegen unstillbarem Erbrechen mußte in einigen Fällen
WILLIAMS (49) der Aneurinmangelversuch unterbrochen werden. Die Salzsäure-
sekretion im Magen war bis zur Anacidität herabgesetzt; die Magenentleerung
war in einigen Fällen verlangsamt; in anderen Fällen wurde eine normale Magen-
Darmpassage gefunden. Pseudoanginöse Beschwerden mit Präkordialangst,
Palpitationen, Hypotension wurden verschiedentlich registriert. Es bestand eine
Bradykardie, die bei leichten Anstrengungen in eine exzessive Tachykardie überging. Während KEYS und Mitarbeiter (39) EKG-Veränderungen vermißten, wurde
in einigen Fällen von WILLIAMS u. a. eine Erniedrigung oder Umkehr der T-
Wellen festgestellt. Von seiten des peripheren Nervensystems wurden Parästhesien,
häufiges Einschlafen der Beine, verminderte Vibrationsempfindung, wechselnde

Wärme- und Kältesensationen, Abschwächung oder Verlust der Sehnenreflexe beobachtet; in einem Falle trat nach 4monatiger B_1-Karenz (0,2 mg Aneurin je Tag) eine Parese der Beine auf. Der Grundumsatz wurde stets um 10 bis 30% niedriger als vor Beginn der Aneurinmangelkost gefunden. Die Zucker-belastungskurve zeigte in manchen Fällen einen diabetischen Kurvenlauf. Alle diese Veränderungen konnten durch Aneurinzufuhr oft schlagartig behoben werden. Ferner stehen verschiedene Laboratoriumsmethoden zur Verfügung, welche erlauben, diese Symptome als Aneurinmangel zu erkennen und von neurasthenischen Beschwerden zu differenzieren.

2. Laboratoriumsmethoden zur Erkennung des Aneurinmangels.

Verschiedene Methoden sind angegeben worden, um den Aneurinspiegel im Blute und die Aneurinausscheidung im Urin mit oder ohne vorangehende Aneurin-belastung auszuwerten. Ein Aneurindefizit wird angenommen, wenn der Blut-spiegel unter 4—6 γ-% [OLDHAM (44), BURCH (45)] sinkt, jedoch fanden SALCEDO u. a. (46) 1948 keine signifikanten Unterschiede zwischen dem Aneurinblutspiegel bei Beriberikranken und demselben bei Normalen. Leukocyten und kernhaltige Rote enthalten etwa 20—200mal mehr Aneurinpyrophosphat als nicht kern-haltige Erythrocyten (101). Beträgt die Aneurinausscheidung im 24 Std-Urin weniger als 90—100 γ bei Männern, weniger als 60 γ bei Frauen, so wird von manchen Autoren ein Aneurinmangel angenommen. Nach anderen Forschern sollte die tägliche Aneurinausscheidung nicht unter 300 γ sinken, oder min-destens 20% der Zufuhr betragen [PAPAGEORGE und LEWIS (47)]. Wird z. B. nach Zufuhr von 1 mg Aneurin 200 γ innerhalb 24 Std im Urin ausgeschieden, so deutet dies auf einen normalen Aneuringehalt des Körpers hin, während eine 24 Std-Ausscheidung von 100 γ auf einen bedingten, von 50 γ auf einen sicheren Aneurinmangel hinweist [WILLIAMS, DARBY (48)]. Nach HOLT, NAJJAR (49), DROESE (50) ist der Aneurinspiegel in Blut und Urin so stark von der momen-tanen Zufuhr abhängig, daß eine Verminderung dieser Werte nicht ohne wei-teres mit einem Aneurindefizit identifiziert werden darf.

Besser bewährt haben sich jene Methoden, bei welchem die beim Aneurin-mangel erhöhte BTS und Milchsäure im Blut oder im Urin bestimmt wird; man spricht auch von Bestimmung der bisulfide binding substances (BBS), wobei ebenfalls hauptsächlich BTS, aber auch einige andere Ketoverbindungen bestimmt werden. Eine Erhöhung der BTS kann jedoch auch nach Nahrungsaufnahme, körperlicher Bewegung, psychischer Erregung, bei Diabetes, Herz- und Nieren-erkrankungen beobachtet werden. Man ist daher dazu übergegangen, das Ver-halten des BTS-Spiegels nach Belastung mit körperlicher Arbeit oder nach Zu-fuhr von Glucose zu studieren; bei Aneurinmangel kann ein erheblicher Anstieg der BTS im Blute und ein verzögerter Abfall des BTS-Spiegels zum Anfangswert festgestellt werden [DROESE (50)]. Bei menschlichen Aneurinmangelversuchen wurde verschiedentlich auch eine Erhöhung des Milchsäurespiegels im Blute beobachtet. Jedoch erfolgt dieser Anstieg mit der gleichen Konstanz wie der BTS-Anstieg. GOLDSMITH (51) bestimmte den BTS-Lactatkoeffizienten im Blute und fand bei Normalen Werte um 9; bei Aneurinmangel Werte unter 9.

HOWITT und KREISLER (33) bestimmen den CMI (carbohydrate metabolism Index) nach folgender Formel:

$$\frac{L + 15P}{2} - \frac{G}{10} = \text{CMI.}$$

$L =$ Blutmilchsäure in Milligrammprozent,
$P =$ Blutbrenztraubensäure in Milligrammprozent,
$G =$ Blutzucker in Milligrammprozent.
Normalerweise soll der CMI nicht höher sein als 15.

Für wissenschaftliche Zwecke hat DROESE (*50*) eine Probe an Fahrradergometer angegeben. Es wird die Größe der Arbeit gemessen, welche geleistet werden kann, bevor die kritische Pulszahl WENCKEBACHS auftritt (180 Schläge je Minute). Diese Arbeitsleistung kann wesentlich erhöht werden, wenn vor dem Versuch 50 g Traubenzucker oder Traubenzucker plus Aneurin gegeben wird, und zwar ist die Leistungssteigerung nach Traubenzucker und nach Traubenzucker-Aneuringaben bei Menschen mit normalem Aneurinhaushalt nahezu gleich, während bei B_1-Hypovitaminosen eine Differenz von mindestens 20% zwischen den beiden Werten besteht. Nach DROESE erfaßt diese Methode subklinische Mangelzustände sehr gut, ist aber für klinische Untersuchungen wegen der starken körperlichen Beanspruchung und der langen Versuchsdauer wenig geeignet.

3. Klinik der Beriberi.

Die Symptomatologie des künstlich induzierten Aneurinmangels differiert wesentlich von den Beschreibungen der klassischen Beriberikrankheit. Diese Diskrepanz veranlaßte WILLIAMS u. a. (*41*) zur Frage, ob beim echten Beriberi nicht noch andere auslösende Faktoren neben dem Aneurinmangel mitverantwortlich seien. Mittlerweile sind jedoch während des letzten Weltkrieges Fälle von Präberiberi beobachtet worden, deren Symptomatologie mit derjenigen beim experimentellen Aneurinmangel weitgehend übereinstimmte [SMITH und WOODRUFF (*35*), HIBBS u. a. (*55*)]. Bei der klassischen Beriberi können zwei große Symptomengruppen unterschieden werden: Kardiovasculäre und nervöse Symptome.

Kardiovasculäre Symptome. Der Aneurinmangel wirkt sich einerseits am peripheren Kreislaufsystem, andererseits an Herzmuskel aus. In der Peripherie kommt es zur Erweiterung der Arteriolen und Präcapillaren. Sehr wahrscheinlich ist dies die Ursache für die typischen Ödeme der sog. feuchten Beriberi. Zuerst treten die Ödeme in der Knöchelgegend in Erscheinung, in ausgesprochenen Fällen dehnen sie sich aus. Beinödeme, Ödeme des Scrotums und der Bauchwand, Anasarka und Ergüsse in den serösen Höhlen sind nicht selten. Bei Bettruhe nehmen die Ödeme an den Beinen ab, dafür können aber Gesichtsödeme auftreten. Die Ödeme sind vorwiegend mechanisch bedingt (erhöhte Permeabilität der dilatierten Arteriolen und Präcapillaren). Kochsalzretention infolge Beeinträchtigung der Nierendurchblutung (mangelhafte Filtration) mag beim Zustandekommen der Ödeme eine Rolle spielen. SHIMAZONO (*56*) konnte durch tägliche Zulage von 6 g Kochsalz Ödeme bei bisher trockenem Beriberi hervorrufen. Wieweit Eiweißmangel für die Genese der Aneurinmangelödeme eine Rolle spielt, ist noch nicht ganz abgeklärt. Reine Beriberiödeme gehen nicht oder höchstens mit leichter Hypoproteinämie einher [WEISS und WILKINS (*58*)]. Es muß heutzutage zwischen hypoproteinämischen Ödemen, normoproteinämischen Hungerödemen mit manchmal niedrigen Albumin-Globulinquotienten und Beriberiödemen unterschieden werden; jene, wenn in reiner Form vorhanden, werden durch Vitamin B_1-Zufuhr nicht beeinflußt. Wie die Erfahrungen der Nachkriegsjahre zeigten, liegen sehr oft Mischformen vor, wobei bei genereller Unterernährung ein relatives Aneurindefizit um so leichter entstehen kann, als sich der Aneurinbedarf bei der kriegsbedingten eiweißarmen Kohlenhydratkost steigert [HEILMEYER (*57*)]. Bei Mischformen von Beriberiödem mit Hungerödemkrankheit kann durch Aneurinzufuhr eine gewisse Besserung, jedoch keine vollständige Heilung erzielt werden.

Neben der Ödembildung hat die periphere Vasodilatation Rückwirkungen auf die Zirkulation. Es werden ähnliche Kreislaufverhältnisse gefunden wie bei einer arteriovenösen Shuntbildung, bei arteriovenösen Fisteln. Die Zirkulationszeit ist verkürzt; die Extremitäten fühlen sich warm an, die Venen sind gefüllt, der Venendruck ist erhöht; die Differenz der Sauerstoff- und Kohlensäurespannung zwischen arteriellem und venösem Blut ist herabgesetzt. Infolge des erhöhten Refluxes zum Herzen kommt es zur Dilatation des rechten Herzens und, falls dieses den Reflux nicht ganz bewältigen kann, zur Lebervergrößerung, während Zeichen der Lungenstauung bei kompensiertem Herzen vermißt werden. Das Schlagvolumen ist erhöht, ebenso der systolische Blutdruck der Arterien; Arteriengeräusche, manchmal in Form der sog. „Pistol shot sounds" und Venengeräusche (Nonnensausen) können wahrgenommen werden; der Puls kann celer und altus sein.

Ein zweiter Angriffspunkt des Aneurinmangels liegt am Herzen selber, wo folgende pathologisch-anatomische Veränderungen gefunden werden können: Interstitielles Ödem und hydropische Degeneration der Muskelfasern; in schweren Fällen verschwindet die Längs- und Querstreifung der Muskelfasern; bei B_1-verarmten Tieren kommt es zum Zerfall der Muskelfibrillen (Sarkolyse); histologisch findet man dabei leere Sarkolemmschläuche [VALLOTON (59)]. Es ist leicht verständlich, daß diese Veränderungen zur Verminderung von Tonus und Kraft des Herzmuskels führen. Klinisch und röntgenologisch findet man dementsprechend meist eine Herzdilatation, wobei nach WENCKEBACH das rechte Herz und besonders der Conus pulmonalis erweitert ist, während nach anderen Autoren [BLANKENHORN (60)] auch eine Linksdilatation vorkommen kann. Am Thorax sind deutlich sichtbare und tastbare, wogende Pulsationen der Herzvorderfläche vorhanden; der Spitzenstoß kann verbreitert und verstärkt sein; systolische, aber auch präsystolische Geräusche begleiten den paukenden ersten Ton. Eine Tricuspidalinsuffizienz ist in Anbetracht, daß diese Klappe bei Rechtsüberlastung leicht insuffizient wird, nicht selten. Meist besteht in Ruhe eine Bradykardie, die jedoch bei geringen Anstrengungen in eine ausgesprochene Tachykardie übergehen kann. Eine auch in der Ruhe gelegentlich vorhandene Tachykardie wird von manchen Autoren auf Vagushypofunktion infolge degenerativer Veränderungen des Vagusnerven zurückgeführt. Im EKG findet sich infolge der Ödembildung häufig low voltage; die T-Wellen sind häufig flach oder negativ; gelegentlich findet man eine verlängerte Überleitungszeit, Verlängerung der QRS und QT-Strecke [HOLZMANN (62)], Hebung der ST-Strecke, Schenkelblock, Vorhofflimmern [GRIFFITH (63)]. AALSMEER (61) sah in seinen in Java untersuchten Fällen von Beriberi lediglich Veränderungen der T-Wellen und glaubt, daß geringe EKG-Veränderungen ein Charakteristikum des orientalischen Beriberi sei, während nach ihm stärkere EKG-Veränderungen nur beim okzidentalen Beriberi vorkommen sollen. Eine Trennung dieser beiden Beriberiformen nimmt auch HOLZMANN (62) an, wenn er schreibt, daß bei der fernöstlichen B_1-Avitaminose die elektive Schädigung des rechten Herzens häufiger sei als bei europäischen und amerikanischen Beriberifällen. Andere Autoren machen keine Unterschiede zwischen orientalischem und okzidentalem Beriberi.

Es ist leicht einsehbar, daß aus der Kombination der peripheren Gefäßveränderungen und der B_1-hypovitaminotischen Herzmuskelschädigung ein Circulus vitiosus resultiert. Der geschädigte Herzmuskel wird durch den vermehrten Blutreflux zum rechten Herzen zu vermehrter Arbeitsleistung gezwungen, wozu er nicht in gleicher Weise fähig ist wie ein normales Herz. Eine Zeitlang mag das Herz damit fertig werden, namentlich, wenn völlige Bettruhe eingehalten wird; kleinste Anstrengungen, die zu einer weiteren Steigerung des Minutenvolumens führen, bewirken schwerste Atemnot, Beklemmungsgefühle, ja sogar Herzinsuffizienz und plötzlichen Tod (Beriberiherztod oder Shoshin). Bei der

Herzinsuffizienz besteht keine eigentliche kardiale Dyspnoe, sondern eine schwere Hemmung der Atembewegungen; das Herz und die Leber sind enorm vergrößert, Leberpulsationen können gefühlt werden, Hals- und Armvenen sind strotzend gefüllt, der Patient klagt über Schmerzen im Oberbauch und Luftmangel, die auch in orthopnoischer Haltung nicht vermindert werden. Der Tod erfolgt an Erschöpfung [WENCKEBACH (64)]. Die kardiale Beriberi ist bei Kindern häufiger als die neuritische Form und plötzliche Herztodesfälle sind namentlich beim Säuglingsberiberi nicht selten.

Kreislaufmittel vermögen die kardiovasculäre Beriberi nicht zu bessern; Adrenalin als peripheres Vasodilatans verschlimmert den Zustand und kann bei schwerem Beriberi sogar zur Dekompensation (backward failure) führen. Umgekehrt kann mit Pitressin in kleinen Dosen eine Besserung erzielt werden, weil Pitressin die Arteriolen verengert. WENCKEBACH hat hieraus einen diagnostischen Test zur Abgrenzung der kardiovasculären Beriberi von anderen Herzleiden ausgearbeitet. Die Therapie der Wahl besteht in Zufuhr von Vitamin B_1, welches oft schlagartig, oft nach einer gewissen Latenzzeit zur Heilung führt. Übersteht der Patient seine akute kardiovasculäre Beriberi, so erfolgt völlige Heilung. GRIFFITH (63) konnte über 100 ehemalige Beriberipatienten 1—6 Jahre nach der Heilung des akuten Krankheitszustandes nachuntersuchen und fand bei keinem irgendwelche Restzustände des Vitamin B_1-avitaminotischen Herzleidens. Ebenso konnte er zeigen, daß die Häufigkeit kardiovasculärer Erkrankungen anderer Genese bei geheilten Beriberikranken nicht größer ist als bei der Durchschnittsbevölkerung.

Nervöse Symptome der Beriberi (trockene Form der Beriberi). Leichtere Symptome, welche auf eine Läsion des peripheren Nervensystems beim Aneurinmangel hindeuten, sind schon bei Besprechung des experimentellen Aneurinmangels beim Menschen erwähnt worden (s. S. 765). Hält der Aneurinmangel genügend lange an — bei stärkerem Aneurindefizit in der Nahrung dauert es etwa 3 Monate, bis neuritische Erscheinungen auftreten — dann kommt es zur Demyelinisation der peripheren Nerven und zur Fragmentierung der Achsenzylinder. Zuerst werden gewöhnlich die Nervenstämme der unteren Extremitäten, später der Arme und des Zwerchfells betroffen. Ähnliche Veränderungen können jedoch auch in den Hirnnerven und im Grenzstrang gefunden werden. Parästhesien, Hypo- und Hyperästhesien, seltener Störungen der Tiefensensibilität, Druckempfindlichkeit der Muskeln und Nervenstämme kommen vor; später treten dann symmetrische Ausfallserscheinungen der peripheren Motorik mit Verlust der Sehnenreflexe, schlaffen Lähmungen und fortschreitender Muskelatrophie auf. Die Entwicklung des vollen Krankheitsbildes kann mehrere Monate in Anspruch nehmen. Gelegentlich sind nur einzelne Muskeln gelähmt, recht häufig z. B. die Fuß- und Zehenstrecker. Heiserkeit oder Aphonie infolge Lähmung der Kehlkopfmuskulatur, paralytisches Doppelsehen, Opticusneuritis, Miktionsbeschwerden, incontinentia alvi et urinae werden gelegentlich beobachtet. Bei längerer Dauer der Lähmungen können Kontrakturen entstehen. Die nervöse Beriberi kann klinisch von anderen Formen der Polyneuritis nicht unterschieden werden. Eine sorgfältige Anamnese hinsichtlich Ernährung und Vitaminzufuhr, das eventuell gleichzeitige Vorhandensein kardiovasculärer Störungen, die Erhöhung der BTS in Blut und Urin und nicht zuletzt der Erfolg der Therapie erlaubt im Einzelfall die ätiologische Klärung. Normale Liquorbefunde sind typisch für die Beriberineuropathie.

Die Therapie besteht in der Zufuhr von Vitamin B_1. Perorale Dosen von 2—3mal 5 mg je Tag sind indiziert; größere perorale Dosen erübrigen sich, da sie nicht resorbiert werden können. Hingegen kann bei parenteraler Applikation die Dosis gesteigert werden bis zu 25—100 mg je Tag; der intramuskulären Therapie ist gegenüber der intravenösen der Vorzug zu geben (vgl. S. 769). Vitamin B_1-Zufuhr führt oft zu schlagartiger Besserung des subjektiven Befindens, jedoch mögen Wochen verstreichen, bis sämtliche Symptome verschwunden sind, und in Fällen, wo die Behandlung erst nach langer Krankheitsdauer einsetzt, kann unter Umständen eine völlige Heilung ausbleiben.

4. Polioencephalitis Wernicke.

Während in früheren Jahren die Polioencephalitis haemorrhagica superior Wernicke als ein durch Alkoholismus verursachtes Syndrom betrachtet wurde, mehren sich in letzter Zeit Berichte, welche diese Krankheit als eine B_1-Avitaminose (cerebrale Beriberi) betrachten. Alexander (65) konnte bei Tauben mit B_1-armer Kost ein Krankheitsbild erzeugen, dessen pathologisch-anatomische Befunde weitgehend mit der Polioencephalitis haemorrhagica superior übereinstimmt: Varicöse Gefäßveränderungen mit kleinen Blutextravasaten, Degenerationsherde und Parenchymnekrosen in den um den 3. und 4. Ventrikel und um den Aquaeductus Sylvii gelegenen Hirnabschnitten und in den Corpora mammillaria.

1941 berichteten Campbell und Russell (66) über einen Fall, wo sich das Wernickesche Syndrom mit kardialer und neuritischer Beriberi kombinierte, und durch Aneurin eine rasche und völlige Heilung erzielt werden konnte. Ungefähr gleichzeitig berichteten Jolliffe (68) und Wortis (67) über Aneurinmangel-Wernicke, jedoch sollen nach diesen Autoren noch andere B-Vitamine mitbeteiligt sein. Jolliffe konnte mit Aneurin das Wernickesche Syndrom (Ophthalmoplegie, Ataxie und Bewußtseinstrübung) zum Verschwinden bringen, nicht aber das konsekutive Auftreten einer Korsakoffschen Psychose verhindern. Wortis (67) konnte bei seinen Wernicke-Fällen die für Aneurinmangel charakteristischen Störungen im BTS-Stoffwechsel feststellen und durch eine länger dauernde B-Vitamintherapie Heilung erzeugen. Über 2 Fälle von Wernicke bei Säuglingen, die beide auf Aneurin gut ansprachen, hat kürzlich Guerrero (69) berichtet. Den Schlußstrich unter die Diskussion über die Wernickesche Krankheit als B_1-Hypovitaminose setzten die Untersuchungen von De Wardener und Lennox (70) an 52 Wernicke-Fällen in japanischen Kriegsgefangenenlagern in Singapore (1942/43). Die ersten Fälle traten ungefähr 2 Monate nach Beginn der Gefangenschaft (und somit der Mangelernährung) gleichzeitig mit einem epidemischen Auftreten anderer Beriberifälle auf, und in 79% derselben waren gleichzeitig neuritische und/oder kardiovasculäre Symptome vorhanden. In der Mehrzahl der Fälle hatten vorangehende dysenterische Erkrankungen das Auftreten der Beriberi beschleunigt. Als erstes Symptom wurde in der Regel eine persistierende Anorexie gefunden, zu welcher sich später Erbrechen, Nystagmus sowie psychische Störungen: Interesselosigkeit, Gedächtnisstörungen, Schlaflosigkeit, Angstzustände, Desorientiertheit, Apathie bis zum Semikoma, gesellten. Weiterhin wurden Augenmuskelparesen, völlige Ophthalmoplegie, Seh- und Hörstörungen, Trigeminus-, Facialis-, Glossopharyngicuslähmungen mit Aphonie und Dysphagie und in einigen Fällen auch Pyramidensymptome, Ataxie, Blasen- und Mastdarmlähmung u. a. bei der neuritischen Beriberi erwähnte Symptome gefunden. Der Liquor war in allen Fällen völlig normal. 21 Fälle verliefen letal, zum Teil trotz Vitamin B_1-Zufuhr, jedoch waren mehrheitlich andere Krankheitszustände für den Exitus verantwortlich. In den meisten anderen Fällen konnte in kurzer Zeit völlige Heilung erzielt werden, in einigen Fällen sogar nach Applikation erstaunlich kleiner Dosen (wenige Milligramm) Aneurin. Nach Philipps u. a. (100) verschwinden die Augenmuskelparesen wenige Stunden nach Beginn der Aneurinzufuhr, während Nystagmus und Ataxie erst nach einiger Zeit verschwinden.

Die Symptomatik dieser sicheren B_1-Avitaminose zeigt erstaunliche Ähnlichkeit mit derjenigen experimentell erzeugter B_1-Avitaminosen (s. S. 765), so daß die Frage durchaus berechtigt ist, ob nicht auch jene Fälle als cerebrale Beriberi aufgefaßt werden dürfen.

C. Aneurintherapie bei nicht oder nicht aussschließlich durch Aneurinmangel bedingten Krankheiten.

Die eingehenden Untersuchungen von v. MURALT (71) und seiner Schule haben gezeigt, daß Aneurin eine wichtige Rolle im Ablauf nervöser Funktionen spielt. Es ist jedoch zur Zeit noch nicht möglich die Forschungsergebnisse der experimentellen Physiologie mit der Klinik zu korrelieren. Es gibt wohl kaum ein Leiden des zentralen und peripheren Nervensystems, sei es organischen oder funktionellen Ursprungs, bei welchem nicht Vitamin B_1 therapeutisch, manchmal mit, manchmal ohne Erfolg versucht wurde. Es sei diesbezüglich auf die ausführliche Zusammenstellung von STEPP, KÜHNAU und SCHRÖDER (IX) verwiesen. Wir beschränken uns hier auf die Erwähnung einiger Krankheitsbilder des peripheren Nervensystems, bei welchem gewisse Hinweise für das Vorliegen eines mehr oder weniger ausgeprägten Aneurinmangels bestehen.

1. Alkoholpolyneuritis.

Neuritische Symptome bei Alkoholismus wurden bis vor etwa 20 Jahren einer toxischen Wirkung des Alkohols auf den Nerven zugeschrieben. 1933 berichteten MINOT, STRAUSS und COBB [zit. McLESTER (72)] über gute Heilerfolge mit Hefeprodukten und machten vor allem einen Aneurinmangel für die Alkoholpolyneuritis verantwortlich. Der Aneurinbedarf sinkt zwar, wenn Kohlenhydratcalorien durch Alkohol ersetzt werden [BUTLER und SARETT (72)]. Aneurinarm ernährte Ratten erkranken später an Beriberi, wenn an Stelle von Wasser Whisky gegeben wird [LOWRY (74)]. Wenn trotzdem Beriberisymptome, speziell Polyneuritis bei Alkoholikern beobachtet werden, so beruht dies darauf, daß sich manche schwere Alkoholiker ungenügend ernähren und auf diese Weise in den Aneurinmangelzustand gelangen. Alkoholiker, die sich neben dem Alkoholgenuß vollwertig ernähren, erkranken nicht an Polyneuritis [JOLLIFFE (75)]. Die Entstehung des Aneurinmangels wird fernerhin gefördert durch die häufig bestehende alkoholische Gastroenteritis und Achylie. WORTIS u. a. (76) fanden bei alkoholischer Polyneuritis die für Aneurinmangel typischen Veränderungen des BTS-Stoffwechsels. Daß nicht der Alkoholgenuß die Polyneuritis bedingt, erhellt auch die Tatsache, daß Aneurinzufuhr die Polyneuritis zur Abheilung bringen kann, selbst wenn weiterhin Alkohol konsumiert wird [STRAUSS (77)]. Die Vitamin B_1-Therapie hilft jedoch nicht in allen Fällen [BROWN (78)], jedoch spricht dies nicht unbedingt gegen die Aneurinmangelgenese, da auch manche chronische Fälle von nervöser Beriberi nur sehr langsam auf die Therapie ansprechen. Nach McLESTER sollen auch ein Mangel anderer B-Vitamine die Entstehung einer Alkoholpolyneuritis fördern.

2. Schwangerschaftspolyneuritis.

Zweifellos kann Aneurinmangel auch für die Pathogenese der Polyneuritis in der Schwangerschaft von Bedeutung sein. Wie schon erwähnt, ist der Vitamin B_1-Bedarf in der Schwangerschaft erhöht. Nicht zuletzt deswegen, weil der Fetus imstande ist, selektiv Aneurin aus dem Blute der Mutter zu entnehmen; wurde doch festgestellt, daß der Aneurinspiegel im fetalen Blute höher ist als im Blute der Mutter [Slobody u. a. (79)]. Fernerhin kann der Vitamin B_1-Bedarf in der Schwangerschaft gesteigert sein infolge der bei Hyperemesis häufig verordneten Kohlenhydratdiät. Endlich führt das häufige Erbrechen zu einer Verminderung der Aneurinresorption. Neuweiler (80) konnte zeigen, daß bei Schwangerschaftsneuropathie die Aneurinausscheidung häufig vermindert und andererseits die BTS im Urin erhöht ist. Aneurintherapie normalisiert die BTS-Ausscheidung und bessert die neuritischen Beschwerden (Neuweiler, Stepp).

3. Diabetische Polyneuritis.

Den neuritischen Komplikationen des Diabetes mellitus liegen verschiedene Ursachen zugrunde, so vor allem Ischämie infolge Arteriosklerosis [Kauvar (81)] und schlecht eingestellter Diabetes (Joslin). Es kann jedoch nicht völlig ausgeschlossen werden, daß nicht auch ein Vitamin B_1-Mangel pathogenetisch von Bedeutung sein kann. Die Diabetesdiät ist nicht selten arm an Aneurin, fernerhin soll infolge der diabetischen Polyurie Aneurin in vermehrtem Maße ausgeschieden werden [Cowgill (82)]. Oden (83) fand einen erniedrigten Aneurinspiegel im Blute von diabetischen Polyneuritispatienten. Ebenso hat Needles ein Vitamin B_1-Defizit bei diesen Patienten nachgewiesen. Es ist daher wohl verständlich, wenn Aneurin in die Therapie der neuritischen Komplikationen des Diabetes eingeführt wurde. Jedoch berichten nicht alle Autoren über schlagende Erfolge. Broch und Klövstad (84) konnten z. B. in 36% ihrer 63 mit Vitamin B_1 (2—3 Injektionen wöchentlich von 25—50 mg) behandelten Fällen eine wesentliche Besserung oder Heilung erzielen, während ohne Vitamin B_1-Behandlung bei 16% der Polyneuritispatienten die gleichen Heilerfolge verzeichnet wurden.

4. Neuritiden anderer Genese.

Berichte über Behandlungsresultate bei zahlreichen Polyneuritiden, Neuritiden und Neuralgien verschiedenster Ätiologie sind widersprechend. Häufig wird jedoch durch Aneurin eine Linderung neuritischer und neuralgischer Schmerzen erzielt. Zahlreiche Autoren berichten über die schmerzstillende Wirkung von Vitamin B_1 bei Herpes zoster [Schuppli (85)]. Colarizi u. a. (86) gaben bei akuter Diphtherie am 1. oder 2. und am 10. Krankheitstage 100 bis 200 mg Aneurin. Mit dieser prophylaktischen Behandlung konnten sie die Häufigkeit polyneuritischer Spätkomplikationen bei Diphtherie wesentlich vermindern.

D. Aneurinschäden.

Eine eigentliche B_1-Hypervitaminose ist beim Menschen bisher nicht beobachtet worden, obwohl beim Laboratoriumstier durch hohe Dosen toxische Erscheinungen erzeugt werden können. Die Toxicität bei intravenöser Applikation ist 50mal größer als bei peroraler Verfütterung [Molitor (87)]. Beim Menschen sind allergische Symptome nach wiederholter Vitamin B_1-Injektion beobachtet worden, so z. B. Asthmaanfälle, Urticaria [Seusing (88)], ekzematöse Hautveränderungen [Leitner (89)], Eosinophilie; ja vereinzelt kam es sogar zum anaphylaktischen Schock [Laws (90)] mit tödlichem Ausgang [Mills (91), Reingold (92), Dotti (93), Rietti (94)]. Bei keinem dieser Fälle wurden Dosen über 100 mg verwendet, jedoch traten die Symptome erst nach wiederholter Injektion auf. Weigand (95) empfiehlt daher bei vorausgegangener und durch längere Pausen unterbrochener parenteraler Vitamin B$_1$-Behandlung die Wiederaufnahme der Therapie zunächst mit sehr geringen intramuskulären Dosen zu beginnen. Hautteste zur Erfassung vorangegangener Sensibilisierung sind unsicher, da Aneurin eine quaddelerzeugende Substanz ist.

VALERI und Mitarbeiter (96) fanden eine Erhöhung des Grundumsatzes um 10—33%, wenn an 3 aufeinanderfolgenden Tagen je 100 mg Aneurin injiziert wurde. Verschiedentlich wurden thyreotoxische Erscheinungen beobachtet: Tremor, Schwäche, Tachykardie, Schweiße, Kopfweh, Nervosität [MILLS (97), LEITNER (98)], die nach Absetzen des Aneurins verschwanden und in einem Falle erneut auftraten, als wiederum einige Milligramm Vitamin B$_1$ gegeben wurden. Auch hier scheint es sich um eine Überempfindlichkeitsreaktion zu handeln, traten doch die toxischen Symptome schon bei parenteralen Dosen von 10—25 mg auf. Perorale Aneurinmedikation scheint keine Überempfindlichkeitsreaktionen zu verursachen.

Vitamin B$_2$ (Lactoflavin, Riboflavin).

A. Chemie und Physiologie.

Einleitung. Schon in den ersten Arbeiten über das wasserlösliche Vitamin B wurde darauf hingewiesen, daß dieses Vitamin möglicherweise aus 2 Fraktionen bestehe. EMMETT und LUROS (1) konnten dann im Jahre 1920 einen durch Hitze zerstörbaren Faktor von einer hitzestabilen Fraktion trennen. Der hitzelabile Faktor wurde Vitamin B$_1$, der andere Vitamin B$_2$ (auch Vitamin G) genannt. Schon viel früher jedoch — im Jahre 1879 — hatte BLYTHE (2) ein grünliches, fluorescierendes Pigment in der Molke entdeckt. Dieses Pigment wurde weiter erforscht (3) und 1933 von BOOHER (4) mit dem Vitamin B$_2$ identifiziert. Die Untersuchungen von KUHN u. a. (5) über die Chemie der Pigmente in der Milch und in anderen Nährmitteln bestätigten diese Beobachtung und führten zur Bezeichnung Lactoflavin (auch Riboflavin). Inzwischen hatten auch WARBURG und CHRISTIAN (6) ein Oxydationsenzym aus der Hefe isoliert, das in gelöstem Zustand gelbe Farbe und grünliche Fluorescenz aufwies. Der chemisch aktive Anteil dieses gelben Enzyms ist nach THEORELL (7) Lactoflavinphosphat. Die Synthese des Lactoflavins erfolgte durch KUHN u. a. (8) und KARRER u. a. (9).

Chemie. Lactoflavin ist ein gelbes Pigment von der Formel 6,7-Dimethyl-9-(d-1'-ribityl)-isoalloxazin. Es hat also einerseits Beziehungen zu Pentosen, andererseits zu Azofarbstoffen und Pyrimidinen. Lactoflavin ist löslich in Wasser und Alkohol und gegenüber Hitze und Oxydation widerstandsfähig, zersetzt sich aber unter Lichteinfluß und zeigt eine grüne Fluorescenz. Lactoflavin stellt als prosthetische Gruppe einen Bestandteil verschiedener Fermentsysteme dar, so z. B. der Aminosäureoxydase, der Xanthinoxydase und der Cytochromreduktase. Um physiologisch aktiv zu werden, muß es in sein Mononucleotid (Lactoflavinphosphat) oder in Lactoflavin-Adenin-Dinucleotid umgewandelt werden. Die Phosphorylierung kann auch in vitro durchgeführt werden.

Vorkommen. Lactoflavin ist weitverbreitet in der Tier- und Pflanzenwelt (s. Tabelle 12). Seine wichtigsten Quellen sind Milch, Leber und Niere; Cerealien enthalten im allgemeinen wenig Lactoflavin, jedoch ist ihr Lactoflavingehalt während des Keimprozesses stark erhöht. Das im Handel befindliche Lactoflavin ist synthetischer Herkunft.

In Nahrungsmitteln kommt das Vitamin B$_2$ als freies Lactoflavin, als sein Phosphatester oder als Dinucleotid vor. Durch Kochen geht nur wenig Lactoflavin verloren, so enthält z. B. gebratenes oder grilliertes Fleisch immer noch mindestens 70—85% seines ursprünglichen Vitamin B_2-Gehaltes; hingegen kommt es zu erheblichen Verlusten, wenn es auch nur für kurze Zeit dem Licht ausgesetzt wird. Milchbestrahlung (zur Erhöhung des Vitamin D-Gehaltes), Pasteurisieren, Trocknen und Verdampfen erzeugt keine wesentlichen Verluste.

Zur Bestimmung des Lactoflavingehaltes in Nährstoffen sind verschiedene Methoden angegeben worden. Bei der biologischen Methode wird der Wachstumseffekt auf junge Ratten oder Hühnchen bestimmt; neuerdings sind verschiedene mikrobiologische Methoden ausgearbeitet worden.

Stoffwechsel. Freies Lactoflavin wird im Dünndarm leicht resorbiert und in der Darmschleimhaut phosphoryliert. Der Grad der Lactoflavinresorption hängt allerdings vom Nahrungsmittel ab, in welchem es dem Organismus präsentiert wird. So nützt der Körper z. B. nur 42% des in grünen Erbsen enthaltenen Lactoflavins aus, während 90% des Lactoflavins in Icecream vom Körper verwertet wird (*11*). Dementsprechend fanden auch Hathaway und Lobb (*12*), daß der Lactoflavingehalt im Stuhl variiert, je nach dem Nahrungsmittel, in welchem das Vitamin eingenommen wird. Lactoflavin wird in allen menschlichen Geweben, besonders aber in der Leber und in den Nieren, und zwar hauptsächlich in Form seines Dinucleotids (*10*) gefunden. Peroral und parenteral zugeführtes Lactoflavin wird durch die Nieren, weniger durch den Darm ausgeschieden. Im Urin wird etwa 10—70% des zugeführten Lactoflavins gefunden. Bilanzstudien stoßen insofern auf Schwierigkeiten, als im menschlichen Darm vermutlich unter dem Einfluß der Darmbakterien Lactoflavin synthetisiert werden kann (*13*). Najjar u. a. (*13*) zeigten, daß im Stuhl oft mehr Lactoflavin ausgeschieden wird, als der per os gegebenen Menge entspricht. Ob das im Darm synthetisierte Lactoflavin resorbiert wird, ist zur Zeit noch nicht entschieden. Im Blute findet man Lactoflavin im Serum — 2—4 g-% (*14*) — und in ganz geringer Menge in den Blutkörperchen. Im Serum kommt es hauptsächlich als Dinucleotid vor. Bei Mangelzuständen ändert sich der Blutspiegel nur wenig.

Vitamin B_2-Bedarf. Die Bestimmung des Vitamin B_2-Bedarfes ist dadurch erschwert, weil einerseits eine Alactoflavinose beim Menschen nicht immer leicht zu erkennen ist, weil das Vitamin im Darm synthetisiert wird und weil Blutspiegel und Lactoflavinausscheidung im Urin relativ unabhängig vom Lactoflavinhaushalt sind. Neuere Untersuchungen ergaben, daß der Bedarf ziemlich unabhängig von Calorienzufuhr und -verbrauch ist, jedoch nach Größe und Körpergewicht variiert. Eine reichliche Zufuhr ist jedoch ratsam, da leichte Mangelzustände nicht sofort manifest werden. Als Minimumbedarf sind 1,0 bis 1,6 mg je Tag angegeben worden (*16, 17*). Der National Research Council (USA.) empfiehlt je Tag 1,8 mg für einen Menschen von 70 kg Körpergewicht. Starke Belichtung, schwere körperliche Arbeit, konsumierende Krankheiten, sowie tiefe Außentemperaturen (*18*) erhöhen den Vitamin B_2-Bedarf.

Physiologie. Lactoflavin bzw. seine aktiven Funktionsformen greifen in zahlreiche Fermentsysteme ein. Im allgemeinen wirken diese Enzyme als Wasserstoffacceptoren und fördern so die Oxydation von verschiedenen Substanzen des Intermediärstoffwechsels. Ferner ist Lactoflavin von Bedeutung für zahlreiche Phosphorylierungsreaktionen; so wird z. B. unter der Einwirkung des Lactoflavins die Glucose phosphoryliert und somit sowohl die intestinale Resorption als auch die tubuläre Rückresorption der Glucose in den Nieren gefördert. Trotzdem auf diesem Gebiete eine riesige Forschungsarbeit geleistet wurde, ist es noch nicht möglich irgendeine dieser Enzymreaktionen mit den klinischen Symptomen der Alactoflavinose zu korrelieren. Axelrod und Elvehjem (*19*) konnten allerdings zeigen, daß im Lactoflavinmangel die Xanthinoxydase in den Geweben der Ratte zurückgeht. Endlich ist Lactoflavin am Aufbau der

Eisenporphyrine beteiligt. Wahrscheinlich ist die bei der Alactoflavinose auftretende Anämie mit diesem Funktionsausfall in Zusammenhang zu bringen (VANNOTTI). Bei Ratten führt Lactoflavinmangel zur Wachstumsverzögerung, wird ja andererseits durch Lactoflavin der Eiweißstoffwechsel gefördert (22). SURE und DICHEK (21) fanden, daß Lactoflavin die Ausnützung der zugeführten Nahrung begünstige.

Lactoflavinmangel beim Tier. Mannigfache Mangelerscheinungen sind bei Versuchstieren beobachtet worden. Ratten zeigen eine verminderte Widerstandskraft gegenüber Typhus und Kälte (23); Mäuse haben eine verminderte Resistenz gegenüber Pneumokokken. Bei Ratten kommt es zur Kataraktbildung. Nach HARRIS (21) verzögert Lactoflavin die Carcinogenese. Auf der Haut und in den Schleimhäuten treten bei alactoflavinotischen Hunden, Hühnern, Ratten und Schweinen ähnliche Veränderungen wie beim Menschen auf, jedoch in stärkerer Ausprägung. Beim Hund entwickelt sich nach mehreren Wochen Vitamin B_2-Karenz Muskelschwäche und Ataxie, später kommt es zu spastischen Paresen, zur Anämie und nach etwa 100 Tagen stirbt das Tier im Kollaps, offenbar infolge Darniederliegens verschiedener enzymatischer und oxydativer Reaktionen. Autoptisch findet man toxische Verfettung in Leber, Nieren und Knochenmark, Nekroseherde in der Leber und ausgedehnte Demyelinisation in Rückenmark, Gehirn und in den peripheren Nerven. Ähnliche Veränderungen werden beim Huhn gefunden. Junge Hühnchen bleiben im Wachstum zurück, bei ausgewachsenen Hühnern ist die Lege- und Bruttätigkeit herabgesetzt. Gelegentlich werden in den Eiern von Vitamin B_2-frei ernährten Hühnern mißbildete Embryonen gefunden. Bei Ratten führt der Lactoflavinmangel der Mutter zu recht charakteristischen Mißbildungen der Frucht: Die distalen Extremitätenknochen sowie die Mandibula sind auffallend kurz und dysplastisch; Syndaktylien und Gaumenspalten sind häufig. Histologische Untersuchungen ergaben Störungen im Aufbau von Knorpel und Knochen. Alle diese Mißbildungen können verhütet werden, wenn der Lactoflavinmangel spätestens am 13. Tage der Schwangerschaft behoben wird (25). Bei Ratten führt Lactoflavinmangel zu Leukopenie, Granulocytopenie und gelegentlich zu Anämie [ENDICOTT (26), KORNBERG (27)]. Im Knochenmark findet sich eine Depression der Myelopoese und eine hyperplastische Erythropoese. Durch Folsäure kann eine rasche Heilung erzielt werden, während Lactoflavin nur die Anämie zu heilen imstande ist.

B. Alactoflavinose.

Die Erfahrungen der Kriegsjahre in Europa und Übersee, sowie Beobachtungen in Ländern, wo eine qualitativ und quantitativ unzureichende Ernährung beinahe die Regel ist, haben gezeigt, daß primärer Lactoflavinmangel nicht selten ist. In geordneten Zeiten dürfte in Mitteleuropa ein primärer Lactoflavinmangel allerdings selten sein. Häufiger sind hier sekundäre Mangelzustände infolge Erkrankungen des Intestinaltraktes, Resorptionsstörungen wie Sprue und Cöliakie, chronische Durchfälle usw. Andererseits hat DELACHAUX (29) darauf hingewiesen, daß primärer Lactoflavinmangel zu sprueartigen Erkrankungen führen kann, daß also gelegentlich der Lactoflavinmangel die Sprue verursacht und nicht umgekehrt. Dementsprechend sind auch gelegentlich durch parenterale Lactoflavintherapie Heilungen bei Sprue erzeugt worden [DELACHAUX, AYREY (28). Auch bei Leberparenchymerkrankungen können Lactoflavinmangelsymptome auftreten, was auf eine ungenügende Phosphorylierung des Lactoflavins in der Leber zurückzuführen ist.

Symptomatologie. Das Zeitintervall bis zum Auftreten der Mangelsymptome wird wechselnd angegeben. Williams u. a. konnten keine Zeichen von Alactoflavinose feststellen, nachdem während einer Periode von mehr als 9 Monaten täglich nur 0,35 mg je 1000 Calorien gegeben worden war. Völliger Lactoflavinmangel in der Nahrung führte in 94—130 Tagen, eine tägliche Zufuhr von 0,5 mg in 4—8 Monaten zur Cheilosis [Sebrell (30)]. Nach den Erfahrungen von Smith und Woodruff (31) genügt eine Reduktion der Lactoflavinzufuhr auf 0,2—0,25 mg je 1000 Calorien während 80 Tagen, um eine Alactoflavinose manifest werden zu lassen.

Prodromi. Allgemeine Niedergeschlagenheit, Müdigkeit, Arbeitsunlust, Appetitlosigkeit, Sensibilitätsstörungen, dyspeptische Beschwerden können dem Auf-

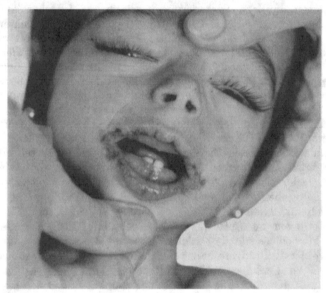

Abb. 7. Lactoflavinmangel bei einem Kinde mit schwerster Unterernährung.

treten der typischen Alactoflavinose Wochen und Monate vorangehen oder für längere Zeit die einzigen uncharakteristischen Symptome des Lactoflavinmangels darstellen.

Cheilosis. Als erstes Zeichen tritt eine circumscripte Blässe der Lippenschleimhaut in beiden Mundwinkeln auf; hierauf entwickelt sich dort eine transversale Fissur, die in vielen Fällen den Lippenrand überragt und von einer gelblichen Borke bedeckt ist. In ausgeprägten Fällen kann es auch an anderen Stellen der Lippen zu Fissuren kommen. Infolge partieller Epithelabschilferung sind die Lippen fleckförmig gerötet.

Mundschleimhaut- und Zungenveränderungen. An der Wangenschleimhaut treten leukoplakieähnliche Veränderungen auf; auch hier kommt es zu umschriebenen Epitheldesquamationen, die von einem dünnen, weißlichen Belag bedeckt sind, der sich leicht abwischen läßt, worauf eine flache, nichtblutende, gerötete Geschwürsbasis zurückbleibt. Die Zunge ist leicht geschwollen und rot, oft sogar weinrot (Magentazunge). Ihre Oberfläche ist glatt, die Papillen sind abgeflacht und werden später atrophisch.

Veränderungen am Darmtrakt. Gelegentlich klagen die Patienten über Deglutitionsbeschwerden, Schmerzen und Brennen beim Schlucken. Als deren Ursache kann eine circumscripte oder diffuse Atrophie der Oesophagusschleimhaut gefunden werden. Ähnliche Veränderungen wurden auch in der Magenschleimhaut gefunden. Die HCl-Sekretion im Magen ist herabgesetzt, wird jedoch durch Lactoflavintherapie prompt gebessert. Im Stuhl werden nicht selten vermehrte Fette und Fettsäuren ausgeschieden; offenbar liegt auch eine Störung der Darmschleimhaut vor, die Phosphorylierungsvorgänge sind herabgesetzt; dementsprechend wird auch eine abgeflachte Zuckertoleranzkurve gefunden.

Hornhautveränderungen. Subjektiv empfinden die Patienten juckende und brennende Schmerzen in beiden, manchmal nur in einem Auge. Die Augen sind gerötet, die Gefäße am Limbus corneae sind strotzend mit Blut gefüllt. Von den Limbusschlingen dringen Capillaren in zentripetaler Richtung in die Cornea ein; oft läßt sich jedoch die Vascularisation der Cornea nur mit der Spaltlampe erkennen. Manchmal sind Hornhautinfiltrate, fleckförmige oder konfluierende Corneatrübungen vorhanden.

Hautveränderungen. Gleichzeitig mit der angulären Stomatitis treten seborrhoische Veränderungen mit Rhagadenbildung an der Nase, speziell in den Nasolabialfalten, ferner in den Augenwinkeln, an den Ohrmuscheln und im äußeren Gehörgang auf. In manchen Fällen kommt es zu seborrhoischen oder ekzematoiden Veränderungen am Scrotum, an der Peniswurzel oder an den großen Labien. Zahlreiche einschlägige Fälle wurden von SMITH und WOODRUFF in den japanischen Kriegsgefangenenlagern in Singapore beobachtet. In leichteren Fällen bestanden schuppende Erytheme am Scrotum, zu welchen sich bei Verschlimmerungen Ödeme und nässende Ekzeme, welche auf die Oberschenkelinnenfläche übergingen. Bei Frauen kommt es zur Atrophie der Vaginalschleimhaut mit Pruritus.

Vereinzelte Mitteilungen über das Auftreten von mikrocytär-hypochromen Anämien, Wachstumsstörungen und sprueähnlichen Symptomen bedürfen noch weiterer Abklärung, bevor sie endgültig dem Lactoflavinmangel zugerechnet werden dürfen.

Diagnose. Keine der erwähnten Veränderungen ist pathognomonisch für einen Vitamin B₂-Mangel. Anguläre Stomatitis, auch Perlèche genannt, tritt auch bei Infektionskrankheiten, so z. B. bei Scharlach und Typhus, vor allem aber bei Zahnstellungsanomalien und schlecht sitzenden Zahnprothesen auf *(32)*. Die Zungenveränderungen sind von der Pellagrazunge, welch letztere eine flammende Röte aufweist, und auch von der HUNTERschen Zunge bei Perniciosa zu unterscheiden *(33—39)*. Ähnliche Schleimhautveränderungen kommen beim PLUMMER-VINSON-Syndrom vor. Dessen Beziehungen zur Alactoflavinose sind von VANOTTI *(40)* und HOFF *(50)* diskutiert worden. Liegt keine Perniciosa und keine Eisenmangelanämie vor, dann muß an eine B₂-Hypovitaminose oder auch an einen kombinierten B₂ und Nicotinsäuremangel gedacht werden. Die alactoflavinotischen Hautveränderungen sind von der seborrhoischen Dermatitis, der Hautmoniliasis und der pluriorifiziellen Ektodermose abzugrenzen.

Verschiedene Laboratoriumsmethoden sind angegeben worden, um die Zugehörigkeit der beschriebenen Symptome zur Alactoflavinose zu beweisen: so die Bestimmung des Lactoflavingehaltes im 24-Std-Urin, im Nüchternurin und die Bestimmung der Lactoflavinausscheidung im Urin nach intravenöser Lactoflavinbelastung. Der Lactoflavingehalt des Tagesurins variiert je nach Zufuhr ziemlich erheblich. Bei völlig lactoflavinfreier Kost sinkt der Lactoflavingehalt im Tagesurin innerhalb 2—3 Wochen auf Null, ohne daß klinische Mangelsymptome festgestellt werden könnten [NAJJAR und HOLT *(41)*]. Nach COPPING spricht eine Ausscheidung von weniger als 0,2 mg für ungenügende Zufuhr *(42)*. Um den durch die tägliche Zufuhr verursachten Schwankungen auszuweichen, bestimmen Holt und Najjar (43) die Lactoflavinmenge im während einer Stunde gesammelten Nüchternurin. Wird kein Lactoflavin in dieser Urinportion gefunden, so deutet dies darauf hin, daß die Lactoflavinreserven des Organismus erschöpft sind und derselbe sich an der Grenze der Avitaminose befindet. Über den Grad der Alactoflavinose sagt diese Methode nichts aus. Hierzu eignen sich Belastungsproben besser. Es wird dabei 1 mg Lactoflavin intravenös gespritzt und der Lactoflavingehalt des Urins der nächsten 4 Std gemessen. Beim gesättigten Individuum wird zwischen 0,25—0,7 mg, bei B_2-Mangel weniger als 0,2 mg [Williams (44)], nach anderen Autoren [Horwitt (17)] sogar weniger als 0,05 mg ausgeschieden. Magyar (33) hat eine fraktionierte Belastungsprobe angegeben, wobei in zweistündigen Abständen gleiche Dosen Lactoflavin injiziert werden; steigt die Lactoflavinausscheidung in konsekutiven Urinproben an oder wird insgesamt weniger als 20% der zugeführten Menge ausgeschieden, so spricht dies für das Vorliegen einer Alactoflavinose. Bei allen diesen Methoden beeinträchtigen individuelle Schwankungen die klinische Auswertung der Ergebnisse.

Therapie. Die Alactoflavinose kann durch eine tägliche Zufuhr von 15 mg Lactoflavin in wenigen Tagen geheilt werden. Horwitt gibt täglich 6 mg Lactoflavin und kann damit selbst bei völligem B_2-Mangel die Vitaminreserven in 14 Tagen wieder auffüllen. Liegen intestinale Symptome vor, so empfiehlt es sich, das Lactoflavin parenteral zu geben. Die rasche Besserung der Mangelsymptome erlaubt geradezu ihre Spezifität gegenüber ähnlichen Symptomen anderer Genese festzulegen. Da jedoch die Alactoflavinose nicht selten mit anderen Vitamin B-Mangelzuständen kombiniert ist, empfiehlt sich eine kombinierte Therapie mit den verschiedenen B-Vitaminen.

C. Unspezifische Lactoflavintherapie.

Gelegentlich erzielte Heilerfolge mit Lactoflavin bei Sprue und Cöliakie wurden bereits erwähnt (s. S.775). Basierend auf der Erfahrung, daß Lactoflavin auch an der Porphyrinsynthese beteiligt ist, wurde Lactoflavin in Tagesdosen von 20—40 mg bei menschlichen Porphyrien angewendet. Während der Dauer der Medikation konnte eine fast vollständige Normalisierung des pathologischen Porphyrinstoffwechsels erzielt werden [Stich (45)]. Von Interesse ist eine Beobachtung von Marchesani und Schober (48), wonach intravenöse Lactoflavingaben eine Steigerung des Farbempfindens bewirken, kann es doch heute als erwiesen gelten, daß Lactoflavin sowohl das Farb- als auch das Dämmerungssehen beeinflußt. Mit wechselndem Erfolg wurde Vitamin B_2 bei verschiedenen Hautaffektionen: Dermatitis seborrhoides, Erythrodermia desquamativa, Prurigo, Psoriasis usw. angewendet (46).

Nicotinsäure, Nicotinsäureamid, Antipellagravitamin.

A. Chemie und Physiologie.

Einleitung. Nicotinsäure wurde zum erstenmal im Jahre 1913 von Funk (1) aus Reiskleie isoliert, damals allerdings noch nicht als Vitamin erkannt. 1915 zeigten Goldberger u. a. (2), daß die Pellagra eine durch Mangelernährung bedingte Krankheit sei; als Ursache wurde das Fehlen eines damals noch nicht identifizierten PP (Pellagra preventing) Faktors angeschuldigt. Erst viel später fanden Elvehjem u. a. (3), daß die Schwarzzungenkrankheit (black tongue) der Hunde und ebenso eine pellagraähnliche Krankheit bei Ratten durch Nicotinsäure geheilt werden kann. Ungefähr gleichzeitig gelang es FOUTS u. a. (4), auch die Pellagra des Menschen durch Nicotinsäure zu heilen, während WARBURG und CHRISTIAN (5) zeigen konnten, daß Nicotinsäure ein wesentlicher Baustein von an Oxydoreduktionsprozessen beteiligten Co-Enzymen ist. Zusammenfassende Übersichten über Nicotinsäure wurden von HANDLER (6) und KÜHNAU (7) veröffentlicht.

Chemie. Die Strukturformel von Nicotinsäure (3-Pyridincarbonsäure) und ihres Amins (Nicotinsäureamid) ist unten dargestellt. Die im Handel erhältlichen Präparate sind synthetisch hergestellt. Nicotinsäure ist eine weiße, kristallinische Substanz. Sowohl Nicotinsäure als auch Nicotinsäureamid haben gleichen Vitamineffekt; die physiologisch aktive Form ist jedoch das Nicotinsäureamid. Es bildet einen wesentlichen Bestandteil zweier wichtiger Co-Enzyme, des Co-Enzyms I, Diphosphorpyridinnucleotid (DPN) oder Co-Zymase und des Co-Enzyms II, Triphosphorpyridinnucleotid (TPN), welches als prosthetische Gruppe für verschiedene Enzymsysteme von Bedeutung ist. Beide Co-Enzyme sind wasserlöslich; ihre Synthese ist bisher nicht gelungen; sie sind jedoch reichlich in Hefe enthalten, aus welcher sie für experimentelle Zwecke extrahiert werden können. Einige Derivate der Nicotinsäure, so das Nicotinsäuremethylamid und das Nicotinsäurediäthylamid (Coramin) haben einen ähnlichen Effekt wie das Nicotinsäureamid, wahrscheinlich weil sie im Körper in dasselbe umgewandelt werden. Der Vitamineffekt des N'-Methylnicotinsäureamids ist allerdings, zum mindesten bei Hunden, geringer als derjenige der Nicotinsäure [NAJJAR und DEAL (8)].

Vorkommen. Nicotinsäure, gewöhnlich in Form seines Amins und der Co-Enzyme I und II ist weitverbreitet in der Tier- und Pflanzenwelt. Leber, Niere, Magerfleisch und Gemüse enthalten viel, Milch und Eier eher wenig Nicotinsäure. Bei der Anreicherung der Mehle mit Vitaminen (Vitaminisierung) wird üblicherweise auch Nicotinsäure zugesetzt. Nicotinsäure und Nicotinsäureamid sind ziemlich beständig; beim Kochprozeß gehen nur unbedeutende Mengen verloren. Zur Bestimmung des Vitamingehaltes in Nahrungsmitteln stehen verschiedene biologische, chemische und — heutzutage am gebräuchlichsten — mikrobiologische Methoden zur Verfügung.

I.   II.

Strukturformel von Nicotinsäure (I) und Nicotinsäureamid (II).

Bedarf. Die Bestimmung des Nicotinsäurebedarfes des Menschen auf Grund von Bilanzuntersuchungen ist nicht so einfach, nicht nur deswegen, weil das Vitamin in verschiedenen Verbindungen im Urin ausgeschieden wird, sondern auch weil die Zufuhr nur für einen Teil des im Urin ausgeschiedenen Vitamins verantwortlich ist. Daneben wird Nicotinsäure im Darm synthetisiert und aus Tryptophan gebildet (s. S. 780). Es ist auch nicht möglich, einen Nicotinsäuremangel durch Bestimmung des Blutspiegels oder der quantitativen Urinausscheidung zu erfassen. Andererseits kann untersucht werden, wieviel Nicotinsäure zugeführt werden muß, um das Auftreten von Pellagrasymptomen zu verhüten. Aus solchen Untersuchungen ergab sich ein täglicher Nicotinsäurebedarf von 5—12 mg. Im allgemeinen wird 10 mg als Tagesminimum betrachtet.

Stoffwechsel und Physiologie. Nicotinsäure und Nicotinsäureamid werden im Darm leicht resorbiert; ihre Nucleotide werden vor der Resorption im Darmtrakt hydrolysiert, im Blute dann zu Nicotinsäureamid und schlußendlich zu Co-Enzym I und II umgewandelt. In den Blutkörperchen werden hauptsächlich Co-Enzyme, im Serum wird mehrheitlich Nicotinsäureamid gefunden. Alle Gewebe enthalten geringe Mengen von Co-Enzymen; es findet jedoch keine erhebliche Speicherung statt. Der Nicotinsäurespiegel des Blutes schwankt zwischen 0,6 und 0,7 mg-%: neun Zehntel davon befinden sich in den Erythrocyten. Nach Gounelle (10) soll der Blutspiegel variieren je nach der Zusammensetzung der Nahrung. Nicotinsäure wird durch die Niere und den Darm ausgeschieden. Die quantitativen Ausscheidungsverhältnisse beim gesunden Menschen sind von Denko u. a. (11) untersucht worden. Nicotinsäure wird im Organismus in eine Reihe von Derivaten umgewandelt, die im Urin in von Species zu Species wechselnder Menge und Verteilung ausgeschieden werden. Wird dem Menschen Nicotinsäure im Überschuß zugeführt, dann werden 30—40% methyliert und als N'-Methylnicotinamid ausgeschieden [Perlzweig u. a. (12)], während 35—45% im Urin als N-Methyl-6-pyridon-3-carboxylamid erscheinen. Nach Oldham u. a. (13) ist die intestinale und renale Nicotinsäureausscheidung unabhängig von der Zufuhr. Neben den schon erwähnten Substanzen wird auch Nicotinursäure, Trigonellin und Chinolinsäure im Urin gefunden.

Nicotinsäure kann auch im Darmtrakt des Menschen entstehen, ja nach Ellinger u. a. (14) kann bis zu 80% der Tagesmenge intestinalen Ursprungs sein. Nach De und Datta (15) wird die im Darm synthetisierte Nicotinsäure vom Körper verwertet. So fanden Najjar u. a. (16) bei 4 nicotinsäurefrei ernährten Versuchspersonen selbst nach 3 Monaten keine Abnahme der Exkretion von Nicotinsäure und ihren Derivaten. Sulfapräparate beeinträchtigen die intestinale Synthese in keiner Weise.

Die Biosynthese der Nicotinsäure ist noch nicht bekannt; es wurde jedoch festgestellt, daß die Nicotinsäure bei höheren Lebewesen durch Tryptophan ersetzt werden kann. Ursprünglich wurde die bei vorwiegender Maisernährung auftretende Pellagra auf eine im Mais enthaltene giftige Substanz zurückgeführt. Erst später wurde erkannt, daß nicht so sehr ein Nicotinsäuremangel — finden sich doch geringe Mengen Nicotinsäure im Mais —, als vielmehr das völlige Fehlen von Tryptophan im Mais für die Pellagra verantwortlich ist. Krehl u. a. (17) konnten zeigen, daß mit Tryptophan das Wachstum von Nicotinsäuremangelratten in gleicher Weise gefördert werden kann wie mit Nicotinsäure. Bei Ratten [Rosen u. a. (18)] und auch beim Menschen [Sarrett und Goldsmith (19)] werden nach Verfütterung von Tryptophan die gleichen Substanzen im Urin ausgeschieden wie nach Applikation von Nicotinsäure. Henderson und Hanke (20) injizierten enterektomierten Ratten Tryptophan und fanden hierauf Nicotinsäure und deren Derivate im Urin. Heidelberger u. a. konnten bei Anwendung markierter Isotopen zeigen, daß Tryptophan im Körper in Nicotinsäure transformiert wird. Tryptophan stellt eine Vorstufe der Nicotinsäure dar [Bonner (23), Hanke (22)]. Der Co-Enzymgehalt der Leber geht nach ungenügender Zufuhr von Tryptophan zurück; umgekehrt kann mit Tryptophan der Co-Enzymgehalt der Leber in gleicher Weise erhöht werden wie mit Nicotinsäure. Untersuchungen von Hanke u. a. (22) ergaben, daß auch andere Aminosäuren in den Nicotinsäurestoffwechsel eingreifen. Beim Tier, nicht jedoch beim Menschen, kann durch ungenügende Pyridoxinzufuhr die Konversion von Tryptophan zu Nicotinsäure gestört werden [Schweigert und

PEARSON (*24*)]. Die gegenwärtigen Kenntnisse über die Beziehungen zwischen Tryptophan und Nicotinsäure wurden von KREHL (*25*) und ELVEHJEM (*26*) zusammengestellt.

Obwohl unsere Kenntnisse über den Stoffwechsel und die Physiologie der Nicotinsäure noch große Lücken aufweisen, wird heute allgemein angenommen, daß ihre Hauptfunktion in ihren Co-Enzymwirkungen besteht. Die mit Beteiligung der Co-Enzyme I und II entstehenden Fermentsysteme erleichtern die Umlagerung von Wasserstoff an Atmungskatalysatoren wie z. B. Cytochrom und ermöglichen somit den Abbau mancher Metabolite zu CO_2. Bei Nicotinsäuremangel sind diese fermentativen Prozesse gestört. Warum es dabei zu den dem Kliniker bekannten Pellagrasymptomen kommt, ist noch keineswegs klar.

Antivitamine. Einige der Nicotinsäure nahestehende Verbindungen, so z. B. das 3-Pyridinsulfonamid [McILWAIN (*28*)] und das 3-Acetylpyridin [WOLLEY (*29*)] hemmen die Co-Enzymaktivität der Nicotinsäure und können somit als Antivitamine angesprochen werden. 3-Acetylpyridin führt bei der Maus zur Pellagra (*62*).

B. Pellagra.

Die Pellagra war schon im Mittelalter bekannt; ihr Name, welcher auf die Hautveränderungen (Pelle agra) Bezug nimmt, stammt von einem italienischen Arzt aus dem 18. Jahrhundert, FRANCESCO FRAPOLLI. Die Krankheit ist weitverbreitet, namentlich in Ländern, wo Mais die Hauptnahrung der Bevölkerung darstellt; gehäuftes Auftreten wurde in Italien, Spanien, Südfrankreich, Rumänien, Arabien und in den Südstaaten Amerikas beobachtet. Besonders hoch ist die Pellagramorbidität in Kriegszeiten, bei Belagerungszuständen (spanischer Bürgerkrieg 1937—1939) und in Kriegsgefangenenlagern z. B. in den fernöstlichen Lagern während des 2. Weltkrieges. In zivilisierten Ländern und unter geordneten Verhältnissen scheint jedoch die Pellagrahäufigkeit in den letzten Jahren zurückgegangen zu sein, so fanden BEAN u. a. (*30*) in den 1940er Jahren in einigen amerikanischen Spitälern fast keine Pellagra mehr, während noch einige Jahre früher 1% der hospitalisierten Patienten an Pellagra litt. Pellagra als primäre Mangelkrankheit wird ferner gelegentlich bei nahrungsverweigernden Geisteskranken beobachtet [BISAZ (*31*)]. Sekundäre Pellagra als Ausdruck einer Enterokarenz kommt vor bei intestinalen Erkrankungen, chronischen Diarrhoen, Sprue, Cöliakie, nach ausgedehnten Darmresektionen und bei intestinalem Parasitismus. Da Durchfall ein Symptom der Pellagra sein kann, fällt es manchmal schwer zu entscheiden, ob er die Ursache oder ein Symptom des Vitaminmangels ist.

1. Klinik der Pellagra.

Bei der Pellagra sind 3 wesentliche Symptomgruppen zu unterscheiden: Hautveränderungen, orogastrointestinale und nervöse Symptome; jedoch sind nicht in allen Fällen alle 3 Symptomgruppen vorhanden: jede kann isoliert oder in freier Kombination mit einer der beiden anderen Symptomgruppen auftreten. Oft dauert es mehrere Wochen, bis die charakteristischen Pellagrasymptome in Erscheinung treten. Prodromalsymptome wie Schlaflosigkeit, Appetitlosigkeit, Gewichtsabnahme, wunde Zunge, Durchfälle, brennende Schmerzen in den Extremitäten oder anderswo, sowie Zeichen von Nervosität, rascher Ermüdbarkeit, Vergeßlichkeit und sogar Ideenflucht sollen den Arzt veranlassen an das Vorliegen einer beginnenden Pellagra zu denken [SPIES (*32*)], sofern eine entsprechende Ernährungsanamnese erhoben werden kann.

Hautveränderungen. Als erste Veränderung tritt ein scharf begrenztes Erythem auf, vorwiegend an den unbedeckten, der Sonne ausgesetzten Körperpartien: Hand- und Fußrücken, Gesicht, Nacken oder an Stellen, die vermehrter mechanischer Reizung durch anliegende Körperpartien oder bedeckende Kleidungsstücke ausgesetzt sind: Ellbogen, Achsel-, Genitocruralfalten, Kniekehlen, unter den Brüsten usw. Die Läsionen sind von symmetrischer Lokalisation und erinnern am Anfang an Sonnenbrand, zeigen gelegentlich Blasenbildung und bereiten brennende oder juckende Schmerzen. Die Haut ist an diesen Stellen deutlich verdickt; bräunliche, später braunschwarze Pigmentierung, speziell an den Rändern der Dermatose und um die Follikel fehlt in ausgesprochenen Fällen selten. Die Kontinuität des Integumentes ist durch Rhagaden unterbrochen. Die Dermatose tritt mit Vorliebe in den Frühjahrs- und Sommermonaten auf, kann im Spätherbst wieder verschwinden, abgesehen von schweren chronischen Fällen, wo die Haut atrophisch wird und sekundär infizierte Geschwüre auftreten. Sargent u. a. (33) führen die Saisonbedingtheit der Pellagra eher auf eine saisonbedingte Stoffwechseländerung als auf eine Änderung der Nicotinsäure- und Tryptophanzufuhr zurück. Histologisch findet man in schweren Fällen eine atrophische Epidermis mit ödematösen, hyperämischen Papillen; das subepitheliale Kollagen degeneriert und zeigt Fragmentierung. Die Natur des in der pellagrösen Haut vorhandenen Pigmentes ist unbekannt.

Orogastrointestinale Veränderungen. Im Munde tritt zuerst eine Schwellung und Rötung der Zungenspitze und der Zungenränder auf; später wird die ganze Zunge befallen. Die Zunge ist hochrot mit geschwollenen Papillen (Himbeerzunge). An den Zungenrändern und an der Unterfläche der Zunge können flache Geschwüre mit hypästhetischem Geschwürsgrund auftreten, welche häufig eine Plaut-Vincent-Flora aufweisen. Im weiteren Verlauf treten Veränderungen an der übrigen Mundschleimhaut, im Pharynx und im Oesophagus auf. An der Wangenschleimhaut und der Innenseite der Unterlippe können ebenfalls flache blaßgraue Geschwüre beobachtet werden, die manchmal sogar vor den Zungenveränderungen vorhanden sind. Infolge all dieser Veränderungen kann der Schluckakt und die Nahrungsaufnahme qualvoll sein; manchmal besteht Nausea und Speichelfluß. Im Magensaft wird eine histaminrefraktäre Achylie, im Duodenalsaft eine Verminderung der Pankreasfermente gefunden. Wäßrig-schleimige Durchfälle, manchmal mit Blutbeimengungen, sind die Regel. Die Darmwand, vor allem des Colons, ist verdickt, hyperämisch und stellenweise mit Pseudomembranen bedeckt. Cystische Veränderungen in den Lieberkühnschen Drüsen sind typisch für Pellagra [Herzenberg (34)].

Nicotinsäuremangel-Encephalopathie. Verschiedene Autoren [Jolliffe u. a. (35), Gottlieb (36)] haben über mehr oder weniger akut auftretende Zustände von Apathie, Stupor, Koma, Verwirrung mit oder ohne Halluzinationen berichtet, die durch hohe Dosen von mehreren 100 mg Nicotinsäure oft schlagartig in wenigen Stunden bis Tagen gebessert werden können. In der Mehrzahl der Fälle bestand Alkoholismus, bei anderen, speziell bei in Kriegsgefangenenlagern aufgetretenen Fällen, bestand eine lang dauernde, vitaminarme Unterernährung. Häufig werden extrapyramidaler Hypertonus und Rigor, Wiederauftreten von Saug- und Greifreflex, fehlende oder gesteigerte Sehnenreflexe, positive Pyramidenzeichen und spastische Paresen festgestellt. Im Beobachtungsgut von Smith und Woodruff wurde verschiedentlich eine spastische Diplegie festgestellt. Graves (37) obduzierte verschiedene in den Lagern von Singapore verstorbene Fälle und fand im weißen Mark verstreute 2—3 mm große Herde von sagokornartigem Aussehen. Histologische Untersuchungen konnten leider nicht durchgeführt werden. Im Liquor cerebrospinalis werden keine pathologischen Veränderungen gefunden. In einigen Fällen bestanden Anzeichen pellagröser Zungen- und Mundschleimhautveränderungen; in den meisten Fällen fehlten jedoch andere Pellagrasymptome. Wenn die Autoren trotzdem an der Nicotinsäuremangelgenese dieser Encephalopathie festhalten, so beruht dies auf der oben erwähnten schlagartigen Heilung durch Zufuhr von Nicotinsäure, obwohl nicht übersehen werden darf, daß außerordentlich hohe, weit über dem Tagesbedarf liegende Dosen notwendig waren, um eine Besserung zu erzielen.

Andere Symptome. LEWIS u. a. (38) fanden bei pellagrösen Lagerinsassen auf den Philippinen Polyurie und Dysurie, gelegentlich sogar Hämaturie und führen diese Symptome auf durch den Vitaminmangel bedingte Blasenläsionen zurück. Vereinzelte Autoren berichten über degenerative Leberverfettung bei Pellagra, die durch Vitaminzufuhr nicht gebessert werden konnte [GILLMAN u. a. (39)]. In diesen Fällen bestanden noch andere Hypovitaminosen, manchmal ein Kwashiorkor ähnliches Bild, so daß es durchaus möglich ist, daß die Leberverfettung nicht durch den Nicotinsäuremangel allein verursacht wurde. Verschiedentlich wurden auch Herzsymptome, vor allem Dyspnoe und Palpitationen bei Anstrengungen gesehen: die Symptome waren jedoch nicht so ausgesprochen wie beim kardialen Beriberi. Im EKG fand sich eine Senkung oder Umkehr der T-Welle, die durch Nicotinsäure prompt korrigiert wurde [RACHMILEWITZ (40)].

2. Diagnose.

Trotzdem das klinische Bild der Hautveränderungen sehr wechselnd sein kann, sind dieselben doch so typisch, daß ihre Zugehörigkeit zur Pellagra nicht übersehen werden kann. Schwieriger ist es in manchen Fällen die intestinalen Veränderungen richtig zu deuten, zumal in fortgeschrittenen Fällen infolge irreversibler Darmveränderungen (Atrophie der Darmschleimhaut) selbst parenterale Nicotinsäuretherapie nicht zur Heilung führt.

Verschiedene Laboratoriumsmethoden sind zur Bestimmung eines Nicotinsäuredefizites angegeben worden. Nicotinsäure, Nicotinsäureamid und verschiedene Abbauprodukte sind im Urin bestimmt worden mit und ohne vorangehende Nicotinsäurebelastung (41, 56). Die Resultate bei Pellagra differieren nicht wesentlich von denjenigen bei Normalpersonen. Der Co-Enzymgehalt in den Erythrocyten ist beim Nicotinsäuremangel nicht wesentlich vermindert [AXELROD u. a. (9)]. Diese Methoden haben sich daher in der Klinik bisher nicht eingebürgert. Porphyrinurie ist weder pathognomonisch noch charakteristisch für Pellagra [RIMINGTON (42)].

3. Prognose und Therapie.

Die Prognose hängt von der Schwere des Krankheitsbildes ab. Bei frühzeitigem Behandlungsbeginn ist eine völlige Heilung zu erwarten. In schweren Fällen, wo bereits irreversible Schädigungen eingetreten sind, ist keine völlige Heilung möglich; ja gelegentlich, namentlich bei Encephalopathien ist der letale Ausgang unvermeidlich.

Zur Behandlung der Pellagra eignet sich sowohl Nicotinsäure als auch Nicotinsäureamid. Bei intravenöser Injektion bewirkt Nicotinsäure oft unangenehme Nebenerscheinungen, Wallungen usw., nicht aber Nicotinsäureamid. Mit einer täglichen Zufuhr von 50—200 mg Nicotinsäureamid können die Pellagrasymptome in wenigen Tagen verschwinden. Liegen schwere intestinale Störungen vor, dann empfiehlt sich die parenterale Zufuhr des Vitamins.

C. Nicotinsäure und Nicotinsäureamid bei nichtpellagrösen Erkrankungen.

Sowohl Nicotinsäure als auch Nicotinsäureamid wird bei zahlreichen Krankheiten und pathologischen Zuständen angewendet. Wir beschränken uns hier auf die Besprechung ihrer Wirkung bei Leberkrankheiten, Diabetes mellitus und Allergosen.

1. Nicotinsäure und -amid bei Leberkrankheiten.

Stefanini u. a. (43—45) konnten zeigen, daß Nicotinsäure bei Gesunden und bei Leberparenchymschäden einen cholagogen und choleretischen Effekt hat. Die Gallensekretion wird durch eine intravenöse Injektion von 30 mg ganz erheblich gesteigert. Sehr wahrscheinlich hat das Nicotinsäureamid auch eine therapeutische Wirkung auf die Leberzelle (59—61). Bei Leberparenchymschäden bewirkt die gleiche Dosis einen anfänglichen Anstieg, dann aber einen deutlichen Abfall des Serumbilirubinspiegels. Beim Verschlußikterus steigt das Serumbilirubin nach Nicotinsäureinjektion während mindestens 8 Std an. Bei hepatocellulärem Ikterus führt Nicotinsäure (während mehreren Tagen täglich 100 mg) überdies zur Besserung des Galaktoseprobe, der Prothrombinzeit und der Zuckertoleranzkurve [Geher (46)]. Durch wiederholte Leberpunktionen konnte bei Parenchymikterus nicht nur ein Stillstand, sondern sogar eine rasche Ausheilung des Prozesses festgestellt werden, wenn täglich mehrere 100 mg Nicotinsäureamid gegeben wurden [Beiglboeck und Spiess (47)]. Nicotinsäureamid erhöht bei Leberstörungen die Diurese und den Gehalt an Leberglykogen; der hierbei involvierte Mechanismus ist jedoch noch nicht völlig abgeklärt.

2. Nicotinsäure und -amid bei Diabetes mellitus.

Nicotinsäure und seine Derivate greifen an verschiedenen Stellen des Kohlenhydratstoffwechsels ein, fördern unter anderem die Glykogenbildung in der Leber (57) und sind daher auch in die Therapie des Diabetes mellitus eingeführt worden. Hohe Dosen von Nicotinsäureamid(400 bis 1200 mg täglich) senken den Blutzucker beim Diabetiker [Gordon (48)] und erlauben in leichten Fällen das Insulin abzusetzen, bei schwerem Diabetes die Insulinmenge zu reduzieren [Talaat (49)].

3. Nicotinsäure und -amid bei allergischen Erkrankungen.

Nicotinsäure und sein -amid in großen Dosen sind auch bei allergischen Erkrankungen angewendet worden. Sie wirken sehr wahrscheinlich als Antihistamine, jedoch ist ihr Antihistamineffekt weniger ausgesprochen als derjenige der synthetischen Antihistaminica. Maisel und Somkin (50) konnten durch intravenöse Injektionen von 100 mg Nicotinsäure bei 76% ihrer Fälle von Asthma bronchiale eine Besserung, jedoch nicht völlige Heilung erzielen. Etwas weniger wirksam war die perorale Applikation von 200 mg Nicotinsäure. Bei Urticaria soll die Kombination von Nicotinsäure mit Calciumlactat recht gut sein [Chambers u. a. (51)]. Vereinzelt wurde das Mittel auch bei Heufieber [Dainow (52)] und Serumkrankheit (53, 58) angewendet.

4. Anhang: Pharmakologische Wirkung der Nicotinsäure.

Eine rein pharmakologische Wirkung, die nur der Nicotinsäure, nicht aber seinen Derivaten zukommt, besteht in ihrem gefäßerweiternden Effekt. Peroral und parenteral applizierte Nicotinsäure bewirkt eine sofort eintretende und rasch vorübergehende Gefäßerweiterung in den Extremitäten, im Kopf und im Coronargebiet. Die Hauttemperatur kann bis um 1,5 Centrigrade ansteigen (54), oft ist die Vasodilatation von einer unangenehmen Wallung in Hals, Kopf und Armen begleitet. Dieser vasodilatatorische Effekt hat der Nicotinsäure ein weites Indikationsgebiet eröffnet. Bei Migräne, Kopfschmerzen nach Lumbalpunktionen und Lufteinblasungen, beim MENIÈRE-Syndrom, bei Angina pectoris, Frostschäden, Pernionen, aber auch bei angiospastischen und endarteriitischen Prozessen, beim Ergotismus (55) ist dieses Mittel mit teils gutem Erfolg angewendet worden (IX).

Das *Hydrazin* der Nicotinsäure hat einen bakteriostatischen Effekt auf den Tuberkelbacillus und entbehrt der Vitamineigenschaften der Nicotinsäure. Seine klinische Anwendung und Wirkung soll daher in diesem Zusammenhang nicht besprochen werden.

Die hämopoetischen Vitamine
Folsäure, Citrovorum Factor und Vitamin B_{12}.
A. Chemie und Physiologie der Folsäure und des Citrovorum Factor.

Einleitung. Die neuere Forschung über Wuchsstoffe bei verschiedenen Tierarten und Mikroorganismen, so z. B. über den hämopoetischen Faktor bei Affen (Vitamin M), einen Faktor U, einen Wachstumsfaktor des Hühnchens (Vitamin B_c), einen Wachstumsfaktor R für gewisse Bakterien und den Lactobacillus casei-Faktor führte zur Entdeckung der Folsäure. MITCHELL u. a. (1) bezeichneten im Jahre 1941 den Bakterienwuchsstoff R als Folsäure. Versuche wurden unternommen, um die verschiedenen Wuchsstoffe zu isolieren; dabei wurde erkannt, daß sie im wesentlichen identisch sind. Die Aufklärung der chemischen Struktur der Folsäure und ihre Synthese gelang ANGIER und Mitarbeiter (2) im Jahre 1946. Jedoch schon 1 Jahr früher hatten SPIES u. a. (3) beobachtet, daß die Folsäure ein ausgezeichnetes Mittel zur Behandlung der perniziösen Anämie ist. Zusammenfassende Arbeiten über Folsäure sind in den letzten Jahren von JUKES und STOKSTAD (4) und von JUKES (5) verfaßt worden.

Chemie. Pteroylglutaminsäure oder Folsäure (Folacin) ist eine gelbe, kristallinische, wasserlösliche Substanz, welche durch Licht und Hitze zerstört wird. Sie besteht aus je einem Molekül Paraminobenzoesäure, Pteridin und Glutaminsäure. Neben der Folsäure kommen in der Natur hauptsächlich ihre Conjugate mit 3 und 7 an die Pteroylsäure gebundenen Glutaminsäureradikalen (Pteroylglutamate) vor. Zwei weitere Pteroylglutamate mit 2 bzw. 6 Glutaminsäureresten sind synthetisch hergestellt worden. Alle diese Stoffe haben einen gewissen Einfluß auf die Hämopoese beim Menschen, jedoch zeigt die Folsäure die stärkste hämopoetische Wirkung.

Vorkommen. Folsäure und vor allem deren Conjugate sind weit verbreitet in der Natur. Nach SREENIVASAN u. a. (6) kommt häufig ein Conjugaseinhibitor gemeinsam mit den natürlichen Pteroylglutamaten vor. Grünes Blattgemüse und Leber stellen die reichsten Quellen dar, während andere Gemüse wenig, Milch und Milchprodukte fast keine Folsäure enthalten. Der Folsäuregehalt einzelner Nahrungsmittel wurde von OLSON u. a. (7) zusammengestellt. Durch Kochen und Aufbewahren bei Raumtemperatur gehen beträchtliche Mengen

Folsäure verloren. Zur Bestimmung des Folsäuregehaltes sind verschiedene mikrobiologische Testmethoden ausgearbeitet worden. Pteroylconjugate werden vorerst in Folsäure übergeführt. Für experimentelle und therapeutische Zwecke stehen verschiedene synthetische Präparate zur Verfügung.

Stoffwechsel und Physiologie. Normalerweise kann der Mensch sowohl freie Folsäure als auch ihre natürlich vorkommenden Conjugate, nicht aber Pteroylsäure [Spies und Stone (24)] verwerten. Die Conjugate werden durch Conjugase, welche aus den Darmsekreten und der Darmflora stammt und sehr wahrscheinlich auch durch Vitamin B_{12} [Girdwood (8)] in Folsäure gespalten. Nach der Resorption wird dieselbe auf dem Blutwege zur Leber transportiert und dort gespeichert. Im Körper wird die Folsäure in verschiedene Verbindungen umgebaut; deren wichtigste ist wohl der 1948 von Sauberlich und Baumann entdeckte Citrovorum Factor (Leukovorin). Vitamin C [Gabuzda u. a. (10), Nichol u. a. (15)] und peroral gegebenes Vitamin B_{12} [Dietrich u. a. (11)] fördern die Leukovorinsynthese. Der Citrovorum Factor, ein Wuchsstoff für den Mikkroorganismus Leuconostoc citrovorum, wird in Leberextrakten gefunden und ist wahrscheinlich identisch mit der ebenfalls aus Leberextrakten isolierten folinic acid. Seine chemische Zusammensetzung ist 5-Formyl-5,6,7,8-Tetrahydropteringlutaminsäure [Cosulich u. a. (12)]. Es darf heute wohl als erwiesen gelten, daß der Citrovorum Factor die enzymatisch aktive Substanz der Folsäure, zum mindesten hinsichtlich der Erythropoese darstellt.

Unter normalen Verhältnissen wird etwa 1% der in durchschnittlicher Menge zugeführten Folsäure im Urin [Mitchell und Isbell (13)], hauptsächlich als Leukovorin ausgeschieden. Bei Steigerung der Zufuhr zu 5—30 mg Folsäure je Tag steigt die Ausscheidung im Urin bis zu 30% der Zufuhr und mehr an, wobei jedoch der Leukovorinanteil zurückgeht [Broquist u. a. (14)]. Erheblich größere Mengen Folsäure werden mit dem Stuhl ausgeschieden, wobei zweifellos ein großer Teil auf Konto der bakteriellen Folsäuresynthese im Darm zu buchen ist. Folsäure oder dessen aktive Substanz scheint auch mit der Muttermilch ausgeschieden zu werden, zum mindesten zeigte der von einer Mutter mit makrocytärer Anämie gestillte, ebenfalls anämische Säugling eine ausgesprochene Reticulocytenkrise mit Hämoglobin- und Erythrocytenanstieg, nachdem die Mutter mit Folsäure behandelt worden war [Spies u. a. (16)]. Unsere Kenntnisse über den Stoffwechsel der Folsäure und ihrer Derivate entstammen zu einem großen Teil Untersuchungen über deren Einfluß auf das Bakterienwachstum. Ähnlich wie anderen B-Vitaminen kommt der Folsäure bzw. dem Citrovorum Factor als prosthetische Gruppe eine enzymatische Wirkung zu. So katalysiert sie die Synthese von Purinbasen, besonders Thymin und ist so wesentlich am Aufbau der Nucleinsäuren und des Zellkernes beteiligt [Girdwood (17), Stokes (25)]. Nach Shive (18) und Broquist (19) sollen unter dem Einfluß der Folsäure verschiedene Aminosäuren, so z. B. Serin, Methionin und Histidin gebildet werden. Trotzdem in den letzten Jahren eine riesige Forschungsarbeit geleistet wurde und zahlreiche Ergebnisse zusammengetragen wurden, hat unser Verständnis des Folsäurestoffwechsels noch sehr große Lücken. Sicher ist jedoch, daß bei einem Folsäuredefizit, was auch immer dessen Ursache sein möge, eine Reifungsstörung der Erythropoese mit Megaloblastose im Knochenmark und Makrocytose im peripheren Blute auftritt. Bethell u. a. (20a) kamen beim Studium von Patienten mit makrocytärer Anämie zum Schluß, daß der Organismus in solchen Fällen Folsäureconjugate nicht verwerten kann. Dies führte zur Annahme, daß der perniziösen Anämie die Unfähigkeit Folsäure aus seinen Conjugaten abzuspalten, zugrunde liege. Nach Wilkinson und Israels (20b) trifft dies jedoch nicht immer zu. Vielmehr liegt bei der perniziösen Anämie die Nucleosid-, speziell die Thymidinsynthese darnieder [WRIGHT, SKEGGS und HUFF (*26*)]. Über die Bedeutung des Vitamin B_{12} siehe später.

Folsäure ist von Bedeutung für eine normale Funktion der Magen-Darmschleimhaut. Folsäuremangel geht z. B. mit einer ungenügenden Resorption von Vitamin A einher und kann zu Diarrhoen und sprueähnlichen Krankheitsbildern führen.

Folsäure ist nicht nur ein Wuchsstoff für Bakterien und niedrige Organismen; nach DOAN (*21*) beeinflußt sie alle jungen und wachsenden Zellen. Junge Hühner benötigen Folsäure für ein normales Wachstum und für die Entwicklung ihres Federkleides. Folsäuremangel führt bei Ratten zu Wachstumsstörungen. In letzter Zeit ist auch die Beziehung zwischen Folsäure und Tumorwachstum Gegenstand eingehenden Studiums geworden. Nach LEUCHTENBERGER u. a. (*22*) geht der Brustkrebs bei Mäusen nach Folsäure und besonders nach Pteroyltriglutaminsäure erheblich zurück, jedoch konnte dies von anderen Autoren (s. IX) nicht bestätigt werden.

Bedarf. Der Folsäurebedarf, d. h. die notwendige Folsäurezufuhr von außen schwankt bei den einzelnen Tierarten erheblich, was zum Teil mit der verschiedenen Fähigkeit zur intestinalen Folsäureproduktion zusammenhängt. Wachstum und Hämopoese junger Hühner ist von der von außen zugeführten Folsäure abhängig, während bei anderen Tieren, z. B. bei Ratten, die bakterielle Folsäureproduktion genügt, um den Bedarf zu decken. Diese Tiere benötigen nur dann Folsäure von außen, wenn die bakterielle Synthese im Darm gehemmt wird [NIELSEN und ELVEHJEM (*2, 3*)]. Beim Menschen liegen ähnliche Bedingungen vor. Abgesehen von gewissen pathologischen Zuständen deckt die bakterielle, intestinale Synthese den Eigenbedarf. Unter diesen Umständen ist es wohl verständlich, wenn wir zur Zeit noch nichts Genaues über den Folsäurebedarf des Menschen wissen. Auch Versuche bei menschlichen Freiwilligen, die Folsäurereserven zu entleeren und durch künstliche Erzeugung eines Mangelzustandes den Bedarf zu errechnen, schlugen fehl. Basierend auf Tierversuchen wurde der approximative Bedarf des Menschen auf 0,1—0,2 mg je Tag festgesetzt. Obwohl es noch nicht völlig erwiesen ist, daß Folsäure für eine normale Ernährung des Menschen unentbehrlich ist, nehmen Ernährungsforscher heute allgemein ihren Vitamincharakter und somit ihre Unentbehrlichkeit an.

Folsäureanagonisten. Zahlreiche Folsäurederivate haben eine der Folsäure antagonistische Wirkung. Einige derselben hemmen lediglich das Wachstum von Mikroorganismen, andere wirken auch bei Laboratoriumstieren und beim Menschen. Folsäureantagonisten sind von großer Bedeutung für die Erforschung der verschiedenen Funktionen der Folsäure, gelingt es doch mit ihrer Hilfe auf experimentellem Wege einen Folsäuremangel mit Megaloblastose im Knochenmark und anderen Perniciosasymptomen zu erzeugen. Interessanterweise blockieren die Folsäureantagonisten beim Perniciosakranken auch die Wirkung des Vitamin B_{12}.

Der bisher wirksamste Folsäureantagonist ist das 4-Aminopterin oder 4-Amino-Pteroylglutaminsäure, welche von SEEGER u. a. (*27*) synthetisiert wurde. Nach NICHOL und WELCH (*28*) hemmt Aminopterin die Konversion von Folsäure zu Citrovorum Factor; umgekehrt neutralisiert der Citrovorum Factor die Wirkung der Folsäureantagonisten.

Wie schon erwähnt, kann mit den Folsäureantagonisten bei Hunden, Affen und Schweinen eine makrocytäre Anämie erzeugt werden [THIERSCH u. a. (*30*)]. Größere Dosen führen zur allgemeinen Knochenmarkshemmung mit konsekutiver Anämie, Leukopenie und Thrombopenie [INNES u. a. (*31*)]. Folsäureantagonisten blockieren verschiedene enzymatische Reaktionen, an welchen die

Folsäure beteiligt ist. Vor allem haben sich diese Stoffe als wirksame Mitose-
gifte erwiesen. Im Tierversuch hemmen sie das Wachstum experimenteller
Tumoren. In der Klinik haben die Folsäureantagonisten Eingang in die Behandlung der Leukämien, namentlich bei Kindern, gefunden, wo sie zwar nicht lebens-
rettend, aber zum mindesten lebensverlängernd wirken. Die neueren Forschungsergebnisse über die Folsäureantagonisten sind von PETERING (29) zusammengefaßt worden.

B. Chemie und Physiologie des Vitamin B_{12}.

Einleitung. Im Jahre 1926 fanden MINOT und MURPHY (32), daß durch
Verfütterung von großen Mengen Leber die perniziöse Anämie gebessert werden
konnte. Diese Feststellung bedeutete den Auftakt zu einem jahrelangen, inten-
siven Forschen nach dem wirksamen Leberprinzip, das erst 22 Jahre durch die
Isolierung des kristallinischen Vitamin B_{12} durch RICKES u. a. (33) in Amerika
und durch SMITH und PARKER (34) in England gekrönt wurde. Die amerikanische
Forschergruppe isolierte das Vitamin aus einem Mikroorganismus, Streptomyces
griseus, während SMITH und PARKER dasselbe mittels chromatographischer
Methoden aus der Ochsenleber extrahierten und seine Wirkung am klinischen
Krankengut kontrollierten. Die hämopoetische Wirkung des Vitamin B_{12} wurde
von WEST u. a. bestätigt. Übersichtsarbeiten über Vitamin B_{12} sind von JUKES
und STOKSTAD (36), SMITH (37), UNGLEY (38), WELCH und HEINLE (39) verfaßt
worden.

Chemie. Vitamin B_{12} ist eine rote, kristallinische Verbindung oder wahrscheinlicher eine Gruppe von Verbindungen, deren Strukturformel noch nicht
ganz geklärt ist, welche jedoch — als einziger lebenswichtiger Stoff — Kobalt
(etwa 4,5%) enthält. Man bezeichnet das Vitamin B_{12} deshalb auch als Cobal-
amin oder, wenn es noch eine Cyangruppe enthält, als Cyanocobalamin. Vitamin B_{12} ist wasserlöslich und ziemlich hitzestabil. Mit Hilfe der Papierchromato-
graphie gelang es mehrere sich durch ihre chemische Zusammensetzung unter-
scheidende Substanzen, die alle die gleichen physiologischen Wirkungen besitzen,
aufzudecken, so z. B. das Vitamin B_{12b} (Hydroxycobalamin) und das Vitamin B_{12c},
welches eine Nitritgruppe enthält. LEWIS u. a. (40) haben kürzlich noch eine
neue Vitamin B_{12}-Verbindung angegeben.

Vorkommen. Vitamin B_{12} findet sich in geringer Menge in tierischen Geweben
und fehlt fast vollständig in Vegetabilien. Rindsleber enthält etwa 50 γ Vitamin B_{12} je 100 g Trockensubstanz; etwa 5 γ je 100 g Trockensubstanz sind im
Rindfleisch und anderen animalischen Produkten enthalten. In der Milch verschiedener Tierarten schwankt der Vitamin B_{12}-Gehalt zwischen 0,12 und 6,6 γ
je Liter [COLLINS u. a. (41)]. Hefe, welche sonst allgemein als ein guter Vitamin B-Spender betrachtet wird, ist arm an Vitamin B_{12}. Das fabrikmäßig
hergestellte Vitamin B_{12} wird durch Fermentation von Streptomyces griseus
gewonnen. In dieser Weise hergestelltes Vitamin B_{12} befindet sich in gebundener
Form und ist mikrobiologisch inaktiv, bevor es durch Kochen oder Proteolyse
gespalten wird. Neuerdings wurde festgestellt, daß im Aureomycinrückstand
und auch im Aureomycin selber ein Stoff mit B_{12}-ähnlicher Wirkung (animal
protein factor) enthalten ist [ZINK (42)].

Zur Bestimmung des Vitamin B_{12}-Gehaltes stehen 2 Methoden zur Verfügung:
eine mikrobiologische Methode und eine Methode, bei welcher der Wachstumseffekt des zu untersuchenden Stoffes auf Vitamin B_{12}-frei ernährten Ratten
gemessen wird. Eine chemische Bestimmungsmethode wurde von BOXER und
RICKARDS (43) in Aussicht gestellt.

Stoffwechsel. Parenteral appliziertes Vitamin B$_{12}$ wird beim Menschen prompt im Urin ausgeschieden [CHOW (*44*)]; Patienten mit perniziöser Anämie scheiden weniger aus als Gesunde [CHESTERMANN (*45*)]. Wird das Vitamin per os gegeben, dann finden sich sowohl bei Gesunden als auch bei Patienten mit Perniciosa nur geringe Mengen im Urin. CHOW u. a. (*46*) verfütterten Ratten markiertes Vitamin B$_{12}$ und fanden, daß der größte Teil desselben mit dem Stuhl ausgeschieden wurde; kleine Mengen werden jedoch resorbiert und in Leber und Nieren gespeichert [MEYER u. a. (*47*)]. Peroral gegebenes Vitamin B$_{12}$ kann nur dann resorbiert werden, wenn es sich mit dem intrinsic factor [BERK u. a. (*50*)], Apoerythein [TERNBERG und EAKIN (*48*)] oder mit einer anderen Substanz zu einem gebundenen B$_{12}$-Komplex vereinigt. Durch die Bildung dieser Komplexverbindung wird die Resorption ermöglicht oder aber die Zerstörung bzw. Verwertung von Vitamin B$_{12}$ durch intestinale Bakterien verhütet.

CALLENDER und LAJTHA (*49*) konnten nun auf Grund von Untersuchungen mit Knochenmarksgewebekulturen (Megaloblastenzüchtung) feststellen, daß neben dem gastrischen intrinsic factor noch ein extragastrischer, im Serum befindlicher intrinsic factor vorkommt. Der gastrische intrinsic factor fehlt bekanntlich bei Perniciosapatienten, der extragastrische intrinsic factor ist bei Perniciosa vorhanden.

Wie schon erwähnt wird nach Injektion von ungebundenem Vitamin B$_{12}$ ziemlich viel Vitamin B$_{12}$ im Urin ausgeschieden. Dies gilt namentlich für die ersten 8 Std nach der Injektion. Nach dieser Zeit liegt offenbar der größte Teil des Vitamins in gebundener Form vor und die Urinausscheidung von freiem Vitamin B$_{12}$ wird minimal. Ein Teil des gebundenen Vitamins wird verbraucht, ein anderer Teil wird wahrscheinlich im Körper gespeichert. Wie diese Speicherung im einzelnen vor sich geht, ist noch nicht bekannt. Da jedoch bei Perniciosakranken nach Aufhören der B$_{12}$-Therapie längere Zeit verstreichen kann, bis ein Rückfall auftritt, deutet darauf hin, daß der Organismus imstande ist, ziemlich viel Vitamin B$_{12}$ zu speichern.

Vitamin B$_{12}$ kann von der Dickdarmflora synthetisiert werden, jedoch wird das so entstandene Vitamin wahrscheinlich nicht oder nur ausnahmsweise resorbiert. Kobalt ist unerläßlich für die B$_{12}$-Synthese; die hierfür notwendigen Mengen werden mit der normalen Ernährung geliefert. Sehr viel Vitamin B$_{12}$ findet sich im Rumen und im Stuhl der Wiederkäuer.

Physiologie. Vitamin B$_{12}$ hat 3 Hauptfunktionen: 1. Beseitigung der megaloblastären Reifungsstörung im Knochenmark; 2. wichtiges Wachstumsstimulans für gewisse Tiere; 3. Wuchsstoff gewisser Mikroorganismen.

Es wird nun allgemein anerkannt, daß das Vitamin B$_{12}$ identisch ist mit dem extrinsic factor CASTLES (*51*). Orale Zufuhr von Vitamin B$_{12}$ ohne gleichzeitiges Vorhandensein von intrinsic factor ist effektlos, ausgenommen, wenn sehr große Dosen, ungefähr das Hundertfache der parenteral wirksamen Dosis gegeben wird. Vitamin B$_{12}$ und Folsäure beeinflussen sich gegenseitig in ihrer therapeutischen Wirkung auf makrocytäre Anämien, jedoch ist der genaue Mechanismus dieser Wechselwirkung noch nicht bekannt. Manche Autoren vermuten, daß Folsäure die Synthese oder zum mindesten die Verwertung des Vitamin B$_{12}$ steigert. Andere betonen, daß der Vitamin B$_{12}$-Bedarf in Gegenwart von Folsäure vermindert sei. Andererseits wird vermutet, daß Vitamin B$_{12}$ die Aufspaltung der Folsäureconjugate zu Folsäure und eventuell die Konversion von Folsäure zu Citrovorum Factor begünstige [GIRDWOOD (*17*)].

Die Feststellung des Kobaltgehaltes im Vitamin B$_{12}$ veranlaßte erneute Studien über die Kobaltmangelkrankheit der Wiederkäuer, welche ja mit einer erheblichen Anämie einhergeht. MARSTON und LEE (*53*) konnten jedoch weder mit peroraler noch parenteraler B_{12}-Therapie die Kobaltmangelkrankheit der Lämmer beeinflussen. Ebenso steht die Kobalttherapie hypochromer Anämien und speziell der Thalassämie beim Menschen in keiner Beziehung zum Vitamin B_{12} [Heilmeyer (54), Weissbecher (55)].

Vitamin B_{12} soll nach Shives (56) Vermutung die Methioninsynthese im Organismus katalysieren. Dubnoff (57) glaubt, daß dies durch Reduktion der S-S-Gruppe im Homocystein geschehe. Ferner deuten gewisse Untersuchungen darauf hin, daß Vitamin B_{12} an der Neubildung labiler Methylgruppen und an der Synthese von Nucleinsäuren, speziell auch von Thymidin beteiligt sei. So ist z. B. der Nucleinsäuregehalt der Leber von B_{12}-arm ernährten Ratten gegen-

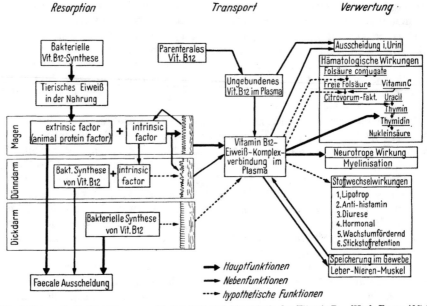

Abb. 8. Schematische Darstellung von Stoffwechsel und Physiologie des Vitamin B_{12}. [Nach Finch (86).]

über demjenigen in der Leber von normal ernährten Kontrolltieren vermindert [Rose (58)]. Ferner soll Vitamin B_{12} unerläßlich sein für die normale Funktion markhaltiger Nervenfasern in Gehirn und Rückenmark [Berk u. a. (59)]. Vereinzelte Autoren sprechen auch von einem antiallergischen [Traina (60)] und einem diuretischen Effekt [Barnard u. a. (61)] des Vitamin B_{12}. Besser fundiert ist die Wirkung des Vitamin B_{12} als Wachstumsfaktor (s. S. 794). Stoffwechsel und Physiologie von Vitamin B_{12} sind von Finch (86) in obigem Schema zusammengefaßt worden. Obwohl hierin noch manches unbewiesen und pure Hypothese ist, geben wir dieses Schema wieder, da es die Problematik des Vitamin B_{12} zum mindesten, soweit sie den Menschen und die Säugetiere betrifft, enthält.

Animal protein factor. Es war schon seit einiger Zeit bekannt, daß ein physiologisch aktiver Stoff in gewissen animalischen Produkten wie Leber, Fisch und Casein das Wachstum und die Reproduktion von mit rein vegetabilischem Eiweiß ernährten Ratten fördert. Dieser anfänglich als „Cow manure"-Faktor bezeichnete Stoff wurde später animal protein factor genannt. Mäuse, Ratten, Hühner und Schweine benötigen den animal protein factor zur vollen Eiweißausnützung [Zink (42)]. Versuche an Ratten und Hühnern [Schultze (62)]

führten zum Schluß, daß dieser Stoff mit dem Vitamin B$_{12}$ identisch sei; nach
STOKSTAD u. a. (63) ist dieses Vitamin jedoch nur ein — allerdings der wichtigste —
von mehreren im animal protein factor enthaltenen Stoffen. Unsere gegenwärtigen Kenntnisse über den animal protein factor wurden von ZUCKER und
ZUCKER (64) eingehend zusammengestellt.

C. Klinische Anwendung der Folsäure, des Citrovorum Factor und des Vitamin B$_{12}$.

Eine reine Folsäure-Avitaminose vergleichbar der gewöhnlichen Vitamin D-
Mangelrachitis kommt wohl nicht oder höchstens äußerst selten vor, was schon
aus der oben erwähnten Tatsache erhellt, daß die im Darm synthetisierte Folsäure normalerweise den Bedarf des Menschen deckt. Damit ein Folsäuremangel
entstehen kann, muß daher vorerst die intestinale Synthese (protrahierter Gebrauch von Antibiotica?) oder die Folsäureresorption (Sprue, Cöliakie) darniederliegen, der Folsäurebedarf erhöht (Schwangerschaft und frühes Säuglingsalter) oder die Umwandlung von Folsäure zu Citrovorum Factor (Vitamin B$_{12}$-
Mangel, Skorbut) gestört sein. Folsäuremangel tritt, mit anderen Worten meist
als ein Symptom eines anderen pathologischen Zustandes, einer anderen Krankheit auf.

In gleicher Weise ist wahrscheinlich auch ein exogener Vitamin B$_{12}$-Mangel
äußerst selten (Exokarenz). Eine Enterokarenz liegt wohl der megaloblastären
Bandwurmanämie zugrunde, konnte doch v. BORNSDORFF (65, 66) zeigen,
daß der Parasit große Mengen Vitamin B$_{12}$ absorbiert und so seinen Wirt dieses
Vitamins beraubt. Zusätzliche Zufuhr von Vitamin B$_{12}$ oder Abtreiben des
Bandwurmes bessert die Anämie. Bei der BIERMERSCHEN Anämie und wohl
ebenso bei der megaloblastären Anämie nach Gastrektomie liegt das Grundübel
im Fehlen des gastrischen intrinsic factors LAJTHA (67) und THOMPSON (68)
konnten bei der Perniciosa eine toxische, die Hämopoese hemmende Substanz
nachweisen, welche auch im Tierversuch nach Abschnürung einer Darmschlinge
oder Bildung eines Blindsackes erzeugt werden kann. Vitamin B$_{12}$ soll nach
UNGLEY (69) imstande sein dieses freilich noch hypothetische Toxin zu entgiften.
Kompliziert und nicht restlos geklärt ist die Pathogenese der makrocytären
Anämie bei Sprue, Steatorrhoe und anderen intestinalen Erkrankungen, sowie
bei der alimentären makrocytären Anämie, die gelegentlich durch Vitamin B$_{12}$,
in anderen Fällen durch Folsäure behoben werden kann. Um Wiederholungen
zu vermeiden, wird die klinische Anwendung von Folsäure und Vitamin B$_{12}$
gemeinsam besprochen. Es ist nicht möglich in diesem Rahmen alle Probleme,
die ja auch an anderen Stellen dieses Handbuchs bearbeitet werden, in extenso
zu besprechen.

1. Folsäure, Citrovorum Factor und Vitamin B$_{12}$ bei der BIERMERSCHEN perniziösen Anämie.

Im Jahre 1945 berichteten SPIES u. a. (3) erstmals über günstige Erfolge mit
Folsäure bei perniziöser Anämie und 1946 wurde Folsäure als das Wundermittel
des Jahres bezeichnet [DAMASHEK (70)], gelang es doch mit einer Tagesdosis
von 10—75 mg Folsäure (peroral oder parenteral) in wenigen Tagen eine völlige
hämatologische Remission mit Verschwinden der Megaloblasten im Knochenmark und der Makrocyten im peripheren Blute, ausgesprochener Reticulocytenkrise, Zunahme der Erythrocytenzahl, Normalisierung des Serumeisens, des
Serumbilirubins, der Leukocyten- und Thrombocytenzahl und in der Mehrzahl

der Fälle Besserung der Hunterschen Glossitis zu erreichen. Bald wurde jedoch erkannt, daß Folsäure nicht das ideale Heilmittel der perniziösen Anämie ist. Die antiperniziöse Wirkung der Folsäure nimmt im Laufe der Behandlung ab [Lüdin (71)]; bei einer Unterhaltungsdosis von täglich 2—5 mg können sogar neue Schübe auftreten [Mollin (72), Heinle u. a. (73)]. Vor allem aber erwies sich die Folsäuretherapie als unwirksam gegenüber den gastrointestinalen und neurologischen Symptomen der perniziösen Anämie, ja es wurde sogar behauptet, daß die Folsäure das Auftreten der Funikulose begünstige [Heinle u. a. (74), Israels u. a. (75), Schwarz u. a. (76), Chodos und Ross (77)]. So berichten Conley und Krevans (78) über das Auftreten von Funikulosen bei Patienten, denen als Roborans ein Multivitaminpräparat gegeben worden war, dessen Folsäuregehalt genügt hatte, um eine vorher nicht erkannte perniziöse Anämie hämatologisch zu heilen. Davidson und Girdwood (79) nehmen an, daß durch die Folsäurezufuhr der Bedarf an Vitamin B_{12} gesteigert werde und somit die B_{12}-Reserven rascher aufgebraucht würden, was dem Auftreten einer B_{12}-avitaminotischen Strangerkrankung Vorschub leistet.

In den letzten Jahren wurde verschiedentlich versucht die perniziöse Anämie mit Citrovorum Factor zu behandeln. Mit Tagesdosen von 1,5—15 mg Citrovorum factor konnten gleiche Heilerfolge wie mit den oben erwähnten Folsäuredosen erzielt werden [Hausmann u. a. (80), Jarrold u. a. (81), Davidson u. a. (82)]. Geringere Dosen waren nicht immer von Erfolg begleitet [Ellison u. a. (83)]. Ob sich der Citrovorum Factor für die Dauerbehandlung der perniziösen Anämie eignet, ist zur Zeit noch nicht entschieden. Jarrold u. a. (81) berichten über einen Fall von perniziöser Anämie, wo weder Folsäure noch Citrovorum Factor, wohl aber Vitamin B_{12} einen Rückfall zu bessern vermochte. Nach Meyer (84) kann der Citrovorum Factor das Auftreten von funikulären Symptomen nicht verhüten.

Als Mittel der Wahl zur Heilung der hämatologischen und der neurologischen Symptome der perniziösen Anämie ist das parenteral applizierte Vitamin B_{12} zu betrachten. Die Methode wiederholter Injektionen von minimalen Tagesdosen (1—5 γ) ist heute wohl als überholt zu betrachten und durch die Applikation von parenteralen Einzeldosen von 20—60 γ verdrängt worden [Ungley (38), Petrides u. a. (85), Finch (86)]. Reimer (52) empfiehlt zur Anfangsbehandlung 30 γ je Tag an 4—6 aufeinander folgenden Tagen. Größere Einzeldosen sind unzweckmäßig, da zuviel davon im Urin ausgeschieden wird. Unter dieser Therapie normalisiert sich das Knochenmark innerhalb 72 Std; nach 5—7 Tagen tritt eine — in der Regel genügende — Reticulocytenkrise auf, in 7—10 Tagen regeneriert sich die Zungenschleimhaut und in spätestens 3 Wochen ist das Blutbild und die Erythrocytenzahl normal. Die Achylie wird auch durch Vitamin B_{12} nicht beeinflußt. Als Erhaltungsdosis haben sich Injektionen von 5—50 γ in 2—4wöchigen Abständen bewährt. Rückfälle und das Auftreten von Strangsymptomen können damit verhütet werden [Blackburn u. a. (87)]. Zur Festlegung der Erhaltungsdosis im einzelnen Falle sind regelmäßige Kontrolluntersuchungen erforderlich, wobei neben dem Blutbild auch der Gesamtzustand des Patienten zu berücksichtigen ist. Auf keinen Fall darf die Therapie unterbrochen werden [Godeck und Remy (88)]. Zur Heilung der Funikulose sind etwas größere Dosen über längere Zeit erforderlich. Finch (86) empfiehlt nach initialen großen Dosen wöchentlich während eines Jahres 15—30 γ.

Die perorale B_{12}-Therapie ist noch im Versuchsstadium. Obige Dosen haben sich bei peroraler Applikation als unwirksam erwiesen, sofern nicht gleichzeitig Magenextrakte oder eine den intrinsic factor enthaltende Fraktion desselben wie z. B. das von Glass (89) angegebene Mucoprotein gegeben wird. Mit dem mehrhundertfachen der parenteralen Dosis kann gelegentlich [UNGLEY (69)] ohne intrinsic factor eine Reticulocytenkrise erzeugt werden. Dies hat jedoch zur Zeit vornehmlich theoretisches Interesse. Die perorale Behandlung mit Vitamin B_{12} plus intrinsic factor ist nur dann indiziert, wenn normale Resorptionsverhältnisse vorliegen. Bei Durchfallstörungen, interkurrenten Infekten und bei Bestehen funikulärer Störungen soll Vitamin B_{12} parenteral gegeben werden. REIMER (52), SANNEMANN u. a. (90) empfehlen eine kombinierte Folsäure-Vitamin B_{12}-Behandlung der perniziösen Anämie.

2. Folsäure, Citrovorum Factor und Vitamin B_{12} bei anderen makrocytären Anämien.

Verwirrende und zum Teil sich widersprechende Berichte liegen über die therapeutische Wirkung dieser Vitamine bei anderen makrocytären Anämien vor. Bei manchen soll Vitamin B_{12}, bei anderen Folsäure oder Citrovorum Factor bessere Resultate geben. Gelegentlich wird eine Kombination von beiden Vitaminen empfohlen. In schematischer Weise ist der therapeutische Wirkungsbereich von Folsäure und Vitamin B_{12} bei den einzelnen makrocytären Anämien nachfolgend dargestellt.

BIERMERsche perniziöse Anämie
Perniziöse Anämie nach Magenresektion
Bandwurmanämie
Perniziöse Anämie bei Sprue
Perniziöse Anämie bei Steatorrhoe
Perniziöse Anämie nach Darmresektion
Alimentäre makrocytäre Anämie
Tropische makrocytäre Anämie
Megaloblastenanämie der Säuglinge
Schwangerschaftsperniciosa

Vitamin B_{12}

Folsäure

Wirkungsbereich von Vitamin B_{12} und Folsäure bei makrocytären Anämien.
[Nach WINTROBE (91).]

Bei der nach Magenresektion auftretenden Anämie, sowie bei der Bandwurmanämie ist das Vitamin B_{12} der Folsäure eindeutig überlegen. Die in den untersten Rubriken des WINTROBEschen Schemas angegebenen Anämien, so vor allem die Schwangerschaftsperniciosa [THOMPSON u. a. (92), DAY u. a. (93), BETHELL (94)], die Sprueanämie [NIEWEG (95)] und manche Fälle von megaloblastären Anämien im Säuglingsalter [WOODRUFF (96)] reagieren nach der Mehrzahl der Autoren besser auf Folsäure. Auch der Citrovorum factor hat sich bei der Sprue- und Schwangerschaftsperniciosa [DAVIDSON (82), SPIES (98)] und bei megaloblastären Anämien im Säuglingsalter [WOODRUFF (96)] als wirksam erwiesen. Andererseits haben CHAUDHURI (99), PATEL und KOCH (100) Schwangerschaftsanämien mit Vitamin B_{12}, HOLLY (103) mit B_{12} plus Vitamin C geheilt. Bei den Anämien der mittleren Gruppe reagieren einzelne Fälle besser auf Vitamin B_{12}, andere auf Folsäure und Citrovorum Factor; Einzelheiten siehe bei UNGLEY (102) und HEILMEYER (101).

3. Folsäure bei nicht makrocytären Anämien.

Bei hypochrom-mikrocytären, sekundären, aplastischen, sowie hämolytischen Anämien ist Folsäure abgesehen von vereinzelten Ausnahmen [HÄHNER (105), STRUPPLER (106)] wirkungslos. Über Erfolge der Folsäuretherapie bei Bleivergiftung haben HESSE und FLÖTER (122) berichtet.

4. Folsäure und Vitamin B₁₂ bei chronischen, intestinalen Erkrankungen, vor allem bei Sprue.

Schon 1947 berichteten SUAREZ u. a. (*107*) über gute Erfolge mit Folsäure bei Sprue; mit einer täglichen Dosis von 5—20 mg konnte innerhalb 3 Wochen eine Besserung der Stühle und der Zungenveränderungen sowie eine erhebliche Gewichts- und Appetitzunahme erzielt werden; Fox (*108*), DAVIDSON u. a. (*109*) und STRUPPLER und v. UEXKÜLL (*106*) berichteten über ähnliche Erfahrungen. Es kommen jedoch auch Versager vor, zum mindesten vermag die Folsäuretherapie die Diätbehandlung nicht zu ersetzen [Fox (*108*)]. Neuerdings wurde bei tropischer Sprue mit einer Kombination von 25 γ B₁₂ und weniger als 2 mg Folsäure in wenigen Tagen eine sehr gute klinische Besserung mit Appetitzunahme, Gewichtsverbesserung und Normalisierung der Stühle erzielt [DIÉZ-RIVAS u. a. (*113*)].

5. Vitamin B₁₂ und Wachstum.

Bei Ratten, Ferkel und Kücken hat sich Vitamin B₁₂ als ein für das normale Wachstum unentbehrlicher Stoff erwiesen. Es lag daher auf der Hand, auch dessen Wirkung auf das Wachstum des Menschen zu untersuchen. Weder bei Frühgeburten (*114*), noch bei normalen Neugeborenen (*115*, *116*) konnte mit peroraler oder parenteraler Zufuhr von 5—10 γ je Tag eine Steigerung von Wachstum und Körperlänge gegenüber unbehandelten Kontrollen festgestellt werden. Hingegen wollen WETZEL (*117*) und CHOW (*118*) mit gleichen Dosen bei im Wachstum zurückgebliebenen und unterernährten Kindern eine gewisse Wachstumsbeschleunigung erzielt haben.

6. Klinische Anwendung von Vitamin B₁₂ bei verschiedenen Affektionen.

Vereinzelt wurde Vitamin B₁₂ mit Erfolg bei Herpes zoster, bei Neuralgien, diabetischen Neuropathien, bei Lupus erythematosus, sowie bei Allergosen und Colitis ulcerosa angewendet. Die Erfahrungen sind jedoch noch zu wenig zahlreich, um Abschließendes sagen zu können (s. *86*, *119* und *120*). Nach CAMPBELL (*121*) beschleunigt das Vitamin B₁₂ (30 γ je Tag) die Heilung der Virushepatitis und vermindert die Rückfälle.

VII. Andere Vitamine.

Neben den bisher besprochenen Vitaminen, deren Mangel beim Menschen mit spezifischen Avitaminosen einhergeht, sind heute noch andere Vitamine bekannt, die wohl für gewisse Tierarten lebensnotwendig sein mögen, deren Mangel beim Menschen jedoch nicht zu einer wohl determinierten Mangelkrankheit führt, obwohl sie unter Umständen bestimmte Funktionen im Stoffwechsel zu erfüllen haben. Folgende Substanzen sind hier zu erwähnen.

1. Vitamin F.

Verschiedene ungesättigte Fettsäuren werden als wesentliche Ernährungsfaktoren betrachtet, die dem Körper von außen zugeführt werden müssen. Gelegentlich werden diese Stoffe als Vitamine charakterisiert und mit der Bezeichnung Vitamin F belegt.

2. Vitamin P.

Als Vitamin P wird eine Mischung von in Früchten vorhandenen Glucosiden bezeichnet. Sie sollen eine Wirkung auf die Capillarpermeabilität ausüben und werden mit gewissen Skorbutsymptomen in Zusammenhang gebracht. Ihr Vitamincharakter ist jedoch angezweifelt worden; ihre Bedeutung ist noch nicht endgültig festgelegt.

3. Pyridoxin (Vitamin B_6).

Unter der Bezeichnung Vitamin B_6 werden eine Anzahl Substanzen zusammengefaßt: Pyridoxin, Pyridoxal, Pyridoxamin und β-Pyracin. Vitamin B_6 ist ein lebenswichtiger Stoff für Ratten, junge Hühner, Hunde und andere Tiere. Es ist als Coenzym an der Transaminierung und Decarboxylierung von Aminosäuren sowie an der Synthese und am Abbau des Tryptophans beteiligt. Bei Tieren führt der B_6-Mangel zur Rötung, zu Ödem, Schuppung und Haarverlust an den Pfoten, Nase und Mund, ferner zu mikrocytärer Anämie und Hämosiderose, sowie gelegentlich zu epileptiformen Krämpfen und Ataxie (1), bei jungen Tieren erfolgt Wachstumsstillstand.

Eine eigentliche Vitamin B_6-Mangelkrankheit ist bisher beim Menschen nicht beschrieben worden, jedoch gelang es SNYDERMAN u. a. (2) bei einem Idioten, welcher während 130 Tagen B_6 frei ernährt worden war, eine hypochrome Anämie zu erzeugen. Durch Injektion des Antivitamins Desoxypyridoxin konnte beim Menschen eine anguläre Stomatitis mit Läsionen um Mund, Nase und Augenwinkeln erzielt werden (3). WACHSTEIN u. a. (4) fanden bei schwangeren Frauen, die mit Tryptophan belastet wurden, ähnlich wie bei Vitamin B_6-Mangeltieren eine erhöhte Xanthurensäureausscheidung im Urin. Bei Schwangerschaftstoxikosen war diese besonders hoch, konnte jedoch durch Vitamin B_6-Zufuhr zur Norm zurückgeführt werden. Nach manchen Autoren (1) soll die Hyperemesis gravidarum — und ebenso der Röntgenkater — durch Pyridoxin günstig beeinflußt werden. Der Tagesbedarf des Menschen wird auf ungefähr 1,5 mg je Tag angesetzt.

4. Pantothensäure.

Ungenügende Zufuhr von Pantothensäure führt bei Tieren zu charakteristischen Symptomen, beim Menschen ist jedoch noch keine typische Mangelkrankheit bekannt geworden; neuerdings wird zwar das in den fernöstlichen Kriegsgefangenenlagern beobachtete burningfeetsyndrome und das während des spanischen Bürgerkrieges in Madrid aufgetretene parästhetisch-kausalgische Syndrom (5, 6, 7) auf einen Pantothensäuremangel zurückgeführt. Pantothensäure ist in der Natur weitverbreitet, der Tagesbedarf des Menschen wurde auf 5 mg anberaumt.

5. Cholin.

Cholin ist von Bedeutung für den Fettstoffwechsel und ist an biologischen Transmethylierungsprozessen beteiligt. Cholinmangel bei Tieren ist ausgiebig untersucht worden. Beim Menschen kommt keine Cholinavitaminose vor. Der Tagesbedarf des Menschen ist noch nicht genau festgelegt worden; es scheint jedoch, daß die durchschnittliche Ernährungsweise den Cholinbedarf zu decken imstande ist.

6. Biotin, Inositol, Paraaminobenzoesäure.

Experimente, die mit Laboratoriumstieren und Mikroorganismen durchgeführt wurden, ergaben, daß diesen Substanzen Vitamincharakter zukommt. Bis jetzt liegen jedoch keine Hinweise vor, daß sie auch vom Menschen benötigt werden.

Literatur.

Vitamin A.

1. KREHL, W. A.: Vitamin A. Bordens Rev. Nutr. Res. **13**, 49, 61 (1952).
2. MILAS, N. A.: Synthesis of biologically active vitamin A substances. Science (Lancaster, Pa.) **103**, 581 (1946).
3. HEILBRON, I. M., W. E. JONES and A. L. BACHARACH: The chemistry and physiology of vitamin A. Vitamins a. Hormones **2**, 155 (1944).
4. LUTHER, H. G., J. GOETTE and G. O. CRAGWALL: Recent developments in Vitamin A: Availability and stability. Z. Vitaminforsch. **23**, 362 (1952).
5. SHANTZ, E. M., N. D. EMBREE, H. C. HODGE and J. H. WILLS: The replacement of vitamin A_1 by vitamin A_2 in the retina of the rat. J. of Biol. Chem. **163**, 455 (1946).
6. SHANTZ, E. M., and J. H. BRINKMAN: Biological activity of pure vitamin A_2. J. of Biol. Chem. **183**, 467 (1950).
7. GOODWIN, T. W.: Vitamin A-active substances. Brit. J. Nutrit. **5**, 94 (1951).
8. BERNHARD, K.: Über die Resorption aliphatischer Kohlenwasserstoffe, der Carotine und des Vitamins A bei der Ratte. Fette u. Seifen **55**, 160 (1953).
9. ZECHMEISTER, L.: Cis-trans isomerization and stereochemistry of carotenoids and diphenylpolyenes. Chem. Rev. **34**, 267 (1944).
10. ROBESON, C. D., and J. G. BAXTER: Neovitamin A. J. Amer. Chem. Soc. **69**, 136 (1947).
11. HARRIS, P. L., S. R. AMES and J. H. BRINKMAN: Biochemical studies on vitamin A. IX. Biopotency of neovitamin A in the rat. J. Amer. Chem. Soc. **73**, 1252 (1951).

12. Karrer, P., u. C. H. Eugster: Synthese von Carotinoiden. Helvet. chim. Acta **33**, 1172 (1950).
13. Hunter, R. F., and N. E. William: Chemical conversion of β-carotene into vitamin A. J. Chem. Soc. (Lond.) **1945**, 554.
14. Karrer, P., u. E. Jucker: Carotenoide. S. 388. Basel: Birkhäuser 1948.
15. Zechmeister, L.: Stereoisomeric provitamins A. Vitamins a. Hormones **7**, 57 (1949).
16. Goodwin, T. W.: The biochemistry of the carotenoids, S. 356. London: Chapman & Hall 1952.
17. Sherman, H. C., and C. S. Lanford: Essentials of nutrition, 3. Aufl., S. 268. New York: Macmillan & Co. 1951.
18. Melnick, D., and B. L. Oser: Physiological availability of the vitamins. Vitamins a. Hormones **5**, 39 (1947).
19. Barnes, B. C., E. E. Wollaeger and H. L. Mason: The comparative absorption of Vitamin A from a water- miscible and an oily preparation by normal adults and patients with steatorrhea. J. Clin. Invest. **29**, 982 (1950).
20. Lemley, J. M., R. A. Brown, O. D. Bird and A. D. Emmett: Absorption and storage of vitamin A in the liver of the rat. J. Nutrit. **33**, 53 (1947).
21. Lasch, F., u. D. Roller: Über die Beeinflussung des Vitamin A-Stoffwechsels der Leber durch Blockade des Reticuloendothels. Klin. Wschr. **1936**, 1636.
22. Kreula, M., and A. I. Virtanen: Absorption of carotene from carrots in human subjects. Uppsala Läk.för. Förh. **45**, 355 (1939).
23. Thompson, S. Y., E. Braude, M. E. Coates, A. T. Cowie, J. Ganguly and S. K. Kon: Further studies of the conversion of β-carotene to vitamin A in the intestine. Brit. J. Nutrit. **4**, 398 (1950).
24. Burns, M. J., S. M. Hauge and F. W. Quackenbush: Utilization of vitamin A and carotene by the rat. Arch. of Biochem. **30**, 347 (1951).
25. Hume, E. M., and H. A. Krebs: Vitamin A requirement of human adults. Med. Res. Council., Spec. Rep. Ser. No 264. London 1949.
26. Popper, H., and F. Steigmann: The clinical significance of the plasma vitamin A level. J. Amer. Med. Assoc. **123**, 1108 (1943).
27. Clausen, S. W., W. S. Braum, A. B. McCoord, J. O. Rydeen and B. B. Breese: Mobilization of vitamin A from its stores in the tissue by ethyl alcohol. Science (Lancaster, Pa.) **91**, 318 (1940).
28. Popper, H., F. Steigman, A. Dubin, H. A. Dyniewicz and F. P. Hesser: Significance of vitamin A alcohol and ester partitioning under normal and pathologic circumstances. Proc. Soc. Exper. Biol. a. Med. **68**, 676 (1948).
29. Moore, T., and I. M. Sharman: Vitamin A levels in health and disease. Brit. J. Nutrit. **5**, 119 (1951).
30. Moore, T.: The Vitamin A reserve of the adult human being in health and disease. Biochemic. J. **31**, 155 (1937).
31. Sexton, E. L., J. W. Mehl and H. J. Deuel: The relative provitamin A activity o carotene when introduced orally and parenterally in the rat. J. Nutrit. **31**, 299 (1946)
32. Kon, S. K., and S. Y. Thompson: Site of conversion of carotene to vitamin A. Brit J. Nutrit. **5**, 114 (1951).
33. Johnson, R. M., and C. A. Baumann: Storage and distribution of vitamin A in rats fed certain isomers of carotene. Arch. of Biochem. **14**, 361 (1947).
34. Henley, T. H., M. Dann and W. R. C. Golden: Reserves, absorption and plasma levels of vitamin A in premature infants. Amer. J. Dis. Childr. **68**, 257 (1944).
35. Davison, W.: The complete pediatrician. Durham, N. C.: Duke Univ. Press 1946.
36. Warkany, J.: In Mitchell-Nelson, Textbook of pediatrics, S. 385. Philadelphia: W. B. Saunders Company 1950.
37. Clifford, S. H., and K. F. Weller: The vitamin A absorption in prematurely born infants. Pediatrics **1**, 505 (1948).
38. Boller, R., u. O. Brunner: Über die Ausscheidung von Vitamin A im Harn. Klin. Wschr. **1936**, 1106.
39. Meunier, P., J. Jouanneteau et R. Ferrando: Sur la toxicité pour le rat blanc d'un nouveau dérivé d'oxydation de la vitamine A. C. r. Acad. Sci. Paris **230**, 140 (1950).
40. Brown: Zit. H. M. M. Mackay, Arch. Dis. Childh. **9**, 65 (1934).
41. Fischer: Zit. O. Blegvad, Amer. J. Ophthalm. **7**, 89 (1924).
42. Arlt, C. F.: Die Krankheiten des Auges. Prag: Credner u. Kleinbueb 1854.
43. Bitot: Bull. Acad. Méd. Paris **28**, 619 (1862).
44. Bloch, C. E.: Blindness and other diseases in children arising from deficient nutrition. Amer. J. Dis. Childr. **27**, 139 (1924).
45 a. Frazier, C. N., and Ch'uan-K'uei Hu: Cutaneous lesions associated with a deficiency in vitamin A in man. Arch. Int. Med. **48**, 507 (1931).

45 b. FRAZIER, C. N., and CH'UAN-K'UEI HU: Nature and distribution according to age of cutaneous manifestations of vitamin A deficiency. Arch. of Dermat. **33**, 825 (1936).
46. MAITRA, M. K., and J. J. HARRIS: Vitamin A deficiency among school children. Lancet **1937 II**, 1009.
47. JEGHERS, H.: The degree and prevalence of vitamin A deficiency in adults. J. Amer. Med. Assoc. **109**, 756 (1937).
48. YOUMANS, J. B., E. W. PATTON, W. R. SUTTON, R. KERN and R. STEINKAMP: Surveys of the nutrition of populations. III. The vitamin A nutrition of a rural population in middle Tennessee. Amer. J. Publ. Health **34**, 368 (1944).
49. BESSEY, O. A., u. O. H. LOWRY: Zit. YOUMANS.
50. BRENNER, S., and L. J. ROBERTS: Effect of vitamin A depletion in young adults. Arch. Int. Med. **71**, 474 (1943).
51. MORTON, R. A.: Vitamin A and vision. Brit. J. Nutrit. **5**, 100 (1951).
52. CORNBLEET, T., and H. POPPER: Properties of human skin revealed by fluorescence microscopy. Arch. of Dermat. **46**, 59 (1942).
53. WALD, G.: Vitamin A in the eye tissues. J. Gen. Physiol. **18**, 905 (1935).
54 a. WALD, G., and A. B. CLARK: Sensory adaptation and chemistry of the retinal rods. Amer. J. Physiol. **116**, 157 (1936).
54 b. WALD, G.: The enzymatic reduction of the retinenes to the vitamin A. Science (Lancaster, Pa.) **109**, 482 (1949).
54 c. WALD, G., J. DURELL and R. C. C. ST. GEORGE: The light reaction in the bleaching of rhodopsin. Science (Lancaster, Pa.) **111**, 179 (1950).
55. HECHT, S., and J. MANDELBAUM: Dark adaptation and experimental human vitamin A deficiency. Amer. J. Physiol. **130**, 651 (1940).
56. SWEET, L. K., and H. J. K'ANG: Clinical and anatomical study of Avitaminosis A among the chineses. Amer. J. Dis. Childr. **50**, 699 (1935).
57. FRANSDEN, H.: Acta ophthalm. (Stockh.) suppl. **4** (1935).
58. CLAUSEN, S. W.: Vitamin A malnutrition in clinical nutrition, S. 427. New York: Hoeber 1950.
59 a. NICHOLLS, L.: Phrynoderma: A condition due to vitamin deficiency. Indian Med. Gaz. **68**, 681 (1933).
59 b. NICHOLLS, L.: A study of vitamin A deficiency in Ceylon with special reference to the statistical incidence of phrynoderma and "sore mouth". Indian Med. Gaz. **69**, 241 (1934).
60. LEHMANN, E., and G. A. RAPAPORT: Cutaneous manifestations of vitamin A deficiency in children. J. Amer. Med. Assoc. **114**, 386 (1940).
61. YOUMANS, J. B.: Deficiencies of water-soluble vitamins. In Handbook of Nutrition, S. 533. New York: P. Blackiston 1951.
62. LOEWENTHAL, L. J. A.: An inquiry into vitamin A deficiency among the population of Teso Uganda with special reference to school children. Ann. Trop. Med. **29**, 349 (1935).
63 a. AYKROYD, W. R., and K. RAJAGEPAL: The state of nutrition of school children in South India. Part I. Indian J. Med. Res. **24**, 419 (1936).
63 b. AYKROYD, W. R., and B. G. KRISHNAN: The state of nutrition of school children in South India. Part II. Indian J. Med. Res. **24**, 707 (1937).
64. WHITE, C.: Onychia due to chronic hypovitaminosis. J. Amer. Med. Assoc. **102**, 2178 (1934).
65. MCCANCE, R. A., and M. A. BARRETT: Studies of undernutrition in Wuppertal 1946—1949. Med. Res. Council, Spec. Rep. Ser. No 275. London 1951.
66. SALZMANN, C., u. A. HOTTINGER: In A. HOTTINGER, O. GSELL, E. UEHLINGER, C. SALZMANN u. A. LABHART, Hungerkrankheit, Hungerödem, Hungertuberkulose. Basel: Benno Schwabe & Co. 1948.
67. KRUSE, H. D.: Medical evaluation of nutritional status. IV. The ocular manifestations of avitaminosis A, with special consideration of the detection of early changes by biomicroscopy. Publ. Health Rep. **56**, 1301 (1941).
68. BERLINER, M. L.: Regarding the early detection of avitaminosis A by gross or biomicroscopic examination of the conjunctiva. Amer. J. Ophthalm. **25**, 302 (1942).
69. HAAS, J. H. DE, and O. MEULEMANS: Vitamin A and carotinoids in blood: Deficiencies in children suffering from xerophthalmia. Lancet **1938 I**, 1110.
70. LEBER, T.: Arch. f. Ophthalm. **29**, 225 (1883).
71. WILSON, J. R., and R. O. DUBOIS: Report of a fatal case of keratomalacia in an infant, with postmortem examination. Amer. J. Dis. Childr. **26**, 431 (1923).
72. THATCHER, H. S., and B. SURE: Avitaminosis. III. Pathological changes in tissues of the albino rat during early stages of vitamin A deficiency. Arch. of Path. **13**, 756 (1932).
73. BLACKFAN, K. D., and S. B. WOLBACH: J. of Pediatr. **3**, 678 (1933).
74. PILLAT: Zit. STEPP.
75. STAHEL, W.: Das SJÖGRENsche Syndrom, eine A-Hypovitaminose. Klin. Wschr. **1938**, 1692.

76. RIVA: Schweiz. med. Wschr. **1945**, 376.

77. LEERSUM, E. C. VAN: Vitamin A deficiency and urolithiasis. J. of Biol. Chem. **76**, 137 (1928).

78. EZICKSON, W. J., and J. B. FELDMAN: Signs of vitamin A deficiency in the eye correlated with urinary lithiasis. J. Amer. Med. Assoc. **109**, 1706 (1937).

79. BROWN, R. K., and E. C. BROWN: Urinary stones. Surgery **9**, 415 (1941).

80. JEWETT, H. J., L. L. SLOAN and G. H. STRONG: Does Vitamin A deficiency exist in clinical urolithiasis? J. Amer. Med. Assoc. **121**, 566 (1943).

81. ERSPAMER, V.: Über die Erzeugung von Gallensteinen durch Vitamin A- Mangel beim Meerschweinchen. Virchows Arch. **302**, 766 (1938).

82. LORIZIO, V., e E. LUSSO: Clinica 8, 457 (1942).

83. KING, J. D.: Abnormalities in the gingival and sub-gingival tissues due to diets deficient in vitamin A and carotene. Brit. Dent. J. **68**, 349 (1940).

84. MELLANBY, H.: A preliminary note on defective tooth structure in young albino rats as a result of vitamin A deficiency in the maternal diet. Brit. Dent. J. **67**, 187 (1939).

85. Zit. Die Vitamine 1951, S. 31.

86. WAGNER, K. L.: Die experimentelle Avitaminose A beim Menschen. Hoppe-Seylers Z. **264**, 153 (1940).

87. BRUSA, P.: Lattante **19**, 635 (1948).

88. GLANZMANN, E.: Jb. Kinderheilk. **133**, 122 (1931).

89. ABBOTT, O. D., and C. F. AHMANN: Effect of avitaminosis A on the blood picture of albino rats. Amer. J. Physiol. **122**, 589 (1938).

90. LORENZ, E.: A-Vitaminmangel und Plättchenreaktion. Klin. Wschr. **1938**, 1498.

91. ABBOTT, O. D., C. F. AHMANN and M. D. OVERSTREET: Effect of avitaminosis A on the human blood picture. Amer. J. Physiol. **126**, 254 (1939).

92. DAINOW, I.: Un nouveau médicament antianémique la vitamine A. Internat. Z. Vitamin-forsch. **21**, 438 (1950).

93. SCHIFF u. HIRSCHBERGER: Jb. Kinderheilk. **146**, 181 (1936).

94. LORENZ, E., u. K. QUAISER: Zur Therapie des Morbus Werlhof beim Kinde. Wien. klin. Wschr. **1952**, 8.

95. DRIGALSKI, W. v.: Über Schädigung durch Vitamin A. Wien. klin. Wschr. **1933**, 308.

96. COLLAZO, J. A., u. S. RODRIQUEZ: Hypervitaminose A. I. u. II. Klin.Wschr.**1933**,1732,1768.

97. WOLBACH, S. B.: Vitamin A deficiency and excess in relation to skeletal growth. J. Bone Surg. **29**, 171 (1947).

98. CAFFEY, J.: Chronic poisoning due to excess of vitamin A. Amer. J. Roentgenol. **65**, 12 (1951).

99. JOSEPHS, H. W.: Hypervitaminosis A and carotenemia. Amer. J. Dis. Childr. **67**, 33 (1944).

100. TOOMEY, J. A., and R. A. MORISETTE: Hypervitaminosis A. Amer. J. Dis. Childr. **73**, 473 (1947).

101. ROTHMANN, P. E., and E. E. LEON: Hypervitaminosis A. Radiology 51, 368 (1948).

102. CAFFEY, J.: Chronic poisoning due to excess of Vitamin A. Pediatrics **5**, 672 (1950).

103. DICKEY, L. B., and E. J. BRADLEY: Stanford Med. J. **6**, 345 (1950).

104. FRIED, C. T., and M. J. H. GRAND: Hypervitaminosis A. Amer. J. Dis. Childr. **79**, 475 (1950).

105. GRIBETZ, D., S. H. SILVERMAN and A. E. SOBEL: Vitamin A poisoning. Pediatrics 7, 372 (1951).

106. RINEBERG, I., and R. GROSS: Hypervitaminosis A with infantile cortical hyperostosis. J. Amer. Med. Assoc. **146**, 1222 (1951).

107. FRONTALI, G.: Syndrome ostéosclérotique et sur dosage de vitamins A et D. Schweiz. med. Wschr. **1952**, 430.

108. HENSCHEN, C.: A-Hypervitaminose des Menschen. Schweiz. med. Wschr. **1941**, 331.

109. HUSZÁK, ST., u. T. GEREB: Der Vitamin A- und Carotingehalt des Blutserums bei den verschiedenen Erkrankungen des Nervensystems. Internat. Z. Vitaminforsch. **19**, 330 (1947).

110. SCHNEIDER, E., u. M. WIDDER: Das Verhalten des Vitamin A und des Carotinspiegels im menschlichen Blutserum bei verschiedenen Hautkrankheiten. Arch. f. Dermat. **178**, 168 (1938).

111. ANDERSON, D.: Therapy and prognosis of fibrocystic disease of the pancreas. Pediatrics **3**, 406 (1949).

112. MAY, CH. D., and J. F. MCCREARY: The absorption of vitamin A in celiac disease. J. of Pediatr. 18, 200 (1941).

113. ADLERSBERG, D.: N. Y. State J. Med. **44**, 606 (1944).

114. KRAMER, B., A. E. SOBEL and S. P. GOTTFRIED: Serum levels of vitamin A in children. Amer. J. Dis. Childr. **73**, 543 (1947).

115. DANIELSEN, W. H., E. L. BINKLEY and H. D. PALMER: Intestinal absorption of vitamin A from oily and aqueous media in patients with the celiac syndrome. Pediatrics 3, 645 (1949).

116. McCOORD, A. B., CH. P. KATSAMPES, C. F. LAVENDER, F. I. MARTIN, R. A. ULSTROM, R. H. TULLY and A. J. KEENAN: The absorption of oily and aqueous preparations of ester and alcohol vitamin A by normal children and children with various diseases. Pediatrics 2, 652 (1948).

117. FOX, H. J.: Absorption of unemulsified vitamin A in sprue. J. Labor. a. Clin. Med. 34, 1140 (1949).

118. DARBY, W. J., M. M. KASER and G. JONES: The influence of pteroylglutamic acid (a member of the vitamin M group) on the absorption of vitamin A- carotene by patients with sprue. J. Nutrit. 33, 243 (1947).

119 a. WENDT, H.: Beiträge zur Kenntnis des Carotin- und Vitamin A-Stoffwechsels. Klin. Wschr. 1935, 9.

119 b. WENDT, H.: Münch. med. Wschr. 1935, 1160.

120. HARRIS, A. D., and T. MOORE: Vitamin A in infective hepatitis. Brit. Med. J. 1947 I, 553.

121. HAIG, CH., and A. J. PATT: Vitamin A deficiency in Laennec's cirrhosis. The relative significance of the plasma vitamin A and carotenoid levels and the dark adaptation time. J. Clin. Invest. 21, 309 (1942).

122. ADLERSBERG, D., H. JOBOTKA and B. BOGATIN: Effect of liver disease on vitamin A metabolism. Gastroenterology 4, 164 (1945).

123. POPPER, H., and F. SCHAFFER: Adv. Int. Med. 4, 396 (1950).

124. KLAES, A., u. H. RIEGEL: Die Nyktometerprüfung nach W. COMBERG als Leberfunktionsprüfung. Dtsch. med. Wschr. 1950, 570.

125. POPPER, H., F. STEIGMANN and S. ZEVIN: On the variations of the plasma vitamin A level after the administration of large doses of vitamin A in liver disease. J. Clin. Invest. 22, 775 (1943).

126. POPPER, H., F. STEIGMAN and H. DYNIEWICZ: Treatment of endogenous hypovitaminemia A in liver disease. J. Labor. a. Clin. Med. 32, 1403 (1947).

127. LASCH, F., u. H. KALOUD: Die Bestimmung des Vitamin A-Gehaltes an Hand der vergleichenden Adaptometrie. Wien. klin. Wschr. 1950, 67.

128. KAGAN, B. M., E. THOMAS, D. A. JORDAN and A. F. ABT: Serum vitamin A and total plasma lipid concentrations as influenced by the oral administration of vitamin A to children with the nephrotic syndrome. J. Clin. Invest. 29, 141 (1950).

129. GOTTFRIED, S. P., J. F. STEINMAN and B. KRAMER: Clinical studies in children with the nephrotic syndrome. Amer. J. Dis. Childr. 74, 283 (1947).

130. POPPER, H., F. STEIGMAN and H. DYNIEWICZ: Plasma vitamin A level in renal diseases. Amer. J. Clin. Path. 15, 272 (1945).

131. LAWRIE, N. R., T. MOORE and K. R. RAJAGOPAL: The excretion of vitamin A in urine. Biochemic. J. 35, 825 (1941).

132. OLDENBERG, F.: Vitamin A und Hypertension. Ther. Umschau 1948, H. 6.

133. ROBERTSON, E. CH.: The vitamins and resistance to infection. Medicine (Baltimore) 13, 123 (1934).

134. GARDNER, E. L., and F. W. GARDNER: Vitamin A in colds. Amer. J. Dis. Childr. 47, 1261 (1934).

135. SPIESMAN, I. G.: Massive doses of vitamin A and D in the prevention of the common cold. Arch. of Otolaryng. 34, 787 (1941).

136. GERRIE, J.: Signs and symptoms of deficiency diseases. Lancet 1942 II, 350.

137. KAUFMANN, F., u. W. v. DRIGALSKI: Untersuchungen über Carotin-Vitamin A im menschlichen Organismus. Klin. Wschr. 1933, 306.

138. LEITNER, Z. A., T. MOORE and I. M. SHARMAN: Vitamin A in rheumatic fever. Brit. J. Nutrit. 1, 5 (1947).

139. SHANK, R. E., A. F. COBURN, L. V. MOORE and C. L. HOOGLAND: The level of vitamin A and carotene in the plasma of rheumatic subjects. J. clin. Invest. 23, 289 (1944).

140. LEITNER, Z. A.: Pathology of vitamin A deficiency and its clinical significance. Brit. J. Nutrit. 5, 130 (1951).

141. WENDT, G.: Z. inn. Med. 4, 571 (1949).

142. DRILL, V. A.: Interrelations between thyroid function and vitamin metabolism. Physiologic. Rev. 23, 355 (1943) (Übersichtsreferat).

143. CLAUSEN, S. W., and A. B. McCOORD: The carotinoids and vitamin A of the blood. J. of Pediatr. 13, 635 (1938).

144. JOHNSON, R. M., and C. A. BAUMANN: The effect of thyroid on the conversion of carotene into vitamin A. J. of Biol. Chem. 171, 513 (1947).

145 a. DIETRICH, H. E.: Münch. med. Wschr. 1936, 1679.

145b. Dietrich, H. E.: Münch. med. Wschr. **1936**, 808.
146. Pinna, P.: Ann. ital. Pediatr. **1950**, 531.
147. Catel, W.: Klinische und tierexperimentelle Studien über die normale und pathologische Physiologie des A-Vitamins. Klin. Wschr. **1938**, 574.
148. Jacobi, J., u. H. Pomp: Zur Behandlung der Hyperthyreosen mit Vitamin A und Vitamin B₁. Klin. Wschr. **1938**, 873.
149. Vrhovac, V. V.: Die Rolle der Vitamine in der Behandlung endokriner Störungen. Wien. klin. Wschr. **1951**, 977.
150. Richard, M.: Schweiz. med. Wschr. **1951**, 869.
151. Holler, G., u. F. Scholl: Ernährungsbedingte Schilddrüsenstörungen beim Menschen. Wien. klin. Wschr. **1947**, 321.
152. Haubold, H.: Die Bedeutung des Karotinoidmangels für die Entstehung der neuen Kropfwelle. Münch. med. Wschr. **1950**, 429.
153. Heymann, W.: Carotenemia in diabetes. J. Amer. Med. Assoc. **106**, 2050 (1936).
154. Mosenthal, H. O., and W. C. Loughlin: Vitamins A, B and C in diabetic children. Arch. Int. Med. **73**, 391 (1944).
155a. Brazer, J. G., and A. C. Curtis: Vitamin A deficiency in diabetes mellitus. Arch. Int. Med. **65**, 90 (1940).
155b. Mosenthal, H. O., and W. C. Loughlin: J. Mt. Sinai Hosp. **12**, 523 (1945).
156. Kimble, M. S., O. A. Germic and E. L. Levringhaws: Vitamin A and carotene metabolism in the diabetic as reflected by blood levels. Amer. J. Med. Sci. **212**, 574 (1946).
157. Leitner, Z. A., and T. Moore: Vitamin A and skin disease. Lancet **1946 I**, 262.
158. Marchionini, A., u. C. Patel: Arch. f. Dermat. **175**, 419 (1937).
159. Sant'Agnese, P. A. di, and V. Larkin: Vitamin A absorption in infantile eczema. Proc. Soc. Exper. Biol. a. Med. **52**, 343 (1943).
160. Spector, S., C. F. McKhann and E. R. Meserve: Effects of disease on nutrition. Amer. J. Dis. Childr. **66**, 376 (1943).
161. Gross, P.: Nummolar eczema, its clinical picture and successful therapy. Arch. of dermat. **44**, 1060 (1941).
162. Ford, E. B.: The genetics of pityriasis rubra pilaris. Brit. J. Dermat. **59**, 424 (1947).
163. Porter, A. D., and S. R. Brunauer: Liver function in Darier's disease and pityriasis rubra pilaris. Brit. J. Dermat. **61**, 277 (1949).
164. Sulzberger, M. F., and R. L. Baer: In the 1943 yearbook of dermat. and syph., S. 193. Chicago: Yearbook publ. 1944.
165. Leitner, Z. A.: Discussion on pityriasis rubra pilaris. Proc. Roy. Soc. Med. **39**, 244 (1946).
166a. Leitner, Z. A., and T. Moore: Three cases of dyskeratosis follicularis and two cases of pityriasis rubra pilaris. Brit. J. Dermat. **58**, 11 (1946).
166b. Leitner, Z. A., and T. Moore: Vitamin A in Darier's disease. Brit. J. Dermat. **60**, 41 (1948).
167. Porter, A. D., E. W. Godding and S. R. Brunauer: Vitamin A in Darier's disease. Arch. of Dermat. **56**, 306 (1947).
168. Leitner, Z. A.: Vitamin A and pityriasis rubra pilaris. Brit. J. Dermat. **59**, 407 (1947).
169. Peck, S. M., A. W. Glick and L. Chargin: Vitamin A studies in cases of ichthyosis. Arch. of Dermat. **48**, 32 (1943).
170. Rapoport, H. G., H. Herman and E. Lehmann: The treatment of ichthyosis with vitamin A. J. of Pediatr. **21**, 733 (1942).
171. Veltmann, G.: Hautarzt **1**, 495 (1950).
172. Lauber, H. J., u. H. Rocholl: Experimentelle Untersuchungen über die Einwirkung vitaminhaltiger Salben auf die Wundheilung. Klin. Wschr. **1935**, 1143.
173. Dann, L., A. Glucksmann and K. Tansley: Experimental wounds treated with cod liver oil. Lancet **1942 I**, 95.
174. Glanzmann, E.: Ärztl. Mh. **3**, 877 (1947).
175. Tschirren, B.: Die Wirkung von Vitamin A bei der Streptomycinvergiftung des Gehörorgans. Helvet. physiol. Acta **9** (1951) (Verhandlungen).
176. Escher, F., u. H. P. Roost: Pract. otol. etc. (Basel) **13**, 300 (1951).
177. Evans, H. M.: The effect of inadequate vitamin A on the sexual physiology of the female. J. of Biol. Chem. **77**, 651 (1928).
178. Warkany, J., and R. C. Nelson: Skeletal abnormalities induced in rats by maternal nutritional deficiency. Arch. of Path. **34**, 375 (1942).
179. Hale, F.: The relation of vitamin A to anophthalmos in pigs. Amer. J. Ophthalm. **18**, 1087 (1935).
180. Moore, L. A.: Relationship between carotene blindness due to constriction of the optic nerve papillary edema and nyctalopia in calves. J. Nutrit. **17**, 443 (1939).

181. WARKANY, J., and SCHRAFFENBERGER: Congenital malformations induced in rats by maternal vitamin A deficiency. Arch. of Ophthalm. **35**, 150 (1946).

182. WARKANY, J.: Etiology of congenital malformations. Adv. Pediatr. **2**, 1 (1947).

183. WILSON, J. G., and S. BARCH: Fetal death and maldevelopment resulting from maternal vitamin A deficiency in the rat. Proc. Soc. Exper. Biol. a. Med. **72**, 687 (1949).

184a. WILSON, J. G., and J. WARKANY: Malformations in the Genito-urinary tract induced by maternal vitamin A deficiency in the rat. Amer. J. Anat. **83**, 357 (1948).

184b. WILSON, J. G., and J. WARKANY: Aortic arch and cardiac anomalies in the offspring of vitamin A deficient rats. Amer. J. Anat. **85**, 113 (1949).

185. OWENS, W. C., and U. OWENS: Retiolental fibroplasia in premature infants. Amer. J. Ophthalm. **32**, 1631 (1949).

186. BOUMAN, H. D., and S. VAN CREVELD: Fetal keratomalacia. Internat. Z. Vitaminforsch. **10**, 192 (1940).

187. STEFFENS, L. F., H. L. BAIR and CH. SHEARD: Photometric measurements on visual adaptation in normal adults on diets deficient in vitamin A. Proc. Staff Meet. Mayo Clin. **14**, 698 (1939).

188. STANNUS, H. S.: Vitamin A and the skin. Proc. Roy. Soc. Med. **38**, 337 (1945).

189. OLDENBERG, F.: Vitamin A und Hypertension. Ther. Umschau **1948**, H. 6.

190. MOORE, I., I. M. SHARMAN and R. I. WARD: Biochemic. J. **52**, XII (1952).

191. HOHLWEG, W.: Klin. Wschr. **1951**, 193.

192. BERNHARD, K., u. G. RITZEL: Weitere Beiträge zur Kenntnis der Gallenfunktion. Helvet. physiol. Acta **11**, C 12 (1953).

193. BERNHARD, K., E. SCHEITLIN u. G. RITZEL: Die Umwandlung von α- und β-Carotin in Vitamin A im Rattendarm. Helvet. chim. Acta **35**, 1914 (1952).

Vitamin D.

1. MELLANBY, E.: The part played by an „Accessory factor" in the produktion of rickets. J. of Physiol. **52**, 11 (1918).

2. McCOLLUM, E. V., N. SIMMONDS, P. G. SHIPLEY and E. A. PARK: Codliver oil as contrasted with butter fat in the protection against the effects of insufficient calcium in the diet. Proc. Soc. Exper. Biol. a. Med. **18**, 275 (1921).

3. STEENBOCK, H.: Science (Lancaster, Pa.) **60**, 274 (1920).

4. HESS, A. F.: Experiments on the action of light in relation to rickets. Amer. J. Dis. Childr. **28**, 517 (1924).

5. WINDAUS, A., u. A. HESS: Nachr. Ges. Wiss. Göttingen, Math.-physik. Kl. **3**, 175 (1926).

6. HULDSCHINSKY, K. C. L.: Dtsch. med. Wschr. **1919**, 712.

7. SHIPLEY, P. G., E. A. PARK, G. F. POWERS, E. V. McCOLLUM and N. SIMMONDS: The prevention of the development of rickets in rats by sunlight. Proc. Soc. Exper. Biol. a. Med. **19**, 43 (1921).

8a WINDAUS, A., H. LETTRE u. F. SCHENK: Über das 7-Dehydrocholesterin. Liebigs Ann. **520**, 98 (1935).

8b. WINDAUS, A., u. F. BOCK: Über das Provitamin aus dem Sterin der Schweineschwarte. Z. physiol. Chem. **245**, 168 (1937).

9. SCHENK, F.: Über das kristallisierte Vitamin D_3. Naturwiss. **25**, 159 (1937).

10. ANDERSON, O., A. ROTHE MEYER and F. TUDVAD: The incidence of rickets and craniotabes in Denmark during the first year of life. Acta paediatr. (Stockh.) Suppl. **77**, 263 (1949).

11. HUBER, W., and O. W. BARLOW: Chemical and biological stability of crystalline vitamins D_2 and D_3 and their derivatives. J. of Biol. Chem. **149**, 125 (1943).

12a. FOLLIS, R. H., D. A. JACKSON and E. A. PARK: The problem of the association of rickets and scurvy. Amer. J. Dis. Childr. **60**, 745 (1940).

12b. FOLLIS, R. H., D. A. JACKSON, M. M. ELIOT and E. A. PARK: Prevalence of rickets in children between 2—14 years. Amer. J. Dis. Childr. **66**, 1 (1943).

13. McKAY, H., M. B. PATTON, M. S. PITTMAN, G. STEARNS and N. EDELBLUTE: Effect of vitamin D on calcium retention. J. Nutrit. **26**, 153 (1943).

14. SNYDER, R. H., H. J. EISNER and H. STEENBOCK: Determination of vitamin D activity in the rat by means of radioactive phosphorus. Federat. Proc. **8**, 397 (1949).

15. MIGICOVSKY, B. B., and A. M. NIELSON: Bone implantation as a means of studying vitamin D action. Science (Lancaster, Pa.) **115**, 354 (1952).

16. HOU, H. C.: Chin. J. Physiol. **4**, 345 (1930).

17. FODOR: Internat. Z. Vitaminforsch. **3**, 241 (1934).

18. HOUET, R.: Recherches sur le métabolisme de la vitamin D. — Recherches sur la pathogénie du soit-disant rachitisme hépatique. Ann. paediatr. (Basel) **170**, 236 (1948).

19. Daly, C.: On the mode of action and administration of vitamin D. Proc. Soc. Exper. Biol. a. Med. **31**, 368 (1933).
20. Heymann, W.: Metabolism and mode of action of vitamin D. J. of Biol. Chem. **118**, 371 (1937).
21. McChesney, E. W.: Metabolism of vitamin D in the chick. Proc. Soc. Exper. Biol. a. Med. **58**, 300 (1945).
22. Windorfer, A.: Über die Vitamin D - Resorption bei Verabreichung hoher Dosen (Vitamin D-Stoß). Klin. Wschr. **1938**, 228.
23. Warkany, J., and H. E. Mabon: Estimation of vitamin D in blood serum. Amer. J. Dis. Childr. **60**, 606 (1940).
24. Houet, W.: Retention et distribution de la vitamin D dans les tissus. Ann. paediatr. (Basel) **166**, 170 (1946).
25a. Heyman, W.: Metabolism and mode of action of vitamin D. (Importance of liver.) Amer. J. Dis. Childr. **55**, 913 (1938).
25b. Theobold: Leberfunktion und D-Vitaminwirkung. Mschr. Kinderheilk. **101**, 178 (1953).
26. Warkany, J.: Estimation of vitamin D in blood serum. Amer. J. Dis. Childr. **52**, 831 (1936).
27. Warkany, J.: Effect of maternal rachitogenic diet on skeletal development of young rat. Amer. J. Dis. Childr. **66**, 511 (1943).
28. Polskin, L. J., B. Kramer and A. E. Sobel: Secretion of vitamin D in the milks of women fed fish liver oil. J. Nutrit. **30**, 451 (1945).
29. Jeans, P. C.: In Handbook of Nutrition, S. 209. Philadelphia: Blakiston Son & Co. 1951.
30. Glaser, K., A. H. Parmelie and W. S. Hoffman: Comparative efficiency of vitamin D preparation in prophylactic treatment of premature infants. Amer. J. Dis. Childr. **77**, 1 (1949).
31. Houet, R.: Recherches sur le métabolisme du calcium et du phosphore dans l'enfance. III. Ann. paediatr. (Basel) **167**, 128 (1946).
32. Gerstenberger: Mschr. Kinderheilk. **56**, 217 (1933).
33. Harnapp, G. O.: Die Pharmakologie des Vitamin D. Schweiz. med. Wschr. **1950**, 765.
34. Jesserer, H.: Neuere Gesichtspunkte der hochdosierten Vitamin D-Behandlung. Wien. klin. Wschr. **1950**, 129.
35. Albright, F., and C. Reifenstein: Parathyroid glands and metabolic disease. Baltimore: Williams & Wilkins Company 1948.
36. Mach, R. S.: La vitamine D et les facteurs hypercalcémiants. Skira, Génève **1948**.
37. Brull, L., et P. Clemans: Mécanisme d'action de la vitamine D. Action renale de la vitamine D administrée en surdosage. Arch. internat. Pharmacodynamie **71**, 343 (1945).
38a. Houet, R.: Recherches sur le métabolisme de la vitamine D. Ann. paediatr. (Basel) **167**, 114 (1946).
38b. Houet, R.: Recherches sur le métabolisme de la vitamine D. Ann. paediatr. (Basel) **172**, 28 (1949).
39. Rominger, E.: Die Avitaminosen und Hypovitaminosen im Kindesalter. Lehrbuch der Kinderheilkunde, 4./5. Aufl. Berlin: Springer 1950.
40. Bauer, W., A. Marble and D. Chaflin: Studies on the mode of action of irradiated ergosterol. J. Clin. Invest. **11**, 1 (1932).
41. Greenberg, D. M.: Studies in mineral metabolism with the aid of artificial radioactive isotopes. J. of Biol. Chem. **157**, 99 (1945).
42. Mach, R. S., J. Fabre et R. Della Sante: L'action de la Vitamine D sur le bilan calcique. Schweiz. med. Wschr. **1948**, 19.
43. Albright, F., C. H. Burnett, W. Parsons, E. C. Reifenstein and A. Roos: Osteomalacie and late rickets. Medicine **25**, 399 (1946).
44. Gargill, S. L., D. R. Gilligan and H. L. Blumgart: Metabolism and treatment of osteomalacia. Arch. Int. Med. **45**, 879 (1930).
45. Zetterstroem, R., u. M. Ljunggren: Acta chem. scand. (Københ.) **5**, 283 (1951).
46. Albright, F., E. Bloomberg, T. Drake and H. W. Sulkowitch: A comparison of A.T. 10 and vitamin D on calcium and phosphorus metabolism in hypoparathyroidism. J. Clin. Invest. **17**, 317 (1938).
47. Harrison, H. E., and H. C. Harrison: Renal excretion of inorganic phosphates in relation to action of vitamin D and parathyroid hormone. J. Clin. Invest. **20**, 407 (1941).
48. Shimotori, N., and A. F. Morgan: Mechanism of vitamin D action in dogs shown by radioactive phosphorus. J. of Biol. Chem. **147**, 201 (1943).
49. Migicovsky, B. B., and A. R. G. Emslie: Study of mode of action of vitamin D using Ca[45]. Arch. of Biochem. **20**, 325 (1949).

50. FREEMAN, S.: Correlated studies of calcium, inorganic phosphorus and serum phosphatase in normal animals. Thesis Northwestern University 1933.
51a. ZETTERSTROEM, R.: Phosphorylation of vitamin D_2 and the action of phosphorylated compound on alkaline kidney phosphatase. Nature (Lond.) 167, 409 (1951).
51b. ZETTERSTROEM, R.: Acta chem. scand. (København.) 5, 343 (1951).
52. FREUDENBERG, E.: Die Stoffwechselwirkung des Vitamin D-Stoßes bei Rachitis und Tetanie. Ann. paediatr. (Basel) 153, 233 (1939).
53. DICKENS, F.: The citric acid content of animal tissues with reference to its occurrence in bone and tumor. Biochemic. J. 35, 1011 (1941).
54. NICHOLAYSEN, R., and R. NORDBO: Calcium metabolism and citric acid. Acta physiol. scand (Stockh.) 5, 212 (1943).
55. HARRISON, H. E., and H. C. HARRISON: Vitamin D and citrate metabolism. Yale J. Biol. a. Med. 24, 273 (1952).
56. BELLIN, S. A., and H. STEENBOCK: Vitamin D and citraturia. J. of Biol. Chem. 194, 311 (1952).
57. HURNI, H.: Vergleichende Untersuchungen über die antirachitische Wirksamkeit von Vitamin D und Zitronensäure auf die experimentelle Rattenrachitis. Internat. Z. Vitaminforsch. 20, 216 (1948).
58. MELLANBY, E.: The rickets-producing and anti-calcifying action of phytate. J. of Physiol. 109, 388 (1949).
59. TAYLOR, N. B., C. B. WELD and J. F. SYKES: The relation of the parathyroid glands to the action of irradiated ergosterol. Proc. Roy. Soc. Med. 116, 10 (1934).
60. HOLTZ, GISSEL u. ROSSMAN: Dtsch. Z. Chir. 242, 34 (1934).
61. REIFENSTEIN, E. C.: Osteomalacie and rickets. In T. R. HARRISON, Principles of internal medicine, S. 664. New York: P. Blakiston Son & Co. 1951.
62. SWANSON, W. A., and L. V. IOB: Calcium and phosphorus content of the offspring after feeding vitamin D to the mother rat. Amer. Dis. Childr. 49, 43 (1935).
63. CLEMENTS, E. W.: Med. J. Austral. 11, 336 (1942).
64. ELIOT, M. A., and E. A. PARK: In BRENNEMANN's Practice of pediatrics, Bd. 1, Kap. 36. Hagerstown: Prior 1948.
65. CHU, H. I., S. H. LIU, T. F. YU, H. C. HSU, T. Y. CHENG and A. C. CHAO: Calcium and phosphorus metabolism in osteomalacia. J. Clin. Invest. 19, 349 (1940).
66. SCHMORL, G.: Erg. inn. Med. 4, 403 (1909).
67. GLANZMANN, E.: In FANCONI u. WALLGREN, Lehrbuch der Pädiatrie. Basel: Benno Schwabe & Co. 1950.
68. ABDERHALDEN, E., u. G. MOURIQUAND: Vitamine und Vitamintherapie. Bern: Huber 1948.
69. SYDOW, G. v.: Development of rickets in premature infants. Acta paediatr. (Stockh.) 35, 170 (1948).
70. JEANS, P. C., and W. MARRIOTT: Infant nutrition, 4. Aufl., S. 158. St. Louis: C. V. Mosby Comp. 1947.
71. PARK, E. A.: In clinical Nutrition, S. 454. New York: Halber-Harper 1950.
72. SLYKES, F., B. N. HARMIL, M. W. POOLE, T. B. COOLEY and I. G. MACY: Relationship between vitamin D intakte and linear growth in children. Proc. Soc. Exper. Biol. a. Med. 37, 499 (1937).
73a. KOSENOW, W.: Symmetrische Umbauzonen bei Säuglingsrachitis. Z. Kinderheilk. 69, 191 (1951).
73b. KIRCHHOFF, W.: Über das sogenannte „Milkman-Syndrom" im frühen Säuglingsalter. Fortschr. Röntgenstr. 76, 90 (1952).
74. KLASMER, R.: Serum phosphatase activity and clinical rickets in children in Jerusalem. Amer. J. Dis. Childr. 67, 348 (1944).
75. HENNIG, W.: Über einige Änderungen der Phosphataseaktivität des Knochens bei experimenteller Rachitis. Arch. exper. Path. u. Pharmakol. 212, 102 (1950).
76. HOWLAND, J., and B. KRAMER: Factors concerned in the calcification of bone. Trans. Amer. Pediatr. Soc. 34, 204 (1922).
77. SHOHL, A. T., and A. M. BUTLER: Citrates in the treatment of infantile rickets. New England J. Med. 220, 515 (1939).
78. BARNES, D. J., M. KAUCHER and B. MUNKS: Metabolic studies on rachitic infants. Amer. J. Dis. Childr. 71, 52 (1946).
79. ROBERTSON, B. R., R. C. HARRIS and D. J. McCUNE: Refractory rickets. Amer. J. Dis. Childr. 64, 948 (1942).
80. MORRIS, N., F. J. FORD and S. GRAHAM: The role of acidosis in the pathogenesis of rickets and rachitic tetany of infants. Acta paediatr. (Stockh.) 18, 50 (1936).
81. STEARNS, G.: Mineral metabolism of infants. Physiologic. Rev. 19, 415 (1939).

82. BENJAMIN, H. R., H. H. GORDON and E. MARPLES: Calcium and phosphorus requirements of premature infants. Amer. J. Dis. Childr. **65**, 412 (1943).

83. SIMON: Rachitis-Prophylaxe durch Zusatzvitaminierung der gesamten Trinkmilch einer Stadt. Mschr. Kinderheilk. **100**, 196 (1952).

84. ILGNER, G., u. R. THURAU: Homogenisierte und D-vitaminisierte Milch in der Säuglings-ernährung. Mschr. Kinderheilk. **99**, 218 (1951).

85. HEINZ, E., E. MILLER u. E. ROMINGER: Citronensäure und Rachitis. Z. Kinderheilk. **65**, 101, 637 (1948).

86. HAMILTON, B., and M. M. DEWAR: Effect of citrate and tartrate on experimental rickets Amer. J. Dis. Childr. **54**, 548 (1937).

87. SHOHL, A. T.: The effect of the acid-base content of the diet upon the production and cure of rickets with special reference to cirates. J. Nutrit. **14**, 69 (1937).

88. GORDONOFF, T., and W. MINDER: Versuche mit dem Calciumisotop Ca^{45} an rachitischen und mit Citronensäure geheilten Ratten. Internat. Z. Vitaminforsch. **23**, 16 (1951).

89. DAVIDSON, L. T., and K. K. MERRITT: Viosterol in the prophylaxis of rickets in premature infants. Amer. J. Dis. Childr. **48**, 218 (1943).

90. WOODS, R.: The mineral and vitamin requirements in premature infants. Bordens Rev. Nutr. Res. **9**, 103 (1950).

91. HARNAPP, S. O.: Mschr. Kinderheilk. **66**, 318 (1936).

91a. GRAB, W.: Pharmakologie des Vitamin D. Mschr. Kinderheilk. **101**, 163 (1953).

92. SCHIRMER, R.: Mschr. Kinderheilk. **68**, 269 (1937).

93. OPITZ, H.: Dtsch. med. Wschr. **1937**, 1213.

94. WINDORFER, A.: Münch. med. Wschr. **1938**, 163.

95. TUERK, E.: Zur intramuskulären Stoßanwendung bei Rachitis. Arch. Kinderheilk. **121**, 46 (1940).

96. STOECKLI BAY, V.: Zur Rachitisprophylaxe mit dem Vitamin D-Stoß bei Frühgeburten. Diss. Basel 1949.

97. HOFMEYER, K.: Über eine wasserlösliche Vitamin D_2-Milcheiweißverbindung. Dtsch. med. Wschr. **1949**, 1245.

98. GERSTENBERGER: Zit. bei H. ROOS. Mschr. Kinderheilk. **98**, 457 (1950).

99. WERNLY, M.: Die Osteomalazie. Stuttgart: Georg Thieme 1952.

100. WERNLY, M., et CH. BERDJIS: Les parathyroids humaines. Basel: Benno Schwabe & Co. 1946.

101. MEULENGRACHT, E.: Osteomalacia columnae in Dänemark. Wien. klin. Wschr. **1939**, 725.

102. BABAIANTZ, L.: Les ostéopathies atrophiques. J. Radiol. et Electrol. **29**, Nr. 7/8 (1948).

103. CAMP, J. B., and J. A. L. McCULLOUGH: Pseudofractures in diseases affecting the Skeletal system. Radiology **36**, 51 (1941).

104. HEROLD, J.: Symmetrische schleichende Spontanfrakturen: MILKMANsche Krankheit und MILKMANsches Syndrom. Helv. et med. Acta Suppl. **13**, 11 (1944).

105. SHERMAN, H. C.: Chemistry of food and nutrition, 3. Aufl. New York: MacMillan & Co.

106. BARTELSHEIMER, H.: Klinisches Bild, Entstehung und heutige Bedeutung der univer-sellen calcipriven Osteopathien. Klin. Wschr. **1949**, 521.

107. MAXWELL, J. P., and L. M. MILES: Osteomalacia in China. J. Obstetr. **32**, 433 (1925).

108. FANCONI, G.: Der intestinale Infantilismus. Z. Kinderheilk. (Beih. 21) **1928**.

109. FROEHNER, M.: Osteomalacie durch einheimische Sprue. Fortschr. Röntgenstr. **57**, 575 1936).

110. ROHR, K.: Helvet. med. Acta **3**, 677 (1936).

111. MARKOFF, N.: Weitere Beobachtungen zur Pathogenese und Symptomatologie der ein-heimischen Sprue. Schweiz. med. Wschr. **1940**, 48.

112. SARASIN, CHR.: Gastroenterologica (Basel) **66**, 182.

113. RUTISHAUSER, E.: Helvet. med. Acta **4**, 423 (1937).

114. MAYOR, G.: Les Ostéodystrophies hépatogènes. Schweiz. med. Wschr. **1942**, 1042.

115. ZELLWEGER, H., u. P. LÄUCHLI: HERTERscher Infantilismus und Sprue. Helvet. paediatr. Acta **5**, 330 (1950).

116. WERNLY, M.: Zur Vitamin D-Therapie der einheimischen Sprue. Helvet. med. Acta **13**, H. 3/4 (1946).

117. McCUNE, D. S.: Refractory rickets. Amer. J. Dis. Childr. **77**, 112 (1949).

118. FREEMAN, S., and I. DUNSKY: Resistant rickets. Amer. J. Dis. Childr. **79**, 409 (1950).

119. CARLGREN, L. E.: A case of Vitamin D resistant rickets. Acta paediatr. (Stockh.) **35**, 367 (1948).

120. ENGLESON, G.: Refractory rickets. Acta paediatr. (Stockh.) **38**, 135 (1949).

121. IMERSLUND, O.: Craniostenosis and vitamin D resistand rickets. Acta paediatr. (Stockh.) **40**, 449 (1951).

122. FANGONI, G., u. P. GIRARDET: Familiärer persistierender Phosphatdiabetes mit Vitamin D-resistenter Rachitis. Helvet. paediatr. Acta **7**, 14 (1952).
123. PEDERSEN, H. E., and A. R. McCARROL: Vitamin D resistant rickets. J. Bone Surg. A **33**, 203 (1951).
124. CHRISTENSEN, J. F.: Three familiar cases of late rickets. Acta paediatr. (Stockh.) **28**, 247 (1941).
125. JAMPOLIS, M., and S. LONDE: The need of large doses of Viosterol in severe rickets. J. Amer. Med. Assoc. **98**, 1637 (1932).
126. LIGHTWOOD, R., and I. J. WOOD: Familial rickets with obscure etiology. Proc. Roy. Soc. Med. **26**, 277 (1933).
127. McCUNE, D. S.: Refractory rickets in identical twins. Amer. J. Dis. Childr. **63**, 1009 (1942).
128. CAMERER, J. W.: Vitamin D-resistente Rachitis. Mschr. Kinderheilk. **96**, 68 (1948).
129. NADRAI, A.: Z. Kinderheilk. **60**, 590 (1938).
130. HIGHMAN, W. J., and B. HAMILTON: Calcium and phosphorus metabolism in a case of intractable rickets. J. of Pediatr. **9**, 56 (1936).
131. BAKWIN, H., O. BODANSKY and R. SCHORR: Refractory rickets. Amer. J. Dis. Childr. **59**, 560 (1940).
132. McCANCE, R. A.: Osteomalacia with Looser's nodes due to a raised resistance to vitamin D. Quart. J. Med. **16**, 33 (1947).
133. LINDER, G. C., and D. G. M. VADAS: Calcium and phosphorus metabolism in late rickets. Lancet **1931 II**, 1124.
134. ALBRIGHT, F., A. M. BUTLER and F. BLOOMBERG: Rickets resistant to vitamin D therapy. Amer. J. Dis. Childr. **54**, 529 (1937).
135. KAJDI, L.: Comparison of the effect of vitamin D and citrates on mineral metabolism in late rickets. Amer. J. Dis. Childr. **68**, 352 (1944).
136. FANCONI, G.: Der frühinfantile nephrotisch-glykosurische Zwergwuchs mit hypophosphatämischer Rachitis. Jb. Kinderheilk. **147**, 299 (1936).
137. McCUNE, D. M., H. H. MASON and H. J. CLARKE: Intractable Hypophosphatemic rickets with renal glycosuria and acidosis. Amer. J. Dis. Childr. **65**, 80 (1943).
138. STOWERS, J. M., and C. E. DENTS: Studies on the mechanism of the FANCONI syndrome. Quart. J. Med. **16**, 275 (1947).
139. FANCONI, G.: Weitere Beiträge zu Cystinkrankheit. Helvet. paediatr. Acta **1**, 183 (1946).
140. FANCONI, G., u. H. BICKEL: Die chronische Aminoacidurie bei der Glykogenose und der Cystinkrankheit. Helvet. paediatr. Acta **4**, 359 (1949).
141. HOTTINGER, A.: Über Cystindiathese. Ann. paediatr. (Basel) **156**, 257 (1941).
142. HOTTINGER, A.: Zur Cystindiathese. Ann. paediatr. (Basel) **169**, 277 (1947).
143. WASER, P.: Pathologische Anatomie der Cystinspeicherungskrankheit. Helvet. paediatr. Acta **1**, 206 (1946).
144. LOOSER, R.: Ein Fall von Cystinspeicherung mit renalem Zwergwuchs und Rachitis. Ann. paediatr. (Basel) **163**, 251 (1944).
145. ROULET, F.: Das anatomische Bild der Cystinkrankheit mit Zwergwuchs. Ann. paediatr. (Basel) **156**, 284 (1941).
146. GITTLEMAN, I. F., and J. B. PINCUS: Rickets associated with dwarfism, glycosuria, ketonuria and albuminuria. Amer. J. Dis. Childr. **60**, 1351 (1940).
147. FREUDENBERG, E.: Cystinosis. Adv. Pediatr. **2**, 265 (1949).
148. HUTCHISON, J. H., and A. M. MacDONALD: Chronic acidosis in infants due to renal tubular deficiency. Acta paediatr. (Stockh.) **40**, 371 (1951).
149. FERRIS, D. O., and H. M. ODELL: Electrolyte pattern of the blood after bilateral ureterosigmoidostomy. J. Amer. Med. Assor. **142**, 634 (1950).
150. PAYNE, W. W.: Nephrocalcinosis associted with hyperchloraemia. Proc. Roy. Soc. Med. **39**, 133 (1946).
151. PINES, K. L., and S. L. MUDGE: Renal tubular acidosis with osteomalacia. Amer. J. Med. **11**, 302 (1951).
152. BAINES, G. H., J. A. BARCLAY and W. T. COOKS: Nephrocalcinosis associated with hyperchloremia and low plasmabicarbonate. Quart. J. Med. **14**, 113 (1945).
153. ALBRIGHT, F., W. V. CONSOLAZIO, F. S. COMBS, A. W. SULKOWITCH and J. H. TALBOTT: Metabolic studies and therapy in a case of nephrocalcinosis with rickets and dwarfism. Bull. Hopkins Hosp. **66**, 7 (1940).
154. PAYNE, W. W.: Persistent acidosis in infancy. Arch. Dis. Childr. **23**, 145 (1948).
155. BOYD, J. D., and G. STEARNS: Concomitance of chronic acidosis with late rickets. Amer. J. Dis. Childr. **64**, 594 (1942).
156. RULE, C., and A. GROLLMAN: Osteonephropathy. Arch. Int. Med. **20**, 63 (1941).
157. FANCONI, G.: Über chronische Störungen des Calcium- und Phosphatstoffwechsels im Kindesalter. Schweiz. med. Wschr. **1951**, 908.

158. Pitts, R. F., J. L. Ayer and W. A. Scheiss: Renal regulation of acid-base balance in man. J. Clin. Invest. 28, 35 (1949).
159. Hadorn, W.: Osteomalacie mit paroxysmaler Muskellähmung. Schweiz. med. Wschr. 1948, 1238.
160. Lightwood, R.: Calciuminfarction of renal tubules in infancy. Proc. Roy. Soc. Med. 39, 595 (1946).
161. Peterman, M. G.: Chronic pyelonephritis with renal acidosis. Amer. J. Dis. Childr. 69, 291 (1945).
162. Greenspan, E. M.: Hyperchloremic acidosis and nephrocalcinosis. Arch. Int. Med. 83, 271 (1949).
163. Lapides, J.: Mechanism of electrolyte imbalance following meterosigmoid transplantation. Surg. etc. 93, 691 (1951).
164. Albright, F., G. D. Drake and H. H. Sulkowitch: Renal osteitis fibrosa cystica. Bull. Hopkins Hosp. 60, 377 (1937).
165. Mach, R. S., u. E. Rutishauser: Les ostéodystrophies rénales. Helvet. med. Acta 4, 423 (1937).
166. Berner, A.: Les ostéodystrophies d'origine rénale. Helvet. med. Acta 11, 741 (1944).
167. Warkany, J.: In.Textbook of pediatrics, S. 431. Mitchel-Nelson 1951.
168. Hadorn, W.: Ausstellung am 6. Internat. Congr. Paediatr., Zürich 1950.
169. McLean, F. C., and A. B. Hastings: Clinical estimation and significance of calcium ion concentration in the blood. Amer. J. Med. Sci. 189, 601 (1935).
170. Harnapp, G. A.: Zur Pharmakologie der Vitamine D. Dtsch. Z. Verdgs- usw. Krkh. 11, H. 2/3 (1951).
171. Fanconi, G.: Kasuistischer Beitrag zu den Kalkstoffwechselstörungen. Helvet. paediatr. Acta 1, 85 (1945).
172. Rominger, E., H. Meyer u. C. Bomskow: Über die Entstehung der Tetanie im Kindesalter. Klin. Wschr. 1931, 1342.
173. Youmans: Handbook of nutrition, S. 499. Philadelphia: P. Blakiston Son & Co. 1951.
174. Vollenweider, G.: Über die Spasmophilie bei Rachitis. Diss. Zürich 1947.
175. Zellweger, H., et P. Girardet: Les états spasmophiles de l'enfance. Médecin franç. 11, 111 (1951).
176. Birk, W.: Kinderkrämpfe. Monographie. Stuttgart: Ferdinand Enke 1938.
177. Putschar: Über Vigantolschädigungen der Niere beim Menschen. Klin. Wschr. 1929, 858.
178. Thatcher, L.: Hypervitaminosis D. Lancet 1936, 20.
179. Gerlach: Münch. med. Wschr. 1936, 49.
180. Kreitmair u. Moll: Münch. med. Wschr. 1928, 637.
181. Reed, C. I., H. C. Struck and I. E. Steck: Vitamin D. Chicago, Ill.: University of Chicago Press 1939.
182. Anning, S. T., J. Dawson, D. E. Dolby and T. Ingram: The toxic effects of calciferol. Quart. J. Med. 17, 203 (1949).
183. Feeny, P. J., E. L. Sandiland and L. M. Franklin: Calciferol in tuberculosis. Lancet 1947 I, 438.
184. Tobler, W.: Zur Vitamin D-Stoßprophylaxe. Schweiz. med. Wschr. 1945, 1067.
185. Jelke, H.: Vitamin D intoxication in a case of parathyroprival tetany. Acta med. scand. (Stockh.) 122, 339 (1949).
186. Fanconi, G., u. de Chastonay, E.: Die D-Hypervitaminose im Säuglingsalter. Helvet. paediatr. Acta, Beih. z. 5 (1950).
187. Jung, A.: Zur Toxizität der Vitamine D_2 und D_3. Schweiz. med. Wschr. 1943, 17.
188. Secretan, M.: Des accidents de la vitaminothérapie D_2 à fortes doses, en particulier dans la tuberculose rénale. Schweiz. med. Wschr. 1948, 49.
189. Clarke, G. H.: Polyneuritis as an apparent complication of calciferol treatment. Brit. J. Dermat. 61, 409 (1949).
190. Macrae, D. E.: The use of calciferol in tuberculous conditions. Lancet 1947 I, 135.
191. Bell, H.: Occurrence of convulsions during treatment with calciferol. Brit. Med. J. 1949 I, 139.
192. Debre, R.: Overdosage of vitamin D_2. Amer. J. Dis. Childr. 75, 787 (1948).
193. Jelke, H.: Acta med. scand. (Stockh.) Suppl. 170, 345.
194. Wendt, R.: Untersuchungen über Stoffwechselstörungen und ihre Therapie bei schwerer Calciferolvergiftung. Ther. Gegenw. 89, 13 (1950).
195. Skatvedt, M.: Ann. paediatr. (Basel) 168, 148 (1947).
196. Danowski, T. S., A. W. Winkler and I. P. Peters: Tissue calcification and renal failure produced by massive dose vitamin D therapie of arthritis. Ann. Int. Med. 23, 22 (1945).

197. FREEMAN, S., P. S. RHOADS and L. B. YEAGER: Toxic manifestations associated with prolonged ertron ingestion. J. Amer. Med. Assoc. **130**, 197 (1946).
198. CHRISTENSEN, W. R., CH. LIEBARM and M. C. SOSMAN: Skeletal and periarticular manifestations of hypervitaminosis. Amer. J. Röntgenol. **65**, 27 (1951).
199. FROST, J. W., F. W. SUNDERMAN and I. S. LEOPOLD: Prologed hypercalcaemia and metastatic calcification of the sclera following the use of vitamin D. Amer. J. Med. Sci. **241**, 639 (1947).
200. HOWARD, J. E., and R. J. MEYER: Intoxication with vitamin D. J. Clin. Endocrin. **8**, 895 (1948).
201. HYDE, J. S., and J. B. RICHMOND: Vitamin D intoxication. Amer. J. Dis. Childr. **80**, 378 (1950).
202. BEVANS, M., and A. K. TAYLOR: Lesions following the use of ertron. Amer. J. Path. **23**, 367 (1947).
203. KLINGE: Dtsch. med. Wschr. **1948**, 136.
204. WAGNER, H.: Vigantolvergiftung bei Erwachsenen. Virchows Arch. **316**, 666 (1949).
205. HERRMAN, J. B., E. KIRSTEN and J. S. KRAKAUER: Hypercalcemie syndrome with androgenic and estrogenic therapy. J. Clin. Endocrin. **9**, 1 (1949).
206. JAMAR et J. VANDENBROUCKE: Acta clin. belg. **4**, 547 (1949).
207. ADDIS, H. ST. C.: Hypercalcaemia during vitamin D treatment. Brit. Med. J. **1950 I**, 877.
208. MEYER, I., u. Mitarb.: Abus de la vitamine D chez les lupiques. Presse méd. **57**, 313 (1949).
209. CHARPY, J.: Vitamin D in treatment of cutaneous tuberculosis. Brit. J. Dermat. **60**, 121 (1948).
210. MIESCHER, G.: Die Behandlung des Lupus vulgaris mit Vitamin D_2 (Calciferol). Schweiz. med. Wschr. **1949**, 1119.
211. INGRAM, J. T., and S. T. ANNINGS: The treatment of lupus vulgaris with large doses of vitamin D. Brit. J. Dermat. **60**, 159 (1948).
212. LOMHOLT, S.: Vitamin D therapie in cutaneous tuberculosis. Brit. J. Dermat. **60**, 132 (1948).
213a. ZELLER, FR.: Die Behandlung der Hauttuberkulose mit hohen Dosen Vitamin D^5. Dtsch. med. Wschr. **1948**, 133.
213b. ZELLER, FR.: Über die Verträglichkeit und die Gefahren der Behandlung der Hauttuberkulose mit hohen Dosen Vitamin D_2. Dtsch. med. Wschr. **1950**, 237.
214. GAUVAIN, G.: Calciferol in the treament of tuberculosis. Brit. J. Dermat. **60**, 174 (1948).
215. RIEHL, G.: Die Vitamin D_2-Behandlung der Hauttuberkulose. Wien. klin. Wschr. **1948**, 525.
216. MACRAE, D. E.: Calciferol for lupus vulgaris. Brit. J. Dermat. **60**, 168 (1948).
217. MARX: Zur Behandlung der Lungentuberkulose mit hohen Dosen Vitamin D_2. Tuberkulosearzt **3**, 457 (1949).
218. LENGGENHAGER, R.: Erfahrungen über die Lupusbehandlung mit Vitamin D. Dermatologica (Basel) **97**, 40 (1948).
219. GOUVERNEUR et GIRARD: Premier résultats obtenu par le traitement de Charpy de la tuberculose urinaire. J. d'Urol. **53**, 153 (1947).
220. DÄNZER, R.: Die Behandlung der Nieren- und Blasentuberkulose mit Vitamin D-Hochkonzentrat. Schweiz. Z. Tbk. **7**, 27 (1950).
221. DOWLING, G. B.: Vitamin D in the treatment of cutaneous Tbc. Brit. J. Dermat. **60**, 127 (1948).
222. CLARKE, G. E.: Treatment of psoriasis with concentrated visosterol. Arch. of Dermat. **41**, 664 (1940).
223. BENZIGER, A.: Über Stoßtherapie mit ViDe hochkonzentriert bei Psoriasis. Praxis (Bern) **1945**, Nr 45.
224. SNYDER, R. G. u. Mitarb.: Treatment of two hundred cases of chronic arthritis with massive doses of vitamin D prepared by the whitier method. Ann. Int. Med. **19**, 125 (1943).
225. TRAEGER, C. H.: The use of vitamins in the treatment of chronic arthritis. Med. Clin. N. Amer. **30**, 616 (1946).
226. SLOCUMB, CH. H., and H. F. POLLEY: Advances in the study and treatment of rheumatoid arthritis. Med. Clin. N. Amer. **28**, 309 (1944).
227. COVEY, G. W., and H. H. WHITLOCK: Intoxication resulting from the administration of massive doses of vitamin D with report of five cases. Ann. Int. Med. **25**, 508 (1946).
228. KAUFMAN, P., R. D. BECK and R. D. WISEMAN: Vitamin D in arthritis. J. Amer. Med. Assoc. **134**, 688 (1947).
229. HERNBERG, C. A., and W. EDGREN: LOOSER-MILKMAN syndrome with neurofibromatosis Recklinghausen. Acta med. scand. (Stockh.) **136**, 26 (1949).

230. Warkany, I., G. M. Guest and F. I. Grabill: J. Labor. a. Clin. Med. **27**, 557 (1942).
231. Ruziczka, O.: Beobachtungen bei gehäuft auftretender D-Hypervitaminose. Mschr. Kinderheilk. **101**, 175 (1953).
232. Uflacker, H.: Weitere Beobachtungen bei der Rachitisprophylaxe mit einer Vigantol-milch. Mschr. Kinderheilk. **101**, 38 (1953).

Vitamin E.

1. Stern, M. H., C. D. Robeson, L. Weisler and J. G. Baxter: δ-Tocopherol. I. Isolation from soybean oil and properties. J. Amer. Chem. Soc. **69**, 869 (1947).
2. Frenholz, E.: On the constitution of α-Tocopherol. J. Amer. Chem. Soc. **60**, 700 (1938).
3. Karrer, P., H. Fritsche, B. H. Ringier and H. Salomon: Synthese des α-Tocopherols. Helvet. chim. Acta **21**, 820 (1938).
4. Emmerie, A., and C. Engel: Tocopheraol content of foods and its chemical determination. Internat. Z. Vitaminforsch. **13**, 259 (1942).
5. Jürgens, R.: Symptomatologie und Therapie der E-Avitaminose. In K. Lang u. R. Schoen: Die Ernährung. Berlin-Göttingen-Heidelberg: Springer 1952.
6. Hickman, K. C. D., and P. L. Harris: Tocopherol interrelationships. Adv. Enzymol. **6**, 469 (1946).
7. Ames, S. R., and P. L. Harris: Recent developments in the chemistry and metabolism of Vitamin E. Internat. Z. Vitaminforsch. **22**, 26 (1950).
8. Markees, S.: Über Vitamin E. Experimentelle Ergebnisse und therapeutische Erfah-rungen. Internat. Z. Vitaminforsch. **22**, 335 (1950).
9. Quaife, M. L., and M. Y. Dju: The tocopherol content of some normal human tissues. J. of Biol. Chem. **180**, 263 (1949).
10. Hines, L. R., and H. A. Mattill: Tocopherol in urine and feces. J. of Biol. Chem. **149**, 549 (1943).
11. Straumfjord, J. V., and M. L. Quaife: Vitamin E levels in maternal and fetal blood plasma. Proc. Soc. Exper. Biol. a. Med. **61**, 369 (1946).
12. Wright, S. W., L. J. Filer and K. E. Mason: Vitamin E blood levels in premature and full term infants. Pediatrics **7**, 386 (1951).
13. Darby, W. J., M. E. Cherrington and J. M. Ruffin: Plasma tocopherol levels in sprue. Proc. Soc. Exper. Biol. a. Med. **63**, 310 (1946).
14. Hickman, K. C. D., M. W. Kaley and P. L. Harris: The sparing equivalence of the tocopherols and mode of action. J. of Biol. Chem. **152**, 321 (1944).
15. Chipault, J. R., W. O. Lundberg and G. O. Burr: Chemical determination of toco-pherols in animal fats. Arch. of Biochem. **8**, 321 (1945).
16. Mason, K. E., and A. F. Emmel: Vitamin E and muscle pigment in the rat. Anat. Rec. **92**, 33 (1945).
17. Dam, u. a.: In K. Lang u. R. Schoen, Die Ernährung. Berlin-Göttingen-Heidelberg: Springer 1952.
18. Hottinger, A.: Schweiz. med. Wschr. **1941**, 167.
19. Weissberger, L. H., and B. H. Harris: Effect of tocopherols on phosphorus metabolism. J. of Biol. Chem. **151**, 543 (1943).
20. Butturini: Clin. med. ital. **26**, 90 (1945).
21. Ames, S. R.: Effect of calcium on the inhibition of the succinic oxidase system by d-α-tocopherol. J. of Biol. Chem. **169**, 503 (1947).
22. Menschik-Szczesniak: Zit. in K. Lang u. R. Schoen, Die Ernährung. Berlin-Göttingen-Heidelberg: Springer 1952.
23. Mason, K. E.: Vitamin E. Ann. New York Acad. Sci. **52**, 63 (1949).
24. Block, H.: Helvet. chim. Acta **25**, 793 (1942).
25. Hummel, J. P., and D. H. Basinski: In vitro effect of tocopherol phosphate on respira-tion of muscle from normal and dystrophic rabbits. J. of Biol. Chem. **172**, 417 (1948).
26. Milhorat, A. T., and W. E. Bartels: The defect in utilization of tocopherol in progressive muscular dystrophy. Science (Lancaster, Pa.) **101**, 93 (1945).
27. Harris, P. L., M. L. Quaife and P. O'Grady: Tocopherol content of human milk and cows milk products. J. Nutrit. **46**, 459 (1952).
28. Harris, P. L., and W. Kujawski: Annotated bibliography of vitamin E 1940—1950. The National Vitamin Foundation. New York 1950.
29. Goodhart, R. S.: Ann. New York Acad. Sci. **52**, 341 (1949).
30. Heinsen, H. A.: Über die Behandlung der Amenorrhoe bei diencephalo-hypophysärer Insuffizienz. Klin. Wschr. **1949**, 126.
31. Massenbach, W. v., u. A. A. Heinsen: Weitere Ergebnisse bei der Behandlung zentral-bedingter Amenorrhoe. Geburtsh. u. Frauenheilk. **10**, 521 (1950).

32. GERLOCZY, F.: Ann. paediatr. (Basel) **173**, 170 (1940).
33. MINKOWSKI, A.: Le traitement préventif des hémorragies intracraniennes du nouveau-né. C. r. 6. Congr. internat. Pédiatrie 1951, S. 84.
34. KLEMPERER, P.: Collagen diseases. Bull. New York Acad. Med. **23**, 581 (1947).
35. AEGERTEN, E., and J. H. LOUGS: Amer. J. Med. Sci. **218**, 324 (1948).
36. MOORE, T.: The fat soluble vitamins in metabolic processes. Proc. Nutrit. Soc., Cambridge **12**, 121 (1953).

Vitamin K.

1. DAM, H.: The anti-haemorrhagic vitamin of the chick. Biochemic. J. **29**, 1273 (1935).
2. DAM, H., A. GEIGER, J. GLAVIND, P. KARRER, W. KARRER, E. ROTHSCHILD u. H. SALOMON: Isolierung des Vitamins K in hochgereinigter Form. Helvet. chim. Acta **22**, 310 (1939).
3. McKEE, R. W., S. B. BENKLEY, D. W. MacCORQUODALE, S. A. THAYER and E. A. DOISY: Isolation of viitamins K_1 and K_2. J. Amer. Chem. Soc. **61**, 1295 (1939).
4. DAM, H.: Vitamn K. Adv. Enyzmol. **2**, 285 (1942).
5. DAM, H.: Vitamin K. Vitamins a. Hormones **6**, 28 (1948).
7. MacCORQUODALE, D. W.: Vitamin K. In E. A. EVANS, The biological action of the vitamins, S. 202. 1942.
7. WILLI, H.: Die Blutungskrankheiten des Neugeborenen. Erg. inn. Med., N.F. **2** (1950).
8. KÜHNAU, J.: In K. LANG u. R. SCHOEN, Die Ernährung. Berlin-Göttingen-Heidelberg: Springer 1952.
9. KOLLER, F.: In K. LANG u. R. SCHOEN, Die Ernährung. Berlin-Göttingen-Heidelberg: Sp;i iger 1952.
10. SHEMIAKIN, M. M., L. A. SCHUKINA and J. B. SHVEZOV: Mechanism of biological action of vitamin K and its Synthetic analogs. J. Amer. Chem. Soc. **65**, 2164 (1943).
11. WATKIN, D. M., T. B. VAN ITALLIE, W. B. LOGAN, R. P. GEYER, C. S. DAVIDSON and F. J. STARE: The treatment of dicumarol-induced hypothrombienemia in man with emulsified vitamin K_1 administered intravenously. J. Labor. a. Clin. Med. **37**, 269 (1951).
12. ALMQUIST, H. J., and E. L. R. STOKSTAD: Factors influencing the incidence of dietary hemorrhagic disease in chicks. J. Nutrit. **12**, 329 (1936).
13. DAM, H., J. GLAVIND u. N. NIELSEN: Weitere Untersuchungen über die Bildung und Bedeutung des Vitamin K im Pflanzenorganismus. Z. physiol. Chem. **265**, 80 (1940).
14. ELLIOT, M. C., B. ISAACS and A. C. IVY: Production of „prothrombin deficience" and response to vitamins A, D and K. Proc. Soc. Exper. Biol. a. Med. **43**, 240 (1940).
15. MANN, F. D., J. D. MANN and J. L. BOLLMANN: The coagulation defect of vitamin K deficiency compared with that caused by dicumarol. J. Labor. Clin. Med. **36**, 234 (1950).
16. DAM, H., u. J. GLAVIND: Acta med. scand. (Stockh.) **96**, 108 (1938).
17. GLAVIND, J. u. a.: The presence of vitamins in the saliva. Internat. Z. Vitaminforsch. **20**, 234 (1948).
18. DAM, H., F. SCHOENHEYDER and E. TAGE-HANSEN: Studies in the mode of action of vitamin K. Biochemic. J. **30**, 1075 (1936).
19. WARNER, E. D.: Plasma prothrombin: effect of partial hepatectomy. J. of Exper. Med. **68**, 831 (1938).
20. SCHOENHAYDER, F.: Nature (Lond.) **135**, 653 (1935).
21. KOLLER, F., A. LOELIGER, F. DUCKERT u. H. HU-WANG: Über einen neuen Gerinnungsfaktor (Faktor VII) und seine klinische Bedeutung. Dtsch. med. Wschr. **1952**, 528.
22. DAM, H., and E. SOENDERGAARD: Observations on the coagulation anomaly in vitamin K-deficiency and dicumarol poisoning. Biochim. et Biophysica Acta **2**, 409 (1948).
23. SMITH, C. C.: Absence of hemorrhage inducing activity in phthiocol derivates with a basic nitrogen in side chain. Proc. Soc. Exper. Biol. a. Med. **73**, 562 (1950).
24. UNGER, P. N., and S. SHAPIRO: Hyperprothrombinemia induced by vitamin K in human subjects with normal liver function. Blood **3**, 137 (1948).
25. MOLITOR, H., and H. J. ROBINSON: Oral and parenteral toxicity of vitamin K_1, phthiocol and 2-methyl-1,4-naphthoquinone. Proc. Soc. Exper. Biol. a. Med. **43**, 125 (1940).
26. BUTT, H. R.: In V. Handbook of Nutrition. A.M.A. Philadelphia: Blakiston Son & Co. 1951.
27. KOLLER, F.: Das Vitamin K. Leipzig: Georg Thieme 1940.
28. HARTMANN, F., u. H. LANGER: Untersuchungen über den Prothrombin- und Ac-Globulingehalt des Blutes bei Leberschäden. Dtsch. Arch. klin. Med. **197**, 438 (1950).
29. PERLICK, E.: Prothrombinbestimmungsverfahren als Leberfunktionsprüfung. Klin. Wschr. **1951**, 577.

30. WARNER, E. D.: Vitamin K malnutrition. In N. JOLLIFFE, F. F. TISDALL and P. R. CANNON, Clinical Nutrition. New York: Paul B. Hoeber 1950.
31. RIEBEN, W. K.: Beiträge zur Kenntnis der Blutgerinnung. Basel: Benno Schwabe & Co. 1947.
32. RODDA, F. C.: The coagulation time of the blood in the newborn. J. Amer. Med. Assoc. 75, 452 (1920).
33. DAM, H., H. DRYGGVE, H. LARSEN and P. PLUM: Vitamin K and hemorrhagic diseases of newborn. Adv. Pediatr. 5, 129 (1952).
34. DRYGGVE, H.: Prophylactic treatment with vitamin K of 11000 newborn infants compared with 22000 untreated infants. Trans. 6. Internat. Congr. Pediatr. 83 (1950).
35. FIECHTER, N.: Hypoprothrombinämie und hämorrhagische Diathese des Neugeborenen uud ihre Beziehungen zum Vitamin K. Mschr. Geburtsh. 111, 1 (1940).
36. WESPI, H. J.: Die Beeinflussung der Hypoprothrombinämie des Neugeborenen durch Verabreichung von Vitamin K bei der Mutter sub partu. Zbl. Gynäk. 66, 130 (1942).
37. GASSER, E.: Die Hypoprothrombinaemie neonatorum und die K-Vitaminprophylaxe. Arch. Kinderheilk. 129, 161 (1943).
38. FANCONI, G.: Blutgerinnung beim Kinde. Leipzig: Georg Thieme 1941.
39. ZIFFREN, S. E., C. A. OWEN, G. R. HOFFMAN and H. P. SMITH: Control of vitamin K therapy. Proc. Soc. Exper. Biol. a. Med. 40, 595 (1939).
40. SALOMONSEN, L.: Morbus hemorrhagicus neonatorum. Acta paediatr. (Stockh.) 22, Suppl. 1 (1939).
41. JAVERT, C. T.: Hemorrhagic disease of the newborn. Amer. J. Obstetr. 35, 200 (1938).
42. GLANZMANN, E.: Trombopathien in der ersten Lebenszeit. Ann. paediatr. (Basel) 178, 349 (1952).
43. WILLI, H.: Das Haemophiloid des Neugeborenen. Ann. paediatr. (Basel) 171, 320 (1948).
44. MICHELS, B.: Der Einfluß des Vitamin K auf die okkulten Darmblutungen beim Neugeborenen. Zbl. Gyn. 71, 1102 (1949).
45. SALOMONSEN: In FANCONI u. WALLGREN, Lehrbuch der Paedatrie. Basel: Benno Schwabe & Co. 1952.
46. KERPEL-FRONIUS, E., F. VARGA and E. K. PAL: Seasonal variation in the haemorrhagic tendency in the newborn. Arch. Dis. Child. 23, 87 (1948).
47. QUICK, A. J.: Components of prothrombincomplex. Amer. J. Physiol. 151, 63 (1947).
48. GOPALAN, C., and VENKATACHALAM: An unusual case of hypoprothrombinaemia hemorrhagica. Brit. Med. J. 1951 II, 892.
49. PLUM, P.: Factors influencing the prothrombin contents of the blood of newborn. Trans. Internat. Congr. Pediatr. 1950, S. 82.
50. LINK, K. P., R. S. OBERMAN, W. R. SULLIVAN, C. F. HUEBNER and L. D. SCHEEL: Hypoprothrombinemia in the rat induced by salycilic acid. J. of Biol. Chem. 147, 463 (1943).
51. MEYER, O. O., and B. HOWARD: Production of hypoprothrombinemia and hypocoagulabylility of the blood with Salicylates. Proc. Soc. Exper. Biol. a. Med. 53, 234 (1943).
52. SHAPIRO, S., M. H. REDISH and H. A. CAMPBELL: The prothrombopenic effect of salicylate in man. Proc. Soc. Exper. Biol. a. Med. 53, 251 (1943).
53. JAQUES, L. B., and E. LEPP: Actitons of sodium salicylate on prothrombin time in rabbits. Proc. Soc. Exper. Biol. a. Med. 66, 178 (1947).
54. RAPP, G. W.: A cause of delayed hemorrhage after tooth extraction. J. Amer. Dent. Assoc. 34, 484 (1947).
55. LIVINGSTON, G. S., and E. R. NEARY: The questin of prothrombopenic hemorrhage from posttonsillectomy use of acetylsalicylic acid. Arch. of Otolaryng. 47, 1 (1948).
56. BUTT, H. R. u. Mitarb.: Studies on rheumatic fever. J. Amer. Med. Assoc. 128, 1195 (1945).
57. JUERGENS, F.: Kreislaufdynamik, Gerinnungspotential und Thrombose. Klin. Wschr. 1952, 483.
58. POPPER, H., and F. SCHAFFNER: Hepatic tests. Adv. Int. Med. 4, 391 (1950).
59. STEFANINI, M.: New one-stage procedures for the quantitative determination of prothrombin and labile factor. Amer. J. Clin. Path. 20, 233 (1950).
60. ROBSON, J. M., and C. A. KEELE: Recent advances in pharmacology. London: Churchill 1951.
61. DEUTSCH, E.: Erfahrungen mit Tromexan. Schweiz. med. Wschr. 1949, 1010.
62. KOLLER, F.: Diskussionsvotum. Schweiz. med. Wschr. 1951, 1244.
63. MANN, F. D., and M. M. HURN: The complex mechanism of the quick prothrombintest and the effect dicumarol. Amer. J. Clin. Path. 20, 225 (1950).
64. SHINOWARA, G. Y., and W. BROWN SMITH: Enzyme studiess on human-blood. VII. Amer. J. Clin. Path. 20, 341 (1950).
65. FELIX, K., I. PENDLE, P. PIN and L. ROKA: Z. physiol. Chem. 284, 185 (1949).

66. NICOLA, P. DE: Zur Kontrolle der Anticoagulantientherapie. Klin. Wschr. 1952, 512.
67. BOYD, E. F., and E. D. WARNER: Effect of vitamin K on dicumarol, induced hypo-prothrombinemia in rats. J. Labor. a. Clin. Med. 33, 1651 (1948).
68. WRIGHT, I. S., and W. T. FOLEY: Use of anti-coagulants in the treatment of heart disease. Amer. J. Med. 3, 718 (1947).
69. POWERS, J. S.: Toxicity of dicumarol. Ann. Int. Med. 32, 146 (1950).
70. JAMES, D. F. u. Mitarb.: Clinical studies on dicumarol hypoprothrombinemia and vit-amin K preparates. Arch. Int. Med. 83, 632 (1949).
71. DOUGLAS, A. S., and A. BROWN: Effect of vitamin K preparations on hypoprothrombin-emia induced by dicumarol and tromexan. Brit. Med. J. 1952 I, 412.
72. PLUM, P.: Relation between prothrombinconc, and clotting time. Acta med. scand. (Stockh.) 115, 41 (1943).
72a. HAUSER, F.: Idiopathische Hypoprothrombinaemie versus Mangel an Faktor. V. Ann. paediatr. (Basel) 147, 19 (1950).
72b. HAUSER, F.: Familiäre Vitamin K-refraktäre Hypoprothrombinämie. Ann. paediatr. (Basel) 165, 3 (1945).
72c. HAUSER, F.: Idiopathische Hypoprothrombinämie und hämorrhagische Diathese. Schweiz. med. Wschr. 1946, 324.
73. OWREN, P. A.: Parahaemophilia. Lancet 1947 I, 446.
74. BILHAN, E. F., and H. EKREN: Parahaemophilia. Acta haematol. (Basel) 5,68 (1950).
75. CROCKETT, CH. L., D. SHOTTON and CH. G. CRADDOCK: Hypoprothrombinemia. Blood. 4, 1298 (1949).
76. PLUM, P.: The prothrombin content of the blood during the first years of life. Acta paediatr. (Stockh.) 38, 526 (1949).
77. MORAUX, J.: Observations sur le mécanisme d'action de quelques antivitamines K (di-cumarol, phenylindanedione, diphthiocol). C. r. Acad. Sci. Paris 233, 711 (1951).
78. DAM, H.: Recent studies on Vitamin K. Proc. Nutrit. Soc., Cambridge 12, 114 (1953).
79. KOLLER, F.: Die hämorrhagischen Diathesen. Praxis (Bern) 1953, 49.

Vitamin C.

1. HOPKINS, F. G.: The analyst and the medical man. Analyst 31, 395 (1906).
2. HOLST, A., and T. FROELICH: Experimental studies relating to ship beri-beri and scurvy J. of Hyg. 7, 634 (1907).
3. FUNK, C.: Die Vitamine. Wiesbaden 1940.
4. WAUGH, W. A., and C. G. KING: Isolation and identification of vitamin C. J. of Biol. Chem. 97, 325 (1932).
5. SZENT-GYOERGI, A.: Observations on the function of peroxidase systems. Biochemic. J. 22, 1387 (1928).
6. REICHSTEIN, T., A. GRUSSNER u. R. OPPENAUER: Synthese der d- und 1-Ascorbinsäure. Helvet. chim. Acta 16, 1019 (1933).
7. CRAMPTON, E. W.: The growth of the odontoblasts of the incisor tooth as a criterion of the vitamin C intake of the guinea pig. J. Nutrit. 33, 491 (1947).
8. MORELLI, GRONCHI e BOLLAFI: Sperimentale 82, 187 (1928).
9. HESS, A. F.: Scurvy, past and present. Philadelphia u. London: J. B. Lippincott Com-pany 1920.
10. GIROUD, A., C. P. LEBLOND, R. RATSIMAMANGA and E. GERO: Bull. Soc. Chim. biol. Paris 20, 1079 (1938).
11. BANERJEE, S.: Relation of scurvy to the adrenalin content of the adrenal glands of guinea pigs. J. of Biol. Chem. 159, 327 (1945).
12. DUMM, M. E., and E. P. RALLI: Endocrinology 45, 188 (1949).
13. HERRICK, E. H., R. MEAD, B. W. EGERTON and J. S. HUGHES: Some effects of cortisone on vitamin C deficient guinea pigs. Endocrinology 50, 259 (1952).
14. BOOKER, W. M., F. M. DENT, R. L. HAYER, W. HARRIS and S. GREENE: Amer. J. Phy-siol. 163, 700 (1950).
15. MORGAN, A. F.: The effect of vitamin deficiencies on adrenocortical function. Vitamins a. Hormones 9, 161 (1951).
16. DRUMMOND, J. C.: The nomenclature of the so-called acessory food factors (vitamins). Biochemic. J. 14, 660 (1920).
17. SAYERS, G., M. SAYERS and C. N. H. LONG: Endocrinology 48, 1 (1951).
18. SCHROEDER, H.: Vitamin C-Mangel durch Stress bzw. nach ACTH und Cortisondar-reichung. Münch. med. Wschr. 1952, 339.
19. DUGALL, L. P., and M. THERIEN: The influence of ascorbic acid on the adrenal weight during exposure to cold. Endocrinology 44, 420 (1949).

20. HALLBERG, L.: Effects of deoxycortone and methylene blue in rheumatoid arthritis. Lancet **1950 I**, 351.
21. HENCH, PH. S.: The effects of hormones and vitamins on rheumatoid arthritis. Internat. Z. Vitaminforsch. **23**, 259 (1952).
22. HOCHBERG, M., D. MELNICK and B. L. OSER: Physiological availability of the vitamins. III. The effect of dietary ascorbic acid oxydase. J. Nutrit. **30**, 193 (1945).
23. CRAMPTON, E. W., and B. W. BURTON: The biologically determined vitamin C potency of orange juice. Federat. Proc. **5**, 230 (1946).
24. WOLBACH, S. B., and O. A. BESSEY: Tissue changes in vitamin deficiencies. Physiologic. Rev. **22**, 233 (1942).
25. PIJOAN, M., and E. L. LOZNER: Physiological significance of vitamin C in man. New England J. Med. **231**, 14 (1944).
26. WOLBACH, S. B., and P. R. HOWE: Intercellular substances in experimental scorbutus. Arch. of Path. **1**, 1 (1926).
27. BOYLE, P. E., O. A. BESSEY and P. R. HOWE: Rate of dentin formation in incisorteeth of guinea pigs on normal and on ascorbic acid deficient diets. Arch. of Path. **30**, 90 (1940).
28. GLASUNOW, M.: Experimentelle Untersuchungen über den Skorbut des Meerschweinchens. Virchows Arch. **299**, 120 (1937).
29. PIRANI, C. L., and H. R. CATCHPOLE: Serum glycoproteins in experimental surgery. Arch. of Path. **51**, 597 (1951).
30. ROBERTSON, W. v. B., and V. CROSS: Collagen formation in vitamin A deficient rats. Federat. Proc. **11**, 454 (1952).
31. CRANDON, J. H., C. C. LUND and D. B. DILL: Experimental human scurvy. New England J. Med. **223**, 353 (1940).
32. WOLFER, J. A., C. J. FARMER, W. M. CARROL and D. O. MANSHARDT: An experimental study in wound healing in vitamin C depleted human subjects. Surg. etc. **84**, 1 (1947).
33. DUGAL, L. P., and M. THERIEN: Canad. J. Res., Sect. E **24**, 111 (1947).
34. PERKINS, H. R., and S. S. ZILVA: The influence of scurvy and fall in weight in young guinea pigs on the alkaline phosphatase content of the serum and the zones of provisional calcification. Biochemic. J. **47**, 306 (1950).
35. LAN, T. H., and R. R. SEALOCK: The metabolism in vitro of tyrosine by liver and kidney tissues of normal and vitamin C deficient guinea pigs. J. of biol. Chem. **155**, 483 (1944).
36. RIENITS, K. G.: Metabolism of 1-ascorbic acid and 1-tyrosine in guinea pig liver. J. of Biol. Chem. **182**, 11 (1950).
37. WOODRUFF, C. W., and W. J. DARBY: An in vivo effect of pteroylglutamic acid upon tyrosine metabolism in the scorbutic guinea pig. J. of Biol. Chem. **172**, 851 (1948).
38. LEVINE, S. Z., H. H. GORDON and E. MARPLES: Defect in metabolism of tyrosine an phenylalanine in premature infants: Spontaneous occurrence and eradicatio Vitamin C. J. Clin. Invest. **20**, 209 (1941).
39. KIRBERGER, E., u. TH. BUCHER: Über die Beeinflussung der p-Oxyphenylbrenztraubensäureausscheidung. Klin. Wschr. **1951**, 784.
40a. MAYER, J., and W. A. KREHL: Relation of diet composition and vitamin C to vitamin A. deficiency. J. Nutrit. **35**, 523 (1948).
40b. MAYER, J., and W. A. KREHL: Scorbutic symptoms in vitamin A deficient rats. Arch. of Biochem. **16**, 313 (1948).
41. YOUNG, R. M., and L. F. RETTGER: Decomposition of vitamin C by bacteria. J. Bacter. **46**, 351 (1943).
42. KING, C. G., and M. L. MENTEN: Influence of vitamin C upon resistance to diphtheria toxin. J. Nutrit. **10**, 129 (1935).
43. LIND, J.: Treatise on the scurvy. London: A. Millar 1757.
44. SMITH, D. A., and M. F. A. WOODRUFF: Deficiency diseases in japanese prison camps. Med. Res. Council, Spec. Rep. Ser. No 274. London 1951.
45. BÜRGER, M.: Die C-Hypovitaminose. In Handbuch der inneren Medizin, 3. Aufl., Bd. VI/2, S. 766. 1944.
46. McMILLAN, R. R., and J. C. INGLIS: Scurvy: A survey of 53 cases. Brit. Med. J. **1944 II**, 233.
47. Editorial: Vit. C. Subcommittee: Vit. C. Requirement of human adults. Lancet **1948 I**, 853.
48. DANIELLI, J. F., H. B. FELL and E. KODICEK: The enzymes of healing wounds. II. The effect of different degrees of vitamin C deficiency on the phosphatase activity in experimental wounds in the guinea pig. Brit. J. Exper. Path. **26**, 367 (1948).
49. YOUMANS, J. B.: Zit. V.
50. HOITINK, J. H.: Vitamin C und Arbeit. Ref. Münch. med. Wschr. **1951**, 291.
51. OEHNELL, H.: Zbl. Hals- usw. Heilk. **39**, 440 (1950).

52. VILTER, R. W., E. M. WOOLFORD and T. D. SPIES: Severe scurvy, a clinical and hemato-logic study. J. Labor. a. Clin. Med. **31**, 609 (1946).
53. McINTOSH, R.: Infantile scurvy. In BRENNEMAN's Practice of Pediatrics, Kap. 35. Hagertown, Md.: Prior & Co 1948.
54. METTIER, S. R., G. R. MINOT and W. C. TOWNSEND: Scurvy in adults. J. Amer. Med. Assoc. **95**, 1089 (1930).
55. JENNINGS, G. A., and A. J. GLAZEBROOK: Comparison of the clinical and blood pictures in adult scurvy. Brit. Med. J. **1938 II**, 784.
56a. MAY, CH. D., E. N. NELSON, C. U. LOWE and R. J. SALMON: Pathogenesis of megalo-blastic anemia in infancy. Interrelation between pteroylglutamic acid and ascorbic acid. Amer. J. Dis. Childr. **80**, 191 (1950).
56b. MAY, CH. D., AGNES HAMILTON and CH. T. STEWART: Experimental megaloblastic anemia and scurvy in the monkey. J. Nutrit. **49**, 121 (1953).
57. RALLI, E. P., and S. SHERRY: Adult scurvy and the metabolism of vitamin C. Medicine **20**, 251 (1941).
58a. NICHOL, C. A., and A. D. WELCH: On the mechanism of action of aminopterin. Proc. Soc. Exper. Biol. a. Med. **74**, 403 (1950).
58b. WELCH, A. D., C. A. NICHOL, R. M. ANKER and J. W. BOEHNE: J. of Parmacol. **103**, 403 (1951).
59. DOGRAMACI, I.: Scurvy. A survey of 241 cases. New England J. Med. **235**, 185 (1946).
60. FOLLIS, R. H., E. A. PARK and D. JACKSON: The prevalence of scurvy at autopsy during the first two jears of age. Bull. Hopkins. Hosp. **87**, 569 (1950).
61. JACKSON, D., and E. A. PARK: Congenital scurvy. J. of Pediatr. **7**, 3 (1935).
62. NEUWEILER, W.: Über die Vitamin C-Resorption aus der Placenta. Klin. Wschr. **1938**, 1650.
63. WIMBERGER, H.: Studies on rickets in vienna. Med. Res. Council, Spec. Rep. Ser. No 77, 15. London 1923.
64. SCHÖDEL, J., u. C. NAUWERCK: Untersuchungen über die MOELLER-BARLOWsche Krank-heit. Jena: Gustav Fischer 1900.
65. PARK, E. A., and COW: The recognition of scurvy with especial reference to early X-ray changes. Arch. Dis. Childh. **10**, 265 (1935).
66. BROMER, R. S.: Roentgen ray diagnosis of infantile scurvy. Amer. J. Roentgenol. **19**, 112 (1928); **49**, 575 (1943).
67. MOURIQUAND, G.: Internat. Z. Vitaminforsch. **1**, 38 (1932).
68. YOKOYAMA: Zit. bei WACHHOLDER.
69a. WACHHOLDER, K.: Dtsch. Gesundheitswesen **1**, 68 (1946).
69b. WACHHOLDER, K.: Über das Bedürfnis nach einer reichlichen Versorgung mit Vitamin C unter den heutigen Ernährungsverhältnissen und über die Frage einer Verwöhnung durch eine hohe Vitamin C-Zufuhr. Klin. Wschr. **1946**, 806.
70. GOETHLIN, G. F.: Methdoe zur Bestimmung der Festigkeit der Hautcapillaren und der indirekten Bestimmung des individuellen C-Vitamin-Standards. Klin. Wschr. **1932**, 1469.
71. GOETHLIN, G. F.: When is capillary fragility a sign of Vitamin C subnutrition in man? Lancet **1937 II**, 703.
72. DALLDORF, G.: A sensitive test for subclinical scurvy in man. Amer. J. Dis. Childr. **46**, 794 (1933).
73. ROTTER, H.: Determination of vitamin C in the living organism. Nature (Lond. **139**, 717 (1937).
74. PORTNOY, B., and J. F. WILKINSON: Intradermal test for vitamin C deficiency. Brit. Med. J. **1938 I**, 328.
75. LOWRY, O. H., J. A. LOPEZ and O. A. BESSEY: Determination of ascorbic acid in small amounts of blood serum. J. of Biol. Chem. **160**, 609 (1945).
76. LOWRY, O. H., O. A. BESSEY, M. J. BROCK and J. A. LOPEZ: The interrelationship of dietary, serum, white blood cell and total body ascorbic acid. J. of Biol. Chem. **166**, 111 (1946).
77. ABBASY, M. A., L. J. HARRIS, S. N. RAY and J. R. MARRACK: Diagnosis of vitamin C subnutrition by urine analysis. Lancet **1935 II**, 1399.
78. RALLI, E. P., G. J. FRIEDMAN and S. SHERRY: The vitamin C requirement of man. Proc. Soc. Exper. Biol. a. Med. **40**, 604 (1939).
79. RALLI, E. P., G. J. FRIEDMAN and S. SHERRY: The vitamin C requirement in man. J. Clin. Invest. **18**, 705 (1939).
80. DARBY, W. J.: Ascorbic acid deficiency in Harrison: Principles of internal medicine. New York: P. Blakiston Son & Co. 1951.

81. BESSEY, O. A., O. H. LOWRY and M. J. BROCK: A quantitative determination of ascorbic acid in small amount of white blood cells and platelets. J. of Biol. Chem. **168**, 197 (1947).

82. LUBSCHEZ, R.: Studies in ascorbic acid with special reference to white layer. J. Clin. Invest. **24**, 573 (1945).

83. YOUMANS, J. B., and E. W. PATTON: The laboratory diagnosis of nutritional deficiencies. Clinics **1**, 303 (1942).

84. BUTLER, A. M., and M. CUSHMAN: Distribution of ascorbic acid in the blood and its Nutritional significance. J. Clin. Invest. **19**, 459 (1940).

85. ZEDERBAUER, G.: Die Anwendung der Vitamine in der Kinderheilkunde. Wien. klin. Wschr. **1952**, 54.

86. McCORMICK, W. J.: Vitamin C in the prophylaxis and therapy of infectious diseases. Arch. of Pediatr. **68**, 1 (1951).

87. THOMANN, H. E.: Massive Vitamindosen als therapeutische Maßnahme. Wien. klin. Wschr. **1952**, 15.

88. GOLDSMITH, G. A., and J. GIBBEN: Recent advances in nutrition. Arch. Int. Med. **88**, 93 (1951).

89. SCHEUNERT, A.: Der Tagesbedarf des Erwachsenen an Vitamin C. Internat. Z. Vitaminforsch. **20**, 374 (1949).

90. MARKSVELL, N. W.: Med. J. Austral. **1947**.

91. FLETCHER, J. M., and I. C. FLETCHER: Vitamin C and the common cold. Brit. Med. J. **1951 I**, 887.

92. CUENDET, O.: Ernährungs- und Vitaminfragen in Saastal. Praxis (Bern) **1949**, 378.

93. GLANZMANN, E.: Einführung in die Kinderheilkunde, Bd. 2, S. 230. Wien: Springer 1943.

94. MEIER, K.: Vitamin C-Behandlung bei Pertussis. Ann. paediatr. (Basel) **164**, 50 (1945).

95. WIT, J. C. DE: Mschr. Kindergeneesk. **17**, 367 (1950).

96. FANCONI, G.: Diskussionsvotum. Ann. paediatr. (Basel) **164**, 52 (1945).

97. PFEIFFER, L.: Untersuchungen über die Redoxontherapie bei Pertussis. Helvet. paediatr. Acta **2**, 106 (1947).

98. GANDER, J., u. W. NIEDERBERGER: Vitamin C in der Pneumoniebehandlung. Münch. med. Wschr. **1936**, 2047.

99. MacLEAN, K. S.: Deoxycortone acetate and ascorbic acid in rheumatoid arthritis. Lancet **1951 I**, 444.

100. MARGOLIS, H. M., and P. S. CAPLAN: Effect of some steroids in rheumatoid arthritis. Ann. Int. Med. **34**, 61 (1951).

101. RINEHART, J. F.: Studies relating vitamin C. Deficiency to rheumatic fever and rheumatoid arthritis. Ann. Int. Med. **9**, 671 (1935).

102. LEWIN, E., and E. WASSEN: Effect of combined injections of deoxycortons acetate and ascorbic acid on rheumatoid arthritis. Lancet **1949 II**, 993.

103. BERG, G.: Svenska Läkartidn. **47**, 388 (1950).

104. MASSELL, B. F., J. E. WARREN, P. R. PATTERSON and H. J. LEHMUS: Antirheumatic activity of ascorbic acid in large doses. New England J. Med. **242**, 614 (1950).

105. LEVAY, D., and G. E. LOXTON: Clinical observations with deoxycortone and ascorbic acid. Lancet **1950 I**, 209.

106. Editorial: Vitamin C-Behandlung von Paradentopathien (143 Literaturangaben). Die Vitamine, 3. Beilage zu H. 4. Basel 1951.

107. *Etitcrial:* Ascorbic acid and the health of the gums. Nutrit. Rev. **3**, 44 (1945).

108. PORT, TH.: Zahnärztl. Welt **1950**, 431.

109. WACHHOLDER, K., A. HOLZ u. H. J. BRIEM: Paradentose und Vitamin C. Dtsch. zahnärztl. Wschr. **1938**, 625.

110. LINGHORNE, W. J. u. Mitarb.: The relation of ascorbic acid intake to gingivitis. Canad. Med. Assoc. J. **54**, 106 (1946).

111. BARTELL, M. K., C. M. JONES and A. E. RYAN: Vitamin C studies on surgical patients Ann. Surgery **111**, 1 (1940).

112. CARNEY, H. M.: Wound healing with low vitamin C level. Ann. Surg. **123**, 1111 (1946).

113. RIETSCHEL: Klin. Wschr. **1939**, 1285.

114. GOTTLIEB, B.: High color index anaemia due to vitamin C deficiency. Brit. Med. J. **1945 II**, 119.

115. DYKE, S. C., B. L. DELLA VIDA and E. DELIKAT: Vitamin C deficiency in irresponsive pernicious anemia. Lancet **1942 II**, 278.

116. PARSONS, L. G., and W. C. SMALLWOOD: Studies in the anemia of infancy and early childhood; Anemia of infantile scurvy. Arch. Dis. Childh. **1**, 327 (1935).

117. ISRAELS, M. C. G.: Erythropoiesis in scurvy. Lancet **1943 I**, 170.

118. LOZNER, E. L.: Studies in the hemoglobin regeneration in patients with vitamin C deficiency. New England J. Med. **224**, 265 (1941).
119. MURRAY, D. P. F., and E. DODICEK: Bones, muscle and vitamin C. J. of Anat. **83**, 158 (1949).
120. HARRIS, H. A.: The histological and radiographic appearance of infantile scurvy (BARLOWS disease). Quart. J. Med. **21**, 490 (1928).
121. ASCHOFF, L., u. W. KOCH: Skorbut, eine pathologisch-anatomische Studie. Jena: Gustav Fischer 1919.
122. WOLBACH, S. B.: Pathologic changes resulting from vitamin C deficiency. J. Amer. Med. Assoc. **108**, 7 (1937).
123. FELKEL, R. K.: Vitamin C-Bedarf im Verlauf des menstruellen Cyclus. Wien. klin. Wschr. **1952**, 327.
124. BABINSKY, D. H., and R. R. SEALOCK: Structural specifity of tyrosine in relation to the metabolic action of ascorbic acid. J. of Biol. Chem. **166**, 7 (1946).
125. SEALOCK, R. R., J. D. PARKINSON jr. and D. H. BABINSKY: Further analysis of the role of ascorbic acid in phenylalanine and thyrosin metabolism. J. of Biol. Chem. **140**, 151 (1941).
126. WOODRUFF, C. W.: Tyrosine metabolism in infantile scurvy. J. Labor. Clin. a. Med. **36**, 640 (1950).
127. ROGERS, W. F., and F. GORDON: Tyrosin metabolism in human scurvy. J. Clin. Invest. **28**, 806 (1949).
128. BARBIER, H.: Vitamin C und Blut mit spezieller Berücksichtigung der Reticulocyten und des weißen Blutbildes. Klin. Wschr. **1938**, 928.
129. LIEBMAN, J., H. WORTIS and E. WORTIS: Note on lack of correlation of capillary fragility with vitamin C content of blood, spinal fluid and urine. Amer. J. Med. Sci. **196**, 388 (1938.)
130. YOUMANS, J. B. u. Mitarb.: Surveys of nutrition of populations. J. of Hyg. **42**, 254 (1945).
131. DARBY, W. J., and D. F. MILAM: Field study on the prevalence of clinical manifestations od dietary inadequacy. Amer. J. Publ. Health **35**, 1014 (1945).
132. KÜHNAU, J.: Zit. in K. LANG u. R. SCHOEN, Die Ernährung. Berlin-Göttingen-Heidelberg: Springer 1952.
133. FÄHNDRICH, W. H.: Zit. in K. LANG u. R. SCHOEN, Die Ernährung. Berlin-Göttingen-Heidelberg: Springer 1952.
134. MOURIQUAND, G.: Zit. in E. ABDERHALDEN u. G. MOURIQUAND, Vitamine und Vitamintherapie. Bern: Huber 1948.
135. SCHWACHMAN, H.: J. of Pediatr. **10**, 577 (1937).
136. HELLSTRÖM, V.: Die Haltbarkeit des Vitamin C bei der Zerkleinerung von rohen Vegetabilien. Z. Vitamin-, Hormon- u. Fermentforsch. **5**, 98 (1953).

B-Vitamine.

1. LEITNER, Z. A.: Aetiology, diagnosis and treatment of early vitamin deficiency state. Brit. Med. J. **1948 I**, 917.
2. BICHEL, J., u. E. MEULENGRACHT: Pellagra entstanden nach Behandlung des Plummer-Vinson-Syndroms mit Riboflavin. Klin. Wschr. **1941**, 913.
3. LEITNER, Z. A.: Imbalance of vitamin B-factors. Brit. Med. J. **1945 I**, 609.
4. RICHARDS, M. B.: Imbalance of vitamin B-factors. Brit. Med. **1945 I**, 433.

Vitamin B_1.

1. EIJKMAN, C.: Eine beriberiähnliche Krankheit der Hühner. Arch. path. Anat. **148**, 523 (1897).
2. JANSEN, B. C. P., and W. F. DONATH: Isolation of antiberiberi vitamin. Meded. Dienst Volksgezdh. Nederl.-Indië 1, 190 (1927).
3. GREWE, R.: Über das antineuritische Vitamin. Z. physiol. Chem. **242**, 89 (1936).
4. WILLIAMS, R. R.: Structure of vitamin B_1. J. Amer. Chem. Soc. **58**, 1063 (1936).
5. HARRIS, L. J.: Vitamins and vitamin deficiencies, Bd. 1, S. 204. Philadelphia: P. Blakiston Son & Co. 1938.
6. WILLIAMS, R. R., and J. K. CLINE: Synthesis of vitamin B_1. J. Amer. Chem. Soc. **58**, 1504 (1936).
7. LOHMANN, K., u. P. SCHUSTER: Untersuchungen über die Carboxylase. Biochem. Z. **294**, 188 (1937).
8. KINGSLEY, H. N., and H. T. PARSONS: The availability of vitamins from yeast. J. Nutrit. **34**, 321 (1947).

9. Tauber: Zit. in IX, 135.

10. Taylor, A., M. A. Pollack·and R. J. Williams: B-vitamins in normal human tissues. Univ. Texas Publ. **1942**, No 4237,41

11. Borsook, H., E. R. Buchman, J. B. Hatcher, D. M. Yost and McMillande: The course of thiamine metabolism in man as indicated by the use of radioactive sulfur. Proc. Nat. Acad. Sci. U.S.A. **26**, 412 (1940).

12. Kirk, J. E., and M. Chieffi: Effect of oral thiamine administration on thiamine content of stool. Proc. Soc. Exper. Biol. a. Med. **77**, 464 (1951).

13. Najjar, V. A., and L. E. Holt: The biosynthesis of thiamine in man. J. Amer. Med. Assoc. **123**, 683 (1943).

14. Denko, C. W., W. E. Grundy, N. C. Wheeler, C. R. Henderson and G. H. Berryman: The excretion of B-complex vitamins by normal adults on a restricted diet. Arch. Biochemic. **11**, 109 (1946).

15. Najjar, V. A., and R. Barrett: Synthesis of B-vitamins by intestinal bacteria. Vitamins a. Hormones **3**, 23 (1945).

16. Horwitt, M. K., E. Liebert, O. Kreisler and P. Wittman: Investigations of human requirement for B complex vitamins. Bull. Nat. Res. Council **1948**, No 116.

17. Cowgill, G. R.: The vitamin B_1 requirement of man, S. 265. Yale Univ. Press 1934.

18. Melnick, D.: Vitamin B_1 requirement of man. J. Nutrit. **24**, 139 (1942).

19. Kline, O. L., L. Friedman and E. M. Nelson: Effect of enviromental temperature on thiamine requirement of the rat. J. Nutrit. **29**, 35 (1945).

20. Peters, R. A.: The biochemical lesion in vitamin B_1 deficiency. Lancet **1936 I**, 1161.

21. Banga, I., S. Ochoa and R. A. Peters: The active form of Vitamin B_1. Biochemic. J. **33**, 1109 (1939).

22. Stotz, E.: Pyruvate metabolism. Adv. Enzymol. **5**, 129 (1945).

23. Jansen, B. C. P.: The physiology of thiamine. Vitamins a. Hormones **7**, 83 (1949).

24. Williams, R. J., R. E. Eakin, E. Beerstecher and W. Shive: The biochemistry of B-vitamins, S. 741. New York: Reinhold Publ. Co. 1950.

25. Woolley, D. M., and A. G. C. White: Selective reversible inhibition of microbial growth with pyrithiamine. J. of Exper. Med. **78**, 489 (1943).

26. Frohman, C. E., and H. G. Day: Effect of oxythiamine on blood pyruvate-lactate relationships and the excretion of thiamine in rats. J. of Biol. Chem. **180**, 93 (1949).

27. Schopper, W. H., u. M. L. Bein: L'homothiamine-glycol, antivitamine B_1. Internat. Z. Vitaminforsch. **23**, 47 (1951).

28. Sealock, R. R., A. H. Livermore and C. A. Evans: Thiamine inactivation by the fresh fish or chastek paralysis factor. J. Amer. Chem. Soc. **65**, 935 (1943).

29. Muralt, A. v.: Die Anti-Aneurin-Faktoren. Festschrift Casparis. Bern 1949.

30. Somogyi, J. C.: Die Anti-Aneurin-Faktoren. Beih. 6, Internat. Z. Vitaminforsch. **1952**.

31. Harris, R. S.: Thiaminase. The enzymes, Bd. I/2, S. 1186 (J. B. Sumner u. K. Myrbäck). Academic Press 1951.

32. Williams, R. D., H. L. Mason and B. M. Wilder: The minimum daily requirement of thiamine of man. J. Nutrit. **25**, 71 (1943).

33. Horwitt, M. K., and O. Kreisler: The determination of early thiamine deficient states. J. Nutrit. **37**, 411 (1949).

34. Salcedo, J., V. A. Najjar, L. E. Holt and E. W. Hutzler: The relation between urinary excretion and tissue concentration of thiamine in rats. J. Nutrit. **36**, 307 (1948).

35. Smith, D. A., and M. A. Woodruff: Deficiency diseases in japanese prison camps. Med. Res. Council Spec. Rep., Ser. 274, **1951.**

36. Raoult, A.: Le Béribéri. Med. Trop. **10**, 737 (1950).

37. Salcedo, J., u. a.: Artificial enrichment of white rice as a solution to endemic beriberi. J. Nutrit. **42**, 501 (1950).

38. Horwitt, M. K., E. Liebert, O. Kreisler and P. Wittman: Studies of vitamin deficiency. Science (Lancaster, Pa.) **104**, 407 (1946).

39. Keys, A., A. Herrschel, N. L. Taylor, O. Michelsen and J. Brosek: Experimental studies on man with a restricted intake of the B-vitamins. Amer. J. Physiol. **144**, 5 (1945).

40. Hulson, M. C., N. Weissman, E. Stotz, M. Clinton and J. W. Ferrebee: Subclinical vitamin dificiency. Ann. Int. Med. **21**, 440 (1940).

41. Williams, R. D., H. L. Mason, R. M. Wilder and B. F. Smith: Observations on induced thiamin deficiency in man. Arch. Int. Med. **66**, 785 (1940).

42. Williams, R. D., H. L. Mason, M. H. Power and R. M. Wilder: Induced thiamin deficiency in man. Arch. Int. Med. **71**, 38 (1943).

43. Williams, R. D., H. L. Mason, B. F. Smith and R. M. Wilder: Induced thiamin deficiency and the thiamin requirement in man. Arch. Int. Med. **69**, 721 (1942).

44. OLDHAM, H. S., M. V. DAVIS and L. J. ROBERTS: Thiamin excretions and blood levels of young women on diets containing varying levels of B-vitamins. J. Nutrit. **32**, 613 (1946).
45. BURCH, H. B., J. SALCEDO u. Mitarb.: Nutrition survey and tests in bataan. J. Nutrit. **42**, 9 (1950).
46. SALCEDO, J. M., E. O. CARRASCO, R. F. JOSE and R. C. VALENZUELA: Studies on beriberi in an endemic subtropical area. J. Nutrit. **36**, 561 (1948).
47. PAPAGEORGE, E., and G. I. LEWIS: A study of the fasting hours excretion of thiamine in the urine of normal subjects. J. Nutrit. **34**, 301 (1947).
48. DARBY, W. J.: Thiamin deficiency. In HARRISON, Principles of internal medicine. New York: P. Blakiston Son & Co. 1951.
49. HOLT, jr. L. E., and NAJJAR, V. A.: A simple method for the laboratory diagnosis of subclinical deficiencies of thiamine, riboflavin and nicotinic acid. Bull. Hopkins Hosp. **70** 329 (1942).
50. DROESE, W.: Über die Brauchbarkeit der verschiedenen Methoden zum Nachweis einer B_1-Hypovitaminose. Klin. Wschr. **1948**, 210.
51. GOLDSMITH, S. A.: The blood lactate-pyruvate relationship in various physiologic states. Amer. J. Med. Sci. **215**, 182 (1948).
52. JOHNSEN, R. E., C. R. HENDERSON, P. F. ROBINSON and F. C. CONSOLAZIO: Comparative merits of fasting specimens and oral loading test in field nutritional surveys. J. Nutrit. **30**, 81 (1945).
53. RUFFIN, J. M., D. MAYER and W. A. PERLZWEIG: The relation between the clinical picture of a mild or early vitamin deficiency and laboratory determinations of vitamin levels. Gastroenterology **3**, 340 (1944).
54. GOLDSMITH, G. A., and H. P. SARETT: Urinary excretion of B-vitamins in persons on normal and restricted diets. Federat. Proc. **7**, 288 (1948).
55. HIBBS, R. E.: Beriberi in japanese prison camps. Ann. Int. Med. **25**, 270 (1946).
56. SHIMAZONO, J.: Beriberi. In W. STEPP u. P. GYÖRGI, Avitaminosen. Berlin: Springer 1927.
57. HEILMEYER: Med. Klin. **1946**, 241.
58. WEISS, S., and R. W. WILKINS: The nature of the cardiovascular disturbances in nutritional deficiency states (beriberi). Ann. Int. Med. **11**, 104 (1937/38).
59. VALLOTON, M.: Zur pathologischen Anatomie der B_1-Avitaminose. Internat. Z. Vitaminforsch. **21**, 61 (1949/50).
60. BLANKENHORN, M. A.: Diagnosis of beriberi heart disease. Ann. Int. Med. **23**, 398 (1945).
61. AALSMEER, W. C.: Cardicvascular symptoms of beriberi. Documenta néerl. et indones. morbis trop. **3**, 2 (1951).
62. HOLZMANN, M.: Klinische Elektrokardiographie, S. 296. Zürich: Fretz u. Wasmuth 1945.
63. GRIFFITH, R. L.: Condition of the heart following beriberi and malnutrition. Arch. Int. Med. **89**, 743 (1952).
64. WENCKEBACH, K. F.: Der Mechanismus des plötzlichen Herztodes bei der Beriberi. Klin. Wschr. **1932**, 1641.
65. ALEXANDER, L.: Wernicke's disease. Amer. J. Path. **16**, 61 (1940).
66. CAMPBELL, A. C. P., and W. R. RUSSELL: WERNICKES encephalopathy. Quart. J. Med. **10**, 41 (1941).
67. WORTIS, H.: Pyuvic acid studies in the WERNICKE syndrome. Arch. of Neur. **47**, 215 (1942).
68. JOLLIFFEE: The Wernicke-syndrome. Arch. of Neur. **46**, 569 (1941).
69. GUERRERO, R. M.: WERNICKES syndrome due to Vitamin B deficiency. Amer. J. Dis. Childr. **78**, 88 (1949).
70. WARDENER, H. E. DE, and B. LENNOX: Cerebral beriberi (WERNICKES encephalopathy). Lancet **1947 I**, 11.
71. MURALT, A. VON: Thiamine and peripheral neurophysiology. Vitamins a. Hormones **5**, 93 (1947).
72. McLESTER, J. S.: Nutrition and diet in health and disease, S. 314. London: Sanders 1949.
73. BUTLER, R. A., and H. P. SARETT: The effect of isocaloric substitution of alcohol for dietary carbohydrate upon the excretion of B-vitamins in man. J. Nutrit. **35**, 539 (1948).
74. LOWRY, J. V., W. H. SEBRILL, F. S. DAFT and L. L. ASHBURNE: Polyneuropathy in thiamine deficient rats delayed by alcohol or whisky. J. Nutrit. **24**, 73 (1942).
75. JOLLIFFEE, M., C. N. COLBERT and P. M. JOFFE: Observations of the etiologic relationship of vitamin B (B_1) to polyneuritis in the alcohol addict. Amer. J. Med. Sci. **191**, 515 (1936).

76. Wortis, H., E. Biredin and N. Jolliffee: Pyruvic acid studies in the peripheral neuropathy of alcohol addicts. New England J. Med. **226**, 376 (1942).
77. Strauss, M. B.: The etiology of alcoholic polyneuritis. Amer. J. Med. Sci. **189**, 378 (1935).
78. Brown, M. R.: Alcohol polyneuritis. J. Amer. Med. Assoc. **116**, 1615 (1941).
79. Slobody, L. B., M. M. Willner and J. Mestorn: Comparison of vitamin B_1 levels in mothers and their newborn infants. Amer. J. Dis. Chi dr. **77**, 736 (1949).
80. Neuweiler, W., u. W. Nyffenegger: Über das Verhalten des „Bisulfit Bindung Substances" im Urin von Schwangeren und Wöchnerinnen. Internat. Z. Vitaminforsch. **21**, 129 (1949/50).
81. Kauvar, A. J.: The relation of arteriosclerosis to diabetic neuritis. J. Clin. Endocrin. **1**, 955 (1941).
82. Cowgill, G. R.: Human requirements for vitamin B. J. Amer. Med. Assoc. **111**, 1009 (1938).
83. Odin, M.: Nord. Med. **29**, 426 (1946).
84. Broch, O. J., and O. Klövstad: Poyneuritis in diabetes mellitus. Acta med. scand. (Stockh.) **77**, 514 (1947).
85. Schuppli, R.: Vitamine und Hautkrankheiten. Praxis **1948**, 297.
86. Colarizi, A., e S. Santyan y Velasco: Profilassi delle paralisi difteriche con dosi urto di vitamine B_1. Riv. Clin. pediatr. **44**, 129 (1946).
87. Molitor, H.: Federat. Proc. Amer. Soc. Exper. Biol. **1**, 309 (1942).
88. Seusing, J.: Allergisches Verhalten gegen Vitamin B_1. K in. Wschr. **1951**, 394.
89. Leitner, Z. A.: Toxicity of thiamine. Lancet **1947 I**, 345.
90. Laws, C. L.: Sensitization to thiamine hydrochloride. J. Amer. Med. Assoc. **117**, 176 (1941).
91. Mills, C. A.: Discussion on vitamin therapy. J. Amer. Med. Assoc. **117**, 1500 (1941).
92. Reingold, I. M., and F. R. Webb: Sudden death following intravenous injection of thiamine hydrochloride. J. Ann. Med. Assoc. **130**, 491 (1946).
93. Dotti, E.: Accidente mortale dopo iniezione endomuscolare di vitamina B_1. Minerva med. (Torino) **1949 I**, 720.
94. Rietti, F.: Su alcuni aspetti negativi dell iperdosaggio e della somministrazione endovenose di vitamina B_1. Boll. Soc. ital. Biol. sper. **27**, 134 (1951).
95. Weigand, C. S.: Geriatrics **5**, 274 (1950).
96. Valeri, C. M., G. Conese u. D. Angarono: Sull'azione della niacina sul metabolismo basale. Internat. Z. Vitaminforsch. **22**, 174 (1951).
97. Mills, C. A.: Thiamine overdosage and toxicity. J. Amer. Med. Assoc. **116**, 2101 (1941).
98. Leitner, C. A.: Untoward effects of vitamin B_1. Lancet **1934 II**, 774.
99. Scriba, K., u. H. Luckner: Das Beriberiherz im Tierexperiment. Dtsch. Arch. klin. Med. **1949**, 196 (193).

Vitamin B_2.

1. Emmet, A. D., and G. O. Luros: Are the antineuritic and the growth-promoting water-soluble B-vitamins the same? J. of Biol. Chem. **43**, 265 (1920).
2. Blythe, A. W.: The composition of cows milk in health and disease. J. Chem. Soc. Lond. **35**, 530 (1879).
3. Bleyer, B., u. O. Kallmann: Beiträge zur Kenntnis einiger bisher wenig studierter Inhaltsstoffe der Milch. Biochem. Z. **155**, 54 (1925).
4. Booher, L. E.: The concentration and probable chemical nature of vitamin G. J. of Biol. Chem. **102**, 39 (1933).
5. Kuhn, R., P. György u. T. Wagner-Jauregg: Über Ovoflavin, den Farbstoff des Eiklars. Ber. dtsch. chem. Ges. **66**, 576 (1933).
6. Warburg, O., u. W. Christian: Über ein neues Oxydationsferment und sein Absorptionsspektrum. Biochem. Z. **254**, 438 (1932).
7. Theorell, H.: Reindarstellung des Gelben Atmungsfermentes und die reversible Spaltung desselben. Biochem. Z. **272**, 155 (1934).
8. Kuhn, R., K. Reinemund, F. Weygand u. R. Stroebele: Über die Synthese des Lactoflavins. Ber. dtsch. chem. Ges. **68**, 1765 (1935).
9. Karrer, P., K. Schoepp u. F. Benz: Synthesen von Flavinen. Helvet. chim. Acta **18**, 426 (1935).
10. Bessey, O. A., O. H. Lowry and R. H. Love: Fluorometric measurement of the nucleotides of riboflavin and their concentration in tissues. J. of Biol. Chem. **180**, 755 (1949).
11. Everson, G., E. Wheeler, H. Walker and W. J. Caulfield: Availability of riboflavin in ice cream, peas and almonds. J. Nutrit. **35**, 209 (1948).

12. HATHAWAY, M. L., and D. E. LOBB: A comparison of riboflavin synthesis and excretion in human subjects on synthetic and natural diets. J. Nutrit. **32**, 9 (1946).

13. NAJJAR, V. A., G. A. JOHNS, G. O. MEDIARY, G. FLEISCHMANN and L. E. HOLT: Biosynthesis of riboflavin in man. J. Amer. Med. Assoc. **126**, 357 (1944).

14. SUVARNAKICH, K., G. V. MANN and F. J. STARE: Riboflavin in human serum. J. Nutrit. **47**, 105 (1952).

15. AXELROD, A. E., T. D. SPIES and C. A. ELVEHJEM: The riboflavin content of the blood and muscle in normal and malnourished humans. Proc. Soc. Exper. Biol. a. Med. **46**, 146 (1941).

16. KEYS, A., A. F. HENSCHEL, O. MICKELSEN, J. M. BROZEK and J. H. CRAWFORD: Physiological and biochemical functioning in normal young men on a diet restricted in riboflavin. J. Nutrit. **27**, 165 (1944).

17. HORWITT, M. K., C. C. HARVEY, O. W. HILLS and E. LIEBERT: Correlation of urinary ecxretion of riboflavin with dietary intake and symptoms of ariboflavinosis. J. Nutrit. **41**, 247 (1950).

18. MITCHELL, H. H., B. C. JOHNSON, T. S. HAMILTON and W. T. HAINES: riboflavin requirement of the growing pig at two environmental temperature. J. Nutrit. **41**, 317 (1950).

19. AXELROD, A. E., and C. A. ELVEHJEM: The xanthine oxidase content of rat liver in riboflavin deficiency. J. of Biol. Chem. **140**, 725 (1941).

20. ELLIS, L. N., A. ZMACHINSKY and H. C. SHERMAN: Experiments on the significance of liberal levels of intake of riboflavin. J. Nutrit. **25**, 153 (1943).

21. SURE, B., and M. DICHEK: Riboflavin as a factor in economy of food utilization. J. Nutrit. **1**, 453 (1941).

22. POLLACK, H., and J. J. BOOKMAN: Riboflavin excretion as a function of protein metabolism in the normal, catabolic and diabetic human being. J. Labor. a. Clin. Med. **38**, 561 (1951).

23. ERSHOFF, B. H.: Decreased resistance of riboflavin-deficient rats to cold stress. Proc. Soc. Exper. Biol. a. Med. **79**, 559 (1952).

24. HARRIS, P. N., M. E. KRAHL and G. H. A. CLOWES: Para-dimethylaminoazobenzene carcinogenesis with purified diets. Cancer Res. **7**, 162 (1947).

25. WARKANY, J., and E. SCHRAFFENBERGER: Congenital malformations induced in rats by maternal nutritional d ficiency. J. Nutrit. **27**, 477 (1944).

26. ENDICOTT, K. M., A. KORNBERG and O. H. M.: Hemopoesis in riboflavindeficient rats. Blood **2**, 164 (1947).

27. KORNBERG, A., F. S. DAFT and W. A. SEBRELL: Granulocytopenia and anaemia in riboflavin deficient rats. Arch. of Biochem. **8**, 431 (1945).

28. AYREY, F.: Outbreak of sprue during the burma campaign. Trans. Roy. Soc. Trop. Med., Lond. **41**, 377 (1947).

29. DELACHAUX: Helvet. med. Acta **7**, 644 (1941).

30. SEBRELL, W. H., and R. E. BUTLER: Riboflavin deficiency in man. Publ. health Rep. **53**, 222 (1938).

31. SMITH, D. A., and M. A. WOODRUFF: Deficiency diseases in japanese prison camps. Med. Res. Council Spec. Rep., Ser. 274, **1951**.

32. FINNERUD, C. W.: Perlèche: Its nosologic status. J. Amer. Med. Assoc. **126**, 737 (1944).

33. MAGYAR, I.: Clinical investigations with riboflavin. Internat. Z. Vitaminforsch. **19**, 70. (1947/48).

34. BUTLER, R. E.: Riboflavin deficiency. Med. Clin. N. Amer. **27**, 399 (1943).

35. GREGORY, M. K.: The ocular criteria of d.ficiency of riboflavin. Brit. Med. J. **1943 II**, 134.

36. DARBY, W. J.: The oral manifestations of iron deficiency. J. Amer. Med. Assoc. **130**, 830 (1946).

37. ELLENBERG, M., and H. POLLACK: Pseudo-ariboflavinosis. J. Amer. Med. Assoc. **119**, 790 (1942).

38. JEGHERS, H.: Nutrition: The appearance of the tongue as an index of nutrit. deficiencies. New England J. Med. **227**, 221 (1942).

39. SYDENSTRICKER, V. P., H. L. SCHMIDT and W. K. HALL: The corneal and lenticular changes resulting from amino acid deficiencies in the rat. Proc. Soc. Exper. Biol. a. Med. **64**, 59 (1947).

40. VANNOTTI, A. M.: In VII.

41. NAJJAR, V. A., and L. E. HOLT: A riboflavin excretion test as a measure of riboflavin deficiency in man. Bull Hopkins Hosp. **69**, 476 (1941).

42. COPPING, A. M.: Some aspects of riboflavin nutrition in man. Nutrit. Abstr. a. Rev. **14**, 433 (1945).

43. Holt jr., L. E., and V. A. Najjar: A simple method for the laboratory diagnosis of subclinical deficiencies of thiamine, riboflavin and nicotinic acid. Bull. Hopkins Hosp. **70**, 329 (1942).
44. Williams, R. D., H. L. Mason, P. L. Cusick and R. M. Wilder: Observations on induced riboflavin d ficiency and the riboflavin requirement of man. J. Nutrit. **25**, 361 (1943).
45. Stich, W.: Die Bedeutung der B_2-Vitamine für den Dualismus der Porphyrine und den Aufbau von Häminproteiden. Dtsch. med. Wschr. **1950**, 1217.
46. Stepp, W.: In IX.
47. Machella, T. E.: Studies of B-Vitamins in human subject. Amer. J. Med. Sci. **203**, 114 (1942).
48. Marchesani u. Schober: Arch. f. Ophthalm. **148**, 420 (1948).
49. Sebrell, W. H., R. E. Butler, J. G. Wooley and H. Isbell: Human riboflavin requirement estimated by urinary excretion of subjects on controlled intake. Publ. Health. Rep. **56**, 510 (1941).
50. Hoff, F.: Zur Behandlung des Zungenbrennens und verwandter Störungen. Neue med. Welt **1950**, 16.

Nicotinsäure, Nicotinsäureamid, Antipellagravitamin.

1. Funk, C.: Chemistry of the vitamine fraction from yeast and rice polishings. J. of Physiol. **46**, 173 (1913).
2. Goldberger, J., C. H. Waring, and D. G. Willets: U. S. Publ. Health Rep. **30**, 3117 (1915).
3. Elvehjem, C. A., R. J. Madden, F. M. Strong and D. W. Woolley: Relation of nicotinic acid and nicotinic acid amide to cannine black tongue. J. Amer. Chem. Soc. **59**, 1767 (1937).
4. Fouts, P. J., O. M. Helmer, S. Lepkovsky and T. H. Jukes: Treatment of human pellagra with nicotinic acid. Proc. Soc. Exper. Biol. a. Med. **37**, 405 (1937).
5. Warburg, O., and W. Christian: Co-Fermentproblem. Biochem. Z. **275**, 464 (1935).
6. Handler, P.: Present status of nicotinic acid. Internat. Z. Vitaminforsch. **19**, 393 (1948).
7. Kühnau, Z.: In VII..
8. Najjar, V. A., and C. C. Deal: The antipellagra action of N'-Methylnicotinamide. Bull. Hopkins Hosp. **80**, 160 (1947).
9. Axelrod, A. E., T. D. Spies and C. A. Elvehjem: The effect of a nicotinic acid deficiency upon the coenzyme I content of human erythrocyte and muscle. J. of Biol. Chem. **138**, 667 (1941).
10. Gounelle, H., A. Vallette et Y. Raoul: Le besoins quotidiens en vitamine PP. C. r. Soc. Biol. Paris **139**, 16 (1945).
11. Denko, C. W., W. E. Grunny N. C. Wheeler, C. R. Henderson and C. H. Berryman: The excretion of B-complex vitamins by normal adults on a restricted intake. Arch. of Biochem. **11**, 109 (1046).
12. Perlzweig, W. A., F. Rosen and P. B. Pearson: Comparative studies in niacin metabolism. J. Nutrit. **40**, 453 (1950).
13. Oldham, H. G., M. V. Davis and L. J. Roberts: Thiamine excretion and blood levels of young women on diets containing varying levels of the B vitamins. J. Nutrit. **32**, 163 (1946).
14. Ellinger, P., R. Benesch and W. W. Kay: Biosynthesis of nicotinamide in the human gut. Lancet **1945 I**, 432.
15. De, and Datta: The site and mechanism of biosynthesis of nicotinic acid in rats. Indian J. Med. Res. **39**, 63 (1951).
16. Najjar, V. A., L. E. Holt, G. A. Johns, G. C. Mediary and G. Fleischmann: Biosynthesis of nicotinamide in man. Proc. Soc. Exper. Biol. a. Med. **61**, 371 (1946).
17. Krehl, W. A., L. J. Teply, P. S. Sarma and C. A. Elvehjem: Growth retarding effect of corn in nicotinic acid-low rations and its counteraction by tryptophan. Science (Lancaster, Pa.) **101**, 489 (1945).
18. Rosen, F., J. W. Huff and W. A. Perlzweig: The effect of tryptophan on the synthesis of nicotinic acid in the rat. J. of Biol. Chem. **163**, 343 (1946).
19. Sarett, H. P., and G. A. Goldsmith: Metabolism of L- and DL-Tryptophan in normal man and in pellagrins. J. of Biol. Chem. **182**, 679 (1950).
20. Henderson, L. M., and L. V. Hankes: Effect of enterectomy on synthesis of niacin in the rat. Proc. Soc. Exper. Biol. a. Med. **70**, 26 (1949).
21. Heidelberger, C.: Concerning the mechanism of the mammalian conversion of tryptophan into nicotinic acid. J. of Biol. Chem. **176**, 1461 (1948).

22. HANKES, L. V., L. M. HENDERSON, W. L. BRICKSON and C. A. ELVEHJEM: Effect of amino acids on the growth of rats on niacin-tryptophan-deficient rations. J. of Biol. Chem. **174**, 873 (1948).
23. BONNER, D. M., and C. YANOFSKY: Biosynthesis of tryptophan and niacin and their relationships. J. Nutrit. **44**, 603 (1951).
24. SCHWEIGERT and PEARSON: J. of Biol. Chem. **168**, 555 (1947).
25. KREHL, W. A.: Niacin in amino acid metabolism. Vitamins a. Hormones **7**, 111 (1949).
26. ELVEHJEM, C. A.: Nutritional interrelationships. Internat. Z. Vitaminforsch. **23**, 299 (1952).
27. KREHL, W. A., L. M. HENDERSON, J. DE LA HUERGA and C. A. ELVEHJEM: Relation of amino acid imbalances to niacin-tryptophan deficiency in growing rats. J. of Biol. Chem. **166**, 531 (1946).
28. MCILWAIN, H.: Pyridine-3-sulphonic acid and its amide as inhibitors of bacterial growth. Brit. J. exper. Path. **21**, 136 (1941).
29. WOOLLEY, D. W.: Production of nicotinic acid deficiency with 3-acetyl pyridine. J. of Biol. Chem. **157**, 455 (1945).
30. BEAN, W. B., R. W. VILTER and M. A. BLANKENHORN: Incidence of pellagra. J. Amer. Med. Assoc. **140**, 872 (1949).
31. BISAZ, S.: Les avitaminoses in suisse. Schweiz. med. Wschr. **1952**, 1025.
32. SPIES, T. D.: In N. JOLLIFFEE, F. F. TISDALL and P. R. CANNON, Clinical nutrition, S. 531. New York: Hoeber 1950.
33. SARGENT, F., and V. W. SARGENT: Season, nutrition and pellagra. New England J. Med. **242**, 447, 507 (1950).
34. HERZENBERG, H.: Pellagra (pathologisch-anatomische Studies). Beitr. path. Anat. **96**, 97 (1935).
35. JOLLIFFE, N., K. M. BOWMAN u. Mitarb.: Nicotinic acid deficiency encephalopathy. J. Amer. Med. Assoc. **114**, 307 (1940).
36. GOTTLIEB, B.: Acute nicotinic acid deficiency. Brit. Med. J. **1944 I**, 392.
37. GRAVES, P. R.: Pellagrous encephalopathy. Brit. Med. J. **1947 I**, 253.
38. LEWIS, CH. F., and M. M. L. MUSSELMAN: Observations on pellagra in american prisoners of war in the philippines. J. Nutrit. **32**, 549 (1946).
39. GILLMAN, TH., and J. GILLMAN: Powdered stomach' in treatment of fatty liver and other manifestations of infantile pellagra. Arch. Int. Med. **76**, 63 (1945).
40. RACHMILEWITZ, N., and K. BROWN: The presence of electrocardiographic changes in nicotinic acid deficiency. Amer. Heart. J. **27**, 203 (1944).
41. NAJJAR, V. A., and L. E. HOLT jr.: Excretion of specific fluorescent substances in urine in pellagra. Science (Lancaster, Pa.) **93**, 20 (1941).
42. RIMINGTON, C., and S. A. LEITNER: Urinary excretion of coproporphyrin in non-alcoholic pellagra. Lancet **1945 II**, 494.
43. STEFANINI, M.: The cholagogic and choleretic effect of sodium nicotinate. Amer. J. digest. Dis. **17**, 337 (1947).
44. MARFORI, L., M. STEFANINI and P. BRAMANTE: Clinical significance of hyperbilirubinemia due to nicotinic acid. Amer. J. Med. Sci. **213**, 150 (1947).
45. BERTSCHINGER, A.: Die Wirkung von Nicotinsäure-amid und Ascorbinsäure auf Leberparenchymschäden. Klin. Wschr. **1942**, 892.
46. GEHER, FR.: Behandlung der Leberinsuffizienz mit Nicotinsäure. Klin. Wschr. **22**, 735 (1943).
47. BEIGLBÖCK, W., u. A. SPIESS-BERTSCHINGER: Zur biologischen und therapeutischen Bedeutung des Nicotinsäureamids Klin. Wschr. **1944**, 31.
48. GORDON, W.: Nicotinic acid amid in diabetes. Lancet **1946 I**, 218.
49. TALAAT. M.: Nicotinamid in treatment of diabetes mellitus. J. Roy. Egypt. Med. Assoc. **30**, 19 (1947).
50. MAISEL, F. E., and E. SOMKIN: Treatment of asthmatic paroxysm with nicotinic acid. J. Allergy **13**, 397 (1942).
51. CHAMBERS, D. C., and H. S. BERNTON: The administration of nicotinic acid and calcium lactate in urticaria. J. Allergy **15**, 141 (1944).
52. DAINOW: Internat. Z. Vitaminforsch. **15**, 245 (1944).
53. LAPP, H.: Serumkrankheit und Nikotinsäure-amid. Ärztl. Wschr. **1949**, 91.
54. BEAN, W. B., and T. D. SPIES: A study of the effects of nicotinic acid on the temp. of skin of human beings. Amer. Heart J. **20**, 62 (1940).
55. THOMPSON, W. S. u. Mitarb.: Prolonged vasoconstriction due to ergotamine tartrate. Arch. Int. Med. **85**, 691 (1950).
56. SARGENT, F., P. F. ROBINSON and R. E. JOHNSON: F_1 and F_2 of NAJJAR and HOLT in urine of normal young men. J. Clin. Invest. **23**, 714 (1944).
57. KOCH, R., u. J. BRÄUTIGAM: Der Einfluß des Nicotinsäureamids auf Glykogenbildung und postmortale Glykogenolyse. Klin. Wschr. **1950**, 308.

58. KRAUSE, W. W.: Nicotinsäureamid und Serumkrankheit. Ärztl. Wschr. **1947**, 1100.
59. VILLA, L.: Die Wirkung des PP.-Faktors bei Dysfunktionszuständen der Leberzelle. Schweiz. med. Wschr. **1947**, 80.
60. VARGA, L. V.: Physiologische Beeinflussung der Leberparenchymschädigung. Ärztl. Forsch. **1948**, 366.
61. BORGHETTI, V.: Policlinico, Sez. prat. **55**, 302 (1948).
62. WOOLLEY, D. W.: Production of nicotinic acid deficiency with 3-Acetylpyridine, the ketone analogue of nicotinic acid. J. of Biol. Chem. **157**, 455 (1945).

Die hämopoetischen Vitamine Folsäure, Citrovorum factor und Vitamin B_{12}.

1. MITCHELL, H. K., E. E. SNELL and R. J. WILLIAMS: The concentration of folic acid. J. Amer. Chem. Soc. **63**, 2284 (1941).
2. ANGLER, R. B. u. Mitarb.: The structure and synthesis of the liver L. casei factor. Science (Lancaster, Pa.) **103**, 667 (1946).
3. SPIES, T. D., C. F. VILTER, M. B. KOCH and M. H. CALDWELL: Observations of the antianemic properties of synthetic folic acid. South. Med. J. **38**, 707 (1945).
4. JUKES, T. H., and E. L. R. STOKSTAD: Pteroylglutamic acid and related compounds. Physiologic. Rev. **28**, 51 (1948).
5. JUKES, T. H.: Folic acid. Internat. Z. Vitaminforsch. **23**, 356 (1952).
6. SREENIVASAN, A., A. E. HARPER and C. A. ELVEHJEM: The use of conjugase preparations in the microbiological assay of folic acid. J. of Biol. Chem. **177**, 117 (1949).
7. OLSON, O. E., R. H. BURRIS and C. A. ELVEHJEM: The folic acid contents of certain foods. J. Amer. Dent. Assoc. **25**, 200 (1947).
8. GIRDWOOD, R. H.: The interrelationship of factors that influence the megaloblastic anemias. Blood **7**, 77 (1952).
9. SAUBERLICH, H. E., and C. A. BAUMANN: A factor required for the growth of leuconostoc citrovorum. J. of Biol. Chem. **176**, 165 (1948).
10. GABUZDA, G. J., G. B. PHILIPS, R. F. SCHILLING and C. S. DAVIDSON: Metabolism of pteroylglutamic acid and citrovorum factor in human scurvy. J. Clin. Invest. **30**, 639 (1951).
11. DIETRICH, L. S., W. J. MONSON and C. A. ELVEHJEM: Observations on a relationship between vitamin B_{12}, folic acid and citrovorum factor. Proc. Soc. Exper. Biol. a. Med. **77**, 93 (1951).
12. COSULICH, D. B., B. ROTH, J. M. SMITH, E. M. HULTQUIST and R. P. PARKER: Acid transformation products of leukovorin. J. Amer. Chem. Soc. **73**, 5006 (1951).
13. MITCHELL, H. K., and E. R. ISBELL: Intestinal bacterial synthesis as a source of B vitamins for the rat. Univ. Texas Publ. **1942**, No 4237, 125.
14. BROQUIST, H. P., E. L. R. STOKSTAD and T. H. JUKES: Biochemical studies with the citrovorum factor. J. Labor. a. Clin. Med. **38**, 95 (1951).
15. NICHOL, C. A., and A. D. WELCH: Synthesis of citrovorum factor from folic acid by liver slices. Proc. Soc. Exper. Biol. a. Med. **74**, 52 (1950).
16. SPIES, T. D., S. DREIZEN, G. S. PARKER and D. J. SILBERMAN: Detection and treatment of nutritive failure in children. J. Amer. Med. Assoc. **148**, 1376 (1952).
17, GIRDWOOD, R. H.: The relationship between vitamin B_{12}, folic acid and folinic acid. Brit. J. Nutrit. **6**, 315 (1952).
18. SHIVE, W.: The functions of B-vitamins in the biosynthesis of purines and pyrimidines. Vitamins a. Hormones **9**, 75 (1951).
19. BROQUIST, H. P.: Involvement of citrovorum factor in synthesis of histidin in yeast. Federat. Proc. **11**, 191 (1952).
20a. BETHELL, F. H., M. C. MEYERS, G. A. ANDREWS, M. E. SWENDSEID, O. D. BIRD and R. A. BROWN: Metabolic function of pteroylglutamic acid and its hexaglutamyl conjugate. J. Labor. a. Clin. Med. **32**, 3 (1947).
20b. WILKINSON, J. F., and M. C. G. ISRAELS: Pteroyl-polyglutamic acids in the treatment of pernicious anemia. Lancet **1949** II, 689.
21. DOAN, C. A.: Folic acid (synthetic L. casei factor) an essential panhematopoeietic stimulus. Amer. J. Med. Sci. **212**, 257 (1946).
22. LEUCHTENBERGER, R., C. LEUCHTENBERGER, D. LASZLO and R. LEWISOHN: The influence of folic acid on spontaneous breast cancers in mice. Science (Lancaster, Pa.) **101**, 46 (1945).
23. NIELSEN, E. and C. A. ELVEHJEM: Growth-promoting effect of folic acid and biotin in rats fed succinylsulfathiazole. J. of Biol. Chem. **145**, 713 (1942).
24. SPIES, T. D., and R. E. STONE: Some recent experience with vitamins and vitamin deficiencies. South. Med. J. **40**, 46 (1947).

25. STOKES, J. L.: Substitution of thymine for folic acid in the nutrition of lactic acid bacteria. J. Bacter. 48, 201 (1944).
26. WRIGHT, L. D., H. R. SKEGGS and J. N. HUFF: The ability of thymidine to replace vitamin B_{12} as a growth factor for certain lactobacilli. J. of Biol. Chem. 175, 475 (1948).
27. SEEGER, D. R., J. M. SMITH and L. A. HULTQUIST: Antagonist for pteroylglutamic acid. J. Amer. Chem. Soc. 69, 2567 (1947).
28. NICHOL, C. A., and A. D. WELCH: On the mechanism of action of aminopterin. Proc. Soc. Exper. Biol. a. Med. 74, 403 (1950).
29. PETERING, H. G.: Folic acid antagonists. Physiologic. Rev. 32, 197 (1952).
30. THIERSCH, J. A., and F. S. PHILLIPS: Effects of 4-amino-pteroylglutamic acid in dogs with special reference to megaloblastosis. Proc. Soc. Exper. Biol. a. Med. 71, 487 (1949).
31. INNES, J., E. M. INNES and C. V. MOORE: The hematologic changes induced in guinea pigs by the prolonged administration of pteroyl glutamic acid antagonists. J. Labor. a. Clin. Med. 34, 883 (1949).
32. MINOT, G. R., and W. P. MURPHY: Treatment of pernicious anemia by a special diet. J. Amer. Med. Assoc. 87, 470 (1926).
33. RICKES, E. L., N. G. BRINK, F. R. KONIUSZY, T. R. WOOD and K. FOLKERS: Crystalline vitamin B_{12}. Science (Lancaster, Pa.) 107, 396 (1948).
34. SMITH, E. L., and L. F. J. PARKER: Purification of antipernicious anemia factor. Biochemic. J. 43, Proc. viii (1948).
35. WEST, R.: Activity of vitamin B_{12} in addisonian pernicious anemia. Science (Lancaster, Pa.) 107, 398 (1948).
36. JUKES, T. H., and E. L. R. STOKSTAD: The role of vitamin B_{12} in metabolic processes. Vitamins a. Hormones 9, 1 (1951).
37. SMITH, E. L.: Vitamin B_{12}. Nutrit. Abstr. a. Rev. 20, 795 (1951).
38. UNGLEY, C. C.: Vitamin B_{12}. Nutrit. Abstr. a. Rev. 21, 1 (1951).
39. WELCH, A. D., and R. W. HEINLE: Hemopoietic agents in makrocytic anemias. Pharmacol. Rev. 3, 345 (1951).
40. LEWIS, U. J., D. V. TAPPAN and C. A. ELVEHJEM: A new and biologically different form of vitamin B_{12}. J. of Biol. Chem. 194, 539 (1952).
41. COLLINS, R. A., A. E. HARPER, M. SCHREIBER and C. A. ELVEHJEM: The folic acid and vitamin B_{12} content of the milk of various species. J. Nutrit. 43, 313 (1951).
42. ZINK, A.: Folsäure, ihre Antagonisten, B_{12} und Animal protein Faktor und ihre Bedeutung für den tierischen und menschlichen Organismus. Internat. Z. Vitaminforsch. 23, 471 (1952).
43. BOXER and RICKARDS: Chemical determination of vitamin B_{12}. Arch. of Biochem. 30, 392 (1951).
44. CHOW, B. F.: Sequelae to the administration of viramin B_{12} to humans. J. Nutrit. 43, 323 (1951).
45. CHESTERMAN, D. C., W. F. J. CUTHBERTSON and H. F. PEGLER: Vitamin B_{12} excretion studies. Biochemic. J. 48, 11 (1951).
46. CHOW, B. F., C. ROSENBLUM, R. H. SILBER, D. T. WOODBURY, R. YAMAMOTO and C. A. LANG: Oral administration of vitamin B_{12} containing Co^{60} to rats. Proc. Soc. Exper. Biol. a. Med. 76, 393 (1951).
47. MEYER, M. L., H. T. THOMPSON and C. A. ELVEHJEM: The effect of vitamin B_{12} on reproduction and lactation in rats receiving pork or beef diets. J. Nutrit. 45, 551 (1951).
48. TERNBERG, J., and R. E. EAKIN: Erythein and apoerythein and their relation to the antipernicious anemia principle. J. Amer. Chem. Soc. 71, 3858 (1949).
49. CALLENDER, S. H., and L. G. LAJTHA: On the nature of CASTLE's hemopoietic factor. Blood 6, 1234 (1951).
50. BERK, L., W. B. CASTLE, A. D. WELCH, R. W. HEINLE, R. ANKER and M. EPSTEIN: Activity of vitamin B_{12} as food (extrinsic) factor. New England J. Med. 239, 911 (1948).
51. CASTLE, W. B., J. B. ROSS, C. S. DAVIDSON, J. H. BURCHENAL, H. J. FOX and T. H. HAM: Extrinsic factor in pernicious anemia. Science (Lancaster, Pa.) 100, 81 (1944).
52, REIMER, E. E.: Klinische Erfahrungen mit B_{12}-Therapie. Wien. klin. Wschr. 1951, 941.
53. MARSTON, H. R., and H. J. LEE: Primary site of the action of cobalt in ruminants. Nature (Lond.) 164, 529 (1949).
54. HEILMEYER, L.: Über eisenrefraktäre hypochrome Anaemien, die auf Cobalt ansprechen. Schweiz. med. Wschr. 1951, 1249.
55. WEISSBECHER, L.: Neue Möglichkeiten der Kobalttherapie. Klin. Wschr. 1951, 80.
56. SHIVE, W.: Utilization of antimetabolites in the study of biochemical processes in living organisms. Ann. New York Acad. Sci. 52, 1212 (1950).

57. DUBNOFF, J. W.: Effect of B_{12} concentrates on the reduction of S-S groups. Arch. of Biochem. 27, 466 (1950).
58. ROSE, I. A., and B. G. SCHWEIGERT: Effect of vitamin B_{12} on nucleic acid metabolism of the rat. Proc. Soc. Exper. Biol. a. Med. 79, 541 (1952).
59. BERK, L., D. DENNY BROWN, M. FINLAND and W. B. CASTLE: Rapid regression of neurological manifestations. New England J. Med. 239, 328 (1948).
60. TRAINA, V.: Vitamin B_{12} as an anti-anaphylatic. Nature (Lond.) 166, 78 (1950).
61. BARNARD, R. D., and H. A. WEITNER: B_{12} diuresis. Lancet 1949, 717.
62. SCHULTZE, M. O.: Nutritional value of plant materials. J. Nutrit. 42, 587 (1950).
63. STOKSTAD, E. L. R., C. E. HOFFMAN, M. A. REGAN, D. FORDHAM and T. H. JUKES: J. of Biol. Chem. 180, 647 (1949).
64. ZUCKER, T. F., and L. M. ZUCKER: Animal protein factor. Vitamins a. Hormones 8, 1 (1950).
65. BONSDORFF, B. v., and R. GORDIN: Oral administration of vitamin B_{12} in pernicious tapeworm anemia. Acta med. scand. (Stockh.) Suppl. 259, 112 (1951).
66. BONSDORFF, B. v.: Blutbildende Faktoren und Bandwurmanaemie. Schweiz. med. Wschr. 1950, 1246.
67. LAJTHA, L. S.: An inhibitory factor in pernicious anaemia serum. Clin. Sci. 9, 287 (1950).
68. THOMPSON, R. B.: Addisonian pernicious anaemia. Confirmatory evidence of a factor inhibiting erythropoesis. Clin. Sci. 9, 281 (1950).
69. UNGLEY, C. C.: Vitamin B_{12} and other dietary factors in megaloblastic anaemias and in subacute combined degeneration of the cord. Proc. Roy. Soc. Med. 43, 537 (1950).
70. DAMASHEK, W.: Folic acid, pernicious anaemia, and pendulums. Blood 3, 699 (1948).
71. LÜDIN, H.: Zur Folsäuretherapie makrocytärer Anaemien. Helvet. med. Acta 15, 460 (1948).
72. MOLLIN, D. L.: Relapse of pernicious anemia during maintenance therapie with folic acid. Lancet 1948 II, 928.
73. HEINLE, R. W., J. T. DINGLE and A. S. WEISSBERGER: Folic acid in the maintenance of pernicious anemia. J. Labor. a. Clin. Med. 32, 970 (1947).
74. HEINLE, R. W., and A. D. WELCH: Folic acid in pernicious anemia. Failure to prevent neurologic relapse.
75. ISRAELS, M. C. G., and J. F. WILKINSON: Risk of neurologic complications in pernicious anemia treated with folic acid. Brit. Med. J. 1949 II, 1072.
76. SCHWARTZ, S. O., S. R. KAPLAN and B. E. ARMSTRONG: The long term evaluation of folic acid in the treatment of pernicious anemia. J. Labor. a. Clin. Med. 35, 894 (1950).
77. CHODOS, R. B., and J. F. ROSS: The effects of combined folic acid and liver extract therapy. Blood 6, 1213 (1951).
78. COWLEY, C. L., and J. R. KREVANS: Manifestations of pernicious anemia during multivitamin therapy. New England J. Med. 245, 529 (1951).
79. DAVIDSON, L. S. P., and R. H. GIRDWOOD: The imbalance of vitamins with particular reference to folic acid. Lancet 1948 I, 360.
80. HAUSMANN, K., and K. MULLI: Folsäure und Citrovorumfaktor. Acta haematol. (Basel) 7, 1 (1952).
81. JARROLD, T., D. HERRIGAN, C. THOMPSON and R. W. VILTER: The hematologic effect of folinic acid in persons with pernicious anemia. Science (Lancaster, Pa.) 113, 688 (1951).
82. DAVIDSON, L. S. P., and R. H. GIRDWOOD: Treatment of the megaloblastic anemias with citrovorum factor. Lancet 1951 II, 1193.
83. ELLISON, R. R., S. WOLFE, H. LICHTMAN, V. GINSBERG and S. WATSON: Effect of citrovorum factor in pernicious anemia. Proc. Soc. Exper. Biol. a. Med. 76, 366 (1951).
84. MEYER, L. M., and W. C. L. DIEFENBACK: Pernicious anemia treated with citrovorum factor. Amer. J. Clin. Path. 21, 1054 (1951).
85. PETRIDES, P., u. S. NIEDERMEIER: Die Vitamin B_{12}-Behandlung der Perniciosa. Dtsch. med. Wschr. 1950, 426.
86. FINCH, S. C.: Vitamin B_{12} in medicine. Med. Clin. N. Amer. 36, 1223 (1952).
87. BLACKBURN, E. K., J. BURKE, C. ROSEMAN and E. J. WAYNE: Comparison of liver extract and Vitamin B_{12} in maintenance treatment of pernicious anemia. Brit. Med. J. 1952 II, 245.
88. GOLDECK, H., u. D. REMY: Wirksamkeit und Dosierung der kristallisierten Vitamin B_{12} bei der dekompensierten perniziösen Anämie. Med. Klin. 1951, 917.
89. GLASS, G. B., L. J. BOYD, M. A. RUBINSTEIN and C. S. SVIGALS: Relationship of glandular mucoprotein from human gastric juice to CASTLE's intrinsic antianemic factor. Science (Lancaster, Pa.) 115, 101 (1952).
90. SANNEMAN, E. H., and M. F. BEARD: Parenteral B_{12}-folic acid therapy in pernicious anemia. Ann. Int. Med. 37, 755 (1952).

91. WINTROBE, M. M.: Clinical hematology. Philadelphia: Lea a. Febiger 1952.

92. THOMPSON, R. B., and C. C. UNGLEY: Megaloblastic anaemia of pregnancy. Quart. J. Med. **20**, 187 (1951).

93. DAY, L. A., B. E. HALL, and G. L. PEASE: Macrocytic anemia of pregnancy refractory to vitamin B_{12} therapy; response to treatment with folic acid, report to case. Proc. Staff Meet. Mayo Clin. **24**, 149 (1949).

94. BETHELL, F. H., M. C. MEYER and R. B. NELIGH: Vitamin B_{12} in pernicious anemia and puerperal macrocytic anemia. J. Labor. a. Clin. Med. **33**, 1477 (1948).

95. NIEWEG, H. D., F. S. P. v. BUCHEM and W. F. L. STENFERT KROESE: Vitamin B_{12} and pteroylglutamic acid in the treatment of megaloblastic anemias. Acta med. scand. (Stockh.) **142**, 45 (1952).

96. WOODRUFF, C. W., J. C. PETERSON and W. J. DARBY: Citrovorum factor and folic acid in treatment of megaloblastic anemias in infancy. Proc. Soc. Exper. Biol. a. Med. **77**, 16 (1951).

97. WOODRUFF, C. W., and J. C. PETERSON: The treatment of megaloblastic anemia in infancy. Post-Graduate Med. J. **10**, 189 (1951).

98. SPIES, T. D. u. Mitarb.: The response of patients with pernicious anemia, with nutritiona macrocytic anemia and with tropical sprue to folic acid. South Med. J. **43**, 1076 (1951).

99. GHAUDHURI, S.: Vitamin B_{12} in megaloblastic anemia of pregnancy and tropical nutri tional macrocytic anemia. Brit. Med. J. **1951** II, 285.

100. PATEL, J. C., and R. B. KOCH: Vitamin B_{12} in megaloblastic anemias of pregnancy and the puerperium. Brit. Med. J. **1950** I, 924.

101. HEILMEYER, L., u. H. BEGEMANN: Blut- und Blutkrankheiten. In Handbuch der inneren Medizin, Bd. 2. Heidelberg: Springer 1951.

102. UNGLEY, C. C.: The pathogenesis of megaloblastic anaemias and the value of Vitamin B_{12}. Brit. J. Nutrit. **6**, 299 (1952).

103. HOLLY, R. G.: Megaloblastic anemia in pregnancy. Proc. Soc. Exper. Biol. a. Med. **78**, 238 (1951).

104. WOODRUFF, C. W., W. RIPYTT, J. C. PETERSON and W. J. DARBY: Variable response to vitamin B_{12} of megaloblastic anemia of infancy. Pediatrics **4**, 723 (1949).

105. HAEHNER, E.: Die praktische Bedeutung der Folsäure in der Klinik der Blutkrankheiten. Dtsch. med. Wschr. **1950**, 580.

106. STRUPPLER, A., u. TH. v. UEXKÜLL: Ein Beitrag zur Frage der Folinsäuretherapie. Klin. Wschr. **1950**, 683.

107. SUAREZ, R. M., T. D. SPIES and R. M. SUAREZ jr.: The use of folic acid in sprue. Ann. Int. Med. **26**, 643 (1947).

108. FOX, H. J.: A comparison of pteroylglutamic acid and liver extract maintenance therapy in sprue. New England J. Med. **240**, 801 (1949).

109. DAVIDSON, L. S. P., R. H. GIRDWOOD and E. M. INNES: Folic acid in treatment of sprue syndrome. Lancet **1947** I, 511.

110. ROMERO, C. A., R. VIZCARRONDO and R. RODRIGUEZ-MOLINA: Treatment of sprue with folinic acid. Amer. J. Med. Sci. **224**, 9 (1952).

111. SPIES, T. D., and R. M. SUAREZ: Response of tropical sprue to vitamin B_{12}. Blood **3**, 1213 (1948).

112. O'NEIL, G. C., and A. J. LOMBARDO: Vitamin B_{12} in celiac disease. J. Omaha Mid-West. Clin. Soc. **12**, 57 (1951).

113. DIEZ-RIVAS, F., F. H. MORALES and L. M. MEYER: The oral use of combined vitamin B_{12} and folic acid in tropical sprue. Ann. Int. Med. **36**, 1076 (1952).

114. TUCK, I. M., and N. WHITTAKER: Vitamin B_{12} in idiopathic steatorrhoe. Lancet **1950** I, 757.

115. CHINNOCK, R. F., and H. W. ROSENBERG: Results of administration of vitamin B_{12} to newborn infants. J. of Pediatr. **40**, 182 (1952).

116. RASCOFF, H., A. DUNEWITZ and R. NORTON: The weight progress of premature infants given supplementary feedings of vitamin B_{12}. J. of Pediatr. **39**, 61 (1951).

117. WETZEL, N. C., W. C. FARGO, H. I. SMITH and J. HELIKSON: Growth failure in schoolo children as associated with vitamin B_{12} deficiency. Science (Lancaster, Pa.) **110**, 651 (1949).

118. CHOW, B. F.: Sequelae to the administration of vitamin B_{12} to humans. J. Nutrit. **43**, 323 (1951).

119. GOLDSMITH, G. A., W. S. UNGLAUB and J. GIBBENS: Recent advances in nutrition and metabolism. Arch. Int. Med. **90**, 513 (1952).

120. TAUSK, M.: Über das Vitamin B_{12}. Schweiz. med. Wschr. **1951**, 275.

121. CAMPBELL, R. E., and F. H. PRUITT: Vitamin B_{12} in the treatment of viral hepatitis. Amer. J. Med. Sci. **224**, 252 (1952).

122. HESSE, E., u. W. FLÖTER: Über die Behandlung der Bleivergiftung mit Folsäure. Klin. Wschr. **1951**, 232.

Andere Vitamine.

1. SINCLAIR, H. M.: Nutritional aspects of pyridoxal as a Coenzym. Proc. Nutrit. Soc.. Cambridge **12**, 94 (1953).

2. SNYDERMAN, E., R. CARRETERO and L. E. HOLT jr.: Pyridoxine deficiency in the human being. Federat. Proc. **9**, 371 (1951).

3. MUELLER, J. F., and R. W. VILER: J. Clin. Invest. **29**, 193 (1951).

4. WACHSTEIN, M., and A. GUDAITIS: Disturbance of Vitamin B_6 metabolism in pregnancy. J. Lab. a. Clin. Med. **40**, 550 (1952).

5. GOPALAN, C.: Indian Med. Gaz. **1946**, 81.

6. SMITH, D. A.: Brain **69/70**, 209 (1946/47).

7. PERAITA, M.: Das parästhetisch-kausalgische Syndrom, eine Pantothensäuremangelkrankheit. Internat. Z. Vitaminforsch. **24**, 1 (1952).

Namenverzeichnis.

Die *kursiv* gesetzten Zahlen beziehen sich auf die Literaturhinweise.

Burn II 140, 407, *573*, *584*.
Burnet u. Ayktroyd II *578*.
Burnett I 731, 742, 743; II 429.
— Ch. H., R. R. Commons, F. Albright u. J. F. Howard I *1012*.
— s. Albright, F. I *1012*; II *802*.
Burns I 258, 316; II 650, 692.
— u. McKibbin II *673*.
— u. Merklin I *637*.
— C. L. C. I *319*.
— M. G. II *796*.
Burr I 629, *636*; II 390, 394.
— u. Burr II *573*.
— Burr u. Brown II *573*.
— s. Barnes II *572*.
— s. Brown II *573*.
— s. Evans II *573*.
— G. D. s. Chipault, I. R. II *808*.
Burrau I 285, *319*.
Burris, R. H. s. Olson, O. E. II *822*.
Burrowa II 660.
— s. Grossman II *676*.
Burrows I 752, 757; II 617.
— H. I., u. G. Graham I *1012*.
Burton I 802; II 2, 8, 512, *598*, 750.
— A. C. II *169*, *183*.
— u. Murlin II *169*.
— B. W. s. Crampton, E. W. II *812*.
— C. C. s. S. C. Kahlstrom I *1021*.
— s. Gagge, A. P. II *183*.
Burton - Fanning, F. W. s. Vaughan, A. L. I *1012*.
Burtscher II 58.
Busca II 346.
— u. Granati II *561*.
Busch I 516.
— u. Scherez I *637*.
Buscheff II 650.
Buschke I 500, *636*.
Buschoff s. Buchmann II *673*.
Buser I 981, 983.
— M. I *1037*.
Businco I *637*.
Buss I 939.
Busse I 115.
Butler I 748, 770; II 663, 721, 728, 771.
— s. Shol II *684*.
— A. M., u. M. Cushman II *814*.
— s. Albright, F. I 1017; II *805*.
— s. Shohl, A. T. II *803*.
— R. A., u. H. P. Sarett II *817*.
— R. E. II *819*.
— s. Sebrell, W. H. II *819*, *820*.

Butt II 742, 745.
— H. R. II *809*, *810*.
Butterini II 739.
Buttu, G. s. Marinesco, G. I *329*.
Butturini II *808*.
Byers II 404.
— Friedman u. Roseman II *573*.
Bylina, St. s. Auler, H. II *179*.
Bywaters I 892, 893, 894, *1030*; II 45, 112.
— Crook u. Morris I *1030*.
— Delory, Rimington u. Smiles I *1030*.

Cachèra, R. s. Villaret, M. I *336*.
Cadillo I 699.
— G. I *1009*.
Cadman II 14.
Caffey I 777, 790, 791, 806; II 701.
— J. I *1019*; II *798*.
Cahan II 228.
— W. G. II *272*.
Cahill II 354, 419, 619.
— s. Brand I *1015*.
— s. Schroeder II *566*, *581*, 684.
Caignard-Latour II 287.
Caldwell II 421.
— s. Jones II *579*.
— A. s. Jones, D. B. II 420.
— M. H. s. Spies, T. D. II *822*.
Callahan II 639.
— s. Loofbourow II *680*.
Callaway s. Mac Kay II *564*,*680*.
Callender II 789.
— S. H., u. L. G. Lajtha II *823*
Callow I 717, II 507.
Calloway II 616, 617, 650, 652, 660, 661, 663.
— s. Kark II *678*.
— s. Keeton II *678*.
Calmettes I 704.
— Deodat u. Gally I *1009*.
Calvé I 664, 665, 670, *1009*.
Calvo II 635.
— Peña u. Glatzel II *598*.
Camerer, J. W. II *805*.
Cameron II 44, 650.
— u. Newhouse II *673*.
— F. R. C. P. II *174*.
Camien II 425.
— s. Dunn II *578*.
Cammack II 508.
Camp II 725.
— J.B., u. J. A. L. McCullough I *804*.
Campbell I 351, *637*, 744, 846; II 65, 427, 506, 509, 510, 512, 528, *598*, 770, 794.
— Bessey u. Sherman II *598*.
— u. Sherman II *599*.

Campbell u. Tweedy II *608*.
— Wesley u. Greenberg II*599*.
— s. Sherman II *581*, *607*.
— A. C. P., u. W. R. Russell II *817*.
— A. M. G. I *1037*.
— B. A. s. Fields, W. S. II *193*.
— H., u. L. Hill II *186*.
— P. A. II *192*.
— R. II *180*, *186*.
— R. E., u. F. H. Pruitt II*826*.
— H. A. s. Shapiro, S. II *810*.
Campell II *578*.
Campenhausen, v. II 660, 661, 663.
— s. Zenker II *686*.
Campmeier I 984.
Camus I 491.
Canals II 656.
— Marignan u. Cordier II *673*.
Cane II 510.
Cannon I 545, *636*, 757; II 294, 315, 408, 465, 517, 534, *558*, *578*, 610, 661, 663, *673*.
— Frazier u. Hughes II *599*.
— u. Rosove I *637*.
— Steffee, Frazier, Rowley u. Stepto II *673*.
— Wissler, Woolridge u. Benditt II *673*.
— s. Hahn II *601*.
— s. Joliffe II *678*.
— s. Wissler II *597*, *686*.
— P. R. s. Joliffe, N. II *688*.
— W. II 293, 294, 303, *311*.
— W. B. II *174*.
Cantani I 237, 319.
Cantieri I 804.
Cantor, M. M. s.Tuba,J.I*1012*.
Capelli I 483, *637*; II 372, *567*.
Capitolo I *176*.
Caplan I 696; II 15.
— A., u. J. K. Lindsay II *169*.
— P. S. s. Margolis, H. M. I *1010*; II *814*.
Capocaccia II 239.
— M., u. A. Vallebona II *272*.
Capon, N. P. s. Ellis, R. W. B. *1006*.
Carabba II 661, 663.
— s. Co-Tui II *673*.
Carasso I 719.
— R. s. Mamou, H. I *1014*.
Caratzali I 183.
— A. s. Turpin, R. I *336*.
Carbonaro II 403.
— s. Hinch II *574*.
Cardamus I 908.
Cardazo u. Eggink II *584*.
Cardell s. Schumacker II *182*.
Cardozo II 448, 449.
Carere II 545.
— u. Comes II *599*.
Carey II 518, 641, *673*.
— s. Howard II *602*.

Consolazio, W. V. s. Talbott, J. H. II *172, 178*.
Conta, v. I 921.
— G. v. I *1034*.
Conzett I 857.
— D. C. I *1025*.
Coock s. Keating I *1013*.
Coodley II 639.
— s. Kert II *679*.
— E. L., u. A. J. Greco I *1038*.
Cook I 842; II 33, 391, 392, 533, 534.
Cook, Elkes, Frazer, Parkes, Peeney, Sammons u. Thomas II *573*.
— s. Darby II *599*.
— E. s. S. C. Cullen II *173*.
— J. C. s. T. Leucutia I *1026*.
Cooke I 356, 357, 456, 468, 469, 479, 615, *637*; II 533.
— s. Sharpe II *607*.
— R. A. I *637*.
Cooks, W. T. s. Baines, G. H. II *805*.
Cooley I 777, 778, 780, 846; II 622, *673*.
— T. B. s. Slykes, F. II *803*.
Coombs I 358, 584, 590, *637*, 957, 994.
Coons II 343, 429, *562, 578*.
Coop II 617.
Cooper I 798, 814.
— G. I *1020*.
— T., u. Ch. H. Watkins I *1020*.
Cope I 804, 1005; II 19.
— s. F. Albright I *1015*.
— C. B., u. D. Kassander I *1038*.
— O., u. L. Rosenfeld I *1015*.
— Z. V. I *1020*.
— O. s. Langohr, J. L. II *170, 175*.
Copeland I 834, 842, 843, 845, 855; II 424.
— s. Geschickter I *1025*.
— s. Salmon II *581*.
— M. M. I 842, *1025*.
— s. C. F. Geschickter I *1025*.
— N. N. s. Geschickter, C. F. I *1025*.
Copeman I 898.
— W. S. C. I *1031*.
Copp II 513, 534, 538.
— Chack u. Duffy II *599*.
— s. Greenberg II *601*.
Copping II 777.
— A. M. II *819*.
— John I 700.
Coppin I 672.
Coppning II 354.
— s. Chick II *561*.
Coppo II 402, *573*.
Corbin II 663.
— s. Brunshwig II *673*.

Corcoran II 639, 641.
— Taylor u. Page II *673*.
— s. Masson II *681*.
Cordes II *189*.
Cordier II 656.
— s. Canals II *673*.
Corelli I 522, 524, *637*.
Cori II 350, 650.
— u. Cori II *562, 673*.
Cornbleet II 12, 696.
— T. II *797*.
Cornatzer II 650.
— u. Cayer II *673*.
— Cayer u. Lambeth II *673*.
Cornél s. Lwoff I *329*.
Cornell II 620, *673*.
Cornet I 25.
Cornillot I 719.
— R. s. Mamou, H. I *1014*.
Coronel II 650.
— s. Meneghello II *592, 681*.
Correa II 642.
— s. Markmann II *680*.
Corsa II 515, *599*.
Corscaden II 230.
— J. A. II *273*.
Cort s. Hamilton, J. P. I *1028*.
Corti II 156, 157, 158.
Coryell II 467.
— Beach, Robinson, Macy u. Mack II *584*.
— Mack, Robinson, Wiseman, Schoeb u. Macy II *584*.
Coryn I *1025*.
Cosack I 39, 41.
Cosentino, G. I *1009*.
Costa I 985; II 236.
— da I 825.
— de I 476, 637.
Costanzi I 488.
Costanzl I *637*.
Coste I 931, 989; II 487, 494.
— u. Beyer II *584*.
— Grigaut u. Hardel II *584*.
— F., J. Cayla u. F. Delbarre I *1036*.
— M. F. Jayle u. F. Delabasse I *1034*.
— M. Mouzon u. H. Boissière I *1038*.
— u. M. Oury I *1034*.
Cosulich II 786.
— D. B., B. Roth, I. M. Smith, E. M. Hultquist u. R. P. Parker II *822*.
Co Tui II 661, 663.
— Wright, Mulholland, Carabba, Barcham u. Vinci II *673*.
Cotzias II 639.
— s. Dole II *674*.
Cotzin, M. s. Alexander, S. J. II *192*.
Courcy, de II 663, *674*.
Coudet I 525.

Coulson I 985.
Coulter II 19.
— J. S. II *169*.
Courjaret II 641.
— s. de Gennes II *675*.
Coursey, E. de s. Liebow, A. A. II *283*.
Courtney II 635.
— s. Higgins II *678*.
Coutard II 242.
— H. s. Lacassagne, A. II *276*.
Covey II 738.
— G. W., u. H. H. Whitlock II *807*.
Cow s. Park, E. A. II *813*.
Cowan II 394.
Coward II 394, 509.
— Kassner u. Waller II *599*.
— s. Drummond II *573*.
Cowell I 354, 357, 366.
— s. Kellaway I *641*.
Cowgill II 763.
— G. R. II 772, *816, 818*.
Cowie I 449, *637*.
— s. Murray I *642*.
— A. T. s. Thompson, S. Y. II *796*.
Cowles I *637*.
Cowley, C. L., u. I. R. Krevans II *824*.
Cox II 381, 423, 424, 508, *567*.
— Mueller, Elman, Albanese, Kemmerer, Barton u. Holt II *578*.
— s. Mueller II *580*.
Coxsackie I 896.
Craddock jr., Ch. G. I *637*.
— Ch. G. s. Crockett, Ch. L. II *811*.
Cragwall, C. O. s. Luther, H. G. II *795*.
Craig I 554; II 373, 374, 470.
— Clar u. Chalmers I *637*.
— Drucker, Miller, Owens u. Woodward II *567*.
— Drucker, Miller, Owens, Woodward, Brofman u. Pritchard II *567*.
— u. White II *570*.
— s. Miller II *570*.
Craig, J. D. s. Bromley, L. L. I *1029*.
Cramer, E. II *186*.
— H. II *273*.
Crampton II 748, 750.
— E. W. II *811*.
— u. B. W. Burton II *812*.
Crandon II 750, 752, 753, 754, 755, 756.
— I. H., C. C. Lund u. D. B. Dill II *812*.
Craven I 798, 981, 982.
— J. I *1038*.

Dalby II 228.
— R. G., H. W. Jacox u. N. F. Miller II 273.
Dalché II 455, 456, 585.
Dale I 190, 320, 344, 346, 347, 349, 353, 363, 364, 406, 417, 432, 440, 603, 604, 605, 608, 637, 782.
— u. Laidlaw I 637.
— H. I 695.
— H. H., u. C. H. Kellaway I 637.
— jr. J. H. I 1020.
Dalicho I 752, 755, 756, 757.
— u. Klotzbücher II 585.
— s. Klotzbücher 590.
— W. s. Klotzbücher, E. I 1013.
Dalichow II 447, 448.
Dalldorf I 896, 1031; II 700, 755.
— u. Sickless I 1031.
— G. II 813.
Dalta II 650.
— s. Rao II 682.
Dalton, Henry II 288.
Daly II 524, 710.
— u. Dill II 599.
— C. II 802.
Dam II 740, 741, 742, 743.
— H. II 808, 809, 811.
— H. Dryggve, H. Larsen u. P. Plum II 810.
— A. Geiger, I. Glavind, P. Karrer, W. Karrer, E. Rothschild u. H. Salomon II 809.
— u. I. Glavind II 809.
— I. Glavind u. N. Nielsen II 809.
— F. Schoenheyder u. E. Tage-Hansen II 809.
— u. E. Soendergaard II 809.
Damashek II 791.
— W. II 824.
Dameshek I 591, 682, 761, 960, 995.
— s. Neber I 642.
— W. I 1020, 1038.
— u. M. L. Bloom I 1015, 1038.
— u. E. B. Miller I 1009.
Damm II 495, 585.
Dammanville s. Terroine II 559.
Dammin I 437.
— u. Buckantz I 637.
Damodaran II 424.
— s. Chandran II 578.
Dana I 267, 320.
Daniel II 390.
— Frazer, French u. Sammons II 573.
Danielli II 753.
— I. F., H B. Fell u. E. Kodicek II. 812.

Danielopolu I 346, 347, 349, 599, 600.
— D. I 637.
Daniels II 471, 515, 535, 539, 585, 599.
— u. Everson II 599.
— u. Hutton II 599.
— u. Wright II 599.
— A. P. s. Biemond, A. I 1012.
Danielson II 703.
— W. H. II 799.
Dann II 706.
— L. II 800.
— M. s. Henley, T. H. II 796.
Dannenberg I 446.
— s. Feinberg I 638.
Dannhorn, G. II 186.
Danowski II 23, 362, 518, 522, 599, 641, 642, 644.
— Greenman, Mateer, Parsons, Weigand, Mermelstein u. Peters II 674.
— Greenman, Peters u. Mateer II 674.
— Greenman, Peters, Mateer, Weigand u. Tarail II 674.
— u. Winkler II 562.
— s. Greenman II 601, 676.
— s. Mateer II 681.
— s. Peters II 682.
— T. S., A. W. Winkler u. J. R. Elkington II 172.
— A. W. Winkler u. I. P. Peters II 806.
Dao II 751.
Darbey II 736.
Darby II 532, 533, 534, 536, 599, 703, 739, 751, 756, 766.
— Hahn, Kaser, Steinkamp, Densen u. Cook II 599.
— s. Hahn II 601.
— W. J. II 799, 813, 817, 819.
— M. E. Cherrington u. J. M. Ruffin II 808.
— u. D. F. Milam II 815.
— s. Woodruff, C. W. II 812, 825.
Dark s. Harries I 257.
Darling II 15, 465.
— s. Metcoff II 592.
— D., u. C. F. Baumeister II 183.
— R. C. s. Belding, H. S. II 168, 183.
Darrier II 206.
Darroquy II 644.
— s. Lichtwitz II 680.
Darrow II 518, 599.
Darwin I 183.
Dary s. Elman II 675.
Datta II 780.
— s. De II 820.
Dattner I 632, 634, 637.

Dauben II 391, 659.
— s. Bloom II 573.
— s. Chaikoff II 573.
— s. Lerner II 680.
Daubenspeck I 822, 1024.
Daughaday II 373.
— s. Weichselbaum II 572.
Daugherty I 983.
— G. W., u. A. H. Baggenstoss I 1038.
Dausch II 508.
— s. Braun II 598.
Dautrebande II 151, 191.
Dautwitz II 246.
— W. II 280.
Davenport I 89.
Davidoff I 818; II 2.
— s. Marshak II 170.
— L. M. s. Cushing, H. I 1015, 1018.
Davidson II 402, 425, 573, 610, 650, 651, 652, 659, 662, 723, 792, 793, 794.
— u. Anderson II 674.
— s. Chalmers II 673.
— s. Collins II 673.
— s. Eckhardt II 578, 674.
— s. Gabuzda II 675.
— s. Lewis II 680.
— L. S. P., u. R. H. Girdwood II 824.
— R. H. Girdwood u. E. M. Innes II 825.
— L. T., u. K. K. Merritt II 804.
— C. S. s. Castle, W. B. II 823.
— s. Gabuzda, G. J. II 822.
— s. Watkin, D. M. II 809.
Davies II 501, 585.
Davis I 870; II 330, 434, 513, 540, 599, 650, 663, 674.
— Haldane u. Peskett II 560.
— s. Albanese II 582.
— s. Comar II 599.
— s. McCance II 591.
— s. Shirley II 607.
— F. W., A. Genecin u. E. W. Smith I 1028.
— M. V. s. Oldham, H. S. II 817.
— s. Oldham, H. G. II 820.
Davison I 449, 632, 637, 799, 991; II 694.
— s. Keschner I 147, 326.
— R. A., P. Koets u. W. C. Kuzell I 1038.
— T. G., u. A. H. Letton I 1020.
— W. II 796.
Davy II 661.
Dawidenkow I 5, 187.
Dawson I 563, 707; II 21.
— Olmstead u. Boots I 637.
— I. s. Anning, S. T. II 806.

Gernez II 287.
Gero, E. s. Giroud, A. II *811*.
Géronne I 562, 566, *639*, 897, 969.
— u. Morgan I *639*.
— A. I *1034*, *1036*.
Gerson I 625, *639*; II 642, 643, *676*.
Gerrie II 704.
— J. II *799*.
Gerstel I 790, 807, 825, 862.
— u. Janker I *1024*.
— G. I *1006*, *1020*, *1028*.
Gerstenberg I 675, *1006*.
Gerstenberger II 711, 724, *802*, *804*.
Gerstner II *187*.
— s. Koeppen II *187*.
— H. II *187*.
Gerstung s. Heupke II *563*.
Gertler II 402, 403.
— Garn u. Bland II *574*.
— Garn u. Lerman II *574*.
— Garn u. Sprague II *574*.
— Garn u. White II *574*.
Gertz II 97.
— E. II *183*.
Gertzen II 650 *676*.
Geschickter I 834, 842, 843, 845, 854.
— u. Copeland I *1025*.
— Ch. I *1028*.
— C. F. I *1025*.
— u. M. M. Copeland I *1025*.
— u. N. N. Copeland I *1025*.
Gesselevič I 285.
— A. M. I *322*.
Gessler II 339, *562*.
Gester I 702.
Getschek II 287.
Gettler II 247, 416, 623.
— s. Brüninger II *676*.
— s. Sherman II *581*.
— A. O., u. C. Norris II *281*.
Getz II 425.
— s. Dunn II *578*.
Getzoff I 799.
Geyer I 166; 655, 659.
— Chipman, u. Stare II *676*.
— Mann u. Stare II *676*.
— Mann, Young, Kinney u. Stare II *676*.
— Watkin, Matthews u. Stare II *676*.
— s. Gorens II *676*.
— s. van Itallie II *678*.
— s. Mann II *680*.
— s. Neptune II *682*.
— s. Shoskes II *684*.
— H. I 296, *322*.
— R. P. s. Watkin, D. M. II *809*.
Ghaudburi, S. II *825*.
Giaja II 2, 62, 433.
— u. Gelineo II *579*.

Giaja u. S. Gelino II *176*.
— A. II *169*.
— J. II *180*.
— u. R. Andjus II *176*.
Gianni I 954.
— A. s. P. Redaelli I *1040*.
Gibben, J. s. Goldsmith, G. A. II *814*.
Gibbens s. Goldsmith II *579*.
— I. s. Goldsmith, G. A. II *825*.
Gibbons II 639.
— s. Chapman II *673*.
Gibian I 955, *1036*.
— H. I *1009*.
Giebler I 739.
— G. I *1013*.
Giemsa I 851.
Gierke I 703.
Giese II 424, 449, 475, 476, 477, *579*, *586*.
— u. Beckmann II *586*.
— F. I *323*.
Giesecke s. Kollath II *609*.
Gieseking I 824, 825.
— H. I *1024*.
Gigante II 318, *558*.
Gigon I 8, 11, 15, 60, 99, 117, 127, 246, 285, 298, 300, 311. 727; II 455, 456, *586*.
— A. I 18, 27, *323*, *1016*.
Gilbert I 818.
— R. s. Francechetti I *1018*.
Gilbricht II 549.
— s. Krause II *603*.
Gildemeister II 107.
— M. II *187*.
— u. R. Ziegler II *187*.
Gilder II 458.
— u. Hoagland II *586*.
Gilford I 292, *323*.
Gilkey I 550, *639*.
— s. Heymann I *640*.
Gillanders s. Higginson II *588*.
Gillespie I 993; II 519.
— u. Sanders II *601*.
— s. Gale I *1034*.
Gilley s. Dreizen II *585*.
Gilligan I 748.
— D. R. s. Gargill, S. L. II *802*.
Gillman u. Gillman II *586*.
— Th., u. J. Gillman II *821*.
Gillmann II 449, 455, 474, 476, 501, *586*, 783.
Gilmore I 719.
— J. H. u. H. K. Maham I *1013*.
Gimbel II 662.
— s. Fletcher II *675*.
Ginestet I 770.
— s. Trial I *1019*.
Ginnis II 663.
— s. Hartmann II *677*.

Gins I 251, 254; II 383, *568*.
— H. A. I *323*.
Ginsberg, V. s. Ellison, R. R. II *824*.
Girard II 355, 650, 737.
— Louyon u. Verain II *586*.
— Plauchu u. Loisy II *676*.
— s. Crosnier II *562*.
— s. Gouverneur II *807*.
Girardet I 742; II 727, 728, 733.
— P. s. Fanconi, G. II *805*.
— s. H. Zellweger I *1015*; II *806*.
Girdwood II 786, 789, 792.
— R. H. II *822*.
— s. Davidson, L. S. P. II *824*, 825.
Giraud II 477.
Gireus II 507, *600*.
Giri, K. V. I *1009*.
Giroud II 751.
— u. Desclaux II *586*.
— Desclaux u. Piat II *587*.
— A., C. P. Leblond, R. Ratsimamanga u. E. Gero II *811*.
Gissel s. Holtz II *803*.
— H. II *274*.
Gitman II 245.
— E. II *274*.
Gittleman I 788; II 729.
— I. F., u. J. B. Pincus II *805*.
— s. Pincus, J. V. I *1022*.
Gläsmer, E. I 85, *323*.
Glafkides II 518.
— Bennett u. George II *601*.
Glahn, M. s. Kaae, S. I *1026*.
Glanzmann I 82, 123, 159, 220, 313, 752, 820, 919; II 549, *601*, 700, 707, 716, 722, 728, 744, 759, 760.
— E. I *323*, *1033*; II *798*, *800*, *803*, *810*, *814*.
Glaser II 102, 168, *185*, 434, *587*, 711.
— s. McCance II *591*.
— E. M. II *193*.
— R., A. H. Parmelie u. W. S. Hoffman II *802*.
Glass II 458, 520, *587*, *600*, 792.
— G. B., L. I. Boyd, M. A. Rubinstein u. C. S. Svigals II *824*.
Glasser II 221.
Glasunow II 750.
— M. II *812*.
Glattkowski I 896.
— G. I *1031*.
Glatzel I 4, 236, 313; II 315, 316, 356, 357, 366, 375, 406, 416, 428, 466, 505, 520, 521, 522, 526, 542, 545, *558*, 560, 562, 568, 574, 579, 587, 601,

Heppel II 517.
— u. Schmidt II *602.*
Herald I 540, *640.*
Herbert II 344.
— s. Beattie II *561, 583.*
Herbold II *563.*
Herbst II 346.
— s. Riesen II *565.*
Herdner I 654, *1006.*
— R. I *1006.*
Herff, v. I 415, 425, 427, *640.*
— D. v. I 425, 426.
Hering I 7.
Herken II 484, 493, 641, *677.*
— u. Remmer II *588.*
— u. Schlunk II *588.*
— u. Wolf II *677.*
— s. Dietrich II *674.*
Herlitz II 203.
— C. W., J. Jundell u. F.
  Wahlgren II *269.*
Herman H. s. Rapoport, H. G.
  II *800.*
— R. s. Landau, A. I *328.*
Hermann I 166, 193, *324,* 454;
  II 330, 402, *560, 574.*
— H.-H. II *275.*
Herms I 400, *640.*
Hernberg II 715.
— C. A., u. W. Edgren II *807.*
Hernring II 484.
Herold I 751; II 725.
— J. I *1013;* II *804.*
Herrbach I 773.
— W. I *1018.*
Herrero I *1034.*
Herrick I 751.
— E. H., R. Mead, B. W.
  Egerton u. J. S. Hughes
  II *811.*
Herrigan, D. s. Jarrold, T.
  II *824.*
Herring II 403.
— s. Gofman II *574.*
Herrington II 2, 3, 4, 6, 7, 8, 9,
  11, 12, 13, 14, 15, 34, 51,
  96, 103, 104, 105, 106, 518,
  602.
— s. Gagge II *169.*
— L. P., C. E. Winslow u.
  A. P. Gagge II *183.*
— s. Gagge, A. P. II *176, 183.*
— s. Winslow, C. E. A. II *171,
  185, 186.*
Herrlich I 611, *640;* II *588.*
Herrman J. B., E. Kirsten
  u. J. S. Krakauer II *807.*
Herrmann I 862.
— u. Nathan I *1028.*
— s. Wilbrandt II 298.
— E. s. Wilbrandt, W.
  II *312.*
Herrmannsdorfer II 640, 642,
  643, 648, *677.*
— u. Herrmannsdorfer II *677.*

Herrnring II *588.*
— u. Borelli II *588.*
Herrold I 799.
Herschan I 117.
— O. I *324.*
Herrschel, A. s. Keys, A. II *816.*
Herster I 564.
— s. Poncet I *643.*
Hertel II *568.*
— E. II *187.*
Herter I 138, 676, 724; II 626.
Hertwig II 242, *559.*
— O. I 11, 27, *324, 1009.*
— P. I 37, *324;* II 242, 243,
  275.
Hertz I 94.
— Th. I *325.*
Hervey II 168.
Herxheimer I 7, 418; II 240,
  549, *602.*
— H. I 44, *325.*
— u. K. F. Hoffmann II *275.*
Herz I 199, *325.*
— M. I 194, 199.
Herzenberg II 782.
— H. II *821.*
Herzog I 670, 836, 837, 840,
  844, 845, 846; II 633, *677.*
— s. Kleiner II *679.*
— A. I *1026.*
— W. I *1006.*
Hescheles I 401, *640.*
Hesiod II 434.
Hess I 95, 97, 205, 292, 293,
  325, 664; II 295, 377, 380,
  434, 511, 532, *568,* 635, 707.
— Kopf u. Loeser II *602.*
— u. Thaysen II *677.*
— s. Eppinger I 183, 188, 189,
  191, 192, 194, 195, 277, 278,
  285, 312.
— s. Griebel II *601.*
— s. Helweg-Larsen II *588,
  602.*
— s. Pletscher II *570.*
— A. s. Windaus, A. II *801.*
— A. F. II *801, 811.*
— L. s. Eppinger, H. I *321.*
— W. I *1006.*
— W. R. I 191, 192, 193, 205,
  278, 282, 296, *325,* 473, 603,
  640, 762; II 53, 293, *311.*
Hesse II 224, 508, 793.
— u. Barndt II *602.*
— E., u. W. Flöter II *826.*
— O. II *275.*
Hesser, F. P. s. Popper, H.
  II *796.*
Hetenyi I *640.*
Hettig II 533, 534.
— s. Hahn II *601.*
Hetzar, W. s. Zwerg, H. G.
  II *280.*
Hetzel I 945.
— u. Hine I *1034.*

Heubner I 480, *640,* 676; II 523,
  545, *602,* 626.
Heuck I 781, 783.
— G. I *1021.*
Heun II 627, *677.*
Heupke II 348, 349, 352, 354,
  452, 610, 611, 619, 628, *677.*
— Bohnert, Gerstung, Hepp
  u. Osthaus II *563.*
— Dahlem u. Kröll II *563.*
— Dienst u. Schlarb II *563,
  588.*
— Endress u. Nossel II *563.*
— Harth, Völkel u. Weber
  II *563, 677.*
— u. Hauer II *563.*
— u. Krebs II *563.*
— u. Schöller II *563, 678.*
— u. Schülein II *563.*
— u. Thile II *563.*
— W. I 624, *640.*
Heuscher, E. J. I 87.
Hevesy II 513, 516, *602.*
Hewitt s. Gofman II *574.*
Heyde II 43, 230.
— u. Vogt II *175.*
— W., u. E. Laas II *275.*
— u. H. J. Schmermund
  II *275.*
Heyer II 416, *579.*
Heyesy I 731.
Heymann I 550; II 705, 710,
  711.
— Gilkey u. Salkar I *640.*
— W. II *800, 802.*
Heymer II 471, *588.*
Heynemann II 402, 457, *574,
  588.*
Heys, F. s. Hanson, F. B.
  II *274.*
Hibbs I 985; II 457, 461, *588,*
  767.
— R. E. II *817.*
Hickl, W. II *187.*
Hickman II 430, 507, *602,* 738,
  739.
— s. Young II *582.*
— K. C. D., u. P. L. Harris
  II *808.*
— M. W. Kaley u. P. L. Harris
  II *808.*
Hicks II 232, 245.
— S. P. II *275.*
Highman, W. J., u. B. Hamil-
  ton II *805.*
Higginbotham I 693, 842.
— N. L., u. S. F. Alexander
  I *1021.*
— s. Woodard, H. Ch. I *1012.*
Higgins II 635.
— u. Courtney II *678.*
Higginson, Gillanders u. Mur-
  ray II *588.*
Higgons II 374, 425, 620.
— s. Albanese II *567, 577, 671.*

Jarrold II 792.
— T., D. Herrigan, C. Thompson u. R. W. Vilter II *824*.
Jasinski II 535, *602*.
— u. Diener II *602*.
Jasper II 165.
— H. H., u. G. Morton II *193*.
Jaspers I 270, 491.
— K. I *326*.
Jaulmes, Ch., H. Laborit u. A. Bénitte II *179*.
Jausion II 206.
— H. II *269*.
— u. F. Pagées II *269*.
Javal II 416, *579*, 642.
— s. Widal II *686*.
Javert II 744.
— C. T. II *810*.
Jawetz I 957.
— J. E., u. E. V. Hook I *1039*.
Jaworski, A. A., u. J. E. Farley I *1010*.
Jayle I 931.
— M. F. s. Coste, F. I *1034*.
Jeaffe I 853.
Jeanneney I *1026*.
Jeanneret II 380, 381, *569*, 642.
— s. Essellier II *675*.
Jeans II 711, 716, 733.
— P. C. II *802*.
— u. W. Marriott II *803*.
Jeffrey I 945, *1034*.
Jeffry s. Kersley I *1034*.
Jeghers II 429, *579*, 695, 704.
— H. II *796, 819*.
Jegoroff I 248.
Jenkinson, E. L. s. Elliot, A. R. II *273*.
Jellinek I 894; II 111, 112, 113, 114, 120.
— u. Pollak II *187*.
— St. II *187*.
Jelke, H. II *806*.
Jennings I 975; II 754.
— G. H. I *1039*.
— G. A., u. A. G. Glazebrook II *813*.
Jenny II 109, 110, 113, 116, 118, 119, 120, 121, 122, 123, 124, 125, 126.
— F. II *187*.
Jenrich II *180*.
Jensch II 441, *589*.
Jensen I 611, 804; II 351.
— J. I *1016*.
Jentsch, E. I 174, *326*.
Jequier-Doge, E. s. Lob, M. I *1026*.
Jervas I 615.
Jess, A. I *1034*.
Jessar s. Hollander I *1034*.
Jesser I 1000.
Jesserer I 189, 190, 191, 198; II 711.
— H. I *326*; II *802*.

Jewell II 392.
— s. Fox II *573*.
Jewett, H. J. II *798*.
Jezler II 428, *579*.
Jiménez-Diaz I 965.
— C., A. Merchante, J. Perianes, F. Lopez u. J. Puig I *1036*.
Jislin I 263.
Joachimoglu II 529, *602*.
Joanny I 790.
Job II 716.
Jobotka, H. s. Adlersberg, D. II *799*.
Jochheim II 459, 460, *589*.
Jochmann I 934.
Jochmann-Hegler I *1033*.
Jodlbauer, A. II *269*.
— u. H. v. Tappeiner II *269*.
Joel I 706, 707.
— u. Eichenberger I *1010*.
— u. Pollak I *1010*.
— C. A. I *1010*.
Joël II 240.
— C. A., u. H. v. Wattenwyl II *276*.
— s. Wattenwyl, H. v. II *279*.
Joergensen, J. V. II *187*.
Jörgensen II 507.
— s. Hoff II *602*.
Joetten, J. s. Scholz, W. II *188*.
Jötten II 121.
Joffe II 537.
— s. Schiff II *606*.
Johannesmeier II 488.
— s. Beck II *583*.
Johannsen I 1, 16, 30, 31, 36.
— W. I 280, *326*.
Johannsson II 340.
— u. Koraen II *563*.
John II 367, *563*.
— s. McGinnis II *675*.
Johnes II 533.
Johns, G. A. s. Najjar, V. A. II *819, 820*.
Johnsen, R. E., C. R. Henderson, P. F. Robinson u. F. C. Consolazio II *817*.
Johnson I 696, 918; II 11, 12, 339, 346, 401, 424, 500, 659, 660, *678*, 693, 705, 756.
— Deuel jr., Morehouse u. Mehl II *579, 589*.
— Freman u. Meyer II *678*.
— u. Kark II *563*.
— u. Rynearson II *574*.
— s. Mallon II *603*.
— B. C., T. S. Hamilton u. H. H. Mitchell II *170*.
— s. Mitchell, H. H. II *819*.
— P. L. s. Bevelander, G. I *1009*.
— R. E. s. Pitts, G. C. II *170*.
— s. Sargent, F. II *171, 821*.

Johnson, R. M. II *796, 799*.
— W. s. Talbert, G. A. II *171*.
Johnston II 486, 506, 507, 509, 510, 532, 533, 534, *602*, 660, *678*.
— Frenchman u. Boroughs II *602*.
— Schlaphoff u. McMillan II *602*.
— Woodwell, Sheldon u. Newburgh II *589*.
— s. Kert II *679*.
— s. Schlaphoff II *606*.
— M. W. s. Conn, J. W. II *172*.
— s. Newburgh, II *170*.
— W. M. s. Newburgh, J. H. II *170*.
Joinville, de II 751.
Joliffe II 610, 770, 771, 782.
— Tisdall u. Cannon II *678*.
— N., F. F. Tisdall u. P. R. Cannon II *688*.
Jolliffee II *817*.
— M., C. N. Colbert u. P. M. Joffe II *817*.
— N., K. M. Bowman II *821*.
— s. Wortis, H. II *818*.
Joltrain I 306, 509, 573, *640*.
— E. I *326*.
Joly I 922..
— F. s. Grenet, H. I *1034*.
Jones I 237, *326*, 850, 851, 857; II 86, 346, 378, 383, 391, 395, 402, 403, 404, 421, 434, 465, 507, 512, 513, 524, 548, *569, 574, 602*, 650, 651, 689.
— Caldwell u. Widness II *579*.
— Culver, Drummey u. Ryan II 575.
— Foster, Henle u. Alexander II *589*.
— Gofman, Lindgren, Lyon, Graham, Strisower u. Nichols II 575.
— Larsen u. Pritchard II *568*.
— u. E. Sherwood I *1010*.
— u. Volwiler II *678*.
— s. Biggs II *572*.
— s. Dill II *560, 599*.
— s. Foster II *562*.
— s. Gofman II *574*.
— s. Graham II *574*.
— s. Hahn II *601*.
— s. Kempe II 575.
— s. Lyon II 575.
— s. McCance II *591*.
— s. Steenbock II *607*.
— D. B., A. Caldwell u. K. D. Widness II *420*.
— B. F. s. Dill, D. B. II 169.
— C. M. s. Bartell, M. K. II *814*.
— G. s. Darby, W. J. II *799*.
— W. E. s. Heilbron, S. M. II *795*.

McCance, Edcombe u.
Widdowson II *604.*
— u. Widdowson II *564, 604,*
— Widdowson u. Lehmann
II *604.*
— Widdowson, Dean, Thrusell,
Barrett, Barridge, Davis,
Gsell, Glaser, Gunther, Ho-
warth, Hutchinson, Jones,
Kerwick, Newmann, Prior,
Sherlock, Spanier,
Tomson u. Walshe II *591.*
— s. Kent II 602.
— s. Widdowson II *608.*
— R. A. II *172, 797,* 805.
McCann II *591.*
McCarrell, J. D. II *170.*
McCarrison II 319, 378, 406,
509, 532, *559, 569, 575, 591,*
604.
McCarroll II 727.
— A. R. s. Pedersen, H. E.
II *805.*
McCarty I 933.
— M. I *1035.*
McCavack II 518.
McCay II 346, 392, 429, 508,
564, 611, 623, *681.*
— u. Crowell II *564.*
— Crowell u. Maynard II *604.*
— Maynard, Sperling u.
Osgood II *681.*
— u. Oliver II *604.*
— u. Sherill II *565.*
— s. Hunscher II 579.
— s. Kane II *575, 602.*
McChee II 537.
McChesney II 642, *681,* 710.
— Dock u. Tainter II *681.*
— E. W. II *802.*
McClaughry I 995, 996.
McClean I 710.
— D. I *1010.*
— u. F. Hale I *1010.*
— u. Rowlands I *1010.*
McClellan II 374, 431, 534, *569,*
580.
— s. Hahn II *601.*
McClendon II 401, *575.*
McClugage II 358.
— s. Strang II *566.*
McClure II 381, 483, 541, *569,*
604.
— u. Hinman II *591.*
— Mitchell, Hamilton u. Kinser II *604.*
McCollum II 380, 381, 382, 385,
394, 395, 419, 423, 427, 432,
507, 513, 515, 538, *569,* 707,
713.
— u. Hoagland II *580.*
— u. Simmonds II *558, 580.*
— Simmonds u. Parsons
II *580.*
— u. Steenbock II *569.*

McCollum s. Day II *599.*
— s. Dick jr. II *578.*
— s. Follis II *600.*
— s. Kruse II *603.*
— s. Mackenzie II *575, 603.*
— s. Park II *605.*
— s. Polvogt II *580.*
— s. Sharpless II *571.*
— E. V., N. Simmonds, P. G.
Shipley u. E. A. Park
II *801.*
— s. Shipley, P. G. II *801.*
McConnell, W. J., u. F. C.
Houghten II *184.*
— F. C. Houghten u. C. P.
Yagloglou II *184.*
McCormick, W. J. II *814.*
McCoord II 703, 705.
— A. B. II *799.*
— s. Clausen, S. W. II *796,*
799.
McCray II 452.
— Barden u. Ravdin II *681.*
McCreary II 703.
— G. F. s. May, Ch. D. II *798.*
McCullough I 866; II 725.
— N. I *1026.*
— J. A. L. s. Camp, J. B.
II *804.*
McCune I 737, 772; II 727, 728.
— D. S. II *804, 805.*
— D. M., H. H. Mason u.
H. J. Clarke II *805.*
— D. J. s. Robertson, B. R.
II *803.*
McCutcheon I 752.
— s. Kesson, C. M. I *1013.*
McDonald I 731, 904; II 730.
— J. R. s. Eaton, L. M.
I *1031.*
— N. S. s. Hodges, M. R.
I *1013.*
— R. s. Rider, J. A. I *1032.*
McDonough II 165, 533.
— s. Anderson II *597.*
— F. E., u. M. Schneider
II *194.*
McDowall I 349, 350.
McEachern II 518.
— s. Pudenz II *605.*
— D., G. Morton u. P. Leh-
man II *194.*
McElray II 424.
McElroy s. Stellar II *581.*
McEntegard I 947.
— M. G., u. J. S. Porterfield
I *1035.*
McEven I 563, 812, 916, 917,
919.
— s. Kuttner I *1034.*
— C. I *1039.*
— s. Bunim, J. J. I *1033.*
— s. Klinge, F. I *1039.*
— E. G. s. Young, Rh.
I *1023.*

McFachern, D. s. Pudenz, H.
I *1014.*
McGavack II 660.
— Shearman u. Drekter
II 681.
— s. Lopsdon II *603.*
— Thomas Hodge s. Boen-
heim, F. I *1006.*
McGehee I 695.
— A. M. s. Grob, D. I *1009.*
McGinley II 617.
— s. Riegel II *683.*
McGinnis II 512, 619.
— Norris u. Bender II *604.*
— s. Evans II *675.*
McGirr II 660.
— s. Cuthbertson II *674.*
McGlaughry, R. I. s. Berman,
L. I *1037.*
McGregor I 942.
McHenry II 652, 661, *681.*
— u. Patterson II *681.*
McIlroy II 370, *569.*
McIlwain II 781.
— H. II *821.*
McIntosh I 520, *640;* II 518,
754, 757.
McIntosh, R. II *813.*
— s. Pudenz II *605.*
— s. Rowe I *644.*
— H. C., u. S. Spitz
II *277.*
— J. F. s. Pudenz, H.
I *1014.*
McIntyre II 162, 163.
— A. K. II *194.*
— A. R. s. Tollman, J. T.
I *1012.*
McKann, C. F. s. Spector, S.
II *800.*
McKay II 358, 381, 390, *569,*
709.
— u. Paul II *575.*
— s. Barnes II *572.*
— H., M. B. Patton, M. S.
Pittman, G. Stearns u. N.
Edelblute II *801.*
McKee, R. W., S. B. Benkley,
D. W. MacCorquodale, S.
A. Thayer u. E. A. Doisy
II *809.*
McKenzie II 394, 395, 532, *604.*
McKey II 509.
— s. Breiter II *598.*
McKibbin II 512, 650, 658, 659.
— Pope, Thayer, Ferry u.
Stare II *681.*
— s. Burns II *673.*
— s. Williamson II *608.*
McKinnon II 429.
— s. Bethel II *578.*
McLachlan II 663.
— s. Shol II *684.*
McLaren s. Smithers, D. W.
I *1027.*

McLean II 386, 732, 760.
— F. C., u. A. B. Hastings II *806*.
McLester II *558*, 610, *681*, 771.
— I. S. II *187*.
McMahon II 403.
— Allen, Weber u. Missey II *575*.
— s. Schermuann I *644*.
McManus I 545, 862, *1028*.
— u. Lawlor I *642*.
McMaster I 344.
— P. D. II *170*.
— u. Kruse I *642*.
McMenemey, W. H., u. A. A. Cickers I *1032*.
McMichael I 824.
— J. s. Edholm, D. G. I *1015*.
McMillan II 402, 433, 509, 752, 754.
— s. Duff II *573*.
— s. Johnston II *602*.
— R. R., u. J. C. Inglis II *812*.
McMillande s. Borsook, H. II *816*.
McNally II 161.
— W. J., u. E. A. Stuart II *194*.
McNaught II 619, *681*.
McNealey II 656.
— u. Willems II *681*.
McNeill II 355, 425.
— s. Hoffman II *563*.
McNider I 554, *643*.
McPeak I 786.
— C. N. I *1022*.
McPhee II 519, 525, *604*, 660, *681*.
McQuarrie II 394, 508, 519, 526, 635, *681*.
— Thompson u. Andersen II *604*.
— u. Ziegler II *604*.
— Ziegler u. Moore II *604*.
— s. Brown II *573*.
— s. Ziegler II *608*.
McQueeney II 436.
— s. Metcoff II *592*.
McRae I 870.
— C. C. s. Potter, E. B. I *1029*.
McWhirter I *1039*.
Mead I 346.
— s. Dragstedt I *637*.
— R. s. Herrick, E. H. II *811*.
Meakins II 32.
— J. C. II *173*.
Means II 404.
— s. Evans II *573*.
Mecheels II 103.
Mecke II 416, 546.
— s. Glatzel II *601*.
— s. Joos II *602*.
Mecray, Barden u. Ravdin II *592*.
Medes II *604*.

Mediary, G. C. s. Najjar, V. A. II *820*.
— G. O. s. Najjar, V. A. II *819*.
Mehl II 424, 500.
— s. Johnson II *579*, *589*.
— J. W. s. Sexton, E. L. II *796*.
Meer, van der I 690.
— P. van der I *1010*.
Meeker II 663.
— s. Hartmann II *677*.
Meesen I 805.
— H. I *1032*.
Meesmann II 200.
— A. II *269*.
Meessen II 42, 158.
— H. II 158, *175*, *192*.
— M. s. Bürgel, E. I *1020*.
Meffert I 772.
— C. B. s. Freund, E. I *1018*.
Meggendorfer I 38, 161, 246.
— F. I *329*; II *188*.
Meier I 277, 965; II 760.
— u. R. Basel I *642*.
— F. I 203, 419, *642*.
— K. II *814*.
— R. I 443.
— u. F. Gross I *642*.
— U. R. I 445.
— W. I 131, *329*.
Meier-Blaauw, R. I *329*.
Meigs II 513.
— Blatherwick u. Cary II *604*.
— Turner, Kanc u. Shinn II *604*.
Meiller II 439, 467.
— s. Dieckmann II *585*.
Meiners II 80, 130.
— s. Schlobach II *190*.
— S. II *181*.
Meinert II *592*.
Meiren, van der II 442, *592*.
Meirhaeghe II 28.
Meirlaege s. Bessemans, A. II *172*.
Meirowsky I 291.
— E. I *329*.
Meisenheimer I 688.
— M. s. Bamann, E. I *1008*.
Meiss I 773.
— K. I *1018*.
Meissner I 820.
Meister, F. J. II *191*.
Meites II 346, 565.
Meixner II 66, *177*.
— K. II *188*.
Melczer I 509; II 45.
— u. Wlassies I *642*; II *175*.
Meldolesis I 905.
Meleney I 910.
— u. Keller I *1035*.
Melinkoff II 634.
— s. Hiedreth II *678*.
— M. s. Pisciotta II *175*.

Mellanby II 380, 384, 406, 507, 569, 700, 705, 714.
— u. Mellanby II *575*.
— s. Harrison II *568*.
— s. Krebs II *603*.
— s. Mellanby II *575*.
— E. II *801*, *803*.
— H. II *798*.
Melle I 737.
— G. B. v. B., M. B. Ch. F. R. C. S. Edin u. H. D. Barnes I *1017*.
Melli I 545, *642*.
Mellinghoff I 748, 751, 753, 983; II 381, 489, 490, 520, 592, 604.
— u. Kunst II *570*.
— K. I *1014*.
— u. E. Graser I *1007*.
Mellingkoff II 403.
Mellors, R. C. s. Adair, E. M. I 1019.
Mellquist II 378, 380, 382.
— u. Sandberg II *570*.
Melnick I 896; II 350, 691, 763.
— Hochberg u. Oser II *564*.
— s. Finn I *1031*.
— D. II *796*, *816*.
— s. Hochberg, M. II *812*.
Melzer I 615, *642*.
Mencely s. Hahn II *601*.
Menczes u. Banerjee II *575*.
Mendel I 33, 224, 251, 618; II 394, 432, 508, 513, 533, 580.
— s. Osborne II *576*, *580*, *605*.
— s. Orten II *605*.
— K. s. Löwenstein, K. II *188*.
Mendeloff II 373.
— u. Weichselbaum II *570*.
Mendes I 866.
Mendler II 427.
— s. Terroine II *581*.
Mendlowitz I 816.
— M. I *1022*.
Mendoza II 455.
— s. Fernando II *586*.
Meneely II 533.
Menge I 872, 966.
Meneghello II 650.
— Espinoza u. Coronel II *592*, *681*.
— u. Niemeyer II *681*.
Meng II 659, *681*.
— u. Early II *681*.
Mengert II 362.
Menezes II 390.
Menière I 505, 625, 626, 883; II 161, 290.
Menkin I 343, 407, 575, *642*.
— Pivovane u. Friedhofer I *642*.
— V. I 978, *1039*.
Menninger II 526.
— u. Lerchenthal II *604*.

Reilly I 870, 871.
— W. A. I *1029*.
Reimann I 182.
Reimer II 792, 793.
— E. E. II *823*.
Reimers II *181*, 403.
— s. Wilkinson II *577*.
Rein I 888; II 16, 17, 52, 57,
105, 291, 306, 325, *560*.
— H. II 152, 155, *171*, *178*,
181, *184*, *185*, *191*, *192*, 312.
— u. R. Rössler II *171*.
Reindell II 449.
— u. Klepzig II *594*.
Reinemund, K. s. Kuhn, R.
II *818*.
Reinecke II 488.
— s. Samuels II *594*.
Reingold II 772.
— I. M., u. F. R. Webb II *818*.
Reinhard II 455, *594*.
Reinhardt II 391.
— s. Bloom II *573*.
— s. Chaikoff II *573*.
Reinhart, F. I *1032*.
Reinhold II 418.
— s. Waife II *582*.
Reinig I 291.
— W. F. I 20, *332*.
Reinlein II 620.
— u. Geering II *683*.
Reinöhl, F. 271, *332*.
Reinwein I 107, 749, 756.
— H. s. Hindemith, H. I *1013*.
Reisch I *332*.
Reischauer I 741, 883.
— F. I *1014*; II *188*.
Reiss II 407.
— Epstein u. Goethe II *576*,
594.
— E. s. Kroll, F. W. I *1029*.
Reis, van der II 647.
— s. Beckmann II *672*.
Reischle II 656, *683*.
Reissner II 158.
Reiter I 654, 812, 930, 936,
1035.
— A. I *332*.
— Alfr. I 87.
— H. I *1040*.
— O. I 284.
Reith II 502, *605*.
Reitter II 248.
— u. Löwenstein I *1035*.
— G. S., u. H. S. Martland
II *282*.
Rekling II 203.
— E. s. Funding, G. II *268*.
Reller II 462.
— u. Kaller II *589*.
Remé I 765, *1018*; II 89.
— H. II *178*.
Remesow II 535, *605*.
Remington II 663.
— s. Madden II *680*.

Remmer II 484, *594*.
— s. Herken II *588*.
Remond I 621.
— u. Rouzand I *643*.
Remy II 373, 424, 570, 650,
792.
— u. Gerlich II *570*.
— u. Schlepper II *683*.
— s. Gerlich II *579*.
— D. s. Goldeck, H. II *824*.
Renault II 355.
— s. Crosnier II *562*.
Rendenbach-Schostak s. Dennig
II *599*.
Rendu, R. I *332*.
Renner I 703.
— W. I *1011*.
Rennie II 360, *565*, 635, *683*.
Reppert II 31.
— L. B. s. Wright, D. C. II *174*.
Rescanieres I 770.
— s. Trial I *1019*.
Restan I 58.
Rett I 482.
— s. Hallhuber I *639*.
Rettger, L. F. s. Young, R. M.
II *812*.
Reubi I *643*.
Reuss II 205.
— A. II *270*.
— s. Knapp, E. II *269*.
— s. Glocker, R. II *271*.
Reuter II 471.
— s. Kröger II *590*.
Revers II *649*, *683*.
Rewerts II 49, 50, 60, 67, 72,
474, *594*.
— D. II *178*.
Reye I 786.
— s. Lorey I *1022*.
Reyer I 418.
— W. I *643*.
Reynolds I 409.
— s. Swineford I *645*.
Rezniceek I 765, 1018.
Rhoads II 617, 660, 661, 662,
663.
— u. Kasinskas II *683*.
— s. Koop II *679*.
— s. Ravdin II *683*.
— s. Riegel II *683*.
— P. S. s. Freeman, S. II *807*.
Rhode I 628.
Rhodes II 641.
— s. Greenman II *676*.
Rhyn II 426.
— s. Abelin II *577*.
Rhys-Lewis, R. D. S. s.
Smithers, D. W. I *1027*.
Riabudschinsky II 514, *605*.
Ribbing I 681, 870, 871, *1007*.
Riberos I 770.
— M., A. C. Thompson u. J.
Boggino I *1022*.
Ribierre I 922.

Riccitelli I 564.
— s. Poncet I *643*.
Ricciuti, E. A. s. Alexander,
S. J., II *192*.
Rice I 504, *643*; II 658, 659,
660.
— Orr u. Enquist II *683*.
— Strickler u. Erwin II *683*.
— — u. Orr II *683*.
— s. Orr II *682*.
Rich I 251, 404, 409, 410, 414,
531, 537, 550, 562.
— u. Follis I *643*.
— u. Gregory I *643*.
Richard, M. II *800*.
Richards II 761.
— G. E., u. M. V. Peters
II *278*.
— M. B. II *815*.
Richardson II 365, *565*.
— A. M. s. Albright, F. I *1012*.
Richeri I *1027*.
Richet I 338, 403, 464, 524,
525, 627, *643*; II 328, *560*,
631, 657.
— s. Hamburger II *677*.
— s. Lesne II *680*.
— s. Rowe I *644*.
— Ch. I *643*.
Richmond, H. s. Hargraves, M.
I *1038*.
— J. B. s. Hyde, J. S. II *807*.
Richter I 156; II 10, 367, 406,
532, *565*, *576*.
— u. Clisby II *605*.
— C. P., B. G. Woodruff u.
B. C. Eaton II *171*.
— H. I 206, 310, *332*.
— s. Jarisch, A. II *191*.
— M. I *332*.
Rickards II 788.
— s. Boxer II *823*.
Ricker I 32, 596, 602, *643*, 766,
991; II 78, 89, 221, *278*.
— G. I *332*, *1018*, *1040*.
Rickers I 762.
Rickert I 608.
Rickes II 538, *605*, 788.
— E. L., N. G. Brink, F. R.
Koniuszy, T. R. Wood u.
K. Folkers II *823*.
Riddle I 874.
— O. I *1030*.
Rider I 903, 904.
— J. A., u. R. McDonald
I *1032*.
— s. Stone, C. T. I *1032*.
Ridley II *594*.
Ridout II 650.
— s. Best II *672*.
Riebeling II 458, *594*.
Rieben, W. K. II *810*.
Riecke II 700.
Rieckhoff, W. II *278*.
Riedel I 665, *1011*; II 627, *683*.

Völker I 921, 996; II 619.
— s. Heupke II *677.*
— R. I *1035.*
Vogel I 149, 608, *646,* 699;
  II 348.
— s. Berg II *598.*
— s. Eckstein II *562.*
— H. u. H. Knoblauch II *688.*
— s. Brand, T. v. I *1009.*
— K. I *336.*
Vogelsang I 45.
— Reich u. Barth I 176, *336.*
Voges I 953.
— W. I *1041.*
Vogl I 876.
— A. I *1030.*
Vogt I 159, 283, 679, 703, 704,
  731, 781, 782; II 43, 546,
  596, 608.
— u. Börm II *596.*
— Wagner u. Schlapper I 283.
— s. Heyde II *175.*
— A. I 283, 292, *336, 1008,*
  1012, 1023; II *271.*
— H. Wagner u. H. Schlapper
  I *336.*
— B. II *189.*
— J. H. I *1017.*
Vohwinkel II 206.
— K. H. II *271.*
Voigt II 652, *685.*
Voit II 318, 319, 334, 432, *558,*
  559, 556, 582, 623.
— u. Pettenkofer II *582.*
— s. Eimer II *675.*
Volhard I 130, 465, 534, 546,
  548, 549, 555, *646;* II 330,
  611, 640.
— u. Borkeloh II *685.*
— u. Schütte II *560.*
— E. I 991, *1042.*
— Franz I 546.
Volkmann I 137, 679; II 324,
  560.
Vollenweider II 733.
— G. II *806.*
Vollmer II 316, 619, 620, 621,
  663, *685.*
— u. Berning II *559.*
Volmer II 287.
Volwiler II 650, 651, 662.
— u. Dealy II *685.*
— s. Jones II *678.*
Vontz I 990.
— O. s. Fischer, A. I *1038.*
Vorderwinkler I 905, 906.
— K. I *1032.*
Vorländer I 352, 523, *646,* 933,
  956, 958.
— K. I *1036.*
— K. O. I *1037.*
Vorschütz I 858.
— R. s. Lehmann, J. I *1026.*
Voss I 459, 705, 750.
— E. A. I 354, *646.*

Voss, H. I *1012, 1014.*
Voßschulte, K., u. G. Börger
  I *1030.*
Vouno u. Struycken I *646.*
— N. van I 401.
Voyles jr. II 642.
— u. Orgain II *685.*
Vrhovac, V. V. II *800.*
Vries, de s. Borst II *672.*
Vrla I 867.
— V. s. Kutscher, W. I *1028.*
Vrolik I 820, 821.
Vrtiak I 565.
Vui II 620.
Vulcanescu I 133.
— M. s. Aleksandrov I *317.*
Vulpian I 763.

Waardener, de II 460, 461.
— u. Lennox II *596.*
Waaler I 536.
— s. Knepper I *641.*
Waardenburg I 159.
Wacholder I 259, 299; II 340,
  341, 342, 343, 344, 345, 462,
  547, 554, *566, 596, 608,* 609,
  758, 760.
— u. Beckmann II *608.*
— u. Franz II *566.*
— K. I *336;* II 813.
— A. Holz u. H. J. Briem
  II *814.*
Wachs I 770.
— E. I *1019.*
Wachsmann, W. II *282.*
Wachsmuth I 812; II 250, 660,
  685.
Wachstein, M. Ü. I *1012.*
— M. II 826.
— u. A. Gudaitis II *826.*
Waddell II 659.
— s. van Itallie II *678.*
Waddil II 25, 26.
— J. F. s. Borden, D. L.
  II *172.*
Waelsch II 424.
— s. Albert II *577.*
— s. Price II *580, 582.*
Waerland II 622, *685.*
Wätjen I 521, 553, *646,* 862,
  926, *1029, 1036;* II 457, *596.*
Waetzmann, E. II *192.*
Waetzold, I *1042.*
Wagner I 470; II 89, 447, 452,
  596, 619, 660, 700, 701, 736.
— u. Neuner II *182.*
— u. Rackemann I *646.*
— s. Fink II *675.*
— s. Howard II *678.*
— s. Porges II *593.*
— s. Vogt I 283.
— E. I 18, 245, *336.*
— G. A. I 236, *336.*
— G. M. I 998.

Wagner, H. II *807.*
— s. Vogt, A. I *336.*
— K. L. II *798.*
— K. W. II *192.*
— W. I *1027.*
— s. Nobel, E. I *331.*
Wagner-Jauregg II 441, 532,
  596, 608, 705.
— u. Koch II *608.*
— T. s. Kuhn, R. II *818.*
Wagtendonk, van I 691, 700.
— W. J. van I *1012.*
— s. Lansburg, J. I *1010.*
Wahl, F. J. s. Theis, F. V.
  II *182.*
Wahlgren II 203.
— F. s. Herlitz, C. W. II *269.*
Waider I 196.
— J. I 197, 216, *336.*
Waife II 418.
— Wohl u. Reinhold II *582.*
Wainger I 960, 999.
— C. K., u. W. F. Lever
  I *1042.*
Waite II 402.
Waitz I 785.
— u. Warter I *1023.*
Wakefield I 780; II 28, 534,
  617.
— s. Welch II *608, 686.*
— E. C. s. Hall, W. W.
  II *173.*
— E. G., S. C. Dellinger, J. D.
  Dellinger u. B. Walthard
  I *1023.*
Wakim II 650.
— u. Mann II *685.*
Wakin, K. E. II *171.*
Wald II 696.
— G. II *797.*
Waldbott I 427, 454, 475, 476,
  477, 533, *646.*
Waldenström I 850, 853, 892,
  975, 976, *1042;* II 408, 484,
  582, 596.
— J. I *1032.*
— s. Pedersen, K. I *1040.*
Waldschmidt II 408.
— u. Leitz II *582.*
Waldvogel II 322.
— s. Schreiber II *559.*
Waldwin, J. S. s. Bunim, J. J.
  I *1033.*
Walinski II 28.
— F. II *174.*
Walker I 404, *646,* 903; II 350,
  354, 392, 484, 518, *566, 577,*
  611, *685.*
— Fox u. Irving II *566, 596.*
— Kaufmann u. Deutsch
  II *566.*
— s. Aitken II *597.*
— H. s. Everson, G. II *818.*
— M. s. Aitken, R. S. I *1012.*
— M. B. I *1032.*

Sachverzeichnis.

Die *kursiv* gesetzten Ziffern bezeichnen den Ort der ausführlicheren Darstellung.

Adenosintriphosphorsäure
　　und Muskelarbeit I 688,
　　693, 698.
Adenylsäure I 698.
Adipositas s. u. Fettsucht.
Adiuretin und Kälte II 72.
Adoleszentenkyphose I 663 ff.
Adoleszentenskoliose I 663.
Adrenalin und Adaptation
　　I 718, 959.
— bei Allergosen I 382, 402,
　　428 ff., 445, 454, 471, 474,
　　495 ff., 503, 517.
— bei Asthma I 462.
— bei Beriberi II 769.
— bei Coronarerkrankung
　　I 428.
— bei Darmallergie I 517.
— und Epilepsie I 628.
—, Gefäßwirkung I 618.
— bei Hepatopathie I 524.
— bei Hyperthyreose I 428.
— bei Hypertonie I 428, 534.
— bei Hypothermie II 68.
— bei Infiltrat, eosinophilem
　　I 495.
— bei Kinetosen II 160,
—, Kontraindikationen
　　I 428.
— und Muskulatur I 697.
—, ölige Lösung, Nebenwir-
　　kungen I 428.
—, Pharmakologie I 428.
— bei Schock, anaphylakti-
　　schem I 347, 532, 599.
— und Stress I 959.
— und Sympathicus I 189 ff.
— bei Urticaria I 499.
— und Vitamin C II 751.
Adrenalinausschüttung nach
　　Insulin I 507.
— im anaphylaktischen
　　Schock I 345.
Adrenalinbelastung und Kon-
　　stitution I 94 ff., 218.
Adrenalintoleranz I 446.
— und Ernährung II 406.
Adventitia s. u. Blutgefäße.
Adynamie I 714.
—, Chorea I 928.
Äquivalente, hemikranische
　　I 618.
Aerosoltherapie (Asthma)
　　I 480.
Affektion, deuteropathische,
　　spinale, Begr. I 763.
Affektlabilität I 272.
Agarinin I 474.
Agglutination s. u. Agglutinine.
Agglutinine I 250, 356 ff., 406,
　　446, 559, 583.
— bei Myelom I 850.
—, pathologische I 951, 956 ff.,
　　957.
Agglutinogene I 591.

Agranulocytose und ACTH
　　I 579, 761.
—, allergische I 414, 419 ff.,
　　433, 568, 576 ff., 941,
　　948, 964.
— und Cortison I 761.
— nach Salvarsan I 415.
Ahornallergie I 452.
Akazienallergie I 452.
Akklimatisation II 102 ff.
Akklimatisationsfähigkeit
　　I 296.
Akkommodationsparese,
　　diphtherische I 611.
Akrocephalosyndactylie II 137.
Akrocyanose bei Allergie I 587.
— bei Dystrophie II 447.
— bei Infantilismus I 138.
— bei Kälte II 91.
— und Konstitution I 100,
　　171.
— bei Vasoneurose I 201,
　　208 ff.
Akrodermatitis atrophicans
　　I 292.
Akromegalia osteoarthro-
　　pathica pneumica I 817.
Akromegalie bei Hypophysen-
　　adenom I 719.
— und Infantilismus I 133.
— und Konstitution I 127 ff.
— bei Neurofibromatose
　　I 773.
— bei Osteopathie I 651, 719,
　　754, 817, 872, 874.
Akromegaloid I 127, 676.
Akromikrie I 118, 725.
Akromiocristalindex I 63.
Akroosteolyse I 960, 970, 988,
　　997.
Akroparästhesie I 201, 205.
— bei Dystrophie II 461.
Akrosklerose I 960.
Aktinientoxin II 338.
Aktionsströme (Muskeln) I 888.
Aktualzustand I 22.
Alanin II 373, 409.
— bei Cystinose I 738.
Alarmreaktion (Adaptations-
　　syndrom I *443*, 568, 651,
　　713, *757* ff., 831.
ALBERS-SCHÖNBERGsche Mar-
　　morknochenkrankheit
　　I 137, 152.
Albinismus I 20, 144, 291.
ALBRIGHT-Syndrom I 728.
Albumine als Antigene I 340,
　　347.
— (Chemie) II 411.
— und Hyaluronidase I 710.
Albuminurie bei Alarmreaktion
　　I 757.
— bei Allergosen I 416, 516,
　　540.
— nach Bestrahlung II 231.

Albuminurie bei Cystinose
　　I 737.
— febrile I 925.
— ins Gewebe Begr. I 952.
— bei Kollagenosen I 573,
　　1002.
— bei Myelom I 850.
— bei Nephritis I 548, 554.
— orthostatische I 118.
— bei Rheuma I 925.
— bei Vitamin D-Vergiftung
　　I 748.
Albuminverarmung (Serum)
　　bei Rheuma I 931, 953 ff.,
　　974.
— bei Tumoren I 833.
Aldehyde und Eosinophilie
　　I 526.
Aletosal II 640.
Aleukie, hämorrhagische I 577,
　　592 ff.
Aleuron (Getreide) II 353.
Alexine I 250.
—, erbliche I 267.
Algenallergie I 454.
Alkalireserve bei Allergie
　　I 369.
— und Konstitution I 94.
— und Nierenfunktion I 735.
— s. a. u. Säure-Basengleich-
　　gewicht.
Alkalitherapie bei Crush-Syn-
　　drom I 894.
— bei Hyperparathyreodismus
　　I 731.
Alkalose, Begr. II 543 ff.
— und Allergie I 369, 479,
　　499, 502.
— und ACTH I 714.
— und Nierenschaden I 894.
— und Osteopathie I 814 ff.
— s. a. u. Säure-Basengleich-
　　gewicht.
Alkaptonurie I 26, 232, 246,
　　872, 1005.
Alkohol und Allergie I 456, 510.
— und Arthritismus I 241.
— bei Detonationsverletzung
　　II 149.
— in der Diät II 653 ff.
— als Genußmittel II 555.
— und Kollagenosen I 705,
　　898, 1002.
Alkoholintoxikation, Niere bei
　　I 894.
Alkoholismus, Beriberi bei
　　II 765.
— und Corticoide I 761.
— und Geschlechtsdisposi-
　　tion I 232.
— und Hyperthermie II 20,
　　24 ff.
—. Keimschädigung bei I 37.
Alkoholpolyneuritis I 705;
　　II 771.

Disposition, Begriff I 24 ff.,
366; s. a. u. Diathese.
— und Art I 26.
— und Alter I 25 ff.
—, ererbte I 26.
—, erworbene I 26.
—, familiäre I 26.
— und Geschlecht I 25 ff.
— und Rasse I 26.
Dispositionsschwankung I 25.
Dissimilation I 600.
DISSEsche Räume I 521.
Distorsion bei Stromverletzung
II 111.
Diurese s. a. u. Anurie und
Polyurie.
— und Adaptation I 758.
— bei Irgapyrintherapie I 941.
Diuretica und Kochsalzmangel
II 523.
Diuretin I 475.
D. O. C. s. u. Desoxycortico-
steron.
D. O. C. A. s. u. Desoxycortico-
steronacetat.
Dolichocephalie I 672.
DONATH-LANDSTEINER-Hämo-
lysin I 508.
— -Versuch I 589.
Dornase s. u. Desoxyribo-
nuclease.
Dorsodynie I 898.
Dramamin bei Kinetosen
II 167.
Dracuncula medinensis der
Muskeln I 896.
„Dreieckskoordinatensystem"
nach STÖHR (Körperbau)
I 64 ff.
Drepanocytose I 780.
Druckatrophie der Knochen
I 860.
Druckfallkrankheit II 285 ff.
—, Ätiologie II 286 ff.
—, Pathogenese II 291 ff.
—, Symptome II 289 ff.
—, Therapie II 292.
— s. a. u. Caissonkrankheit.
Drüsenfieber, PFEIFFERsches
I 586, 995.
Drüsenschwellungen s. u.
Lymphdrüsen.
DUCHENNE-ARAN-Synchrom
(Muskelatrophie) I 888.
DUFFY-Faktoren (Blutgruppen)
I 584.
Duftstoffe (Ernährung)
II 551 ff.
Dunkeladaptation (Konstitu-
tion) I 267, 296.
Dunkeladaptationsstörungen
II 696 ff.
Dunkelsehen s. u. Dunkeladap-
tation.
DUPLAY-Syndrom I 767.

DUPUYTRENsche Kontraktur
I 707, 767 ff., 859, 900.
— — als Preßluftschaden
I 859; II 136.
Durchblutungsstörungen, all-
ergische I 533 ff.
—, periphere s. u. Hinken,
intermittierendes und
Dysbasia.
— durch Preßluftschädigung
I 860.
Durchfall s. u. Diarrhoe.
Durst II 327 ff., 611 ff.
Dursten als Diätform II 645.
DYKE-YOUNG-Anämie I 589.
Dysbakterie, Begr. I 517.
Dysbasia angiosclerotica I 619.
— intermittens I 208 ff, 535.
Dyschondromatose (OLLIER)
I 705.
Dyschondroplasie I 836.
Dyscranio-Pygophalangie
I 672.
Dysenterie s. u. Ruhr I 553.
Dysergie, vegetative I 120.
Dysgenitalismus I 133.
Dyshormonie s. u. Hormone.
Dysmenorrhoe, konstitutionelle
I 85.
Dysnomalie I 166.
Dysorose I 954, 1000.
Dysostosis cleidocranialis
I 152, 159, 666.
— craniofacialis I 667.
—, enchondrale, erbliche
I 658 ff.
— mandibulo-facialis I 672.
— multiplex I 658, 666, 862,
870 ff.
Dyspepsie, allergische I 513.
— durch Überfütterung
II 355 ff.
Dysplasia epiphysialis punctata
I 661.
Dysplasie, hämatische I 774,
776.
—, polyostotische, fibröse
(JAFFE-LICHTENSTEIN)
I 728, 765, 770 ff.
Dysplastiker (Konstitution)
I 76.
Dyspnoe bei Allergie und Ana-
phylaxie I 344, 532.
— bei Bergkrankheit II 309.
— nach Detonationsschäden
II 146.
— nach Dibenamin I 429.
— bei Myocarditis rheumatica
I 921.
— bei Pellagra II 783.
— bei WHIPPLE-Syndrom
I 984.
Dyspraxie der Gefäße I 619.
Dysproteinämie s. u. Serum-
eiweiß.

Dysraphie s. u. Status dys-
raphicus.
Dystin I 431.
Dystonie, neurozirkulatorische
I 206.
—, vegetative s. u. Labilität,
vegetative.
Dystrophia adiposogenitalis
I 133, 142, 167, 220,
227 ff., 313, 673, 725 ff.,
868.
— congenita (osteogene)
I 786.
— dysontogenetica (RECK-
LINGHAUSEN) I 773.
— mesodermalis congenita
I 672.
— musculorum progressiva
(ERB) I 887, 905 ff.
— myotone I 166, 170, 226,
265, 902.
— neurale I 888.
Dystrophie, Abschaltungs-
(Skelet) I 764.
—, alimentäre I 39, 42;
II 434 ff.
—, — und Allergie II 468.
—, — und Antikörperbildung
I 370.
—, — und absoluter Hunger
II 495.
—, — und Diabetes II 466.
—, —, Differentialdiagnose
II 467.
—, —, Eiweißstoffwechsel bei
II 483.
—, — Encephalopathie bei
II 460.
—, —, Fettstoffwechsel bei
II 487 ff.
—, —, „feuchte" II 443.
—, —, Herzschäden bei
II 472 ff.
—, —, Hormonhaushalt bei
II 474, 477.
—, —, Hypertonie nach
II 472.
—, — und Infektresistenz
II 465, 471.
—, —, Knochenbildung bei
I 651.
—, —, Kohlenhydratstoff-
wechsel bei II 486.
—, —, Leberschäden bei
II 455, 458, 474, 476,
481.
—, —, lipophile II 444, 487 ff.
—, —, Lunge bei II 465,
471, 476.
—, —, Mineralhaushalt bei
II 489.
—, —, Niere bei II 456, 476.
—, —, Pathogenese II 478.
—, —, Prognose II 468.
—, —, Psyche bei II 470.

982 Sachverzeichnis.

Katarakt durch Radiatio
II 233.
Kathepsin, Chemie des II 412.
— der Muskulatur I 894.
Kathodenstrahlen, Physik der
II 195.
—, Schäden durch II 256.
Kationenaustauscher II 641.
Kausalgie bei SUDECK-Syn-
drom I 769.
Kautschukallergie I 497, 506.
Kefermon II 619.
Kegelform der Gelenke bei
Arthrosis I 875.
Kehlkopfnekrosen nach Radia-
tio II 228.
Kehlkopftuberkulose, Corti-
coide bei I 761.
Keilbrust bei Rachitis II 718.
Keilwirbel I 663, 664, 754, 809,
885.
Keimblattelektivität I 158.
Keimblattheorie der Mißbildungen I 212, 658, 837.
— der Systemkrankheiten
I 157 ff.
Keimdrüsen, Strahlenschäden
der 239 ff., 261.
Keimdrüsenfunktion s. a. u.
Fertilität und Sterilität.
— bei Dystrophie I 42; II 457.
— und Hyaluronidase I 706.
— und Hypophyse I 711.
— und Kreatinurie I 906.
— und Knochenbildung I 651,
692, 713 ff.
— und Osteopathie I 713, 820,
872 ff., 989.
— und Phosphatase I 692.
— bei Sklerodermie I 997.
— und Vasoneurose I 202.
Keimschädigung bei Alkoholismus I 37.
— und Konstitution I 37.
— durch Lues I 38.
— durch Morphinismus I 38.
— durch Strahlen II 216,
241 ff., 252, 261.
KELL-Faktor (Blutgruppen)
I 584.
Keloide und Corticoide I 761.
— nach Strahlenschäden
II 261.
Kephalide als Hapten I 342.
Kephalodynie I 898.
Kerasin (GAUCHER Zellen)
I 861, 869.
Kerasinlipoidose I 861.
Keratin, Chemie des II 411.
Keratitis, allergische I 496 ff.
—, Cortocoide bei I 761.
— durch Licht II 201.
— nach Radiatio II 233.
— bei SJÖGREN-Syndrom
I 983.

Keratomalacie II 698 ff.
Keratosis follicularis II 698.
— senilis II 204.
— und Vitamin A II 706.
Kernaplasie, angeborene bei
Degeneration I 178.
KERNIG-Symptom I 616.
Ketonkörper im Hunger II 317,
320 ff.
Ketonkörpersynthese in der
Leber II 321.
Ketoplastische Aminosäuren
II 414.
17-Ketosteroide I 713 ff.
— und Adaptation I 569.
— bei Allergosen I 446, 478.
— bei Bechterew I 991.
— bei Gicht I 713.
— und Salicyltherapie I 445.
Keuchhusten s. u. Pertussis.
Kiefernekrose durch Phosphor
I 813.
— nach Radiatio II 228.
Kieferspalte I 171.
Kiefersperre bei Myositis I 701.
KIENBÖCKsche Krankheit
I 673; II 134.
Kinderekzem I 501.
Kinetosen II 159 ff.
—, Pathogenese II 160.
—, Prophylaxe II 166.
—, Psyche und II 166.
—, Symptome II 159.
—, Therapie II 166.
—, Vestibularapparat bei
II 161.
—, Zentralnervensystem bei
II 165.
Kissing spines I 886.
Kittlinien der Knochen I 650,
829.
Kittsubstanz (Bindegewebe)
I 706.
Klasse, biologischer Begr. I 82.
Klebergehalt des Brotes II 383.
Kleidung, Kälteschutz II 103 ff.
—, Wärmeschutz II 106.
Kleinbastardierung I 20.
Kleinhirn bei Chorea I 927.
— bei Kinetosen II 165.
— und Motorik I 263.
Kleinwuchs s. u. Zwergwuchs.
Klima I 378; II 1 ff.
— und Allergie I 374 ff., 455,
509.
— und Antikörperbildung
I 349, 597.
— und Asthma I 470.
— und Erkältung s. u. Erkäl-
tungskrankheiten.
—, Erträglichkeitsgrenze
II 13.
—, Luftfeuchtigkeit und II 4 ff.,
25, 47, 94.
— und Herzinsuffizienz II 13.

Klima, Höhen- 476.
— und Körpertemperatur
II 4 ff.
—, Komfortzone II 12.
— und Konstitution I 39.
—, Luftfeuchtigkeit und I 4 ff.,
12, 14.
—, Migräne und I 620.
— und Mineralhaushalt I 377.
— und Nervenkrankheiten
I 618.
— und Rheuma I 910.
—, Schädigungen durch das
s. u. Hitze- u. Kälteschä-
digung.
—, Schwüle II 14.
—, Wüsten- II 13.
Klimakterium s. u. Menopause.
Klimatherapie I 476.
Klimatoleranz s. u. Akklimati-
sation.
Klimax s. u. Menopause.
KLINGEsches Infiltrat I 546.
Klinodaktylie I 134.
KLIPPEL-FEIL-Syndrom I 114,
137, *668* ff.
Klitorishypertrophie I 716.
— bei Pubertas praecox I 723.
,,Klo-Einheit'' II 104 ff.
Klumpfuß I 668.
Klumphand I 668.
Knallwellen bei Detonation
II 140.
Knoblauch II 553.
Knochen I 649 ff.
—, Anatomie I 649 ff.
—, grobfasriger I 649.
—, lamellärer I 650.
—, ,,provisorischer'' I 649.
Knochenabbau I 650.
Knochenaktinomykose I 804.
Knochenamyloid I 687.
Knochenangiosarkom I 844.
Knochenaplasie I 667.
Knochenaufbau I 682 ff.
Knochenbau und Konstitution
I 152 ff.
Knochenbildung, enchondrale
I 649.
—, ektopische I 650.
—, endostale I 649.
—, extraossale I 650.
—, heterotope I 650.
—, membranöse I 649.
— s. a. u. Ossifikation.
Knochenbrüche s. u. Frakturen.
Knochenchondrom I 837.
Knochenchondromyxosarkom
I 837.
Knochenchondrosarkom I 837.
Knochencysten I 740 ff.
Knochendruckatrophie I 860.
Knochendystrophie (SUDECK)
I 763.
Knochenechinococcus I 812.

Main en lorgnette I 986.
— — trident I 660.
Majoran II 553.
Makroglobulinämie (WALDEN-
STRÖM) I 850, 855, 975 ff.
— bei Myelom I 843.
Makroglossie I 137.
Makrophagen und Antikörper
I 575.
Makroskelie I 59.
Malacia osseum s. u. Osteo-
malacie.
Malacie, myeloplastische I 821.
Maladaptation I 946.
— bei Rheuma I 959.
Maladie de Bouillard I 908.
— de Charkot s. u. primärer
chronischer Polyarthritis.
Malaria und Chininallergie
I 582.
— und Hämolyse I 585.
—, Krämpfe bei I 630.
Malaria larvata I 630.
— und Konstitution I 50.
—, Nephrose bei I 553.
— und Porphyrinurie I 890.
Malariakur bei Asthma I 488.
Mal perforant du pied s. u.
Malum perf.
Maltafieber I 804.
—, Arthropathie bei 936.
Maltose II 371.
Malum coxae senile I 662, 872,
875.
— perforans pedis I 182, 769.
Mammaaplasie I 136.
Mammacarcinom (nach Sexual-
hormonbehandlung von
Prostatacarcinom) I 693,
800.
Mammaentwicklung und Kon-
stitution I 99, 230, 673.
Mammatumoren I 692 ff., 791,
799 ff.
— und Phosphatase I 692.
Mammillaraplasie I 157, 160.
Mammillarentwicklung I 230.
Manganstoffwechsel II 502,
539.
— und Phosphatase I 691, 753.
Mangelosteopathie, alimentäre
s. u. Osteomalacie im
Hunger.
Manisch-depressives Irresein
und Konstitution I 104, 112.
Mannose II 370.
Marasmus s. u. Kachexie.
MARCHIAFAVA-Anämie I 589.
MARFAN-Syndrom s. u.
Arachnodaktylie.
MARIEsche Ataxie I 104.
MARIE-LÉRIEsche Krankheit
I 986.
Mark (Knochen) s. u. Knochen-
mark.

Mark, leeres (Knochen) I 679.
Markhöhle (Knochen) I 840.
Markraum (Knochen) I 655.
—, primordialer I 655.
Markscheidenzerfall (Nerven),
allergischer I 607.
—, bei multipler Sklerose
I 613.
Marmorknochenkrankheit s. u.
Osteopetrosis und Osteo-
sklerose.
Marschfraktur I 746; II 135.
Marschhämoglobinurie I 890.
Masern und Dermatomyositis
I 1000.
— und Gelenkentzündung
I 805.
—, LANDRY-Syndrom nach
I 610.
Masernantikörper I 251.
Maskenstarre bei Myasthenie
I 902, 905.
Maskulinismus I 118, 225.
Massagetherapie, Asthma I 492.
—, Rheuma I 946, 965.
„Masse cervico-dorsale" I 671.
Mastfettsucht I 67 ff., II 356 ff.
Mastopathia fibrosa cystica bei
Dystrophie II 477.
Mastzellen bei Adaptation
I 759.
— (Knochen) I 650.
— bei Makroglobulinämie
I 975.
— bei Osteomyelosklerose
I 785 ff.
— und Phosphatase I 691.
MASUGI-Nephritis I 534, 548,
552, 557.
Materiestrahlung II 194 ff.
MAURIAC-Syndrom I 675.
Medisatinaltumor bei Asthma
I 464.
— bei Osteopathie I 815.
Medinawurm I 896.
Mediumbiotype I 59.
Meerrettich II 553.
Meerschweinchenversuch, klas-
sischer, anaphylaktischer
I 448, 462, 476, 482, 489,
574, 576.
Meerwassertherapie (Allergie)
I 442.
Megacolon congenitum I 168.
Megakaryocyten, fetale I 683.
—, Reifungshemmung bei
Allergie I 580.
— bei VAUGHAN-Anämie I 785.
Megalia ossium et cutis I 679.
Megaloblasten und Folsäure
II 786.
Megalosomie Konstitution I 59.
Mehlallergie I 397 ff., 448 ff.,
464, 497, 502, 505, 513, 524,
622.

Mehlnährschaden II 377.
Mehlschnupfen I 449.
Mehlstaubexplosion II 151.
Mehlverbesserungsmittel als
Allergene I 401.
Melanin bei Osteofibrose
I 772.
Melanom I 791.
Melanose, neurocutane I 765.
—, RIELsche II 205.
Melcain bei Allergie I 430.
Mélorheostose I 786, 790.
Melubrinallergie I 415.
— bei Rheuma I 941.
Menadion s. u. Vitamin K.
Menarche und Konstitution
I 99.
— und Osteopathie I 772.
MENDELsche Gesetze I 618.
MENIÈREsches Syndrom I 112,
194, 505, 625 ff., 883;
II 290.
— Nicotinsäure bei II 785.
Meningenmetastasen (Tu-
moren) I 796.
Meningismus bei Rheuma I 929.
— bei Vitamin D-Vergiftung
I 738.
Meningitis, abakterielle I 616.
—, epidemica und Konsti-
tution I 105.
— und Rheumatoid I 936.
—, hämorrhagica bei Rheuma
I 929.
—, lymphocytäre I 616.
— bei REITER-Syndrom I 813.
— serosa bei Allergosen I 505,
616.
— — bei BORNHOLMscher
Krankheit I 896.
— — nach Hitzschlag II 30.
— — bei Rheuma I 929, 957.
— — beim Schock I 616.
— bei Tumormetastasen I 797.
Meningocele s. u. Status dys-
raphicus.
Meniscusschädigung durch
Preßluft I 859; II 137.
Menopause und Arthropathie
I 872.
— nach Bestrahlung II 241.
— und Fibrositis I 898.
— und Konstitution I 25, 202,
292.
— und Osteopathie s. u.
Osteomalacie.
— und Vasoneurose I 202.
Menschenserumallergie I 427.
Menses s. u. Menstruation.
Menstruation und Allergie
I 370, 497.
— bei Bergkrankheit II 305.
— nach Bestrahlung II 240,
261.
— und Cholinesterase I 696.

„Motorische Einheit" (Muskel) I 889.

„Mottled teeth" bei Fluorvergiftung I 814.

Mucin und Hyaluronidase I 707.

— und Gelenkexsudat I 805.

Mucopolysaccharide, Chemie der II 411.

— und Skelet I 652, 706, 959.

Mucoproteide II 411.

Mückenurticaria I 497.

Multaglut als Allergen I 461.

Mundschleimhautallergose I 511.

Murexidprobe (Harnsäure) I 1002.

Muschelallergie I 403.

Muskarin I 695.

Muskat II 554.

Muskelabsceß I 895.

Muskeladenylsäure II 411.

Muskelaktionsströme I 888.

Muskelangiom I 907.

Muskelarbeit und Energieumsatz II 341.

Muskelatrophie, articulogene I 766.

— bei Hyperfolliculinie I 714.

—, neurale I 265, 888.

—, osteogene I 765.

— (Preßluftschaden) I 859.

— bei Rheuma I. 916, 929, 972.

—, spinale, progressive I 154, 888.

Muskelchronaxie I 98.

— nach Bestrahlung der Beischilddrüse II 238.

Muskeldegeneration I 889, 894.

Muskeldystrophie, infantile, progressive I 255, 265, 888.

Muskelfibrillen I 652, 698.

Muskelfibrillieren (SLAUCK) I 889, 897.

— bei Hyperthermie II 21.

— bei Hypothermie II 1, 48 ff., 51, 57, 339.

— bei Stromunfall I 895.

Muskelfibrom I 907.

Muskelfiederung I 905.

Muskelfragmentation I 700.

Muskelgangrän I 887.

Muskelgewebe als Antigen I 550, 606.

Muskelhärten I 897.

Muskelhernie I 887

Muskelhypertrophie I 887, 902.

Muskelkater I 900 ff.

Muskelkontraktur I 765.

Muskellähmung, hypokaliämische I 751 ff.

—, ischämische I 887.

—, paroxysmale I 761.

Muskellipocalcinogranulomatose I 868.

Muskellipom I 907.

Muskellipomatose I 900.

Muskellues I 895.

Muskelmetastasen (Tumoren) I 907.

Muskelnekrose (Starkstrom) I 893.

—, hämorrhagische I 700, 887.

Muskelödem I 899.

Muskelparasiten I 895.

Muskelpigmente I 890 ff.

Muskelpseudohypertrophie I 887.

Muskelregeneration I 887.

Muskelrheumatismus, echter I 897, 900, 917.

Muskelrotz I 895.

Muskelruptur I 887.

Muskelsarkom I 907.

Muskelsarkoplasma I 698.

Muskelstarre bei Kälte II 48.

Muskelstoffwechsel I 694, 697 ff.

Muskeltetanie I 899.

Muskeltonus I 653.

— und Alter I 260.

— und Konstitution I 258.

Muskeltuberkulose I 895.

Muskelverkalkung, systematische I 702 ff.

—, traumatische I 705 ff.

Muskelverknöcherung I 705 ff.

Muskelzerfall, scholliger I 887, 890.

Muskelzugfraktur der Wirbelsäule I 884.

Muskulatur und Adaptation I 757 ff.

—, Anatomie I 647 ff., 652.

—, Entwicklung I 647 ff., 652.

—, Erkrankungen der I 886 ff.

—, Physiologie I 647 ff., 652.

—, Muskelarbeit und Grundumsatz II 339.

— im Hunger II 319.

—, Hungeratrophie II 441 ff., 446.

— bei Hypothermie II 48.

— und Kaliumstoffwechsel II 517 ff.

— bei Kollagenosen I 960 ff.

— und Konstitution I 66 ff., 79 85, 155.

—, Preßluftschaden II 136.

— Schäden durch Radiatio II 226.

— als Schockorgan I 344.

— bei Stromverletzung II 110 ff.

— bei Verbrennung II 39.

— bei Wassermangel II 327.

Mustard s. u. Nitrogen.

Mutation, Begriff I 28.

— und Alkoholismus I 37.

— und Konstitution I 17.

Mutation und Strahlen II 215, 243 ff.

—, Verlust- I 117.

— und Vitalität I 20, 35.

M 2-Woelm als Allergen I 464.

Myalgie nach Antihistamin I 433.

—, epidemische, Bornholmsche Krankheit I 896.

— bei Erkältung II 101.

Myalgie-Syndrom I 900 ff.

Myasthenia gravis (pseudoparalytica) I 696 ff., 761, 822, 905.

— senilis I 905.

Myatomia congenita (OPPENHEIM) I 889, 902.

Mydriasis I 189.

Myelin I 615.

Myelitis, allergische I 415, 612.

— und Muskelverknöcherung I 705.

— durch Kälte II 72.

Myeloblastenleukämie s. u. Myeloblastose.

Myeloblastom I 843.

Myeloblastose I 800, 957.

Myelocele s. u. Stat. dysraph.

Myelocytom I 843.

Myelodysplasie I 181.

Myelofibrose I 778.

Myelom I 593, 686, 708, 774, 834, 843 ff., 846, 849 ff., 954.

—, endotheliales I 846.

—, plasmacelluläres I 849 ff.

—, Serumeiweiß bei I 708, 849 ff.

Myelopathie osteogene I 776.

Myelose s. a. u. Leukämie.

— chronische I 780, 785, 957.

—, funiculäre und Degeneration I 178.

Myelosklerose I 776, 784 ff.

Myelocyten I 788, 795.

Mykosen und Allergie I 418.

Myobilin I 698.

Myoblasten I 652.

Myoblastom I 907.

Myogelosen I 653, 664, 897.

Myogen I 698.

Myoglobin I 890 ff.

Myoglobinämie I 890, 893.

— bei Stromunfällen II 112.

— bei Verbrennung II 38.

Myoglobinurie I 890, 892.

—, paralytische I 892.

—, paroxysmale, spontane I 890.

— bei Stromunfällen II 111.

— bei Verbrennung II 38.

Myographion I 349, 888.

Myohämatin I 891.

Myokard bei Dystrophie II 473.

Perineuritis I 897, 929.
Periodontitis als Focus I 962.
Periodsäure-Leukofuchsin
(Kerasinnachweis) I 861.
Periost (Anatomie) I 650.
Periostcysten I 772.
Periostitis I 676, 800, 897.
— hyperplastica I 818.
—, leukämische I 781.
— luica I 806.
— ossificans, reaktive (bei
Sarkom) I 848.
—, tuberculosa I 809.
— bei Vitamin A-Vergiftung
II 701.
Periostödem bei Lipoidose
I 870.
Periostose I 651, 773.
— bei Fluorvergiftung I 814.
Periostveränderungen bei
Osteopathie I 746, 788,
815, 827 ff., 832, 833, 842.
— bei Rheuma I 917, 919, 980,
985, 996.
Perispondylitis I 877.
Peristaltik bei Allergie I 512,
517.
Peristase, Begriff I 13.
— bei Erfrierung II 74, 78 ff.
Periston bei Verbrennung II 44.
Peritonealeosinophilie s. u.
Eosinophilie.
Peritonealsarkomatose durch
Thorium II 250.
Peritonitis bei Colitis I 518.
— fibrinosa nach Radiatio
II 229.
— exsudativa bei Rheuma
I 923 ff.
Perlèche II 777.
Perlschnurfinger bei Rachitis
II 717.
Permeabilität der Capillaren s.
u. Capillarpermeabilität.
— der Gewebe und Hyaluroni-
dase I 706 ff.
Perniciosa s. u. Anämie, perni-
ziöse.
Perniones II 90 ff.
— bei Dystrophie II 442.
—, Nicotinsäure bei II 785.
— bei Vasoneurose I 201,
209 ff.
Peroxydase II 534.
—, Chemie der II 412.
Persilallergie I 503.
Persönlichkeit und Konstitu-
tion I 270.
Persönlichkeitsverfall I 50, 113.
Person als biologischer Begriff
I 270.
Perspiratio insensibilis (Wärme-
bilanz) II 9 ff. II 325.
PERTHESsche Krankheit I 662,
725.

Pertussis, Geschlechtsdisposi-
tion I 232.
—, Hämagglutinine bei I 586.
—, Vitamin C bei II 759.
Perversionen, sexuelle bei
Degeneration I 170.
Pervitin bei Allergosen I 461,
532.
— bei Fettsucht II 366.
— bei Hypothermie II 70.
— bei Strahlenkater II 218.
—, Suchtgefahr I 461.
Perzeptionsschwerhörigkeit
II 154.
Pesotoxine I 629.
Petechien s. u. Purpura.
Peteosthor bei Arthropathien
I 810, 993.
Petit mal s. u. Epilepsie.
PETRÉNsche Fett-Gemüsekost
II 401.
P-Faktor (Blutgruppen) I 584.
Pfannenwanderung bei Arthro-
sis deformans I 875.
PFAUNDLER-HURLER-Syndrom
I 658, 666 ff., 861 ff.
Pfeffer als Gewürz II 553.
PFEIFFERsches Drüsenfieber
s. u. Mononucleose, infek-
tiöse.
Pferdeasthma I 427.
Pferdeschuppenallergie I 427.
Pferdeserumallergie I 428, 523,
544.
Pferdeserumanaphylaxie I 536,
553.
Pferdeserumantikörper I 428.
Pflanzengifte zur Reizkörper-
therapie I 442.
Pflanzenproteine zur Reizkör-
pertherapie I 442.
Pflanzenkost, Ausnutzung
II 352.
Pflanzenstauballergie I 421.
Pflasterprobe (Hauttest) bei
Allergie I 418.
Phänotypus I 13 ff.
Phagocytose (Leukocyten) bei
Alarmreaktionen I 757.
— bei Diabetes I 255.
— und Infektresistenz I 250.
— bei Rheuma I 951.
— bei Sensibilisierung I 531.
— Riesenzellen I 683, 865.
Phakomatose I 704.
Pharyngitis, allergische I 448.
—, rheumatische Krankheiten
nach I 913, 983.
Phasenprotein, akutes I 932 ff.
Phellandren II 554.
Phenazetin bei Rheuma I 964.
Phenazetinallergie I 414, 581 ff.
Phenazetinasthma I 414.
Phenazetinrhinitis I 414.
Phenazetinurticaria I 414.

Phenergan I 434.
Phenindiamin s. u. Thephorin.
Phenolallergie I 582.
Phenolbarbital bei DUPUYTREN-
Syndrom I 768.
Phenolphthaleinallergie I 414,
511.
Phenolphthaleinurticaria I 414.
Phenylalanin, Chemie des
II 414, 425.
— und Vitamin C II 750.
Phenylanalin bei Alkaptonurie
I 1005.
— als Antigen I 340.
Phenylchinolincarbonsäure
s. u. Atophan.
Phenylhydrazinallergie I 582.
Phenylendiaminalallergie
I 421.
Phenylphosphat (Phosphatase-
aktivität) I 688.
Phlebektasien und Konstituti-
on I 148.
Phlebitis, allergische I 537, 543.
— bei Erfrierung II 85.
Phlebitis migrans I 544.
—, rheumatische I 926.
Phlebospasmen, allergische
I 544.
Phlorrizin und Phosphatase
I 688.
Phokomelie I 159.
Phon (Lärm) II 152.
Phosphagen der Muskeln I 698,
906.
Phosphatase I 651, 687.
— alkalische I 101, 651 ff.,
687 ff.
— bei Amindiabetes II 729.
— bei Arthropathien I 984,
989, 1003.
— und Hormone I 691 ff., 713,
730.
— bei Ikterus I 690.
— bei Knochentumoren
I 692 ff., 798 ff., 833, 843,
853, 865.
— im Knorpel I 874.
— in der Leber I 690.
— und Niere I 731 ff., 749.
— bei Osteomalacie II 725.
— bei Osteopathien I 680,
694 ff., 699, 708 ff., 740,
743 ff., 752 ff., 756, 818,
824.
— und Parathyreoidea
I 730 ff., 735.
— bei Rachitis II 716, 720.
—, saure I 652, 687 ff.
— im Serum I 687.
— bei Skorbut II 758.
— und Vitamine I 691.
— bei Vitamin A-Vergiftung
II 702.
— und Vitamin C II 750.

Propeptane bei Allergosen I 517, 544, 625.

Proportionen (Typisierung), Konstitution I 60 ff.

Proportionsfaktoren I 19.

Propylamin bei Asthma I 474.

Propylthiouracil s. u. Thiouracil.

Prostata und Posphatase I 688.

Prostatahypertrophie und Konstitution I 107, 293.

—, Phosphatase bei I 693.

Prostataödem bei QUINKEschem Ödem I 506.

Prostatatumoren, Hormontherapie I 799.

—, Knochenmetastasen I 791.

—, Phosphatase bei I 692.

Prostatitis als Fokaltoxikose I 962.

— bei REITERscher Trias I 813.

Prostigmin (Anticurarewirkung) I 695, 697.

— bei Fibrositis I 900.

— bei Myasthenie I 902 ff.

Protamine, Chemie der II 411.

— bei Strahlenschäden II 262.

Proteide, Chemie der II 411.

Protein X I 584.

Proteine als Allergene I 405.

— als Antigene I 341, *354*, 533, 573.

—, Chemie der II 411.

Proteinkörpertherapie bei Allergosen I 440 ff., 482, 487.

Proteinmatrix bei Ossification I 694.

Proteopexie (Leber) I 510 ff.

Proteus X 19-Agglutination bei Trichinose I 529.

Prothrombinsynthese bei Steatorrhoe I 748.

— und Vitamin K II 742.

Protinal I 442.

Protonen (Strahlung) II 195.

Protonenstrahlen, Schäden durch II 256.

Provitamine II 689 ff., 708 ff.

Prurigo, allergischer I 397, 500, 526.

— (Besnier) I 471.

Pruritus, allergisch I *417* ff., *500* ff. 513, 520, 526.

— bei Hodgkin I 594.

— bei Vagotonie I 193.

Pseudoanämie, spastische I 118.

Pseudoangina pectoris I 883.

Pseudarthrosen I 818, 822.

Pseudoepilepsie I 742.

Pseudoepiphysen I 657, 667, 675.

Pseudoglobuline I 535, 549.

— und Hyaluronidasehemmung I 710.

Pseudohermaphroditismus I 225.

Pseudohyperparathyreoidismus I 728, 742.

Pseudohypertrophie der Muskulatur I 887, 905.

Pseudomikrie I 821.

Pseudoneuritis optica I 827.

Pseudoparalyse I 806, 928.

Pseudopodienbildung (Gewebe) bei Quaddelreaktion I 529.

Pseudorachitis I 52.

Pseudosklerose (WILSON) I 161.

Pseudospondylolysthesis I 884.

Pseudotuberkulose I 495.

Psoriasis vulgaris II 401.

— — und Arthropathie I 862, 969, 988 ff.; II 363.

— —, Diät bei II 634.

— — und Lichtwirkung II 205.

— — bei Sklerodermie I 997.

— —, Vitamin D bei II 737.

— — ancylopoetica I 862.

Psyche und Allergie I 369 ff., 462, 472 ff., 489 ff., 503, 518, 633.

— und Aneurinmangel II 765

— und Antikörperbildung I 596.

— und Asthma I 372, 462, 472 ff., 489 ff.

— bei Bergkrankheit II 305.

— im Durst II 327.

— bei Dystrophie II 458 ff., 470 ff.

— bei Elektrounfall II 121, 125.

— und Ernährung II 407.

— bei Fettsucht II 360, 363.

— im Hungerzustand II 317, 440 ff.

— bei Hyperthermie II 30, 35.

— bei Hypothermie II 49, 72.

— bei Kinetosen I 159, 166.

— und Konstitution I 138 ff., 258 ff., 272 ff., 294 ff.

— und Leistungsfähigkeit I 294 ff.

— bei Pellagra II 782.

— und QUINCKEsches Ödem I 505.

— und Schock (allergischer und anaphylaktischer) I 601.

— und Schweiß-Sekretion II 10.

Psychogenese, Begriff I 1.

Psychopathie, cycloide I 278 ff.

— und Konstitution I 272 ff., 278 ff.

— schizoide I 278 ff.

— und Tetanie II 733.

Psychosen und Allergie I *633* ff.

— nach Antihistaminen I 433.

Psychosen und Cortisontherapie I 446 ff.

— und Konstitution I 103, 112, 273, 284.

— und Neuropathie I 276.

— bei Osteopathie I 827.

— nach Rheuma I 634.

— nnd Tetanie II 733.

— und Winterschlaf, künstlicher II 73.

Pteroylglutaminsäure s. u. Folsäure.

Pterygium colli I 136, 672.

Ptomaine und Allergie I 422.

Ptosis (Konstitution) I 149.

— kongenetische I 171.

Ptyalin II 371.

Pubertät und Disposition I 25, 254.

— und Dystrophie II 445.

Pubertas praecox I 716, 723, 770 ff.

— und Osteopathie I 770, 772.

Puffersystem des Blutes I 734; II 543, 545.

Puderallergie I 449, 464, 503.

Pulmonalsklerose (Konstitution) I 146.

Pulmonalstenose, Konstitution I 138.

— bei Osteopathie I 815.

Pulsbschleunigung s. u. Tachycardie.

Pulsfrequenz s. u. Herzfrequenz.

Pupillenanomalien bei Neuropathie I 273.

Purinbasen, Chemie der II 411.

— und Folsäure II 786.

Purine bei Asthma I 475.

— bei Epilepsie I 623, 628.

— bei Gicht I 571, 1002, 1003.

Purinstoffwechsel II 415.

— im Hunger I 322.

— bei Gicht I 1004 ff.

Purpura abdominalis I 543.

— allergica I *414* ff., 494, *579* ff.

— —, infektiöse I 362.

—, anaphylaktische, rheumatische (SCHÖNLEIN-HENOCH) I 537, *541* ff., *919*, 983, 990.

— nach Atombombenschäden II 259.

— fulminans I 543.

—, gastrische I 543.

—, Geschlechtsdisposition I 232.

— sepsis I 805.

—, thrombopenische (WERLHOF) I 541.

—, toxische I 362.

Putrescin II 413.

— und Allergie I 422.

Printed in the United States
By Bookmasters